微创外科手术与麻醉

Minimally Invasive Surgery and Anesthesia

第 2 版

名誉主编　谭家驹

主　　编　陈国强　孙增勤　苏树英

副 主 编　王汉兵　张四友　陈伟雄　陈　扬
　　　　　古卫权　徐文峰　崔连旭

河南科学技术出版社

·郑州·

内容提要

本书在第 1 版的基础上修订而成,分上、下两篇,共 23 章。上篇阐述了微创外科的最新进展、范围、发展史、现状,详细介绍了普外、妇科、小儿外科、胸心外科、泌尿外科、骨科、颅脑外科和耳鼻喉咽科每一种微创外科手术的适应证、禁忌证、术前准备、手术方法、并发症防治、术后管理等,以及微创方法介入性治疗等。下篇论述了微创外科手术的麻醉特点,麻醉方法的选择、实施及围术期管理。本书全面反映了当前微创外科的新进展,可供微创外科医师、麻醉医师、医院相关医护人员和医学院校师生阅读参考。

图书在版编目(CIP)数据

微创外科手术与麻醉/陈国强,孙增勤,苏树英主编. —2 版. —郑州:河南科学技术出版社,2021.10

ISBN 978-7-5725-0566-9

Ⅰ.①微… Ⅱ.①陈…②孙…③苏… Ⅲ.①显微外科学②麻醉学 Ⅳ.①R616.2②R614

中国版本图书馆 CIP 数据核字(2021)第 168129 号

出版发行:河南科学技术出版社
北京名医世纪文化传媒有限公司
地址:北京市丰台区万丰路 316 号万开基地 B 座 1-115   邮编:100161
电话:010-63863186 010-63863168
策划编辑:杨磊石
文字编辑:杨永岐 郭春喜
责任审读:周晓洲
责任校对:龚利霞
封面设计:吴朝洪
版式设计:崔刚工作室
责任印制:苟小红
印   刷:北京盛通印刷股份有限公司
经   销:全国新华书店、医学书店、网店
开   本:787 mm×1092 mm 1/16   印张:54·彩页 4 面   字数:1270 千字
版   次:2021 年 10 月第 2 版   2021 年 10 月第 1 次印刷
定   价:238.00 元

如发现印、装质量问题,影响阅读,请与出版社联系并调换

名誉主编简介

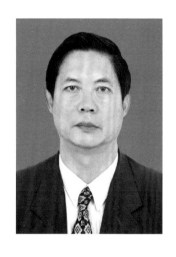

谭家驹，中南大学湘雅医学院外科学博士，获中欧国际工商学院(CEIBS)医院管理文凭，国务院政府特殊津贴享受者。第十届全国人大代表，原国家卫生部"健康中国2020"战略规划研究专家组成员，中国医院管理案例咨询中心顾问，原佛山市政协、科协副主席，佛山市医学会会长，原佛山市第一人民医院院长、心胸外科主任医师、硕士研究生导师、兼职教授。

兼任美国内镜医生协会会员，广东省医学会胸心血管外科学会常务委员，广东省医学会常务理事，广东省医院管理学会理事，佛山市发明家协会副理事长，佛山市医疗保障协会总顾问。原《现代医院》《中国现代医学杂志》《中国内镜杂志》《中国医学工程杂志》《中华胸心血管外科杂志》《广东医学》等杂志编委。

获中华医学奖一等奖1项，北京市科学技术一等奖1项，全国教育科学研究优秀成果三等奖1项，获广东省科技进步奖4项、佛山市科技进步奖17项。主编或参编著作7部，主持或参与国家863计划3项、国家973项目1项，吴阶平科研基金项目2项，广东省医学科学技术研究基金项目2项。食管癌的基础研究方面处在世界领先水平，获专利28项，其中发明专利4项。

主编简介

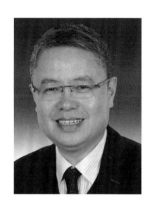

陈国强，佛山市第一人民医院院长、党委副书记，风湿与临床免疫学学术带头人、主任医师。国务院特殊津贴专家，博士后合作导师、硕士研究生导师。兼任中国医师协会风湿免疫科医师分会常务委员、广东省医师协会风湿免疫医师分会主任委员、《中华风湿病学杂志》编委。率先在国内开展关节镜下滑膜切除术联合DMARDs治疗难治性类风湿关节炎等临床研究，在风湿病疑难重症诊治方面成绩突出，对系统性红斑狼疮、强直性脊髓炎、干燥综合征、多发性肌炎、原发性血管炎等疾病的诊治方面有独到的见解。荣获中国医师协会"白求恩式好医生"提名，广东省和佛山市医学领军人才，佛山市"佛山名医""科技创新领军人才""高新技术成就奖"。主持国家自然基金面上项目1项，主持国家863和"十一五"科技支撑计划子课题2项，获佛山市科技进步一等奖1项。以通讯作者在ACS Nano、BJP、Front Lmmunol、中华医学杂志、中华风湿病学杂志等发表多篇论文，参与编译国际著名教材《凯利风湿病学》，获授权专利8件。

主编简介

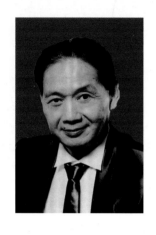

孙增勤，男，1940 年生，陕西省三原县人，副主任医师。中华医学会会员、疼痛学会会员。曾任中华医学会麻醉学会甘肃省分会副主任委员，空军麻醉专业委员会副主任委员等。1966 年西安交通大学医学院毕业。1967 年从事临床医疗。1968 年特招入伍，1971 年从事麻醉科医师。70 年代初筹备和组建空军兰州医院麻醉科。1983—1998 年，任解放军第 473 医院麻醉科主任。1993 年 8 月应邀出席巴黎第七届国际疼痛大会，并做学术报告。1996 年出席纽约国际麻醉大会，交流学术论文。1996 年 5 月 3 日，《健康报》第 3 版以图片形式报道了其工作业绩和成就。从事临床麻醉专业近 50 年，师从国内著名麻醉专家田贵祥、靳冰教授。开展新业务、新技术 40 余项。在麻醉基础理论的临床应用、疼痛治疗和复苏抢救等诸多方面，积累了较丰富的经验。主编出版《新编麻醉药物实用手册》《微创外科手术与麻醉》《医学整形美容麻醉》《实用麻醉手册》《麻醉失误与防范》等专著 10 余部，约 600 万字，发表学术论文 40 余篇。荣获国家、军队科学技术进步三等奖 8 项。

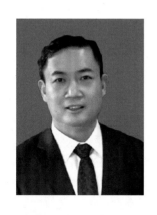

苏树英，佛山市第一人民医院大外科、胆道外科主任，主任医师、教授，硕士研究生导师。兼任国际肝胆胰协会中国分会委员、广东省医学会肝胆胰外科学分会委员、广东省微创外科学会委员兼内镜外科学组副组长、广东省肝脏病学会肝癌专业委员会常委、佛山市医学会肝胆胰腺外科分会主任委员、广东省抗癌协会胰腺癌专业委员会常委、广东省肝脏病学会胆胰疾病专业委员会常委；《岭南现代外科杂志》编委、《中华实验外科杂志》编委。

荣获 2019 年度、2020 年度"岭南名医"，佛山市第一人民医院"十佳医生""陈自强奖"提名奖。

率先在广东省开展经十二指肠镜下子母镜在肝胆管及胰管内疾病的诊断与治疗。该项技术的成功开展能使大部分肝胆管结石在不需开腹及腹腔镜的情况下达到根治，现科室的十二指肠镜治疗技术在省内处于领先地位。获佛山市科技进步一等奖 1 项、二等奖 1 项、三等奖 2 项。

编者名单

名誉主编　谭家驹

主　　编　陈国强　孙增勤　苏树英

副 主 编　王汉兵　张四友　陈伟雄　陈　扬　古卫权　徐文峰　崔连旭

编　　者　（以姓氏笔画为序）

刁伟霖	于青青	马　聪	王　川	王　飞	王　健	王军华
王国福	王忠辉	计　勇	邓学泉	卢建棠	叶　俊	叶国麟
叶洁仪	白　晶	邝　欢	邝满源	朱小红	朱佳成	朱敏珊
仲吉英	华志勋	刘伟涛	刘建华	刘洪珍	刘党奇	刘祥伟
刘婕婷	刘燕洁	关宏业	汤苏成	许卓明	严　鸣	李　斌
李世渊	李志澄	李杰原	李昊旻	李家颖	李彬彬	李梅生
李维茹	李棠煊	李渭敏	李增宏	杨　平	杨　林	杨庆堂
杨丽华	杨胜利	杨健齐	肖　叶	吴志强	吴玲玲	吴振权
吴慧捷	何发尧	何睿瑜	邱懿德	张　耿	张　健	张小文
张兰梅	张创强	张健平	张萦斐	陆大鸿	陈　勇	陈　夏
陈云卿	陈应军	陈贤艺	陈显辉	陈彩江	陈铭璁	招汝津
林　哲	林铁成	林超文	欧伟明	欧国昌	罗　飞	周桥灵
郑雪琴	赵　宁	赵庆顺	赵新建	胡　渊	胡学锋	钟伟健
钟沛文	侯国良	施思斯	费　凛	袁伟鹏	袁俊虎	袁颂华
莫金凤	夏桃林	徐礼江	徐冰南	郭健童	唐　隽	黄伟俊
萧建新	曹兴泽	曹金鹏	梁　栋	梁　泉	梁　桦	梁汉洲
梁健升	彭四维	彭巍炜	蒋　鹏	韩玉斌	傅煊健	曾　明
曾　巍	曾昭勇	曾宪平	谢咏兴	蓝宁辉	赖彦冰	虞幼军
蔡云峰	蔡春水	廖　敏	廖旭兴	廖烈强	谭伟权	谭兴银
谭宝东	谭健韶	黎志锋	黎辉欣	黎景佳	潘智茵	魏鲁青

编辑秘书　刘惠莉

第 2 版序

微创外科的提出是外科学乃至医学发展史上的一座里程碑。由于微创外科创伤小、瘢痕小、康复快，其越来越得到医疗主管部门、外科医师和患者的认可、接受和欢迎。微创理念一直在不断发展中，其内涵也越来越丰富，也不再是单纯的小切口，而是在保证疗效的前提下，使患者具有最佳的内环境稳定、最轻的全身炎症反应、最美观的瘢痕愈合、最快的康复及功能保护，从而使疾病的整个治疗获得满意的效果。

佛山市第一人民医院是一所微创外科水平比较高的大型综合性医院，其微创手术几乎涵盖了当前国内外开展的所有手术。其微创理念贯穿于术前、术中、术后、麻醉和护理等全过程。佛山市第一人民医院编撰的《微创外科手术与麻醉》第1版自2003年3月出版已近20年，深受读者喜爱，先后重印3次。微创外科在近20年来发展迅速，各种新设备和新技术使得微创外科呈现日新月异的局面。然而，微创外科仍是一门很年轻的学科，一些新技术的应用及新术式仍需要循证医学和实践去检验。同时微创外科手术也是复杂的高风险手术。在我国，各地的微创外科发展很不平衡，在许多方面亦需要积累更多的经验，为了使微创外科技术能够更安全、有效地服务于患者，陈国强、苏树英、谭家驹、孙增勤等专家对本书及时予以修订后再版。

经过精心修订后再版的这本书，着重点在近十年来的新进展上，以使读者领略本专业的新进展、新知识。本书概念新颖，方法全面而实用，操作步骤详细而规范；本书是对医院近30年来微创外科临床的进一步总结，有经验、有教训、有创新、有发展，有很强的实用性。无论是对年轻的初学者，还是有一定经验的微创外科医师，都有一定的借鉴作用，所以我很愿意推荐给大家，期望通过本书的学术交流推进我国微创外科的普及与发展。

中华医学会外科学分会腹腔镜与内镜外科学组组长
上海交通大学医学院附属瑞金医院教授

郑民华

2021年5月10日

第1版序

20世纪80年代腹腔镜手术的成功,宣告了外科已走向微创化的新时代。微创外科手术已成为现代医学科学的重要组成部分之一。微创观念是当今外科的方向。新世纪将是微创外科迅速发展的时代,传统外科不断地向微创化发展。随着疾病的诊断早期化,微创外科会有更广阔的前景。目前LC已取代开放式胆囊切除术,成为评价治疗胆囊疾病的"金标准",腹腔镜现已用于多个脏器的手术。妇科、胸心外科、泌尿外科、骨外科和神经外科等领域也开展了微创外科。佛山市第一人民医院是一家曾取得很大成就、现代化程度很高、又很有医疗特色的医院,在开展微创外科、器官移植、心脏介入及心脏外科等方面产生了全国性影响,尤其是突出"微创"医疗特色走在全国前列,达到一流先进水平。由谭家驹、孙增勤、甄作均和李光仪主编的《微创外科手术与麻醉》一书,是该院开展微创外科十年的全面经验总结。该书全面地向读者介绍了微创外科的新概念、范畴和发展史,介绍了微创外科手术及麻醉的基本知识和操作方法等内容,不仅反映了当前该院乃至国内外微创外科的先进水平,也促使该院的微创外科事业上了一个新台阶,对于不断地促进和实现新技术的突破、促进医院的建设和发展,都将产生积极的效果,也是对我国微创外科事业的促进。对于所在医院已开展或初步开展微创外科的医师们,堪称是一部好书,因此我愿意向同道们推荐!

中国工程院院士　　　黄志强
解放军总医院教授
2002 年 4 月 18 日

第2版前言

微创外科在佛山市第一人民医院的临床应用从1993年开始,至今已走过近30年。随着手术设备的更新、技术的普及和经验的积累,无论是手术的适应证还是手术技巧都有了很大的改进,并日臻成熟。已从只有少数人掌握的新技术发展到目前所有的手术科室,甚至成为某些临床辅助科室不可或缺的常用诊断和治疗手段。

为了及时更新手术医师的观念,同时也为了把微创技术及时向全院手术科室普及,我们在1998年成立了微创外科培训中心,2006年11月率先引进国内首套澳大利亚产腹腔镜虚拟现实系统 Laparoscopy Virtual Reality(Lap VR,包括腹腔镜模拟系统 SimSurgery 和腹腔镜教育平台 SEP)。2011年通过国家卫健委验收,成为全国首批国家卫健委四级妇科内镜培训基地和国家卫健委普通外科内镜与微创专业技术培训基地。作为培训的教材,我们组织了全院70多位富有经验的医师,编写了《微创外科手术与麻醉》一书,并在科学技术文献出版社出版发行。《微创外科手术与麻醉》的出版,不仅反映了当时佛山市第一人民医院在微创外科的先进水平,也对国家的微创外科的发展起到了积极的推动作用,深受手术医师的欢迎。

近30年来,我们利用医院国家卫健委四级妇科内镜培训基地和国家卫健委普通外科内镜与微创专业技术培训基地的平台,不但对本院的手术医师进行培训,还办班培训了大批院外医师。从1995年至2020年,妇科内镜培训基地共举办培训班160期,为全国各地培训内镜医师近2400名;2009年至2020年,普外科内镜培训基地共举办培训班104期,为全国各地培训内镜医师300多名,《微创外科手术与麻醉》一书是主要的教材。

新冠肺炎疫情后,医疗领域的各项改革政策加速推进,公立医院发展趋势已十分明显——从高速发展阶段向高质量阶段发展。高质量发展就是体现医院新发展理念的发展,是医院发展从"快不快"转向"好不好"的发展。以此为契机,要抓紧规划、部署医院在新阶段的高质量发展策略和路径。从医疗服务能力提升到学科人才建设,从医疗质量持续改进到互联网、智能医疗等智慧医院建设,大到宏观战略,小到每一个服务细节。高质量发展的关键在于提高患者和员工的获得感、满意度。而微创手术、日间手术的普及和质量的提高，无疑是医院高质量发展的重要切入点。

20年前编写的《微创外科手术与麻醉》一书，显然已经不能满足临床医生对日新月异的医疗技术的需求。为此，我们组织了全院手术科室的骨干对本书进行了全面的重新修订。再版的《微创外科手术与麻醉》既是佛山市第一人民医院在原微创手术成绩的基础上对近20年来经验和科研成果的总结，更是对近年来微创外科新理念、新设备、新适应证和新技术的推广介绍，特别注重临床的实用性，可以看作是《微创外科手术与麻醉》著作的升级版。在再版时参与写作的医师都是长期工作在临床一线的技术骨干，参考国内外最新的文献，并保持原版理论和自己丰富的临床经验相结合的写作风格。

当年参与编写本书的专家们都年事已高，很多同事已退休或永远地离开了我们。在此我们深深地怀念他们，并向他们致以崇高的敬意。

在本书修订再版过程中，作者所在单位给予了大力的支持。上海交通大学医学院附属瑞金医院普外科主任、中华医学会外科学分会腹腔镜与内镜外科学组组长、中国医师协会外科医师分会微创外科医师委员会副主任委员、中国抗癌协会腔镜与机器人外科专业委员会副主任委员、中国医学装备协会腔镜与微创技术分会会长郑民华教授在百忙之中审阅了书稿，并为再版书作序；中国工程院院士黄志强院士审阅了初版书稿，为初版书作序；中国微创外科杂志社副主编兼编辑部主任、北京大学第三医院教授傅贤波对本书的撰写给予了大力支持及指导；刘惠莉同志担任本书电脑打印、核对工作，付出了辛勤的劳动；河南科学技术出版社北京名医世纪传媒给予大力的支持、热情指导。在此，我们一并表示感谢。倘若《微创外科手术与麻醉》的再版能对医院高质量发展有所启发，能对手术医师的技能有所帮助和提高，则对151位编写人员是莫大的鼓励。

谨以此书作为佛山市第一人民医院建院140周年的献礼！

名誉主编　谭家驹

2021年4月于佛山

第1版前言

外科是一门应用科学,历来都是随着当时的科学技术而飞速发展的。10 年前,国内施行的首例腹腔镜胆囊切除术,标志着现代微创外科在我国的开始。为了提高外科疾病的治疗效果,外科医师总是尽一切努力救死扶伤,如同手术的无菌观念一样,手术过程中最大限度地减少创伤是最基本的,也是最恒定的原则。从这一点而言,微创外科改变了传统外科技术的面貌,使外科技术发生了一场革命。

由于微创外科手术操作所具有的显著优点,目前对此种新方法的理性认识,已在全世界手术医师中达成了共识。作为一名合格的外科医师,熟悉和掌握现代微创外科手术操作的基本知识和手术技巧是完全必要的,因而需要得到微创外科的培训,但有关这方面的专著及参考书还不多。基于这一考虑,我们组织了 72 位富有经验的医师,编写了《微创外科手术与麻醉》一书。

微创外科手术是 21 世纪的主流和发展方向。佛山市第一人民医院自 1993 年以来,在全院重点开展了这一新技术,腹腔镜胆囊切除术是日常最常做的手术之一,并将此新技术立即向更广泛的领域发展,相继在普外科、妇科、小儿外科、胸心外科、泌尿外科、神经外科、骨科及耳鼻喉科等手术科室得到了普及,其中普外科、妇科及小儿外科的微创手术已取代了大部分传统手术,更加显示出微创外科的优势,形成了医院最为突出的优势学科。这些经验已多次在各种国际、国内学术会议中介绍并演示,所取得的成绩在全国产生了很大的影响。

为了及时更新手术医师的观念,同时也为了把这种新技术及时推广,我们在 1998 年成立了微创外科培训中心,对志在此领域中发展的同道进行培训。本书的各个章节,都是笔者经验的总结,是他们近 10 年心血的结晶。在编写过程中,笔者尽量搜集国内外最新进展和大量的参考文献,力求文字通顺,图文并茂,便于理解。并力图保持全书的系统性,既反映微创手术的新概念、新理念,更注重临床的实用性。

在本书的编写过程中,曾得到作者所在单位的大力支持和不少手术科室的老前辈的关心。解放军总医院教授、中国工程院黄志强院士审阅了书稿,并为本书作序;中国微创外科杂志副主编兼编辑部主任、北京大学第三医院教授傅贤波研究员对本书的撰写给予了大力支持及指导;陈雯同志担任本书的电脑打印、核对工作,付出了辛勤的劳动;科技文献出版社给予极大的重视,热情指导。在此我们一并表示感谢。倘若这些努力能对读者有所帮助,则对笔者是最大的安慰。由于主编水平有限,疏漏、谬误之处,敬请读者批评指正。

谭家驹
于佛山市第一人民医院
2002 年 5 月

目　录

上篇　微创外科手术

下篇　微创外科麻醉

上 篇

微创外科手术

第1章

总 论

第一节 微创外科手术概述

一、微创外科的内涵

微创外科是指以对机体最小的侵扰和最小的生理功能的干预,达到比传统外科治疗效果更佳的一种外科技术的革命。它不是独立的新学科或新的分支学科,而是一种追求更小的手术切口创伤、更佳的内环境稳定状态、最轻的全身反应、术后更快速的切口愈合、术后更短的恢复时间、更好的心理效应的手术方法。微创外科区别于传统外科的概念,不是单纯追求更小的切口,而是追求创伤更小和疗效更优的一种外科手术理念。

微创外科是远远优于传统外科手术治疗效果的新型手术方法,有着更广阔的视野。微创外科包括通过内镜、腔镜、介入、显微外科、小切口、手术导航系统等途径替代以前传统手术方式。同时,微创技术也是一个相对的概念,随着科技的进步及外科学的发展,新的创伤控制理论和方法不断深化,人们对创伤和机体修复机制和过程的认识不断深化,微创技术的内涵将更加完善和深入。今天我们所认为的微创外科,必将成为外科的常规形式。随着现代计算机及人工智能技术的发展,微创外科也从早期的腔镜、内镜、介入等手段进展到了以计算机智能、信息科学、遥控技术、影像导航等多种组合方式的微创技术阶段。

微创涵盖了外科的理念和技术进步,也包含了科技的发展,在临床工作中,应始终以微创治疗理念为指导,微创技术为手段,对病患实施个性化治疗,以达到临床治疗上的更快恢复和更好的远期效果。

二、微创外科发展史

微创外科走到今天,已整整 60 年。20 世纪 60 年代的骨科关节镜的使用,被认为是最早期微创外科技术。20 世纪 70 年代,随着医学模式向生物-心理-社会医学模式的转变和外科疾病整体治疗观念的形成,微创外科概念的发展也逐步得到了推动。1985 年,英国泌尿外科医师 Payne 和 Wickham 首次提出"微创外科"(minimally invasive surgery,MIS)概念。1987 年,法国医师 Mouret 实施了世界上首例腹腔镜胆囊切除联合妇科手术,微创外科开始被认可并逐步广泛接受。在我国,于 1991 年完成首次腹腔镜胆囊切除术,也标志着我国进入微创外科时代。同期,我院(佛山市第一人民医院)于 1993 年完成首例腹腔镜胆囊切除术,从此我院跟随世界的步伐迎来了微创外科技术突飞猛进发展的近30年。同期微创外科概念同麻醉微创概念共同发展进步,共同丰富和推进了医学微创化的成熟。微创外科早期发展的代表是腔镜技术、内镜技术和介入技术。在近30年的不断发展中,微创外科的腔镜技术已由最初的腹腔镜胆囊切除术,逐渐发展成在腹部外科、胸部外科、骨科等领域广泛推广并成熟。腹腔镜技术在腹部外科的发展成熟主要代表是结直肠外科手术,在技术上的体现是直肠全系膜切除(TME)和结肠完整系膜切除(CME),在设备上是超高清腹腔镜系统、三维腹腔镜系统和机器人辅助手术系统的使用。

2006年,美国NCCN结肠癌临床实践指南已明确腹腔镜手术成为结肠癌根治手术的标准方案之一。对于腹腔镜直肠癌根治术的适应证问题,NCCN由2012年前不推荐,发展到2020年版的谨慎而客观的推荐。对于腹腔镜胃癌手术,在循证医学证据的支持下,新版日本《胃癌处理规约》中明确将腹腔镜技术用于早期胃癌的根治,而对于进展期胃癌,特别是T4a期患者的腹腔镜根治术的证据研究仍在大力推进中。腹腔镜胰腺外科手术,从Gagner等在1992年成功完成首例腹腔镜胰十二指肠切除术以来,经过20年的发展,到2015年我国腹腔镜胰腺手术发展迅猛。如今国内开展腹腔镜胰十二指肠切除术年手术量超过100例的中心已超过20家。近年来,随着腹腔镜技术的发展成熟,国内一些经验丰富的大型中心已可开展腹腔镜胰十二指肠切除联合门静脉或肠系膜上静脉的切除与重建。同时,腹腔镜胰十二指肠切除术在手术的安全性与可行性方面均与传统开腹手术相当。

随着机器人手术系统及3D腹腔镜及其他设备的更新换代,腹腔镜胰腺手术难度已得到降低。从1991年Reich首次报道腹腔镜肝切除术,腹腔镜肝切除技术不断发展起来。腹腔镜肝切除术发展的阶段经历了2008年的Louisiville宣言、2015年Morioka共识、2018年Southampton指南。这反映了腹腔镜肝切除技术从无到有,从探索到规范发展的历程。腹腔镜肝切除术的手术适应证从简单的肝肿瘤局部切除发展到现在的解剖性半肝切除、尾状叶切除及Ⅶ、Ⅷ段肝切除;涉及了从良性疾病如肝内胆管结石到各类恶性肿瘤如肝细胞癌、胆管癌及转移癌等。在腹腔镜肝切除技术方面,我国的肝外科学者已探索出一系列比较成熟的术中出血控制技术,如区域性血流阻断技术、刮吸解剖断肝技术、肝静脉阻断技术等,从而使得腹腔镜肝切除术的适应证更广、安全性更高。目前肝癌行腹腔镜肝切除术适应证包括:①肿瘤位于肝脏Couinaud分段Ⅱ、Ⅲ、Ⅳa、Ⅴ、Ⅳ段;②肿瘤最大径不大于10cm,不影响第一、二肝门的解剖;③肝功能Child-Pugh分级A级或B级;④既往无上腹部手术史。一些复杂解剖部位的肿瘤,如肝脏Ⅶ、Ⅷ段,右后叶、尾状叶的肿瘤,由于位置深、解剖关系复杂、术中暴露困难,通常须在国内一些大型的腹腔镜肝科中心由经验丰富的腹腔镜肝外科专家实施。

腹腔镜减重代谢手术自从2003年郑成竹成功开展可调节胃绑带术开始,经过近20年的发展,腹腔镜胃旁路术、腹腔镜胃袖状切除术等各种术式发展成熟。到2018年全年腹腔镜减重代谢手术量已突破1万例。除了实施数量的增多,我国的腹腔镜减重代谢手术在术式的选择、理念的更新发展方面也始终与国际保持同步发展的水平。腹腔镜疝修补术在腹壁外科的应用始于20世纪90年代初,经过近30年的发展,在适应证、技术和术式上都得到发展。其中腹腔镜腹股沟疝修补术数量多、技术成熟、术式规范、疗效明确,在国际及国内开展广泛。近年来,腹腔镜腹壁疝、切口疝手术治疗也在积极发展,其技术规范和疝修补理论也获得快速发展。

微创外科在胸外科中的真正发展始于

20 世纪 90 年代，主要得益于高精度光学系统、高清晰摄像/显像系统的胸腔镜手术系统和胸腔镜操作器械的发展。其中，微创外科在胸外科发展应用最重要的代表就是胸腔镜手术的应用和普及。现在，胸腔镜手术已经完全取代传统开胸手术成为肺部疾病治疗的主要手术方式。胸腔镜下完全可以安全有效地进行肺叶切除术、全肺切除术及支气管袖状切除术、心包内全肺切除术、气管重建等复杂术式。胸腔镜手术治疗的疾病也涵盖了肺部肿瘤、肺部炎症性病变、肺气肿、肺发育畸形等。微创技术开展的早期食管癌根治术是传统开胸与腹腔镜腹腔操作的一种传统开刀与腔镜微创技术"杂交"的模式。随着胸腔镜手术系统及腔镜器械的改进，食管癌根治术的胸腔操作也实现了全胸腹腔镜微创化。胸腔镜和腹腔镜联合的食管癌根治术才真正使得食管癌根治微创化，这大大降低了手术创伤，减少了术后并发症。但"全腔镜"的食管癌根治术技术要求高，对淋巴结清扫范围、程度及手术流程等问题还缺乏统一，仍需大量临床数据和循证医学证据。对于食管良性疾病，如食管裂孔疝、食管憩室、食管穿孔等，胸腔镜手术优势明显，充分发挥了创伤小、恢复快的优势。纵隔疾病种类多，尤其以肿瘤为主。目前胸腔镜切除纵隔肿瘤已经非常成熟，特别是外科手术机器人系统的应用，使得手术操作更灵活、视野无盲区、切除更彻底。由于胸腔镜微创技术的成熟应用，使得一些良性疾病和良性肿瘤，如重症肌无力、胸腺瘤的患者更能接受手术治疗，显著提高了患者对手术的接受度。对于一些胸壁畸形，如漏斗胸、鸡胸等，在胸腔镜下进行置入矫形钢板，操作简单、矫正效果好、创伤小，实现了真正的快速康复。胸腔镜技术在胸部外伤的应用，已成为手术治疗的首选方法。其他胸壁疾病或手术，如胸腔肿瘤、脓胸、胸膜活检、手汗症手术等的胸腔镜微创手术治疗应用也越来越成熟。胸部微创手术已经成为胸外科专业的主流手术，而传统开胸模式退而成为辅助手段。胸部微创外科的发展成熟彻底改变了传统胸外科的手术模式，真正实现了胸外科疾病的微创化治疗理念。

随着微创理念在外科学中的普及和深化，骨科的微创技术在 20 世纪末也进入一个快速发展的阶段。最主要的代表是 AO 学派的骨折固定理念，从强调坚强固定向以生物学固定为主的转变，强调保护骨折端血供，而不再强求骨折解剖复位，重视力线恢复和术后早期功能锻炼。中国接骨学治疗骨折遵循"内外兼顾、筋骨并重、动静结合、医患合作"的原则，倡导有限手术，闭合复位，小切口有效固定，这些理念充分体现了骨科中的微创概念。微创骨科发展到今天，主要体现在以下几个方面：四肢骨折经皮内固定技术、关节镜微创技术、脊柱微创外科技术、微创人工关节置换术、3D 打印辅助骨科微创技术等。骨折的治疗从原来强调坚强内固定达到一期愈合的生物力学观点，逐步演变到如今的保护骨折端血供的生物学固定达到二期骨愈合的观点，即生物的、合理的接骨术观点。现今，骨科医师的微创理念已充分体现在最大程度降低医源性损伤、采取最简单有效的方式稳妥固定。关节镜手术从 20 世纪 60 年代开始应用于临床，是 20 世纪骨科技术的重大进步。

随着关节镜设备及镜下手术器械的改进，关节镜技术愈发成熟。目前从膝关节到髋、肘、腕、踝等各个关节，不仅可以检查诊断，而且能够进行镜下手术治疗。关节镜手术的小切口、微创伤，明显缩短了手术时间、降低了手术并发症，使患者获得快速康复，已成为近年来微创技术在骨科发展最快的领域，实现了许多骨科手术的微创治疗。但是关节镜手术操作复杂，学习曲线较长，适合关节镜操作的内固定种类单一，限制了关节镜技术的进一步发展和推广。脊柱微创技术是 21 世纪微创外科在骨科的另一大发展，代表有脊柱经皮内固定术、脊柱显微外科技术、脊柱内镜技术、脊柱介入技术。随着骨科微创理念的发展，现今微创人工关节置换术，如微创人工全髋关节置换术、微创人工全膝关节置换术也得到了极大发展。科技的发展带来医学的极大进步，近年来3D打印技术、激光技术、射频技术、纳米技术、基因技术、组织工程技术、机器人技术等高新技术的发展和应用，为微创骨科的发展开辟了广阔空间。

在微创外科理念提出之前，外科医师就已经开始了经自然腔道手术，如消化内科、妇科、泌尿外科、耳鼻喉科、口腔科等三级学科。经自然腔道手术也称为NOTES，首先由Kalloo医师于2004年正式提出，其概念是通过人体自然腔道，如胃肠道、阴道、尿道、肛门、耳道、口腔等途径，借助内镜平台完成各种手术。2007年3月，巴西医师首先完成了第1例经阴道胆囊切除术。目前NOTES已成功应用于临床的手术主要包括胆囊、阑尾、结肠和肝等腹腔脏器手术。2010年Wilhelm等医师报道了在世界上首次完成经口底途径的甲状腺切除术，这标志着微创甲状腺外科的发展进入了一个新的领域。NOTES成功完成了一些手术，但就目前而言仍然有很多问题需要解决。首要问题是医师对自然腔道通道的选择和闭合。文献报道经胃、直肠联合途径可更好地完成结肠切除术。经阴道途径更容易消毒和闭合，也被认为是安全方便的手术途径。阴道和直肠离体表近，可以直视下直接缝合，胃离体表远及组织较厚，闭合较困难。血管夹可以对如结肠等薄壁器官进行闭合，T-Tag、T-Fastner、NDO Plicator、G-Prox系统及软性线性切割闭合器可对胃等厚壁器官进行闭合。内镜是NOTES的主要操作平台，多通道内镜平台的发展和操作器械的改进是NOTES发展的重要因素。现今，已有机器人技术应用于NOTES手术的报道，并取得了良好的效果。随着科技的发展，内镜设备、器械的改进及体内微型机器人的应用，NOTES很可能成为微创外科发展的下一个里程碑。

微创外科手术机器人系统的应用及通信的极大进步为远程外科手术提供了可能。2001年9月7号，人类完成了第一台远程遥控的机器人腹腔镜手术。身在纽约的外科医师通过头戴式虚拟监视系统及大西洋的海底电缆远程遥控法国的"宙斯"手术机器人为一位68岁的女性患者完成了腹腔镜胆囊切除术。这标志着远程外科（telesurgery）成为现实。在我国，远程外科也得到国家和学者的高度重视。数年前，延安的一例患者接受了北京医师远程遥控机器人辅助实施了骨科和脑外科手术，这标志着我国也进入了远程外科发展的时代。不过，远程外科发展的最大障碍仍是信号传输过程中的滞后情况，即医师操纵机械臂的传输信号与机器人做出反应之间存在时间差。不过随着通信技术的不断发展，远程外科发展的这一最大障碍将逐渐克服。

三、微创外科的未来

微创外科是一门蓬勃发展的学科，它必将随着其应用范围越来越广泛而更加深入人心。因为微创技术还有更加成熟，以及配套器械设备发展空间，所以微创外科的发展尚未有尽期。但微创外科发展过程中，仍有一些疑问未能完全解答。例如，腹腔镜手术比传统开腹手术除了切口小外，是否达到了真正的"微创"？微创外科应是局部与整体统一的"微创"，所以在腹腔镜手术过程中的二氧化碳气腹和高碳酸血症、压力性气腹的呼吸循环效应、气腹对肾的血流动力学影响，甚至腹腔间隙综合征等问题，有何临床意义并如何解决或什么情况下如何处理，都需要更加深入的研究。随着微创外科大力发展的30年，"微创"这一概念对于外科学者越来越清晰、越来越成熟，不过对于当今医学和科技的发展水平，微创外科的"微创"仍是有条件的，仍需要我们不断地研究。

科技的发展不断促进医学的进步,新技术新设备的应用不断促进新理念的产生。外科微创化作为各个外科学科所遵循的重要的发展概念,也必将继续促进微创外科的全面发展。微创概念从最初的内镜技术引进,以及"小入路、小范围充分暴露"理念,发展到如今的局部与整体统一的"微创",已在腹部外科、胸部外科、妇科、骨科、耳鼻喉及头颈外科等各个学科中飞速发展。但到底是新技术新设备引领外科的发展,还是对疾病的认识引领了外科的发展,仍在困惑着我们。良性疾病的外科治疗,随着各种微创技术的成熟应用疗效很明显,但在恶性肿瘤的微创手术上很多情况并未带来患者长期的疗效的好转。疾病转归有其本身规律,最先进的技术、设备并不一定总是带来更好的疗效。对于恶性肿瘤的治疗,外科手术只是治疗的一部分,更多治疗方法的出现必将对未来的微创外科发展带来深远的影响。

微创外科是现代医学发展历程中的一个重要组成部分,其将随着我们对疾病本身的认识及治疗的进步而持续发展。而微创外科也非常依赖于更先进的微创手术器械平台。随着21世纪科技的迅猛发展,清晰度更高的4K腔镜、3D腔镜及裸眼3D的出现,将成为主流腔镜手术平台;当前世界及国内多个腔镜机器人手术系统的成功研发及成本的不断降低,也将极力促进微创外科的发展;迷你手术器械的改进、发明和各种更加先进的手术能量平台的出现,将持续促进着外科解剖技术的精准化。手术室将向着数字化、智能化、高清超高清化、三维立体化方向发展,绿色手术室将成为外科"微创"持续发展的重要方向。随着科技的持续发展,图像解剖的精准识别、机器人手术系统的力反馈、分子靶向研究的成熟、人机交互智能的持续进化等将使微创手术更精准、更简单。随着5G网络及VR(虚拟现实技术)技术的到来,将极大促进微创手术的远程操作和教学。腔镜技术与内镜技术联合应用也将更加紧密,各种平台将会逐渐融合。微创外科的持续发展,可能将促使整个医学进入一个崭新的发展空间。

四、结语

近期,世界内镜外科联盟成员(IFSES)为微创外科发展愿景提出了创新、教育培训、合作、患者关怀这些共同理念,这将成为今后我们微创外科发展的指导思想。近年来,国内以上海交通大学附属瑞金医院为代表,提出了"微创外科＋"概念,即以微创外科技术为核心,微创外科＋技术、微创外科＋手术术式、微创外科＋设备研发、微创外科＋培训、微创外科＋临床研究等,整合相应的医疗资源,创建以患者为中心的诊疗模式,全面推动微创外科的进一步发展。随着智能传感技术、自动控制技术、立体成像技术、信号传输技术等高新科技的不断发展成熟,微创外科必将迎来更快更好的发展春天。外科"微创"将成为未来外科乃至整个医学发展的生态理念,这需要政府、企业、医院等多方共同努力,以实现微创外科的持续发展。

(苏树英)

第二节　麻醉医师在微创外科手术中的重要作用

快速康复外科(enhanced recovery after surgery,ERAS),又叫加速康复外科,是以患者为中心,强调高质量的医疗与护理,患者术后可更快捷地康复,能迅速回归原来正常生活状态,整个治疗流程满意度提高,痛苦经历减少,尤其对于高龄、大手术的患者,应用ERAS可能获益更多。同时,ERAS可增进多学科的合作互动,提升服务质量,减少治疗费用、缩短患者住院时间、减少床位需要量、提高床位周转率。微创外科的发展也体现ERAS的理念，不论是腹腔镜手术、机器人手术还是日间手术的推广，始终是围绕以患者为中心而前行的。

一、麻醉医师是ERAS中重要组成人员，在微创外科手术中发挥着重要作用

ERAS作为一种综合性多学科策略，需要患者、麻醉医师、外科医师、疼痛学专家、营养学专家、护理人员、理疗师、社会服务机构和医院管理系统等的参与和加入。而且，ERAS管理中应强调个体化管理，针对不同情况的患者，应用ERAS的多项措施也可以适当增减。

微创外科已在全球迅速发展，ERAS的推广，使更多的微创外科手术患者受益。不断进步的技术和流程的改变，大大有利于患者的舒适化和快速康复，其中，麻醉医师在ERAS中发挥重要的作用，包括患者宣教、术前准备与优化、麻醉方式及用药、液体治疗、体温监控、术后镇痛等。麻醉医师贯穿ERAS围术期管理，由麻醉科与外科等多学科组成团队是实现ERAS的前提与基础。

加快术后康复是每位患者和医师的共同期望。对预后的传统认识范畴包括病死率、并发症、住院时间和住院花费等。但手术应激对于术后功能状态的影响可以持续数周，超出康复早期和出院时间。尽快实现患者快速出院、尽快消除临床症状、恢复日常生活和工作、提高生活质量的希望。因此短期预后应转变为以患者为中心的评估，其评估的核心是患者术后能否回到基础的生活状态和功能状态。

2012年，美国麻醉学医师学会（American Society of Anesthesiologists，ASA）专家委员会提出了"围术期患者之家"（perioperative surgery home，PSH）的概念，重新定义了围术期管理的理念，成为手术诊疗的新模式，对围术期的概念重新加以定义，其时间跨度从外科医师与患者决定手术治疗的当天开始，到患者术后出院第30天。将患者早期甚至中远期康复质量纳入医疗质量安全评价系统。这将ERAS的理念放得更长远，符合患者的利益。

二、ERAS与麻醉术前评估及准备

ERAS管理中强调早期麻醉介入，建议手术前在麻醉门诊为患者进行全面的评估与宣教。在术前麻醉门诊，麻醉医师对患者进行健康及风险评估，决定术前行哪些检查，尽快回馈并优化术前用药，并调整最佳的用药及健康状态，给出相应的调整方案或专科就诊建议。更好的器官功能状态和生理储备，可以获得更好的预后。对于患者来说，重要器官功能的术前优化可获得巨大收益。

术前对手术和麻醉的宣教可减轻患者的恐惧心理，减低焦虑情绪，加快术后康复，缩短住院时间。基于ERAS理念的预康复，其概念是指在术前阶段，通过提高患者的功能以优化其生理储备，使其适应和承受手术应激的过程。在大部分ERAS方案中，预康复时间建议为术前4~8周。运动、营养和心理支持是预康复三个重要的组成部分。预康复内容可包括：家庭自主训练运动指导，术前营养情况分析与营养储备优化，手术方式和麻醉过程的细致教育，倾听和解答患者的疑问，消除焦虑并给予患者简单的家庭心理治疗建议。

术前禁食主要目的是保证胃排空，减少择期手术的误吸风险。循证医学证据提示，术前夜间开始禁食与术前2小时前还可以饮水的患者相比，并不减少胃容量，也没有增加胃液pH。目前，国内外的麻醉协会基本同意的方案为：术前2小时禁水，6小时禁固体食物，但对于特殊患者要注意适用条件。通过术前2~3小时给予含有糖类的液体，使患者在非饥饿状态下度过手术，从而减少术后

胰岛素抵抗和体重减轻,可以加快术后恢复,缩短住院时间,具体措施因人因地而异。

三、ERAS 的临床实施

目前传统的不合理围术期措施(如鼻胃减压管、术后较长时间的卧床和术后非必要的禁食禁饮)大大阻碍术后患者的正常康复,也使得 ERAS 的临床推广应用受影响。而且 ERAS 中的部分处理措施未能得到患者较好的依从性,较难在临床开展推广,部分 ERAS 方案,还没有拓展形成全国的指南与共识。

术前饮用糖类饮品、尽量少使用阿片类镇痛药、避免水钠过量等,这些 ERAS 措施的集成,形成了一套完整的临床路径方案,以保障患者围术期采取的 ERAS 措施具有一致性。ERAS 方案一致性越高,其改善患者的临床效果越好。因此,ERAS 方案需有严格的临床路径来保障实施才能发挥其真正的优势。对于目前蓬勃发展的 ERAS 来说,仅仅制订和建立规划是不够的,还需要在患者管理的整体质量方面做出更多的努力和改变,并提供可持续改进的目标。

四、ERAS 与麻醉药物及方法的选择

(一)麻醉药物的选择

ERAS 麻醉多采用短效麻醉镇痛药物。习惯上应用短效诱导药物(如丙泊酚)和短效阿片类药物(如瑞芬太尼)结合,短效肌肉松弛药可通过神经肌肉功能监测来调整用量,而麻醉维持可以应用短效吸入麻醉药物(如七氟醚),或通过静脉靶控输注丙泊酚行全凭静脉麻醉。

ERAS 推荐采用多模式策略来减少阿片类药物的需求量,以避免恶心、呕吐、便秘和肠梗阻。围术期的替代方案包括:联合采用区域麻醉;使用非阿片类镇痛药,如对乙酰氨基酚、非甾体抗炎药(nonsteroidal anti-inflammatory drug,NSAID)或环氧合酶(cyelooxygenase,COX)-2 特异性抑制药;使用具有镇痛作用的辅助药,如地塞米松和氯胺酮。其他可减少围术期阿片类药物需求量的药物有 α_2-肾上腺素能受体激动药如右美托咪定和可乐定,新一代钙通道调节药如普瑞巴林等。此外,在开腹前列腺切除术、胸科手术和多节段脊柱手术中,复合用利多卡因术中小剂量静脉持续输注,可有效减轻术后疼痛,并且能改善预后功能。

(二)麻醉与镇痛方式的选择

这是 ERAS 管理的重点。目前,业界越来越认可和推崇局部麻醉和区域麻醉(包括神经阻滞和椎管内麻醉)。ERAS 方案提倡联合麻醉,即全身麻醉＋局部麻醉或区域麻醉(包括单次脊椎麻醉、腹横筋膜阻滞、局部切口麻醉药物浸润等多种形式)。联合麻醉具有如下优点:减少全麻药用量,提供满意的镇痛和抗炎作用,减轻手术应激反应,减轻分解代谢,稳定呼吸循环功能,改善组织灌注,保护免疫功能,促进肠功能恢复,减少膈肌麻痹,减少疼痛慢性化,利于早期活动和早期经口进食,对患者的早期康复起到积极作用。

神经阻滞麻醉在四肢手术应用越来越广泛。以全膝关节置换术和全髋关节置换术为例,行股神经阻滞(单次或连续)麻醉,术后首日即可开始活动,减少血栓栓塞和认知功能障碍的发生,并明显改善患者预后,包括输血率、住院时间、住院花费,以及短期和长期病死率。

对于开腹手术,硬膜外镇痛曾是公认的最佳镇痛策略,在许多方面优于传统阿片类药物的镇痛。而对于腹腔镜手术,较开腹手术后时间短,且经口进食时间早,越来越多的证据表明,ERAS 中硬膜外镇痛并不推荐为腔镜手术后的镇痛方式,因为其并不能使患者受益更多(如减少并发症或缩短住院时间),反而有导致低血压等风险。其他微创镇痛方法,如椎旁阻滞、腹横肌平面阻滞、腹直肌鞘导管及切口局部浸润麻醉等,亦可减少

阿片类药物的使用。

五、ERAS与围术期管理

(一)术中液体治疗

术中液体管理的目的是恢复并保持正常血容量。液体量不足或过多都会损害患者的组织氧合。继传统补液治疗和限制性液体治疗后,更加精准的目标导向液体治疗(goal-directed fluid therapy,GDT)理念得到广泛认可。GDT是指通过监测血流动力学指标,判断机体对液体需求量,进行个体化的补液疗法,以监测患者每搏量,指导静脉液体治疗。

经食管超声(esophageal Doppler,ED)或经食管超声心动图(transesophagel echocardiography,TEE)是通过放置于食管的超声探头,测量心输出量(cardiac output,CO)、每搏量(stroke volume,SV)和降主动脉校正流量时间(corrected flow time,FTc)等指标,作为心脏前负荷的量度。热稀释法指应用温度作为指示剂,一定时间内血液温度变化与血流成反比。通过Swan-Ganz导管与PiCCO行热稀释法,可计算出一氧化碳(CO)等指标监测机体血流动力学变化。动脉压波形分析装置Flo Trac/Vigileo、LiDCO等是通过动脉穿刺置管或无创传感器监测动脉波形,通过物理学和数学原理分析动脉波形计算血流动力学指标。

患者术中晶体/胶体的输注应当在血流动力学监测下以最佳CO为原则。目前普遍认为术中使用ED或TEE进行GDT可改善患者预后,根据食管多普勒超声监测的每搏量,进行术中静脉液体管理及电解质管理,结果优于根据临床表现补液,能够降低总体术后并发症及脓毒血症的发生率。液体管理应该以生理指标为终点,在保证容量的情况下利用升压药维持平均动脉压,尤其对于脊椎麻醉的患者,可以保证腹腔脏器的血供。

ERAS血流动力学管理方案的目标为:

通过液体治疗达到每搏量最优化;通过血管紧张素治疗维持目标平均动脉压;通过强心治疗维持目标心脏指数 $\geqslant 2.5 L/(min \cdot m^2)$。根据此目标导向进行的ERAS血流动力学管理方案,可改善患者预后,包括减少呼吸机使用时间、减少住院天数和降低医疗费用。要确保患者意识清醒、运动时疼痛可控、无恶心和呕吐、全身状况稳定,护理人员应鼓励、协助患者尽早下地活动,采取循序渐进的方式增加下地活动时间。

(二)ERAS与保温

1. 低体温及易发因素　低体温是指机体中心温度低于36℃,是围术期常见的并发症。临床调查发现有多种因素可引起微创外科围术期低体温。

(1)麻醉药物:部分麻醉药物可抑制患者中枢体温调节系统。手术室常处于相对低温环境,患者机体受室内温度影响使体温降低。

(2)输液:在手术过程中,患者常会进行输血或液体,临床研究发现,术室温度下每输注1000ml液体,约降低患者中心体温0.25℃,输注越多液体,体温下降越显著。

(3)患者因素:老年患者体质较差,对于冷刺激调节能力较弱,且抵抗力差,冷感敏感性强,较易导致体温下降。

(4)手术过程:手术过程中,患者体内暴露面积增大,且手术过程中会有大量液体进行冲洗,手术时间越长,机体热量散失越多。

2. 低体温的危害　相关临床研究显示,术中低体温可减慢血流循环,降低血小板数量,且降低凝血因子活性,从而抑制患者凝血功能,增加了术中患者出血量,甚至引起弥散性血管内凝血。术中低体温还可引起手术切口感染。术中低体温可降低患者肝脏耗氧量,使在肝代谢的麻醉和肌肉松弛药代谢减慢,患者清醒时间被延长。由此可导致呕吐、呼吸抑制和误吸等意外并发症。

3. 术中患者低体温的防护措施

(1)多学科团队协作(multiple disciplinary team，MDT）：团队对患者进行术前评估和心理护理研究表明，医护团队联合通过积极主动的术前访视能降低手术患者的焦虑程度，优于医、护单独宣教。通过成立 MDT 团队设定访视方案，由手术室专科护士负责联系麻醉医师和病房护士三方共同进行术前宣教，了解患者需求。手术室管理者要重视患者心理护理，安排护理人员术中全程陪伴与护理。

（2）给患者预保温，维持体温在正常范围的较高值：预保温是指在麻醉诱导前，对机体外周组织或皮肤表面进行加温，增加外周组织热量，降低外周与核心的温度梯度，减少温度再分布；全麻后第 1 个小时核心体温可降1.0～1.5℃，其中约 81% 是因机体温度再分布导致的；预保温是目前唯一被证明可有效阻止患者麻醉后第 1 个小时内围术期低体温的措施。目前多推荐使用充气加热毯。

（3）避免长时间禁食禁饮：手术团队加强沟通，在保证肠道准备效果的基础上，尽量缩短患者禁食禁饮时间，减少能量消耗对机体不利的刺激；有研究发现，糖预处理能有效减少术中低体温的发生，方法是让患者在术前晚 20:00～22:00 口服 800 ml 和术前 2 小时口服 400 ml 糖预处理液（每 100 ml 含糖12.5 g，285 mOsm/kg）。病房护士合理规划护理工作，对手术患者优先在术前 2 小时进行静脉输注液体，以增加储热作用防止低体温。

（4）关注特殊人群：要特别关注老年人、婴幼儿和急诊手术患者，尤其是该类特殊人群中手术时间长、输液量大的患者，要执行高标准的综合保温措施。

（5）动态调节室温：术前室温老年患者调节在 27～30℃，新生儿和早产儿调节在 27～29℃，并维持至铺巾完毕。手术后第 1 个小时老年人及婴幼儿可调至 26℃，术中再进行动态调节，但不宜低于 24℃。

（6）激发护理创新思维，使用恰当、科学的个性化保温措施：管理人员要激发护理人员的创新思维，通过情境模拟培训法，对术中低体温护理行为进行指导，有利于提高护士相关护理知识与技能，提升整个护理团队预防术中低体温的意识，从而寻求最恰当、最科学的护理方法，降低术中低体温发生。

（7）加强保温细节管理：护送患者入手术室途中全程保暖，减少体表暴露，给予足够包裹。可使用双层棉被、戴头套，下肢穿弹力袜，穿脚套足底贴加温贴。手术床单元提前预热，让患者躺在手术床上感觉温暖舒适并持续至术毕，使患者始终处于一个温暖的环境。术中摆放手术体位应注意遮盖，避免不必要的暴露，尤其是术中侧卧位、俯卧位、截石位的患者，由于身体部位悬空，冷空气容易影响体表温度。巡回护士要轻柔按压被子，让被子舒适贴服患者身体。术后过 PACU转运床前，把管道整理好，做好二级以上的固定可预防管道意外拔出，让患者继续使用术中的盖被，减少多次更换带来寒冷的感觉。

（8）重视体温管理，持续术中患者体温监测：重视术中体温管理，及时发现低体温的发生，并采取有效的措施进行处理。全麻手术患者可使用鼻咽温、肛温等监测，非全麻手术和复苏后患者，可使用新型无线体温传感器测量腋窝温度，可能代表非心脏手术患者的核心体温。

（三）减少手术并发症及提高器官功能

ERAS 给予患者围术期充分的准备，并改善围术期的处理措施，可减少患者术后并发症。术后并发症不仅与患者手术病死率有关，还将影响患者长期疗效。因此，减少术后并发症是影响手术患者预后的中心环节。

术后 30 天内并发症的发生率比术前风险和术中因素对大手术患者最终的生存影响作用更显著。手术患者需经历手术应激反应（如内分泌、代谢、炎性反应等），这些是大手术后患者能否生存的关键。术后大量儿茶酚胺释放、蛋白质丢失、高糖血症、全身炎症反应以及显著的免疫抑制，这些都不利于患者康复。糖皮质激素、外周阿片受体阻滞药、术中保温及早期口服营养制剂等 ERAS 措施，可改善患者的手术应激反应。

ERAS 早期下床活动有助于减少肺功能不全及血栓形成等并发症。肠道功能的早期恢复将维护肠屏障功能、调控肠微生态、降低分解代谢及改善肌肉功能，减少手术应激反应及延长生存时间。因此，ERAS 可以使患者很快地康复并出院，减少应激反应及并发症，其长期优势可能对患者的生存时间产生影响。

(四)ERAS 与预防术后恶心和呕吐

为实现患者尽早经口进食，增强患者摄食摄饮的耐受性，预防术后恶心和呕吐（postoperative nausea and vomiting，PONV）在 ERAS 管理中至关重要。PONV 是患者不满意和延迟出院的首要原因，PONV 的发生率为 25%～35%。PONV 的危险因素包括：①女性；②PONV 或晕动症病史；③非吸烟者；④术后阿片类药物使用；⑤使用吸入麻醉药；⑥年龄＜50 岁；⑦腹腔镜手术方式（胆囊切除术、妇产科手术）。

降低 PONV 基础风险的推荐策略包括：①应用局部麻醉，避免全身麻醉；②避免使用吸入麻醉药；③静脉麻醉药首选丙泊酚；④术前禁饮时间尽可能缩短，补充糖类；⑤尽量限制使用阿片类药物。可预防性给予地塞米松及高选择性 5-羟色胺拮抗药，行多模式预防 PONV 策略。

六、ERAS 改善微创外科肿瘤患者生存时间

ERAS 具有广泛的作用，可能促进免疫功能的恢复，进而影响肿瘤患者的短期和长期生存状态。施行腹腔镜手术联合 ERAS 方案的患者，与单独施行腹腔镜手术或施行开腹手术联合 ERAS 方案的患者比较，前者的免疫功能保护最佳。免疫功能的保护可能

有利于患者长期生存，特别是术后早期对循环中肿瘤细胞的处理，这可能对恶性肿瘤患者有潜在的优势。

近年研究证据表明，麻醉方法对肿瘤的发生、发展、转移和长期预后有重要的影响。麻醉方法与细胞免疫、NK 细胞以及肿瘤患者预后具有相关性。阿片类药物尤其是吗啡，可抑制 NK 细胞的活性，能够对细胞免疫和体液免疫产生抑制作用，阿片类药物的用量可以影响肺癌患者手术后肿瘤的复发。

吸入麻醉药对免疫细胞的抑制作用呈剂量和时间依赖性。在乳腺癌和前列腺癌人群中，使用区域麻醉、区域麻醉＋全身麻醉的患者，较单纯全身麻醉的患者术后复发率低。而且，临床剂量的丙泊酚可抑制癌细胞的侵犯和提高其对化疗药物的敏感性，抑制肿瘤生长并诱导癌细胞凋亡。术中低血压、低血容量、低氧血症、低体温和高血糖等也可起相关的免疫抑制，诱发肿瘤的复发。

对于肿瘤患者，加强围术期管理应最大限度减轻炎症反应，保护免疫功能，维持围术期内稳态平衡。麻醉方式及药物可能改善肿瘤患者预后，这一潜在优势可能将 ERAS 拓展应用到辅助化疗中。

七、腹腔镜或机器人手术的 ERAS 策略

腹腔镜外科微创技术对于 ERAS 方案至关重要，可减少术后应激反应、减少对肠管的操作、减少炎症递质释放、改善肺功能、减少术后疼痛、加快肠道功能恢复并缩短住院时间。腹腔镜还可用于存在一系列围术期心脏和肺部不良事件风险及手术并发症风险的外科手术。有关进行腹腔镜手术 ERAS 策略中麻醉相关的一些问题，与进行开放性腹部手术的患者不同。这些问题包括气腹的生理学效应、CO_2 的吸收、手术所需的体位，以及更佳的肌肉松弛。

虽然结直肠手术的临床随机研究证据表

明,腹腔镜手术联合 ERAS 的处理方案,其术后临床疗效较好,但腹腔镜手术的 ERAS 研究还需要进一步高质量的研究证据,如腹腔镜对免疫功能的保护作用,可转化为减少术后感染及改善肿瘤预后的关系。

机器人手术是在腹腔镜手术背景下的进一步发展,其 ERAS 具有相似性。因手术时间长,麻醉选择基本上为全身麻醉。CO_2 气腹带来的影响处理参照腹腔镜手术。

八、ERAS 的发展与挑战

ERAS 是以多学科协作为背景的创新围术期临床路径,开展十几年来,已被证实其可降低术后并发症、减少住院费用、缩短术后住院时间、提高生存率和术后生活质量、改善患者预后。ERAS 提倡全面的评估和术前教育,减少禁食禁饮时间,以患者为中心选择区域麻醉或联合麻醉,术中以目标导向进行液体治疗和体温监控,以及根据患者的个体情况和手术创伤进行术后多模式镇痛,从而实现改善围术期麻醉管理和转归的目标。麻醉科在 ERAS 中的作用贯穿于整个围术期。

ERAS 是一门蓬勃发展的学科,补充高质量的研究证据,推动 ERAS 的多学科培训及教育计划,以及进一步转化临床实践应用将是 ERAS 未来发展的方向。目前,结直肠外科、骨科、泌尿外科、妇产科及乳腺外科等

多个领域推广应用 ERAS 的理念,各个地区和国家新近成立了加速康复外科协会并发表相应的指南。近年来新的研究也不断涌现,出现一些新的观点和认识。虽然各专科专用的 ERAS 途径可宽泛地应用于大多数接受其他大型手术的患者,但仍需对这些 ERAS 途径进行个体化调整,而个体化流程也是 ERAS 的核心。比如,针对老年患者的 ERAS 研究很少,老年人生理性贮备减少、合并疾病增多,这些患者的 ERAS 方案可能与普通人群有所不同,同时他们更能从 ERAS 中获益。

ERAS 的未来发展之路,培训、研究及进一步的转化应用非常重要。多学科的培训及实践,在其他许多医学领域已获得成功,同样 ERAS 领域也可以参考执行。为了保证 ERAS 持续性及成长性,需推动培训及教育计划,在大学及研究生培养阶段,可试行将 ERAS 设立为考试课程、专科继续教育,甚至是职业认证考试的一部分。

麻醉科及麻醉医师在 ERAS 团队中将一如既往地发挥重要作用,也应与时俱进,不断学习新技术和新理念,消化吸收并融汇到微创外科围术期中,为患者的顺利康复贡献力量。

(周桥灵　王汉兵)

第三节　腔镜和微无创技术培训基地、中心的建设

作者所在的中山大学附属佛山医院(佛山市第一人民医院)腹腔镜培训中心是国家卫计委于 1998 年首批内镜专业技术培训基地,四级妇科内镜手术培训基地,以及普外科内镜手术培训基地,也是中国医师协会妇产科医师分会教育学院全国首家手拉手妇科内镜与阴式手术培训班分中心,是佛山地区内镜培训领域的"排头兵"和"领头羊",在全国乃至亚太地区享有较高的学术知名度和较大

的社会影响力。

一、腔镜技术培训中心的历史成就

中山大学附属佛山医院(佛山市第一人民医院)妇科和普外科是广东省临床重点专科,承担着全市疑难杂症的诊疗、科研及本科生、研究生和博士生的教学工作,其专业技术力量、医疗诊治水平及教学科研能力在省内处于领先地位。我院早于 1985 年初就引进

一台腹腔镜,开始妇科诊断性腹腔镜技术;1993年4月普通外科率先开展腹腔镜技术,成功实施首例腹腔镜胆囊切除术;1994年率先在佛山市开展妇科腹腔镜手术;1998年,率先在国内开展第一例腹腔镜下广泛全子宫切除加盆腔淋巴结清扫术治疗宫颈恶性肿瘤。开启了腹腔镜手术的黄金时代,并逐步建设成以内镜手术为主的特色专科,现内镜手术比例达90%以上。

从1995年就开始招收学员,1998年正式成立腹腔镜培训中心,开展腹腔镜规范化培训工作,2007年经严格验收,成为国家卫生部内镜培训(佛山)基地,2014年荣获国家卫生部四级妇科内镜手术培训基地,培训工作更加规范化、科学化。至2020年底,共开办妇科腹腔镜技术培训班159期、外科腹腔镜培训班104期,为全国各地培养的优秀腹腔镜医师达3000余名。我院腹腔镜培训中心以百年历史的现代化医院为依托、医院领导重视、培训设备先进、教学方法独特、师资力量雄厚、手术设备齐全、麻醉科及设备科大力支持,故中心越办越好,每期学员结业回单位后都能成为开展内镜手术的带头人。内镜培训基地拥有精良的内镜手术设备、教学器材,还拥有一支强大的教学师资队伍,他们不仅具备扎实的理论基础,而且拥有至少十年的经验积累,有着相当丰富的带教经验。妇科从2000年开始招收博士后,迄今为止已培养了博士后、博士、研究生等20余名,专门从事妇科腹腔镜的基础研究和临床研究,共获各级科技进步奖11项,科研立项96项,其中省部级科研项目11项,发表科研论文122篇,其中参加国际会议的有12篇,共举办7次国际、国内大型学术会议,参会的代表共达2400人次以上,主编出版了《实用妇科腹腔镜手术学》《妇科腹腔镜操作手册》《妇科腹腔镜手术并发症防治》《现代微创外科与麻醉》《实用微创外科手册》《妇科腹腔镜手术并发症防治》和《实用妇科腹腔镜手术学第二版》

等七本专著,共发表论文231篇,其中SCI文章8篇,优秀论文31篇。中心有6名专家分别出席参加了在美国、英国、日本、澳洲、印度、泰国、中国香港等地举办的国际内镜学术会议,并分别在大会或小组会议上发言,有2位专家还获得了美国内镜医师协会会员的称号。中央电视台、珠江电视台、佛山电视台、羊城晚报、广州日报、佛山日报等媒体都对此做了专题报道。

二、腔镜技术培训的目的

内镜手术是目前微创手术的一大特色,积累了丰富的临床经验,手术效果越来越好,手术并发症也越来越少,但对于手术指征的掌握、操作规程、并发症预防等方面还依然缺乏完善规范,反映了内镜外科医师缺乏正规培训的不足现状。确立严格的腹腔镜操作规范,以及对从事腹腔镜手术医师进行资格论证和质量控制已成为我国内镜技术普及和发展的当务之急。故腔镜手术培训基地也就应运而生。培训班的目的就是为了更好地推广、规范化内镜手术流程,提高临床医师的内镜手术理论水平和临床操作技能。

三、腔镜技术培训的内容

随着国内各级医院腹腔镜手术的开展,要求掌握腹腔镜技术的医师也日益增多,国家卫计委相继成立了旨在规范内镜技术的各种规章制度及培训基地,对腹腔镜医师进行医师资格认证、质量控制及考核、评估,逐步过渡到"持证"上岗。任何一名医师在开展腹腔镜手术前,均会面临许多陌生的手术操作和器械使用问题,培训工作的重要性日显突出,严格规范的术前培训对提高手术操作技能、提高手术质量及减少手术并发症等都有着极为重要的意义。

(一)培训内容与方法

1. 建立培训基地 培训基地的建立必须具备一定条件,如教学场所、教学设备、动物实验手术室、特别是具有临床带教资质的老师队伍等。

（1）教学场所：根据卫计委培训基地建立的要求，教学场所总建筑面积≥1000m²，其中包括多媒体教室（可容 100 人以上）、小型会议室 2～3 间、考核训练室（80m² 以上）、内镜操作模拟训练室（100m² 以上）、模拟（动物）手术室（120m² 以上）、动物准备间、器械消毒间等。

（2）培训器材：对医师的初步培训应该在训练箱内进行，训练箱主要为训练医师的手、脚、眼、脑等器官协调应用各种手术器械，以及手术者与助手的互相配合的能力。培训基地必须配置各种相关的教学器材才能进行对医师的培训，包括模拟训练器、智能模拟训练器、一系列的操作工具及动物手术室等。

①模拟训练器：设置简单的模拟训练箱，一套完整的腹腔镜手术操作器械，用于训练的有关材料，模拟标本，如猪肺、棉布等，用于简单的模拟训练，使学员初步掌握腹腔镜手术的基本操作。早期，用于模拟训练的是使用纸皮箱，在纸皮箱上戳几个孔，放进腹腔镜手术器械进行训练，后来使用"人体型"或"房子型"的训练箱。现在用于模拟训练的器械很多，只要达到训练目的就行。

②智能模拟训练器：也称考试机，分为有反馈模拟训练器及无反馈模拟训练器两种，智能模拟训练器内的电子版储存了"胆囊切除""结肠切除""附件切除""全子宫切除"等训练模板，学员训练时有一种"仿真"的感觉。有条件的中心应该购置该种类的模拟训练器，它具有仿真功能，接近手术操作程序，通过普通的模拟训练后，安排学员进行智能模拟训练（考试），使学员真正掌握腹腔镜手术的基本步骤。

③建立与手术室相同的设备：包括摄像系统、能源系统、气腹机、冲洗泵等。通过在与手术室相同设备条件下的训练，使学员掌握腹腔镜手术器械的使用方法及基本技巧。

（3）建立动物实验手术室：应该按标准手术室的要求建立动物手术室，根据学员人数，配置动物手术台 2 或 3 张，并配备固定的内镜集成系统（包括吊塔、手术无影灯及腹腔镜手术常规设备）2 或 3 套，以满足学员动物实验的需要。

2. 培训内容　培训时首先必须着眼于对不同仪器设备进行全面的了解，然后在模型、动物实验或其他模拟环境中练习，以达到手、眼协调，学会通过腹腔镜图像完成手术和操作过程的目的。

腹腔镜医师的培训流程包括理论学习、模拟训练、观摩手术、动物实验、担任手术助手及独立操作等内容。从理性认识到临床实践，逐步掌握腹腔镜手术的操作技巧。

（1）理论学习

①了解腹腔镜手术的发展史：在开始学习腹腔镜手术前，要先了解腹腔镜手术的发展史。纵观我国腹腔镜手术的开展已有 30 年的历史，其中有经验，也有教训。以史为鉴，才能学得更深，走得更远。

②了解和掌握腹腔镜手术的操作程序：通过理论学习初步掌握腹腔镜手术的操作程序，包括人工气腹的建立、套管穿刺、基本操作等内容。

③掌握手术适应证：腹腔镜手术不是学科发展，只是在操作方法方面的改进，每一种传统手术的指征也都是腹腔镜手术的指征，任何偏离这种观点的想法，也许就会增加并发症的发生。

④初步掌握手术并发症防治：通过临床带教老师的经验传授及手术录像示教，从理论上初步了解掌握手术并发症的原因、处理原则、预防要点等知识。

（2）熟悉腹腔镜手术的基本设备和器械：腹腔镜手术是设备器械依赖性手术，要想很好开展腹腔镜手术，就必须要熟悉腹腔镜的各种仪器设备及手术器械，如腹腔镜的摄像系统，能源系统如高频电刀、超声刀、血管闭合器,动力系统如气腹机、冲洗吸引系统以及手术钳、手术剪、持针器、穿刺套管、组织粉碎器等相关器械的性能、工作原理及操作方法。

(3)模拟训练:这是初学者掌握腹腔镜操作方法的最好途径。腹腔镜模拟训练器用来培训学员如何使用各种腹腔镜器械在监视器上进行简单的手术操作,如钳夹、分离、切割、打结、缝合等,同时锻炼其眼、手、脑、脚的配合协调能力。一个合格的腹腔镜培训基地必须配有足够的多套腹腔镜电视系统及各种符合规格的操作器械,以满足并使学员的培训接近临床操作。

①器械的定位:在腹腔镜的指引下如何将操作钳拉远、放近,以及左、右、前、后移动,从不同的方向把手术器械准确地送进模拟训练箱内所要到达所在的位置,培训学员准确的定位感观。

②学习钳夹与传递:在训练箱内放置 2 个盘子,一个盘子内放棉球或球之类的东西,另一个是空盘子,培训时要求学员将盘子上的东西钳夹到另一个空盘子内,不可碰触盘子或其他物品,或放入其他一些物品于模型箱内,在腹腔镜的指引下能"随心所欲"地放进盘子内的任何部位,培训学员准确的定位操作。

③学习使用剪刀:在模拟训练箱内学习使用剪刀剪裁纸、猪肺、纱布等,培训学员熟练掌握剪刀的使用方法。

④学习组织分离:使用分离钳、剪刀等器械进行猪肺血管的分离,或把鸡皮从鸡肉上分离。也可以用一些水果如橙子、橘子、西红柿等进行水果皮的剥离,培训学员熟练掌握组织分离技巧。

⑤学习镜下缝合:镜下缝合是最基本、也是必须掌握的操作,包括连续缝合、间断缝合、贯穿缝合、"8"字形缝合、简易缝合等方法,训练时可以通过反复缝合猪肺、猪皮等,培训学员熟练掌握镜下缝合技巧。

⑥学习镜下打结:镜下打结也是最基本

的操作技巧。镜下打结有方结、外科结、锁扣结、简易结等多种打结方法。同样可以利用猪肺、猪皮进行镜下练习打结,培训学员熟练掌握镜下打结技巧。

⑦学习电凝:使用单极或双极电刀对组织进行电凝止血,以及精准切割,训练眼、手、脚的配合,培训学员熟练掌握镜下电刀使用技巧。

(4)有反馈的模拟训练:初学者在各种不同的手术模型上进行反复练习后,应该进入有反馈的模拟训练。这种教学模型仿照真实的临床情况,使受训者逐渐实现由模拟训练进入模拟临床实际操作转变,不断提高学员初始阶段临床操作能力。

(5)观摩手术:在示教室观摩临床老师实际的腹腔镜手术可以获得最直接的印象。从示教手术中,学员可以观察到不同手术患者的各种体位变动,穿刺时的体位,充气后的体位,腹腔镜设备的连接、启动及各种器械的使用方法,各种手术的操作方法和操作技巧。

(6)动物实验:是腹腔镜手术进入临床前的操作。通过动物实验(一般用家猪)训练人工气腹及在气腹条件下的套管针穿刺,在动物体内学习提高对组织分离、脏器切除、淋巴结清除、缝合、打结等基本操作能力。动物手术训练不仅可帮助初学者,也有助于有经验的内镜医师学习提高对复杂疑难或新开展的术式的水平。但是,即使在动物身上练习了各种手术操作,这种训练与实际手术操作仍不相同。

3.临床分级培训　为了规范手术流程,减少并发症,将腹腔镜手术分为四级。国家已建立了临床分级培训制度,四级内镜诊疗技术由国家卫生行政部门掌握,三级内镜诊疗技术由省卫生行政部门掌握。

(1)腹腔镜手术的临床分级培训

①Ⅰ、Ⅱ级临床培训:为腹腔镜手术临床基础培训,主要培训对象是没有腹腔镜手术基础的临床医师。培训的内容是识别腹腔脏

器的解剖,熟悉监视屏上的图像与实际组织脏器大小比例的关系,根据手术步骤要灵活操纵腹腔镜,灵活追踪手术视野。在此基础上,在临床老师指导下可使用掌握腹腔镜进行诊断性检查术、阑尾切除、腹股沟疝修补、胃肠穿孔修补、输卵管绝育、中轻度盆腔粘连分离、输卵管通液、输卵管切除、组织活检、多囊卵巢囊肿打孔、小于 30mm 的子宫内膜异位囊肿切除、输卵管整形、附件切除及输卵管系膜囊肿剔出等手术。

②Ⅲ级临床培训:主要的培训对象是有一定腹腔镜手术基础,但还不能独立进行较为复杂手术的临床医师。在熟练掌握Ⅱ级腹腔镜手术的基础上可以进行包括广泛粘连分离、胆囊切除、胆总管切开探查、卵巢切除、≤80mm 壁间肌瘤剥除、子宫次全切除(不伴盆腔病变)等手术。

③Ⅳ级临床培训:为专家级腹腔镜手术培训。主要的培训对象是具有腹腔镜手术经验,但缺乏独立开展手术的临床医师。在熟练掌握Ⅲ级腹腔镜手术的基础上可以进行包括肝切除、脾切除、胃肠癌根治、胰体尾切除、胰十二指肠切除、≥80mm 肌壁间肌瘤剥除、全子宫切除、广泛全子宫切除、腹主动脉淋巴结切除、盆腔淋巴结切除、骶前神经切除、重度子宫内膜异位症切除等手术。

(2)具体的临床分级培训方法:经过理论学习、观看手术、在模型上及动物实验中均进行了一定训练,对腹腔镜操作有了一定认识的学员,可进入临床培训。培训时,由具有实验教学条件的单位和资历较深、具有Ⅰ~Ⅳ级腹腔镜手术经验的医师进行带教,对学员进行全面、系统的临床手术操作培训,才能达到预期目的。

①Ⅰ、Ⅱ级手术临床培训:在这个阶段,学员主要担任扶镜助手、第一助手及初步掌握Ⅰ、Ⅱ级手术的独立操作。担任扶镜助手逐步达到手、眼协调配合,根据术者意图灵活调节腹腔镜体的方向,初步了解腹腔镜手术

的基本步骤。学员在参与腹腔镜手术达到一定数量后,逐渐过渡到担任第一助手,配合术者完成Ⅰ、Ⅱ级手术操作 20 例,再配合术者进行Ⅲ、Ⅳ级手术。在这个过程中要学会认识镜下解剖,学会利用分离钳等器械掌握拨、拉暴露术野的技巧。在对腹腔镜操作有一定的掌握后,可选择适合的病例进行腹腔镜手术。第一次单独进行手术时,应当有指导教师在场。腹腔镜手术操作必须先从简单手术开始。

②Ⅲ级手术临床培训:在掌握了Ⅰ、Ⅱ级腹腔镜手术操作后,在临床老师指导下开展腹腔镜Ⅲ级手术的学习。

③Ⅳ级临床培训:即对已经理解和掌握了腹腔镜手术操作并积累了一定临床经验的学员进行Ⅳ级腹腔镜手术的培训学习。

(二)内镜培训基地培训流程

1. 内镜培训基地教学条件

(1)内镜培训基地教学条件:2005 年原国家卫生部开始筹建国家级内镜培训基地,2011 年经严格审查,批准建立了第一批国家级内镜培训基地。内镜培训基地必须具备以下教学条件。

①教学场地:总面积必须≥1000m²,设有内镜模拟训练室、智能仿真训练室、动物实验室、多功能会议厅、多媒体电教室、计算机模拟考试室、自习室、图书室、电子阅览室、基地管理办公室等,满足临床教学、手术演示、学术研讨等大型学术活动的需要。

②配套活动场地:基地必须配套学员公寓,使学员有一个优雅的住宿环境,同时配套娱乐场所,保证学员在紧张的培训期间有宽松的活动场地。

③配置先进的教学设备:培训基地必须配备一整套先进的、用于培训的器械和设备,在内镜模拟训练室最少应该配有 8 台以上腹腔镜模拟训练器、10 套用于训练的腹腔镜系统,同时最好配有仿真腹腔镜训练器及考试机(计算机训练器,也称腹腔镜模拟系统)。

2. 培训计划

(1)培训对象:招收二级以上医院从事临床工作且具有主治医师以上职称的临床医师。

(2)培训计划及预期效果:根据入学时考试结果将学员分设基础培训和高级培训两个班。

①基础班:培训没有腹腔镜手术基础或刚开展腹腔镜手术不久、没有临床经验的临床医师,培训结束后可以独立开展Ⅰ、Ⅱ级的腹腔镜手术。熟练担任Ⅲ、Ⅳ类手术的第一助手。

②提高班:培训有一定腹腔镜手术操作能力但没有Ⅳ级腹腔镜手术经验的临床医师。培训结束后可以独立掌握Ⅲ类腹腔镜手术,熟练担任Ⅳ类手术的第一助手。

③培训时间:妇科班每年招生六期,每期3~6个月,每批招收学员20~25名,外科班每年招生4~6期,每期1~6个月。

3. 培训流程　分基础训练与临床培训两个阶段。

(1)基础训练(1个月):集中在培训中心进行,分理论学习、模拟训练、智能仿真操作、动物实验等五个阶段,基础训练过程穿插观看手术录像及观摩手术演示。基础训练结束考核及格后方能进入临床培训。

(2)临床培训(2~5个月):学员基础培训结束后进入临床培训,由带教老师具体负责,每位学员分管床位3~4张,参与主管床位患者的病历书写、疾病诊断、制订手术方案、术前谈话、术后管理、手术操作等。在带教老师指导下,从气腹针穿刺、主套管及辅助套管穿刺,使用分离钳、推送器、子宫粉碎器等基本操作。先训练做第二、第三助手,完成一定量的手术后,逐渐过渡到第一助手,学会利用分离钳等器械通过拨、拉等动作达到组织的牵引、暴露,以配合术者完成手术。熟悉了腹腔镜手术操作程序后,逐步过渡到独立手术。第一次单独腹腔镜手术必须选择适合

的病例,在带教老师的指导下进行,确保患者安全。刚开始独立操作时,必须从Ⅰ、Ⅱ级手术开始,逐步过渡到开展Ⅲ级手术,如需开展Ⅳ级手术,必须参加Ⅳ级手术培训,取得资格后方可以可独立进行操作。

四、腔镜技术培训基地职责与制度

(一)培训基地管理制度

1. 遵守医院规章制度,按教学计划进行,服从安排,不能提早结束,学习结束时应办理好一切离院手续。

2. 培训基地教师要严格教学,认真做好带教工作,按时完成教学计划。

3. 学员严格执行培训基地上课、训练时间,不得随意请假、迟到、早退。

4. 工作人员、学员进室内须穿工作服。其他人员未经同意,不得进入室内。

5. 室内保持安静整洁,禁止吸烟。

6. 腔镜器械价格昂贵必须严格执行操作规程,违章损坏的须按医院制度赔偿。

7. 爱惜器械物品,用后及时清洁,放回固定位置,训练用动物脏器训练后及时清理,不得保存。

8. 室内所有物品器械妥善保管未经领导批准一律不许外借。

(二)培训基地工作人员职责

1. 制订教学计划,有序地组织、安排学员参加腔镜手术的训练和集中面授。

2. 教师要严格按上课时间及计划完成课程,提供必要的技术指导、设备及课件满足学员学习需求。

3. 组织学员参加本基地培训课程的考核,并将考核成绩记录,外科班上报医务科。

4. 开展与培训相关的调查研究,积极探索新的教学方法,从而达到双向教学。

5. 培训基地应对完成培训计划并经考核合格的学员颁发相应课程的结业证书。

6. 管理好学员的训练设备及动物脏器,并做好设备器械,以及财产的认领、补充。

7. 安排学员的住宿,管理好学员的生活和学习。

8. 承担医院交办的其他工作。

(三)培训基地带教教师职责

1. 规范带教 负责进修医师的业务学习、临床医疗活动、手术技能操作等,尽可能为进修医师创造腹腔镜手术的操作机会,以提高其腹腔镜手术操作能力,注意对进修医师腹腔镜基本技能训练,示范操作要熟练、准确和规范。根据每个进修医师的具体情况施教,以保证进修学习效果。

2. 临床示范 检查、批改进修医师书写的医疗文件,认真检查其所有的医嘱、处方、辅助检验单、手术通知单、检验报告等,对进修医师书写的病历及记录进行严格检查、修改。

3. 认真备课 要求授课老师认真备课,内容图文并茂,实用性强。授课老师准时上课,课堂上互相探讨、共同提高。

五、腔镜技术培训基地新管理模式

在当今科技发达、网络资讯强大时代,腔镜技术培训基地无论从硬件设施、带教教师素质、技术发展还是管理制度方面都将面临新的挑战。对新的发展及管理模式值得进行探讨。

1. 适应学员构成 近30年随着腹腔镜技术在国内迅速发展,各大医院越来越多骨干医师通过学习培训掌握腹腔镜技术,并成为该领域的专家。在教学医院,以及拥有住院医师规范培训基地资质的医院,腔镜基地技术培训对象前移,本科生及研究生已成为培训人员的相当组成部分,腔镜基地技术培训也是教学工作的重要组成部分,医学院校的附属医院的合格腔镜外科医师均为培训基地教师的最佳人选。

2. 强化带教制度 实行导师负责制,由具备腹腔镜培训资质的导师带教,指导学员参与管理临床病例,手把手传授腹腔镜手术。

培训结束时,实行双向考评制度。不仅导师需要对学员进行考核,检验学习成果,而且学员要对导师进行评价,改进带教不足之处,实现教学相长。

3. 带动基层腹腔镜技术 国家医疗卫生体制实行分级诊疗制度,腔镜培训基地可以开展适宜推广项目,腔镜培训不仅仅可以"上基地",基层医院组织学员到基地来接受系统的理论学习、手术观摩、操作练习,基地医院也可以"下基层",即导师到基层医院具体指导开展腹腔镜手术,为基层医院培养出包括手术医师、护理、麻醉为一体的手术团队,切实指导、帮助受训学员在当地医院开展腹腔镜手术。

4. 努力技术创新 内镜、介入、腹腔镜的交叉联合治疗传统疾病是新的治疗模式,常常收到神奇的疗效。国内外快速发展的科技、医疗设备和器械的改进为新的治疗模式提供了必要的条件。因此,国内腹腔镜外科医师在努力深化应用腹腔镜技术的同时,要拓宽视野,紧跟形势,关注腹腔镜技术发展的前沿以及与其他治疗方法联合应用的进展,开拓腹腔镜技术临床应用的新领域,敢于创新,大胆尝试,进行技术创新。

六、腔镜技术培训基地未来

随着腔镜技术的进一步发展,国家卫计委也将会继续完善现有基地的建设和管理,建立优胜劣汰的竞争机制,实现我国内镜医学诊疗技术规范化培训、科学化管理。建立和完善符合我国国情的内镜医师培养制度,是提高内镜医师素质,保障医疗质量的根本措施,也是实现医疗卫生事业可持续发展的根本保证。对内镜医师的选拔,必须实行严格的准入制度、督导制度和规范化的培训制度。重视基础训练,严格按照内镜手术分级培训的原则进行学习实践,方可培养出能全面掌握内镜下各种技术操作,并具有独立进行手术能力的合格内镜医师。腹腔镜技术培训基地未来,基地将立足于现代化医学教育快速发展需要,更加努力地提升内镜与微创临床诊疗能力,造福广大患者,同时,也将致力于培养更多的优秀腹腔镜手术医师,推动内镜医学发展。

（韩玉斌　张四友　许卓明）

第四节　日间手术发展简史

一、日间手术的定义

1. 国际日间手术协会对日间手术的定义　日间手术涉及外科手术与诊断性介入,大部分患者夜间不需要住在医院而且能够和住院患者一样得到尖端的技术和设施服务,同时有严格的术后随访观察。

2. 中国日间手术联盟对日间手术(ambulatory surgery)的定义　指患者在一日(24 小时)内完成的手术或操作(说明:①日间手术是对患者有计划进行的手术或操作,不含门诊手术。②关于日间手术住院延期患者,指特殊病例由于病情需要延期住院的患者,住院最长时间不超过 48 小时)。

二、日间手术的历史起源

20 世纪初,苏格兰格拉斯哥儿童医院医师 James Nicoll(1864－1921)开创了日间手术的先河。1909 年,James Nicoll 在《英国医学杂志》上报道了他成功的日间手术治疗的 8988 个小儿外科病例。在日间的基础上曾给这些儿童患者施行腹股沟疝、鞘膜积液、包茎或包皮过长等手术。在此以后的一段时间里,由于医学界对日间手术的态度一直没有给予肯定与支持,日间手术基本上没有得到发展。

20 世纪 50 年代及 60 年代早期,世界上又有人开始尝试开展日间手术。1955 年,爱丁堡 Farpuharson 医师在《柳叶刀》杂志报道了在日间开展成人疝修补术取得成功,推动了早期日间手术的发展。1962 年美国洛杉矶加利福尼亚大学一所医院日间手术中心的发展使日间手术的概念正式为人们所接受。

1966 年和 1968 年,分别在华盛顿大学及罗得岛普罗维登斯成立了日间手术中心。

20 世纪 70－80 年代,在美国、加拿大、英国、澳大利亚等国家,日间手术得到迅速发展,日间手术单元不断增加,期间,关于日间手术的范围及运作的报道发表在一系列医学杂志上,推动了其他国家的日间手术的发展,日间手术的质量、效果、安全性,以及手术标准的设定、组织及运作程序等方面得到不断完善。

1974 年,为了促进日间手术质量标准的提高、业务的拓展,以及教学和科研,第一个日间手术协会在美国正式成立。

1995 年,来自 12 个国家的协会共同组建了第一个国际日间手术协会(IAAS)。IAAS 是包括外科医师、麻醉师、护士与管理人员在内的一个多学科的组织,在世界上大多数会员协会具有相似的运作模式。他们有一个共同理念,即团队精神是日间手术取得成功的关键。目前许多国家开展日间手术占择期手术比例已达 60% 以上,美国甚至高达 85% 以上。

三、我国日间手术的发展

在中国,除了港澳和台湾地区以外,日间手术的开展尚处于起步阶段。日间手术在国内具有广阔前景,这一事物的产生与发展得益于医疗大环境、患者的需求和医学本身的发展。医疗卫生行业面临着 1949 年以来最为复杂的形势,医患关系已成为突出的社会焦点问题,集中表现在看病难、看病贵和服务质量问题。医疗优势资源集中在大中型医院,但却没有被高效利用。中央及各级政府力求缓解百姓就医难问题,老百姓也在呼吁降低医疗费用、简化就医流程,需要对患者提供安全、快捷、经济的服务。在这种形势下,日间手术必会获得良性的发展空间,而微创手术和麻醉技术的发展为日间手术的开展也提供了客观的可行性。

2001 年日间手术引入中国,初期仅有天津、湖北武汉几家医院自发开展日间手术。

2007 年,全国第一家包括综合服务区、病房区、独立的手术室 3 个区域的真正意义上的一站式日间手术中心在上海市松江区中心医院建成。

2012 年 3 月,由原卫生部卫生发展研究中心(现国家卫生健康委卫生发展研究中心)牵头,联合国内部分卫生行政主管部门、研究机构和最早开展日间手术的部分医院组织按照"求实、平等、互惠、合作"的原则组织成立了"中国日间手术合作联盟"(China Ambulatory Surgery Alliance,CASA),成为中国专门致力于日间手术推广应用和日间手术领域临床技术研究、管理研究、卫生政策研究的全国性技术交流和推广的平台组织。

2013 年以来,在 CASA 的积极推动和规范化引导下,中国越来越多的医疗机构接触、了解并开始实施日间手术。截至 2016 年底,全国已有超过 2000 家医疗机构开展日间手术。到 2017 年底,中国有一半以上的三级医院开展了日间手术,占择期手术比例已提高至 12.8%,其中 639 家医疗机构设置日间手术中心。随着腔镜、内镜等微创技术、麻醉、加速康复和护理技术等快速发展,中国日间手术开展术式的难度系数和复杂程度逐渐加大,开展日间手术的术式种类已超过 1000 种,涵盖了近 60% 的外科手术类型,包括甲状腺全切术、经皮冠状动脉支架置入术、经皮肾镜超声碎石取石术、翼状胬肉切除组织移植术、乳腺切除重建术、关节置换术、白内障手术等,涉及普通外科、骨科、泌尿外科、妇产科、儿科、眼科、耳鼻喉科等大部分外科科室。

对于医院,日间手术的应用提高了医疗服务效率,提高了医疗机构病床周转率;对于患者,极大地降低了日间手术患者的治疗费用、缩短了住院时间、减少了患者求医的等待时间。

四、作者医院日间手术的发展

佛山市第一人民医院日间手术中心始建于 2012 年,是佛山市乃至全省的首个日间手术中心。位于 1 号楼 8 层 A 区,设病床 10 张,1 间独立的日间手术室位于 2 楼内镜中心 10 号房,功能服务区位于门诊 1 楼外科门诊旁。

在中心成立前,笔者先后到上海松江区医院、华西医院、湘雅医院、新加坡中央医院和邱德拔医院参观学习、取经;建立规章制度、工作流程、各环节的工作职责、医师准入制度、患者准入制度、应急预案、术前宣教、出院标准、术后随访等的前期工作。2012 年 10 月 10 日日间手术中心正式挂牌成立(图 1-1),采用"集中收治、统一管理"的运营模式,"成熟一个开展一个"稳步推进的战略,"所有业务指标回归科室"以调动开展日间手术的积极性。早期开展日间手术的科室有小儿外科、疝外科、乳腺外科、骨科。随着业务量的不断增长,10 张床位已不能满足科室的发展。

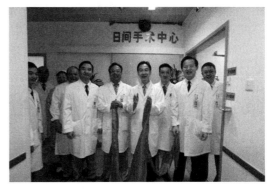

图 1-1　2012 年 10 月 10 日日间手术中心正式挂牌成立

2017年中心采用"统一管理、分散收治"的创新模式,解决了其他科室要求开展日间手术的问题,耳鼻喉科率先采取这种模式成功开展日间手术(图1-2)。

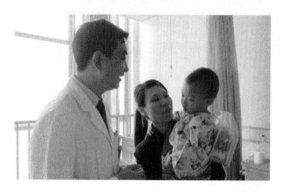

图1-2　2012年10月8日第一例日间手术患者顺利出院(腹腔镜小儿腹股沟斜疝手术)

五、日间手术的运作模式

日间手术单元必须具备为患者提供便捷、价廉的医疗护理服务,在确保提供高质量、高安全的医疗护理服务的同时,在日间手术中心的总体筹划上要尽可能地为患者提供一条龙服务和营造舒适、安静、合理的医疗环境。作为国际上一种比较通行的用以降低医疗费用、提高医疗资源使用效率的做法,日间手术在英国、澳大利亚、新加坡等国家已广泛地开展。

(一)国外日间手术运行模式(4种模式)

1. 医院综合机构　在这样的机构中日间手术患者整个或者部分通过住院机构来被管理,可以使用住院的床位和手术室,或者手术前和手术后的护理在日间病房进行,手术在住院部手术室进行。

2. 医院所在地的自备中心　这样的中心专门用来做日间手术,与住院部职能分离。有自己的手术室、病房区、入口、接待台、职员、管理等。

3. 独立的自备中心　与在医院所在地的自备中心不同,这些中心不在医院所在地。因为不同的财务和经济原因,它们比在医院所在地的自备中心成本效率高。独立的中心具备可以在患者居住区的附近提供日间手术的潜力。

4. 设在医师办公室的中心　这些是小的、自备的、作为手术室的附属手术间。

(二)国内日间手术目前一般运行模式(4种模式)

1. 分散收治,分散管理　开展日间手术的科室,在住院病区划出相对固定的床位用于收治日间手术患者,手术前和手术后的护理在病房进行,手术则在住院部手术室进行,日间手术患者由各科室分散管理。

2. 统一收治,分散管理　在住院部开设专门用来收治日间手术患者的病区,有专门的护理组负责手术患者术前、术后护理,手术患者有各自的专科医师负责,手术也在住院部手术室进行。

3. 统一收治,统一管理　是组建专门用来做日间手术的中心,与住院部职能分开,中心有自己的手术室、病房区、综合服务区、医护人员管理区等。

4. 统一管理,分散收治　患者收治在各个专科病房,手术在住院部手术室或日间手术室进行,共用综合服务区。

六、如何开展日间手术

作者医院日间手术采取统一管理、分散收治,患者收治在各个专科病房,手术在住院部手术室或日间手术室进行,由综合服务区统一进行所有病人的预约、登记、宣教、随访工作。

(一)制订日间手术的流程

包括入住中心前患者的确定,患者在入住中心前的各项检查,入院后的术前准备、健康宣教、手术、术后的观察与处理,以及术后的病情评估、出院、患者随访等。常用主要流程为门诊就诊、检查、预约→日间手术中心服务台确认→办理入院手续→术前准备→手术

→术后病房观察→出院病情评估→办理出院手续→出院后随访。

(二)制订日间手术临床路径

医院拟定符合本院的日间手术临床路径,包括病种的适用对象、诊断依据、手术治疗方式、术前检查项目、术前评估、术中和术后用药、出院评估标准、临术路径变异情况规定及出院后随访内容等,报相关部门审批通过后执行。

(三)三个准入制度

1. 手术准入制度　规定日间手术病种及各病种的准入标准,包括麻醉方式、并发症的排除等,各个指标应尽量量化或有详细的规范标准。

2. 医师准入制度　规定医师要有较丰富临床经验,至少为主治医师,具备较强的医患沟通能力方可实施日间手术。

3. 患者准入制度　包括患者无明显心、肺疾病,有畅通的通讯方式和方便的交通,有基本护理能力的家庭陪护人员等。

(四)三个评估标准

1. 入院前评估　根据日间手术临床路径完成患者各项检查后,专科医师(可包括麻醉医师)根据检查结果进行评估,符合日间手术纳入标准的方可进行日间手术治疗。

2. 出复苏室评估　术后即安排患者在麻醉复苏室苏醒,麻醉医师和复苏室责任护士根据规范标准对患者进行评估,符合标准者转各专科病房恢复。

3. 出院评估　专科医师和责任护士对患者按照一般情况、活动情况、恶心呕吐、出血、疼痛等五个方面对患者进行出院评估,达到出院标准的方可办理出院手续。

(五)日间手术中心综合服务区的职责

1. 责任护士应对预约手术之后的患者及家属进行相关知识的宣教,包括日间手术治疗的方式、术前准备及注意事项等,打消患者疑虑,保证手术能顺利进行。

2. 术前1天以电话或短信方式告知患者或家属入院时的注意事项。

3. 患者出院时,应给每个患者送一份日间手术中心出院指南,详细告知术后基本护理知识和注意事项,出院指南上应有医院的详细联系方式。

4. 患者出院后,责任护士应根据各个病种的具体规定,至少对每个出院患者进行2次以上的随访并记录,随访可以分为电话随访、微信随访、短信随访等,为问题的及时发现、及时解决提供保障与服务。

5. 与各专科医师分别建立微信群,及时沟通患者情况。

(六)日间手术病历电子化管理

各科室可根据《病历书写规范》制订各病种病历模板,再根据患者实际情况进行修改、补充。建立电子化病历要遵循基本医疗原则和规定,但有些程序如告知、患者签字程序等不能简化,杜绝潜在的医疗纠纷和风险。

(梁健升　郭健童　欧国昌)

参 考 文 献

[1] 蔡秀军,郑强,蒋广宜. 肝癌外科治疗的现状和展望. 中华外科杂志, 2019, 57 (7): 494-499.

[2] 尚立群,王伟,李军,等. Nuss 钢板矫治鸡胸的效果观察和思考. 转化医学杂志,2013,2(2):96-98.

[3] 裴国献,任高宏. 长管状骨骨折治疗进展. 中华创伤骨科杂志,2002(1):11-15.

[4] 张英泽. 创伤骨科治疗的现状与展望. 中华外科杂志,2019,57(1):19-22.

[5] 张伟,赵国良. 经自然腔道内镜手术及其在临床中的应用进展. 胃肠病学和肝病学杂志,2015,24(3):364-366.

[6] 黄宇光,薛张纲. 腹腔镜手术麻醉管理 ERAS

临床实践.上海:上海科学技术出版社,2020.

[7] 佘守章.微创手术麻醉学.北京:人民卫生出版社,2008.

[8] 刘燕梅,李莲英,李雪清.术中低体温的危险因素和防护措施研究进展.护士进修杂志,2020,35(5):440-443.

[9] 张庆梅,夏晓琼,尹学军.体温保护对剖腹胃癌根治术患者快速康复的影响.临床麻醉学杂志,2018,34(1):29-32.

[10] Hughes-Hallett A, Mayer EK, Pratt PJ, et al. Quantitative analysis of technological innovation in minimally invasive surgery. Br J Surg, 2015, 102(2):e151-e157.

[11] Harada H, Kanaji S, Hasegawa H, et al. The effect on surgical skills of expert surgeons using 3D/HD and 2D/4K resolution monitors in laparoscopic phantom tasks. Surg Endosc, 2018, 32(10):4228-4234.

[12] Abdelrahman M, Belramman A, Salem R, et al. Acquiring basic and advanced laparoscopic skills in novices using two-dimensional (2D), three-dimensional (3D) and ultra-high definition (4K) vision systems:A randomized control study. Int J Surg,2018,53:333-338.

[13] Wahba R, Datta R, Bußhoff J, et al. 3D Versus 4K Display System-Influence of "State-of-the-art"-Display Technique on Surgical Performance (IDOSP-study) in Minimally Invasive Surgery:A Randomized Cross-over Trial. Ann Surg, 2020, 272(5):709-714.

[14] Benson AB, Venook AP, Al-Hawary MM, et al. NCCN Guidelines Insights:Rectal Cancer, Version 6. 2020. J Natl Compr Canc Netw, 2020, 18(7):806-815.

[15] Wakabayashi G, Cherqui D, Geller DA, et al. Recommendations for laparoscopic liver resection:a report from the second international consensus conference held in Morioka. Ann Surg,2015,261(4):619-629.

[16] Abu Hilal M, Aldrighetti L, Dagher I, et al. The Southampton Consensus Guidelines for Laparoscopic Liver Surgery:From Indication to Implementation. Ann Surg, 2018, 268 (1):

11-18.

[17] Xu Y, Shi X, Cheng J, et al. [A retrospective comparison of thoracoscopic and laparoscopic esophagectomy between right neck anastomosis and left neck anastomosis]. Zhonghua Wei Chang Wai Ke Za Zhi,2018,21(9):1008-1012.

[18] Murakami M, Otsuka K, Goto S, et al. Thoracoscopic and hand assisted laparoscopic esophagectomy with radical lymph node dissection for esophageal squamous cell carcinoma in the left lateral decubitus position:a single center retrospective analysis of 654 patients. BMC Cancer,2017,17(1):748.

[19] Lin J, Kang M, Chen C, et al. Thoracolaparoscopy oesophagectomy and extensive two-field lymphadenectomy for oesophageal cancer:introduction and teaching of a new technique in a high-volume centre. Eur J Cardiothorac Surg, 2013,43(1):115-121.

[20] Lin CW, Chen KC, Diau GY, et al. Late-onset vital complication after the Nuss procedure for pectus excavatum. Pediatr Surg Int, 2012, 28 (1):71-73.

[21] Chen X, Miao Q, Yu Y, et al. Blunt Trauma-Induced Pericardial Tamponade After Video-Assisted Thoracoscopic Surgery. Ann Thorac Surg,2019,107(6):e381-e383.

[22] Zhu LH, Chen L, Yang S, et al. Embryonic NOTES thoracic sympathectomy for palmar hyperhidrosis:results of a novel technique and comparison with the conventional VATS procedure. Surg Endosc, 2013, 27 (11): 4124-4129.

[23] Collinge CA, Sanders RW. Percutaneous plating in the lower extremity. J Am Acad Orthop Surg,2000,8(4):211-216.

[24] Chamseddine AH, El-Hajj OM, Haidar IM, et al. Minimally invasive percutaneous plate osteosynthesis for treatment of proximal humeral shaft fractures. Int Orthop, 2021, 45 (1): 253-263.

[25] Ferkel RD, Small HN, Gittins JE. Complications in foot and ankle arthroscopy. Clin Or-

thop Relat Res,2001(391):89-104.

[26] Hull M,Campbell JT,Jeng CL,Henn RF,Cerrato RA. Measuring Visualized Joint Surface in Hallux Metatarsophalangeal Arthroscopy. Foot Ankle Int,2018,39(8):978-983.

[27] Bulian DR,Knuth J,Thomaidis P,et al. Does obesity influence the results in Transvaginal Hybrid-NOTES cholecystectomy. Surg Endosc, 2018, 32(11):4632-4638.

[28] Benhidjeb T, Kosmas IP, Hachem F, et al. Laparoscopic cholecystectomy versus transvaginal natural orifice transluminal endoscopic surgery cholecystectomy:results of a prospective comparative single-center study. Gastrointest Endosc,2018,87(2):509-516.

第2章

普通外科微创手术

第一节　腹腔镜腹部外科微创手术概述

1987 年法国医师 Mouret 用腹腔镜为一女性患者同时实施了妇科手术和胆囊切除手术。从此，国际上腹部外科进入了以腹腔镜手术为代表的微创外科时代。我国从 1991 年实施第一例腹腔镜手术后，也标志着我国微创外科手术的诞生。经过 30 余年腹腔镜技术的积累与设备的进步，现在除了腹部大器官移植手术之外，几乎所有的腹部外科手术均能够在腹腔镜下完成。腹腔镜手术技术因其具有损伤小、恢复快、痛苦小等微创优势，已在我国各个级别医院广泛开展，并已成为很多腹部外科疾病的常规手术方式。

一、腹腔镜腹部外科的现状

（一）设备方面

腹部外科微创手术仪器设备的质量直接影响手术的进程和手术的效果。

20 世纪 90 年代的腹腔镜显示画面因解析度较低，很多精细结构，如神经、淋巴管、小血管很难辨识。

1. 解剖画面全高清　随着电子光学技术的发展，腹腔镜的摄像系统已发展到高清、全高清（1080P）水平。近 10 年，腹腔镜的信号转化设备，已经发展到 DVI、HD-SDI、HDMI 等全高清（Full HD）数字视频输出端口，使得视频的输出已经达到了超高清水平。随着设备的发展，手术解剖的微细结构能够清晰地展现在术者眼前，同时配合能量平台，如超声刀、LigaSure 等的广泛应用，腹腔镜手术已从较多针对良性疾病的手术向更多的恶性疾病的手术切除发展。

2. 手术适应证不断扩大　近年来，4K 显像技术应用于腹腔镜摄像显示系统中，将像素进一步提升至 4096×2160 水平，从而将屏幕的显示超过了裸眼水平，将更清晰、真实、操作感更强的图像呈现在术者眼前。随着超高清腹腔镜系统的应用，腹腔镜手术技术也发展到"膜解剖"阶段，从而使得神经解剖、血管裸化、淋巴结清扫等操作成为腹腔镜手术的常规技术，使得腹腔镜肿瘤根治手术向着更精准的方向发展。

3. 3D 腹腔镜显示系统　21 世纪近 10 年，随着超高清腹腔镜系统的发展，三维（3D）成像腹腔镜系统也得到了极大进步，增加了手术视野的三维立体感和手术操作的纵深感，已明显弥补了二维平面成像及早期三维成像的视觉缺陷。现今使用的 3D 腹腔镜显示系统为 1080P 分辨率，近年，将有望上市 4K 分辨率的 3D 腹腔镜系统。3D 腹腔镜获得的人眼立体视觉图像，降低了腹腔镜手术的难度,易为无腹腔镜技术者掌握应用,利于腹腔镜技术的推广。但 3D 腹腔镜也具有视角窄、易视觉疲劳、价格昂贵的缺点,仍需要进一步的发展完善。

4. 腹腔镜机器人手术系统　腹腔镜机器人手术系统是腹腔镜设备进步的最典型代表,其具有微创、精细、灵活、滤抖等显著优势,可以极大地扩展外科医师的手术能力,有效解决传统腹腔镜手术所面临的各种问题,已成为未来微创外科发展的必然趋势。早在 1994 年,美国 Computer Motion 公司研制出著名的微创手术机器人系统 AESOP,成为全球首个获得美国食品药品监督管理局(FDA)注册的微创手术机器人系统。在我国,应用最多的为 2001 年美国研制的 Da Vinci(达芬奇)外科手术机器人系统。腹腔镜机器人手术系统经过 20 多年的发展,已越发完善,成功解决了传统微创外科的弊端,但其高昂的价格及使用费用,也严重影响着临床的推广和应用。近几年,我国腹腔镜手术机器人研究方面也取得了较高的成果,涌现出了"妙手 S"腹腔微创手术机器人、哈工大腹腔镜手术机器人系统、苏州康多腹腔镜手术机器人、上海图迈腹腔镜手术机器人等产品。随着,技术的进步及成本的降低,腹腔镜机器人微创外科必将得到更大的应用前景。近 10 年来,随着机器人腹腔镜手术的更多完成,腹腔镜外科技术已上升到了一个更高的阶段。为腹腔镜下各种复杂手术的成功开展提供了更高的实施平台和更新的发展方向。近两年,国产机器人腹腔镜系统已开始应用于临床,我们相信随着手术费用的降低,腹腔镜微创外科将会迎来更好更快的发展。

(二)技术方面

1. 进军癌症微创手术治疗领域　腹腔镜技术的发展始于妇科,随着设备的进步,腹腔镜技术已成为普外科大部分疾病的常规手术方法。其中腹腔镜手术在胃肠外科方面已基本成熟。2015 年我国颁布的《结直肠癌诊疗规范》,明确了腹腔镜微创手术在结直肠癌根治性手术中的应用地位。当今,腹腔镜手术已成为早期胃癌的标准治疗术式。随着大量多中心研究的进行,进展期胃癌的腹腔镜手术的循证证据也将越来越多。跟随胃肠外科在代谢病,如肥胖、2 型糖尿病的治疗进展,腹腔镜微创外科也成为外科方式治疗代谢病的重要手段。

2. 腹腔镜肝切除术的大发展　腹腔镜技术在普外科方面的发展开始于腹腔镜胆囊切除术,但其在肝胆胰外科方面的发展却远远落后于妇科及胃肠外科。近 10 年,我国的腹腔镜肝切除技术得到极大的发展,在手术难度、切除范围等方面已基本同国外处于同一水平。但我国能够开展此类手术的中心仍较少、手术数量仍较少、区域发展仍不均衡。如今腹腔镜半肝切除、肝周肿瘤局部切除等腹腔镜手术已经能在国内一些大型肝脏外科中心常规开展,但对于 Ⅰ、Ⅳa、Ⅶ、Ⅷ 段的腹腔镜肝切除目前尚未被广泛接受,仍处于临床探索性实施阶段,需要大量的临床研究总结经验、规范手术程序及评估手术效果。

3. 腹腔镜胰腺微创外科手术　相对胃肠外科、肝脏外科来说,对于胰腺外科的腹腔镜微创手术发展仍发展缓慢。随着腹腔镜设备的发展及腹腔镜技术的进步,腹腔镜胰腺手术也得到了较多的实施。近年来,一些腹腔镜胰十二指肠切除术、胰体尾切除术、胰腺肿瘤局部切除术数量逐渐增多。在我国一些大型胰腺外科中心,腹腔镜胰腺手术也逐渐成了常规术式。总体而言,腹腔镜胰腺手术技术难度大,对器械要求高,适合腹腔镜技术成熟、病例集中的大型胰腺外科中心开展,并总结经验、评估疗效进行逐级推广。

腹腔镜手术在胆囊癌、肝门胆管癌等高难度胆道恶性肿瘤中的应用也越来越多地见于文献报道,并显示出很高的应用前景。

4. 腔镜联合内镜应用　腹腔镜外科优势的显现,已越来越多被临床实践证实。随着微创理念的发展,腹腔镜联合内镜的应用也越来越多,更充分体现了微创的优势,已成为消化道外科疾病一项重要手段。并且,腹腔镜联合胆道镜联合十二指肠镜的技术手段已成为胆道外科疾病的诊疗规范。

二、腹腔镜腹部外科的未来

1. 努力方向　在设备方面,3D 腹腔镜手术系统的推广,腹腔镜机器人手术系统成本的降低及应用,迷你型手术器械的发明及各类手术能量平台的改进发明等都是影响当今腹腔镜微创手术进一步发展的重要课题。在技术上,腹腔镜恶性肿瘤的根治、淋巴结的清扫及消化道的重建,也是当今腹腔镜微创外科研究的焦点问题;并且腹腔镜技术与内镜技术在胃肠肿瘤和胆道疾病等方向的联合应用,也成为腹腔镜微创外科发展的热点方向。

2. 前景光明　如今在全球新冠肺炎疫情的大环境下,随着网络技术的发展,腹腔镜微创外科的可视化优势,也得到了极大的利用。越来越多的学术会议、学术交流,通过网络进行着线上进行,更加有利于腹腔镜微创技术的推广和应用。随着 5G 网络技术的到来,虚拟现实(VR)结合腹腔镜机器人远程手术模式也必将更加成熟地应用于临床。这将为腹腔镜微创外科的远程学术交流和培训学习提供更加先进的实践平台和学习模式。

但是对于恶性肿瘤的治疗,单纯的腹腔镜微创手术作为局部治疗仍不能改变长期预后。随着各种治疗方式的发展,相信未来将有越来越多的治疗手段与腹腔镜外科技术共同改善治疗效果。

（苏树英　王　川）

第二节　腹腔镜胃十二指肠手术

一、腹腔镜胃肿瘤手术

临床中绝大多数手术均可由丰富经验的外科医师通过腹腔镜完成。腹腔镜具有创伤少、术后患者出血量少、并发症等优于传统开腹手术,故临床胃肠外科大多数手术均在腹腔镜下完成。本节介绍腹腔镜胃癌根治术(腹腔镜远端胃根治性切除及根治性全胃切除)和胃间质瘤切除术。

（一）腹腔镜胃癌根治术

胃肿瘤是消化道常见疾病,其中胃癌是常见的恶性肿瘤,相关文献报道胃癌新发病率及癌症病死率均占我国第 3 位。早诊断、早治疗是提高治愈率的关键,胃癌的治疗是以手术治疗为主的综合治疗。包括以根治性手术切除胃癌原发病灶为原则,依据标准清除胃周淋巴结并行消化道重建。腹腔镜胃癌根治手术在肿瘤学疗效方面与开腹手术相当,同时腹腔镜手术通过高清摄像设备可使腹腔内局部视野更宽阔、清晰,更便于手术进行及淋巴结清扫。

1. 腹腔镜辅助远端胃根治性切除术(胃周淋巴结 D2 清扫)

(1)适应证:早期、进展期远端胃癌。

(2)禁忌证

①晚期胃癌,已有远处器官转移、腹盆腔种植转移,肿瘤侵出胃壁侵犯周围组织器官等。

②合并心肺疾患等不可耐受手术。

③既往有腹部手术史、腹部广泛粘连腔镜分离困难。

(3)术前准备

①术前完善相关检查,明确诊断。

②纠正患者相关生化指标,调整水电解质平衡。

③术前胃肠道准备,合并幽门梗阻者可术前温盐水洗胃。

④预防性使用抗生素。

⑤相关手术器械,胃肠道直线切割闭合器,管形吻合器,常规腹腔镜手术器械。

(4)麻醉及体位

①气管插管全身麻醉。

②仰卧大字分腿位。

(5)腔镜套管放置:采用五孔法,主刀位于患者左侧,助手于患者右侧,扶镜手位于双腿间。结合患者身高于脐上缘或下缘放置10mm套管作为观察孔,充气维持腹腔压力在12~14mmHg。左侧腋前线肋缘下2cm放置12mm套管为主刀主操作孔,左锁骨中线平脐处放置5mm套管为辅助孔。助手右侧对称位置放置两个5mm套管为助手操作孔。

(6)手术步骤

①腹腔镜操作

• 将大网膜向头侧及前腹壁方向提起,经横结肠上缘无血管区分离胃结肠韧带向右至结肠肝曲,并显露胰腺。注意误损伤横结肠系膜。

• 紧贴胰头表面仔细分离暴露胃网膜右动静脉,于动静脉根部结扎切断,清扫第6组淋巴结。

• 沿胃网膜右动脉根部,分离胰腺与十二指肠、胃窦间的疏松组织,暴露胃十二指肠动脉,分离肝十二指肠韧带,确保切缘无肿瘤侵犯后直线切割闭合离断十二指肠。

• 剥离胰腺被膜至胰腺上缘,在胰腺上缘顺延暴露肝总动脉,沿动脉鞘分离,清除第8组淋巴结,显露腹腔动脉干、脾动脉根部、胃左动脉,于根部结扎切断胃左动脉,清扫7、9、11p组淋巴结。

• 结合肝总动脉走行,沿胃十二指肠动脉向上,游离胃右动脉,并根部结扎切断,清扫第5组淋巴结。

• 切开肝十二指肠韧带,暴露肝动脉清扫12a组淋巴结。沿肝下缘游离小网膜至贲门右侧,并沿胃小弯游离,清扫1、3组淋巴结。

• 将胃结肠韧带向左分离至结肠脾曲,结扎切断胃网膜左动、静脉。游离胃大弯至胃网膜左动脉第二血管分支。清扫周边淋巴。

②开腹操作

• 取上腹正中纵向切口5~7cm,置入切口保护器后,将胃组织及网膜拖出腹腔确保切缘切除肿瘤。

• 将近段空肠提出腹腔,距Treitz韧带15~20cm处空肠放置管形吻合器钉砧头。吻合器经胃腔在胃后壁行胃空肠毕Ⅱ式吻合。检查胃肠吻合口有无出血,必要时行缝扎止血。检查吻合口通畅情况。连续缝合或用直线切割闭合器在距胃肠吻合口2cm以外闭合胃腔开口。

• 距离胃肠吻合口约15cm行输入-输出段空肠侧侧吻合。检查无出血后关闭共同开口。

• 检查腹腔有无出血和吻合口情况,蒸馏水冲洗手术创面。于十二指肠断端及手术创面放置引流管,缝合辅助切口及各套管孔切口,术毕。

(7)术中注意要点:术中注意血管变异,避免误损伤。

腔镜手术步骤并非固定,手术过程中亦可依据患者腹腔情况(如网膜游离度、淋巴是否融合)及肿瘤具体位置等相关情况决定操作步骤顺序,例如清扫7、8、9淋巴结前非必须离断十二指肠;依据肿瘤位置不同决定胃周淋巴结D2清扫的范围。

目前随着临床医师对腹腔镜掌握情况,可行全腔镜下消化道吻合,如早期胃窦肿瘤三角吻合等。

(8)术后处理

①术后生命体征监护,以及动态观察患者腹部、检验学等检查。

②随着快速康复外科在临床的开展,不主张常规行胃肠减压,对存在吻合口漏等高危因素患者可术后行胃管减压,待肛门有排

气后拔除。

③镇痛及气道管理：有效的镇痛及早期下床活动有利于呼吸，减少肺部感染机会。

④营养支持治疗：术后患者在消化道功能恢复前应给予全面的肠外营养支持，并注意调整水电解质平衡。术前评估存在营养功能障碍的患者可术中留置空肠营养管，以便于早期行肠内营养。

（9）并发症的防治

①出血：胃的血供丰富、存在解剖变异多，术中分离应避免误损伤。术前必要时可行腹部血管CTA，提前了解血管情况。

②副损伤：常见为游离过程中脾、肝及结肠损伤，必要时应转开腹手术处理。

③术后短期并发症：如胃瘫、吻合口漏、十二指肠残端瘘、术后肠梗阻等。以上相关情况，需依据患者相关临床表现，例如有无腹膜炎体征、引流液性质、引流量多少，最终决定相应的处理。

④术后依据病理报告进行恶性肿瘤综合治疗（如化疗、靶向治疗、免疫治疗）。

2. 腹腔镜辅助根治性全胃切除术（胃周淋巴结D2清扫）

（1）适应证：早期和进展期胃底贲门癌；胃体上部癌；远端胃癌侵犯胃体。

（2）禁忌证

①晚期胃癌，已有远处器官转移、腹盆腔种植转移，肿瘤侵出胃壁侵犯周围组织器官等。

②合并心肺疾患等不可耐受手术。

③既往有腹部手术史、腹部广泛粘连腔镜分离困难。

（3）术前准备

①术前完善相关检查，明确诊断。

②纠正患者相关生化指标，调整水电解质平衡。

③术前胃肠道准备，合并幽门梗阻者可术前温盐水洗胃。

④预防性使用抗生素。

⑤相关手术器械，胃肠道直线切割闭合器，管形吻合器，常规腹腔镜手术器械。

（4）麻醉及体位

①气管插管全身麻醉。

②仰卧大字分腿位。

（5）腔镜套管放置：采用五孔法，主刀位于患者左侧，助手于患者右侧，扶镜手位于双腿间。结合患者身高于脐上缘或下缘放置10mm套管作为观察孔，充气维持腹腔压力在12～14mmHg。左侧腋前线肋缘下2cm放置12mm套管为主刀主操作孔，左锁骨中线平脐处放置5mm套管为辅助孔。助手右侧对称位置放置两个5mm套管为助手操作孔。

（6）手术步骤

①腹腔镜操作

· 丝线牵引后，用生物凝胶将肝左叶悬吊，充分显露膈下贲门食管部位。

· 将大网膜向头侧及前腹壁方向提起，经横结肠上缘无血管区分离胃结肠韧带向右至结肠肝曲，并显露胰腺。注意误损伤横结肠系膜。

· 紧贴胰头表面仔细分离暴露胃网膜右动静脉，于动静脉根部结扎切断，清扫第6组淋巴结。

· 沿胃网膜右动脉根部，分离胰腺与十二指肠、胃窦间的疏松组织，暴露胃十二指肠动脉，分离肝十二指肠韧带，确保切缘无肿瘤侵犯后直线切割闭合离断十二指肠。

· 剥离胰腺被膜至胰腺上缘，在胰腺上缘顺延暴露肝总动脉，沿动脉鞘分离，清除第8组淋巴结，显露腹腔动脉干、脾动脉根部、胃左动脉，于根部结扎切断胃左动脉，清扫7、9、11p组淋巴结。

· 结合肝总动脉走行，沿胃十二指肠动脉向上，游离胃右动脉，并根部结扎切断，清扫第5组淋巴结。

· 切开肝十二指肠韧带，暴露肝动脉清扫12a组淋巴结。沿肝下缘游离小网膜至贲门右侧,并沿胃小弯游离,清扫 1、3 组淋巴结。

· 将胃结肠韧带向左游离至结肠脾曲,暴露脾门,近脾下极切断并结扎胃网膜左动静脉,并向脾上极游离结扎胃短动静脉,清扫第 4 组淋巴结。

· 分离胃底周围,显露贲门左侧,暴露左膈肌脚,清扫贲门右侧第 2 组淋巴结。

· 汇合贲门左侧裸化食管下段,切断左右迷走神经干,必要时切开部分膈肌角,使食管下段充分游离。确保切缘无肿瘤侵犯后离断食管贲门。

②开腹操作

· 取上腹正中纵向切口 5～7cm,置入切口保护器后,取出全胃标本。

· 距 Treitz 韧带约 15cm 处空肠离断空肠,并于近端空肠置入管形吻合器钉砧头,于距空肠断端 30～40cm 处行近端空肠与远端空肠行端-侧吻合。

· 食管残端放置管形吻合器钉砧头。用圆形吻合器将食管残端与远端空肠行端-侧吻合。检查无出血后,关闭远端空肠开口。

· 检查腹腔有无出血和吻合口情况,蒸馏水冲洗手术创面。于十二指肠断端及食管空肠吻合口旁放置引流管,缝合辅助切口及各套管孔切口,术毕。

(7)术中注意要点

①术中注意血管变异,避免误损伤。

②腔镜手术步骤并非固定,手术过程中亦可依据患者腹腔情况及肿瘤具体位置等相关情况决定操作步骤顺序,例如清扫 7、8、9 淋巴结前非必须离断十二指肠;依据肿瘤位置不同决定胃周淋巴结 D2 清扫的范围;亦可腹腔镜先分离胃网膜左动静脉及贲门右侧并清扫相关淋巴结后,再处理胃左动脉。

③目前食管空肠吻合方式可分为食管空肠侧侧吻合和食管空肠端侧吻合。可依据患者情况及术者习惯决定。

④充分显露膈下贲门食管部位是淋巴清扫及吻合的关键,可通过使用生物凝胶让肝左叶与腹壁粘连,有利于助手操作钳更好地协助术者。

⑤脾门淋巴结清扫需术前行 CT 动脉成像,避免误损伤。

(8)术后处理:同腹腔镜辅助远端胃根治性切除术。

①术后生命体征监护,以及动态观察患者腹部、检验学等检查。

②随着快速康复外科在临床的开展,不主张常规行胃肠减压,对存在吻合口漏等高危因素患者可术后行胃管减压,待肛门有排气后拔除。

③镇痛及气道管理:有效的镇痛及早期下床活动有利于呼吸,减少肺部感染机会。

④营养支持治疗:术后患者在消化道功能恢复前应给予全面的肠外营养支持,并注意调整水电解质平衡。术前评估存在营养功能障碍的患者可术中留置空肠营养管,以便于早期行肠内营养。

⑤术后依据病理报告,进行恶性肿瘤综合治疗(如化疗、靶向治疗、免疫治疗)。

(9)并发症的防治:同腹腔镜辅助远端胃根治性切除术。

①出血:胃的血供丰富,存在解剖变异多,术中分离应避免误损伤。术前必要时可行腹部血管 CTA,提前了解血管情况。

②副损伤:常见为游离过程中脾、肝及结肠损伤,必要时应转开腹手术处理。

③术后短期并发症:吻合口漏、十二指肠残端瘘、术后肠梗阻等,以上相关情况,据需依据患者相关临床表现,例如有无腹膜炎体征、引流液性质、引流量多少,最终决定相应的处理。

(二)胃间质瘤切除术

1. 适应证

(1)术前辅助检查提示肿瘤边界清晰、质地均匀。

(2)无腹腔转移的原发局限性肿瘤。

2. 禁忌证

(1)已有远处器官转移、腹盆腔种植转移,肿瘤侵犯周围组织器官等。

(2)合并心肺疾患等不可耐受手术。

(3)既往有腹部手术史、腹部广泛粘连腔镜分离困难。

3. 术前准备

(1)术前完善相关检查,明确诊断。

(2)纠正患者相关生化指标,调整水电解质平衡。

(3)术前胃肠道准备。

(4)预防性使用抗生素。

(5)相关手术器械,胃肠道直线切割闭合器,管形吻合器,常规腹腔镜手术器械。

4. 麻醉及体位

(1)气管插管全身麻醉。

(2)仰卧大字分腿位。

5. 腔镜套管放置　采用五孔法,主刀位于患者左侧,助手于患者右侧,扶镜手位于双腿间。结合患者身高于脐上缘或下缘放置10mm套管作为观察孔,充气维持腹腔压力在12～14mmHg。左侧腋前线肋缘下2cm放置12mm套管为主刀主操作孔,左锁骨中线平脐处放置5mm套管为辅助孔。助手于右侧对称位置依据探查情况放置5mm套管。

6. 手术步骤

(1)腹腔镜探查腹腔内情况及胃间质瘤位置、形态及与胃解剖标志的关系。

(2)分离肿瘤周围粘连,充分暴露肿瘤。

(3)在距病灶边缘1cm处使用腹腔镜直线切割闭合器,在尽可能保留胃壁组织前提下完成楔形切除。并将肿物置于标本袋内,辅助切口取出标本。

(4)检查腹腔有无出血和吻合口情况,蒸馏水冲洗手术创面。缝合辅助切口及各套管孔切口,术毕。

7. 术中注意要点　术中尽可能游离胃,避免操作不佳致胃腔狭窄。

8. 术后处理

(1)术后生命体征监护,以及动态观察患者腹部、检验学等检查。

(2)术后依据病理报告进行恶性肿瘤综合治疗(如化疗、靶向治疗、免疫治疗)。

9. 并发症的防治

(1)出血:胃的血供丰富、存在解剖变异多,术中分离应避免误损伤。术前必要时可行腹部血管CTA,提前了解血管情况。

(2)副损伤:常见为游离过程中脾、肝及结肠损伤,必要时应转开腹手术处理。

(计　勇)

二、腹腔镜十二指肠肿瘤手术

原发性十二指肠肿瘤发病率较低,约占胃肠道肿瘤发病的1%。临床上依据肿瘤病理性质及肿瘤部分,常用的外科手术方式为包括十二指肠肿瘤局部切除和胰十二指肠切除术。

(一)腹腔镜十二指肠肿瘤局部切除术

1. 适应证　十二指肠良性肿瘤。

2. 禁忌证

(1)十二指肠恶性肿瘤、十二指肠乳头瘤并侵犯胰管。

(2)合并心肺疾患等不可耐受手术。

(3)既往有腹部手术史、腹部广泛粘连腔镜分离困难。

3. 术前准备

(1)术前完善相关检查,明确诊断。

(2)纠正患者相关生化指标,调整水电解质平衡。

(3)术前胃肠道准备,合并幽门梗阻者可术前温盐水洗胃。

(4)预防性使用抗生素。

(5)相关手术器械,胃肠道直线切割闭合器,常规腹腔镜手术器械。

4. 麻醉及体位

(1)气管插管全身麻醉。

(2)仰卧大字分腿位。

5. 腔镜套管放置　采用五孔法,主刀位于患者左侧,助手于患者右侧,扶镜手位于双腿间。结合患者身高于脐下缘放置 10mm 套管作为观察孔,充气维持腹腔压力在 12～14mmHg。左侧腋前线肋缘下 2cm 放置 12mm 套管为主刀主操作孔,左锁骨中线平脐处放置 5mm 套管为辅助孔。助手右侧对称位置放置两个 5mm 套管为助手操作孔。

6. 手术步骤

(1)游离松解肝结肠韧带,行 Kocher 切口,充分游离十二指肠及胰头。

(2)依据术前影像学及术中探查情况,明确定位肿瘤位置。

(3)选择肿瘤定位肠段前壁,斜形切开十二指肠,充分暴露肿瘤。

(4)明确肿瘤与乳头关系。

(5)距肿瘤 0.5cm 处切开正常组织,边切边缝。

(6)经鼻置入胃管置缝合处远端。

(7)确保肿瘤切缘干净及病理性质后关闭十二指肠。

(8)检查腹腔有无出血和吻合口情况,蒸馏水冲洗手术创面。于十二指肠缝合旁放置引流管,缝合各套管孔切口,术毕。

7. 术中注意要点

(1)十二指肠局部肿瘤发病率较少,早期病变可通过内镜下切除。

(2)若术中发现十二指肠肿瘤侵犯乳头则必要时行十二指肠乳头成形术,必要时行胰十二指肠切除术。

(3)十二指肠解剖位置的特殊性,局部切除术中发现手术后可引起狭窄,则术中应行消化道重建以避免术后出现消化道梗阻。

8. 术后处理

(1)术后生命体征监护,以及动态观察患者腹部、检验学等检查。

(2)术后行胃管减压,待肛门有排气后拔除。

(3)镇痛及气道管理:有效的镇痛及早期下床活动有利于呼吸,减少肺部感染机会。

(4)营养支持治疗:术后患者在消化道功能恢复前应给予全面的肠外营养支持,并注意调整水电解质平衡。术前评估存在营养功能障碍的患者可术中留置空肠营养管,以便于早期行肠内营养。

9. 并发症的防治

(1)出血:局部切除肿瘤时止血不彻底可导致消化道出血。术前必要时可行腹部血管 CTA,提前了解血管情况。

(2)缺血肠坏死:十二指肠局部切除及肠壁切开肿瘤切除术可能导致相应肠段缺血坏死。

(3)副损伤:常见为游离过程中肝脏及结肠损伤,必要时应转开腹手术处理。

(4)术后短期并发症:吻合口漏、十二指肠残端瘘、术后肠梗阻等,以上相关情况,需依据患者相关临床表现,例如有无腹膜炎体征、引流液性质、引流量多少,最终决定相应的处理。

(二)腹腔镜辅助胰十二指肠切除术

1. 适应证　十二指肠肿瘤、胆总管中下段肿瘤、胰头良性肿瘤、胰头恶性肿瘤。

2. 禁忌证

(1)肿瘤包绕侵犯肠系膜上动脉、下腔静脉,肿瘤已出现远处转移。

(2)患者全身情况差,或合并心肺疾患等不可耐受手术。

(3)既往有腹部手术史、腹部广泛粘连腔镜分离困难。

3. 术前准备

(1)术前完善相关检查,明确诊断。明确肿瘤与周围血管关系。

(2)纠正患者相关生化指标,调整水电解质平衡。

(3)预防性使用抗生素。

(4)相关手术器械,胃肠道直线切割闭合器,常规腹腔镜手术器械。

4. 麻醉及体位

（1）气管插管全身麻醉。

（2）仰卧大字分腿位。

5. 腔镜套管放置　采用五孔法，主刀位于患者左侧，助手于患者右侧，扶镜手位于双腿间。结合患者身高于脐下缘放置 10mm 套管作为观察孔，充气维持腹腔压力在 12～14mmHg。左侧腋前线肋缘下 2cm 放置 12mm 套管为主刀主操作孔，左锁骨中线平脐处放置 5mm 套管为辅助孔。助手右侧对称位置放置两个 5mm 套管为助手操作孔。手术过程中主刀与助手可交换位置以便分离。

6. 手术步骤

（1）腹腔镜操作

①分离胃结肠韧带，充分暴露胰腺。紧贴胰头表面仔细分离暴露胃网膜右动静脉、肝总动脉、肝固有动脉、胃十二指肠动脉。血管根部夹闭后离断胃网膜右动静脉及胃十二指肠动脉，于后方显露门静脉。脉络化解剖肝十二指肠韧带，游离胆总管、门静脉及肝动脉，清扫区域淋巴纤维组织，并吊带悬吊。解剖胆囊三角，夹闭并离断胆囊动脉及胆囊管，将胆囊从胆囊床剥离。

②于胰腺下缘解剖显露肠系膜上静脉，从下向上，顺肠系膜上静脉、门静脉走行于胰腺后方贯通胰后隧道，予吊带悬吊。

③分离肝结肠韧带，做 Kocher 切口，充分游离十二指肠降部及胰头部。

④游离远端胃后，予腹腔镜直线切割闭合器切除远端胃（约占整体 1/3）。

⑤在离 Treitz 韧带约 15cm 处分离空肠系膜及十二指肠系膜。并予直线切割器离断空肠，分离至下腔静脉右侧，与 Kocher 切口分离汇合后从肠系膜血管后方向右侧提出。

⑥于门静脉上方胰腺预定离断处离断胰腺，离断胰腺过程中可予剪刀离断胰管，以利于胰肠吻合。

⑦沿肠系膜上动脉右侧属支分离，完整逐步离断胰腺钩。

⑧于胆囊管与胆总管汇合部上方离断肝总管。

⑨标本完全游离后，将标本放入标本袋内。

（2）开腹操作

①取上腹正中纵向切口 5～7cm，置入切口保护器后，取出标本。

②距空肠断端约 2cm 于空肠对系膜缘打开一个与胰管直径相似的小孔，置入胰管支架，胰管与空肠进行缝合，电刀切开空肠浆肌层并与胰腺腹侧包膜间断缝合。

③在距胰肠吻合口约 10cm 处行空肠对系膜缘切开一个与胆管口直径类似的小孔，将胆管-空肠进行黏膜对黏膜吻合。

④于胆肠吻合下方 35～45cm 处空肠与横结肠前位，分别在空肠对系膜缘及胃后壁做小切口，行胃-空肠侧侧吻合。最后闭合共同开口。

⑤检查腹腔有无出血和吻合口情况，蒸馏水冲洗手术创面。于胰肠吻合口及胃肠吻合口旁放置引流管，缝合辅助切口及各套管孔切口，术毕。

7. 术中注意要点

（1）术中注意血管变异，避免误损伤。

（2）目前随着腔镜技术进展，全腹腔镜胰十二指肠切除术已广泛应用于临床。但因患者个体差异仍不能代替传统或开腹腔镜切除术。

8. 术后处理

（1）术后生命体征监护，以及动态观察患者腹部、检验学等检查。

（2）随着快速康复外科在临床的开展，术后早期进食有利于患者胃肠功能恢复。

（3）镇痛及气道管理：有效的镇痛及早期下床活动有利于呼吸，减少肺部感染机会。

（4）营养支持治疗：术后患者在消化道功能恢复前应给予全面的肠外营养支持，并注意调整水电解质平衡。术前评估存在营养功能障碍的患者可术中留置空肠营养管，以便于早期行肠内营养。

（5）后腹腔引流管的观察是术后观察重要指标，引流液性质及生化异常是早期发现吻合口漏的重要指标。

9. 并发症的防治

（1）出血：胰腺、十二指肠区域血管变异情况较多见，多因血管解剖变异或术中止血不彻底所致。

（2）术后短期并发症：吻合口漏，术后肠梗阻等，以上相关情况，需依据患者相关临床表现，例如有无腹膜炎体征、引流液性质、引流量多少，最终决定相应的处理。

（计　勇）

三、腹腔镜减重代谢手术

超重和肥胖是机体一种可严重损害健康的状态，根据世界卫生组织的定义，体质量指数（BMI）≥25 kg/m² 为超重，≥30 kg/m² 为肥胖。由于人种差异，对于东亚人口，通常把 BMI≥23 kg/m² 作为超重标准，BMI≥25 kg/m² 作为肥胖标准。针对病态肥胖及其并发症，减重手术是目前最有效的治疗方法。除减重以外，越来越多的研究证明，手术对合并 2 型糖尿病（T2DM）的肥胖症患者亦有较高的长期缓解率。近年来，代谢手术的含义同时结合了减重手术和糖尿病手术的理念，强调了代谢手术除了减重以外，对 2 型糖尿病、高脂血症、高血压等代谢紊乱综合征也有治疗作用，对其更多地使用减重代谢手术的称谓。在过去 20 年中，全球减重代谢手术的数量增长迅猛，1997 年全世界每年仅报道 40 000 例手术；至 2015 年，全球报道每年例数已超过 468 000 例，增幅超过 10 倍，其腹腔镜疗效和安全性的提高使减重代谢外科获得了广阔的应用前景。

（一）胃束带术

胃束带术（gastric banding，GB）与胃成形术相似，也是限制型手术。1978 年，Wilkinson 等使用补片捆绑在胃的上部，限制进食量。但束带口径固定，无法调整合适大小，术后胃壁腐蚀、进食困难、难治性呕吐等问题难以解决。胃小囊扩张也导致复重现象严重。1986 年，并发症更少的可调节胃束带术（adjustable gastric banding，AGB）开始施行。2000 年后，创伤更小的腹腔镜可调节胃束带术（laparoscopic adjustable gastric banding，LAGB）在欧洲和美国分别获得推广。Dixon 等研究表明，LAGB 术后 2 年糖尿病缓解率达 73%，多余体质量减少率（excess weight loss，EWL）达 62.5%，但疗效相比其他主流术式仍有较大差距。一项关于 22 094 例患者的 Meta 分析数据显示，GB、胃旁路术（gastric bypass，GBP）、胃成形术和胆胰分流术（biliopancreatic diversion，BPD）/十二指肠转位术（duodenal switch，DS）的 EWL 分别为 47.5%、61.6%、68.2% 和 70.1%。GB 的式微，究其原因，可能与该式系纯限制型的特性有关：与胃成形术相似的是，流质、高热量的饮食可以在一定程度上抵消 GB 限制的营养摄取；而且 GB 缺乏类似 RYGBP 和 BPD/DS 的胃肠道神经、激素调节机制，2 型糖尿病的缓解更多应归于摄入热量的下降而非相关激素调节的变化，对 2 型糖尿病的长期控制也存在问题。2017 年国际肥胖与代谢病外科联盟（International Federation for the Surgery of Obesity and Metabolic Disorders，IFSO）报道 GB 在全球范围的普及率为 5.5%，仍然是 IFSO 推荐的标准术式之一，LAGB 在美国减重代谢手术中的占比已从 2010 年的 34% 降低至 2013 年的 1%。

（二）袖状胃切除术

袖状胃切除术（sleeve gastrectomy，SG）最早出现于 BPD/DS 术中，作为手术的一部分，在胃大弯侧切除 75% 的胃以形成胃减容的作用。后来在实践中人们发现 SG 本身即可取得理想的体质量下降，于是逐渐演变为独立的减重代谢手术。2003 年，Gagner 等开始了腹腔镜下 SG 的探索。多项对腹腔镜袖状胃切除术（laparoscopic sleeve gastrec-tomy，LSG）的术后长期随访结果显示，其EWL为67.1%～71%；Lee等对血糖控制不佳的肥胖患者进行比较后发现，行SG和GBP术后1年的糖尿病缓解率分别为47%和93%，提示手术中对十二指肠旷置可能是影响2型糖尿病治疗效果的重要因素。对于超级肥胖患者，把LSG作为一期手术，不仅安全性高，而且可以降低二期手术（如BPD/DS或RYGBP）前的体质量，降低二期手术的风险。SG的主要并发症是切缘出血、渗漏、狭窄和胃食管反流。据报道，LSG术后需行修正手术的患者占5.2%～36%，其主要原因是胃食管反流和体质量反弹。基于其各种优势，LSG全球例数急剧上升，已从2010年的9.3%上升至2014年的58.2%，超过RYGBP成为全球最流行的减重代谢手术术式。SG作为独立手术减重效果明显、操作难度低，是对各类肥胖患者适用度较高的术式；但实际上由于缺少旁路部分，其对2型糖尿病等并发症的缓解仍不完美，因此越来越多的手术选择在SG之上附加旁路手术，如袖状胃切除＋单吻合口十二指肠-回肠旁路术（single-anastomosis duodenal-ileal bypass with sleeve gastrectomy，SADI-S）、袖状胃切除＋十二指肠-空肠旁路术（duodenal-jejunal bypass with sleeve gastrectomy，DJB-SG）和袖状胃切除＋单吻合口十二指肠-空肠旁路术（single-anastomosis duodenal-jejunal bypass with sleeve gastrectomy，SADJB-SG）等，增强手术对代谢方面的调控作用。目前已发现切除胃底及胃大弯侧除了有限制性作用以外，还有降低胃生长激素释放激素（ghrelin）分泌、升高胰高血糖素样肽-1（glucagon-like peptide-1，GLP-1）和胃肠激素肽YY（peptide YY，PYY）的作用，它对肥胖并发症的缓解也不能用单纯胃容积限制来解释，SG已不再被认为是纯限制型手术；而单纯的SG何以调节后肠激素的分泌，引起GLP-1和PYY升高，还有待更多研究揭示。

（三）Roux-en-Y 胃旁路术

Roux-en-Y胃旁路术（Roux-en-Y gastric bypass，RYGBP）历经50余年的历史考验，至今仍然是减重代谢手术最为经典的术式。RYGBP起源于1966年Mason的原始GBP，即水平横断胃上部，胃小囊与空肠行毕Ⅱ式端-侧吻合。1977年，Griffen等提出胃空肠Roux-en-Y吻合方式，其优点是减轻了毕Ⅱ式吻合口过高的张力；胆胰襻不仅可减轻胆胰反流，还可减少术后胆汁和胰液经胃肠吻合口瘘进入腹腔内的机会，降低了围术期胆胰瘘的风险。随着腹腔镜的普及，1993年Wittgrove等开始施行腹腔镜下手术，腹腔镜下RYGBP（laparoscopic RYG-BP，LRYGBP）成了减重代谢手术的金标准术式。大量统计数据显示，LRYGBP术后10年EWL可达52.5%～69%，糖尿病缓解率达73%～83%。术后胃小囊扩张和胃肠吻合口扩大是导致体质量反弹的主要原因，对此可首选内镜下修复，但其调节能力有限；若进行修复手术，选择BPD/DS、远端Roux-en-Y胃旁路术（distal Roux-en-Y gastric bypass，DRYGBP）和GB可取得较好疗效。为了获得更好的术后减重效果，也有人主张在原始RYGBP的基础上施加各种手术变式，如利用胃小弯侧形成胃小囊及在胃小弯侧行胃肠吻合，减少胃小囊扩张，以及合并VBG延长食物襻等。旷置肠段相对较短，RYGBP术后腹泻、肝肾损害较空肠-回肠旁路术（jejunoileal bypass，JIB）和BPD少见，但吻合口溃疡、倾倒综合征等仍较明显。尽管大多数认为RYGBP术后微量元素缺乏更常见，但也有研究发现LSG和LRYGBP在微量营养素缺乏方面并无显著差异。作为"金标准"的RYGBP已有多年的循证医学证据支持，在减重及2型糖尿病缓解方面仅次于BPD/DS，但近年来RYGBP的流行趋势也逐渐被 SG 赶超,反映了 RYGBP 的一些不足之处,比如营养并发症的发生,以及对胃癌高发人群的潜在危害,对肥胖患者进行个体的综合评估,权衡获益与风险显得尤为重要。

(四)BPD/DS

BPD 始于 1976 年,与前期的 JIB 术相比,BPD 旷置肠道更短,减少了营养并发症;另一方面,旷置襻有胆胰消化液的通过,避免了细菌过度繁殖带来的一系列并发症。Scorpinaro 等的 2241 例 BPD 随访结果显示,术后平均 1 年 EWL 为 75%,且大部分可长期维持减重效果。对于糖尿病患者,术后 10 年的治愈率达 98%;高血压、高脂血症的缓解情况亦十分理想。但是术后腹泻、腹胀、贫血、溃疡、蛋白质吸收不良、倾倒综合征、周围神经病变和韦尼克脑病等并发症也较明显。20 世纪 80 年代末,Hess 等在 De-Meester 等关于 DS 的描述中获得灵感,对 BPD 的术式进行了改进,把 BPD 的远端胃切除改成袖状切除,从而保留幽门。改进后的术式 BPD/DS 很好地解决了术后反流、吻合口狭窄、倾倒综合征等问题,而减重效果与 BPD 相当。对 440 例 BDP/DS 患者的术后随访结果显示,围术期死亡率为 0.5%,糖尿病治愈率 100%,2 年后 EWL 分别为 80% 和 70%。并发症方面,围术期并发症有胃瘘、十二指肠瘘、大出血、远端 R-Y 襻瘘等;远期并发症有十二指肠吻合口梗阻和小肠梗阻等。1999 年开始报道腹腔镜下的 BPD/DS,数据显示中转开腹率为 2.5%,中位手术时间 201.9 分钟,且手术时间与 BMI 显著相关,术后 30 天死亡率为 2.5%;Himpens 报道术后 10 年全身体质量减少率(total body weight loss,TBWL)为 40.7%,T2DM、高血压和血脂异常的缓解率分别为 90.5%、80.4% 和 89.7%,但主要问题是较高的二次手术率(42.5%)和胃食管反流病(gastroe-sophageal reflux disease,GERD)发生率(43.8%)。近年来,机器人辅助的 BPD/DS

也开始逐渐推广,具有可操控性强、安全、高效的优点。Antanavicius 等报道平均手术时间为 249 分钟,中位住院时间为 2.7 天,术后 36 个月的中位 EWL 为 75.8%。

BPD 和 BPD/DS 是目前减重效果最明显、肥胖并发症缓解率最高的手术方式,但受限于腹腔镜下操作难度大,该手术方式只应用于超级肥胖患者或者手术效果不佳的二次手术中。2017 年 IFSO 的统计结果显示,BPD 及 BPD/DS 在全球减重代谢手术中的比例不到 1%。

(五)迷你胃旁路术

迷你胃旁路术(mini gastric bypass,MGB)亦称单吻合口胃旁路术(one-anasto-mosis gastric bypass,OAGB)、腹腔镜迷你胃旁路术(laparoscopic mini-gastric bypass,LMGB),最早由 Rutledge 在 2001 年提出,是 RYGBP 的简化形式。方法是先切割形成一个胃小弯侧的胃小囊,胃小囊再与空肠行毕Ⅱ式吻合,具有操作简单、手术时间短、围术期并发症发生率低的优点。MGB 与原始 GB 的主要区别在于 MGB 保留胃体更多,胃肠吻合相对位置更低,减轻了反流性食管炎和吻合口张力过高的问题。Lee 等的研究数据表明,LMGB 与 LRYGBP 相比在手术安全性和远期减重效果方面有一定优势,平均手术时间分别为 148 和 205 分钟,围手术期并发症发生率分别为 7.5% 和 20.0%,2 年 EWL 分别为 64.4% 和 60.0%,5 年 EWL 分别为 72.9% 和 60.1%。LMGB 营养不良的发生率更高,胆汁反流更明显,且有潜在的残胃癌风险,在一定程度上限制了其推广。

微创化是减重代谢手术的一大趋势,从开腹手术到腹腔镜手术,医用材料和操作器械的进步使以前不可能进行的手术得以开展。随着肥胖患病率的上升,以及人们健康需求的不断提升,将会有更多的肥胖患者需要手术干预治疗。可以预见随着手术技术的成熟和新兴技术的发展,可以让不同肥胖患者接受最适合的手术治疗方式,以达到精准治疗的目标。经多学科充分评估基础体质量、减重目标、肥胖并发症等情况后,制订个体化减重计划,合理应用各种手术治疗方式,将给肥胖患者带来更大的获益。

(李志澄)

四、腹腔镜上消化道急腹症手术

在普通外科学中,上消化道急腹症主要是指发生在胃、十二指肠的急诊疾病,用"炎、穿、梗、破、血、扭"六个字,可以基本覆盖其中的各种类型。其中,胃十二指肠溃疡穿孔是里面最常见的急腹症。

传统治疗方法包括非手术治疗及手术治疗。非手术治疗主要是连续胃肠吸引减压加药物治疗。仅适用于一般情况良好、空腹穿孔、腹腔渗液少、腹膜炎已有局限趋势、无严重感染和休克的患者。

手术治疗消化性溃疡穿孔的术式多种多样,包括开腹穿孔修补术、高选择性迷走神经切断术和胃大部切除术、腹腔镜下单纯粘堵修补术等,但均有各自的弊端。腹腔镜用于溃疡病穿孔的治疗首先由 Mouret 等在 1990年报道。到目前为止,腹腔镜下行胃十二指肠穿孔修补术,术后再行规范化的内科治疗的优势明显,已经成为临床上的主流方法。

(一)优点

腹腔镜胃十二指肠溃疡穿孔修补术与开腹手术相比,具有如下优势。

1. 微创手术创伤小,患者恢复快。患者腹部不必做大切口,出血量极少,体表不留下瘢痕,也不会引起大的手术切口感染,更不容易发生切口疝等并发症。

2. 腹腔镜探查视野清楚、冲洗彻底:传统开放手术只能用手触摸,盲视下冲洗吸引,擦拭腹腔及盆腔隐窝和间隙;而腹腔镜手术可在内镜视野内彻底冲洗吸引干净。可吸出膈下及盆腔的积液,并进行彻底冲洗,减少膈下脓肿和腹腔、盆腔残余感染的机会,有利于肠功能恢复。

3. 腹腔内脏器不暴露于空气里,对内脏干扰小,加之炎性渗出物的彻底清洗,术后腹腔内粘连轻,可减少肠粘连梗阻并发症的发生。对患者损伤少、痛苦小、住院时间短、伤口感染率低、病死率低。

4. 术后能早期深呼吸和下床活动,不易产生呼吸系统感染,更不会出现切口裂开。

5. 必要时可行多脏器联合手术,如联合阑尾切除、胆囊切除、妇科手术等。

6. 对于临床症状不典型,X 线片未见膈下游离气体,术前无法确诊的病例,腹腔镜既能明确诊断,又能行手术修补,腹腔镜技术应用于消化性溃疡穿孔修补术具有重要临床意义,这是开腹手术无法比拟的优势。

(二)适应证

1. 术前明确诊断胃十二指肠穿孔,X 线见膈下游离气体。

2. 全身一般情况好,无严重系统性疾病及心肺功能障碍,能耐受腹腔镜手术。

3. 穿孔时间一般不超过 48 小时。

4. 无合并休克。

5. 穿孔位于胃十二指肠前壁,溃疡穿孔直径≤1cm。

6. 无合并幽门梗阻、出血、癌变等。

7. 无上腹部手术史。

(三)禁忌证

1. 合并心脑肺疾病等严重疾病不能耐受气管插管全身麻醉者。

2. 全身一般情况差,合并出血、休克、严重水、电解质平衡紊乱、多器官功能障碍等的重症患者。

3. 有复杂的腹部手术史,可能存在广泛腹腔粘连或者严重的上腹部粘连者。

4. 穿孔时间较长,估计腹腔粘连严重者。

5. 伴有肠梗阻、严重肠胀气者。

6. 胃及十二指肠后壁穿孔者。

7. 高度怀疑上消化道恶性肿瘤穿孔者。

8. 穿孔大于 1cm,且周围肠壁水肿严重或腹腔感染严重,病灶局部解剖结构紊乱,水肿粘连变形,显露困难者。

9. 有其他腹腔镜手术禁忌者。

(四)术前准备

胃十二指肠穿孔患者绝大多数为急诊入院的患者,仅极少数为住院期间突发穿孔的患者,后者以烧伤患者、晚期肿瘤患者及颅脑创伤患者多见。绝大部分患者经急诊的腹部立卧位片即可确诊。部分穿孔直径较小的患者,穿孔后腹腔内气体量极少,或者穿孔发生后穿孔处很快被胃内的食物残渣堵塞,此时行腹部立卧位 X 线片不一定能看到明显的膈下游离气体。可考虑予停留胃管,经胃管用注射器往胃腔内打入 500ml 气体后,再复查腹部立卧位 X 线片。前后片对比,往往可以发现新的阳性证据。但部分穿孔周围粘连比较严重的患者,需要行腹部 CT＋增强,利用 CT 的高分辨率,可发现更少的腹腔游离气体。

术前需要完善血常规、凝血功能、血气分析、血淀粉酶、肝肾功能、心电图等检查,尤其需要注意血气分析。对于急性腹膜炎的患者,多合并代谢性酸中毒,术前及术中需要及时纠正。尤其对于腹腔镜手术的患者,因术中气腹采用的气体为二氧化碳,术中可加重原有的酸中毒,严重时可导致术中心搏呼吸骤停。

需要密切观察患者生命体征,如果明显出现血压低、心率快、腹胀明显、考虑感染严重甚至中毒性休克患者,为急诊腹腔镜手术禁忌,需要采取开腹手术,控制感染。

腹腔镜手术与开腹手术的术前准备一致,术前停留胃管,持续胃肠减压。术前静脉使用质子泵抑制药 1 次,术前 30 分钟开始应用头孢菌素,术中如手术时间大于 3 小时,再追加相同抗生素 1 次。尽量术前开始纠正代谢性酸中毒,适当扩容。不一定要停留尿管,嘱患者术前排空膀胱即可。如术中发现患者膀胱充盈影响盆腔冲洗,或者出现手术时间较长,术中嘱护士行导尿术即可。

(五)手术室准备

手术室的配置完整和腹腔镜器械是确保手术能顺利进行的关键。手术床不仅需要能上下高低调整,而且要能调整头、脚高低,左倾、右倾等方向,此功能在腹腔冲洗时尤为重要。腹腔镜镜头尽量采取 30°高清腹腔镜,2D 镜或 3D 镜均可。

以下为我院手术中经常需要用到的主要腹腔镜器械。

腹腔镜组合系统一套(德国史托斯 STORZ 腹腔镜主机系统 22201011U110),以及高清显示器 2 台,摄像系统 1 台,冷光源 1 台,气腹机 1 台,抽吸系统 1 台,气腹针 1 个,5mm 穿刺器＋芯 2 套,10mm 穿刺器＋芯 3 套,5mm 肠钳 2 把,5mm 输卵管钳 2 把,10mm 持肠钳 1 把,5mm Hem-o-lok 施夹钳 1 把,10mm Hem-o-lok 施夹钳 1 把,5mm 持针器 1 把,5mm 冲吸引头 1 把,5mm 弯剪 1 把,5mm 钩剪 1 把,5mm 电钩 1 把,5mm 带锁胆囊固定钳 1 把。

消耗品:3-0 带针微乔线,带铅线的腹腔镜无尾纱。

如果采取单孔法,需要更换为单孔腹腔镜设备,以及准备腹腔镜疝辅助钩针。

(六)麻醉及体位

一般情况下患者均采取气管插管全身麻醉。

对于体位的选择,三孔法与四孔法的体位有所不同。

1. 三孔法　患者采取大字位,主刀站在患者两大腿中间,扶镜手站在患者左侧。

2. 四孔法　患者采取平卧位,主刀站在患者左侧,扶镜手站在患者两大腿中间。

3. 单孔法　同三孔法或四孔法,根据术者习惯来调整。

(七)手术步骤

1. 三孔法腹腔镜胃十二指肠溃疡穿孔

修补术

（1）气管插管全身麻醉，取头高足低位。

（2）脐下切开皮肤1cm，置入10mm套管作为入镜孔。CO_2建立气腹，维持腹压10～12mmHg，置入10mm trocar及30°高清腹腔镜镜头。

（3）左锁骨中线与肋缘交点下3cm处置入10mm套管作为主操作孔。根据穿孔部位的不同，左手辅助操作孔的位置有所不同，可于右锁骨中线或者右腋前线与肋缘交点下3cm处置入5mm套管。各操作孔可根据具体穿孔位置不同及需要作左右上下调整。

（4）腹腔镜吸引器吸出腹腔积液并送细菌培养，仔细探查腹腔，分离穿孔周围粘连后在脓苔的附着处找到穿孔，确定穿孔部位为胃前壁或十二指肠球部前壁。

（5）如为胃穿孔则常规用腹腔镜剪刀剪取穿孔旁组织送病理排除恶变。如为十二指肠球部前壁穿孔则不取病理。根据穿孔直径的大小，用3-0薇乔线沿胃十二指肠纵轴间断全层缝合1～3针，打结后用附近大网膜覆盖固定。

（6）胃管由护士协助放置于穿孔远端，到达十二指肠。然后用6000～10 000ml生理盐水冲洗腹盆腔至冲洗液清亮干净。吸干净腹腔内积液，于小网膜孔放置腹腔引流管从剑突下或者右肋缘下切口引出。腹腔感染严重的病例则放置盆腔置管引流。

（7）检查腹腔内无异物残留，无纱块残留，最后解除气腹，拔出穿刺套管，固定引流管，切口缝合1针或不缝合。

2. 四孔法腹腔镜胃十二指肠溃疡穿孔修补术

（1）气管插管全身麻醉，取头高足低位。

（2）脐下切开皮肤1cm，置入10mm套管作为入镜孔。CO_2建立气腹，维持腹压10～12mmHg，置入10mm trocar及30°腹腔镜镜头。

（3）左腋前线与肋缘交点为主操作孔，置入10mm套管。左锁骨中线平脐处置入5mm套管，作为第一辅助操作孔。右腋前线肋缘下3cm处或者剑突下置入5mm套管作为第二辅助操作孔。各操作孔可根据具体穿孔位置不同及需要作左右上下调整。

（4）腹腔镜吸引器吸出腹腔积液并送细菌培养，仔细探查腹腔，分离穿孔周围粘连后在脓苔的附着处找到穿孔，确定穿孔部位为胃前壁或十二指肠球部前壁。如为胃穿孔则常规用剪刀剪取穿孔旁组织送病理排除恶变。如为十二指肠球部前壁穿孔则不取病理。根据穿孔直径的大小，用3-0薇乔线沿胃十二指肠纵轴间断全层缝合1～3针，打结后用附近大网膜覆盖固定。

（5）胃管由护士协助放置于穿孔远端，到达十二指肠。然后用6000～10 000ml生理盐水冲洗腹盆腔至冲洗液清亮干净。吸干净腹腔内积液，于小网膜孔放置腹腔引流管从剑突下或右肋缘下切口引出。腹腔感染严重的病例则在双侧膈下及盆腔多处置管引流。

（6）检查腹腔内无异物残留，无纱块残留，最后解除气腹，拔出穿刺套管，固定引流管，切口缝合1针或不缝合。

3. 单孔法腹腔镜胃十二指肠溃疡穿孔修补术

（1）气管插管全身麻醉，取头高足低位。

（2）沿脐孔内壁环形皱襞1.5cm弧形切口入路，CO_2建立气腹，维持腹压10～12mmHg，并排穿刺置入10mm套管和5mm套管，注意在两把套管之间需间隔少量组织以防漏气。经10mm套管导入腹腔镜，经5mm套管导入腹腔镜操作弯钳。

（3）镜下探查确诊为胃十二指肠前壁溃疡穿孔后，于剑突下方2.0～3.0cm处穿刺置入腹腔镜辅助钩针。

（4）以此钩针自溃疡穿孔处上方边缘0.5cm入针，贯穿胃壁或十二指肠壁全层，自溃疡穿孔处下方边缘0.5cm出针，以腹腔镜操作弯钳夹持2-0薇乔线经5mm套管，将此线一端导入腹腔并套入腹腔镜辅助钩针的带线中,另一端留在体外。

(5)回抽钩针使缝线穿越穿孔上下方。再以此钩针钩绕穿孔处下方缝线形成一结环,以腹腔镜操作弯钳穿过此结环,夹持穿孔处上方线头,引出结环。

(6)术者一只手握住腹腔镜操作弯钳,另一只手握住体外缝线的另一端,施加拉力,完成第一道结。以同样方法完成第二道和第三道结完成一次缝合,一般需缝合 1～2 针关闭溃疡穿孔。

(7)修补处喷胶,冲洗腹腔,不放置引流管,缝合脐孔处切口。

(八)术中注意要点

1. CO_2 建立气腹的腹压在 10～12mmHg,压力过高会引起血压波动影响呼吸循环功能。

2. 穿刺时因 Veress 针会依次突破深筋膜和腹膜,一般可出现两次明显落空感。如果发现落空感不明显,或者注射器内盐水虽然能滴出但不流畅,需要注意以下情况。①穿刺针入针角度倾斜了,在皮下腹膜外组织内潜行,导致未能进入腹腔;②患者皮下脂肪太厚,腹膜松弛,穿刺针未能穿破腹膜;③穿刺针已入腹,但针芯的出气孔被大网膜或者其他组织堵塞;④穿刺针穿入肠管或者血管,回抽可见血、肠液等。如果考虑腹腔粘连严重影响气腹,或者穿刺过程中发现可能已经损伤肠管、大血管,需要果断中转开腹。

3. 腹腔镜下的探查尤为重要。第一步先探查确定为胃十二指肠穿孔。穿孔部位一般多在胃小弯及幽门前壁或十二指肠球部前壁。在脓苔积聚的部位及大网膜包裹处容易找到病灶,有困难时可自胃管注入 200～300ml 空气让胃十二指肠扩张有助于发现穿孔。如仍未发现穿孔处则应切开胃结肠韧带上提胃壁进一步探查胃及十二指肠球部后壁。如果术前确诊为消化道穿孔,但术中探查胃十二指肠球部前后壁均找不到穿孔部

位,需要注意小肠穿孔、结肠穿孔等可能性。第二步探查腹腔及各器官,避免漏诊。尤其注意探查小肠、结肠、阑尾。注意小肠多发穿孔的可能性。注意结肠憩室穿孔可能性。注意探查排除阑尾炎并穿孔。

4. 需要十分重视穿孔组织取活检送检。在有条件的情况下,尽可能切取穿孔边缘组织送快速冰冻切片检查,以便及时发现胃癌,进行根治性治疗。如果术中高度怀疑胃癌穿孔,需要在不同的部位取 3 块以上组织送冰冻病理,避免漏诊。如果出现穿孔周围组织情况差,如硬取活检后可能导致缝合困难时,可不取活检。先行一期修补,术后恢复好再择期行胃镜明确穿孔原因。

5. 穿孔缝合线打结时第一个结必须是无张力外科结,否则易松脱而发生渗漏。缝线绕过持针器两周后夹住线尾打结。打结的力度不宜过大,因溃疡穿孔周围组织大多水肿严重,组织较脆,打结力度过大容易造成组织切割。

6. 腹腔的彻底冲洗干净是手术成功及减少术后并发症的关键要点,必须十分重视。冲洗时注意解剖死角及盲区。腹腔冲洗有两种方法,可以采取分区域冲洗法或重点部位＋全腹腔冲洗法进行冲洗。

7. 固定大网膜覆盖穿孔可以采取直接捆绑法、游离肝圆韧带法。

8. 临床上常用术式为三孔法,对于症状较轻的患者可以考虑用单孔法,对于症状相对严重的患者可以采用四孔法。但是,无论在哪种情况下,手术均以用最短时间解决问题为原则,不要为追求微创而微创,该改为开腹手术的就要马上中转开腹。中转开腹不应视为手术失败或并发症。

9. 以下情况需果断选择开腹:①手术腹腔内致密粘连,腹腔镜下分离困难;②穿孔太大腹腔镜下修补困难穿孔合并出血者;③穿孔合并幽门梗阻者;④胃十二指肠后壁穿孔;⑤胃部恶性肿瘤穿孔;⑥血流动力学不稳定

者;⑦心肺功能差不能耐受气腹者。

(九)术后处理

1. 围术期处理

(1)手术当天即给予胃肠减压、抗炎、PPI 制酸、补液、维持电解质酸碱平衡等治疗。

(2)术后当天复查 BCA、肝肾功能、血气分析,根据检验结果对患者异常状态进行纠正。尤其需要注意患者是否存在代谢性酸中毒的情况,当 $BE < -3mmol/L$ 时需及时静脉补充碳酸氢钠纠正代谢性酸中毒。注意对异常结果定期复查。

(3)患者有肛门排气后即可开始进食流食。

(4)对于胃穿孔患者,术后注意跟踪病理结果,如发现恶变,按胃癌疾病处理。

2. 出院后内科规范化治疗　腹腔镜消化道穿孔修补术后需要规范化的内科治疗消化性溃疡,以及定期复查胃镜。消化性溃疡致病因素很多,其中主要因素是幽门螺杆菌感染和非甾体类抗炎药物的使用。而幽门螺杆菌感染可以导致溃疡复发、延迟愈合。患者均在出院后接受规范化的 PPI 治疗 2 个月,以及规范化的抗幽门螺杆菌感染。术后3 个月复查胃镜了解溃疡愈合情况及指导后续治疗措施。

(十)并发症的防治

1. 肠梗阻　术中注意腹腔冲洗,关腹前注意检查小肠有无扭转、是否顺畅等情况,必要时需在腹腔镜下将小肠重新理顺一次。

2. 腹腔脓肿、肠间脓肿　术中注意腹腔冲洗,用 6000～10 000ml 生理盐水冲洗腹盆腔至冲洗液清亮干净并吸干净。对于部分吸引器难以到达的部分,可以利用带铅线的纱块进行辅助。

3. 肠粘连　关腹前注意理顺肠管,术中注意减少器械对肠管的直接操作。

4. 幽门狭窄　术中缝合时注意缝合方向及缝合的宽度。对于瘢痕狭窄严重的患者,部分患者需要转为胃大部分切除术。

5. 出血　注意排除复合溃疡出血、其他脏器出血等可能。术中注意检查有无创面出血,及时止血。术后应用 PPI 等。

6. 切口感染　多见于 10mm 的穿刺孔。术中注意保护切口,避免污染。

(朱佳成)

第三节　腹腔镜肠手术

一、腹腔镜全结肠切除手术

腹腔镜全结肠切除术指通过腹腔镜完成全结肠切除术的主要步骤,且腹部切口明显小于常规开腹全结肠切除术的长度,具有手术创伤小、切口小、术后恢复快等优点。

(一)适应证

暴发性结肠炎(包括溃疡性结肠炎、克罗恩病和感染性肠炎);家族性腺瘤性息肉病;遗传性非息肉性大肠癌;结肠直肠多原发癌;结肠慢传输型便秘;全结肠蠕动无力者。

(二)禁忌证

腹腔粘连严重、重度肥胖者;肿瘤可疑突破浆膜或侵犯周围组织;合并肠梗阻、肠穿孔、内外瘘等并发症;凝血功能异常术前无法纠正者;全身情况较差,有严重心肺肝肾疾患不能耐受手术者。

(三)术前准备

术前纠正贫血、低蛋白血症、水电解质紊乱等;控制可影响手术的有关疾患,如高血压、冠心病、糖尿病、呼吸功能障碍、肝肾疾病等;改善患者营养状态;行必要的肠道准备和阴道准备。

(四)手术步骤及要点

手术切除范围包括全部结肠和 10～15cm 末段回肠。对于家族性腺瘤性息肉病,有学者提出保留直肠的指征：术前肠镜提示直肠内息肉数量＜30 个且直径＜1cm，这样可行结肠全切除回肠直肠吻合，如果有直径＞1cm 的息肉，术前应内镜下切除，并行病理检查；如果直肠内息肉数量＞30 个，或术后无法定期行肠镜检查以监测直肠内息肉变化，应考虑行直肠结肠全切除回肠储袋肛管吻合（IPAA）。对于肠道炎性疾病等良性病变，可以不行血管周围淋巴脂肪组织的清扫，仍推荐行血管高位结扎，可避免游离结肠系膜过程中处理多条血管的繁琐，简化手术操作并防止出血干扰手术进程。手术涉及区域广、跨度大，需从根部结扎的血管数量多，要清扫的淋巴结站数多，手术难度较大。手术过程中需阶段性改变术者站位和患者体位，并改变主操作孔和监视器位置。腹腔镜全结肠切除主要包括三种类型：①完全腹腔镜全结肠切除，即腹腔镜下游离全部结肠、系膜、切除标本，重建肠道，经肛门取出标本；②腹腔镜辅助全结肠切除，指腹腔镜下游离全部结肠及其系膜，经小切口提出标本，体外切除结肠，重建肠道；③手辅助腹腔镜全结肠切除，指通过 6～7cm 小切口，术者左手经手助器进入腹腔辅助操作，建立气腹，腹腔镜下游离全结肠及其系膜，经手助器将结肠提出腹腔，切除标本，重建肠道。本节主要介绍腹腔镜辅助全结肠切除术步骤及要点。

1. 麻醉　气管插管全麻。

2. 体位与操作孔　取改良截石位，术者站在患者右侧，助手站在患者左侧，扶镜手站在术者的左侧，器械护士站在患者足侧。观察孔（10mm）位于脐上缘。右侧主操作孔（12mm）位于右锁骨中线脐下 5cm，右侧副操作孔（5mm）位于右锁骨中线脐上 4cm。左侧主操作孔（10mm）位于左锁骨中线脐上 4cm，左侧副操作孔（5mm）位于左锁骨中线脐下 4cm。如在分离脾曲出现困难时，可在脐下 5cm 增加一个操作孔（5mm）。

3. 探查腹腔　根据患者体型选择气腹压力，气腹压需小于 15mmHg（一般选择 12mmHg），首先行常规腹腔探查，了解腹内脏器情况，明确病变部位，腹腔有无种植转移，肿瘤有无侵出浆膜或侵犯周围器官，判断是否适合行腹腔镜手术。

4. 游离直肠、乙状结肠　取头低右倾位，将大网膜翻到肝下膈下，将小肠推向右上方，暴露后腹膜及十二指肠空肠曲，助手提起乙状结肠及直肠上段，在骨盆入口乙状结肠系膜与后腹膜连接处切开后腹膜，沿黄白交界处分别向盆腔、头侧打开腹膜，打开腹膜过程中注意避免损伤右侧输尿管。提起乙状结肠系膜，在系膜后方可见棉花糖样疏松组织，即 Toldt 间隙，沿此间隙向盆腔、左侧、头侧拓展，往盆腔方向注意避免层面过深，误损伤骶前血管；向左侧分离时，在髂血管水平注意辨认向外下走行的左侧输尿管及其外侧的生殖血管，如层面正确，在输尿管、生殖血管及髂血管表面还应该有一层疏松结缔组织。暴露输尿管后，可继续向头侧、左侧拓展，暴露肠系膜下动脉根部，仔细分离肠系膜下动脉周围淋巴脂肪组织，距离腹主动脉 2cm 夹闭、切断，同时注意保护下腹下神经。在输尿管髂血管水平前方垫一块纱块作为指引，于乙状结肠外侧切开侧腹膜，向盆腔方向切开至直乙交界处，并继续下内侧分离，直到看到纱块，贯通后与系膜后方间隙会师，在结肠左侧沿"黄白相间"的组织向下分离至盆底腹膜，期间注意保护输尿管。从已经分离出的 Toldt 间隙继续向盆底方向沿着直肠固有筋膜与盆壁筋膜之间锐性分离，打开直肠骶骨韧带，进入骶前间隙，注意避免损伤骶前血管。切断两侧的侧韧带并注意保护盆腔自主神经，切开直肠前腹膜返折，于 Denonvilliers 筋膜间隙将直肠前壁与精囊分离（女性在直肠生殖膈平面进行分离）。最后将直肠游离至盆底肌平面。在直乙交界处分离结肠系膜以裸化肠管，再以直线型切割闭合器切断。如果行直肠结肠全切除即可在盆底肌平面切断、闭合直肠。至此乙状结肠、直肠部分分离完毕。

5. **游离左半结肠**　沿 Toldt 间隙继续向头侧、左侧分离，在靠近十二指肠空肠曲处切断肠系膜上静脉，继续向头侧拓展，期间注意避免进入胰腺后方，在找到胰腺下缘后，可以以胰尾为标记，沿胰腺表面、胰腺下缘向胰尾拓展，一直到横结肠系膜后方和脾下极，在胰腺表面放置纱块指引。转向外侧，打开左侧结肠旁沟一直到脾曲外侧。取头高右倾位，将大网膜翻下，在大弯侧血管弓外侧打开网膜，进入小网膜囊，在靠近胰体下缘打开后腹膜，沿胰腺表面向足侧分离，直到看到纱块，贯穿后与 Toldt 间隙会师，沿横结肠系膜根部向脾门方向分离，注意在脾结肠韧带内往往会有一支交通支，在分离过程中往往容易忽略导致出血。游离脾结肠韧带，与外侧汇合后，左半结肠分离完毕。

6. **游离右半结肠、横结肠**　术者站到患者左侧，助手位于患者右侧，扶镜手位于患者足侧，器械护士位于术者左侧。取头低左倾位，将大网膜向头侧翻，小肠翻向左下下腹，展平小肠系膜，暴露回盲部和肠系膜血管根部。在十二指肠与 Treitz 韧带连线中点即为肠系膜上血管根部投影。提起末段回肠向前右侧牵拉，显露回结肠血管，在血管下方系膜凹陷处进入切开腹膜，向上至肠系膜血管根部。沿回结肠血管打开小肠系膜，进入肾前间隙，向头侧右侧拓展，直到十二指肠前面，在回结肠血管根部结扎切断血管，离断血管过程注意避免损伤十二指肠。以回结肠血管根部为指引，向上解剖出肠系膜上静脉，继续沿肠系膜上静脉左侧向头侧右侧拓展，暴露 Henle 干，结扎结肠支，并继续向头侧拓展至十二指肠球部水平。注意 Henle 干由于无动脉伴行，抗拉能力较弱，分离过程中注意避免牵拉暴力导致血管撕裂出血。建议沿胰腺表面向头侧拓展时，先解剖并结扎结肠支，再继续转向头侧或沿十二指肠向右侧拓

展。沿肠系膜上静脉，依次解剖并结扎右结肠血管及结肠中血管，同时清扫血管根部淋巴结，此处注意精细操作，避免伤及肠系膜上动静脉。沿右侧肾前间隙、十二指肠右侧方向拓展直到右结肠旁沟，期间注意避免损伤十二指肠、右侧输尿管。完成升结肠系膜分离后，转向头侧，取头高左倾位，将大网膜翻下，沿之前左半结肠网膜开口向肝曲分离，沿横结肠系膜根部打开横结肠系膜，与后方间隙会师，然后往肝曲方向分离。分离至肝曲后，沿升结肠旁沟转向下打开腹膜，与后方 Toldt 间隙会师，继续向足侧分离升结肠至回盲部。取头低左倾位，将小肠翻向头侧，暴露小肠系膜与后腹膜连接处，提起阑尾，打开回盲部系膜根部腹膜，向上分离，直到与后方 Toldt 间隙会师，期间注意保护右侧输尿管。继续沿结肠旁沟向肝曲游离结肠，与上方分离间隙会师，完成右半结肠分离。

7. **取出标本、行回肠直肠吻合**　将右下腹穿刺孔扩大成 5～6cm 切口，放置切口保护套后由此拉出全结肠，在体外切除全部结肠和约 10cm 末段回肠。将圆形吻合器钉砧头放置在回肠末端后放回腹腔，缝合小切口，重建气腹，经肛门插入 29～33cm 圆形吻合器，行回肠直肠吻合。用蒸馏水冲洗手术创面，放置引流管于盆腔，由左下腹套管孔套出。放尽气腹，缝合各套管孔，术毕。

（五）术后护理

1. **饮食**　术后待肛门排气后，可开始少量饮水，逐步过渡到流食、半流食和软食。

2. **体位**　术后待麻醉清醒，血压平稳后改为半卧位。有利于呼吸，减少肺部感染机会，有利于创面渗出液向盆腔引流。术后鼓励患者早期下床活动促进恢复。

（六）术后并发症防治

1. **吻合口漏**　直肠吻合口漏发生率较高，术后需严密观察患者腹部体征、引流情况。如患者一般情况好，腹腔引流量少，固体残渣少，腹膜炎局限，可考虑禁食、积极抗感

染、通畅引流、营养支持治疗等保守治疗方法。如患者出现生命体征不稳定、全腹膜炎、腹腔引流量多，感染指标高，应立即手术探查。术中彻底冲洗腹腔，放置引流并行回肠造口。对于吻合口漏高危患者，可行回肠预防性造口。

2. 吻合口出血　吻合口少量渗血一般可自止，可采用禁食、止血药物等治疗。若出血量大则需手术缝合止血或者可尝试肠镜下检查和治疗。

（计　勇）

二、腹腔镜结肠肿瘤手术

腹腔镜结肠肿瘤手术主要包括腹腔镜右半结肠根治性切除术、腹腔镜横结肠癌根治性切除术和左半结肠根治性切除术。

（一）腹腔镜右半结肠癌根治术

1. 适应证　盲肠癌、升结肠癌、结肠肝曲癌等。

2. 禁忌证　腹腔粘连严重；肿瘤可疑突破浆膜或侵犯周围组织；合并肠穿孔、内外瘘等并发症；凝血功能异常术前无法纠正者；全身情况较差，有严重心肺肝肾疾患不能耐受手术者。

3. 术前准备　术前纠正贫血、低蛋白血症、水电解质紊乱等；控制可影响手术的有关疾患，如高血压、冠心病、糖尿病、呼吸功能障碍、肝肾疾病等；改善患者营养状态。行必要的肠道准备。

4. 手术步骤及要点　手术切除范围包括回肠末端15cm、盲肠、升结肠、横结肠右半部及部分大网膜；切断及切除回结肠血管、右结肠血管、结肠中静脉右支及清扫其伴随的淋巴结，对于肝曲癌患者，还应切除胃网膜右血管及清扫伴随淋巴结。

（1）麻醉：气管插管全麻。

（2）体位与操作孔：取大字位，患者仰卧，双下肢分开。术者站在患者左侧，助手站在患者右侧，扶镜手站在术者的左侧或患者两

腿之间，器械护士站在术者左侧。观察孔（10mm）位于脐下缘2～3cm。左侧主操作孔（12mm）位于左锁骨中线脐上5cm，左侧副操作孔（5mm）位于左锁骨中线脐下5cm。右侧主操作孔（5mm）位于麦氏点，右侧副操作孔（5mm）位于右锁骨中线脐上5cm。

（3）探查腹腔：根据患者体型选择气腹压力，气腹压一般选择12mmHg（小于15mmHg），首先行常规腹腔探查，了解腹内脏器情况，明确病变部位，腹腔有无种植转移，肿瘤有无侵出浆膜或侵犯周围器官，判断是否适合行腹腔镜手术。

（4）游离右半结肠、横结肠：取头低左倾位，将大网膜翻向头侧，小肠翻向左下腹，展平小肠系膜，暴露回盲部和肠系膜血管根部。十二指肠与Treitz韧带连线中点即为肠系膜上血管根部投影。提起末段回肠向前右侧牵拉，显露回结肠血管，在血管下方系膜凹陷处进入切开腹膜，向上至肠系膜血管根部。沿回结肠血管打开小肠系膜，进入Toldt间隙，向头侧分离，直到进入十二指肠前面。用超声刀清扫回结肠血管根部淋巴结，在回结肠血管根部结扎切断血管，分离血管过程注意避免损伤十二指肠。以回结肠血管根部为指引，向上解剖出肠系膜上静脉，继续沿肠系膜上静脉上行，依次解剖并结扎Henle干、右结肠血管及结肠中血管右支，同时清扫血管根部淋巴结，此处注意精细操作，避免伤及肠系膜上动静脉。解剖Henle干及其分支（胰腺支、结肠支、网膜血管支），对于升结肠及回盲部肿瘤，只需结扎结肠支。对于肝曲癌患者，因其可经胃网膜血管回流，建议在Henle干主干结扎。注意Henle干三支血管分别来源于升结肠、胰腺和胃窦，分支活动性差且无动脉伴行，抗拉能力较弱，分离过程中极易因牵拉过度导致血管撕裂出血。建议沿胰腺表面向头侧分离时，先解剖出Henle干并结扎结肠支后，再继续向头侧或沿十二指肠向右侧拓展。清扫完肠系膜上血管淋巴结

后,沿胰腺表面向头侧分离至十二指肠球部水平。然后沿十二指肠前方向右侧分离,进入 Toldt 间隙,继续向右侧分离至右结肠旁沟,期间注意避免损伤十二指肠、右侧输尿管。完成升结肠系膜分离后,转向头侧,取头高左倾位,将大网膜翻下,在横结肠中部,大网膜血管弓外(升结肠癌)或弓内(肝曲癌)打开大网膜,进入小网膜囊,切断胃结肠韧带,肝结肠韧带,将横结肠与肝、胃分离。打开横结肠系膜根部腹膜,与后方胰腺前间隙会师,然后往肝曲方向分离。分离至肝曲后,沿升结肠旁沟转向下打开腹膜,与后方 Toldt 间隙会师,继续向足侧分离升结肠至回盲部。取头低左倾位,将小肠翻向头侧,暴露小肠系膜与后腹膜连接处,提起阑尾,打开回盲部系膜根部腹膜,向上分离,直到与后方 Toldt 间隙会师,期间注意保护右侧输尿管。继续沿结肠旁沟向肝曲游离结肠,与上方分离间隙会师,完成右半结肠分离。

(5)取出标本、吻合肠管:取上腹正中切口,切口保护器保护切口,脱出右半结肠,在距盲肠 10~15cm 处回肠及横结肠中 1/2 处分别切断肠管,移除标本,将横结肠和末段回肠行端-端吻合或侧-侧吻合,用可吸收线关闭系膜裂孔。温灭菌水冲洗腹腔,探查有无活动性出血。右侧结肠旁沟留置双套管引流,或不留置引流。逐层关闭切口。缝合各套管孔,术毕。

5. 术后护理

(1)饮食:术后待肛门排气后,可开始少量饮水,逐步过渡到流食、半流食和软食。

(2)体位:术后待麻醉清醒,血压平稳后改为半卧位。有利于呼吸,减少肺部感染机会,有利于创面渗出液向盆腔引流。术后鼓励患者早期下床活动促进恢复。

6. 术后并发症

(1)吻合口漏:回结肠吻合口漏比结肠和结直肠吻合口漏少见。年老体弱患者易发尿路感染、肺部感染等,给予敏感抗生素和相应对症处理。

(2)吻合口出血:吻合口少量渗血一般可自止,可采用禁食、止血药物等治疗。若出血量大则需手术缝合止血或者可尝试肠镜下检查和治疗。

(二)腹腔镜横结肠癌根治术

1. 适应证　横结肠癌。

2. 禁忌证　腹腔粘连严重;肿瘤可疑突破浆膜或侵犯周围组织;合并肠穿孔、内外瘘等并发症;凝血功能异常术前无法纠正者;全身情况较差,有严重心肺肝肾疾患不能耐受手术者。

3. 术前准备　术前纠正贫血、低蛋白血症、水电解质紊乱等;控制可影响手术的有关疾患,如高血压、冠心病、糖尿病、呼吸功能障碍、肝肾疾病等;改善患者营养状态。行必要的肠道准备。

4. 手术步骤及要点　手术切除范围包括横结肠、肝曲、脾曲、大网膜;切断中结肠血管及清扫其伴随的淋巴结。

(1)麻醉:气管插管全麻。

(2)体位与操作孔:取大字位,患者仰卧,双下肢分开。术者站在患者左侧,助手站在患者右侧,扶镜手站在患者两腿之间,器械护士站在术者左侧。观察孔(10mm)位于脐部。左侧主操作孔(12mm)位于左锁骨中线肋缘下 5cm,左侧副操作孔(5mm)位于左锁骨中线脐下 3cm,右侧操作孔(5mm)分别位于右锁骨中线肋缘下 4cm、右锁骨中线脐下 2cm。游离脾曲时,术者可换至患者右侧利于操作。

(3)探查腹腔:根据患者体型选择气腹压力,气腹压一般选择 12mmHg(小于 15mmHg),首先行常规腹腔探查,了解腹内脏器情况,明确病变部位,腹腔有无种植转移,肿瘤有无侵出浆膜或侵犯周围器官,判断是否适合行腹腔镜手术。

(4)游离横结肠及肝曲脾曲:取头低位,将大网膜翻向头侧,小肠翻向下腹,展平小肠系膜,暴露肠系膜血管根部。十二指肠下与Treitz韧带中点为肠系膜上血管根部投影,在其下方 2cm 处打开腹膜,解剖出肠系膜静脉,解剖出 Henle 干、右结肠静脉,离断结肠支及右结肠静脉。在横结肠系膜根部分离解剖出结肠中动静脉,离断结肠中血管。沿十二指肠及胰腺表面向上分离至十二指肠球部水平,放置纱块指引。沿十二指肠表面向右侧分离,进入右侧 Toldt 间隙,向外侧、向上分离至升结肠、结肠肝曲后方。再沿升结肠与右侧腹壁之间的 Toldt 线切开,即可进入 Toldt 间隙并与内侧游离的间隙贯通。沿肠系膜下静脉背侧进入左侧 Toldt 间隙,向外向上游离抵达脾下极及胰尾下缘。再沿降结肠与左侧腹壁之间的 Toldt 线切开,与已从内侧游离的间隙贯通。然后沿胃大弯中部血管弓以外,打开大网膜,向右侧离断胃结肠韧带,再离断肝结肠韧带,将结肠肝曲游离,向左侧离断胃结肠韧带,再离断脾结肠韧带,将结肠脾曲游离。最后离断横结肠系膜根部在胰腺表面的附着处。

(5)取出标本、吻合肠管:取上腹部正中切口 6～7cm 进腹,切口保护套保护切口,取出肠管,远近端各距肿瘤 10cm 以上离断肠管并切除相应系膜,行结肠与结肠端-侧吻合,关闭切口。冲洗腹腔并吸尽,放置腹腔引流管,术毕。

5. 术后护理

(1)饮食:术后待肛门排气后,可开始少量饮水,逐步过渡到流食、半流食和软食。

(2)体位:术后待麻醉清醒,血压平稳后改为半卧位。有利于呼吸,减少肺部感染机会,有利于创面渗出液向盆腔引流。术后鼓励患者早期下床活动促进恢复。

6. 术后并发症防治

(1)吻合口漏:如患者一般情况好,腹腔引流量少,腹膜炎局限,可考虑禁食、积极抗感染、通畅引流、营养支持治疗等治疗方法。如患者出现生命体征不稳定,全腹膜炎,腹腔引

流量多,感染指标高等情况,应立即手术探查。术中彻底冲洗腹腔,放置引流并行回肠造口。

(2)吻合口出血:吻合口少量渗血一般可自止,可采用禁食、止血药物等治疗。若出血量大则需手术缝合止血或者可尝试肠镜下检查和治疗。

(三)腹腔镜左半结肠根治性切除术

1. 适应证　降结肠癌、结肠脾曲癌。

2. 禁忌证　腹腔粘连严重;肿瘤可疑突破浆膜或侵犯周围组织;合并肠穿孔、内外瘘等并发症;凝血功能异常术前无法纠正者;全身情况较差,有严重心肺肝肾疾患不能耐受手术者。

3. 术前准备　术前纠正贫血、低蛋白血症、水电解质紊乱等;控制可影响手术的有关疾患,如高血压、冠心病、糖尿病、呼吸功能障碍、肝肾疾病等;改善患者营养状态。行必要的肠道准备。

4. 手术步骤及要点　手术切除范围包括乙状结肠、降结肠、结肠脾曲、部分横结肠及大网膜;切断左结肠血管、结肠中静脉右支及清扫其伴随的淋巴结。

(1)麻醉:气管插管全麻。

(2)体位与操作孔:取改良截石位,术者立于患者右侧,助手立于患者左侧,扶镜手站在术者左侧。观察孔(10mm)位于脐下缘。主操作孔(12mm)位于脐下 6cm,副操作孔(5mm)位于右锁骨中线脐上 4cm,左侧操作孔(5mm)分别位于左锁骨中线偏内侧脐上 4cm 和左锁骨中线偏外侧脐下 3cm。

(3)探查腹腔:根据患者体型选择气腹压力,气腹压一般选择 12mmHg(小于15mmHg),首先行常规腹腔探查,了解腹内脏器情况,明确病变部位,腹腔有无种植转移,肿瘤有无侵出浆膜或侵犯周围器官,判断是否适合行腹腔镜手术。

(4)游离左半结肠:头低右倾,将小肠推向右侧,大网膜向上翻,暴露腹主动脉及十二指肠空肠曲,在乙状结肠系膜与骨盆入口交

汇处打开后腹膜,沿左右髂总动脉分叉向上分离。提起乙状结肠系膜,寻找 Toldt 间隙,进入间隙后向上外侧分离至肠系膜下动脉根部水平,清扫肠系膜下动脉根部淋巴结并解剖出左结肠动脉、乙状结肠动脉第一支,在根部切断上述二动脉并清扫周围淋巴结。提起左结肠动脉,在肠系膜下动脉根部上方进入 Toldt 间隙。解剖出肠系膜下静脉,在十二指肠空肠曲水平结扎切断。沿 Toldt 间隙继续向头侧、左侧分离,期间注意避免进入胰腺后方,在找到胰腺下缘后,可以以胰尾为标记,沿胰腺表面、胰腺下缘向胰尾分离,一直到横结肠系膜后方和脾下极,在胰腺表面放置纱块指引。转向外侧,打开左侧结肠旁沟一直到脾曲外侧,向内侧分离,与之前结肠系膜后方间隙(Toldt 间隙)会师。取头高右倾位,将大网膜翻下,在大弯侧血管弓外侧打开网膜,进入小网膜囊,在靠近胰体下缘打开后腹膜,沿胰腺表面向足侧分离,直到看到纱块,贯穿后与下方 Toldt 间隙会师,沿横结肠系膜根部向脾门方向分离,注意在脾结肠韧带内往往会有一支交通支,在分离过程中往往容易忽略导致出血。游离脾结肠韧带,与外侧汇合后,游离左半结肠。

(5)取出标本、吻合肠管:取脐上腹直肌旁切口 6～7cm 进腹,切口保护套保护切口,取出肠管,远近端各距肿瘤 10cm 以上离断肠管并切除相应系膜,行结肠与结肠端-侧吻合或侧-侧吻合,关闭切口。冲洗腹腔并吸尽,放置腹腔引流管,术毕。

5. 术后护理

(1)饮食:术后待肛门排气后,可开始少量饮水,逐步过渡到流食、半流食和软食。

(2)体位:术后待麻醉清醒,血压平稳后改为半卧位,有利于呼吸,减少肺部感染机会,有利于创面渗出液向盆腔引流。术后鼓励患者早期下床活动促进恢复。

6. 术后并发症防治

(1)吻合口漏:如患者一般情况好,腹腔引流量少,腹膜炎局限,可考虑禁食、积极抗感染、通畅引流、营养支持治疗等保守治疗方法。如患者出现生命体征不稳定、全腹膜炎、腹腔引流量多、感染指标高等情况,应立即手术探查。术中彻底冲洗腹腔,放置引流并行回肠造口。

(2)吻合口出血:吻合口少量渗血一般可自止,可采用禁食、止血药物等治疗。若出血量大则需手术缝合止血或者可尝试肠镜下检查和治疗。

(计　勇)

三、腹腔镜直肠癌手术

直肠癌是消化道最常见的恶性肿瘤之一。直肠癌发病位置低,容易被直肠指诊及乙状结肠镜诊断。因其位置深入盆腔,解剖关系复杂,手术不易彻底,术后复发率高。其预后与手术的成功与否有很大关系,将肿瘤完整切除且切缘阴性是关键,即全直肠系膜完整切除与切缘阴性为直肠癌手术的主要目标。

微创手术时代的腹腔镜手术已被认为是结肠癌手术的金标准,然而腹腔镜手术在治疗直肠癌中的地位在欧美国家仍有一定争议。随着手术设备与手术器械升级,以及腹腔镜手术研究的深入和手术技术的进步,其在直肠癌中的运用被越来越多的胃肠外科医生所接受。2006 年美国 NCCN《结肠癌临床实践指南》明确推荐腹腔镜手术为结肠癌根治手术的标准方案之一。关于腹腔镜直肠癌根治术的适应证 NCCN 由 2012 年前不推荐,到 2016 年版 NCCN《直肠癌临床实践指南》建议腹腔镜直肠癌手术在遵循一定原则的前提下应用于临床实践。这对具有手术适应证的直肠癌患者开展腹腔镜手术具备了充分的依据。

(一)适应证

1. 术前诊断分期为Ⅰ、Ⅱ、Ⅲ期直肠癌。

2. Ⅳ期直肠癌局部根治性手术。

(二)禁忌证

1. 肿瘤广泛浸润周围组织,直肠癌急症手术(如急性梗阻、穿孔等),为相对手术禁忌证。

2. 全身情况不良,经术前治疗不能纠正;存在严重心、肺、肝、肾疾病,不能耐受手术。

3. 妊娠期。

4. 不能耐受 CO_2 气腹。

(三)术前准备

1. 术前检查 应了解是否有肝脏等远处转移情况和后腹膜、肠系膜淋巴结情况。

2. 控制并存疾患 如高血压、冠心病、糖尿病、呼吸功能障碍、肝肾疾病等。

3. 支持疗法 术前纠正贫血、低蛋白血症和水电解质酸碱代谢失衡,改善患者营养状态。

4. 相关准备 行必要的肠道准备和阴道准备。

(四)手术方法

腹腔镜直肠癌的手术包括如下方式。①全腹腔镜直肠手术:即肠段切除、淋巴结清扫和消化道重建等均在腹腔镜下完成,故技术要求高,随着腹腔镜技术和吻合器械的进步,该手术应用逐渐增多。②腹腔镜辅助直肠手术:肠段的切除或吻合是通过腹壁小切口辅助下完成,是目前应用最多的手术方式。③手助腹腔镜直肠手术:在腹腔镜手术操作过程中,术者经腹壁小切口将手伸入患者腹腔进行辅助操作完成手术,该术式目前已较少应用。

腹腔镜直肠癌的手术种类主要有腹腔镜直肠前切除术(LAR)、腹腔镜腹会阴联合切除术(APR)等。

1. 腹腔镜辅助直肠前切除术(LAR) 适用于直肠中、上段癌。

(1)气管插管静吸复合全身麻醉,患者取头低足高 30°的膀胱截石位。

(2)术者站立于患者右侧,第一助手站立于患者左侧,持镜者站立于术者同侧。

(3)脐孔或脐上行 10 mm 戳孔用于安置 30°斜面镜头。左、右脐旁腹直肌外缘行 5 mm 戳孔安置器械,右下腹行 12 mm 戳孔作为主操作孔。如术中不用结扎带牵引结肠,则左下腹可加行一个 5 mm 戳孔。

(4)分离乙状结肠系膜的右侧,分离过程中应注意两侧输尿管的位置及走向,解剖暴露肠系膜下动脉和静脉,清扫血管根部淋巴结,切断肠系膜下动脉或直肠上动脉及其伴行静脉。但有时应注意保留结肠左动脉,以避免吻合口血供不足而产生吻合口瘘。

(5)沿着直肠固有筋膜与盆壁筋膜的间隙行锐性分离,低位直肠肿瘤的骶前分离应至尾骨尖部。

(6)切开直肠前腹膜返折,于 Denonvilliers 筋膜之间的间隙将直肠前壁与精囊分离(女性在直肠生殖膈平面进行分离)。切断两侧的侧韧带并注意保护盆腔的自主神经。将直肠游离至肿瘤下方 3～5cm 处。

(7)在肿瘤下方 3～5cm 处用腹腔镜切割缝合器切断直肠。在腹部做相应大小的辅助小切口,用塑料袋保护好切口,将带肿瘤的近端直肠乙状结肠拉出腹腔外,切除病变肠段。将圆形吻合器抵钉座放入近端结肠,重新建立气腹,使用吻合器在腹腔镜直视下做乙状结肠-直肠端端吻合。吻合口必须没有张力。

(8)病情评估,对于过度肥胖、盆腔狭小、手术野显露不理想或手术操作有困难的患者可改用手助腹腔镜直肠前切除术或联合行 TaTME(经肛全直肠系膜切除术)等。

(9)关闭小切口后,重新建立气腹,冲洗腹盆腔,查无出血后,吻合口附近放置引流管。

2. 腹腔镜腹会阴直肠癌切除术(APR) 适用于直肠下段及肛管癌和某些无条件做保留肛门的直肠中段癌患者。患者体位和套管穿刺针放置与直肠前切除术相同。

（1）在腹主动脉前打开后腹膜，游离、切断肠系膜下动脉或乙状结肠动脉及其伴行静脉。由内侧向外侧分离结肠系膜，剥离左髂总动、静脉前的脂肪组织。应注意勿损伤双侧输尿管及其周围组织，并注意其走向。

（2）切开其左侧后腹膜，将乙状结肠系膜从后腹膜壁游离。

（3）游离直肠时，应在其固有筋膜与盆壁间隙内进行，操作轻柔。先分离其后部及侧部，下达尾骨尖及两侧肛提肌平面，再分离直肠前方至前列腺尖端平面。

（4）切断两侧韧带，靠近盆壁向下游离直肠，清除两盆壁脂肪淋巴组织。

（5）按无菌技术要求在腹腔内用线形切割器或体外直接切断乙状结肠，近端结肠在左下腹适当位置做腹壁造口（建议行经腹膜外隧道造口）。

（6）会阴组、肛门必做双重荷包缝合。环绕肛门做皮肤梭形切口，应较广泛切除坐骨直肠窝脂肪组织。

（7）尾骨前切断肛尾韧带，在两侧靠近盆壁处分离并切断肛提肌。向前牵拉肛管，横行切开肛提肌上筋膜，进入直肠后骶前间隙，将肛提肌上筋膜向两侧剪开扩大，并将已游离、切断的乙状结肠及直肠从骶前拉出，以利直肠前壁的分离。

（8）切断肛门外括约肌深部向前的交叉纤维，将示指及中指伸入盆腔置于前列腺（阴道后壁）与直肠间，剪断直肠前的附着肌肉，将直肠切除。分离直肠前壁时，防止损伤尿道及阴道后壁，避免直肠前壁穿通，污染伤口。

（9）直肠切除后，标本从会阴部取出，用大量消毒水或抗癌药物溶液经腹多次冲洗盆腔，彻底止血。会阴部切口皮下组织及皮肤分层缝合，置引流管。对已污染的伤口，会阴部切口不宜缝合，以油纱布或碘仿纱布填塞。

（10）关闭盆底腹膜：腹腔镜下连续缝合关闭盆底腹膜可预防小肠盆底粘连及会阴部切口疝的发生。

（五）手术注意事项

1. 手术切除范围（与开腹手术相同）中高位直肠癌远切缘距离肿瘤≥5 cm；低位直肠癌远切缘距离肿瘤≥2 cm；对 T1～2 期直肠癌或 T2～4 N0～1 期且行新辅助治疗的中低位直肠癌，远切缘距离肿瘤 1 cm 亦可行。肿瘤原发灶、肠系膜及区域淋巴结一并切除。直肠癌根治术推荐遵循 TME 原则：①直视下在骶前间隙进行锐性分离；②保持盆筋膜脏层的完整无损；③肿瘤远端直肠系膜切除不得少于 5 cm 或全系膜，切除长短至少距肿瘤 2 cm。与开腹 TME 相比，腹腔镜TME 具有以下优势：对盆筋膜脏壁二层间隙的判断和入路的选择更为准确；腹腔镜对盆腔自主神经丛的识别和保护作用更确切；超声刀锐性解剖能更完整地切除直肠系膜。腹腔镜直肠癌根治术遵循上述原则均可获得与开腹手术相当的疗效。

2. 淋巴结清扫　以术前评估或术中探查的淋巴结转移情况或肿瘤浸润肠壁深度为依据，术前评估或术中探查发现可疑淋巴结转移者，须行 D3 淋巴结清扫。术前评估或术中探查未发现淋巴结转移者，依据肿瘤浸润肠壁深度决定淋巴结清扫范围。

（1）对 cT1 期直肠癌浸润至黏膜下层者，因淋巴结转移概率接近 10%，且常伴中间（第 2 站）淋巴结转移，须行 D2 淋巴结清扫。

（2）对 cT2 期直肠癌（浸润至固有肌层者），至少须行 D2 淋巴结清扫，亦可选择行D3 淋巴结清扫。

（3）对 cT3、cT4a、cT4b 期直肠癌，须行D3 淋巴结清扫。

由肠系膜下动脉系统供血的直肠癌区域淋巴结清扫范围如下。

①D1 淋巴结清扫，即肠旁淋巴结清扫。沿直肠上动脉分布的淋巴结、直肠中动脉及骨盆神经丛内侧淋巴结也被划归为肠旁淋

巴结。

②D2 淋巴结清扫,清扫范围除包括沿肿瘤主要和次要供血动脉分布的淋巴结外,直肠癌根治术还应包括肠系膜下动脉干周围淋巴结。

③D3 淋巴结清扫,特指肠系膜下动脉起始部至左结肠动脉起始部之间沿肠系膜下动脉分布的淋巴结。

3. **手术入路**　腹腔镜直肠癌根治术手术入路选择受肿瘤特点、解剖条件、术者习惯等多因素影响,包括初期借鉴传统手术的外侧入路,目前已成为共识可适用于绝大多数腹腔镜直肠癌根治术的中间入路,近年来的头侧入路乃至经肛门入路等新型手术入路。

(1)中间入路:于骶骨岬水平 Toldt 线投影处打开乙状结肠系膜,拓展 Toldt 间隙,解剖肠系膜下血管根部或其分支,由中间向外侧游离乙状结肠系膜。该入路目前应用最广泛,可适用于绝大多数腹腔镜直肠癌根治术。

(2)外侧入路:由左结肠旁沟或乙状结肠腹壁附着处进入 Toldt 间隙,由外向内游离结肠系膜,再处理肠系膜下血管根部或其分支。该入路可适用于绝大多数腹腔镜直肠癌。

(3)头侧中间入路:以解剖位置固定且明显的肠系膜下静脉作为入路标志。自屈氏韧带水平打开结肠系膜,拓展靠近头侧的左结肠后间隙。该入路可适用于绝大多数腹腔镜直肠癌根治术,尤其适用于肥胖或系膜肥厚导致传统中间入路肠系膜下血管等解剖标志难以辨认者。该入路的优势:①可减少小肠肠襻对血管根部视野的影响;②便于第 3 站淋巴结清扫;③更易裸化和显露肠系膜下静脉和左结肠动脉。头侧中间入路与传统外侧中间入路腹腔镜直肠癌根治术患者手术时间、术中出血量、淋巴结清扫数目、肿瘤下切缘距离比较,差异均无统计学意义。

(4)经肛门入路:该入路直肠癌根治术分为完全经肛门入路直肠癌根治术和腹腔镜联合经肛门入路直肠癌根治术。前者完全经肛门自下而上游离直肠系膜。自肿瘤下缘荷包缝合隔离肿瘤,远端环形切开肠壁,先由直肠后方游离进入直肠后间隙,自下而上环形游离直肠系膜,前方打开腹膜反折,向近端游离并结扎肠系膜下血管。后者是指经肛门自下而上游离直肠系膜同时或序贯在腹腔镜辅助下结扎肠系膜下血管行直肠癌根治术。

经肛门入路直肠癌根治术主要适用于低位直肠癌,尤其对男性、前列腺肥大、肥胖、肿瘤直径 >4 cm、直肠系膜肥厚、直肠前壁肿瘤、骨盆狭窄、新辅助放疗引起组织平面不清晰等“困难骨盆”患者更具优势,有助于保证环周切缘和更安全的远端切缘,为更多直肠癌患者提供了保留肛门括约肌的可能,其近期肿瘤学疗效和围术期并发症发生率被认为与传统腹腔镜 TME 相当。经肛门入路的缺点:①末端直肠系膜可能有肿瘤残留;②先经肛门操作或完全经肛门手术者不能先处理结扎供血血管根部,不能先探查腹腔;③学习曲线较长,尚缺乏高级别循证医学证据支持。

根据腹腔镜技术特点,就目前的循证医学证据和手术开展情况,中间入路仍是腹腔镜直肠癌根治术的主流手术入路;在中间入路基础上,产生了上述一系列改良,可作为经典手术入路的补充。腹腔镜直肠癌根治术经肛门入路是一种全新的手术入路,尚处于探索阶段。临床中根据患者具体情况,合理联合应用上述入路,亦值得推荐。

4. **腹腔镜下关键解剖标志**

(1)盆自主神经:腹腔镜直肠癌根治术中,以下 4 处盆自主神经较易被损伤,应注意保护。

①腹主动脉丛:该神经丛位于肠系膜下动脉起始部背侧。操作时将肠系膜下动脉后方束带状神经与其他腹膜后结构一起推向后方,并避免大块组织钳夹。结扎处理动脉时应远离根部 1 cm 左右,避免神经丛损伤。

②上腹下丛及下腹下神经:以直肠上动

脉为解剖标志,向上牵拉乙状结肠系膜,保持脏层筋膜和骶前筋膜完整性,于脏层筋膜和壁层筋膜疏松的直肠后间隙分离,可避免神经损伤。

③下腹下丛:该神经丛是由骶$_2$至骶$_4$盆内脏神经与下腹下神经融合形成的网状结构。其既往被认为是具有明确界限的四边形结构,但目前被认为是一种神经结缔组织,据其与盆筋膜脏层关系分为融合状和弥散状两种。前者可锐性分离达到完整系膜切除,但分离后者时将不可避免造成下腹下丛损伤。建议游离直肠系膜采用先后方后两侧的策略,维持下腹下丛内侧间隙平面,可清楚辨识盆丛结构,避免神经损伤。

(2)Denonvilliers 筋膜与血管神经束:目前大多数学者认为 Denonvilliers 筋膜头侧源于腹膜反折,尾侧止于会阴体,两侧与直肠系膜相连续,或成为直肠侧韧带的一部分。Denonvilliers 筋膜后叶后方有完整直肠固有筋膜,两者间存在可游离解剖平面。于腹膜反折上方 0.5～1.0 cm 处切开,可顺利进入Denonvilliers 筋膜前方无血管间隙,向远端分离至精囊腺尾部,于双侧血管神经束内侧呈倒"U"形离断 Denonvilliers 筋膜,进入直肠前间隙,既可保护神经,又可保证直肠固有筋膜完整性。

5. 消化道重建　腹腔镜直肠癌根治术消化道重建分为小切口辅助和完全腹腔镜两种方式;据消化道重建吻合时所使用工具和手段的不同,又可分为器械吻合和手工吻合两大类。

(1)小切口辅助消化道重建:其吻合方式多采用端端吻合。绝大多数结肠直肠端端吻合均采用双吻合器的器械吻合。对部分具有强烈保肛意愿的超低位直肠癌患者,可采用括约肌间切除后结肠肛管经肛门手工吻合。

(2)完全腹腔镜消化道重建:部分腹腔镜直肠癌根治术借鉴经自然腔道内镜外科理念和技术,采用经自然腔道取出标本、反穿刺或经肛门内镜显微技术等,完成常规腹腔镜淋巴结清扫和标本游离后,经肛门或阴道等自然腔道取出标本,再借助吻合器械完成腹腔镜消化道重建。在保证肿瘤根治性基础上,创伤更小、切口更隐蔽,但均不同程度存在手术适应证范围较窄(需肿瘤 T 分期较早、体积较小),腹腔内污染和肿瘤播散风险大等不足。

6. 无瘤操作原则　先于静脉和动脉根部结扎,同时清扫淋巴结,然后分离、切除标本。术中操作轻柔,应用锐性分离,少用钝性分离,尽量做到不直接接触肿瘤以防止肿瘤细胞扩散和局部种植。术后彻底冲洗腹腔。

直肠癌根治术肿瘤远端直肠冲洗:确定直肠下缘离断位置后,离断前封闭肠管时,需常规冲洗远端直肠,有助于降低术后肿瘤局部复发率。推荐采用生理盐水冲洗,冲洗量>1500 ml。

7. 功能保护原则　在根治肿瘤基础上,尽可能保留功能,包括神经保护、肛门括约肌功能保留。

8. 肿瘤定位　由于腹腔镜手术缺少手的触觉,部分病灶不易发现,术前采用钡剂灌肠、CT 检查、内镜下注射染料或钛夹标记定位等。但对位于直肠的小病灶,术中腹腔镜下难以精确定位者,推荐采用术中肠镜检查定位。对位于中下段直肠、指诊可触及病灶者,可在术中采用肛门指诊辅助确定肿瘤位置并确定切除范围。

9. 中转开腹手术　腹腔镜直肠癌根治术中,鉴于患者安全须行开腹手术或术中发现腹腔镜下肿瘤不能切除或切缘不可靠者,应及时中转开腹手术。

10. 注意切口保护　取出标本时应注意保护切口,防止切口处肿瘤细胞种植。

(六)并发症防治及术后管理

1. 手术后观察与处理

(1)观察:密切观察患者生命体征、引流物的性质和数量。

（2）治疗：维持水电解质酸碱代谢平衡，给予抗生素防治感染。

（3）饮食：肛门排气后可给予流质饮食，逐渐过渡到低渣常规饮食。

（4）抗癌综合治疗：根据手术后肿瘤性质及分期制定方案，给予化疗、放疗和免疫疗法。

2. 手术常见并发症防治　腹腔镜直肠癌术后并发症除腹腔镜手术特有的并发症（皮下气肿、穿刺并发的血管和胃肠道损伤、气体栓塞等）以外，与开腹手术基本相同。主要有以下并发症：①吻合口漏；②骶前出血；③肠粘连、肠梗阻；④切口感染；⑤排尿障碍和性功能障碍；⑥排便困难或便频；⑦人工造口相关并发症等。

（杨　平）

四、腹腔镜阑尾手术

阑尾炎是常见的腹部疾病之一，急性阑尾炎是普外科常见的急腹症之一（约占1/4），其发病率高达 1/‰。当被确诊为急性阑尾炎后，应首先考虑手术治疗。急性阑尾炎诊断明确后，若不行手术治疗，经保守治愈后，绝大部分有再发急性阑尾炎可能，或一部分患者经非手术治疗后而转归为慢性阑尾炎，故一经确诊，首选手术治疗。1886 年，Fitz 第一次准确阐述了急性阑尾炎的发病机制，还阐述了急性阑尾炎的临床表现、病理分型及变化，并提出阑尾切除术是治疗急性阑尾炎的合理方法。在 1902 年，Ochsner 发表了论文专著第一次阐述了开腹行阑尾切除术，此术式对急性阑尾炎的治疗有着深远的意义，开腹阑尾切除术被广泛流传并被一直沿用至今。经过几十年的医学发展，内镜、腹腔镜等新设备逐渐出现，后德国医师 Semm K. 借助这些新设备，提出了治疗急性阑尾炎的新术式，于 1983 年成功实施了第一例腹腔镜下阑尾切除术，为治疗急性阑尾炎开创了新的术式。随着腹腔镜技术、腹腔镜设备及器械不断更新改造及外科医师腹腔镜技术的不断提高，腹腔镜下阑尾切除术（LA）较开腹阑尾切除术（OA）有明显优势，如术后康复快、住院时间短、术后并发症少、切口美容效果好及术中可探查腹腔其他器官等。使用腹腔镜等微创术式已经逐渐替代传统开腹手术方式，成为治疗急性阑尾炎的首选方法。

（一）适应证

1. 急性单纯性、化脓性、坏疽性、穿孔性阑尾炎及慢性阑尾炎、异位阑尾炎等。

2. 随着手术技术进步，阑尾周围包裹粘连严重、周围脓肿及部分阑尾肿瘤者也由绝对手术禁忌证逐渐转变为相对适应证。

3. 对于妊娠期阑尾炎患者，目前较一致的观点为妊娠早、中期合并阑尾炎患者行 LA 可行且安全。

（二）禁忌证

1. 阑尾周围包裹粘连严重、阑尾周围脓肿、回盲部及阑尾恶性肿瘤者为相对手术禁忌证。

2. 全身情况不良，凝血功能障碍者，存在严重心、肺疾病，不能耐受手术者。

3. 妊娠晚期阑尾炎患者腹腔操作空间过小者。

（三）术前准备

1. 术前详细询问患者的病史，并进行术前常规的辅助检查，包括凝血功能、血常规、电解质生化、心电图和胸片、阑尾 B 超，必要时 CT 检查明确诊断评估。

2. 控制可影响手术的并存疾病，如高血压、冠心病、糖尿病、呼吸功能障碍等。

3. 纠正水电解质酸碱代谢失衡。

4. 术前行腹壁备皮；脐部清洁消毒；术前禁饮食 4～6 小时；术前清醒状态下自行排空尿液；术前预防性应用抗生素一次。

（四）手术方法

1. 麻醉及穿刺孔布局　腹腔镜探查及治疗常规选择在全身麻醉下进行。连接硬膜外麻醉下进行 LA 可减轻患者的经济负担，但麻醉平面受限,术中二氧化碳刺激肩背部疼痛,术中牵拉、腹腔冲洗也将产生疼痛感。LA 常规选择三孔法。最常用脐部穿刺孔作为观察孔,麦氏点及反麦氏点为操作孔。也有左右耻骨结节位操作孔或脐旁右侧腹直肌外缘和反麦氏点操作孔等。常规三孔法 LA 取脐上切孔 1.0 cm 为观察孔,右侧脐上腹直肌外缘 1.0 cm 为主操作孔,反麦氏点 0.5 cm 为辅助操作孔。术者位于患者左侧,持镜助手位于患者头侧。这样布局有利于形成钻石平面,操作方便,便于腹腔探查,并能充分处理腹腔及盆腔脓液。

2. 阑尾系膜处理　探查确定行阑尾切除术后先处理切断阑尾系膜,LA 阑尾系膜处理方法多样,包括丝线结扎、钛夹、Hem-o-lok 夹或单纯电凝、超声刀等。急性阑尾炎伴阑尾周围炎患者系膜水肿与周围粘连,特别是与盲肠、末端回肠粘连,故常采取逆行切除。丝线结扎或缝扎系膜耗时较长且技术要求较高。钛夹属于金属异物,且易松动。使用单纯电凝处理阑尾系膜血管时难以精确控制,电凝虽有较强的凝血能力,但存在导致肠管传导性热损伤的风险,且产生烟雾影响术野。

作者科室常规采用超声刀或 Hem-o-lok 夹两种方式处理阑尾系膜。超声刀的应用使系膜处理更简便,能凝固直径小于 5 mm 的血管。对于充血水肿的系膜血管,切割、止血可一步完成。减少了术中出血、烟雾少、视野清晰,缩短手术时间。

使用 Hem-o-lok 夹处理阑尾系膜,一般 1～2 枚,操作简单可靠。但须注意对阑尾系膜肿胀严重的病例,应分次夹闭,切断系膜时保留 1～2 mm,以免术后夹子脱落引起出血。

3. 阑尾残端处理　LA 术中阑尾残端处理是关键步骤,处理不当将导致发生严重的术后并发症,如粪瘘、腹膜炎等。最初 LA 术中阑尾残端处理方法为外科结扎、荷包缝合加“Z”字缝合(双重缝合)。

阑尾残端处理方法较多,如 Endoloop 套扎法、钛夹、可吸收夹、Hem-o-lok 夹闭法、缝线结扎法、腔镜下缝合法、endostapler 切割闭合法等。其中 Endoloop 套扎法相对费用较低,但并不适合处理阑尾根部炎症严重或坏疽穿孔的病例,此种病例可考虑使用内镜切割闭合器切除阑尾根部周围部分盲肠壁,但费用较高。也有文献报道使用双极电凝或超声刀闭合阑尾残端,认为不留异物、价格便宜,但须警惕发生残端瘘的风险。

作者科室对于阑尾根部肿胀不明显的患者,常规使用套扎法或 Hem-o-lok 夹闭合。在套扎或夹闭残端时,避免用力过大将阑尾切断或用力过小而闭合不牢导致残端瘘。Hem-o-lok 夹有多种型号可供选择,具有弹性的材质和锁扣结构,既避免组织切割又闭合可靠。处理较粗的阑尾时可先以丝线结扎变细,再使用 Hem-o-lok 夹。当阑尾根部穿孔或回盲部肠壁水肿严重时,采取缝合的方式处理,充分暴露阑尾根部及回盲部,使用 3-0 线缝扎阑尾残端,然后行荷包缝合或“Z”字缝合。

4. 腹腔脓液处理及引流　常见脓液局限于右下腹及盆腔,仅使用吸引器吸净或小纱块抹净脓液即可,不放置引流管;对于脓液位于腹腔两个象限,一般为右侧上、下腹,吸净脓液后,每次少量温生理盐水反复局部冲洗,至冲洗液清亮,避免污染播散,不留置引流管。对脓液超过腹腔两个象限的弥漫性腹膜炎,尽可能吸净脓液,大量生理盐水腹腔冲洗;调整手术床角度配合冲洗腹腔,包括肝周、脾周、两侧结肠旁沟、髂窝、盆腔,盆腔留置引流管自操作孔引出。患者术后取半卧位,术后 6 小时下地活动,阑尾残端处理可靠者,一般 6 小时后可进流食。引流管留置一般不超过 72 小时。

(五)并发症的防治及术后管理

1. 手术后观察与处理

(1)密切观察患者生命体征、伤口情况及

引流物的性质和数量。

（2）维持水电解质酸碱代谢平衡,给予抗生素防治感染。

2. 手术常见并发症防治

（1）腹腔镜手术特有的并发症:皮下气肿、穿刺并发的血管和胃肠道损伤、气体栓塞等。

（2）内出血:多因阑尾系膜止血不完善或血管结扎线松脱所致,主要表现为腹腔内出血症状如腹痛、腹胀,如出现休克和贫血等症状,应立即输血及再次手术止血。

（3）肠梗阻:主要为粘连性肠梗阻。

（4）粪瘘:多因阑尾残端处理不当引起,一般予保守冲洗引流处理,多数可自行愈合。如病程超过3个月仍未愈合,应手术治疗。

（5）切口感染:腹腔镜手术穿刺口发生感染的机会较低,一般予换药引流处理就可愈合。

（杨　平）

五、腹腔镜小肠手术

小肠上端起于胃幽门口,下端止于回盲瓣,是消化道中最长的一段,也是人体消化、吸收和分泌的主要场所,在成人长3～5m;按功能位置与形态,分为十二指肠、空肠和回肠三部分,其中空肠和回肠是腹膜内位器官,比较游离,仅通过小肠系膜附着于腹后壁。小肠疾病(SBDs)发病率低,仅占胃肠道疾病的1%～4%,由于其病因复杂、起病隐匿、症状和体征不典型及传统检查手段受限,确诊率低,极易漏诊和误诊。近年来,随着胶囊内镜(CE)、小肠镜、CT小肠灌肠造影(CTE)等检查手段的出现,SBDs确诊率较前明显提高。其中部分小肠疾病需要进行手术治疗,随着腹腔镜设备及器械不断更新以及外科医生腹腔镜技术水平的不断提高,微创腹腔镜技术不断应用在SBDs手术上,腹腔镜手术较传统开腹手术有明显优势,如术后康复快、住院时间短、切口美容效果好及术中可探查

腹腔其他器官等。目前腹腔镜小肠手术已经逐渐替代传统开腹术式。

(一)适应证

1. 小肠穿孔、小肠梗阻、小肠活动性出血、坏死性肠炎、小肠憩室及小肠肿瘤病变等。

2. 小肠系膜血管缺血性疾病合并腹膜炎亦可行腹腔镜探查术。

(二)禁忌证

1. 严重腹胀及广泛肠管扩张导致腹腔操作空间过小者为相对手术禁忌证。

2. 凝血功能障碍者,存在严重心、肺疾病,不能耐受手术者。

(三)术前准备

1. 详细询问病史及进行辅助检查,包括凝血功能、血常规、电解质生化、心电图、腹立卧位片、小肠镜及腹部CTA等检查明确诊断评估。

2. 控制可影响手术的并存疾病,如高血压、冠心病、糖尿病、呼吸功能障碍等。

3. 纠正水电解质酸碱代谢失衡。

(四)手术方法

腹腔镜小肠手术主要分为三类:①松解粘连及整复扭转或套叠的肠管等以消除局部的梗阻;②切除坏死的或有肿瘤等病变的肠段;③小肠造口术、小肠转流术可解决无法解除的肠道梗阻。

1. 腹腔镜肠粘连松解术　常规选择在气管插管全身麻醉下进行,仰卧位。第一穿刺点距离原手术切口4～6cm,置入Trocar,建立气腹,置入腹腔镜,在腹腔镜引导下确立第二、第三穿刺点戳入Trocar置入操作器械,探查寻找肠管扩张及空虚交界处等病灶进行处理。如粘连索带压迫肠管形成腹内疝时,以超声刀或剪刀离断索带并切除,恢复肠道通畅;如小肠肠管及大网膜与腹壁粘连成角时,以无损伤肠钳牵引后,超声刀联合剪刀分离粘连;如肠管粘连成团时,可在适当部位再置入多个Trocar及操作器械牵拉肠管分

离,注意勿损破肠壁,浆肌层破损可行腹腔镜下肠壁修补;如肠管粘连致密、腹腔镜下无法分离,可辅助小切口拖出肠管行肠切除肠吻合。

2. 腹腔镜辅助病变肠管切除术　腹腔镜探查可明确小肠病变的位置、范围及性质,腹腔镜下适当游离肠系膜后可辅助小切口拖出病变肠管行肠切除吻合。根据病变大小和部位选择楔形切除、局部肠段切除或局部肠段切除＋淋巴结清除等术式。吻合方式分为端端吻合、侧侧吻合和端侧吻合。手工吻合多采用端端吻合,器械吻合多采用侧侧吻合或端侧吻合。吻合方式选择多取决于吻合口张力和术者习惯。①端端吻合:移除标本后,若两侧剩余肠管游离度相对紧张,估计吻合口张力偏大,应采用端端吻合。②侧侧吻合:在小切口辅助下,若两侧肠管游离充分,预估吻合口张力较小,可采用该吻合方式。③端侧吻合:在小切口辅助下,若一侧肠管游离较充分、一侧相对紧张时,可采用该吻合方式。采用器械吻合后,亦可采用可吸收线行间断或连续缝合加固吻合口。

3. 腹腔镜小肠修补术　适用于创缘相对新鲜的小穿孔或线状裂口。缝合修补前应进行彻底的清创,剪除穿孔边缘活性欠佳肠壁组织,整理出血供良好的肠壁,以防止术后再次肠破裂或肠瘘的发生。一般用丝线或可吸收线先间断全层横行缝合,再浆肌层缝合

加固。缝合后彻底冲洗干净腹腔,吸净腹腔积液,常规在穿孔部位及盆腔放置引流管引流。

4. 腹腔镜辅助小肠造口术　腹腔镜探查定位后经适当小切口拖出低位小肠梗阻病变近侧小肠管或难以一期吻合的近侧回肠断端与腹壁各层缝合造口。但对于高位小肠梗阻,不宜行造口术,否则易产生肠液丢失严重及腹壁皮肤糜烂,其营养也难以维持。

(五)并发症的防治及术后管理

1. 手术后观察与处理

(1)密切观察患者生命体征、伤口情况及引流物的性质和数量。

(2)维持水电解质酸碱代谢平衡,给予抗生素防治感染。

2. 手术常见并发症防治

(1)切口感染:腹腔镜手术伤口发生感染的机会较低,一般给予换药引流处理即可愈合。

(2)腹腔出血:多因系膜止血不完善或血管结扎线松脱所致,主要表现为腹腔内出血症状如腹痛、腹胀,如出现休克和贫血等症状,应立即输血及再次手术止血。

(3)肠梗阻:主要为粘连性肠梗阻。

(4)吻合口瘘:可予保守冲洗引流处理,如弥漫性腹膜炎症状明显应再次手术治疗。

(杨　平)

第四节　腹腔镜腹膜腔及腹膜后肿瘤手术

腹膜腔肿瘤又称腹腔肿瘤,与腹膜后肿瘤多以腹部包块为表现,依据临床表现及体格检查一般难以区分,需要经CT、MRI检查明确肿瘤具体位于腹膜腔还是腹腔后。本节讨论的腹膜腔肿瘤不包括胃肠癌、肝癌、胰腺癌及妇科来源的肿瘤(相关内容请参考本书有关章节)。本节主要讨论的是一些间叶组织来源肿瘤、神经源性肿瘤、性腺外生殖细胞

肿瘤等及内分泌组织来源的肿瘤。其中腹膜后的肿瘤是本节的主要内容,大多数腹腔肿瘤的手术可以参照腹膜后肿瘤。

腹膜后肿瘤是指位于横膈以下和盆膈以上、脏腹膜以后潜在间隙的肿瘤(除外腹膜后器官的肿瘤),发病率占全身各类肿瘤约0.5%,其中约25%为良性,75%为交界性和恶性肉瘤。恶性腹膜后肉瘤(RPS)占比最

高,其次为恶性纤维组织细胞瘤、恶性外周神经鞘瘤、嗜铬细胞瘤、副神经节瘤、滑膜肉瘤、胃肠外间质瘤、神经母细胞瘤、淋巴瘤等;交界性肿瘤以局部复发风险为主,主要包括韧带样瘤、侵袭性纤维瘤、纤维瘤病等;还有一些良性肿瘤和肿瘤样病变,主要有脂肪瘤、血管平滑肌脂肪瘤、平滑肌瘤、血管淋巴管瘤、苗勒管囊肿、畸胎瘤、肾上腺瘤等。腹膜后肿瘤也包括肝、胆、胰、脾、肾、胃肠道、膀胱、子宫、卵巢等实质脏器原发肿瘤的腹膜后转移。

一、术前准备

腹膜后肿瘤可以长到巨大而未引起特异性临床症状,但患者可能受到肿瘤影响出现非特异性症状,如营养不良、气短、乏力等,制订治疗计划时应考虑到患者的全身情况,术前应考虑完善相关准备:

(一)营养评估

术前应对患者进行营养评估,对营养不良的患者应请营养科会诊制订合理的营养支持方案,纠正低蛋白血症及贫血状态,提高手术的耐受力。

(二)CT 影像检查资料

必须是 1 个月以内的结果,要通过影像确定肿瘤范围和边界。腹膜后肿瘤分期的常用依据是胸部、腹部及盆腔增强 CT 或 CTA资料。

MRI 检查应用于对增强 CT 造影剂过敏或检查受限制的患者。评估肿瘤对椎间孔、坐骨切迹及坐骨神经等部位的侵犯情况时,可选择 MRI 检查。

(三)影像评估

考虑侵犯周围组织的应完善相应检查,如消化道内镜、消化道造影、泌尿系造影;有肝转移考虑肝部分切除的应该完善肝储备功能评估。

(四)肾功能评估

当腹膜后肿瘤手术可能切除一侧肾时,必须评估对侧肾功能,一般应用同位素肾图

CT 评估。

手术前,应根据患者个体情况决定是否采用骨扫描、头颅 CT、正电子发射计算机体层摄影(PET-CT)等检查。

(五)激素检查

腹膜后肿瘤中有一部分为起源于交感神经和副交感神经系统的副神经节,称副神经节瘤(paragangliomas,PGL)。被认为是起源于肾上腺外嗜铬组织,并能够分泌一种或几种儿茶酚胺类物质的神经内分泌肿瘤。根据当前(2004 年)世界卫生组织命名法,术语嗜铬细胞瘤仅用于肾上腺内肿瘤,副神经节瘤是指肾上腺外起源的嗜铬细胞肿瘤。如患者伴有严重高血压等应完善儿茶酚胺六项等激素检查,请麻醉科会诊注意术中、术后维持血压稳定等。

(六)病理活检

腹膜后肿瘤的手术治疗不能以可切除性来决定。对肿瘤病理类型的准确判定是包括手术治疗在内的综合治疗的基础。包括美国国立综合癌症网络(NCCN)和欧洲肿瘤内科学会在内的欧美多项指南或专家共识推荐对于诊断不明的腹膜后肿瘤在治疗前行活检以助诊断和分级,对于鉴别诊断、治疗方案的选择具有重要的指导意义。

1. 以下情况应考虑治疗前活检

(1)术前影像学检查不除外淋巴瘤、胃肠道间质瘤、尤因肉瘤、精原细胞瘤等通常不以手术为首选治疗者。

(2)预计手术范围较大、牺牲脏器较多或者手术可能对患者造成不可逆的重大影响者。

(3)术前考虑化疗、放疗、靶向治疗、免疫治疗等非手术治疗,或参加临床研究的 RPS患者。影像学诊断高度疑似高分化脂肪肉瘤且经外科 MDT 团队讨论可完整切除的病变,可以不进行穿刺活检。

在超声或 CT 引导下的空心针穿刺活检具有安全性、可靠性及操作性。细针穿刺及

细胞学检查很少能对腹膜后肿瘤做出确切诊断,反而因诊断不明延迟治疗,因此不建议细针穿刺活检。

2. 活体组织检查应注意

(1)路径尽量避免通过游离腹腔。

(2)通道尽量选择手术可同时切除的部位。

(3)尽量选取空心针穿刺。

(4)不建议开腹或腹腔镜下行腹膜后肿瘤活检,这种操作可能导致肿瘤污染腹腔,改变腹膜后解剖结构,使再次手术时难度加大。

确定病理类型后经 MDT 讨论确定是否需要手术治疗。

二、手术实施

腹膜后肿瘤手术应当依据肿瘤的位置、病变范围及毗邻器官情况选择合适手术方式。手术路径主要包括经腹腔入路手术和腹膜后入路手术两种。随着腹腔镜技术的发展,一些合适的腹膜后肿瘤已经可以通过腹腔镜完成。一般认为腹腔镜腹膜后肿瘤切除应选择边界清楚、直径小于 10cm 且无明显侵犯周围血管或组织脏器的腹膜后肿瘤;对于肿瘤直径较大,但术前影像学检查提示肿瘤为良性,且无明显侵犯周围组织时,也可首选腹腔镜手术。

腹膜后肿瘤手术切除范围及切缘控制既往一般认为不同于消化道肿瘤,肉瘤切除切缘达到肉眼阴性(R1 切除)即可,即将肿瘤完整切除,没有肉眼残留。近年来的研究结果发现术后切缘状态是对长期无疾病生存最重要的影响因子,提示应根据肿瘤不同的生物学行为和复发模式来确定手术范围和方式。部分肿瘤手术切缘是影响预后的独立因素,可以考虑首次手术即行肿瘤整体＋相邻组织结构的同时切除,可以适当联合切除结肠、小肠、脾等对机体重要功能影响较小的器官,以避免镜下切缘阳性。对于早期远处转移的肿瘤,扩大局部手术范围并不能降低远处复发率,不宜盲目行扩大切除手术。肿瘤邻近十二指肠、胰腺、腹腔干等特殊脏器和重要血管非不得已也不宜贸然切除,肾切除宜慎重,应取得在保持长期功能及减少并发症之间的平衡。

手术前应考虑与肠管关系密切的腹膜后肿瘤应行肠道准备、与输尿管相关者建议请泌尿外科会诊,术前放置输尿管支架管有利于避免术中输尿管损伤。

(一)操作入路与技巧

1. 手术在静脉吸入复合全身麻醉下进行,气管插管成功后患者取仰卧位,脐上或脐下取 10mm 切口为观察孔(必要时可根据肿瘤部位及大小调整观察孔位置)置入 30°腹腔镜探查腹腔。根据探查结果及肿瘤大致位置,设计 2～4 个 Trocar。

2. 左上腹的腹膜后肿瘤,一般取右锁骨中线脐水平、右肋缘下方各 5mm 切口,左锁骨中线脐水平、左腋前线左肋缘下 1～2cm 各 5mm、10mm 切口,分别刺入相应 Trocar,做主辅操作孔,依次切开胃结肠、脾结肠韧带,切开左侧侧腹膜,充分游离结肠脾曲、降结肠及其系膜,将脾或胰尾向上牵拉或翻向中线后可暴露出左腹膜后间隙。

3. 左下腹的腹膜后肿瘤,一般取右中腹各 5mm、10mm 切口,左中腹 1 个 10mm 切口,左下腹 1 个 5mm 切口,分别置入 Trocar 作为主辅操作孔,根据肿瘤部位特点,游离该部位小肠或结肠及其系膜,将其推向上腹部或向中线翻转,分离肿物表面后腹膜充分暴露腹膜后肿物,要注意避免损伤左侧输尿管,必要时可术前预防性放置输尿管支架有助于术中对输尿管的暴露及保护。

4. 右上腹的腹膜后肿瘤,一般取右上腹各 5mm 切口、10mm 切口,左上腹 2 个 5mm 切口,分别刺入相应 Trocar,切开右侧侧腹膜、肝结肠韧带,游离结肠肝曲、升结肠及其系膜,如肿瘤毗邻十二指肠,必要时可沿 Kocher 切口游离十二指肠和胰头,将右肝向上方推举,分离出腹膜后肿物与周围脏器粘连,可暴露出右侧腹膜后腔隙内的十二指肠、胰腺、右肾、右肾上腺、肾脏血管及下腔静脉。

5. 右下腹的腹膜后肿瘤,一般取右侧腹2 个 5mm 切口,左侧腹各 5mm、10mm 切口,分别刺入相应 Trocar,根据肿瘤位置特点,游离该部位小肠或结肠及其系膜,将其推向上腹部,分离肿物表面后腹膜充分暴露腹膜后肿物,若肿瘤位于右肾下方或与右输尿管关系密切,为避免损伤输尿管操作可术中预防性放置输尿管支架。

6. 针对毗邻重要血管或脏器的腹膜后肿瘤,应注意保护肾脏血管、肠系膜上静脉、下腔静脉及腹主动脉等重要血管或十二指肠、胰腺、肾等重要内脏器官。

7. 如结肠、胰腺、肾以及肾上腺等关系密切,腹腔镜下难以完整切除时,可根据肿瘤粘连特点,先逐步游离腹膜后肿瘤与周围组织粘连,取辅助小切口将困难部分留至最后处理。

8. 术中肿瘤仍难以分离或出现大出血,应果断中转开腹。与腹腔或腹膜后脏器如结肠、胰腺、肾上腺,以及肾等紧密粘连无法分离者,可行联合脏器切除术。

9. 对于那些体积较大的腹膜后囊性肿瘤,术中在充分游离肿瘤与周围组织粘连后,可分次穿刺抽液以缩小肿瘤体积,同时应避免囊液外漏入腹腔,再沿囊肿边缘完整切除肿瘤。

10. 为避免出现切口种植转移,标本完整切除后应装入标本袋中取出。

11. 若肿瘤直径较大,必要时可根据肿瘤大小情况,沿观察孔行绕脐扩大切口或辅助切口取出。

(二)腹膜后肿瘤手术肾的处理

有学者提出的"腹膜后间隔室切除"及"肿瘤及邻近受侵犯脏器联合切除"两种扩大手术,均包括分化好的脂肪肉瘤联合同侧肾切除。现有数据表明,这两种手术方式可以降低局部复发风险,且手术并发症发生率及手术相关死亡率均在可接受的范围内。多个研究提示联合肾切除可以延长 DFS,另外有研究显示肾切除是独立的复发保护因素,且不会带来对侧肾功能不全的风险。但也有研究显示,以联合切除肾为主要特点的扩大手术并未延长 OS。同时需要考虑,孤立肾在术后的增强 CT 检查和(或)药物治疗中耐受力降低、发生肾功能衰竭的可能性。更为困难的是现有的技术手段无法在术前或术中准确判定肿瘤对邻近器官的浸润深度,外科医师面临的是切除肾病理证实为完全阴性或保留肾镜下切缘阳性的两难抉择。目前的研究均没有明确指出最佳切除范围,而是提示外科医师确定切缘时把组织学亚型放在首要位置,某些组织学亚型(如分化好的/低级别)的RPS 患者实施间室切除可能有益,但应评估改善局部复发与保持长期功能及减少并发症之间的平衡。

(三)腹膜后肿瘤的综合治疗

1. 目前尚没有腹膜后肿瘤新辅助治疗和单纯手术切除的随机对照研究数据结果,但是新辅助化疗、化疗联合热疗、体外放疗或者联合放化疗,对经慎重选择的腹膜后肉瘤患者是安全的,不会造成致命的并发症。特别对部分手术上无法切除和(或)疑似无法切除的腹膜后肉瘤患者,建议通过新辅助治疗缩小肿瘤,以提高手术切除的可能性,尤其对化疗敏感的肿瘤如滑膜肉瘤、平滑肌肉瘤,放疗敏感的孤立性纤维瘤推荐应用。与单纯化疗比较,新辅助化疗联合热疗可显著提高高级别腹膜后肉瘤患者的无进展生存时间。

2. 目前尚无证据证实辅助化疗对完整切除的腹膜后肉瘤患者有益,部分高危患者可经过 MDT 讨论后选择使用。

3. 对于不可切除或有远处转移的腹膜后肉瘤,化疗是姑息治疗的选择之一。蒽环类药物单药或联合异环磷酰胺和(或)达卡巴嗪是常用的一线治疗方案。

4.近年来,虽然一些分子靶向药物在软组织肉瘤治疗中显示出一定的疗效,但仍多处于临床试验研究阶段。盐酸安罗替尼对于蒽环类药物治疗失败的软组织肉瘤(包括脂肪肉瘤)或某些特殊亚型(如透明细胞肉瘤、腺泡状软组织肉瘤)的肉瘤患者,可提高无进展生存时间,且患者耐受性良好,可作为进展期腹膜后肉瘤的二线治疗选择。

5.目前尚无研究证实腹膜后肉瘤术中放疗有效,尽管有学者认为其对腹膜后肉瘤边缘复发风险控制有帮助,但肉瘤实际边界远远大于术中放疗的边界。

6.目前尚无充分证据证实术后放疗对完整切除的腹膜后肉瘤患者生存有益,而且术后放疗常伴有近期或远期不良反应。治疗性的体外放疗可以应用在少数患者。

7.目前尚无充分证据证实近距离放疗对腹膜后肉瘤患者生存有益,而且术后放疗常伴有近期或远期不良反应。

(四)术后康复

1.腹膜后肿瘤手术中出现十二指肠破裂修补或切除重建者,建议行空肠造口及术后肠内营养支持。在手术中胰腺损伤或术后创面引流液淀粉酶升高时,建议应用生长抑素及类似物奥曲肽等药物治疗。

2.腹膜后肿瘤手术后住院时间较长者,建议行康复训练。腹膜后肿瘤手术后下肢感觉或运动出现轻微障碍者较常见,建议行康复训练及神经营养治疗。

(五)复查与随访

1.腹膜后肉瘤完整切除后的复发无平台期,术后15～20年仍可复发。腹膜后肉瘤患者需无限期随访。

2.高级别的腹膜后肉瘤患者手术治疗后中位复发时间<5年。

3.影像上发现的复发较临床出现症状早数月或数年。腹膜后肉瘤随访评估需包括临床症状和影像学检查。

4.目前尚无明确的随访期限和间隔时间,建议腹膜后肉瘤术后每3个月随访评估1次,2年以后每6个月进行1次随访评估,5年以后每年随访评估1次。

(张　健)

第五节　腹腔镜腹腔多脏器联合切除术

部分腹膜腔肿瘤及腹腔后肿瘤患者就诊时已为晚期,出现邻近脏器侵犯和淋巴结转移。腹腔脏器的胚胎发育有时同源或者来源接近,其淋巴引流联系密切。即使肿瘤晚期只要术前经过周密的检查、全面的评估、MDT团体讨论,对于仍可切除的肿瘤患者行联合腹腔多脏器切除能使患者获得根治手术的机会。联合脏器切除一次性原发肿瘤和转移病灶,可降低肿瘤负荷及减轻肿瘤症状,提高患者术后辅助化疗、免疫治疗、靶向治疗等耐受性。部分胃肠道肿瘤伴远处单发转移的患者行联合腹腔多脏器切除能获得较好的远期生存效果。

既往腹腔肿瘤侵犯邻近器官或有远处单方转移患者行联合腹腔多脏器切除多以开腹手术为主,手术常需较大切口方能切除肿瘤原发灶和远处转移病灶,手术创伤较大,术后并发症多,恢复慢,术后住院时间长。近年来,随着腹腔镜技术的不断发展以及外科医师腹腔镜手术经验的积累,创伤更轻、切口更小、恢复更快的腹腔镜腹腔多脏器联合切除已逐渐成为大家探索的热点。

一、晚期结肠癌腹腔镜腹腔多脏器联合切除手术

结肠癌因原发灶部位不同邻近累及的器官亦有变化,从合并其他器官受累的情况看,右半结肠癌多累及肝、胆囊、十二指肠等;左

半结肠癌多累及脾、胰腺尾部等;乙状结肠癌往往合并左卵巢、子宫、膀胱、输尿管等。

(一)手术指征

1. 脏器原发肿瘤淋巴结转移在可清除范围之内;

2. 有邻近脏器的直接浸润,肝的远处转移灶为单发且可切除;

3. 切除后的残余器官经修补、重建或代偿能力,能维持机体代谢;

4. 凝血功能正常,无严重心、肺、肝、肾功能不全,无中重度贫血、低蛋白血症和严重的全身或局部感染等。

(二)手术禁忌

结肠癌伴颅脑及其他远处不可切除的转移灶;心、肺、肝、肾功能不全;恶病质的晚期肿瘤患者。

(三)术前准备

1. **实验室检查**　手术前,除常规生化、凝血功能、CT、MRI 检查外,应根据患者个体情况决定是否采用骨扫描、头颅 CT、正电子发射计算机体层摄影(PET-CT)等检查。

2. **全面评估**　所有腹腔多脏器联合切除手术的患者均应对患者进行全面的评估,尤其是对受累及需要联合切除脏器术后代偿能力进行评估,避免术后出现灾难性的后果。

3. **肾功能评估**　术前影像学考虑肿瘤累及输尿管的应完善泌尿系造影;手术可能切除一侧肾时,必须评估对侧肾功能,一般应用同位素肾图 CT 评估。

4. **肝储备功能评估**　有肝转移考虑肝部分切除的应该完善肝储备功能评估。

(四)操作技巧

1. 手术在静脉吸入复合全身麻醉下进行,气管插管成功后依据原发肿瘤的位置取仰卧大字位或截石位,脐上或脐下取 10mm 切口为观察孔置入腹腔镜探查腹腔。根据探查结果及肿瘤大致位置,设计 2～4 个 Trocar。

2. 主辅操作孔的 Trocar 置入位置以原

发肿瘤的手术位置为主(具体可参照本书相关章节内容),如能迁就联合器官的切除可做适当调整,不能照顾联合切除时建议增加手术操作孔,避免为原发肿瘤的切除带来困难。

3. 肿瘤累及膀胱、输尿管者,术中请泌尿外科会诊预防性放置输尿管支架有助于术中对输尿管的暴露及保护。

4. 术中注意无瘤原则,完整切除原发灶、直接浸润灶、淋巴结转移远发转移灶。用高频电刀锐性分离,能同时杀灭残留肿瘤细胞,减少播散种植,低渗用大量灭菌注射用水冲洗腹腔,必要时用化疗药物冲洗腹腔减少肿瘤残留。

5. 消化道吻合重建后应妥善加固、止血,笔者经验是妥善的吻合口加固对术后胃肠道吻合口漏的减少至关重要。合理放置引流管减少术后胰漏、胆汁漏和胃肠液漏,促进吻合口愈合有利。

6. 肝转移灶的切除可依据转移灶的位置、患者的全身情况、肝功能代偿情况选择规则性肝切除及不规则的转移灶挖除手术。术中先阻断肝门控制入肝血流,用电刀在肝表面划出切除线,按照预切除线切肝。创面应彻底止血,结扎粗大的胆管检查创面胆漏情况。

7. 结肠癌合并胰头十二指肠切除者因手术创伤巨大,术后并发症多、恢复过程漫长,术中行空肠营养性造口以便术后行营养支持治疗。

8. 子宫、附件切除后注意阴道残端确切缝合,膀胱部分切除后应妥善修复。

9. 腹腔镜下操作困难、手术时间长、患者耐受力差时应及时中转移开腹手术。

(五)术后处理与并发症防治

术后常规监测生命体征、胃肠减压、留置尿管和各种引流管,保持引流管通畅,注意引流液性质及引流量变化。发现胰漏、胆漏、吻合口漏应及早局部持续冲洗负压引流,密切观察患者变化,冲洗引流效果欠佳者应及时二次手术。早期应用止血药，以防止应激性溃疡，并辅以抗生素和营养支持，纠正低蛋白血症、贫血、改善凝血功能。为提高联合多脏器切除术的治愈率和存活率，必须重视并发症的防治。

二、晚期胃癌腹腔镜腹腔多脏器联合切除手术

晚期胃癌联合多器官切除手术不确定因素较多，术中常出现一些难以预料的情况，具体的手术步骤可参照相关章节，以下主要就各种常见的联合切除的手术做原则性介绍。

晚期胃癌一般分远处转移和局部晚期，发生转移的器官多为肝、横结肠、胰腺和卵巢等，是否行联合多器官切除尚存争议。联合多器官切除的目的是 R0 切除，使患者生存获益。联合多器官切除手术大、风险高，每例手术前必须充分地进行 MDT 讨论，严格把握手术指征，慎重选择合适病例和制订合理的手术策略。

三、晚期胃癌联合肝切除

肝是胃癌血行转移最主要器官，有 2.0%～9.9% 的胃癌就诊时合并肝转移。根治性切除后患者可获得更长的中位生存时间。对于有限肝转移的患者，多数文献已证实联合肝转移灶的根治性切除可使患者获益。肝切除的主要并发症是胆漏和出血。一般建议对于单发肝转移灶且直径＜5 cm 的患者，可行包括肝转移灶切除的胃癌根治术。近年来部分研究认为肝切除对于仅有 2～3 个有限肝转移灶患者，化疗后部分缓解患者行根治性肝切除手术对其生存有益。

四、晚期胃癌联合胰十二指肠切除

联合胰十二指肠切除难度极大，术后并发症发生率高，对于患者生存是否获益仍存在争议。应该严格把握联合胰十二指肠切除的适应证：①肿瘤越过幽门环侵袭十二指肠。

②肿瘤侵犯胰头。③幽门下淋巴结转移并侵犯胰头。术后主要并发症为胰瘘，平均发生率为 24.5%，术后应积极处理。

五、晚期胃癌联合横结肠及其系膜切除

累及横结肠及其系膜的胃癌也较常见。日本数据表明，联合结肠切除患者术后 5 年生存率为 27.1%，局部复发率为 4.7%。胃癌联合横结肠切除须确保切缘阴性，以达到根治性切除目的。联合切除时无须切除过多肠管，以及为清扫淋巴结而切除相应血管和系膜。但肿瘤直接侵犯结肠血管时，须同时切除血管及供应结肠。

六、晚期胃癌联合脾切除

发生在胃底、胃大弯侧的胃癌有时直接侵犯脾实质或脾门，是联合脾切除绝对适应证。联合脾切除有助于彻底清扫脾门淋巴结，认为对于侵犯胃大弯的胃癌伴脾门淋巴结广泛转移，脾门淋巴结清扫困难时，可行联合行脾切除。术后常见并发症为胰瘘和腹腔脓肿。有研究发现晚期胃癌联合脾切除影响免疫功能，且术后并发症发生率和病死率较高。

七、晚期胃癌联合 Krukenberg 瘤切除

Krukenberg 瘤为来源于胃肠道肿瘤的卵巢转移性肿瘤的统称，其中最常来源于胃癌。胃癌卵巢转移患者预后较差，化疗有效率低，多数研究认为，以手术为主的多学科综合治疗可使病人生存获益。手术指征包括患者一般状态较好，无腹水、腹膜广泛种植且无其他远处重要器官转移。手术包括胃癌根治术及全子宫、双附件和大网膜切除，并尽可能切除盆腔转移瘤。

腹腔镜腹腔多器官联合切除是晚期肿瘤外科治疗手段，手术复杂，创伤较大，术后发

生并发症风险较高、恢复时间长,须严格把握手术指征,审慎选择患者。术前精准的影像学评估和充分的 MDT 讨论,对于治疗决策制订至关重要。还需前瞻性随机对照试验提供更高级别证据,以证实联合器官切除对于病人的生存获益。

（张　健）

第六节　腹腔镜微创外科新技术的临床应用

一、3D 腹腔镜在胃肠手术中的应用

自从 20 世纪以来,世界迎来了一次 3D 技术革新,各种 3D 产品日新月异。为解决传统的腹腔镜显示器上只能显示二维信息的不足,人们不断探索将 3D 技术应用到腹腔镜手术中。随着 Karlsruhe Nuclear Research Center 设计的第一台 3D 腹腔镜系统后,先后至少有 6 个厂家为医疗行业制造 3D 腹腔镜系统做出了贡献。1993 年,德国 Wenzl 等进行了第一台 3D 腹腔镜下妇科手术,但限于当时的 3D 技术采用快门式 3D 眼镜以获得 3D 图像,以及低分辨率显示器、易致术者眼疲劳的原因,导致 3D 腹腔镜技术并未得到广泛推广。

随着科技的发展及 3D 显示系统的不断改进,2000 年 7 月 11 日美国食品药品管理局(FDA)批准达芬奇(DaVinci)手术机器人系统应用于临床,成为美国第一个可在手术室内使用的机器人系统。这是微创医学历史上的一次里程碑式的创新,外科医师对其立体而清晰的 3D 视野,以及稳定灵活的机械手产生了兴趣。随着外科医师的反复临床实践,达芬奇系统得到了医学界的广泛认可,应用范围越来越广,但其设备价格极为高昂,在北美地区,其每台售价为 100 万～200 万美元;而在中国每台售价超过 2000 万元人民币,且每做一台机器人手术将会产生 3 万～5 万元的一次性手术耗材费。因机器人手术费用尚未纳入我国基本医疗保障范畴,患者是难以承受如此昂贵的手术费用的。而即使将其纳入医保体系,也会对国家造成重大的经济负担。机器人手术在我国现阶段尚难以广泛开展,只能在局限的重点地区和医院进行开展。

在这种情况下,3D 腹腔镜引起了医学界的重视。偏光式 3D 显示技术,以及高清 3D 显示屏可以呈现高分辨率的立体影像,让外科医师产生对影像深度的感知,也可以减少术者的视觉疲劳。随着时间的推移,3D 腹腔镜发展了第二代技术。即由两个相互独立的摄像头分别捕获图形信号,分别由两条数字光学通路传输到同一个三维数字处理单元进行处理,并最终反馈至高分辨率 3D 显示器上,术者通过佩戴轻重量的偏振 3D 眼镜来获得 3D 影像。视觉疲劳的问题得到进一步的解决。2008 年,Dodgson 等首次报道了无须佩戴眼镜的"裸眼"3D(Glasses-free 3D)技术应用于外科手术。该技术在国内也方兴未艾,是对眼镜式 3D 腹腔镜手术的进一步发展和有利补充。自 2012 年以来,北京协和医院、上海瑞金医院、广州珠江医院、佛山市第一人民医院等多家三级甲等医院都先后开展了 3D 腹腔镜手术,3D 腹腔镜技术经历了 20 多年的发展,技术上也经历了改进。

(一)专家共识

随着 3D 腹腔镜在国内的兴起,众多国内专家也就其技术发展应用进行多次讨论,分别于 2015 年及 2019 年推出《3D 腹腔镜手术技术中国专家共识》。提出了以下观点。

1. 3D 腹腔镜手术的适应证与传统 2D 腹腔镜手术相当。

2. 可弯曲 3D 镜头弥补了 3D 腹腔镜无法旋转镜头切面以改变视角的缺陷。

3. 3D 腹腔镜缩短训练模拟器中的任务完成时间,降低了错误率。因此,相较于传统 2D 腹腔镜,3D 腹腔镜更有利于初学者掌握腔镜基本手术操作技术。

4. 裸眼 3D 腹腔镜技术可能成为 3D 腹腔镜的有力补充。

5. 3D 腹腔镜能缩短各类普外科领域手术的时间,优势主要体现在腔镜下缝合操作等精细定向操作上。

6. 3D 腹腔镜不能降低普外科领域总体围术期并发症的发生率,但可能在某些特定手术中存在一定优势。

7. 3D 腹腔镜可能增加视疲劳,引起眩晕、头痛、重影等不适。

8. 3D 腹腔镜对减少胃癌术中出血存在优势,对于缩短手术时间、增加淋巴结清扫数量、减少术后并发症发生等可存在一定价值。

9. 应用 3D 腹腔镜可缩短食管裂孔疝修补的手术时间。

10. 3D 腹腔镜能缩短胃转流术(gastric bypass,GB)的手术时间,对缩短胃袖状切除术(sleeve gastrectomy,SG)的手术时间可存在优势。

11. 3D 腹腔镜能缩短结直肠切除术(结直肠癌根治术)的手术时间,对增加淋巴结清扫数、提高标本病理学质量及减少术后并发症可存在优势。

12. 3D 腹腔镜有助于低年资外科医师缩短胆囊切除手术时间,在胆道探查取石手术及胆管缝合方面可存在一定价值。

13. 应用 3D 腹腔镜可减少解剖性肝切除术的术中出血。

14. 应用 3D 腹腔镜能缩短胰十二指肠切除术的手术时间、减少术中出血。

15. 可弯曲 3D 腹腔镜可能在腹股沟疝修补术中存在一定价值。

16. 3D 腔镜在甲状腺切除术中具有缩短手术时间、减少术后并发症等优势。

经过近年来的发展与普及,3D 腹腔镜手术已在普外科多个亚专业领域体现出较高的应用价值。在某些手术中,3D 腹腔镜对于减少术中出血、缩短手术时间,特别是腹腔镜下缝合时间等方面具有优势,是对传统高清 2D 腹腔镜手术技术的有益补充,也是腹腔镜外科医师培训、提升腹腔镜手术操作技能的良好平台。

(二)适应证

3D 腹腔镜手术的实质是基于 2D 腹腔镜手术术式基础上,将 2D 腹腔镜替换为 3D 腹腔镜完成手术。其操作技巧、手术步骤与 2D 腹腔镜手术基本一致。故 3D 腹腔镜手术的适应证与 2D 腹腔镜手术相同,理论上凡是 2D 腹腔镜能开展的手术,3D 腹腔镜均能进行。

(三)禁忌证

3D 腹腔镜手术是基于成熟、规范的 2D 腹腔镜手术术式基础上进行,其禁忌证与普通腹腔镜手术禁忌证一致。

1. 绝对禁忌证

(1)存在严重的心肺脑肝肾等疾病不能耐受包括气管插管在内的全麻或人工气腹;

(2)严重脓毒血症;

(3)难以纠正的严重凝血功能障碍;

(4)全身情况不良,虽术前积极治疗仍不能纠正或改善,患者病情严重不能耐受;

(5)胃肠道明显胀气,如肠梗阻、肠管扩张等及其他不能穿刺的情况,如晚期弥漫性腹膜炎、腹腔广泛粘连等。

2. 相对禁忌证

(1)出血倾向;

(2)重度肥胖(BMI>40);

(3)巨大膈疝或者腹外疝;

(4)心肺功能欠佳;

(5)神经系统疾病;

(6)腹盆腔内操作区域存在较严重的粘连。

对于重度肥胖患者行减重手术者,改用加长版的腹腔镜器械后可以进行。

(四)术前准备

与 2D 腹腔镜胃肠道手术术前准备一致。患者术前需要完善血常规、凝血功能、血气分析、肝肾功能、免疫常规、尿便常规、心电图、胸片等常规检查,以及比如腹部 CT、MRI、胃肠镜等专科检查。对于比如胃食管结合部肿瘤等术中可能需要进入胸腔的手术,术前需要完善肺功能检查。

术前是否需要置留胃管,根据手术术式不同而有不同的选择。传统情况下,胃肠道手术均需要置留胃管,在患者术后有肛门排气即胃肠道功能恢复的情况下再拔除胃管。近年来随着 ERAS(快速康复外科)技术的发展,传统上很多需要常规置留胃管的胃肠道手术,如腹腔镜胃部手术、结直肠手术、小肠手术都可以不需要常规留置胃管。一般情况下越低位的胃肠道手术,胃管的留置率越低,但开展 ERAS 需要遵循其规范,同时需要麻醉及护理的全力配合,减少并发症的发生。

(五)麻醉

采取气管插管全麻的麻醉方式。对于部分患者,也可以采取硬膜外麻醉＋静脉麻醉的方式进行,但限于一般情况好、手术时间短、手术操作简单的病例,如腹腔镜阑尾切除术。

(六)手术步骤

1. 气管插管全身麻醉。

2. 脐下切开皮肤 1cm,置入 10mm 套管作为入镜孔。CO_2 建立气腹,维持腹压 10～12mmHg,置入 10mm Trocar 及 3D 高清腹腔镜镜头。

3. 术者均佩戴 3D 偏光眼镜。如采取的是裸眼 3D 腹腔镜,术者不佩戴眼镜,助手需要佩戴 3D 偏光眼镜。

4. 根据术式的不同,穿刺置入各种尺寸的套管。一般情况下 10mm 或者 12mm 套管作为主操作孔,5mm 套管作为辅助操作孔。各操作孔可根据具体位置不同及需要做

左右上下调整。

5. 其他腹腔镜下的操作根据术式的不同与 2D 腹腔镜手术操作一致。

6. 手术操作完成后,彻底止血,检查腹腔内无异物残留,无纱块残留,解除气腹,拔出穿刺套管,固定引流管,切口缝合 1 针或不缝合包扎。

(七)术中注意要点

1. **3D 腹腔镜的视野显露**　3D 腹腔镜的成像原理是双摄像头 3D 成像,而绝大多数双摄像头的位置是固定的,实际操作中无法灵活做到如 2D 腹腔镜旋转镜头切面的角度来改变视角,主要的视觉是从上向下看。在这种情况下,当目标术野中出现其他组织遮挡时会看不到其后方的解剖结构。弯曲高清 3D 镜头后可以弥补此方面的不足。3D 腹腔镜镜头在观察物体与镜头距离太近时会使图像的 3D 效果受到部分损失或引起视觉上的不适。显露手术视野时,扶镜手应注意到这一客观存在的问题,避免镜头过于接近观察物体,减少 3D 效果的损失。

2. **裸眼 3D 腹腔镜技术**　3D 腹腔镜手术中所佩戴的偏振式眼镜具有光衰减作用,相对导致图像失真,辐辏调节冲突容易引起术者视觉疲劳;术者呼出的水蒸气容易在镜片上凝结成水雾。基于视障光栅与柱透镜阵列技术及人眼或人脸跟踪技术而实现的免眼镜式(glasses-free)3D 显像技术——裸眼 3D 显像技术有望解决上述缺陷。

3. **对扶镜手的要求提高**　3D 腹腔镜镜头所具备的放大高清立体效果,使得扶镜手轻微的手部震颤或小幅度的镜头快速调整都会使视频图像晃动更为显著,可能给术者带来眩晕、头痛、重影等视觉不适或疲劳,对于扶镜手的扶镜稳定性要求明显提高。

4. **结肠手术**　3D 腹腔镜的高清晰分辨率加上立体效果,在血管分离、淋巴清扫时,给术者带来更清晰的画面,更能辨清组织结构的前后层次,腔隙结构辨认更精确,血管壁

损伤机会大大减少。在辨认 Toldt 间隙、Gerota 间隙、胰前间隙、胰十二指肠前间隙等各个间隙的筋膜组织和不同脂肪结构差别中有明显优势，发生间隙层次判断错误的概率减少。

5. 直肠手术　3D 高清腹腔镜手术由于能更好地辨别解剖组织，使腹腔镜直肠癌根治术过程中清扫 253 组淋巴结，精细辨别自主神经更为方便，而在 ISR 手术或 Miles 手术过程中对于肛提肌附着点的辨认更为清楚。在低位直肠癌手术过程中，由于 3D 腹腔镜镜头不需要离操作点太近，可以减少超声刀烟雾对镜头的模糊，有利于减少擦镜次数，缩短手术时间。

6. 胃手术　腹腔镜胃癌手术场景转换多、解剖层面复杂、血管变异多，术中出血风险较高。3D 腹腔镜对操作区域的放大倍数更高，立体纵深感及层次感更强，对相邻组织的辨认更容易，使得精细手术操作更容易进行，可减少胃癌手术的出血机会。3D 腹腔镜能获得更明显的视野纵深感和更强的空间定位性，在淋巴结清扫及胃肠道缝合操作上也有明显优势。

（八）术后处理

3D 腹腔镜胃肠手术的术后处理同 2D 腹腔镜手术，需要禁食、补液、抗炎、护胃、对症支持治疗，待胃肠道功能恢复后逐步恢复饮食。对于运用 ERAS 技术的患者，按照 ERAS 规范进行，包括术后补液宁少勿多、术前预防性镇痛＋术后多模式镇痛、术后早期经口进食、术后假食、术后肠内肠外营养支持、术后早期活动、术后早期补钾、纠正低镁血症、术后并发症的预防等。

（九）并发症的防治

一项包含了 18 项前瞻性或回顾性研究（其中 5 项为 RCT 研究）的 Meta 分析表明，3D 腹腔镜未能降低普外科领域总体围术期并发症的发生率。胃肠手术术后常见并发症如吻合口瘘、腹腔感染、术后肠梗阻、术后肠

麻痹、切口感染等，其防治原则与 2D 腹腔镜手术一致。

（朱佳成）

二、达芬奇机器人在胃肠手术中的应用

手术微创化一直是外科医师追求的目标之一。1987 年 Mouret 完成第 1 例 LC，标志着微创外科时代的来临。在系列医疗器械如超声刀、腹腔镜器械、能量平台、高清成像等设备，以及微创理念的推动下，腹腔镜技术得到长足的发展。但腹腔镜技术不足之处亦暴露，如二维视野、腹腔镜下缝合难度较高、手术器械缺乏灵活性、烟雾模糊镜头等。经过不断探索，在腹腔镜技术基础上，结合自动机械技术、电子及计算机技术的发展，微创外科迎来了"机器人"时代。自 2000 年达芬奇机器人手术系统通过 FDA 认证后，凭借其 3D 高清影像、灵活的高自由度机械臂，动作校正及抖动过滤等腹腔镜所不具备的优势，目前已广泛使用于泌尿外科、妇产科、普通外科、心胸外科等临床科室。有调查显示，截至 2016 年全球已有 3500 多个机构应用达芬奇机器人系统先后实施了 50 多万例胃肠道肿瘤手术。国内机器人消化道肿瘤手术量也逐渐增多，随着经验积累与交流的增多，机器人手术在国内大型医院会呈井喷式发展。

（一）达芬奇机器人手术系统在结直肠癌根治术的应用

微创技术的发展对结直肠外科具有深远的影响。第 1 例腹腔镜结直肠手术开展于 1991 年，而后腹腔镜结直肠手术技术发展迅速，并且已被证明临床疗效显著，可降低术后疼痛，缩短住院时间，加速术后康复等。但是腹腔镜技术同样存在不足，腹腔镜器械灵活度较低，限制了外科医师的操作，这一缺点在盆腔等狭小空间手术时尤为明显。腹腔镜手术需要有经验的助手配合娴熟充分牵拉暴露手术部位，需要扶镜手给手术者提供稳定的

视野。这些因素导致腹腔镜结直肠手术的学习难度大,学习曲线长。达芬奇机器人手术系统的出现可以克服传统腹腔镜技术的缺点。其器械更加灵活,使得外科医师在进行盆腔手术时操作更加精细。达芬奇机器人手术系统可以提供高清稳定的 3D 视野,并且视野由术者自行控制,不需要扶镜助手,手术过程更加顺畅。其机械臂可以提供稳定的牵拉,操作平台远离手术无菌区,术者在手术过程中自由度更大,降低了体力消耗。这些优势使得达芬奇机器人手术系统在结直肠外科中的应用不断增多。

1. 达芬奇机器人手术系统学习曲线　腹腔镜结直肠癌手术技术难度大,学习曲线长。常规的腹腔镜结直肠癌手术的学习通常分为以下几步:外科医师首先进行良性结直肠疾病手术的练习,而后选择手术难度相对较低的结肠癌进行结肠肿瘤切除手术的学习。在掌握了腹腔镜结肠肿瘤切除技术后可进一步学习腹腔镜直肠癌全直肠系膜切除术(total mesorectal excision,TME)。在学习腹腔镜直肠癌 TME 过程中建议先从 T 分期早、肿瘤位置高的患者开始,而后进行中段直肠癌手术的学习,最后学习难度高的低位直肠癌手术及针对肥胖症患者等特殊人群的手术等。由于个体差异不同,需要的学习例数从 30 例到 100 例不等。

达芬奇机器人手术系统的 3D 视野及灵活的机械臂使其学习曲线较短。有研究结果显示,即便无腹腔镜操作经验的外科医师同样可以掌握达芬奇机器人手术技术。进行低位直肠癌手术时,达芬奇机器人手术系统可以提供良好的 3D 视野,便于深部狭窄盆腔手术的进行,降低了手术难度从而利于外科医师学习。达芬奇机器人手术系统无法为外科医师提供实时的触觉反馈信息,在学习过程中外科医师应通过视觉判断脏器的牵拉程度。对于没有经验的初学者,有可能因为对牵拉程度判断不足导致脏器损伤。为了安全

地掌握达芬奇机器人手术技术,外科医师应在腹腔镜结直肠癌手术具有一定经验的情况下学习达芬奇机器人手术系统结直肠癌手术技术。达芬奇机器人手术系统的学习曲线应分为 3 个阶段:第一阶段的学习需要约 15 例手术;第二阶段需要约 10 例手术以增加达芬奇机器人手术系统的经验;第三阶段外科医师需要学习使用达芬奇机器人手术系统进行复杂程度更高、难度更大的结直肠癌手术。有研究结果表明,外科医师经过 15～25 例手术的学习,达芬奇机器人手术技术可以达到较高的水平,可以安全地进行复杂病例的手术。这一学习曲线与传统的腹腔镜手术标准学习曲线比较显著缩短。

2. 达芬奇机器人手术系统的优势　与传统手术方式比较,机器人结直肠癌手术具有以下优势:①达芬奇机器人手术系统可以提供高清的 3D 视野,手术视野由术者控制,使手术过程更为流畅;②达芬奇机器人手术系统操作环境稳定,操作器械更为灵活。在行血管骨骼化、淋巴结清扫,以及盆腔手术时可以进行精细的解剖操作,提高手术质量。达芬奇机器人手术系统的操作系统更自由方便,减少了外科医师的体力消耗。

(1)排尿功能及性功能保护:在直肠癌手术中,保护控制膀胱及性功能的自主神经至关重要。临床试验数据表明,行腹腔镜直肠癌手术的患者术后性功能较差,这一结果可能与腹腔镜手术在直肠系膜筋膜解剖时的不精细操作有关。有研究结果表明,行达芬奇机器人手术患者排尿功能术后 3 个月、性功能术后 6 个月均能恢复到正常水平;而腹腔镜手术的患者恢复时间分别为 6 个月和 12 个月。达芬奇机器人手术系统 TME 可以进行 Denonvilliers 筋膜的精细解剖及避免神经血管束损伤是其保护排尿功能及性功能的重要原因。

(2)中转开腹手术率低:常见的腹腔镜手术中转原因主要有晚期肿瘤、肥胖症、盆腔狭

窄、腹部手术史导致脏器粘连、出血等。有报道，达芬奇机器人手术系统直肠手术中转开腹率为 1.0%～7.3%，低于腹腔镜直肠手术的中转开腹率 3.0%～22.0%。有 Meta 分析 353 例达芬奇机器人手术系统直肠切除术患者及 401 例常规腹腔镜直肠切除术患者，与达芬奇机器人手术系统比较，常规腹腔镜手术中转率显著升高。以上研究结果表明，达芬奇机器人手术可以显著降低中转手术率。对于手术难度大的患者应考虑选择达芬奇机器人手术。

（3）侧方淋巴结清扫：中低位直肠癌侧方淋巴结转移率为 8.6%～27.0%，常规的 TME 无法切除这部分阳性淋巴结。有学者据此认为对于晚期直肠癌患者应进行侧方淋巴结清扫。近期有研究结果表明，接受新辅助放化疗及 TME 的患者盆腔侧壁复发是肿瘤局部复发的主要原因。但是侧方淋巴结清扫会增加手术出血量及排尿功能、性功能损伤风险，延长手术时间。达芬奇机器人手术系统在盆腔狭窄空间的灵活性有助于侧方淋巴结的清扫。有研究结果表明，使用达芬奇机器人手术系统进行盆腔淋巴结清扫根治性手术具有可行性及安全性。在局部晚期直肠癌手术中，如果需要进行精细的淋巴结清扫，达芬奇机器人手术系统与常规腹腔镜手术比较，前者具有一定技术优势，有利于安全有效地施行手术。

3. 达芬奇机器人手术系统的优劣　现今的达芬奇机器人手术系统仍然存在不足之处。与传统手术方式比较，达芬奇机器人手术系统缺乏触觉反馈，增加了术中脏器损伤的风险。达芬奇机器人手术系统组装复杂，延长了手术时间。机械臂之间互相干扰增加手术难度，且手术费用昂贵，限制了其应用。

（1）手术费用：目前达芬奇机器人手术系统最主要的不足之处为手术费用昂贵。达芬奇机器人手术系统直肠手术的费用明显高于腹腔镜直肠手术。但对于成本效益分析，达

芬奇机器人手术系统在肥胖症、盆腔狭窄及接受过放化疗等手术难度大的患者中所体现的技术优势应纳入到效益分析中。

（2）术后效果：达芬奇机器人手术系统结直肠手术的短期临床疗效具有安全性及可行性。大部分研究者认为，达芬奇机器人手术系统的手术时间长于腹腔镜手术，尤其在结肠手术中，由于需要游离的范围广，手术期间需要重新组装达芬奇机器人手术系统，从而延长了手术时间。但使用联合手术方式的研究结果显示两种手术时间相似。达芬奇机器人手术系统的出血量少于或与腹腔镜手术相似。行达芬奇机器人手术的患者术后平均住院时间与腹腔镜手术相近；但前者术后恢复更快，患者术后排气及进食时间更短。达芬奇机器人手术术后并发症少于腹腔镜手术或与之相近。术后吻合口瘘的发生率低于腹腔镜手术。达芬奇机器人手术系统的高清视野及精细解剖操作是其手术效果良好的主要原因。

4. 达芬奇机器人手术系统的手术肿瘤学效果　达芬奇机器人手术系统结直肠手术的短期及长期肿瘤学效果与腹腔镜手术相似。有研究结果显示，达芬奇机器人手术与腹腔镜手术淋巴结清扫数量及环周切缘情况比较，差异无统计学意义。尽管达芬奇机器人手术组切除的标本大体上更加完整，但两种手术方式的病理学结果相似。完整切除标本与直肠癌 TME 质量有关，达芬奇机器人手术系统在这方面具有一定优势。因此，理论上达芬奇机器人手术长期肿瘤学结果优于腹腔镜手术。但患者 5 年总体生存率、无病生存率两组比较差异无统计学意义；两组患者局部复发率相似。目前针对直肠癌达芬奇机器人手术尚缺乏随机对照研究结果证实。

5. 展望

（1）降低达芬奇机器人手术系统的费用：达芬奇机器人手术系统的昂贵费用限制

了其临床应用。在我国,达芬奇机器人手术尚未纳入医疗保险报销范围内,患者需自费行达芬奇机器人手术治疗。因此,将达芬奇机器人手术纳入医疗保险报销范围是在我国推广该手术的重要一步。目前我国正在研制具有自主知识产权的机器人手术系统,该系统上市后将降低医院购进成本,进而降低机器人手术费用,使更多的患者有能力接受治疗。

(2)扩大适应证:目前,达芬奇机器人技术主要用于早期及中期结直肠癌手术。达芬奇机器人手术系统用于局部晚期侵犯周围组织的直肠癌手术的研究较少。Shin等报道了3例局部晚期直肠癌患者行达芬奇机器人手术系统盆腔脏器切除术的男性患者。该研究结果显示,达芬奇机器人手术系统使外科医师可以进行精细的微创操作,帮助患者最大限度地改善生命质量,促进快速康复。达芬奇机器人手术系统可以用于局部晚期侵犯男性生殖器官的直肠癌手术治疗。随着机器人技术不断成熟及外科医师应用机器人水平不断提高,机器人结直肠癌手术的适应证将从早中期肿瘤拓展至晚期肿瘤。

(二)达芬奇机器人手术系统在胃癌根治术的应用

胃癌在世界范围内有着位列第三的致死率。在国内,其发病率和致死率分列第二、第三位。根治性手术是胃癌的主要治疗方式。随着微创技术的发展,微创外科的重要性不言而喻。近年来,随着腹腔镜技术在胃癌手术中应用的愈发成熟,为了解决淋巴结清扫、术中出血量、术后恢复效果等问题,达芬奇机器人微创外科手术系统自2002年起逐渐崭露头角。

1. 达芬奇机器人在胃癌中的应用现状 1994年起,达芬奇机器人系统经历了由自动定位内镜系统到宙斯宇宙机器人系统至最终成型达芬奇系统的变化过程。自2002年Hashizume等首次完成达芬奇机器人手术

辅助胃癌治疗后,达芬奇机器人于胃癌手术中的应用在世界范围内逐渐增多。国内进展稍慢,于2010年由余佩武等率先进行达芬奇机器人胃癌根治术。

2. 达芬奇机器人在胃癌中的应用发展

(1)胃癌应用达芬奇机器人的适应证变化:达芬奇机器人手术标志着外科手术继腹腔镜后的又一次飞跃,在发展早期达芬奇机器人主要应用于胃肠道良性疾病,如胃底折叠术,Heller肌切开术和机器人辅助下减肥术等。随着在恶性肿瘤中应用的增多,为了使手术效果得到最大化,手术适应证的制订显得尤为重要。早期由于国内应用较少,国内外尚无统一的临床标准。随着胃癌应用达芬奇机器人治疗的增多,我国于2015年成功制订《机器人胃癌手术专家共识2015版》,指出机器人手术应用的明确适应证:①胃癌肿瘤浸润深度≤T4a期;②胃癌术前/术中分期Ⅰ、Ⅱ期者;③对于胃癌手术经验丰富,机器人操作熟练的医师,可用于分期为Ⅲ期者。国外尚无达芬奇机器人应用于胃癌治疗的明确适应证。目前,达芬奇机器人的应用大多局限于早期胃癌,且主要局限于亚洲人群。对于能否将适应证扩大至进展期,由于总体应用的较少,各种多中心随机对照研究也正在缓慢进行中。除恶性肿瘤外,近来有研究表明达芬奇机器人可用于胃肠道间质瘤的治疗,在不论其肿瘤大小和定位的情况下采用保守的手术方式。

(2)达芬奇机器人应用的难点:目前,达芬奇机器人治疗过程中所面临的难点问题不容忽视。淋巴结清扫一直是胃癌根治术中的难点,尤其是第7、8a、9、6组淋巴结,以及新提出的14v组,是术中出血的常见淋巴区域。有研究证实,机器人系统淋巴结清扫的安全可行性,但对其淋巴结清扫程度尚存争议。胃癌手术中的消化道重建也是微创外科手术中的难点。传统腹腔镜由于术者对较深部位的空间距离难以把握,操作范围有限等因素,

消化道重建过程困难,有悖于加速康复外科理念,而达芬奇机器人的应用能更好地解决这些问题。国内达芬奇发展早期,2010年孙益红等根据临床经验,指出吻合操作更倾向于体外开放吻合,体内吻合较费时。高BMI患者行消化道重建时,体外吻合所需切口更大,故更倾向于体内吻合。机器人系统的应用使得医师由体外吻合转向体内吻合也变得更为方便。除了吻合方式的选择外,Liu等在机器人手术过程中发现荷包缝合的应用效果更佳。

(3)达芬奇机器人主要并发症及术后疗效:胃癌应用达芬奇机器人术后的主要并发症为伤口感染、出血、脓肿和吻合口漏等。2012年Caruso等回顾分析5893例胃切除手术,其中4542例开腹,861例腹腔镜,426例机器人,结果显示3种手术方式之间的总并发症率并没有显著差异,三者间的差异主要体现在瘘、梗阻和脓肿这3个主要并发症发生率上。与腹腔镜相比,达芬奇机器人应用于胃癌治疗的早期中转手术更多,2017年Yang等报道的173例达芬奇治疗胃癌手术中已无一例中转,机器人应用于胃癌治疗日渐趋于成熟。并发症只是评估手术结果的一个方面,术后首次下床时间,进流食时间,住院时间等均是评定因素。既往已有大量研究显示,达芬奇手术的短期手术效果与腹腔镜相比无显著不同。迄今为止,多数研究为短期疗效的分析,缺乏对病人的长期随访。

3. **达芬奇机器人在胃癌手术中的主要优势和局限性**

(1)胃癌应用达芬奇机器人的主要优势:随着机器人系统临床应用的增多,相较于腹腔镜手术中的二维成像,机器人系统可以呈现出高解析、多象限的3D图像,使整个手术视野更加开阔,淋巴结与血管间的解剖关系更加清晰,从而减少了术中出血,失血的减少潜在地抑制了癌细胞的自由扩散,也有利于术后免疫功能的维持,这使得胃癌的局部进展受限。同时,对机械臂的熟练控制,也使操作局限性的问题得以解决。机器人系统的使用大大克服了操作医师面对复杂病例自身的工作恐惧心理,更利于医师进行复杂胃癌病例的长时间操作。作为一项新的技术,达芬奇机器人在腹腔镜的基础上有其不容忽视的发展优势。学习曲线和累积求和模型可以客观反映及评估医师对机器人技术的接受水平。研究显示,腹腔镜医师经30例左右即能熟练掌握该项技术。所以在机器人推广方面,学习曲线并不会制约其发展,而且当同时学习机器人和腹腔镜技术时,两者间相互有利。

(2)胃癌应用达芬奇机器人的局限性:达芬奇机器人不可否认是继腹腔镜后微创外科领域新的技术突破,考虑到上述的优势,达芬奇有着腹腔镜不可比拟的先进性,但至少目前,较长的手术时间,以及高昂的手术费用仍将成为其发展的掣肘。机器的复杂性导致了手术的准备时间较长,患者的麻醉时间也会相应延长,这可能会对患者产生有害的结果,在紧急情况下不宜应用。时间的问题可能会随着手术团队熟练度的提高以及机器人技术的发展被解决。

4. **胃癌手术应用达芬奇机器人的应用前景** 达芬奇机器人技术仍处于发展阶段,应用中存在的问题在后续的研究中必然会得到解决,如最新研发的达芬奇系统优化了既往的达芬奇S和Si,新增加了4个可自由拆卸的微创手术刀设计,手术刀可取出及重新植入体内,能实现180°的旋转,增大了手术的活动区域,使胃癌手术中的复杂操作得到简化。达芬奇Xi在达芬奇S和Si的基础上实现了技术的革新,可以实现相对较短的胃癌手术时间。除了机器本身的进步之外,手术技术本身也在进步。

近年来,随着第五代移动通信技术(5G)的快速发展,"远程医疗"已逐步应用于慢性病的远程监控以及急救医学领域,避免与患者面对面接触的同时,为患者提供更高质量更低费用的服务,不仅解决了距离问题,也使受惠人群更广,使更多早期胃癌患者在远距离的情况下就可对自身手术情况进行评估。实时高速的 5G 网络也使得达芬奇机器人应用于远程医疗成为可能。

(李志澄)

三、经自然腔道标本取出技术在胃肠手术中的应用

近年来,随着腹腔镜技术的不断推广,微创理念逐渐深入人心,为了能顺利将术中所切除的标本取出,往往需要在腹部做一辅助切口。若能经自然腔道取标本(natural orifice specimen extraction surgery,NOSES)则可避免了腹壁的额外切口,如通过阴道、口腔、直肠等自然腔道取出术后标本,是微创治疗提供的新思路。目前,胃部 NOSES 手术报道较少,包括肥胖状态、消化性溃疡、胃间质瘤及胃癌等。在胃癌中的应用相对较成熟。而 NOSES 在结直肠手术领域取得了极大发展。

(一)NOSES 在胃癌手术中应用

1. 适应证

(1)经口 NOSES 适应证:①胃壁良、恶性肿瘤,内镜下无法完整切除者;②病灶最大直径<2 cm 为宜;③T2 或 T3 期为宜。

(2)经直肠 NOSES 适应证:①胃良、恶性肿瘤,经口无法取标本者;②T2 或 T3 期为宜;③标本最大径≤3 cm 为宜;④体质指数<30 kg/m²。

(3)经阴道 NOSES 适应证:①胃良、恶性肿瘤,经口无法取标本的女性患者;②T2或 T3 期为宜;③标本最大径 3～5 cm 为宜;④体质指数<30 kg/m²。

2. 禁忌证

(1)肿瘤局部病期较晚、病灶较大;

(2)肥胖患者(体质指数≥30 kg/m²);

(3)合并急性胃肠道梗阻、肿瘤穿孔、出血等需要急诊手术者;

(4)盆腔手术史者;

(5)直肠肛门或阴道畸形等。对于未婚女性、有生育要求或有妇科疾病的患者,则不宜选用经阴道取标本。

3. 手术设备与技术要求　从设备与工具角度讲,NOSES 对设备平台的依赖性低,常规 2D 腹腔镜设备即可开展胃 NOSES。3D 腹腔镜、达芬奇机器人及加长手术器械等设备平台,也可完成胃 NOSES;不同设备平台具有各自的操作特点和技术优势,具体需根据各医疗机构实际情况及医师操作习惯进行选择。从技术操作角度讲,NOSES 对消化道重建及标本取出提出了更高要求,尤其是无菌术与无瘤术的把控。建议开展胃 NOSES 的医师一定要具有丰富的常规腹腔镜手术经验,术中能够确保严格遵守无菌术与无瘤术的规范技术要求,并能够熟练完成全腹腔镜下消化道重建;否则,不建议开展NOSES。为了更好把控无菌、无瘤原则,重点强调以下两点。

(1)术前及术中准备:对于拟行经直肠或经阴道取标本的患者,术前需进行充分的肠道或阴道准备。术区消毒范围必须兼顾上腹手术、下腹手术与会阴操作等。

(2)掌握必要的操作技巧:包括助手吸引器密切配合、大量碘伏水冲洗术野、碘伏纱布条妙用、取标本无菌保护套的使用等,最大程度保证无菌与无瘤操作的实施。

4. 操作要点　经自然腔道取标本是NOSES 的特色操作,也是手术成败的关键所在。取标本操作需遵循以下几个整体原则:①严格遵守手术适应证,根据不同取标本途径的适应证要求来选择手术方式;②严格遵守肿瘤功能外科原则和损伤效益比原则;③熟练掌握 NOSES 的操作技巧与要领,注重手术团队的整体配合;④术中评估取标本困难时,应及时终止经自然腔道取标本操作。取标本操作主要包括标本腹腔内转运、自然

腔道切开、标本经自然腔道取出以及自然腔道缝合 4 个步骤。

5. 经直肠取标本操作要点

(1)标本腹腔内转运:胃标本切除位于上腹部,经直肠或经阴道取标本操作位于盆腔,转运前需先将标本装入管状保护套内封闭,在隔离状态下将标本转运至盆腔,避免肿瘤细胞播散与种植。

(2)直肠前壁切开:直肠肠壁具有柔软、弹性大的解剖特点。直肠切口位置建议在腹膜反折上 5 cm 的直肠前壁切开,有利于标本取出及直肠切口缝合。切口大小约 3 cm,肠管切开方向需平行于肠管走行。在切开直肠壁前,助手可经肛门置入碘伏纱团至直肠预切开处,此时直肠壁充分撑起,可确保肠管切开时不会损伤对侧肠壁,而起到很好的指示作用。建议使用电钩切开肠壁,电钩操作更加精准并能最大限度地减少肠壁损伤。

(3)经直肠取标本:标本转移至盆腔后经直肠切口送入直肠,助手经肛门用卵圆钳将标本缓慢拉出体外。取标本过程中,术者与助手之间需密切配合,使标本一直保持条状,这更有利于标本取出。切忌强行牵拉标本,导致标本成团并堆积于直肠切口处。整个取标本过程必须在腹腔镜监视下完成,不可盲目操作。

(4)直肠切口缝合:肠管切口缝合需采用纵切纵缝,用倒刺线于切口远端向近端进行连续全层缝合,第 2 层采用浆肌层包埋缝合。缝合后需进行充气注水试验检测切口是否缝合确切,有条件单位可以使用内镜进行检查。

6. 经阴道取标本操作要点　经阴道取标本操作中的标本转运和标本取出与经直肠取标本一致,此处重点强调阴道的切开与缝合操作要点。

(1)阴道切开:阴道后穹便于腹腔镜下暴露,该部位无重要血管和神经,并具有良好的弹性和愈合能力,术后远期也不影响性生活,故后穹是阴道切口的首选位置。阴道切开包括腹腔镜下切开和经阴道切开两种方法,术者可根据操作习惯进行选择。①腹腔镜下切开:钳夹并向外、向上牵拉宫颈,阴道拉钩暴露后穹,腹腔镜直视下在两侧子宫骶韧带之间做一 2～3 cm 横切口,自子宫直肠反折腹膜切向阴道黏膜,直达阴道壁全层,并向左、右两侧延伸切口;②经阴道切开:阴道拉钩暴露宫颈,两把组织钳钳夹并向外、向上牵拉宫颈,暴露后穹,在后穹中点做一 2～3 cm 的横切口,切开深度为阴道壁全层,用长弯钳或长弯钝头剪刀向深层分离达后腹膜,剪开后腹膜,并自阴道 4～8 点向左、右两侧延伸切口。标本装袋取出后,冲洗阴道。

(2)阴道缝合:阴道切口缝合包括体外缝合和腹腔镜下缝合,术者可根据操作习惯进行选择。缝合方式多采用倒刺线从阴道切口一端向另一端进行连续缝合,经阴道可采用可吸收线将切口处腹膜和阴道黏膜进行全层缝合。缝合后需行阴道指诊检查切口是否缝合确切。

7. 经口取标本操作要点　经口取标本不涉及自然腔道的切开缝合及标本的转运,主要操作要点为标本经食管口腔取出。建议经口取标本过程中,需将标本置入保护套中进行封闭,并在内镜全程指引下完成标本取出。

(二)经自然腔道标本取出技术在结直癌手术中应用

1. 适应证

(1)手术团队一定要具备丰富的腹腔镜手术经验,并能熟练完成全腔镜下消化道重建。

(2)不能用于局部晚期肿瘤。

(3)不适用于肿瘤引起的急性肠梗阻和肠穿孔。

(4)需进行全腹腔探查。

(5)需考虑术前病灶定位。

(6)肿瘤浸润深度以 T2～T3 为宜,经肛门取标本要求标本最大环周直径＜5 cm 为宜,经阴道取标本要求标本最大环周直径5～7 cm 为宜。

(7)良性肿瘤、Tis、T1 期肿瘤病灶较大,无法经肛门切除或局切失败者,也是 NOSES 的合理适应证。

2. 禁忌证

(1)肿瘤病灶较大、肠管系膜肥厚、患者过度肥胖(BMI≥30 kg/m²);

(2)合并肛周疾病或肛门狭窄者不建议开展经直肠 NOSES;

(3)合并妇科急性感染、阴道畸形或未婚未育,以及已婚计划再育的女性,不建议开展经阴道 NOSES。

3. 手术设备与技术要求

(1)手术器械平台:目前,NOSES 设备平台主要是 2D 腹腔镜器械设备,只要有腹腔镜设备的中心均可开展 NOSES。3D 腹腔镜、达芬奇机器人等也均可完成 NOSES,但不同设备平台各有优势。3D 腹腔镜使操作视野更加清晰逼真,可以使手术操作更加精准确切;达芬奇机器人过滤了人手的细微抖动,使操作更加稳定、灵活。经自然腔道取标本需要一个工具协助标本取出,避免标本与自然腔道接触,取标本工具主要分硬质和软质两种。软质工具有更好的可塑性和弹性,不受标本大小限制,只要自然腔道条件允许,均可以取出,主要包括切口保护套、电线保护套、无菌标本袋等。硬质设备韧性更好,具有良好的支撑作用,标本环周径小于设备口径时,可以顺利将标本取出,但标本环周径大于设备口径,标本将很难取出。硬质工具主要包括塑料套管、经肛内镜、TEM 设备套管等。目前,临床中也有硬质、软质工具联合应用或使用双重软质工具等多重保护手段,进一步确保无菌无瘤。

(2)肠道与阴道准备:经自然腔道取标本及全腔镜下消化道重建对患者的肠道与阴道准备提出了更高要求。如术前准备不充分,很容易导致引起医源性腹腔感染。推荐NOSES 术前必须进行良好的肠道与阴道准备,这也是术中无菌操作的重要前提和保障。

(3)无菌操作与无瘤操作:无菌术和无瘤术不仅 NOSES 需要面对,在开腹手术或常规腹腔镜手术中也同样涉及,需客观、理性看待这一问题。为确保 NOSES 术中无菌术与无瘤术实施,建议从以下几个方面进行把控。首先,术者要具有良好的无菌与无瘤观念,这是任何手术操作都需具备的大前提;其次,术前必须进行充分肠道和阴道准备;第三,必须掌握一定的手术操作技巧,重视手术团队的整体配合,尤其是消化道重建和标本取出环节,这是完成高质量 NOSES 手术的核心步骤,比如腹腔内碘伏纱布条妙用、助手吸引器的密切配合、经肛门注入碘伏水灌洗肠腔、大量碘伏蒸馏水冲洗术区、取标本保护套的使用等一系列操作技巧,均能够降低腹腔污染和肿瘤种植发生的风险;第四,抗肿瘤药物及抗菌药物的合理使用。建议对有高危复发风险的结直肠癌患者,特别是肿瘤侵及浆膜、有淋巴结转移、腹腔冲洗液细胞学检查游离癌细胞为阳性或可疑阳性者、术中瘤体被过度挤压或瘤体破裂者等可进行腹腔化疗。术中将化疗药物注入腹腔直接作用于腹腔内种植和脱落的癌细胞,维持腹腔内较高的有效药物浓度,是治疗和预防结直肠癌腹腔种植转移的重要手段之一。目前,可用于结直肠癌腹腔灌注的药物包括氟尿嘧啶植入剂、洛铂、雷替曲塞、重组改构人肿瘤坏死因子(rmhT-NF)等。术中无瘤操作及预防腹腔种植复发的干预措施是积极的,并已有证据支持,但仍还需要更高级别的证据。

4. 消化道重建　NOSES 手术需在全腔镜下进行消化道重建,这也是 NOSES 手术的重点和难点环节。建议 NOSES 手术消化道重建应遵循开腹和常规腹腔镜手术消化道重建原则。

(1)重建原则:包括以下几方面。①确保肿瘤根治性切除前提下,根据切除结直肠的范围,选择安全可行的消化道重建方式。②术中要确保吻合口张力小、血供好,并保证吻合口通畅无狭窄。③保证肿瘤功能外科原则,减少不必要组织损伤,并兼顾消化道生理功能。④对于直肠癌低位、超低位吻合保肛手术,如存在吻合口漏高危风险或患者进行了新辅助放化疗,酌情进行回肠保护性造口。

(2)消化道重建方式选择:结直肠消化道重建主要包括结肠-直肠吻合、结肠-结肠吻合、回肠-结肠吻合、结肠-肛管吻合。结肠-直肠吻合主要有两种方式,即结肠-直肠端端吻合、结肠-直肠侧端吻合,直肠NOSES手术消化道重建推荐端端吻合。结肠-结肠吻合适用于横结肠、左半结肠切除,吻合方式可以分为端端吻合、侧侧吻合。回肠-结肠吻合适用于右半结肠切除,多采用直线切割闭合器进行侧侧吻合,侧侧吻合又包括功能性端端吻合与功能性侧侧吻合(顺蠕动)。结肠-肛管吻合主要适用于全直肠切除,吻合方式多为经肛门手工吻合。

(3)消化道重建注意事项:吻合前必须检查肠壁血供、吻合口张力、系膜方向是否扭转;吻合后检查吻合口渗漏、是否有出血、通畅程度等情况,检查方法包括充气注水试验、术中肠镜检查等。对于吻合不确切者,可于腹腔镜下进行吻合口加固缝合。对于中低位直肠吻合保肛手术,也可采取经肛门吻合口加固缝合。完成消化道重建后,需在吻合口旁放置引流管,进行通畅引流。

5. 手术标本取出　经自然腔道取标本是NOSES手术最具特色的核心手术步骤,也是最受关注和热议的手术环节。经自然腔道取标本操作体现很强的个体差异,即与患者自然腔道解剖生理状况有关,与医师对取标本的认知水平和操作经验有关。对取标本操作原则概括为以下三方面:第一,严格掌握各种取标本手术操作的适应证要求;第二,取标本途径选择需遵循肿瘤功能外科原则和损伤效益比原则,最大程度减少因取标本操作

给患者带来的损伤;第三,充分掌握取标本的操作规范,严格遵守无菌、无瘤操作原则。

(1)经直肠断端取标本:目前,经肛门取标本包括两种方式,一种为经直肠断端取标本,另一种为经直肠切口取标本。经直肠断端取标本是目前结直肠NOSES术应用最广、创伤最小的首选取标本途径。为兼顾取标本操作的安全性与可行性,对该操作规范要求如下:术中取标本前必须进行充分扩肛,用大量碘伏水冲洗直肠断端;取标本前需置入无菌保护工具避免标本与自然腔道接触;取标本过程中需轻柔缓慢操作,避免暴力拉拽破坏标本完整性;如取标本阻力较大,可让麻醉医师适当给予肌松药物,降低肛门括约肌张力。经肛门取标本是否会损伤肛门括约肌以及影响排便功能,是NOSES手术关注的焦点问题。结合目前研究结果可知,经肛门取标本并没有明显增加肛门损伤的风险。

(2)经直肠切口取标本:经直肠切口取标本是另一种经肛门取标本操作,该途径主要适用于男性右半结肠或左半结肠切除的患者。该取标本方式增加了一处直肠切口,增加了术后肠漏风险,因此手术前必须与患者及家属进行充分沟通并取得同意才可开展该手术。经直肠切口取标本存在两处操作难点:第一,如何使标本顺利经肛门取出,该操作要点与经直肠残端取标本一致;第二,如何选择直肠切口以及具体操作规范。直肠切口位置应选择在直肠上段前壁,切口大小约3 cm,切口方向平行于肠管走行,肠管切开时勿损伤对侧肠壁。肠管切口缝合建议采用自切口远端向近端的连续缝合,缝合后需进行充气注水试验检测直肠切口是否缝合完整。

(3)经阴道切口取标本:对于经阴道取标本手术,阴道切开与缝合是手术的操作难点。推荐阴道切口位置为阴道后穹,后穹便于腹腔镜下寻找和暴露,具有良好愈合能力,周围无重要血管神经,对患者性生活影响小。阴

道切开包括腹腔镜下切开和经阴道切开,术者可根据操作习惯进行选择。阴道切口长度建议 3～4 cm,方向为横行切开,切开深度为阴道壁全层,完成标本取出后,需经腹腔冲洗阴道。阴道切口缝合包括经阴道缝合和腹腔镜下缝合,缝合方式多采用倒刺线从阴道切口一端向另一端进行连续全层缝合,缝合后需行阴道指诊检查切口是否缝合确切。

（曹金鹏）

四、单孔腹腔镜技术在胃肠手术中的应用

　　单孔腹腔镜技术是逐渐兴起的一种微创技术,是外科技术向着微创方向发展的又一进步。在常规的腹腔镜技术基础之上,仅用单孔操作方法来完成各种术式,增强了腹腔镜技术的微创优势,在术后美观及提高心理满意度等方面充分体现了现代外科的新理念。正如腹腔镜开展之初一样,单孔技术的发展和推广要经历一个被人们掌握和认可的过程,要面临各种质疑和反对,患者对这一技术的欣然接受,必然成为其发展的巨大动力,具有广阔的发展前景。最初的单孔腹腔镜技术以应用于胆囊切除为主。随着人们对单孔条件下操作特点的熟悉和适应,此术式已不再神秘和难以掌握。合理选择适应证,在已取得了良好的微创和美观效果的基础上,一些有经验的腹腔镜医师开始尝试将这一技术推广到更广泛的外科领域,在胃肠手术中的应用是非常有潜力的发展方向。

(一)单孔腹腔镜技术在胃手术中的应用

　　早在 2003 年,已有人尝试将单孔腹腔镜技术应用到胃癌的分期中,但此法仅限于对病情的观察,而未实施对胃癌的手术操作。因与通常意义上的单孔腹腔镜技术尚存在一定差距。随着单孔操作技术的逐步独立应用和单孔腹腔镜专用器械的发展,一些针对胃疾病的手术尝试陆续开始。2008 年,儿外科医师报道了应用带操作孔道的专用腹腔镜设备实施胃造瘘术的经验,此法仅限于对胃的抓持等简单操作,难以完成复杂的术式。在胃手术中,减肥手术对微创和美观的要求高,将单孔腹腔镜技术引入减肥手术中的实践尝试相对较多,包括胃捆绑术、胃 Roux-en-Y 旁路术、袖状胃切除术等。这些术式多采用了经脐部放置专用多通道套管的方法,这样才能通过单切口放置多枚操作器械,以满足复杂操作的需要。目前,已有这种单孔腹腔镜手术多通道套管。直径为 3～4 cm 需要在脐部建立 3 cm 左右的全层切口来放置套管,具备 4 个通道,1 个用于连接 CO_2,其余 3 个用于放置 3 枚操作器械,这种专用的器械能在维持较好气腹的同时,还能为手术器械在腹腔内的操作提供相对灵活、舒适的条件。胃癌的常规腹腔镜手术已得到较广泛的开展,对于这种相对复杂的术式,单孔操作的难度将进一步提高,近年随着单孔腹腔镜技术的成熟以及专用器械的开发,对于早期胃癌根治切除等较复杂的术式也能顺利完成,显示这一技术在胃手术中的发展潜力。但目前国内外尚未有关于单孔腹腔镜在胃手术的前瞻性、多中心、大样本、随机对照临床研究。国内单孔腹腔镜技术在胃肠外科领域略晚于国外。

(二)单孔腹腔镜技术在结肠直肠手术中的应用

　　相比单孔腹腔镜胃手术,单孔腹腔镜结肠直肠手术的开展较多一些,相对成熟一些。因结肠直肠的解剖结构相对简单、肠管活动度良好且围绕脐部环形分布,适合开展单孔腹腔镜技术。2008 年,Bucher 等利用普通腹腔镜器械完成了一例单孔腹腔镜右半结肠切除术。同年,Remzi 等利用专用的三通道套管和弯曲的腹腔镜器械也顺利施行了一例右半结肠切除术。两者均选择了结肠良性息肉病例,虽然采用的器械不同,但均取得了良好的效果。2009 年,Bucher 等为一例结肠癌患者施行了单孔腹腔镜左半结肠根治切除术,

证实了单孔操作条件下施行恶性肠肿瘤手术同样是可行的。关于单孔腹腔镜结肠手术的报道日渐增多。针对各种良、恶性疾病的多种术式得以开展,包括乙状结肠切除术、全结肠切除术、直肠癌根治术等。

1. 单孔腹腔镜结直肠手术的适应证

(1)结直肠良性疾病,如结直肠息肉、炎症性肠病、憩室、便秘等。

(2)恶性肿瘤根治性手术的实施应在符合传统腹腔镜适应证与禁忌证的基础上,建议对于早期开展单孔腹腔镜结直肠恶性肿瘤根治术应严格控制手术适应证:①肿瘤最大直径≤4 cm;②BMI<30 kg/m²;③肿瘤位于结肠以及中、高位直肠;④经超声、CT、PET-CT 等检查判断无远处转移;⑤无手术区域广泛粘连;⑥根据第 8 版 AJCC 癌症分期手册,经肠镜、腹部(盆腔)CT 或 MRI 评估后临床肿瘤分期为 cT1-4aN0-2M0,无论是否接受过术前放化疗。

(3)对于开展单孔腹腔镜结直肠手术成熟的单位,手术适应证可适当放宽。

2. 单孔腹腔镜结直肠手术的禁忌证单孔腹腔镜结直肠手术禁忌证主要为相对禁忌证。

(1)肿瘤直径≥5 cm;

(2)恶性肿瘤伴有远处转移;

(3)身体不能耐受腹腔镜手术;

(4)肿瘤位置过低(一般来说腹膜返折以下);

(5)BMI≥30 kg/m²。

3. 单孔腹腔镜结直肠手术的入路选择

(1)绕脐入路:最常见的入路方式,脐部作为天然瘢痕对于切口有较好的掩饰作用,结直肠呈环绕脐部走行,从脐部置入手术器械可顺利到达结直肠各个部位,同时肠系膜上动脉及肠系膜下动脉位置分布均靠近脐孔,经脐孔操作较传统腹腔镜更有利于血管根部淋巴脂肪组织显露及清扫。

(2)耻骨联合上切口入路:在处理中低位直肠时,可选择耻骨联合上切口,以减少骶骨岬对视野及操作的影响,此切口可通过会阴部阴毛以及衣物的遮盖而起到美容效果。

(3)造口或原切口入路:对于存在既往腹部手术史的患者,可根据具体情况,选择原手术切口入路。当患者在术前已计划做造口时也可选择在造口部位做切口入路,从而做到"无痕"。

4. 单孔腹腔镜结直肠手术的术前评估及准备 单孔腹腔镜结直肠手术,尤其是恶性肿瘤根治性手术需选择合适的患者开展。准确评估患者一般情况,判断肿瘤位置、大小及浸润深度,是选择最佳手术方案的前提和基础。完善胸部 CT 平扫,腹、盆腔 CT 增强、直肠 MRI 等评估,判断术前分期,经MDT 讨论制订治疗方案。做好切口标记或造口标记,术前进行肠道准备。

5. 单孔腹腔镜结直肠手术的手术设备与器械

(1)操作平台:①目前有多种的单孔操作平台,包括国产的和进口的单孔道操作平台:SILSTM Port;STAR-Port;GelPOINTTM platform;TriportTM & QaudPortTM;UniXTM;R-portTM 等。②自制简易装置:小型切口保护套的外环套接无菌手套,根据需要剪去 3～5 个手指部分,和常规 Trocar相连组装成简易操作平台。

(2)操作器械:以常规传统腹腔镜器械为主(超声刀、无损伤抓钳、无损伤肠钳、剪刀、冲洗吸引器、Hem-o-lock 钳、电铲、切割吻合器等),同时可根据需要使用预弯曲器械或前端可调节弯曲器械。

(3)镜头:可根据具体情况采用常规 30°镜、前端可弯曲软镜、3D 腹腔镜等,优先推荐可弯曲软镜。

6. 单孔腹腔镜结直肠手术的手术基本站位及原则 不做硬性规定,可根据习惯调整。各术式手术过程均与传统腹腔镜手术相同。恶性肿瘤根治性手术依据全结肠/直肠系膜全切除原则,要求充分的切缘及彻底的淋巴结清扫。术后引流可根据具体情况选择是否放置,若放置可选择经切口引出,对于手术操作满意条件合适的患者可不放置引流管。

7. 单孔腹腔镜结直肠手术的技术难点和操作技巧　单孔腹腔镜结直肠手术的技术难点主要包括以下几点。

(1)丢失操作三角:传统的腹腔镜需要镜头孔与术者左右手的操作孔尽可能分布成倒置的等边三角形,即"三角分布原则"。而SILS经单一切口置入所有的器械操作违反了这个重要的原则,产生了所谓的"筷子效应"。

(2)镜头与操作器械平行共轴:传统腹腔镜的二维视野缺乏深度感,而在 SILS 中,镜头与操作器械平行进入腹腔,产生直线型的视野,术野层次感更加不足。经验不足的医师容易找错组织间隙,造成术中邻近血管、脏器的损伤。SILS 较传统腹腔镜相比视野受限程度更大,手术器械间断性离开视野,更加容易造成视野外的出血或损伤。

(3)暴露困难:SILS 因进入腹腔的空间有限,需尽可能减少操作器械,常无法由第一助手辅助进行术野的暴露,仅依靠扶镜手及主刀医师两人完成腹腔镜下的操作,这样有限的操作器械使得组织牵引不足,术野暴露困难。

(4)共用支点:镜头与操作器械共用相同的支点,狭小的空间造成两者在体内经常发生碰撞,产生"打架"的现象,妨碍手术进程。

8. 单孔腹腔镜结直肠手术的术后注意事项　单孔腹腔镜结直肠手术术后并发症与传统腹腔镜基本相同,各并发症依照常规进行处理。当术中出现操作困难,难以继续进行时,可根据实际情况在合适部位进行加孔或转为开腹手术,一切以手术安全为重,避免造成重要血管及脏器的损伤。既往有报道称单孔腹腔镜胆囊切除术增加了切口疝发生的风险,使得单孔技术受到质疑,但最近的单孔腹腔镜结直肠手术的相关报道并未显示切口疝发生率增加。

(曹金鹏)

五、腹腔镜联合内镜治疗大肠息肉

结直肠息肉主要是由黏膜凸向肠腔形成的病变。病因包括遗传因素、肠道炎症刺激、不良生活习惯、生活不规律、饮食、遗传因素,以及有结直肠息肉病史家属的一级亲属等。对于结直肠息肉的诊断,主要是通过结肠镜观察、取病理活检确诊。通过对病变增生程度、息肉数量、出血情况、恶变细胞等因素的观察,能够早期预测直肠癌,同时病变浸润深度又是预测淋巴转移及选择手术方式的重要因素。文献报道,21 世纪以来,恶性息肉的发生率在不断增加,并且这些恶性息肉主要位于远端结肠。在进行结肠镜检查时,尤其注意远端结肠,同时结肠转角处也不能忽视。有文献报道,最近 10 年,随着结肠镜检查技术及结肠镜下息肉切除术的开展,恶性息肉的诊断率每年提高了 7%～8%。对于较大特别是有恶变倾向的息肉,目前主张发现后立即行手术切除治疗,以避免息肉癌变对患者自身健康造成严重威胁。研究结果显示,包括高龄、多发息肉、较大腺体(直径＞2cm者约半数癌变)、含绒毛成分量高,以及伴重度不典型增生等因素都是发生结直肠息肉癌变的重要因素;对于腺瘤性息肉,90%的息肉都不会癌变,但不保证其不可能癌变,都应该在行结肠镜检查中发现时则立即切除。结直肠息肉,特别是存在癌变倾向者应进行早期积极治疗,对降低结直肠癌发生率至关重要。目前针对结直肠息肉的治疗,通过无数的临床实践,在对患者的一般情况评估后,若无绝对手术禁忌证者,仍以手术切除治疗为主。目前针对结直肠息肉手术切除的方法众多,但均存在各自的局限性,因此需要开展一种既能合理治疗又能保证安全的技术。

结直肠息肉的治疗手段主要包括在腹腔镜下行结直肠息肉切除术、通过结肠镜技术结直肠息肉切除术、经肛门直肠息肉（边切边缝扎）切除术、经骶入路（特别是位于直肠中段息肉）直肠息肉切除术及传统开腹切除息肉等；经肛门及经骶入路切除结直肠息肉仅限于特殊位置的直肠息肉，适应证相对较小。传统的开腹手术切除息肉的最大优点是能够彻底治疗，能够根据术中具体情况采取相应手术方式。但传统开腹手术存在很多弊端，如手术切口过大、对机体创伤大、术中术后出血多、术后患者恢复慢、术后患者生活质量下降（疼痛、活动受限、卧床时间长等）、术后并发症较多等。随着人们生活质量的提高，对结直肠息肉治疗手段的要求也在不断提高，对微创技术、安全性、可靠性都有了更高的要求。鉴于人们对微创观念及技术安全性、可靠性的要求，在结肠镜、腹腔镜下切除结直肠息肉已广泛应用于临床。但在实践过程中，或多或少都暴露出各自的一些局限性。由此双镜联合治疗技术得以开展，如今已成为一种治疗结直肠息肉的重要趋势。

（一）经结肠镜技术治疗结直肠息肉

在结直肠息肉的众多治疗方法中，目前经结肠镜结直肠息肉切除临床应用最为广泛，已被作为为首选的治疗方法。自20世纪60年代开创消化道息肉的治疗手段（内镜下高频电凝切除术）以来，结肠镜下治疗结直肠息肉的方法也越来越多，主要有结肠镜下黏膜切除或剥离术、高频电凝息肉切除术、氩气激光电凝术、活检钳钳取切除等方法。在应用结肠镜切除结直肠腺瘤的报道中提到，尽管结肠镜在切除大息肉时复发率高，但对复发息肉进行再次手术切除也是相当成功的。考虑到合理性、微创性、经济性等多方面因素，结肠镜对结直肠腺瘤的治疗仍应该是首选。

对于经结肠镜结直肠息肉切除术，术前术者通过肉眼观察结直肠息肉的质地、部位、形态、大小、出血情况等进行观察评估，并在肠镜下通过经验来判断结直肠息肉病变的浸润深度及良恶性等，进而采取不同的治疗手段。对于微小息肉（直径＜0.5cm）可在结肠镜直视下直接用活检钳钳取切除（进镜时一旦发现立即切除，以免退镜时无法找到），也可用氩气激光电凝的方法治疗，对于良性病变没有临床症状者可考虑临床随访，若病变增大、出现临床症状、有癌变倾向者时，可考虑采取相应的治疗措施；对直径＞0.6cm有蒂或者亚蒂息肉者采用高频电圈套器套入息肉根部，进行一次性切除，同样也可用氩气激光电凝的方法治疗；对直径≥2.0cm的宽基底息肉，可以分别采取在内镜下分次黏膜切除或内镜下黏膜剥离术将息肉切除。

对于某些位于特殊位置（如脾曲、肝曲、瓣后）的结直肠息肉，由于结肠镜存在其盲区，往往因为结肠镜自身缺陷、角度、患者体位等的限制，应用结肠镜技术可能不能顺利切除或切除不完全甚至不能发现病变部位；对于息肉已发生恶变病例（息肉切除后病检报告提示已经恶变）者，单纯在结肠镜下无法得到根治；对于息肉特别大者，特别是直径＞3cm（更容易引发出血、肠穿孔等并发症）的息肉或者无蒂息肉，或者肠段多处多发息肉，单纯利用结肠镜技术切除，术后肠穿孔、复发、出血等的发生率较高。在结肠镜直视下单纯通过医师肉眼来判断肿瘤的浸润深度及判断良恶性是有限的，要求操作医师要有丰富的经验，若经验不足可能存在切除范围不足或肿瘤残余的可能，甚至出现误切；结肠镜下治疗结直肠息肉主要是依靠能量切割进行操作，特别是缺乏足够经验的操作者很难找到能量的平衡点，因不能准确控制能量大小，最终引起穿孔或出血等并发症。

（二）在腹腔镜下治疗结直肠息肉

对于经腹腔镜治疗结直肠息肉，在腹腔镜下操作，手术视野清晰、暴露好，利用微创器械（如超声刀）进行操作，并且切割精确安全、还能同时对系膜组织、系膜血管进行切割凝固，与传统开腹手术比，减少了对结直肠及其周围组织的创伤和出血，减少了术中结扎止血等步骤，减轻了机体代谢及应激反应，同时术后疼痛轻（减少镇痛药的应用）、胃肠功能恢复快进食较早、住院时间短、减少手术痛苦且术后能够早期进行日常活动。腹腔镜技术应用于较大息肉特别是怀疑有恶变者，术中又可根据冰冻活组织检查结果再次灵活决定具体手术方式。腹腔镜治疗结直肠息肉优点多且是安全、有效的，特别是对于恶性息肉的治疗时，能够保证完全切除。如今腹腔镜这种微创技术已广泛应用于腹部各种手术，胃肠外科、肝胆外科、妇科等科室目前正逐渐由传统的开腹手术向腹腔镜下微创手术转变，体现了腹腔镜已被广泛应用，目前已有报道应用单孔腹腔镜技术完成胆囊切除、阑尾切除术、直肠癌根治术等。腹腔镜技术已成为治疗腹部疾病外科手术的主要趋势。

但腹腔镜下结直肠息肉切除术存在缺乏手的触摸感，可出现定位不准确、误切、盲切而造成术后息肉残留、对患者造成更大的创伤而并未解决疾病本身等不足。在腹腔镜下进行结直肠手术操作时，主要依靠肉眼及操作器械配合感受来判断，通过观察肠腔是否体积增大、肠壁浆膜层是否受侵犯、用器械去感触活动度及其性质等来判断患者病情。是良性病变还是早期癌症，此时仅凭肉眼是无法在术中准确判定其病变性质及位置，从而对术中难以确定手术切除范围、选择手术方式、分离程度等造成很大难度，延长手术时间，造成手术风险的提高。术中因花过多时间去寻找定位病变位置，造成肠管损伤，容易引起系膜血管出血、肠管瘀血甚至肠管坏死等并发症，因过多地在腹腔内操作又可能加大其他脏器损伤概率。腹腔镜手术，与传统开腹手术比较，在其微创技术的基础上却失去了一些开腹手术中的优势（可直接触摸寻

找病灶），也因病变位置特殊或病变较小造成定位困难，最终需要中转开腹，而增加了手术时间，造成患者无法理解（在如今医患关系如此紧张的情况下，医师的工作压力更大）的原因。腹腔镜下手术对患者要求较高，术前需评估患者的心肺功能能否承受气腹，能否在全麻下实施手术等。不管是在腹腔镜下手术还是传统开腹手术，都存在如何对病变进行准确定位的问题，尤其是对于较小或较软病变，即便是术前已行相关影像学或者结肠镜检查，进行准确无误的定位病变部位有时也显得很困难。单纯应用腹腔镜技术治疗结直肠息肉也同样存在其不足的地方。

（三）结肠镜、腹腔镜双镜联合治疗结直肠息肉

1. 结肠镜、腹腔镜双镜联合治疗结直肠息肉现状　随着人们对治疗手段要求的不断提高，临床医师在实践过程中逐渐发现单纯应用结肠镜、腹腔镜技术在治疗结直肠息肉中的不足。结肠镜治疗结直肠息肉存在潜在的肠穿孔、出血的风险及其治疗某些特殊位置息肉时的局限性，而腹腔镜下微创手术与传统开腹手术相比具有相同的治疗效果，但与结肠镜治疗相比，创伤仍较大，且单纯腹腔镜下治疗时可能出现病变部位定位不准确。综合结肠镜与腹腔镜两者的微创优势及各个方法术中术后存在的局限性和风险，近年来，逐渐开始应用腹腔镜联合结肠镜治疗结直肠息肉。目前已有很多关于报道双镜联合治疗结直肠息肉证实是可靠、安全的术式，可以减少并发症的发生，降低手术风险，满足患者的要求。双镜联合可以充分体现各自的优势，进一步扩大各自的临床应用适应指征，提高了手术的安全性、可行性，也提供了更加合理的治疗方式。

2. 双镜联合适用指征

（1）对于伴异型增生的腺瘤性息肉，不能完全排除恶变或者通过形态等来判断出息肉恶变可能性较大者；

（2）体积较大、基底较宽（直径＞2.5cm）的息肉，仅在结肠镜下切除不完整或虽然能完整切除，但因对肠壁损伤较大，术后可能并发感染、出血、穿孔肠漏者；

（3）息肉尽管已行结肠镜治疗，术后病检报告提示癌变，需要进一步追加手术者（术中先在肠镜下定位，再利用腹腔镜技术按根治原则手术）；

（4）因结肠镜医师根据经验肉眼来判断的局限性，位于特殊部位（肝曲、脾曲、瓣后）的结直肠息肉；

（5）无法在腹腔镜术中准确定位病变位置，尤其是对于较小或较软病变者，从而对术中确定手术切除范围、选择手术方式、分离程度等造成很大难度者；

（6）腹腔镜与结肠镜联合应用扩大了单纯应用两者治疗结直肠息肉的适应证，从而避免了对部分良性、部分局部癌变、非浸润性结直肠息肉的过度治疗，同时，也弥补了彼此的不足，通过运用微创的方法来为患者提供最合理的治疗术式，进而满足病人微创、安全、合理的手术要求。

3. 双镜联合的治疗方式

（1）腹腔镜辅助结肠镜切除术：当结肠镜医师通过经验判断息肉能够在结肠镜下切除、但不能保证不发生出血、创伤太大、穿孔等并发症时；或因息肉部位特殊，结肠镜医师不保证能在结肠镜下完整切除、需要外科手术干预时，则在全麻腹腔镜辅助下结肠镜治疗。在腹腔镜的严密监视和保护下，充分帮助结肠镜医师找到病变肠段，必要时还可游离出需要治疗的肠段，结肠镜医师再通过圈套等方法完整彻底地切除息肉过程中，若发现有可能出现穿孔或出血等情况时，腹腔镜医师可立即对薄弱肠壁或者已穿孔肠壁进行缝合加固。对于因结肠镜的视角限制，无法切除的特殊部位息肉（盲区），腹腔镜医师在腹腔内用腹腔镜器械进行"顶""拉"等动作帮助暴露病变部位，结肠镜医师可在清楚的视野下完成手术。

（2）结肠镜辅助腹腔镜切除术：对于巨大肿瘤（特别是无蒂息肉、多发息肉）或息肉切除后病检报告提示息肉恶变需要进一步追加根治性手术时，不再选择开腹手术，而采用结肠镜辅助腹腔镜技术完成根治手术，结肠镜确定病变部位后，在腹腔镜下可以对游离程度、肠段切除范围及手术方式选择等能够更好地清楚判断。结肠镜下准确定位病变部位后，在腹腔镜下完成肠段切除、肠壁局部切除（含息肉）或按根治原则行根治性切除术。

（3）结肠镜腹腔镜双镜同时治疗：对多发息肉时，需要在腹腔镜下切除某段肠管，同时需要在结肠镜下切除其他部位的单个或多个息肉。可先在腹腔镜辅助下结肠镜行单个或多个息肉切除，再在腹腔镜下行对息肉较多肠镜无法保证完全切除的肠段行肠段切除。

4. 双镜联合治疗结直肠息肉的优势、不足及面临的挑战

（1）优势：腹腔镜与结肠镜双镜联合治疗结直肠息肉的应用，能够充分发挥软硬镜各自优势，弥补各自不足，在确保治疗效果、治疗安全性的同时，扩大了各自的临床应用范围，能够更合理地应用于临床治疗，具有明显优势。

（2）不足：近些年也有关于双镜联合治疗结直肠其他疾病中的应用的报道，但是尽管报道双镜联合治疗已应用于临床实践，但临床上仍没有明确的规定哪种患者应该使用双镜联合治疗。由于腹腔镜与结肠镜硬件条件的局限，操作不方便，各自操作仪器的医师术中发生等待现象，术中手术流畅性不能很好控制，增加手术时间，又加大了术中手术风险。所以需要将腹腔镜与结肠镜一体化，并有能够同时熟练操作一体化后的结肠镜与腹腔镜的医师，这样才能更进一步扩大双镜联合治疗的普及范围，并进一步推动双镜联合治疗技术的发展。在拟行腹腔镜辅助下结肠

镜治疗结直肠息肉时,往往因术前肠道准备不足,术中腹腔镜行肠段或肠壁切除,会增加术后可能因伤口感染不能愈合造成肠漏等并发症。

(3)挑战

①双镜联合技术要求较高,结肠镜医师必须熟练掌握结肠镜检查操作及治疗的关键技术,腹腔镜医师必须掌握结直肠手术的操作技巧,以及手术的可行性、安全性、合理性才能使手术治疗得到保证。双镜操作医师的临床经验尤为重要,只有拥有丰富的临床经验才能严格掌握手术指征,从而合理地选择手术方式,当术中出现对病变性质不能确定时,可先行术中冰冻活组织检查,这也同时增加手术时间。

②术前检查、术前肠道准备不可忽略,需充分完善术前检查,明确诊断,这样才能更好地严格利用双镜联合治疗,以避免过度、滥用双镜联合治疗。同样术前检查也能进一步评估患者能否耐受手术,确定患者疾病是否是只有手术才是绝对适应证。术前肠道准备不充分,可能导致术中寻找病变困难,同时加大感染概率。

③双镜联合治疗费用较高,对于经济困难的患者,宁愿选择更加痛苦的开腹手术而不愿去选择花钱更多的微创手术,这将进一步限制此技术的推广普及。

鉴于腹腔镜和结肠镜各自的优势和局限性,融合两者的优缺点后,更能够充分发挥软硬镜各自优势,能够准确定位病变部位的同时,切除息肉时双镜联合技术能带给患者较小的创伤。同时扩大实用指征,双镜联合应用的适用范围比单纯结肠镜、腹腔镜更广,且术后复发率及并发症较低,在保证各自优势的同时,又能保证安全有效的实施手术。从手术耗时、对患者机体打击、减轻患者术后痛苦、术后恢复等多项综合因素上看,双镜联合技术治疗有其绝对的优势。故对于单纯结肠镜(在治疗特殊部位息肉时、病变性质不能确定等)、腹腔镜治疗(病变部位不能确定等)结直肠息肉不能确保合理性、安全性、可行性的情况下,双镜联合治疗既可以保证微创性又可以提高安全性、可靠性、避免过度治疗。双镜联合治疗技术是合理、安全、可行的,对结直肠息肉的个体化治疗,甚至结直肠癌的治疗中也具有一定的临床推广价值,这就是双镜联合技术的未来。

(李志澄)

第七节　腹腔镜肝手术

肝是实质性器官,血供十分丰富,有效控制出血的方法尚在不断摸索进步中。目前在精准肝切除原则指导下,随着腹腔镜器械的不断改进,腹腔镜在肝手术中的应用越来越普及。下面分别介绍腹腔镜下的肝囊肿手术、肝肿瘤局部切除术、肝叶切除术、半肝切除术和肝段切除术等。

一、腹腔镜肝囊肿开窗手术

肝囊肿开窗术是治疗肝囊肿的常见术式。自1991年首次报道腹腔镜肝囊肿开窗引流术以来,由于腹腔镜囊肿开窗术的治疗效果不亚于传统开腹手术,且具有手术创伤小、安全、可靠、恢复快、住院时间短等优点,目前已成为肝囊肿的首选治疗方法。

1. 适应证　凡位于肝表面单纯性肝囊肿均可适用。①有症状的先天性、单纯性单发或多发肝囊肿,直径大于5cm;②边缘性肝囊肿,浅部囊壁距肝脏边缘1cm以内;③囊肿不与胆管相通;④无急性感染和出血。

2. 禁忌证　主要根据肝囊肿性质、位置和全身情况而确定。①肿瘤性、寄生虫性肝囊肿;②中心性位置深的囊肿或表面肝组织较厚(超过2cm);③多发性肝囊肿伴有肾功能不全者;④有出血倾向,凝血机制障碍者。

3. 术前准备　根据B超等影像学确定诊断,明确肝囊肿的部位、数量和大小,并排除其他肝胆疾病的可能。像开腹手术一样进行全面的化验检查和重要脏器的功能测定,并给予全麻术前用药。

4. 麻醉及体位　麻醉采用气管内插管全麻,详见普通外科微创手术麻醉。体位取头高足低15°平卧位,术者位于患者左侧,在术中可根据病灶部位,随手术需要向左、右倾斜手术床,以利于手术操作及术野的暴露,也可取截石位,术者位于患者两腿之间。

5. 穿刺部位　根据情况可选用3孔法或4孔法进行手术操作。通常右肝囊肿穿刺部位A点位于脐下缘,B点位于剑突下,C点位于右锁骨中线肋缘下2cm处,必要时增加D点,位于右腋前线肋弓下2cm处;左肝囊肿的C点改为左锁骨中线肋缘下2cm处,D点位于右腋前线肋弓下2cm处。对于腹腔镜技术熟练者,亦可根据操作习惯选择穿刺部位,但穿刺点的原则选择应有利于接近病变,方便操作为目的。

6. 手术方法　在脐下缘做10mm切口,置入气腹针,确认其在腹腔内后,连接气腹机,建立CO_2气腹后维持1.7kPa(3mmHg)左右的压力,拔出气腹针,用10mm套管针缓慢穿刺成功后,经鞘置入腹腔镜,直视下分别于右锁骨中线、右腋前线(或左锁骨中线、右腋前线)做5mm切口,置入5mm套管针及抓持钳,剑突下做10mm切口,分别置入10mm套管针、止血钳、电钩、电铲或电剪等。首先探查腹腔内脏器,然后仔细检查肝脏,囊肿常突出肝表面而呈现蓝色。清楚了解囊肿的位置、大小及数目,用穿刺针穿刺出囊肿清亮透明囊液以证实诊断。用电凝钩于囊肿最低位处开一小口,从此口将吸引器管插入囊腔内,吸净囊液,用分离钳夹起囊壁,用电凝钩或刀剪切除囊肿盖顶,尽量多地切除囊壁组织,敞开囊腔。囊壁边缘小的血管出血可

用电凝止血,遇到较大的血管出血可用钛夹钳夹。剩余的囊腔用3%的碘酒或无水乙醇烧灼,也可用电铲电灼囊壁,以减少残囊腔壁继续分泌。最后,视囊腔的大小用大网膜组织填入或置入引流管,从腋前线穿刺孔引出。

7. 操作注意事项　腹腔镜开窗术中剑突下Trocar位置应根据囊肿位置而作相应的调整,以利于手术操作。电钩烫开囊肿的位置应在人站直立时的最低位,方便术后引流。一般囊液是清亮的,若出现血性液体或胆汁样液体,则可能囊肿有出血或与胆管相通的疑虑,需严密观察,找出出血点或胆汁渗漏处,予以结扎、缝扎等相应处理,以确保术后无出血及胆漏。囊腔内若发现脊索样结构,切不可盲目电凝烧灼,多为肝内血管或胆管,可考虑无水乙醇局部覆盖。若为多房性肝囊肿,需将囊肿隔膜切开,使多房尽量变成一房后予以处理。

(蒋　鹏)

二、腹腔镜肝肿瘤局部切除手术

1991年,Reich等在全世界首次报道腹腔镜下肝良性肿瘤切除术。此后,腹腔镜肝切除术在肝疾病中的应用逐渐开展。1994年,上海东方肝胆外科医院的周伟平等报道了我国大陆地区首例腹腔镜肝切除术(laparoscopic liver resection LLR)的成功实施,预示着我国肝脏外科也紧跟世界医学发展趋势,进入了腹腔镜肝脏外科时代。

1. 适应证　腹腔镜肝脏肿瘤局部切除术适用位于2、3、4b、5、6段的病灶,以及部分病变比较表浅的7、8、4a段病灶。

(1)良性肿瘤:良性疾病包括有症状或最大径超过10cm的海绵状血管瘤、有症状的局灶性结节增生或腺瘤,有症状或最大径超过10cm的肝囊肿、肝内胆管结石等。

(2)恶性肿瘤:原发性肝癌、继发性肝癌及其他少见的肝脏恶性肿瘤。

2. 禁忌证　同开腹肝切除手术禁忌证;

难以耐受气腹的患者;腹腔内致密粘连;病变位置较深或过于接近大血管者;病变过大者;肿物位置影响第一和第二肝门暴露和分离者,无法安全进行腹腔镜下操作者;肿瘤已侵犯肝门部以及门静脉存在癌栓或者病变本身需要大范围的肝门淋巴结清扫者。

3. 术前准备　腹腔镜肝切除与开腹肝切除一样,为了顺利地完成手术和术后康复,都需要完善的术前评估。

(1)对患者全身系统进行全面评估,了解心肺、肝肾等重要脏器功能情况,明确有无手术禁忌证。

(2)通过影像学(B 超、CT、MRI、PET-CT)检查,了解肝肿瘤的大小、范围和位置,明确是否能行腹腔镜肝切除术,以及需要切除的肝范围,若为恶性肿瘤,需要明确有无远处转移、肝门部侵犯,以及门静脉癌栓。有条件的单位,可以进行 3D 影像重建,在术前完成手术的规划、思考 Trocar 的布局以及应急情况的处理。

(3)纠正贫血,低蛋白血症和水电解质、酸碱代谢失衡,改善患者营养状态,并做好术中备血准备。

(4)所有腹腔镜肝脏切除术术前都需要做好中转开腹手术的准备,术前向患者及家属说明其可能性,术前预防性使用抗生素。

4. 麻醉方式　采用气管内插管全身麻醉,也可采用复合硬膜外全身麻醉。

5. 手术设备与器械

(1)高清晰度电子或光学腹腔镜系统、全自动高流量气腹机、冲洗吸引装置、视频和图片采集存储设备、超声设备及腹腔镜可调节探头及常规使用术中超声检查。

(2)气腹针、5～12mm 套管穿刺器、分离钳、无损伤抓钩、单极电凝、双极电凝、手术剪、持针器、腹腔镜拉钩、一次性施夹钳及钛夹、可吸收夹及一次性取物袋。常规准备同开腹肝切除手术器械。

(3)内镜下切割闭合器、超声刀、超声吸引刀、Tissulink 电刀、腹腔镜多功能手术解剖器、微波刀、水刀、氩气刀等。

6. 手术方法

(1)患者体位及 CO_2 气腹压力:手术体位选择平卧或头高足低位。患者双下肢是否分开可根据术者自身习惯决定。CO_2 气腹压力一般建议维持在 12～14 mmHg(1 mmHg=0.133 kPa),儿童患者的气腹压力建议维持在 9～10 mmHg,应避免较大幅度的气腹压力变化。操作孔数目一般建议 4 孔或 5 孔,观察孔一般位于脐周,操作孔根据病灶位置选定,主操作孔应尽可能接近病变部位。

(2)游离肝:先离断肝圆韧带、镰状韧带,后根据病灶部位游离肝。病灶位于肝 2 段,靠近左三角韧带和冠状韧带者,需离断上述韧带;病灶位于肝 6 段者,需要离断肝肾韧带、右三角韧带及部分右冠状韧带。

(3)离断肝实质:距病灶边缘 1～2cm 标记肝切除线,由前向后、由浅入深采用超声刀等器械离断肝实质。对于直径>3mm 的脉管,钛夹夹闭近端后再予以超声刀离断,直至完整切除病灶。

(4)肝断面处理:对于肝断面渗血可采用氩气刀或双极电凝止血,肝断面活动性出血采用 3-0 或 4-0 无损伤缝线缝合止血。肝断面覆盖止血材料并放置腹腔引流管。

(5)标本的取出:将标本装入一次性取物袋中。体积较小的标本可直接扩大脐部切口取出,体积较大的标本可从肋缘下的 2 个穿刺孔连线做切口或下腹部另做横切口取出。

7. 并发症的防治及术后管理　腹腔镜肝切除术的安全性是肝外科医师关注的焦点。经过 20 多年国内外学者们的不断努力,腹腔镜肝切除术的安全性和疗效逐渐被证实。

(1)并发症防治:术中空气栓塞、出血、胆漏是主要并发症。

①空气栓塞:研究表明,在腹腔镜肝切除的动物实验中,约 1/3 的实验动物发生了空气栓塞,但却未导致明显的不良后果。可能

是由于 CO_2 在血液中的溶解度明显高于空气。文献报道的术中空气栓塞发生率为 $0.1\%\sim1.43\%$，不影响手术的死亡率和并发症率。当较大的肝静脉破裂时易发生空气栓塞，应谨慎处理。在使用氩气刀时能增加腹腔气压，增加发生空气栓塞的风险，应尽量避免使用。

②出血和胆漏：肝切除后断面处理的目的是止血、防止胆漏。渗血可用双极电凝或氩气刀喷凝止血，细小血管、胆管可用电凝封闭。经过反复电凝止血后出血仍未停止时，应仔细观察创面，寻找出血点，进行缝扎止血；当管道直径 >3 mm，需用钛夹妥善夹闭。断面血管处理完后需用生理盐水冲洗，确认无出血和胆漏，或局部再使用止血材料。一般肝断面下需放置 $1\sim2$ 根腹腔引流管。当引流管少量引流胆汁无发热、腹痛等腹腔感染情况，保持腹腔引流管通畅即可。如胆漏量大而引发腹痛、发热等感染征象时，仍需保持引流充分，必要时行腹腔穿刺引流。

（2）术后管理

①术后 6 小时后可进行适当床边活动。

②术后第一天进食流食。

③注意早期发现并发症，如腹腔出血、胆漏及感染。

④术后 $1\sim3$ 天可拔除引流管。

（3）术后管理：术后密切观察患者生命体征、腹腔引流管引流液的性质和量；维持水电解质、酸碱代谢平衡、常规应用抗生素以减少术后感染；术后 $24\sim48$ 小时拔除胃肠减压管，给予流质饮食并逐渐过渡到普通饮食。

（张萦斐）

三、腹腔镜肝左外叶切除手术

腹腔镜肝切除术（laparoscopic hepatectomy，LH）的首例报道见于 1991 年。直到 1996 年，才有学者将其应用于肝左外叶切除（laparoscopic left lateral hepatectomy，LLLH）。肝左外叶是肝脏最左侧部分，以左叶间裂与肝左内叶为界。膈面以镰状韧带、腹面以左纵沟为标志。也被称为肝的Ⅱ、Ⅲ段（Couinaud 肝段）。由于其独特的解剖位置，腹腔镜肝左外叶切除术逐渐得到普及，目前已经被认为是肝左外叶切除的"金标准"。与传统开腹手术相比，腹腔镜肝左外叶切除术具有腹部切口小、术中出血少、住院时间短等明显优势。

1. 适应证

（1）局限于肝左外叶的良恶性肿瘤。

（2）左肝外叶胆管结石，需行手术切除。

（3）肝功能 Child-Pugh A 级或 B 级。

2. 禁忌证

（1）病变体积较大或位置特殊、压迫或侵犯第一或第二肝门。

（2）病变累及或越过矢状部，有损伤左内叶肝蒂的可能。

（3）恶性病变有远处转移或邻近脏器受侵犯。

（4）恶性病变合并门静脉癌栓不能与肝左外叶一并切除或需行术中联合取栓术。

（5）肝功能 Child-Pugh C 级。

（6）存在明显凝血功能障碍。

（7）全身情况差，无法耐受气腹、麻醉和手术。

（8）既往上腹部手术史，考虑腹腔内粘连致密者。

3. 手术步骤

（1）体位、麻醉及术者站位

①患者取平卧位或平卧＋分腿位。气管插管静脉全身麻醉或复合硬膜外麻醉（或联合腹壁神经丛阻滞，对减轻患者术后腹壁伤口疼痛有明显效果）。一般不需要控制术中中心静脉压。术中根据需要调整体位，多采用头高足低、右倾位。

②术者站在患者右侧，一助站在患者左侧，扶镜助手站在术者右侧或患者两腿间（分腿位）。监视器放于术者对侧，有条件的单位可于助手对侧放置第二台监视器方便助手

观察。

（2）腹壁戳孔及穿刺器分布：常采用 4、5 孔法，观察孔位于脐下缘，主操作者孔位于脐水平线腹直肌外缘上方约 3cm 处，第 2 辅助孔位于左锁骨中线肋缘下 3cm。主操作孔应位于脐和第一辅助孔连线的外侧，形成一个钝角，使主操作孔与镰状韧带基本在同一条直线上。助手侧设置第 3、4 孔，其中第 3 孔选择左侧腋前线肋缘下方 4cm，第 4 穿刺孔可选择与主操作孔相对的位置。主操作孔放置 12mm 穿刺器，方便直线切割闭合器的置入。其余戳孔均可放置 5mm 穿刺器。

（3）建立气腹：于脐下缘切开 1～2cm，用巾钳提起腹壁，插入气腹针（注意检查气腹针的通畅性和弹簧功能，否则有损伤肠壁的可能）。待确认气腹针已进入腹腔后连接进气导管，打开气腹机。气腹压力预设为 12～14mmHg，对老年患者腹壁较松弛的患者，气腹压力至 10mmHg 左右即可。如因腹腔粘连等因素不能确认气腹针是否进入腹腔时，可采用直视下切开腹壁全层后再建立气腹的办法。

（4）探查及肝游离

①探查：自脐下戳孔置入 30°观察镜，转动镜身改变观察角度，全面观察腹腔内的情况，对恶性肿瘤患者注意有无肝其他部位的转移、腹腔转移、肝硬化情况和肿瘤的位置、大小及与毗邻脏器的关系。常规施行术中超声检查，目的是弥补术前遗漏的病灶；进一步明确肿瘤的部位、边界、有无子灶，了解肿瘤与周围管道的关系、预定肝切除线上的管道走行，有助于设定及标注肝切除线。

②游离肝左外叶：将肝圆韧带向下牵拉，尽可能靠近腹壁离断肝圆韧带，避免因腹壁侧肝圆韧带残留过多而影响手术视野。可用超声刀或 LigaSure 直接切断，但在明显肝硬化或门脉高压时，应先用可吸收夹或 Hem-o-lock 在两端夹闭后再切断。肝侧保留的肝圆韧带可用于术中牵拉肝，但也不宜过长。

依次离断镰状韧带、左侧冠状韧带及左侧三角韧带后显露第二肝门。在离断左侧冠状韧带时，需留意避免损伤左膈下静脉。左侧三角韧带内没有血管可直接离断，但应该注意部分患者此处的膈肌较薄，容易误损伤造成膈肌穿孔。若存在脾大，应避免损伤脾而造成术中大出血。完成上述游离后，将肝左外叶抬起，显露肝胃韧带，于肝十二指肠韧带左侧切断小网膜直至静脉韧带根部。一般不必显露肝左静脉及下腔静脉。

（5）设定肝切除线：与开腹手术相似，一般沿镰状韧带左侧 1cm 处平行线设定肝切除线，在靠近第二肝门区域，缺乏明显的标志。应根据肝左静脉与肝中静脉的汇合关系设定切除线，避免误损伤肝中静脉或距离肝左静脉根部过远，必要时可采用术中超声辅助。

（6）入肝血流控制：腹腔镜肝左外叶切除术一般不需要入肝血流控制，但当存在肿瘤体积大、肝硬化严重、侧支循环丰富等情况时有可能导致术中出血较多的情况下，可预先放置肝十二指肠韧带阻断装置备用。

（7）离断肝

①离断浅层肝实质：术者和助手将肝切除线两侧的肝脏分别向相反的方向牵拉。距离肝脏表面 1cm 以内的肝实质内一般没有大的管道，可用超声刀直接切开，配合双极或百克钳止血可获得清晰的术野。

②显露、离断 Ⅱ 及 Ⅲ 段肝蒂：沿预先标记的肝切除线切开肝脏下缘，很快即可显露第 Ⅱ 段肝蒂。因 Glisson 鞘致密，此处没有大的肝静脉分支。可用超声刀将其上下缘的肝组织分离干净，充分显露，同样的方法显露第 Ⅲ 段肝蒂。离断肝蒂的方法一般采用直线切割闭合器或 Hem-o-lock 夹闭后切断，作者多采用前者。采用闭合器时，应尽量将肝蒂上下方的肝组织切薄。经术者的主操作孔置入直线切割闭合器，将肝蒂完全放入切割闭合器的两臂间。夹紧切割闭合器进入预激发状态，再次检查肝蒂已完全进入闭合器的工作

区内,避免因不全闭合造成的术中大出血。

③离断深部肝组织:用上述方法继续沿切肝线离断深部肝组织,至肝左静脉附近时,将其上下方的肝组织尽量分薄,但不必完全显露肝左静脉。待剩余肝组织可用直线切割闭合器完全夹闭后,即可直接用切割闭合器将肝左静脉连同其周围剩余的肝组织一并离断。在直线切割闭合器击发前,应注意检查其前端已经完全越过肝上缘,避免损伤膈肌、肝中静脉及下腔静脉。完成切割后,将闭合器方向回正后撤出。如发生切割不全,可按前述方法再次处理剩余的组织,或以可吸收夹或 Hem-o-lock 夹闭近端组织及血管壁后切断。

(8)肝断面的处理及放置引流管:仔细检查肝断面,对活动性静脉出血可采用双极电凝或百克钳止血。有学者推荐使用氩气刀喷凝肝断面。经上述方法止血效果不满意时,可用 4-0 Prolene 对出血点缝扎止血。对动脉来源的出血,作者常规采用缝扎止血的办法。为保证切割闭合器的止血效果,可对已经离断的肝左静脉、肝蒂断端进行缝合加固。对肝断面上的胆瘘,必须诸点缝扎并仔细检查确认缝扎效果。根据具体情况,肝断面可用可靠的止血材料进行覆盖。

为观察术后有无出血及胆瘘,放置腹腔引流管。选择可行术后冲洗的双腔引流管,头端放置在肝断面附近,经腹壁戳孔引出体外引流。

(9)标本取出:根据标本大小决定腹壁切口的长度,可采用上腹正中切口、脐下切口或操作孔间连线上切口。切开腹壁全层后,常规放置保护器,将标本放入标本袋中取出。保持肿瘤完整,避免因肿瘤破裂导致播散种植。对恶性肿瘤而言,这一点尤为重要。待标本取出后,逐层缝合关闭腹腔切口。

4.操作要点

(1)一般无须行入肝血流阻断,但可预先放置肝门阻断器,在发生肝断面大出血时可

起到重要作用。

(2)肝左外叶周围的游离应完全,尤其是左冠状韧带和左三角韧带。否则在使用直线切割闭合器时存在误伤膈肌或下腔静脉的危险。

(3)避免肝外分离显露肝左静脉的企图。

(4)肝蒂的头侧缘应游离显露,并能完全置入切割闭合器内,避免因闭合不全导致的大出血。

(5)注意左内叶肝蒂的变异,避免损伤。

(6)切除的恶性肿瘤一定要先装入标本袋中,再取出。

(7)肝断面止血彻底、无明显胆瘘者可不放置引流。但应注意术后复查,如有明显积液时可穿刺吸引或置管引流。

5.并发症防治

(1)术中并发症

①术中出血:手术过程中的出血是各种腹腔镜外科手术最常见的并发症,也是被迫中转开腹手术最常见的原因。术前应仔细阅读影像资料、科学合理制订手术路径及流程,准备好应对术中出血的器械,做好备血及输血准备(有条件的医院推荐术中自体输血)。肝静脉的切断应尽可能在肝内进行,避免在肝外处理肝静脉。术中超声应作为常规手段,仔细检查肝切除路径上的管道走行,做到心中有数。断肝过程中应小心分离肝组织,避免大块钳夹,由肝表层组织逐渐深入,分层切开。作者采用超声刀的工作臂在工作状态下切开肝实质,显露肝内管道后完全夹闭后再切断。血管的不全切开是造成出血的主要原因。在发生小的出血时,应在出血点的上下方分离肝组织,显露管道后再处理,大多可获得很好的止血效果。切不可沿原路径继续切割,或试图以血管夹止血,否则可能导致难以控制的大出血。对较小的出血点,可用双极电凝止血即可,百克钳的止血效果更佳。如出血量较大,术者及助手应保持镇定,密切配合。将镜头远离出血点,以免被血液遮挡。

助手用吸引器帮助暴露出血位置,术者可先用纱布或止血材料暂时压迫出血点,判断出血部位和来源,根据具体情况选用血管夹夹闭或缝扎等方法止血。肝静脉壁菲薄,因避免牵拉造成的撕裂,缝扎止血的效果要更为确切,应避免反复使用血管夹。肝动脉分支的出血可采用烧灼、血管夹夹闭和缝扎等方法,根据具体情况和术者的经验等选择应用。经上述处理后仍然不能控制的出血应果断中转开腹手术止血。

②胆瘘:肝左外叶切除发生胆瘘的概率不高。对切割闭合器离断的肝蒂可用不可吸收线连续缝合加固。用干净纱布放置在肝断面,观察有无小的胆瘘。对观察到的胆瘘常规采用缝扎的办法处理,并在缝扎完成后再次反复检查确认。

③气体栓塞:大的肝静脉损伤时,高压的CO_2气体经过肝静脉破口涌入心脏,可造成患者术中心搏停止,是腹腔镜肝切除术中重要的致死原因之一。预防措施包括避免肝外游离左肝静脉;肝内游离肝左静脉时,应保留其附近的肝组织,不必完全显露;用切割闭合器断肝时,应尽可能保证完全离断。

(2)术后并发症防治

①出血:术后观察引流管中引流液量及性状。检测血压、脉搏、心率及尿量。如腹腔引流液为较浓的血性液体,应行超声检查了解有无腹腔内出血。如已经明确有活动性出血,非手术治疗多难以奏效,应果断行再次开腹手术止血,切不可等到患者已经出现生命体征不稳时才决定手术,风险增大。再次手术方式可先采用腹腔镜探查,如难以处理再行开腹手术止血。情况紧急时应直接开腹手术止血。多数情况下出血来源于肝断面,行缝扎止血即可,但应特别注意膈静脉、肝圆韧带内静脉、腹壁戳孔等处的出血。

②胆瘘:肝左外叶切除术后发生胆瘘的情况并不多见。一般仅在腹腔引流管中引流出少量黄色液体,患者一般无腹痛、发热等腹腔感染表现。此时仅需保持腹腔引流管通畅,持续负压吸引即可。一般经过1~2周多可自愈,但也有患者术后2~3个月方能痊愈。一般不需要再次开腹处理。

③肝功能损害:因肝左外叶体积较小,切除后对肝功能影响较轻,一般不至于导致明显的肝功能损害。但如果患者的肝硬化比较严重,术中出血较多,或需行再次手术止血的患者,发生术后肝功能损害的概率明显升高。表现为胆红素水平上升、凝血指标异常、腹水增多等。此时应注意加强护肝治疗,尽早应用清蛋白、新鲜血浆等血液制品。注意对肝肾功能及生化指标的检测,维持水电解质平衡,加强营养。

6. 术后注意事项

(1)术后第一天即可离床,进少量流食,术后3~5天出院。

(2)发生术后出血、胆瘘等并发症的患者根据具体情况处理。

(李梅生)

四、腹腔镜左半肝切除手术

1997年,继腹腔镜肝左外叶切除(LLLH)术首次报道的第二年,Huscher等报道了腹腔镜半肝切除术(laparoscopic hemi-hepatectomy)。与右肝相比,左肝体积较小,所在的空间较大,而且其肝周韧带的处理相对简单,术中显露比右肝容易。左侧肝蒂行程比较长,与右侧肝蒂相比更容易解剖和控制。腹腔镜左半肝切除相比右半肝,显然难度较低,更容易进行标准化的处理。

1. 适应证

(1)病变位于Couinaud左半肝(Couinaud Ⅱ、Ⅲ、Ⅳ),病变大小和位置已不影响第一、二肝门解剖为准。

(2)左肝胆管结石,需行手术切除。

(3)肝功能Child-Pugh A级或B级。

2. 禁忌证

(1)病变体积较大或位置特殊、压迫或侵

犯第一或第二肝门。

（2）病变侵犯下腔静脉。

（3）恶性病变有远处转移或邻近脏器受侵犯。

（4）恶性病变合并门静脉癌栓不能与左半肝一并切除或需行术中联合取栓术。

（5）肝功能 Child-Pugh C 级。

（6）存在明显凝血功能障碍。

（7）全身情况差，无法耐受气腹、麻醉和手术。

（8）既往上腹部手术史，考虑腹腔内粘连致密者。

3. 手术步骤

（1）体位、麻醉及术者站位

①患者取分腿头高足低平卧位。气管插管静脉全身麻醉或复合硬膜外麻醉（我院常联合腹壁神经丛阻滞，对减轻患者术后腹壁伤口疼痛有明显效果）。常规行低中心静脉压控制。术中根据需要调整体位，多采用头高足低、右倾位。

②术者站在患者右侧，一助在患者左侧，扶镜助手站在术者右侧或患者两腿间（分腿位）。监视器置于术者对侧，有条件的单位可于助手对侧放置第二台监视器方便助手观察。

（2）腹壁戳孔及穿刺器分布：常采用 4、5 孔法，观察孔位于脐下缘，主操作孔位于脐水平线腹直肌外缘上方约 3cm 处，第 2 辅助孔位于左锁骨中线肋缘下 3cm。主操作孔应位于脐和第一辅助孔连线的外侧，形成一个钝角，使主操作孔与镰状韧带基本在同一条直线上。助手侧设置第 3、4 孔，其中第 3 孔选择左侧腋前线肋缘下方 4cm，第 4 穿刺孔可选择与主操作孔相对的位置。主操作孔放置 12mm 穿刺器，方便直线切割闭合器的置入。其余戳孔均可放置 5mm 穿刺器。

（3）建立气腹：于脐下缘切开 1～2cm，用巾钳提起腹壁，插入气腹针（注意检查气腹针的通畅性和弹簧功能，否则有损伤肠壁的可能）。待确认气腹针已进入腹腔后连接进气导管，打开气腹机。气腹压力一般预设为 12～14mmHg，对老年患者腹壁较松弛的患者，可适当降低气腹压力至 10mmHg 左右即可。如因腹腔粘连等因素不能确认气腹针是否进入腹腔，可采用直视下切开腹壁全层后再建立气腹的办法。

（4）探查及肝游离

①探查：自脐下戳孔置入 30°观察镜，转动镜身改变观察角度，尽可能全面观察腹腔内的情况，对恶性肿瘤患者注意有无肝其他部位的转移、腹腔转移、肝硬化情况和肿瘤的位置、大小及与毗邻脏器的关系。常规行术中超声检查，目的是发现术前遗漏的病灶；进一步明确肿瘤的部位、边界、有无子灶，了解肿瘤与周围管道的关系、预定肝切除线上的管道走行，有助于设定及标注肝切除线。

②左半肝游离：将肝圆韧带向下牵拉，尽可能靠近腹壁离断肝圆韧带，避免因腹壁侧肝圆韧带残留过多影响手术视野。可用超声刀或 Ligasure 直接切断，在明显肝硬化或门脉高压时，先用可吸收夹或 Hem-o-lock 在两端夹闭后再切断。肝侧保留的肝圆韧带可用于术中牵拉肝。依次离断镰状韧带、左侧冠状韧带及左侧三角韧带显露第二肝门。在离断左侧冠状韧带时，需留意避免损伤左膈下静脉及膈肌。存在脾肿大时，应避免损伤脾造成术中大出血。完成上述游离后，将肝左外叶抬起，显露肝胃韧带，于肝十二指肠韧带左侧切断小网膜直至静脉韧带根部。

（5）第一肝门解剖及入肝血流控制：与开腹手术相同。腹腔镜半肝切除时，用选择性入肝血流阻断。左肝肝蒂较长，处理相对容易。可选择 Glisson 鞘内或鞘外解剖。当采用鞘内解剖时，先切开肝十二指肠韧带包膜，沿肝固有动脉向肝门方向寻找左肝动脉，用丝线结扎阻断血流（可以切断，或暂时保留）。提起肝左动脉，即可见到门静脉左支，靠近游离后同样以丝线结扎，保留左肝管于原位暂不游离。此时在肝表面即可见清晰的缺血分界线。当采用鞘外解剖时，向上牵开肝圆韧带，显露第一肝门，在左侧肝蒂上方切开一小口，从上向下外侧钝性分离，从尾状叶上方穿出，引入一 7 号丝线环绕捆扎左侧肝蒂，注意避开左侧尾状叶的肝蒂。此时亦可见到明显的左、右半肝缺血分界线。不推荐全肝入肝血流阻断，但当第一肝门粘连、位置较深导致肝门解剖困难或出血较多时，只能采用全肝入肝血流阻断。常会预先放置肝门阻断器，如发生术中意外出血，收紧阻断带阻断入肝血流会明显减少术野的出血，利于保持术野的清晰，对出血的处理有着很大的帮助。

（6）设定肝切除线：与开腹手术相似。一般沿缺血线设定肝切除线，自肝下缘开始直至肝左静脉根部。肝面的切线延伸至肝门汇合部左侧，注意避免损伤右侧肝蒂。

（7）离断肝

①离断浅层肝实质：术者和助手将肝切除线两侧的肝分别向相反的方向牵拉。距离肝表面 1cm 以内的肝实质内一般没有大的管道，可用超声刀直接切开，配合双极或百克钳止血可获得清晰的术野。

②离断深部肝组织：用上述方法继续沿切肝线离断深部肝组织，用超声刀小心切开，或用工作臂在工作状态下钝性分离肝实质。遇肝内管道时，尽量将其完全显露后再行处理。因此切线靠近肝中静脉左侧，分支较多，应小心处理。

③显露、离断左侧肝蒂：沿预先标记的肝切除线切开肝下缘，直至左侧肝蒂。因 Glisson 鞘致密，而且此处没有大的肝静脉分支。可用超声刀将其上下缘的肝组织分离干净，充分显露，离断肝蒂的方法可采用诸支结扎切断的方法，也可采用直线切割闭合器，更为简便可靠。采用闭合器处理时，尽量将肝蒂上下方的肝组织切薄。经术者的主操作孔置入直线切割闭合器，将肝蒂完全放入切割闭合器的两臂间。夹紧切割闭合器进入预激发

状态，再次检查肝蒂已完全进入闭合器的工作区内，避免因不全闭合造成的术中大出血。

④离断左侧肝蒂后，继续沿切除线向第二肝门方向分离肝实质。待剩余肝组织可用直线切割闭合器完全夹闭后，即可直接用切割闭合器将肝左静脉连同其周围剩余的肝组织一并离断。在直线切割闭合器击发前，应注意检查其前端已经完全越过肝上缘，避免损伤膈肌、肝中静脉及下腔静脉。完成切割后，将闭合器方向回正后撤出。如发生切割不全，可按前述方法再次处理剩余的组织，或以可吸收夹或 Hem-o-lock 夹闭近端组织及血管壁后切断。

（8）肝断面的处理及放置引流管：仔细检查肝脏断面，对活动性静脉出血可采用双极电凝或百克钳止血。经上述方法止血效果不满意时，可用 4-0 Prolene 对出血点缝扎止血。因动脉压力较高，对动脉来源的出血，我们常规采用缝扎止血的办法。为保证切割闭合器的止血效果，可对已经离断的肝左静脉、肝蒂断端缝合加固。对肝断面上的胆瘘，必须诸点缝扎并仔细检查确认缝扎效果。因左半肝切除的肝断面较大，我们常规停止气腹观察 30 分钟，能够发现一些迟发的胆瘘和出血。根据具体情况，肝断面可用止血材料覆盖。

通常放置腹腔引流管。一般选择可行术后冲洗的双腔引流管，头端放置在温氏孔，经腹壁戳孔引出体外。

（9）标本取出：根据标本大小决定腹壁切口的长度，可采用上腹正中切口、脐下切口或操作孔间连线上切口。切开腹壁全层后，常规放置保护器，将标本放入标本袋中取出。保持肿瘤完整，避免因肿瘤破裂导致播散种植。待标本取出后，逐层缝合关闭腹腔。

4. 操作要点

（1）穿刺器的分布及术者的站位与肝左外叶切除基本相同。主操作孔的延伸线应位于肝断面所在的平面上，并兼顾到方便进行

肝周的游离。

（2）肝周围的游离与肝左外叶切除时的要求相同。

（3）行左侧入肝血流阻断时需要解剖第一肝门，术者可根据具体情况选择经鞘内或鞘外路径，注意不要损伤左侧尾状叶肝蒂。

（4）无论采用何种方式游离左肝蒂，都不建议先切断左肝管。因胆管的变异较多，为避免发生右肝管或自左肝管发出的异常右肝胆管分支的损伤，建议在完全清除左肝蒂周围的肝实质前不做处理。解剖左侧肝蒂的目的仅限于达到确切的左肝入肝血流控制即可。

（5）因半肝血流阻断并不能阻断来自于健侧的血流，为方便对术中意外出血的处理，推荐常规放置肝门阻断装置。

（6）恶性肿瘤应先装入标本袋中再取出。

（7）因肝断面较大，而且位于肝中线，离断的管道多，发生术后出血和胆瘘的机会与肝左外叶切除相比明显增多。因此常规放置腹腔引流管，方便引流积液和术后观察。

（8）发生术中明显出血，经处理不能很快止血，且累计出血量较大的，应果断选择中转开腹，切不可因迟疑犹豫造成严重后果。

（9）超声刀的使用遵循小步、分层、慢走的原则，将超声刀的工作面带量插入肝实质。此时术者应注意插入时的感觉，如遇阻力时应将刀头退出少许，在阻力位的上方及下方分别切开肝实质，此时多可显露该处的肝内管道，以血管夹夹闭后再行切断。作者采用超声刀的工作臂在工作状态下向两侧轻轻推拨肝组织的方法，可以清楚显露出肝内细小的肝静脉管道同时避免了因局部焦痂形成影响术野。

（10）腹腔镜半肝切除术要求术者及其团队配合熟练、心理素质稳定，在手术的每一个过程都应保持足够的耐心和细致程度。

5. 并发症及处理

（1）术中并发症

①术中出血：术前仔细阅读影像资料、制订科学合理的手术流程，做好应对术中大出血的准备是重要的预防措施。术中超声应作为常规手段，仔细检查肝切除路径上的管道走行及距离肝脏表面的深度，在脑海中建立肝断面处的三维结构。对可能遇到的较大的管道位置及走行了然于胸。断肝过程中应小心分离肝组织，避免大块钳夹，由肝脏表层组织逐渐深入，分层切开。在发生小的出血时，应在出血点的上下方分离肝组织，显露管道后再处理，多可获得很好的止血效果。切不可沿原路径继续切割，或试图以血管夹反复止血，否则可能导致难以控制的大出血。对较小的出血点，双极电凝止血、百克钳等的止血效果良好。如出血量较大，术者及助手应保持镇定，密切配合。将镜头远离出血点，以免被血液遮挡。助手用吸引器帮助暴露出血位置，术者可先用纱布或止血材料暂时压迫出血点，判断出血部位和来源，根据具体情况选用血管夹夹闭或缝扎等方法止血。半肝切除线会遭遇较多的肝中静脉分支，有时甚至是肝中静脉主干，应避免牵拉造成的撕裂，缝扎止血的效果更为确切。肝动脉分支的出血可采用烧灼、血管夹夹闭和缝扎等方法，要求术者必须具有良好的腔镜下缝合能力。经上述处理后仍然不能控制的出血应果断中转开腹。

②气体栓塞：预防措施包括避免肝外游离左肝静脉；肝内游离肝左静脉时，应保留其附近的肝组织，不必完全显露；用切割闭合器断肝时，应尽可能保证完全离断。在离断肝的过程中，手术者与麻醉师应密切沟通，及时发现是否存在气体栓塞。一旦考虑存在气体栓塞应立即撤除气腹，压迫出血部位，紧急抢救。

（2）术后并发症

①出血：对于左半肝切除术后出血的处理与肝左外叶切除相同。如已经明确有活动性出血，应果断行再次手术止血。再次手术

方式可采用腹腔镜探查,如难以处理再行开腹止血,情况紧急时应直接开腹止血。多数情况下出血来源于肝断面,行缝扎止血即可,但应特别注意肝门附近、膈静脉、肝圆韧带内静脉、腹壁戳孔等处的出血。

②胆瘘:少量胆瘘仅在腹腔引流管中引流出少量黄色液体,患者一般无腹痛、发热等腹腔感染表现。此时仅需保持腹腔引流管通畅,持续负压吸引即可。一般经过1~2周多可自愈,一般不需要再次开腹处理。较大量的胆瘘仍以充分引流为主,必要时加行腹腔穿刺引流。如患者存在腹痛、发热等感染征象时,说明引流不充分。待胆瘘局限,患者情况好转后,可行 ERCP 胆道支架植入,对减少胆汁的漏出量缩短愈合时间有明显作用。

③肝功能损害:左半肝大约占到肝体积的 40%,如果存在肝硬化,术前肝功能不良,术中出血较多,或需行再次手术止血等情况,发生术后肝功能损害的风险较高。应用肝功能分级、ICG、肝脏容积测定等方法,对发生术后肝功能损害的风险有较好的预测作用。对发生肝功能损害者可加强护肝治疗,尽早应用清蛋白、新鲜血浆等血液制品。注意对肝肾功能及生化指标的检测,维持水电解质平衡,加强营养。

6. 术后注意事项

(1)术后第一天离床,进流食、术后5~7天出院。

(2)发生术后出血、胆瘘等并发症的患者根据具体情况处理。

(3)密切监测生命体征、尿量及引流液情况。

(4)维持水电解质酸碱平衡。

(李梅生)

五、腹腔镜肝段切除手术

自 1991 年 Reich 首先报道腹腔镜肝肿瘤切除术以来,由于腹腔镜器械的不断改进以及临床经验的积累,随着腹腔镜肝切除术(LH)技术和理念的进步、器械设备的日益更新,以及对肝解剖学认知的不断深入,加之数字医学、人工智能等新技术的融入和临床应用,腹腔镜肝外科飞速发展,并在关键技术上取得突破性进展。

1. 适应证

(1)肿瘤直径小于 10cm。对于肿瘤直径>10cm 的巨块型肿瘤,在有经验的医疗中心,LH 治疗严格选择的病例同样安全、可行。

(2)≤3 个病灶,符合米兰标准的多发性肝癌行腹腔镜切除术安全、可行,>3 个病灶需结合其分布情况在有经验的医疗中心选择性实施。

(3)局限于段的肝胆管结石。

2. 禁忌证　LH 的禁忌证包括任何开腹肝切除术的禁忌证,同时还包括以下几项。

(1)不能耐受气腹者。

(2)腹腔内粘连难以分离暴露病灶者。

(3)病变侵犯或紧邻重要结构导致腹腔镜手术不能完成者。

3. 术前准备　除了常规检查外,术前准备还应做到几点。

(1)精确定位病灶:应做 B 超、CT、MR 或血管造影,以明确肝脏脓肿的位置、大小、边界、包膜情况,以及肿瘤与大血管的关系。应排除肝内卫星灶、肝外肿瘤的肝转移、肝门淋巴结大,以及门静脉癌栓方可施行腹腔镜肝段切除术。

(2)准备重点:重点检查肝功能,根据肝细胞储备功能情况决定切肝范围,行必要的心、肺、肾功能检查,术前备血,插胃管,插导尿管。

(3)CT 三维重建和残肝体积计算,制订精准的肝切除范围。

(4)MRCP 检查可清晰显示胆管树全貌,用以判断是否存在胆管变异,评估胆道梗阻平面及程度。

4. 手术步骤　解剖性肝切除术最早由日本学者 Makuuchi 教授提出,其认为解剖性肝切除术需达到 4 个标准：①通过肝段染色确定和标记肝段边界。②肝实质的离断遵循从肝段表面染色边界向深部标志肝静脉路径。③术后肝脏断面完全显露标志性血管结构。④每一个肝段门静脉根部结扎离断肝蒂，而非在该门静脉远端进行离断。

（1）体位、麻醉及术者站位

①患者取平卧位或平卧＋分腿位，Ⅶ肝段切除取左侧半卧位，右侧抬高 30°～45°＋分腿位。气管插管静脉全身麻醉（作者医院常联合腹壁神经丛阻滞，对减轻患者术后腹壁伤口疼痛有明显效果）。控制术中中心静脉压。术中根据需要调整体位，多采用头高足低、右倾位。

②术者站在患者右侧，一助在患者左侧，扶镜助手多站在患者两腿间（分腿位）。监视器置于术者对侧，有条件的单位可于助手对侧放置第二台监视器方便助手观察。

（2）腹壁戳孔及穿刺器分布，常采用 5 孔法，围绕切除肝段为中心上腹部弧形分布，观察孔在中间。观察孔位于脐下缘，主操作孔应位于脐和第一辅助孔连线的外侧，形成一个钝角。助手侧设置第 3、4 孔，其中一个穿刺孔可选择与主操作孔相对的位置。凡肝Ⅶ段与Ⅷ段切除的患者，观察孔位于脐右上方 2～5cm，根据具体情况调整，主操作孔和 3、4孔往上移到右肋下和剑突下，第一辅助孔于右肋间。主操作孔放置 12mm 穿刺器，方便直线切割闭合器的置入。其余戳孔可根据需要和习惯放置 5mm 或 10mm 穿刺器。

（3）建立气腹，于脐下缘切开皮肤，用巾钳提起腹壁，插入气腹针（注意检查气腹针的通畅性和弹簧功能，否则有损伤肠壁的可能）。待确认气腹针已进入腹腔后连接进气导管，打开气腹机。气腹压力一般预设为 12～14mmHg，对老年患者腹壁较松弛的患者，可适当降低气腹压力至 10mmHg 左右即可。如因腹腔粘连等因素不能确认气腹针是否进入腹腔时，可采用直视下切开腹壁全层

后再建立气腹的办法。

（4）探查及肝游离

①探查：观察孔置入 30°观察镜，转动镜身改变观察角度，尽可能全面观察腹腔内的情况，对恶性肿瘤患者注意有无肝脏其他部位的转移、腹腔转移、肝硬化情况和肿瘤的位置、大小及与毗邻脏器的关系。

②游离肝：将肝圆韧带向下牵拉，尽可能靠近腹壁离断肝圆韧带，避免因腹壁侧肝圆韧带残留过多影响手术视野。一般可用超声刀或 LigaSure 直接切断，但当存在明显肝硬化或门脉高压时，应先用可吸收夹或 Hem-o-lock 在两端夹闭后再切断。肝侧保留的肝圆韧带可用于术中牵拉肝，但也不宜过长。依次离断镰状韧带、冠状韧带及三角韧带显露第二肝门。在离断冠状韧带时，需留意避免损伤膈下静脉。右肝手术游离肝肾间隙，根据需要游离右肾上腺和显露下腔静脉的行程，较粗大的肝短静脉和肾上腺静脉需双重钛夹结扎甚至缝扎。

（5）术中超声检查：探查肿瘤的边界、分布或结石的分布，探查主要的相关肝静脉行径并标志，探查切除肝段的肝蒂。协助排除肿瘤的肝内转移，初步确定切除线。

（6）设定肝切除线：术中超声定位引导下行切除肝段门静脉穿刺，吲哚菁绿荧光染色确定切除范围，标志切除线。如果是多肝段切除，也可以穿刺待切除肝段周围肝段的门静脉行反染法，标志切除线。同时可以分离、根部结扎切除肝段的肝蒂，根据缺血范围标志切除线。术中超声标志主要肝静脉行径辅助设定切除线。

（7）入肝血流控制：预先放置肝十二指肠韧带阻断装置备用。亦可下降肝门板，分离出手术侧的肝蒂，行选择性半肝血流阻断。

（8）离断肝

①显露、离断切除肝段的肝蒂：沿预先标记的肝切除线切开肝，向深部分离，可显露并靠近根部切除肝段肝蒂。因 Glisson 鞘致

密,可用超声刀将其上下缘的肝组织分离干净,充分显露。离断肝蒂的方法一般采用直线切割闭合器或 Hem-o-lock 夹闭后切断,作者多采用前者。Ⅱ肝段肝蒂可沿着矢状部左侧和左肝静脉左侧分离肝实质显露。Ⅲ肝段肝蒂可沿着矢状部左侧和左肝静脉右侧分离肝实质显露。Ⅳ肝段肝蒂可沿着矢状部右侧分离显露。下降肝门板和分离 Rouviere 沟能帮助分离出右前、右后支 Glisson 鞘,可以协助解剖分离出Ⅴ、Ⅵ、Ⅶ肝段的肝蒂。切开尾状突顺着右后支 Glisson 鞘分离,可以分离出Ⅵ、Ⅶ肝段的肝蒂。Ⅷ肝段的肝蒂可沿着肝右静脉右侧分离肝实质显露。Ⅷ肝段可沿着肝中静脉右侧分离肝实质显露。

②离断肝脏组织:术者和助手将肝切除线两侧的肝分别向相反的方向牵拉。距离肝表面 1cm 以内的肝实质内一般没有大的管道,可用超声刀直接切开,配合双极或百克钳止血可获得清晰的术野。用上述方法继续沿切肝线离断深部肝组织,显露主肝静脉,结扎属支。如果需要离断主肝静脉,采用直线切割闭合器或 Hem-o-lock 夹闭后切断。

(9)止血、放置腹腔引流管,缝合切口。

(陈应军)

第八节　腹腔镜胆管手术

一、腹腔镜胆囊切除手术

1987 年法国外科学家 Philippe Mouret 首次成功地施行腹腔镜下切除胆囊,为胆囊切除术开辟了新途径,也成为微创外科手术的先驱。实践证明,腹腔镜胆囊切除术(laparoscopic cholecystectomy,LC)与传统的胆囊切除术(OC)相比,具有损伤小、恢复快、疼痛轻、瘢痕不易发现等优点,LC 现已经成为治疗胆囊良性疾病的首选式式。美国每年有 75 万例的 LC 手术,而在只有 7800 万人口的土耳其,估计每年行胆囊切除切高达 20 万例,占总人口的 0.26%,其中 LC 占 87.4%。在我国由于胆囊结石是常见病和多发病、发病率已达 10%,故腹腔镜胆囊切除已成为微创外科手术的重要内容;当前,在有条件的医院,95% 以上的胆囊切除术均在腹腔镜下进行。随着手术经验的不断丰富,器械设备的不断完善,LC 的手术适应证正在扩大,也越来越受到胆囊结石患者的欢迎。对于病情复杂或没有腹腔镜设备的医院,也可做传统开腹胆囊切除术。

1. 适应证　LC 手术的适应证范围与术者的操作器械水平、手术经验有密切的关系,除怀疑或术前证实为胆囊恶性疾病外,LC 适应证与 OC 基本相同。

(1)无症状的胆囊结石:包括单发和多发结石。

①巨大结石:胆囊结石癌变率大约为 2%,但癌变与结石的大小有关系,大于 2cm 的结石是癌变的危险因素,对巨大的胆囊结石,不管有无症状均应施行 LC。

②多发性小结石:小结石容易通过胆囊管排入胆总管引起严重的胆绞痛并发症,若小结石通过 Oddi 括约肌,可造成 Oddi 括约肌的损伤,会导致良性纤维性狭窄。若小结石不能从胆管排出,可引起急性梗阻性或化脓性胆管炎;阻塞胰管开口时会引起胆源性胰腺炎。

(2)有症状的胆囊结石:包括急、慢性胆囊炎并胆囊结石或继发性胆总管结石。

①慢性胆囊炎并胆囊结石:由于可反复发生胆绞痛,是 LC 手术最佳适应证。

②急性胆囊炎并胆囊结石:胆囊结石并发急性胆囊炎在症状发作 72 小时内可以积极施行胆囊切除术,或急性胆囊炎经过非手术治疗后症状缓解者。

③继发于胆囊结石的胆总管结石:胆囊

内多发性小结石易于并发胆总管结石,发生率为6%～19.5%,并随患者年龄的增加而增加。

(3)有并发症的胆囊结石:包括有糖尿病、心血管疾病及病毒性肝炎等。

①合并糖尿病患者:糖尿病患者抵抗力较差,若有胆囊结石时,易合并难以控制的胆囊感染。当胆囊结石合并糖尿病者,不管有无症状,都应在糖尿病得到控制后施行胆囊切除术。

②合并心血管疾病:凡合并冠心病、风心病等心血管疾病时患者心脏功能均较差,胆绞痛的发作,通过神经反射,诱发或加重心绞痛的发作和心脏负担,应在改善心功能后尽早切除胆囊。

③合并病毒性肝炎:合并病毒性肝炎者常有肝功能反复异常,而胆绞痛的发作会增加肝脏负担、转氨酶升高,可在肝功能恢复正常的情况下尽早切除胆囊。

(4)胆囊息肉和良性病变:胆囊息肉(gallbladder polyps)是形态学的名称,泛指向胆囊腔内突出或隆起的病变,呈球形、半球形或乳头状,有蒂或无蒂,多为良性。

①病理分类:一般分为肿瘤性息肉和非肿瘤性息肉两大类。

• 肿瘤性息肉,包括腺瘤和腺癌。

• 非肿瘤性息肉,大部分为此类。常见的有胆固醇息肉、炎性息肉、腺肌增生等。

②治疗胆囊息肉和良性病变的治疗原则

• 对于胆囊息肉直径大于10mm;单发病变且基底部宽大;息肉逐渐增大;合并胆囊结石和胆囊壁增厚等;特别是年龄超过60岁、息肉直径大于2cm者,应行手术治疗。

• 胆囊腺瘤是胆囊癌的癌前病变,恶变率约为1.5%,一旦确诊,应行手术治疗。

• 患者如无以上情况,也无临床症状,则不需手术治疗,应每6～12个月行超声检查一次,观察息肉大小变化。

• 如高度怀疑恶变或确诊胆囊癌者,不

宜选择LC,应施行开腹根治性胆囊癌切除术,将胆囊管上下的疏松结缔组织与肝床组织一并清除。

2. 禁忌证

(1)绝对禁忌证

①胆囊癌、胆囊隆起性病变疑有癌变。

②伴有严重并发症的急性胆囊炎,如胆囊积脓、坏疽、穿孔等。

③合并肝内胆管多发结石、胆管狭窄或梗阻性黄疸。

④腹腔内有严重感染及腹膜炎。

⑤中、后期妊娠。

⑥肝功能严重障碍。

⑦伴有出血性疾病、凝血功能障碍者,重度肝硬化伴门静脉高压。

⑧伴严重心肺功能不全,重要脏器功能障碍而难以耐受全身麻醉及手术。

⑨膈疝。

(2)相对禁忌证

①结石性胆囊炎急性发作期(发病>72小时)。

②合并继发性胆总管结石。

③有中上腹部手术史并疑有腹腔广泛粘连。

腹腔镜手术的适应证范围随着技术的发展不断扩大,某些原来是手术相对禁忌证的疾病也不断被尝试用腹腔镜来完成,如继发胆总管结石已部分(胆总管直径>8mm者)能用腹腔镜一期行胆囊切除＋胆总管切开取石手术来解决。

3. 术前准备、麻醉与体位

(1)LC的术前准备,主要是按全麻要求进行。其他与一般开腹胆囊切除手术相同。

①术前检查:术前应详细询问病史、全面进行检查,重点了解胆石症发作史,注意发作中有无黄疸,有无胆石性胰腺炎;曾有剧烈胆绞痛,伴发热且病程反复多年者,提示胆囊有严重的粘连,手术较为复杂;还应了解既往腹部手术史,特别是上腹部手术史。根据病史、

症状、全面查体及实验室、影像学检查结果进行综合分析，对将要实施 LC 的术式、步骤、手术难度做出正确的评估和决策。

②术前沟通、签订手术同意书：向患者及其家属介绍这一手术的特点和局限性，术中有转为开腹手术的可能，并说明腹腔镜手术的危险性和可能出现的并发症，请患者或被委托的家属签字。

(2)麻醉：采用气管内插管或喉罩全麻。详见本书第 12 章麻醉有关部分。

(3)体位：常规采用仰卧位方法。在麻醉完成后，患者头侧抬高 20°～30°，右侧肢体抬高 15°～30°。使患者的内脏受重力作用，向左下方移位，以利于显露胆囊。术者站于患者左侧。

4. 手术方法

(1)穿刺部位：用尖刀在脐下缘做一长约 10mm 的切口，若下腹手术史、可疑粘连重者，可在脐上缘切开以避开原手术粘连。切开皮肤和皮下，插入气腹针，建立人工气腹，维持腹内压在 1.73kPa(13mmHg) 时，正好与毛细血管压力相等，而且可以防止空气进入血管形成致命的空气栓塞，同时又可减少出血，插入直径 10mm 套管针，置入腹腔镜探头，探视腹腔及脏器情况，了解胆囊周围结构，对 LC 进行可行性评估。如可行 LC 手术时，常规行 3 孔法手术；随着腹腔镜器械的发展、手术技术的进步，有条件的单位也实施机器人手术；对于一些胆囊炎症轻者，有些单位也开展单孔法手术。

以下依 3 孔法手术为例实施穿刺器的布置。在剑突下腹白线右侧纵行切开皮肤 5mm 或 10mm，在腹腔镜的监视下，将 5mm 或 10mm 穿刺器旋转穿入腹腔，为第 2 个穿刺点，此为术者的主操作孔，选用适当器械进行操作；尽量靠近剑突穿刺、方便电钩、操作钳能顶起肝、以利 Calot 三角区显露。于右腋前线、肋缘下皮肤做 5mm 的小切口，插入 5mm 穿刺器，为第 3 个穿刺点(AA)。对于

胆囊炎症重、困难胆囊者，也可行第 4 个穿刺点(MC)，即在第 2、3 穿刺器之间，右锁骨中线外、肋缘下 2～4cm 处切开皮肤 5mm，插入直径 5mm 的套管针，置入操作钳、吸引器等辅助手术。

(2)操作步骤：一般分四步，具体如下。

①处理 Calot 三角：胆囊与横结肠或大网膜如有粘连时应先予以分离。从 AA 穿刺器置入操作钳，夹住胆囊体部向右上牵引，显露好 Calot 三角区。术者须辨清胆囊管、肝总管与胆总管间的关系。在主操作孔置入分离钳、电凝钩或吸引器，分离 Calot 三角处脂肪组织及粘连，应紧靠胆囊壶腹部游离。解剖出胆囊壶腹变细的部位，再向胆总管方向分离，达到足够长的胆囊管。在胆囊管上放置生物夹(或钛夹)3 枚，于近胆囊放置生物夹处剪断胆囊管，残留胆囊管长度≤5mm，避免残留胆囊管过长、日后再长结石。目前胆囊手术已很少使用钛夹，如是钛夹，在夹闭钛夹时，必须要看到钛夹的头端，以免胆囊管夹闭不全。电凝电切时勿接触钛夹，以防止导电引起胆囊管残端坏死，造成术中术后胆漏。胆囊管剪断后在三角区用分离钳或电凝钩游离出胆囊动脉，生物钳夹住后从远端剪断。

②剥离胆囊：将胆囊管与胆囊动脉处理完成后，紧贴胆囊分离，将胆囊颈向上提起，此时可显露肝胆囊床。使胆囊浆膜处于伸展紧张状态，用电凝钩或超声刀从胆囊颈部向底部切开胆囊两侧浆膜，一直分离到胆囊底部，逐渐将胆囊自胆囊的肝床上剥离下来，出血点用电凝止血。如出血多或剥破胆囊，用生理盐水冲洗胆囊床和肝下区，检查、吸净腹腔内之淤血、液体。

③取出胆囊：选用标本袋装胆囊，建议从 AA 穿刺器(或剑突下穿刺器)置入操作钳，夹住标本袋口，腔镜直视下向脐部穿刺器内送出、经脐部切口将胆囊取出。若胆囊有过多的胆汁而过大，可先剪开胆囊壁插入吸引

管将胆汁吸出,使胆囊体积缩小,以利于取出整个胆囊。如结石较大,当胆囊颈拖出腹壁外时,可切开胆囊壁、伸入钳子直接将结石夹碎,然后逐一取出;在取石过程中,勿戳穿标本袋,以免结石或胆汁落入腹腔和腹壁切口造成污染。

④缝合皮肤切口:手术顺利、胆囊炎症轻者,无须留置腹腔引流管。排尽腹内 CO_2 气体。仔细缝闭脐部切口筋膜层(避免术后切口疝形成),再将 3 个切口皮下缝合或透气胶布粘合即可。

5. 术后处理

(1)术后护理:尽管本手术的最大特点为手术后护理简单,疼痛少、进食早(术后麻醉清醒后开始进流质饮食)、活动早(麻醉清醒后可下床活动)、出院快(手术后 1~2 天即可出院),但应严格观察患者的术后病情变化、腹部情况、生命体征、腹腔引流液的质和量,发现病情变化及时处理。

(2)处理并发症:术后早期并发症主要是胆管损伤、胆瘘。其主要症状是腹痛、黄疸、发热。一旦发现,应及早处理,以免造成不良后果。

6. 并发症的预防　LC 是安全、有效的手术方法,但是 LC 具有一定的潜在危险。其并发症的发生率为 2%~5%。在 LC 开展比较早和开展得好的医院,并发症发生率低于 1%。手术操作引起的并发症主要有胆道损伤、胆瘘、出血、大脏器损伤等。预防并发症最重要的是正确选择病例,无禁忌证。只要操作正确,术中高度注意,大部分并发症可以避免。

(1)医源性胆管损伤 (iatrogenic bile duct injury,IBDI):IBDI 是指腹部手术时意外造成胆管的完整性受到破坏,可能导致胆管严重的病理生理反应,如胆漏、胆管狭窄、感染甚至合并胆汁性肝硬化及门静脉高压症,严重者最终可能需要行肝脏移植,甚至导致死亡。IBDI 是 LC 最常见的严重并发症,

是医疗费用增加、患者生活质量下降和引起医疗纠纷的重要原因。随着 LC 早期的广泛开展,手术例数不断增加,IBDI 的发生率呈增高趋势,但目前发生率与开放胆囊切除术相近,为 0.3%~0.5%。

一份研究数据主要取自医渡云科研平台,采取免知情同意的方式回顾性抽取全国 16 家三甲医院的全量数据,分析自 2002 年 3 月—2018 年 3 月的所有患者的病历资料。按照 Strasberg-Bismuth 胆管损伤分型,对 105 例患者进行分类。其中胆囊管残端漏或胆囊床小胆管漏(A 型)7 例(6.7%);副右肝管损伤导致胆漏(C 型)7 例(6.7%);肝外胆管侧壁损伤导致胆漏(D 型)21 例(20.0%);肝外胆管横断损伤导致胆管梗阻(E 型)70 例(66.6%),包括胆总管损伤(E1、E2 型)30 例,肝总管损伤(E3 型)24 例,左右肝管汇合部损伤(E4 型)14 例,胆总管横断合并迷走胆管损伤导致胆管狭窄合并胆漏(E5 型)2 例。

①LC 术中发生胆管损伤,分析原因主要与术中 Calot 三角解剖不当有关。

• Calot 三角严重粘连:结缔组织增生引起局部解剖变异,手术分离困难,易引起肝(胆)总管损伤。

• Calot 三角解剖变异:LC 时,胆囊向右上方被牵拉,致使 Calot 三角解剖位置改变,肝总管与胆囊管夹角变小,易将胆总管误认为是较长的胆囊管钳夹或剪伤。

• 手术失误:解剖 Calot 三角时过多使用电凝电切,容易引起肝(胆)总管灼伤或胆囊管残端坏死。

• 出血:分离 Calot 三角时遇到明显的出血,因盲目电凝或乱上止血夹而造成胆管损伤。

②预防,预防的方法包括解剖清晰,操作分离精细,术中胆管造影等。

LC 术中解剖胆囊管必须遵循胆道外科早已确定的原则:一是术野暴露清晰,操作必

须在清晰的视野下进行,镜头要清晰,焦距要合适,持镜者及时调整视野远近,确保 LC 在最佳视野下操作。二是精细解剖,即使显露肝总管、胆总管、胆囊管的交接部,也必须看清三者的关系,才能切断胆囊管;如果三者间的关系不清,则宜采用逆行切除或顺逆相结合的胆囊切除法。必要时术中经胆囊或胆囊管行胆道造影(IOC),有助于防止发生胆管损伤。通过 Meta 分析纳入 14 项研究(2 540 700 例胆囊切除术)发现,LC 中使用术中胆道造影(IOC)能够降低胆管损伤的发生率(OR 0.78,$P<0.0001$)。

为降低胆管损伤风险,在 LC 的术前规划和术中决策中,需考虑潜在增加 LC 手术难度的因素如男性、高龄、慢性胆囊炎、肥胖症、肝硬化、腹部手术史所致粘连、急诊胆囊切除术、胆囊管结石、肝大、胆道肿瘤、解剖变异、胆道-胃肠道瘘和外科手术经验不足等。优化胆囊切除术解剖辨识技术和手术技能、风险评估和控制、胆管损伤处理策略和提升医师经验等环节,有可能降低 IBDI 的发生率。通过大数据回顾性研究表明,在腔镜外科时代,大型三甲医院由 LC 导致胆管损伤的发生率与开腹外科时代的发生率接近,然而后果十分严重。一旦发生 LC 相关 IBDI,须根据损伤原因、部位与程度等综合因素行个体化胆道修复治疗,及时诊断并由经验丰富的专科医师进行首次确定性修复手术是改善患者预后的关键。

(2)胆漏:胆漏是指胆管的完整性尚存,但有胆汁流出,可继发于胆管损伤、胆囊管残端漏或迷走胆管漏胆汁等。其发生多与解剖变异、炎症粘连、术者操作不当等因素有关。

①胆漏的部位:胆漏最常见的发生部位是胆囊管、胆囊床迷走胆管、胆总管、肝管等。

②胆漏的常见原因

· 钛夹因素:常因胆囊管过粗,使钛夹钳夹不全或钛夹滑脱。

· 电凝因素:电凝、电切时接触钛夹导电致胆囊管残端坏死。

· 胆管因素:闭合胆囊管的迷走胆管漏诊或处理不当,胆囊床迷走胆管渗漏。

③合理选用闭合胆囊管的方法:在分离胆囊管时尽可能地少用电凝,以免损伤胆总管,用夹子夹闭胆囊管时,一定要看到夹子的头端,以免胆囊管夹闭不全。对个别因炎症水肿或过粗的胆囊管,最好采用 Reader 结扎或缝扎,对较短的胆囊管应靠近胆囊壶腹部上生物夹。

(3)出血:LC 术中大出血常因处理胆囊血管不完善,或损伤了邻近其他较大的血管所致;LC 术后出血多由于结扎夹脱落、胆囊动脉烧闭不完全、胆囊床肝创面渗血或损伤邻近脏器所致。这是 LC 严重的并发症之一。

①出血的部位:LC 术中出血一般分为渗血、小动脉出血、大动脉出血和静脉出血。小动脉出血的部位多为胆囊动脉或肝右动脉,其次为穿刺损伤腹壁血管、网膜血管,甚至有时损伤腹主动脉、下腔静脉、门静脉及脏器血管等引起大出血,有导致死亡的报道。

②出血的常见原因

· Calot 三角区出血:据 Deziel 统计 LC 并发大出血的 193 例中,Calot 三角区出血率占 62%,其中胆囊动脉出血占 22.8%,还有少数的静脉损伤出血占 14%。胆囊动脉出血多因胆囊动脉解剖结构和位置变异,术中关闭不完全;或胆囊动脉周围组织游离过于彻底,仅剩单根的动脉不易被钛夹夹紧,致钛夹易滑脱后出血。慢性或萎缩性胆囊炎,肝门区和 Calot 三角区粘连严重;或胆囊急性炎症期,胆囊和 Calot 三角区水肿充血,均导致解剖结构不清,分离组织时易损伤胆囊动脉。肝动脉出血多为肝右动脉解剖位置变异,分离 Calot 三角不清,致使损伤肝动脉,导致大出血。

· 胆囊床出血:变异的胆囊动脉沿胆囊床进入胆囊壁,或异常增粗的血管交通支,因电凝不完全离断后回缩入肝组织内,而发生难以控制的大出血。

·肝组织损伤出血:分离 Calot 三角区及肝门区时,或分离胆囊时撕裂肝组织,一般电凝肝包膜或浅表的肝组织即能止血,但伴有肝硬化时,止血比较困难。

(4)胆囊结石残留或复发:结石残留分三种情况。

①胆总管结石残留:文献报道,胆总管残留结石发生率约为 0.7%,且近年有上升趋势。主要原因有术前漏诊或术中将胆囊管结石挤入胆总管。对于有肝功能异常、胆道扩张、胰腺炎病史等患者应高度警惕胆总管结石的可能,掌握好胆道探查指征,可行术中胆道内镜或造影检查,以减少或杜绝胆总管结石残留的发生。明确诊断后可通过 ERCP EST 取石,必要时可考虑开腹或腹腔镜下胆总管切开取石术。

②胆囊管结石残留:胆囊管较长,结石位于胆囊管与胆总管交界处或胆囊管游离不充分都会遗漏胆囊管内小结石。胆囊管残留过长,细长的盲端仍具有分泌与吸收功能,构成了胆囊管结石复发的生理基础。这就要求术中术者在不损伤胆管的前提下尽量游离胆囊管至汇合部,夹闭胆囊管前挤压探查胆囊管有无结石;如存在结石,可向胆囊方向推挤或将胆囊管剪开一小口取出。

③腹腔结石残留:术中胆囊破裂时结石可能坠入腹腔引发消化道内瘘或腹腔脓肿等并发症。因此,游离胆囊时应提拉胆囊至一定张力,掌握好胆囊壁的层次,尽量保证胆囊的完整性。对于部分急性胆囊炎患者,手术困难,需切开胆囊壁或行胆囊部分切除术时,一定要吸尽腹腔内流出的胆汁,耐心地将所见结石全部取出。此外,胆道损伤后狭窄也是胆道结石复发的因素之一。总之,结石的残留与复发诊断并不困难,结石几乎无自排可能,针对其治疗还是应以手术为主,并应以开腹手术为首选。

(5)LC 还可能发生其他并发症
①切口疝。
②相邻脏器损伤。
③气腹相关并发症。
④腹腔脓肿。

(6)复杂病例并发症的预防:特殊病例并发症应采取如下措施。

①急性结石性胆囊炎:多由胆石嵌顿于胆囊管或胆囊颈引起,此时由于胆囊较大伴充血、水肿、胆囊壁增厚,Calot 三角缩短,解剖不清。可先在胆囊底部穿刺减压。如嵌顿结石邻近胆囊颈时,可用无损伤抓钳挤压胆囊颈内嵌顿的结石,使其松动退回胆囊,以便于夹持胆囊颈,显露 Calot 三角。对嵌顿于胆囊管近端的结石,应先切开胆囊管去除结石后再上生物夹。要确保胆囊管残端管长度大于 3mm,以免生物夹滑脱或伤及胆总管。如胆囊周围粘连严重,必要时可在适当位置放置多 1~2 个穿刺器以协助显露。

②萎缩性结石性胆囊炎:因胆囊纤维萎缩,在分离胆囊周围粘连时,应紧贴胆囊壁进行;胆囊管内有结石嵌顿者,应逆行切除胆囊。若 Calot 三角粘连严重,解剖不清,可切开胆囊,去除结石,切除游离的胆囊壁,用电灼破坏残留在肝床上的黏膜组织,在胆囊颈处缝合或夹闭胆囊管。由于萎缩性胆囊炎的胆囊管常完全闭锁,若未能找到胆囊管,又无胆漏者,可不必处理胆囊管,但必须置放引流管。

③上腹部手术史:有过上腹部手术史的患者,原腹壁切口多有致密粘连,腹腔内其他处多为疏松的蜡状粘连。腹壁上第一个穿刺点应在远离原切口的部位最好 5cm 以上,必要时做直视下切开腹壁置入穿刺器。

(王忠辉)

二、腹腔镜胆总管切开取石手术

胆总管结石(common bile duct stone, CBDS)是外科常见病、多发病。西方国家,胆石病主要为胆囊结石,发病率为10%～40%;而东方国家,主要为胆总管结石,发病率为2%～6%胆总管结石的传统治疗方法主要为开腹胆总管切开取石。现今腹腔镜胆总管切开取石(laparoscopic choledochotomy,LCD)是在腹腔镜胆囊切除术上发展起来的技术。传统手术方式常规胆总管切开探查后放置T管引流。现今随着腹腔镜技术的发展及对胆道系统更深的研究,腹腔镜胆总管切开取石术一期胆管缝合成为标准术式。实践证明,腹腔镜胆总管切开取石联合胆总管一期缝合术(LCBD),具有创伤小、痛苦少、缩短恢复时间、降低术后近期并发症、利于胃肠功能恢复等优点,值得大力推广应用。

(一)适应证

不是所有的胆囊结石并发胆总管结石的患者都适合腹腔镜胆总管切开取石+胆总管一期缝合术的。术者应严谨对待此手术适应证。

根据大量研究,腹腔镜胆总管切开取石+胆总管一期缝合术的适应证如下。

1. 近期无严重炎症的胆总管结石。

2. 胆管无明显狭窄或畸形,胆总管扩张,直径不小于1.0cm。

3. 无肝内胆管结石,胆总管及周围无恶性肿瘤。

4. 胆总管壁无明显炎症及水肿,乳头开闭良好,Oddi括约肌开口通畅。

5. 有腹部手术史的患者,能够清晰分离出胆总管者。

6. 有胆囊切除指征。

(二)禁忌证

1. 合并肝内胆管结石,无法完全取净结石。

2. 胆总管下段狭窄须T管支撑或胆管管壁薄。

3. 术前怀疑胆道恶性肿瘤或恶变可能。

4. 急性重症胆管炎。

5. 合并感染或胰腺炎。

6. 重度黄疸。

7. 反复多次胆道镜取石,黏膜损伤明显。

8. 全身情况差,营养不良,合并低蛋白血症。此外,高龄患者为相对禁忌证。

(三)术前准备、麻醉与体位

1. **术前准备** LCD的术前准备,分为术前评估及心理准备。

(1)术前评估:术前应全面进行检查。根据患者病史、症状、查体及实验室、影像学检查进行综合评估,对将要实施的LCD术式、手术流程、手术难度、应对策略做出正确的评估和预判。

(2)心理准备:充分与患者及家属沟通患者病情、手术适应证及手术相关事项,解除患者及家属思想顾虑,争取患者配合、理解和支持。

2. **麻醉** 采用气管内插管全麻或喉罩麻醉,保证手术过程患者生命体征平稳及充分腹部操作空间。

3. **体位** LCD常规采用仰卧位,对于肥胖、胸腹腔较深患者,腰背部可酌情垫高,利于胆总管显露。麻醉完成进入脐部观察孔后,头高脚低抬高10°～20°,右侧肢体抬高15°成左侧卧位,利于胆囊及胆总管显露。主刀及操镜手均站于患者左侧,一助站于患者右侧。

4. **手术方法**

(1)穿刺部位:在脐上或脐下缘做一长约10mm切口,插入气腹针,建立人工气腹,维持压力在1.73～2.0kPa(13～15mmHg),插入直径10mm套管针,置入腹腔镜探头,探视腹腔及脏器情况,了解胆囊及胆总管周围情况,对LCD进行可行性评估。在剑突下腹白线右侧尽量靠近胆总管正上方并兼顾LC操作,作操作孔,置入12mm套管,作为主操作孔,方便胆道镜置入取石。于右腋前线肋缘下做5mm小切口,置入5mm套管,为第2

操作孔。

（2）操作步骤:腹腔镜胆囊切除术步骤详见腹腔镜胆囊切除术章节。

①切开:在胆囊管汇入处切开胆总管前壁。使用腹腔镜专用尖刀或腹腔镜持针器夹持尖刀片"钩挑法"切开,长度不超过1.5cm,切口不宜过大。不建议使用电刀电凝或超声刀切开,避免胆管壁坏死,导致胆管愈合不良或瘢痕狭窄。

②取石:分离钳引导,一助操作吸引器显露胆总管开口并吸走胆道镜冲洗液,主刀操作胆道镜顺胆总管走行探查,取石篮直视下取石,操作应轻柔、准确、快速。避免用取石钳直接取石,以免造成胆道出血、胆管损伤等。

③胆总管缝合:根据胆总管粗细,选用适当可吸收线缝合胆总管。一般选用4-0或5-0可吸收线,使用间断缝合、"8"字缝合或连续缝合方式缝合胆总管。缝合时掌握好边距与针距,针距和边距分别3mm和1mm左右,打结松紧适宜,做到既严密缝合,又不影响胆总管切缘血供。局部可使用生物蛋白胶或其他医用生物胶喷涂,可降低胆漏风险,术后于小网膜孔处放置腹腔引流管。

（四）术后处理

1. 术后护理　患者术后全麻清醒后即可进少量流质饮食,术后第1天可半流饮食,鼓励下床活动。严格观察患者术后病情变化、腹部体征、引流液情况。术后3天可复查腹水胆红素,鉴别有无胆漏,术后3～5天无胆漏、出血等,可拔除引流管,择期出院。

2. 并发症处理　术后早期并发症主要为胆漏、胆管梗阻。胆漏主要处理方式为保持引流管通畅,充分引流,必要时给予生理盐水冲洗引流;胆道梗阻主要为缝合时缝到胆总管后壁所致,应严格把握手术指征和娴熟掌握胆管缝合技术。术后要严密观察患者病情,一旦发现并发症及时处理。

（五）术后并发症防治

腹腔镜胆总管切开取石＋一期缝合手术,主要并发症包括出血、胆漏、胆管狭窄、腹腔和切口感染、胃肠道损伤等。

1. 胆道出血

（1）原因:①胆总管壁血供丰富,胆囊动脉及副肝动脉可能附着于胆总管上段。②胆总管结石常合并管壁炎症,导致管壁充血水肿,易出血。③胆总管结石压迫胆管壁,可致管壁溃疡,可侵蚀下方门静脉。

（2）预防及处理:①胆囊管汇入胆总管处前壁向下切开。②小血管可电凝止血。③操作动作要轻柔。④细针穿刺抽吸辨认胆总管,周围避开周围肝动脉、门静脉及胃肠道。胆道出血可通过浓度为0.01%去甲肾上腺素温盐水冲洗处理;或尖吻蝮蛇血凝酶盐水冲洗胆道;严重者可无菌小纱条填塞胆管压迫止血。

2. 胆漏　胆漏是腹腔镜胆总管探查手术最常见的并发症。胆漏在一期缝合患者中的发生率为10%左右。

（1）原因:①术前患者黄疸或胆总管远端炎症水肿重,术后仍未消退,导致胆道压力大,胆汁漏出。②迷走胆管、副肝管等胆道解剖变异术中未处理好导致胆漏。③胆道镜反复操作时,导致胆管内壁损伤水肿、缺血坏死、Oddi括约肌痉挛,使胆道压力升高,胆汁漏出。④胆总管下段残余结石,导致胆道压力高。⑤腹腔镜下缝合材料和技术不佳导致缝隙或针眼漏胆。

（2）预防及处理:①严格把握手术适应证,对炎症重、黄疸重、高龄、营养差患者采取谨慎态度,必要时积极实施T管引流。②术中胆道镜操作要轻柔。③选择合适缝线缝针,熟练掌握镜下缝合技巧;必要时进行胆管缝合处浆膜化,使用生物蛋白胶封闭。④术后使用解痉药,降低胆道压力。⑤放置引流管,严重胆漏可给予冲洗引流。

3. 胆道狭窄　胆总管是纤维肌性管道,

受损修复主要为瘢痕愈合,过多的瘢痕收缩导致胆道狭窄,并且不可逆。

(1)原因:①缝合技术不佳。②电凝止血导致热损伤重。③残余结石刺激导致。

(2)预防及处理:①成熟的镜下缝合打结技术及缝合材料。②防止电凝过度。③避免结石残留。④如出现胆道狭窄可 ERCP 球囊扩张或支架置入扩张胆道。

4. 腹腔和切口感染 胆总管结石多合并胆道感染,结石及胆汁接触腹腔及切口、患者高龄、营养差、合并糖尿病及其他慢性病等均易导致腹腔和切口感染。预防及处理:①应避免结石胆汁等感染源太长时间接触腹腔。②术中反复冲洗腹腔、切口充分清洗消毒。③进行胆汁培养,术后及时使用敏感抗生素。

5. 胃肠道损伤 在 LCD 术脏器损伤中,胃肠道损伤仅次于胆总管及肝动脉、门静脉损伤。预防及处理:要有过硬的腹腔镜操作技术、过硬的解剖技术。

(许卓明)

三、腹腔镜胆管切除胆肠内引流手术

先天性胆管扩张症(congenital biliary dilatation,CBD)是一种常见的胆道结构发育畸形,主要表现为胆总管囊状或梭形扩张,部分可合并肝内胆管扩张和胰胆管合流异常。分为五种类型,Ⅰ型最常见,约占 90%,表现为肝外胆管囊性扩张。CBD 易引起胆管炎、胆道结石甚至癌变等严重并发症,因此根治性治疗需肝外扩张胆管切除和胆道重建手术。1995 年 Farello 首次报道了腹腔镜胆总管囊肿手术,之后腹腔镜 CCC 手术陆续开展。

(一)适应证

1. CBD Ⅰ型。

2. 胆总管结石继发性胆管扩张并 Oddi 括约肌功能丧失者。

3. 胆总管下端良性狭窄。

4. 恶性疾患引起梗阻性黄疸患者。

(二)禁忌证

1. 合并有肝内胆管狭窄者。

2. CBD 急性期。

3. 有严重基础疾病,特别是心、肺功能差,不能耐受全身麻醉,不能耐受腹腔高 CO_2 压。

4. 全身情况差,肿瘤晚期伴大量腹水或肿瘤已周围侵犯及远处转移者。

5. 因梗阻性黄疸致凝血功能严重障碍。

(三)术前准备

1. 术前检查 ①一般检查:了解全身情况及重要脏器情况,以排除手术禁忌证。②特别检查:上腹 CTA 及 MRCP,明确肝动脉行程及与胆管位置关系,了解有无胰胆管合流异常及胰胆管合流位置。

2. 控制感染 CBD 合并感染者需要先控制感染后再手术,严重感染者可行胆管外引流 1~3 个月后手术。

3. 并发症治疗 纠正贫血、凝血障碍及低蛋白血症,纠正水、电解质紊乱及酸碱平衡失调。

4. 护肝利胆 静脉补充维生素 K,转氨酶升高者纠正至接近正常。

5. 置管 放置胃管及导尿管。

(四)麻醉与体位

1. 麻醉 一般采用气管插管全身麻醉,术后静脉或硬膜外自控镇痛。

2. 体位 患者取头部抬高 15°~20°,分腿位。

(五)手术方法

1. 全麻成功后,头高足低,左侧倾斜卧位。常规消毒手术区皮肤,铺无菌巾单、孔被。左脐上做 1cm 弧形切口,经此切口,气针穿入腔后注入 CO_2 气体 3.5L,压力 12mmHg。接气腹针,在该(A 点)将 10mmTrocar 鞘送入腹腔作为观察孔。腹腔镜探查腹腔内脏器无损伤。电视监护下于剑突下 1cm(B)点,右锁骨中线肋缘下 3cm,右

侧腋前线肋下 2cm,左锁骨中肋下 5cm,分别切开 12mm、12mm、5mm、5mm 并将相应 Trocar 送入腹腔作为操作孔。

2. 探查腹腔:探查包括腹内有无积液及粘连、肝情况、胆囊、胆管扩张情况及与周围大网膜、十二指肠关系;一般可见肝总管及胆总管梭状扩张(Ⅰ型),与周围大网膜、十二指肠形成粘连。肝十二指肠韧带脂肪肥厚,炎性浸润。胆囊会增大并且张力高。用 7 号线悬吊肝脏(自腹壁、胆囊底浆膜至左尾叶前方小网膜再腹壁),解剖胆囊三角,先夹闭离断胆囊动脉,用电凝钩及超声刀将胆囊从胆囊床上分离并切除,靠近胆囊壶腹分离出胆囊管,胆囊管连于胆总管囊肿时,暂不切断。

3. 分离肝十二指肠韧带,游离胆总管囊肿,显露门静脉、肝动脉。向上解剖分离胆总管囊肿至左右肝管分叉处,观察左右肝管有无扩张及狭窄,于正常胆管下方 0.5cm 离断肝总管,使保留侧胆管呈"喇叭口"状以备吻合,哈巴狗夹闭胆管上断端以免胆汁污染腹腔。向下牵引胆管,游离胆总管囊肿左右侧及十二指肠后,如胆总管有结石,则切开胆管,胆道镜探查后,胆道镜下取尽胆管内结石。一般胆总管囊肿周边较多曲张静脉包裹,右肝动脉与胰十二指肠上后动脉形成交通侧支也会包绕胆总管,用超声刀及电钩仔细剥离胆总管至其胰腺段缩窄处,在胆总管胰腺缩窄处离断胆总管下段,远端断面用 4-0 Prolene 线连续缝合关闭。将标本整块取出,并置入标本袋中取出。

4. 距离 Treitz 韧带以远 15cm,超声刀自空肠至系膜根部切开肠系膜,途中结扎并用 Hem-o-lock 夹夹闭切断空肠动脉分支,确保两侧空肠血供良好情况下使用切割吻合器切断空肠,确认空肠系膜游离足够,能保证远端空肠上提至肝门处系膜无张力,距离远端空肠断端约 40cm 做空肠对系膜缘与近端空肠对系膜缘应用切割吻合器完成空肠侧侧吻合。4-0 PDS-2 线连续内翻缝合吻合器

插孔。

5. 在横结肠系膜上,超声刀切开一小孔,将远端桥襻空肠结肠前上提右上腹肝门部,再次确认没有明显张力及牵扯,距离断端 3cm 处桥襻对系膜 3cm 行电钩切开空肠(切口稍小于胆管开口),用可吸收线行胆管-空肠缝合。关闭系膜裂隙。

6. 冲洗腹腔,确切止血,确认无胆漏,于胆肠吻合口后方放置一引流管,一根自右侧前线穿刺孔引出体外,清点器械无误后,拔出 Trocar,缝合穿刺孔。

7. 手术后解剖标本,给患者家属展示标本后送病检。

(六)术前及术中注意要点

1. 术前 MRCP 检查,充分了解胆管、胰管走行及关系,避免副损伤,必要时可行术中胆道造影。

2. 术前 CTA 检查,明确并术中注意肝动脉或其分支与胆管关系。如果粗大的肝动脉在胆管前方跨过胆肠吻合口,一者增加分离及吻合的难度,二者术后压迫吻合口,导致狭窄及结石形成。

3. 游离囊肿,胆总管囊肿的游离需紧贴囊肿壁,我们的做法是先在囊肿左侧游离出肝动脉,进行保护,然后再进一步将胆管囊肿与门静脉进行游离。

4. 胆肠吻合,空肠对系膜缘切口要稍小于胆管开口,如切开过大易致黏膜外翻明显,造成吻合困难。为了保留胆管壁血供,不要剥离过多的肝总管浆肌层,修剪肝总管应留有足够长度,后壁比前壁稍留长 3～5 mm,右侧壁左侧稍长 2～4 mm,使断端呈喇叭口形,以便于吻合,注意勿旋转或有张力。为减少异物的刺激,应用 4-0 可吸收线连续缝合。可考虑后壁连续前壁间断缝合。

5. 如合并有胆管结石,需在胆道镜下确定结石取尽。

6. 胆管下端分离至胰腺处时注意防止损伤胰腺导致胰漏,胆管断端用 Prolene 线

连续缝合封闭。

（七）术后管理

1. 注意观察生命体征、腹部情况及引流管情况。术后 1～3 天禁食，胃肠减压。注意引流管引流液的颜色及量。引出黄色胆汁样液体需注意胆漏，此时要注意保持引流通畅，随时复查超声了解有无积液。必要时在超声引导下再次放置引流管引流。查引流液淀粉酶，防止胰漏。

2. 胃管及尿管，当腹胀减轻，胃管引流量每天小于 150ml 时可以考虑拔除胃管，尿管尽量早日拔除。鼓励患者尽早下床活动。

3. 术后引流液常规查淀粉酶以排除胰漏。

4. 术后 3 天内必须复查腹部超声，当有发热、腹胀严重时要尽早查腹部超声，腹腔积液引流不畅时可在超声引导下再置管引流并保持引流通畅。

5. 在快速康复理念的指导下，可早期给予患者咀嚼口香糖，肛塞开塞露以促进胃肠功能的恢复。

（八）并发症的防治

1. 出血　反复发作的胆管炎、术中止血不彻底、黄疸引起的凝血功能障碍、损伤变异的胆囊动脉等是引起出血的主要原因。因此，详细的术前检查、细致的术前准备、精准的术中解剖是预防出血的基础。术中最牢靠的止血方法是缝合止血。术后如有活动性出血经保守治疗后仍出血时应开腹止血。

2. 胆漏　早期胆漏大多由于术中胆肠吻合口缝合不严、针距过宽、吻合口撕裂等造成。因此，术中胆肠吻合连续缝合时缝线要一直保持张力不能中途松开。针距边距适当。吻合口不要有张力及扭转。迟发性胆漏大多是胆管壁坏死引起，多是因为胆管壁术中被电刀烧灼过或者胆管壁缺血引起。预防在于术中勿用电刀处理胆管壁渗血，胆管壁不要裸化过度。小流量胆漏通过充分的引流多能自愈。大流量胆漏多需要再次手术处理。

3. 吻合口狭窄及结石形成　多是先有吻合口狭窄然后结石形成，此时需要再次手术处理。原因大多与胆管壁缺血有关。预防在于术中勿用电刀处理胆管壁渗血，胆管壁不要过度分离，特别是 3、9 点钟位置。胆肠吻合必须使用可吸收线。

（王军华）

四、腹腔镜胆管癌根治手术

胆管癌是指肝外胆管癌，它是起源于胆管细胞的恶性肿瘤，其病因有原发性硬化性胆管炎、先天性胆管扩张症、肝胆管结石、反复发作性胆管炎（包括华支睾吸虫感染）等。胆管癌根据其受累部位分为上段胆管癌（肝门部胆管癌）、中段胆管癌（胆囊管下方十二指肠上界的胆管癌）、下段胆管癌。中段胆管癌很少见，下段胆管癌治疗上需行胰十二指肠切除术（参考本章第九节五）。肝门部胆管癌（hilar cholangiocarcinoma，HC）的发病率最高，它是指肿瘤发生在肝总管、肝管分叉部、左右肝管的第一、二级分支的胆管癌，是肝外胆管癌中最常见的也是最难治的类型，文献统计肝门部胆管癌占胆管癌的比例基本在 40%～60%。HC 临床上常采用 Bismuth 分型，其中 Ⅰ 型为肿瘤位于肝总管，未侵犯左右肝管汇合部。根治性切除手术主要以传统的开放手术为主。近年来随着影像学技术的不断发展及对该疾病认知的加深，HC 临床诊断水平有了明显的提高；但由于肿瘤解剖位置特殊，且毗邻肝动脉、门静脉及尾状叶，手术难度极大。近年来，随着微创技术和设备的发展及外科理念的更新，腹腔镜肝门部胆管癌根治性切除的可行性、安全性、近期治疗效果等在国内专家的探索下逐步得到了一定的认可，但争议也一直存在，主要表现在以下几点。

1. 关于腹腔镜肝门部胆管癌根治术的安全性　由于手术可能涉及大范围肝切除

（包括全尾状叶切除）和淋巴清扫、胆肠重建，故术中的安全性主要是对于大范围肝切除的出血控制和胆漏的预防。腹腔镜肝手术主要通过以下措施成功控制了出血：①入肝血流阻断；②控制性低中心静脉压；③预切肝入肝出肝血管的解剖性结扎。

2. 关于胆管阴性切缘及淋巴清扫　争议认为由于腹腔镜手术缺乏手的直接触感，从而导致阳性切缘率增高。但是现代外科理念更加强调"精于术前，严于术中"，应该在术前利用各种评估手段，如增强磁共振联合灌注成像等能很好地评估肿瘤纵向浸润长度和横向深度；术前通过 3D 重建规划手术方案；术中切缘的病理快速冰冻切片检查，用精准的客观判定代替手术医师的主观判断。HC 的淋巴结切除的数目和转移状态对 HC 预后特别重要。常规淋巴结清扫的范围包括肝门区、肝十二指肠韧带、肝总动脉周围以及胰头后的淋巴结（12 组、8 组、9 组、13 组）。数据显示腹腔镜和开腹 HC 根治术的淋巴结切除数目和检出率无差异。

3. 关于胆漏　由于保留侧肝断面常存在多支胆管残端，腹腔镜下胆道重建需要极高的精细操作技术。对于 1～3 支胆管残端胆肠重建相对容易，而对于残端较多、直径较小的胆管，难度较大。作者认为，对于分散的直径<1mm 胆管残端，予以缝扎不予重建；直径>1mm 者，尽可能通过胆管成形至 1～3 个残端，进行分别胆肠吻合或者肝肠吻合法。

（一）适应证

1. 患者全身情况对于手术耐受性同开腹肝门部胆管癌根治术。

2. 肿瘤侵犯深度未达到预保留侧肝脏的二级胆管（右侧未超过 P 点，左侧未超过 U 点）。

3. 足够的残余肝体积。

4. 无腹腔或远处转移。

5. 不需要肝动脉、门静脉切除重建。

6. 合并黄疸者术前黄疸降至正常为佳。

（二）禁忌证

1. 有严重基础疾病，特别是心、肺、肾功能差，不能耐受全身麻醉者，不能耐受腹腔高 CO_2 压者。

2. 腹腔或远处转移者。

3. 肿瘤侵犯深度超过预保留侧肝的二级胆管（右侧超过 P 点，左侧超过 U 点）者。

4. 残余肝体积不足够者。

5. 术前影像学评估提示肝动脉、门静脉受侵犯者。

6. 合并中度以上黄疸者。

7. 因梗阻性黄疸致凝血功能严重障碍者。

8. 合并胆道感染者。

（三）术前准备

1. 术前检查

（1）一般检查：了解全身情况及重要脏器情况，以排除手术禁忌证。

（2）特殊检查：上腹 MDCT、MRCP、PET-CT、ICG 排泄试验、残肝体积测定等。

2. 术前评估

（1）胆管受累程度评估：是术前评估的首要内容，评估胆管结构、受累胆管长度和范围，以及胆管壁垂直浸润深度。

（2）血管侵犯评估：明确肝动脉、门静脉是否受侵犯以及侵犯部位、范围，对肿瘤的可切除性具有指导作用。

（3）三维可视化立体评估：①可多角度、多层面显示肝内胆管及血管分布，并了解有无解剖变异，可有利于减少术中不必要损伤，从而更好地保护剩余肝的结构和功能。②可定量分析肿瘤体积和各个肝叶、肝段体积，分支血管所灌注或引流区域范围，可规范、虚拟手术方式，计算残留肝体积，从中选择一种最佳治疗方案。

（4）淋巴结评估：评估淋巴结转移及远处转移情况。

3. 并存病治疗　纠正贫血、凝血障碍及

低蛋白血症,纠正水、电解质紊乱及酸碱平衡失调。

4. 护肝利胆　术前静脉补充维生素 K,转氨酶升高者纠正至接近正常水平。

5. 置管　术前放置胃管及导尿管。

6. 预防用药　术前半小时使用广谱抗生素,手术时间长时需术中追加抗生素。

(四)麻醉与体位

1. 麻醉　一般采用气管插管全身麻醉,术后持续静脉或硬膜外自控镇痛。

2. 体位　患者取头部抬高 $15°\sim20°$,左侧倾斜卧位、分腿位。

(五)手术方法(本章以肝门部胆管癌Ⅲb 型为例介绍肝门部胆管癌手术)

1. 布孔　全麻成功后,头高足低,左侧倾斜卧位。常规消毒手术区皮肤,铺无菌巾、单、孔被。脐下 10mm 做一切口,将10mmTrocar 一次性穿刺鞘送入腹腔,建立气腹,压力 13mmHg。腔镜探查腹腔内脏器无损伤,腹腔镜监视下在腹壁切 5 个直径5mm 或 12mm 切口(脐部、剑突下置入10mm Trocar,右上腹锁骨中线、腋前线及右下腹部置入 5 mm Trocar),将一次性穿刺器送入腹腔并插入抓钳、电凝钩、超声刀、一次性吸引器、双极电凝、Ligasure 等。腹腔镜镜头置于脐部,其余操作孔以肝门为中心,呈"V"形分布;具体操作孔布局应个体化,必要时可增加操作孔以利于手术的操作和加快术中进程。

2. 探查　依次探查内容包括腹盆腔内有无积液及粘连;腹膜、盆腔及大网膜无结节和肿大淋巴结;肝的情况(有无淤胆、肝硬化、转移结节、肝有无萎缩及旋转);胆囊、胆管扩张情况及与周围大网膜、十二指肠毗邻关系。

3. 淋巴清扫　超声刀打开肝胃韧带,自肝总动脉起始部从远端分别游离出腹腔干、肝固有动脉、左动脉、肝总动脉;打开肝十二指肠韧带前方浆膜,显示胆总管,紧贴胰腺上缘切断胆总管,胆总管远端取胆管壁组织快

速送病理以证实切缘肿块阴性时,近端以Hem-o-lock 夹闭,远端用 Prolene 线缝扎。打开门静脉前方结缔组织,裸露门静脉至肝门部。将门静脉左侧的肝总动脉旁结缔组织连同淋巴结自后方翻至门静脉左侧,打开Kocher 切口,清除胰头后方淋巴结及结缔组织,连同胆总管将门静脉后方的组织向上方游离直至肝门部。完成第 8、12a、12b、12p、13 组淋巴结清扫。解剖胆囊三角,顺逆结合法切除胆囊。继续解剖肝门前方,游离肝总动脉直至裸露肝左、肝右动脉;分别裸露门静脉左支及右支,此时可见肝门部肿块,须注意肿块与肝动脉、门静脉关系。Hem-o-lock 夹夹闭并分别离断肝左动脉、门静脉左支,需结扎后缝扎。

4. 游离肝　超声刀切开镰状韧带、左右冠状韧带,游离第二肝门前方纤维组织,显露肝左静脉、肝中静脉。充分游离左肝至腔静脉前方,自肝下下腔静脉开始向上,Hem-o-lock 逐支结扎腔静脉前方的肝短静脉,直至游离出肝中静脉、腔静脉之间间隙,套通肝中静脉并置带。将左肝向上方提拉,自肝下下腔静脉开始向上,逐支结扎腔静脉左侧的肝短静脉,直至第二肝门。至此肝后第三肝门完全游离。

5. 切除　观察肝表面出现明显缺血分界线,电凝钩置切除后,超声刀小口钳夹,自缺血带以左切开肝包膜,到第一肝门处,为保证切缘肿块阴性,自右肝管以远离断胆管,保留胆管近端送快速冰冻病理检查以保证切缘阴性。继续向深层推进,超声刀钳夹肝实质,在保留肝中静脉前提下,从足侧向头侧沿肝中静脉以左逐层翻书样切开肝实质,遇肝断面小血管($<3mm$)可直接离断,遇较粗大支时结扎后离断,左肝静脉处理可用内镜切割闭合器离断肝左静脉及余下肝实质,完整移除标本。沿下腔静脉从下往上依次游离并结扎肝短静脉后离断,切断下腔静脉韧带后完全游离尾状叶,将肿块、左半肝连同全尾叶整

块切除。

6. 胆肠内引流　肝断面以双极电凝确切止血后,处理好右肝管(如为右前胆管与右后胆管则争取整形拼合成一个吻合口)待吻合。距 Trietz 韧带 15 cm 处离断空肠及部分系膜,上提远端空肠与肝管行端-侧吻合(Roux-en-Y),将小肠系膜对侧沿空肠长轴走行方向全层切开肠壁,长度稍小于胆管开口直径,缝针从空肠的左侧端浆膜侧进针黏膜侧出针,对应在胆管开口的左侧从内向外出针,于腔外打结,前、后壁吻合方式可采取连续或间断缝合,根据胆管大小、位置、角度选择缝合用针(一般用 4-0 可吸收线),距胆肠吻合 45cm 处行空肠侧-侧吻合。

7. 检查　仔细检查勿有出血及胆漏后,关闭系膜裂隙。术后常规放置引流管(胆肠吻合口下方和肝断面各一根),切除标本装入标本袋,经下腹耻骨上切口整块取出。术后常规剖视标本送病理学检查。

(六)术前及术中注意要点

1. 建议术前常规 MDCT 及 MRCP 评估胆管、血管走行及有无变异及受侵情况;常规采用三维可视评估系统,再次评估有无胆管、血管变异,并计算残留肝体积。怀疑有淋巴结转移可推荐应 PET-CT 检查。

2. 采用三维可视评估系统,明确并术中注意肿瘤、肝动脉或其分支及胆管关系。如果粗大的肝动脉在胆管前方跨过胆肠吻合口,一者增加分离及吻合的难度,二者术后可能会压迫吻合口,易导致狭窄及结石形成。

3. 切肝时用低中心静脉压(2~5cmH_2O)及 Pringle 肝门阻断法(必要时)以减少术中出血。切除完成后,即可采用快速康复理念下的输注白蛋白等。

4. 精准确定切肝范围及断肝平面是腹腔镜肝门部胆管癌根治性切除的关键之一,切肝过程中小步快跑,精细解剖,快慢结合,切凝结合,尽可能做到胆管的 R0 切除,同时注意胆管断端长度及解剖位置以便于行胆肠

吻合。

5. 胆肠吻合空肠对系膜缘切口要稍小于胆管开口,如切开过大易致黏膜外翻明显,造成吻合困难。为了保留胆管壁血供,不要剥离过多的肝总管浆肌层,修剪肝总管应留有足够长度,后壁比前壁稍留长 3~5 mm,右侧比左侧稍长 2~4 mm,使断端呈喇叭口形,以便于吻合,注意勿使吻合口旋转或有张力。为减少异物的刺激,应 4-0 可吸收线连续缝合。可考虑采取后壁连续缝合而前壁间断缝合。

6. 如合并有胆管结石时,需在胆道镜下确定结石取尽。

7. 出现以下情况建议及时中转开腹:①难以控制的大出血或患者难以耐受气腹;②术中发现血管主干或拟保留侧肝的血管受侵犯;③术中胆管断端多,腔镜下胆管整形、胆肠吻合较困难者,吻合效果不满意者;④术者在腔镜下不能进行精准操作时。

(七)术后管理

1. 注意观察生命体征、腹部情况及引流管情况:术后 1~3 天禁食,胃肠减压。注意引流管引流液的颜色及量。引出黄色胆汁样液体需注意胆漏,要注意保持引流通畅,随时复查超声了解有无积液。必要时在超声引导下再次放置引流管引流。查引流液淀粉酶,防止胰漏。

2. 胃管及尿管:当腹胀减轻,胃管引流量每天小于 150ml 时可以考虑拔除胃管,尿管尽量早日拔除。鼓励患者尽早活动。

3. 排除胰漏:术后引流液常规查淀粉酶以排除胰漏。

4. 超声检查,术后 3 天内必须复查腹部超声,当有发热、腹胀严重时要尽早查腹部超声,腹腔积液引流不畅时可在超声引导下再置管引流并保持引流通畅。

5. 胃肠功能恢复,在快速康复理念的指导下,可早期给予患者咀嚼口香糖,肛内注入开塞露以促进胃肠功能的恢复。

(八)并发症的防治

1. 出血 术中止血不彻底、手术创面大、手术时间长等是引起出血的主要原因。认真详细的术前检查、细致的术前准备、精准的术中操作是预防出血的基础。术中最可靠的止血方法是缝合止血。术后如有活动性出血经保守治疗后仍出血时应果断开腹手术止血。

2. 胆漏 早期胆漏大多由于术中胆肠吻合口缝合不严、针距过宽、吻合口撕裂等因素造成。术中胆肠吻合连续缝合时缝线要一直保持张力不能中途松开,针距、边距适当。吻合口不要有张力及扭转。迟发性胆漏大多是胆管壁坏死引起,多是因为胆管壁术中被电刀烧灼过或者胆管壁缺血引起。预防在于术中勿用电刀处理胆管壁渗血,胆管壁不要过度裸化。小流量胆漏通过充分的引流多能自愈。大流量胆漏多需要再次开腹或腹腔镜下手术处理。

3. 腹腔感染 术前术后常规使用广谱抗生素。腹腔感染的主要原因是胆漏,其次是积血。做到术中止血彻底,胆管断端要一一牢靠缝扎。

4. 吻合口狭窄及结石形成 多是先有吻合口狭窄然后结石形成,此时需要再次手术处理。原因大多与胆管壁缺血有关。预防在于术中勿用电刀处理胆管壁渗血,胆管壁不要过度分离,特别是 3、9 点钟位置。胆肠吻合必须使用可吸收线等。

总之,腹腔镜肝门部胆管癌根治术的技术难度大,风险高,应谨慎选择合适的病例逐步实施开展,患者安全是第一位的,所以需要规范手术治疗、优化操作流程和提高手术成功率以提高患者生存质量和延长生存时间。

(王军华)

第九节　腹腔镜胰腺手术

一、腹腔镜胰腺假性囊肿内引流手术

胰腺假性囊肿(pancreatic pseudocyst,PPC)是最常见的胰腺囊性损害,占胰腺囊肿的 80%,急慢性胰腺炎和胰腺损伤是其主要成因。炎症或损伤导致胰管破裂,胰液在胰腺内及胰周聚集,周围被增生的纤维肉芽组织包裹后形成的囊性病变。囊肿内壁无上皮细胞,故称假性囊肿。随着影像技术的发展,胰腺假性囊肿的诊断更容易。当囊肿持续增大(直径>6cm)时产生症状、出现并发症(如呕吐、发热或破裂致腹膜炎等)及当不能排除恶性病变时,应积极采取外科治疗。PPC 腔镜手术分为内引流术(囊肿胃吻合术、囊肿十二指肠吻合术、囊肿空肠吻合术)和外引流术。腹腔镜治疗 PPC 具有创伤小,术后出血率及感染率低,术后恢复快的优点。作者医院常用的内引流手术包括囊肿胃吻合术、囊肿空肠 Roux-en-Y 吻合术等。

目前认为治疗 PPC 绝对指征有:①PPC 囊内感染、出血、胃肠道出血;②胰胸膜瘘增加急性呼吸窘迫综合征的风险;③有胃肠道压迫症状,如厌食症、体重减轻、腹胀、恶心、呕吐;④压迫大血管造成缺血性疼痛、影响肠道蠕动、血清乳酸浓度升高,或影像学显示血管受压;⑤压迫胆道造成胆道狭窄或胆汁淤积。相对适应证:PPC 直径大于 6cm、形成时间超过 6 周,其形态大小不变或变大;当影像学显示囊肿不断增大,或新近出现难以忍受的腹部症状时,即使囊肿很小,也需尽快进行手术治疗。

(一)腹腔镜胰腺假性囊肿胃吻合术

1. 适应证 ①囊肿较大;②囊肿壁完整、纤维壁较厚;③囊肿主要向胃腔突出,囊肿胃后壁形成共壁;④囊肿周围粘连严重,解剖不清,囊壁无法游离、无法显露出足够大的区域以供其他术式的吻合之用;⑤可排除胰腺囊性肿瘤者。

2. 禁忌证　①囊肿形成的时间短,无完整的纤维性囊壁;②真性囊肿;③体积较小的囊肿或位于胰腺实质内的囊肿。

3. 术前准备　根据病史查体并结合各种辅助检查如 B 超、CT、磁共振胰胆管造影(MRCP)等明确病变性质及与周围组织的关系,了解胆道是否扩张及合并结石,同时了解主胰管是否扩张、狭窄及与囊肿之间的关系。所有患者确认无手术禁忌证,术前均行胃肠道准备。

4. 手术操作步骤

(1)麻醉与体位,手术在气管内插管复合全身麻醉下进行,患者取截石位(左肋下垫高)或右半侧卧位,并可随医师手术要求转动体位。

(2)切口与气腹,脐下缘 10mm Trocar 为腹腔镜观察孔,另于剑突下及左锁骨中线肋缘下 5cm 置入 10mm Trocar,右肋缘下置入 5 mm Trocar。

(3)打开胃前壁 7~8cm 确保视野,以细针穿刺,抽出囊液,明确诊断以及了解囊肿与胃壁的关系。

(4)细针穿刺处应选择在囊肿向胃腔内最突出处,穿刺抽吸定位后应以穿刺处为中心,切开胃后壁与囊肿壁。

(5)切开胃壁时黏膜下层应严密止血。

(6)胃后壁与囊肿壁切开直径至少 4cm,切开后应注意囊腔有无分隔,有无新生物。

(7)将胃后壁切开处与囊肿壁相对的边缘做连续贯穿锁边缝合以防出血,也可用大口径管型吻合器做囊肿前壁与胃后壁间的吻合,若粘连不紧密,未能形成共壁者,则需要使用 Endo-GIA 进行吻合。

(8)判断有无漏,术中为了判断引流口是否超出了共壁的范围,导致引流口漏的发生,可向 PPC 腔内注射亚甲蓝,观察小网膜内有无蓝色液体,或者配合内镜超声的使用。

(9)在吻合口旁留置腹腔双套引流管。

5. 并发症的防治　严重并发症有出血和胰漏,手术中需小心处理结扎血管,使用 Endo-GIA 离断血管,吻合口可浆膜外连续或间断缝合可吸收线止血,术后出现非手术治疗不能控制的消化道出血时,介入放射学在定位出血来源和出血的血管栓塞治疗方面发挥了重要的作用。出现胰漏时需充分负压吸引及冲洗引流。

6. 术后处理

(1)淀粉酶测定:将引流管的引流液于术后第 3 天开始,每天均做淀粉酶测定,若淀粉酶持续升高,且术后第 7 天引流液仍超过 70ml,则诊断为胰瘘,应按胰瘘治疗方法处理。若引流液呈浆液性且其淀粉酶值相当于血清值即可拔除引流管。

(2)抗感染,预防性使用抗生素。

(3)手术后保持持续胃肠减压 3~5 天,进食时间应最好推迟至手术后 5 天,防止食物通过吻合口进入囊腔。

(4)术后 5 天复查 CT 观察囊肿大小变化。

(二)腹腔镜 PPC 空肠 Roux-en-Y 吻合术

1. 适应证　①囊肿与胃、十二指肠粘连不紧密者;②囊肿较大、形成在 6 周以上,囊壁完整者;③囊壁可部分游离、显露,并较为坚韧,易与肠管做严密缝合者;④无囊肿内感染或囊肿内出血;⑤排除真性囊肿的可能性。

2. 禁忌证　①囊肿形成的时间短,无完整的纤维性囊壁;②真性囊肿;③体积较小的囊肿或位于胰腺实质内的囊肿。

3. 术前准备　根据病史、查体结果并结合各种辅助检查如 B 超、CT、磁共振胰胆管造影(MRCP)等明确病变性质及与周围组织的关系,了解胆道是否扩张及合并结石,同时了解主胰管是否扩张、狭窄及与囊肿之间的关系。所有患者确认无手术禁忌证时,术前均行胃肠道准备。

4. 手术操作步骤

(1)麻醉与体位,手术在气管内插管复合全身麻醉下进行,患者取截石位(左肋下垫高)或右半侧卧位,并可随医师要求转动体位。

(2)切口与气腹,采用 4～5 孔。脐上缘为腹腔镜观察孔,主操作孔 12mm Trocar,位于右侧中腹部锁骨中线位置,其余辅助操作孔在剑突下、右侧锁骨中线肋缘下。

(3)将横结肠向上牵引开,显露横结肠系膜的后方,确认囊肿的位置,以穿刺针确认囊腔并取囊液送淀粉酶及药敏检查。

(4)用超声刀在囊肿最低位切开囊肿壁,吸净囊液后切除部分囊壁,取少量囊壁送术中冰冻病理。

(5)病理确认为假性囊肿后将切口延长至 7～8cm,清除囊腔内分隔及坏死物质。

(6)找出屈氏韧带,无损伤钳夹住距屈氏韧带 15cm 处空肠,游离系膜后以 Endo-GIA 切割、闭合此处空肠。将远端空肠襻提至囊肿最低处,超声刀在距空肠断端 5cm 处切开对系膜缘 3～5cm,在腹腔镜下用 4-0 或 5-0 Prolene 线(根据囊壁的厚度选择)连续全层缝合囊壁及空肠。

(7)距吻合口约 50cm 以 Endo-GIA 行空肠输入、输出襻间的侧侧吻合,残端小口以 4-0 Prolene 线连续缝合关闭,间断缝合关闭空肠系膜裂孔。

(8)囊肿-空肠吻合处放置 1 根双套引流管。

5. 并发症的防治　严重并发症有出血和胰漏,手术中需小心处理结扎血管,使用 Endo-GIA 离断血管,吻合口可浆膜外连续或间断缝合可吸收线止血,术后出现非手术治疗不能控制消化道出血时,介入放射学检查,在定位出血来源和出血的血管栓塞治疗方面发挥了重要的作用。出现胰漏时需充分负压吸引及冲洗引流。

6. 术后处理

(1)淀粉酶测定:将引流管引流液于术后第 3 天开始,每天均做淀粉酶测定,若淀粉酶持续升高,且术后第 7 天引流液仍超过

70ml,则诊断为胰瘘,应按胰瘘治疗方法处理。若引流液呈浆液性且其淀粉酶值相当于血清值即可拔除引流管。

(2)抗感染,预防性使用抗生素。

(3)手术后保持持续胃肠减压 3～5d,进食时间应最好推迟至手术后 5 天。

(4)术后 5 天复查 CT,观察囊肿大小变化。

(张　耿)

二、腹腔镜胰腺肿瘤剜除手术

随着腹腔镜胰腺手术技术水平的不断提高,腹腔镜胰腺手术在国内逐渐开展,在国内少数胰腺中心甚至已经成为常规手术方式。下面对我院开展的腹腔镜胰腺肿瘤剜除术作介绍。腹腔镜胰腺肿瘤剜除术主要应用于胰腺神经内分泌肿瘤(pNENs)、胰腺囊性肿瘤(浆液性囊腺瘤,serous cystic neoplasms,SCN)、黏液性囊腺瘤(mucinous cystic neoplasms,MCN)、实性假乳头状瘤(solid pseudopapillary neoplasms,SPN)、导管内乳头状瘤(intra-ductal papillary mucinous neoplasms,IPMN)、胰岛素瘤及其他少见的内分泌肿瘤中体积较小的肿瘤的手术治疗。其中胰腺囊性肿瘤占胰腺肿瘤的 2.2％～15.5％;胰腺神经内分泌肿瘤占胰腺肿瘤的 3％～5％。胰腺肿瘤位置、大小、个数及性质,有无局部或远处转移,是否有神经血管侵犯等因素决定着胰腺肿瘤手术治疗策略。腹腔镜胰腺肿瘤剜除术为功能保留性手术,主要用于这类胰腺良性及低度恶性的肿瘤。

(一)适应证

腹腔镜胰腺肿瘤剜除术的适应证范围与术者的腹腔镜操作水平、手术经验及手术团队配合的默契程度有密切关系。腹腔镜胰腺肿瘤剜除术的治疗效果与传统开腹胰腺肿瘤剜除术的治疗效果基本相同。

1. 孤立性肿瘤,界限清楚,与周围组织无明显粘连。

2. 肿瘤直径<2cm，位置表浅，距主胰管至少 2～3mm 并且肿瘤未侵犯血管和神经。

3. 直径<3cm 的分支胰管型 IPMN。

4. 患者无恶性征象。

（二）禁忌证

分绝对禁忌证和相对禁忌证。随着医师手术经验的积累以及腹腔镜设备、器械的不断改进，某些禁忌证也将转为适应证。

1. 绝对禁忌证　①不能耐受全麻及腹腔镜手术者。②肿瘤过大侵犯主胰管者。

2. 相对禁忌证　过度肥胖和腹腔广泛粘连者。

（三）术前准备

术前准备分为术前评估及心理准备。

1. 术前评估　术前应全面进行检查。根据患者病史、症状、查体及实验室、影像学检查进行综合评估，对将要实施的术式、手术流程、手术难度、应对策略做好准确的评估和预判。

2. 心理准备　充分与患者及家属沟通患者病情、手术适应证及手术相关事项，解除患者及家属思想顾虑，争取医患配合和理解支持。

（四）麻醉

采用气管内插管全麻，保证手术过程患者生命体征平稳及充分腹部操作空间（详见第 12 章麻醉相关部分）。

（五）体位

手术常规采用仰卧"大"字位，对于肥胖、胸腹腔较深患者，左侧腰背部可酌情垫高，利于胰腺显露。

（六）手术方法

1. 穿刺部位　麻醉成功后在脐上或脐下缘做一长约 10mm 切口，插入气腹针，建立人工气腹，维持压力在 1.73～2.0kPa（12.8～15mmHg），插入直径 10mm 套管针，置入腹腔镜探头，探视腹腔及脏器情况，了解胰腺周围情况，对手术进行可行性评估。左右腋前线肋缘下置入 5mm 套管，作为辅助操作孔；右侧腹直肌外缘脐上 2cm 左右置入 12mm 套管，作为主操作孔；其左侧对应位置置入 10mm 套管作为一辅助操作孔，穿刺孔呈"V"形分布。主刀站于患者右侧，一助站于患者左侧，持镜手站于患者分腿之间。

2. 操作步骤　麻醉成功后腔镜探头进入脐部观察孔后，保持头高足低抬高 20°～30°，并根据术者需求旋转体位。操作步骤同操作孔穿刺。

（1）显露胰腺，同其他腹腔镜胰腺手术。胰腺肿瘤剜除术关键在于探查和定位肿瘤。既要依次探查腹膜、肠系膜、肝、腹主动脉、腹腔动脉、肠系膜上动脉周围淋巴结等部位，排除肿瘤局部和远处有无转移，也要探查整个胰腺，避免漏诊。术前通过上腹部增强 CT 或增强 MRI 准确定位肿瘤，术中仍需借助术中超声仔细再次探查，确定肿瘤大小、个数、位置及与主胰管、血管及胆管毗邻关系，尤其是注意探查胰尾近脾门处及胰腺钩突处。为了避免损伤主胰管可在术前通过 ERCP 放置胰管支架，术中通过超声引导细针穿刺活检，并可进一步确定肿瘤良恶性。

（2）完整剜除胰腺肿瘤，确保胰腺肿瘤包膜的完整性。在胰腺肿瘤上方缝置牵引线提吊肿瘤，可采用"降落伞"式牵引，完整切除肿瘤。对于富血供的肿瘤，如胰岛素瘤等，需仔细显露、分离牢靠结扎血管。

（3）胰腺切缘可用 5-0 血管滑线缝合止血，避免缝扎到主胰管。彻底止血后，创面可喷涂生物胶，预防胰瘘。胰腺创面处放置腹腔引流管，最佳放置双套管，如出现严重胰瘘，可行冲洗引流。

（七）术后处理

1. 术后护理　患者术后全麻清醒后即可少量饮水，给予生长抑素抑制胰酶分泌 3 天，术后第 1 天开始鼓励下床活动。严格观察患者术后病情变化、腹部体征、引流液情况。术后 3 天可复查腹水淀粉酶，鉴别有无胰瘘，术后 3～5 天无胰瘘、出血等，可拔除引流管,择期出院。

2. 并发症处理　术后早期并发症主要为出血、胰瘘。出血主要靠手术中妥善处理血管,胰腺断面彻底止血来预防。胰瘘主要处理方式为保持引流管通畅,充分引流,必要时给予生理盐水冲洗引流。术后要严密观察患者病情,一旦发现并发症及时处理。

(八)术后并发症的预防

腹腔镜胰腺肿瘤剜除术主要并发症包括出血、胰瘘、胃瘫、腹腔和切口感染、胃肠道损伤等。具体预防及处理方式同其他腹腔镜胰腺手术。

(王　川)

三、腹腔镜胰体尾切除手术

自 1996 年第一例腹腔镜胰腺切除术被报道以后,腹腔镜胰体尾切除术(laparoscopic distal pancreatectomy,LDP)已逐渐发展为治疗胰体尾肿瘤的首选术式,与传统开腹胰体尾切除术相比,LDP 具有显著的优势,其术中出血、术后住院时间显著优于传统开腹手术,且两种手术方式在术后胰瘘的发生率相当,差异无统计学意义。

(一)适应证

1. 胰腺占位病变,发生于胰腺体尾部的良、恶性病变,如胰腺癌、囊腺癌、胰岛素瘤、非功能性胰岛细胞瘤、浆液性囊腺瘤、黏液性囊腺瘤、胰导管增生、胰腺囊肿、神经鞘瘤等。

2. 慢性胰腺炎。

(二)禁忌证

1. 病变侵犯胰腺肠系膜上静脉右侧者。

2. 病变侵犯周围组织或粘连致密者。

3. 严重全身性疾病、有出血倾向、不能耐受手术者。

(三)术前准备

1. 全面检查　术前除了常规检查外,应做 B 超、CT、MR 和血管造影,以明确胰腺病变部位、大小、边界、包膜等情况,以及病变与大血管的关系,指导胰腺手术时的切线。

2. 胃肠准备等　术前做清洁灌肠,留置胃管、尿管,备足全血。

3. 手术时机选择　一旦确诊,应在控制胰腺炎症基础上,尽早手术。

(四)手术操作

1. 麻醉与体位　手术在气管内插管复合全身麻醉下进行,病人取仰卧分腿位,头部抬高 30°,左侧肋下垫适当高度的体位垫,并可随医师对体位要求转动体位。

2. 切口与气腹　脐下插入充气针充气,一般做 5 个套管孔,其中脐部为 10mm,左右腋前线肋缘下置入 5mm Trocar,右侧腹直肌外缘脐上 1～2cm 水平置 12mm Trocar 为主操作孔,其左侧对应位置放置 12mm Trocar 孔作为辅助孔,穿刺孔呈"V"形分布。

3. 检查步骤　探查腹膜及腹内脏器表面,排除肿瘤转移。超声刀打开胃结肠韧带,显露胰腺及脾门,充分显露胰腺颈部及胰腺上缘,引入腹腔镜超声对病灶进行定位,确定胰腺切缘,并评估病变与胰管的位置关系;探查肝有无转移病灶;检查脾有无病变,与胰尾有无粘连,是否妨碍手术操作等。

4. 游离胰体尾　于胰颈部分离胰腺下缘,打开后腹膜及周围结缔组织间隙,显露肠系膜上静脉、脾静脉及门静脉,建立胰后隧道,悬吊胰腺。

如果胰腺肿瘤较大,且与脾门及脾血管关系密切、高度怀疑恶性,则行腹腔镜胰体尾联合脾脏切除术。分离脾动脉,夹闭后切断脾动脉,Endo-GIA 切断脾静脉,于拟切除线处用 Endo-GIA 切断胰腺,提起胰腺远端,用超声刀沿胰体尾背面分离,切断脾胃韧带、脾膈韧带、脾结肠韧带,完成切除。如果是恶性肿瘤,则需行根治性手术。

5. 保留脾的胰体尾切除

(1)Warshaw 法:注意保护胃短血管,切断近端脾动脉及脾静脉,切断胰腺,在游离至胰尾处再次离断脾动静脉,保留胃网膜左血管以及脾门血管。

（2）Kimura 法：应用 Endo-GIA 在胰颈部或拟切除线切断胰腺，提起胰腺远端，将胰腺从脾血管处剥离出来，保留脾动静脉。

6. 取出标本　切除胰腺组织放入不透水标本袋内，在袋内切碎胰腺组织后取出。

7. 放置引流　于胰腺断面、脾窝放置引流。

（五）并发症的防治

腹腔镜远端胰体尾切除术的严重并发症有出血和胰漏，手术中需小心处理结扎脾动静脉及其他血管，使 Endo-GIA 离断血管及胰腺后，可喷洒生物蛋白胶，以达到止血和堵塞的目的。

（六）术后处理

1. 淀粉酶测定　将引流管引流液于术后第 3 天开始，每天均做淀粉酶测定，若淀粉酶持续升高，大于血清淀粉酶正常值上限的 3 倍且与临床治疗预后相关，则诊断为胰瘘，应按胰瘘治疗方法处理。若引流液呈浆液性且其淀粉酶值相当于血清值即可拔除引流管。

2. 肠道管理　肛门排气后即可进食。

3. 抗感染　预防性使用抗生素。

（蔡云峰）

四、腹腔镜胰腺中段切除手术

关于胰腺中段，目前尚无统一的准确定义。一般认为，肠系膜上静脉右侧和主动脉左侧之间的胰腺部分可称之为胰腺中段，包括胰腺颈部及体部的近端，是门静脉和肠系膜上静脉右缘连线与距胰尾侧 5cm 的胰腺组织。胰腺中段切除术（central pancreatectomy，CP）又称为节段性胰腺切除术（segmental pancreatectomy）、中间段胰腺切除术（median pancreatectomy，middle segment pancreatectomy）等，自 1910 年报道了世界首例胰腺中段切除术以来，有多项临床研究已证实了该术式的可行性和安全性，以及术后胰腺内、外分泌功能的良好保留。随着腹腔部微创手术技术水平的提高、手术流程和器械设备的完善以及围术期管理的加强，腹腔镜胰腺中段切除术开始逐步应用于胰腺中段良性肿瘤或低度恶性肿瘤的治疗。

（一）适应证

1. 位于胰腺颈部或体部近端的良性或低度恶性肿瘤，如内分泌肿瘤、浆液性或黏液性囊腺瘤、实性假乳头状瘤、非侵袭性导管内黏液瘤等，远端至少可以保留 5 cm 以上的正常胰腺组织，以保证手术切缘阴性，实现根治性切除目的。

2. 肿瘤直径 2～5 cm，且行局部肿瘤剜除术可能损伤主胰管或有肿瘤残留风险者。

3. 不易剜除的良性非肿瘤性囊性病变，如淋巴囊肿、皮样囊肿、包虫囊肿等。

4. 局灶性炎性肿块、局限性胰管狭窄或胰管结石等。

5. 胰管位置较深，找到胰管时已深达胰腺背面，单纯胰管-空肠吻合困难，易发生胰瘘者。

6. 假性囊肿位于中段胰腺组织内，囊肿空肠吻合困难者。

7. 真性囊肿位于中段胰腺需要切除者。

（二）禁忌证

1. 胰腺原发恶性肿瘤。

2. 胰腺弥漫性炎症或胰体尾部萎缩；预计中段胰腺切除后无法保留至少 5 cm 的远端胰腺。

3. 血管变异（胰颈体尾部主要由胰横动脉供应，切除中段胰腺后，胰体尾缺血坏死可能）。

4. 对于 ＞3 cm 的胰腺神经内分泌肿瘤，局部切除的价值尚存在争议，部分观点认为应行规则胰腺切除联合区域淋巴结清扫。

（三）术前准备

1. 全面检查　术前除了常规检查外，应做 B 超、CT、MR 和血管造影，以明确胰腺病变部位、大小、边界、包膜等情况，以及病变与大血管的关系，指导胰腺手术时的切线。

2. 胃肠准备等 术前做清洁灌肠，留置胃管、尿管，备足全血。

3. 手术时机选择 一旦确诊，应在控制胰腺炎症基础上，尽早手术。

(四)手术操作

1. 麻醉与体位 手术在气管内插管复合全身麻醉下进行，患者取仰卧分腿位，头部抬高 30°，左侧肋下垫适当高度的体位垫，并可随医师要求转动体位。

2. 切口与气腹 脐下插入充气针充气，一般做 5 个套管孔，其中脐部为 10mm，左右腋前线肋缘下置入 5mm Trocar，右侧腹直肌外缘脐上 1～2cm 水平置 12mm Trocar 为主操作孔，其左侧对应位置放置 12mm Trocar 孔作为辅助孔，穿刺孔呈"V"形分布。

3. 检查步骤 探查腹膜及腹内脏器表面，排除肿瘤转移。超声刀打开胃结肠韧带，显露胰腺中段，引入腹腔镜超声对病灶进行定位，确定胰腺远端与近端切缘，探查肝有无转移病灶。

4. 胰腺中段游离 分离胰腺上下缘，暴露肠系膜上静脉和门静脉，打通胰腺后方隧道，悬吊胰腺，分离胰腺背面与脾血管关系，游离包括肿瘤在内的胰腺中段。

5. 切除胰腺中段 于胰头侧距肿瘤近端约 2 cm 处用内镜直线型切割缝合器(Endo-GIA 60 mm 蓝色钉仓)离断胰腺，于胰体尾部距肿瘤约 2cm 处使用超声刀或电钩切断胰腺。

6. 胰肠吻合重建 捆绑式胰胃吻合或胰管-空肠吻合，以胰肠吻合为主，胰胃吻合相对便捷，不破坏消化道结构，且胃壁血供丰富，利于吻合口愈合，胃酸降低胰酶活性，减少了胰瘘的风险，但患者的进食时间、住院时间延长，胃排空障碍的发生率高于胰肠吻合。目前临床的主流仍是胰肠吻合，胰肠吻合术后的患者在内外分泌功能方面的长期愈合效果更佳。

7. 取出标本 切除胰腺组织放入标本袋内，标本可经脐下切口或绕脐稍延长切口取出。

8. 放置引流 于胰腺断面、胰肠吻合口附近放置引流。

(五)并发症的防治

腹腔镜胰腺中段切除术的严重并发症有出血和胰漏，术中注意在胰腺下方显露肠系膜上静脉做到精准操作，避免血管、胆管的副损伤；在显露胰腺上缘时，要注意肝总动脉和脾动脉的分离和保护，以免离断胰腺时损伤肝、脾动脉；分离胰后隧道时，要注意胰腺和脾静脉间的分支血管手术中需小心处理结扎脾动静脉及其他血管。由于中段切除同时存在胰头、胰体尾两个切端，加之胰腺中段肿瘤右侧切缘大于胰体尾部肿瘤，使得中段切除胰瘘发生率高于胰十二指肠切除术及远端胰腺切除术。如何最大化发挥器官保留的优点，降低胰瘘、出血等并发症发生率是讨论的热点。

(六)术后处理

1. 淀粉酶测定 将引流管引流液于术后第 3 天开始，每天均做淀粉酶测定，若淀粉酶持续升高，大于血清淀粉酶正常值上限的 3 倍且与临床治疗预后相关，则诊断为胰瘘，应按胰瘘治疗方法处理。若引流液呈浆液性且其淀粉酶值相当于血清值即可拔除引流管。

2. 肠道管理 肛门排气后即可进食。

3. 抗感染 预防性使用抗生素。

（蔡云峰）

五、腹腔镜胰十二指肠切除手术

(一)概述

胰十二指肠切除术(pancreaticoduodenectomy，PD)是治疗胰腺癌、壶腹周围癌、十二指肠外伤及慢性胰腺炎的经典手术。手术步骤分为肿瘤和相关器官切除和消化道重建，切除组织包括胰头、胆总管、十二指肠、胆囊、空肠上段，消化道重建包括胃-空肠吻合、胰腺-空肠吻合、胆管-空肠吻合及空肠-空肠吻合等。腹腔镜胰十二指肠切除术（laparoscopic pancreaticoduodenectomy，LPD）是应用腹腔镜技术完成或辅助完成的胰十二指肠切除手术，是目前最复杂的腹腔镜手术之一。LPD 则是更具有挑战性的手术，由于腹腔镜手术固有的局限性，如触觉缺乏、腹腔镜器械人体工效学局限、缝合难度大、手术时间长等，加上手术本身的复杂性，使 LPD 进展较为缓慢。随着腹腔镜胰腺外科技术和经验的不断积累，以及腹腔镜设备和器械的更新换代，LPD 得到了较快发展。

在 LPD 学习曲线中，初始学习期大概需要 10 例的病例来学习积累经验，初期手术时间和风险较 OPD（开腹胰十二指肠切除术）有明显的劣势，平台期在 10～40 例，此期 LPD 和 OPD 能达到相同的术后预期，约 40 例以后，进入持续的稳定期，此期 LPD 较OPD 在手术时间更有优势。当然这个学习曲线不是绝对的，每个医疗中心的器械水平和医疗水平是不同的，每个术者选取突破技术节点的时机也不同，这个学习曲线只能大概表述 LPD 的手术时间随着机构和术者经验的不断积累的大概走向。从学习曲线可以看出，随着 LPD 手术不断地进行，LPD 较OPD 更有优势。Kim 等研究显示，同一组医师连续实施 100 例保留幽门的 LPD，手术时间由第一阶段的 9.8 小时缩短至第三阶段的6.6 小时，住院时间由 20.4 天缩短至 11.5天，严重并发症（包括胰瘘、肠梗阻、出血、胃排空障碍）发生率由 33.3％下降为 17.6％。

LPD 可以利用腹腔镜的放大作用和 30°镜的视野特点清晰地显露 PV-SMV（门静脉-肠系膜上静脉）后软组织，应用超声刀或能量平台保证胰腺钩突的完整切除和淋巴结、神经等软组织的骨骼化清扫，达到与 OPD 一样的切除范围和清扫标准，即完成肝动脉下方和 SMA（肠系膜上动脉）右侧 180°的清扫、肝十二指肠韧带骨骼化清扫，包括第 5、

6、8a、12b1、12b2、12c、13a、13b、14a、14b、17a、17b 淋巴结的清扫。国内外大样本 LPD研究结果表明：LPD 实施扩大淋巴结清扫或LPD 联合门静脉-肠系膜上静脉切除重建都是安全的。国内外多项 LPD 与 OPD 的对比研究结果表明，LPD 淋巴结清扫数和切缘阴性率与 OPD 相当或更好。

（二）手术适应证和禁忌证

1. 适应证　适应证同传统开腹胰十二指肠切除术，建议术前行多学科协作讨论明确手术指征。①胰头周围的良性病变。②Vater 壶腹癌、胆总管下端癌。③恶性程度较低的胰头部肿瘤，如囊腺癌、胰岛细胞癌等。④胰头癌尚未浸润幽门及十二指肠，胃周尤其是幽门周围无淋巴结转移。⑤少数情况下也应用于慢性钙化性胰腺炎伴有顽固性疼痛的患者。

建议通过应用超声、CT、CT 血管造影和MRI 等检查，充分了解肿瘤大小、位置和与周围血管关系，以及是否存在肝动脉等重要血管的变异，准确评估是否适合行 LPD。随着数字医学的发展，基于 CT/MRI 图片的胰腺及其周围组织三维可视化重建技术能很好地显示胰腺及周围血管、肿瘤的空间结构，使得精准 LPD 在临床上成为现实，但计算机2D 显示器在观察胰腺 3D 影像的空间、深度感和虚拟手术上仍不够精准。近年来，3D 打印技术已经应用于临床，能准确复制出胰腺及其周围组织、血管系统模型，可真实反映病灶与周围器官的空间关系，在术前诊断、解剖定位、虚拟手术及指导术中实时操作有实际帮助作用。

对诊断困难患者，可选择通过超声内镜穿刺活检、PET-CT 等进一步检查。术前减黄及病理学诊断原则同 OPD。术前进行胆道引流解除梗阻性黄疸的必要性存在争论，尚无明确的术前减黄指标，推荐经 MDT（多学科会诊）讨论后综合判断。对于高龄或体能状态较差的患者，若梗阻性黄疸时间较长，

合并肝功能明显异常、发热及胆管炎等感染表现,推荐术前行减黄治疗。术前拟行新辅助治疗的梗阻性黄疸患者,推荐首先进行减黄治疗。

2. 禁忌证

(1)绝对禁忌证:除 OPD 的禁忌证外还有以下几点。①腹腔已广泛转移;②胰腺癌已经侵犯肠系膜上动脉;③严重营养不良,重度梗阻性黄疸,全身情况差,重要器官功能衰竭,不能承受重大手术。另外,还包括不能耐受气腹或无法建立气腹者,以及腹腔内广泛粘连和难以显露、分离病灶者。

(2)相对禁忌证:病灶紧贴或直接侵犯胰头周围大血管需行大范围血管切除置换者;病变过大,影响器官和重要组织结构的显露,无法安全行腹腔镜下操作者;超大体重指数影响腹腔镜操作者。

(三)手术类型

LPD 分为以下几种类型。

1. 全腹腔镜胰十二指肠切除术。

2. 腹腔镜辅助胰十二指肠切除术。包括在腹腔镜下完成胰十二指肠切除、通过腹壁小切口完成消化道重建手术和手助腹腔镜胰十二指肠切除术(通过上腹部小切口将手伸入腹腔内协助完成手术)。

应根据术者习惯和医院条件选择具体术式。推荐在学习曲线早期采用腹腔镜辅助胰十二指肠切除术,逐渐过渡到全腔镜胰十二指肠切除术。

(四)术前准备和麻醉方式

1. 术前准备 一般情况和病灶评估同开腹胰十二指肠切除术,还应更加强调对患者心、肺、肾等重要器官功能的评估及其是否可耐受长时间气腹所可能导致的功能障碍,控制或改善可能影响手术的相关并存疾病。

2. 麻醉方式 采用气管插管全身麻醉或复合硬膜外全身麻醉。由于气腹时间较长,建议高度重视皮下气肿、酸碱平衡等术中监测。

(五)手术设备和器械

1. 手术设备 手术需要的设备包括高清电子或光学腹腔镜系统,或三维腹腔镜系统,或机器人外科手术系统和全自动高流量气腹机、冲洗吸引泵、视频及图片采集存储设备、术中超声及穿刺活检设备等。

2. 一般器械 气腹针、5～12mm 套管穿刺器、分离钳、无损伤抓钳、单极电凝、手术剪、持针器、施夹钳及钛夹、可吸收夹和一次性取物袋等。常规准备开腹胰十二指肠切除所需器械。

3. 特殊器械 LPD 术中还需准备一些特殊设备,包括内镜下切割闭合器、超声刀、腹腔镜下 Bulldog、Ligasure 血管闭合系统等。术者可以根据医院条件及个人习惯选择使用适合自己熟悉的器械。

(六)患者体位、气腹压力、操作孔位置

患者取平卧位,根据手术需要可调整患者头高足低、左右倾斜等体位,根据手术中术者的站位习惯选择患者是否采用分腿位。CO_2 气腹压成人≤12mmHg,儿童≤9 mmHg,气腹压应根据患者麻醉监测情况做适当调整。具体位置可以根据手术者习惯、病灶位置和患者体型决定。根据术中具体情况可以增加辅助孔协助手术操作。

(七)手术流程与主要步骤

在治疗原则上,LPD 应遵循传统开腹胰十二指肠手术的基本原则。对于恶性肿瘤,LPD 应遵循传统开腹手术的肿瘤根治和不接触原则。术后肿瘤标本应进行各个切缘标记,常规病理学检查应遵循国际标准评估切缘状态,明确是否达到 R 切除。建议关键切缘常规行术中冰冻切片病理学检查。对良性疾病者应遵循尽可能保留器官和功能的原则选择手术切除方式。

1. 手术步骤和路径选择 手术路径的选择可根据患者疾病具体情况、术者操作习惯和不同学习曲线阶段进行合理选择。建议根据肿瘤和血管的关系合理选择动脉或静脉入路。学习曲线早期阶段建议优先处理容易操作的步骤，随着经验的积累逐步形成相对固定的手术路径。具体手术步骤包括以下几个方面，依据操作者习惯可合理调整下述手术操作顺序。

（1）切开 Kocher 切口：切开胃结肠韧带后，可按传统 Kocher 切口或反向 Kocher 切口路径分离。传统 Kocher 切口遵循开腹胰十二指肠切除术方法，沿右肾前筋膜、十二指肠第 2 段、胰头后方路径向左侧游离至腹主动脉左侧缘。根据术者习惯及肿瘤情况，可选择是否优先探查、游离、悬吊肠系膜上动脉；清扫肠系膜上动脉右侧 180° 淋巴结；夹闭或结扎、离断胰十二指肠下动脉。探查腹腔干根部，从其根部向肝动脉、脾动脉方向清扫淋巴结。反向 Kocher 切口则是在离断空肠后，沿空肠和屈氏韧带后方分离十二指肠第 2、3 段和胰头后方的疏松结缔组织，直达十二指肠降部外侧缘。建议根据术者习惯和肿瘤情况合理选择不同的 Kocher 切口路径和是否采用动脉入路。

我们在临床实践中发现，结肠系膜上存在一个明显的半透明解剖学标志，透过此处，可观察到十二指肠降部到水平部的转折部分，我们将此半透明区定义为"十二指肠窗"。将此处打开并稍做游离，即可暴露十二指肠、胰头部。由于此间隙位于结肠系膜后方，腹腔镜手术较开放手术操作更加方便，而且学习曲线较短，可能成为腹腔镜胰头部手术的常规入路。

①定位横结肠系膜后间隙入口：腹腔镜监视下，提起横结肠，于略微隆起的肠系膜根部右侧，可观察到结肠系膜的一个半透明区域。打开此区域，可直接显露十二指肠下角。该区域下方即为回结肠血管蒂，注意保护。

②切开系膜，进入横结肠系膜后间隙，游离十二指肠降部、水平部，于横结肠系膜后方、十二指肠外侧行 Kocher 切口，充分游离十二指肠、胰头，直至腹主动脉前方。打开后

腹膜，显露下腔静脉、左肾静脉后，以左肾静脉为标志，直接显露肠系膜上动脉（superior mesenteric artery，SMA）根部，初步完成"动脉先行"的操作，并顺势完成 16 组淋巴结清扫。对于胰头部肿瘤，由于肿瘤侵犯或炎症粘连，胰腺颈部显露肠系膜上静脉有一定困难；可进一步在此入路下，在不解剖胰腺颈部的前提下，通过游离十二指肠，于侧方显露肠系膜上静脉。

③在胰头与十二指肠前方扩展横结肠系膜后间隙，暴露胰头及十二指肠。助手挑起横结肠系膜，以胰十二指肠前筋膜为基础平面，游离此间隙，充分暴露胰头及十二指肠；上方打开肝结肠韧带，显露十二指肠球降部的前方；下方打开屈氏韧带的右侧，游离至十二指肠升部，十二指肠全程得到游离，在腹腔内清晰可见，我们称之为"十二指肠腹腔化"。至此，结肠后的操作已基本完成。

④打开胃结肠韧带。于胃结肠韧带薄弱区切开，分离覆盖在胰头与十二指肠前方的结肠系膜、胃窦部系膜，即可与后入路已完成的解剖结构"会师"，这样可于结肠上区显露整个胰头、十二指肠并自由翻起，完成胰头及十二指肠的显露、游离工作。通过这一系列操作，由横结肠系膜覆盖的、主要位于腹膜后的十二指肠及胰头显露在腹腔中建立了一个简明、清晰、完整的层次，为进一步的手术操作打下基础。这种入路，可以充分发挥腹腔镜技术的优势，迅速建立起比较简练的解剖层面，是一种非常"精细"的解剖入路。

（2）离断胃：是否保留幽门国内外仍有争议，在保证切缘阴性的情况下，保留和切除幽门的术式均可采纳。保留幽门或不保留幽门 LPD 的胃离断处理方法均同开腹胰十二指肠切除术。保留幽门 LPD 应在距幽门至少 2cm 位置离断十二指肠。对于恶性肿瘤，保留幽门者建议术中行十二指肠切缘的快速冰冻病理检查，保证切缘的阴性，同时需注意对幽门上下淋巴结（第 5、6 组）的清扫，并注意

对胃大、小弯血管弓的保护。对于不保留幽门的 LPD,胃离断方法同远端胃切除术,推荐使用腔镜下直线切割闭合器断胃,合理选择钉仓高度,减少断端出血。

(3)解剖肝十二指肠韧带:在胰颈上缘解剖、悬吊肝总动脉,清扫肝总动脉、肝固有动脉周围淋巴结;在排除或保护变异肝动脉后,于根部夹闭、离断胃十二指肠动脉和胃右动脉,必要时在其根部予以缝扎,以减少术后假性动脉瘤的发生。清扫淋巴结至肝门板处。切除胆囊,自胆囊管和肝总管汇合水平以上离断胆管。推荐术中快速冰冻切片明确胆道切缘状态。清扫门静脉前壁淋巴结,在门静脉悬吊和充分暴露下清扫其后方淋巴结。

(4)离断胰腺:分离胰颈下缘,明确肠系膜上静脉和门静脉位置,建立胰后隧道。胰后隧道建立困难者,无须强行建立。采用悬吊带或在胰腺下缘缝扎悬吊胰颈后以超声刀、剪刀或其他能量器械离断胰腺。推荐使用剪刀离断胰管,其有利于进行胰腺吻合。胰腺断面仔细止血。常规行胰腺切缘术中快速冰冻切片病理学检查,保证胰腺切缘的阴性。

(5)离断空肠:提起横结肠,确定空肠和屈氏韧带位置,距屈氏韧带 10~15cm 处离断空肠。紧贴空肠游离至屈氏韧带左侧缘,注意保护肠系膜下静脉。将游离的空肠近端自小肠系膜根部后方置于胰头十二指肠后方。推荐选择合适高度钉仓的腹腔镜下直线切割闭合器离断空肠。

(6)解剖肠系膜上静脉-门静脉系统:沿横结肠系膜根部解剖探查肠系膜上静脉,仔细钳夹、离断右副结肠血管。从十二指肠第 3 段上缘处,沿肠系膜上静脉右侧壁自下而上逐步结扎、离断胃结肠静脉干(Henle 干)、胰十二指肠下静脉、胰十二指肠上静脉、胃右静脉等属支,必要时结扎、离断汇入门静脉的胃冠状静脉。也可将肠系膜上静脉、门静脉悬吊后,再行上述静脉分支的离断和淋巴结清扫。对肿瘤侵犯肠系膜上静脉或门静脉的患者,可根据受累范围按照开腹手术方式完成血管切除与重建。沿肠系膜上静脉游离胰腺钩突,注意两处易出血的部位——Henle 干和空肠第一支静脉,彻底离断钩突与肠系膜上静脉之间的所有细小分支。

(7)解剖肠系膜上动脉-腹腔干系统:将肠系膜上静脉和门静脉系统悬吊、游离后,探查、分离肠系膜上动脉,钳夹、离断从肠系膜上动脉或空肠动脉第一支发出的胰十二指肠下动脉,清扫肠系膜上动脉右侧 180°的神经、淋巴结及结缔组织,自下而上清扫至肠系膜上动脉根部。探查显露腹腔干后,离断胰腺钩突与肠系膜膜上动脉及腹腔干根部之间的神经、淋巴结及结缔组织。肠系膜上动脉和腹腔动脉干系统的解剖也可采用动脉入路方式。

也可以采用钩突优先法显露 SMV:分离胰腺钩突前缘,断胃结肠静脉干(Henle 干)和游离肠系膜上静脉(SMV)右缘。切断近端空肠后,助手逆时针牵拉旋转肠系膜,将胰腺钩突和 SMA、SMV 均逆时针旋转至左侧。向下牵拉钩突和十二指肠,分离 SMV 空肠支间的间隙后,采用左后侧视角(左侧腹 Trocar 进镜),左后侧视角的视野可良好暴露胰腺钩突全长、SMA 跨越钩突全长、SMV 空肠支后方、十二指肠系膜之间的解剖关系;直视下从 SMA 左侧显露 IPDA,离断后以 SMA 为轴,其左侧缘为切除线,从 SMA 起始部向其跨越胰腺钩突全长剥离,实现远端钩突系膜的完全切除。

(8)恶性肿瘤淋巴结清扫范围:淋巴结清扫范围同开腹胰十二指肠切除术。针对胰头区恶性肿瘤,目前有限的前瞻性研究结果显示,扩大淋巴结清扫不能改善患者预后。因此,除临床探索性研究外,不推荐常规进行扩大的腹膜后淋巴结清扫,推荐行标准的淋巴结清扫。

2.消化道重建　消化道重建分为腹腔

镜下重建(机器人消化道重建)和小切口开腹重建。腹腔镜完成切除后进行的小切口开腹重建方式同开腹,推荐在学习曲线早期采用上腹部小切口开腹重建。提倡采用 Child 法进行消化道重建,包括胰肠吻合、胆肠吻合和胃肠吻合。重建位于结肠前、结肠后及结肠前后混合法均可采用,可据患者具体情况和术者经验选择。

(1)胰腺吻合:胰腺-消化道重建方式主要包括胰肠吻合和胰胃吻合,以胰肠吻合为主。胰肠吻合方式中胰管对空肠黏膜或其改良方式是当前 LPD 的主要吻合方法,具体的吻合方式可据腹腔镜下操作特点和术者开腹吻合的经验进行选择。针对胰管细小的患者,目前多种不直接行胰管吻合的术式值得关注和探索。

将远处空肠断端从横结肠后方拉至胰腺断端,行胰腺空肠端侧吻合,将胰腺断端后壁与空肠后壁浆肌层用 3-0 Prolene 线连续缝合,在胰管对侧肠壁上截一小口,大小与胰管口径相仿,行胰管空肠黏膜层吻合,用 4-0 Prolene 连续缝合后壁,缝合过程中将置入胰管固定于胰管黏膜后将另一端置入肠腔内,检查置入胰管无屈曲打折,再连续缝合前壁。再将空肠前壁浆肌层、胰腺断端前壁用 4-0 Prolene 线连续缝合。完成胰腺断端与空肠端侧黏膜对黏膜式吻合。

(2)胆肠吻合:胆肠吻合可采用连续缝合、间断缝合及连续间断相结合的方法。推荐使用可吸收倒刺线进行胆肠吻合。针对胆管细小患者及学习曲线早期阶段,推荐合理使用吻合口支撑管以预防胆瘘和狭窄。

距离胰腺空肠吻合口约 10cm 处之空肠系膜对侧截一小口,大小与胆总管口径相仿,行胆总管空肠端侧全层吻合,用 4-0 倒刺线先连续缝合后壁,再连续缝合前壁。

(3)胃肠吻合:胃肠吻合方式主要包括腹腔镜下全手工缝合和直线切割闭合器进行胃后壁与空肠的侧侧吻合,术者可根据自身经验选择。

将结肠下区空肠襻从结肠前拉至胃残端处,距离胆肠吻合口约 40cm 之空肠系膜对侧的空肠系膜上切一小口,胃后壁无血管区切口,分别置入直线切割吻合器,检查肠襻顺畅无扭曲,行空肠与残胃的侧侧吻合。直线切割器吻合完毕,用 3-0 倒刺线关闭切开的胃壁与肠壁,完成胃肠壁的吻合。3-0 倒刺线加固缝合胃肠侧侧吻合口以及空肠断端。

3. 引流管的放置和标本取出　LPD 引流管的放置可参照开腹手术,推荐充分利用操作孔合理放置腹腔引流管,应重视胰肠和胆肠吻合口附近引流管的放置。

标本切除后应及时取出,注意预防标本的种植转移。标本可从上腹部、脐周和下腹部小切口取出。

LPD 二个重要技术瓶颈即钩突切除和胰肠吻合,前者可以通过选择适应证(如选择钩头容易切除的十二指肠乳头肿瘤和胆管下端肿瘤等)和中转开腹来化解学习曲线期风险,而胰肠吻合术不仅需要具备基本的腹腔镜下缝合和打结技术,更重要的是需要策略——从众多专家推荐的胰肠吻合术中去选择与自己技术匹配适应的腹腔镜下胰肠吻合术。

LPD 这样复杂高危手术,手术质量和术后安全更为重要。LPD 术中和术后最常见而危险的并发症是胰瘘和出血。其预防和处理的关键是切除时精细解剖、严密止血,重建时要确保各吻合密封、血供良好、无张力。切除过程中要遵循"显露即是保护",确切止血是关键。对于胃十二指肠动脉、胰十二指肠下动脉等血管,要直视下结扎＋夹闭或缝扎。对于肿瘤紧贴血管而难以分离者,应先预置血管阻断带,即采用"Easy First"策略。如术中不慎出血,切忌盲目钳夹,应与助手操作吸引器配合,吸压并暴露出血点后用金属钛夹止血后再缝合止血,必要时使用腔镜哈巴狗阻断后止血。作者的经验是,缝合止血比血管夹更牢靠,尤其门静脉-肠系膜上静脉因其壁薄,夹子极易脱落,作者一般都采用血管缝线缝扎,不留血管夹。无论是传统开腹手术,还是腹腔镜手术,消化道重建必须达到黏膜对黏膜,无张力,既密封又血供良好。这要求术者熟练掌握腹腔镜下缝合技能。掌握了腔镜下胃肠重建、胆肠重建和胰肠吻合的技术,这是手术得以顺利必不可少的技术基础。作者医院建立了腔镜培训中心是很重要的,可利用模拟训练,提高腔镜缝合技能,缩短学习曲线。

(八)中转开腹手术指征

LPD 出现以下情况应及时中转开腹:凡是恶性肿瘤侵犯胰头区域外且在腹腔镜下难以明确切除范围;或是出血难以控制或患者难以耐受气腹;病灶显露困难;手术区域因严重慢性炎症导致切除极为困难;血管侵犯范围大难以在腹腔镜下完成血管重建;术中消化道重建困难或无法完成等。

(九)手术后观察与并发症处理

胰腺术后外科常见并发症的预防及治疗同 OPD。推荐依据快速康复原则进行围术期管理;建议必要时行超声、CT 和 CT 血管造影等辅助检查密切观察术后是否发生胰瘘、出血和动脉瘤等严重并发症,早期发现,及时干预。

(李杰原　苏树英)

第十节　腹腔镜脾手术

一、腹腔镜脾囊肿开窗手术

脾囊肿(splenic cyst)属罕见病,分真性和假性两类。真性非寄生虫性囊肿又称原发性囊肿,其内壁具有衬里细胞,即有内皮或上皮覆盖,如皮样囊肿、表皮样囊肿、淋巴管囊肿、多囊脾及单纯性囊肿;假性囊肿内壁无衬里细胞,多为损伤后脾脏陈旧性血肿或脾梗死灶液化后形成。寄生虫性囊肿最常见为脾包虫病。

(一)适应证

1. 大型囊肿,表现为脾大或因牵引压迫邻近内脏而引起,如左上腹不适、消化不良等相应症状。

2. 脾囊肿仍可保留一定的脾组织及功能时。

3. 单纯囊肿并未合并感染者。

(二)禁忌证

1. 绝对禁忌证　绝对禁忌证为难以纠正的凝血功能障碍以及合并心、肺等重要脏器功能不全而不能耐受全麻手术的患者。

2. 相对禁忌证　相对禁忌证为合并脾脓肿,巨脾或估计伴广泛粘连者;既往有上腹部手术史或肥胖患者。

(三)术前准备

1. 检查凝血机制。

2. 超声波、CT、MRI 等检查,明确囊肿位置大小。

3. 术中要保证术者随时可获得脾切除术或中转开腹的器械,因为脾血供丰富,血供复杂,脾开窗后万一发生大出血不好止血时,有部分实在无法止血只能行脾切除术或中转开腹止血。

(四)手术方法

1. 手术体位　患者体位根据囊肿位置而定,一般采取头高足低平卧位及右侧斜卧位,如果脾囊肿位于脾后外侧面,病人采用右侧卧位。

2. 建立人工气腹　压力维持在1.76kPa(13mmHg)。

3. 腹壁戳孔　多数术者采用 5mm、10mm、12mm 的套管针在腹壁上打 3 至 4 个孔,10mm 穿刺器位于脐下,12mm 穿刺器位于左锁骨中线平脐交叉点用于主要操作,另一个或另两个位于剑突下及剑突与脐连线中点。

4. 探查囊肿位置及分离脾　如果囊肿位于脾下极的后方,术中要用电凝切掉脾结肠韧带;囊肿在脾上极时,应解剖脾胃韧带,给予钛夹夹闭切断胃短血管,游离切断脾膈韧带及部分脾肾韧带,将上极完全游离。

5. 穿刺囊肿　当囊肿完全暴露在腹腔镜视野后,先用穿刺针穿刺囊肿,观察囊液颜色并常规送细菌培养、细胞学检查。

6. 囊肿开窗　囊肿充分暴露后,可用超声刀,沿囊壁边缘,尽可能多的将囊壁切除,充分开窗,切开囊壁,立即用吸引器吸尽囊液,并在囊腔内涂擦无水乙醇。

7. 腹腔冲洗及止血　切除囊壁后彻底冲洗左上腹区,用电凝钩在预切除的囊壁上电凝1周,避免囊壁出血。

8. 取出囊壁　将囊壁自腹腔取出,从12mm穿刺孔处送入非渗透性收集袋,打开将囊壁移入袋中,直视下将袋子和囊壁一同取出,如囊壁较大时,可剪碎分次取出。

9. 置管　在囊腔内放置多孔引流管一根从穿刺孔引出。

(五)术中应注意的问题

1. 脾周韧带的分离　术中应根据囊肿所在位置,判断需要断离哪条韧带,并非所有韧带都需要离断。如果囊肿位于脾下极的后方,则术中应游离切掉脾结肠韧带;如囊肿在脾上极时,则术中应解剖脾胃韧带、脾膈韧带及部分脾肾韧带,将上极完全游离。

2. 术中止血　脾脏血供丰富,血供复杂,止血需彻底,用电凝钩在预切除的囊壁上电凝1周,避免囊壁出血。

3. 必要时改变术式　脾脏开窗后万一发生大出血不好止血时,有部分实在无法止血者只能行脾切除术或中转开腹止血。

(六)术后管理

1. 术后即可拔除胃管、尿管。

2. 注意术后出血,保持腹腔引流管通畅,密切观察引流管颜色,及时复查血红蛋白变化情况。

(七)术后并发症及防治

1. 出血　较严重的并发症是术中止血不彻底引起的术后出血,包括活动性出血及小血管渗血。这要求术中必须反复检查创面,必要时放置止血材料进行有效止血,术后注意观察患者血压变化。

2. 感染　多由术中冲洗不彻底或引流管堵塞,导致囊液积聚腹腔内引起感染。患者一旦出现感染症状,必要立即复查B超或CT检查,明确是否存在腹腔积液,少量积液可抗生素积极抗感染处理,大量积液可进行B超引导下穿刺引流。

3. 周围器官损伤　主要是损伤胰尾、胃部、肾脏、膈肌。通常在分离脾周韧带时不慎引起相关器官损伤,术后会出现相应临床表现,如胰瘘导致腹膜炎,胃穿孔导致气腹等。

(八)小结

腹腔镜脾囊肿开窗术具有创伤小、恢复快、伤口美观、复发率低等优点,但目前随着医学技术的发展,B超引导下脾囊肿穿刺抽液术有逐渐取代腹腔镜脾囊肿开窗术的态势。这就要求外科医师在面对脾囊肿的患者时,注意分析病情,选取对患者最有利的治疗方案。

(招汝津)

二、腹腔镜脾切除手术

脾是人体最大的免疫器官,具有造血及免疫功能。脾切除手术指征包括脾外伤、脾肿瘤、门脉高压症导致的脾大脾亢进及遗传性球形红细胞增多症、特发性血小板减少性紫癜等血液系统疾病。1991年澳大利亚Delaitre等报道了世界首例腹腔镜脾切除术(laparoscopic splenectomy,LS),国内胡三元、许红兵等于1994年国内率先开展腹腔镜脾切除术。随着脾免疫功能研究的深入及临床脾切除术后凶险性感染的大量报道,脾良性病变的脾部分切除日益增多。随着 LS 经验和技术的积累和提高,腹腔镜脾部分切除术也逐渐发展起来。LS 及腹腔镜脾部分切除术具有微创、术后康复快、术野清晰等优势,现今已在临床上广泛应用。

(一)适应证

LS 及腹腔镜脾部分切除术的适应证范围与术者的腹腔镜操作水平、手术经验及手术团队配合有密切关系。LS 及腹腔镜脾部分切除术与传统开腹脾切除术及脾部分切除术基本相同。

1. LS 手术指征　①脾占位性病变;②遗传性球形红细胞增多症、特发性血小板减少性紫癜等血液系统疾病;③能够耐受腹腔镜手术的外伤性脾破裂;④门静脉高压症的脾大脾亢进。

2. 腹腔镜脾部分切除术适应证　位于脾一端的孤立占位性病变。

(二)禁忌证

LS 及腹腔镜脾部分切除术禁忌证基本相同,有绝对禁忌证和相对禁忌证。随着医师手术经验的积累以及腹腔镜设备、器械的不断改进,某些禁忌证也将转为适应证。

1. 绝对禁忌证　①不能耐受全麻及腹腔镜手术者;②凝血功能障碍,有出血倾向者。

2. 相对禁忌证　①过度肥胖和腹腔广泛粘连者;②巨脾。

(三)术前准备、麻醉与体位

1. 术前准备　分为术前评估及心理准备。

(1)术前评估:术前应全面进行检查。根据患者病史、症状、查体及实验室、影像学检查进行综合评估,对将要实施的术式、手术流程、手术难度、应对策略完成正确的评估和预判。

(2)心理准备:充分与患者及家属沟通患者病情、手术适应证及手术相关事项,解除患者及家属思想顾虑,争取患者配合和理解

支持。

2. 麻醉　采用气管内插管全麻,保证手术过程患者生命体征平稳及充分腹部操作空间。

3. 体位　常规采用仰卧位,右侧倾斜30°左右。左侧腰背部可酌情垫高,利于脾显露。

(四)手术方法

1. 穿刺部位　目前腹腔镜脾切除术,通常采用 4 孔法,第一穿刺孔位于脐部,作为观察孔;第二穿刺孔、第三穿刺孔分别位于左锁骨中线脐水平线上和腹正中剑突下;第四穿刺孔位于左腋前线脾下。第一、二、三及四穿刺孔分别为观察孔、主操作孔、辅助操作孔及辅助操作孔,必要时根据术中情况,可做第五辅助孔。目前单孔法在临床中也有较多应用,它常以脐部为切口置入单孔专用 Trocar,常规置入操作器械。主刀及持镜手站于患者右侧,一助站于患者左侧。

2. 操作步骤

(1)显露脾脏同开腹脾脏手术,主要有以下几个方面:①按照"由下到上、避重就轻、紧靠脾"的原则,依次游离切断脾结肠、脾肾及脾膈韧带,游离过程根据难易程度灵活调整。②游离脾上极及脾膈韧带是脾游离的难点,需主刀引导助手牵拉或抬起脾,并引导持镜手到达显露区域,注意血管牢固结扎离断,步步为营,减少操作导致的出血机会。③操作动作要轻柔,避免损伤脾脏、撕扯韧带导致出血。

(2)游离完脾后或在游离脾脏前,可于胰体尾上缘寻找脾动脉,将其结扎,尤其对于门静脉高压症患者,脾动脉结扎尤其重要。如果胰体尾上缘寻找脾动脉困难,可沿肝总动脉走行,向左侧游离,寻找脾动脉。

(3)脾门处理可分为两种:①解剖脾门,使用丝线或血管夹逐个夹闭脾动静脉主干及分支后切断,完整切除脾;②游离脾门,显露胰尾,用腔镜下切割闭合器整体闭合切断脾

蒂血管,完整切除脾。

(4)腹腔镜脾部分切除术,根据脾占位位置通常先游离相关脾上或下极;结扎离断需切除部位的脾蒂血管,可见脾缺血线;沿脾缺血线用超声刀离断脾实质,较大血管使用生物夹夹闭后离断;脾断面使用双极电凝止血。

(5)腹腔镜脾切除及脾部分切除术后均需酌情脾窝处放置引流管。

(五)术后护理

对于非巨脾的脾切除术或脾部分切除术患者术后无须禁食,麻醉清醒后即可进流质饮食,术后第1天开始鼓励下床活动并改半流饮食。严格观察患者术后病情变化、腹部体征、引流液情况。术后3～5天无胰瘘、出血等,可拔除引流管,择期出院。

(六)并发症的预防及处理

腹腔镜脾切除术及脾部分切除术的并发症主要为出血、胰瘘、胃瘘、肠瘘、血栓形成、遗留副脾、腹腔感染、切口感染、膈下脓肿等。出血主要靠手术中妥善处理血管,胰腺断面彻底止血。胰瘘主要处理方式为保持引流管通畅,充分引流,必要时给予生理盐水冲洗引流。术后要严密观察患者病情,一旦发现并发症及时处理。

1. 出血　术中出血通常是由腔镜下游离脾周韧带时过分牵拉导致脾被膜撕裂或脾蒂撕裂造成的。发生术中出血,及早确切止血,当出血不能控制时应及时中转开腹。术后也要注意出血问题,及时发现,及时手术止血。预防出血要注意术中牵拉操作一定要轻柔,解剖清晰,妥善处理每一根血管。

2. 胰瘘、胃肠瘘　游离脾周组织时超声刀使用不当灼伤胃、结肠、胰腺等部位易导致胰瘘、胃肠瘘。因此,腔镜下要正确使用超声刀,精准解剖,紧贴脾周解剖,可降低胰瘘、胃肠瘘的发生率。

3. 血栓　脾切除术后脾静脉、肠系膜上静脉、门静脉有形成血栓的可能。其原因可能与血小板急速上升和脾静脉门静脉系统血流速度降低有关。因此,应全程检测血小板及凝血功能,必要时使用抗血小板及抗凝药预防血栓形成。

4. 腹腔感染及膈下脓肿　脾切除可引起机体免疫功能下降,增加感染风险。术后也要注意辨别患者是否感染,及时合理使用抗生素。

5. 副脾　术中要仔细探查腹腔,尤其脾门、胰尾、大网膜、小肠系膜和脾周韧带,特别是血液病切脾患者,发现副脾一并切除。术中要完全取出脾组织,防止脾组织遗留腹腔,出现自体脾移植,导致手术失败。

(七)小结

腹腔镜脾切除术及脾部分切除术是安全可行的,并发症随着手术技巧的熟练而不断减少。腹腔镜下脾切除术已成为临床治疗中最常见的术式;对于脾孤立一极的占位性病变,腹腔镜下脾部分切除术也成为重要术式之一。

(王　川)

第十一节　腹腔镜贲门周围血管离断手术

门静脉高压症(portal hypertension,PHT)是一组由多种原因导致门静脉压力持久增高所引起的综合征,肝硬化是其最常见的原因。防治食管胃底曲张静脉破裂出血是PHT外科手术的主要目的,主要术式包括各种断流术以及分流术,我国患者以肝炎后肝硬化为最多,对肝硬化程度较重者,断流术更适合我国PHT患者,占PHT手术治疗的85%。裘法祖院士于1981年率先在国内开展脾切除术联合贲门周围血管离断术(splenectomy and pericardial devascularization,SPD)治疗PHT导致的上消化道出血,效果良好。历经近 40 年的医学发展，SPD 至今一直是治疗 PHT 的主流外科术式，操作容易，效果可靠。但传统开腹手术创伤大、术中出血多、腹壁破坏严重，患者术后康复慢，且容易发生肝功能不全、大量腹水、切口裂开等并发症。从腹腔镜胆囊切除术显示的微创优势，推动了腹腔镜脾及贲门周围血管离断术（laparoscopic splenectomy and pericardial devascularization，LSPD）的发展。近 20 年来随着腹腔镜技术的发展，目前 LSPD 已在临床广泛开展并成熟。LSPD 治疗门静脉高压症具有安全有效、创伤小、术中出血量少、视野清晰、应激轻、并发症发生率低、术后胃肠道功能恢复快等明显优势。在国内一些较大的医学中心，全腹腔镜贲门周围血管离断术联合脾切除术已基本代替传统的开腹手术而成了治疗 PHT 的标准术式。

（一）适应证

1. 门静脉高压症，既往有上消化道出血史，脾大伴脾功能亢进。

2. 食管胃底静脉中度以上曲张，有呕血史或有曲张静脉破裂出血倾向者。

3. 肝功能 A 级或 B 级，无难以纠正的凝血功能障碍。

4. 脾大小适宜（长径小于 25 cm 或巨脾以下）。

5. 无严重不能耐受全麻或二氧化碳气腹的心、肺、脑疾病。

（二）禁忌证

1. 相对禁忌证　①有食管、胃底硬化治疗史；②曾行脾栓塞，脾周围中度粘连；③肝功能 Child C 级；④有上腹部手术史。

2. 绝对禁忌证　①长度超过 30cm 或重量大于 2kg 的巨脾；②严重的脾周围炎及脾周围粘连；③顽固性腹水；④合并中晚期肝癌。

随着手术经验的积累和手术器械的进步，过去部分的腹腔镜贲门周围血管离断术相对禁忌证和禁忌证逐步变为现在的相对适应证和相对禁忌证，手术适应范围正逐步扩大，手术适应证也不断地放宽。原则上手术时机尽量不选择急症手术。

（三）术前准备、麻醉与体位

1. 术前准备

（1）术前准备：①常规化验检查，了解肝肾功能、凝血功能、血常规，必要时补充清蛋白、红细胞、血小板等进行适当的支持疗法。②辅助检查，胃镜了解有无食管胃底静脉曲张、门静脉高压胃病；多普勒彩超，了解门静脉有无血栓、腹水；上腹部 CT 平扫＋增强或磁共振门静脉系统成像，了解肝有无占位，脾大小，脾动、静脉走行，胰腺有无急、慢性炎症，胰尾与脾门关系，脾周以及胃底、贲门周围曲张静脉分布情况。

（2）行护肝、营养支持等治疗：改善全身情况，争取肝功能达到 A 或 B 级。准备红细胞、血小板、新鲜冰冻血浆、冷沉淀等。如术前血小板 $\leqslant 50 \times 10^9 / L$，伴有出血倾向的，可在手术开始或术中结扎脾动脉主干后输注血小板。

（3）术前沟通、签好手术同意书：术前向患者及其家属介绍这一手术的特点和局限性，术中可能有大出血须转为开腹手术的可能，并实事求是地说明腹腔镜手术的危险性和可能出现的并发症，请患者或被委托的家属知情并签字。

2. 麻醉　采用气管内插管或喉罩全麻，常规颈内静脉穿刺置管。详见普通外科微创外科第 12 章麻醉有关部分。

3. 体位　选择右侧斜卧位，患者平卧手术床上，左侧躯干部垫高，与台面呈 10°～30°，头高足低位 10°～30°，术中根据需要调节体位。

（四）手术方法

1. 穿刺部位　采用 4 孔法，取脐孔下缘做 10mm 戳孔为腹腔镜观察孔，左锁骨中线约与脐平线 12mm 戳孔，为主操作孔；剑突右锁骨中线缘下 5cm 处 5mm 戳孔、左腋前线脾下极 3cm 处 5mm 戳孔为辅操作孔。监视器置于患者头部两侧。术者、扶镜手均位于患者右侧，助手位于患者左侧。

2. 操作步骤　首先探查有无腹水、肝有无硬化及程度、脾大小及与周围关系、胃底食管下段静脉曲张程度等。

（1）切脾方法

①先处理胃网膜及其动静脉：用无损伤钳向右上牵拉胃前壁，用超声刀打开胃结肠韧带，自弓内离断胃大弯侧网膜上的血管，血管夹夹闭切断胃网膜左动、静脉和所有胃短血管，保留胃网膜右动、静脉，离断胃结肠韧带左半侧和脾胃韧带中下段，既起到结扎胃底曲张静脉预防出血的效果，又可以保留大网膜的血供。

②夹闭脾动脉：将胃上挑，在胰腺上沿脾动脉搏动处用电钩或超声刀分离出脾动脉主干，上 Hem-o-lock 血管夹阻断脾动脉主干，这时脾脏由于失去动脉供血后变黑、脾血回输后体积缩小变软，降低脾脏张力，增大手术操作空间，可降低手术意外出血的风险。

③脾蒂的处理：熟悉脾蒂血管的正常解剖及一般变异是手术成功的基础，同时必须结合术前影像学检查及术中探查所见了解脾门血管走行、胰尾与脾门的距离等具体情况，以确定处理方式。可采用"一级脾蒂离断法"或"二级脾蒂离断法"。

• "一级脾蒂离断法"：先充分游离脾周韧带，显露脾蒂后用腔镜直线型闭合切割器将脾蒂钉合后离断，如果脾蒂较宽不能一次离断则可分数次离断脾蒂，完全离断脾蒂后剩余的脾周韧带可以直接用超声刀离断。

• "二级脾蒂离断法"：需紧靠脾自下而上、由浅入深用电钩或超声刀分离出脾蒂二级血管分支，根据血管粗细选用适合的血管夹，血管近端上双夹子，远端上单夹后剪断，较细的分支也可直接用超声刀或 LigaSure 凝闭后切断。

④游离脾周韧带：逐步离断脾蒂各主要

血管分支后，将患者体位向右侧转，用无损伤钳钳夹纱块将脾上挑，分离脾肾韧带、脾胃韧带上部、脾膈韧带后切除脾。

⑤取出脾：拔出穿刺器后经主操作孔放入标本袋，将切除的脾脏装入标本袋中。取脾方法如下。

• 如果脾不大可直接将标本袋口经主操作孔取出，一边用吸引器吸出脾血，一边用海绵钳伸入标本袋中将脾脏钳碎后取出。

• 如果脾巨大也可以先用剪刀在袋中将脾剪成小块后取出。

• 也可以使用碎宫器将脾碎成条状碎块后再取出。取脾后重新放入穿刺器，用缝线缝密戳孔后重新充气建立气腹。

（2）断流术：根据断流术中是否离断食管旁静脉而将贲门周围血管离断术分为以下两种：

①非选择性贲门周围血管离断术：将胃上提，从胃胰皱襞中分离出胃冠状静脉（胃左静脉）主干和胃左动脉，近端上血管夹后，近胃端用超声刀或 LigaSure 离断。将胃向上翻起，用超声刀或 LigaSure 继续分离胃后组织，离断胃后静脉，紧贴胃壁向上分离，切开小网膜后分离食管右侧，离断胃膈韧带及左膈下静脉，离断食管前浆膜后分离出贲门及食管，将胃底和食管向左上提，同时用无损伤钳夹纱块将左肝外叶向右顶起，用血管夹夹闭或 LigaSure 逐步离断胃冠状静脉的胃支、食管支、高位食管支等穿支静脉，特别注意要离断靠近食管裂孔处的异位高位食管支，这是引起食管静脉曲张破裂出血的主要血管。这样将胃上半部、贲门及食管下段 6～8cm 充分游离后完成贲门周围血管离断术，完成离断术后的食管下段和胃底贲门区的四周壁应完全悬空。

②选择性贲门周围血管离断术：是在贲门周围血管离断术中要保留完整的冠状静脉主干及食管旁静脉。要求在胃冠状静脉发出食管旁静脉分支的远端离断胃冠状静脉及伴

行的胃左动脉,沿下段食管壁的右侧缘,逐一离断垂直进入食管壁的穿支静脉。

(3)术腔处理:温生理盐水冲洗腹腔,检查术区无出血后,在脾床放置引流管 1 条。

(五)术后处理

1. 术后护理　术后护理同传统开腹贲门周围血管离断术,包括麻醉的复苏、生命体征的监测、内环境和重要器官功能的监测和维护、并发症的防治、抗感染措施、营养支持、切口的保护和处理等。均常规予以补液、保肝、预防感染等治疗,常规检测血常规、肝功能、凝血四项等指标,术后第 2 天如无出血倾向,可予以低分子肝素钙抗凝治疗,连用 3 天,血小板升至正常值后口服肠溶阿司匹林,预防血栓形成。同时,采取加速康复外科(ERAS)治疗。

(1)麻醉复苏返回病房后 3 小时生命体征稳定后患者可取半卧位,适当床上活动,主动或被动活动四肢。

(2)术后 6 小时即可拔除胃管、尿管,嚼口香糖、少量饮水,病情评估允许后可在家属协助下于床边活动。

(3)术后第 1 天进食流质饮食,下床活动 1 小时。

(4)术后第 2 天进食流质或半流质饮食,下床活动 2～3 小时。

(5)术后进行疼痛评分(参照数字分级法评分表),48 小时内予以自控镇痛联合帕瑞昔布钠多模式镇痛治疗。

(6)腹腔引流管一般于术后 48～72 小时根据引流量及性质情况及时拔除,术后第 3 天口服氢氯噻嗪、螺内酯利尿治疗。

2. 处理并发症　腹腔镜贲门周围血管离断术并发症的种类基本与开腹手术相同,但腹腔镜贲门周围血管离断术后肺部感染、胰瘘、切口感染、脾窝感染、左侧胸腔积液、脾热、脾静脉或门静脉栓塞、术后出血等并发症明显少于开腹手术,手术后并发症的防治也与开腹手术相同。

(六)并发症的预防

1. 术中出血　PHT 脾门周围血管增粗纤曲,血管壁薄,压力高,脾脏体积大,质地脆硬,手术空间狭小,术中易出现难以控制的大出血。术中出血是中转开腹的主要原因,也是最为严重的并发症之一。术前一定要准备好开腹手术的器械和设备。

(1)出血常见原因

①脾蒂血管破裂出血:早期应用 Endo-GIA 切断脾蒂或胃短血管时可能导致大出血或脾动静脉瘘。

②损伤性出血:包括脾被膜和脾实质出血,主要与器械提拉脾及周围组织血管时用力不当有关。

③胃短动、静脉撕裂出血:过度牵拉胃体及脾上极时,易造成胃短动、静脉破裂出血,且出血比较凶猛。

④周围静脉交通支破裂出血:门静脉高压症继发脾大时,脾膈韧带与脾肾韧带内的血管增粗纤曲,分离过程中未予钳夹,只钝性分离或电切,可引起曲张静脉破裂出血。

(2)预防措施:预防出血重于出血后的处理。

①操作的规范:术中应动作轻柔,遵循"由前及后、由浅入深、由下及上、由易到难、逐步推进"等原则,禁止在手术中暴力操作,尽量减少来回拉扯脾蒂及周围血管等组织,特别注意是脾上极的胃短血管和脾周韧带出血,建议先游离脾下极,再脾上极,最后处理脾蒂。

②体位的选择,以充分暴露手术空间:由于右斜卧位兼顾了仰卧位和右侧卧位的优点,故作为较合适的体位选择。即术中根据需要转动手术台改变患者体位,在处理脾周韧带时采用右侧卧位;而在处理脾动静脉时,再改为平卧位,可以充分暴露手术视野,对于术中预防出血都有很好的帮助。

③预先结扎脾动脉:结扎脾动脉既能阻断脾脏大部分或全部血供,又可降低大出血

的风险。因脾血减少，脾的体积缩小，能增加操作空间，有助于显露脾。最安全的结扎脾动脉部位是距胰腺末端 3 cm 处。

④胃冠状静脉的处理：在 LSED 术中，离断食管下段右侧和胃小弯的穿支血管时最易损伤明显纤曲扩张的胃冠状静脉和食管旁静脉而致术中大出血。离断穿支血管时，超声刀应当贴近胃和食管壁进行。可先离断胃后壁和胃底以利于牵引胃体，改善食管右侧壁和胃小弯的显露。

⑤血管闭合系统（LigaSure）的使用：可闭合直径 7 mm 的血管，具有凝血可靠、安全、热传导范围小等特点；大量文献报道证实了其安全性、止血效果良好。

⑥围手术期对症处理：术前尽量改善患者血小板的质量和改善凝血功能。

（3）脾蒂的处理：脾蒂的处理是 LSED 是否成功的关键，正确的脾蒂处理能很好地预防术中出血。处理方法：如果脾蒂游离充分、有足够的空间，首选 Endo-GIA 一级脾蒂离断法，次选血管夹分别离断脾动、静脉。Endo-GIA 可降低手术难度，缩短手术时间，大大提高了手术的安全性，使用时应根据脾蒂厚度及宽度选择合适的钉仓；插入 Endo-GIA 时应尽量避开胰尾，避免损伤胰尾引起胰瘘；保证脾蒂完全置入钉仓，钉仓置入脾蒂后，切忌反复抽插、来回摆动，争取一次夹闭切割满意，避免血管切割不完全引起大出血。对脾门分支型血管能分离出来的尽量选用二级脾蒂离断法，做到精细分离，最大限度地降低胰尾损伤，减少胰瘘的发生，脾蒂离断时应遵循"先易后难，由浅入深，步步为营"的原则。

一旦发生术中出血，首先要防止镜头被血污染，将镜头稍微退后，把吸引头放在积血中间吸净血液，间断吸引，暴露手术视野，找到出血的血管，并迅速用分离钳夹住出血处；或用纱布压住出血处再寻找出血点，应用血管夹或超声刀或 LigaSure 止血。如果术中出现难以控制的大出血或出血量达到 800～

1000ml 时应及时中转开腹。

2. 术后门静脉系统血栓（portal vein system thrombosis，PVST）

（1）PVST 形成的原因

①血管内皮损伤：门静脉及其分支在门静脉高压的条件下管径纤曲、增粗，外加手术床的损伤，加重了静脉壁内膜部分平滑肌增生、增厚，纤维断裂，玻璃样变，胶原纤维和细胞外基质增多，使内膜受损，呈"动脉粥样硬化样"改变，部分内皮细胞脱离，胶原暴露，激活了内外凝血机制，导致形成血栓。

②血流状态的改变：术后门静脉压力下降，严重影响了门静脉系统的血流动力学，导致门静脉系统血流速度减慢，甚至形成局部涡流，为血栓形成提供了血流动力学基础，同时脾静脉内血流量骤减而血管内径相对较粗，造成血流缓慢，且较粗的脾静脉更易使残端脾静脉形成较大的盲袋，从而血液淤滞，更容易形成血栓。

③血液凝固性的增加：由于肝硬化患者肝合成蛋白质的功能降低，其产生的抗凝血酶低下，血液处于高凝状态下也易形成血栓。

④血小板的增加：脾功能亢进患者术前脾对血小板的破坏增加、对血小板的潴留增加、产生血小板的循环抑制因子，使得外周中血小板计数不足。术后上述三种状态解除，使得外周血中血小板计数成倍增加。

（2）预防措施：主要分为全身药物抗凝和局部抗凝。

①全身药物抗凝预防：通过口服、皮下或者静脉给药来预防门静脉血栓的形成。其优点在于方法简单，并发症少，而且无论是开腹还是腹腔镜下脾切断联合贲门周围血管离断术均适用。常规当患者术后血小板 $\geqslant 300 \times 10^9$/L 时或者行门静脉超声检查发现血栓时，应及时给予低分子肝素、阿司匹林、双嘧达莫、华法林等药物进行预防性抗凝。门静脉血栓形成因素术后早期已经存在，且血小板与术后门静脉血栓形成关系尚存争议，

使用血小板计数来评估门静脉血栓形成可能性具有一定争议,故建议术后在无出血征象时早期(3 天内)给予抗凝药物治疗,以期达到预防 PVST 形成的目的。

②局部抗凝预防:即门静脉抗凝,主要方法是通过门静脉或残余脾静脉插管。其优点是局部药物浓度高,且药物经肝后可分解,对门静脉以外的血液影响较小。其缺点是增加了置管的并发症的风险,不利于患者预后。对 LSED 患者进行置管操作具有一定困难,故不可取。

3. 术后胰瘘

(1)原因

①在解剖学上胰腺与脾关系密切,70%胰尾距脾门不足 1 cm,30%胰尾紧挨脾门,LSED 术中处理脾蒂时极易损伤胰尾,造成术后胰瘘。

②和脾静脉急性血栓形成有关:脾动脉发出胰背动脉、胰横动脉、胰尾动脉、胰下动脉、分界动脉等分支主要供应胰腺体尾部,胰尾部静脉有多支回流入脾静脉。如果术后出现脾静脉血栓、甚至完全栓塞,可导致胰腺体尾部充血、瘀血、出血和坏死,即瘀血性胰腺组织坏死,出现胰瘘。

(2)处理原则

①通畅引流,手术留置腹腔引流管将胰尾漏出的胰液引流出来,减少胰液对周围组织的消化;对于引流不畅的患者,可通过超声引导下穿刺置管引流。

②敏感抗生素的使用。

③生长抑素类制剂,抑制胰液的分泌。

④维持水电解质平衡,胰瘘患者由于胰液的丢失,如不及时补充液体,容易出现低钠、低钾及脱水,尤其是低渗性脱水。

⑤全身营养支持。

⑥手术治疗,若胰瘘仍难以控制,需手术治疗。

(3)预防措施

①熟悉胰尾与脾门的解剖关系。

②采用 LigaSure 二级离断脾蒂时尽可能远离胰尾,可避免损伤胰尾。

③预防术后脾静脉血栓的形成。

4. 术后复发上消化道出血

(1)原因

①术中断流不彻底:术中最容易遗漏的血管是膈角与食管后隙内的血管,术后这些遗漏的血管在高压的条件下,更加纡曲增粗,极易破裂出血,从而引起近期术后复发上消化道出血。

②术后门静脉高压性胃病加重:门静脉高压性胃病引起的出血往往有一定诱因(如进食刺激性的食物、药物或者精神紧张等),但出血量一般不大,内科治疗可有效止血。

③术后门静脉、脾静脉血栓形成:一旦门静脉血栓形成,使门静脉回流受阻,压力升高,长时间的门静脉高压促使食管胃底新的侧支循环出现,在一定的诱因条件下,再次出现上消化道出血,这是术后远期(一般 2 年左右)上消化道出血复发的主要原因。

④肝功能失代偿致凝血功能异常:术前肝功能和凝血功能未纠正、术中出血多、创伤加重了肝功能的损害,严重影响患者的预后。

(2)处理原则:明确出血的原因,根据出血原因选择适当的处理方法。

①断流不彻底:对遗漏的曲张静脉可在内镜下行局部硬化剂注射或套扎处理,必要时需再次手术。

②术后门静脉高压性胃病加重:注意饮食、合理用药、控制情绪等,尽量避免诱因;一旦出血,可行内镜硬化剂注射或套扎等内科治疗。

③术后门、脾静脉血栓的形成:术后避免止血药物的使用,同时可给予抗凝药物预防门静脉血栓的形成。

④肝功能失代偿致凝血功能异常:术前积极对症治疗,改善患者肝功能及凝血功能。

(3)预防措施

①彻底断流,重视胃后静脉、食管支、高

位食管支、异位高位食管支等,尤其膈肌角与食管后间隙内血管的断流。术中视野暴露要充分,紧贴食管胃底至少游离贲门以上 6～8 cm 食管下端,才能达到彻底断流。

②预防门静脉血栓的形成,术后避免止血药物的使用,同时可给予抗凝祛聚药物预防门静脉血栓的形成。

③术前积极改善肝功能及凝血功能;术中轻柔、规范操作减少出血。

(王忠辉)

第十二节　内镜下逆行胰胆管造影术在胆胰疾病中的应用

胆系和胰系的内镜治疗是肝胆外科中最有发展的领域。内镜下逆行胆胰管造影术(endoscopic retrograde cholangiopancreatography,ERCP)是胆胰疾病重要的诊断和治疗方法。目前 ERCP 的成功率已大大提高,并发症显著减少,ERCP 在胆胰疾病诊治中的应用范围逐渐扩大,十二指肠乳头切开术、胆道取石术、胆道引流术是治疗性 ERCP 中应用最多的术式,在胆胰疾病的治疗中占主导地位。随着该技术的不断进步,单纯诊断性的 ERCP 逐渐被治疗性 ERCP 所取代。

一、概述

(一)疗效与风险

1. 经过数十年的发展,ERCP 已成为成熟的微创介入治疗技术,是临床治疗胆胰疾病的重要手段。对于有经验的操作者,经乳头胆管插管的成功率在 95% 以上,清除胆总管结石的成功率在 90% 以上,缓解梗阻性黄疸的成功率可在 85% 以上。

2. ERCP 是一项具有一定风险的侵入性治疗操作,发生与操作有关的并发症并不罕见,常见的并发症有 ERCP 术后胰腺炎(post-ERCP pancreatitis,PEP)、胆管炎/脓毒血症、消化道出血和肠穿孔等,其发生情况见表 2-1。

3. ERCP 发生并发症的相关因素较多,与患者有关的一些因素将增加 ERCP/EST 的风险,如女性、年轻患者、胆红素正常者、胆管不扩张者、可疑 Oddi 括约肌功能障碍(sphincter of Oddi dysfunction,SOD)者、有 PEP 史、消化道重建术后、乳头旁憩室、肝硬化、凝血功能异常、免疫抑制、晚期肿瘤、肝门部胆管恶性梗阻、重症胰腺炎、肝肾功能严重受损、其他心肺并发症等。与操作有关的危险因素包括反复胰腺插管/造影、乳头预切开、乳头气囊扩张、胰管括约肌切开、副乳头切开、括约肌测压等。

表 2-1　ERCP 相关并发症及死亡的发生情况

项目	国外报道(%) (1996—2007 年)	国内报道(%) (2009 年)
总体并发症发生率	4.0～9.8	7.92
急性胰腺炎发生率	1.3～5.4	4.31
胆管炎/感染发生率	0.6～1.0	1.41
消化道出血发生率	0.8～2.0	1.71
肠穿孔发生率	0.3～0.6	0.26
其他	0.5～1.6	0.23
重症并发症发生率	1.6～1.8	0.37
死亡发生率	0.12～0.42	0.26

4. ERCP 操作者应慎重权衡患者的利益与风险,严格掌握操作适应证,避免不必要的 ERCP,采取必要的防范措施,最大限度地降低各种风险。

（二）条件与准入

1. ERCP 只限于有合法资质的医疗单位中开展,医院应设有消化内科、普通外科/肝胆外科(胆道外科)、麻醉科/重症监护室、放射/影像科,以及设施齐备的内镜室,ERCP 的工作需要多学科相互协同完成,建议建立多学科合作机制。

2. 开展 ERCP 工作的单位应保持一定数量的工作量,开展例数过少不利于技术水平的提高和工作经验的积累,会增加操作的风险,年平均完成 ERCP 的例数不宜少于 100 例(次)。

3. 实施 ERCP 的操作室应设施完备,要具备性能良好的 X 线机,并应具备合乎规范要求的放射防护措施。操作室内应配备心电、血压、脉搏、氧饱和度监护设备,有供氧和吸引装置,并备有规定的急救药品和器材。

4. ERCP 使用的器械必须俱全,设备包括十二指肠镜;导丝、造影导管、乳头切开刀、取石器、碎石器、气囊、扩张探条、扩张气囊、引流管(鼻胆管)、支架等必备;内镜专用的高频电发生器、注射针、止血夹等。所有器械应符合灭菌要求,一次性物品应按有关规定处理,常用易损的器械应有备用品。

5. ERCP 需要由有合法资质的医师、助手及护士团队协同完成,团队中应有高级技术职务的医师,须由主治医师职称以上、经过正规培训的人员主持工作。根据 ERCP 操作的难易程度,实施分级操作(见表 2-2)。

表 2-2　ERCP 常见操作的难度分级

分级	胆道操作	胰腺操作
1 级	诊断性胆管造影	诊断性胰管造影
2 级	胆管括约肌切开	
	胆总管取石(结石≤2 枚且直径>1cm)	
	鼻胆管引流	
3 级	胆管细胞刷检查	胰管细胞刷检查
	胆管内超声检查	胰管支架置入
	胆道低位梗阻支架置入	
4 级	胆道括约肌测压	胰管括约肌测压
	胆总管取石(结石 3 枚或直径>1cm)	胰管内超声检查
	肝门部梗阻支架置入	
	胆管良性狭窄的治疗	
	弓刀法乳头预切开	
5 级	针刀法乳头预切开	慢性胰腺炎的治疗
	肝内胆管取石	胰腺囊肿引流
	毕Ⅱ式患者的胆道诊疗	经口胰管镜
	经口胆道镜	

6. ERCP 的主要操作者及其助手必须接受过规范化的专业技术培训，在他人指导下至少完成 100 例 ERCP、30 例 EST，选择性插管成功率达 80％以上者，方可独立或主持操作。为保持和提高操作技能，操作者应每年完成不少于 40 例次的 ERCP，还应经常参加有关的学术活动，以不断更新专业知识。

（三）术前准备

1. 签订知情同意书　实施 ERCP 前，操作医师或主要助手应向患者和（或）家属详细讲解 ERCP 操作的必要性、可能的结果以及存在的风险，并由患者或患者指定的委托人签署书面知情同意书。知情同意书不宜过于笼统，而应明确表述 ERCP 可能发生的并发症。

2. 凝血功能检查　拟行 EST 的患者术前必须行血小板计数、凝血酶原时间或国际标准化比值（INR）检测，检查时间不宜超过 ERCP 前 72 小时，指标异常可能增加 EST 后出血的风险，应予以纠正。长期抗凝治疗的患者，在行 EST 前应考虑调整有关药物，如服用阿司匹林、非甾体类抗炎药（NSAID）者，应停药 5～7 天；服用其他抗血小板凝聚药物（如 clopidogrel、ticlopidine 等），应停药 7～10 天；服用华法林者，可改用低分子肝素或普通肝素；内镜治疗后再酌情恢复。

3. 预防性抗生素应用　没有必要对所有拟行 ERCP 患者常规术前应用抗生素，但有以下情况之一者，应考虑预防性应用抗生素：①已发生胆道感染/脓毒血症；②肝门部肿瘤；③器官移植/免疫抑制患者；④胰腺假性囊肿的介入治疗；⑤原发性硬化性胆管炎；⑥有中-高度风险的心脏疾病患者。建议应用广谱抗生素，抗菌谱需涵盖革兰阴性菌、肠球菌及厌氧菌。

4. 预防胰腺炎药物　目前尚未证实某种药物具有确实的预防 PEP 作用。

5. 镇静与监护　术前应对患者的病情及全身状况做全面评估，结合单位的实际条件，决定采用的镇静或麻醉方式。患者常规采用俯卧位或部分左倾俯卧位，特殊情况下可采用左侧卧位或仰卧位。建立较粗的静脉通路以利给药，给予鼻导管持续吸氧。麻醉药物的使用必须遵循相关规定，实施深度镇静或静脉麻醉时须有麻醉专业资质的医师在场，并负责操作过程中的麻醉管理与监护。操作过程中，患者应给予心电、血压、脉搏及氧饱和度等实时监测。

6. 术前讨论　疑难患者建议进行术前讨论，最好有多学科人员参与，制订切实的诊治预案，并详细书写讨论记录。

（四）术后处理

1. 操作报告及影像资料　操作完毕后，主要操作者或助手应及时书写操作报告，需详细描述检查过程中的发现、影像特点及其影像诊断；全面叙述所采取的治疗方法、步骤及其初步结果；如有必要，还需介绍操作中出现的异常情况、可能发生的并发症及其处理建议。操作者应及时为经治医师提供完整的书面报告及影像资料。医疗文书及影像资料应按规定存档管理。

2. 复苏与观察　采用深度镇静或麻醉的患者应按规定予以复苏，建议在专设的复苏区由专人照看，密切监察生命体征变化，直至患者意识清醒、肌力完全恢复。患者转出前应交代相应注意事项。

3. 并发症的防治　操作后第一个 24 小时是并发症最易发生的时段，应密切观察症状及体征变化。检查当日应禁食水、静脉补液，以后根据病情逐步恢复饮食。术后 3 小时及次晨验血常规、血淀粉酶/脂肪酶，以后根据情况决定是否延长观察期；发生胰腺炎或 PEP 高风险者给予抗胰腺炎药物（如生长抑素类似物和胰酶抑制药等）。如有明显腹痛，怀疑胰腺炎或胃肠穿孔的病例，应给予胃肠减压，并及时行胸腹透视、腹部超声和（或）CT 检查，以尽早明确诊断并给以相应处理。有胆道梗阻、感染或有中-高度感染风险的患者应常规给予抗生素治疗;应保持胆道引流管通畅,如果胆系引流不完全、黄疸消退不显著或发生胆管炎时,应考虑尽早再次内镜介入或行经皮肝穿刺介入。注意观察呕吐物及粪便性状,一旦怀疑上消化道出血,条件许可应及时行内镜检查,寻找出血原因并给予止血处理,内镜处理无效时应考虑放射介入或手术治疗。

4. 鼻胆管的管理 引流管应体外固定,以防脱出;需观察并记录引流胆汁量及性状。如取石后留置的引流,待术后恢复正常,造影证实无残留结石可择期拔管;如结石尚未取净,应安排第 2 次内镜取石或建议手术治疗。因胆管梗阻留置的引流管,通常为短期临时性引流,可择期接受手术,如近期无手术计划,条件许可建议更换为支架内引流。

5. 胆道支架的处理 应根据患者的具体病情和支架治疗的目的决定留置支架的时间;嘱咐患者留意支架在位及通畅情况,一旦出现不明原因的发热、黄疸等时,应首先考虑支架失效(阻塞或移位),及时接受检查,必要时重新置入支架。

6. 胰管支架的处理 为预防 PEP 而放置的胰管支架不宜留置过长时间,建议操作后 2 周内去除。其他原因留置的胰管支架,应根据具体情况决定支架的留置时间,以及是否需去除或更换。

二、ERCP 的临床应用

(一)诊断性 ERCP

1. 操作要求 ERCP 是指将十二指肠镜经口插入十二指肠,寻找十二指肠乳头,再经活检通道置入造影导管插入乳头,在 X 线透视下注入造影剂显示胆管、胰管的形态及异常变化,术中应根据乳头情况力争选择性插管,以减少术后胰腺炎的发生。目前应用切开刀加导丝选择性插管,避免胰管显影,极大地避免重症胰腺炎的发生。

2. 优点 ERCP 能清晰显示胆管和胰管系统,能提示结石、肿瘤、蛔虫、畸形等病变及位置。ERCP 对诊断胆胰疾病有着独特的价值,可对壶腹癌做出早期诊断,有直观、可取活检的优点。在对胆胰管系统解剖畸形的诊断方面,ERCP 技术亦可充分发挥其优势,胆管和胰管在十二指肠外常有不正常的分支和交通,应用 ERCP 对胆胰系统造影完全显影后,其诊断率大为提高。ERCP 还是诊断"胰腺分裂症"的唯一方法。ERCP 对胆囊切除术后综合征和阻塞性黄疸明确病因和部位有良好的作用,多可发现复发或残余结石及肝管狭窄的部位、乳头及乳头周围病变等。ERCP 检查对胆总管结石、胆管炎性狭窄、胆管癌,以及慢性胰腺炎、胰腺结石、胰腺肿瘤均有较好的诊断价值,最重要的是可同时行治疗性 ERCP。

(二)治疗性 ERCP

1. 胆管结石及胆管炎的内镜治疗

(1)肝外胆管结石的治疗:胆石症的发生率高达 10%~20%,而在胆石症病例中胆总管结石占 30%。由于胆管解剖学的特殊性,它可导致多种并发症,如胆源性胰腺炎、胆管炎(化脓性胆管炎)、梗阻性黄疸等。胆石症的传统治疗方法是外科手术,近年已发展为十二指肠镜、腹腔镜技术等系统性微创治疗技术。

目前内镜下治疗肝外胆管结石已有很大进展,包括十二指肠乳头切开(endoscopic sphincterotomy,EST)、球囊扩张乳头括约肌取石、机械碎石、液电碎石、激光碎石、子母镜下碎石取石等,内镜治疗胆管结石的范围得以明显扩大,使内镜治疗胆总管结石已成为胆石症主要和首选的治疗方法。内镜下治疗胆总管结石的优点是成功率高、并发症低、无须全身麻醉和住院时间短。乳头嵌顿结石、胆(肝)总管结石、左右肝管(Ⅱ级分支)结石均为适应证。除此,尤为适用以下几种情形:剖腹手术治疗存在较大风险者、近期手术后胆总管残留结石者、胆囊切除术后胆总管结石或乳头及壶腹部小结石嵌顿致胆源性胰腺炎,以及胆管结石伴化脓性胆管炎者。

(2)肝外胆管结石合并胆囊结石的治疗:合并有胆囊结石的胆总管结石,选择腹腔镜结合胆道镜或腹腔镜结合十二指肠镜治疗各有利弊,要依据患者的身体情况、胆管的扩张程度、术者的经验、设备条件来定。

直接利用腹腔镜切除胆囊,同时切开胆总管取石,此法较易掌握且疗效确切。当取净结石,胆管末端及开口通畅时Ⅰ期缝闭胆管切口、无须留置"T"管,这样可大大缩短手术时间及病人的住院时间。但此方法应避免胆管内残留结石,或胆管不扩张的病例采取此方法困难加大,有造成缝合不全、胆管狭窄、胆汁漏等危险。个别需放置"T"管的患者则需置管6周,给患者带来不便。目前多数学者认为与剖腹手术或腹腔镜切除胆囊相比,经内镜方法先取出胆总管结石,不仅可简化治疗,还可以避免术后胆总管瘢痕狭窄及胆管内结石残留。建议胆囊与胆总管结石并存或可疑胆总管结石者,应先做ERCP,确定胆总管结石则行EST或EPBD(乳头气囊导管扩张),解决胆管结石,3～7天后再行腹腔镜胆囊切除。肝内外胆管结石多合并有肝内组织萎缩及肝内胆管狭窄,多数可选择开腹手术并结合胆道镜行术中、术后治疗。

2. 胰腺炎的内镜治疗

(1)急性胆源性胰腺炎的内镜治疗:急性胆源性胰腺炎(acute biliary pancreatitis,ABP)占胰腺炎年发病人数的15%～50%,死亡率高达20%～35%,少数患者可从轻型演变为重型或发病开始即表现为重型,部分由于未去除病因而转为急性复发性或慢性胰腺炎。近年来急诊(发病72小时内)内镜介入治疗取得很大进展,ERCP及EST作为一种非手术疗法用于胆管减压、引流和去除胆石梗阻,减少胆管炎和胰腺坏死的发生,大大降低了重型胰腺炎的发病率和死亡率。有国外学者提出一种简易ABP急诊治疗评价指标:①体温≥38℃;②血清胆红素≥2.2 mg/dl;③胆管扩张≥11mm;④B超提示胆管结石。ABP患者的四项指标中三项以上阳性,应该急诊内镜治疗。

早期内镜治疗的原则:尽量减少操作时间,减少胰管内的操作,避免胰管显影,简化操作过程;这样能尽可能地减少十二指肠乳头部水肿,有利于胰管引流,促进胰腺病变的恢复。乳头结石嵌顿的病例,治疗方法简单、效果显著。明显胆道感染的病例予以鼻胆管引流(ENBD),如果胆管下段结石较大或多发结石,在急性期应放置鼻胆管引流,待病情稳定后再行Ⅱ期取石术。个别病例ERCP无明显结石发现,但十二指肠乳头炎症水肿影响胰胆管引流,应酌情行乳头切开并放置鼻胆管引流。

急性胆源性胰腺炎的早期诊断有助于及时治疗,终止胰腺炎的发展,促进胰腺炎的缓解和治愈。最近的循证医学证据表明,ERCP虽然不能明显降低轻症急性胰腺炎和重症急性胰腺炎患者的病死率,但是可显著降低重症急性胰腺炎患者并发症的发生率。

(2)慢性胰腺炎的内镜治疗:慢性胰腺炎的内镜治疗仍较困难,内镜治疗主要为EST、结石清除、扩张胰管、支架置入和体外引流等,使之去除胰管结石、解除梗阻、引流胰液、缓解疼痛等治疗目的。胰管狭窄行内支架引流,因其症状改善明显及创伤小且安全,基本已取代外科胰管减压手术。

3. 胆管损伤的内镜治疗 因外伤、胆囊切除手术、肝移植等上腹部手术引起的胆管损伤,早期识别困难,治疗棘手,而内镜治疗创伤轻微,可重复性操作,对无血管并发症及严重胆管缺损、离断的胆管损伤造成的胆瘘和胆管狭窄,特别是肝门部以下的胆管损伤,应首选内镜治疗。胆瘘治疗相对简单,可根据病变性质、部位以及有无合并胆管结石,分别采用ENBD、内镜下胆管塑料内支架引流术(ERBD)、EST等均能取得良好的效果。

胆管吻合一直被视为原位肝移植术的难点。吻合口狭窄占据胆管吻合手术并发症的绝大多数,内镜下胆管支架引流已成为主要的临床治疗手段。胡冰等主张内镜下采用激进的胆管狭窄段扩张及多支架扩张的方法有望减少肝移植术后胆管吻合口狭窄的发生。

4. 胆胰系肿瘤的内镜治疗　临床上以胆总管癌、肝门部胆管癌、胆囊癌、胰腺癌、壶腹癌等多见的胆胰系肿瘤,是一类预后较差的消化系统常见恶性肿瘤,仅少数患者可以通过手术而获得治愈。其主要临床表现为梗阻性黄疸。未经治疗的患者自出现临床症状起,平均存活时间约为 6 个月。大多数患者并非死于肿瘤的广泛转移,主要死因是长期胆道梗阻导致的肝、肾功能进行性损害或胆道感染、肝脓肿等并发症。因而,控制肿瘤的生长、维持胆管通畅就成了胆胰肿瘤姑息性治疗的关键。以保持胆管通畅为目的的胆道内镜介入治疗在治疗中起着重要的作用。

(1)内镜下鼻胆管引流术(ENBD):ENBD 广泛用于临床,其中治疗恶性肿瘤梗阻主要是作为临时性引流措施,待黄疸改善后再采用其他方法进一步治疗,它是准备做根治性手术患者术前减黄的主要措施。

(2)内镜下胆管、胰管支架引流术(ERBD、ERPD):恶性胆管梗阻的姑息治疗是放置胆管支架的最佳适应证。ERBD 能达到减黄减压的目的,提高病人的生活质量;ERPD 适用于胰腺癌所致的梗阻性疼痛。对于晚期的肝门部肿瘤引起的胆管狭窄,内镜下置多根胆管支架内引流术,较单根置管引流有较低的 30 天病死率及较长的存活期。

三、困难情况的处理

1. 预切开　预切开是在常规插管方法不能成功进入胆管时采用的非常手段。对于有经验的操作者,预切开可以提高 ERCP 的成功率,但该操作的风险较高,容易引起术后胰腺炎、出血、十二指肠穿孔等严重并发症,应谨慎采用。预切开应由受过良好训练的经验丰富的医师实施,并仅限于具有绝对 ERCP 适应证的患者采用。预切开的方法有多种,需根据具体情况和操作者的经验选用。

2. 机械碎石　较大的结石需用机械碎石网篮将结石粉碎后取出。操作医师及其助手应熟悉碎石器的构造及使用方法,应急碎石是在取石篮嵌顿时使用的非常手段,开展 ERCP 取石的单位需配备性能良好的常规碎石器和应急碎石设备。通常机械碎石的成功率在 80% 以上,少数情况下结石硬度过高,机械碎石失败,应设法释放结石,建议用其他方法碎石或手术治疗。

3. 经口胆道镜　经十二指肠镜插入经口胆道镜,在直视下应用液电碎石或激光碎石,主要用于粉碎巨大、坚硬或嵌顿的肝外结石,尤其是机械碎石失败的病例,部分肝内1、2 级肝管内结石也可采用该方法清除。

ERCP 不但在胆胰疾病的诊断中占有重要地位,同样在治疗上也拥有不可替代的作用。

(费　凛　苏树英)

参 考 文 献

[1] 中华人民共和国国家卫生和计划生育委员会医政医管局,中华医学会肿瘤学分会. 结直肠癌诊疗规范(2015 年版). 肿瘤综合治疗电子杂志,2017,3(1):6-24.

[2] 赵英杰,曹李,金露佳,等. 两种腹腔镜代谢手术方法治疗超级肥胖患者 30 例分析. 中华普外科手术学杂志(电子版),2020,14(2):128-131.

[3] 杨豪俊,焦宇文,刘寒肠,等. 腹腔镜袖状胃切除结合十二指肠空肠吻合术治疗肥胖并非酒

精性脂肪性肝病的可行性及安全性分析.中华普外科手术学杂志(电子版),2020,14(5):472-475.

[4] 潘凯.腹腔镜胃肠外科手术图谱.北京:人民卫生出版社,2009.

[5] 王存川.普通外科腹腔镜手术彩色图谱.北京:科学出版社,2005.

[6] 朱家万,宝宏革,刘浩,等.经脐单孔腹腔镜手术212例报告.腹腔镜外科杂志,2012,17(1):19-21.

[7] 张慧力.腹腔镜辅助缝合钩针经脐单孔胃十二指肠溃疡穿孔修补术的应用分析.中国卫生产业,2014(14):125-126.

[8] 中华医学会肿瘤学分会,中华医学会杂志社,中国医师协会肛肠医师分会腹膜后疾病专业委员会,等.中国腹膜后肿瘤诊治专家共识(2019版).中华肿瘤杂志,2019,41(10):728-733.

[9] 闫晨涛,陆维祺.腹膜后肿瘤外科治疗进展和争议.中华疝和腹壁外科杂志(电子版),2019,13(6):503-505.

[10] 齐峰.腹膜后脂肪肉瘤的多学科治疗现状.中国肿瘤临床,2020,47(18):969-972.

[11] 曲腾飞,何向阳,周斌,等.腹膜后肿瘤手术入路及相关技巧.中华普通外科杂志,2020,35(6):499-501.

[12] 陈锐,吴涵潇,余永伟,等.腹膜后占位的病理诊断——单中心大样本腹膜后占位分析.临床与实验病理学杂志,2020,36(7):842-844.

[13] 高海成,肖萌萌,李文杰,等.原发性腹膜后副神经节瘤的临床病理特征及外科治疗.中华普通外科杂志,2020,35(6):446-448.

[14] 陈凛,张珂诚.晚期胃癌联合器官切除手术指征分析.中国实用外科杂志,2017,37(10):1095-1098.

[15] 赵大川,黄宗海,邹兆伟.3D腹腔镜系统的临床应用进展.南方医科大学学报,2014,34(4):594-596.

[16] 何建行.裸眼3D显示系统在腔镜手术中的应用.实用医学杂志,2017,33(10):1537-1539.

[17] 中华医学会外科学分会腹腔镜与内镜外科学组,中国医师协会外科医师分会微创外科医师委员会.3D腹腔镜手术技术中国专家共识

(2019版).中国实用外科杂志,2019,39(11):1136-1141.

[18] 曾毅克,潘广嗣,李智宇,等.经口腔裸眼3D腔镜甲状腺切除的效果评价.暨南大学学报(自然科学与医学版),2017,38(1):35-40.

[19] 郑民华,马君俊.3D和4K腹腔镜在结直肠手术中的应用优势与发展.中华普外科手术学杂志(电子版),2020,14(4):325-328.

[20] 董昌正,丁印鲁.经自然腔道取标本手术在胃部不同疾病中的研究进展.中华结直肠疾病电子杂志,2020,9(1):80-84.

[21] 中国经自然腔道取标本手术联盟.胃癌经自然腔道取标本手术专家共识.中华胃肠外科杂志,2019,22(8):711-714.

[22] 中国NOSES联盟,中国医师协会结直肠肿瘤专业委员NOSES专委会.结直肠肿瘤经自然腔道取标本手术专家共识(2019版).中华结直肠疾病电子杂志,2019,8(4):336-342.

[23] 吴硕东,苏洋.单孔腹腔镜在胃肠手术中的应用现状.外科理论与实践,2011,16(6):519-521.

[24] 刘洋,张忠涛.单孔腹腔镜技术在胃肠外科手术中应用的问题与决策.中华胃肠外科杂志,2013,16(10):915-918.

[25] 中国医师协会结直肠肿瘤专业委员会单孔腹腔镜专委会.单孔腹腔镜结直肠手术专家共识(2019版).中华结直肠疾病电子杂志,2019,8(4):343-348.

[26] 中华医学会外科学分会胆道外科学组.胆管损伤的诊断和治疗指南(2013版).中华消化外科杂志,2013,12(2):81-95.

[27] 田孝东,张园园,汤朝辉,等.腹腔镜胆囊切除术相关医源性胆管损伤多中心临床研究.中国实用外科杂志,2018,38(9):1027-1030.

[28] 戴骁意,毕晓晨.Calot三角的应用解剖学及变异对腹腔镜胆囊切除术的临床意义.浙江临床医学,2017,19(11):2032-2033.

[29] 周泽,王国泰,杨兴武.腹腔镜胆总管切开取石一期缝合与T管引流疗效比较的Meta分析.临床肝胆病杂志,2018,34(7):1502-1507.

[30] 孔德林,赵登秋,王勇,等.腹腔镜胆总管切开取石术中一期缝合与T管引流的应用比较.肝胆胰外科杂志,2020,32(2):75-78.

[31] 王学国,黎东明,吴雷,等.腹腔镜下胆总管切开取石一期缝合与 T 管引流对比研究.肝胆外科杂志,2019,27(3):194-197.

[32] 马吉安,刘维政.腹腔镜胆总管切开取石一期缝合与 T 管引流的对比研究.腹腔镜外科杂志,2011,16(7):502-504.

[33] 刘东斌,刘家峰,徐大华,等.腹腔镜胆总管切开取石一期缝合术治疗胆总管结石 53 例分析.腹腔镜外科杂志,2013,18(7):524-526.

[34] 邹良旺,徐李娟,蔡华杰,等.腹腔镜胆总管切开取石一期缝合的适应证及手术操作细节.肝胆胰外科杂志,2013,25(1):54-56.

[35] 田刚,陈安平,尹思能,等.1273 例腹腔镜胆管探查临床分析.中国内镜杂志,2011,17(6):615-618,621.

[36] 张经中,张胜利,陈刚.腹腔镜胆总管探查一期缝合的临床应用.中华普通外科杂志,2013(4):313-314.

[37] 刘丹希,孙备.胰腺神经内分泌肿瘤外科治疗策略.中华内分泌外科杂志,2020,14(3):177-180.

[38] 杨尹默,田孝东.胰腺神经内分泌肿瘤外科治疗原则与进展.中国实用外科杂志,2019,39(9):890-893.

[39] 杨敏,谭春露,柯能文,等.胰腺神经内分泌肿瘤外科治疗的最新研究进展.中华内分泌外科杂志,2017,11(3):241-244.

[40] 洪德飞,刘亚辉,张宇华,等.腹腔镜胰十二指肠切除术 80 例报告.中国实用外科杂志,2016,36(8):885-890.

[41] 中华医学会外科学分会胰腺外科学组.胰腺癌诊治指南(2014).中华外科杂志,2014,52(12):881-887.

[42] 王磊,徐建威,李峰,等.腹腔镜胰腺外科:精打细算的腹腔镜外科[J/CD].中华腔镜外科杂志(电子版),2017,10(6):347.350.

[43] 高文涛,奚春华,涂敏,等.腹腔镜下 Treitz 韧带途径钩突优先、动脉优先入路胰十二指肠切除术的临床应用.中华外科杂志,2017,55(5):359-363.

[44] 洪德飞,刘亚辉,张宇华,等.腹腔镜胰十二指肠切除术中"洪氏一针法"胰管空肠吻合的临床应用.中华外科杂志,2017,55(2):136-140.

[45] 金巍巍,鲁超,牟一平,等.腹腔镜胰十二指肠切除时邻近器官病变的处理策略.中华外科杂志,2018,56(7):522-527.

[46] 牟一平,周育成,朱正纲,等.从腹腔镜胰腺手术谈成立"微创胰胃外科学"之必要.医学与哲学(B),2015(1):27-28.

[47] 夏强强,孙筱强,马家豪,等.我国腹腔镜脾切除及腹腔镜脾切除联合贲门周围血管离断术的 Meta 分析.中华普通外科杂志,2019(11):983-985.

[48] 蒋富兵,卢锦君.腹腔镜脾切除治疗门静脉高压症及术后并发症的危险因素分析.吉林医学,2021,42(2):310-313.

[49] Buia A,Stockhausen F,Hanisch E. Laparoscopic surgery:A qualified systematic review. World J Methodol,2015,5(4):238-254.

[50] Harada H,Kanaji S,Hasegawa H,et al. The effect on surgical skills of expert surgeons using 3D/HD and 2D/4K resolution monitors in laparoscopic phantom tasks. Surg Endosc, 2018,32(10):4228-4234.

[51] Abdelrahman M,Belramman A,Salem R,et al. Acquiring basic and advanced laparoscopic skills in novices using two-dimensional(2D), three-dimensional(3D)and ultra-high definition(4K)vision systems:A randomized control study. Int J Surg,2018(53):333-338.

[52] Wahba R,Datta RR,Hedergott A,et al. 3D vs. 4K Display System-Influence of "State-of-the-art"-Display Technique On Surgical Performance(IDOSP-Study)in minimally invasive surgery:protocol for a randomized cross-over trial. Trials,2019,20(1):299.

[53] Yu J,Huang C,Sun Y,et al. Effect of Laparoscopic vs Open Distal Gastrectomy on 3-Year Disease-Free Survival in Patients With Locally Advanced Gastric Cancer:The CLASS-01 Randomized Clinical Trial. JAMA,2019,321(20):1983-1992.

[54] Lu W,Gao J,Yang J,et al. Long-term clinical outcomes of laparoscopy-assisted distal gastrectomy versus open distal gastrectomy for early gastric cancer:A comprehensive system-

atic review and meta-analysis of randomized control trials. Medicine (Baltimore), 2016, 95 (27):e3986.

[55] Guideline Committee of the Korean Gastric Cancer Association (KGCA), Development Working Group & Review Panel. Korean Practice Guideline for Gastric Cancer 2018:an Evidence-based, Multi-disciplinary Approach. J Gastric Cancer, 2019, 19(1):1-48.

[56] Carbajo MA, Luque-de-León E, Jiménez JM, et al. Laparoscopic One-Anastomosis Gastric Bypass: Technique, Results, and Long-Term Follow-Up in 1200 Patients. Obes Surg, 2017, 27 (5):1153-1167.

[57] Park JI, Kim KH, Kim HJ, et al. Highlights of the Third Expert Forum of Asia-Pacific Laparoscopic Hepatectomy: Endoscopic and Laparoscopic Surgeons of Asia (ELSA) Visionary Summit 2017. Ann Hepatobiliary Pancreat Surg, 2018, 22(1):1-10.

[58] Feng X, Cao JS, Chen MY, et al. Laparoscopic surgery for early gallbladder carcinoma: A systematic review and meta-analysis. World J Clin Cases, 2020, 8(6):1074-1086.

[59] Ome Y, Hashida K, Yokota M, et al. Laparoscopic approach to suspected T1 and T2 gallbladder carcinoma. World J Gastroenterol, 2017, 23(14):2556-2565.

[60] Lee W, Han HS, Yoon YS, et al. Laparoscopic resection of hilar cholangiocarcinoma. Ann Surg Treat Res, 2015, 89(4):228-232.

[61] Liu S, Liu X, Li X, et al. Application of Laparoscopic Radical Resection for Type Ⅲ and Ⅳ Hilar Cholangiocarcinoma Treatment. Gastroenterol Res Pract, 2020, 20(20):1506275.

[62] Arezzo A, Vettoretto N, Francis NK, et al. The use of 3D laparoscopic imaging systems in surgery: EAES consensus development conference. Surg Endosc, 2019, 33(10):3251-3274.

[63] Abbsoglu O, Tekani Y, Alper A, et al. Prevention and acute management of biliary injurries during laparoscopic cholecystectomy: Expert consensus statement. Ulus Cerrahi Derg, 2016,

32 (4):300-305.

[64] LeBedis CA, Bates DDB, Soto JA. Iatrogenic, blunt, and penetrating trauma to the biliary tract. Abdom Radiol (NY), 2017, 42 (1): 28-45.

[65] Brunt LM, Deziel DJ, Telem DA, et al. Safe cholecystectomy multi-society practice guideline and state of the art consensus conference on prevention of bile duct injury during cholecystectomy. Ann Surg, 2020, 272(1):1.

[66] Hori T. Comprehensive and innovative techniques for laparoscopic choledocholithotomy: A surgical guide to successfully accomplish this advanced manipulation. World J Gastroenterol, 2019, 25(13):1531-1549.

[67] Ip IK, Mortele KJ, Prevedello LM, Khorasani R. Focal cystic pancreatic lesions: assessing variation in radiologists' management recommendations. Radiology, 2011, 259(1):136-41.

[68] Dalla Valle R, Cremaschi E, Lamecchi L, et al. Open and minimally invasive pancreatic neoplasms enucleation: a systematic review. Surg Endosc, 2019, 33(10):3192-3199.

[69] Giuliani T, Marchegiani G, Girgis MD, et al. Endoscopic placement of pancreatic stent for "Deep" pancreatic enucleations operative technique and preliminary experience at two high-volume centers. Surg Endosc, 2020, 34 (6): 2796-2802.

[70] Derooijt, Klompmakers, Abu HM, et al. Laparosco picpancreatic surgery for benign and malignant disease. Nat Rev Gastroenterol Hepatol, 2016, 13(4):227-238.

[71] Kim SC, Song KB, Jung YS, et al. Short-term clinical outcomes for 100 consecutive cases of laparoscopic pyloruspreserving pancreatoduodenectomy: improvement with surgical experience. Surg Endosc, 2013, 27(1):95-103.

[72] Enthilnathan P, Srivatsan GS, Gul SI, et al. Longterm results of laparoscopic pancreaticoduodenectomy for pancreatic and periampullary cancer-experience of 130 cases from a tertiary-care center in South India. J Laparoendosc

Adv Surg Tech A,2015,25(4):295-300.

[73] Song KB,Kim SC,Hwang DW,et al. Matched casecontrol analysis comparing laparoscopic and open pyloruspreserving pancreaticoduodenectomy in patients with periampullary tumors. Ann Surgery,2015,262(1):146-155.

[74] Tran TB,Dua MM,Worhunsky DJ,et al. The first decade of laparoscopic pancreaticoduodenetomy in the united stastes:costs and outcomes using the Nationwide inpatient sample. Surg Endosc,2016,30(5):1778-1783.

[75] Sharpe SM,Talamonti M S,Wang CE,et al. Early national experience with Laparoscopic pancreaticoduodenectomy for ductal adenocarcinoma:A comparison of laparoscopic pancreaticoduodenectomy and open pancreaticoduodenectomy from the national cancer data base. J Am Coll Surg,2015,221(7):175-184.

[76] Croome KP,Farnell MB,Que FG,et al. Pancreaticoduodenectomy with major vascular resection:a comparison of laparoscopic versusopen approaches. J Gastrointest Surg,2015,19(1):189-194.

[77] Tol JA,van Hooft JE,Timmer R,et al. Metal or plastic stents for preoperative biliary drainage in resectable pancreatic cancer. Gut,2016,65(12):1981-1987.

[78] Speicher PJ,Nussbaum DP,White RR,et al. Defining the learning curve for team-based laparoscopic pancreaticoduodenectomy. Ann Surg Oncol,2014,21(12):4014-4019.

[79] Jang JY,Kang MJ,Heo JS,et al. Aprospective randomized controlled study comparing outcomes of standard resection and extended resection,including dissection of the nerve plexus and various lymph nodes,inpatients with pancreatic head cancer. Ann Surg,2014,259(4):656-664.

[80] Croome KP,Farnell MB,Que FG,et al. Total laparoscopic pancreaticoduodenectomy for pancreatic ductal adenocarcinoma:on cologic advantages over open approaches. Ann Surg,2014,260(4):633-638.

[81] Onstantinidis IT,Warshaw AL,Allen JN,et al. Pancreatic ductal adenocarcinoma:is there a survival difference for R1 resections versus locally advanced unresectable tumors What is a "true" R0 resection. Ann Surg,2013,257(4):731-736.

[82] Jian JY,Chang YR,Kim SW,et al. Randomized multieentre trial comparing external and internal pancreatic stenting during pancreaticoduodenectomy. BJS,2016,103:668-675.

[83] Montalvo J,Velazquez D,Pantoja JP,et al. Laparoscopic splenectomy for primary immune thrombocytopenia:clinical outcome and prognostic factors. J Laparoendosc Adv Surg Tech A,2014,24(7):466-70.

第3章

骨科微创外科手术

第一节　膝关节镜外科手术

一、概述

随着计算机技术的发展,关节镜器械设备的不断研发和等离子刀等高精尖光学仪器的临床应用,大大促进了关节镜技术的发展,关节镜外科已经成为一项非常成熟的技术,为诊断水平的提升和治疗质量的提高做出了巨大贡献。

(一)关节镜技术的进展

1. 关节镜下半月板缝合术　在没有关节镜技术之前,半月板损伤多采用开放手术切除。关节镜的使用为半月板损伤的诊断领域注入了一股新鲜血液,对半月板损伤诊断不明的膝关节紊乱,关节镜检查可最终明确诊断。目前临床对该类伤者均推荐早期进行关节镜检查,方便进行确诊以及定性。关节镜可有效发现病变部位,了解关节病损范围及病变程度功能状况评估,为目前半月板损伤诊断的一线方法。明确治疗方案,半月板损伤的治疗应首先在关节镜下进行缝合,若不能缝合的伤者,考虑进行半月板次全切术。早期对半月板损伤以非手术治疗为主,发现疗效不佳后,发展为半月板切除,直至半月板次全切术,到同种异体半月板移植术。这是该膝关节损伤发展的必然结果,是医学研究

人员深入了解半月板对膝关节的重要性以及当代医学以人为本的发展结果。目前对半月板缝合一般在红区、红-白区,对于白区撕裂由于失败率较高一般不主张进行缝合。如需缝合,应在关节镜下自体纤维血凝块植入裂伤部,可提升缝合修补术的成功率。有研究进行了一项关节镜下对半月板大桶柄样撕裂进行修补的临床观察,收到了满意成效,并且认为关节镜技术的发展是膝关节内损伤患者的福音,在关节镜下进行的联合修补技术更加简便快捷,并且更加安全可靠。总之,关节镜的应用使半月板损伤患者检查更为容易、准确。而关节镜下进行半月板修补术成功率也较高。

2. 关节软骨损伤　关节软骨损伤是较常见而棘手的膝关节内损伤。因软骨受损后,自行再生困难,若处理不及时,容易使脱落的骨软骨坏死或造成关节面缺损,导致创伤性关节炎,影响关节功能。随着医疗技术的发展,目前关节镜治疗也可用于关节软骨损伤的治疗领域。早先的关节镜下微骨折术,便是采用关节镜进行的一种微创手术。但疗效并不令人满意,生长组织以纤维骨居多。为了预防半月板损伤切除后受累的膝关节发生骨性关节炎,研究发现,异体半月板移

植是预防退行性骨关节炎的有效手段。半月板移植后边缘与受体愈合，可缓解疼痛，改善功能。新鲜异体半月板移植的成功率较高，但是因选择新鲜异体半月板供体比较困难，也有可能传播疾病，故新鲜异体半月板移植已被库存的异体半月板所替代。异体半月板的保存方法有深冻、冻干和低温保存，凡异体半月板移植的患者对象必须发育成熟，是机械性的半月板损伤而不是退行性改变或由滑膜病变造成的半月板病变的患者。伴膝关节疼痛，经非手术治疗无效且不适合膝关节置换的年轻患者。在半月板移植成功后，是否能防止继发性骨性关节炎的进展，还需经过临床随访的长期考验。

3. 前交叉韧带（ACL）损伤　是当今膝关节外科研究的热点之一，ACL 损伤后引起膝关节不稳，早期重建有助于避免继发膝关节骨性关节炎和半月板损伤。关节镜下交叉韧带修复重建的方法较多，采用何种方法和材料进行重建是目前探讨的重要课题。

（1）以自体骨-髌腱-骨（B-PT-B）界面螺钉固定为代表的方法：曾被称为交叉韧带重建的“金标准”。然而，B-PT-B 移植后的手术并发症引起了广大学者的关注。越来越多的学者推崇采用半腱肌、股薄肌腱和股四头肌腱移植的新途径重建 ACL 生物力学实验研究表明，中 1/3 髌腱骨（B-PT-B）最大载荷强度为 ACL 的 114%，双股半腱肌腱强度为 ACL 的 130%，四股半腱肌腱最大载荷强度为 ACL 的 229%。有人认为四股腘绳肌腱可能是重建前交叉韧带最好的移植物。股骨端采用 Endobutton 固定，由于移植物固定点远离 ACL 正常解剖点，移植物在骨性隧道内发生钟摆效应，使骨性隧道扩大，影响肌腱与骨隧道的愈合。鉴于以上情况，设计和开发新的固定方法已摆在了医师们的面前。

（2）新前景：近几年来采用腘绳肌腱结、骨栓腘绳肌腱结和带髌骨块的股四头肌腱进行嵌压固定法重建前后交叉韧带损伤的新方法，克服了上述方法的不足。带髌骨块的股四头肌腱，移植物呈 T 形结构，嵌入瓶颈样股骨隧道内，达到坚强的初始化固定。带髌骨块的股四头肌腱的止点为直接止点，植入后抗拉强度大。骨栓与骨性隧道嵌压严密，可有效地防止骨道渗出和关节液浸入骨性隧道。移植物嵌压固定后，生物相容性好，摩擦阻力大，隧道血供丰富，有利于移植物与隧道愈合。由于无金属材料和异物植入，免除界面螺钉对肌腱骨块的机械切割，免除用高值耗材和再次手术取出内固定物的痛苦，大大节约了经费。重建的 ACL 止点接近解剖止点，避免“钟摆现象”，防止隧道扩大。不做髁间窝成形术，保留其坚硬的皮质骨，有利于增加隧道内口的强度。且其创伤小，固定可靠，操作简便。通过动物实验、生物力学实验和临床应用，证实方法可行，具有良好的生物学性能，取得了理想效果，显示了良好的应用前景。

（3）重建 ACL 功能的研究：近几年，对双束双隧道重建交叉韧带进行了基础和临床的相关研究，认为尽管单束单隧道重建前交叉韧带，术后膝关节前后稳定性得以恢复，但旋转不稳的问题和膝关节正常的动力学没有很好地解决。解剖学表明，前交叉韧带（ACL）分为前内侧束（AMB）和后外侧束（PLB），后交叉韧带（PCL）分为前外侧束（ALB）和后内侧束（PMB）早在 1987 年，Mott 提出了用腘绳肌双束重建前交叉韧带的概念，Rosenburg 介绍了关节镜下双股骨隧道、单胫骨隧道重建 ACL 的方法。1994 年，Muneta 尝试了双股骨、双胫骨隧道的方法重建 ACL 的方法，重现了 ACL 双束的功能和形态结构。发现解剖重建 ACL 的前向胫骨负荷明显少于单束重建。AMB 的负荷随着屈曲角度的增加而轻度增加，PLB 负荷在屈曲 15°时较高，随着屈曲角度的增加而减少。在克服联合旋转负荷方面，ACL 解剖重建后，前向胫骨移位在屈曲 15°时明显小于单束重建，负荷值接近正常 ACL。生物力学研究显示 ACL 解剖重建比传统的单束重建更具有明显的优势。不但能够很好地对抗胫骨的前向不稳，而且可以克服旋转负荷。

近几年双束双隧道重建 ACL 的实验研究和临床应用，显示出良好的优越性，因此采用双束双隧道解剖重建 ACL 的相关报道越来越多。Adachi 对单束和双束腘绳肌重建 ACL 的病例进行了临床随机比较，本体觉和 KT-2000 检测，发现尽管双束重建在理论上占有优势，但临床上前向松弛度两者并没有明显区别，没有显示出比传统方法有更明显的改善。有人认为目前临床研究还缺少循证医学方面的证据，建议手术例数还不多的医师，不要追求时髦，放弃单束重建 ACL 的技术。对远期疗效还需进行长期的临床随访和更加深入的研究。

单纯的 ACL 前、后束的某一束损伤后，在临床查体和影像学改变方面均不如 ACL 完全损伤后那样明显，有时诊断比较困难，多数在关节镜检查时才发现 ACL 的单束损伤。临床上后外侧束损伤比前内侧束损伤更常见。对 ACL 单束损伤是否需要进行重建和治疗，有的不做任何处理，有人主张进行 ACL 重建。因为 ACL 前内侧束和后外侧束各自有其特定的功能，并非可有可无，损伤后应当进行解剖重建。保留未损伤的 ACL 单束有利于保留 ACL 的血供和部分神经功能。笔者采用自体腘绳肌腱结嵌压固定法，解剖重建后外侧束或前内侧束，使膝关节前后向不稳和胫骨的旋转不稳得以纠正，进一步完善了 ACL 的功能。

随着骨折的病理变化逐渐被深入了解，除骨折外，关节内存在的韧带、软骨创伤也逐渐受到重视。而采用常规检查对合并伤的诊断准确性往往不令人满意。关节镜在该领域则有优秀的表现。通过关节镜对伴随创伤进行诊断已成为目前常用的诊断方式，对诊断准确性有确切提升作用，并可根据镜检结果做出治疗响应，提升治疗效果，如胫骨髁间嵴撕脱性骨折、膝关节胫骨平台骨折、胫骨远端关节内骨折（Pilon 骨折）、桡骨头骨折、肱骨大结节骨折、股骨远端骨折等，使本来需要开放手术才能解决的问题，现在在关节镜监视下进行复位和内固定治疗，免除了开放手术的创伤痛苦。关节镜治疗膝关节内骨折可提供良好的观察视野，对精确复位有极大帮助，避免了创伤性关节炎的发生，还可同时处理关节内的合并伤。同时在关节镜下进行手术的创伤较小，不暴露关节腔，对关节结构造成的破坏性较小，不干扰骨折端的血供，有利于骨折愈合和关节功能的恢复。

传统膝关节内损伤的治疗方法为手术切开关节囊，但手术会破坏正常关节组织结构，导致人为继发性创伤的发生，原有基础创伤加上人为创伤促使术后并发症发生率较高，并且一定程度地影响关节功能。在科学飞速发展的今天，手术发展方向和理念已经逐渐趋向于更小的创伤、更好的疗效以及出现更少的并发症。关节镜技术开发原本为了更加准确地诊断膝关节内损伤，其应用使膝关节内损伤的检查更加准确，但目前关节镜技术已经不单纯用于诊断，而服务于整个诊断以及手术治疗流程，配合关节镜技术进行的手术更加安全可靠，效果更佳，创伤更小。一些手术在关节镜应用后，可明显减轻术后并发症。相信随着该技术的不断发展、深化研究，会更加的与临床检查、治疗手术契合，为膝关节内损伤患者带来福音。

（二）膝关节解剖结构

膝关节是全身关节中关节面最不吻合的关节，由于膝关节的解剖结构特点、所处的外力环境以及功能需求等方面的原因，膝关节成为人体最常受到损伤的关节之一。膝关节由股骨远端、胫骨近端、髌骨及其相关的半月板、滑膜、关节囊、韧带和肌肉、肌腱等结构组成，其中又可以分为三类：①骨性结构，包括股骨下端、胫骨上端和髌骨；②关节外结构，包括周围肌肉、肌腱、韧带；③关节内的半月板和韧带。这些结构保持关节上、下连接，具有生理上需要的静力与动力稳定性。其中任何一种结构受到损伤，都会影响关节的稳定。

1. 骨性结构 膝关节的骨性结构由髌骨、股骨髁远端以及胫骨平台近端或胫骨髁三部组成。膝关节被称为铰链式关节，但实际上比铰链式关节更复杂，因为除了具有屈伸功能外，膝关节还具有旋转功能。

（1）股骨髁：股骨髁是两个类圆形的弧形隆起，髁前面略扁平，形成一个大的表面，以便髁股关节面之间的接触和重力传导。股骨干前方的股骨髁很小，但后方的股骨髁较大。股骨髁前方两髁之间的沟称为髌骨沟或滑车，前交叉韧带附着于外侧髁内侧面的后部，而后交叉韧带则附着于内侧髁外侧面的前部，后方由髁间窝分为内外髁。股骨髁侧面观前面大后面小，横面形成约 20° 前后向的倾角。此结构决定了股骨外侧髁仅有伸屈活动，而内侧髁除有伸屈活动外，还有展收和旋转活动。膝屈伸范围最大，其他活动小，只能在屈伸过程中伴其他方向活动。屈膝时产生展收或旋转，展收活动的范围随屈膝度而增加。

（2）胫骨：胫骨近端膨大，形成两个相对较平的表面，称为平台，与股骨内外侧髁相关节。股骨内外侧髁在中线位置由胫骨平台隆起的内外侧髁间嵴分开。髁间嵴的前后部是交叉韧带和半月板附着的区域。胫骨平台外后侧圆钝，屈膝时外侧半月板向后滑动。在胫骨外髁之外下面有一关节面，和腓骨头共同构成关节，不与膝关节相通。

（3）髌骨：髌骨是人体最大的籽骨，近似三角形，上极较下极宽。它与股四头肌、髌腱组成伸膝装置，髌骨与股骨滑车共同构成髌股关节。髌股关节面被一条垂直的嵴纵行分开，形成内侧小、外侧大的两个髌股关节面。髌骨具有：保护股四头肌和髌骨列线、增强股四头肌伸膝力及增加膝关节旋转度等功能。

2. 关节外结构 关节外的肌肉、肌腱和韧带是支持和影响膝关节功能的重要动力结构。股四头肌装置的四块肌肉移行成一个三层结构的股四头肌腱止于髌骨。后方的腓肠肌是强有力的小腿肌肉，跨越膝关节后方，主要功能为屈膝。内侧的"鹅足"是缝匠肌、股薄肌和半腱肌联合腱，止于胫骨内侧面的近端，具有辅助膝关节内旋的作用，能防止胫骨外旋，对抗外翻应力。外侧的股二头肌与鹅足相互拮抗，其具有强大的屈膝和外旋胫骨功能，能防止胫骨在股骨上向前脱位。髂胫束后 1/3 近端止于股骨外上髁，远端止于胫骨结节（Gerdy 结节）的外侧。屈膝时，髂胫束和股二头肌保持平行，均为膝外侧稳定结构。

在膝内侧和外侧的中后部，关节囊与肌肉、肌腱单元复合并增厚形成复杂的韧带结构，称为后内侧四联复合体（posteromedial complex，PMC）、后外侧复合体（posterolateral complex，PLC）。PMC 主要由中部的内侧副韧带浅层（superficial medial collateral ligament，sMCL）、内侧副韧带深层（deep medial collateral ligament，dMCL）和后部的后斜韧带（posterior oblique ligament，POL）构成。PLC 的结构包括髂胫束、外侧副韧带（lateral collateral ligament，LCL）、股二头肌、腘腓韧带和腘肌腱组成。PMC 和 PLC 在完全伸膝位紧张，屈膝时放松，参与膝关节伸直锁扣机制。PMC 主要抵抗外翻应力与内旋应力，而 PLC 主要抵抗内翻与外旋应力，对胫骨相对股骨的前后移动也有抵抗作用。

3. 关节内结构

（1）半月板位于股骨内、外侧髁与胫骨髁的关节面之间：主要由纤维软骨构成，分为内侧半月板和外侧半月板。半月板下面平坦，中间薄周围厚，上面凹陷，前窄后宽。半月板外缘厚，内缘薄而凹，边缘游离。半月板是膝关节中的重要结构，具有限制股骨髁过度向前滑动,稳定膝关节,吸收震荡。分散负荷、调整压力、润滑并促进关节内营养等重要功能。

(2)内侧半月板的环大而窄:呈 C 形,前角薄而尖,附着于胫骨间隆起前区,位于前交叉韧带和外侧半月板前角之前方。其前半部移动度大,容易发生破裂,后半部比较稳定,中间部易受旋转外力而横行破裂。

(3)外侧半月板似圆形:其前后角的宽度几乎相等,后方由腘肌腱和膝腓侧副韧带分开,前角附着在胫骨髁间隆起和前交叉韧带之间,后角则附着在胫骨髁间与后交叉韧带之间。

(4)膝交叉韧带位于股骨髁部凹陷内:是关节内滑膜外结构,分为前、后两条,前交叉韧带起于胫骨上端髁间隆起的前部偏外凹陷处及外侧半月板前角,向上后外呈扇形止于股骨外侧髁内侧面的后部。后交叉韧带较前交叉韧带短粗,近端附着在股骨内髁的外侧面,向下斜行附着在胫骨髁的后方中间部,到外侧半月板的后部。膝交叉韧带主要功能是维持在各个方位的稳定性,前交叉韧带能防止胫骨在股骨上向前移位,或股骨向后移位,同时防止膝关节过度伸直限制内、外旋和内、外翻活动。后交叉韧带能防止胫骨向后移位,限制过伸、旋转及侧方活动。

(陈国强　陈　扬　魏鲁青　陈贤艺)

二、膝关节镜的检查

(一)膝关节镜的适应证、禁忌证及并发症

1. 适应证　随着计算机技术的发展,关节镜设备及等离子刀的应用,大大促进了关节镜技术的发展。膝关节镜手术应用范围非常广泛,常用于诊断、检查、治疗、评价膝关节内的各种病变及创伤等,膝关节镜手术的适应证大致可分为诊断性关节镜手术、切开手术前的检查、关节镜下手术三大类。

(1)诊断性关节镜手术:诊断性关节镜手

术能够全面地、广泛地检查膝关节,进而能够明确诊断,评价疾病病变程度及指导后续治疗。术者能够通过关节镜检查获得对膝关节的病变情况,制订相应的手术计划及方案,确定手术入路、范围及方法等,比如膝关节紊乱(关节半月板损伤、游离体、滑膜嵌入等),关节内不明原因肿痛、滑膜炎症(类风湿、痛风、滑膜炎、结核等)的检查和活检、关节软骨损伤的检查等,观察某些关节内疾病的病理过程,亦可以用于膝关节急性损伤早期的检查,明确损伤程度及部位,正确指导围术期及长期康复治疗。

(2)切开手术前的检查:通过膝关节镜检查,可以明确伤病的性质,病变的部位,损伤的程度,有利于了解切开手术,同时也可以避免不必要的切开检查,减少手术的盲目性。如开放手术前的诊断证实,全膝关节置换或单间室骨关节炎胫骨高位截骨及单髁关节置换术前评价等。

(3)术后观察:①关节软骨修复与移植术后的观察;②半月板缝合修复后的观察;③交叉韧带重建术后的观察。

(4)关节镜下手术:术前明确诊断后,可在关节镜下利用关节镜手术工具对关节内的疾病进行治疗。

①急性创伤:包括前后交叉韧带修复重建术,半月板损伤,如半月板切除、修整、成形、缝合修复、可吸收性半月板钉固定修复、半月板移植,骨软骨骨折的固定或者软骨碎片去除,骨软骨移植,软骨成形、钻孔等,胫骨平台骨折的镜下复位和内固定,关节腔内的血肿清除。

②膝关节滑膜病变:各种类型的慢性滑膜炎(包括骨关节炎、类风湿关节炎、色素沉着绒毛结节性滑膜炎、结核性关节炎及化脓性关节炎等)滑膜的活检、切除、关节清理、粘连松解及关节冲洗等治疗;滑膜皱襞综合征的皱襞切除,滑膜软骨瘤病的游离体取出术,关节内软组织肿瘤切除、半月板囊肿的镜下

手术。

③髌骨复发性脱位：镜下对膝关节内外侧支持带松解、紧缩、骨软骨骨折块的去除及损伤病灶清理等。

④膝关节退变：游离体取出、退变破裂半月板的部分切除术、骨赘打磨、骨床钻孔、滑膜切除、关节内粘连松解术等。

2. 禁忌证　膝关节镜手术的禁忌证较少，手术禁忌包括全身或局部的感染性疾病，例如感染引起的发热，膝关节附近皮肤长疖肿。并存有严重的高血压、心脏病、糖尿病，或者并存其他严重疾病，患者不能耐受麻醉和手术的情况等。尽管关节镜可用于关节粘连的松解。但是，关节部分或完全强直、关节活动明显受限者，没有关节间隙，关节镜和器械难以置入关节内，或在关节内移动及操作困难，成为关节镜手术的相对禁忌证。副韧带和关节囊严重破裂可能会导致液体外渗到软组织，也是相对禁忌证。当并存有出血性疾病（如血友病等）时，凝血功能障碍，术后可能发生大量关节积血，引起严重出血，实施关节镜手术应特别慎重。

3. 并发症　膝关节镜手术的并发症发生率很低。由于各方面意外因素的影响，关节镜手术仍然可能出现各种问题，甚至诱发严重并发症，对此应有充分的了解和认识。为了预防关节镜手术并发症的发生，应注意术前和术中的基本操作细节。在术前认真掌握其手术适应证和禁忌证，严格掌握手术指征，备齐所有的医疗器械和急救物品，熟悉局部解剖，注重学习专业知识，必要时加强培训操作及观看录像。在术中遵循操作的基本原则和技术要领。根据各方面文献报道，膝关节手术可能出现的意外及并发症如下。

（1）关节内结构损伤

①关节软骨损伤：关节软骨损伤是关节镜手术最常见的并发症之一。在当关节镜医师经验不足、关节较紧或手术时间长且操作困难时，最易发生关节镜顶端或手术器械划伤关节软骨。术中因在股骨髁和胫骨平台间手术步骤用力推进关节镜或其他器械时，即可严重地划伤关节面，导致软骨损伤。如果去掉牵引，再取出镜子，将严重划伤关节软骨。如果选择入口不正确也常使器械进入和操作困难，此时最好改变入口部位，多做一个入口要比坚持不正确切口用力时器械划伤关节软骨要好得多。

②半月板和脂肪垫损伤：如果膝前入口位置太低，半月板的两个前角可能被割伤或刺伤。入口离髌腱太近，会横向穿过脂肪垫，反复穿透脂肪垫会引起脂肪垫的肿胀而妨碍观察，也可能引起出血、肥厚或脂肪垫纤维化。

③交叉韧带损伤：在切除半月板髁间止点时，可能损伤交叉韧带。韧带重建时，当用动力器械清理髁间凹时也可能会损伤完整的交叉韧带。

④创伤性滑膜炎：膝关节镜手术后，往往出现关节肿胀，在最初 4～7 天较明显。多与术后关节内积血及关节镜手术引起的滑膜创伤等有关。一般不需特殊处理。如果关节内积血或积液过多时，可按照治疗关节内血肿的方法处理。

（2）关节外结构损伤：关节外结构损伤多是由于对解剖不熟悉、选用的切口和入路不当以及手术操作粗暴所致。

①血管损伤：关节周围血管损伤可能是最严重和具有破坏性的关节镜手术并发症。血管损伤常为直接的穿透或切割伤。过多液体外渗产生压力也可导致血管损伤。1986 年 Small 报道 12 例血管损伤均发生在膝关节手术。在半月板切除术中，当切断髁间止点时，尤其是在关节镜下半月板切刀或其他关节镜刀时，可能会伤及腘动脉。在半月板修复术中，缝合后部时易损伤腘动脉和静脉。当选择入口不当时会割伤主要的表浅静脉。不正规的后内侧入路可穿破隐静脉。关节镜下广泛滑膜切除可损伤动脉，继发动静脉瘘

或假性动脉瘤。现在多数医师推荐选择在后内或后外做切口,暴露关节囊并选用适当的拉钩保护腘血管。在选择后内侧和后外侧膝关节切口时,如不能控制切口部位,仍容易损伤血管。

②神经损伤:神经损伤可能由手术刀或锐利套管针引起的损伤、过度牵拉、机械压迫、外渗液压迫、过长时间使用止血带造成缺血、原因不清的反射性交感神经营养不良等因素导致。如能注意正确选择入口、确保手术刀仅刺透皮肤、在接近神经处用止血钳钝性分离扩张的关节囊、常规使用钝的套管针等措施,很多并发症是可以避免的。

维持关节适当的膨胀度,垫好神经和骨突部,及时变换患者体位也可大大减少神经并发症的发生率。熟悉手术技术和解剖,选择合适入口,改进手术技术,缩短止血带的使用时间。要注意长时间使用止血带进行关节镜手术时可出现肢体的暂时麻痹,也可能引起相关神经暂时性功能障碍,如果不严重,一般在数日后可逐渐自行恢复。

隐神经支或股神经缝匠肌支是最常受损的皮神经。许多皮支的位置是有变异的,偶尔损伤是难以避免的,尤其在使用多个入口时。损伤后其中多数产生感觉减退,但后果不严重,不会带来其他问题。有时会发生痛性神经瘤并需要切除。在 Small 的报道中,膝关节镜术中神经损伤 229 例,在 3034 例半月板修复中,有 30 例隐神经伤和 6 例腓神经伤。

膝关节镜手术需要注意每一细节和原则,要全面了解局部解剖并精确标出神经血管和肌腱的走行位置。若在距神经血管结构较近部位操作时,应小心使用动力刨削器。

③韧带损伤:胫侧副韧带可被膝关节的内侧辅助切口损伤,或用力外翻试图打开内侧间隙时而撕裂内侧副韧带。如果使用下肢固定架并过分外翻膝关节也可能发生韧带损伤。1986 年,Small 报道 160 例膝韧带损伤,

其中 143 例与下肢固定架有关。后来这种并发症明显减少。

④髌腱损伤:选用经髌腱入口时,关节镜或器械重复通过和粗暴的动作可能引起髌腱损伤。如果用此技术,肌腱应纵行切开,减少对肌腱的创伤。

(3)灌注液外渗:膝关节镜手术中灌注液外渗到关节周围软组织内是很常见的,虽很少引起严重后果,但应想到其产生严重并发症的可能性。术中髌上囊破裂并不少见,积聚在股浅动脉周围的液体很容易流到股三角部位。由于半膜肌滑囊的破裂出现外渗并引起液体流入软组织和腓肠肌间隙的情况也不少见。膝关节镜术中液体外渗可能较少,但在长时间的手术中应予以重视。如果需要屈膝位,应避免膝关节过于扩张,若使用加压注入系统更应注意。

(4)关节内积血:关节积血也是最常见的术后并发症之一。关节镜手术之前长期服用阿司匹林肠溶片或波立维等抗凝治疗的患者,手术之前必须停药 7～10 天再进行外科手术,可减少或避免关节内出血。外侧支持带松解和滑膜切除术时膝上外侧血管常被切断,当切除外侧半月板和滑膜时,位于腘肌裂孔前方的膝下外侧血管可能会被切断。1988年 Small 报道关节积血发生率为 1 %,外侧支持带松解使其发生率上升到 4.6%。所以,若手术时间过长、操作粗暴,应注意止血,术后常规局部加压包扎。对关节内积血应尽早清除,一般多在术后 1～2 天开始穿刺抽吸,直至抽出量少于 20ml 时为止。大量积血和长时间存留,不仅对关节内的组织结构有害,而且容易诱发感染。对持续性出血和无法解释的关节积血应进行血管检查和凝血机制分析,及时给予适当的治疗。

(5)血栓性静脉炎:血栓性静脉炎可能是最危险的术后并发症之一,所幸在常规关节镜操作中并不常见。1986 年 Small 报道的发生率是 0.17%,1988 年在所有的下肢关

镜手术中的发生率为 0.13%。Stringer 对 48 例膝关节镜术后患者行静脉造影,深静脉血栓发生率是 4.2%,无肺栓塞发生。使用止血带和下肢固定架致其发生率增加,特别是在肢体原有血管病损(如动脉硬化、静脉曲张等)基础上更易发生。Poulsen 等认为止血带超过 60 分钟患者年龄超过 50 岁,以及有深静脉血栓形成病史的患者,发生深静脉血栓的危险性会增加。尽量缩短手术时间和止血带使用时间,避免术后制动,使用抗血栓药,对存在形成血栓并发症高危因素的患者是有益处的。

(6)感染:由于关节镜的手术切口小,手术时间相对较短,特别是在手术全过程中,持续用大量液体灌注和清洗关节腔,使致病菌浓度稀释等原因,在一般情况下,术后感染率很低。许多学者报道感染率均低于 0.2%。临床上发生感染者虽然不常见,但潜在的可能性却存在。感染一旦发生,必然会导致程度不等的关节功能障碍,后果严重。必须重视和注意预防,如做好术前各方面的准备,严格执行灭菌隔离措施;尽可能缩短手术时间;减少损伤和出血;充分灌注、清洗;适当应用抗生素等措施。考虑到该并发症的不可预料性及其严重后果,可以短期预防性应用抗生素。术后常规使用关节内类固醇激素会增加术后感染的发生率。

(7)传染病传播:医师应注意 HIV 传播的可能性,应该遵守安全手术操作指南,常规使用防水衣、双层手套、护目镜或面罩和带一次性防水鞋罩的防水靴。使用尖锐器械时,尤其是在关节镜下行半月板修复时,应该防止意外的针刺伤。

(8)滑膜疝和滑液瘘:少数情况下,滑膜或脂肪垫组织可经过关节镜或手术器械的入路向外突出形成滑膜疝。形体一般较小,可自行复纳。入口越大,这种并发症的机会通常越多。这些脂肪和滑膜疝常常很小,几周后症状即可消失,不需特殊处理。如果疝长期存在,并有症状,则需要是适行手术切除疝出的部分,仔细缝合关节囊。

滑膜的局部反应或缝线轻度感染,可形成滑液瘘,但不诱发明显的关节内感染,很少需要手术治疗,也不要轻率地清创处理。仅行抗生素治疗,制动膝关节 7~10 天,瘘多能自行闭合,很少需要手术治疗。

(9)关节功能障碍:多发生于大型复杂的关节镜手术后。手术时间长、创伤大、累及范围广,术后长期固定或康复锻炼差等原因,使关节的重要肌肉粘连、萎缩或机化,影响关节功能,比如伸膝装置的功能障碍、膝关节屈伸活动度受限等。

(10)器械损坏:由于关节镜手术的器械较精细,具有长、细、尖、锐等特点,容易在术中损坏和折断。如果试图用篮钳咬除太厚的半月板碎块或其他组织,会发生篮钳折断,齿板发生折断或脱落,掉进关节内。剪刀也可发生类似的损坏。

(二)膝关节镜的检查方法

膝关节镜检查可以直观膝关节内部病变,还可同时进行膝关节内病变的手术处理。关节镜检查,必须了解膝关节内的解剖结构,以选择正确的入路,此点十分重要。否则会遗漏病变或延长手术操作时间,甚至会导致关节内组织结构损伤。初学者最好在术前标记画出膝关节的主要体表标志线,定位切口前一定要明确摸清内外侧关节线。

1. 膝关节镜入路　膝关节镜前内、外侧入口是许多关节镜入口中最常用的部位,不单纯是由于由该处进入关节镜简单易行损伤小,主要是该处交替进镜能够检查到膝关节内的绝大多数部位,器械亦可伸入到各个部位完成各种手术操作,对于不同结构、不同部位损伤的检查与处理。

(1)前外侧入路:屈膝 90°,在胫骨平台上方一横指宽,髌韧带外侧缘,做一 4mm 小切口。用圆头穿刺锥和套筒插入切口,经皮下组织、髌下脂肪垫和关节囊进入关节腔,向股骨髁间窝方向穿刺,缓缓伸直膝关节,将穿刺锥沿髌骨下方与股骨滑车沟之间插入髌上囊。打开进水通道,充盈关节腔,按顺序检查。此入路便于观察外侧半月板的后角和内侧半月板的体部及前角。

(2)前内侧入路:此入路便于观察内侧半月板的后角及外侧半月板的前角。一般用作半月板切除。

(3)中央入路:在髌韧带中线,髌骨下极1cm处做小切口,屈膝90°将套筒穿刺锥向股骨髁切迹方向刺入,将膝关节伸直,套筒沿髌骨下方插入髌上囊。也可经髁间入路,观察膝后内侧关节间隙。如经中央入路或前内侧入路,内旋胫骨由后交叉韧带与股骨内髁之间的间隙进入后内侧关节间隙。也可经中央入路或外侧髌下入路,由前交叉韧带与股骨外髁之间的间隙进入后外侧关节间隙。先用30°关节镜引导套筒通过交叉韧带与髁间进入后关节囊,然后用70°关节镜观察后关节腔室更方便。

(4)髌上入路:经此入路关节镜置于髌股关节之间,可较好地观察髌骨关节面、股骨滑车及在不同屈膝角度二者的对合情况,也可经内侧髌上入路行滑膜切除或作为出水通道。

(5)膝后外侧入路:屈膝90°,在膝外侧间隙,腓骨头近侧,髂胫束后缘与股二头肌前缘之间做一小切口,关节囊充盈膨胀后,用套筒及穿刺锥,向后关节囊方向穿刺,无阻力并有液体流出即表明已进入后关节囊。该入口多用于后关节腔内结构的检查与手术,尤其是后交叉韧带重建时放置刨削器清理后方软组织与后交叉韧带残端、定位下止点,以及钻制胫骨骨道时预防血管、神经的保护。

(6)髌骨旁入路:可观察到髌前脂肪垫及内、外侧半月板前角。在髌骨内侧或外侧做小切口,将套筒针向前内或前外侧方向穿刺。屈膝20°~30°,沿髌骨边缘下行即可达到膝前关节囊。用30°关节镜进行观察,内侧入路可看到外侧半月板的前角。

(7)膝后内侧入路:主要观察膝后内侧关节间隙,可见内侧半月板后角的边缘撕裂,后交叉韧带撕裂纤维或关节游离体。膝关节外旋,屈曲90°,在内侧副韧带及股骨内髁后侧的关节线处做2~3mm切口,向内髁后方穿刺,无阻力后拔出针芯,如有液体流出表明已进入后关节囊。

2. 关节镜检查步骤　关节镜是诊断关节内疾病的一种重要和有效的方法,要求术者有良好的解剖基础,才能很好运用关节镜进行诊断和治疗,为方便关节镜的观察及操作,根据结构,可将膝关节分为以下几部分。

(1)髌上囊:髌上囊观察较为容易,也是大多数关节镜检查的起始点,正常髌上囊穿部呈圆幕状。正常的滑膜呈淡红色或粉红色,较薄,表面光滑,并可看见其上的血管网,当膝关节存在病变刺激的时候,滑膜可增厚并充血渗出,有时在髌上囊外侧可有滑膜皱襞存在,滑膜皱襞呈片状或束带状,多与髌骨纵轴呈垂直分布,为胚胎残留组织,当膝关节存在有滑膜皱襞的时候,可以分为两个部分或者完整的间室。有时滑膜皱襞紧贴在股骨髁上,屈伸活动膝关节时有弹响或嵌压疼痛症状。如果嵌入髌股关节间隙内,髌股关节研磨试验阳性。老年患者或有炎症的膝关节,可见关节滑膜绒毛样突起,滑膜血管增多。

(2)髌股关节:将关节镜置于股骨滑车部位,然后向后缓慢拔出,关节镜倾斜面朝向髌骨,直到看见髌骨上缘为止,手指轻敲髌骨,可见髌骨上下移动,手指向内外侧推动髌骨即可观察髌骨关节面各部分转动关节镜使物镜倾斜面朝向股骨部分,可观察到股骨滑车部分的软骨面。急性损伤可直接导致软骨缺损或骨软骨骨折,镜下清晰可见软骨缺损区或骨折面,慢性劳损则可引起深层的软骨退行性变,逐渐向浅层发展,镜下可分为4度:Ⅰ度,软骨软化,软骨色暗,无光泽弹性差;Ⅱ

度,囊变,表面软骨隆起,形如囊泡;Ⅲ度,软骨形成溃疡或龟裂,未达软骨下骨;Ⅳ度,软骨火山口状缺口及骨质象牙变,软骨完全剥脱,骨面暴露,形如火山口,软骨下骨增厚。

(3)膝内侧间隙:检查髌股关节后,沿股骨内髁关节面的上缘,将关节镜向内侧移动,待关节镜移到股骨髁内侧面时,将套筒贴于股骨内髁内侧面上向前推进,逐步屈曲膝关节,此时即可看到膝关节内侧沟;注意观察有无粘连及游离体存在。轻轻将关节镜撤回一些,看到股骨内髁的关节面,向外移动关节镜,即达股骨髁与胫骨平台间隙。将膝关节屈曲45°,外旋外展小腿,使膝内侧关节间隙增宽,此时可见内侧半月板前角。髌前脂肪垫遮挡关节镜视野,影响观察时可插入探针,将脂肪垫压下。如果滑膜增生肥厚,可用刨削刀清理后再进行观察。观察半月板体部与后角则需外旋膝关节,逐步伸直小腿并用力外翻膝部,从 ACL 旁边插入镜子进行观察。将关节镜轻柔插入关节间隙,可见内侧半月板后角及在胫骨上的附着点。外旋膝关节时,内侧半月板内缘向内稍突起,内缘变直。外展膝部则内侧半月板弯曲。屈膝 20°较易观察内侧半月板的后角。观察内侧半月板后,将关节镜移向髁间切迹。

(4)髁间窝:屈膝 60°~70°,可见髌滑膜束带由前交叉韧带上方髁间切迹延伸到髌前脂肪垫,其宽度不一。较宽的髌滑膜壁有碍关节镜由髁间切迹移向膝外侧间隙。脂肪垫常是阻挡视线的主要原因,对关节镜检查会造成困难。脂肪垫与内外侧半月板的前角比较靠近,所以观察半月板前角时,可将关节镜由半月板体部向后抽,以免脂肪垫的阻挡,也可用探针将脂肪垫挑开,如脂肪垫过大也可用刨削器切除一部分。前交叉韧带起于股骨外髁,止于胫骨棘,分为前内侧束和后外侧束,在屈曲膝关节时,前内侧束紧张,伸膝时后外侧束紧张,以保持膝关节的稳定性。其近 1/3 部分不易观察,而远侧 2/3 韧带则很

易观察。由于其表面有滑膜覆盖,有时不能观察到前交叉韧带是否断裂,可在镜下行抽屉试验或用探针钩动前交叉韧带看其是否松弛。由于前交叉韧带的阻碍,后交叉韧带不易观察到。经髁间切迹,于股骨内侧髁间窝处,可充分观察后交叉韧带。

(5)膝外侧间隙:关节镜沿股骨外髁的外侧方进入即可看到外侧沟和外侧隐窝,游离体可藏留此处。平卧位,将髋关节外旋,屈膝45°,向下方压迫膝内侧,使膝内翻内旋。然后将关节镜内移到关节间隙,首先观察外侧半月板后角。由于外侧半月板后角与关节囊无附着,在探针的帮助下,可观察到外侧半月板后角的上、下面,在后角的外侧,可看见腘肌腱。腘肌腱穿过外侧半月板裂孔(此处比较薄弱,容易向两端撕裂)。然后沿外侧半月板后角内侧缘,将关节镜向后抽退,观察半月板的体部及前角。由膝外侧入路观察外侧半月板前角则比较困难,可旋转镜头调整角度,观察就会比较容易。

关节镜检查结束后,冲洗关节腔,将关节腔血液及组织碎片冲洗干净并缝合伤口,进行包扎。如关节腔内出血较多,必要时可放置负压引流管,术后应行冷敷有利于止血、止痛。

3. 关节镜检查要点 首先观察半月板有无退变、撕裂或不稳定现象,将探针探入半月板的胫侧面,探查有无撕裂,推压半月板股骨面有无异常移动现象,探查半月板撕裂部位和深度。由半月板损伤的同侧插入关节镜进行观察,从对侧入路插入手术器械,进行镜下手术。行内侧半月板切除时,将小腿屈曲位于垂于床下,强力外翻膝关节,扩大膝关节内侧间隙,以便进行操作。进行外侧半月板切除时,屈曲膝关节 60°~80°强力内翻位,以加大外侧关节间隙。根据半月板撕裂情况及类型进行半月板部分、次全切除。半月板纵裂、桶柄样断裂、瓣状断裂,可整块切断损伤的半月板并取出,对变性或撕裂组织可零星咬除。

(陈国强 陈 扬 魏鲁青 陈贤艺)

三、关节镜下活检术

(一)关节镜检查

关节镜检查被骨科专家广泛用于诊治各种关节疾病,特别是各种关节内的机械性损伤,如十字韧带和半月板损伤。过去的 20 年中,关节镜术被用于获取有诊断价值的滑膜活检标本,而不需要设施齐全的手术室和全身麻醉。多数情况下采用关节局部阻滞麻醉、个别患者需要同时使用镇静药。关节镜检查有很好的耐受性,死亡率较低,术后出血和感染风险较经皮活检术稍高。患者术后 24～48 小时应尽量减少负重。关节镜检查的主要优点是在可视下进行活检操作。可肉眼见到滑膜组织,对病变较严重处的滑膜进行取样,并可以在炎性滑膜和邻近软骨的交界处取样,此区域对了解破坏性关节炎(如 RA)的发病机制特别有意义。如同经皮穿刺活检术一样,所获取的标本根据临床和研究所需分别用于不同的实验室检查。

(二)滑膜活检

滑膜活检是关节炎病因辅助诊断的重要方法,特别是对于经其他临床检验方法,如滑液分析等都难以诊断的持续性单关节炎。对滑膜标本的分析可显著增进对 RA 及脊柱关节病和其他慢性关节疾病致病机制的了解。随着生物制剂在临床上的应用,滑膜活检也被尝试用于判断靶组织对治疗药物的反应。

1. 滑膜标本组织处理方法　经关节镜手术获取的滑膜组织都要经甲醛溶液固定及石蜡包埋,再用光学显微镜观察。此外,许多分子标志物用于分析病变的滑膜,包括细胞表面标志物、细胞因子、黏附分子和蛋白酶,要求组织标本在有合适的封片剂如 OCT (optimal cutting temperature)复合物的情况下快速冷冻,再用冷冻切片机进行切片。切片采用特异性单克隆抗体或多克隆抗体、免疫荧光或免疫过氧化物酶等方法进行显色。通常核复染也被用于组织定位,免疫过氧化

物酶法使用苏木精进行染色。分子 DNA 和 RNA 技术的敏感性和特异性带来了前所未有的机遇了解滑膜病变的产生机制。研究显示,微生物 DNA 及 RNA 技术对了解反应性关节炎、RA 及其他病因不明的慢性滑膜炎的病因及机制起了重要的作用。

2. 滑膜病理学

(1)正常滑膜:组织学上,正常滑膜衬里层含 1～3 层细胞,其组成与巨噬样滑膜细胞(A 型)和成纤维样滑膜细胞(B 型)密切相关,和真正的上皮相比,其与滑膜下层间没有基底膜相隔。衬里层多个部位有可见的间隙,使得小分子物质较易从细胞外间质扩散到滑液中。巨噬样滑膜细胞起源于骨髓,其具有吞噬细胞的形态特征,表达巨噬细胞表面标记如 CD68、CD14 和 FcγRⅢa。成纤维样滑膜细胞来自间充质,间充质是正常滑液中透明质酸和其他蛋白多糖的主要来源。它们表达 CD55(衰变加速因子)、高水平的黏附分子 VCAM-1,尿苷二磷酸葡萄糖脱氢酶,该酶与透明质酸合成相关,并且可用细胞化学方法检测到。成纤维样滑膜细胞表达黏附分子 11,以及和这些细胞同型聚集相关的特异性黏附分子,它们共同维护了滑膜衬里层的完整性。正常的滑膜衬里层大多数细胞是 B 型合成细胞。滑膜下层是紧邻衬里下层的部位,有着丰富的含有孔内皮细胞的毛细血管网,起到维护近软骨区健康和活力的作用。滑膜下层可见大量小动脉和小静脉。滑膜微血管被疏松结缔组织包围,与滑膜淋巴系统共同作用排出组织中多余的水分。完全无症状的患者滑膜中常有少量的 T 淋巴细胞浸润,T 淋巴细胞偶尔聚集在血管周围,而通常无 B 细胞。

(2)单关节炎的滑膜病理学:滑膜标本的病理分析对单关节炎有极大的临床价值,但滑膜活检标本的病理学描述常常是非诊断性并且缺乏特异性。滑膜组织间质中大量中性粒细胞存在应高度怀疑感染性关节炎,革兰

染色可提示组织中存在细菌。淋球菌性关节炎可做滑膜活检以明确诊断。单核细胞浸润符合慢性炎症表现。肉芽肿组织支持结核性关节炎或结节病的诊断,两者均可导致慢性单关节炎。结核的滑膜肉芽组织可能为干酪样坏死或非干酪样坏死,需要做抗酸染色、细菌培养,分子探针可诊断近 50% 的病例。真菌感染可用类似的方法,但是需要特殊的染色,如 Gomori 染色。排除了结核分枝杆菌和真菌感染的非干酪样坏死的滑膜组织需怀疑结节病性关节炎。色素沉着绒毛结节性滑膜炎是大关节中单关节炎的常见原因,如膝关节或髋关节。组织病理学检查可确诊该病,可见弥漫性血管增殖性病变,以及单核巨噬细胞中的单核细胞、类溶骨细胞的泡沫多核细胞、含铁血黄素沉着。滑膜肉瘤是一种罕见的肿瘤,需要滑膜病理检查才能确诊。

(3)多关节炎的滑膜组织病理学:目前最广泛应用于病理组织学的是 RA 滑膜。RA 滑膜炎的两个特点为衬里层增生和衬里下层单核细胞浸润。衬里层表面常由纤维沉积物覆盖,其由炎性滑液中纤溶系统激活后产生。有时滑膜衬里层完全裸露,取而代之的是致密的纤维蛋白帽。高度炎性的组织中,纤维沉积物可沉积深至衬里下层基质,血管通透性显著增加可致衬里下层基质水肿。RA 最早的滑膜改变是以微血管异常为特征的,在无症状的 RA 患者关节滑膜中可见到单核细胞浸润。这些特点是非特异性的,在许多其他急性炎性关节炎的滑膜中都可见,包括反应性关节炎和银屑病性关节炎。RA 滑膜的单核细胞浸润衬里下层可为弥漫性的,但更常见的为聚集在血管周围形成类似淋巴滤泡样结构。有时可形成较大且发育良好的淋巴小结,可识别出真性生发中心。淋巴小结通常位于高大内皮血管附近,被称为“高内皮微静脉”,这些血管专职于修复淋巴细胞。多核巨细胞偶尔可见于 RA 滑膜中,其中一些组织有肉芽肿样改变。根据是否为弥漫性的单核细胞浸润,是否形成有生发中心的集合淋巴结,或是否为肉芽肿性划分为 3 种形态。肉芽肿性滑膜炎与关节外表现关系最密切,如类风湿结节,而弥漫性滑膜炎与血清阴性类风湿关节炎有关。有人将银屑病性关节炎、强直性脊柱炎和反应性关节炎的滑膜组织病理与 RA 进行比较。所有病例中都有类似的炎性细胞群,但可以观察到许多细微却可能很重要的差别。对照研究显示银屑病关节炎滑膜血管病变比 RA 的更加明显,其滑膜微血管更加弯曲,肉眼及显微镜下都十分明显。相关研究表明,强直性脊柱炎患者外周关节滑膜有大量的淋巴细胞、浆细胞及淋巴细胞聚集物浸润。将反应性关节炎及早期 RA 的滑膜病变进行对比,研究显示,反应性关节炎滑膜中 B 淋巴细胞、浆细胞和巨噬细胞浸润较少。骨关节炎患者滑膜常有淋巴细胞聚集物形成,与 RA 相比,其形态较小且不及 RA 的发育良好。系统性红斑狼疮患者滑膜可见滑膜增生、炎性浸润、血管增生、水肿及充血,纤维素样坏死,血管内皮纤维增生及表面纤维蛋白沉积,虽然这些改变与 RA 相比较轻微。在早期硬皮病中,滑膜衬里层可见纤维蛋白沉着及间质淋巴细胞和浆细胞,在皮肌炎和多肌炎患者的滑膜中也可以见到同样的改变。

慢性晶体性关节炎患者滑膜中可见大的双折射物质沉积。经刚果红染色,滑膜组织可见淀粉样物质沉积可诊断淀粉样病变关节炎。褐黄病滑膜中含有褐色的软骨碎屑。多中心网状组织细胞增生症可通过病理学进行诊断,其滑膜中可见大泡沫细胞和多核细胞。血色病关节炎中,在衬里层细胞中可见褐色含铁血黄素沉积,并可找 CPPD 晶体。

3. 滑膜免疫组织学

(1)取样及定量分析:免疫组化使用有明确分子靶位的特异性单克隆和多克隆抗体,是一种分析滑膜细胞及分子特性有效的工具。随着该领域的进步,要求免疫组化切片染色的定量数据有可重复性。研究显示,如果选取 6 个及以上的关节不同部位标本进行检查,可减少 T 细胞及活化标志物变异至 10% 以下。研究显示,在邻近及远离血管翳软骨交界处的滑膜炎症特征相似,但巨噬细胞的数量除外,在交界区的数目要较多。获取免疫组化组织切片的定量数据最简单易行且廉价的方法,是将组织多个部位染色强度进行半定量评分(如分为 0～3 级),这样可得出整个组织的平均得分。计算机辅助影像分析技术包括从组织标本的多部位获取图像,再用专门的色彩定量分析软件进行分析。这种方法可生成重复性最好的数据,但是需要昂贵的设备和一定的操作技术水平。

(2)滑膜衬里细胞层:RA 衬里层通常有增生,这是由于由 CD68 和 CD55 染色标志的 A 型及 B 型细胞增多造成的。一些由两种衬里层细胞共同表达的黏附分子家族,可使两种细胞紧密联系并改变它们的活化状态,包括 β1 和 β2 整合素及它们各自的免疫球蛋白超基因家族,特别是 ICAM-1 和 VCAM-1。由成纤维样细胞表达的黏钙蛋白 11 很可能在维护衬里层增生的相互黏附作用中起了关键的作用。

衬里层成纤维样滑膜细胞和其他衬里下层间质细胞之间的相互作用尚不明确。同样的,对衬里层巨噬样细胞和衬里下层巨噬细胞之间关系缺乏完整的认识,两者都广泛表达巨噬细胞标志物如 CD68 和 CD14。

RA 衬里细胞层高度激活表达 HLA-DR,特别是巨噬样细胞,这提示在抗原呈递过程中这些细胞的作用。一些研究显示,RA 中衬里层细胞是软骨降解蛋白酶的主要来源,特别是 MMP-1 和 MMP-3。虽然两种衬里细胞均产生这些蛋白酶,体外滑膜细胞培养研究显示,成纤维样滑膜细胞可能是主要来源。巨噬样细胞是前炎症因子产生的主要来源,如肿瘤坏死因子(tumor necrosis factor,TNF)-α 和 IL-1,其可刺激蛋白酶产生。

在脊柱关节病中衬里层增生较少,如银屑病性关节炎和反应性关节炎。与 RA 相比,它们的差异很可能是数量上的而不是质量上的,但对这些疾病的衬里层细胞的功能状态所知较少。

(3)滑膜淋巴细胞和浆细胞:RA 和脊柱关节病患者滑膜组织中,CD3$^+$ T 细胞优势表达,CD4 与 CD8 比值为 4:1,在淋巴细胞聚集物中比值较高,而在弥漫性浸润部位比值较低。T 细胞表型被进一步描述,且与 CD45Ro$^+$ 记忆性 T 辅助细胞的优势表达相一致。在淋巴细胞聚集物中 CD4 细胞也表达 CD27,其促进 B 细胞辅助作用。许多注意力都集中于明确 RA 和其他关节病中浸润的 T 细胞主要是 Th1(干扰素-γ 产生)还是 Th2(IL-4 产生),而这方面的数据还存在分歧。直到最近,有研究显示,RA 和银屑病性关节炎中 T 细胞更倾向是 Th1,而反应性关节炎中 T 细胞倾向是 Th2。第 3 种 T 辅助细胞亚型的标志物为 IL-17,且其在慢性炎症性疾病中起到中心作用,使得有必要修正 T 细胞在滑膜炎中的作用。RA 中存在 IL-17、IL-β 和 TNF-α 预示有进行性关节破坏。

B 细胞通过表达 CD19 和 CD20 可进行识别在有生发中心的大集合淋巴结组织中其数量特别多。在这些聚集物中通常可见 B 细胞与 CD4$^+$ T 细胞联系紧密。对 SCID 小鼠进行研究发现,B 细胞在维持滑膜淋巴小结微结构及 T 细胞激活过程中起到重要的作用。

在风湿关节炎滑膜中,集合淋巴结周围常有密集的 CD38$^+$ 浆细胞浸润,类风湿关节炎和反应性关节炎滑膜中,B 细胞和将细胞 V 基因片段的变异和重排显示同一集合体中的浆细胞是同源的,这提示它们最终分化是在滑膜微环境中进行的。滑膜浆细胞积极合成免疫球蛋白,其中一部分导致自身抗体的形成,如抗环瓜氨酸肽抗体,其可识别局部环瓜氨酸抗原。

邻近高密度集合淋巴结区域主要由 CD4+ T 细胞和 B 细胞组成,被称作"移行细胞带"。这些区域特征为低 CD4/CD8 比值,且似乎免疫特别活跃。移行区含有大量的巨噬细胞和交错树突状细胞,两者均为有效抗原呈递细胞。淋巴母细胞,特别是 CD8+ 细胞在邻近抗原呈递细胞区域出现。

自然杀伤细胞可通过表面标志物、颗粒酶的表达及功能测试进行识别。一些研究显示,在类风湿关节炎滑膜组织和滑液中存在自然杀伤细胞的亚型扩增。类风湿关节炎滑膜中有大量的肥大细胞,与炎症递质和蛋白酶共同存在于滑膜微环境中。

(4)滑膜衬里下层巨噬细胞和树突状细胞:在类风湿关节炎滑膜的衬里下层基质中有大量的巨噬细胞。当用标志物如 CD68、CD14 对炎症反应严重的组织进行研究时,在衬里下层巨噬细胞群和增生的衬里层巨噬细胞样滑膜细胞间并没有明显的区别。用大量巨噬细胞标志物进行标记的研究表明,血管周围新近迁移的巨噬细胞高表达 CD163,同时也表达 CD68 和 CD14,而在大量淋巴细胞聚集区和衬里层的巨噬细胞却不太可能表达 CD163。这些表型差异之间的功能联系并不清楚。有研究表明,类风湿关节炎滑膜中,巨噬细胞数量与有侵蚀性影像学破坏证据的滑膜炎潜在破坏性有很强的关联。这种关联可以反映出这些细胞的高度激活状态,这些细胞是滑液中 TNF-α 和 IL-1β 的主要来源。大量证据提示,滑膜巨噬细胞群作为破骨细胞前体,在滑膜微环境中发育成熟,直接介导对近骨区域的破坏。

成熟的树突状细胞是最有效的抗原呈递细胞,在与 T 淋巴细胞紧密接触的 RA 滑膜中大量存在。通过免疫组化技术对它们进行识别,为高表达 HLA-DR 和共刺激分子如 CD80 和 CD86 的树突状星状细胞,骨髓树突状细胞也表达 β2 整合素 CD11c。这些表型特征可用于鉴别未成熟树突状细胞和已暴露于抗原且有效呈递抗原的树突状细胞。有关使用这些标志物和检测使树突状细胞迁移和聚集的趋化因子表达的具体研究表明,滑膜中的相当一部分树突状细胞处于未成熟状态,之后将在富含 T 细胞的滑膜微环境中逐渐成熟。在大量淋巴细胞聚集的生发中心,滤泡树突状细胞表达标志物 CD16、FDC 和 VCAM-1。

(5)滑膜微血管、内皮细胞、间充质细胞:滑膜炎中间质成分增多常与炎症细胞的浸润程度一致。微血管似乎明显增加,尤其在衬里下层深部,有人推测间质部分增多可能与血管生成的局部刺激有关。形态研究显示,紧邻衬里层的血管数较正常减少。由于组织的代谢需求,血管数的减少造成了一个相对缺血缺氧的环境,可从滑液的生化性质反映出。从免疫组化研究也表明,在 RA 滑膜炎中缺氧的分子效应,尤其是对细胞缺氧反应有关键调节作用的缺氧诱导因子-1α 是增多的。RA 和其他炎性关节病滑膜血管内皮组织在微环境中被促炎症反应介质激活,表达出与炎性募集相关的黏附分子,如 E-选择蛋白、ICAM-1 和 VCAM-1。

RA 滑液标本中可见间充质基质细胞数增加或"间充质瘤样变"增多。这些基质细胞为有大且苍白的细胞核及多个核仁的活化表型。RA 中间充质细胞分化的过程还不完全清楚。虽然正努力研究这些细胞的特征,但由于目前还没有合适的免疫组化标志物来识别这些细胞,阻碍了对这些细胞进一步的了解。滑膜软骨瘤的病理特征为滑膜上软骨细胞岛的发育,据推测其病理学的发现起因于对滑膜间充质干细胞的软骨母细胞的分化的研究。

(6)滑膜-软骨-骨交界处:在慢性关节病中,炎性滑膜与近软骨和骨的交界处是一个特别让人感兴趣的部位,因为许多关节的破坏发生在这个部位。类风湿关节炎中,这种有破坏性的滑膜组织被称作为血管翳,可覆盖大部分软骨的表面,侵入关节边缘的骨裸区。血管翳的病理学特点的描述,其标本主要来源于关节置换术,尽管在疾病早期,关节镜研究曾尝试去总结邻近这个部位滑膜标本的特征。免疫组化显示,在血管翳软骨交界处有大量的滑膜巨噬细胞和成纤维细胞,它们高度表达蛋白酶。在血管翳与骨交界处,有相当数量的多核破骨细胞,可通过形态和特异性标志物进行辨认,如降钙素受体、组织蛋白酶 K 及抗酒石酸酸性磷酸酶。RANKL是破骨细胞中一种重要的细胞因子,在这些部位高表达。

(7)滑膜活检和病理可以用于预测及评估炎性关节炎治疗效果:许多关节炎学术中心聚焦于使用关节镜活检和定量免疫组织化学来评估药物干预对 RA 滑膜病变的影响。这些研究对于评估靶向生物治疗效果非常有价值,是了解其作用机制的分子靶位和生物学基础。有学者提出基于滑膜活检的研究创伤较小,且廉价,可能具有评估新治疗药物对靶组织影响的一种独特方法。通过这些研究,对于某种特定药物的研制很可能有重要结论。

目前,这一有吸引力的想法却受到许多重要因素阻碍。首先,许多研究中心的关节镜设备、专业技术和研究基础设备有限。其次,研究中有关抽样偏倚问题仍有许多顾虑,特别是对同一个人连续活检样本的比较。如前所述,可采用多种方法以尽量减少这种偏倚,包括在关节同一部位进行系统抽样、多个典型织标本的计算机成像分析、显微镜下多个视野计数及使用定量 PCR 和蛋白质组学技术来评估特定分子的总体水平。最后,也是最重要的一点,各研究中缺乏重复性很好的生物学标志。有人提出,组织中巨噬细胞的数量可作为一个较好的候选生物学标志物,但这仍处于系统性的测试中。

4. 对常见风湿性疾病的诊治　在诊断膝关节滑膜病变中,一般以髌上囊滑膜为对象,正常髌上囊滑膜光滑、平整,可清楚地看到平行走向的小动、静脉。滑膜色泽淡红,有少数滑膜绒毛,为薄膜状、细长、半透明。不同风湿性疾病早期,滑膜改变均为充血、水肿、绒毛增生,甚至渗血,在关节镜检查时不易鉴别,但发展到一定阶段后还是各具特征的。

5. 类风湿关节炎　早期类风湿滑膜炎依靠关节镜检查诊断比较困难,和一般滑膜炎一样,仅显现滑膜的非特异性病变,而其他关节内组织,如关节软骨面、半月板等无明显改变。进入渗出期时,可见有浑浊细长绒毛增生,凡发红,水肿,有丝状、膜状或不规则块状渗出的,称之为"纤维素",如冲出关节外肉眼观察则呈灰黄色。病程进展时,绒毛呈膜样息肉状或块状增生,关节腔内可见"纤维素坏死物"的沉积,进入慢性期时,则滑膜有纤维组织修复性绒毛,新旧交杂。较为特征性的表现,内、外髁近滑膜缘软骨,甚至内、外侧半月板正常软骨部位,特别在前角及后角有明显血管翳伸入,形成不均匀的软骨糜烂面。继续发展,关节软骨面和半月板逐渐纤维化,胫股关节和髌股关节纤维组织增生并粘连后,关节腔被封闭,则关节镜无法进入。滑膜的典型病理改变:①淋巴滤泡形成;②类纤维蛋白变性;③炎性肉芽肿形成。这三型可重叠存在并交叉进行。滑膜中还可有 IgG、IgM、补体及类风湿因子(RF)的沉积。

对 RA 膝关节损伤程度的判断:以往主要是依靠 X 线关节像,这对关节腔内软骨的变化只能是间接的估计,而对滑膜的病理变化则很难做出判断。日本富士川等施行了膝关节造影,从而使对滑膜增生及关节软骨、半月板的观察成为可能,但该检查仍有很大局限性。关节镜检查可直接观察滑膜的病理改变,但病变分级上也还有困难。Salisbury 等施行了 51 例次 RA 膝关节镜检查,以滑膜增生、血管翳形成及半月板退化来判断大体关节软骨的破坏程度,将其分为 4 个阶段。坪口纯合等对关节镜下肉眼所见的滑膜形态分级也进行了尝试。我们参考他们的标准将 RA 关节镜下形态学分级定为以下三个方面。

(1)滑膜的增生:0 级,无滑膜增生;Ⅰ级,轻度增生,可观察到滑膜的增厚和充血或轻度绒毛增生;Ⅱ级,中度增生,可观察到较粗大之绒毛增生,易出血;Ⅲ级,高度增生,绒毛增生到关节镜下视野不清,沿软骨边缘或软骨表面有血管翳形成。

(2)纤维素坏死物的沉积:0 级,无纤维素坏死物沉积;Ⅰ级,轻度即关节腔内少量纤维素坏死物沉积;Ⅱ级,中度即关节腔内中等量或散在性纤维素坏死物沉积;Ⅲ级,重度即关节腔内大量或弥漫性纤维素坏死物沉积。

(3)软骨的破坏:0 级,无软骨破坏;Ⅰ级,可观察到软骨表面轻度纤维化和粗糙;Ⅱ级,可观察到软骨表面明显纤维化、粗糙、龟裂及变黄或有糜烂、溃疡及断裂;Ⅲ级,骨裸露并被肉芽组织所替代。

6. 骨性关节炎　关节镜下肉眼可见绒毛苍白细长,多呈树枝状或羽毛状,充血及炎性细胞浸润不明显,无纤维素样坏死物沉积及血管翳。关节软骨有明显变化,软骨面光泽暗,有时有溃疡面,软骨脱落或呈剥脱状,甚至部分骨裸露,这种现象表现在股骨内踝及内侧胫骨平台最为明显,外侧胫股关节一般发生较慢。髌骨上下端、股骨髁髌面近端滑膜移行部位以及股骨内、外髁前下面边缘均可见有程度不同的骨赘。半月板同样发生变性、磨损或破裂。

7. 晶体性关节炎(痛风、假性痛风等)　年长患者迟发的单关节炎应考虑为晶体性关节炎的可能性,关节镜下可见白色发亮的尿酸盐或焦磷盐结晶,位于滑膜、软骨及关节腔壁上。在关节液中及滑膜病理切片均可发现相应晶体的存在。当急性期时,绒毛亦可呈现充血、肿胀状态。

(1)痛风:关节镜下可见白色发亮的点状尿酸盐沉积于滑膜及软骨上,滑膜病理切片可看到单钠尿酸盐结晶(MSU),呈针状。

(2)假痛风:为焦磷酸钙沉积在滑膜及软骨上,病理切片可找到双水焦磷酸钙结晶(CPPD),呈纺锤状、长方形或菱形。

8. 羟磷灰石关节炎　肉眼可见钙质沉积,滑膜切片电镜检查可见羟磷灰石结晶。

9. 结核性关节炎　早期结核性滑膜炎无明显变化,以后可出现滑膜红肿,凹凸不平,绒毛肥厚,浑浊,有的可见水肿发红的肉芽组织覆盖于滑膜表面,最后滑膜重度纤维化,坏死脱落组织充填在关节腔内,大量形状规则的软性游离体的发现是其特征性的改变,滑膜病理见较多肉芽组织形成,散在朗格汉斯(Langhans)细胞,滑膜表面较多干酪样坏死物。

10. 感染性关节炎　感染性关节炎肉眼可见滑膜粘连,坏死,软骨变色,病理检查可发现致病菌及大量多形核白细胞浸润。

11. 色素绒毛结节性滑膜炎　早期滑膜变化不明显,因该病变的滑膜及绒毛内含铁血黄素,因此病变发展后,关节腔内滑膜及绒毛色泽和一般滑膜不同,带有黄褐色,且绒毛明显增生,多呈棍棒状。

12. 原因不明的慢性滑膜炎及其鉴别诊断　慢性滑膜炎临床上并不少见,虽经病理活体组织检查仍未能肯定其性质,仅为慢性炎症。关节镜检查为滑膜充血、发红,一些有明显绒毛增生,有的则无,绒毛形态各异,细长、棍棒状等均可见到。各类慢性滑膜炎的鉴别诊断都比较困难尤其在早期,因此必须重视临床病史、症状、体征、X 线片及化验等检查,结合关节镜所见进行综合分析才能做出判断,最后诊断还得依靠病理检查结果。根据北京市建筑工人医院董天祥教授所做各类慢性滑膜炎的病例共 78 例(99 个膝)的分析,其中类风湿滑膜炎最多,共 48 例(62 个膝),结核性滑膜炎 6 例(6 个膝),色素绒毛结节性滑膜炎6例（6个膝），原因不明的慢性滑膜炎18例（25个膝），以上病例均经病理检查及化验检查证实。统计说明类风湿滑膜炎最多，约占全部病例2/3，而原因不明的慢性滑膜炎中有的虽未经病理证实为RA，但临床症状及化验检查分析仍有类风湿滑膜炎的可能。从关节镜检查所见进行分析，各类慢性滑膜炎各有其特点，作者认为，如发现在关节腔内有不规则状白色纤维素或股骨髁软骨近滑膜边缘以及半月板有明显血管翳伸入者，则有助于类风湿关节炎的诊断。

（三）总结

经关节镜手术获取的滑液及滑膜组织标本分析提供了有价值的诊断信息。在特定临床情况下，滑液及滑膜组织标本均提供了有价值的诊断信息。当怀疑是感染性或晶体诱导性关节炎时，滑液分析对诊断有决定意义。对诊断不明的慢性单关节炎，滑膜活检可提供明确的证据，如结核、结节病及色素沉着绒毛结节性滑膜炎。

RA和其他炎性关节炎滑膜组织的系统分析，特别是免疫组化染色方法的使用，提供了有关滑膜病变丰富的细胞和分子机制信息，目前的研究正在探索如何将滑膜活检应用于预测抗风湿治疗的疗效中。

（陈国强　黎志锋）

四、膝关节半月板损伤

半月板是2个月牙形的纤维软骨，位于胫骨平台内侧和外侧的关节面。其横断面呈三角形，外厚内薄，上面稍呈凹形，以便与股骨髁相吻合，下面为平的，与胫骨平台相接。这样的结构恰好使股骨髁在胫骨平台上形成一较深的凹陷，从而使球形的股骨髁与胫骨平台的稳定性增加。半月板的前后端分别附着在胫骨平台中间部非关节面的部位，在髁间嵴前方和后方。这个部位又可称作半月板的前角和后角。

从半月板的形状及部位来看，简单地说，半月板的功能即在于稳定膝关节，传布膝关节负荷力，促进关节内营养。正是由于半月板所起到的稳定载荷作用，才保证了膝关节长年负重运动而不致损伤。半月板可随着膝关节运动而有一定的移动，伸膝时半月板向前移动，屈膝时向后移动。半月板属纤维软骨，其本身无血液供应，其营养主要来自关节滑液，只有与关节囊相连的边缘部分从滑膜得到一些血液供应。

半月板的外缘较厚，与关节囊紧密愈着，内缘薄而游离；上面略凹陷，对向股骨髁，下面平坦，朝向胫骨髁。内侧半月板大而较薄，呈"C"形，前端狭窄而后份较宽。前端起于胫骨髁间前窝的前份，位于前交叉韧带的前方，后端附着于髁间后窝，位于外侧半月板与后交叉韧带附着点间，边缘与关节囊纤维层及胫侧副韧带紧密愈着。外侧半月板较小，呈环形，中部宽阔，前、后部均较狭窄。前端附着于髁间前窝，位于前交叉韧带的后外侧，后端止于髁间后窝，位于内侧半月板后端的前方，外缘附着于关节囊，但不与腓侧副韧带相连。半月板具有一定的弹性，能缓冲重力，起着保护关节面的作用。由于半月板的存在，将膝关节腔分为不完全分隔的上、下两腔，除使关节头和关节窝更加适应外，也增加了运动的灵活性，如屈伸运动主要在上关节腔进行，而屈膝时的轻度的回旋运动则主要在下腔完成。此外，半月板还具有一定的活动性，屈膝时，半月板向后移，伸膝时则向前移。在强力骤然运动时，易造成损伤，甚至撕裂。当膝关节处于弯曲而胫骨固定时，股骨下端由于外力骤然过度旋内、伸直，可导致内侧半月板撕裂；同理，如这时股骨下端骤然外旋、伸直，外侧半月板也可发生破裂。

盘状半月板是一种少见的半月板畸形，外侧半月板多于内侧。据报道盘状外侧半月板的发生率在日本和韩国患者中为26%，而在其他国家的患者中不到1%；内侧盘状半月板的发生率为0～0.3%。根据Watanabe

等的分类系统,按照外侧胫骨平台覆盖的程度和后方半月板胫骨附着部是否正常,将外侧盘状半月板分为完全、不完全和 Wrisberg 型。完全型和不完全型更为常见,呈盘状,并有半月板的后部附着。这两种类型常无症状,在膝关节屈、伸活动过程中,没有半月板的异常活动。假如一个不完全或完全型盘状半月板发生了撕裂,症状与其他半月板撕裂相似,包括外侧关节间隙压痛、弹响和渗出。Wrisberg 韧带型盘状半月板通常在大小和形状上接近正常,除了 Wrisberg 韧带外,无后部附着。由于此类型半月板并不呈盘状,Neuschwander 等将其描述为缺少后冠状韧带的外侧半月板变异,以区别于真正的盘状半月板。与完全型或不完全型相比,Wrisberg 型盘状半月板常见于更年轻的患者,并不伴有外伤。此型盘状半月板的异常活动可导致膝关节屈伸过程中出现弹响("膝关节弹响综合征")。内侧盘状半月板较外侧盘状半月板少得多,半月板呈盘状,更常伴有外伤,通常为半月板撕裂。多数内侧盘状半月板患者的症状与内侧半月板撕裂一致,盘状半月板在 X 线图象上常呈阴性,除非采用 MRI 检查,否则术前可能无法做出诊断。

(一)半月板作用

1. 承重　不负重时,胫骨与股骨不接触,全在半月板衬垫两者之间。在负重时,有约 70% 的负重区域在半月板上,这就大大降低了胫骨平台上的应力,从而保护了软骨和全身关节。

如果将半月板切除,则胫骨平台上的峰压力可上升 2 倍,并将引起软骨退变。可以推断在半月板横裂时,半月板的承重功能完全丧失。这就要求在半月板部分切除时要尽量少切。

2. 维持膝关节运动协调　半月板随着胫骨一起运动,内侧半月板较外侧半月板移位小,且半月板在膝关节屈伸过程中可以变形以适应膝关节的解剖形态,保持了膝关节

几何形态的协调,从而维持膝关节运动协调。

3. 维持稳定　半月板切除在前交叉韧带完整时,不引起胫骨前移,而在前交叉韧带断裂时,则引起更大程度的胫骨前移。

4. 吸收震荡　有这样一些膝痛患者,关节镜检病理未发现任何异常情况,而其症状明显,后经检查发现其半月板吸收功能较差。

5. 润滑功能　另外,半月板还有润滑关节等功能,半月板可将关节液均匀涂布于关节表面,使关节的摩擦系数大为减小。

(二)半月板损伤修复

1. 半月板血液供应区损伤修复　半月板血液供应区的损伤,特别是纵形裂伤,可行缝合手术使其愈合,该手术预后良好,这已为许多实验和临床研究证实。Heatly 等在兔外侧 1/3 造成裂伤并缝合,在 8 周后就发现基本愈合。许多人认为,这种修复的损伤的半月板具有正常半月板的生物力学功能,但在一项长达 10 年的前瞻性观察中,不少做过此种手术的患者被发现有 X 线关节退变征象,这说明这种修复的损伤的半月板的生物力学功能或许并未完全重建。

2. 半月板无血液供应区损伤修复　半月板无血液供应区损伤经缝合手术后,不能愈合,从而使之成为膝关节外科中的一个难题。半月板无血液供应区较小而规整的损伤,如桶柄样撕裂等,往往行部分切除术,疗效尚可,但这毕竟或多或少损害了半月板的生物力学功能。在实验室中,人们发现了许多方法可促进这种损伤的愈合,如钻孔、凝血块移植、滑膜移植、应用内皮细胞生长因子、电磁治疗、激光治疗等。

3. 半月板严重损伤　半月板严重损伤时,只得行全切除手术,此时可行冰冻半月板和半月板假体移植,但半月板假体移植术存在不少难题,如假体的生物力学功能不能达到要求,假体难于固定,移植后关节退变仍然明显等。

4. 半月板再生　比起手术治疗,更加理

想的疗法是让半月板恢复再生。20 世纪 80 年代之后，利用纯天然锯峰齿鲛（即大青鲨）软骨粉来实现半月板再生，从内部彻底实现半月板的康复，已成为各先进国家的全新尝试，在欧美日等国取得临床验证和大力推广，现已普及到临床之中。

5. 展望　虽然发现有许多方法可处理半月板无血液供应区损伤，但临床研究进行得较少，例如，应用生长因子修复半月板无血液供应区损伤是一种最为简便的方法，如何将其尽快用于人体？半月板假体如何设计才能达到生物力学功能要求？半月板假体怎样才能获得力学固定？这些方面都需要继续探讨。

(三)半月板损伤的诊断

半月板损伤的判断主要通过患者的症状、查体结果和影像学表现。

1. 临床表现

(1)急性期：外伤史（负重活动时膝关节扭伤）、疼痛、关节活动受限（伸直）、肿胀多不明显。

(2)慢性期：弹响、交锁和解锁现象、股四头肌萎缩、关节间隙压痛、麦氏征（＋）。

2. 查体　活动的半月板碎片在胫骨和股骨关节面之间的运动和撞击可导致关节间隙疼痛与弹响，在关节被运动时可诱出。

半月板查体分为研磨试验和挤压试验两类。

(1)研磨试验：McMurray 试验、Apley 试验、弹跳试验。

(2)挤压试验：伸直试验、外展-内收试验。

3. 辅助检查　行 B 超、关节造影和 MRI 检查。

(1)特点：无创、多剖面成像，诊断准确率高、价格昂贵、诊断与阅片者水平密切相关。

(2)半月板损伤的 MRI 表现：①半月板 1 度信号，MRI 表现为球形高信号，表明半月板组织的黏液性变和退变，患者无症状，无临

床意义。②半月板 2 度信号：MRI 表现为水平走行的线形高信号，是 1 度信号的延续，患者亦无临床症状，内侧半月板后角常见。③半月板 3 度信号：MRI 表现为高信号影像，至少通向半月板上下表面中的一侧，表示真正的半月板撕裂。

(3)关节镜：①优点如下：a. 有无半月板损伤、损伤类型、程度；b. 有无合并伤；c. 同时手术处理。②缺点如下：a. 有创检查、并发症可能；b. 诊断准确性与检查者经验有关。

4. 半月板损伤的分类

(1)按部位：边缘撕裂、体部撕裂、前后角撕裂。

(2)按损伤类型：纵行撕裂、水平撕裂、横裂、斜裂、放射状撕裂、退变性撕裂、复合撕裂。①垂直撕裂：与半月板表面垂直。②纵行撕裂：平行于半月板边缘。③放射状撕裂：平行于半月板的半径。一是与斜形撕裂密切相关，横穿半月板体部，从内缘开始一直裂到边缘；二是可以是完全性或不完全性撕裂，多见于外侧半月板，可能与其形态为"O"形有关。④斜形撕裂：与半月板的半径呈斜形。一是半月板体部全层撕裂，没有任何水平裂的征象；二是有时被称为"鹦鹉嘴状撕裂"；三是它是由于半月板被突然拉直，内缘出现撕裂。⑤水平撕裂：与半月板的表面平行：一是上下表面间的劈裂，有时称为鱼嘴型撕裂；二是裂纹可以斜向延伸，称为瓣状撕裂；三是常发生于年纪较大的患者，由于半月板老化，失去弹性和僵硬造成；四是常发生于内侧半月板后 1/3，或外侧半月板中部；五是合并囊肿。⑥纵行撕裂：一是与边缘平行，为环形纤维间劈裂；二是环形纤维被劈开。⑦周边撕裂：靠近半月板-关节囊结合处（红/红区）-非常适于做半月板修补。⑧桶柄状撕裂（意即篮-把手状）：可移位的内部碎片（一般位于红-白区），成功率不一。一是桶柄状撕裂诊断要点，常见于运动损伤的年轻患者、常表现

膝关节交锁或伸直受限、与 ACL 损伤密切相关、至少累及半月板全长的 2/3、冠状面可见分离征、矢状位上表现为双三角信号征或双后交叉韧带征；二是桶柄状撕裂可修补性的判断：桶柄状撕裂处距离滑膜边缘<4mm、位于血管化区域的长度>1cm，可以不考虑撕裂全长、无明显退行性病变。

半月板修复的理想人群为半月板外侧 1/3 的纵向撕裂、放射状撕裂；膝关节稳定，或者将要进行前交叉韧带重建。

5. 半月板损伤的治疗

（1）处理原则：①半月板损伤的治疗取决于半月板撕裂的类型，有以下 3 种治疗方法。一是无须治疗的撕裂：急性期患者，或撕裂<1cm 的全层外围撕裂和不完全的纵行撕裂，尤其是发生在外侧半月板时；退行性膝关节病变，应尽力保留稳定的半月板。二是需要修补和重新固定的撕裂：红-红区，或红-白区撕裂。三是需要切除的撕裂。②一般来讲，患者与年轻，越小的、越新鲜的撕裂，永久愈合的可能性就越大。③能修补尽可能修补。④不能修补要尽可能保留半月板组织。⑤必须全切除者应想到半月板重建。

（2）治疗方式

①半月板全切除术：1883 年 Annandale 首次报道了半月板切除的尝试，能有效解除症状，近期效果满意，但出现关节退变，从而导致骨关节炎，随着随访时间延长而显著升高，几乎不可避免。

半月板切除术后关节退变的原因：a. 失去了负荷传导的重要功能，半月板切除术后，股骨髁和胫骨平台的接触面积减少 1/3 到 1/2，显著增加胫骨平台单位面积的压强，即使切除半月板的 15%～34%，压应力增加350%以上。b. 损失了膝关节吸收震荡的能力，半月板切除后的膝关节吸收震荡的能力下降 20%以上。

②半月板部分切除术：仅切除半月板受损的部分，尽可能保留有功能的半月板，半月板部分切除术的评价：a. 疗效优于全切除术，半月板部分切除术后 10～13 年随访，优良率达 68%，对边缘完整的桶柄状撕裂，半月板部分切除术后优良率达 83%。b. 关节退变发生率低，比较研究显示，关节退变的发生率在部分切除和全切除术分别为 30% 和 60%。

③半月板缝合修补术：a. 有血供区，发生在血供区的撕裂，行修补缝合可使损伤获得愈合。b. 无血供区，在动物实验中将损伤直接缝合，未能看到愈合迹象，缝合只起到机械固定作用。关节液不能提供促进该区损伤愈合所必需的营养和细胞成分。因此，临床上半月板修补不能用可吸收缝线。

④半月板修补技术：a. 由外向内（out-side-in）的优点，切口小，无须专用器械，适合于半月板前角撕裂修补。b. 由内向外（in-side-out）的优点，视野好，缝合位置好；缺点为神经血管结构损伤的风险，需要后侧切口；c. 全关节内（all-inside）的优点，良好的视野，快速，简单的技术，避免后侧切口的需求，神经血管损伤的低风险；缺点为在较低表面的穿刺困难。

6. 关节镜下半月板手术体会

（1）显露：镜下常规显露外侧半月板、内侧半月板体部及前角比较容易，但对于内侧半月板后角的显露往往受限，即使发现病损问题，也很难通过工作通道进行有效操作。需要助手对膝关节施予外翻用力，将膝关节内侧股骨髁及平台的间隙张开，更有甚者需要将内侧副韧带进行松解。常规简单的做法是用 20 ml 注射器针头在内侧副韧带下止点处做筛网状的穿刺，直至内侧间隙逐渐张开并能通过 4.5 mm 的镜头，完成显露并操作。

（2）复位：大多数半月板损伤无明显移位，仅在原位就可完成缝合，但遇有陈旧性桶柄状撕裂，或者后根部损伤的半月板，移位明显，复位困难，可增加辅助通道，常见的有极外侧、后内侧入路，或者需要建立骨性通道，通过辅助通道更有利于半月板复位，才能进行有效的缝合及固定。

（3）稳定：经过缝合的半月板，一定要恢复半月板的稳定性，杜绝半月板外缘纤维环在关节腔内滑移或者有一定的活动度，良好的稳定性才能提供愈合的机会。缝合时亦注意缝合张力，不能过紧，尤其半月板的前角缝合过紧会导致术后疼痛，需无张力、原位缝合才能获得良好的疗效。

7. 术后处理及康复　术后即刻应用弹力绷带包扎，膝关节采用可调节角度的外固定支具进行固定；术后第 1 天即可在床上进行股四头肌等长收缩锻炼。术后第 3 天在膝关节支具保护下进行部分负重活动，2 周时膝关节屈曲角度可达到 90°，4～6 周时膝关节屈曲角度可达到 120°，8 周下肢完全负重活动，12 周时膝关节屈曲度数达到正常。6 个月内禁止从事剧烈对抗性的体育活动。

（陈国强　陈　扬　张健平）

五、膝关节韧带损伤

（一）概述

1. 病因学　膝关节是人体重要的受力关节，在日常生活过程中常常会出现各种急慢性损伤情况。损伤类型多样，一般有半月板损伤、骨质的各种改变（骨髓水肿、骨折、剥脱性骨软骨炎、髌骨软化症等）、韧带损伤、关节腔积液、创伤性滑膜炎等。膝关节韧带经常在体育运动中受到损伤，尤其是身体密切接触运动，如篮球、橄榄球、滑冰、冰球、体操等，其他运动也能产生足够大的突然应力造成膝关节韧带的破坏。机动车事故，尤其摩托车事故是膝关节韧带破坏的常见原因（如乘客屈曲的膝关节撞击汽车仪表板造成后交叉韧带撕裂）。韧带突然承受过度的负重或牵拉，如跑步的运动员一只脚突然减速或改变方向时，虽然没有摔倒或直接碰撞也可能发生韧带破坏。

2. 损伤机制　四种可能造成膝关节周围韧带结构破坏的机制是：①股骨在胫骨上外展、屈曲和内旋；②股骨在胫骨上内收、屈曲和外旋；③过伸；④前后移位。

最常见的机制是当运动员的负重下肢遭受暴力从外侧的撞击，造成股骨在胫骨上的外展、屈曲和内旋。此机制形成膝关节外展和屈曲作用力，身体重心移动使股骨在固定的胫骨上内旋，造成膝关节内侧损伤，损伤的严重程度取决于作用力的大小和释放的情况。当股骨在胫骨上外展、屈曲和内旋时，膝关节的内侧支持结构，如胫侧副韧带和内侧关节囊韧带首先受损。如果作用力足够大，前交叉韧带也可撕裂。内侧半月板可被卡在股骨髁和胫骨髁之间，导致其周缘撕裂。股骨在胫骨上内收、屈曲、外旋的损伤机制少见得多，主要造成膝关节外侧损伤。依据创伤和移位的程度，腓侧副韧带通常最先破坏，然后是关节囊韧带、弓状韧带复合体、腘肌腱、髂胫束、股二头肌、腓总神经和一条或两条交叉韧带均可发生损伤。外力直接作用于伸直的膝关节前部，即过伸性损伤，常造成前交叉韧带损伤，如果暴力继续作用或很强烈，则可造成后关节囊和后交叉韧带的牵拉和破坏。前后方向上的暴力作用于股骨或胫骨，例如，胫骨撞击汽车仪表板，根据胫骨移位的方向，可导致的前交叉韧带或后交叉韧带的损伤。

对于所谓单纯性韧带损伤的发生率和机制存在争议。如前所述，膝关节周围的支持结构有协同作用，可能没有单一韧带损伤而不伴有其他支持结构一定程度损伤的情形。只是其他结构的损伤可能很轻微，通过非手术治疗已经愈合。所以在临床检查中可能只表现为单纯性韧带损伤。这种情况最常见于前交叉韧带。据报道，可能造成前交叉韧带破坏并伴其他支持结构轻微损伤的创伤机制，包括膝关节过伸时胫骨在股骨上明显内旋和单纯减速运动。单纯后交叉韧带损伤可缘于屈膝状态下胫骨前方遭受直接撞击而造成。

3. 韧带愈合 膝关节肌腱和韧带主要包括股四头肌腱（quadriceps tendon，QT）、髌腱、交叉韧带、胫腓侧副韧带，以及前外侧韧带、髌骨韧带、腘肌腱、腘腓韧带、弓状韧带、豆腓韧带、胫骨后韧带等。膝关节肌腱和韧带的组织学结构主要由Ⅰ型胶原（约占干质量的 80%）、水（约占湿质量的 60%）及其他胶原、蛋白聚糖和成纤维细胞组成，其主要功能是将肌肉产生的负荷从肌肉传到骨或从骨传到骨，共同维持膝关节结构和功能的稳定性，其中胶原纤维是维持这种力学性能的重要成分。撕裂韧带的愈合取决于多种因素，包括解剖部位、伴发损伤和治疗措施等全身和局部因素。临床上Ⅰ度或Ⅱ度胫侧副韧带损伤 11~20 天就可能愈合，而Ⅲ度胫侧副韧带损伤可能要几年的时间才能愈合。

韧带的愈合过程可以大概分为出血期、炎症期、修复期和重塑期 4 个时期。此过程包含各种组织学、生物化学和生物力学变化。胫侧副韧带实质性撕裂后，在出血期有血液流入韧带端部回缩造成的空腔形成血肿，此后的炎症期中有单核细胞移动到创伤部位，将血凝块转变成肉芽组织，并吞噬坏死组织。在 2 周内，一个新生的平行胶原纤维网络将取代肉芽组织，炎症期结束而进入修复期，开始形成无规则的细胞外基质。这个过程从伤后 5~7 天开始，持续几周的时间，其间新生血管逐渐形成，成纤维细胞继续产生细胞外基质。最后的重塑期与修复期互相重叠，开始于伤后几周，持续数月，甚至数年。胶原逐渐沿着韧带的长轴排列，胶原基质日益成熟。纤维规则排列与韧带生物力学特性的改善有明显关系。

虽然愈合后的韧带类似原来的正常韧带，但长期的试验研究证实其组织形态学有所不同，与正常韧带相比，愈合后的韧带组织胶原纤维数量更多，直径和体积更小，而且，愈合韧带的异常"卷曲"和胶原的凌乱排列会持续 1 年以上。韧带愈合过程的生物化学分析显示其胶原纤维类型和所占比例不同于正常韧带。早期有更多的Ⅲ型胶原纤维形成，但 1 年后各种胶原纤维的比例将恢复正常。虽然愈合的韧带中胶原纤维的数量更大，但 1 年后其成熟胶原的交联只有正常韧带的 45%。在生物力学研究中，功能学检测反映韧带对膝关节运动的作用和韧带对外部负重力的响应能力。Weiss 等发现虽然愈合的胫侧副韧带强度接近正常，但 1 年内愈合的胫侧副韧带的生物力学特性不如正常的韧带，能够承受的负重力仍明显低于正常韧带。

4. 损伤分类 为使检查和记录标准化，1968 年美国医学会运动医学委员会出版了《运动损伤的标准命名法》手册。书中将扭伤定义为限于韧带的损伤。拉伤是指肌肉或肌肉至骨的腱性附着部牵拉伤。扭伤按严重程度分为三度。韧带的一度扭伤定义为有少量韧带纤维的撕裂伴局部压痛但无关节不稳；二度扭伤有更多韧带纤维的断裂，并伴有更严重的功能障碍和关节反应，伴有轻到中度的关节不稳；三度扭伤为韧带的完全断裂，并因此产生明显关节不稳。它们常被分别称为轻、中和重损伤。

扭伤根据其导致关节不稳定的程度又可进一步分级。1+不稳定即关节面分离<5mm；2+不稳定即关节面分离 5~10mm；3+不稳定即关节面分离 10mm 或更多。尽管分类并不总是精确的，但它为临床提供了可行的尺度标准，而这个标准的分类对于准确的交流是必要的。一度扭伤的治疗仅为对症治疗，患者通常在几天后可恢复全部的活动。二度扭伤伴有中度损伤和关节反应而没有明显的不稳定，可以采用非手术治疗，但需要保护韧带，应该避免剧烈活动直到炎症反应消退和康复训练完成以后。可以采用功能性支具来限制活动并提供保护。韧带完全破坏的三度扭伤可能需要手术修复，除非有特殊的禁忌，否则恢复韧带的解剖结构和正常张力应是修复的目的。扭伤手术的疗效通常

优于非手术治疗,尤其是在外侧。在特殊情况下,单纯的侧副韧带三度扭伤的非手术治疗效果也可与手术修复相当。

5.病史与查体　对于急性膝关节韧带损伤,经过仔细采集病史和查体,通常可以决定损伤的部位、类别和分度。病史中创伤机制总是非常重要的,一般可通过仔细的询问而获得。既往功能障碍或创伤的病史有助于对疾病的评价。受伤时膝关节的位置、负重状态、受力的大小、外力方式(是直接的外部的损伤,还是间接的和向患者的冲力造成的损伤),以及受伤后肢体的位置都是很重要的。患者对受伤病史的描述很有价值,比如膝关节出现交锁或错位可听见的弹响、受伤部位严重程度和疼痛出现的时间、受伤后的行走能力(尝试行走时关节的稳定性)、伤后膝关节主动和被动的活动范围、肿胀的速度和部位。关于最后一点,外伤后 2 小时内关节内肿胀或渗出提示关节内积血,而过夜后出现的肿胀通常是急性创伤性滑膜炎的表现,查体应该全面、准确和系统,并应在受伤后尽早进行,以减少严重肿胀、张力性积液及受累肌肉不自主痉挛带来的干扰。检查时双下肢均应完全裸露,以便比较伤肢的体位或姿势,并发现畸形,包括胫骨位置的改变、瘀斑和大量渗出的区域很容易被发现,但少量渗出可能就需要仔细触诊。

关节内积血提示可能存在交叉韧带撕裂、骨软骨骨折、半月板有血供区的边缘撕裂或关节囊深层的撕裂。非血性渗出提示有刺激性的滑膜炎,可能由半月板退行性改变或不伴有急性损伤的慢性病变引起。无关节内积血并不说明韧带损伤较轻,因为严重的损伤也可只引起轻微的关节肿胀,韧带的损伤可能是完全的,而出血渗入腘肌间隙中,不引起明显的关节肿胀。当损伤后几天进行检查时发现肌肉萎缩具有重要意义。这是因为肌肉,尤其是股四头肌在膝关节周围明显病变后会发生迅速的反射性肌萎缩。将大腿远侧股内侧肌中部的周径与正常的对侧相比较就会发现肌肉萎缩。

关节活动的范围,尤其是完全伸直的情况,应该与对侧未受伤的膝关节作比较。关节内张力性积血或积液可使关节伸直受限,应及时排出。导致膝关节不能完全伸直的最常见的原因是半月板嵌顿。触摸侧副韧带及其骨性附着部时在韧带损伤点应有压痛。如拉伤后立即进行检查,偶尔可触及韧带的缺损。胫侧副韧带或腓侧副韧带的骨性止点有撕裂时,最有可能触及缺损,偶尔在韧带损伤的局限性血肿处可触及捻发感。

最后,在评价神经血管状态后,应通过应力试验判断关节的稳定性。在伤后肌肉出现不自主的保护性痉挛之前,对膝关节的稳定性进行评价通常较容易,而在较晚期进行检查时,评价则困难得多。有些情况下可能需要麻醉辅助。当需要采用麻醉的方法来评价关节稳定性时,我们多采用全麻方式,除非有禁忌证。有学者报道用局麻药对损伤区行浸润麻醉或静脉内麻醉技术,但我们很少应用这些方法。有时候即使损伤后几小时或几天也可能进行成功的应力试验检查,此时检查者应向患者解释此试验,并保证将疼痛控制到最低程度,以便患者至少能够部分放松和合作。最好首先检查未受伤的膝关节,以确定正常松弛度的基线。检查从无痛的正常膝关节开始,也有助于增强患者的信心。检查过程中要从容,动作轻柔,但要确实。当不能充分进行关节稳定性评价时,在麻醉下检查要比得到不确定的结果更好。在市场上可购买到关节应力试验测量仪,可用其检查关节的内翻或外翻活动度或前、后移动度。这些工具不能替代仔细的临床查体,但对测量关节的稳定程度很有帮助,尤其对慢性关节不稳定程度的评价最有帮助。和临床查体一样,急性膝关节损伤的肌肉痉挛和保护仍然可能掩盖对关节不稳定的测量。

(1)标准应力试验:在膝关节韧带断裂的

应力试验中,检查活动"终点"的性质有不同的硬度。其中,"硬"终止指活动终点稳定、明确,而"软"终止指活动终止时不太明确和突然。应力试验结果的判定存在主观性,其意义大小取决于检查者的经验和知识。

①外翻应力试验:在进行外展或外翻应力试验时,患者应仰卧于检查台。先检查对侧正常肢体获得患者的信任,并确定患者韧带正常紧张度的标准。接受检查的膝关节放在靠近检查者侧。外展肢体使其离开检查台边缘,屈膝近 30°。检查者一只手托住踝部,另一只手放在膝关节的外侧面,轻轻对膝关节施加外翻或外展应力,同时稍稍外旋小腿注意膝关节屈曲至 30°的稳定性。在此位置重复检查数次,施加应力直至产生轻微的疼痛为止。将膝置于完全伸直位,以轻柔的动作反复施加轻微的摇摆或外翻应力。检查时抓住腿用力外翻膝关节,造成明显的疼痛是错误的。如果这样,患者对此后的检查将很少保持合作或放松。也可采用另外一种方法,检查者可将患者的踝关节放在自己的腋部,一只手放在膝关节的一侧靠近关节间隙的部位,然后如前所述,进行轻微的摇摆活动。空闲的另一只手触摸胫侧副韧带和关节间隙,以帮助评价关节不稳的程度。

②内翻应力试验:以类似于外翻应力试验的方法进行内收或内翻应力试验,患侧试验也要在正常侧膝关节检查后再进行,进行内翻应力试验时,手要放置于膝关节内侧,并施加内收作用力。必须在膝关节完全伸直位和屈曲 30°位时均进行检查。然后,外展外旋患者的髋关节并屈膝,将伤腿的足跟部放在对侧膝关节上,并触摸膝关节的外侧,找到由外侧副韧带形成的紧张而狭窄的组织带。当外副韧带撕裂时,此带不如未损伤侧明显。关节不稳的程度取决于一个还是多个结构的撕裂、撕裂的严重程度及膝关节是在屈曲还是在伸直状态下受到外力作用。当副韧带发生撕裂,但膝关节是在伸展状态下接受试验

时,完整的交叉韧带和后关节囊被拉紧,关节的外展或内收不稳极少能被发现。当膝关节在屈曲状态下接受试验时,可使后关节囊松弛,同等程度的韧带松弛将表现出更大程度的关节不稳。如果膝关节伸直位行外展或内收应力试验出现显著的关节内翻或外翻不稳,提示除了侧副韧带断裂外,还存在交叉韧带断裂。

(2)前抽屉试验:患者仰卧于检查台,屈髋 45°屈膝 90°,将足放在检查侧,检查者坐于其足背部使其稳定,双手放于患者膝后以感觉腘绳肌的松弛度,然后轻柔地反复向前和向后拉推小腿近端,注意胫骨相对于股骨的活动。在三个不同的旋转位置重复本试验,开始时在胫骨旋转中立位进行试验,然后在外旋 30°试验、内旋 30°位的试验可使后交叉韧带紧张,使在其他位置检查时出现的阳性前抽屉试验消失。记录在每个旋转位置下移位的程度,并与正常膝关节进行比较。若前抽屉征移动的距离较对侧大 6~8 mm,则提示前交叉韧带撕裂。但是,在施加前拉应力前,检查者必须确定股骨未因后交叉韧带松弛而坠向后方。出现这种情况时,前抽屉征阳性表现的胫骨前移可能仅仅是因为胫骨从下沉处返回至其正常起始位置。在这种情况下,关节的后方不稳曾被误诊。如果前抽屉试验阳性但无轴移现象,应检查有后交叉韧带功能不全情况,直至将其排除。试验过程中,应注意胫骨平台的任何异常旋转倾向。膝关节有剧烈疼痛时,常不能按常规在屈膝 90°位进行前抽屉试验,在膝关节相对伸展的位置,胫骨在股骨上较小程度的移位可能更易检出来,因为这一位置消除了半月板后角的"门楔"(doorstop)作用。

(3)Lachman 试验:如果膝关节肿胀和疼痛,Lachman 试验可能很有用。检查时,首先让患者仰卧于检查台,患肢放在检查者一侧。患肢稍外旋,膝关节处于完全伸直至屈曲 15°之间,一只手稳定股骨,并在胫骨近

侧后部稳定施力,将其向上抬起,尽量使其向前移位。为了正确地完成此试验,检查者手的位置很重要。一只手应牢固地稳定股骨,同时另一只手握住近端胫骨,拇指位于前内侧关节间隙处。当用手掌和手指施加向前的提拉力时,拇指可触及胫骨相对于股骨的前移活动。股骨前移活动终点"柔软"、不确切时提示试验阳性。从外侧观察时,正常的髌骨下极、髌腱和胫骨近端的轮廓显示轻度凹陷。前交叉韧带断裂时,胫骨的前移消除了髌腱的坡度。

6. **影像学检查** 标准正、侧位及 Hughston 介绍的髌骨切线位片都是常规检查。由于急性内侧韧带损伤常伴有急性髌骨股四头肌不稳,因此切线位影像检查是必要的,如果患者能耐受检查的体位,经髁间凹的隧道位和负重位 X 线片是很理想的。在儿童,髁间嵴的软骨撕脱骨折比交叉韧带损伤更常见。成人偶尔可有骨折片从股骨髁或腓骨尖的韧带止点处撕脱。成年人膝关节急性创伤的常规 X 线片常常是正常的,极少发现单纯髁间前嵴的撕脱。在后交叉韧带撕裂时偶尔可看到从胫骨后部掉下骨折片。位于内外侧胫骨关节边缘的小碎块提示该处有关节囊韧带的撕脱(外侧关节囊征)。假如轻柔地进行应力试验,一般没有必要拍摄应力 X 线片,除非是骨骺闭合前的儿童和胫骨平台骨折,这种情况的关节不稳可能由于骨而不是韧带的破坏而引起。作为一条原则,对于股骨远端和胫骨近端骨骺未闭合的患者,当其有膝关节韧带损伤表现时,应常规拍摄应力 X 线片。这类患者的不稳定经常是由于骨骺分离引起,而不是由韧带断裂造成。应该注意胫骨髁间嵴和股骨髁间凹的关系。在外展应力下 X 线片证实关节内侧张开,胫骨髁间嵴在股骨髁间凹内向外移位提示有后交叉韧带损伤,向内侧移位则提示前交叉韧带损伤。

MRI 扫描可获得非常清晰的软组织影像,随着这种非侵袭性检查方法经验的积累,有些学者已建议对需要关节镜检查的患者,可以选择 MRI。有学者报道 MRI 对于检查的前交叉韧带和后交叉韧带损伤有很高的准确性。后交叉韧带的走行较前交叉韧带更垂直和更靠近中线,所以更容易完整地显示。胫骨外旋 15°(所谓非正交的)扫描至少在一幅图像中有前交叉韧带完整的影像。MRI 对诊断伴有前交叉韧带撕裂的急性侧副韧带损伤也可能有用。有学者建议,如果术前 MRI 能精确定位侧副韧带的断裂,在前交叉韧带手术修复或重建时,就可联合采用一个有限的切口,同时显露侧副韧带的损伤。笔者认为这些比较昂贵的辅助检查一般只在有适应证时可以使用,不应作为常规检查。

7. **膝关节不稳的分类** 过去由韧带损伤引起的关节不稳按照胫骨移位的方向分为内侧、外侧、后侧、前侧和旋转不稳。这种分类虽然有用,但过于简单,不能包括很常见的多向不稳。后来,有学者证实膝关节韧带创伤性撕裂常导致复杂的多向不稳。如果不矫正这些不稳,就不能恢复膝关节正常的力学功能。目前,在命名、病理机制和造成每种关节不稳的主要病理因素方面仍存在一些混乱。膝关节的纵轴正常经过关节中心附近。胫骨平台被分为四个象限作为确定膝关节不稳的参考点。膝关节周围支持结构的复合体任何部分撕裂时,胫骨相对于股骨出现过度和异常移动,可使此垂直轴离开胫骨中心,移入两侧象限中。每种不稳定的具体分类要依据应力试验中胫骨相对于股骨的移动来做出。在急性损伤中可能是不精确和不完全准确的,除非患者是在全麻下进行检查。这种分类方法在慢性不稳的诊断中可能最有用。

(1)单平面不稳

①单平面内侧不稳:这是一种严重的不稳定,提示有内侧副韧带、内侧关节囊韧带、前交叉韧带、后斜韧带和后关节囊内部的破裂。

②单平面外侧不稳:这提示有外侧关节

囊韧带、外侧副韧带、股二头肌腱、髂胫束、弓状韧带-腘肌复合体、腘腓韧带、前交叉韧带断裂，并常有后交叉韧带的断裂。

③单平面后方不稳：表现在后抽屉试验中胫骨相对于股骨向后移位。这提示有后交叉韧带、弓状韧带复合体（部分或完全）和后斜韧带复合体（部分或完全）损伤。

④单平面前方不稳：表现在旋转中立位的前抽屉试验中，胫骨在股骨下向前移动。充分理解这种不稳定还存在困难。它提示损伤的结构包括前交叉韧带、外侧关节囊韧带（部分成完全）和内侧关节囊韧带（部分或完全）。当前交叉韧带损伤，伴有即刻出现或随后出现的内侧和外侧关节囊韧带的拉伸，前抽屉征在旋转中立位表现为阳性。虽然试验研究提示仅损失前交叉韧带一部分就可能产生前抽屉征，但临床的关节不稳提示整个韧带功能完整性的丧失。在这种类型的关节不稳中，当胫骨内旋时此试验变成阴性，因为在此位置后交叉韧带变得紧张。在胫骨旋转中立位，如前抽屉试验显示双髁移位像等，且胫骨内旋时移位消失，则前内和前外侧旋转不稳都可能存在。这可通过弹动试验来证实。严重的关节不稳，即严重内翻、外翻、前向或后向不稳定同时伴有中部或边缘韧带的功能不全，大部分还伴有旋转不稳。

（2）旋转不稳

①前内侧旋转不稳：在应力试验中，当胫骨的内侧平台向前并向外旋转，同时关节内侧张开时，表示存在关节前内旋转不稳。这提示有内关节囊韧带、胫侧韧带、后斜韧带和前交叉韧带的断裂。

②前外侧旋转不稳：膝关节前外旋转不稳与屈曲 90°位的前抽屉试验或胫骨过度前移没有明显关系。屈膝 90°股骨外侧平台相对于股骨向前旋转，伴有关节外侧间隙过度张开。在屈膝状态下胫骨相对股骨过度内旋，这提示有外侧关节囊韧带、弓状韧带复合体（部分）和前交叉韧带（部分或完全）断裂，

膝关节前外旋转不稳在接近完全伸直位时更为常见。在特殊试验（弹动试验、Slocum 前外侧旋转不稳试验或 MacIntosh 侧方轴移试验）中，当膝关节接近伸直时，可见胫骨外侧平台相对股骨向前半脱位。这提示有前交叉韧带撕裂，并可能累及外侧关节囊韧带。临床上，在负重伸膝时，胫骨外侧平台向前的半脱位很明显。

③后外侧旋转不稳：在应力试验中，如外侧胫骨平台相对股骨向后旋转，伴有关节外侧间隙的张开，则表示存在膝关节后外侧旋转不稳。这提示腘肌腱、弓状韧带复合体（部分或完全）、外侧关节囊韧带断裂，有时存在后交叉韧带拉伤或完整性丧失。重要的是要将这种不稳与因后交叉韧带撕裂而引起的单向后方不稳相鉴别。对于后外旋转不稳，如进行外旋反屈或反向轴移试验时，可发现胫骨的后外侧角沉陷至股骨的后方，关节的外侧间隙张开。

④后内侧旋转不稳：在应力试验中，如胫骨内侧平台相对股骨向后旋转，并伴有内侧关节间隙的张开，则表示存在膝关节后内侧旋转不稳。这提示有胫侧副韧带、内侧关节囊韧带、后斜韧带、后交叉韧带和后关节囊内侧部的撕裂，还有半腱肌止点拉伤或严重损伤，前交叉韧带也可能受损。

（3）联合不稳

①前外-前内侧联合旋转不稳：是最常见的联合不稳，胫骨旋转中立位的前抽屉试验明显呈阳性，双胫骨髁向前移位。胫骨外旋时前抽屉试验移位增大，内旋时移位减小，但通常并不消失。检查前外侧旋转不稳的试验为阳性。内翻和外翻应力试验常证实有不同程度的不稳定。

②前外-后外侧联合旋转不稳：在外旋反屈试验中胫骨外侧平台向后旋转，且在前外旋转不稳试验中，胫骨外侧平台相对于股骨过度前移，则表示存在前外-后外侧联合旋转不稳。

③前内-后内侧联合旋转不稳：当内侧和后内组织结构断裂时，可造成前内-后内侧联合旋转不稳，查体时，膝关节内侧间隙张开，胫骨可向前旋转。进一步的检查显示胫骨向后旋转，下沉离开关节的后内角。所有的内侧结构，包括半膜肌复合体与前交叉韧带和最多见的后交叉韧带均有损伤。

(二)前交叉韧带重建

1. **疾病概述**　前交叉韧带(ACL)起于胫骨髁间嵴的前外侧面，向后上方走行止于股骨外侧髁的后内侧面，主要功能是调节胫骨前移度和部分旋转功能。后交叉韧带(PCL)始于股骨内侧髁的外侧面，向后下方走行止于胫骨髁间嵴后部，限制胫骨后移度。ACL 损伤是骨科运动医学中最常见的损伤，ACL 重建术也是骨科运动医学中常见的手术之一。ACL 有前内侧束(AM)和后外侧束(PL)两个功能束组成。ACL 断裂有可能带来灾难性后果。ACL 断裂常见于年轻患者，青少年运动员可因误诊、延诊、再损伤和不当外科治疗而过早发生关节炎。现已明确ACL 功能不全将导致膝关节不稳，采取非手术治疗的患者必须降低对运动能力的要求。

ACL 断裂可为接触性损伤，但更常见的是非接触性断裂，常发生在内外旋动作时。非接触性断裂常发生于减速和改变方向动作时。患者常回忆为关节压屈感和摔倒在地。描述这些膝关节不稳的情况时常有"双拳"征。80%的急性 ACL 断裂可听到声响或有断裂感。几乎所有的运动员都因剧痛而不能继续运动。膝关节在 3 小时内出血肿胀，但也有部分患者逐渐肿胀时间超过 24 小时。急性断裂的膝关节常伴外侧半月板撕裂而非内侧半月板。慢性断裂者更为常见的是内侧半月板损伤。内侧半月板有移位的桶柄状撕裂发生率为外侧的 4 倍。急性断裂时伴发骨软骨骨折的发生率还不清楚，主要集中在股骨外侧和胫骨髁。

2. **手术指征**　ACL 损伤后的治疗方案

需要结合患者的症状、体征及生活、工作和运动状态来确定。ACL 重建的目的在于恢复膝关节的稳定性和运动学状态，从而避免因关节不稳而造成的进一步损伤或者运动受限，以及避免过早的关节退变。膝关节交叉韧带损伤临床上较常见，随着膝关节镜在运动医学中的广泛应用，膝关节镜下膝关节前交叉韧带重建手术技术已日趋成熟。总之，ACL 重建的目的一方面是为了解决当前的症状，另一方面是为了预防远期的不良后果。ACL 损伤后，在急性期会产生关节肿胀、疼痛、活动受限。如果初次损伤后没有半月板的持续交锁，一般 2～3 周肿胀、疼终痛会明显消退，活动度会逐步恢复。ACL 损伤后如果造成膝关节不稳，患者在运动时会再次扭伤，或者因为对不稳或者再次扭伤的恐惧而不能从事一些运动，或者不能做某些运动动作。对于 ACL 本身来讲，初次损伤往往就造成韧带的完全断裂，因此就不存在韧带的第二次损伤，所谓的第二次损伤造成的是新的损伤，亦即关节软骨和半月板的进一步损伤。如果 ACL 初次损伤造成的是部分损伤，则存在再次损伤完全断裂的可能。ACL 初次损伤或者因关节不稳再次扭伤时，都可能合并半月板损伤，也会引起局部疼痛、一过性或者持续性关节交锁。ACL 损伤的同时会造成关节软骨损伤，随后造成的关节不稳会加剧软骨损伤，因此造成关节疼痛、僵硬、肿胀、活动受限。

从关节的稳定性角度来讲，ACL 完全断裂后，早期关节的客观稳定性往往尚可，较少有 Lachman 试验 3 度阳性和轴移试验 3 度阳性(交锁性错位)出现。但是随着时间的推移，客观不稳往往会加剧，最终出现最严重状态。这可能是侧向韧带进一步松弛及半月板稳定性削弱的原因，特别是有过再次损伤的患者。ACL 部分损伤的患者在早期客观稳定性往往较好，一般为 Lachman 试验 1 度阳性，轴移试验阴性。这些患者如果不喜欢运动，以后关节的稳定性一般不会明显恶化，喜欢运动的患者关节不稳会进一步加重。首先是因为部分损伤的 ACL 不会再自行愈合，其次剩余的韧带纤维往往承受不了原来全负荷的运动而逐渐变得松弛，最终可能会变为完全断裂。

对于再次损伤或者多次损伤的患者，建议手术治疗。再次损伤说明患者膝关节的稳定状态不能满足患者机体对膝关节或者下肢的功能要求。一些患者没有再次损伤，但是在运动中有不稳或者恐惧感，因而不能做急停、急转运动，同样说明膝关节的稳定状态不能满足运动需求，也建议手术治疗。对于有过早骨关节炎（osteoarthritis，OA）发作的患者，也建议进行手术治疗，通过改善膝关节的稳定性来避免 OA 的过快进展。

ACL 损伤常常合并半月板损伤。当半月板损伤造成需要尽早解除的症状（如持续性交锁等）时，或者各种类型的半月板损伤需要尽早修补时，则需要行半月板的手术治疗。此时尽管手术的主要目的是半月板损伤的治疗，也会同时行韧带的重建或者加强手术。此时的 ACL 重建手术为附带手术。如果 ACL 损伤合并的软骨损伤需要手术治疗，一般也附带进行 ACL 重建。

如果患者为单次损伤或者初次损伤，并且不合并需要手术的半月板或者关节软骨损伤，需要通过 MRI 检查了解韧带的完整性。如果为部分损伤，可以非手术治疗。通过定期随访了解关节的稳定性变化和韧带的完整性变化。如果为完全断裂，则需要了解关节的客观稳定性状态。如果客观稳定性尚可（Lachman 试验 1 度阳性，轴移试验阴性），一般说明膝关节的辅助稳定结构功能尚佳，可以非手术治疗，但也要定期随访了解膝关节的稳定性变化。如果有明显不稳（Lachman 试验 2 度以上阳性，轴移试验阳性），则需要了解患者的运动需求。任何有运动需求的患者，不管年龄大小，均建议进行手术治

疗，而手术治疗的目的是为了预防运动中关节严重不稳的发作，防止再次损伤。不欲从事运动的患者，则需要根据年龄确定进一步治疗方案。如果患者为老年人，可不需要手术治疗。对于这部分患者来讲，初次损伤反应消退后日常活动一般不受影响，也很少会有再次损伤的发生；从远期来讲，关节的客观不稳造成的加速关节退变的影响可能体现不出来。而同样的状况如果发生在青中年人，一般建议手术治疗。这时手术的目的不是为了缓解当前的症状，而是为了从远期预防关节的过早退变。因为尽管患者不会再扭伤，日常行走时仍然有关节的运动状态异常（轻微的脱位-复位），仍然会加剧关节的退变。

综上所述，ACL 重建的指征：① 有多次损伤或者不稳经历，或者过早 OA 发生的 ACL 断裂；② ACL 损伤合并的半月板损伤或者软骨损伤需要手术治疗；③ ACL 完全断裂，有明显不稳，欲从事运动或恢复运动者；ACL 完全断裂，有明显不稳，不欲从事运动但年纪尚轻的患者。

3. 手术时机及术前准备　实施 ACL 重建手术的时机一直是一个备受争议的话题，且在此方面始终没有达成一致。伤后早期行重建手术面临的问题主要是可能增加关节纤维化的风险，术后关节难以完全恢复活动度。一般认为，采用现代化的关节镜技术，结合术后积极的康复锻炼，膝关节纤维化的发生率与手术时间无关。手术时间的选择要根据患者膝关节粘连发生的可能性而定。如果患者有较大的创伤反应，或者因为前期的制动已经存在膝关节活动度受限，建议先进行活动度训练，在膝关节创伤及粘连反应消退，膝关节能够完全伸直，膝关节屈曲度超过 120° 后，再在进行 ACL 重建；如果患者为急性 ACL 损伤，但是膝关节创伤反应较小，有基本正常的膝关节伸屈活动度，可以早期进行 ACL 重建。对任何有指征进行 ACL 重建的患者，均应尽早行手术治疗。能否既利用膝

关节外伤后的纤维化反应来增强韧带重建的效果，而又不最终影响膝关节的活动度，是一个需要进一步探讨的问题。

术前准备包括详细询问病史并进行体格检查。体检主要包括前抽屉试验、Lachman试验和轴移试验三项特殊检查，每种方法都需要和健侧膝关节对比进行。膝关节的影像学检查包括以下三种。①常规X线片：排除骨折，评估退行性变，了解下肢的总体力线；②MRI检查：敏感性高，但有漏诊或误诊发生的可能，需结合体格检查或仪器测量进行判断；③骨扫描显像：用来了解膝关节内环境紊乱的程度和ACL损伤对关节整体完整性造成的影响，以及ACL重建的效果。膝关节韧带检查仪（KT-1000、KT-2000）用于测量膝关节前后向松弛度，需双侧对照，一般作为临床研究手段使用。

4. 手术方法选择　ACL重建涉及很多选项，如移植物的使用、解剖或非解剖重建、移植物的固定方式和材料、残留纤维的保留与否。ACL的具体重建方式可能会有上百种组合，所以评判两种具体的手术方式往往非常困难。因为每个患者有不同解剖特点，其ACL损伤有不同的类型，不可能以一种方式涵盖所有类型的损伤。ACL重建的具体方式应当个体化。

5. 手术操作

（1）单束解剖重建前交叉韧带：从技术上看，现在流行的解剖单束重建具有两个特点：一是在股骨隧道定位方面，隧道定位于足印区的中心点而非等长点；二是股骨隧道的建立是经前内侧入路，而非经胫骨隧道。ACL解剖重建时，确定ACL股骨起点的解剖中心点最为关键。一种方法是二分嵴定位法。这是一个理想化的方法，临床上并不实用。因为股骨外侧髁间嵴和二分嵴并非恒定出现，其次在残留纤维不彻底清除的情况下，股骨髁间嵴和二分嵴可能只是想象的结果。另外，如果患者髁间凹狭窄需要做髁间凹成形，

即便有二分嵴，可能已被消除。但是该方法的提出仍有其临床意义。另外一种方法在膝关节侧位透视下进行股骨隧道定位。该方法适宜作为科研方法，不适合作为常规临床操作应用。理论上如果股骨足印区残留纤维存在，直接找残留纤维的中间点即可。但是残留纤维并非都完整保留，利用不完整的残留纤维印迹并不一定能确认ACL真正的股骨中心点。我们术中先确认髁间凹的外侧壁的最低点作为下参考点，髁间凹后开口后缘的后外侧部为过顶点，在下参考点的前侧5mm确认后外侧束的中心点，随后向过顶点跨5mm即可定位ACL的解剖中心点。因个体有差异，术中跨越的"步幅"可为4～6mm。

尽可能靠近大腿近端绑止血带。如果术前ACL断裂的诊断不明确，则先做诊断性关节镜检以明确诊断；再切取并处理肌腱；同时进行包括半月板、软骨损伤的治疗，并建立骨隧道；最后将移植物拉入骨隧道固定。如果术前ACL断裂诊断明确，一般先切取肌腱。随后关节内处理，包括半月板修整或缝合、髁间凹成形、关节清理；处理肌腱，制备移植物并测量直径。建立骨隧道，最后把移植物拉入骨隧道固定。

①诊断性关节镜检查：从外侧入路插入关节镜，观察ACL损伤情况，明确诊断。ACL实质部断裂较容易发现，股骨附着部的撕脱有时会被漏诊。ACL单束损伤也容易被漏诊，特别是后外侧束（PL）损伤。

②肌腱的切取和移植物的准备：ACL解剖单束重建时，一般同时切取半腱肌和股薄肌。将半腱肌做成3～4股移植物，将较短的股薄肌做成2～3股移植物，最后并在一起做成5～7股移植物。移植物长度一般≥7cm，直径8～10cm。

③建立胫骨隧道：从前内侧入路插入胫骨隧道定位器，定位于ACL胫骨附着点。ACL解剖重建时的胫骨隧道中心点在前后位平行于外侧半月板前角游离缘，内外向位

于内侧髁间嵴前外侧坡面。需要结合移植物直径确定隧道内外侧向的位置。

④胫骨隧道定位器关节外的位置：使胫骨隧道方向与矢状面成角约 40°，与胫骨纵轴成角约 55°钻入导针。

⑤髁间凹的处理：对每个 ACL 重建的患者都进行髁间凹成形术是不合理的，髁间凹成形术只有在髁间凹狭窄或与移植物发生撞击的情况下才有必要进行。建议在移植物置入后，根据移植物与髁间凹是否有撞击，再决定是否行髁间凹重建。方法是移植物置入后，伸直膝关节，判断 ACL 与髁间凹有无撞击、撞击部位和程度。随后在相应部位去除一些骨质，再伸直膝关节进行检查，如此反复进行直至无撞击。

⑥建立股骨隧道：确认髁间凹的外侧壁的最低点作为下参考点，再确认髁间凹过顶点的位置作为上参考点。在髁间凹外侧壁，在下参考点的前侧 5mm 确认后外侧束的中心点，随后向过顶点跨 5mm 定位 ACL 的解剖中心点。用离子刀或者骨锥做一个标记。定位准确后，利用单筒定位器经前内侧入路插入，抵住股骨隧道中心点，先钻入导针少许使钻头固定在髁间凹外侧壁上。屈膝 120°，导针方向朝向股骨外侧髁的外侧壁中点，钻透股骨外侧骨皮质。根据股骨端固定方式的不同，选择钻粗隧道的长短和是否需要钻细隧道，以及粗细隧道的先后次序。

⑦移植物的植入和固定：用带尾孔导针，将牵引线和翻转线贯穿两隧道，从大腿的外上方拉出。牵拉牵引线，将肌腱近端拉入股骨隧道。根据股骨端固定方式不同，翻转微型钢板或打入股骨近端可吸收横栓钉，完成移植物近端固定。在胫骨隧道内，于移植物的后侧植入界面螺钉，或者是移植物的中心植入带鞘的界面螺钉。

⑧再次关节镜检查：再次进行关节内检查，特别注意半月板缝合锚钉有无松脱，修复缝匠肌腱膜，逐层关闭切口。自足部至大腿用棉垫和弹力绷带包扎。使用带铰链支具将膝关节完全固定于伸直位。

（2）单束等长重建前交叉韧带：ACL 重建的经典方式是将移植物放置到一个等长的位置，以恢复膝关节功能，这就是等长重建。通过对隧道位置（特别是股骨隧道）的刻意选取，致使胫骨和股骨隧道内口在膝关节伸屈过程中保持等距，移植物不承受过度张力变化而保持等长。但可能会阻碍移植物发挥最适当的功能。等长重建中涉及过顶点的概念，我们已在前面解剖重建中提到过。股骨隧道定位的另一个参考方法是钟表盘定位法。将股骨隧道定位于 1：30 或者 10：30 位置。在确定过顶点时，注意避免将住院医师嵴误认为是髁间凹的最后缘，否则建立的隧道就会过于靠前。任何有指征进行 ACL 重建的 ACLA 损伤，都可以进行 ACL 等长单束重建。其尤其适用于采用人工韧带进行的 ACL 重建。也适合 AM 束（前内侧束）损伤的重建。

①关节镜探查：同 ACL 解剖单束重建。

②肌腱的切取和处理：同 ACL 解剖单束重建。

③建立胫骨隧道：同 ACL 解剖单束重建。

④建立股骨隧道：股骨隧道内口的定位非常重要，一般位于过顶点前远方 7mm。如果把整个髁间凹看作是一个钟表盘，隧道内口应当位于 1：30 或者 10：30 位置。原则上要保证重建韧带不与 PCL 或者后纵隔有明显摩擦，又不要太低，即接近 3 点钟位置，否则达不到等长重建的效果。一种是通过胫骨隧道定位，另一种是经过前内侧入路定位。定位准确后钻入导针，拔出定位器，随后沿导针扩股骨隧道。根据股骨端不同固定方式，依次钻粗隧道和细隧道，方法同单束解剖重建操作。

⑤髁间凹的处理：同 ACL 解剖单束重建。

⑥移植物的植入和固定:同 ACL 解剖单束重建。

⑦再次关节镜检查:同 ACL 解剖单束重建。

(3)ACL 部分损伤的单束重建:ACL 分为前内侧束(AM)和后外侧束(PL),ACL 部分损伤很容易被漏诊。ACL 部分损伤的单束重建与 ACL 完全断裂时的单束重建步骤相同,只是这种重建为各束的解剖重建。

①诊断性关节镜检查:同 ACL 完全断裂时的单束重建。

②HT 的切取和处理:同 ACL 完全断裂时的单束重建。

③建立胫骨隧道:AM 束的定位前后向位于外侧半月板游离缘与膝横韧带之间,内外向位于内侧髁间嵴前外侧坡面。胫骨隧道与胫骨纵轴成角 55°,与矢状面成角 5°～15°。PL 束的定位内外向位于内侧髁间嵴前外侧坡面,前后向位于外侧半月板游离缘与外侧髁间嵴顶部之间,胫骨隧道与胫骨纵轴成角 45°,与矢状位成角约 45°。

④建立股骨隧道:AM 束的股骨隧道内口位于 AM 束足印区的中心点。PL 束可经胫骨隧道定位股骨隧道,伸屈膝关节定位合适的股骨隧道内口。一般屈膝 90°从股骨髁最低点与胫骨关节面垂直向上画线,该画线经过的 ACL 附着区中心点即为 PL 束股骨隧道内口位置,大约位于下参考点前侧 5mm。

⑤髁间凹的处理:同 ACL 完全断裂时的单束重建。

⑥移植物的植入和固定:同 ACL 完全断裂时的单束重建。

⑦再次关节镜检查:同 ACL 完全断裂时的单束重建。

(4)双束解剖重建前交叉韧带:双束重建首先是为了恢复 ACL 的双束构造,其次在两束的定位方面恢复 ACL 的解剖附着,第三通过移植物的直径选择来恢复移植物对足印区

的覆盖,第四为了恢复两束的正常张力特性。

①诊断性关节镜检查:基本操作同 ACL 的单束重建。

②HT 的切取和处理:个别患者的肌腱过细过短,需增加切取腓骨长肌腱前半部(AHPLT),必要时可采用同种异体肌腱。

③髁间凹成形:因为移植物总体占位较大,会有更多的患者发生髁间凹外侧壁的撞击,所以要先行判断,提前成形。要在伸膝位了解髁间凹的大小和形态,以确定是否发生撞击可能。

④建立胫骨隧道:建立的次序是先建立前内侧胫骨隧道,后建立后外侧胫骨隧道。前内侧胫骨隧道定位于内侧髁间嵴前外侧坡面、外侧半月板游离缘和膝横韧带后方,骨隧道与胫骨矢状面成 5°～15°角,与胫骨纵轴成 45°～55°角。后外侧胫骨隧道定位于外科髁间嵴顶点、外侧半月板游离缘之后、PCL 之前 7mm,骨隧道与矢状面成 45°角,与胫骨纵轴成 30°～45°。两个隧道内口可以部分相连,中间没有骨壁,但是临床研究未发现对胫骨侧腱骨愈合有明显影响。

⑤建立股骨隧道:建立的次序是先建立 PL 束股骨隧道,后建立 AM 束股骨隧道。可经过后外侧胫骨隧道建立 PL 束股骨隧道,其定位于髁间凹外侧壁最低点正前侧 5mm。通过前内侧胫骨隧道建立 AM 束股骨隧道,其定位于上、下参考点连线的中点。AM 束股骨隧道建立时要充分考虑 PL 束股骨隧道的位置,近侧隧道和远侧隧道之间最好能有 2mm 宽的隧道壁。

⑥关节清理:进行全面的关节清理,特别是后内侧室的游离体、半月板碎片和骨屑。再清理后外侧室、内侧沟、外侧沟和髌上囊。

⑦移植物的植入和固定:先将两束移植物近端的牵引线经过胫骨隧道和股骨隧道从大腿远端上外侧拉出。随后将 AM 束移植物自前内侧胫骨隧道,通过关节腔拉入近侧股骨隧道。再用同样的方法拉入 PL 束移植

物。伸膝位确认无髁间凹拥挤,移植物与髁间凹无撞击。翻转股骨近端微型钢板,固定股骨近端,与远端拉紧移植物,伸屈膝关节20次。接近伸膝位,将两束移植物拉紧。于前内侧胫骨隧道、前外侧胫骨隧道内置入挤压螺钉行隧道内口固定,挤压钉放置于移植物的后侧。

⑧再次关节镜检查:再次进行关节内检查,特别注意半月板缝合锚钉有无松脱,修复缝匠肌腱膜,逐层关闭切口。自足部至大腿用棉垫和弹力绷带包扎。使用带铰链支具将膝关节完全固定于伸直位。

(5)其他方法的 ACL 重建术:前面已经提到过,ACL 重建的方法很多。每一种方法都有其适应证,并在不断改进中。

ACL 重建术中的单纯缝线固定技术,即不采用微型钢板纽扣、界面螺钉、横栓钉的固定技术,而单纯采用不吸收线进行固定,对于特殊需求的患者,不失为一种选择。如果是解剖单束重建,其需要在股骨侧做一"Y"形骨隧道,在胫骨隧道外口以远横穿胫骨嵴做一个 4.5mm 骨通道,将牵拉肌腱的缝线在股骨远端外侧、胫骨嵴上打结固定移植物肌腱。如果是解剖双束重建,可利用双股骨隧道、双胫骨隧道形成的骨桥打结固定移植物肌腱。

ACL 联合前外侧结构重建技术,其利用了双束重建时的后外侧束联合前外侧结构联合移植物,前外侧结构其实为功能性重建。

(6)ACL 翻修手术:ACL 翻修手术有两种方式,一种是分期进行,先进行关节清理,通过植骨去除原来韧带重建造成的骨缺损,然后再行二期重建;另一种是一期重建,在规避、利用或者克服原有骨质缺损的同时进行ACL 重建。

术前计划与准备与初次 ACL 重建术一样非常重要,包括采集病史、体格检查、影像检查、客观松弛度的检查等。翻修计划的重点在于采取何种翻修策略以及移植物的选

择。术前作为医师应该根据患者对手术的期望值和手术能达到的目标,选择最佳的治疗方式及策略。

移植物的选择有自体组织、异体组织和人造韧带三种。目前人工韧带的生物相容性已经不成问题,强度甚至好于自体移植物。但是,对于骨缺损和局部骨质疏松的患者不太适合。然而,如果患者上次是不明原因的韧带纤维吸收,特别是采用自体移植物后的吸收,建议使用人工韧带。同种异体肌腱有易得到、手术步骤少、无供区损伤、有异体骨填充骨缺损等优点,但有免疫反应、疾病传播、延迟愈合等风险。自体组织可采用自体腘绳肌腱、自体腓骨长肌腱前半部、股四头肌肌腱、髌腱等。翻修时的移植物选择取决于很多因素:能否得到、患者意愿、术者经验、原骨隧道解剖位置。

手术步骤如下。①关节清理及骨缺损治疗:在关节镜下,清除关节内残留的纤维组织,取出内固定物。如果对新的韧带无影响,可不予取出。去除骨隧道的硬化骨,通过植骨消除隧道缺损。尽可能保留原来的纤维。②韧带重建:骨隧道缺损治疗 3 个月以后,原则上可进行韧带重建。重建方法同初次损伤后侧重建。

6. 术后康复　有系统评价研究表明,膝关节 ACL 损伤重建术后移植物性能衰减、膝关节松弛等,发生率与患者年龄、从事工作,尤其是移植物的选择有着密切关系。术后的康复训练也是膝关节 ACL 重建术能获得满意疗效的重要影响因素。患者早期在伸膝位开始负重计划训练。用带铰链的膝关节支具保护。鼓励患者睡觉时用支具固定在伸膝位,但锻炼时可去掉支具屈膝练习。患者在术后 7~14 天伤口稳定,早期的焦点是屈曲度和股四头肌活动恢复,重视闭合链股四头肌伸直训练,不建议开放链及等张力量训练。4~6 周爬楼训练,4 个月时间在理疗师或骨科门诊监护下练习,每 6 周就诊一次直至术

后 6 个月，然后 9 个月、1 年。力量康复和恢复运动要以功能测试情况为指导。翻修手术后康复进程要略缓，本体感觉和灵活性训练也要略晚。

（三）后交叉韧带重建

1. 概述 后交叉韧带（PCL）起自髁间凹部位的股骨内髁，止点位于胫骨近端后侧面、胫骨内外髁后缘当中的凹陷处，距离胫骨后方的关节面约 1 cm。从侧面看髁间凹内侧壁，PCL 附着点呈上宽下窄的不规则的椭圆形，远侧界限呈平行软骨缘的弧形，距离软骨缘约 3 mm。

PCL 的长度为 38 mm，临床发现按照前外侧束单束重建 PCL 来定位，在不保留残留纤维的情况下移植物在关节内的长度为 35 mm 左右。PCL 中部的宽度为 13 mm，因此在 PCL 重建时，如果采用类似纤维密度和厚度的移植物，要求移植物的宽度也达到 13 mm，这样可保证正建韧带最终的强度。PCL 的强度高于 ACL，其抗拉断强度大于 2500 N（正常 ACL 抗拉断强度约为 20 000 N），因此在 PCL 重建时，对所采用移植物的强度有更高的要求。PCL 是一个非等长结构，不同部分的纤维在不同的屈膝角度发挥稳定作用。PCL 一般被分为两束，AL 束和 PM 束。AL 束在屈膝 70°时最为紧张，PM 束在接近伸直时最为紧张。PCL 是限制胫骨后移的基本结构，尤其在膝关节屈曲超过 30°后。研究证实，PCL 在限制胫骨后移方面提供了 95％的力量。其余辅助稳定作用由膝关节后外侧和后内侧韧带结构提供，特别是膝关节后外侧韧带结构。PCL 断裂后，如果有功能不全而未及时恢复，可能会造成膝关节后内侧和后外侧韧带结构松弛。

后抽屉试验是判断 PCL 损伤或者功能不全程度的最可靠的方法。正常情况下，当屈膝 90°时，胫骨结节位于股骨髁远端平面以远约 10 mm，胫骨后坠时该距离缩小，甚至胫骨结节位于股骨髁平面以后。根据胫骨

后移的程度，后抽屉试验分为三级：一级胫骨后移 3～5 mm；二级胫骨后移 6～10mm；三级后移 11 mm 以上。一般而言，胫骨结节能向后推移至股骨髁平面关节松弛度为二级，三级松弛时胫骨向后半脱位至髁后，终止点可以硬性也可以软性。

胫骨后坠试验时，检查者站在患肢侧，托起双踝，要求髋膝关节屈曲 90°。当 PCL 损伤时，小腿在自身重力作用下下沉，胫骨结节后坠，低于正常的膝关节胫骨结节。

2. 手术操作

（1）单束重建 PCL：适应证为有临床症状的二级或三级 PCL 损伤。PCL 股骨附着点为关节内结构，无论急性或者陈旧性 PCL 完全断裂，如果断裂处位于 PCL 股骨附着点，并且滑膜袖断裂，残留纤维与股骨重新恢复连接的可能性很小，可以清理残留纤维，行 PCL 重建。

①肌腱的切取和处理：可采用自体半腱肌肌腱和股薄肌肌腱，移植物最后总长度需要大于 7.5cm，直径≥8mm。如果自体腘绳肌肌腱太细太短，可取腓骨长肌肌腱前侧半，或者采用同种异体肌腱移植。

②建立骨隧道：手术采用高位前内侧、前外侧入路，行 PCL 股骨残端清创。隧道口附近的残留纤维可以保留，作为软组织衬垫，减轻隧道口缘骨皮质对移植物的切割。建立后内侧入路，行 PCL 胫骨止点清创。注意保护 Humphery 和 Wrisberg 韧带，后纵隔不要过度清理。从高后内侧入路进镜，从前内侧入路进胫骨隧道定位器，隧道内口位于关节囊附着线前侧 7mm，胫骨近端后凹中线偏外侧，隧道与胫骨轴成 45°。钻胫骨隧道时，用刮匙在导针和钻头顶端保护，以免损伤膝关节后侧血管神经结构。从高位前内侧入路进镜，从前外侧入路进操作器械，钻股骨隧道。隧道内口位于前参考点后侧 12mm，距远侧最近软骨缘 7～8mm。根据股骨端固定方式的不同，选择钻粗隧道的长短和是否需要钻

细隧道,以及粗细隧道的先后次序。

③肌腱的植入和固定:将导线从胫骨隧道送入关节,从股骨隧道拉出。将移植物近端的牵引线从胫骨隧道拉入关节腔,再从股骨隧道拉出。持续牵拉移植物近端的牵引线,利用韧带腔内提拉器或中弯止血钳从后内侧入路插入到移植物胫骨隧道内口反折处,利用股骨内髁后部作为支点,反复撬拨移植物将其拉入关节腔,进入股骨隧道。用横栓钉或微型钢板固定股骨端,拉紧韧带,膝关节伸直位行胫骨端固定。

④再次关节镜检查:行关节内全面检查,修复缝匠肌腱膜,关闭切口,从足部至大腿用棉垫和弹力绷带包扎,用膝关节支具固定在伸直位。

⑤术后康复:术后于伸膝位制动 4 周,其间进行直腿抬高和髌骨内推训练。术后第 5 周开始被动活动度训练,术后 6 周屈膝至90°,术后 3 个月末屈膝至 120°。当膝关节主、被动屈膝训练时,会增加重建韧带的负荷(主动屈膝时屈膝肌肉产生后拉胫骨的应力,被动屈膝时因为移植物的非等长特性而可能受到过度牵伸),所以术后的屈膝活动训练要适当延迟。

(2)双束重建 PCL:PCL 双束重建适用于所有的 PCL 完全断裂。其重建方法很多,大部分胫骨侧采用一个隧道,在股骨侧采用两个隧道。这里我们介绍的是胫骨侧采用双隧道,这样可以增加胫骨接触面积,但同时增大了隧道的占位区域,增大了血管神经损伤的风险,为此我们将两胫骨隧道设计成略成前外和后内排列的内外向排列。

①移植物的切取和准备:采用自体半腱肌肌腱、股薄肌肌腱和腓骨长肌腱前半部分。用股薄肌肌腱和腓骨长肌腱前半部分做成4～6 股移植物重建 AL 束,直径 6～8mm;用半腱肌肌腱做成 2～4 股移植物重建 PM,直径 5～7mm。

②PCL 股骨附着处的清理:前外侧进镜,前内侧刨削清理 PCL 股骨附着处。避免清理 Humphery 和 Wrisberg 韧带。必要时髁间凹成形。

③PCL 胫骨附着处的清理:做后内侧入路,前外侧入路进镜,后内侧进入器械清理,不要过度清理后纵隔。

④胫骨隧道的准备:后内侧进镜,前内侧进入 PCL 胫骨隧道定位器,先定位 PL 束(副束)胫骨隧道内口,其中心点位于后关节囊附着线前侧 7mm、PCL 胫骨足印区内侧一半中点,胫骨隧道与胫骨纵轴成 45°角,隧道外口距离胫骨前嵴约 20mm。钻入定位导针。随后定位 AL 束(主束)胫骨隧道。其中心点位于后关节囊附着线前侧 7mm、PCL 胫骨足印区外侧一半中点,或者胫骨后凹的外侧坡面上。两束中心点距 10mm 以上,AL束可略向外、前借位。维持定位器,使胫骨隧道与胫骨纵轴成 45°角,与 PL 束导针平行。

⑤股骨隧道的准备:主束和副束的股骨隧道的准确定位非常重要,主束隧道内口距前参考点 12mm,距远侧软骨缘 7～8mm。依据移植物直径分别用不同粗细的钻头扩钻。主束股骨隧道扩充完毕后,接着定位副束股骨隧道内口。副束的定点位于足印区的最后侧部分,中心点距离远侧最近处软骨缘6～7mm,并且根据主束的粗细和位置调整,让两股骨隧道之间有 2～3mm 骨壁。

⑥钻胫骨隧道:根据两束的直径用相应的钻头扩胫骨隧道。扩隧道时极度屈曲膝关节,松弛腘窝组织,防止神经血管损伤。用刮匙在导针和钻头顶端保护。

⑦移植物的植入:前内侧入路监视,分别将 AL 束和 PM 束的引导线自胫骨隧道送入关节腔,再从股骨隧道拉出。持续牵拉移植物近端的牵引线,利用韧带腔内提拉器或中弯止血钳从后内侧入路插入到移植物胫骨隧道内口反折处,利用股骨内髁后部作为支点,反复撬拨移植物将其拉入关节腔,进入股骨隧道。先植入 PM 束,而后植入 AL 束。

⑧移植物的固定:根据股骨端固定方式的不同行股骨端固定。分别拉紧两束移植物胫骨端,反复伸屈膝关节,于膝伸直位在胫骨隧道置入界面螺钉,行隧道内固定。再次行后抽屉试验检查。

⑨再次关节镜检查:行关节内全面检查,修复缝匠肌腱膜,关闭切口,从足部至大腿用棉垫和弹力绷带包扎,用膝关节支具固定在伸直位。

⑩术后康复:同单束重建后交叉韧带。

(四)膝关节内侧结构损伤的手术治疗

1. 概述　膝关节后内侧的稳定结构包括静力性稳定结构和动力性稳定结构。静力性稳定结构主要包括内侧副韧带(medial collateral ligament,MCL)、后斜韧带(posterior oblique ligament,POL)、腘斜韧带和后内侧的关节囊。动力性稳定结构包括鹅足三肌、腓肠肌内侧头和半膜肌。在静力性稳定结构中,MCL是最重要的组成部分。在股骨内髁内侧面有三个结节:前侧的股骨内上髁、近后侧的内收肌结节和远后侧的腓肠肌结节。以股骨内上髁为顶、以另两个结节为底,三个结节呈现朝向前远侧的"品"字形,在品字形中央有个凹陷。MCL起自股骨内上髁近后侧3~5 mm的凹陷内,止于胫骨后内侧嵴的前缘、胫骨近端内侧面的后半部,在鹅足肌腱深面、关节线以远4~6 cm处。MCL长10~12cm,宽2~4 cm。MCL胫骨附着部较股骨附着部稍宽,分为浅束和深束。浅束位于膝关节内侧纤维结构的第二层(第一层为浅筋膜层),深束可以说是关节囊的增厚部分,位于第三层。在伸屈活动中MCL表层相对于第三层结构和胫骨平台缘有一个1~2 cm的前后摆动。MCL的主要功能是阻止膝关节外翻。有研究表明,在屈膝25°位,MCL对膝关节外翻提供78%的阻滞力;在屈膝5°位,MCL对膝关节外翻提供57%的阻滞力。在完全伸膝位MCL对阻滞膝关节外翻作用的定量大小还有待进一步研究。

MCL前侧部分纤维在屈膝位紧张,后侧部分纤维在伸膝位紧张。

2. 手术指征　急性Ⅲ度后内侧结构或角(posteromedial complex,posteromedial corner,PMC)损伤,合并后外侧角结构或角(posterolateral complex,posterolateral corner,PLC)损伤。如果不涉及PLC损伤建议采取非手术治疗。急性Ⅰ度和Ⅱ度PMC损伤建议采取非手术治疗。陈旧性损伤患者,如果在日常活动或者运动中有外翻不稳的症状,有指征进行后内侧加强术,但是要详细分析膝关节不稳的症状起因是交叉韧带损伤还是PMC损伤。如果患者有完全伸膝位外翻不稳的体征,但是没有外翻不稳的症状,可以先进行其他韧带损伤的治疗,对PMC损伤做技术性忽略,在膝关节其他方向稳定性恢复后综合判定后内侧不稳对膝关节功能的影响,以及进一步治疗的意义和方法。在临床上,对于有膝关节PMC损伤的陈旧性复合韧带损伤的患者,常常无法判定膝关节不稳的症状是否由PMC损伤引起,所以在进行ACL、PCL重建时,建议根据下肢力线和外翻不稳的程度决定是否进行PMC加强:如果有Ⅲ度完全伸膝位外翻不稳,膝关节有外翻或者力线正常,则进行后内侧加强;Ⅱ度以下外翻不稳、膝关节内翻异常者,采用技术性忽略。

3. 手术操作

(1)膝关节PMC解剖型重建

①移植物的准备:可采用异体肌腱、自体半腱肌建或者腓骨长肌腱前半部。要求肌腱直径5~6mm,长度24cm以上。分别切成10cm和14cm长2段,短肌腱加强POL,长肌腱加强MLC。

②建立骨隧道:在股骨内上髁表面做一切口,显露股骨内上髁和内收肌结节。MLC股骨隧道定位于股骨内上髁顶点的近、后侧5mm,POL股骨隧道中心点定位于MLC股骨隧道中心点近、后侧8mm。根据固定方式

钻取股骨隧道。在胫骨平台后内侧角做一切口，经该切口建立 POL 胫骨隧道，其定位于胫骨近端后内侧平台下 10mm，方向指向胫骨前外侧、Gerdy 结节以远。MLC 胫骨隧道建立定位于胫骨后内嵴缩窄点前侧约 1cm，隧道方向指向胫骨外面。

③肌腱的植入和固定：在屈膝 30°位，植入肌腱并固定。

（2）膝关节 PMC"人"字形重建：膝关节 PMC"人"字形加强术，即在股骨端建立一个隧道、在胫骨端建立两个隧道进行 PMC 加强。手术操作方法可参考膝关节 PMC 解剖型重建。

（3）膝关节 PMC 跨距重建：操作中将肌腱在股骨的固定点定位在内收肌结节近侧，即 PMC 结构股骨附着部的近侧。手术操作方法可参考膝关节 PMC 解剖型重建。

4. 术后康复 如果单纯 PMC 损伤，患者可戴铰链支具控制内外翻的条件下进行渐进的伸屈活动训练。如果合并交叉韧带损伤，康复训练主要依据交叉韧带重建术后的康复方案而定。

（五）膝关节后外侧结构损伤的手术治疗

1. 概述 膝关节后外侧韧带结构（posterolateral complex，PLC）或者膝关节后外侧角（posterolateral corner，PLC）由一组动力性稳定结构和静力性稳定结构组成，这些结构共同发挥作用，来维持膝关节后外侧的稳定性。静力性稳定结构包括外侧副韧带（lateral collateral ligament，LCL）、腘腓韧带（popliteofibular ligament，PFL）、豆腓韧带、膝关节后外侧的关节囊。动力性稳定结构包括股二头肌肌腱、髂胫束、腘肌肌肉-肌腱复合体。其中股二头肌肌腱是膝关节后外侧的动力性稳定结构，其收缩产生的是屈膝动力，于防止胫骨外侧平台向后脱位无补，只有在完全伸膝时作为一种静力性稳定结构有阻挡胫骨前移的作用。有研究报道，PLC 损伤发生率低于 ACL 和 PCL 损伤，占膝关节韧带损伤总数的 16%；PLC 单独损伤非常少见，87% 的 PLC 损伤合并其他韧带损伤。

髂胫束在屈膝超过 40°时从股骨外上髁后侧走行，在伸膝时走行于膝关节的前外侧，一般不将其包括在后外侧结构中。在严重外侧结构损伤时，髂胫束也可能损伤，一般表现为 Gerdy 结节撕脱骨折，需要注意修复。在这些复杂的结构当中，具有解剖学稳定性，并对膝关节后外侧稳定性起着关键作用的是外侧副韧带（LCL）、腘肌肌腱（popliteus tendon，PT）和腘腓韧带（PFL）。LCL 附着于股骨外上髁的后侧、略偏近侧，其足印区呈从前、远侧向后、近侧走行的椭圆形，长度平均 1cm，宽度平均 8 mm，是一个较为粗大的结构，中心点位于外上髁顶点正后方平均 6mm 处。LCL 向远侧走行，部分附着于腓骨头的前外侧茎突，部分附着于上胫腓关节的前缘和胫骨外侧面。LCL 重建时的定位为股骨外上髁顶点正后方 6mm，腓骨侧定位于腓骨的前外侧茎突。PFL 重建的在腓骨头的定位点为腓骨头的后侧面，另一端直接连接于股骨，为功能重建。腘肌重建时的定位位于股骨外上髁顶点远侧 10mm、后侧约 7mm 处，胫骨隧道定位为 Gerdy 结节下方 1～2cm，平行矢状面、垂直胫骨纵轴向后方钻隧道，后方隧道出口就是腘肌切迹。

2. 膝关节后外侧不稳的分型 Fanelli 把膝关节后外侧不稳分为 A 型、B 型和 C 型三型。该分类主要依靠临床体检，如果屈膝 30°，小腿外旋增加 10°以上，则认为存在外旋不稳，对应于腘肌肌肉-肌腱复合体和 PFL 损伤或者功能不全。如果屈膝 30°施加内翻应力时，外侧关节间隙较对侧增宽，则认为 LCL 有损伤。伴有硬性终止点则为部分损伤，伴有软性终止点则为完全断裂。有人建议以外侧关节间隙增加的宽度来分度，比如外侧间隙增宽 5～10mm 属于轻度，超过 10mm 为重度，但是需要应力位 X 线片，在临床工作中不易实施，并且不比硬性终止点的检查科学。按照数学推算,膝关节内翻每增加5°,膝关节外侧间隙增加约10mm。因此可以根据内翻不稳的度数来量化关节间隙增加的幅度。A型只有外旋角度的增加,没有内翻不稳,对应于PFL和PT的损伤。这种类型最容易被忽视,是PCL损伤常见的合并伤,也是PCL重建失败的原因之一。B型包括外旋角度增加10°以上,以及屈膝30°内翻应力下外侧关节间隙增宽,但是伴有硬性终止点。这对应于PT和PFL的断裂,以及LCL的拉长或者部分损伤。C型包括小腿外旋角度增加10°以上,屈膝30°内翻应力下外侧关节间隙增宽伴软性终止点。这对应于PFL和PT的损伤,LCL损伤,常常合并外侧关节囊撕裂及交叉韧带损伤。在临床上发现,还有一种后外侧不稳,就是单纯的LCL损伤。这种损伤没有外旋不稳,但是有屈膝30°和完全伸膝时的内翻不稳,常合并于ACL损伤,也是ACL损伤重建失败的原因之一。所以,我们在临床上把膝关节后外侧结构损伤分为四型,其中A、B、C三型与Faelli分类相同,D型指的是单纯LCL损伤。目前PLC损伤的治疗方案大体由损伤严重程度决定,一般认为对功能要求较低的1度、2度PLC损伤患者可采用非手术治疗,而功能要求较高的2度PLC损伤以及3度PLC损伤患者需要手术治疗。随着对PLC损伤的深入研究,既往因不重视PLC功能恢复所造成的治疗失败逐渐减少,现已达成膝关节后外侧不稳的诊疗共识。

3. 膝关节后外侧韧带重建术

(1)单股骨隧道重建:这里介绍的膝关节后外侧韧带重建术,即采用单根肌腱条同时完成LCL、PFL、PT的重建。

①手术入路:屈膝90°,在膝关节外侧从股骨外上髁后侧至腓骨头后侧做一纵切口,明确腓骨头后内侧、腘肌、胫骨平台后外侧角。

②肌腱编织:移植肌腱要求24cm以上,直径4～6mm,编制肌腱两端,测量肌腱单股和3股的直径。

③钻骨隧道:从腓骨头前外侧茎突,与矢状面成45°～60°角,向腓骨头后内侧钻直径4～6mm骨隧道,从前侧Gerdy结节下方1cm,平行矢状面并垂直胫骨纵轴,向胫骨平台后外侧角下方钻直径6mm骨隧道。于股骨外上髁顶点远、后侧建立股骨隧道,股骨隧道定位于股骨外上髁远后侧5mm,隧道方向指向近侧、前侧。先钻克氏针,随后根据3股移植物直径扩钻,粗隧道深2cm,用4.5mm钻头扩细隧道部分。

④肌腱的植入和固定:先将肌腱穿过腓骨骨洞,肌腱两端从髂胫束底面拉出。将移植肌腱较细的一端绑在悬吊对折的肌腱的牵引线上,在股骨侧形成三股移植物,将移植股骨端拉入股骨隧道,深度1cm以上,行悬吊固定。将肌腱游离反折端经髂胫束底面送至上胫腓关节后侧,拉入胫骨隧道,伸直膝关节,内外旋中立位,将肌腱游离端固定于胫骨隧道前口。

⑤注意事项:避免损伤腓总神经,注意保护腓骨后胫骨后侧的组织。

(2)双股骨隧道重建

①手术入路:同PLC单股骨隧道重建。

②肌腱编织:同PLC单股骨隧道重建。

③建立骨隧道:在股骨外上髁顶点后侧6mm建立LCL股骨隧道,隧道直径为单股移植物直径;在股骨外上髁顶点后侧7mm,远侧10mm建立PT股骨隧道,隧道直径为双股移植物直径。

④移植物的植入:先将肌腱穿入腓骨骨洞,将肌腱的前侧端植入股骨外上髁近侧的LCL股骨隧道,重建LCL。然后将后段反折,将折叠部植入股骨外上髁远侧的PT股骨隧道,重建PFL。折回端拉入胫骨平台后外侧骨洞,重建PT。

⑤注意事项:同PLC单股骨隧道重建。

(六)多发韧带重建的对策

膝关节多发性韧带损伤是骨科界面临的一个复杂难题。这种损伤可有或无膝关节脱位表现。前、后脱位是膝关节最常见的两种脱位。膝关节四组韧带同时损伤均发生于膝关节脱位。

1. 手术指征　膝关节四组韧带损伤,或急性损伤后经过复位、外固定,有部分韧带愈合,需对未愈合的几组韧带进行重建。

2. 移植物的选择　四组韧带重建需要大量移植物,可选择自体材料、自体材料加异体材料和全异体材料。根据患者意愿、经济能力综合考虑。

3. 手术入路　ACL 和 PCL 的重建在关节镜下进行,采用常规关节镜入路。PLC 重建时的入路根据重建方式不同选择。PMC 需要借用 PCL 重建时股骨髁上和胫骨内侧面的入路。

4. 手术操作　多发韧带重建是各个韧带单项重建的综合,在移植物的固定次序方面,先固定侧向结构,再固定交叉韧带。

5. 手术要点　ACL 和 PCL 同时重建时如何保证胫骨相对于股骨处于中立位有不同方法。最常用的是屈膝 70°时通过目测确定胫骨结节相对于股骨髁的位置,保持胫骨结节在股骨髁前方 1cm。

(七)髌骨关节紊乱的手术治疗

1. 髌骨外侧支持带/外侧结构松解术

(1)适应证:为各种具有髌骨内移活动过小或者有外侧支持带挛缩的髌骨关节病症。

(2)手术步骤

①标准松解:松解方向自胫骨结节外侧缘,沿髌腱外侧缘至髌骨下极水平,随后转向,沿髂胫束前缘向近侧走行,直至股外侧肌腱膜-肌肉转换水平。

②内侧短枝 Y 形松解:在标准松解后,随后自髌骨下极,紧贴髌骨外侧缘,向近侧解离股外侧肌于髌骨的附着,松解线向髌骨上极水平延伸。屈膝 90°,缝合部分股外侧肌

与其内侧部分。

③内侧长枝 Y 形松解:在进行内侧短枝 Y 形松解后,随后沿股外侧肌和股直肌交界处向近侧松解至股外侧肌肌腹水平。极度屈膝,将股外侧肌、股直肌和股中间肌并行缝合。

(3)术后处理与康复:放置引流,防止关节腔内大量积血。术后尽早活动度训练,做髌骨内推活动,行股四头肌功能锻炼。

2. 髌骨内侧支持结构紧缩术

(1)适应证:主要为髌骨脱位,特别是复发性髌骨脱位的患者。

(2)手术步骤:采用全麻、腰麻或者硬膜外麻醉,先通过常规前内侧和前外侧入路检查膝关节,进行关节清理,随后从前外侧入路进关节镜,进行髌骨内侧支持带紧缩监控。以髌骨内侧缘作为外侧边,以内侧支持带的最内侧缘即内收肌结节部位作为内侧边,以髌骨上缘水平线作为上边,以髌骨尖水平线作为下边做一个不规则四边形,再横行将该四边形等分为三份。利用一根折弯的硬膜外穿刺针,分别在四边形上边、两等分线和底边水平,将一根 2 号聚乙烯线于内侧边从关节外穿入关节内,再于外侧边从关节内穿出关节。在四边形中心部位,做一个长约 1 cm 的纵向切口,经该切口进行内侧支持带区域浅筋膜下完全分离。将各缝线端经浅筋膜下自该切口拉出。维持屈膝 45°,利用滑动拉结法,将四根缝线依次收紧、打结,完成髌骨内侧支持带紧缩。注意分离层次要保证在浅筋膜和支持带层之间,并在浅筋膜下层打结;如果分离层次在皮肤和浅筋膜层,打结时容易扎入脂肪组织,一旦脂肪组织吸收,就会造成紧缩线圈松弛。

3. 内侧髌骨韧带 MPFL 重建术　适应证为各种类型的成人髌骨不稳或者髌骨脱位的治疗。

(1)MPFL 的髌骨单隧道重建:①切除和准备肌腱。②建立髌骨和股骨隧道,从髌

骨内缘与髌骨垂直关节面的交界部向髌骨表面中线钻隧道，隧道直径为略大于单股移植物直径。于股骨内上髁、内收结节和腓肠肌结节之间的凹陷部定点，斜向近、前、外侧钻隧道，隧道直径略大于双股移植物直径。③肌腱植入固定，屈膝30°位固定。

　　（2）MPFL的髌骨双隧道重建：①切除和准备肌腱。②建立髌骨和股骨隧道，股骨隧道的建立与MPFL的髌骨单隧道重建相同。髌骨两隧道分别位于髌骨最宽点近、远5mm。③肌腱的植入固定，屈膝30°位固定。

　　4. 胫骨结节移位术　胫骨结节移位可有内、外、上、下、前、后六个方向。胫骨结节内移主要为了矫正异常外偏的胫骨结节，即缩小胫骨结节-股骨滑车沟间距（tibial tuberosity-trochlear groove distance，TT-TG distance，TT-TG间距）；胫骨结节外移主要是为了矫正医源性的胫骨结节过度内移；胫骨结节远侧移位主要是为了矫正高位髌骨；胫骨结节近侧移位主要是为了矫正低位髌骨；胫骨结节前向移位，即胫骨结节抬高主要为了缓解髌骨关节压力，适用于髌骨关节软骨退变或者损伤。

　　5. 股内侧肌成形术　适用于固定型髌骨脱位和幼儿的初发性或者复发性髌骨脱位。手术步骤：自髌骨上极至髌腱中点做长约6cm纵向切口。依层切开皮肤和浅筋膜。在浅深筋膜之间进行分离，从而增加切口的移动性。在此切口内，先进行外侧支持带的常规松解。如果存在股外侧肌挛缩则将股外侧肌于髌骨附着部解离（外侧支持带的内侧短支或者长支Y形松解）。外侧支持带松解时松解线距离髌腱和髌骨外侧缘5mm，以便在髌骨和髌腱外侧缘留有软组织，穿线固定随后转移过来的股内侧肌。将股内侧肌连同膝关节前内侧关节囊从髌腱和髌骨内侧缘解离。作为内侧松解线向近侧的延伸，于股内侧肌与股直肌间隙纵行切开，长度约3cm。去除股内侧肌和内侧关节囊附带的滑膜层和滑膜下脂肪层。将解离的股内侧肌肉关节囊结构向外牵拉，从髌骨表面跨过，缝合于髌骨和髌腱外侧的软组织缘。

　　（陈国强　陈　扬　曾昭勇）

六、膝关节软骨损伤

（一）概述

　　关节软骨（articular cartilage，AC）是一种高度致密化的结缔组织，缺少血管、淋巴和神经，因此，一旦损伤无法自我修复。AC起源于关节穴中骨骺端间隙，有助于稳定关节运动和传递生物力学载荷。天然AC包括4个连续层：表层（切向）、中部（过渡）、深层（径向）和钙化层；深层和钙化层被潮线隔开。浅层主要由与关节面平行排列的胶原纤维构成，其主要功能是抵抗剪切应力；中间带或过渡区，主要由斜形排列的胶原纤维构成，其主要功能是抵抗压力；深层中胶原纤维的排列方向与软骨下骨垂直，在对抗压力和剪切应力中均发挥作用。根据是否累及钙化层，AC病变可以分为单纯软骨损伤和骨软骨损伤，其参与修复的干细胞/祖细胞（stem cells/progenitor cells，SCPCs）有所不同。任何一层关节软骨、软骨细胞或软骨下骨损伤，均可破坏关节软骨的正常生物力学特性并导致进一步的退变。AC缺损的手术治疗原则包括减轻症状、改善关节面匹配度和应力分布，以及防止发生附加AC损伤几个方面。

（二）病史、查体及影像学检查

　　1. 病史　软骨或骨软骨损伤患者的最常见致伤因素是轴向载荷联合扭转、剪切损伤或导致冲击性损伤的严重钝性创伤。此外，软骨或骨软骨损伤常与其他膝关节周围软组织损伤相关联，包括韧带断裂（前交叉韧带撕裂）导致的髁部损伤，或髌骨脱位导致的髌骨或滑车损伤。有急性关节积血者全层关节软骨损伤的发生率为5%～10%，因此对于运动或劳动创伤必须警惕发生全层软骨损伤。症状性软骨损伤常表现为受累间室部位的膝关节疼痛；内侧髁或外侧髁损伤常表现为内侧或外侧半膝关节疼痛；而髌骨或滑车损伤常表现为髌骨关节疼痛。负重活动常加剧股骨内侧髁或外侧髁病损患者的临床症状；而坐、上楼梯或下蹲运动则常加剧髌骨关节损伤的临床症状。此外，症状性软骨损伤患者常伴有反复关节渗出、关节制动或关节交锁等症状。对病损明确但症状不典型的患者，应仔细检查，以免遗漏对伴随损伤的治疗。

2. **体格检查**　患者常有同侧关节线或髁部压痛。髌骨或滑车损伤患者常可闻及髌骨摩擦音，并可有髌骨研磨试验及抑制试验阳性。体检亦可见关节渗出。应注意评估可能影响治疗方法选择的其他共存病理情况，如肢体力线异常或韧带功能不全。对于股骨内侧髁或外侧髁损伤，应注意检查肢体是否存在内翻或外翻力线异常。对于髌骨或滑车病损，应注意检查是否存在髌骨轨迹异常，包括外侧支持带紧张或 Q 角增大等。此外，也应检查有无半月板病理征，因为合并半月板损伤者在临床并不少见。最后，必须注意检查有无韧带损伤。如漏诊合并的损伤将导致关节软骨修复手术的早期失败。

3. **影像学检查**　标准诊断性影像学检查应包括标准双侧膝关节完全伸直负重前后位 X 线片、非负重膝关节屈曲 45°侧位 X 线平片，以及髌骨关节轴位 X 线平片。此外，推荐拍摄负重膝关节屈曲 45°后前位 X 线平片，以显示常规伸直位 X 线平片可能漏诊的轻微关节间隙狭窄。如果临床体检可见肢体力线异常，应拍摄全长机械轴位片以评价肢体力线轴。MRI 检查对于评价关节软骨损伤程度有帮助，特别是对于 X 线检查完全正常的患者。MRI 可确定软骨损伤的部位、范围及深度，并可评价软骨下骨折、骨挫伤或剥脱性骨软骨炎病。

4. **软骨损伤分类**　股骨的局限性软骨缺损是一种特殊类型的关节软骨损伤。国际

软骨修复协会软骨损伤的改良分类系统，按照软骨病损的范围大小和深度对软骨损伤进行分类。最常用的软骨病损分类方法是改良的 Outerbridge 分类系统（表 3-1）。其他影响软骨病损手术修复效果的重要因素包括病损的部位和大小、软骨下骨的深度和条件、周围正常软骨情况以及共存的膝关节病理情况。此外，必须确认是否存在可能需要调整软骨损伤修复方案的任何骨缺损。除了根据病损深度和范围对软骨损伤进行分类外，当制订治疗方案时还应考虑其他因素。这些因素包括缺损是急性的还是慢性的、缺损的部位、是否合并韧带性不稳定、半月板是否完整，以及是否存在胫股关节或髌骨关节力线异常。此外，还应考虑患者本身的因素，包括患者的年龄、活动水平、职业、期望值、体重、同时存在的全身性疾病以及先前处理的效果。

表 3-1　改良的 Outerbridge 软骨病损分类系统表

分级	描述
I	关节软骨变软
II	软骨纤维化或表层撕裂
III	软骨深层撕裂，但无软骨下骨裸露
IV	软骨下骨裸露

（三）治疗方法

1. **非手术治疗**　非手术治疗方法通常用于治疗无症状性软骨病损。尽管缺损可能加重，但对于无临床症状的、小的孤立性软骨病损可以不予处理。对于有临床症状的软骨病损，非手术治疗效果不佳，但亦可采用类似于处理骨关节炎的治疗方法；包括非甾体抗炎药、体疗、关节内皮质类固醇或透明质酸注射，以及应用软骨素和氨基葡萄糖硫酸盐增加软骨营养等。不幸的是，对于要求高的症状性软骨缺损患者，非手术治疗很难奏效。如经非手术治疗后症状无缓解，应采用手术治疗。尽管有关非手术治疗的时限问题没有

明确的界定,但一般认为对于有临床症状的软骨病损应积极处理,因为软骨病损加重,以及进一步的软骨退变将影响软骨重建手术的治疗效果。

2. **手术治疗**　手术治疗症状性软骨缺损的主要目的是减轻症状、改善关节匹配度并防止继发性软骨退变。应尽可能一期修复所有创伤性病损,对于有不稳定症状的剥脱性骨软骨炎病损,如骨软骨片段仍存活且范围≥1cm^2,同时有充分的骨床,亦应尽可能一期修复。对于不能一期修复的严重损伤,手术治疗方法可分为姑息性手术、修复性手术和重建性手术。姑息性手术(如清理术和灌洗术)用于治疗偶发性软骨病损,亦可用于治疗伴有明显机械性症状或半月板病理征象而要求又较低的软骨病损患者;此时,不需修补或置换损伤的关节软骨。修复性手术如骨髓刺激技术(钻孔、打磨关节成形术或微骨折技术),可促进软骨缺损区的纤维软骨愈合反应。重建性手术用新的关节软骨替换损伤的软骨;包括自体软骨细胞植入、自体骨软骨移植和新鲜同种异体骨软骨移植。考虑到前面讨论的有关因素,我们建议的治疗方法选择如下。

(1)一期修复:对于急性骨软骨病损或原位不稳定性剥脱性骨软骨炎病损,应尽可能一期修复。病损的大小和部位是决定骨软骨片段取舍(即去除还是给予固定)的主要因素。对股骨髁负重部位的较大碎片(>1cm^2)应尽可能予以固定。某些病损适于关节镜下固定,但为充分复位和固定碎片有时需要施行关节切开术。通常先用克氏针临时固定,然后用生物可吸收钉或金属螺钉固定。通常,手术修补后患者应避免负重,术后8~10周取出螺钉。术后可用持续关节被动活动机(CPM)进行关节功能练习,或在不用器械的情况下,让患者每天运动600~800个周期。若内固定物为无螺帽螺钉且螺钉充分陷入软骨下骨内,则无需将螺钉取出。

(2)清理术与灌洗术:姑息性手术(如清理术和灌洗术)用于治疗要求不高的偶发性软骨病损患者或病损较小(2~3cm^2)且症状较轻的患者。清理术尤其适用于治疗游离软骨碎片所致的机械性症状患者。然而,清理术和灌洗术只能暂时不完全地减轻症状。术后康复相对简单,包括耐受下负重和恢复关节运动。目前有学者采用热清理术治疗非全层关节软骨损伤。热清理术的提倡者认为该处理可使关节软骨和关节软骨病损组织变得光滑(防止增殖)。然而,若应用不当,热处理可损伤病损深层或周围的正常软骨,并有损伤软骨下骨的可能。因此,采用热处理治疗关节软骨损伤,应注意谨慎操作。

(3)骨髓刺激技术:骨髓刺激技术(例如钻孔术、关节打磨成形术或微骨折技术)适用于治疗小至中等大小(1~5cm^2)且中等要求的软骨病损患者。所有这些技术的原理都是刺激纤维软骨长入软骨缺损区。关节打磨成形术主要用于治疗膝骨关节炎而不是用于治疗局部软骨缺损。目前最常采用的骨髓刺激技术是微骨折技术。该技术一方面经钙化层清理软骨病损使纤维软骨修复组织长入局部软骨缺损区;另一方面,术中用特制锥穿刺骨下骨板以使损伤区暴露于软骨下骨内的祖细胞。对于大多数病例,微骨折技术用作局部软骨缺损的一线治疗方法,以期避免更大的软骨重建性手术。只有严格遵循术后治疗方案,微骨折技术才能取得最佳治疗效果,因此必须准备充分才能施行本手术。术后处理包括延长非负重期(4~6周),同时予以关节持续被动活动,或在不用器械情况下,让患者每天运动600~800个周期。

(4)软骨重建技术

①自体软骨细胞植入术:自体软骨细胞植入术(autologous chondrocyte implantation,ACI)适用于治疗中等要求或要求高的症状性关节软骨病损患者,且患者至少已接受一次关节镜清理术但手术失败。该技术主

要用于治疗较大的（2～10cm^2）、症状性膝关节软骨病损（主要用于治疗股骨髁病损）。近来有学者应用此技术治疗滑车和髌骨病损，特别是在联合应用髌骨远端力线重建的情况下。ACI 手术分两期进行。首先一期关节镜下活检，取出 200～300mg 自体软骨细胞，而后在二期关节切开术中将软骨细胞植入软骨缺损区。术中以 6-0 缝线缝合骨膜片覆盖缺损，然后用纤维蛋白胶封闭。ACI 的术后修复组织具有持久耐用、机械稳定的特点；同时组织学检查表明，该组织为透明样组织。ACI 还可用于治疗骨丢失深度不超过 6～8mm 的剥脱性骨软骨炎病损。ACI 术后处理要求高，应延长保护性负重时间；持续被动关节活动范围练习 4～6 周。ACI 可减轻临床症状，但对于某些病损（如髌骨关节病损），术后可能需要 12～18 个月才能使症状缓解。

②自体骨软骨移植：自体骨软骨移植通常用于治疗股骨髁部软骨病损。一般不推荐应用本方法治疗髌骨软骨病损，因为供区和受区的软骨厚度不一致。此外，当应用自体骨软骨移植重建滑车软骨病损时，应注意使植入物与滑车曲线相匹配。受供区来源限制，自体骨软骨移植通常适用于治疗小至中等大小的软骨病损（0.5～3cm^2）。供体可通过关节镜或小切口从股骨髁间窝或股骨滑车外侧面取材。当病损较大时，可采用多软骨栓"马赛克成形术"治疗。自体骨软骨移植的优点是，供体为自体组织并即刻获得正常透明软骨结构。然而，自体骨软骨移植也有包括供区受损、移植物方向正确定位和植入技术难度大、骨软骨栓之间遗留间隙的缺点，若移植物处理或植入不当，还可能导致软骨或软骨下骨碎裂。

③同种异体骨软骨移植：新鲜同种异体骨软骨移植是将含有软骨下骨及其表面透明软骨的复合尸体移植物植入软骨缺损区。同种异体骨软骨移植适用于治疗年龄较大、中等或较大关节软骨病损、要求相对较高的患者，病损通常伴有骨丢失（＞6～8mm）；亦可用于治疗更大范围的（3cm^2，整个半髁）关节软骨病损，而不论患者要求高低。同种异体骨软骨移植最常用于治疗股骨髁部软骨缺损，但也可用于治疗髌骨、滑车软骨病损，当联合供体半月板移植时，还可以用于重建胫骨内侧和外侧平台软骨病损。另一个较重要因素是患者的年龄。相对于 ACI，40 岁以上的患者可能更适用于同种异体骨软骨移植，其原因除了生物学因素以外，还可能与患者不愿接受 ACI 较长的康复过程有关。此外，年轻患者的表浅软骨病损仅适用于 ACI 而不适用于同种异体骨软骨移植，因为前者不破坏软骨下骨。

同种异体骨软骨移植的关键是用于受区大小相匹配的供体组织实现受区关节面的解剖学重建。活检显示新鲜骨软骨移植组织中的供体软骨细胞活性良好（60％ 或更高）。同种异体骨软骨移植的优点主要是可一期重建大范围骨软骨缺损；缺点包括供体来源不足、手术难度大、费用高并有传播疾病的危险。术后要求患者不负重 6～8 周，并进行关节持续被动活动。

④关节成形术：人工关节成形术（包括半髁、髌骨和全膝关节成形术）仍是可供选择的重要治疗方法。

3. 康复原则　在这里介绍一些通用原则。姑息性手术后应尽快恢复关节运动而无须限制负重或关节活动范围。修复性手术需要严格保护损伤区使其免受载荷以促进缺损区愈合，然而应鼓励关节全范围活动以利软骨营养。与之类似，重建手术亦需要保护病损区使其免受载荷以利损伤愈合，同时也鼓励关节运动。保护性负重 6 周后，逐步增加负重。根据手术情况决定恢复关节完全自由活动幅度的时间，一般需要 4～18 个月。

4. 结果　有关各种关节软骨损伤治疗方法的临床效果的报道很多；然而，关于不同治疗方法间的比较研究极少。此外，由于不同治疗方法有其各自相应适应证,因此很难比较不同关节软骨病损治疗方法的临床效果。研究中的群体差异,包括患者年龄、损伤的大小、位置,以及共存的不同病理情况都会影响不同治疗效果间的比较。同时应该指出,如果适应证选择适当,各种治疗方法都可取得良好的治疗效果。有报道在膝关节炎治疗的早期研究中关节软骨清理术的临床效果,优良率分别为58%和41%。亦有研究指出对于孤立性髌骨软骨病损,采用双极高频电刀进行髌骨清理比用机械刮刀清理效果更好。简单清理、清除游离软骨碎片,可用于治疗偶发性无症状性病损,亦可治疗低要求症状性患者的小范围病损。总的来看,关节打磨成形术的治疗效果并不确切,通常在术后2~3年症状复发。作为一线治疗方法,微骨折技术在处理较小的软骨病损方面有价值,但极少有关于此术式成功率的临床报道。软骨重建性手术(自体骨软骨移植、同种异体骨软骨移植和自体软骨细胞移植)的各种治疗方法均在相应群体的大部分患者中取得了良好的治疗效果,说明对于关节软骨病损患者,软骨重建性手术是可供选择的治疗方法。然而从科学的角度讲,报道中不同的患者群体以及非标准化的效果评价使得我们很难说哪一种治疗方法比另一种更好。

5. 并发症　关节软骨损伤术后并发症罕见并与关节镜并发症相似。最常见的并发症是症状缓解不完全或疼痛复发。此时,应该从选择一线治疗方法改为选择二线治疗方案。其他主要的并发症包括术后关节强直,特别是在联合施行其他手术(例如同种异体半月板移植)或在髌骨及滑车软骨病损术后更易出现。除了症状复发以外,修复性手术很少发生其他并发症。然而,软骨下钻孔可能对骨质造成热损伤,这也是在几种骨髓刺激技术中,更推荐微骨折技术的原因。软骨重建性手术有其各自特异的并发症。ACI的并发症与术中应用骨膜片有关,包括肥大

及其骨膜片与缺损床分离;若发生可能需要关节镜清理治疗。此外,骨软骨移植手术可能发生移植物从移植部位脱出,但应用压配技术后这种并发症很少见。在生物机械载荷过大或在软骨或软骨下骨移植物生物学失效的情况下,还可能发生移植物塌陷。

6. 治疗原则　对所有治疗方法而言,严格遵循手术技术操作规程和严格的术后管理是成功的关键;然而,为有效缓解临床症状和改善关节功能,严格适应证选择也至关重要。此外,各治疗方法之间存在着适应证重叠问题,再加上需要考虑的其他诸多因素,都使治疗方案的确定非常复杂。需要考虑的主要因素包括病损本身因素,例如损伤的大小、深度、部位和包容程度;患者特异性因素包括先前处理的效果、共存疾病(如韧带功能不全、半月板缺损)、患者的年龄、目前及预期活动水平、患者的期望值,以及医师的熟练程度和经验。考虑到确定治疗方案的三个主要影响因素:损伤的大小、患者的要求、是首次手术还是二次手术,我们制订了治疗原则作为选择治疗方法的指导;实际操作中应根据患者本身因素对推荐的治疗方法做出相应调整。

总的来说,我们仅对小至中等大小(2~5cm²)且患者要求低的病损采用简单清理的方法来处理。对于范围小但患者要求高的病损,首先采用骨髓刺激技术中的微骨折技术来处理。如果不能有效缓解临床症状,我们则改行自体骨软骨移植。对中等大小且患者要求高的病损,我们一般采用ACI治疗。伴有明显骨丢失的软骨病损(>6~8mm),最好采用新鲜同种异体骨软骨移植治疗。如果病损范围较大,患者年龄较大而要求又不高,我们的主要治疗方法是清理术或微骨折技术。尽管我们也采用微骨折技术治疗年轻或要求较高患者的同样病损,但为使该群体的治疗预后更有保证,通常考虑施行软骨活检、ACI。如果同时存在明显骨缺损或缺损特别大,我们采用作为二线治疗方案的同种异体

骨软骨移植治疗。同种异体骨软骨移植也是 ACI 治疗失败患者的二线治疗方案。尽管存在影响治疗方案确定的若干因素(包括需要同时处理的共存病理情况),但制订软骨病损的基本治疗原则对于选择最佳治疗方案还是非常有帮助的。

(陈国强　陈　扬　曾昭勇)

第二节　肩关节镜外科手术

一、概述

100 多年前,肩关节疾病的治疗可谓停滞不前。治疗肩关节疼痛一直采用膏药和草药、热敷和冷敷、同情的看护和安慰治疗。外科医师能做的局限于正骨法和截肢,如我们熟知的 Hippocrates 法复位脱位的肩关节。对于慢性肩关节不稳定,Hippocrates 还描述了使用红热的烙铁在腋窝部形成焦痂以产生挛缩的方法来消除不稳定。

直至 19 世纪的中晚期,麻醉药物的发明带来了一项突破性技术——肩关节外科手术治疗。Bankart、Perthes 和 Nicola 等学者开始对肩关节不稳定施行了手术,E. A. Codman 报道了外科手术修复肩袖撕裂。20 世纪开始,在 Neer 等学者的开拓和努力下,肩关节成形术也逐渐发展成熟。

肩关节外科的下一个真正意义上的全面跨越式改变,令大多数外科医师感到惊奇的就是关节镜。这看上去不起眼的设备最初被认为只有诊断能力,即使到了现在,仍有许多骨科医师对其陌生甚至带有歧视。在 20 世纪 90 年代,肩关节镜手术突破障碍,获得了飞速发展,引起主流肩关节外科医师的震惊。肩关节镜手术具有无法被忽视的优越性,关节镜如同胃肠镜一样,首先是一项诊断的工具,只需不足 5mm 的切口,就可以允许手术医师在不破坏浅层结构及没有任何空间限制下观察到病理解剖。观察能力的扩展极大地改善诊断的能力和提升对病变的认知,例如 SLAP(肩关节上盂唇从前到后的撕裂)损伤;还能改善诊断的准确性,例如对肩胛下肌撕裂的诊断;对于肩关节不稳定病例,能够更加精确地测量骨缺失程度,更好地评估植骨的需要;对于肩袖撕裂,能够更加准确地确定撕裂类型,从而使肩袖在生理性张力松弛状态下获得解剖修复。

得益于微创的理念和技术,肩关节镜手术患者的临床疗效也获得很大改善。首先,肩关节镜手术的感染率显著低于肩关节开放手术,2000 年 ISAKOS 协会的并发症登记系统内注册有 6000 万例肩关节镜手术,只有 4 例感染的报道,发生率为 1/15 000。其次与开放手术相比,术后肩关节僵硬的发生率也显著下降,而且,在肩关节镜下关节囊松解的技术得到发展后,经验丰富的关节镜手术医师能够通过镜下的松解轻易解决困扰手术的威胁。

值得一提的是,肩关节镜从开始的被歧视、被打击,到现在的不可忽视成为主流。最初愤世嫉俗者抗拒改变,强调关节镜手术发展完全是公司利益的驱动,充满金钱味。然而笔者认为,假如该技术毫无优点,必将遭到市场的抛弃,不能一直发展下去。其次肩关节镜被排挤更深入的原因在于肩关节镜学习曲线相对较长,初学者们必须经历漫长的 S 形曲线缓慢上升的初级阶段,才能突破瓶颈,成功地转化和融合技术,给患者带来了受益。

目前,具有无比优越性的肩关节镜手术已经基本取代开放手术的地位,完成甚至超越开放手术能做到的操作。然而下一个技术的突破仍需要大量的学者去探索,生物强化技术已出现,干细胞技术、合成生物学、RNA 干扰、纳米技术也是发展的前景。前路漫漫,在无数先辈、学者的不断开拓下，相信前方必定会出现更多的惊喜。

(一)解剖结构与生理功能

1. 肩关节的解剖结构与生理功能

(1)肩关节：肩关节有广义和狭义之分。广义的肩关节是指肩关节复合体，主要包括盂肱关节、肩锁关节、胸锁关节、肩峰下关节和肩胛胸壁关节5个部分。其中后两者都不是真正的关节，但其生理作用都类似于关节，而且和其他3个关节一起组成一个协调的、相辅相成的解剖和生理复合体，共同完成复杂而和谐的肩关节运动。而狭义的肩关节就是指盂肱关节。就肩关节镜来说，除了胸锁关节外，其他4个关节的疾病都经常成为镜下手术对象。所以，为了做好肩关节镜手术，我们不单单要了解狭义的肩关节解剖，广义的解剖结构也同样需要好好掌握。当然，由于这几个关节解剖结构的特点和功能不同，使得肩关节镜最常应用的是盂肱关节和肩峰下间隙。故此二者的解剖结构需做重点了解。

(2)盂肱关节：骨性组成是肱骨头和肩胛骨关节盂。软组织构成主要有关节囊、盂肱(关节囊)韧带、盂唇、肩袖等。盂肱关节的解剖特点是两个关节面非常不对称，关节囊薄且松弛，活动度大，主要靠肩袖及其周围肌肉对其提供稳定性支持，导致稳定性较差。另外，肱二头肌长头腱从肩胛盂的盂上结节处发出，经肩关节囊内走行，从肱骨头大小结节间的结节间沟逐渐走出关节囊，远端延续成肱二头肌长头肌肉。其虽然不直接构成关节及关节囊的一部分，但它对肱骨头的稳定尤其是上方的稳定性提供了很重要的帮助，而且其生理功能和肩关节的生理功能紧密相连，使得它也成为盂肱关节疾患中的一个常见结构。

(3)肩袖：也被称为肩袖复合体，是由盂肱关节囊周围4个短肌的扁腱构成，分别是冈上肌腱、冈下肌腱、小圆肌腱和肩胛下肌腱，它们组成的肩袖复合体是增强盂肱关节稳定性最主要的动力性结构。肩袖肌腱部厚约5mm，下表面(关节面)光滑，与关节囊紧密相连，不可分离。前3个肌腱共同止于肱骨头的大结节部，使得肩袖肌肉收缩时，张力主要集中于此；而肩胛下肌腱则止于二前的小结节上。

(4)肩峰下间隙(关节)：是由Laughlin和Bosworth在1941年命名的。是指由上方的肩峰和喙肩韧带、下方的大结节、中间的肩峰下滑囊所构成。其在肩关节外展、上举及旋转运动中起着关节的功能。冈上肌和肱二头肌腱长头是维持肩峰下关节的主要动力结构，而肩峰下滑囊是此关节的润滑和吸收装置。

(5)肩锁关节：肩锁关节是由肩峰内端及锁骨的外端，借助于关节囊、肩锁韧带、三角肌、斜方肌腱附着部和喙锁韧带(锥状韧带及斜方韧带)等连接而成。有时关节内有软骨盘。肩锁关节的功能有二，即肩胛骨的上提和下降，以及肩胛骨的内收和外展。前者如耸肩(上提)，后者如推铅球动作。

(6)肩胛胸壁关节：骨性结构由肩胛骨和组成此处胸壁的肋骨构成，主要软组织和肌肉结构有肩胛下肌、前锯肌和前锯肌上、下滑囊。肩胛骨和胸壁之间的主要运动方式有平移和旋转两种。另外，在肩关节上举活动中，肩胛骨还可以出现前倾、后仰、内收及外展运动，表现为肩胛骨水平轴和长轴与身体冠状面之间产生的角度变化。

2. 肩关节的活动度　正是由于肩关节复合体的结构复杂性和盂肱关节的独特解剖特点，使得肩关节的活动范围要明显大于其他关节，而且也更加复杂。不过，这也正是维持人类适应复杂社会劳动生活的重要解剖基础。

(二)适应证与禁忌证

肩关节镜术既可以作为诊断性检查手段，也可以作为治疗方法。

1. 适应证(一般适应证和特殊适应证)

(1)肩关节不稳

①怀疑盂唇损伤者,如果镜下手术可以修复则直接修复,如果不能,如骨性缺损明显等,需要中转切开者,关节镜则成为帮助确定损伤情况的重要探查工具。

②顽固性肩峰下疼痛或功能障碍,怀疑冈上肌腱撕裂或肩峰下滑囊病变需要手术处理者,根据镜下情况可以确定是镜下修复还是切开修复。

③非典型性肩关节疼痛:怀疑软骨损伤、软骨性游离体需要取出,或者滑膜炎需要手术切除者。

④对肱二头肌腱长头腱及 SLAP 的损伤,通常关节镜能做出准确的判断,既可以作为观察方法,也可以在镜下修复。

⑤肩胛下肌腱靠近小结节止点附近的损伤或者断裂,通常可以通过关节镜确定诊断,并实施治疗。

⑥肩锁关节骨关节病,可以进行镜下手术清理及镜下锁骨远端部分切除。

⑦钙化性肌腱炎疼痛严重且非手术治疗无效者,可以采用镜下清理,甚至清理后的肩袖缺损缝合。

⑧既往肩关节手术失败,需要通过直视手段来帮助确定诊断者。因为手术过的肩关节,MRI 检查常有异常信号,判断肩关节病损经常比较困难,常有假阳性表现。所以可以用肩关节镜全面判断肩关节情况。

(2)特殊适应证

①肩周炎以及某些手术造成的肩关节粘连,功能锻炼效果进展不明显者。

②喙突骨折,移位不远者,可以通过镜下尝试复位内固定。

③肩关节复发性前脱位,也可以尝试进行关节镜辅助下的 Latarjet 手术。

④肩锁关节脱位,可以在关节镜辅助下进行喙锁固定术(可以应用肌腱、两端带锁扣的聚丙烯襻以及 Fiberwire 等非常结实的缝线等)。

⑤肱二头肌腱长头需要进行切断及移位者,可以在镜下进行转移并缝合固定于联合腱上。

2. 禁忌证　切口周围有感染或者全身状况不许可者。

(三)并发症与预防

肩关节镜手术与其他关节镜手术一样,尽管创伤小,术中和术后并发症的发生率很低,但是由于受各方面的因素和影响,仍然存在并发症与意外,甚至出现严重的并发症。因此,要有充分的了解和认识,严格掌握手术适应证,术前要认真进行准备。由于肩关节镜手术对体位的特殊要求——即每位患者都需要摆出特殊的体位,尤其是侧体位患者还需要进行肢体的牵引,所以肩关节镜手术的并发症实际上可以分为特殊体位造成的并发症和手术本身造成的并发症两个部分。

1. 与手术体位相关的并发症

(1)颈椎损伤:通常由于摆体位时没有注意安排专人保护患者的头颈部造成。一般来说,负责为患者摆体位的医师和麻醉医师应该共同负责保护患者的头颈部,并协调所有在场辅助摆体位人员的合作,以免出现这样的风险。

(2)臂丛神经麻痹:多数发生在侧体位、患侧上肢有牵引物时如果手术操作时间过长,即可导致。故需要注意牵引的重量不能过大,争取减少牵引的时间。当然,多数的麻痹可以自动恢复,但仍需特别注意尽量不引起此类损伤,以减少对患者心理的影响和对手术效果的观察。

(3)压疮:主要由于患者与手术床接触的身体部位下应用的铺垫物不够、同时手术时间较长而造成,一般虽不严重,但会给患者造成一定的痛苦。所以在患者身体各个比较突出的部位都要进行很好的铺垫保护,并固定好患者的体位,以免手术中过多的移动导致软组织和皮肤磨损。

（4）腰骶部软组织劳损：主要是由于采用沙滩椅位的患者上身和臀部没有完全靠在手术床面上所致。如果在患者平卧时其臀部位于沙滩椅手术床的折角处的远端，则在折角处弯折后，就会出现患者上身和臀部不能完全靠在手术床面，腰部会明显出现整体向后凸，时间一久，就可以引起腰骶部软组织劳损，会造成患者术后腰骶部疼痛，故需注意在弯折手术床前，应将患者尽量置于靠近床头的一侧。

2. 因手术造成的并发症

（1）肩关节内软骨、肌腱等结构损伤：这是所有关节镜手术的共有的并发症，有时候因为关节间隙狭窄、结构变异或者手术难度高而难以避免。但作为一名临床手术医师，应该尽量做到像爱护自己一样爱护患者的身体，小心、耐心操作，熟悉解剖，提高手术技术，尽量减少甚至避免对患者造成的医源性损伤。

（2）肩关节外周组织结构损伤：例如锁骨下动静脉和神经、肌皮神经、腋神经等损伤。一般都是由于解剖不熟悉、切口位置过低、暴力盲目操作等引起。所以需要合理的手术入路和手术操作，减少副损伤。

（3）关节内出血：虽然关节内少量出血不可避免，但也需要注意在结束关节镜手术所有操作之前，进行探查，不要遗漏明显的活动性出血点。如创伤较大，不除外出血会较多者，可以放置引流。

（4）器械损坏：所有的器械都有一定的使用强度和寿命，还有各自合理的使用范围和方法，不应过度或者不合理地使用各种器械，否则这种风险会增加。

（5）感染：肩关节镜手术的感染率非常低，可一旦发生对患者的不利影响是很大的。所以也需要严格手术的无菌原则和操作，避免感染的发生。

（6）术后关节粘连：通常由于手术后疼痛，患者功能康复练习不足引起。术后疼痛在比较大的手术，例如肩袖巨大撕裂修复中比较明显，导致患者术后不敢练习肩关节活动范围，数日或者数周后就可以出现肩周炎甚至关节粘连。所以我们建议术后使用比较充分而有效的镇痛治疗，如臂丛麻醉置管、口服镇痛药、合理的冰敷等，来减少患者的术后痛感。当然，由专业的康复医师帮助患者康复或者给予其正确的指导也是避免这种并发症出现的重要一环。

（四）体位与麻醉

1. 体位 手术时的体位选择是根据以下因素考虑的。一是能够提供理想的手术入路，同时在术中易于灵活改变；二是便于关节镜插入关节内，同时，也可使检查和治疗的技术操作顺利进行；三是舒适而不增加患者痛苦，并能使其较长时间地耐受和配合手术的进行。肩关节镜手术体位主要有以下两种。

（1）侧卧位：上身微微后倾 20°～30°，肩关节外展 40°～70°，屈曲 20°，或外展 20°，屈曲 20°；牵引重量为 3～5kg。牵引方式主要有袖套式和夹指式（将患侧手指固定于一块有扇形滑动槽的塑料板上，6 个滑动槽内都有相应的滑动橡胶块，均匀地固定 5 根手指）两种。前者应用较为普遍，但操作过程不如后者方便。需要注意的是，患者与手术床接触的部分都要有适当厚度的软垫来保护以免产生患者的不适甚至压疮，尤其是骨突部位。头枕和胸枕当然也是必不可少的。一般在下腰部还需要有一个带有软靠垫的体位支架，用来防止患者向后方翻倒。另外，还需用一条跨手术床的束带来固定骨盆部位。如果术中采用的手术单并非防水的，应该在非防水单外另外增加防水布或者塑料布，以免术中液体渗透至非无菌区导致污染。侧卧位的优势在于可以减少一个用来牵引上肢的助手，并使盂肱关节间隙甚至是肩峰下间隙变大，所以适合于肩关节前脱位的镜下修复术，也被部分医师应用于肩袖缝合术。但因为上肢固定，不适用于需要在术中活动肩关节的手术,如关节囊松解等。

(2)沙滩椅位:最好应用肩关节沙滩椅体位手术专用的、带有头架的手术床。患者上身倾 70°~80°,髋屈曲 90°,膝关节屈 50°左右,肩胛骨内缘到床缘。需要保证患者身体的背侧充分地紧贴手术床面,以免造成对患者身体的副损伤。头架最好可以进行两侧平移,这样可以更好地暴露出需要手术的肩关节,提供更好的手术操作范围。肩胛骨后方的 1/3 手术床部分是可以取下来的,以保证充分地暴露患侧肩。头部则使用宽粘膏绷带辅助固定于手术床近端的头架上。最好用软布带将患者上身固定于手术床上,以免在术中牵引患肢时导致身体移动,使颈部受到过分牵拉。另外,双侧大腿、膝关节、足跟下方都应该用水囊或者软垫垫起以免对这些组织产生过强的压迫。如果术中采用的手术单不防水,应该在手术单外加防水布或者塑料布,以免术中液体渗透至非无菌区导致污染。沙滩椅位适用于绝大部分肩关节镜手术。因为它有 3 个很大的优势:一是在需要从关节镜手术转为切开手术时,不需要改变体位,因为沙滩椅位也基本适用于各种肩关节的切开手术;二是患者身体的长轴和手术者基本平行,所以很容易把握关节镜下的手术方位,尤其适用于初学肩关节镜手术的医师;三是可以方便地转动肩关节,便于全面、动态地观察肩关节内及肩峰下间隙的情况,还可以进行如粘连松解后的推拿。

2.麻醉　主要包括手术麻醉和术后镇痛两个部分。

(1)手术麻醉:一般均采用全身麻醉。因为颈丛麻醉不能保证完全的镇痛效果,导致患者不容易耐受手术,尤其是难以长时间保持同一姿势。另外,全身麻醉也有利于进行控制性降低血压,将收缩压控制在 95~100mmHg,可以明显减少手术野的出血,保障手术的顺利进行。需要注意的是,采用沙滩椅位时,最好应用螺旋丝增强型气管导管,

其中有螺旋形的钢丝支架,可以保证气管导管在弯曲时不打死折,便于手术中呼吸道的管理,避免患者在手术中发生意外。

(2)术后镇痛:术后镇痛同样重要,因为很多肩关节镜手术的患者术后都会有比较明显的痛感。这样会影响患者的术后休息和康复练习。目前,应用较广的方法是入路处的皮下组织及肩峰下间隙内注射局麻药(如丁哌卡因等);另一个是患侧臂丛的麻醉置管,术中术后都可以通过留置在臂丛神经鞘膜旁的细管注入局麻药,以减轻疼痛,而且还具有方便重复给药的优势。当然,置管的方法也有其缺点,主要是局部的不适和患者的麻木感。因为局麻药麻醉效果和范围的控制需要非常精确,否则会很容易造成臂丛神经支配区的麻木感,这会引起患者的不适甚至担忧。

(五)肩关节镜手术入路

手术入路是实现肩关节镜手术操作的前提,选择合适的入路可以大大提高手术效率,减少并发症的发生。在做肩关节镜诸入路之前,最好先进行肩关节重要骨性结构的体表标记,这样有利于术中定位和定向,减少反复触摸造成的时间损耗,也最大限度地避免了由于术中软组织肿胀造成的触诊困难。通常需要标记的结构是肩峰远端、锁骨远端(两者的结合部就是肩锁关节)和喙突。有的医师建议先标记锁骨的后上缘,后标记肩峰外缘,因为前者的位置更容易从体表触诊清楚,而后者在部分肥胖或者肌肉发达的患者则不易触诊清楚,做完准确的标记后,就可以开始建立关节镜入路。现就主要的入路介绍如下。

1.后入路　它是肩关节镜手术的最常选用入路之一,通常也是第一个需要建立的入路。位于肩峰后外侧角下缘 1~3cm、内侧 1~2cm 处。但也有学者主张将其稍微做得更低一些,位于肩峰后下软区的下部,基本位于盂肱关节的矢状轴与后方皮肤的交点上。

后方入路向着喙突的方向穿过三角肌后部冈下肌、关节囊进入关节腔。同时,此入路

同样是穿刺进入肩峰下间隙(肩峰下滑囊)的首选入路。此时,穿刺方向则需向着肩峰前外侧角的方向。进行入路穿刺时,需要注意避免损伤周围的重要神经。腋神经从臂丛后束分出后,经过肩胛下肌下缘,向后,从四边孔穿出,出点位于关节后缘中点下方平均3.6cm,一般认为此入路不宜太靠下,超过肩峰后缘下方5cm有损伤腋神经的可能。肩胛上神经离关节上缘约2cm,在肩胛冈水平离关节缘最小距离为1cm(平均1.8cm)的。因此,穿刺时,如钝棒向内侧滑脱,则有损伤此神经的可能。

2. 前上入路 也是最常选用入路之一。骨性标志包括肩峰喙突尖及肩锁关节。一般位于喙突尖的外上方,喙突尖和肩峰前外缘连线的中点,与肩锁关节位于同一矢状面内。此入路的危险是头静脉、臂丛以及肌皮神经。头静脉位于胸大肌与三角肌间沟内,位于穿刺口内侧。臂丛神经,一般认为在喙突尖下5cm,而肌皮神经位于喙突尖下2～5cm。因此,只要喙突尖识别准确,一般不会损伤神经。但是,肥胖患者的喙突尖的识别有一定难度,应加以小心。

3. 外侧入路 位于肩峰前外缘的外侧2～3cm,常作为镜下肩峰成形术的入路之一。

4. 前下入路(5点入路) 是最有危险性的入路,位于喙突尖下2cm;或者肩关节最大内收时由内穿过肩胛下肌腱上1/3。常仅在行镜下Bankart固定术时使用,其最大的危险性在于离臂丛、肌皮神经及腋下动静脉的距离比较近。离肌皮神经的平均距离为22.9mm,离腋神经的平均距离为24.4mm。

5. 后外入路(7点入路) 位于肩峰后外缘下4cm,外2cm,离腋神经的平均距离为3.7cm。

6. 上入路(Neviaser入路) 位于肩峰内缘、肩锁关节后侧三角区内,大约在肩峰内缘内侧1cm处。肩锁关节成形术、SLAP损伤的缝合或肩袖缝合时可以使用,有时作为出水辅助通道。此入路还可以作为缝合前下盂唇和关节囊时的辅助入路,用以在缝合前引入根牵引线,预置缝于前下关节囊,向上牵引后可使前下盂唇和关节囊的缝合难度减小。其危险是可能损伤冈上神经和动脉,约在入路内侧2.5cm。入路必须穿过冈上肌,不过幸运的是穿过的是肌肉而非肌腱。

(六)术中出血的控制

这对顺利地进行肩关节镜手术,保证清晰的镜下手术视野非常重要。由于肩关节镜手术不能使用止血带,要做到这一点,需要注意以下这些问题。

1. 控制性降血压 因为肩关节手术无法应用止血带,所以将血压适当降低就成为减少出血的首要手段之一。如果患者没有心、脑、血管系统的相关病史,一般会对降压的耐受力较强,可以将收缩压控制在95～100mmHg(12.6～13kPa)。如果患者有这些病症,则需要注意不应将血压控制得太低,一般来说,平均动脉压不应低于80mmHg(10.6kPa)。尤其对于采用沙滩椅位的患者,更需要注意,以免造成心脑等重要器官的供血不足。

2. 采用合理的入水灌注系统 关节镜液体泵装置是最好的选择。因为可以很好地控制灌注压和入水量(如灌注压80mmHg左右)。适当的压力则可以很好地抑制微小血管的出血,使操作可以顺利地进行。当然,目前国内液体泵装置并不太普及,多数还是应用重力灌注法。使用时需要注意将袋装灌洗液悬吊超过手术平面1～1.5m;有条件的话可以4袋灌注液同时使用,可以得到更大的灌注压。这样就可以减少微小血管的出血,使手术视野保持清晰。

3. 恰当的外力压迫 像关节镜入路处的皮下出血,在置入器械后不久一般就会自动被压迫停止;而当液体从入路处涌出时,由于Bernoulli效应所造成的术野内液体湍流,从而导致的视野不清,可以通过请助手在入路闲置时用手指直接按压入路口的方法得到较好的解决;在做肩峰下成形时,通常会遇到胸肩峰动脉肩峰支或者其他小血管出血,此时可以让助手用手指按压住肩峰前外缘处的软组织,一般可以很好地压迫住出血的血管,获得清晰的视野。

4. 射频电凝止血装置　对于通过控制性降压、适当增加灌注压后仍然不能控制的出血点,使用射频电凝装置止血通常简便易行,效果确定。对于临时压迫止血后的出血点,在解除压迫后也可以进行电凝止血。但需要提醒大家的是,不要滥用射频止血,因为止血的同时,也会带来相邻组织的损伤,影响接下来的组织愈合。

(陈　扬　陈显辉　谭伟权)

二、肩袖损伤

(一)概述

1. 肩袖撕裂　据统计,肩部疼痛的发生率仅次于背痛和膝关节疼痛,位居全身各关节疼痛的第三位。肩袖撕裂是造成肩部疼痛和功能障碍的常见原因。文献报道,在肩部病变中,肩袖病变占约 60%。肩袖撕裂的发生率 7%~26%。近年来,人口老龄化趋势及老龄人群参加体育运动的比例不断增加,肩袖撕裂的发生率逐渐增加。年龄与肩袖撕裂的发生密切相关,60 岁以下人群中,肩袖全层撕裂的发生率低于 6%,60 岁以上人群中达 20%~30%,70 岁以上人群中达 50%。部分撕裂的发生率高于全层撕裂,Fukuda 统计肩袖全层撕裂的发生率为 7%,部分撕裂的发生率则是 13%。有关流行病学调查显示,从事一些特定职业人群容易出现肩袖撕裂,包括园林工人、搬运工、木工、油漆工等。另外,某些运动项目的运动员如棒球、游泳、投掷、举重、网球等,易出现肩袖撕裂。

2. 肩袖部分撕裂　是肩关节疼痛和获得性功能障碍的常见原因。尸体研究中肩袖部分撕裂的发生率在 13%~32%。许多临床和尸体研究发现,肩袖部分撕裂较全层撕裂更为多见。Codman 首先于 1934 年将肩袖不完全撕裂定义为肩袖腱性止点的不完全破坏、腱内变性和 Rim-Rent 损伤。Neer 此后提出肩袖上表面与喙肩弓的机械性撞击是肩袖部分撕裂的原因。由于人口老龄化及许多老年人的生活方式更为活跃,使得对于肩袖部分撕裂患者的准确诊断和治疗变得更为重要。

(二)相关解剖

肩袖由冈上肌、冈下肌、小圆肌和肩胛下肌共同组成。各肌腱与前后关节囊紧密贴合。冈上肌腱被喙肱韧带所加强。Ellman 认为正常肌腱止点的宽度是 10~12mm。Dugas 的尸体研究显示,冈上肌、冈下肌和小圆肌在肱骨大结节止点的面积分别是 1.55cm^2、1.76cm^2 和 22cm^2,总面积 6.24cm^2。肩胛下肌在肱骨小结节止点的面积是 241cm^2。在冈上肌中部,其止点的宽度为 14.7mm,肱骨头软骨边缘到腱止点的距离小于 1mm。

肩袖对于肩关节的稳定性和运动有重要作用。冈上肌可以压抑、稳定肱骨头,协助三角肌外展肩关节;冈下肌和小圆肌主要功能是外旋肩关节,防止肱骨头上移及后移;肩胛下肌主要功能是内旋肩关节,同时对肩关节前方的稳定有重要意义。肩关节外展的力量中,肩袖占 1/3~1/2,而在外旋的力量中,肩袖占 80%。生物力学研究证实,肩袖对于保持肩关节周围肌力的平衡非常重要。

(三)病因及损伤机制

1. 肩袖损伤　肩袖后上部(冈上肌、冈下肌和小圆肌)撕裂的原因包括严重创伤、反复微小创伤、外撞击、内撞击和肩袖组织退变等。

(1)肩峰下撞击学说:Neer 认为肩关节前屈、外展时,肱骨大结节部与肩峰前 1/3 和喙肩韧带发生撞击,导致肩峰下滑囊炎症,甚至肩袖撕裂。他认为95％的肩袖撕裂是肩峰下撞击造成的。这种撞击被称为原发性撞击。改变肩峰的形状,切断喙肩韧带可以消除喙肩弓对肩袖组织的撞击。

Morrison认为随着年龄的增加,与三角肌相比,肩袖肌力的下降更为明显。肩部外展时,肩袖对肱骨头的压抑力量下降,肱骨头上移,肩峰下间隙变窄,肱骨头与喙肩弓反复撞击,导致肩袖撕裂。这种撞击称为继发性撞击。Deutsch发现正常人在正常状态下,肱骨头处于正常位置,而处于疲劳状态时,肱骨头也出现上移。由此可以推测除了年龄因素外,长年的体育训练,尤其是肩部运动为主的项目,会导致肩袖肌力的下降,出现继发性撞击。

(2)内撞击学说:近年来,一些学者发现肩关节外展90°并极度外旋时,肩袖关节侧近止点部与后上盂唇发生撞击,导致两者的损伤。Jobe的尸体研究证实了这一现象。这种撞击被称为后内撞击。该病变主要见于投掷等项目运动员,其原因仍有争论。有人认为潜在的关节不稳是主要原因;也有人认为这种撞击是生理性的,只是由于运动员不断重复上述动作,才导致病理改变。

Payne对29例关节侧部分撕裂运动员进行手术治疗,发现单纯关节不稳者8例,关节不稳合并肩峰下滑囊炎者12例,单纯肩峰下滑囊炎者9例。

Valadie在尸体研究中发现当肩关节前屈、内旋时,肩袖关节侧近止点部与前上盂唇发生撞击。这种撞击被称为前内撞击。Struhl的临床研究证实了这种撞击,该研究10例患者都不是运动员,无关节不稳。

(3)退变学说:Codman指出肩袖撕裂最常发生于距肱骨止点1cm区域(critical zone),此区域正好是来自肌腹的肩胛上、下动脉的分支和来自大结节的旋肱前动脉的分支交界的部位,缺乏血供。有人发现冈下肌近止点部同样存在乏血管区域。而乏血管区域与肌腱发生退变、撕裂的区域是一致的。Lohr证实,此区域肌腱的关节侧几乎没有血管,组织血供很少,他认为这就是肌腱损伤后难以自行修复,进而出现撕裂的原因。Codman认为,肩袖组织退变导致肩袖撕裂,而撕裂起始于关节侧,并逐渐发展为全层撕裂。Wilson发现,随年龄增加,组织退变加剧,肩袖撕裂的发生率随之增加。

(4)创伤学说:创伤是造成肩袖撕裂的外部因素。严重的创伤可引起正常肩袖的撕裂,而已有退变的肩袖轻微的创伤即可能导致撕裂。Neviaser认为,创伤导致的撕裂多见于老年人,但有人发现许多患者并没有外伤。Neer认为创伤并非撕裂的始动因素,它的作用是加重了本已存在的撕裂。

由于体育训练、职业等原因而过度使用肩关节,不断重复肩上水平动作,是造成运动员等特定人群发生肩袖撕裂的常见原因。

许多作者认为肩袖撕裂是多种因素作用的结果。Hashimoto认为在发生退变的基础上,微小创伤会导致肩袖撕裂。孙常太认为引起肩袖撕裂的内在因素包括肩袖肌腱的乏血管区和冈上肌的特殊位置和功能,外在因素包括肩关节反复应用、肩峰下撞击和不同程度的肩部外伤。Morrison认为导致肩袖撕裂的原因中,撞击占75％,过度使用占10％,组织退变占10％,急性损伤占5％。

与冈上肌撕裂相比,肩胛下肌全层撕裂的发生率较低,但有人发现其部分撕裂的发生率并不低。多数人认为肩胛下肌撕裂是由创伤造成的。损伤机制主要为肩关节处于外展位时,强烈后伸或外旋。Sakurai在尸体研究中发现,所有肩胛下肌腱撕裂都始于其肱骨止点的最上部的关节侧,该部位也是肌腱退变最明显的区域,提示撕裂与肌腱退变有关。Gerber提出喙突下撞击理论,认为肩关节前屈、内收、内旋时,肩胛下肌腱与喙突发生撞击,导致肩前部疼痛。任何导致喙肱间隙狭窄的因素都可能引起喙突下撞击。

Friedman 研究 75 例喙突下撞击患者,喙肱间隙均小于 6mm,而 50 例正常者平均为 11mm。

2. 肩袖部分撕裂

(1)肩袖部分撕裂的原因存在争议,内因和外因都存在。大多数撕裂都位于冈上肌腱,撕裂最初可累及肌腱的关节侧、滑囊侧或肌腱内部。冈上肌腱的结构决定了关节侧的强度大约是滑囊侧的一半。因此,大多数部分撕裂发生于冈上肌腱的关节侧。

(2)目前认为,对于关节侧或腱内部分撕裂,组织退变是主要原因。随着年龄的增加,肩袖的血供逐渐下降,冈上肌腱的关节侧尤为显著。一项尸体研究将外观正常的肩袖与存在冈上肌腱部分撕裂的肩袖进行比较,外观正常肌腱的关节侧和滑囊侧均存在退变,且关节侧更为明显。存在部分撕裂的肌腱中,胶原纤维变细和肉芽组织形成更为明显。

内撞击是关节侧部分撕裂的原因之一。近年来,一些学者发现肩关节外展 90° 并极度外旋时,肩袖关节侧近止点部与后上盂唇发生撞击,导致两者的损伤。Jobe 的尸体研究证实了这现象。这种撞击被称为后内撞击。该病变主要见于投掷等项目运动员,其原因仍有争论。

与关节侧部分撕裂的发生不同,肩峰下撞击被认为是导致滑囊侧部分撕裂的主要原因。导致肩袖部分撕裂的其他外源性因素包括创伤和盂肱关节不稳。

(四)肩袖损伤分类

1. Neer 分型 Neer 将肩袖损伤分为 3 度,一度为肩袖组织充血、水肿;二度为肩袖纤维化;三度为肩袖撕裂。

2. 撕裂程度 肩袖撕裂分为部分撕裂和全层撕裂。

(1)部分撕裂:Ellman 将部分撕裂分为 3 类,即滑囊侧部分撕裂、肌腱内撕裂、关节侧部分撕裂。每一类根据撕裂深度又分为 3 度,1 度深度小于 3mm,2 度深度介于 3~

6mm,3 度深度大于 6mm 或超过肌腱全厚的 50%。

(2)全层撕裂:一是根据撕裂长度分为四类:小于 1cm 为小型撕裂,1~3cm 为中型撕裂,3~5cm 为大型撕裂,大于 5cm 为巨大撕裂。二是 Burkhart 根据撕裂形状将全层撕裂分为 4 类,即新月形、U 形、L 形和巨大的挛缩的撕裂。

上述分类主要针对后上部肩袖。肩胛下肌腱撕裂可分为部分撕裂和全层撕裂。

(五)临床表现

1. 肩袖撕裂 经常与其他疾患同时存在,如冻结肩、骨性关节炎、慢性不稳等,其诊断应综合临床特点及 X 线、B 超、MRI 等辅助检查进行分析。

年龄、性别等因素对诊断有帮助。过去,肩袖全层撕裂主要发生在 40 岁以上人群中,而现在,越来越多的人参加体育运动,肩袖撕裂在年轻人中的发病率不断提高,特别是从事肩部动作训练的运动员。绝大多数撕裂发生在患者的优势肩。

肩袖撕裂的常见症状包括肩部疼痛、力弱和活动受限,有些人会出现弹响、交锁、僵硬等症状。其中疼痛最为普遍,通常位于肩峰前外侧,但也可位于后侧,可以放射至三角肌止点区域。如伴有二头肌腱病变,疼痛可以放射至肘关节。存在喙突下撞击者,疼痛通常位于喙突周围。疼痛随肩部运动而加重,许多人出现静息痛和夜间痛。但许多肩部其他结构甚至肩部以外的病变都会引起肩部疼痛,需仔细鉴别。由于撕裂的程度不同或三角肌肌力强弱不等,肩部力量差别很大。区分真正的力弱和因为疼痛导致的力弱非常重要,因为这有助于鉴别肩袖全层撕裂和其他病变。由于疼痛、力弱等原因,肩部主动运动往往受限。全面的体检对于诊断至关重要。包括视诊、触诊、活动范围、肌力、撞击诱发试验及其他特殊试验,并与健侧进行对比。大型或巨大撕裂,病程较长,冈上肌甚至冈下肌可出现明显萎缩。压痛主要位于肱骨大结节和肩峰前外缘。详细检查各方向主、被动活动范围,除非合并冰冻肩等病变,被动活动往往不受限。检查肩袖肌力的主要方法包括:①冈上肌试验(Jobe test),用以检查冈上肌肌力;②抬离试验和压腹试验,用来检查肩胛下肌肌力;③肩外展 0°及 90°位外旋抗阻试验检查冈下肌和小圆肌肌力。撞击诱发试验包括 Neer 撞击征和 Hawkins 撞击征。对于年轻患者,需仔细检查有无关节不稳。Lyons 对 42 例肩袖全层撕裂患者的研究表明,临床检查的敏感性达 91%,与 B 超及MRI 检查敏感度相当。

2. 部分肩袖撕裂 部分撕裂可能是肩袖疾病的中间阶段,最终会发展为全层撕裂。许多研究均发现部分撕裂患者年龄较全层撕裂为小。但是,撕裂进展过程和临床表现的相关因素仍不清楚。

与肩袖炎症或全层撕裂比较,肩袖部分撕裂其临床特点无特殊,主要症状包括疼痛和活动受限。疼痛位于肩峰周围,肩外展、上举时加重。Fukuda 认为滑囊侧部分撕裂的疼痛程度往往较全层撕裂更为剧烈。某些滑囊侧撕裂,由于撕裂组织呈瓣状,可引起交锁和肩峰下间隙弹响,有一定诊断价值。

(六)影像学检查

1. 肩袖撕裂

(1)X 线:应常规拍摄肩关节正位及冈上肌出口位 X 线片。典型改变包括肩峰下表面硬化和骨赘形成、大结节硬化及囊性变。肱骨头上移、肩峰下间隙变窄提示存在巨大撕裂。通过冈上肌出口位可以评价肩峰的形状。Bigliani 将肩峰形状分为三型,Ⅰ型为平直形肩峰,Ⅱ型为弧形肩峰,Ⅲ型为钩状肩峰。并认为Ⅱ、Ⅲ型肩峰与肩袖撕裂关系密切,对于决定术中切除肩峰骨质的数量有重要意义。

(2)B 超和 MRI:近年来,B 超和 MRI 已成为检查肩袖撕裂的主要方法。B 超具有无创伤、省时、费用低、可动态观察等优点。不足之处在于操作者须具有丰富的经验。文献报道对肩袖全层撕裂诊断的准确性在 90%以上,但对诊断部分撕裂评价不一。MRI 可以清晰地显示肌腱和肌肉的结构。与 B 超比较,MRI 的优势在于可以提供肩关节三维立体图像,观察关节内其他结构,显示肌腱断裂后的回缩程度和肌肉脂肪变性的程度,为决定手术方式提供依据。MRI 也存在一定不足,如费用较高,对部分撕裂的准确性不高。

2. 肩袖部分撕裂伤 近年来,MRI 和 B超已成为诊断肩袖撕裂的常规方法。文献报道两种方法诊断全层撕裂的准确性很高,但诊断部分撕裂的准确性存在争论。Teefey 等报道 B 超和 MRI 对全层撕裂诊断的准确率分别为 98%和 100%,对部分撕裂的准确率分别为 68%和 63%。

(1)B 超诊断:部分撕裂要点包括以下 3方面。①部分肌腱组织缺损,常见于肌腱止点部,肌腱自骨表面回缩,骨表面产生裸区,即"裸结节"征;②肌腱组织出现异常回声,异常回声可能代表肌腱内局部断裂产生的新的声学界面;③肌腱部分变薄,且薄弱处回声不均匀。

(2)MRI 诊断:在检查肩袖病变的同时可以显示肩关节其他病变。关节造影可以增加检查的准确性,特别是关节侧撕裂。MRI技术的发展,如压脂技术、质子密度像和外展外旋位图像,使得发现肩袖细微病变的能力明显增强。诊断要点包括以下两方面。①部分肌腱组织缺损;②肌腱内出现与滑囊侧或关节侧相通的异常高信号。与 T_1 加权像比较,脂肪抑制 T_2 加权像可以更为清晰地显示肌腱组织内的异常高信号。

(七)治疗

1. 肩袖撕裂 目前肩袖撕裂的治疗包括非手术治疗和手术治疗两大类。治疗方式的选择应依据下列 5 个方面:撕裂的原因(撞击和不稳)、撕裂的程度、关节内其他损失、骨性异常和患者运动水平。

(1)非手术治疗:包括休息、冰敷、理疗、口服消炎镇痛药物、肩袖力量训练、肩峰下封闭等,成功率为 62%～83%。

(2)手术治疗:肩袖撕裂已经有 100 多年的历史,历经切开修复、关节镜辅助小切口修复和镜下修复三个阶段。近年来,随着关节镜技术的提高和关节镜器械的发展,特别是锚钉技术的出现,肩袖撕裂的修复已逐渐向全镜下技术发展。Neer 指出手术目的包括:①关闭肩袖缺损;②消除撞击;③保护三角肌止点;④以不损害肌腱愈合为前提,通过细致的康复,防止粘连。

2. 肩袖部分撕裂　目前肩袖部分撕裂的治疗包括非手术治疗和手术治疗两大类。

(1)非手术治疗:多数肩袖部分撕裂患者的症状与肌腱炎或肩峰下撞击患者的症状相似。症状的出现通常较为缓慢,患者可以有过度活动的历史而没有外伤史。如果没有严重疼痛和明显力弱,或影像学检查未发现全层撕裂,多数患者可采用非手术治疗。时间应持续 3～6 个月。改变运动强度,避免过头动作和诱发疼痛的动作,增加肩袖和稳定肩胛骨肌肉的力量。非甾体抗炎药物可用于消除炎症,减轻疼痛。可采用物理治疗,包括冰敷、热疗、超声和电刺激等。肩峰下和关节内注射对诊断和治疗都有帮助。注射的次数通常限制在 2～3 次。

(2)手术治疗:是否采用手术治疗,受很多因素影响,包括运动水平、撕裂大小、合并损伤以及对于运动员而言,他的训练和比赛计划。

①关节侧部分撕裂:对于冈上肌及冈下肌腱上部,肌腱附着部紧邻软骨边缘;而在冈下肌下部,肌腱止点与软骨边缘之间尚存在一裸区。因此对于冈上肌及冈下肌腱上部的关节侧部分撕裂,可以在关节镜下通过观察软骨边缘与肌腱附着部之间裸露骨床的宽度

确定肌腱撕裂的厚度。如果撕裂不超过肌腱厚度的 50%,撕裂周围组织正常,患者对运动要求不高的话,单纯行肌腱断端清理是理想的选择。对于运动要求较高的患者,如体力劳动者或运动员,由于患者的运动需求及单纯清理后肌腱的愈合能力有限,如撕裂超过肌腱厚度的 30%(大于 4mm)时,应考虑行肌腱缝合。

目前认为,如果撕裂厚度大于肌腱厚度的 70%,可将滑囊侧剩余肌腱全部切断,将其转化为全层撕裂进行修复。如果撕裂厚度为肌腱厚度的 30%～70%,可采用 Snyder 所描述的穿肌腱缝合技术,步骤如下:

• 患者采用全身麻醉,体位采用沙滩椅位(beach chair)。关节灌注液为等渗盐水,每 3000ml 加入浓度为 10g/L 肾上腺素 1～1.5mg。采取控制性降压,将收缩压控制在 95～100mmHg(12.6～13.3kPa)。

• 常规后入路(肩峰后外角下方 2cm,内侧 1cm)行盂肱关节检查,并建立前入路(肩峰前外角前方 2cm),处理合并损伤,检查肩袖关节侧,确定肌腱撕裂的厚度,清除肌腱残端,将骨床新鲜化。

• 经后入路盂肱关节镜监视下,经肩峰外缘适当位置插入硬膜外针,使其穿过肌腱断端的中心,引入 PDS 线作为标志。

• 将关节镜置入肩峰下间隙,观察有无肩峰下撞击表现,探查肩袖滑囊侧,特别是 PDS 线穿过的区域。PASTA 一般没有肩峰下撞击表现,肩袖滑囊侧往往是正常的。

• 经后入路盂肱关节镜监视下,紧邻肩峰外缘适当位置插入硬膜外针,确定理想位置及角度后安放锚钉。锚钉穿过滑囊侧肌腱组织,拧入事先已新鲜化的骨床,将缝线一端从前方入路拉出。

• 经后入路盂肱关节镜监视下,于肩峰外缘拧入锚钉处前方 5mm 置入肩袖缝合器,经肩袖断端内侧约 5mm 处穿过进入盂肱关节,经前方入路将牵引线环拉出。

· 将已从前方入路拉出的一端缝线置入线环，从肩峰外缘切口拉出。

· 如果需要，可从前向后依次放置第2、3……个锚钉。如位置比较偏后，可将关节镜移至前方入路观察。

· 经后侧入路置镜肩峰下间隙，肩峰外侧入路放置一次性套管，将各锚钉缝线依次经外侧入路拉出，打结固定，完成肌腱缝合。

②滑囊侧部分撕裂：Fukuda 认为，与关节侧部分撕裂的发生不同，肩峰下撞击是导致滑囊侧部分撕裂的主要原因。Fukuda 的研究表明，滑囊侧部分撕裂的患者，具有肩部创伤病史的比率明显低于关节侧部分撕裂，而平均年龄高于关节侧部分撕裂。Ko 研究发现，与关节侧部分撕裂相比，滑囊侧部分撕裂肌腱退变较轻，肩峰组织学改变较重。

肩袖滑囊侧部分撕裂主要症状包括疼痛和活动受限。疼痛位于肩峰周围，肩外展、上举时加重。Fukuda 认为滑囊侧部分撕裂的疼痛程度往往较全层撕裂更为剧烈。某些滑囊侧撕裂，由于撕裂组织呈瓣状，可引起交锁和肩峰下间隙弹响有一定诊断价值。

关节镜治疗滑囊侧部分撕裂分为肩峰成形肩袖清理和肩峰成形、肩袖缝合。滑囊侧撕裂与肩峰下撞击有关，需要进行肩峰下滑囊切除。如果术前冈上肌出口位 X 线片显示肩峰形状为 Ⅱ 型或 Ⅲ 型，术中发现肩峰下表面有撞击磨损表现，应行前肩峰成形术。

对于撕裂，进行清理还是缝合，主要取决于撕裂的深度、宽度和剩余肌腱的质量，同时应考虑患者的年龄和运动水平。对于 1 度撕裂，目前认为可采用清理手术，效果良好。对于 3 度撕裂，目前普遍认为单纯清理及肩峰成形不能促进肌腱的愈合，随着时间的延长，部分撕裂可能发展为全层撕裂。生物力学研究发现，滑囊侧肌腱出现撕裂后，关节侧及后侧正常腱组织所受应力均明显增加，导致撕裂扩大并发展为全层撕裂。Cordasco 认为与关节侧组织相比，滑囊侧肩袖具有较多神经纤维和血管组织，若仅行肩峰成形而不缝合肩袖，术后疼痛往往不缓解。对于 2 度撕裂的治疗，目前仍存在争议，Yang 等的生物力学研究表明，当撕裂深度超过 50％ 时，作用于剩余正常肌腱的应力有明显增加，该结果并不支持对 2 度撕裂进行缝合。Park 等对 2 度撕裂进行清理，效果不错。但更多学者对此持不同观点，他们认为应采取更为积极的态度，缝合撕裂。对于撕裂的缝合方法，目前也存在争议。有学者主张将其转变为全层撕裂后予以缝合，操作比较简单。其他学者认为应尽可能保留关节侧正常肌腱组织，这样可以保护修复后的滑囊侧肌腱，更好地重建肩袖止点足印。为此，提出了一些独特的修复技术。我们缝合时也保留了关节侧肌腱组织。

肩袖滑囊侧部分撕裂通常位于冈上肌腱的前端，因此术中要着重检查紧邻二头肌腱后方的肌腱组织。有时撕裂较浅，甚至被瘢痕组织覆盖，应使用探钩仔细检查。发现撕裂后，应使用刨刀彻底清除断端间的变性组织，以利于确定撕裂的大小和深度。

③肌腱内部分撕裂：肌腱内部分撕裂与肌腱组织退变密切相关。临床症状表现为关节持续性疼痛。关节镜治疗肌腱内部分撕裂，一般在肩峰下间隙进行。由于滑囊侧肌腱组织是正常的，表面看不到撕裂。因此，应仔细探查肌腱组织，往往在肌腱内部存在薄弱区域，甚至可扪及凹陷。如果确定了撕裂部位，可将撕裂表面的正常组织切开，将其转变为滑囊侧部分撕裂，进行缝合，这样操作比较简单。

(八)适应证与禁忌证

如果患者症状明显，影响日常生活或运动，经正规非手术治疗 3～6 个月效果不佳，应采用手术治疗。应该认识到，手术的主要目的是缓解疼痛，肌力和活动范围的恢复是次要的。手术效果受很多因素影响，包括撕裂大小，肌腱回缩程度，组织质量，以及患者全身状况等。

镜下修复肩袖的禁忌证较少,包括活动性感染,各脏器功能严重损害,关节退变严重或肌腱严重回缩,肌肉脂肪变性,无法缝合者。

(九)关节镜下肩袖全层撕裂缝合技术

完成镜下肩袖缝合,首先要正确识别撕裂的形状。Burkhart 根据撕裂形状将全层撕裂分为新月形、U 形、L 形和巨大的挛缩撕裂 4 类。新月形撕裂,肌腱断端无明显回缩,尽管撕裂长度可以很长,但断端张力不大,可以直接应用锚钉行止点重建。U 形撕裂,断端回缩较远,有时可至肩胛缘内侧,这种撕裂一般病程较长,粘连严重,缝合前应松解粘连,然后先进行肌腱端端缝合,减少缝合张力,最后应用锚钉行止点重建。L 形撕裂与 U 形撕裂类似,也须预先行肌腱端端缝合,再应用锚钉行止点重建。手术步骤和方法如下。

1. 患者采用全身麻醉,体位采用沙滩椅位或侧卧位。关节灌注液为等渗盐水,每 3000ml 可加入浓度为 10g/L 肾上腺素 1～1.5mg。采取控制性降压,将收缩压控制在 95～100mmHg(12.6～13.3kPa)。

2. 常规后入路(肩峰后外角下方 2cm,内侧 1cm)行盂肱关节检查,并建立前方入路(肩峰前外角前方 2cm),处理合并损伤,检查肩袖关节侧。

3. 经后入路进入肩峰下间隙,建立肩峰外侧入路(肩峰外侧缘外侧 3cm)。切除肩峰下滑囊,根据术前 X 线片,行前肩峰成形术,必要时行锁骨远端切除。

4. 从肩峰外侧入路观察肩袖撕裂的厚度、长度及回缩程度,分别经前后入路用肌腱夹持钳向大结节部牵拉肌腱断端,观察断端前后不同部位的移动程度,确定撕裂的类型,制订修复方案。

5. 刨刀清理肌腱断端,清除瘢痕及肉芽组织。将肱骨大结节残余腱组织清除干净,然后将骨床新鲜化,用磨钻磨去薄层骨皮质,范围从软骨边缘向外侧,宽度 15mm 左右。

6. 如断端明显回缩,粘连严重。这时,应正确使用篮钳、刨刀等松解粘连。在松解关节囊侧粘连时,注意不要损伤二头肌腱和盂唇;松解滑囊侧粘连时,应松解喙肱韧带。

7. 对于新月形撕裂,由于肌腱回缩不多,可直接应用锚钉行止点重建;而 U 形撕裂和 L 形,须先行肌腱端端缝合,再应用锚钉。

8. 端端缝合:应从断端最内侧开始,通过肩峰外侧入路置镜观察,使用两戳枪,其中一把戳枪带线,经前、后入路套管进入关节,分别穿过肌腱前、后部,牵引缝线穿过肌腱断端,从两套管中选择一角度合适者,将缝线引出,打结固定。

9. 安防锚钉,完成肌腱端端缝合,或撕裂为新月形,就可放置锚钉。锚钉的选择因术者的习惯而定,笔者喜欢带两根不可吸收缝线的金属锚钉。锚钉的数量视撕裂的大小而定,两锚钉之间距离在 8mm 左右。做单排固定时,锚钉应放置在所准备骨床的外缘,大结节内侧。适当旋转或外展肩关节,选择合适的角度拧入锚钉,必要时可在肩峰外缘另做切口。如撕裂较大,可选择不同的入路拧入锚钉。拧入的深度要求手柄上的标志线要进入骨内。做双排固定时,内排锚钉应紧邻软骨边缘安放。

10. 缝合肩袖,将钉尾缝线穿过肌腱断端的方法很多,手术者必须熟练掌握其中数种。如角度合适,可直接使用戳枪穿过肌腱后将缝线拉出。也可使用缝合钳或各种缝合器,首先将牵引线穿过断端,然后将牵引线和钉尾缝线一端从同一套管拉出,再用牵引线牵引缝线穿过肌腱。这时就可将缝线打结。这样依次完成每个锚钉的缝合。

(十)术后康复

术后用特制支具保护患肢,术后第一天即嘱患者主动活动肘、腕关节及手指。术后两三天即鼓励患者进行肩关节轻微摆动练习,同时行被动前屈练习。术后 2～5 周,患者加大被动前屈练习。若为小型或中型撕裂,可开始被动外旋练习。此阶段不能进行主动活动及抗阻练习。术后 6～12 周,开始肩关节主动活动。术后 3 个月开始肌力抗阻训练。术后 4～6 个月逐渐恢复日常活动。术后 7～9 个月逐渐恢复正常工作和体育运动。需要注意的是,康复计划的制订应因人而异,并且应根据康复过程中出现的问题随时调整。

(十一)并发症的处理及预防

1. 术后疼痛 术后疼痛持续的原因较多,最常见的是肩峰成形不彻底,撞击因素依然存在。如患者术后肩关节活动范围及力量明显提高,但疼痛减轻不显著,应考虑这一因素。拍摄肩关节正位及冈上肌出口位 X 线片,评价肩峰形状。行 Neer 撞击封闭试验,明确疼痛是否源于肩峰下间隙。

术后疼痛也可由肩锁关节或二头肌腱长头病变导致。术者应在术前和术中仔细评估二者的病理改变,适时行肩锁关节成形或锁骨远端切除及二头肌腱清理或切断术。

2. 关节粘连 尽管镜下手术的创伤较切开手术明显减小,但仍可能出现粘连,尤其是术前即有粘连和急性断裂的患者更易发生。因此,应尽可能在术前让患者肩关节的活动范围恢复正常。术中应尽可能去除肌腱断端与周围组织的粘连,在无张力状态下缝合肩袖,术后患者应随时接受康复医师的指导,积极行功能训练,必要时辅以药物及物理治疗。

3. 肩袖再断裂 术后再断裂少见,但可见于巨大撕裂、肌腱回缩显著及肌腱质量较差者。发生再断裂后,如肌腱质量尚可,仍可再行修复。

(陈 扬 陈显辉 谭伟权)

三、肩关节不稳

肩关节是人体活动度最大的关节,也是脱位发生最多的关节,约占人体脱位的 50%,在人群中发生率约 2%,在运动员中发生率约 7%。肩关节不稳是指包括肩关节脱位、半脱位、不稳后疼痛、松弛等在内的一系列的疾病。肩关节不稳对运动员的训练有很大的影响,尤其对于那些过头动作较多的运动项目,如棒球、垒球、排球及游泳等。近年来,随着对肩关节解剖、病理等方面研究不断深入,并不断应用新技术、新方法,肩关节不稳的治疗取得了很大进展。

(一)肩关节不稳分类

1. 按不稳的方向分类 分为前向、后向、下向及多向不稳定。

(1)肩关节前向不稳:肩关节前向不稳是盂肱关节不稳中最常见的类型,可分为脱位或半脱位。85%～95% 的肩关节脱位是前脱位。18-25 岁男性最易发生前向不稳。通常发生在肩关节外展外旋位,是盂肱关节生物力学上最为薄弱的体位。在 40 岁以下时,前脱位患者很少合并肩袖撕裂。急性肩关节前脱位常因间接暴力所致,如跌倒时上肢外展外旋,手掌或肘部着地,外力沿肱骨纵轴向上冲击,肱骨头自肩胛下肌和大圆肌之间薄弱部撕脱关节囊,向前下脱出,形成前脱位。肩关节前脱位的患者患肢固定于轻度外展及内旋位,肘屈曲,用健侧手托住患侧前臂。任何尝试患肢旋转的动作都会引起疼痛。外观呈"方肩"畸形。在腋下、喙突下或锁骨下可摸到肱骨头。Dugas 征,即搭肩试验阳性。

慢性肩关节前向不稳的患者主诉多为患肩疼痛,肩外展、外旋位恐惧感。多有明确的外伤因素,部分患者无脱位史。前向半脱位在有急性脱位史的患者中常见。半脱位也可以是过度使用所致的微创伤以及肩袖损伤的继发表现,常见于棒球投手的损伤。体检时,前恐惧试验、Clunk 试验、前抽屉试验、复位及反跳试验、肱骨头前推移试验等常有阳性发现。

肩关节前向不稳常见的损伤病理包括如下。

①骨性损伤

• Hill-Sachs 损伤：1940 年首次提出，肱骨头后上的骨或软骨缺损，在肩关节前下脱位时，肱骨头的后外侧与前下盂撞击引起。Hill-Sachs 损伤的深度与撞击暴力大小有关，浅或软骨性 Hill-Sachs 损伤撞击暴力小，即引起脱位的暴力相对较小。1989 年 Calandra 将 Hill-Sachs 损伤分为 3 度：一度，软骨性；二度，骨软骨性；三度，骨性。Hill-Sachs 损伤的发生率为 31%～80%。此伤多见于复发性前脱位者，Pavlov 认为 86% 的复发脱位者有此损伤。少见于多向不稳患者，Obrien 认为 25% 多向不稳患者有此损伤。

• 骨性 Bankart 损伤：2000 年，Itoi 通过尸体研究认为前下盂唇骨性缺损的宽度超过盂长度的 21% 会引起不稳。一些人提出如缺损面积超过盂的 3%，则需要骨移植。

②盂唇损伤：Rowe 提出盂唇损伤类型，盂唇从盂缘分离，盂唇实质部撕裂，严重磨损直至消失。Perthes 及 Bankart 均描述了前下盂唇损伤与肩关节脱位密切相关，并将前下盂唇损伤统称为 Bankart 损伤。文献报道，复发性肩关节脱位患者前下盂唇损伤的发生率为 53%～100%。多将前下盂唇损伤分为 Bankart 损伤、Perthes 损伤、ALPSA 损伤、GLAD 损伤等。

• ALPSA 损伤（anterior labroligamentous periosteal sleeve avulsion）：ALPSA 损伤于 1993 年由 Neviaser 提出并命名，前下盂局部骨膜套袖状撕裂。与 Bankart 损伤的区别是盂唇相应区域的骨膜完整，没有断裂，盂唇和骨膜向盂颈回缩、低位固定。损伤的盂唇复合体往往回缩，手术时需从骨膜下游离盂唇，复位后再行缝合固定。

• Bankart 损伤：肩关节前下盂唇撕脱伴或不伴相应区域盂骨膜的撕脱或剥离。有学者发现，85% 的创伤性复发性脱位、64% 的复发一过性半脱位、84% 的既往外科手术失败者中存在 Bankart 损伤。

• GLAD 损伤（glenolabral articular disruption）：GLAD 损伤于 1993 年由 Neviaser 提出，为单纯前下盂唇的关节内损伤，不伴骨膜损伤，盂肱下韧带的止点常完整。多因肩外展、外旋时盂唇受挤压而损伤，可伴或不伴肩关节不稳。

• Perthes 损伤：1906 年由德国医师 Perthes 提出，是指肩关节前下盂唇及相应区域盂骨膜自肩胛盂的剥离。盂唇及骨膜的联系完整。

（2）肩关节后向不稳定：肩关节后向不稳很少见，尤其是创伤性后脱位，明显少于前向不稳。后脱位在运动员中多由外伤引起。运动员发生后向半脱位的原因主要是反复的微创伤和肩袖后方肌肉的薄弱。

急性肩关节后脱位多由肩关节受到由前向后的暴力作用或在肩关节内收内旋位跌倒时手部着地引起。但是也会由泛发的肌肉收缩引起，如癫痫发作或者严重的电休克。肩关节后脱位 X 线片可见关节间隙增宽，肱骨头骨缺损及内旋改变。有时，标准的肩关节正位片并不能显示肱骨头的后脱位，急诊期的漏诊率常高达 50%。CT 检查有助于做出正确的诊断。对后脱位有诊断意义的是持续的肩关节外旋动作的丧失，肩关节处于内收内旋强迫固定位，以及肩关节后方可以触及突出的肱骨头。

运动员中，无创伤或反复微创伤引起的后向半脱位比创伤性更常见。引起后向不稳定的反复过度使用及微创伤性损伤包括举臂过顶的运动，如投掷、网球、游泳（特别是仰泳与蛙泳）、举重（特别是仰卧于条凳上举重）及橄榄球后卫阻挡对手时等，这些动作均使后关节囊遭受重复性损伤。棒球等击球员的优势侧肩关节也可发性后方不稳定,通常由于挥臂急停或向肘的牵拉而致,它增加了肩关节后方的剪力。

慢性肩关节后向不稳患者主诉肩关节前屈、内旋时关节出现半脱位或者无力、不稳定。常伴随前向不稳定或者下向不稳定。体检时,后恐惧试验、肱骨头后推移试验、后抽屉试验等常有阳性发现。

(3)肩关节下方不稳定:肩关节下方不稳定常伴随前方不稳定和后方不稳定。体检时,凹陷征常为阳性。

(4)肩关节多向不稳定:Neer与Foster于1980年提出了多方向不稳定的概念,它表示盂肱关节在多个方向脱位或半脱位。多方向不稳定的主要异常是存在关节囊松弛与多余下方囊袋。临床上表现疼痛多于不稳;患者多方向恐惧试验、平移试验、前后抽屉试验、Sulcus征等体征阳性;引出肩关节前方、后方或者下方移位,同时伴随疼痛和不适感及全身关节松弛的表现。需要强调的是这些阳性体征必须再现患者的症状。临床怀疑诊断但难以证实,或者肌肉强健者体检时不能松弛肌肉时,麻醉下检查上述体征往往有助于确立诊断。

2. **按稳定程度分类**　分为偶发的不稳后肩疼痛、半脱位、全脱位。

3. **国际上常用的Matsen简化分型系统**

(1)TUBS(traumatic unidirectional Bankart lesion surgery):多由创伤引起,单方向不稳,Bankart损伤多见,需要外科手术治疗。

(2)AMBRI(atraumatic multidirectional bilateral rehabilitation inferior capsular shift)非创伤性的多方向不稳,双侧发病,多需要康复治疗,保守治疗效果不好的需要行下关节囊移位手术。

(二)关节镜下Bankart修复术的适应证

1. 前向不稳导致持续性肩痛并且非手术治疗至少6个月仍无效果的患者。

2. 创伤性的初次脱位(TUBS),应考虑急性手术修复:年龄小于30岁,创伤引起的脱位(而不是因轻微外力出现),必须进行复位(而不是自发性的复位),是优势臂,目前有较高的活动水平,期望保持高水平的活动,悬吊胳膊期间或去掉悬吊带后活动及穿衣服时感觉肩不稳。有移位的肩胛盂骨块。

3. 复发性肩关节脱位,适用于单向不稳Bankart损伤、关节囊完整、肩胛盂肱骨头骨缺损不大的患者。不希望切开性手术的患者;希望最大限度保留外旋功能(如投掷运动员)的患者。如果麻醉下检查和诊断性关节镜显示不能在关节镜下成功的重建时,做好准备转变为切开手术是非常重要的。

(三)关节镜下采用缝合锚钉进行Bankart修复的手术技术

关节镜下Bankart损伤修复的目的是恢复肩胛盂及相连的前下关节囊和韧带复合体,恢复其在肩胛盂前下方的原解剖位置,并且减少与复发性脱位相关的关节囊多余部分。术前通常要进行CT三维重建及MRA。CT三维重建是评估骨缺损的最佳方法。在手术前对患者Bankart损伤及相关病理改变进行评估,如骨缺损的情况、盂唇撕裂的类型和范围、关节囊是否完整、合并肩袖撕裂和SLAP损伤等。可以初步确定手术方式,选择关节镜手术或切开手术。

1. **麻醉及麻醉下检查**　采用全身麻醉,患者侧卧位或者沙滩椅位,触摸关节镜标记并在肩关节皮肤上标出肩峰、肩锁关节、锁骨及喙突。首先进行麻醉下检查以确定需要手术的不稳的类型;尔后在麻醉下检查包括凹陷征及前后平移试验,并且注意前向、下向及后向的位移在确定不稳的程度及方向方面更有特异性。如果肱骨头移位到肩胛盂的边定义为1+,如果肱骨头可以超过盂缘发生半脱但可以自行复位定义为2+,如果肱骨头超过盂缘发生完全脱位但不能自行复位定义为3+。

2. **手术探查及手术计划**　首先后入路

（肩峰后外缘的下 2cm 和内 1cm）进入关节镜，再用细穿刺针定位上入路，进入套管。进行诊断性关节镜，对关节的所有的结构进行评价。

（1）确定前下盂唇的损伤类型，对于 Bankart 损伤，可以清理后缝合。ALPSA 损伤的盂唇复合体向内侧回缩，手术时需充分游离盂唇，复位后缝合固定。GLAD 损伤为单纯的盂唇损伤，不影响稳定性，可手术固定。

（2）评估前下盂骨及软骨损伤的缺失量，关节镜下判断骨缺损大小，通过解剖标志"裸区"确定盂中心点并评估中心点前后的骨质，6～8mm 或者更多骨缺损将选择切开手术。如果在肩外旋位 Hill-Sachs 损伤与前下盂发生交锁，应进行切开修复。

（3）盂肱下韧带肱骨止点断裂后一般均须手术原位缝合固定。探查盂肱下韧带的全部走行，以免漏诊。

（4）同时伴有 SLAP 损伤，还需要行上盂唇修复。这时，前上入路应适度偏外。

（5）麻醉下后向移位超过 50%，要考虑行后下关节囊折缝术。

（6）如外旋位凹陷征明显，超过 2cm，需行肩袖间隙闭合。

（7）修复其他合并损伤，如肩袖撕裂等。

3. 手术步骤及手术入路

（1）前路检查：从前上入路再次观察关节内情况，并用探针检查前盂唇、盂肱下韧带和后盂唇及后关节囊。

（2）确定镜下可以修补后做第二个前入路前下入路：位于喙突尖外 15mm，下 20mm。此入路紧贴肩胛下肌腱的上方进入关节，这个入路的入针角度很重要，在插入 8.25mm 的透明螺纹套管前，使用细穿刺针来确定入路的方向。入路要足够靠下，可以达到锚钉在肩胛盂 5 点半位置。入路要足够靠外，便于在肩胛盂面上放置锚钉而不是在盂颈部。此外，确保前方两个入路的皮肤切

口间距 2～3cm，便于器械和缝合操作。

（3）分离盂唇：沿肩胛盂前方的骨壁，用铲刀把损伤后回缩的盂唇及关节囊组织松解游离，便于解剖复位及缝合，使缝合无张力。向下分离至关节盂 6 点或 6 点半的位置（右肩）；向内松解至肩胛颈内 20mm 区域，在游离的关节囊和盂唇深方可见肩胛下肌，使关节囊盂唇组织松解彻底。通过前下入路提拉松解盂唇时，可以将关节镜移至前上入路，尤其是当盂唇在内侧回缩明显而后方入路关节镜视野困难时。

（4）创造愈合区：在肩胛盂颈部前内侧骨质 10～15mm 区域，用磨钻轻度去皮质，充分新鲜化。去除肩胛盂面软骨 2～3mm 宽度，软骨下骨质轻度去皮质，准备一个出血骨床促进愈合。

（5）放置 3 或 4 个缝合锚钉固定前盂唇：①缝合锚钉的理想位置是在肩胛盂缘的关节面边缘 2～3mm 处。钻孔的位置必须在软骨表面边缘，而不在肩胛颈部。②为了避免损伤关节面，钻应与肩胛盂面呈 30°～45°角。③通常需要 3～4 个锚钉，均匀分布在 5 点半到 2 点的位置上（右肩），先放置最下面的一个。④锚钉放好以后，将牵拉缝线证实其稳定性。

（6）缝线引入盂唇：①确定缝线滑动性。②确定内外臂（靠近关节面为内臂，靠近盂唇的为外臂）。③将缝线的外臂穿过关节囊和盂唇。缝合器由前下入路进入，穿过盂唇和关节囊，由前上入路进入器械将外臂缝线拉出，再经前下入路拉回缝线的另一头固定在前下入路的外面。这样缝线的两个臂都从前下入路的套管露出。④前关节囊和盂唇缝合的位置和多少取决于其松弛程度。一般位于缝合锚下 10mm，离关节囊边缘 10mm。

（7）打结固定：在打结之前，确定缝线滑动顺畅，如果缝线不滑动，不能使用滑结。打结技术很多，一般用 SMC 结。结应打在穿过盂唇的线上。最后要有一个易轴反结技术

(RHAPs)确保不松。在此结基础上加固3～4个结。其他锚钉用同样方法自下而上逐一操作。有人认为线结的位置(关节囊侧)、缝合组织的质量、固定可靠性,远比使用滑结的种类更重要。

(8)在完成关节镜 Bankart 修复后,评估前方的稳定性,并且处理其他盂唇损伤:如 SLAP 损伤等。术后 X 线片观察缝合锚钉的位置。

(9)成功的关节镜修复手术的关键点:①通过诊断性关节镜确定需要同时处理的相关病理;②确认松解游离关节囊和盂唇组织足够彻底;③前下入路要足够靠下和足够靠外,有合适的角度放置时钟 5 点半位的锚钉;④锚钉应该放置在肩胛盂面上的边缘,而不是盂缘或者盂颈部;⑤关节囊和盂唇组织有足够的上提移位;⑥在关节囊侧打结,以防止线结在盂肱关节软骨面的机械磨损;⑦关节囊折缝或肩袖间隙闭合应该在外旋 30°～40° 时进行,以免前方结构的过紧。

4. 术后处理及康复 支具悬吊 6～8 周,外展 20°～30°。第二周开始在疼痛许可范围内主动进行各方向活动,但不能外展位外旋。允许患者在自己能耐受的范围内主动抬肩。2 周后,每天做抬肩和外旋练习。外旋限制:第 2 周 20°以内,第 4 周 40°以内,第 6 周 60°以内,6 周后,允许外展位外旋。6 周后开始渐进性肌力强化练习,如三角肌、肩袖、三头肌及肩胛骨肌。3 个月,允许上肢运动,不允许投掷,不允许二头肌抗阻练习。4 个月,开始练习投掷,逐渐增加。6 个月后允许对抗性运动及举重。7 个月后,投掷比赛。

5. 术后并发症 最常见并发症是不稳复发。这种不稳复发是多因素的,如缝合锚放置在盂颈部不恰当的位置上缝合锚的位置不足够低,没有将关节囊上移,盂颈部的创面没有新鲜化。这些实质上应在手术中估计到并做必要的纠正。

其他并发症包括神经损伤(腋神经、肌皮神经)、运动受限(主要是外旋)、滑膜炎等。

(四)关节镜下肩关节多向不稳的处理

1. 肩关节多向不稳的治疗 肩关节多向不稳(multidirectional instability,MDI)的诊断、鉴别诊断很重要,因为其与单纯 Bankart 损伤的治疗原则及效果有很大不同。MDI 确诊后应常规行 6 个月的康复治疗,加强肩带肌及肩关节肌的肌力及本体觉训练,多有良好效果。Burkhead 和 Rockwood 报道了在 66 例非创伤性肩关节 MDI 患者中,非手术治疗成功率为 80%。这种患者一般没有手术适应证,如果患者经常发生明显的功能障碍,非手术治疗效果不佳,可行手术治疗。

肩关节多向不稳定的主要异常是存在关节囊松弛,手术方法主要是行关节囊移位或紧缩术,消除关节囊松弛多余部分,可以改善肩关节稳定性和减轻疼痛。手术方式有关节镜或切开两种。Neer 和 Foster 报道了切开下方关节囊紧缩术治疗关节多向不稳,取得良好的手术效果。肩关节 MDI 一直被认为是关节镜治疗的相对禁忌证。MDI 的关节镜治疗在 20 世纪 90 年代初被首次描述。Duncan 和 Savoie 最早报道了使用关节镜下 Caspari 改良技术进行关节囊紧缩治疗 10 例 MDI 患者,通过至少 1 年的随访,无复发不稳。按照 Neer 评分标准,全部患者获得满意效果。1997 年,McIntyre 报道了 19 例 MDI 患者,使用关节镜穿盂技术进行治疗取得满意效果。在关节囊移位或紧缩术时,尽管有多种指标评估关节囊紧缩的程度,包括关节囊下方腋囊的尺寸、关节囊的紧张度、肱骨头中心的定位及 drive-through 征的消失等,但关节囊紧缩的程度仍然是主观的,取决于外科医师的经验。

自 20 世纪 80 年代,国际上开始应用非切除性热能量使胶原组织发生收缩。Hayashi 等认为,短缩的关节囊组织可以作为成纤维细胞迁移并修复的支架。但是,过度的加热会导致组织切除和关节囊的质量发生有害的改变。自 20 世纪 90 年代,有文献报道关节镜下热皱缩术治疗肩关节多向不稳取得了优良结果。但是另一些文献报道有相当高的失败率,以及僵硬、关节囊坏死、软骨溶解、腋神经炎等并发症。关节囊热紧缩术治疗肩关节不稳的可靠性,仍需要确定,目前这一技术在 MDI 患者很少使用。

2. 关节镜下肩关节多向不稳手术技术:关节囊折缝　手术前进行麻醉下检查,进一步明确关节囊需要折缝的量和方向。麻醉和体位等同 Bankart 损伤修复部分。

(1)关节镜检查:首先进行诊断性关节镜检查,对关节的所有的结构进行评估,如盂唇损伤、韧带及关节囊损伤、肩袖及肩袖间隙损伤、Hill-Sachs 损伤等。MDI 的关节镜常见表现为:①关节腔扩大,关节囊松弛;②盂唇低平;③盂肱下韧带松软、止点低等。诊断性关节镜显示 drive-through 征阳性,通常有完整的盂唇。

(2)创造愈合区:用刨刀新鲜化肩胛盂待缝合部位,以及相邻关节囊,促进愈合。

(3)关节囊折缝:自前下开始,使用缝合器从外侧穿过关节囊,然后在关节囊盂唇交界处附近穿出关节囊,在关节囊组织上形成一个皱褶。将 PDS 缝线引入作为不可吸收缝线的引线。如果关节囊组织薄弱,或者盂唇看上去薄弱,可以在关节盂表面软骨缘处使用缝合锚钉,采用与前向不稳相同的固定方式。每一针的目的是将关节囊向上方及内侧提拉,将结打在尽量远离关节面的位置。在前方缝合 4 或 5 针,使肱骨头位于中心位置,并且消除 drive-through 征。然后将关节镜放在前方,根据需要折缝后方或者下方关节囊。为了避免软组织过紧和外旋角度丢失,在关节囊盂唇折缝时,在外旋 30°~45°位拉紧是很重要的。

在不稳向前或向后 3+,以及向下 3+时,可以选择切开关节囊移位手术,使用关节镜手术可以达到的关节囊紧缩的程度可能不足够大。

肩袖间隙闭合可以单独应用于轻度 MDI 的患者,但是评估这一技术单独使用的文献极少,有效性需要进一步的临床研究确定。手术技术是在关节镜下缝合肩袖间隙 2 针。使用腰穿针在冈上肌前缘的盂肱上韧带附近将 PDS 线引入盂肱关节。然后使用鸟嘴缝合器穿透肩胛下肌的上方关节囊或盂肱中韧带附近拉回 PDS 线,将 PDS 线更换为不吸收缝线。缝线的两端都从前方入路拉出。在关节囊前方和三角肌深方,将缝线在关节囊上打结,在关节镜直视下观察肩袖间隙闭合的量。

总之,成功的 MDI 关节镜手术最关键的因素是选择合适的病例。手术效果很大程度依赖于外科医师对于病理解剖的特点和质量的理解、患者的活动水平和期望,以及患者对于康复程序的顺从性。

(五)关节镜下后方不稳定的修复

与肩关节前方不稳相比,后向不稳很少见(脱位中 2%~4%),尤其是创伤性后脱位,并且研究较少。

急性肩关节后脱位通常由高能损伤导致,并且可以与电休克和痉挛有关。急性后脱位在普通前后位 X 线平片上非常容易被漏诊,需要腋轴位片及 CT 片明确诊断。对后脱位有诊断意义的是肩关节外旋动作的丧失,以及肩关节后方可以触及突出的肱骨头。急性复位可以在牵引下,外旋和轻度外展位完成。

在运动员中,无创伤或反复微创伤引起的后向半脱位比创伤性后向脱位更常见,损伤动作包括举臂过顶的运动,如投掷、网球、游泳、举重及橄榄球等,这些动作使后关节囊遭受重复性损伤。Mair 等描述了 8 例美式足球运动员和 1 例曲棍球运动员的后方盂唇分离,认为由于肩关节的后方负荷对后方盂唇产生了一个剪切力,反复作用导致后盂唇发生创伤性分离。这种损伤类型被定义为反向 Bankart 损伤,通常在单向肩关节后方不稳时存在。慢性肩关节后向不稳患者常诉肩关节前屈、内旋时关节出现半脱位或者无力、不稳定。常伴有前向不稳定或者下向不稳定。体检时后恐惧试验、肱骨头后推移试验、后抽屉试验等常有阳性发现。肩关节后方不稳定的早期应采用非手术治疗,包括教导患者避免引起后方半脱位的动作、加强外旋肌与三角肌后部的肌力练习,以及恢复正常活动范围的锻炼。非手术治疗对无明显骨缺损、韧带普遍松弛及继发于反复性微创伤的后向不稳患者效果较好。Fronek 等描述应用非手术治疗在后向不稳患者中成功率为 63%。在有明显的创伤史和盂唇损伤的患者,非手术治疗有时效果不好。

如果经过至少 4～6 个月正规非手术治疗后效果不佳、疼痛与不稳定、患肩不能发挥适当的功能,则是手术适应证。有多种类型的手术用于恢复肩关节后方不稳定,包括反 Bankart 手术、肌肉转位术、关节囊移位术、骨性阻挡术以及肩胛盂截骨术等。由于后向不稳定切开手术创伤较大并易导致并发症,但随着镜下技术和器械的改善,目前关节镜治疗后向不稳定有明显的优势。

一些作者报道了关节镜修复后向不稳的手术结果。Williams 等报道了 27 例患者使用生物可吸收钉进行关节镜后方稳定手术的结果。平均随访 5 年、优良率为 92%,再次手术 2 例、无明显活动范围的丧失。Kim 等报道 27 例患者使用缝合锚钉和关节囊移位进行关节镜后方稳定手术的结果。平均随访 3 年,26 例恢复到以前的运动水平,1 例复发不稳。Bradley 等前瞻性研究了 91 例单向后方不稳的运动员进行关节镜后方稳定手术的结果。有 89% 的运动员可以恢复体育运动(尽管只有 22% 的运动员可以完成极限水平运动)。

(六)关节镜下反 Bankart 修复术

由于肩关节后方切开手术有时会有并发症,对于不复杂的反向 Bankart 损伤通常倾向于选择关节镜修复手术,包括缝合锚钉的盂唇修复,关节囊折缝,或两者都有。

1. 适应证   单向后向 Bankart 损伤导致的肩关节不稳,合并轻度至中度关节囊松弛的患者。

2. 相对禁忌证   不适合于关节镜折缝的明显的关节囊松弛(如麻醉下检查 3+ 后方和下方不稳)、后方关节囊撕裂、明显骨性缺损,以及翻修手术时。自主性后方不稳也是相对禁忌证。

在此,将我们的关节镜下后方不稳定手术技术总结如下。

我们进行的后向 Bankart 损伤修复方法和肩关节前向不稳手术基本相同。术前通常要进行 CT 三维重建及 MRA,明确后向 Bankart 损伤和反 Hill-Sachs 损伤,并且对后向 Bankart 损伤及相关病理改变进行评估,初步确定是否适合关节镜手术。评估内容包括骨缺损的量、盂唇撕裂的类型和范围、关节囊完整性、合并 SLAP 损伤等。

3. 麻醉及麻醉下检查   使用全身麻醉,患者侧卧位,触摸关节镜标记并在肩关节皮肤上标出。首先麻醉下检查以确定需要手术的不稳的类型,明确前向、下向及后向的不稳的方向及程度。

4. 手术步骤及手术入路

(1)诊断性关节镜:首先建立标准后方入路,再建立前上入路进行诊断性关节镜,对关节的所有的结构进行评估,观察反 Bankart 损伤以及位于肱骨头前方的反 Hill-Sachs 损伤。如出现后方关节囊、盂唇、肩胛颈过度暴露,则表明存在关节囊后向松弛。

(2)前上入路检查:然后使用交换棒将关节镜导向前上入路,便于观察后盂唇和关节囊,观察后关节囊盂唇撕裂的范围和程度。经确认施行反 Bankart 损伤修复手术。

（3）建立后方入路：通常需要建立第 3 个入路——后外入路。后外入路位于标准后方入路的外下方，肩峰后外缘的外侧。后外入路是用来放置锚钉的工作入路，需要与肩胛盂的下方、后方软骨表面形成一定角度，便于钻孔和缝合锚钉的固定。在套管插入之前先用穿刺针确认角度是否合适。

（4）盂唇、关节囊缝合固定方法与肩关节前向不稳手术中的方法基本相同：清理肩胛盂后缘的骨床，再用缝合锚钉将关节囊和盂唇重新固定在肩胛盂缘。锚钉固定和缝线处理方法：首先经后外入路钻孔并且放置缝合锚钉。使用缝合器经后方入路将 PDS 引线穿过后关节囊和盂唇，经后外入路导出。其中一根缝合线利用 PDS 引线而穿过组织，第二根缝合线随后也从后方入路导出，在关节囊侧打结。通常 2～3 个缝合锚钉就已足够，如有必要可联合关节囊折缝术。

（七）关节镜下骨性 Bankart 损伤的修复

1. 骨性 Bankart 损伤的概述　肩关节前脱位时，前下关节囊盂唇复合体撕脱并带有肩胛盂前缘的骨块，称为骨性 Bankart 损伤。文献中骨性 Bankart 损伤的发生率为 4%～70%。骨性 Bankart 损伤在 X 线片上很容易被漏诊，CT 三维重建（肩胛盂重建，去除肱骨头的重叠影响）是重要的诊断工具，可以很好地评估骨折块的大小和位置。1998年，Bigliani 将骨性 Bankart 损伤分为以下三型：Ⅰ型，关节囊盂唇复合体撕裂，伴有移位的撕脱骨折；Ⅱ型，骨折块在肩胛盂颈处内侧移位，并畸形愈合；Ⅲ型，肩胛盂缘前下部的骨质缺损，骨缺损<25%（ⅢA 型）或>25%（ⅢB 型）。对于Ⅲ型骨性 Bankart 损伤，处理的选择应该基于骨缺损的大小、部位和对肩关节稳定性功能的影响。2000年，Ito 通过尸体研究认为前下盂唇骨性缺损的宽度超过 21% 会引起不稳。>30% 的导致不稳定的骨缺损需要增加关节盂的接触面积。骨缺损较小时可以用软组织修复来处理，如关节囊盂唇修复等。骨缺损较大时，单独软组织修复手术的失败率很高，骨性缺损也应该处理，如 Bristow 手术、Latarjet 手术或者髂骨移植手术等。对于Ⅰ型和Ⅱ型骨性 Bankart 损伤，由于新鲜或陈旧撕脱的骨折块一般与前下关节囊盂唇复合体紧密相连，将移位的撕脱骨片与肩胛盂前部骨面进行解剖复位，产生骨性愈合，可以恢复肩胛盂的形态和宽度，避免进一步的骨移植重建。文献中报道采用多种方法对骨性 Bankart 损伤进行复位和固定，包括切开和关节镜方法。

骨性 Bankart 损伤骨块较小（<10mm 宽度）时，一般采用关节镜下缝合锚钉的骨性 Bankart 单排固定技术，类同经典的 Bankart 修复技术。单排固定技术的局限性是不能在骨折块和骨床之间提供足够的接触面积和应力，可能会导致骨块的倾斜或翻转，影响骨折块的稳定和愈合。当缝线试图穿过骨折块时，骨折块可能会碎裂。骨性 Bankart 损伤骨块较大（>10mm 宽度）时，传统的方式是采用关节镜下缝合锚钉的骨性 Bankart 单排固定技术，以及另外的缝线穿过或环绕骨折块周围，加强固定。此外，有报道采用空心螺钉的固定方法，关节镜下或者切开手术均可。关节镜下放置空心螺钉的技术难度很大，需要新的入路，有时骨折块会碎裂。近年来，有少量文献报道对骨性 Bankart 损伤进行不同方式（缝合锚钉，穿盂缝合等）的双排固定。双排固定通过两点固定的方式将骨折块牢靠固定在骨床上，可以更好地避免骨块旋转，改善愈合，恢复盂关节面的凹面弧度。但关节镜手术时骨块的复位及固定有相当的难度，尤其是较大骨块。

2. 骨性 Bankart 损伤的关节镜治疗　关节镜下骨性 Bankart 修复的目的是把骨性 Bankart 的骨片复位固定到肩胛盂，恢复肩胛盂的骨质稳定。对于较小骨块，我们采用缝合锚钉单排固定技术。对于较大骨块，我们采用缝合锚钉双排固定技术，在经典关节镜下缝合锚钉骨性 Bankart 单排固定技术的基础上,根据骨块的大小增加 1~2 枚内排固定螺钉,将骨折块牢靠固定在骨床上。对于过大骨块,我们选择切开手术。术前需要肩胛盂 CT 三维重建及 MRA 检查,明确骨性 Bankart 的存在及大小。

3. 骨性 Bankart 损伤的手术步骤

(1)诊断性关节镜:首先建立标准后方入路,再建立前上入路进行诊断性关节镜,对关节的所有结构进行评估,确定骨性 Bankart 的存在,仔细评价肩胛盂骨软骨的缺失量。

(2)建立前下入路:确定镜下可以修补后做前下入路:这个入路的入针角度是很重要的,能放入至少两枚低位锚钉。有时需要更靠内下方的 5 点半位入路(经肩胛下肌)。

(3)盂唇、关节囊缝合固定:其方法与肩关节前向不稳手术中的方法基本相同。

(4)分离盂唇,创造愈合区:沿肩胛盂前下部的骨壁,分离肩胛盂和骨块之间的纤维粘连,使骨块可以上提至原解剖位置。充分新鲜化,准备一个出血骨床促进愈合。

(5)放置缝合锚钉用来固定 Bankart 骨块:对于较小的 Bankart 骨块,缝合时类似常规 Bankart 修复,在有骨块位置时,缝合针跨越骨块缝合,打结时,首先打结固定骨块上下的锚钉,使骨块恢复到正常的解剖位置,再打结固定骨块处的缝线。如果先固定骨块处及下方的锚钉,其上方的缝线有时使骨块难以贴近骨床。对于较大的 Bankart 骨块,由于很难穿透骨块缝合有时需要双排固定,除常规位置放置锚钉以外,在肩胛盂颈部的内下方再植入 1~2 枚锚钉,将缝线在骨块周围的关节囊内侧及外侧双排打结,将骨块压实在肩胛盂骨床上。

(6)完成关节镜 Bankart 修复后,评估前方的稳定性:术后 X 线片观察缝合锚钉的位置,CT 观察骨折块复位及固定的情况。

(八)关节镜下 HAGL 损伤的修复

1. 盂肱韧带的肱骨端撕脱的概述　盂肱下韧带是肩关节的重要静态稳定结构。盂肱下韧带分前、后两束,形成吊床样稳定结构。当肩关节外展、外旋时,盂肱下韧带的前束成为主要的前向稳定因素。单纯盂唇损伤一般不会发生肩关节不稳,只有盂肱下韧带断裂时才会发生肩关节不稳。盂肱下韧带的损伤位点常见于前下韧带盂唇复合体的连接处,也可见于实质部及肱骨止点。

创伤性半脱位或脱位可以导致盂肱下韧带复合体的肱骨止点撕脱,即 HAGL(humeral avulsion of inferior glenohumeral ligament)损伤。HAGL 损伤并不少见,发生率在 7.5%~9.3%,多由于暴力损伤,常见于老年人。这一病理改变由 Nicola 首先描述,类似于肩胛盂的 Bankart 损伤,HAGL 损伤可以累及软组织或有骨性撕脱。

HAGL 损伤的诊断可以通过 MRI 检查或诊断性关节镜时来确诊。有时,HAGL 损伤与 Bankart 损伤会同时存在,形成盂肱下韧带前束的两极损伤。如果出现两极损伤,而手术时只处理肩胛盂侧的损伤时,Bankart 手术会失败,因为手术没有完成完整的关节囊韧带的修复。HAGL 曾被报道为关节镜Bankart 修复术后复发性不稳的原因之一。

2. HAGL 损伤的关节镜治疗　虽然HAGL 损伤的关节镜修复已有文献报道,但关节镜手术难度较高,目前仍没有大宗的病例显示 HAGL 损伤的关节镜修复是常规可靠的。因此,许多医师选择切开的方式治疗HAGL 损伤。

关节镜下 HAGL 损伤修复主要的目的是将撕脱的盂肱下韧带复合体的肱骨止点复位并且固定到原肱骨止点,恢复关节囊的完整性及稳定性。具体手术步骤如下。

(1)后入路进入关节镜,并且建立前上入路。首先进行诊断性关节镜对关节内的所有结构进行评估,仔细评估盂肱下韧带的张力及全程有无撕裂。HAGL 损伤的患者通常可以看见前方关节囊的肱骨止点向盂侧回缩，有时关节囊回缩的裂隙可以看见肩胛下肌。

（2）确定镜下可以修补后做前下入路。这个入路的入针角度是很重要的，必须足够靠外，在肱骨骨床附近进入关节，必须在肩胛下肌腱中点或稍下方触及骨床，便于放置锚钉。

（3）肱骨骨床的准备，充分新鲜化，促进愈合。在肱骨骨床处放置缝合锚钉，最好用两枚。从前上入路缝合组织，将盂肱韧带复合体的肱骨止点复位并且固定到肱骨骨床上。

（4）完成关节镜 HAGL 损伤修复后，评估前方的稳定性。

（九）关节镜下 Hill-Sachs 损伤的处理

Hill-Sachs 损伤在 1940 年首次提出，为肱骨头后上的骨或软骨缺损，由肩前下脱位时，肱骨头的后外侧与前下盂撞击引起。Hill-Sachs 损伤在外伤性肩关节前脱位患者中很常见，发生率为 31%～80%。

Hill-Sachs 损伤的深度与撞击暴力大小有关，浅或软骨性 Hill-Sachs 损伤撞击暴力小，即引起脱位的暴力相对较小。Hill-Sachs 损伤通常较小且不影响功能。如果 Hill-Sachs 损伤不超过关节面的 20%，在肩关节前脱位手术时单纯修复 Bankart 损伤即可。如果 Hill-Sachs 的骨缺损较大，影响肩关节的活动范围及稳定性；甚至在肩关节外展外旋的过程中，肱骨头的 Hill-Sachs 缺损与肩胛盂的前部骨缺损发生交锁，而导致肩再脱位，肱骨头的骨缺损应考虑外科手术处理。文献中常用的手术方式包括同种异体骨移植重建肱骨头或软骨下骨填塞移植重建肱骨头，同时需要做肩胛盂前缘稳定手术。如果肱骨头的骨缺损在 30% 或更多，可以考虑旋转截骨、肱骨头表面重建修复、关节部分表面置换，以及人工关节置换术等。

在关节镜应用方面，有人尝试使用关节镜下 Bankart 修复辅助 Hill-Sachs 的 Rem-plissage 术（冈下肌腱固定填充 Hill-Sachs 骨缺损）治疗存在明显 Hill-Sachs 损伤骨性缺损的患者，目前尚无明确的大宗病例结果。

（陈　扬　陈显辉　谭伟权）

四、肩关节其他疾病

（一）肩峰下撞击综合征

1. 概述　肩峰下撞击综合征是肩部疼痛和功能障碍的常见原因。早在 19 世纪，一些学者已经注意到肩峰下间隙内的病变与肩部疼痛有着密切的关系。1909 年，Goldthwait 首先使用了"撞击"（impingement）一词，但此后很长时间，人们认为撞击发生在肩峰外端甚至整个肩峰。直到 1972 年，Neer 才对肩峰下撞击进行了正确而详尽的描述，并沿用至今。近 20 年来，随着关节镜技术的不断提高，关节镜肩峰下间隙减压术型（arthroscopic subacromial decompression，ASD）渐成为治疗该病的标准技术。

2. 解剖　肩峰下间隙又被称为"第二肩关节"，它的上界由肩峰、喙突、喙肩韧带及肩锁关节构成，下界是肱骨头。间隙内包含冈上肌腱、冈下肌腱、二头肌腱长头、喙肱韧带及肩峰下滑囊等结构。肩峰下间隙的宽度因人而异。正常人群肱骨头到肩峰的距离平均为 9～10mm。

3. 病因及损伤机制

（1）原发性撞击：Neer 指出，肩峰下撞击综合征系肩关节前屈、外展或内旋时，肱骨大结节与喙肩弓反复撞击，导致肩峰下滑囊炎症，肩袖组织退变，甚至撕裂，以及二头肌腱长头的病变，引起肩部疼痛活动障碍。他特别指出，肱骨头并非与整个肩峰发生撞击，而是与肩峰前外缘发生撞击。

（2）继发性撞击：Morrison 认为随着年龄的增加，与三角肌相比，肩袖肌力的下降更为明显。肩部外展时肩袖对肱骨头的压抑力量下降，肱骨头上移，肩峰下间隙变窄，肱骨头反复与肩峰前缘撞击。

（3）肩关节不稳：一些学者认为，盂肱关节不稳会导致肩峰下撞击，关节过度松弛会导致肱骨头上移，与肩峰发生撞击。尤其常见于从事肩部训练的运动员，如游泳、棒垒球的投手等。

4. 分类　根据肩袖组织的损伤情况，Neer 将肩峰下撞击综合征分为三期，Ⅰ期为肩袖水肿出血期，Ⅱ期为肩袖肌腱炎，Ⅲ期为肩袖出现撕裂。

依据 MRI 及关节镜下表现进行分期。Ⅰ期：MR 检查未见异常，镜下见肩袖上表面毛糙，喙肩韧带表面有磨损表现；Ⅱ期：肩袖肌腱上表面部分撕裂，喙肩韧带和肩峰下表面有撞击磨损表现；Ⅲ期：肩袖出现全层撕裂，肩峰形状为二型或三型。

5. 症状及诊断　大多数患者起病隐匿，许多患者有肩部过度活动的病史。部分患者有肩部外伤史。肩部疼痛是最主要的症状，疼痛通常位于肩峰外侧，或位于二头肌腱沟处，有时可放射至三角肌止点区域在病变初期，疼痛通常在肩部运动时出现，尤其是前屈、外展等动作，休息时无疼痛。随着病情的发展，逐渐出现静息痛和夜间痛。患者不能向患侧卧，睡眠翻身时经常被疼醒。多数患者肩部活动范围是正常的，一些患者由于疼痛，主动活动受限，而被动活动往往是正常的。由于疼痛部分患者会感觉力弱。如果疼痛不显著，力弱往往提示肩袖撕裂的存在。另外，部分患者肩部活动时，肩部有响声，有人还有交锁感，这可能是由于肩峰下滑囊炎、肩袖或二头肌腱的病变导致诊断主要依靠病史及体征，压痛经常位于肩峰前外缘、二头肌腱沟及肩锁关节。除非急性损伤，一般无局部红肿等。当肩关节后伸内旋时，可以在肩峰前缘触摸冈上肌腱止点部。病程较长者会出现冈上肌和冈下肌的萎缩。多数患者肩关节主动活动无受限。当然，应对肩袖、二头肌腱及肩关节的稳定性进行详细检查。

（1）痛弧征：敏感度很高。

（2）牵拉外展试验：存在肩峰下撞击的患者，被动外展肩关节时出现疼痛。牵拉上肢后再外展时，疼痛减轻或消失。X 线研究证实，牵拉上肢后再外展时，肱骨大结节不再与肩峰相接触。

（3）撞击诱发试验：包括 Neer 撞击征（impingement sign）和撞击试验（impingement test）及 Hawkins 撞击征。

6. 影像学检查　应常规拍摄肩关节正位及冈上肌出口位 X 线片。典型改变包括肩峰下表面硬化和骨赘形成、大结节硬化及囊性变。通过冈上肌出口位可以评价肩峰的形状和厚度。

Bigliani 将肩峰形状分为三型，Ⅰ型为平直形肩峰，Ⅱ型为弧形肩峰，Ⅲ型为钩状肩峰。Snyder 根据肩峰厚度将肩峰分为三型，Ⅰ型<8mm，Ⅱ型 8~12mm，Ⅲ型>12mm。上述分类对于决定术中切除肩峰骨质的数量有重要意义。

B 超及 MRI 则主要对肩袖、二头肌腱、盂唇等结构进行检查。

7. 治疗　所有患者应先采用非手术治疗，多数患者通过非手术治疗可获得满意效果。包括休息、冰敷、理疗、口服消炎镇痛药物、肩峰下封闭和肩袖肌力训练等。经过正规非手术治疗 3~6 个月，患者的症状不缓解，可采用手术治疗。手术采用肩峰下间隙减压术，包括前肩峰成形、肩峰下滑囊切除、肩锁关节骨赘切除。如果肩锁关节退变严重，可行锁骨远端切除。1987 年，Ellman 首先报道了关节镜下肩峰下间隙减压术（ASD），此后，ASD 逐渐取代了切开肩峰成形术。

8. 手术步骤

（1）采用全身麻醉，患者体位可采用侧卧牵引和半坐卧位（沙滩椅位）两种。笔者认为沙滩椅位可以为镜下操作提供足够空间，术中可以自由活动患肩，肩袖缝合也可以在此体位完成，从而避免了应用牵引可能造成的臂丛神经损伤等并发症。另外,采用半坐卧位也便于中转切开手术。

(2)关节灌注液为等渗盐水,每 3000ml 加入浓度为 10g/L 肾上腺素 1～1.5mg。术中采取控制性降压将收缩压控制在 90mmHg(12.0kPa)。

(3)术前触摸骨性标志,皮肤标记肩峰、喙突及锁骨远端。常规后入路(肩峰后外角下方 2cm,内侧 1cm)行盂肱关节检查,并建立前方入路(肩峰前外角前方 2cm),检查二头肌腱,盂唇,关节软骨及肩袖关节侧,处理合并损伤。

(4)经后入路进入肩峰下间隙,观察肩峰下滑囊的炎症表现。

(5)经后入路观察,前方入路进入刨刀,切除肩峰下滑囊,观察肩峰下表面撞击表现。

(6)建立肩峰外侧入路,位于肩峰外缘外侧 2cm,前缘后 1cm。经后入路观察,外侧入路进入刨刀,进一步切除肩峰下滑囊。

(7)外侧入路进入射频汽化棒,清除肩峰下表面软组织,暴露肩峰下表面骨面,明确肩峰内缘、前缘及外缘,切断部分喙肩韧带,并对出血点进行烧灼止血。

(8)根据术前 X 线平片,行前肩峰成形术。经后入路观察,外侧入路进入磨钻,从肩峰前外缘开始,从外侧到内侧,从前方到后方,逐步磨平肩峰前缘。

(9)肩峰外侧入路入关节镜,后入路入磨钻,将已切除部与未切除部之间的嵴磨平。

(10)术中使用刨刀和磨钻时,注意吸引程度,以减少出血。肩峰骨面的出血,可用射频烧灼。

(11)最后从外侧入路确认肩峰成形的结果。

9. 术后康复　术后即以颈腕吊带或三角巾悬吊患肢,术后 1 天拔除引流管后开始被动前屈练习,逐渐增加角度,2～3 周后开始主动活动,同时行三角肌及肩袖肌力训练,通常 2～3 个月活动范围达到正常,3～4 个

月基本恢复日常生活。根据笔者的随访结果,完全恢复正常活动乃至运动通常需要 6～9 个月。

10. 并发症

(1)术中出血:术中出血导致镜下视野不清,影响手术操作。如何有效地控制出血,笔者采取如下措施。①全麻下采取控制性降压,将收缩压控制在 95～100mmHg(12.6～13.3kPa);②关节灌注液中加入肾上腺素;③使用射频汽化仪;④有条件者可使用灌注泵,但压力不宜过高,待出血停止后迅速将压力降至正常水平,以防液体过多渗入皮下组织。

(2)术后疼痛:术后疼痛持续的原因较多,最常见的是肩峰成形不彻底,撞击因素依然存在。要避免这种情况,应采取以下措施。①获得标准的冈上肌出口位 X 线片,仔细评估应该切除的厚度;②术中全范围活动患肩时观察肩峰下间隙;③交替使用后入路及外侧入路进行观察和操作。

术后疼痛也可由肩锁关节或二头肌腱长头病变导致。术者应在术前和术中仔细评价二者的病理改变,适时行肩锁关节成形或锁骨远端切除及二头肌腱清理或切断术。

术前诊断错误也是导致术后疼痛不缓解的原因。常见的诊断错误是将关节不稳引起的继发性撞击误诊为原发性撞击,该病常见于从事肩部训练的运动员,这类患者误行 ASD 而不纠正关节不稳,疗效不佳。

(3)关节粘连:尽管镜下手术的创伤较切开手术明显减小,但仍可能出现粘连,尤其是术前即有粘连的患者更易发生。但只要患者选择适当,手术操作准确,术后康复训练及时、正确,就会避免关节粘连的发生。

(二)SLAP 损伤

1. SLAP 损伤的概述　肩关节是一个十分灵活的关节,肩胛盂唇外表类似膝关节中的半月板结构,环状的盂唇是肩关节的一个静态稳定结构。上盂唇与肱二头肌腱止点

紧密连接,形成肱二头肌腱盂唇复合体。生物力学的研究显示肱二头肌长头腱和上部盂唇组成的复合体在盂肱关节的稳定性方面发挥着重要的作用。肩关节上盂唇损伤在1985年由Andrews等首先提出。他们报道了73名棒球运动员投手中在肩关节肱二头肌腱止点周围上盂唇的撕裂,并认为其损伤机制是在投掷运动的减速期肱二头肌腱的牵拉使盂唇撕脱。1990年,Snyder对上盂唇损伤进行进一步的描述,并且定义肩关节上盂唇前后部的损伤为SLAP损伤(superiorarum anterior and posterior)。SLAP损伤是指肩胛盂缘上唇自前向后的撕脱,累及肱二头肌长头腱附着处。

1990年,Snyder等将SLAP损伤分成4种类型。随后,在1995年Maffet等又增加了3种类型。以后有人更进一步将SLAP损伤分为九型或十型。目前最广泛应用的仍是Snyder 1990年的分类法及关节镜表现。Ⅰ型:上盂唇磨损、变性,但尚未撕脱,有完整的盂唇缘和肱二头肌腱锚;Ⅱ型:上盂唇及肱二头肌长头腱自肩胛盂撕脱。此型最常见,约占SLAP病变的50%。Morgan等把Ⅱ型SLAP损伤分为3个亚型。Ⅱa前上型(单次暴力损伤的非运动员多见),Ⅱb后上型(投掷运动员多见),Ⅱc前后位联合型,其中Ⅱb及Ⅱc型常见于投掷运动员。Ⅲ型:上盂唇桶柄样撕脱,但部分上盂唇及肱二头肌长头腱仍紧密附着于肩胛盂上。Ⅳ型:上盂唇桶柄样撕脱,病变延伸至肱二头肌长头腱。部分上盂唇仍附着于肩胛盂上。撕脱部分可移行至盂肱关节。有时肱二头肌长头腱可完全撕脱。

SLAP损伤发生率为肩关节内疾病的4%~6%。其确切损伤机制不明,一般认为牵拉及直接撞击是主要病因。由于盂缘上唇血供较差,病变很少能自行愈合。SLAP损伤最主要的症状是疼痛,投掷运动员过头动作时加重。有时可出现交锁、弹响及不稳等机械症状,但临床中不稳定的主诉很少见。临床体检是诊断SLAP损伤的重要组成部分,有多种试验可用于辅助诊断SLAP损伤。常用的试验有:Compression-rotation(压缩-旋转)试验、Crank(曲柄)、O'Brien试验、Speed试验、Kibler前方滑动试验、Hawkins征、Neer征等。SLAP损伤没有特异性体征,文献报道上述试验的特异性、敏感性都不高,准确率在40%~60%。此外,SLAP损伤常伴有其他肩关节病变,如肩袖损伤、肩关节不稳、肩锁关节炎肩峰下滑囊炎等,增加了诊断的困难。常规肩关节X线检查对SLAP损伤的诊断帮助不大,关节造影、超声及MRI对检查该病诊断有一定意义。近年来,应用磁共振关节造影(MRA)检查取得了较大进展,使其诊断率明显提高,准确率达到70%以上。若有SLAP损伤存在,可在上盂唇、肱二头肌长头腱附着处发现高密度信号。尽管肩关节影像学检查有所发现,肩关节镜检查仍是确诊SLAP病变的最主要方法。

2. SLAP损伤治疗　SLAP损伤的治疗在过去的十余年中发生了较大的变化。初期手术仅限于盂唇组织的简单清理,单纯清理和切除的近期效果很好(88%),但随着随访年限的增加效果逐渐下降。随着关节镜的缝合固定技术、锚钉缝线等固定材料及特殊手术器械的发展,SLAP损伤的治疗得到较大的发展。绝大部分SLAP损伤的治疗可在肩关节镜下完成。不同类型的损伤有不同的治疗方法。

对Ⅰ型损伤可采用单纯清理术,去除变性的盂唇组织,注意保存正常的上盂唇及肱二头肌长头腱附着处。对Ⅲ型损伤,可将桶柄样撕脱部分切除。

Ⅱ型损伤最为常见,应该进行固定修复手术。近年来,关于SLAP损伤的外科固定技术报道有很多。固定方法亦有多种,缝合锚钉的方法最为常用,关节镜下手术可获得较好的效果。Morgan等报道102例Ⅱ型

SLAP 损伤患者使用关节镜缝合锚钉技术的效果。术后 1 年时随访结果显示,优 84%、良 13%、中 3%,所有的"良"及"中"的病例均合并肩袖损伤。Stetson 等报道 130 例各型的 SLAP 损伤关节镜清理或修复的手术效果,61 例(47%)有 Ⅱ 型 SLAP 损伤,UCLA 肩关节评分结果示,优良 79%,中 17%,差 4%。Ⅳ 型损伤的治疗依据肱二头肌长头腱撕脱情况而定。大部分患者未撕裂的肱二头肌腱仍牢固地止于肩胛盂,仅切除损伤的盂唇及肌腱。对于撕裂累及二头肌腱 30% 或以上的病例,年老和肌腱变性严重者可进行肌腱切断,二头肌沟处肌腱固定术。对于年轻患者,将盂唇撕裂部缝于附着部即可,也有的作者将撕裂的肱二头肌腱也缝合在一起。

3. 关节镜下 Ⅱ 型 SLAP 损伤修复技术

(1)手术目的和原则:手术目的是恢复二头肌腱盂唇复合体功能,缓解肩关节疼痛及功能障碍;恢复正常生活及运动。

(2)适应证:对于 20-40 岁的年轻人,有 SLAP 损伤的临床症状(不仅是关节镜发现),肩关节后上方疼痛,有交锁、弹响及不稳等机械症状。60 岁以上年龄较大的人很少进行 SLAP 修复术,多选择二头肌腱长头切断、固定术。40-60 岁患者的手术方式有争议。

(3)禁忌证:年老患者,肩关节退行性病变,合并全层的肩袖撕裂,明显的肩峰下撞击或者肩锁关节骨性关节病。活动性感染,各脏器功能严重损害。

(4)体位与麻醉:体位可以根据术者习惯采用沙滩椅位或侧卧位。麻醉一般采用全麻。

(5)手术步骤

①麻醉后稳定性检查,采用仰卧位先做双侧肩检查,重点是估计运动范围以及做松弛试验凹陷征及前后平移试验。

②后路检查:后入路行关节镜检查。检查内容应包括:整个盂唇、关节囊、关节面、肩袖及肱二头肌腱。

③前路检查:创建前上入路,该入路通常作为放置锚钉及缝合器械的工作入路。为使锚钉放置有合适的角度,此入路应较正常偏外,建立入路前可使用细穿刺针确定穿刺方向及位置。从后方关节镜看此入路正好在肱二头肌腱的下方进入关节。随之插入关节镜,从前上入路再次观察关节内情况,并用探针检查前盂唇、盂肱下韧带和后盂唇及后关节囊。探针评估 SLAP 损伤的部位,明确诊断。

④第二个前方入路:前下入路,位于喙突尖外 15mm、下 20mm,紧贴肩胛下肌腱的上方进入关节。此针要尽量靠外。在肩关节 Bankart 损伤合并 SLAP 损伤的患者,进行前盂唇和上盂唇同时修复时,通常使用此前下入路。修复上盂唇时,如果上盂唇的撕裂位置偏后,使用前上入路放置锚钉困难时,可以根据上盂唇撕裂的位置附加肩峰外侧入路(肩峰前外及后外入路)。通过肩峰外侧入路在上盂唇放置锚钉的优点是入路角度合适,放置操作器械容易,缺点是该入路需要穿过冈上肌到达上盂唇,对冈上肌有损伤。入路时尽量经过冈上肌的红白交界部分,避免穿刺白色肌腱部分,并且选用较细的套管,避免反复穿刺。

⑤清理盂唇:后入路进关节镜,前上入路进刨刀,清除肱二头肌腱附着处和盂唇的磨损和碎片。

⑥创造愈合区:用 40mm 的圆头磨钻或软骨刨刀,将肱二头肌腱附着处和上盂唇下面骨质行去皮质磨削,充分新鲜化。术中注意勿伤及关节软骨。

⑦肱二头肌腱下方放置缝合锚钉:经前上入路(损伤部位在肱二头肌腱止点前部)或肩峰外侧入路(损伤部位在肱二头肌腱止点后部)插入钻头,将其置于导向孔内,使其在关节软骨上方肱二头肌腱止点处。将钻头与关节软骨面成 45°角钻孔。将缝合锚钉置入

位于肱二头肌止点下方的钻孔内。

⑧缝线引入盂唇:从前上入路用缝合器将缝线引入盂唇,将缝线的外臂穿过肱二头肌盂唇组织由前上套管拉出。

⑨打结:经前上套管用推结器将缝线打结固定于二头肌腱止点。用触摸探针检查修复后的完整性。

⑩上盂唇撕裂处理:如果上盂唇撕裂范围相当大,在肱二头肌止点的前方或后方再加用锚钉固定,或者可以选用带双线的缝合锚钉缝合 2 针。

(6)术后康复:支具固定 6 周。1 周后可被动活动肩关节,但外旋不要超过中立位,后伸不要超过身侧,不要伸直肘关节。4 周内被动活动肘关节不许主动屈肘练习。5 周后开始主动屈肘练习。6 周后保护下进行二头肌力量练习。3 个月内不能进行二头肌牵拉的活动。半年后可进行对抗训练。

(三)钙化性肌腱炎

1. 概述   肩关节周围软组织钙化比较多见,通常位于肩袖肌腱的滑囊侧。早在 1872 年,Duplay 提出钙化性肌腱炎是肩部疼痛的原因之一。1907 年,Painter 首次描述了肩关节周围软组织钙盐沉积的影像学资料,并认为这是肩关节僵硬和疼痛的主要原因。文献报道肩袖钙化性肌腱炎的发病率在无症状的肩关节为 $2.7\% \sim 20\%$,在有肩痛症状的患者中高达 50%。常见的发病年龄为 $30-60$ 岁,右侧较左侧多见,女性为男性的 1.5 倍。近年来,随着肩关节镜技术的不断发展,一些学者开始应用关节镜下钙化灶清除治疗肩袖钙化性肌腱炎,效果不错。

2. 病因及损伤机制   肩袖钙化性肌腱炎的病因学和发病机制目前仍不清楚,多认为其发生与肩袖退行性改变、肩袖乏血管区、代谢紊乱及细胞介入调节反应等因素有关。

钙化通常发生在冈上肌腱(约 80%),也可累及肩袖的其他肌肉,偶尔可见多个肌肉同时出现。冈上肌在上臂外展、上举的启动运动及稳定盂肱关节方面均起重要作用,是肩袖肌群中退变发生最早的肌肉。Codman 在 1934 年提出冈上肌腱在大结节止点近侧 1cm 范围是乏血管区,血供最差,受应力作用的影响最大,也是引起退变的主要原因,在退变的基础上,进一步局部钙盐代谢异常导致钙盐沉着,形成钙冈上肌腱钙化性肌腱炎。由于多数钙化性肌腱炎的患者呈现自限性病程的特点而不需手术介入治疗,Uhthoff 和 Loehr 等认为钙质沉积主要是细胞介入调节反应的过程,并将钙化分为 3 个阶段:软骨样化生的钙化前阶段(1 期);时间不一的钙化静息阶段(2 期);在钙化灶周围血管增生、促进吸收的钙化后吸收阶段(3 期)。

3. 病理过程   肩袖钙化性肌腱炎按病程可分为急性期(<6 个月)或慢性期(>6 个月)。并非所有存在钙化灶的人都出现临床症状。

当钙质沉积物小且分散尚未刺激到肩峰下滑囊时,临床可无症状,仅可在 X 线片上见到,称为无症状性肩袖钙化。当外伤或劳累后,肩峰下滑囊底部下钙沉积物的周围引起炎症反应,若钙质沉积物张力大则周围组织与滑囊的炎症反应也大,临床表现为急性发作。当其增大接触肩峰下滑囊底部时,肩关节外展时与喙肩弓碰撞而产生疼痛,称为肩袖钙化症的慢性阶段。

急性肩袖钙化症如不经治疗其自然转归过程有如下几种:①随钙盐沉积物周围炎性反应的逐渐消失,2～3 周后钙沉积物逐渐固缩成小的磷酸钙样体或小的结晶状物,临床症状消散;②钙质沉积物增大并溃破入肩峰下滑囊底部周围,此刻急性症状缓解转为一种慢性肩痛;③钙质沉积物与肩峰下滑囊底部粘连并溃入滑囊内,急性症状突缓,代之以持续性肩痛甚至形成冻结肩。

4. 症状及诊断   临床症状表现不一。急性期表现为无诱因或轻微外伤及过劳后出现肩关节剧烈疼痛、活动受限,多数患者疼痛较剧烈,夜间影响睡眠。在多数情况下,在急性严重的肩关节疼痛发作之后,患者疼痛及钙化灶会在数周后自行消失。少数患者局部持续存在少量的钙盐沉积而无症状。但有些钙盐沉积会持续存在多年,导致慢性症状。如果钙化灶大于 1.5cm 多有临床症状,肩关节可有不同程度的疼痛伴卡感,导致不同程度的肩关节功能障碍。在一些慢性病例中,可有间断的急性发作伴有疼痛缓解期。

查体肱骨大结节处或肩峰下间隙压痛均为阳性。有些患者大结节周围可触及固定的压痛极为明显的肿块。肩关节活动因疼痛而严重受限,多为肩关节外展、上举受限。肩部撞击试验阳性。

5. 影像学诊断

(1)X 线:常规拍摄肩关节正位,腋轴位及冈上肌出口位。多数情况下通过正位片可以判断钙化灶的大小及位置,但有时钙化灶位置偏前或偏后,正位片上其影像与肱骨头重叠,不易发现。因此,需要拍摄腋轴位及冈上肌出口位,以避免漏诊。钙化灶根据其影像特征分为 3 型(Gartner 分型):Ⅰ型,钙化灶密度均匀,边界清楚;Ⅱ型,钙化灶密度不均匀,边界清楚,或钙化灶密度均匀,边界不清楚;Ⅲ型,钙化灶密度不均匀,边界不清楚。一般而言,急性期时,钙化灶多呈云雾状,界限不清。慢性期钙化影密度较高,边界清楚。另外,通过冈上肌出口位片,可以判断肩峰的形状,明确手术是否同时行肩峰成形术。需要注意的是,如果 X 线片时间较久,则需在术前拍摄最新的 X 线片,避免出现因钙化灶自行吸收,术中无法找到的情况。

(2)MRI:通过多平面、多层面扫描,MRI可以准确显示钙化灶的大小、部位。特别是当钙化灶位于冈下肌腱、肩胛下肌腱等少见部位时,在 X 线片上钙化灶往往与肱骨头重叠,容易漏诊,而 MRI 则可以清晰地显示钙化灶。另外,MRI 可以准确判断肩袖损伤的程度,为制订手术方案提供充分的依据。

6. 治疗　多数患者通过药物、物理、针刺、封闭等治疗可获得满意的效果。有学者采用震波治疗,中短期随访结果令人满意。对于非手术治疗无效的患者,手术清除钙化灶是有效的治疗方法。近年来,随着肩关节镜技术的不断发展,一些作者开始应用关节镜下钙化灶清除治疗肩袖钙化性肌腱炎,效果不错。笔者认为,关节镜治疗肩袖钙化性肌腱炎的指征包括:①肩部疼痛持续存在,经正规非手术治疗 6 个月以上无效,影响正常工作、生活者;②疼痛急性发作,非手术治疗不能缓解;③对于不愿接受较长时间非手术治疗的患者,可直接进行关节镜手术。

7. 手术步骤

(1)患者采用全身麻醉,体位采用侧卧位。关节灌注液为等渗盐水,每 3000ml 加入浓度为 10g/L 肾上腺素 1～1.5mg。术中采取控制性降压,将收缩压控制在 95～100mmHg(12.6～13.3kPa)。

(2)术前触摸骨性标志,皮肤标记肩峰、喙突及锁骨远端。常规后入路(肩峰后外角下方 2cm,内侧 1cm)行盂肱关节检查,并建立前方入路(肩峰前外角前方 2cm),检查肱二头肌腱、盂唇、关节软骨,处理合并损伤。

(3)仔细检查肩袖关节侧,观察有无色泽改变,用探钩仔细触碰,有无肌腱变硬的区域。如发现可疑区域,可尝试用针头穿刺,皮肤穿刺点可选择肩峰前外角后方 1cm,紧贴肩峰外缘。如部位正确,针尖可发现钙化物。这时,可沿针头插入 PDS 线作为标志。

(4)经后入路进入肩峰下间隙,经前入路适当刨削肩峰下滑囊。建立肩峰外侧入路。仔细检查标志线周围区域,如未能做出标志,则采用与检查关节侧相同的方法仔细检查肩袖关节侧,确定钙化区域。

(5)确认钙化区域后,沿肌腱纤维走行方向切开肩袖上表面,暴露钙化灶。这时,由于钙化物内部或关节灌注液的压力,钙化物往往会自行溢出,呈“暴风雪”状。钙化物通常呈牙膏状或粉状。

(6)术中应从各入路观察钙化灶全貌,使用不同入路用刮匙和刨刀尽可能彻底清除钙化物,但使用刨刀时注意不要损伤腱组织。

(7)彻底清除钙化灶后,检查肩袖缺损区域,如深度超过肌腱厚度的50%,应修复肩袖。可采用侧侧缝合,也可采用锚钉行止点重建。

(8)对于是否行肩峰成形,目前仍有争论。有人认为对手术效果没有影响。我们认为,尤其对于慢性期患者,很难区分疼痛是由钙化灶还是肩峰下撞击引起。我们在术前常规拍摄冈上肌出口位X线片,术中如发现肩峰下表面有撞击磨损表现,肩峰呈Ⅱ型或Ⅲ型,则行前肩峰成形术。

8. 术后康复　如果未缝合肩袖,康复过程与肩峰成形术后相似。术后即以颈腕吊带或三角巾悬吊患肢,麻醉恢复后即开始主动活动肘、腕及手部。1~2天后开始被动前屈练习,逐渐增加角度,2~3周后开始主动活动,6周后开始三角肌及肩袖抗阻肌力训练,通常2~3个月后活动范围达到正常,3~4个月基本恢复日常生活。

9. 并发症防治

(1)术后持续疼痛:导致术后疼痛的因素如下。①钙化物清除不彻底;②合并Ⅱ、Ⅲ型肩峰患者,未行前肩峰成形术,术后仍存在肩峰下撞击;③未发现或处理其他合并损伤,如肱二头肌腱炎等。只要做到术前仔细评估,术中仔细操作应该能够避免上述情况。

(2)关节粘连:镜下清除钙化灶损伤较小只要手术操作准确,术后康复训练及时、正确,就会避免关节粘连的发生。

(3)钙化复发:非常少见。

(四)肩关节僵硬

肩关节周围炎可由创伤、手术或者炎症引起,会造成盂肱关节周围组织粘连及关节囊挛缩。其病理变化就是关节囊韧带复合体显著增厚并且丧失了黏弹性。这种挛缩的典型表现就是逐渐加重的特发性、粘连性关节囊炎症。

1. 适应证　有人认为,病史超过4个月、旋转范围小于30°、屈曲小于100°的患者,通常对非手术治疗(物理治疗和功能锻炼)的反应很差。如果在进行了4周非手术治疗,却未获得明显的活动度改善(2周内增加10°~15°),应尽早考虑手法推拿或者手术治疗。Scarlat和Harryman还建议,对于糖尿病患者,特别是1型的患者,应早期进行预防性的活动度练习、早期手法推拿或者关节镜下彻底松解,以预防慢性疼痛综合征的发生。他们的研究结果还提示,约20%的患者需要早期再次手法推拿松解,而且在第一次松解处理后的3~4年做第二次手术松解处理,则效果最好。

2. 麻醉和体位　一般采用全身麻醉,侧卧位。收缩压控制在95mmHg左右。

3. 手术步骤及术中注意事项

(1)解剖标记:要先做好手术解剖标记,并在麻醉下检查肩关节的活动度。

(2)建立入路:先建立后入路,也可先通过腰穿针从后入路标记点穿刺进入盂肱关节,并注入生理盐水,以充盈关节腔。一般患者的关节腔容积都会大大减少,可减少至20~30ml(正常人50~70ml)。也可以直接用11号刀片切破后入路处皮肤后,直接从在此盂肱关节后上部的软点穿刺,插入长钝棒及套管。若需要,可用尖头棒先穿透增厚的后关节囊。然后插入关节镜,探查关节腔囊以及关节内各个解剖结构。一般无法清晰地分辨出盂肱上、中、下韧带结构。多数患者肩胛下肌腱已经被增生粘连的瘢痕所掩盖。肱二头肌腱也可以出现粘连,甚至也可能看不到。在关节镜直视下,用20ml注射器的粗针头或者腰穿针沿前上入路标记点向关节内穿刺,以建立前上入路。或者将关节镜镜头紧贴并对准肩袖间隙,用Wissinger穿刺锥从内向外,来建立前上入路。然后经前上方入路插入关节镜,观察后方关节囊。

(3)松解:主要分为前上入路和后入路松解两部分。

①前上入路松解:关节探查完毕后,由后入路入镜观察,前上入路进篮钳或者专用的关节囊松解钳,由盂肱上韧带部位开始松解前关节囊。逐渐松解盂肱中韧带和盂肱下韧带前束。需要注意的是,因为肩胛下肌腱已经看不出,所以在松解盂肱中韧带部分时,需要非常小心,时刻注意从切开的瘢痕中分辨出肩胛下肌腱,尽量避免误将其切断。然后须仔细地将肩胛下肌腱周围的瘢痕松开。此后再检查肩关节活动度,一般外旋即会有较明显的改善。另外,下关节囊的松解不超过盂唇下 1cm,否则有可能损伤下方的血管或者神经。松解过程中形成的关节囊碎屑,可以用刨刀吸除。但需注意吸引器不要开得太大,以免引起或加重出血,影响视野,造成操作困难。然后,再松解上方关节囊。需要注意避免损伤肱二头肌腱以及上盂唇。

②后入路松解:完成前面的步骤后,将关节镜改由前上入路插入,观察后方关节囊。由此前松解过的后上关节囊裂口处开始,延伸至后方以及后下方关节囊,即至切开盂肱下韧带后束最终与此前切开的前下关节囊切口连通,即完成关节囊的环形松解。随后可以轻柔手法推拿肩关节,进行内旋、内收、外旋、外展以及上举等各个方向的活动。此时即可看到活动度的明显改善。另外需要注意的是:完成整个关节囊的囊内松解后,再由前上入路或后入路入镜,检查肩峰下间隙。通常,在既往有肩部手术史的患者(如关节镜下

的肩袖缝合),在三角肌的深面和肩袖表面之间可以存在广泛的粘连,在一定程度上也限制了肩关节的旋转活动和外展活动。此时,就应该进行关节镜下肩峰下间隙的彻底松解。包括整个肩袖的表面、喙肩弓、喙突根部的瘢痕组织,甚至联合腱周围的粘连。

(4)术后镇痛:手术结束时,通常可以在关节内注入由 1ml 得宝松(含 5mg 二丙酸倍他米松和 2mg 倍他米松磷酸钠)、10ml 罗哌卡因(100mg)和 0.3ml(0.3mg)左右的盐酸肾上腺素注射液所配成的混合液。可以起到减轻术后疼痛和减少创面出血的目的。关节腔内可以放置一个负压引流装置,但如果在关节腔内注入了以上药物混合液,则需先暂时夹闭 1 小时以后再放开。手术后 1～2 天拔除。在患者苏醒并拔除了气管插管后,应该即刻检查患侧肘关节及腕关节、手指的活动情况。以了解是否有神经损伤。

4. 术后康复　术后康复对于肩关节粘连的患者非常重要。术后可以采用三角巾悬吊保护 1～2 周。拔除引流管后 1～2 天,就可以在三角巾保护下进行腰前屈 90°的肩关节摆动练习。每天进行 5 次,所有 4 个象限的拉伸练习,每次练习应该重复 4～5 次。切忌人为的暴力推拿而造成关节腔内较多量的出血。需要强调的是,每次活动后应该进行认真的冰敷处理,每次 20～30 分钟。以尽量减少或减轻活动后的关节腔出血,以免影响进一步的功能练习,从而尽可能地保证手术效果。

(陈　扬　陈显辉　谭伟权)

第三节　髋关节镜外科手术

髋关节镜的发展相对比较落后,主要的原因是髋关节镜的发展和膝关节镜的发展相比有很大的不同。髋关节切开手术的指征非常严格,主要限制于一些严重的退行性变髋

关节病变的成形术,严重的髋臼发育不良截骨术、髋关节感染病灶清理和游离体取出术。从解剖上看,对髋关节内疾病不够熟悉,股骨头深陷于骨性髋臼内。髋关节腔内的容积和

扩张程度不如膝关节,其纤维性关节囊和髋关节周围肌肉群非常丰富,同时距离坐骨神经、股外侧皮神经、股前的血管神经鞘相对较近,手术操作具有一定的难度,因此在早期髋关节镜技术的进展也相对落后于其他部位的关节镜手术。但是在众多髋关节镜先驱研究的基础上建立起来的基本理论和手术经验,扩展了对髋关节疾病的认识,人们对髋关节镜的手术适应证、禁忌证和手术方法,了解得更清楚,近十年来髋关节镜的步伐进展逐渐加快。

一、适应证

髋关节镜手术已经从单纯的诊断及移除或切除方法发展为重建手术方法。接下来的段落将总结髋关节镜手术典型的适应证,如不明原因的髋部疼痛、游离体及盂唇撕裂。还将介绍近来提倡的一些适应证,如关节不稳、需要行盂唇修复的纵向盂唇撕裂和需要行股骨头成形的股髋撞击症与软骨损伤。

1. 不明原因的髋部疼痛 由于术前对于髋关节内损伤的放射学诊断的灵敏度和特异性有限,不明原因髋痛的患者有髋关节镜手术指征的并不少见。然而,髋关节镜手术前应排除脊柱、腹部-腹股沟部、神经源性和风湿性疾病的诊断。另外,由于 CT 和 MRA 的出现,游离体、盂唇与软骨损伤的放射成像也得到了改善。在关节内应用不透 X 线的物质和空气(双反差 CT)或 MRI 能增强关节内结构的反差。局部麻醉后疼痛减轻是表明疼痛源于髋关节的另一个有力证据。由于上述技术使术前评估得到了改善,因此不明原因髋部疼痛的诊断变得越来越罕见。

2. 游离体 X 线下发现游离体是行髋关节镜手术的经典适应证。游离体多聚集于髋臼窝和外周间隙。评估术前的 X 线片、CT 或 MRI,以及依据其制订手术计划都十分重要。髋臼窝、股骨颈内侧区、周围隐窝和横韧带下隐窝尤其需要仔细查看。游离体取出的技术取决于游离体的大小和坚固程度。对于小的游离体,可能很容易通过附加的入路套管冲出或者吸出。但要取出较大的游离体,尤其是在髋臼窝内带骨性核心的游离体则较为困难。这可能需要用较坚硬的咬钳把它们钳碎后取出。在这种情况下,从后外侧放置一个较大的套管会更方便。套管不能放入关节内,但可以直接置于关节囊外侧。

3. 滑膜疾病 如果髋关节被充分牵引分离,可以看见髋臼窝的滑膜(垫)。前外侧入路是较理想的用于检查的入路,然而像组织活检、滑膜垫的移除、软骨瘤的移除等手术治疗就需要通过前方和后外侧入路。在牵引下,内侧、前方和外侧关节囊处仅能看到小部分滑膜层。根据笔者和其他作者的经验,该区域的滑膜在不作牵引时看得最清。如前所示,软骨瘤容易聚集于股骨颈内侧区域、盂唇周隐窝和横韧带下隐窝。很容易从另一个前外侧或前方入路将套管放入这些部位,进行滑膜活检,比如反应性或特殊的滑膜炎、色素沉着绒毛结节性滑膜炎(PVNS),滑膜切除和取出软骨瘤。

4. 盂唇损害 撕裂通常发生在盂唇关节侧的基底部,恰好位于盂唇与月状软骨的关节软骨联合处。因此,很有必要使用牵引来检查盂唇的关节侧并给予适当的治疗。撕裂经常伴随着关节软骨的损伤,特别是有股髋撞击症时。所以,仅在非牵引条件下去除股骨头上的骨块是不够的。在这些情况下,笔者通常总会先用关节镜检查中央间室来修复盂唇和软骨损伤,然后松开牵引再进行股骨头成形。一般而言,手术医师应该清除所有撕裂的组织并尽可能多地保留完好的结构。髋臼盂唇成形和修复的预后主要取决于关节软骨的性状。正如前面所提到的,经常发现合并软骨缺损的情况。较细小的软骨片应该被移除;软骨下骨的微骨折术对于有明确界限的全层软骨损伤是有效的。但是,如果有较大范围的骨性缺损区,关节镜手术应限于盂唇和软骨不稳处的切除。

5. 软骨损伤　在骨关节炎中,伴随的损伤如游离体、盂唇损伤和滑膜炎等均常在术前或术中被发现。如果关节炎程度不严重,关节镜有利于这些损伤的治疗。但是对于严重的骨关节炎及症状持续时间较长的病例,关节镜手术只能使症状获得暂时的改善,而且可能与关节冲洗和牵引有关。有时由于关节囊严重纤维化和增厚使髋关节不能被充分牵引开,使制作入路和手术过程中盂唇或软骨损伤的风险增高。此时,髋关节镜手术只能限于周围间室,但最好不在此类病例中进行髋关节镜操作。在创伤和剥脱性骨软骨炎病例中,髋关节镜手术对软骨损伤常能获得满意疗效。

6. 圆韧带断裂　圆韧带的确切作用至今尚未明了。幼年时期圆韧带伴行的动脉是骨骺血供的组成部分,但该动脉对成人作用尚不清晰。有一定比例的成年人该动脉未闭合,但似乎对股骨头血供的作用不大。圆韧带并不参与维持关节稳定,它也许能起到类似雨刷的作用,润滑关节表面并促进软骨的营养交换,同时它或许还有本体感受器的作用。圆韧带的损伤相对较少,在文献中仅作为个案报道。

7. 股髋撞击症　股髋撞击症这个概念是由瑞士伯尔尼的 Ganz 等在近 10 年内添加到髋关节病理学中的。最近有人首次报道了以开放手术治疗这种病变可获得良好的疗效。然而,由于这种开放手术治疗需要在大转子截骨和移除圆韧带以造成股骨头脱位,进而检查和治疗并发的盂唇与软骨病变,因此被认为侵袭性较大。同时,治疗股髋撞击症的关节镜技术也正在发展。

8. 化脓性关节炎　髋关节化脓性关节炎的关节镜治疗应该包括清除腐烂和坏死的组织、最少用 3～4L 冲洗液进行灌洗、在股骨颈部置入引流管和至少用抗生素治疗 7天。在牵引时结合非牵引技术对进入整个关节十分重要。在牵引时,盂唇和轮匝带阻碍了冲洗液流入及流回外周间隙;而没有牵引时直接进入外周范围使直接检查、冲洗和清除坏死及腐烂组织变得更容易。另外,也更容易置入引流管。

9. 其他适应证　关节镜手术可以用于缺血性坏死、Perthes 病和全髋关节置换术后并发症的相关病变的治疗。

二、禁忌证

关节镜并非是诊治所有关节疾患的灵丹妙药,严格把握好手术适应证,恰当地选择患者十分重要。以下情况不适合髋关节镜手术。

1. 髋关节强直、严重骨性关节炎、髋关节进行性破坏、邻近前方或外侧入口处皮肤病和溃疡患者、股骨颈应力骨折、坐骨耻骨支不全骨折及骨质疏松者、关节内纤维粘连和关节囊挛缩、关节僵硬者。

2. 异位骨形成和严重的髋臼内陷,使关节无法牵开或充盈,关节镜器械无法进入者。

3. 创伤或手术造成的髋关节骨与软组织明显的解剖异常。

4. 败血症患者伴有骨髓炎或脓肿形成需要行切开者。

5. 关节牵开受限的疾病。

6. 病态肥胖,器械难以达到关节内,进行手术操作困难者。

三、术前准备

1. 髋关节镜器械　目前,髋关节镜手术常需使用 C 型或 G 臂 X 线影像增强器,以对术中建立准确的入路提供帮助。术前备好常使用的器械设备,包括 30°和 70°的关节镜、冷光源、摄像成像系统、监视器、手动器械和电动切割刨削系统、射频等。30°关节镜适合观察髋关节中部,特别是观察髋臼中心部分和股骨头及髋臼窝的上部等效果最好,在这个角度也是容易找到方向感,因此它适合在手术开始时使用；70°关节镜适合观察髋关节周边，特别是针对关节外周部分、髋臼盂唇和髋臼窝的下部效果最好。

髋关节镜器械的优点在于它有足够长的套管系统，直径分别为 4.5mm、5.0mm 和 5.5mm，是为更好地观察髋关节周围致密而又丰厚的软组织专门设计制作的，可以在这些套管上使用各种型号的标准的关节镜、套管、穿刺锥关节镜与导丝配套器械，导丝通过特殊的穿刺针进入关节内。圆锥形套管穿刺锥在防止损伤方面较尖端三刃形套管针更加安全，可避免因穿刺关节囊时失误而造成严重的关节软骨面损伤。

同时，为了适应股骨头的球形曲面外形，而特殊设计的加长手术器械和专门加长的等离子刀，有助于关节镜下手术操作。髋关节镜手术中的直抓钳、弯抓钳、直刨刀和弯刨刀都是必需的器械，在插入弯器械进入髋关节腔时常需要使用到弯套管建立通道。

2. 麻醉　髋关节镜通常采用全麻或硬膜外麻醉，充分的阻滞运动神经，以便保证肌肉松弛。不管是采取仰卧位还是侧卧位，体位必须舒适，体位的选择多取决于医师的习惯，体位不合适会使手术难以进行，仰卧位的优点是摆体位方便，只需几分钟即可完成。仰卧位使用标准的骨折牵引床即可，而无须那些高度专业化，使用率不高的牵引设备。对于肥胖的患者，侧卧位可能更好，因为大量的脂肪可在侧卧位时下垂。而仰卧位的最大优点是简单、摆体位容易。也有髋关节镜严重并发症的报道，如液体外渗至腹腔。

3. 牵引　牵引容易造成对横跨坐骨的阴部神经分支的压迫和对坐骨神经的牵拉。有人术中用诱发电位监测坐骨神经，确定牵拉力量不应＞34kg（75 磅），牵引时间不应超过 2 小时。采用垂直会阴柱屈髋牵引可大大增加牵引力，但有可能造成坐骨神经损伤。为保护阴部神经免受损伤，包裹好会阴柱（直径至少 9～12cm），使手术侧髋关节偏向一

侧，可有效地分散对会阴部的压力。会阴柱的合理摆放可以最大限度地减小压迫会阴神经麻痹的危险。通过牵引产生轻度向外的分力，从而拉开了接触点与阴部神经之间的距离，分散作用在坐骨上的外力，掌握好时间，减少暂时性神经麻痹的发生。患者仰卧牵引床上，屈曲位可以使关节囊松弛，但可能使坐骨神经受到牵拉或者使坐骨神经太靠近关节囊。术中下肢必须旋转至中立位，但足板应可以自由旋转，以确保能够看到股骨头。对侧肢体应尽量外展，在两腿之间可以放进影像增强器。在固定对侧足时应施以轻度的牵引以产生一个反牵引力，这样可以维持骨盆在手术床上的位置，使其不致因患侧的牵引而移位。通过透视可进一步确定施加在肢体上牵引力的大小以及髋关节牵开的程度。牵开髋关节的力量需要 11.34～22.68kg（25～50 磅）的牵引力。如果关节太紧，可以再加大力量，但增加牵引力必须小心谨慎。如果还不能顺利地牵开关节，可持续牵引几分钟，让关节囊对张力有所适应，以便使关节囊松弛，这样不需要过多的牵引力也能够使关节牵开。荧光屏上显示的真空现象是由于关节牵开后的囊内负压造成的。术中向关节内注入液体扩张关节，使关节的密封腔被打开后，就可牵开关节腔。确认髋关节已经牵开后，应减少牵引重量。

4. 手术入路　一般分为前方、前外侧入路和后外侧入路三个手术入路。股动脉和股神经在前方入路的内侧，股外侧皮神经与前方入路的位置接近，坐骨神经位于后外侧入路的后方。确定入路时，应考虑到神经血管的走行。外侧入路附近重要的解剖结构包括后方的坐骨神经和前方的股外侧皮神经。前方有股动脉和股神经，要注意避免损伤。

（1）前方入路：前方入路位于髂前上棘远端平均 6.3cm 处。它穿越缝匠肌和股直肌肌腹，然后进入前方关节囊。通常，股外侧皮神经在前方入路水平分为 3 支或多支。这一

入路通常距这些分支的某束只有几毫米。由于此神经存在较多分支,即使改变入路的位置仍较难避开。特别需要注意的是,如果皮肤切口过深,很容易伤及皮神经分支。前方入路在从皮肤到关节囊的行进中,几乎垂直于股神经轴线,在关节囊水平则更为接近,平均距离为 3.2cm。旋股外侧动脉的升支与前方入路的关系有一定变异,但一般都位于前方入路以下大约 3.7cm 处。通过一些尸体标本确认,在关节囊周边几毫米处有该动脉的一支终末动脉,注意防止前方入路造成血管损伤。

(2)前外侧入路:前外侧入路穿过臀中肌于关节囊的外侧沿其前缘进入关节。该入路的相对重要结构是臀上神经。该神经穿出坐骨切迹后,横向自前向后,经过臀中肌的深层表面。臀上神经与两个外侧入路的毗邻关系相同,相距平均约 4.4cm。穿刺针经前外侧入路进入关节腔时常常会穿透髋臼盂唇,进针时可以体会到穿透盂唇比穿透关节囊的阻力更大。如果穿刺针穿透盂唇,简单的处理方法是在关节扩充后将针退出,然后在盂唇水平之下重新进入关节囊。如果不认识到这一点,套管会造成盂唇损伤。手术器械穿入关节时,需要穿过臀中肌和臀小肌,一旦穿过关节囊,即可感到"落空感"。如果在穿入关节囊前碰到骨质,说明器械太靠上碰到了髋臼的外壁,太靠下则容易碰到股骨头。连接关节镜和进水管,在关节镜直视下置入关节镜工作套管和刨削或射频汽化刀头清理增生肥厚、充血水肿的滑膜组织和剥脱浮起的软骨片,修整股骨头和髋臼的软骨创面。

(3)后外侧入路:后外侧入路穿越臀中肌和臀小肌,在外侧关节囊后缘进入关节。途经梨状肌前上方。在关节囊水平靠近坐骨神经。距神经的外侧缘平均为 2.9cm。在关节镜监控下建立入路,可以确保器械不会偏离方向或进入到后方,从而保护坐骨神经免受伤害。同样,做后外侧入路时,要保证髋关节处于中立位。髋关节外旋会使大转子向后移位。大转子是主要的解剖标记,如果后移会增大坐骨神经受损伤的危险。

四、基本操作

如果在 30° 关节镜下不能很好地观察髋臼的边缘和盂唇,可以换为 70° 关节镜。一般来说,关节囊被切开后,如果有开槽的套管,弯曲器械进入关节会更加方便。弧形手术器械就可以沿着开槽套管插入。当弯曲器械经由该套管进入关节后,再取出套管,以便器械在关节内自由活动。取出弧形手术器械之前,应将开槽套管沿着它再次插入,可以保证通道的顺畅。为了观察髋关节的周缘及关节囊部分,应将关节镜向回抽,然后减少牵引拉力,直到股骨头回到髋臼内。

新型的射频消融刀不仅能够切除滑膜,还能使组织变得平整。清理和切除关节囊开口处的滑膜组织,能比较清楚地观察到股骨头、颈部和髋臼的病变。手术器械和关节镜可在各个入口相互交换。髋关节旋转、外展、内收、屈曲和伸展,术者即可观察髋关节全貌。较大骨刺可能会阻挡前方入口,大粗隆后侧面的入口不会被阻挡,可通过该入口顺利地进入髋关节。

使用后方入口的最好方法是使患者侧卧。关节镜经后方入口插入关节,经关节镜套管注入液体扩张髋关节腔。利用髋前方入路,即可通过关节镜看到骨刺。借助于 X 线影像增强器,术者可以将电动刨刀插到骨刺下,清理软组织后直到看到刨刀尖。一旦有空隙,即可使用射频消融刀加快清理过程。然后插入电动磨钻,直视下磨除骨刺,骨刺去除后,可采用前方入口。

通道建立完成后,可以在其间互换手术器械和关节镜,以便于髋关节的系统检查和关节镜手术操作。用 30° 和 70° 关节镜,内旋和外旋髋关节能够很准确地观察到髋臼的上方负重区的滑膜、圆韧带,以及髋臼盂唇的前、后和外侧面、股骨头负重关节面的大部分都可以看到。前外侧入路最适宜观察髋臼前壁和前盂唇，后外侧入路最适宜观察髋臼后壁和后盂唇，前方入路最适宜观察外侧盂唇及关节囊反折部。

髋关节镜外侧入路安全简便，器械操作方便，用关节镜可以观察整个关节腔，手术器械能探及全部关节，为关节镜手术提供了一个安全通道。手术完成后，要立即松开牵引。

五、并发症防治

髋关节镜的并发症，通常由经验比较丰富的医师报道，而许多初学者所发生的严重问题并没有报道。在全世界的 7 个著名的关节镜治疗中心，学者们对 1491 例髋关节镜手术进行了分析，发现并发症有 20 种，占总病例的 1.34%。这些并发症大多出现在术者的早期病例中。主要并发症有神经伤（暂时性阴部神经麻痹 5 例，暂时性坐骨神经麻痹 4 例，股外侧皮神经麻痹 2 例，股外侧皮神经损伤 1 例，阴部神经损伤 1 例，股神经麻痹 1 例）、液体渗漏入腹腔（3 例），异位骨化（1 例），器械断裂（1 例）。Griffin 和 Villar 报道了 640 例手术中，并发症的发生率为 1.6%，常见的并发症为医源性关节软骨和盂唇损伤、血管损伤、股神经和坐骨神经损伤、关节内器械折断。而 Funke 和 Munzinger 报道，在 19 例手术中有 3 例发生并发症。髋关节镜检查无论入路还是技术操作都比膝关节镜困难得多，应该由丰富的临床经验的关节镜医师担任术者。

1. 会阴部损伤　髋关节镜手术时需要在会阴部放置会阴柱以对抗关节牵引的力量，这一装置有可能会造成会阴部压伤，尤其是会阴神经损伤。Eriksson 曾经报道过会阴部软组织压迫坏死的案例，这种并发症多发生在关节镜开展的早期，足够的衬垫及合适的放置会阴柱的位置，应该能避免这类损伤的同时，还应考虑到关节牵引力量大小的影响。Funke 和 Munzinger 报道过因会阴柱衬垫不足，位置不佳引起的大阴唇血肿。Grifhn 和 Villar 也报道过阴道的小撕裂，最终完全愈合，他们认为是会阴柱向外侧的压力过大引起的。

2. 牵引固定装置相关的损伤　大多数牵引系统使用某种装置固定下肢的远端，包括足部及踝关节在牵引开始前应确保足踝部位有足够的衬垫保护。虽然部分患者在术后短期的足踝部疼痛，但至今尚无大的压伤的报道。

3. 关节内结构损伤　就并发症而言，关节内结构损伤最常见，也很少被提及，但并不意味它们都是微不足道的。事实上，医源性的损伤造成了相当一部分患者术后的不良结果，且这类损伤与牵引不适当有关。理想的入路应该能够进行各个方向的手术操作，但周围致密的软组织和特殊的关节结构限制了手术器械的灵活操作，在制作入路和手术器械的操作过程中，凸起的股骨头关节面最容易受到损伤。如果在选择入路时，为避免损伤股骨头软骨，有意选择稍偏头侧的位置穿透关节囊，但有时可能穿透盂唇，导致盂唇不同程度的损伤。要减少关节的损伤，首先要保证足够的关节间隙以便器械进入。在置入第一个入路时，要使用 C 形臂透视准确地定位，以避免穿透盂唇或划伤股骨头。

4. 器械断裂　关节镜器械断裂总的发生率在 0.1% 左右，但髋关节的发生率要高于其他关节，在 0.3%～0.4%。这是因为髋关节周围的软组织和髋关节特殊的结构限制了器械的活动造成的。另外，髋关节镜手术使用的加长的器械臂较长，受到的力矩更大，容易发生弯曲。

5. 对股骨头血供的影响　从理论上分析，关节牵引和灌洗液对关节囊的膨胀作用有影响股骨头血供的可能。Sampson 曾报道过 1 例盂唇撕裂而进行关节镜手术的患者在手术后发生了股骨头缺血性坏死。Byrd

观察到 1 例股骨头缺血性坏死患者在关节镜手术后病情加重。但这些个案报道并不能证明是关节镜手术导致了病情的恶化,还是疾病本身的自然进程。

6. 关节感染　对于关节镜手术而言,感染是十分罕见的并发症,其总的发生率为0.07%,但一旦发生,后果较严重。

7. 关节功能障碍　多发生于大型复杂的关节镜手术后。手术时间长、创伤大、累及范围广,术后长期固定或康复锻炼差等原因,使关节的重要肌肉粘连、萎缩或机化,影响关节功能,如伸膝装置的功能障碍、膝关节屈伸活动度受限等。

六、术后康复

关节盂唇是环绕于髋臼的一层纤维软骨,与髋臼横韧带相连。具有闭合关节腔、增加髋臼稳定性,并且分担部分髋关节负荷的作用。关节盂唇在内层无血供,限制了其愈合的能力。盂唇内有游离神经末梢及感受器,关节镜修整的目的在于修复撕裂的关节唇活瓣以消除其带来的髋关节的疼痛及不适。术后康复过程中强调使髋关节渐进性负重,同时控制炎症及疼痛,逐步增加髋关节活动度,避免刺激症状。

1. 术后第 1 阶段(第 0~4 周)　此期康复的主要目标是使髋关节在休息时及活动时无明显疼痛症状,借助助行器逐步恢复正常步态,训练过程中注意避免刺激症状,尽量避免长杠杆臂屈髋动作(如直腿抬高练习),以免增加髋关节压力,患髋负重要循序渐进。方法如下。

(1)术后早期,尽量减轻炎症及疼痛,注意正确的体位摆放。

(2)步态练习,借助助行器进行步态练习,避免过度负重,训练患者在健侧腿支撑下转移。

(3)理疗辅助,在手术切口愈合后可以进行水疗,水中进行步态练习可以减轻髋关节负重,并有助于肌力恢复。

(4)膝关节开链肌力训练及腓肠肌肌力练习。

(5)髋关节保持中立位下的伸展、内收、外展的等长收缩肌力训练及小量抗阻功率自行车训练。如果患者疼痛得到控制并且可以在助行器的帮助下达到步态正常,可以进入下一阶段。

2. 术后第 2 阶段(第 5~10 周)　此阶段的康复目标是加强肌力训练,在没有助行器的帮助下恢复正常步态,关节活动度达到正常范围,骨盆的稳定性能够满足日常生活需要,且日常生活中髋关节无疼痛。注意不要过早停用助行器,避免髋关节出现疼痛,此期应注意纠正错误的活动姿势。方法如下。

(1)步态:如髋关节疼痛则继续应用助行器,直至髋关节无痛。

(2)髋关节活动度练习:站立位伸髋练习、四肢撑地位髋关节屈曲练习、卧位足跟滑动练习。

(3)使用弹力带:进行各向抗阻肌力训练。

(4)本体感觉和平衡觉练习:从双腿支撑逐渐过渡到单腿支撑。

3. 术后第 3 阶段(第 11~16 周)　此阶段的康复目的是进一步增加髋关节的活动范围,增强肌力达到正常水平,获得良好的动态平衡,恢复体育运动水平,日常生活无明显髋关节疼痛,仍然要注意训练过程中注意避免刺激症状。开始跑步训练,动态平衡训练,灵活性训练,强化核心控制训练,解决肌力不平衡及耐力等问题。

(陈　扬　魏鲁青　陈贤艺)

第四节　踝、肘关节镜外科手术

一、踝关节镜外科手术

随着微创外科技术的发展,踝关节镜作为一项临床上进行诊断和治疗工具,踝关节镜外科手术的应用亦得到快速开展。运动医学关节镜治疗骨科相关疾病中,踝关节镜的使用仅次于膝、肩关节镜,居于第三位。在当今微创手术治疗的大趋势下,踝关节镜手术受到人们越来越多的重视。在关节镜技术未得到广泛使用的时代,踝部疾病通常需要进行传统的踝部开放手术进行治疗。而踝关节镜的使用,较传统手术而言,具备下列明显的优点:手术切口小,并发症少;患者接受度高,术后康复快;手术视野清晰,辨认组织清楚。

(一)主要手术适应证

1. 滑膜炎性疾病　包括创伤性滑膜炎、结核性滑膜炎、化脓性关节炎、色素沉着绒毛结节性滑膜炎等。

2. 踝关节撞击症　包括踝关节各种软组织撞击症、踝关节前后方骨赘形成导致的骨性撞击症等。

3. 踝关节不稳定　包括踝关节扭伤时外侧韧带复合体损伤;踝关节内外侧韧带重建术及关节内滑膜清理等并发症。

4. 踝关节游离体　包括创伤后或继发于退变性骨关节炎的骨软骨性游离体、滑膜软骨瘤病的软骨及骨软骨性游离体。

5. 踝关节内骨赘　包括退行性骨关节炎或创伤性骨关节炎导致的骨赘,或胫骨后唇、内侧及外侧沟内形成的骨赘。

6. 踝关节内骨折　包括无移位或轻度移位的内踝骨折、后踝骨折复位、经皮置入螺钉内固定;胫骨远端前外侧的骨折内固定的治疗。

7. 骨软骨损伤　包括各种病因所导致踝关节骨软骨损伤的疾病需要进行病情的评估及治疗。

8. 踝关节融合术　包括继发于退行性骨关节炎、类风湿关节炎、创伤性骨关节炎、踝关节结核、血友病性关节炎等疾病导致的软骨缺损且非手术治疗无效的踝关节功能丧失而进行踝关节融合术。

9. 其他　包括踝关节损伤下胫腓韧带联合需要进行粘连松解、慢性踝关节韧带损伤的重建治疗等。

(二)手术禁忌证

1. 踝关节局部皮肤或软组织感染。

2. 糖尿病患者血糖控制不理想者。

3. 患肢循环血供情况不佳、肢体急性水肿期。

4. 急性踝关节韧带或关节囊断裂者。

5. 严重踝关节骨关节炎伴明显畸形者。

(三)踝关节镜常用的器械

踝关节镜主机系统主要包括光源系统、摄像系统、电视播放系统等。踝关节镜手术经常使用直径1.9mm、2.7mm的小关节镜,4.0mm的关节镜不推荐在踝关节使用,因为踝关节的空间较小,过大直径的踝关节镜不利于安全操作,手术时容易损伤关节镜,初学者应特别注意。常规准备动力系统与常用器械,以缩短手术时间和避免神经血管损伤;应特别注意要在关节镜直视下使用动力器械,直径1.9mm、2.7mm的关节镜成像清晰,能提供宽广的操作视野,短小的镜头还可减少医源性踝关节软骨损伤及器械断裂等情况的发生。

踝关节镜手术使用的动力器械主要包括:①电动刨刀,用于切除病损的踝关节滑膜及其他软组织,以获得良好的手术视野。②电动磨钻,用于处理踝关节软骨病变或增生的骨赘,以及进行踝关节融合时的骨软骨面打磨;磨钻头有多种型号可以选择。③刮匙,有各种型号,主要用于处理踝关节软骨和骨软骨损伤。④活检与取物钳,用于踝关节腔内取活检及取出关节内游离体。

踝关节牵引能增加胫距关节的间隙距离,从而改善踝关节镜的手术视野。大多数踝关节镜手术需要使用踝关节牵引,包括无创性和有创性两种:①无创性牵引,由一助手在手术台下方进行徒手牵引,或使用踝套置砝牵引。牵引力取决于踝关节周围韧带的松弛度,一般为体重的 1/12 到 1/8,能维持踝关节间隙在 5mm 左右。②有创性牵引,应用多种骨外固定系统牵引以维持踝关节手术间隙,如倒置 Charnley 压力夹、Hoffman 系统、AO 股骨牵引器、环状外固定架;由于其牵引力直接作用于骨骼,故没有皮肤牵拉导致的皮肤损伤问题,但有创牵引的操作相对复杂,且患者不易接受该牵引操作。

手术常规建议使用止血带,止血带置于患肢大腿根部,大腿放置于腘窝支架上面,从而保证踝关节镜手术视野的清晰。患肢所有的骨性突起都应加以棉垫保护,防止神经血管长时间受压造成医源性损伤。感染性疾病患者禁用止血带,可使用专用可控灌注系统以减少术中出血,确保手术视野清晰;可控灌注系统的压力应专人进行监测并保持稳定。此外,踝关节镜下进行骨软骨缺损或关节内骨折手术时,需准备好 C 臂机进行术中透视。

(四)踝关节镜常用手术入路

常用手术入路包括前方入路和后方入路。其中,前方入路可分为前内侧入路、前外侧入路和前正中入路。前内侧入路位于关节线胫前肌腱内侧,要避免损失内踝前缘的隐静脉。前外侧入路位于腓肠肌腱外侧,要注意避免损伤腓浅神经,腓浅神经是踝关节镜手术最容易受损的结构。前正中入路经趾总伸肌腱而建立,此入路需避免损伤足背动脉、腓神经深支和腓浅神经内侧支,如非必要,笔者建议尽量少选用此入路,因为损伤足背动

脉的报道经常发生。而后方入路则分为后内侧入路、后外侧入路和经跟腱入路。后内侧入路位于关节线上跟腱内侧,建立此入路时需保护姆长屈肌腱和趾长屈肌腱,常规在俯卧位进行,存在较高手术并发症和踝关节镜操作困难。后外侧入路位于跟腱外侧软点,外踝尖上方 1.2cm,操作时要避免损伤腓肠神经分支和小隐静脉。经跟腱入路操作困难,且容易造成医源性跟腱损伤,不建议常规使用。所以,踝关节镜手术常规推荐使用前内侧、前外侧和后外侧入路。

根据牵引方式选择不同的体位,对于绝大多数的踝关节镜手术,我们通常选用仰卧位,患肢放置于 20cm 宽的支撑板上,健侧肢体则放置于腿架上。一般情况下,大多数踝关节镜手术往往不需要从后方置入器械,但需要做好进行后侧入路的准备。一旦因手术需要进行后方入路手术时,可以适当内外移动踝关节,使其离开支撑板而达到手术目的。大腿止血带充气后,做好体表标记,用消毒的标记笔描记踝关节周围的解剖标志。首先沿距骨穹顶确定外踝、内踝的骨性标志,在皮肤上标记胫骨前肌腱和第三腓骨肌腱的位置,然后翻转踝关节确定腓浅神经的背侧正中支,一般沿踝关节外侧在皮下走行。做切口时必须小心,避免损伤此神经。后侧标记跟腱边缘,同时术者可触及足背和胫后动脉的搏动,标清踝关节线后注射 20ml 生理盐水,注入阻力不大、内外踝膨胀起来、踝关节自动跖屈就说明注入位置合适。如果注射针碰到距骨,说明入口偏向远端,如果注射针触及胫骨顶上端,说明入口偏向近侧。踝关节镜手术时,不管术者选择哪一种手术入路,切开皮肤时要时刻注意误伤重要神经血管肌腱等组织,建议使用血管钳和小剪刀分离软组织直到滑膜层,从而降低软组织损伤的可能。

(五)踝关节镜常规探查手术

踝关节镜手术需要进行系统性 9 步探查,探查次序包括关节前间隙、三角韧带、内

侧沟、内侧距骨、距骨中部、关节后间隙（包括后胫腓韧带）、距骨外侧、距腓关节面、外侧沟（包括胫腓韧带）。在绝大多数踝关节镜手术中，我们建议首先从前外侧入路进行探查。可以通过常规的前外和前内入路对关节的内侧、后方、外侧和前方进行探查，而从其他入路放入探针和其他器械作为辅助的手段加以探查。当不能从外侧放入踝关节镜时，此时将踝关节镜放入内侧入路可以对外侧结构进行探查。在实际操作中，为了尽可能看清踝关节内的结构，可以清除踝关节镜前方的滑膜组织进一步扩宽视野。在踝关节镜手术过程中，通常联合前内侧、前外侧和后外侧入路可完成全面的踝关节腔检查。

（六）手术操作方法

踝关节镜手术，通常采取仰卧位，手术侧的下肢放置于 20cm 宽的支撑板上，加以棉垫保护，健侧下肢则放置于腿架上。对于非感染性疾病，可以使用驱血带驱血后，再启动止血带充气止血；对于感染性疾病，应抬高患肢 5 分钟后，直接予以止血带充气止血。手术前标注体表标记，先用消毒的标记笔描记解剖标志。常规取前内侧和前外侧切口，必要时可以做后侧入路加以辅助观察。首先通过常规的前外侧和前内侧入路对关节腔的内侧、后方、外侧和前方进行探查，而从其他入路放入探针和其他器械作为辅助手段予以探查。当不能从外侧放入踝关节镜时，将踝关节镜放入内侧入路可以对踝关节腔外侧结构进行仔细探查。为了看清踝关节内的各种结构，可以清除关节镜前方的滑膜组织进一步扩宽视野，并留取典型的病变滑膜组织送病理活检，以明确病变性质。

对于进行踝关节感染性滑膜炎手术时，务必要彻底清理坏死组织，反复灌洗踝关节腔，很多时候从前方入路很难达到清理踝关节后方的滑膜病变组织，这时常常需要增加后方入路辅助清理。对于踝关节化脓性关节炎，我们主张常规术后留置引流管定期冲洗；

而对于踝关节结核性滑膜炎关节腔清理后，踝关节腔内在放入异烟肼和链霉素之后，全层关闭切口。对于踝关节非感染性滑膜炎及滑膜软骨瘤病，手术的主要目的在于清除踝关节的病变滑膜组织，直至踝关节出现正常的滑膜组织。手术清理后往往踝关节腔内出血较多，我们常规在关节腔内注入 0.5% 的利多卡因 10ml，利于维持踝关节腔内的压力、减少踝关节腔术后出血。

踝关节扭伤后常出现慢性踝关节疼痛，滑膜撞击症是特殊的踝关节创伤性滑膜疾病，为一种与膝关节半月板性质一致的软组织团块，位于踝关节外侧沟内，可引起如踝关节疼痛、绞锁等不适症状。可使用踝关节镜手术清除引起卡压和撞击的滑膜组织团块。同时清除引起关节后内侧撞击的软组织团块，也可以通过关节镜松解和清理下胫腓联合韧带粘连，以及踝关节局部韧带断裂或肥厚增生。

踝关节镜对踝关节不稳可以进行诊断与镜下治疗，其对病情的评价意义相当重要。可以使用关节镜外侧踝关节稳定技术，从距骨周围开始清除软组织和碎屑，然后用磨钻剥离关节软骨。在前外入口远端约 1cm 处建立辅助入口，这样矩形钉可以通过此入口直角进入距骨。将患足置于中立位，使用锤子将矩形钉固定，使矩形钉的尖齿聚集关节囊和韧带组织。我们对踝关节不稳的关节镜下处理主要为镜下清理软骨损伤、撞击部的骨赘和软组织、纤维化和炎性病变滑膜等，尽可能修补损伤组织，维持踝关节稳定性。

处理踝关节增生的骨赘病变时，可以借助踝关节镜精确评估骨赘病变的程度，判断前隐窝的大小，并进行踝关节腔全方位探查。使用磨钻从踝关节内侧向外侧清除骨赘，重建胫骨远端倾斜角。用大小不同的鸭嘴钳咬除前方的骨赘，取出清理下的骨赘，然后用大小不同的磨头打磨至平整，用刨刀截去增生的骨与滑膜组织，然后用射频等离子刀止血。

对于距骨骨赘累及踝关节囊的附着部,以及距骨背侧关节囊外组织,一般需辅助小切口切开取出。

在踝关节镜手术顺利结束后,我们常规往踝关节腔内注入 5～10ml 局麻药,这样既可以镇痛,又可以增加关节腔内压力减少出血。术后局部使用丁哌卡因进行浸润麻醉,可以保持术后 2～4 小时仍有良好的镇痛作用,加速术后康复。术后踝关节予以棉垫等敷料覆盖,弹力绷带固定,踝关节处于功能位加以制动,这样更有利于伤口愈合、减少关节腔出血、减少创伤性反应。术后第 2 天可以开始主动的关节活动度锻炼。如有必要,可以在手术后 3 天内都使用非甾体类药物镇痛治疗。经管床医师每日指导患者进行适当的踝关节活动锻炼(跖屈和背伸运动)。

(七)手术常见并发症防治

1. 神经损伤　此类损伤常见。采用前外侧入路或辅助性前外侧入路时,容易造成腓浅神经分支的损伤;前侧入路过于靠近踝关节中央时,腓深神经容易受到损伤;采用后外侧入路时,易损伤后外侧的腓肠神经。手术中时刻牢记神经走向,正确选择远离神经及其分支的入路,钝性分离皮下组织至关节囊,并使用钝性套针穿透滑膜层,可减少神经损伤的发生。

2. 关节软骨损伤　此类损伤亦常见。选择入路的位置与方向错误、关节牵引力过小使关节间隙过窄、使用直径较大的踝关节镜及手术器械均可导致医源性关节软骨的损伤。

3. 血管损伤　常在踝关节镜入路时发生,一般损伤程度轻微,单纯缝合血管即可控制出血。使用前外侧入路时容易损伤足背动、静脉,甚至导致足背动脉动脉瘤。严格按照术前标记正确选择手术入路,可避免此类血管损伤的发生。

4. 韧带与肌腱损伤　较为罕见。入路位置不正确可引起韧带或肌腱损伤,如距腓前韧带、跟腱;关节牵引力过大可继发踝关节韧带损伤。所以,正确选择手术入路位置及施加适宜的牵引力,对避免韧带与肌腱损伤至关重要。

5. 关节镜器械断损　由于踝关节镜手术所使用的器械相对细小,若手术时超过其使用强度,可造成器械关节内断损并难以取出器械的断端。进行踝关节镜手术前,应常规检查器械有无破损,定期更换常用器械,可避免此类情况的发生。

(八)个人操作经验

踝关节由于其关节间隙较为狭窄,进行踝关节镜下的操作与膝关节及肩关节等操作相比较为困难。因此,术者选择踝关节镜手术病例需要严格掌握手术适应证并及时告知患者的病情。另外,根据我们多年的经验,手术前合理的体位与牵引方式往往是决定踝关节镜手术顺利进行的重要因素。我们在手术操作过程中,应用合适的踝套牵引带及固定牵引器进行牵引,使手术取得了令人满意的临床效果。此外,踝关节镜手术的学习曲线花费时间相对较长,初学者需在有经验的上级医师指导下逐步开展此类手术,切记手术操作要轻柔、细致,尽量避免损伤周围组织及折断手术器械,否则需要术中改为开放式手术治疗,从而失去微创治疗的合适时机。

二、肘关节镜外科手术

(一)概述

关节镜技术的发展是众多医学先驱对微创理念执着追求的结果,已成为与关节置换术并列的 20 世纪骨科领域重大进步。关节镜必有关节内良好视野,能详细了解整个关节,无须打开关节各组成结构,保证其完整的联合,同时减少术后疼痛,并且并发症发生率更小,康复速度更快,能迅速恢复日常活动。相对于膝关节,肘关节镜更富挑战性,因肘关节周围复杂的血管神经及狭小的操作空间,以致在骨科文献中首次提及肘关节镜的 Michael Burman 申明肘关节"不适于关节镜检查"。随着手术技术发展、临床经验积累、手术体位和手术入路的改进,使得肘关节镜技术取得了巨大进步,这一错误观点被众多临床医师所摒弃,越来越多的临床医师开始尝试肘关节镜,并确立了最初的肘关节镜手术规范,手术指征也不断丰富,包括各种关节炎、滑膜炎及外上髁炎的清扫、骨折复位内固定、肘管综合征、肘关节不稳定重建等。肘关节镜发展至今天,已成为肘部疾病外科治疗不可缺少手段之一。

(二)手术适应证

理论上,镜下可观察肘关节内任何部位病变并对其处理。然而肘关节结构复杂及紧邻神经血管众多使关节镜运用受到限制。关节镜技术可提供更好的关节内视野、更少的手术创伤、更短的术后康复时间,已渐渐取代开放手术,成为治疗大多数肘关节疾患的安全有效方法。肘关节镜常见适应证介绍如下。

1. **关节游离体** 关节内游离体是指各种原因,如外伤、感染、骨病等所致关节软骨剥脱形成游离体,进入关节腔内造成关节不同程度的损伤。纳入标准:①活动后相关的疼痛,关节活动范围的丧失,影像学支持;②考虑关节内形成游离体,但缺乏影像学诊断;③保守治疗无效,严重影响工作和生活的质量。传统的切开清理手术创伤大,很容易导致关节粘连。同类文献报道针对上述患者施行肘关节镜下游离体取出及关节清理术,病史较短的患者在术后疼痛缓解、关节活动范围改善等方面明显优于病史较长者,早期效果满意。关节镜下清理术操作简便、损伤小、恢复快、功能改善显著,并发症少,是肘关节游离体诊断和治疗的有效方法。

2. **骨性关节炎** 肘骨性关节炎罕见,占退行骨关节炎的 $1\% \sim 2\%$,病理特征是滑膜慢性非特异性炎症、骨赘形成、冠状凹和鹰嘴凹浅。非手术治疗无效,既往开放手术治疗,需充分显露肘各组成骨及相对应的对位关节,周围软组织的广泛剥离,造成更大破坏和出血量较多,肘关节功能恢复受到影响,降低手术疗效。微创技术的不断改进,可在不同间室从不同的路径对肘各部位操作,使得镜下手术创伤小,术后疼痛轻,利于术后恢复及早期功能锻炼,进而减少关节粘连的概率,手术功能重建的效果最大化。纳入标准:经影像学检查证实或合并不同程度关节疼痛及活动受限的骨关节炎患者。

3. **滑膜炎** 多种原因可导致肘关节滑膜炎,常见的有反复创伤引起的创伤性滑膜炎、类风湿关节炎、结晶体沉着性关节炎或滑膜软骨瘤病等。关节镜下滑膜切除术疗效肯定。处理位于关节前方的滑膜炎,关节镜置于近端内侧入路,刨刀从前外侧入路置入,压力监测或流出通道采用后外侧入路;处理后方的滑膜炎,关节镜可置于后外侧入路,刨刀置于后正中入路,压力监测或流出通道采用前外侧入路。肘关节类风湿关节炎的关节镜治疗近年来报道较多,比较一致的看法是肘关节镜对于 Larsen Ⅰ、Ⅱ 的类风湿关节炎效果良好,但对晚期病例效果欠佳。

4. **肘关节内骨折** 肘关节内骨折的关节镜治疗近年来取得很快的进展。关节镜下手术具有创伤小和恢复快的优点。在急性肘关节创伤中,关节镜技术不仅可以进行小骨折块或脱落软骨的清理,还可行复位内固定术。如桡骨头骨折、鹰嘴骨折、冠突骨折、肱骨髁骨折等复位内固定术均有报道,其中桡骨头骨折的关节镜处理较为成熟,常采用近端内侧入路放置关节镜,克氏针通过近端外侧入路或前外侧入路固定骨折块,后外侧入路为工作通道。

5. **肱骨外上髁炎** 镜下治疗肱骨外上髁炎(也称网球肘)是肘关节镜技术近年来的一重大进展。对于肱骨外上髁炎,非手术治疗一般可以取得良好的效果。手术治疗的指征是经过正规非手术治疗仍长期疼痛或肘关节功能受限的患者,多数专家认为症状至少持续 6 个月才考虑手术治疗。相对于开放手术,肘关节镜治疗肱骨外上髁炎具有优势,因为镜下手术可以保留伸肌腱的共同止点,且可以彻底检查关节腔,处理并有的滑膜炎或关节囊损伤。镜下手术时,近端内侧入路可用于放置关节镜,近端外侧入路作为工作通道。术中彻底清除桡侧短伸肌在肱骨外上髁的止点至关重要,通过对桡侧短伸肌在外上髁的止点处进行磨钻或去除骨皮质可增加疗效。对桡侧短伸肌肌腱的清除不应超过桡骨小头以避免医源性的关节不稳。有专家认为滑膜皱襞与桡骨小头的弹拨摩擦可能才是引起肱骨外上髁炎疼痛症状的主要原因,通过切除滑膜皱襞治疗肱骨外上髁炎可取得很好的疗效。

6. 肘管综合征　肘管综合征为上肢神经卡压中第二常见的疾病。原发性肘管综合征的手术治疗方法一直有争议。松解 Struthers 腱弓、内侧肌间隔、滑车上肘后肌和弓状韧带,以及 FCU 筋膜四个结构的开放松解并前置尺神经一直是主流术式。其优点是确保神经张力减少,缺点是需要广泛的软组织剥离,神经伴行的尺侧上副动脉损伤致神经缺血。多个随机对照试验研究证实,开放原位减压术的结果和前置类似,但并发症相对较少。因此开放原位减压术开展越来越多。开放原位减压术的有效性获得证实后,为了减小手术创伤和并发症,很多学者开始尝试关节镜下肘管松解术,证实了其安全性和有效性,并提示关节镜下肘管松解术较开放原位减压术有更高的满意度和更低的并发症发生率。除了有效性与传统手术类似外,关节镜还有创伤小、手术时间较短、松解广泛、并发症少等优势。

7. 肘关节强直　肘关节强直的关节镜治疗要求术者具备丰富的肘关节镜经验及肘关节解剖知识。引起肘关节强直的病因可分为关节内及关节外因素。关节内因素包括关节内创伤、游离体、滑膜炎及关节内异物;关节外因素包括关节囊挛缩、侧副韧带损伤及粘连、伸屈肌肉挛缩、异位骨化、皮肤瘢痕挛缩等;全身因素如脑外伤、脑瘫、神经功能紊乱等也可引起肘关节强直。镜下治疗肘关节强直仅适用于关节内病变、关节囊挛缩、侧副韧带损伤挛缩、伸肌粘连挛缩的病例。关节镜手术的主要指征是肘关节达屈曲 30° 以上,非手术治疗无效,功能受限的患者。

以上疾病及其他肘关节器质性病变可在肘关节镜下手术治疗。

(三)手术禁忌证

肘关节镜检查的禁忌证包括任何条件下的软组织或骨性解剖结构的畸形,其会导致关节镜器械无法精确定位放置。对于既往有尺神经转位,或尺神经无法辨识的患者,应在确定入路之前明确神经位置,防止医源性损伤。广泛异位骨化、皮瓣移植或皮肤烧伤均属禁忌。

(四)肘关节镜器械准备

肘关节可选用 2.7mm 或 4.0mm 的肘关节镜所需的设备与器械与标准膝关节镜手术类似,一般最常采用 4.0 mm 的关节镜,但对于小儿肘关节或活动受限的肘关节也可采用 2.7 mm 的关节镜,术中需配备 30° 和 70° 的关节镜,并用专用的镜鞘管。肘关节镜所采用的套管系统应与关节、闭孔器、穿刺器的大小一致。采用塑料套管可以减少重复进入关节,从而减少软组织重复侵袭的损伤和液体渗入软组织,一般可采用不同型号套管减少液体外渗。要准备标准关节镜手术器械,包括尖刀、止血钳、探针、抓钳、咬钳、有吸引和无吸引的篮钳等。肘关节镜下使用动力器械应特别小心,因为关节囊外就是血管神经结构。可在套管的保护下使用动力刨削器、磨钻、滑膜切削器等。此外,也可能用到钻头、磨削器、激光、电凝、克氏针和空心螺钉等特殊器械。对额外设备和器械的需求取决于每个病例的特殊需要。

（五）麻醉方式

麻醉可采用局麻、神经阻滞及全麻，每种麻醉方式均存在自己的优缺点。使用全麻可有效地松弛肌肉，并可配合使用止血带以减少出血及保持术野清晰，以及减少患者术中知晓的不良体验，但全麻也存在患者气道管理困难、费用更高等缺点。因此，要根据实际的病种并结合患者的身体状况，采用最恰当的麻醉方式。

（六）手术体位

肘关节镜技术的发展与安全且方便操作的手术体位息息相关。手术体位也与术者的习惯有关，主要手术体位有仰卧位、俯卧位、侧卧位。临床上俯卧位优点有：①不需要牵引；②手臂位置稳定，方便术者操作；③必要时可在术中调整肘关节屈曲角度以辅助完成手术；④当需要切开手术时，转换容易；⑤肘关节后间室的视野清晰；⑥能满足大部分的手术适应证，尤其是后间室的疾病。应结合患者术前 X 线、CT、MRI 等影像学资料，以及患者功能障碍所在部位等，采用最有利于手术操作的体位。

（七）手术入路

寻求安全且便于操作的手术入路一直是关节镜外科医师及解剖学家共同的关心焦点。目前常用的肘关节镜入路至少有 10 种之多，包括外侧入路（软点）、前外侧入路、前内侧入路、近端内侧入路、近端外侧入路、前上外入路、外侧垂直入路、后正中入路、后外侧入路和肘后软组织入路。至今并没有一组为大多数外科医师所公认的最安全、最有效的入路组合，但前内侧、前外侧和后侧入路是仰卧位时较常用的入路；俯卧位是较常用的入路是近端内外侧、中外侧和后正中入路。随着俯卧位及侧卧位技术的广泛应用，近端内、外侧入路被认为具有距离神经更远、操作更方便的优点。研究肘关节镜入路解剖后发现，在患者俯卧或侧卧、肘关节屈曲时，近端内、外侧入路比前内、前外侧入路更远离相邻

神经，且在俯卧位下操作更方便，能够清楚地观察前室、外侧室。一些学者认为，肘关节镜最初的进镜点采用近端内侧入路更安全，解剖发现近端内侧入路与尺神经相距 4 cm，在危险距离之外；关节充盈情况下，该入路与正中神经相距 2 cm，与其他入路相比距正中神经最远；与肱动脉相距 2.2 cm。最初进镜取内侧入路优点为：内侧软组织松弛更容易穿刺；镜下观察肘关节前室更清楚；液体渗漏更少，关节膨胀好。Stothers 等认为，近端外侧入路是最安全的外侧检查及操作入路，当肘关节伸直时，该入路与桡神经平均相距 4.8 mm，当肘关节屈曲时，其与桡神经平均相距 9.9 mm，这些数据表明在肘关节镜手术时保持肘关节屈曲的重要性。俯卧位时，中外侧入路（也称软点入路）最常用于手术开始时充盈关节腔及作为后间室的观察及操作入路。后正中入路位于肱三头肌腱的中央，直接通过肱三头肌腱，是一个安全的入路，其与中外侧入路交替使用，可以很方便地对后间室进行观察及操作。Fischer 等倡导运用特定的牵引器，从前方的辅助入路置入一系列的操纵杆及钩钉装置，从不同角度牵引肘关节，不仅可以扩大视野，方便进行关节清理及关节挛缩松解，而且可将神经损伤的可能性进一步降低。

（八）手术并发症防治

肘关节属于复合关节，周围重要结构密集，关节间隙不规则，肘关节镜手术相对于髋、肩、膝等大关节手术而言，并发症相对较多。肘部手术并发症可分为轻重两类，无论是开放性还是微创手术都无法完全避免。严重的并发症包括永久性的血管神经系统损伤、关节功能的严重受损及需要再手术；轻度的为一过性的并发症，短期内多可自行缓解和恢复。

1. 感染　深部感染和浅表感染，前者少见。据临床资料回顾发生率为 0.8%，感染多发于长期需接受类固醇激素治疗的患者。术

前充分评估、手术过程中贯穿强化无菌概念及操作规范、手术器械严格消毒、术后预防使用抗生素(必要时),关节镜手术的感染率是非常低的。如发生肘关节严重感染,应用大剂量抗生素配合关节腔冲洗引流,根据药敏结果更换抗生素,做到有效治疗。临床上后者相对较多,多见于手术入口持续渗出或引流管时间过长所致的逆行感染,故严格控制拔出引流管时间非常重要。发生浅层感染后应早期预防性使用抗生素,加强术区换药,提前闭合(缝合或蝶形胶布)引流管所致孔隙,避免因炎症性假道形成增加逆行感染风险。

2. 关节僵硬与积液 关节僵硬易发生于开放性手术后,肘关节镜也不例外。目前原因尚不清楚,可能与术后疼痛有关,故无论是开放性手术还是微创性的关节镜手术,术后良好的镇痛配合合理、早期的功能锻炼很重要;而对于术后 48~72 小时关节肿胀者,结合查体可诊断为积液,予行关节穿刺抽液后加压包扎,嘱患者患肢制动、卧床休息,多能消退好转。对术后无明显诱因关节出血的患者,应排除关节血友病的可能。

3. 神经功能障碍 包括永久和短暂的神经功能障碍。①永久性障碍最常见原因是直接损伤,主要与操作有关,包括解剖结构变异,骨性固定结构破坏,术前评估有误,难以判断准确神经位置,故造成神经完全或部分离断等严重损伤。②术中止血带时间过长、麻醉持续神经阻滞、术中被动活动范围过大致术前已存在关节挛缩的神经牵拉损伤,为

短暂的神经功能障碍更常见的损伤原因。避免神经损伤需对神经的走行有清楚的认识,必要时需在尸体上熟悉解剖关系,也可以常规对神经探查,明确位置做好标识,做到心中有数,因此,注意细节是很重要的,有助于防止血管神经并发症。

4. 其他 筋膜间隙综合征:主要原因是冲洗液直接进入或误注入筋膜间隙。预防与治疗:准确定位注水点,操作开始时可予弹力绷带缠裹患肢远端,防治冲洗液进入;如已发生需及时切开减压。但此综合征罕见,未见临床报道。

(九)展望

关节镜可视化有助于诊断和治疗,同时最大限度地减少手术创伤。细心挑选患者、检查(详细的体格检查和影像学资料)、门户位置(手术体位及入路)、尽量减少并发症,以及术后详细的康复锻炼对肘关节镜的应用是至关重要的,是精心规划的过程。成功应用肘关节镜需要满足以下几点:①熟知肘部的局部解剖及镜下的变化;②定位技术精准,严格执行程序规则;③具有良好的技术和经验丰富的外科医师。肘部的退化性关节炎的发生率越来越普遍,如不尽早及时干预治疗,可能会引起严重的残疾。虽然最初以非手术治疗为主,但随着疾病不可逆发展,手术治疗逐渐应用于肘关节骨性关节炎的诊治。特别是关节镜技术已成为一种安全、有效的手术管理模式,结果媲美或优于开放手术。

(陈　扬　傅煊健　陈铭璁　曹兴泽)

第五节　髋关节置换的微创手术技术应用

一、概述

近些年来,因各种晚期髋关节疾病行全髋关节置换术(total hip arthroplasty,THA)的患者越来越多,如进行性髋关节发育不良、股骨头坏死、股骨颈骨折、原发或继发髋关节

炎、强直髋等。传统的 THA 手术方法是使用单一且较长的切口来暴露髋关节,因其创伤较大、出血量多、康复时间长等缺点一直困扰着临床医师。这也使得越来越多的骨科医师去研究以及创新手术方法,在医学发展的现代,微创手术的方式越来越得到医患的认

可,并且认为是有效解决问题的方法之一,微创全髋置换手术(MIS-THA)不单只是切口的减小,而且减少皮下软组织的损伤,减少失血量和住院的时间,减少感染、术后脱位等并发症。根据目前常用的微创入路来看,在微创理论上可分为两大类:一类是小切口THA,将传统的外侧、前侧、前外侧、后侧入路的切口缩短,而深层入路和传统的方式相似;另一类是通过特殊的器械、透视来完成,如双切口手术微创入路和前外侧手术微创入路。

二、手术适应证

1. 髋臼破坏重或有明显退变,疼痛重,关节活动受限明显,严重影响生活及工作。

2. 类风湿性髋关节炎,关节强直,病变稳定,但膝关节活动良好者。

3. 股骨头无菌性坏死和陈旧性股骨颈骨折并发股骨头坏死,并严重变形,塌陷和继发髋关节骨性关节炎。

4. 股骨头置换术、髋关节融合术失败者。

5. 先天性髋关节发育不良者。

三、手术禁忌证

1. 绝对禁忌证　①患者体内存在活动性感染灶;②神经性关节疾病,无法配合术后功能锻炼;③髋关节外展肌力丧失变个足4级;④伴有全身其他疾病或体质弱,不能耐受手术。

特别需要指出的是,既往有髋关节化脓性感染或结核病史者,如需行关节置换,必须满足以下条件:①最好在感染彻底治愈至少2年或以上进行;②受累关节无红肿、皮温不高,周围软组织柔软,无硬结、肿胀,无明显压痛;③红细胞沉降率、CRP反复至少查2次,间隔至少一个月,检测数值正常或正常值的2倍以内;④X线、CT检查关节囊、关节周围软组织无明显肿胀,无死骨,无近期骨质破坏

征象。

2. 相对禁忌证　①病理性肥胖患者,BMI$>32kg/m^2$,根据具体情况决定是否手术;②严重骨质疏松患者;③青少年患者。

四、术前准备

1. 髋关节置换术前神经-骨骼肌系统评估

(1)神经系统:髋关节置换以老年人为主,其中60岁以上准备接受关节置换的人群中,40%以上的存在不同程度的认知功能障碍,在手术和麻醉的打击下,这些患者的认知障碍可能会进一步增加老年痴呆发生发展的风险,临床上需要评估关节置换患者的中枢认知功能和外周神经功能,才能确保手术的顺利进行。耐受髋关节置换的要求:①近期没有活动性的脑出血脑梗病史,发生脑出血或脑梗死至少3~6个月及以上;②既往脑出血或脑梗死不影响肢体活动;③帕金森病控制良好,能够自主活动控制肢体;④精神状态良好,意识清楚,能够合作;⑤具有一定的自理能力,术前能够自主行走;⑥没有明显的认知功能障碍。

(2)髋关节骨量:老年骨质疏松是一种以骨量减少、骨微细结构破坏为特点导致骨脆性增加,以及骨折风险增加的一种全身骨代谢疾病。最主要的症状是以疼痛为主,针对老年髋关节置换患者,术前应完善患者骨密度的检查、影像学检查、骨代谢血清学检查。针对老年关节置换患者术前应采取以下措施。①完成骨质疏松相关知识的健康宣教,改掉患者的不良生活习惯,戒烟、忌酒、注意营养、适当的体力活动和体育锻炼;②积极的抗骨质疏松治疗,甚至建议患者术前应抗骨质疏松,治疗两个月以上再行关节置换。

(3)老年肌肉萎缩程度:从40岁起骨骼肌系统就开始衰老,数量和质量平均每年减少8%左右,在小于70岁的人群中,肌肉减少症的发生率为20%,70-80岁发生率就已

经达到 30%，而超过 80 岁，这一情况更是达到了近五成的比例。在拟行关节置换的老年患者中，约 50% 的患者有肌肉萎缩症状，术前肌肉质量和功能下降，可以影响患者术后康复功能锻炼，并且髋关节置换术后患者的肌肉力量会受到一定的影响。针对老年髋关节置换患者，术前应完成以下检查。①肌力的检查，评估髋关节的活动度及是否肌肉萎缩、是否有肌力下降等；②肌张力的检查，触诊肌肉及被动检查可感受肌张力的改变，肌张力的增加或减弱，常见于锥体系及外周肌肉病变；③肌肉的检查，观察有无肌肉萎缩及肥大，测量肢体周径，判断肌肉营养状况。术前应加强患者的肌力锻炼，运动和加强营养是预防和治疗老年肌肉萎缩的基本方法，其中抗阻力量训练是临床应用最多也是最有效的方法。对于髋关节置换的患者应在术前强调主动屈髋、展髋和伸膝三个动作的训练。

2. 髋关节置换术前下肢血管疾病的评估

（1）动脉闭塞：动脉闭塞是由动脉硬化闭塞症、血管闭塞性脉管炎、动脉栓塞等多种疾病引起，并出现下肢急性或慢性缺血的临床表现，下肢动脉闭塞可增加髋关节置换患者围术期下肢缺血坏死的风险。对此类患者术前应完成下肢动脉的检测及评估：①通过体格检查，观察下肢皮温、色泽及感觉，观察肢体是否有干燥、脱屑、趾甲变形、趾端发黑、溃疡等异常；②超声检查；③下肢动脉 CTA；④动脉造影术，为评估下肢动脉疾病的金标准，最为准确。

针对下肢动脉异常的处理：①一般处理：严格戒烟、肢体保暖保护肢体皮肤、锻炼患肢等；②控制基础疾病，控制好血压、血糖；③药物治疗，改善血液高凝状态，进行抗凝促血液循环治疗；④血管外科专科手术治疗；⑤术中应尽量避免使用止血带。

（2）深静脉血栓：深静脉血栓是指血液在深静脉腔内不正常凝结，阻塞静脉腔导致静脉回流障碍，未及时治疗急性期可并发肺栓塞，后期可引起血栓形成综合征，影响生活。因此术前评估下肢深静脉血栓，可对提高髋关节置换的安全有着至关重要的作用。对于深静脉血栓，应规范化抗凝治疗 3 个月以上，血栓机化或部分再通，血栓远端肢体无肿胀者可行髋关节置换，但术前应调节抗凝治疗。

3. 髋关节置换术血液管理

（1）术前贫血的管理：髋关节置换术是临床中出血量较大的手术，51% 的病人存在术后贫血。手术可导致患者的血红蛋白下降约 30g/L，45% 的患者需要接受异体血输血。除了手术直接导致的贫血外，老年慢性病如骨关节炎，类风湿关节炎也是发生慢性贫血病的病因。发生贫血将显著增加患者的并发症和死亡率，延长住院时间、影响术后康复。关节置换患者多为中老年人，大部分在术前都存在贫血，主要原因有营养缺乏性贫血、慢性疾病性贫血、原因不明性贫血。尽管术前贫血患者多以轻度贫血为主，但术前贫血将增加感染、死亡、功能障碍和住院时间延长等并发症的发生。与围术期输血率的增加也密切相关，因此纠正患者出现贫血非常必要，目前主要应用铁剂、促红细胞生成素和营养支持等方法。

（2）髋关节置换术中氨甲环酸的应用：氨甲环酸是一种抗纤溶药，其与纤溶酶原的赖氨酸结合位点具有高亲和力，可封闭纤溶酶原的赖氨酸结合位点，使纤溶酶失去与纤维蛋白结合的能力，导致纤溶活性降低，从而发挥止血的作用。另一方面，髋关节置换患者是静脉血栓栓塞症的高危人群，为了降低静脉血栓栓塞的发生率，围术期应用抗凝血药物也很必要，因此在髋关节置换围术期良好的平衡抗纤溶药与抗凝血药的应用，既减少患者的出血量降低输血率，又不增加患者发生静脉血栓栓塞症的风险，保证医疗安全。一般对于髋关节置换的患者，在术前 30 分钟静脉应用氨甲环酸可有效地减少术中出血量。

（3）髋关节置换术血压的管理：针对存在高血压的老年患者术前应，术前应通过药物将血压控制良好，为术中控制性降压作准备。

当术中达到控制性降压的效果时，控制性降压过程中应提高吸入氧浓度至 60%～70%，避免终末器官缺血。但是针对带有重要器官实质性病变的患者，如脑血管病变、心功能不全、肝肾功能不全、外周血管病变及出现低血容量或贫血的患者，不建议使用控制性降压策略。针对非高血压患者或平素血压控制良好的患者，术中收缩压可维持到 90～100 mmHg，高血压的患者应控制其收缩压不高于 110 mmHg。

（4）髋关节术中自体血回输的应用：术中自体血液回收是指术中失血经回收或引流、过滤、离心及抗凝后回输体内的技术。因为回输血是经过稀释去纤维蛋白甚至部分溶血的，因此回输的血液量有限。目前我院利用了自体血回收机，在回收血液量达 500ml 后，可进行回收，回收后回输患者体内 250～300ml 的自体血。

4. 髋关节置换术疼痛的管理　根据疼痛发生的方式和持续时间的长短，可分为急性疼痛和慢性疼痛，根据疼痛的病理学机制，可分为伤害感受性疼痛、神经病理性疼痛和混合性疼痛；对于疼痛的处理目的主要采取以下措施。

（1）术前缓解由原发性关节疾病带来的疼痛增加患者的手术耐受力。

（2）减轻术后疼痛，更早地开展康复训练，改善关节功能。

（3）降低术后并发症，缩短住院时间，是提高患者对手术质量的满意度。疼痛管理的原则：预防性镇痛、多模式镇痛和个体化镇痛。

术前教育有助于改善患者焦虑情绪，通过与患者充分沟通，同时配合物理治疗，以达到理想的疾病控制镇痛药物，尽量选择不影响血小板功能的药物，如对一些氨基酚塞来昔布等对失眠或者焦虑的患者应选择镇静催眠或抗焦虑药物治疗。

5. 髋关节置换术前影像学评估　对于髋关节置换患者术前应完善髋关节正侧位及骨盆片，术前应充分了解髋关节髋臼的完整性及对股骨头的包容性，测量偏心距，确定旋转中心等。必要时可行双下肢全长片，明确有无骨盆倾斜、双下肢不等长等情况。针对股骨颈骨折患者，也可完善髋关节三维 CT 重建，明确骨折类型及排除有无髋臼后壁的骨缺损等。

五、手术方法

微创全髋关节置换手术入路研究进展情况：目前的微创模式是使用 1 到 2 个短切口来实现操作。临床医学的不断进步，技术及思想的日趋成熟，也涌现出不同的微创的术式。为了寻求较好的手术入路，成了骨科医师及患者的共同目的。目前使用较为广泛的入路有后外侧 Moore、Super-PATH、直接外侧 Hardinge、直接前入路（DAA、Bikini）、前外侧肌间隙入路、OCM 入路等。以下分类综述各个微创小切口的优势及方法。

1. 直接前入路

（1）微创直接前入路（DAA）：患者取平卧位，为术中移动对侧肢体，对比两侧肢体长度，双侧肢体同时消毒。手术切口自髂前上棘向远端 1 横指，向外 3 横指为起点，沿阔筋膜张肌外侧缘走行，长 8～12cm。切开皮肤及浅筋膜，避开股外侧皮神经，由阔筋膜张肌以及股直肌间隙进入，结扎旋股外侧动脉升支，暴露髋前方关节囊，切开关节囊，显露髋关节和股骨颈。

此种入路主要是在阔筋膜张肌-臀中肌和缝匠肌-股直肌之间的肌肉间隙做手术切口，是完全的肌间隙入路，也是真正意义上的神经肌肉界面入路，理论上不伤及重要肌肉与神经血管，是一个十分理想的微创手术入路,保护后方软组织的完整性是它的特点,因此,术后早期人工关节的稳定性大大增加,而且入路对神经及软组织损伤小、出血量小,从而能减轻患者术后疼痛和降低其术后脱位率,并能促进其髋关节快速恢复。理论上DAA存在前脱位的风险,但在实际过程中,传统的DAA采用仰卧位,对于髋臼的假体植入时角度的控制比后外侧入路的侧卧位更加准确,同时在双下肢长度的测量方面,仰卧位的比侧卧位具有明显的优势。

传统的DNA入路中患者的体位是平卧位,但是由于阔筋膜张肌的阻挡,使得股骨近端的显露和股骨髓腔的磨锉成为DNA入路全髋关节置换的最大难点,将髋关节过伸是解决这一难题的唯一方法,近年来,国内一些医师采用侧卧位来解决DNA入路股骨侧显露困难的问题,并取得了良好的临床效果。侧卧位DNA入路,由于侧卧位后伸的角度较平卧位更大,故股骨近端能够暴露得更充分,从而有效地解决DAA手术中股骨侧暴露的难题,降低手术难度,扩大了手术适应证。同时对于大多数从后外侧入路转到DAA的入路的术者而言,侧卧位更加熟悉和方便,但是侧卧位DAA中髋臼假体安装角度需要更加小心,术中也没有办法明确确定双下肢是否等长。

DAA入路方式也存在一定的缺陷,如操作难度较大,需要术者熟练地完成各项手术操作,才能明显减少手术时间和术中并发症的发生。DAA全髋关节置换术有一定的学习曲线,术中骨折和股外侧皮神经损伤是最常见的并发症。股外侧皮神经的损伤是DAA最常见的并发症之一,发生率2.8%～4.3%,骨外侧皮神经发至L_{2-3}神经的背侧支,沿髂嵴筋膜,髂前上棘内侧腹股沟韧带方向走行,从腹股沟韧带下方出骨盆,分布于大腿前外侧,大多数的股外侧皮神经损伤后一般预后较好,通常症状会在几个月内缓解,对运动功能没有影响。术中发生骨折常见于股

骨大转子,在股骨侧行扩髓、锉髓腔时,要对髋关节进行极端外旋,此时髋周肌肉组织因为受到外力牵拉,而引起大转子骨折,股骨大转子骨折通常是由于股骨近端软组织松解不充分造成的,但其骨折线大多不涉及臀中肌止点,不影响假体稳定性,很少发生移位且丰富的血供有利于骨折愈合。因此,在手术处理股骨的时候,股骨外旋90°,助手的不正确牵引,导致股骨不完全暴露,髂前上棘阻塞股骨钻,导致股骨穿孔。此时,髋关节就需要过度伸展或松解部分肌肉组织。特别需要注意的是,术中隐性假体周围骨折的发生,由于术中透视未及时发现,会导致术后骨折移位,假体松动等严重并发症;股骨干骺端劈裂性骨折,术中常需向远端延长切口进行扩大显露,骨折复位钢丝固定后再打入股骨假体。DAA本身具有相当的操作难度,手术效果与外科医师的学习曲线有紧密的联系,另外术中需要一些特殊的体位以及一些特殊的手术器械,尤其是在显露及安装股骨侧假体时,这也是导致手术中手术时间长、术中发生股骨大转子骨折的原因,所以,临床上若想选择直接前入路需要医师熟练掌握操作技巧,并注意常见的并发症,这样才能使得DAA更加完善。

此外DAA入路的患者选择也极其重要,美国髋膝关节医师协会不建议对于体质量指数大于$40kg/m^2$的患者行择期的人工关节置换,术前患者应将体质量指数控制在$40kg/m^2$以下。而对于DNA手术患者的选择,我们一般建议没有严重髋关节畸形、关节活动良好、肌肉不发达、体型瘦高、髋关节轻度外翻或者股骨偏心距较大的患者。而对于重度髋关节畸形Ⅲ～Ⅳ度型髋臼发育不良(髋臼窝太过浅平、股骨近端扭转角过大),既往髋关节手术史(有内固定残留),髋关节屈曲挛缩,严重骨质疏松,髋关节严重创伤(软组织条件差),股骨近端骨质严重流失及溶骨严重畸形以及过度肥胖患者等不建议使用DNA入路。

(2)Bikini切口入路:此种入路是将大腿

前方纵向切口改为腹股沟处解剖皮纹切口入路，做一长7～9cm的斜行切口。相比于直接前入路，Bikini切口更加美观，此种入路不会增加患者切口出血量。具有切口小优势，还能促进患者术后早期进行患侧肢体锻炼，从而能加快其预后恢复周期。但该种入路方式不适用于肌肉强壮或BMI值大于40kg/m^{2}的患者，会增加其手术难度。

2. 后外侧入路

（1）Super-PATH入路：此入路由美国James Chow教授首创并报道的一种髋关节微创后外侧入路，super PATH微创髋关节置换术是将原位处理髋关节的技术和经皮处理髋臼疾病相结合提出来的微创髋关节置换术，又被称之为"不会因手术入路导致脱位"的手术，在切口上采用的仍是侧卧体位。手术切口仍取后外侧大粗隆近端部分。在手术细节上有所创新，如手术过程中股骨头无脱位，在股骨侧重新建立通道以完成磨锉髋臼并利于假体的植入，复位时以股骨颈去寻找贴合股骨头。真正地实现了保护肌肉及肌腱的完整性，减少手术中对臀中肌等的影响及周围软组织的损伤。臀中肌在收缩时外展及内旋下肢，臀中肌未受损，可使置换后的股骨头和髋臼吻合得更好，臀中肌的周围肌群为髋臼和股骨头提供了支持，术后可以早期行髋关节功能锻炼。因在手术时，通过的组织少、损伤的血管及神经少、导致术中出血量减少，术后疼痛减轻，术后肌肉的完整较少形成瘢痕，减轻髋关节的活动受限程度。在手术过程中，可使术者采取轻柔手法扭曲牵拉下肢，从而减轻患者肌肉、肌腱等软组织损伤及下肢神经、血管牵拉挤压刺激，进而能降低其术后并发症发生率。其弊端在于切口小，因切口较小，导致术者视野及操作空间较小，从而会干扰其手术操作，并且其难以保证过度肥胖（BMI＞35kg/m^2）、关节僵硬强直、先天髋臼发育较差、较浅患者的髋臼假体周围具有良好的包容性，易导致其发生早期假体松

动，另外，既往存在髋关节手术史或需要翻修的患者也不宜采用该种入路。SuperPATH入路具有手术切口小、出血少、创伤小、康复快及脱位率低等优点，但同时应注意手术操作难度系数及患者的选择。

（2）后外侧Moore入路：由Scott-Katzman首创的一种后入路手术。此入路相比于传统后入路，后外侧Moore入路临床疗效更好，患者髋关节功能恢复较快，术后并发症少。后外侧小切口入路的优点在于切口小，安放假体方便，可以很好地暴露股骨端，不需要过分牵拉和松解周围组织。

3. 前外侧入路　此入路是在Watson-Jone切口基础上演变而来，最先由德国OCM（Orthopadische Chirurgie Munchen）医院Rottinge和Huhe两位医师开展的，故又称OCM入路。OCM入路的优点是切口较小，且术后可以完整地保留关节囊，但其因其切口较小，术中难以直接取出股骨头，而是要采用特殊钳取出股骨颈后再取出股骨头。由于切口较小，会影响术中股骨假体的安放，因此，建议使用特制髋臼拉钩推开臀中肌，选择合适的假体，检查髋关节的稳定性，充分止血，视情况选择是否放置引流。

4. 直接外侧Hardinge入路　直接外侧Hardinge入路是对Watson-Jones切口的微创化改良，此种入路通过借助特殊的体位及器械可以更好暴露术区视野，有效保护臀中肌及股外侧肌，具有切口小、出血少等优点，并且直接外侧Hardinge入路多适用于BMI＞30kg/m^{2}的患者。此入路可以将双下肢等长控制在理想的状态，取得更加满意的效果。尽管如此，Hardinge入路也存在一定的缺陷，如对皮肤切口的精确度要求较高，若切口位置偏移将会导致假体安置困难。该种入路还会减弱患者患肢外展肌力，原因为在手术过程中易损伤患者臀上神经的最下支，因此，就需要术者熟悉解剖和充分注意神经走行。

六、并发症防治

1. 切口并发症的预防及处理

（1）如何预防切口并发症的发生：①在术前应每天清洗切口周围及相关区域，并安尔碘或酒精清洗擦拭，保持切口周围清洁及皮肤完整。若术前皮肤有抓痕等局部缺损，每天应以3～4次安尔碘或酒精消毒后保持干燥，待皮损愈合后再准备手术。②预防性使用抗生素，在置换前30分钟选择一代头孢菌素进行术前静滴。③皮肤消毒一般选择碘酊消毒、酒精脱碘，手术切口区域用含碘的抗菌膜进行保护。④术中对渗血明显的骨面进行骨蜡局部封闭，切口内彻底止血后反复冲洗关节腔及切口周围，减少关节腔内积液及渗血。

（2）切口并发症的处理：①手术切口加强换药，对渗出液留取标本，进行细菌学监测。②如出现切口周围浅层感染，应延长抗生素使用时间，必要时根据病原细菌学结果升级或更改抗生素。③术后纠正低蛋白血症，注意嘱患者高蛋白饮食，甚至静脉滴注清蛋白注射液。④对于切口反复渗出的患者，检查是否存在关节内积血积液，如伴有关节腔内大量积血积液的患者，可间断拆除皮肤缝合线，充分引流，同时予 TDP 电磁波治疗仪促进切口愈合，注意复查患者凝血功能。⑤如出现切口脂肪液化，应拆线后以手术刀片刮除脂肪颗粒，间断缝合切口。

2. 深静脉血栓形成的预防及处理

（1）深静脉血栓的预防：关节置换术后深静脉血栓预防的主要措施包括基本预防措施、物理预防措施、药物预防措施，常采用三种预防措施联合应用。①基本预防措施：一是正确使用止血带；二是术后抬高患肢，促进静脉回流；三是注意预防深静脉血栓的知识宣教，指导早期康复锻炼；四是围术期适度补液，避免血液浓缩。②物理预防措施：双下肢气压治疗及弹力袜的使用。③药物预防措施：我国现有的抗凝药包括普通肝素、低分子

肝素、维生素 K 拮抗药以及抗血小板药物。一是低分子肝素，术后 12 小时以后（硬膜外腔导管拔出后 4 小时），可以用依诺肝素，可皮下注射预防剂量的低分子肝素；二是利伐沙班，术后 6～10 小时（硬膜外腔导管拔出后 6 小时），口服；三是阿哌沙班，术后 12～24 小时（硬膜外腔导管拔出后 5 小时），口服；四是维生素 K 拮抗药（华法林），可降低神经管血栓的发生风险，但有增加出血风险的趋势，如需应用该药，需在术前 20 小时使用；五是抗血小板药物（阿司匹林），主要通过抑制血小板聚集，发挥抗动脉血栓作用。常规深静脉血栓的预防启动时间是在术后 24 小时内。

（2）深静脉血栓的治疗：术后发生深静脉血栓，应请血管外科医师共同评估，制订抗凝方案。

3. 髋关节假体周围骨折发生的预防

髋关节置换患者术后应尽早复查髋关节正侧位片，若假体位置良好，无假体周围骨折，即可让患者下地走路。我院的经验是，术后 6 小时复查 X 线片后，可嘱患者下地借助助行器行走，应嘱家属陪护，预防患者跌倒。早起下地活动，可提高患者术后康复信心，避免术后长时间卧床导致的失用性骨质疏松，进而导致髋关节假体周围骨折的发生。

4. 髋关节置换术后双下肢不等长

（1）患者术后不等长在 2cm 以内的，可通过康复锻炼来纠正，特别是下地行走的步态训练纠正；对于一些术前短缩的患者，即使术后双下肢等长，患者也会感觉患肢长度较长，这是因为长期患肢短缩造成的本体感觉偏差。

（2）对于不等长超过 2cm 的患者，术后应使用矫形鞋垫纠正，每 2 周更换比之前薄 2mm 的矫形鞋垫，逐渐过渡到完全去除矫形鞋垫，如果无法纠正，则患者可能需永久使用矫形鞋垫。

5. 髋关节术后脱位的预防措施及处理

对于髋关节置换，影响术后脱位发生与否的关键在于合适的手术入路、髋臼假体及股

骨假体正确的安装角度、必要的软组织重建修复、术后防脱位的宣教及生活指导。

如术后发生关节脱位，应尽早及时的复位，避免长时间关节脱位状态下软组织的损伤加重。

七、术后管理

1. 术后 2～4 小时，指导患者进行踝泵运动；术后 6 小时，对于情况良好的患者，可在复查髋关节 X 线片后进行床旁站立训练，甚至可在助行器辅助下病房内行走；术后第1 天，继续上述功能锻炼，并嘱患者借助助行器下地行走，后逐渐强化锻炼。

2. 康复指导，屈髋锻炼，训练目标屈髋大于 100°；髋外展锻炼 训练目标髋关节外展大于 35°；股四头肌锻炼，避免术后下肢肌群萎缩。

3. 术后及时抽血复查，纠正贫血、低蛋白及电解质紊乱等。

4. 术后 24 小时内启用抗凝方案，结合下肢气压治疗预防深静脉血栓。

（陈　扬　袁俊虎　华志勋）

第六节　脊柱外科显微微创手术技术

一、概述

1. 微创颈椎弓根钉技术　颈椎弓根钉技术应用于颈椎畸形矫正、涉及 3 柱损伤的颈椎外伤、肿瘤、感染、翻修、需要前后路固定的颈椎疾病当中，被广泛实践证明有良好的稳定性与适应性。但其手术方式需要更大的暴露范围、其钉道周围有重要组织等，都是阻碍其推广的原因。

作者医院脊柱外科专家经多年实践总结，创造出微创椎弓根钉技术，为改变脊柱手术固有缺点做出贡献，简述如下。术前通过精细的 CT、MR 扫描设计减压、破坏的骨性范围最小的固定节段，个性化制订入钉点、入钉角度和置钉长度，没有应用常规的 Abumi 法置钉。在 CT 三维重建中，通过目标颈椎弓根的骨性通道中心向后外延长做一直线，以经过侧块的点为进针点，经过皮肤的点为切口，最上、最下固定节段的皮肤点连线为手术切口，图例均为横截面，实际工作中均为三维截面个性化设计。应用双侧肌间入路，锐性、钝性相结合分离颈后外侧肌肉，直至暴露进针点即可。较传统切口显著缩小，单节段固定只需要 3.5cm 左右切口即可。最大限度保留颈后、后外侧肌肉韧带复合物。术后应用 3-0～4-0 的光滑缝线重建肌肉之间的联系。最大限度减少暴露范围，减少颈后的疼痛，包括轴向疼痛的发生。同时切口套筒的安置也减少了椎弓根钉置入时偏内、偏外的程度，从而降低了脊髓、椎动脉损伤的可能性。未来应用 3D 技术可以更加完美完成手术。

2. 双侧经皮肌间入路颈椎单开门手术　颈椎单开门手术经过多年应用，在多阶段脊髓型颈椎病、后纵韧带钙化方面有着十分明显的优势。但是虽然经过多年众多专家的努力，它仍然有着创伤大、轴性疼痛、C_5 神经根麻痹等缺陷。2010 年、2018 年有国内外专家提出了经头半棘肌和颈半棘肌肌间入路的方案，尽量保留深部伸肌群的术式去弥补这些缺陷。深部伸肌群主要是头半棘肌和颈半棘肌占了 30% 活动力。作者的方式更直接更极致。根据病情决定减压范围，MR 计算椎板开槽的点和角度，通过椎板开槽角度线延长于体表的投影决定双侧切口偏离中线的宽度，术前 X 线定位减压节段上下边界决定双侧切口的长度。选用双侧切口从皮肤开始，钝性肌间隙分离、电刀切开结合，直接暴露椎板上门轴、门缝位置，完成门轴、门缝处理后应用撑开器和微钢板维持减压角度。应用可吸收止血纱彻底止血,肌肉内双极电凝彻底止血。门轴处应用自体、异体植骨促进愈合,门轴侧不放引流管,门缝侧可根据需要放置引流管。用3～5个0的光滑缝线关闭肌肉间隙,关闭切口。术后24小时下床活动,无痛化措施支持下开展快速康复。仅活动时佩戴颈托1个月。

这种手术方式可以明显减少颈后结构的损伤,减少轴性疼痛的发生率和程度。可能不是最完善的颈椎后路开门微创手术,但是它为后续开发定下了减少重要肌肉、韧带复合物 MLC 损伤的基调,也属于微创范畴。以后可以通过双侧微钢板＋3D 材料解决棘突中线偏一侧肌肉力量不对称问题。通过UBE、窥镜、放大镜、显微镜、高速单手磨钻等相关技术解决皮肤切口大的问题、潜行减压问题。也就是说本术式有成熟、可靠的方案进一步改进至完善。

（陈　扬　赵新建　关宏业）

二、微创外科入路在脊柱外科的应用

(一)枕颈结合部

枕颈结合部经口腔入路手术最先由 Kanavel 在 1917 年描述应用,但直到 20 世纪40 年代才开始逐步应用于脊柱外科。在过去的半个世纪中,这一入路对颅颈结合部相关疾病的减压取得了不同程度的成功。该技术主要用于解除发生在颅颈结合部低位脑干和高位颈髓腹侧硬膜外不易缓解的压迫病变,经过国外学者 Menezes、Crockard、Sonntag 等的不断改进,特别是随着显微外科技术的推广应用,手术暴露宽度得以改善,并发症明显降低,已在国际上得到广泛应用。

1. 经口腔入路的手术适应证　是不易缓解的颅颈结合部脊髓的前方压迫,这种压迫可以是骨性的,也可来自软组织,压迫一旦不能及时解除,将导致脊髓严重受压,迅速出现脊髓损害。具体适应证如下。

(1)斜坡齿状突型颅底陷入症。

(2)类风湿关节炎与结核。

(3)齿状突骨折、寰枢关节脱位合并高位截瘫。

(4)颅颈部前方硬膜外血肿、脓肿。

(5)斜坡、前颈枕部和上颈椎的肿瘤病变。

2. 经口入路禁忌证　手术难度较高,手术通道空间有限,存在一些严重并发症如脑脊液漏、累及或不累及脑膜的感染等,必须把握相关禁忌证。

(1)全身情况不理想,不能耐受手术。

(2)活动性鼻咽、口腔部感染病灶。

(3)硬膜外腹侧病变具有可复性。

(4)影像学检查显示椎-基底动脉处于病变区域或病变腹侧。

(5)硬膜内病变(硬脊膜不易紧密缝合而发生脑脊液漏及脑膜炎)。

(6)无法提供足够张口空间,少于2.5cm。

(二)颈椎前路显微技术

1. 颈椎前路显微减压、植骨融合、内固定术手术操作步骤

(1)在病变节段水平沿皮纹做横切口或斜切口,垂直于肌纤维切断颈阔肌。

(2)锐、钝性上下游离颈阔肌深层组织间隙,沿内脏鞘(气管、食管)和颈动脉鞘之间的间隙做钝性分离直达颈椎的前外侧方,向对侧牵开气管和食管鞘,暴露颈长肌内侧缘,确定椎体中线位置。

(3)组织剪切开椎前筋膜,上下钝性游离,显露椎体和椎间盘,在椎间隙中插入定位针头,术中透视来判断目的椎间隙。安装自动拉钩,充分显露手术的椎间隙。

(4)切除前缘的纤维环和骨赘,用刮匙切除椎间隙的前半部分,将椎体撑开器械的导针平行终板旋入相邻两个椎体的中 1/3 部分,撑开椎间隙。将手术显微镜对准椎间隙,调节瞳距和焦距,在清晰的视野下去除两侧钩突内缘间的深部椎间盘。

（5）用圆形或锥形磨钻将两端终板修成平行，靠近椎间孔处作为突破口，将骨赘或骨化的后纵韧带磨薄，用钝性神经钩"钩住"椎体后缘骨赘薄壳上提，并分离粘连组织，予以切除。

（6）测量椎间隙高度。取自体髂骨或融合器，长度为未牵开的椎间隙高度加 2mm，多节段融合为未牵开的椎间隙高度加 1mm，深度为椎间隙深度减去 3mm，宽度为 12～14mm。将椎间隙牵开后，安放植骨块，然后将椎间撑开器换作加压装置促使植骨块稳固。

（7）选择合适长度的钢板，钢板长度、弧度要适应颈部生理曲度，上下各置入螺钉，螺钉向上（或下）10°、向内 10°，固定牢靠。

撤除拉钩，常规冲洗创口，严密止血，留置引流片，3-0 可吸收线缝合颈阔肌，闭合皮肤切口，采用皮内缝合。

2. 颈椎前路经椎间孔显微减压术

（1）颈前路常规暴露至椎间隙定位，安放颈前路拉钩，暴露同侧颈长肌，安放手术显微镜。切开颈长肌内侧部分，显露上下椎体横突，可见中间"钩椎关节"，椎动脉位于颈长肌下方和横突前方，因此在此节段切开颈长肌时应小心，避免损伤血管。

（2）用高速显微磨钻向后轻度偏内方向在钩椎关节上钻孔直至后纵韧带，椎动脉周围只剩下薄层皮质与侧方骨膜和韧带相连。分离侧方残存的钩突在其基底部切断、取出。磨钻穿过同侧中线朝向对侧脊髓方向在椎体后方骨赘上钻孔，在钩椎关节上钻孔尺寸为宽 5～6mm，垂直深度 7～8mm。

（3）切除后纵韧带，行同侧神经根和脊髓减压。如看到对侧神经根后表明脊髓减压彻底。多节段颈椎病需要行多节段前路椎间孔切开，用咬骨钳和长臂刮匙切除椎体后缘，这样脊髓在纵轴上椎管扩大。

（4）用骨蜡行骨面止血，硬膜外腔出血采用双极电凝止血。3-0 可吸收线缝合颈阔肌，闭合皮肤切口采用皮内缝合。

3. 适应证和禁忌证

（1）适应证：①单或多节段正中或旁正中型椎间盘突出；②单或双节段脊髓型颈椎病；③椎体骨折或伴有骨折移位；④退行性颈椎椎间失稳；⑤后纵韧带骨化；⑥椎体良性肿瘤或转移瘤；⑦颈椎结核；⑧硬膜外脓肿；⑨椎板切除术后"鹅颈畸形"。

（2）禁忌证：①颈椎后柱损伤导致颈椎失稳；②颈脊髓后方受压（黄韧带肥厚、硬脊膜背侧肿瘤等）；③甲状腺肿；④不能耐受手术者。

（三）颈椎后路显微外科技术

1. 颈后路椎板-椎间孔切开减压术手术步骤

（1）以 C_2 和 C_7 棘突为骨性定位标记，计算上下椎体节段，再以 C 臂 X 线机正确定位，以目标椎间隙（在上、下棘突中点之间）为中心做纵行正中切口 3cm，切口为后正中，可充分显露椎板间隙。中线切开浅筋膜至项韧带，切断斜方肌、菱形肌、肩胛提肌和竖脊肌沿棘突附着点。防止棘上韧带和棘间韧带复合体的损伤。

（2）用 Cobb 骨膜剥离器仔细锐性分离棘突、椎板、关节突关节相连的椎旁肌，暴露椎板间隙。应注意此操作在直视下椎板不承受外力下进行。若颈椎后侧部不稳定，椎板间隙宽于正常，需更加小心分离，避免穿透黄韧带损伤脊髓。

（3）向侧面锐、钝性分离直至暴露同侧关节突关节。此时，因在椎板间隙、关节突关节及关节突关节囊周围软组织附近血供较丰富，易出血，止血时应注意不可破坏关节突的关节囊。

（4）用自动拉钩将椎旁肌从目标椎板间隙拉开，注意勿伤棘上韧带、棘间韧带复合体。放入椎板撑开器，用高速磨钻和大刮匙行椎板骨切除。

（5）利用高速磨钻在椎板外侧和关节突

关节内缘之间切除部分椎板和关节突关节内侧 1/3～1/2，形成一个卵圆形或圆形的开窗，移入手术显微镜。用小号金刚石钻头磨除上下邻近椎弓根骨质。用小号直角钳切除残存骨质的"蛋壳"层，不破坏黄韧带和下面的静脉丛，分离后切除黄韧带，双极电凝烧灼静脉丛显露神经根。神经根恰位于椎弓根的正上方和上关节突的下方。

(6)在黄韧带的侧缘正下方的疏松组织中有硬膜外静脉，应仔细切开黄韧带，可以安全暴露脊髓硬膜的外侧部分。常以硬膜外侧缘作解剖标记，进一步沿神经根入椎间孔处进行分离。

(7)分离暴露椎弓根内侧面和椎管底部，分清硬膜外侧和椎体后外侧之间的硬膜外间隙，向上分离，从而暴露椎间盘。

(8)为了避免对神经根的机械性压迫，去除椎间孔后壁，进一步切开下关节突从而可直视上、下椎弓根和触及椎间孔外侧长约5mm的神经根。

(9)根袖旁的粘连是造成神经根在椎间孔受卡压的常见原因，必须仔细应用双极电凝将神经根从骨性椎管中游离出来。此时可确定突出的椎间盘及其下方的骨赘位置。

(10)椎间盘碎块常通过纤维环和后纵韧带突出压迫硬膜囊或神经根，将神经根向上或向下牵开，用小型的颈椎髓核钳及其他器械将突出的椎间隙切除。突出的椎间盘碎块通常是多个，位于神经根的前上、前下或神经根腋部，位于神经根头侧比尾侧常见。必须切记这入路不宜进入椎间盘间隙中，否则将引起脊髓或神经根的损伤。当充分减压后，根袖中会冲入脑脊液，根袖随脑脊液的搏动而扩张。

(11)用双极电凝或吸收性明胶海绵彻底止血。冲洗创口后，用一片湿润的吸收性明胶海绵或脂肪组织填塞手术区消灭无效腔，并在手术显微镜下仔细对椎旁肌肉进行止血后，逐层缝合，留置引流管。

2．适应证

(1)侧方椎间盘突出压迫神经根产生相应的根性症状和体征，非手术治疗无效者。

(2)椎体侧后方骨赘压迫神经根产生相应的根性症状和体征，非手术治疗无效者。

(3)椎间盘或骨赘压迫椎间孔处神经根产生相应根性症状和体征者。

(四)内镜辅助下的颈椎前路手术

1．手术操作 采用全身麻醉或颈丛麻醉，患者仰卧位，肩及颈后部垫薄枕，颈部轻度后伸，稍偏向左侧，首先于C臂X线机下大体定位，一般取右胸锁乳突肌内侧至颈正中线前缘横切口，长约1.6cm，切开皮肤和颈阔肌，用双极电凝止血，用手指沿胸锁乳突肌前缘钝性分离。将胸锁乳突肌和颈动脉鞘推向外侧，气管和食管推向内侧，直至颈椎前方。将导针插入颈椎间隙。并再次用C臂X线机透视定位，确定间隙无误后，沿导针逐级置入扩张套管，安装并固定工作通道，连接显示及摄像系统，调整焦距和视野位置，采用长柄手术电刀和剥离器剥离椎前软组织和前纵韧带，双极电凝止血。

用手术刀切除部分纤维环，再用髓核钳咬除大部分颈椎间盘，用小咬骨钳和高速磨钻去除上位椎体的下缘唇以扩大病变椎间隙，用不同规格的小刮匙和髓核钳去除残余的颈椎间盘组织直至椎体后缘骨质，如因颈椎退变致椎间隙明显狭窄时，可采用特制的内镜下颈椎前路手术颈椎间隙牵开器，在常规颅骨牵引的辅助下，从小到大依次插入椎间隙旋转撑开，同时加大颅骨牵引重量。椎间隙撑开后用小刮匙和微型咬骨钳去除椎体后缘骨质和压迫物，扩大病变颈椎间隙后缘空间。

可视探查需要采用后纵韧带微型小钩刀切开后纵韧带，显露硬脊膜以确定脊髓神经压迫已被彻底解除，用刮匙小心地刮除相邻椎体的软骨终板，如采用椎间融合器行椎间融合及固定，则需尽可能地保留软骨下的骨性终板,使椎间植骨区呈现点状渗血面,在 C 臂 X 线机透视下测量和确定椎间隙高度,选择合适的自体髂骨植骨块、椎间融合器或颈前路钢板,在 X 线监视下置入。目前临床使用的颈前路钢板的宽度和长度均超过工作通道,放置比较困难。因此,术前需将内镜工作通道做一定改进,如在其侧壁上开两个纵槽,宽 3mm;长槽贯穿整个通道,短槽位于通道的下端,钢板沿所开的槽斜行插入到通道的底部,再将通道慢慢向上退出约 1cm,同时将钢板逐渐放平在颈椎椎体前面,然后用螺钉固定。植骨可选用自体髂骨植骨,在髂前切一长度约 5mm 的切口,用环钻钻取适量骨松质用于 Cage 植骨,或在髂前切一长度为 1.5cm 的切口,用骨刀凿取一小块髂骨并修整成形,用于椎间植骨。

2. 手术适应证 尽管内镜辅助下前路手术具有很多优点,但并不能盲目地认为其可用于所有的颈椎疾病的治疗,适应该类手术的疾病还很有限,归纳其手术适应证有以下几方面。

(1)C$_{3-7}$ 范围内颈椎间盘突出或各型早期颈椎病者,其症状体征等临床表现必须与 CT 或 MRI 影像表现相吻合。

(2)颈椎间盘突出为 1~2 个节段,不伴有发育性颈椎管狭窄或后纵韧带及黄韧带骨化压迫脊髓者。合并单纯一个间隙前纵韧带骨化的颈椎间盘突出症。

(3)退行性颈椎疾病伴 2 个节段以下颈椎不稳者。

(4)创伤性颈椎半脱位或全脱位经闭合复位后需行颈椎稳定性重建者。

(5)不伴有手术禁忌证(同常规颈椎手术)。

3. 手术禁忌证 除开放颈椎前路手术的禁忌证外,还包括以下几方面。

(1)病史长,脊髓受压严重,四肢有广泛的肌萎缩者。

(2)椎动脉型颈椎病经 MRA 证实,有椎

动脉发育狭窄者。

(3)脊髓型颈椎病合并运动神经元性疾病者。C$_3$ 以上节段椎间盘病变或椎间盘病变涉及 3 个节段以上者。

(4)伴有颈椎后纵韧带钙化,发育性颈椎管狭窄或严重颈椎间盘钙化、黄韧带肥厚者,椎体有骨质增生明显,合并骨桥形成者。

(5)颈椎间隙严重狭窄而头颅牵引难以牵开者。

(6)颈椎做过较大手术或已做过颈椎间盘手术者。

(五)内镜辅助下的颈椎后路手术

1. 手术步骤 根据术前定位的皮肤标志确定病变椎间隙,在后正中线旁开 1.5~2cm 处经过颈部侧后方置入定位针,尖端对准病变椎间隙,顺次穿过皮肤、皮下、深筋膜直抵关节突关节内侧份。C 臂 X 线机确定定位针准确位置后,以定位针为中心做 1.5cm 长纵面切口,切开皮肤、深筋膜,依次插入不同大小的扩张器逐级扩张,置入时需缓慢旋转并持续增加一定压力,以防套筒滑移,直至触及颈椎椎板和侧块交界处。最后放置操作通道,连接固定臂固定于手术台上,移去扩张套筒,安装内镜,并调节镜头,确定术野方向,所显示术野最好与患者体位一致。内镜下显露上下椎板的外侧和相应关节突关节的内侧。用刮匙和髓核钳清理覆盖在椎板上和关节突关节上的软组织,若有出血可以双极电凝止血。再次 C 臂 X 线机检查,确定椎间隙及椎间孔位置。显露完毕后用弧形小刮匙确定上位椎板下缘和关节突关节的边缘。以长柄磨钻磨除部分关节突,于关节突关节内侧 1/4 造成一个骨质缺损,磨除深度以仅保留深面骨皮质为宜。然后用尖嘴小枪钳咬穿骨质,并沿缺损边缘向上下扩大,咬除上下位椎板边缘及黄韧带,减压时至少保留 50% 以上小关节,椎间孔减压完成。骨质缺损下方即神经根及硬膜囊,由于硬膜囊及神经根受压,表面的椎管内静脉丛常常怒张、屈

曲,可以用双极电凝凝固后离断,游离神经根后,用显微神经根牵开器轻柔牵开神经根,探查有无突出的髓核组织。大多数情况下,颈椎间盘突出位于神经根内下方,在取出椎间盘时需非常小心,因颈神经根的运动根与感觉根往往是分别发出,运动根位于感觉根下方。此时,应将显微髓核钳沿骨缺损内缘滑入,向中间旋转至硬膜囊下方,再于硬膜囊下方缓慢移动至神经根下方,摘除突出髓核,这样基本不会损伤神经根。少数情况下,突出椎间盘位于神经根头侧,可将神经根稍向下牵引,取出突出物。若为椎间孔狭窄导致神经根受压,则仅行椎间孔切开减压,无须摘除椎间盘。神经根得到充分松解后,彻底冲洗止血,以吸收性明胶海绵覆盖于骨缺损处,去除内镜和工作套管,逐层缝合关闭切口。

2. **手术适应证**　内镜辅助下的颈椎后路手术取得良好效果的前提是严格的病例选择,其最佳适应证是经神经系统检查和影像学检查证实的神经根型颈椎病,临床表现为剧烈的神经根痛,不伴或伴有轻度脊髓压迫征象,主要包括如下。

(1)旁侧型椎间盘突出。

(2)孤立性椎间孔狭窄。

(3)多节段椎间孔狭窄不合并椎管狭窄。

(4)继发于前路椎间盘摘除、椎体融合的持续性根性症状。

(5)不能行前路手术的颈椎病患者。

(6)由于目前此类手术开展较少,以后随经验的积累和认识的加深,适应证会有所改变。

3. **手术禁忌证**

(1)脊髓型或混合型颈椎病。

(2)中央型颈椎椎间盘突出和颈椎管狭窄者。

(3)诊断不明确者,不能施行局限减压术。

(六)腰椎前外路显微手术

1. **经腹腔入路**　最需要顾及的是安全

牵开肠管,尤其是小肠。既往有腹腔手术史者可出现肠粘连,需要施行细致的粘连松解,以便于牵开。极度的 Trendelenburg 体位或者其他的一些手术体位有助于牵开。大肠的肠系膜附着部宽大,横跨左髂动静脉,位于常规手术入路的外侧,因此在下腰椎手术中通常无须特殊处理。

在 $L_5 \sim S_1$ 水平血管间可发现骶骨岬,并具有较宽阔的安全区域,但如果试图广泛显露,可能损伤横跨髂血管之上的副交感神经系统;在中线位置上有骶中间动脉,除此之外在髂血管间的区域内无其他重要血管,只有疏松结缔组织,易于分离暴露前纵韧带和 $L_5 \sim S_1$ 椎间盘纤维环。纤维环的典型外观是略带有弹性并隆起,此外纤维环位于由骶骨岬所形成角度的顶端,通过这个特殊的解剖定位也可确定纤维环。

L_{4-5} 水平的病变在椎间盘疾病中最常见,腹主动脉分叉及下腔静脉会合处与 L_{4-5} 间隙的关系可以分为 3 种类型:A 型患者的 L_{4-5} 椎间隙位于腹主动脉分叉及下腔静脉会合处的上方,这类患者进入 L_{4-5} 椎间隙的入路方式有两种,第一种入路为结扎一侧的节段血管后将腹主动脉和下腔静脉向一侧牵开,暴露 L_{4-5} 椎间隙,第二种入路为在腹主动脉和下腔静脉之间进入;B 型患者的 L_{4-5} 椎间隙位于腹主动脉分叉及下腔静脉会合处的下方,这类患者可在血管分叉之间进入 L_{4-5} 椎间隙;C 型患者的 L_{4-5} 椎间隙位于腹主动脉分叉的下方和下腔静脉会合处的上方,这类患者可将下腔静脉牵向一侧,在主动脉分叉之间进入。有时剥离范围需要向下扩展至左侧髂总动脉的近端,虽然该动脉本身对手术无重大意义,但是需要认识到左侧髂总静脉紧贴动脉的后方,十分容易受到损伤;主动脉周围分离最好到髂动脉头侧为止。如果术中透视发现需要再向尾侧暴露,只要完成前纵韧带显露即可抬高和牵拉左侧髂总静脉,广泛的剥离左侧髂总静脉需要分离和结扎髂腰静脉。

椎体前面显露的外侧界限是髂腰肌的内侧缘，通常不需要从椎体上剥离髂腰肌纤维，髂腰肌内侧缘的稍外侧存在腰交感神经链，过分剥离髂腰肌会损伤该结构，只需将主动脉（必要时包括左侧髂总动脉）向右侧牵拉即可暴露纤维环的前面，有时腰动静脉会限制主动脉移动，此时可钳夹后离断，在多节段椎间盘病变时更需要如此。

经腹膜腹腔镜前路腰椎手术时患者取仰卧位，腹腔充入 CO_2，气腹状态会限制吸引器的使用，当血管损伤时可导致气体栓塞，另外如果 CO_2 吸入则会产生酸中毒和高碳酸血症；后腹膜切开时可能会损伤交感干；而且腹腔压力增高会影响心血管功能和肺功能。另外，由于下腰椎前方大血管的阻碍，腹腔镜下经腹腰椎前路手术主要适用于 $L_5 \sim S_1$ 间隙，而 L_{4-5} 间隙对于大部分外科医师来讲仍是手术的禁区。有研究报道腹腔镜下经腹前路 L_{4-5} 间隙手术的并发症发病率比前路"小切口"手术大得多，因而不建议在该间隙使用。Vraney 等采用计算机对腹腔血管进行研究并对椎间盘周围的血管生理结构做了阐述，他们得出的结论是只有 1/3 的病例能采用腹腔镜下经腹入路显露 L_{4-5} 间隙，而大部分病例能采用此方式显露 $L_5 \sim S_1$ 间隙。

2. 腹膜后入路　对于到达 L_{4-5}、L_{3-4} 甚至 L_{2-3} 都很有用，通常使用一个气囊形成腹膜后间隙，正确地安放到位后，表浅的腹膜后结构包括输尿管和下行的生殖血管与腹膜一起向前方抬起，只剩下交感神经链、股外侧皮神经、髂腹股沟神经和生殖股神经与后方的髂腰肌在一起。但是腹膜后入路难以进入 $L_5 \sim S_1$ 节段，原因是左侧髂静脉横跨其上，以及髂嵴上缘限制工作套管向尾侧安放。通过该手术入路也难以进入 L_{1-2} 节段，因为主动脉裂孔的膈肌纤维遮挡该节段脊柱，虽然可进行剥离，但不得不在肋缘下操作，严重妨碍套管的角度，因此一般不采用腹膜后入路，

而是宁愿采用通过胸腔经膈肌入路，该入路方向与 L_{1-2} 椎间盘基本垂直，当然，具体采用哪种入路还取决于内镜专家的临床经验和技术。

除了经腹腹腔镜技术的优点外，腰椎的腹腔镜腹膜后入路还有如下优点。①完整的腹膜可以辅助推开肠管，大血管暴露后可从术野中分离从而可避免损伤，而且完整的腹膜可减少操作引起的术后并发症，以及肠道、腹膜的破裂。②无须充气的后腹膜入路操作与开放的脊柱手术很相似，可以应用传统的器械，它不用带活瓣的套针，可以避免由于充入 CO_2 所引起的并发症。③而且与气腹的操作相比，从腹腔镜手术转为开放手术也较为便利。

3. 手术操作

（1）经腹膜入路 L_5-S_1 前路椎间融合术

①全麻后患者取仰卧位于手术台上，手术台需要能够转变成极度 Trendelenburg 位且适于术中 X 线透视。使用 Foley 尿管留置导尿以减少膀胱的压力。为防止患者从 Trendelenburg 位下滑，可以将其膝关节屈曲，下方垫枕头或布卷，也可用 U 形架；足可以绑起固定，肩下塞垫。为防止深静脉血栓形成，可按传统方法用预防血栓形成的长筒袜，持续静脉滴注低剂量肝素。常规建立 4 个通道：第一个通道为脐下一横指（大小为 10mm）的腹腔镜入口通道；第二、第三个切口为操作分离孔，位于两髂前上棘内上二三横指处，大小为 5～10mm，可用于吸引器或牵开器进入，以进行组织分离切除；第四个切口为耻骨上（大小为 10mm）入口，为手术操作孔。于第一个切口内放置 10mm 套管，注入 CO_2 气体，充盈满意后，将患者摆成倾斜的 Trendelenburg 位，以助于肠管从术野移向头侧。将 0°或 30°的腹腔镜通过套管插入腹腔，探查整个腹腔，在第二、第三个切口置入镜下操作器械。操作过程中如果因为疏忽切开肠管，则很容易导致椎间盘感染，而且可

能无法顺利完成该手术而需考虑行开放手术。如果患者有腹部手术病史造成肠管粘连的，需要仔细分离松解，要求应用 Hasson 插管即开放式的腹腔镜，第一通道的套管应在直视下置入以免伤及肠管，其余通道套管针在腹腔充气后依次在直视下置入。完成通道后，导入扇片状撑开器，将小肠牵向头侧偏右，乙状结肠向左，就可见到骶骨岬，为明显的解剖标志，可行术中透视证实位置，操作通常在血管分叉之间进行。在椎间盘上方做一 1.5cm 的切口，钝性剥离，去除腹膜后的疏松脂肪组织和结缔组织。腹下神经丛一般就位于 L_5-S_1 椎间隙正前方，切开后腹膜时应慎用电凝或电刀，因为可增加损伤腹下神经丛的可能性，导致逆行射精。若一定要使用电刀应先将后腹膜的腹下神经丛推开。

②在抵达椎间盘间隙后，在 C 臂 X 线机监视下将椎间盘定位针平行于终板插入椎间盘。将有套管的环钻/扩张器沿定位导针插入，轻轻敲击使扩张器嵌入大约 0.5mm。直视下送入用于去除椎间盘的操作工具如刮匙、长髓核钳等。从右侧通道进行冲洗和吸引操作，中线的通道用于取出间盘组织和碎屑。用刮匙将软骨板刮除，清理椎间隙准备植骨床。带套管的扩张器仍留在原位，保持椎间隙撑开状态。

③根据需要取自体髂前上棘骨块，也可在腹腔镜手术前取骨。所取骨块体积应略大于撑开的椎间隙，以便在撤出扩张器后更好地恢复椎间隙的高度，使椎间关节更好地承担和传导应力载荷。如以椎间融合器行椎体间融合术，也可取髂骨内外板之间的骨松质来充填融合器，融合器可以用特殊的器械通过导管置入椎间隙，轻轻敲击使之稳定以确保安全。

④完成椎间盘切除和椎间融合后，术野用大量抗生素溶液冲洗，复位脏器。逐渐消除气腹，充分检查无活动性出血点，充分止血。后腹膜需予缝合或用夹子关闭，筋膜层用可吸收缝线缝合，逐层缝合皮肤切口。

（2）经腹膜入路 L_{3-4}、L_{4-5} 前路椎间融合术

①同样采用全麻及仰卧 Trendelenburg 体位。常规可使用四个通道，第一个套管通常选在脐下，第二个通道位于左侧中腹部，分别为内镜通道和工作套管通道，两者配合需要能够完成对外侧主动脉周围区域的腹膜后剥离，工作套管的皮肤定位需要通过透视来确定，以便能够方便地对目标椎间盘进行操作。然后再做两个 5mm 通道，通常其中一个位于左侧肋缘下，另一个位于左侧下腹部，由于术中需要对肠管进行较多的牵拉，故必要时可加用第 3 个 5mm 通道性套管，位置最好在右侧中腹部，这样对工作套管不会造成妨碍。

②同样牵开肠管，可见腹主动脉外侧缘，通过透视确定正确的节段后，在腹主动脉左侧纵行切开后腹膜进入腹膜后间隙，通过钝性剥离进一步扩大。术中为了能够牵开腹主动脉及 L_{4-5} 和 L_{3-4} 间隙前的下腔静脉，必须分离髂腰静脉和一至两根腰动脉，必要时可予离断。因为这些血管比较大，也常用血管夹夹住切断。

③暴露纤维环，彻底处理椎间盘组织及上下椎体软骨板，植入自体骨块或融合器。临床应用中多数为一个间隙置入两枚螺纹状融合器或一枚较大的半圆形融合器，多数情况下，将腹主动脉拉向右侧都能顺利置入，但有时候需将下腔静脉牵向左侧而腹主动脉牵向右侧以方便置入右侧的一枚融合器。操作时应尽量减少对血管的牵拉，仔细保护好主要的血管结构。有时左边的输尿管会出现在视野内，但通常位于左侧腰大肌上，在术区外侧，如果输尿管在术区影响手术操作，可用后腹膜覆盖牵开保护。

④如果 L_{4-5} 间隙完全位于腹主动脉分叉及下腔静脉会合处的下方，则可以通过大血管分叉之间的位置进入。

（3）经腹膜外入路 L_{3-4}、L_{4-5} 椎间融合术：患者全麻取右侧卧位，置于可透 X 线手术台上，第一个通道的位置在腋后线肋缘和髂嵴的中点，做一 12mm 长的切口，腹壁的 3 层肌肉结构可予切开或伸入手指钝性分离，沿腹膜外脂肪层，钝性扩大腹膜外间隙。这一步操作须格外小心，避免进入腹膜内，否则将严重影响随后的暴露，因为气体可漏入腹腔内，挤压腹膜后间隙的工作空间。然后将 10mm 气囊套管通过通道放入腹膜后间隙，气囊内加压注水 250ml 钝性分开腹膜后间隙后，抽出气囊内水再更换一普通 10mm 套管，充入 CO_2 可使腹膜与腹膜后组织不断分离，达到理想间隙，形成腹膜后气腹（压力维持在 12mmHg），腹腔镜经此可观察腰大肌、腹主动脉、下腔静脉、肾、输尿管等。在腹腔镜引导下分别在第一个通道水平腹侧腋前线处和髂嵴-腋前线交界处分别插入 5mm 和 10mm 套管。钝性分离腹膜后脂肪，在腰大肌和腹主动脉之间的间隙进行分离达病变部位，保护好输尿管和从腰大肌内缘穿出的腰神经丛，向两侧牵开腰大肌和大血管，用血管夹结扎显露节段腰动脉并切断，显露椎体、椎间隙。摘除椎间盘组织并处理植骨床，椎间隙上下软骨板需予刮除干净，以利于植骨融合。

通过该手术入路由于需避免进入腹腔而无法将套管向内侧放置，从而限制了从正前方向到达脊柱的可能性，这对于置入两枚融合器有较大的影响。因为这些融合器通常是前后方向平行并排放置两枚的。因此通过该手术入路通常选择一枚融合器由左前向右后斜行放置，术后亦有良好的融合效果。当然也可应用两枚融合器前后排列置入，因腰椎体横径比前后径大，融合器可选稍长的。并可通过前后融合器不同直径而获得脊柱前凸或后凸状态。

4. 适应证　应用腹腔镜进行前路椎间融合术通常由腹腔镜医师协助脊柱外科医师完成，在对下腰部疾病的治疗中应由脊柱外科医师掌握其适应证。但是，在手术入路方案设计上需两类外科手术专家的共同参与，腹腔镜医师需理解选择患者的基本原则。通常脊柱外科医师首先选择最佳角度的入路，腹腔镜手术医师必须了解椎间盘病变的部位、脊柱外科医师所期望的入路，以及保持该入路的最佳方法，然后综合考虑这些因素后决定选择经腹膜入路或是腹膜后入路，以及安放套管、腹腔镜或器械的部位。后路应用或不应用内固定物的融合失败病例是经腹腔镜下前路椎体间融合术的极佳适应证。由于椎体后方血管供应较少，因而椎体融合不易成功，相反椎体前椎间终板的血管供应十分丰富，这也是选择前路椎体间融合术的一个原因。并且腹腔镜下椎间融合方法的痛苦较小，对于受不断加重慢性疼痛困扰的患者来说是一个不错的选择。通过腹腔镜前路椎间融合术可以治疗退行性的病变，如前柱塌陷、椎间盘碎裂综合征、退变性椎间盘疾病、盘源性疼痛和节段性不稳等。手术可以去除疼痛源，继而行椎体间融合。成功的经腹腔镜下椎体间融合术可以恢复椎间隙的高度、增加椎间孔的容量从而实现神经根的间接减压，这样就可以缓解或消除神经根性疼痛。通过椎体间融合，切除产生疼痛的椎间盘和稳定脊柱。对适合脊柱融合的复发性椎间盘突出症，腹腔镜下前路椎体间融合术也同样适用。

5. 禁忌证

（1）绝对禁忌证：妊娠和有血管结构变异者不管其有什么样的脊柱病变，都是腹腔镜技术绝对禁忌证；严重心肺疾病者，因加压注入 CO_2 可加重病情，也是明确的禁忌证，这些患者行开放手术可能更为可行。

（2）相对禁忌证：既往有腹部手术史可引起腹膜间粘连，是相对禁忌证。同样既往腹膜后手术史对腹膜后分离也有负面影响，类似的情况还有既往腹膜后炎症病史，在右侧，阑尾炎可造成腹膜后分离困难,在左侧憩室炎可引起类似问题。病态的肥胖患者,因其腰周径过长使得器械的长度相对不足而难以到达手术部位。病程较长有神经功能损害者可能手术效果不满意;另外,还应考虑到与医疗条件相关的麻醉带来的危险性。

(3)其他对治疗效果产生不利影响的因素还有:慢性疼痛综合征、消耗状态和心理疾患。这些虽不是临床禁忌证,但的确影响着治疗的满意程度,因此在选择患者时就应予以考虑。

(七)椎间盘镜下腰椎后路手术

1. **适应证**　椎间盘镜在腰椎后路已能完成包括侧隐窝狭窄、椎间盘及后纵韧带钙化、椎间盘突出及游离、黄韧带肥厚,以及椎间融合(PLIF、TLIF)、椎弓根螺丝钉内固定等手术。所以绝大多数适合传统开放手术的病例均可采用该方法。

2. **禁忌证**　相对传统手术而言,椎间盘镜下腰椎后路减压及内固定术无绝对的手术禁忌证,但是要求操作者同时具备开放手术的经验和显微操作的技术,能够将传统的直视手术变为手眼分离的脊柱内镜手术。以下几点为相对手术禁忌证。

(1)老年患者的广泛多间隙重度腰椎管狭窄症。

(2)术前定位不明确的患者。

(3)局部解剖层次不清,如峡部裂、二次手术局部粘连严重等情况。

(4)有严重的心肺疾病老年患者。

(5)进行椎间植骨融合者要慎用椎间盘镜下腰椎后路减压及内固定术,初学者最好不用。

3. **手术步骤**

(1)术野消毒、铺单后选定椎间隙和入路,在其棘突两侧旁开约 2.5cm 处插入导针经患侧椎旁肌至椎板,透视下确认导针位于手术间隙,然后以穿刺点为中心做长约 2.5cm 皮肤纵切口。

(2)切开筋膜,沿导针插入最小扩张管并抵于上位椎板下缘,经侧位透视证实后拔出导针,用扩张管头部沿椎板剥离下缘附着的肌肉。逐级插入其他扩张管,扩张肌肉、软组织至椎板,最后插入通道管并连接于手术床上的自由臂。下按通道管使其与椎板紧密接触,防止软组织滑入通道管中。锁紧自由臂,取出所有扩张管。再次摄片确定无误,用髓核钳取出残留在通道管中的软组织,防止内镜被接触而影响视野。连接好摄像头及光源后将内镜插入通道管中并锁定,调节内镜的焦距以获得清晰的图像,术中也应随时根据情况调节内镜保持理想的图像。由于显示器放置在患者头侧,调节内镜角度使上位椎板位于 12 点方向,中线结构在 3 点(左侧突出)或 9 点(右侧突出)。

(3)用小咬骨钳或单极电凝清除椎板和小关节上的软组织后,显示上位椎板下缘和黄韧带。若有出血可用长的双极电凝止血。用刮匙解剖出上位椎板下缘并做部分咬除,有小关节肥厚时也需要切除部分靠近中线的小关节突。从上位椎板下缘开始剥离黄韧带,剖开黄韧带后,经破口插入 90°剥离器,分离黄韧带与硬膜外脂肪的粘连,去除部分黄韧带。尽量保留硬膜外脂肪,减少术后硬膜外粘连。

(4)进入椎管,做尽量靠中央的椎板扩大开窗,及时用骨蜡涂抹骨创面,充分显露神经根和硬膜囊,探明硬膜与黄韧带和椎板的关系,显露硬膜囊并牵向中线,轻柔解剖并保护静脉,探明间盘突出和根管狭窄情况,用带拉钩的吸引器牵开、保护神经根,用小尖刀切开后纵韧带及纤维环,髓核钳摘除髓核。在后纵韧带和硬膜下探查以确定是否还有游离的椎间盘碎片存在。

(5)切除椎间盘后还应对神经根彻底减压,用球形探子探查侧隐窝是否通畅。当神经根显露长约 1cm,能自如移动 1cm,中央管狭窄者受累的硬脊膜及神经根能自如移动,大号球形探头可沿着神经根插入神经根管时，确定神经根减压已足够。

(6)完全减压后，开始准备椎间融合。首先，最小的椎间撑开器在直视下放入椎间隙，在透视下将撑开器放置到合适的深度，旋转撑开器，使椎间隙增大，撑开器的大小要术前结合患者相邻节段椎间隙大小确定，一般从6mm或7mm撑开至10mm、11mm或12mm逐级撑开，直到获得最适合高度的椎间隙。同法减压对侧椎间隙，由于椎间隙已经被撑开，所以对侧减压相对容易，完全减压后，常常可以看见对侧的撑开器。

(7)移开撑开器，进行终板准备。在终板准备期间，始终要防止神经损伤，用一个圆形刮匙移除残留的所有软骨、椎间盘碎片和软组织。在透视下用刮刀在终板上造成一个粗糙面，以利于融合。放入剪碎的椎板骨块，不够时还可以取少许髂骨，碎骨块尽量放置到椎间隙前侧，选择合适的椎间融合器用长手柄放入，需要在透视下监视放置的深度和方向，以防止将前侧纤维环弄破。剩余的碎骨屑放置到移植物周围和残留的小关节内。观察硬膜囊和神经根无损伤后，双极电凝止血，充分冲洗清除棉片、骨屑和凝血块等。取出管状牵开器和内镜。

(8)椎弓根钉内固定，根据术前X线片（正侧位、斜位）、CT和MRI结果确定椎弓根状况，在透视引导下用一个开路探针验证椎弓根位置，一般情况下原有减压切口即可，不必扩大切口。穿过腰背筋膜，到达椎弓根，多角度透视确定针在椎弓根内后，取出针芯，插入一根长克氏针，拔出套管，然后重新在克氏针周围放置管型牵开器，以防止螺钉拧入时损伤周围软组织。沿克氏针放入中空的丝攻，攻至椎体后部骨松质部分，攻丝时要随时注意克氏针深度，防止克氏针随丝攻进入过深，若发现进入过深，可小心取出。攻丝完毕后，取出丝攻，沿攻出椎弓根钉道，拧入万向椎弓根钉。同法打入其他螺钉。在螺钉尾部安装延长杆，延长杆由内套管和外套管组成，一方面它能经皮调整万向螺钉的方向，利于放置锁定螺钉；另一方面，它能调整钉尾方向便于安装连接棒。一旦两个螺钉都被打入，螺钉延长杆可以调整螺钉的后端使其在一条线上，连接棒插入器于是被连到两个延长杆上，这个弓形的设备限制了螺钉尾部以适合连接棒，透视确定钉尾倾角后，将连接棒预弯，并连接到插入器套管头端，插入器与螺钉延长杆连接，放入插入器，潜行将连接棒放入螺钉尾部连接口内，取出插入器，安放锁定螺钉，锁定螺钉上有转矩折断的特点。为了保证棒子始终位于槽内，锁定钉的上半部分折断，从而使延长杆可以从螺钉上退出，当锁定螺钉安放好之后，连接棒被从打入器上断开，并将延长棒移出术野，同法安置对侧连接棒。

（赵新建　杨　林　杨健齐　李家颖）

三、经皮椎间孔镜技术治疗腰椎间盘突出症

传统开放性手术在脊柱外科占据统治地位已有60多年的历史，因其能实现腰椎节段间的坚强固定，促进腰椎融合，维持腰椎的承重，同时可以恢复腰椎间隙的高度而一度成为腰椎手术的"金标准"。但与此同时，也存在着手术创伤较大、术后恢复时间较长、手术并发症多等缺点。20世纪末期，随着微创理念的广泛推广，在脊柱外科领域经皮椎间孔镜技术（percutaneous transforaminal endoscopic discectomy，PTED）应运而生。该技术只需8~10 mm的皮肤切口便可以完成椎间孔的减压、髓核的摘除等复杂工作，是目前为止创伤性最小的脊柱外科手术技术。近年来，随着配套设备的改良与技术理论的完善，该技术获得了越来越多临床医师的认可。

(一)PTED技术的历史与发展

1991年，Kambin等开始尝试在椎间孔入路下使用内镜或关节镜进行手术。此后使用PTED技术行髓核摘除的微创理念和技

术逐渐发展。1997 年 Yeung 等研制出了脊柱内镜手术系统（yeung endoscopic spine system，YESS），可经由皮肤穿刺，通过椎间孔内安全三角区直接进入椎间盘内，沿穿刺通路置入工作通道、内镜和微创器械，摘除椎间盘内的髓核组织，进而间接地达到椎管内减压的目的。但由于是间接减压，YESS 技术在治疗腰椎间盘突出症得到较为满意疗效的同时，对于髓核脱出、椎间盘突出伴侧隐窝狭窄及腰椎管狭窄症等疾病的治疗并不理想。针对以上问题，Hoogland 等提出了 TESSYS（the transforaminal endoscopic surgical system）技术，即经皮穿刺后通过椎间孔进入椎管直接摘除突出的髓核，达到对神经根的减压目的。TESSYS 技术的出现极大地扩展了椎间孔镜技术的适用范围，使其从单纯治疗腰椎间盘突出症发展到现在腰椎管狭窄症、椎间盘感染、椎体转移瘤及椎间盘囊肿等疾病均可适用。YESS 技术间接减压，安全性高，但适应证较为局限，TESSYS 技术直接减压，适用证广，但由于需要进入椎管内操作，手术风险较高，学习曲线也相应变长。两种技术均成为如今临床医师的常用技术。根据报道 PTED 技术被广泛使用于不同的疾病治疗中，包括腰椎间椎盘突出症、腰椎管狭窄症、腰椎间盘感染、腰椎转移瘤、腰椎间盘囊肿等。这里主要介绍 PTED 技术在治疗腰椎间盘突出症及腰椎管狭窄症中的应用。

（二）PTED 技术应用

1. PTED 技术适应证

（1）腰椎椎间盘突出：压迫神经，导致腰痛、腰腿痛，行走受限，间歇性跛行等。

（2）腰椎椎间盘源性腰痛：即椎间盘突出不明显，但是腰痛明显，反复发作，非手术治疗无效。此时，椎间盘已经出现结构损害，由此引起疼痛者。

（3）腰椎椎间孔狭窄：中老年腰腿痛患者，椎间孔骨刺或韧带肥厚等原因，形成椎间孔狭窄，导致神经通道受阻，扩大椎间孔可以

做到神经减压。

2. 手术方法

（1）脊柱侧入路技术

①术前体位定位穿刺点：准备麻醉，注入亚甲蓝及造影剂。a. 体位：手术前根据突出或脱垂的髓核位置和性质选择侧卧位或俯卧位。穿刺点：首先沿着脊突标记正中线，然后标记髂嵴。如果要进入 $L_5 \sim S_1$，进针点一般要旁开中线 12~14cm。当 C 形臂放在侧位时，用一个长的器械，如克氏针，帮助确定进针路线。当达到突出髓核的靶点时，画一条进针路线。然后在水平距离线上再画交叉点。此点即为进针点。b. 麻醉：1% 利多卡因局麻进针点。然后用手术刀片切一 0.8cm 的小切口，用 12 号专用穿刺针经安全三角区到达突出髓核的后外侧（可以穿刺同时注入麻药）注射亚甲蓝；到达突出的髓核向椎间盘内注入 2~4ml 与亚甲蓝混合对比的显影液。通常可以看到损伤的髓核。亚甲蓝通常把髓核组织染成蓝色或蓝绿色。

②建立工作通道：造影剂注射完毕后，取出注射器，从穿刺针里先插入 10G 的导丝，导丝必须进入椎间盘内，然后固定导丝退出 12 号的穿刺针，X 线定位确定在盘内后，再沿着 10G 的导丝针插入一级扩张管直达椎间盘然后逐级穿入 2、3、4、5、6、7 级扩张管。除 1 级扩张管进入盘内，其他扩张管顶端达到突出的靶点上，严禁进入盘内。

③椎间孔狭窄可用环锯扩大椎间孔：当遇到椎间孔狭窄的情况我们可以用环锯顺时针旋转打磨狭窄处，要注意观察 C 形臂影像正侧位位置图。

④放置工作套管：沿着 6 或 7 级逐级扩张管放置工作套管。设计有多种样式的工作套管以满足不同突出的特殊需要。标准配置提供的是最常用的工作套管，所有工作套管的外径都一样是 7.5mm，确定放好工作套管以后，取出导丝和逐级扩张管，用 C 形臂确定工作套管放置的位置。正确的位置应该是

放在神经根下方,椎间盘水平顶端正好在中线,开口朝向突出的髓核。

⑤连接视像系统,摘除髓核:连接椎间孔镜到光源和摄像机。打开光源,调节白平衡,达到最佳彩色效果。把椎间孔镜放入工作套管。调节合适的水流量和压力对取得良好效果很重要。插入椎间孔镜后可以看到各种组织结构。由于髓核染色,可以清楚地区别突出的髓核、神经根和硬脊膜。

⑥应用双极射频修复残留髓核和出血点凝血:在镜下看到髓核或出血点时可以用双极射频进行消融和止血。消融功率用到70W,止血功率用到40W。

⑦拔出工作套管缝合切口:用无菌敷料贴敷伤口。

在整个手术过程中患者必须保持清醒和配合。专业的脊柱微创器械和设备制造企业,有完整的椎间盘摘除器械如神经探子、神经钩、神经提拉器、抓钳、咬钳、打孔器、切割器等。这些器械都可以通过椎间孔镜的工作通道操作。全部摘除突出的髓核后,通过椎间孔镜可以清楚地看到神经根完全松弛,随脑脊液搏动而跳动。转动工作套管观看周围组织检查是否还有游离的髓核碎片。

(2)脊柱后入路(经椎板间隙入椎管)操作技术

①术前准备体位、定位与穿刺点(两种定位方法):a.体位:术前应常规给予少量镇静药,麻醉可以采用局麻,体位采用俯卧位或"袋鼠"位,腹部垫薄枕。b.定位:在正位C形臂影像下患者平卧位沿腰部棘突各点画一纵行线,沿关节突内缘画一条与棘突连线相平行的线,在需要手术的两个椎体中间画一条横线与关节突内缘画线相交叉,交点即为穿刺点。患者C臂X线定位椎板间隙,穿刺点在该椎板间隙髓核突出侧离中线约0.5cm处。用甲紫标记为穿刺点。

②麻醉、注入亚甲蓝及造影剂、建立工作通道:用1%利多卡因于标记处进行局麻(注意勿将麻药注入蛛网膜下隙内),注射亚甲蓝。用尖刀片于标记处做一约0.5mm的皮肤切口,用扩张导杆穿刺至黄韧带。顺导杆置入工作套管至黄韧带处。

③调节视像系统,镜下进入椎管:调节灌注速度至影像清晰,清理工作套管内的残留组织显露黄韧带。出血可以使用双极射频止血。用专用逐级扩张管逐步进入椎管内。硬膜囊、神经根为硬膜外脂肪覆盖,可以用髓核钳清除:将工作套管旋转进入椎管内将硬膜囊挡在工作套管外只显露神经根,分离神经根和髓核,双极电凝止血,修复破损纤维。

④处理突出的髓核射频消融止血:分离神经根与粘连的髓核。髓核一般位于神经根下部,应仔细辨认。咬穿后纵韧带,钳取髓核。可选用臭氧进行髓核消融,消除神经根水肿、无菌性炎症,预防椎间盘感染。工作套管将神经根和硬膜囊挡在外面只显露髓核,可以方便地应用双极电凝或双极射频止血,而不用担心损伤神经根和硬膜囊,这也是传统后路镜(MED)难以做到之处。

⑤术毕缝合皮肤切口。

(3)注意事项

①如果是局麻,工作套管进入椎管时触及神经根会产生疼痛,可以用穿刺针刺穿黄韧带注射1%利多卡因数毫升到硬膜外腔神经根附近。

②建议采用连续硬膜外麻醉。

③旋转工作套管时应轻柔,切勿损伤硬膜囊和神经根。

3. PTED技术的并发症防治

(1)椎间隙感染:据以往文献报道,椎间隙感染是PTED术后最常见的并发症,国内外均有报道,其发生率可达0.1%～4%,但仍明显低于开放性手术。腰椎术后的椎间隙感染发展快、症状明显。可在术后几天内出现严重的腰背部疼痛,严重影响患者生活。在诊断方面,早期MRI有一定诊断意义,但还应与红细胞沉降率、超敏C反应蛋白等实验室指标相结合才能提供较为可靠的诊断结果。为了明确病因学诊断，可行椎间盘穿刺活检、细菌培养及药敏试验。治疗方案目前多数学者主张应用敏感抗生素的同时严格制动。若效果不佳，应及时行病灶清除及植骨融合手术。

（2）神经损伤导致术后感觉障碍：术后感觉迟钝，一般是由于术中对上位神经根背根神经节的刺激，造成术后患肢比术前高一节段的神经损害症状。有学者研究指出，在PTED操作过程中，穿刺针、工作套管及其他手术器械的频繁操作刺激都可能造成脊髓根神经节的刺激，导致 POD。Cho 等认为，POD 不会导致生命危险，但往往对手术效果有很大的影响。因此，避免 POD 的发生是PTED 获得成功的关键。针对 POD 的预防问题，2013 年 Choi 等发表文章认为，术前在患者 MRI 片上测量上位神经根到关节突和椎体后缘的距离，术中穿刺时注意远离上位神经根，以减少工作套管对上位神经的直接刺激，预防 POD 的发生。

（3）脑脊液漏：大多是由于术中手术器械的机械磨损和射频的热损伤造成，是开放手术的常见并发症，但在 PTED 中发生较少。但一旦发生容易造成背痛、腿麻伴随头痛和颈强直，甚至发生马尾症状或者持续的运动功能的减弱等比较严重的后果。Ahn 等研究认为，内镜下若发生脑脊液漏由于视野及操作空间的限制，试图在内镜下修复硬膜是不切实际的，大多应及时转为开放手术修补硬膜。

（4）减压不彻底：以往文献报道 PTED的远期术后复发率可达 3.35% ～ 4.9%，与传统开放手术类似。但有学者研究认为 PTED 手术术后复发率高于传统开放手术，其主要原因是由于 PTED 只是将退变突出的椎间盘组织去除，而椎间盘内尚残留大量髓核组织，且术后纤维环裂口瘢痕愈合处相对薄弱，残留的椎间盘组织容易由纤维环和后纵韧带薄弱处挤出，术后症状缓解不明显，常需二次手术治疗。还有可能是髓核脱出游离移位或中央型椎间盘突出，造成术者判断减压程度困难或失败。为了防止此类问题，需要术中明确探查侧隐窝，多角度完整摘除突出的椎间盘。

（5）血肿：PTED 技术对患者的创伤极小，术中出血量也很少。因而术后发生血肿极为少见。Ahn 等 2009 年报道 4 例 PTED术后发生腹膜后血肿的病例。所有患者术后均出现腹股沟疼痛的症状。其原因可能为穿刺及减压操作中损伤神经根腰动脉或其分支造成。Ahn 认为如果血肿大于 500 ml 就需要立即手术清除。

（6）脏器损伤：以往文献对 PTED 术后椎间盘炎的报道中怀疑术中穿刺时皮肤进针点旁开太远，进针方向太垂直时，穿刺针可能刺穿腹膜刺入肠道，污染椎间盘，而引起椎间盘炎。也有学者报道术中激光或咬钳引起肠或输尿管损伤。为防止此类并发症的发生，应在术中 C 形臂透视或 CT 引导下进行侵入性操作，明确穿刺针等工具的位置，保证手术安全。

（赵新建　谭健韶　邝满源）

第七节　创伤骨科微创技术的应用

一、微创钢板接骨技术在创伤骨外科的应用

1. 微创钢板接骨技术的概述 CH. Krettek 等 1997 年提出微创外科技术及桥接骨板技术的概念，即 MIPPO（minimally invasive percutaneous plate osteosynthesis），其核心是不干扰骨折端的内环境，以生物学内固定为基础，经间接复位后，骨膜外经皮穿入钢板桥接固定骨折，为其愈合提供

适合的生物学稳定,既达到保护骨折端血供,促进骨折早期愈合的目的,又达到骨折固定可靠,使患者早期功能锻炼的目的。

2. 微创钢板接骨技术的适应证　①在骨骺或干骺端处的骨折;②软组织条件不能允许切开治疗时;③当骨折类型不适合于髓内钉固定时(骨折线延至关节内、髓腔狭窄、畸形或有阻碍);④当已有其他内植物存在时(如关节假体);⑤当骨折线涉及未闭合的骨骺线时;⑥当没有影像增强器时;⑦当患者的一般情况(如多发创伤、肺挫伤)不允许再有其他系统性损伤时,如扩髓腔的操作。

3. 微创钢板接骨技术的禁忌证　①切口部位软组织条件差;②开放性污染较重的骨折;③需要对骨折端加压获得绝对稳定的简单骨折。

4. 微创钢板接骨技术在特定骨段的应用

(1)胫骨:经外侧和内侧入路,胫骨的全长都可以使用 MIPPO 技术。胫骨内侧位于皮下,使插入钢板更为容易,但是没有肌肉的覆盖意味着钢板对软组织的愈合有不利的影响,而且在皮下显得突出。外侧插入钢板会有肌肉组织覆盖,对软组织愈合有利,但较难塑形和应用。手术医师需要知道大隐静脉和隐神经位于内侧,胫前神经血管束在远端 1/3 胫骨处,以及腓浅神经位于外侧。以胫骨远端骨折为例,手术方法一般选用硬膜外麻醉,仰卧位,常规应用止血带。选取内踝处为钢板插入口,切口长约 2cm,切开深筋膜达骨膜外,用骨剥离器在皮下深筋膜与骨膜之间分离皮下隧道,钢板插入其中,手法复位,恢复胫骨长度及力线,必要时 C 形臂 X 线机透视下观察复位情况,维持复位。位置满意后,经皮克氏针临时固定骨折断端。用一块等长的钢板在皮外准确定出远近端螺钉置入的位置,各取一 0.5~1cm 切口,用另一带锁导向器固定钢板远端锁定孔,依次钻孔,并用自攻螺钉锁定固定。钢板两端依骨折稳定情况各拧入 3~4 枚螺钉。

(2)股骨:在外侧,微创钢板接骨技术已经应用于股骨全长,因为外侧有良好的软组织覆盖,又没有重要的血管神经组织。手术方法参考胫骨骨折 MIPPO 技术,分别于骨折近端和远端做小切口,切开深筋膜达骨膜外,用骨剥离器在皮下深筋膜与骨膜之间分离皮下隧道,钢板插入,闭合复位骨折后克氏针临时固定,再分别于钢板两端依骨折稳定情况各拧入 3~4 枚螺钉。肥胖或肌肉强壮的患者,建议在钢板两端做 2~4cm 长的切口,以确保钢板放在骨的正确位置上。

(3)肱骨:微创钢板接骨技术已被用于治疗肱骨干骨折。但由于腋神经和桡神经均贴骨走行,操作中容易受到损伤。肱骨 MIPPO 技术通常选用前侧或外侧入路。骨折部位在三角肌止点以下至滑车上方之间,采用前侧入路,远近端允许至少 3 枚螺钉固定;骨折位于肱骨近端或累及中段应用外侧入路为宜。以肱骨近端骨折为例,手术方法一般选用臂丛麻醉,沙滩椅位。取外侧入路,即三角肌劈开入路。从肩峰远端做与肱骨轴平行皮肤切口,不超过肩峰远端 5cm,以保护腋神经。微创接骨术参考胫骨骨折 MIPPO 技术,钢板要在腋神经下方通过,远端小切口置入螺钉固定。

5. 微创钢板接骨技术并发症的处理及预防

(1)皮肤裂开:手术中拉钩的力量太大,或者用粗线关闭切口,就可能发生皮肤裂开和浅层感染。

(2)深部感染:与常规的切开操作相比,微创钢板接骨技术操作的感染率相对较低,尽管是严重的开放性骨折也是如此。

(3)畸形愈合:由于通过影像增强器判断轴向和旋转对位的困难,微创钢板接骨技术操作出现比切开复位内固定术多一些的复位不足(6%~34%)。应用微创钢板接骨技术发生错误最常见的原因是没有充分理解从普通钢板固定到锁定钢板固定的概念的转变。

（4）延迟愈合或不愈合：如果内固定原则得以贯彻，微创钢板接骨技术应用出现不愈合较为少见。在高能量损伤所致的骨折，需要二次干预（植骨）的概率为 2.5% ～ 7%。在 6～8 周时如果骨痂出现很少，医师应先注意患者情况，再尽早采用植骨以防内植物失效。

（5）内植物失败：微创钢板接骨术后钢板断裂可发生于延迟愈合的患者。可能的原因包括过度牵引、大于 2mm 的骨折间隙、高能量损伤伴严重软组织破坏、骨块失血供，以及对简单骨折类型缺乏绝对稳定的固定。当使用较长钢板而其近端在骨干的位置没有确定在正中时，在一些病例中可见经皮插入的钢板有拔出的现象。这可能是由于螺钉于骨干切线位放置，术者因有螺纹的钉帽可拧入钢板螺孔而错误地感到螺钉在骨上有很好的把持力。

二、髓内钉技术在创伤骨外科的应用

1. 髓内钉的概述 髓内固定是微创手术技术的一个发展方向，是指在骨远端或近端的髓腔内置入一生物相容性好、具有一定强度的内置物，以达到骨折端固定的方法。髓内固定不仅可应用于直形骨的骨折，亦可用于轻度弧形骨的骨折，达到一点固定的目的，而且能早期进行功能锻炼。

2. 髓内钉的适应证 ①四肢长骨和锁骨骨干骨折；②股骨转子间骨折、转子下骨折和股骨髁上骨折；③转移性骨肿瘤以及肿瘤样病变，如骨纤维形成不良，髓内钉固定预防骨折。

3. 髓内钉的禁忌证 ①骨折前即有畸形或骨折处髓腔直径不足 8mm；②进针点处有伤口；③感染性骨折不愈合；④Gustilo Ⅲ b 型开放骨折；⑤急性全身性感染。

4. 髓内钉在特定骨段的手术操作

（1）股骨转子周围骨折：股骨转子周围骨折主要包括股骨颈基底、股骨转子间及转子下骨折，属于股骨近端骨折。在众多的股骨近端髓内钉系统中，Gamma 钉较早应用于股骨转子周围骨折，适用于股骨颈基底至小转子水平以上的各种类型的骨折。一般采用连续硬膜外麻醉，也可应用静脉复合全麻。患者仰卧于骨科牵引床上，保持患肢伸直固定，健侧肢体尽量外展。躯干弯向健侧，将患侧上肢固定于胸前，这对于肥胖患者尤为重要。患肢外展外旋位沿下肢长轴牵引。维持牵引，内收同时内旋下肢。通常转子间骨折可在中立位或稍内旋位复位，多数转子下骨折可用轻度外旋获得复位。正侧位透视确认骨折位置满意。

经皮触及大转子顶点，由顶点向近端水平切开 5～6cm，平行切开阔筋膜，钝性分开外展肌，显露大转子顶点。髓内钉近端有 4°外翻角，正确入点应为大转子顶点的前 1/3 和后 2/3 交界处。进针点选好后，以手指引导空心的弯曲尖锥开髓，进入髓腔。将 3mm 球形导针穿过空心弯曲尖锥，插入髓腔。

扩髓应从所选钉直径相同或小 1mm 开始。扩髓不是必需的，特别是老年人。对于髓腔较细、年龄较小的患者，扩髓可从直径 8mm 的软钻开始，然后以递增 0.5mm 的软钻逐渐扩大。近端必须扩至于主钉近端直径相同，远端扩至较置入钉直径扩大 2mm。扩髓时应包括整个股骨全长，以避免局部应力增加。

①Gamma 钉的直径及颈干角度确定之后，用相应的导向器连接 Gamma 钉主钉，将连接在导向器上的 Gamma 钉用手推入髓腔，直到拉力螺钉孔的轴线位于股骨颈下 1/3 处，取出导针。装好软组织保护器及加压螺钉的导向套管，并穿过定位器到皮肤表面，在皮肤上做一小切口，到达骨皮质，将软组织保护器经过切口固定在外侧骨皮质上。钻透外侧皮质，安放导向套管，沿此打入导针。导针深度应位于股骨头软骨下 0.5cm，

导针位置满意后测量其长度,拔除导向套管,沿导针放入阶梯钻进行扩髓,扩髓满意后,将拉力螺钉和改锥固定在一起,拧至股骨头软骨下 0.5cm。除了极为不稳定的骨折外,术中都应该使用拉力螺钉进行加压。最后置入远端锁钉及尾钉。

②防旋股骨近端髓内钉(proximal femoral nail antirotation,PFNA)用于股骨近端骨折治疗的髓内固定材料。适用于股骨颈基底至小转子以下 5cm 的骨折,尤其适用于骨质疏松骨折。体位、切口和进钉点选择,以及扩髓、主钉插入等步骤基本同 Gamma 钉。导针插入与股骨轴线倾斜 6°,近端应扩大至与髓内钉近端直径相等。安装防旋钉时,首先沿导向器瞄准孔钻入拉力螺钉导针,直至股骨头下 5mm,C 形臂透视正位应在头颈下 1/3,侧位在头颈中心。C 形臂 X 线机透视下监测导针到达要求位置,拔除内套筒,11mm 空心钻沿导针钻开皮质至限深处(限深设定根据导针测量后选择的螺旋刀片长度决定),将螺旋刀片安装在特制手柄上,沿导针轻轻锤击打入。C 形臂监视刀片到达满意位置后,顺时针旋转插入器手柄,将螺旋刀片锁定,拔除手柄。最后置入远端锁钉及尾钉。

(2)股骨干骨折:股骨髓内钉具有维持骨折复位后的解剖力线,促使肢体早期负重、早期关节活动及肌肉功能恢复等优点,是股骨干骨折治疗的金标准。患者仰卧于骨科牵引床上,健侧肢体固定在外展屈曲位或膝、髋关节屈曲 90°外展截石位。躯干尽量向健侧倾斜,将患侧一边的臀部垫高约 30°。在手术开始前,最好能通过牵引及手法操作,使骨折达到解剖复位或接近解剖复位,对于粉碎并移位的骨折块,不要求解剖复位。从大粗隆顶点至髂骨翼水平位行直切口,长 7~10cm。切开皮肤、皮下脂肪、深筋膜,钝性分开外展肌,触及大粗隆顶点。进钉点的正确位置应在大粗隆顶点偏内后侧即梨状窝。进钉点选好后用骨锥钻透骨皮质。钻孔的方向应与髓

腔走向一致。

通过大粗隆进针点,插入导针,通过导针使其进入骨折远端。扩髓应从直径 8mm 髓腔锉开始,每次增加 1mm。一般来讲,扩大的髓腔应比插入钉粗 1mm。将选择好的髓内钉与打入器牢固固定,将钉打入髓腔。主钉打入后,近端锁孔方向与大、小粗隆的连线重叠在一起,髓内钉尾端高度应与大粗隆顶点在同一水平。主钉的位置满意后,拔除导针,打入近端及远端锁钉。

(3)胫骨:患者平卧手术台,助手之一使膝关节保持 90°屈曲位,或使用硬质膝垫。由髌骨下极至胫骨结节,长约 4cm,逐层切开,沿髌韧带的内侧缘,将髌韧带牵向外侧。亦可从中间劈开髌韧带。进针点位于胫骨结节近端,平台下方 1cm 处,正位像上沿胫骨髓腔中线。通常采用弯形尖钻制备进针点,也可沿穿透前侧皮质的克氏针用扩髓器扩大进针点。透视下将圆头导针送过骨折端,直至踝关节上方 2cm 中线处。置入导针后,用可曲性髓腔扩大器沿导针扩髓,选择直径恰当的髓内钉。扩髓髓内钉的直径应比最后一次扩髓小 1~1.5mm。主钉的位置满意后,拔除导针,打入近端及远端锁钉。

(4)肱骨:带锁髓内钉可提供更好的骨端稳定性和良好的功能结果,临床应用广泛。肱骨髓内钉适用于肱骨除远端 10cm 以远骨折和肱骨头骨折以外的几乎所有骨折。肱骨干骨折髓内固定所需的闭合穿钉技术要求高。患者一般采用沙滩椅位。患侧尽量靠近手术床边缘。头转向对侧,以增加肩部的显露。在肩峰外缘沿 Langer 线做切口,或采用垂直于 Langer 线而平行于三角肌纤维的切口。皮肤切口自肩峰外侧向远端 4cm。切开三角肌,触及大结节。三角肌切开不要超过 4~5cm,以免损伤腋神经。入钉点在正位像上大结节内侧沟内,在侧位像上,入钉点正在肱骨干的中轴线上。一旦确定入钉点,按照扩髓髓内钉近端部分同样的角度(10°~

15°)将斯氏针插入肱骨近端。通过螺纹斯氏针用空心钻头扩大近端,将球形头扩髓导针插入入钉点,在 C 形臂协助下穿过骨折端,并打入鹰嘴窝上方的远端肱骨中央,距离鹰嘴窝 1～2cm。扩髓直径应超过髓内钉直径 0.5～1mm。对于开放骨折,一般不采用扩髓髓内钉。然后,沿导针缓慢插入髓内钉并经过骨折端。髓内钉的锁定导向器有助于控制旋转,指引髓内钉的方向。髓内钉近端的弧度应指向外侧。髓内钉的近端应埋入骨皮质内,以免引起肩峰撞击。所有顺行带锁髓内钉插入时,均需在近端使用锁定螺钉,以免髓内钉向近端滑移而撞击肩关节。通常近、远端锁定可通过瞄准器来完成,部分顺行髓内钉没有远端瞄准器,应采用徒手锁定法。

(5)尺、桡骨:尺骨钉的入口是在尺骨近端鹰嘴处,定位于正、侧位髓腔中心的交叉点。一般尺骨钉多为直形,可以将钉的直、弯、弧度情况做稍许调整。桡骨钉入口根据不同钉的设计有所不同,其原则是根据钉设计的弧度、预弯等情况加以调整。插入操作一定要顺髓腔轻柔进入,截面圆形设计且远端带锁的髓内钉可轻微旋转插入。而截面呈多边形的髓内钉,通过骨折断端后,不宜旋转进入,以免减弱骨折远端防旋稳定性,可插入或轻轻击入。如术中感觉插钉阻力较大需再次证实进针点、进针方向及髓腔宽窄,骨折近端髓腔在必要时可进行扩髓。锁钉应注意避免损伤局部神经,尤其在桡骨近端头颈附近锁定时,避免损伤桡神经深支。同时应注意锁钉长短,特别是在尺骨近端锁定时,避免进入关节面。

如适应证选择恰当,术中骨折固定稳固,术后麻醉恢复后即可早期非持重功能锻炼。若骨折粉碎,考虑稳固性不足时,或伴上、下尺桡关节脱位的病例,则建议长臂石膏保护固定 3 周,使损伤的韧带初步修复后再开始功能锻炼。

(6)锁骨:锁骨髓腔呈弧形管状,决定了髓内钉应具有一定的弹性,才能达到完全适应髓腔进行固定。

以骨折处为中心,沿锁骨纵轴做 3～5cm 切口,显露骨折端,尽量不剥离骨膜。用巾钳式复位钳将骨折的远端提起,扁三角形的钉尾自骨折远端逆行旋入,钉的螺纹端与远侧骨折端平齐时,行骨折复位,复位后再顺行旋钉至锁骨近端 2～4cm 处。顺行旋入髓内钉时,使其自动沿髓腔内壁旋入近端,不能强行打入。

移位不大的碎骨折片用软组织包埋,移位大的蝶形骨折片用可吸收线捆扎固定。钉尾距皮肤 0.5cm 处剪断,制成折弯后保留于皮外,或提拉皮肤使钉尾朝下置于皮下,冲洗、缝合切口。

术中不能扩髓后穿钉,否则影响复位和固定效果。骨折复位及穿钉时避免损伤肺尖、纵隔、神经丛及血管,特别是闭合复位髓内固定。穿钉时应注意断端复位满意后实施,以利于髓内钉进入骨折近端的髓腔,不能强行复位。术中不剥离或少剥离骨膜。留于皮下的钉尾不宜过长,最好不超过 0.5cm,因为过长的针尾压迫局部皮肤致红肿或形成压疮。

5. 髓内钉手术并发症及预防

(1)感染:感染是髓内钉内固定手术最严重并发症之一。病原菌多为金黄色葡萄球菌、产气荚膜梭状芽孢杆菌和阴沟肠球菌。大多存在易感因素,临床表现感染症状包括骨痛加剧、局部软组织肿胀和高热不退等。早期彻底的外科清创、大剂量抗生素和延迟行闭合髓内钉内固定手术,是降低开放性骨折髓内钉内固定术后感染率的重要因素。

(2)脂肪栓塞综合征:脂肪栓塞综合征是潜在的致死性综合征,是脂肪滴栓塞在肺、脑、肾和皮肤微血管的表现,为长骨或骨盆创伤及髓内钉扩髓后常见的并发症。单骨骨折的发生率为 0.5%～2.0%;多发骨折上升到 5%～10%。

（3）骨筋膜室综合征：常发生于胫腓骨折的牵引、复位和扩髓过程中，发生率为2%～10%。压力增高的机制包括筋膜室内容物增加（出血、毛细血管渗透性增加、毛细血管压力增加、炎症及感染）或筋膜室体积减小（敷料包扎过紧等造成外压增加）。所有发生在肘部、前臂和小腿的骨折都有可能发生筋膜室综合征。成人的胫骨开放骨折最容易发生筋膜室综合征，发生率高达20%。

（4）神经损伤：髓内钉内固定手术时神经麻痹的发生率较低。手术中出现的神经麻痹，绝大多数无须任何处理，可自行恢复。完全性神经麻痹时常需6～7个月才能完全恢复。主要原因是术中过度牵引，因此避免术中过度牵引可减少神经麻痹的发生。

三、通道螺钉在创伤骨外科的应用

1. 通道螺钉技术概述　近10年来，创伤骨科微创治疗理念发展迅速，通道螺钉作为一种微创、精准、有效的内固定方式，广泛应用于骨盆及髋臼骨折。早在1988年Reinert等就使用2枚拉力螺钉分别固定髋臼前后柱来治疗髋臼横断骨折，Letournel和Judet系统总结了髋臼周围螺钉固定技术。直到2011年，Bishop和Routt提出骨盆髋臼周围通道螺钉概念，他们认为在正常骨盆存在特定松质骨的骨通道，并提出规范化的置钉操作，这大幅提高了置钉的精准性及可重复性。此后，通道螺钉技术得到快速普及和发展。通道螺钉固定技术是基于骨盆特有的自然解剖骨性通道、髋臼柱理论与拉力螺钉技术的结合，是一种中心性固定技术，具有手术创伤小、稳定性好、并发症少等优势，逐渐成为骨盆髋臼骨折内固定的首选。

2. 通道螺钉技术的适应证　常用的通道螺钉技术包括基于髂骨螺钉钉棒系统的骨盆前环、后环微创固定技术、LC-2通道螺钉固定技术，以及髋臼前后柱通道螺钉技术。通道螺钉适应证广泛，几乎适用于所有前环不稳定、骨盆后环损伤和髋臼前后柱骨折，通过上述多通道螺钉固定技术，理论上可基本实现骨盆髋臼骨折的全微创治疗。

3. 通道螺钉技术禁忌证　通道螺钉技术，手术创伤小，目前无明确手术禁忌证。但在使用通道螺钉技术前，外科医师必须明确诊断，了解患者的身体条件及解剖特点，掌握标准开放手术的手术技术。

4. 通道螺钉技术术前准备　由于骨盆髋臼解剖结构复杂，通道螺钉手术导致骨盆周围组织（血管、神经及盆腔脏器等）损伤的风险大，骨科医师需对每个病例进行详细分析，根据患者情况制订个体化的治疗方案。手术时机取决于患者的全身情况，对于血流动力学稳定的骨盆髋臼骨折患者，在伤后14天内，最好在伤后2～5天进行手术，14天后由于骨痂生成复位难度显著增加。只有开放性骨盆髋臼骨折合并会阴部损伤或无法控制的出血需行纱布填塞止血时才行急诊手术治疗。

患者术前需进行仔细的影像学评估决定手术方式及内固定规格。对于骨盆骨折，一般采用正位、出口位，以及入口位X线平片对骨盆骨折情况进行评估。正位片有助于了解骨折的总体情况；入口位片用于评估骨盆环的前后移位、髂骨向内旋转，以及骶骨的压缩性损伤；出口位片用于观察骨盆一侧的垂直移位或旋转移位、骶骨以及骶孔的情况。对于髋臼骨折，一般采用骨盆正位片、髂骨斜位及闭孔斜位评价骨折移位情况。闭孔出口及入口位片有助于对骨折情况进行更加详细的评估。CT扫描有助于进一步了解骨盆后环的骨折，以及髋臼的骨折。另外，三维CT扫描重建有助于评估复杂的骨盆及髋臼骨折。

尽管通道螺钉技术损伤小，出血量少，术前仍需积极备血，并同时准备标准的骨盆手术专用器械，为切开复位固定做准备。术前一天应常规进行耻骨区备皮、清洁灌肠处理。

患者体位根据骨折情况决定,前方入路可选择仰卧位,后方入路可选择俯卧位,前后联合入路选择漂浮体位。手术消毒范围从膝关节到胸部,包括整个腹部或髂腰部区域。手术开始前预防性使用抗生素。

5. 通道螺钉技术的应用

(1)骶髂关节螺钉:经皮骶髂螺钉常用于增加骨盆后环的稳定性,具有固定牢固、出血少以及软组织损伤小等优点。其适应证为骶髂关节脱位、骶骨骨折以及伴有髂骨骨折的骶髂关节骨折脱位。由于骨盆后方结构较为复杂,不恰当的螺钉置入可能会损伤血管、腰骶神经根,以及造成内固定失败。熟悉骶骨上部解剖变异、准确的骨折复位和良好术中透视是正确置入螺钉的先决条件。

患者取仰卧位或俯卧位均可,取仰卧位时腰骶部垫高 3～5cm,进导针前透视骨盆出入口位确定骨折或脱位已复位,然后导针置于臀部体外,透视下针尖位于 S_1 椎体后方,水平进针,使针尖前后位于 S_1 的椎板前,上下位于 S_1 的中下 1/3 处。进针过程通过骨盆出入口位确定导针走向。先透视骨盆出口位,导针在 S_1 上终板及 S_1 骶孔之间即可。在入口位位于 S_1 截面中点和 S_1 前缘之间。透视下确定导针位置正确,空心钻扩孔后拧螺钉,根据患者骨质决定是否使用垫片。

单纯的骶髂关节脱位与骶骨骨折的固定有所区别,使用的螺钉长度和固定方向均不相同,对于单纯的骶髂关节脱位来说,螺钉置入时应垂直于骶髂关节面。在矢状位上,由后向前倾斜;在冠状位上,稍向头端倾斜。对于骶骨骨折的患者,螺钉应垂直于骨折面。在冠状位上,应平行于 S_1 椎体上缘。对于单纯骶髂脱位的病例,进针点偏向尾端且靠向后方;而对于骶骨骨折的患者,进针点偏向头端且靠向前方。由于骶骨骨折较骶髂关节脱位更靠近中间,为达到稳固内固定,骶髂关节脱位患者所使用的螺钉更长。骶髂关节骨折脱位患者所选用的螺钉取决于新月形骨折

块的大小。对于骨折块较小的患者,可利用骶髂螺钉将骨折块固定到骶骨。对于骨折块较大的患者,则应使用 LC-2 螺钉将骨折块固定在一起。

在大多数骨盆后环损伤的患者,一般将骶髂螺钉固定到 S_1 以增加稳定性。S_2 允许螺钉置入的安全区较小,透视图像更加复杂,神经根损伤的风险增加。但在 S_1 螺钉置入受到限制时,S_2 不失为安全有效的选择。

通过出口位、入口位,以及侧位透视可对螺钉置入情况进行评估。上述三个体位透视的联合应用有助于减少射线暴露以及降低误置的发生率。确定正确的进针部位以及准确预测螺钉通道是准确置入螺钉的必要条件。术前需行 CT 扫描及 X 线平片,确定是否存在影响螺钉置入的形态变异及发育不良,并依此评估螺钉通道及其安全范围。禁止在椎管腹侧、S_1 椎体头端进针。在出口位透视监测导丝轨迹以及其与 S_1 骶孔、骶骨上界的相对位置关系。

(2)LC-2 螺钉:这种通道螺钉技术由 Gay 和 Copeland 首先描述,主要应用于高位前柱骨折,双柱骨折中的冠状骨折和 LC-Ⅱ型骨盆骨折的新月形骨折。LC-2 螺钉路径为髂前下棘指向髂后上棘的骨性通路。从髂前下棘至髂后上棘的骨质密度较高,沿此方向置入螺钉较传统钢针置入有明显的生物力学优势。

根据患者术中体位,LC-2 螺钉从前向后或从后向前置入。在闭孔出口位透视图像上,导针周围的骨质成泪滴状。Teepee 位透视有助于确定进针点和轨迹。进针点位于 Teepee 位泪滴的中点或稍远端,距离髋臼关节面 2cm 以上,以避免螺钉误入关节腔。确定进针点后做 1cm 切口钝性分离至髂前下棘,注意避免损伤股外侧皮神经。导针在骨内插入的过程中,应多次进行髂斜位透视,以观察导针置入的深度以及其与坐骨大切迹上方的相对位置。与距离坐骨大切迹应在 1～

2cm 之间,因为坐骨大切迹附近有臀上动脉和坐骨神经,禁止将导针插入坐骨大切迹。在闭孔入口位,射线垂直于导针插入处的骨面,因此在此体位可以观察到导针的全长。确定导针位置良好且长度合适后依次进行测深、扩孔、攻丝并置入螺钉。通常为增强固定效果可置入两枚 LC-2 螺钉。

(3)前柱螺钉:前柱通道螺钉技术使得耻骨上支的微创内固定成为可能,可选择顺行或逆行通道螺钉固定。Starr 等依据骨盆正位片,将耻骨上支骨折分为三类:Ⅰ类骨折位于闭孔的内侧,Ⅱ类骨折位于闭孔区域,Ⅲ类骨折位于闭孔的外侧。Ⅲ类骨折一般选择顺行髓内钉固定,Ⅰ、Ⅱ类骨折选择逆行髓内钉固定。术中透视入口位可辨别耻骨支边界,判断螺钉置入轨迹是否正确。在出口斜位像可观察螺钉是否穿入髋关节。

逆行前柱螺钉在同侧的耻骨结节处进针。理想的进针点位于耻骨联合附近的前外侧皮质,大体与入口位像耻骨支轴线平行,在出口斜位像上位于耻骨体头端/足端中心。确定进针点后置入导针,通过透视出、入口位像确定导针是否位于髓腔。

顺行髓内钉的进针点位于髋臼上方、臀中肌附着处,髋臼至髂骨翼的骨质增厚区域。通过出口斜位、骨盆入口位透视对螺钉的置入进行监测。出口斜位片用于避免螺钉穿入髋关节。骨盆入口位片用于避免引导丝穿透耻骨上支内侧骨质。

前柱的骨质较薄、髓腔较小,且周围结构较为复杂,因此对螺钉置入的准确性要求较高。螺钉穿透内侧及下侧骨皮质后,可损伤闭孔血管神经以及死亡冠;如穿透前侧及上侧骨质,则可损伤股血管。

(4)后柱螺钉:坐骨的三维结构较复杂,经皮置入螺钉的骨性通道较窄。可选择逆行或顺行螺钉置入。顺行螺钉置入利用髂腹股沟入路外侧窗,剥离附着于髂骨内侧面的髂肌。在透视引导下,导丝在真假骨盆界线外

侧 1～2cm 处向髋关节后缘方向插入,直至坐骨结节的骨皮质部分。由于骨盆的内面倾斜度较大,可在钻孔时使用长套筒,减少开始钻孔时的不稳。逆行螺钉的进针相对较为简单,但是维持患者的体位较为麻烦,透视更加困难。助手抱患者下肢使膝关节屈曲、髋关节外旋,有助于显露坐骨结节和松弛坐骨神经。确定坐骨结节位置后,用导丝从坐骨结节中心向后柱方向钻孔。

由于坐骨神经在坐骨结节外侧经过,因此应极力避免在进针时偏向坐骨结节外侧。采用髂斜位以及闭孔斜位透视引导导丝插入。下肢屈曲会对透视效果构成影响,此时应将髋关节略微伸展。水平线束侧位透视片观察导丝在后柱的穿出部位。

6. 通道螺钉技术并发症及预防

(1)感染:经皮植入通道螺钉感染率较低,围术期抗生素应用可有效降低感染发生率。

(2)血管损伤:骶髂螺钉植入过程中有可能导致臀上动脉损伤,亦有损伤骶骨静脉丛风险;前柱通道螺钉位置不当可损伤闭孔血管、死亡冠或股血管,一旦发生需立即行动脉栓塞治疗或切开止血,修复血管。

(3)神经损伤:骶髂螺钉位置错误可导致神经损伤,对存在骶骨上部粉碎性骨折病例,骶髂螺钉置入可能造成骶孔周围骨折块移位,卡压骶神经,从而导致医源性神经损伤,这种情况有时可通过退出螺钉解决,但多数病例需行神经根切开减压处理;LC-2 螺钉植入容易损伤股外侧皮神经,显露髂前下棘时注意游离;前柱拉力螺钉植入有损伤闭孔神经可能,可导致收肌功能障碍;后柱拉力螺钉植入可能损伤坐骨神经。一旦出现神经损伤症状,需取出通道螺钉重新置钉。

(4)深静脉血栓形成:骨盆髋臼骨折围手术期发生深静脉血栓风险较高,对住院患者需进行持续的低分子肝素抗凝治疗预防血栓产生,手术后尽早行患侧下肢功能锻炼预防血栓。

（5）螺钉误入关节导致髋关节功能障碍：LC-2 前后柱拉力螺钉均有误入关节可能，术前制订完善的手术计划、CT 三维重建及术中仔细透视对预防螺钉误入关节尤为重要。植入螺钉后检查髋关节活动是否受限，发现螺钉穿透髋臼需取出螺钉重新定位置钉。

（6）骨折延迟愈合或不愈合：骨盆髋臼血供丰富，延迟愈合及不愈合发生率较低，发生多与内固定失效有关，一旦发生需再次手术新鲜骨折端，选择更坚强的内固定。

通道螺钉技术为骨盆髋臼骨折内固定提供了新选择，有效减少手术带来的二次损伤，是骨盆髋臼骨折治疗技术的巨大进步。但术者使用通道螺钉技术前必须熟练掌握骨盆髋臼周围解剖、透视技术及骨盆髋臼开放手术技术，保证手术成功。

（蔡春水　刘燕洁　林超文）

第八节　骨科微创外科手术中的新技术

一、3D 打印技术在微创骨科手术中的应用

1. 概述　3D 打印技术又称快速成型技术（rapid protoyping，RP），是一种以 3D 数字模型文件为基础，运用粉末状金属或塑料等黏合材料，通过逐层打印的方式构造物体的"增材制造"技术。首先应用于工程领域，现已广泛应用于口腔颌面外科、神经外科、矫形外科、创伤外科等医学领域。

2. 3D 打印技术原理　3D 打印技术在 20 世纪 80 年代后期起源于机械工程领域，集成计算机辅助设计和计算机辅助制作（CAD/CAM）、数控技术、高分子材料、三维 CT 技术等领域为一体的快速成型技术，根据离散/堆积成型原理，"分层制造，逐层叠加"，将复杂的三维制造转化为一系列二维制造的叠加，层层叠加得到一个三维实体。

3. 骨外科中常用的 3D 打印成型技术　3D 打印技术即 RP 技术。根据成型方法主要分为以下两类。①基于激光的成型技术：光固化成型（SLA）、选域激光烧结（SLS）、分层实体制造（LOM）、形状沉积成型（SDM）等。②基于喷射的成型技术：三维印刷（3DP）、熔炉沉积成型（FDM）、多相喷射沉积（MJD）等。此外，还有基于电子束的电子束熔炼技术（EBM）。EBM 技术还可将致密的金属体与复杂空间网格结构同时形成于同一部件，形成中空的结构，并具有高强度轻重量的特点，可模拟人体骨骼的松质骨结构而用于医疗器械骨科植入物的生产。目前，RP 技术在骨外科临床中的应用，以 EBM、SLA 和 SLS 最常用，医学影像资料均可通过 CT 和 MRI 扫描获得。

4. 热塑性实物模型　在骨外科临床中，如重度脊柱畸形、骨肿瘤、骨盆骨折仍是难点，术前总体评估制订手术计划，以期降低术中的邻近神经、血管损伤风险。如重度脊柱侧弯半椎体、后凸、旋转等畸形，传统的 X 线、CT、MRI 均难以全面评估畸形，术中暴露后常发现有意想不到的变异。

通过对建模的脊柱、关节、骨进行 CT 扫描，将获得的 CT 扫描数据导入电脑三维重建软件，对图像进行图像分割、噪声去除等预处理后，利用计算机辅助设计生成快速成型机可识别的数据格式，精确生产模型。

在临床上，热塑性实物模型已逐渐推广应用于脊柱肿瘤、脊柱畸形等疑难脊柱疾病中，通过对脊柱、肿瘤病灶及周围血管模型的重建，可从不同角度、方位观察了解肿瘤大小及与周围解剖关系，脊柱畸形部位，做出精确诊断，模拟手术操作，确定手术方案。还可对模型进行消毒，以备手术中应用。戎帅等利用逆向工程和 3D 打印技术对 1 例腰椎多节

段峡部裂患者进行脊柱三维重建并制作出1:1大小脊柱模型,术前精确、直观观察了解脊柱畸形情况,并指导模拟手术操作,顺利完成手术并获得病患高满意度。Mao K. 等通过应用快速成型技术对复杂严重的脊柱畸形患者[术前平均脊柱侧凸 Cobb 角(118±27)°]脊椎制作出聚苯乙烯模型,允许三维观察及畸形的直接测量,有助于外科医师进行形态学评估及病患家属及手术团队间的交流,同时指导椎弓根螺钉的置钉位置,术后纠正脊柱侧凸 Cobb 角为 42±32°,并无严重并发症如脊髓及大血管受损表现出现。马立敏等报道术前进行三维重建,快速成型制作出与实体1:1大小的颈椎模型,对颈椎模型术前制订手术方案、手术规划和模拟手术,术中参照模型,达到术中精确置钉效果,3D 打印技术能全面、直观、精确地显示颈椎肿瘤各部位解剖结构空间关系,对于颈椎高位多节段脊索瘤治疗均有很强的临床指导作用。

Lzatt M. T. 等将实物模型同 X 线、CT、MRI 等影像学资料比较,并首次将其应用价值量化。他们对 26 名复杂脊柱疾病(21 例畸形,5 例肿瘤)患者进行物理模型制作,用于术前手术计划,定制内植物及术中解剖参考。结果显示,65% 病例相较于 CT、MRI 等其他影像学资料可更清晰地看到解剖细节,其中 11% 病例只在实物模型上才可见到所需的解剖学信息,通过术前使用实物模型导致 52% 内置物的决策改变,74% 置入位置的改变,术者报道运用模型肿瘤患者中平均减少手术时间 8%,脊柱畸形患者中平均减少 22%。

脊柱模型具备以下优点:①直观显示病理解剖改变;②术前手术团队交流减少分歧,术前手术计划合理规划并对植入物有统一的决策;③术前可模拟操作(1:1模型),确定螺钉直径、长度、角度,预弯内固定棒,确定截骨角度及范围,最大限度减少创伤及术中的操作时间;④与患者进行更好的沟通交流,便于

患者对整个手术方案的理解。但同时也存在一定的不足,例如实物模型与解剖实体之间存在一定的误差,精度取决于 CT 图像及 3D 打印机的精度;另外,制作模型时间较长,一般需 2～10 天,花费较大,一定程度上限制了其在下级医院的广泛推广。总的来说,脊柱实物模型仍可作为复杂脊柱疾病影像学检查一项很好的互补手段,直观、全方位地显示脊柱的解剖外观及比邻结构。

5. 个性化导航模板 脊柱外科的椎弓根螺钉内固定是一项具备明确生物力学优势的内固定技术,但由于解剖变异的存在,采取统一的置钉标准仍是不恰当的。传统的徒手置钉有着诸多不利因素,如手术时间长、术中透视量大且有着穿破椎弓外壁的风险。随着 3D 打印技术的发展,3D 导航模板为个性化置钉提供了新思路。

根据脊柱 CT 的连续断层扫描,确立椎弓根螺钉的最佳进钉通道,首先获得椎弓根的正投影,其内侧壁投影为椎弓根的最小参考通道。连接两个正投影的中点即可以得到椎弓根螺钉的最佳进钉通道。再根据椎板或者棘突的解剖形态,用逆向工程技术完成与椎板后部解剖形态一致的反向模板,与椎弓形置钉通道拟合为一体,形成带有定位定向管道的数字化导航模板。再通过相关的 3D 打印技术(通常采用光固化成型 SLA),生成实模板体消毒后即可辅助术中应用。

于乃春等利用快速成型技术对脊柱畸形的患者进行脊柱三维重建,从不同的角度与方向观察实物模型,术前建立个体化导航模板,术中引导椎弓根共置螺钉 374 枚,其中 352 枚(94.12%)螺钉完全在椎弓根内,22 枚(5.88%)穿破椎弓根外侧壁,大大缩短手术时间,同时实现了手术置钉的准确性与安全性。Sugwara 等报道通过术前脊椎的 CT 扫描图像进行了分析 3D 多平面成像软件和螺钉的轨迹规划制作置钉导航模板,在导航模板引导下共放置 58 枚螺钉,术后 CT 扫描证

实无螺钉穿透椎弓根皮质,与计划置钉轨迹相比,实际置钉平均偏差(0.87±0.34)mm。置钉准确,大大减少了手术时间及术中的曝光次数。陆声等统计研究发现,导航模板的置钉准确率显著高于徒手置钉,以颈椎椎弓根导航模板为例,导航模板组和徒手置钉完全在椎弓根内的螺钉比率分别为 93.4% 和65%,两组椎弓根壁穿破率分别为 6.6%和 35%。

手术导板的设计不仅应用于个性化准确置钉,在脊柱肿瘤切除方面也有着广泛的应用。付军等报道将病变骨组织手术区域进行三维重建,结合 SPECT/CT、MRI 等影像学资料确定肿瘤边缘,根据肿瘤性质确定肿瘤切除及刮除范围,设计在术中显露的骨组织范围,利用逆向工程制作手术导板,术中紧贴骨面并克氏针固定,透视无误后进行所示位置截骨及病灶刮除。

个性化导航模板下置钉相较传统徒手置钉具有以下优点:①个性化的脊柱椎弓根导航模板操作简单,并不依赖个人经验,大大减少术中调整螺钉时间及减少术中的 X 线的透视。②可提高置钉准确性,减少椎弓根皮质穿破率、螺钉矢状位偏移率,提高手术安全性。③适用于复杂脊柱畸形等致置钉解剖标志不清,可术前模拟手术方案,精确定位置钉点,使手术简化且安全有效。当然,个性化导航模板置钉仍有其局限性:其一,导航模板精确度取决于 CT 图像及 3D 打印机的精度,不能达到完全意义上的仿真。其二,术中需要完全清除骨表面软组织和韧带,使导板紧贴骨面,贴附应具位置唯一性,以保证导航板原位固定和螺钉置入精确度,但创伤大,耗时长。其三,建立模板耗时(6 天左右),不适合急诊手术。其四,设备及材料昂贵,大多医院仍难以普及,模板单向及双向导向设计仍需进一步的研究及实验、临床验证。

6. 骨组织工程支架　骨盆恶性肿瘤病变范围不确定,为保障手术的彻底性,临床多采用各种根治术或扩大根治术,对盆骨结构破坏性大,增加了重建难度。量体裁衣,个体化的盆骨假体,最大可能实现假体与残留结构完美匹配,是恢复患者解剖结构、保证术后患肢功能恢复的重要前提。叶堃等对 1 例右侧髂骨巨大软骨肉瘤患者,拟行半骨盆切除人工半骨盆置换术,利用 3D 打印技术定制个性化钛合金骨盆假体,通过有限元分析的方法评价 3D 打印钛合金骨盆假体的生物力学性能。结果显示,3D 打印钛合金骨盆假体 3D 打印钛合金骨盆假体的最大 von Mises 应力为 25.29 MPa,远小于钛合金的屈服强度(950 MPa),应力集中区域为假体与骶骨连接钉孔附近,可满足生物力学要求;术后 3 个月患者逐渐弃拐行走,术后半年假体情况稳定,活动正常,计算结果与患者术后随访结果一致。

7. 骨盆植入物打印　骨盆恶性肿瘤病变范围不确定,为保障手术的彻底性,临床多采用各种根治术或扩大根治术,对盆骨结构破坏性大,增加了重建难度。量体裁衣、个体化的盆骨假体,最大可能实现假体与残留结构完美匹配,是恢复患者解剖结构、保证术后患肢功能恢复的重要前提。Sun 等对 16 例行广泛切除的原发性恶性骨盆肿瘤患者运用 3D 打印技术定制个体化的骨盆上切除半骨盆,行半骨盆重建,研究结果显示 3D 打印定做半骨盆假体应用于半骨盆切除后可迅速、有效地恢复骨缺损,3 年的假体生存率为69%,平均随访肌肉骨骼肿瘤协会功能评分为 72%。

8. 关节植入物　一般来说,假体置换是某些关节损伤的最终治疗方案,然而在一些复杂损伤的关节置换中,传统的关节置换效果不甚理想,术后假体失用、松动脱位等所带来的翻修问题临床较为常见。这一方面与术者的技术熟练程度有关,另一方面这也是由标准化假体与差异化的个体损伤之间的矛盾所导致的。膝关节假体的设计与制造只有针对患者损伤的具体情况进行个体定制,才能实现假体关节面的良好匹配,从而减少手术时间、手术创伤,减轻患者痛苦,促进术后功能康复,降低术后假体松动引起的手术的失败率等,具有良好的社会效益和经济效益。He 等运用 3D 打印技术制作钛合金半膝关节假体,植入体内后,与周围组织和骨头具有足够的机械强度匹配良好。张伟等对 6 例行全膝关节表面置换的患者,术前行膝关节3D 打印,制作关节模型,测量术前截骨量、截骨角度等,根据测量数据制订与患者相符的膝关节假体,手术中假体使用与术前制订符合,手术时间及出血量较过去减少,术后膝关节功能改善明显,未出现感染、假体下沉。

9. 3D 打印直接定制假体　3D 打印早期由于打印材料、技术的限制,不能直接再现假体,只能通过 3D 模型间接定制假体,虽然充分体现了"个体化治疗"的优势,但由于制造精度差、内部空间结构不可控等因素,这种间接定制的假体目前仅有髋、膝等大关节应用的报道,临床适用范围有限。近年来,随着材料技术和制造工艺的不断发展,3D 打印技术日趋成熟,推动了关节假体的直接再现。2013 年,Steinert 等综合 CT、建模软件及 3D 打印等技术,研发发一整套制作膝关节假体的技术系统。该系统能够完美地定制个体化的膝关节假体,使术中需要去除的骨骼减少1/4,使患者术后恢复时间缩短 1/2,术后患者下肢力线恢复情况优于传统手术,且置换后的膝关节更接近正常的解剖结构和运动学结构。宋长辉等对 1 例患者的全膝关节 CT连续断层图像提取股骨 3D 模型,根据骨科医师手术规划进行数字化 3D 解剖与测量,并据此对目前商业化的假体进行再设计,并通过激光选区熔化(SLM)技术直接制造股骨假体,成型时间为 5.2 小时,成型精度标准偏差为 0.03 mm,成型致密度达到99.02%,热处理后成型性能优于美国实验材料学会(ASTM) F75 的铸造标准,满足了医学上对全膝置换股骨假体的高适配性要求,且成型性能优良。2014 年我国学者裴延军等使用 3D 打印术完成了亚洲首例钛金骨盆假体植入,相继完成了锁骨和肩胛骨假体的植入手术,取得了满意的效果。刘宏伟等采用 64 层螺旋 CT 对 1 例成年男性左侧股骨标本进行扫描,将获得的断层图像数据导入Mimics15.0 软件重建股骨三维模型,再应用UG 8.0 软件设计个性化股骨假体三维模型,最后导入 EBM-RP 金属 3D 打印机成功打印个性化袖套,与 SR 股骨柄体组配,制成个性化股骨假体,且与干骺端匹配良好。采用 EBM-RP 金属 3D 打印技术可打印具有复杂三维形态、表面微孔、与干骺端髓腔匹配的钛合金个性化股骨假体,该技术具有简便、快速、准确的优点。中国科学院金属研究所沈阳材料科学国家(联合)实验室工程合金研究部与国内医疗机构合作,利用瑞典 Arcam A1 型电子束金属熔融快速成型设备制备出具有多孔涂层的钛合金骨盆假体、锁骨假体及肩胛骨假体,在临床试验中取得了良好的效果,进一步促进了医疗器械"私人定制"的发展。

关节植入物、骨盆植入物、定制假体都可以通过 3D 打印技术打印出个性化的假体,最大可能实现植入物、假体与残留结构完美匹配,是恢复患者解剖结构、保证术后患肢功能恢复的重要前提。此外,国外还有报道显示,3D 打印技术制作的截骨矫形模板用于肱骨远端骨折畸形的治疗、桡骨远端畸形截骨术,亦能使截骨的大小和角度更加精准,手术时间缩短,产生较好的矫正效果。

10. 存在的问题和展望　3D 打印技术在骨外科领域的应用正逐步推广中,展示出了比传统技术无可比拟的优势,但是总结这两年来我国的研究现状,3D 打印技术在骨科临床的应用仍面临着诸多的问题,主要体现在以下几个方面。

(1)研发及生产成本过高:3D 打印的原

材料研发难度大、设备及其运行成本、打印材料费用较普通影像学检查昂贵，限制了其在骨科临床中的普遍应用，目前仍然是小范围开展。

（2）制作时间长：3D 打印技术虽然是一种快速成型技术，这只是相对于传统制造产品的方法来说。3D 打印技术从获取患者影像学资料到建立三维模型，再到打印出实物模型，少则数小时，多则数天，耗时较长，在急诊手术中实用性差。

（3）材料要求性高：应用于骨科临床的植入物材料必须具备有一定的强度及良好的生物相容性，而目前应用于 3D 打印的材料主要为金属、光敏树脂等，能满足这些要求的材料很有限。

（4）精度不理想：应用 3D 打印技术制作实物模型及导航模板均要求具有较高的精确性，才能保障手术的精准性。但由于国内 3D 打印技术还处于初始阶段，技术仍不成熟，打印设备、仪器等多来自国外，打印精度难以保障。

（5）缺乏大中心的对照研究：3D 打印技术作为一种相对较新的技术手段应用于骨科，其效果还需要大量临床数据的进一步验证，而我国目前相关研究多数处于初级、试验性的临床阶段，报道病例数少，与传统方法相比，并未显示出颠覆性优势。

然而，随着组织工程学、生物材料学及数字化医学的不断发展，其在复杂骨外科的临床应用中仍具备广阔的发展前景。

（陈　扬　陈国强　袁俊虎　袁伟鹏）

二、医学机器人微创技术

1. 概述　"机器人"的定义往往使人联想到能够按照预先编写的程序进行独立操作的机械设备。国际标准化组织将机器人定义为具有类似于人或其他生物某些器官（肢体、感官等）功能动作的机械产品。医学机器人技术起源于工业机器人，早在 1985 年，借助

PUMA260 工业机器人平台，辅助神经外科进行肿瘤活检手术。临床上，微创、减少侵入性操作、提高手术精准性是当前手术领域的发展大趋势，机器人技术由于自身优势，在医疗领域的应用越来越广泛。医疗机器人作为一种相对特殊的医疗器械，在近几十年中不断发展、壮大。目前医疗机器人根据作用主要分为手术机器人、医用服务机器人、康复机器人和医用辅助机器人，其中手术机器人占全部市场的 60% 以上。

手术机器人的快速发展得益于前沿技术推动的临床获益，如微创、快速等。传统的开放式手术创伤面积较大，对患者的损害较大，感染风险较高，并且恢复时间长，已经逐步被微创手术所替代。但由于微创手术本身采用内镜等方式，人手的自然抖动导致对手术器械的操作很难稳定，影响手术效果。而手术机器人由于本身受机械控制，在操作精度等方面有大大的提升，并且在智能化的手术规划及导航系统的辅助下，手术效果进一步得到加强，因此可以获得很好的临床获益。不仅如此，机器人手术能有效地预防医务人员因手术接触导致的传染性疾病的发生，可以在特定情况下代替医师执行有危险的操作，这些都是推动医疗机器人快速发展的重要因素。在中国，2018 年医疗机器人的市场大约是 5.1 亿美元，其中手术机器人只占了 16%。手术机器人市场目前来看仍然较小，但发展潜力大。不仅如此，在高端制造、医疗资源下沉和远程医疗等大政方针的背景下，手术机器人也因其优势得到了良好的契机。手术机器人由于其在操作速度、精准性，以及可重复性等方面相较于人工操作有绝对优势而在临床上逐渐成为备受关注的焦点。

手术机器人主要用于辅助或直接进行手术操作。手术机器人的主要研究方向集中在普外、骨科、神经系统和内镜领域。其中骨科机器人和神经机器人的主要功能是手术的定位和导航，而其他手术机器人则更多涉及手

术的直接操作,与骨科(神经)机器人有较为明显的差异。

由于骨科手术的固有特性和临床需求,骨科手术机器人可提供术前规划、术中定位导航等功能,保证手术精准度,提升植入物放置准确性,从而保证手术的安全进行。进入21世纪以来,骨科机器人的发展日新月异。骨科机器人能显著提高骨科手术的精确性与稳定性,并提供精确手术导航和规划,实现微创手术和数字化手术。在提高手术精确度、减少手术创伤和术中放射线损害、增加手术成功率、减少术后并发症等方面具有显著优势。

2. 骨科机器人的分类　与机器人系统在外科手术中的应用有所不同,在骨科领域,机器人的应用出现了更多样的变化。在骨科最重要的关节、脊柱、创伤等领域中,机器人也提供了很好的助力。

根据机器人与手术医师的关系以及自动化程度,可以分为以下3类。①术者通过遥控操作,直接或间接控制机器人参与手术过程中的一部分,例如在脊柱术中,借助机械手臂的灵活性与防震颤性,达到精确切割、磨削。比如 OMNIBotics(OMNI),以及曾用于肩部手术的达芬奇机器人。②需要医师在一些动作控制下进行操作的半自动机器人,如 MAKO 机器人。③直接按照预设程序算法和参数进行骨切割,无须人操作的全自动机器人,如 Think Surgical 的 Robodoc,仅需要医师启动和停止机器人操作,术中无法更改机器人动作,可自行完成手术过程。

根据骨科手术类型的不同,可分为以下机器人。①关节骨科机器人:借助于术前影像数据的收集处理以及术中的判断,智能地计算和规划出最佳的位置,极大提高假体的位置、对线、关节线的准确性。减少在传统关节置换手术中因医师主观经验判断带来的误差。②脊柱骨科机器人:机器人通过运动调节、震颤过滤以及机械臂的灵活操作,带来高精度、高耐力的操作,极大提高骨骼磨削或切割操作的精度与稳定,并且,借助术前影像资料的获取,术中的精确导航,尽可能避免重要的神经和血管的损伤。③创伤骨科机器人:创伤复位及髓内钉置入机器人的出现,为闭合复位、微创固定带来一种全新、高效的选择。

3. 骨科机器人的组成　骨科手术机器人由多个部分组成,各部分涉及技术复杂,每个部分都有自身的技术壁垒需要攻破。骨科手术机器人的组成大致上可分为控制系统、定位导航装置、机械臂装置,以及配套的工具集。

(1)控制系统:这是机器人的核心系统,除了各部件的集成之外,图像处理软件模块、手术规划软件模块、机械臂控制模块所牵涉的算法是各个机器人公司独立研发的核心秘密。图像处理的准确性及手术规划的合理性,人机交互的高效性都能增加术者对于机器人的接受度,控制模块的算法和医师操作手感密切相关。这是一个难以量化评价的系统,只能通过临床应用来验证。

(2)定位导航系统:该系统根据术前导入的影像形成三维模型,把三维模型与患者的实际体位、空间中手术器械的实时位置统一在一个坐标系下,利用三维定位系统,对手术器械在空间中的位置实时采集并显示,医师通过观察三维模型中手术器械与病变部位的相对位置关系,对患者进行导航手术治疗。主要包括成像模块、追踪模块和显示模块。精度是导航设备的关键性指标,关键技术点有立体定位系统、空间配准技术、多模影像融合。其中空间配准技术和多模影像融合都是通过软件算法实现,而在立体定位系统方面,目前用于手术导航的主要是光学定位,也有部分器械在研究磁导航技术,而机械臂往往采用机械定位主要立体定位法。

(3)机械臂装置:目前没有专用的医疗机械臂,机械臂的独立研发不多。目前应用在医疗机器人上的机械臂主要分为丝传动和齿轮机传动两种,MAKO 的 Rio、直觉外科的 da Vinci 机器人都采用的是丝传动机械臂,优点是体积小,能实现一定程度力学反驱,机械臂操作的僵硬感比较少,缺点就是钢缆驱动的易疲劳性,会影响精确度,需要定期更换。另一种是齿轮电机传动系统,优点是能长期保持精度,缺点是体积较大且操作手感僵硬。骨科机器人在产品技术研发演进方向上,一方面需要进行适合于临床术式和应用习惯的软件系统,另一方面,也需要在机械臂、光学跟踪系统等硬件方面打破技术壁垒,实现核心技术自主化,才能获得更强的产品竞争力和更多的市场青睐。

4. 工作原理　手术机器人定位包括空间映射、手术规划和手术路径定位三个方面。以机械臂坐标系为世界坐标系,根据手术径路确定手术点,根据不同方向上获取的 X 线透视图像,计算出手术点的世界坐标,再根据三维标定专用标定器获取的三维图像,计算出手术点坐标,手术路径的空间坐标即被表达为世界坐标系中的一条直线。计算出手术路径后,就可以控制机械臂精准运动,使其末端导向器指向手术路径。再借助红外线、可见光、电磁等跟踪器,进行实时跟踪纠正术中偏差,形成机器人的闭环控制。

骨科机器人的优势相当明显,主要表现在以下几点。

(1)术前规划和三维重建使得手术更为易于理解:尤其对于年轻医师而言,术前规划系统能让医师直观、全面地理解手术中需要面临的情况。和其他平面媒介所提供的资料不同,三维图像更贴近于真实,能有效地缩短医师的学习曲线。

(2)有利于手术的微创化和标准化:高精度可以减少手术创伤,标准化手术规划,造就了标准化的手术结果,避免了人为造成的误差,能提高手术的安全性。

(3)可以减少术中的 X 线辐射:常规骨科手术中往往需要多次的 X 线摄片来验证植入物的位置。机器人系统的高精度,以及导航定位系统,都能有效地减少不必要的 X 线照射,对操作者和患者本身都能带来获益。

(4)手术操作者主观体验的改善:现在机器人手术的优势在于改善了传统的操作方式,术者可以在自然站立或者端坐的情况下完成以往需要低头数小时才能完成的手术,并且手术视野和操作空间都有极大的改善。

(5)机器人功能的可扩展性强:科技的发展和时代的进步决定了机器人功能有无限的发展可能,4G 技术就已经能支持远程手术规划,5G 技术可以实现远程手术操作,机器人技术在未来的应用是值得期待的。

同时,骨科机器人目前还处在应用和推广的早期阶段,一些问题值得研发者们不断克服。一是目前价格和使用成本较高;二是由于机器人在应用领域方面的设计总体还在早期阶段,对于人机交互结果的合理性,操作习惯的改变等因素,一些手术情况下可能会造成时间成本的增加;三是需要持续观察大量应用下的长期疗效。

由此可见,骨科机器人具有独特的优势,通过进一步的改良提升,必然会实现临床效果的改善。

5. 国内骨科手术机器人的研发与应用
国内骨科手术机器人起步较晚,但发展快速,目前已有多款研制成功。2010 年,Wang 等提出一种力反馈控制策略机器人系统,利用脊柱削磨手术过程中削磨力的变化,辅助医师实现安全的脊柱手术操作。宋银灏同年设计研制的五自由度脊柱微创机器人辅助脊柱微创手术操作,利用传感器机构,构成了机器人末端工具的闭环控制。积水潭医院与北京航空航天大学联合研发的"天玑"骨科手术机器人,该系统为六轴通用型机器人,包含红外线光学跟踪相机、三维图像自动标定组件,以及示踪器、导向器、导向套筒、导针等手术工具,已获得 CFDA 认证,是国内首家、国际第五家取得机器人注册认证许可的机器人系统，也是国际上唯一能够开展脊柱颈胸腰骶椎全节段，骨盆及四肢骨折手术的机器人系统，目前已在全国上百家医院应用并远销国外，其有效性和安全性已得到证实。是一种基于术中 3D 影像进行手术空间映射和手术路径规划的机器人定位系统，由手术计划和控制软件系统、光学跟踪系统和机器人等构成。天玑骨科机器人，改变了传统的手术方式，辅助医师精准定位植入物或手术器械，精度达亚毫米级，对微创手术具有明显优势，可降低风险、减少并发症。医师根据适应证选择二维或三维模式完成手术规划，机器人可精确运动至规划位置，稳定的机器人手臂支持，减少医师长时间把持器械的疲劳，使手术过程更流畅。整体造型流畅简约，色彩搭配协调，使用专用手术软件引导，人机界面友好，为医师提供了直观的使用体验。

郑州大学医学院研发的无框架脊柱手术机器人，可在椎弓根标准轴位透视引导下，准确地置入导针，经椎弓根轴位引导置针，可实时动态监测进针的精度与安全性，并且相对操作简单，可大幅减少或避免射线辐射损伤，无须进行各种烦琐匹配与注册等操作。另外，哈尔滨工业大学、中国科学院沈阳自动化研究所、上海交通大学等也在研究开发脊柱微创机器人，其中，陆军军医大学新桥医院与中国科学院沈阳自动化研究所等研制的遥控型脊柱微创机器人，应用通用型工业机械臂进行手术操作，其六自由度机械臂可以提供全方位的三维空间内运动，末端安装六维力矩传感器，反馈机械臂尖端受力情况，且在术中可以辅助手术医师进行钻孔操作，减少手术医师射线暴露损伤。浙江三坛医疗科技公司研发的多模态融合模块化骨科手术机器人亦处于领先水平。

2015 年，国内骨科手术机器人批准应用于临床，为积水潭田伟团队研发的"天玑"骨科手术机器人系统，也是目前国内唯一批准应用于临床的骨科机器人系统。自此，国产骨科手术机器人才有真正有用武之地，应用"天玑"骨科手术机器人系统，积水潭医院田伟等于 2015 年完成世界首例机器人辅助下颈椎手术。2019 年烟台市烟台山医院、北京积水潭医院、嘉兴市第二医院三地协作，通过 5G 网络技术，成功为 1 例 T_{12} 椎体爆裂骨折的患者开展骨科手术机器人辅助下经皮螺钉复位内固定手术，创新性地将第五代移通信技术、人工智能技术、骨科手术完美地结合在一起。这是在全球范围内首次将 5G 技术运用于骨科手术机器人多中心联合远程手术，标志着我国的 5G 远程医疗与人工智能技术实现新突破、达到新高度。

5G 网络具有低时延的特点，它的时延为毫秒级。这种近乎绝对同步的信号传输保证了远程手术的顺利进行，解决了以往远程会诊中卡顿延时，不利于医师及时沟通，尤其是不能在短时间内保证视频图像传输与操作保持一致的情况。而 5G 网络满足了远程手术中两地同步、无缝衔接的要求，让远程手术"飞刀"变为现实，从"遥规划"变成了"遥操作"，并可实现"一对多"实时手术模式。对于远程协作、分级诊疗和智慧医疗建设具有十分重要的现实意义。

随着精准、微创医疗理念的普及，脊柱微创手术近年发展迅速，已成为脊柱手术的重要组成部分。精准的椎弓根置钉是脊柱手术成败的关键因素之一。而徒手置钉与穿刺的准确率较低，风险较高，射线暴露时间长，反复穿刺易造成椎体正常骨质的二次破坏。骨科手术机器人的应用，可减少置钉偏差和置钉精确度，降低术中神经损伤风险，减少术中透视次数，具备精准、稳定、耐疲劳、安全及损伤小等优势，成为微创脊柱手术的一个重要发展方向。在需要椎弓根置钉固定的手术及需经椎弓根穿刺诊断的操作中，骨科手术机器人由于能显著提高手术安全性，提高置钉准确率，结合现代计算机技术，操作相对简单,被越来越多应用于脊柱微创手术中。目前,手术机器人主要用于外科手术规划、辅助操作、微创治疗等方面。脊柱手术机器人在脊柱手术中主要适用于脊柱骨折置钉操作及脊柱融合术中的置钉操作,脊柱病损的穿刺亦可应用机器人引导。脊柱骨科手术机器人的应用,不仅能提高置钉准确率及手术成功率,减少组织结构损伤,缩短手术时间,而且可减少医务人员及患者接受 X 线辐射的时间。

随着科学技术不断发展进步,如 5G 技术、人工智能的开发,必将引导骨科手术向着智能化、微创化趋势发展,智能、微创的实现依赖于完整的数据链的提供,相关临床数据需更加系统的采集及管理,对于临床数据的优质分析归纳将推动骨科机器人手术技术的发展。

(陈　扬　陈国强　袁俊虎　曾　巍)

三、导航技术在微创骨科中的应用

1. 概述　微创骨科即为通过运用一些新的特殊器械设备如内镜、计算机导航系统、高分辨 X 线机、特殊穿刺针、自动拉钩和内固定器材等,以获得比传统手术切口小、组织损伤少、精确率高、效果肯定、术后恢复快为目的新技术和新科学。自 1983 年英国外科医师 Wickham 首次提出"微创外科(minimally invasive surgery,MIS)"的概念以来,微创技术以及微创理论在骨科中的运用取得了很大进展。微创骨科技术的快速发展,对骨科医师的外科技术提出了更高的要求。由于微创骨科手术通常借助于微创通道或内镜进行,术野往往较为狭小,同时微创方法植入内固定往往需要术中反复进行 X 线透视,以求得植入物的绝对精确位置。因此,微创骨科手术在减小创伤,加速术后康复的同时也带来了手术难度和风险的增加,因此微创手术技术的学习曲线更长。

导航技术已被广泛应用于军事、交通、勘探等领域。随着计算机技术,特别是计算机图形技术的飞速发展,出现了计算机辅助外科(computer assisted surgery,CAS)这一崭新领域。计算机辅助外科是将空间三维立体导航技术、计算机图像处理及三维可视化技术与临床手术结合起来,也称计算机辅助导航外科。近年来,CAS 最为活跃的领域为骨科。CAS 已经开始广泛应用于脊柱外科、关节外科、创伤外科、骨肿瘤等骨科领域。其中,导航系统在脊柱外科和关节外科取得了突飞猛进的发展。

导航技术出现之前,骨科医师进行手术治疗时主要依靠术前患者的影像资料和术中的 X 线透视。患者的解剖变异、术中患者体位的变化、书中缺乏解剖标志、复杂的结构和术中缺乏断层扫描的影像资料等因素都会影响手术治疗过程。即使是经验丰富的骨科医师,采用传统方法进行术中定位也存在一定局限性,容易产生偏差。例如,有临床和实验研究结论显示,采用传统方法进行腰椎椎弓根钉植入的偏差率为 20%～30%;与之相比,影像导航技术应用在椎弓根钉植入过程中的偏差率只有 0～4%。

而导航技术能用于制订术前手术计划和术中导航,在术程中跟踪手术器械及内植物,让手术医师随时知道手术器械、内植物的位置同病人解剖结构的关系;同时,导航功能可以模拟手术器械的前进和后退,存储手术路线,测量植入物的角度、长度及直径。因此,导航系统能够让骨科医师对微创手术的过程有精确的把控,进而精准地进行手术治疗,而不是靠经验来解决问题。导航技术能够缩短微创骨科手术的手术时间,降低手术风险,带来更高的安全性,同时能够减少术中 X 线机的使用,进而减少手术医师及病人的 X 线辐射量。

2. 骨科导航技术发展历史　骨科影像导航,也称为无框架立体定向。最初是由颅脑外科进行颅内手术而发明,继而针对骨科手术应用进行一系列改进而来。1986 年美国的 Roberts 率先在神经外科应用手术导航系统,他将 CT 图像与手术显微镜结合,利用超声定位引导手术,在临床获得成功。随后,Bernett 和 Reinhard 改进了超声波系统,在一定程度上提高了导航精度,但超声系统仍因其导航原理容易受声学环境及温度的干扰而造成导航失败。1991 年,日本的 Wana-tabe 和美国的 Pell 相继发明了遥控机械臂定位系统,可以不受瞄准线约束,但其体积过大,会干扰骨科医师的手术操作。1992 年,世界上首台采用红外线跟踪技术的光学手术影像导航系统在美国开始应用于临床,由于其精度较既往其他导航系统大幅提高,很快成为市场上的主流产品。同年,著名的神经外科专家 Kevin Foley 将光学手术导航系统开始应用于脊柱外科领域。1995 年,Gunkel推出了电磁感应型导航系统,但由于其精度受手术室各种金属器械及仪器影响,因此难以推广。1999 年,首台应用 X 射线透视进行影像导航,同时也是首台完全针对骨科的手术导航系统进入市场,自此计算机辅助骨科导航手术(computer assisted orthopedics surgery,CAOS)开始逐渐成为一个独立的领域。尔后越来越多的 X 线透视影像导航系统被开发和逐渐改进,目前已经成为 CAOS的主要导航系统。随着数字影像,计算机及空间定位技术的快速发展,CAOS 经历了初期基于术前 CT 图像引导的手工注册 CAOS系统、术中 CT 或 X 线图像引导的自动注册的 CAOS 系统、三维 C 形臂的导航系统等阶段。未来的 CAOS 系统会是自动注册匹配的基于术中真实三维图像的技术。通过 CA-OS 可以在手术中对病变进行精确定位,并协助骨科医师了解病变周围的解剖结构、减轻手术创伤、缩短手术时间、减少术后并发症,进而降低总体治疗费用。

3. 导航技术的基本原理　计算机辅助手术导航系统基本工作原理是将患者术前CT、MRI、X 线等数字影像信息输入计算机工作站中,通过运算重建出得到三维模型影像,术者即可在相应的操作系统上进行术前预案并模仿手术过程,并与患者本体的标志数据资料进行配准。手术过程中,通过 X 线透视、红外线跟踪可以动态观察手术器械对应的患者解剖结构的位置,将信息以三维的方式显示在显示屏上,可动态地从轴位、矢状位、冠状位等解剖位置观察手术路径深度及相应的角度,避开危险区域,短时间内到达患处,缩短手术时间、减少出血量和并发症,达成微创手术。

4. 导航的组成与分类　计算机辅助手术导航系统构成包括以下 4 部分。

(1)手术导航工具:通过发射或反射光信号,从而确定手术工具的位置。

(2)位置跟踪仪:用于接收光电信号,从而监测及追踪手术器械的位置。

(3)导航系统显示屏:术中实时反映手术器械的位置及患者的影像数据。

(4)工作站:将虚拟坐标系与实际坐标系通过计算匹配。

计算机辅助手术导航系统分类方式多种多样。①按照信号传导递质,分为光学定位、磁场定位、声波定位、机械定位;②按照获取影像的建立,分为基于 CT 的导航系统、基于 X 线透视的导航系统(分为二维导航和三维导航)、基于 MRI 的导航系统、完全开放式导航系统(非影像依赖导航系统);③按照与人的交互方式,分为主动式导航系统、半主动式导航系统、被动式导航系统。

5. 导航技术在微创骨科手术中的应用

(1)导航技术在微创脊柱外科手术中的应用:由于脊柱及其邻近关键结构的复杂解剖,计算机辅助手术导航系统可提供手术区域实时的三维结构图像,有利于术者全面了解术中脊柱脊髓的解剖,有助于术者进行术前规划,同时术中通过导航系统可以提高植入物置入的准确性,保证安全、提高手术质量。

椎弓根螺钉内固定技术是脊柱外科及微创脊柱外科最重要的重建技术之一。传统的椎弓螺钉固定技术在 C 臂机透视下进行的，且传统的影像只能提供二维定位，不能进行椎弓根钉的三维定位。大量的基础研究和临床实践已证实，脊柱导航系统可以明显改进椎弓根螺钉置入的精确性和安全性。Miot 等比较采用手术导航系统辅助与传统方法进行胸、腰、骶椎椎弓根钉置入准确性比较，发现该系统可提高椎弓根钉置入的准确率。徐林等报道在三维影像脊柱导航引导下对先天性脊柱侧凸并脊髓畸形患者等行椎弓根螺钉固定矫形术，取得了较为理想的效果。Houten 等通过对比传统透视与 O 臂导航两种方式下进行腰椎经皮螺钉手术，结果显示椎弓根的穿孔率分别为 O 臂导航组 3%、传统透视组 12%。Vande 等评估在 O 臂导航下腰椎或骶椎置入 1740 根椎弓根螺钉，结果显示置钉准确率为 97%。Rivkin 等回顾性研究 270 例患者（1438 根椎弓根螺钉），研究发现椎弓根置入钉的穿孔率为 5.8%。在另一项回顾性研究中，Costa 等进行对导航与非导航下进行退变性腰椎滑脱比较，结果显示导航组手术时间明显缩短，导航组与非导航组手术时间分别为（92±31）分钟和（119±43）分钟，并且导航下进行椎弓根螺钉的置入时间明显缩短。较之腰椎，胸椎的椎弓根更小，尤其是在 T_{4-6} 区域。此外，椎弓根的内侧壁与脊髓之间的安全区域有限。这些解剖学的差异特别在治疗复杂的脊柱侧弯时增加了很大的难度。Hicks 等研究关于脊柱侧弯手术椎弓根螺钉固定的难度，报道显示徒手技术椎弓根螺钉失误了高达 15%。Larson 等分析导航下胸椎区域 741 根椎弓根螺钉的置入位置情况，结果显示儿童及成人的准确率分别为 96.4%、98.2%。研究也显示导航下椎弓根的准确率明显高于徒手置钉技术。Kotani 等回顾性分析了 332 例（416 根椎弓根螺钉）脊柱侧弯患者，较之传统透视，术中

运用 3D 导航下每颗螺钉置入的时间从（10.9±3.2）分钟减少到（5.4±1.1）分钟。此外，导航下钉子穿孔率较之传统透视的 5.0% 降到了 3.0%。Rajasekaran 等进行了一项 31 例（242 颗螺钉）胸椎骨折患者的随机临床研究，结果显示导航下每颗椎弓根螺钉置入时间较之徒手技术的（4.61±1.05）分钟减少到（2.37±0.72）分钟。与此同时，导航下置钉的准确率较之徒手技术准确率由 84% 增加到了 99.2%。Jeswani 等认为导航下胸椎椎弓根的置钉的准确率高达 90%，即使在最小的椎弓根（平均直径≤3 mm）处也如此。

随着导航设备的不断改进以及医师操作的不断熟练，导航技术的应用范围从原先局限于腰椎已逐步扩展到包括颈椎和胸椎在内的整个脊柱，应用病种也从最早的脊柱骨折扩展到脊柱退行性疾病、畸形、肿瘤等，从原先的标准后路手术扩展到前路等各个方面。尤其是近 10 年，随着导航技术和微创脊柱外科技术的相互促进和发展，特别是手术机器人的发明和发展，使得导航技术在微创脊柱外科的应用有了更广阔的前景。

在颈椎微创手术领域，大量导航辅助下的颈椎前路、后路手术研究报道已证实，导航技术辅助在缩短手术时间、减少手术创伤、减少并发症发生率等方面有巨大的优势，但在导航的设计及参数调校方面仍存在一定的改进空间。Miot 等比较了采用手术导航系统辅助与传统方法进行颈椎采用椎弓根钉固定两种手术方式，结论是使用导航系统是较为安全的选择。郑燕平等在计算机导航及内窥镜下对齿状突Ⅱ型骨折患者实施颈前路齿状突螺钉固定术，获得了满意的效果。Zou 等将应用 ISO-C 3D 导航系统辅助下行 21 例齿状突骨折前路空心螺钉内固定术，术后无骨折不愈合及其他并发症。Singh 等在导航下行 C_2 椎弓根螺钉内固定术治疗不稳定的 Hangman 骨折，效果良好。陈孝均等报道了

应用 ISO-C 3D 导航下型颈前路空心螺钉治疗齿状突骨折的成果，20 例单螺钉固定和 7 例双螺钉固定均达到理想置钉位置，术后均骨折愈合，无并发症的发生。Pirris 等在术中导航下进行颈椎前路齿状突螺钉内固定术治疗 22 例齿状突骨折病例，术后导航置钉位置较非导航组优良率高，术后无需要翻修病例。但治疗陈旧性齿状突骨折因骨折不愈合率高，而不得不放弃前路手术而改用后路融合方法。贾宏磊等利用导航辅助下行前路齿状突螺钉治疗陈旧性骨折取得一定的效果，3 例患者均得到骨性融合。张波等报道了使用 ISO-C 3D 导航行前路齿状突螺钉手术，发现将导航示踪器放在 Mayfield 头架上，可有效避免图像的"漂移"误差，提高注册准确率。Uehara 等利用 CT 三维导航下 Magerl 技术治疗寰枢椎不稳，螺钉穿孔发生率低于非导航组，且无神经症状，远期随访全部病例均获得了骨性融合。Yang 等将 24 例寰枢椎不稳的患者进行随机分组，以研究导航引导微创手术并与微创手术治疗效果的差异。两组均使用寰椎侧块及枢椎椎弓根钉棒系统固定，导航组的平均手术时间及平均出血均远低于微创组，融合效率与普通微创手术组相当。而结合 3D 打印出来的导航模板来进行手术与植入物的置入，则大大增加了手术安全性与准确性。王建华等对 3 例齿状突骨折并枢椎前脱位及 1 例齿状突旋转性脱位的患者在导航下行后路寰枢椎椎弓根钉棒固定术，并利用术前 CT 数据输入 Mimics 软件构建三维建模型，再进行寰枢椎结构分析及钉道设计，并打印导航模板以作为术前术中参考，取得了良好效果。相较于成人，儿童的寰椎后弓更加狭小，置钉难度和风险更大。Attia 等利用 O 臂辅助导航在儿童的寰枢关节创伤性旋转脱位的微创手术治疗过程中进行椎弓根置钉，效果良好，7 例病例均无螺钉穿透皮质。有研究表明，传统的透视下或以解剖标志为参考置入上颈椎椎弓根钉、侧块螺钉的

骨皮质穿出率可达 29%～47%，尽管神经、血管并发症发生率并不高，但是通过导航技术引导下置钉，能进一步降低并发症发生率，提高手术安全性。

（2）导航技术在微创关节外科手术中的应用：近年来，计算机导航系统已经运用到许多微创关节外科手术，例如微创膝髋关节置换、关节镜下前后交叉韧带重建，以及其他关节的相关微创手术治疗方式。现已经有许多研究表明，计算机导航可以进一步减少手术创伤，减少手术并发症，提高假体置入的准确度，在更大程度上恢复关节功能。

①导航辅助下的微创髋膝关节置换术及其他关节微创手术：1993 年，Saragaglia 小组率先进行无须影像资料的膝关节手术导航系统的研发，并于 1997 年首次成功用于临床。自 1998 年开始，计算机导航辅助下人工全膝关节置换术在欧美广泛应用于临床；2001 年德国 Ortho Pilot 膝关节导航系统获得 FDA 认证；到 2004 年，全美已有 1000 多台手术导航系统投入使用，计算机导航人工全膝关节置换技术已经普遍地应用于欧美。计算机导航极大地提高了人工全膝和全髋关节置换手术的准确性和可重复性。近年来，计算机导航人工全膝关节置换技术在欧美得到了较为广泛的开展。Krackow 等运用计算机导航在严重内翻畸形的膝关节置换中的胫骨内侧平台截骨，研究认为，使用计算机导航下胫骨内侧平台截骨可以作为一种内翻畸形膝关节置换手术操作技术，同时该研究也表明，计算机导航的辅助可以进行内侧约 2 mm 的截骨，可以纠正 10° 的畸形。de Steiger 等采取导航与非导航两种手术方式进行全膝关节置换术，研究结果显示，导航下膝关节置换可以更精确地进行下肢力线的设计，截骨方式更精确。除此之外，在术后 9 年的随访中，导航下膝关节置换较非导航膝关节置换可明显降低因为假体松动而导致的翻修率。

导航系统在髋关节置换方面的应用同样

也取得了良好的效果。DiGioia 等介绍的 Hip-Nav 全髋置换手术导航系统,包括术前计划、关节运动范围模拟、术中定位和引导系统三个部分。该系统能连续准确测量骨盆位置,实时跟踪术中移植物的位置与术前计划的对应关系,并将术中活动经过精确测量后及时反馈,避免由于植入错位引起的全髋关节置换术后的脱臼,确定和尽量增大安全范围,减少植入的股骨头和髋臼之间的磨损。Suksathien 等进行关于计算机导航运用于全髋关节置换的临床研究,认为导航下髋臼杯的放置较徒手技术准确率更好,尤其在前倾角的调整更有优势。Suksathien 等进一步研究表明,计算机导航可以提高髋臼杯放置的精确性,以及前倾角的准确性。E. I. Hachmi 等指出,计算机导航可以提高股骨假体放置的准确性。

　　另外,计算机导航系统应用于人工肘、踝、肩等关节的微创置换手术及其他微创手术亦有长足发展。克氏针内固定是一种治疗肩锁关节 Rockwood Ⅳ~Ⅵ型脱位的成熟的手术方式,Stübig 等通过研究发现,三维计算机导航可以提高肩锁关节脱位克氏针内固定的准确性。Suero 等研究认为,术中 3D 导航用于评估肩关节手术是可行的,术中通过 3D 肩关节成像可以提高肩关节手术的精确性。在肘关节行外固定支架固定期间需要反复的透视及钻孔。Egidy 等指出,导航下进行肘关节外固定支架固定精确度更高,可以明显减少钻孔的次数。近年来随着全肘关节置换技术越来越多,但是术后无菌性假体的松动仍然是全肘关节手术失败的主要原因,尽管有许多复杂因素存在,但是假体位置不佳是其中最重要的潜在因素之一。McDonald 等进行体外尸体研究中,指出计算机导航技术可以改善全肘关节置换中肱骨假体置入的准确性,减少术后并发症,延长肘关节假体的寿命。

　　②导航辅助下的微创关节镜手术:在膝关节镜方面,膝关节前后交叉韧带是保持膝关节稳定的重要结构。由于前后交叉韧带解剖位置特殊,损伤后如何精确地在关节镜下进行重建,这一直是外科医师所需要解决的难题。前后交叉韧带重建手术公认的做法是关节镜下手术重建,在胫骨和股骨两端分别制备隧道,把重建韧带送到隧道,再用各种固定物固定。在关节镜下术者仅可看见隧道的起始点,却无法准确控制胫骨、股骨隧道的三维空间位置,这也是关节镜下前后交叉韧带重建有 8%~25% 的失败率,其中 73.5% 的原因都是骨道的三维空间位置不良,即使对于经验丰富的关节镜医师也是这样。因此几乎所有做运动损伤的医师都有这样的共识,一个理想的股骨和胫骨隧道位置是前交叉韧带手术成功的关键。Julliard 指出,目前的关节镜下后交叉韧带重建术式不能完全解决后交叉韧带重建的所有问题,而且不断有新的问题被发现。熊健斌等对比了采用计算机辅助导航系统及传统关节镜定位胫骨隧道两种方法进行后交叉韧带重建,结果提示,导航技术辅助后交叉韧带重建手术中胫骨隧道定位具有隧道定位准确性高、辐射量低及手术污染概率低等优点。王伟等对前叉韧带损伤的患者曾行计算机导航下关节镜重建前交叉韧带术,研究结果显示,计算机导航股骨、胫骨隧道位置定位精确,术后效果良好。

　　Audenaert 等通过尸体研究证实了导航下关节镜治疗股髋综合征较非导航手术精确性更高。Tannenbaum 等研究计算机导航在髋关节镜手术中的应用,指出计算机导航辅助下髋关节镜可以提高治疗股髋综合征手术的精确性,但是需要更进一步的研究评估计算机导航是否可以改善临床效果。

　　(3)导航技术在微创创伤外科手术中的应用:骨折微创固定的基础建立在 Rhinelander 实验理论上。髋部经皮加压钢板(PCCP)及微创稳定系统(LISS)、交锁髓内钉的问世,为膝关节周围骨折,包括股骨远端、股骨髁间、胫骨平台、胫骨近端骨折，以及复杂长管状骨骨折的微创治疗提供了崭新的手段和方法。Egol 等报道了采用 LISS 钢板固定胫骨平台 Schatzker Ⅴ 及 Ⅵ 型高能量损伤，同时将 LISS 系统与传统的双侧钢板固定进行生物力学比较。结果 22 例在 3 个月内骨愈合，其他 2 例需要重新植骨。没有出现感染，而膝关节活动度良好。对于其他部位如肱骨等的骨折，目前亦有微创方法的出现。虽然上述骨折微创内固定手术方法较传统手术方法有一定优势，但存在器械复杂、经皮或体外固定时定位不准确、置钉方向及长度可控性偏差等缺陷。

导航辅助微创创伤外科手术可以为骨科医师提供三维或交叉层面的图像，对人体骨骼肌肉解剖结构进行显示，帮助手术医师进行精确的术前和术中定位；在计算机图形处理工作站上还能进行术前模拟操作，规划手术途径，在术中随时监测、跟踪显示手术器械、病灶及其周围组织、内固定物的相关位置，极大地提高了手术定位精度、术中器械操作的成功率，特别适合复杂解剖区域的内置物置入。目前，导航技术已开始应用于长骨交锁髓内钉锁钉植入、骨盆、髋臼骨折内固定、骶髂关节螺钉内固定、跟骨骨折复位内固定等手术，能够缩短微创骨折内固定手术时间，简化手术步骤，是骨折治疗研究新的热点之一。

髋臼骨折是一种严重的负重关节骨折，若不能恢复髋臼-股骨头关节面的解剖对应关系及其平整性，将导致关节应力分布不均，加速关节磨损、退变，激发下肢应力分布改变而累及膝踝关节，最终导致下肢运动功能障碍。对于髋臼骨折的外科治疗，需要对髋臼骨折进行骨折解剖复位及坚强内固定，以达到降低创伤性关节炎及股骨头坏死的发生率，让患者早期功能锻炼，减少下肢深静脉血栓形成等并发症发生的目的。但由于髋臼本身解剖复杂，同时髋臼骨折通常都是高能创

伤，往往伴随周围其他脏器、组织的损伤，救治本身存在一定困难，以前多采用非手术治疗。但随着影像学的发展，医学理论、技术的提高，以及内固定材料和技术的日益更新，切开复位内固定，乃至微创内固定逐步在髋臼骨折的治疗中发挥越来越重要的作用。

传统的切开复位内固定术治疗髋臼前柱骨折，多采用髂腹股沟入路及后路 K-L 入路。髂腹股沟入路采用骨盆内入路，对肌肉干扰较轻，损伤小，切口隐蔽，内固定后恢复相对较快，且异位骨化的发生率较低。但髂腹股沟入路周围重要组织、脏器多，解剖层次复杂，手术并发症发生率高。常见并发症包括精索或子宫圆韧带的损伤、股神经及股外侧皮神经损伤、股血管的损伤，特别是血管损伤严重者可导致严重的术中大出血，甚至休克及死亡。尤其是髂外动脉与腹壁下动脉间的交通支，被称作"死亡冠"。髋臼后路 K-L 入路由于毗邻臀上血管神经，术野往往比较狭小，术中可能损伤坐骨神经、旋股内侧动脉，以及臀上血管神经。因此在达到髋臼骨折的治疗目的同时，减少并发症的发生就显得尤其重要。随着影像学的发展及导航技术在骨科中的应用，微创治疗轻度移位或无移位的髋臼前柱骨折及其他骨盆骨折，在精确、坚强内固定及减少手术并发症方面显示了巨大的优越性。

Gay 等首先报道了 CT 引导下经皮微创内固定治疗轻度移位的髋臼骨折；Kahler 等同样报道了 CT 引导下经皮螺钉内固定治疗轻度移位的髋臼骨折；Routt 等报道了闭合或切开复位骨折后透视下经皮内固定治疗耻骨上支骨折；Crowl 等报道了采用闭合复位经皮内固定治疗髋臼前柱骨折。Mosheiff 等利用导航技术为骨盆、髋臼骨折做了充分的手术前规划。Kahler 报道的一组髋臼骨折病例中，除髋臼后壁骨折外，约 50% 的髋臼骨折可以通过影像导航手术技术进行经皮螺钉内固定。Wong 等研究表明，在导航辅

助下治疗骨盆及髋臼骨折可以精确地进行经皮螺钉内固定,手术治疗股骨骨折具有较高的愈合率,但残留的旋转不良和双下肢不等长仍然是严重的临床问题。马玉鹏等应用 ISO-C 3D 计算机辅助导航技术经皮微创内固定治疗髋臼骨折,结果显示明 ISO-C 3D 计算机辅助导航技术内固定治疗髋臼骨折,具有创伤小、出血少、术中时间短、操作简便、置钉准确性高的特点,且并发症少。计算机辅助导航技术微创治疗髋臼骨折,通过逆行性拉力螺钉固定,固定牢固,使患者能够早期功能锻炼;内固定后患者功能恢复较好。

对于长管状骨骨折的微创治疗,也有许多临床研究证实了导航技术辅助的优越性。Weil 等进行计算机导航下 16 例股骨骨折手术研究,其中 14 例髓内钉内固定、2 例钢板内固定,术后与健侧的对比结果显示,计算机导航下进行股骨骨折内固定可以准确和精确地恢复股骨的长度和控制旋转。Franke 等利用术中三维导航成像辅助治疗跟骨关节内骨折,研究指出术中三维成像可以很精确地显示关节内骨折情况,以及固定过程中螺钉的位置,而传统式式往往由于术中 C 臂透视并不能较好地显示关节内骨折,而导致骨折复位、固定效果不佳。此外,研究者认为,由于术中导航下可以更好地进行关节面重建,术后创伤性关节炎的可能性将减少。

(4)导航技术在微创骨肿瘤手术中的应用:由于骨肿瘤的切除需要较为广泛的术野显露,因此较少采用微创手术方法行骨肿瘤的切除治疗。也因此在肿瘤方面,较脊柱、关节、创伤方面的运用,导航在肌肉骨骼肿瘤方面的运用不是很广泛。尤其是对于复杂区域(如骨盆、骶骨)肿瘤切除,微创手术一般很难

彻底切除病灶,也将严重影响患者预后,从而导致肿瘤高的复发率。尽管如此,仍然有一些关于导航在骨科肿瘤方面起到一定辅助作用的文献报道。Hüfner 等术中利用导航确定骶骨肿瘤患者的肿瘤边界。Krettek 等通过导航辅助下对骨盆肿瘤患者进行肿瘤切除。Young 等研究表明,目前导航技术在肌肉骨骼肿瘤方面的运用可以帮助识别局部解剖,以及肿瘤的范围。但目前还没有专门为长骨与盆腔肿瘤的外科治疗的导航软件,现在导航在骨科肿瘤方面的应用也多采用的脊柱导航的软件。

6. 总结与展望

目前,随着计算机导航在骨科各个亚专科广泛应用,发现其优点和存在的不足如下。

(1)优点:①能有效减少患者及医务人员的辐射暴露;②增加了手术的安全性,缩短了手术时间。

(2)不足:①参考架固定要牢靠,术中一旦松动或移动,需要重新注册;②术中患者体位的移动可以导致导航虚拟图像与解剖结构的差异,出现图像漂移现象;③导航工具的注册及数据采集过程复杂,耗时较长;④导航技术的学习曲线较长;⑤导航设备价格昂贵,不利于基层医院的开展。

总之,计算机辅助导航技术已经应用到了微创骨科的各个领域,与传统技术相比,其具有更高的精度以及安全性。随着骨科医师对计算机辅助导航技术的进一步了解熟悉,导航技术应用前景将越来越广,也必将向精准、安全、高效、微创的方向发展,该技术必将会辅助医师完成更多骨科疑难与复杂手术,造福更多的患者。

(赵新建　李世渊　曾　明)

第4章

神经外科微创手术

第一节　概　论

一、如何理解"微创"神经外科手术

大脑是人体最复杂、功能最重要的器官。大脑受到任何创伤和病变将直接影响到人的身体健康。传统的神经外科手术对正常神经组织的损伤大,有时会严重损害神经功能。理想的手术方法应最大限度地切除病变,同时又将手术副损伤减低到最低限度。微创神经外科的核心理念是微创——尤其是对脑组织和神经血管的微创,是对正常组织功能最大保护基础上的微创。无可置疑,小切口、小骨窗符合美容、微创的原则,但是对神经外科真正的、最重要的微创概念是指对脑组织、脑功能的微创。优良的设备和娴熟的显微操作技术是微创神经外科手术的基础和必要条件,凡是片面强调对头皮、骨窗的微创,而不重视显微操作技术,或在手术条件不具备的情况下勉强为之,最终只能是加重了脑损伤,甚至造成脑功能障碍,引起严重的后果,这样就陷入了"微创"的误区。只有将微创理念的推广与微创技术的实践相结合的培养模式,才能真正落实微创的精神和理念。如能运用微创理念在手术操作中真正做到保护神经功能,脑组织减少损伤牵拉,就会得到术后患者反应轻的效果,并发症少,这才是理解了微创的真正意义。

二、微创神经外科是新世纪神经外科的主要发展方向

随着科学技术的不断进步和现代神经外科学的发展,许多先进的科技成果已应用于神经外科领域,如微导管技术、立体定向技术、神经影像学、光学设备系统、激光技术、超声技术、放射医学和计算机科学等。这些技术的相互结合,促进了微创神经外科的突飞猛进发展,可以使我们达到对病变的精确定位,提供最佳手术入路的信息,能够以最小的组织损伤得到最大的治疗效果,并最大限度地保护神经功能。因此,微创神经外科手术将是21世纪神经外科的主要发展方向。

三、微创神经外科学的主要内容

微创神经外科学主要包括五方面的内容:①显微神经外科;②血管内神经外科;③内镜神经外科;④立体定向和功能神经外科;⑤放射神经外科。

(一)显微神经外科

20世纪70年代初,Yasargil首先将显微镜应用到脑血管的再通缝合,并用于脑肿瘤的切除。手术显微镜的应用结束了肉眼做脑

手术的历史,使神经外科手术更精确、更安全、有效。在切除病变的同时,不但最大限度保留了正常的解剖结构,而且有利于功能的恢复。例如听神经瘤手术,传统手术方法无法做到面、听神经的保留,也无从谈起保留面、听神经的功能。采用显微手术和术中面神经电生理的监测,可以做到 95％ 以上的面、听神经解剖保留,患者术后很少有面瘫和听力障碍,即使有不同程度的功能障碍,由于存在面、听神经的解剖结构,为以后的神经功能恢复提供了可能。此外,对于过去认为手术禁区的脑干、脊髓内肿瘤,用显微神经外科技术也能做到满意切除。

(二)血管内神经外科

计算机数字减影脑血管造影(DSA)与传统的脑血管造影比较,可在电视监视下,观察动态的血管影像,在脑血管造影的同时,还能做血管病变的栓塞,以治疗脑动脉瘤、脑血管畸形、动-静脉瘘等,代替了过去的开颅手术,明显降低了此类疾病的治疗风险。可以预见,随着血管栓塞技术和栓塞材料的研究发展,许多传统上需要做开颅术的患者,可以免受大的痛苦和风险。

(三)内镜神经外科

内镜技术的应用是微创手术的一大进步,神经内镜将成为神经外科手术中必备的工具之一,它的不断改进、新产品的开发,使其更加清晰和灵活,实现了某些手术不开颅就能解决颅内病变,仅需在颅骨上钻一个孔,即可在电视监视下进行手术操作,目前已广泛应用于脑室内病变、颅内囊性病变、颅内血肿、脑积水等疾病。以神经内镜技术为基础的内镜辅助神经外科,与显微外科、立体定向技术、影像导向技术、锁孔(Keyhole)手术相结合,为手术者提供了通常难以窥见的视角,扩大了手术视野,可以在较复杂的颅底外科手术中发挥作用,为全部切除肿瘤提供了重要条件。

(四)立体定向与功能神经外科

神经外科导航系统可以模拟 CT、MR 的数字化影像,与实际神经系统解剖结构之间建立起动态的联系,使医师能够随时了解病变在颅内的空间位置,以及与周围结构之间的关系,它有助于术前选择最佳的手术入路和最优的手术方案,并可在术中指导医师准确到达病灶的部位,精确地切除病变,减少或避免正常组织及重要结构的损伤。

(五)放射神经外科

大多数颅内肿瘤需要做放射治疗,传统放疗方法无法做到只照射肿瘤,而不照射正常脑组织,并且仅对低分化的肿瘤有效,对高分化的肿瘤无效。与立体定向技术结合的伽马刀(γ-刀)、X-刀可以做到只照射肿瘤,而不伤及正常脑组织,有很高的精确度,对 3mm 以下小体积的颅内肿瘤和Ⅰ～Ⅱ期的脑血管畸形,经 γ-刀或 X-刀照射治疗,肿瘤完全被杀死,畸形血管逐渐闭塞,无须开颅手术,对有些不能全切脑深部肿瘤,术后用 γ-刀或 X-刀照射残存的瘤体,可大大降低手术风险和并发症。此外,γ-还可用于癫痫、三叉神经痛、帕金森病等功能神经外科疾病的治疗,使患者免受手术的痛苦。

(六)细胞分子神经外科

现代微创神经外科手术学也应用了许多其他领域的新技术,如应用激光技术、超声吸引技术、电磁技术来切除肿瘤,这些技术的应用,使得在切除肿瘤的同时最大限度地减小对正常脑组织的手术创伤。分子生物学技术的迅速发展进一步丰富及完善了微创神经外科学。分子神经外科学中基因治疗和神经干细胞等技术是微创神经外科的新内容。

细胞和分子生物学的发展使基因治疗在中枢神经系统成为可能,称之为细胞分子神经外科。一方面,是神经外科疾病致病基因的确认。目前已明确为基因遗传病的神经系统疾病如溶酶体储存障碍、Sandhoff 综合征、Lesch-Nyhan 综合征、脑海绵状血管瘤、神经纤维瘤病等。另一方面是神经系统疾病的基因治疗,主要有以下几方面。

1. 中枢神经系统内细胞全部基因置换　用以矫正如酶的功能障碍等的遗传性神经退化性病变,如溶酶体储存障碍的治疗。全基因置换治疗酶功能障碍,要求病毒载体系统能够在神经细胞和胶质细胞中无毒性长期基因表达,神经干细胞能够充当基因治疗的载体,用正常的等位基因进行基因置换,能够有效地消除中枢神经系统中由于单个基因隐性突变引发的疾病的显性表现。

2. 恢复中枢神经系统特定位置细胞功能的基因治疗　用以恢复特定的神经细胞的亚细胞群,在神经退化过程中丢失的功能。把病毒性载体介导的治疗基因,转移到大脑中的特定位置神经细胞的亚群,对基因转录和蛋白表达进行严密的调节,可以用来对特定部位神经退化性病变,进行恢复性治疗。或者移植基因改变的细胞或者胚胎性的移植物,产生特殊的神经传输或者生长因子,恢复因神经功能障碍引起的中枢神经系统特定部位的神经功能缺失。比如帕金森病和阿尔茨海默病的基因治疗。

3. 脑肿瘤的基因治疗　脑肿瘤的基因治疗要求转移的基因有特殊的抗肿瘤效应,能够选择性表达毒性基因,引起肿瘤细胞的溶解坏死,抵制肿瘤生长,最终杀灭肿瘤并不引起正常脑组织的损害。同传统的肿瘤治疗方法相比较,手术、放疗和基因治疗的联合使用,能够延长某些肿瘤患者的生存期。此外,还可采用免疫治疗,能够提高治疗某些肿瘤疗效。

4. 脑卒中的基因治疗　脑卒中基因治疗导入的治疗基因,能够保护缺血损伤的神经细胞免于凋亡,控制不同脑内炎性调节因子表达的基因。3～5周短暂的基因表达,对于缺血性疾病中的正常修复过程和血管生成是有益的,可以达到治疗目的。

神经干细胞具有以下两个显著特征。一是具有高度的自我更新能力,能够重复进行有丝分裂,产生大量子代细胞;二是在一定条件下,可以分化成神经细胞和神经胶质细胞。目前神经干细胞具有三方面的用途。一是用于损伤的神经细胞的替代疗法,将神经干细胞移植到中枢神经系统,替代因损伤或疾病而缺失的神经细胞,对于恢复其功能有重要意义;二是充当基因治疗的载体;三是应用于生命科学的研究。目前已经能够将人的神经干细胞在体外扩增到相当数量,并保持其增生能力长达一定时间,但中枢神经系统细胞的再生,是一个十分复杂的过程,神经干细胞应用于临床,仍需要大量的前期工作。

另外,脑功能、脑血流和影像学整合为更准确切除中枢神经系统病灶,提供了更可靠保证,进一步提升了微创神经外科手术的水平。神经导航和超声波技术的互补、应用造影剂和超声波技术、3D打印技术等,使肿瘤、脑内血管边缘更清晰,不仅肿瘤切除彻底,还避免损伤重要的脑血管。新知识、新技术的涌现,推动了微创神经外科手术治疗观念的转变,而神经外科医师观念的转变,必将丰富微创神经科学的知识和经验,推动促进微创神经外科的学科进展。

（崔连旭　彭四维　李昊旻　谭宝东　陆大鸿）

第二节　显微神经外科手术

一、额底入路

(一)适应证

1. 颅前窝肿瘤,如前颅底脑膜瘤等。

2. 鞍区中线病变,如鞍结节脑膜瘤、颅咽管瘤、垂体瘤等。

3. 鞍区肿瘤侵入第三脑室底前部。

4. 前额部肿瘤和癫痫灶切除手术。

(二)手术方式

1. 体位　患者水平仰卧位(必要时肩下垫高),头部头托固定,患者头部高于心脏,以利于静脉回流,床头抬高 5°～10°,颈过伸,眶板从垂直位向后倾斜约 45°,以利于额叶向后塌陷,增加术区暴露范围。

2. 手术切口与骨瓣

(1)手术切口:根据肿瘤大小及美观选择单侧额叶皮肤切口或冠状皮肤切口。切口自耳屏前 1cm 颧弓根处起,沿发际线或发际线内 1～2cm 向上至中线,再延至对侧颧弓根,切皮前需要标记中线和对皮线。皮瓣沿帽状腱膜下分开,边分离边用手指探测眉弓的位置。皮瓣分离至少需要满足双侧眉弓上缘的暴露,接近眉弓上缘时,在眶上切迹处需要注意保护眶上神经,可在眶上切迹上缘做一楔形切口,将皮下组织一同翻起,以达到保护神经目的。

(2)骨瓣:根据肿瘤位置及大小选择单侧或双侧额骨骨瓣。单极电刀切开骨膜,骨膜剥离子从额骨上基底朝下分离骨膜,以备关颅时修复颅底。骨膜两侧达颞筋膜,向前达眶嵴。

双侧开颅暴露额底时,因为开颅骨瓣大,对额叶牵拉严重,因此多被纵裂入路替代。

单侧额下开颅时,在关键孔钻一骨孔,用铣刀在额部形成内侧过中线,外侧缘在颞上线,上侧在皮瓣后缘前方,下侧在眉弓上缘为 4cm×6cm 大小的骨瓣。骨瓣内侧缘需要显露矢状窦,下方需要显露眉弓上缘,此时可能将额窦打开,需要进行额窦处理和填塞。颅前窝底额嵴需要磨平,磨除时注意不要将眶上壁打开,以防术后脑脊液漏。撬开骨瓣前需要分离硬膜和颅骨的粘连,骨瓣分离后,对硬膜上活动出血点进行止血。磨除骨质打开硬膜之前,骨缘需要用骨蜡封闭,硬膜需要悬吊,防止术后硬膜外血肿形成。

(3)术区暴露:与眶上缘平行,弧形剪开硬脑膜,外侧向后延伸 1cm,内侧沿矢状窦向前剪开 1cm,利于充分显露中线部前颅底和向后牵开颅底,显露额叶、侧裂前部。显微镜下操作,用尖刀或注射器针头挑开侧裂池蛛网膜,释放脑脊液,降低颅内压,减少额叶牵拉。待脑脊液缓慢释放后,颅内压下降,额叶回缩时,脑压板与外侧裂平行,缓慢柔和地向后向上抬起额叶,向内侧沿蝶骨嵴向额底方向进行探查,逐步见同侧颈内动脉、视神经、视交叉、对侧视神经等结构。手术时特别注意尽量减少脑组织的牵拉程度,目前基本使用自动拉钩牵拉,以利于减轻徒手牵引造成的脑组织损伤。

若为双侧额底入路,则需结扎骨窗内上矢状窦部分,电凝后剪断上矢状窦和大脑镰,直达鸡冠处。自动拉钩分别牵引开左右额叶,打开侧裂池释放脑脊液,游离嗅神经。牵拉额叶的内侧面,即从大脑纵裂进入鞍区。

(4)颅底重建:在前颅底骨因被肿瘤破坏或术中需要而磨除时,会形成一个空腔,且与颅外沟通。因此术后应填塞,可用自体脂肪填塞,并使用带蒂额部骨膜平铺和左右交叉重叠在颅骨缺损区,生物胶或缝线固定。术后需注意脑脊液漏。

(5)关颅:妥善止血,清点棉片,冲洗术野,根据情况放置或不放置硬膜下引流管。间断或连续缝合硬膜,硬膜外放置引流管,使用固定装置复位骨瓣,固定时需要注意保持引流管通畅。帽状腱膜下缝合皮下组织,金属钉或丝线间断缝合皮肤。如留置引流管,缝合过程中,保持持续水冲洗从硬膜下引流管流入,硬膜外引流管流出,一方面有利于发现出血,另一方面有利于置换排出残余的空气。

(三)额底入路的改良和扩展入路

1. 眉弓锁孔入路　眉弓锁孔入路作为额底入路的一种微创手术入路,具有手术切口小、不影响美容、对肌肉的血供影响轻微、术后恢复快等优点。

(1)适应证

①鞍区肿瘤。

②血管性病变,如前交通动脉瘤、后交通动脉瘤、颈内动脉动脉瘤、基底动脉分叉处动脉瘤等。

(2)手术方式

①体位基本同额底入路一致。

②手术切口,皮肤切口位于眉毛内,起自眉弓内 1/3,终于额骨颧突。

③骨瓣形成,切开皮肤并拉向上方后,皮下组织连同眼轮匝肌向下牵拉,颞肌前缘拉向外侧,以显露关键孔和额外侧骨瓣。关键孔钻孔后,形成 3cm×2.5cm 骨窗,同时磨平眶上壁骨质扩大前颅底视角。部分患者额窦气化良好时可能被打开,需要处理和填塞。

④带蒂瓣剪开硬膜,向前颅底翻开。打开侧裂池释放脑脊液,待颅压降低后逐步打开视交叉池、颈内动脉池,以利于抬起额叶充分暴露。

⑤常规关颅。

2. 前纵裂入路　前纵裂入路,在冠状皮瓣开颅基础上,通过暴露额部中线和分离纵裂,达到暴露鞍上、颅前窝底的一种入路。

(1)适应证

①肿瘤,向上生长的鞍区肿瘤,如垂体瘤、颅咽管瘤、鞍膈脑膜瘤、生殖细胞肿瘤等。

②血管性病变,如前交通动脉瘤、基底动脉分叉处动脉瘤等。

(2)手术方式

①仰卧位,头略屈 15°。

②手术切口,发际内小冠状皮肤切口。

③骨瓣形成,骨膜剥离子剥离额骨颧突处的颞肌,暴露额骨颧突。在额骨颧突处钻一骨孔,过中线的右额骨瓣,骨窗需超过上矢状窦 1cm。

④瓣状剪开硬膜,翻向矢状窦,可用丝线牵引,使硬脑膜尽量牵向对侧。游离大脑前纵裂是该入路的关键,显微镜下锐性分离大脑前纵裂间蛛网膜,自动牵开器分别将额叶内侧面和大脑镰向两侧牵开。逐步深入可一

次找到大脑镰游离缘、胼胝体膝部、双侧大脑前动脉 A2 段。沿双侧 A2 可进一步游离前交通动脉并暴露终板。

⑤常规关颅。

(四)术后管理

1. 体位　上半身抬高 15°～30°,半卧位,利于降低颅内压力,对脑灌注干扰小,注意保持患者术后呼吸道通畅。

2. 生命体征监测　主要为意识、瞳孔、血压、脉搏、呼吸、引流管是否通畅、引流管引流量、引流液性状。术后 6 小时内每小时观察一次,待患者病情平稳后可改每 4 小时或 6 小时一次。

3. 补液　为预防脑水肿,术后前 3 天静脉入量一般不超过 2000ml(不包括尿崩患者),注意监测电解质变化。

4. 脱水　20% 甘露醇最为常用,还可用高渗葡萄糖溶液、10% 甘油果糖、利尿药、高渗盐溶液。

5. 激素　鞍区占位患者应根据患者垂体功能相应补充激素,如类固醇、甲状腺素等。

6. 切口　术后引流管一般在 24～48 小时拔除,7 天后拆线,营养不良或糖尿病患者可适当推迟拆线时间。

二、翼点手术入路

显微神经外科手术中应用最广泛的开颅方法,利用咬除蝶骨嵴、解剖外侧裂及各基底池所形成的锥形空间,达到对颅前窝底、鞍区、脚间池、桥前池和脑桥小脑池的暴露,根据病变的部位采用各种改良术式。头皮切口多在发际内,骨瓣尽量接近前、颅中窝底部,以便抬起额叶与颞叶。翼点入路是到达鞍区的最短途径,而且手术损伤小,术后恢复快。

(一)适应证

1. 额颞区、海绵窦、鞍旁、颅前窝底、小脑幕裂孔区肿瘤、脑挫伤、血肿等。

2. 脑动脉瘤 Willis 环前部和基底动脉

分叉部及上部的动脉瘤。

（二）手术方式

1. 体位　仰卧位，头高于胸并后仰 10°，向对侧旋转 30°，再向对侧肩部倾斜 15°，让额骨颧突位于最高点和视野中心，头架固定头部，避免压迫气管和颈静脉。

2. 手术切口与骨瓣

（1）手术切口

①切口：起于耳屏前 1cm 额弓上缘，避开颞浅动脉主干，垂直向上，颞线附近弧形向前止于发际内中线处。颧弓上缘切口起点、额骨颧突、皮肤切口终点所构成的夹角应≥120°，才有利于暴露额部颧突、使骨窗接近颅底。切皮前可用指腹感受颞浅动脉搏动，微调以避开血管走行。皮瓣沿帽状腱膜下分开，分离时需要将包含面神经额支的脂肪垫一并掀起；或在脂肪垫上方游离皮瓣，脂肪垫和颞肌一同掀起，以保护面神经额支。单极电刀切开颞肌，保留颞浅筋膜附着在颞上线的部分，以利于关颅时颞肌复位。

②分离：在帽状腱膜下层分离，游离颞肌浅筋膜，一同牵开；沿额骨额突上缘切开额肌及其筋膜，距颞肌 0.5cm 切开骨膜。

（2）骨瓣：额骨颧突颞线下钻孔，第 2 孔靠眶上缘，距中线 2～3cm，决定骨窗前后位的第 3 孔位于颞线边缘、冠状缝后方，决定额叶暴露范围的第 4 孔位于颞骨鳞部。锯骨成窗，扩大第 1～4 孔间骨窗，充分暴露颞极和颞叶前部，甚至颅中窝底。去除蝶骨嵴，使之与眶后壁平齐，环绕外侧裂弧形剪开硬脑膜并悬吊。

（3）术区暴露：硬膜以蝶骨嵴为中心，弧形剪开，暴露额颞叶、侧裂。在侧裂点（侧裂外侧最宽区域，额下回三角部正对区域）用显微剪刀锐性打开外层蛛网膜，释放侧裂池脑脊液。侧裂静脉拉向颞侧，脑表面覆盖脑棉，脑压板轻柔牵开脑叶，边牵拉边从外向内锐性解剖侧裂，直至侧裂深部。打开侧裂基底蛛网膜和基底池，进一步释放脑脊液，待额叶

颞叶充分回缩，视显露情况决定是否需要采用自动牵开装置进行牵拉。阻挡分离侧裂的横行静脉以及妨碍额叶颞叶牵拉的部分引流静脉需要电凝离断。

侧裂解剖也可以从内向外解剖，即先探查额底，打开外层蛛网膜显露基底池，解剖基底池释放脑脊液后，显露同侧颈内动脉和视神经，再从内向外逐步显微解剖侧裂。这种方法一般在动脉瘤夹闭手术中常用，首先显露颈内动脉，能够在分离动脉瘤导致出血时，临时阻断颈内动脉，赢得止血时间。

显微操作主要在三个间隙内进行。第一间隙，即视交叉前间隙；第二间隙，即视交叉-颈内动脉间隙；第三间隙，即颈内动脉-动眼神经间隙。通过第一间隙可以显露鞍上等结构；第二间隙可以显露垂体柄等重要结构；通过第三间隙可以显露后床突、后交通动脉、基底动脉尖端及上斜坡等部位。

（4）关颅：妥善止血，清点棉片，冲洗术野，根据情况放置或不放置硬膜下引流管。间断或连续缝合硬膜，硬膜外放置引流管，使用固定装置骨瓣复位，固定时需要注意保持引流管通畅。帽状腱膜下缝合皮下组织，金属钉或丝线间断缝合皮肤。如留置引流管，缝合过程中，保持持续水冲洗从硬膜下引流管流入，硬膜外引流管流出，一方面有利于发现出血，另一方面有利于置换残余的空气。

（三）翼点入路的改良和扩展入路

1. 额外侧入路　取外侧额骨骨窗进行开颅的手术入路。相比翼点入路切口，起点一致，但是终点更靠近中线，以便暴露额骨外侧。

（1）适应证：颅底中线、不偏侧生长的肿瘤。

（2）手术方式

①仰卧位，头向对侧偏斜，但是偏斜程度小于翼点入路，一般为 10°～20°。

②手术切口，相比翼点入路切口，起点一致，但是终点更靠近中线，以便暴露额骨

外侧。

③骨瓣形成，皮瓣形成后，分离皮下组织至暴露颅骨，仍然在关键孔钻孔，形成大小约为 $2.5cm \times 2cm$ 的骨窗。骨窗外侧到关键孔，内侧到额窦外侧缘，部分患者额窦气化良好时，额窦可能打开，这时需要将额窦黏膜除去后严格消毒，同时以骨蜡或自体组织填塞，以防颅内感染和术后脑脊液漏。眶骨上缘需要磨平，以防止术中阻碍显微操作。

④骨窗形成后，硬膜基底朝眶部弧形打开，暴露额叶、侧裂。额外侧入路几乎不暴露颞叶。显微镜下解剖侧裂至基底池、释放脑脊液。额外侧入路操作间隙主要以额底、第一间隙为主，偶尔利用第二间隙。第三间隙一般不能暴露。因此对比翼点入路，额外侧入路暴露的范围更靠近内侧和中线。主要适用于嗅沟-蝶骨平台-鞍结节等部位的病变。

⑤常规关颅。

2. 额颞眶入路　在翼点入路的基础上，通过离断颧弓和打开眶顶和眶外侧壁的一种入路。

(1)适应证

①颅内外沟通，以及较大的鞍旁肿瘤，海绵窦病变以及上斜坡、高位脑干腹侧病变。

②血管病变，如基底动脉尖端及其分叉部动脉瘤。

(2)手术方式

①体位：与翼点入路基本一致。

②手术切口：皮肤切口起于耳屏前颧弓下方约 1cm 处，向上延伸，发际内向内侧延伸至中线，整个皮瓣切口像反"?"形状。皮瓣形成后，切开颞肌，根据手术需要选择单纯颧弓切除、单纯眶壁切除及颧弓和眶壁切除。

③骨瓣形成：可以采用单块骨瓣法和两块骨瓣法。单块骨瓣法可分为：a. 单纯颧弓切除，前界为颧面孔上方，后界位于关节突前方；b. 单纯眶上壁和眶外侧壁切除，内侧界位于眶上切迹外侧缘，下界位于颧弓上缘；c. 眶壁和颧弓切除。两块骨瓣法过程：a. 额颞

部骨瓣形成同翼点入路，首先形成跨额颞部的骨瓣；b. 磨除蝶骨嵴和磨平颅中窝底，直至颧弓上缘水平；c. 骨窗形成。

离断颧弓后，颞肌向下牵拉的范围较未离断颧弓时增加 $1\sim1.5cm$，从而使得颅中窝底暴露的范围更低，术中对颞叶的牵拉更小。眶骨切除有利于对脑底面的暴露，可以在几乎不牵拉脑组织的情况下行手术切除。因此，额颞颧眶入路能够更好地暴露颅中窝底、海绵窦外侧壁、颞下窝以及眼眶等部位，对眶颅沟通、颅内-颞下窝沟通的肿瘤有着优越的显露视野。

④显微操作：同翼点入路。

⑤关颅：常规关颅。

(四)术后管理

1. 体位　上半身抬高 $15° \sim 30°$，半卧位，利于降低颅内压力，对脑灌注干扰小，注意保持患者术后呼吸道通畅。

2. 生命体征监测　主要为意识、瞳孔、血压、脉搏、呼吸、引流管是否通畅、引流管引流量、引流液性状。术后 6 小时内每小时观察一次，待患者病情平稳后可改每 4 小时或 6 小时一次。

3. 补液　为预防脑水肿，术后前 3 天静脉入量一般不超过 2000ml（不包括尿崩患者），注意监测电解质变化。

4. 脱水　20%甘露醇最为常用，还可用高渗葡萄糖溶液、10%甘油果糖、利尿药、高渗盐溶液。

5. 切口　术后引流管一般在 24～48 小时拔除，7 天后拆线，营养不良或糖尿病患者可适当推迟拆线时间。

三、颞下手术入路

采用颞骨开颅术的颞下入路主要适用于切除海绵窦后部、颅中窝底、颞叶、小脑幕区以及高位岩斜区肿瘤。结合一些辅助方法，颞下入路可以分为扩大颅中窝底入路、颞下经岩骨前-小脑幕入路（Kawase 入路）以及颞

下-乙状窦前(迷路前/经迷路)入路等。

(一)扩大中颅底入路

1. 适应证　颞叶内肿瘤、颅中窝底的病变(特别是中耳病变侵及颅中窝底)、三叉神经鞘瘤。

2. 手术方式

(1)体位:仰卧位,患侧肩垫高,头向对侧旋转 45°;也可取侧卧位。

(2)手术切口:常规颞部或额颞部切口,"∩"形,根据病变选择切口大小;在帽状腱膜下层分离,牵开头皮。切开骨膜、颞肌筋膜、颞肌,保留根部肌肉。

(3)骨瓣:钻孔,45°角斜面锯开颅骨,形成骨瓣。咬除额鳞下部直至颅中窝底,如病变在颅中窝前部,需将蝶骨嵴外侧半磨去。骨窗边缘出血用骨蜡止血。

(4)显露病变,分为硬脑膜外入路和硬脑膜内入路。

①脑膜外入路:a. 分离抬起硬膜,显露颅中窝底硬膜外肿瘤;b. 分离内侧时受到穿越眶上裂、圆孔、卵圆孔、棘孔的神经和血管的限制,脑膜中动脉可予切断;c. 颅神经若未被肿瘤侵犯则不应切断,显露并分块切除肿瘤。

②硬脑膜内入路:a. 双极电凝止血,将硬膜放射状剪开并沿骨窗缘悬吊,悬吊前可以在硬膜与颅骨间塞以吸收性明胶海绵止血,清洗术野;b. 在显微镜下分开外侧裂,用自动牵开器牵开额、颞叶,可显露颅中窝前中部;c. 从外向内逐步上抬颞叶,注意勿撕断Labbe 静脉,可显露颅中窝中后部;d. 如肿瘤位于颅中窝内侧-小脑幕切迹区,可游离下吻合静脉 1～1.5cm,抬起颞叶或切除该静脉前的颞下回、颞中回;e. 若肿瘤向后生长至桥小脑脚或斜坡,则应切开小脑幕切除肿瘤。

(5)常规关颅。

(二)颞下经岩骨前-小脑幕入路(Kawase 入路)

1. 适应证

(1)海绵窦后部肿瘤:扩展至幕上的上斜坡肿瘤,尤其是肿瘤位于脑干腹侧者。肿瘤下缘超过面听神经复合体不推荐 Kawase 入路。

(2)部分内听道内的听神经瘤:对于主要基底在中下斜坡的颅底肿瘤,可用乙状窦前入路进行切除。

2. 手术方式

(1)体位:术前通过腰穿或第三脑室穿刺先行释放颅内脑脊液压力。患者仰卧位,肩下垫枕,使上身抬高 20°,头转向健侧 90°,头顶向下倾斜 10°～15°,使患侧处于最高处。正确摆放的体位有助于判断颞骨的解剖结构。

(2)手术切口:在耳郭上行"∩"形切口,切口前部保持竖直以防伤及面神经,切口后部沿颞骨边缘弧形切开,而此切口形成的弧形颞浅筋膜有助于后面的关颅。切开大部分颞肌,翻起颞肌。同时注意留下部分肌蒂,便于关颅时肌肉的缝合。骨膜剥离子去除骨膜,磨钻、铣刀,以及咬骨钳打开颅骨骨瓣,显露硬脑膜。

(3)显露 Kawase 三角:牵开颞叶,显露岩骨,注意棘孔的位置,双极电凝切断脑膜中动脉。仔细分离与硬脑膜粘连的岩浅大神经与岩浅小神经,由于这两者与面神经相连,故分离时防止过度牵拉以免损伤面神经。注意辨认位于岩骨前部的岩尖、三叉神经压迹以及后部的弓状隆起。内听道位于弓状隆起稍前方、距离骨表面约 7mm。

(4)磨除 Kawase 三角:Kawase 三角前界位于三叉神经半月节压迹后缘,后界位于弓状隆起之前,外侧界为岩浅大神经沟,内侧界为岩骨嵴,为一类似四边形的骨性结构。在确定 Kawase 三角的磨除范围后,先用小号梅花磨钻磨除此三角前部的骨质,注意保留硬膜侧的骨皮质。然后,换用金刚钻小心磨除三角后部的骨质。这样磨除 Kawase 三角的方法可以很好保护周围的静脉结构。随着 Kawase 三角被磨除,三叉神经的可移动度变大,其与面神经之间的硬膜得以显露。

(5)显露病变:向内朝岩上窦方向切开约2cm的硬脑膜,然后沿着岩上窦扩大使之成为一个 T 形切口。切开颅后窝硬膜以及小脑幕,同时避免损伤滑车神经。切除斜坡区肿瘤时,将三叉神经向外上方推移。若为小脑幕脑膜瘤,则肿瘤极可能推挤三叉神经向下,而动眼神经与滑车神经被向上推移。术中应该避免对于滑车神经的过度牵拉,在小心分离三叉神经待其松动后再继续分离这两种神经之间的肿瘤。

(6)常规关颅。

(三)经岩骨乙状窦前入路

经岩骨乙状窦前入路是切除岩斜区肿瘤常用的手术入路之一。通过外侧枕下开颅、经乳突沿岩骨嵴方向磨除岩骨,乙状窦及其周围的重要结构得到了充分的显露,此入路尤其适用于中、上斜坡以及岩骨区肿瘤的切除。此外,乙状窦前入路还能有效减少颞叶的牵拉以及 Labbe 静脉的损伤,而其手术距离较颞下入路缩短约 3 cm,对于肿瘤的充分显露使得术者可以更方便地进行手术。乙状窦前入路的主要缺点是开颅耗时较长,对颅底骨质破坏较大,术后并发症较多。

经岩骨乙状窦前入路还可以根据岩骨的切除程度进一步分为扩大迷路后、经迷路和经迷路耳蜗三种类型。后两种入路较难保留听力,易发生脑脊液漏。另外,也有学者提出,通过对乙状窦前入路的改良,可以有效避免术中静脉窦的损伤,保留骨性半规管和耳蜗的完整性,并且降低术后并发症的发生率。

(四)术后管理

1. 体位　上半身抬高 15°～30°半卧位,利于降低颅内压力,对脑灌注干扰小,注意保持患者术后呼吸道通畅。

2. 生命体征监测　主要为意识、瞳孔、血压、脉搏、呼吸、引流管是否通畅、引流管引流量、引流液性状。术后 6 小时内每小时观察一次,待患者病情平稳后可改每 4 小时或

6 小时一次。

3. 补液　为预防脑水肿,术后前 3 天静脉入量一般不超过 2000ml(不包括尿崩患者),注意监测电解质变化。

4. 脱水　20％甘露醇最为常用,还可用高渗葡萄糖溶液、10％甘油果糖、利尿药、高渗盐溶液。

5. 切口　术后引流管一般在 24～48 小时拔除,7 天后拆线,营养不良或糖尿病患者可适当推迟拆线时间。

四、枕下后正中入路

枕下后正中入路主要显露小脑、延髓、脑桥、上颈髓、第四脑室、椎动脉和小脑后下动脉等神经血管结构。

(一)适应证

1. 肿瘤　小脑蚓部肿瘤、小脑半球近中线肿瘤、颅后窝及枕大孔区肿瘤,松果体区肿瘤和第四脑室肿瘤。

2. 血管疾病　小脑后下动脉远端动脉瘤、小脑半球或小脑蚓部动静脉畸形。

3. Chiari 畸形　Ⅰ型。

(二)手术方式

1. 体位　多采用坐位或半坐位(有利于暴露病灶和保持术野清晰,无渗血蓄积),头前屈 40°;如患者全身情况差或是儿童,可改俯卧位;如肿瘤位于小脑半球外侧,可取侧卧位,头架固定头部。特别注意不要影响静脉回流及气管受压。

2. 切口及分离　自枕外粗隆上方 3～5cm 至第 3～5 颈椎棘突,做一正中垂直切口,沿正中线无血管平面切开颈枕软组织,直达枕骨和第 1、2 颈椎,切开骨膜并行骨膜下分离,用骨膜剥离器剥离切口两旁肌肉,如需向侧方扩大暴露,可在上项线下数毫米处切断枕肌群,留少许筋膜和肌肉,以利术后缝合。

3. 骨瓣形成　显露枕骨和第 1、2 颈椎枕骨鳞部钻 2 个孔,咬去枕骨,上至横窦、下

至枕大孔后缘,咬除寰椎后弓正中部约 1cm,小心勿伤及椎动脉。如肿瘤位于上蚓部或小脑半球上部,需咬除枕外粗隆。也可采用游离骨瓣开颅,术后复位固定;寰椎后弓也可锯下,术后植回。

4. 显露及切除　横窦下缘到 C_1 水平,Y 形切开硬脑膜并悬吊,尽可能保持蛛网膜完整,显露小脑扁桃体、小脑半球和小脑顶部。开放枕大池,放脑脊液,根据病变位置解剖相关脑池。

松果体区肿瘤须先电凝切断小脑汇入横窦的桥静脉,解剖四叠体池和大脑大静脉池。

(1)四脑室肿瘤:用双极电凝电灼后纵行切开小脑蚓部,探明肿瘤与周围结构的关系,肿瘤与四脑室间垫以棉片,减少对脑干的刺激,切除肿瘤;如肿瘤基底部位于四脑室底,全切除较危险,可残留少量肿瘤于四脑室底。

(2)小脑半球肿瘤:横行切开小脑皮质,长约 2cm,脑压板牵开暴露肿瘤,囊性肿瘤可先穿刺抽液减压,寻找和摘除瘤结节,也可囊周游离肿瘤后切除;实质性肿瘤沿肿瘤周围游离,整块或分块切除;血管网状细胞瘤血供极丰富,手术中要特别注意控制出血。

(3)髓母细胞瘤:对放疗敏感,手术目的为疏通脑脊液通路,尽可能肉眼全切除肿瘤,由于可沿软脑膜播散,手术要做好防护,防止肿瘤碎片接种。

5. 关颅瘤床彻底止血　根据肿瘤的性质及切除的情况决定是否缝合硬脑膜(如小脑半球星形细胞瘤术后常敞开硬脑膜),妥善止血,常规分层缝合肌层、皮下组织和皮肤。

(三)术后管理

1. 体位　上半身抬高 15°～30°,半卧位,利于降低颅内压力,对脑灌注干扰小,注意保持患者术后呼吸道通畅。

2. 生命体征监测　主要为意识、瞳孔、血压、脉搏、呼吸、引流管是否通畅、引流管引流量、引流液性状。术后 6 小时内每小时观察一次,待患者病情平稳后可改每 4 小时或 6 小时一次。

3. 补液　由于脑水肿,术后前 3 天静脉入量一般不超过 2000ml(不包括尿崩患者),注意监测电解质变化。

4. 脱水　20％甘露醇最为常用,还可用高渗葡萄糖溶液、10％甘油果糖、利尿药、高渗盐溶液。

5. 切口　切口引流管一般在 24～48 小时拔除,7 天后拆线,营养不良或糖尿病患者可适当推迟拆线时间。

6. 脑室引流管　注意换药且固定妥善,根据患者脑积水情况至术后 3～7 天拔除。

五、枕下经小脑幕入路

枕下经小脑幕入路是由 Poppen 于 1966 年始创,故又称为"Poppen 入路",先后经过 Jamineson、Lapras 等改良后得以推广,是目前切除松果体区肿瘤的最常用手术入路之一。该入路采用内侧到中线、下缘到上项线的皮肤切口,行内侧到矢状窦、下缘到横窦的顶枕骨瓣,打开硬脑膜并抬起枕叶底面,利用大脑镰与小脑幕的夹角,通过切开小脑幕获得的视野暴露松果体区周围病变的手术方式。

(一)适应证

1. 松果体区所有病变。

2. 中脑背侧及第三脑室后部肿瘤。

3. 胼胝体压部肿瘤。

4. 小脑上蚓部肿瘤。

5. 四脑室上部肿瘤。

(二)手术方式

1. 体位　俯卧位,头向左下偏转 45°,头架固定,枕叶因重力作用自动向下退让,有利于显露大脑镰和小脑幕。

2. 切口与分离　内侧过中线 2cm,下方到枕外隆突及乳突根部,外侧为横窦中外 1/3 交界处,上方位于项结节水平以下的呈马蹄形切口,皮瓣长 6～7cm,宽 5～6cm;翻开皮瓣后,确定人字缝、上项线和矢状缝。人字缝下方为枕骨,外侧缘为星点。上项线水平与横窦相对应。矢状缝的颅骨深面对应上矢状窦。

3. 骨瓣形成　钻孔四个,分别位于切口的四个顶点。过中线时,也可在中线两边各钻一骨孔。骨瓣显露的重点是横窦和矢状窦的夹角,一般显露横窦的上缘和矢状窦的内侧缘即可。

4. 显露及切除　颅压不高时,"X"形剪开硬膜,硬膜瓣基底分别翻向矢状窦和横窦;当脑压较高时,可先予以甘露醇静滴或者枕角穿刺引流减压后再打开硬膜。向上、外侧牵拉枕极的下内侧面,寻找出直窦与小脑幕尖位置,术中逐步释放脑脊液,以致手术区域能显露到位的情况下尽量对枕叶的牵拉程度最小;平行直窦外侧约 1cm 处切开小脑幕(有条件者建议采用激光刀),电凝小脑幕膜切缘处,让其皱缩,增加视野显露;将内侧的小脑幕瓣翻向大脑镰方向并悬吊,或者直接切除一个楔形小脑幕瓣来扩大显露。小心打开四叠体池后壁增厚的蛛网膜,置入小三角棉片,缓慢释放池内脑脊液从而进一步改善对肿瘤的显露。向前下方逐步暴露胼胝体压部及 Galen 静脉系统,可见被肿瘤压迫抬高变薄的胼胝体压部及胼周后静脉。

术中对肿瘤的处理取决于肿瘤的病理性质和其与脑干、静脉系统等重要结构的关系,以及患者的一般情况、年龄、联合治疗的可能效果等多种因素。恶性肿瘤不求全切除,只要充分减压、打通脑脊液循环即可。良性肿瘤与重要结构粘连紧密的,不可勉强全切而造成严重后果。

5. 关颅　妥善止血,生理盐水灌满手术野,骨瓣复位和固定,常规分层缝合肌层、皮下组织和皮肤。

(三)术后管理

1. 体位　上半身抬高 15°～30°,半卧位,利于降低颅内压力,对脑灌注干扰小,注意保持患者术后呼吸道通畅。

2. 生命体征监测　主要为意识、瞳孔、血压、脉搏、呼吸、引流管是否通畅、引流管引流量、引流液性状。术后 6 小时内每小时观察一次,待患者病情平稳后可改每 4 小时或 6 小时一次。

3. 补液　为预防脑水肿,术后前 3 天静脉入量一般不超过 2000ml(不包括尿崩患者),注意监测电解质变化。

4. 脱水　20%甘露醇最为常用,还可用高渗葡萄糖溶液、10% 甘油果糖、利尿药、高渗盐溶液。

5. 切口　切口引流管一般在 24～48 小时拔除,7 天后拆线,营养不良或糖尿病患者可适当推迟拆线时间。

6. 脑室引流管　注意换药且固定妥善,根据患者脑积水情况至术后 3～7 天拔除。

7. 类固醇激素　1 周内减量至停(如脑水肿严重或脑皮质受损较重,可适当延长)。

六、枕下远外侧入路

(一)适应证

硬膜内肿瘤:下斜坡、枕骨大孔和上颈段腹侧或腹外侧肿瘤,尤其位于硬膜内者。颈静脉孔区肿瘤。

(二)手术方式

1. 体位　可选择侧卧位或坐位。①侧卧位:病灶在上,头略向后转,同侧肩向下牵开。②坐位:头略旋转,使病变侧乳突偏向中线,用布带把同侧肩膀向下牵拉。

2. 切口　切口起自乳突,沿上项线,折向下到 C_3 或 C_4 平面。也可从乳突尖下方 4cm 开始,沿胸锁乳突肌前缘向上到乳突基部,再沿上项线折向中线。切开皮肤、皮下组织。

3. 分离

(1)骨膜下分离:切开肌肉和骨膜,在骨膜下分离,将皮肌瓣翻向外下方,显露枕骨、乳突后部和 C_1、C_2 椎板。

(2)椎动脉分离:分离 C_1 后弓,从中线直至患侧横突,先分离下缘,再分离上缘。分离应在骨膜下进行,以免损伤椎动脉和椎旁静脉丛。从 C_1 横突孔开始,沿 C_1 后弓的椎动脉向内侧直至进入硬脑膜处分离椎动脉,将椎动脉牵向外上方。

(3)骨窗:咬除枕骨鳞部,内侧近中线,外侧到乙状窦、颈结节和枕骨髁,枕骨大孔开放。保护好颅外段椎动脉。用咬骨钳或高速钻进一步切除枕骨大孔的外侧缘、颈结节、枕骨髁的后内 1/2 和 C_1 侧块的内侧部分,切除乳突后部,完全显露乙状窦。

4. **显露及切除肿瘤** 在乙状窦后方或前方切开硬脑膜,显露、切除肿瘤。必要时可切断乙状窦,以获得更广泛的显露,切断的位置一般在垂直段与水平段交界处,垂直段断端缝扎或夹闭,水平段断端用吸收性明胶海绵填塞即可。枕骨大孔区硬脑膜肿瘤以脑膜瘤多见,可能包绕后组颅神经、椎动脉及其分支,分离时需小心。肿瘤与脑干间通常有蛛网膜界面,如果界面不清楚,不要勉强分离,宁可残留薄层肿瘤组织。

5. **关颅** 肿瘤切除后,缝合硬脑膜,分层缝合肌肉和皮肤。

6. **注意事项**

(1)保留组织小岛:沿上项线切断肌肉时,注意在附着处保留 1cm 左右的项筋膜和头夹肌,以便手术结束时缝合。

(2)保护血管及神经:从骨面上分离肌肉时,保留在 C_2 椎板上方穿出的 C_2 神经根,据此可找到位居其前内侧的椎动脉。

(3)特别注意:分离椎动脉时有 2 处需注意。

(4)椎动脉离开 C_1 后弓的椎动脉沟折向硬脑膜处:相当于 C_1 后弓高度骤然增加处的外侧,该处还常有椎动脉的分支——Salmon动脉。

(5)椎动脉穿越硬脑膜进入颅内处:由于椎动脉与硬膜粘连紧密,分离时不要试图完全游离椎动脉,切开硬膜时最好离开动脉数毫米。此外对血管变异亦应注意。

(6)颅骨与枕骨鳞部切除范围:不可过广,以便必要时做枕骨鳞部与颈椎间的植骨融合。枕骨髁部分切除的患者无须融合,但完全切除者则必须融合。枕骨髁切除的范围视具体情况而定。

(7)保护椎动脉肿瘤与椎动脉及其分支:椎动脉及其分支间有一层蛛网膜界面,沿此界面多可将动脉分开。但曾有过手术史者分离困难,不应勉强,可残留少许肿瘤,也不应损伤动脉。

(8)神经的保护:肿瘤与后组颅神经关系密切,采用从正常区向病变区解剖分离的方法,有助于保留这些神经。

七、乙状窦后入路

乙状窦后入路(retrosigmoid approach)又叫枕下外侧入路,是指在枕部横窦以下、乙状窦后方开颅,利用横窦和乙状窦的夹角与小脑半球之间的间隙进入,向内下方牵开小脑后,显露以桥小脑角区为主要视野的入路。

(一)适应证

1. **肿瘤** 主体位于桥小脑角区,尤其肿瘤上界位于面神经、前庭蜗神经复合体以下的肿瘤,如听神经瘤、脑膜瘤、胆脂瘤等;肿瘤主体位于面神经、前庭蜗神经以上时,使用该入路需要在面听神经间隙操作,容易造成神经损伤,不推荐为首选入路。

2. **微血管减压术** 三叉神经痛、面肌痉挛、舌咽神经痛。

3. **血管病变** 小脑动静脉畸形(AVM)、椎-基底动脉及其分支动脉瘤。

(二)手术方式

1. **体位** 可取侧卧位、仰卧位和半坐位等。目前侧卧位使用较多,病变侧朝上,头架固定,该体位对桥小脑角区显露好,并能够有效防止空气栓塞。

2. **手术切口与分离** 通常使用的有直切口、S形切口。直切口,是指在乳突后 1cm

处做与上项线垂直的直切口,切口上方达上项线上方 2cm,下方至 C_1 水平,直切口操作简单、创伤小,适用于中小型桥小脑角区肿瘤的显露和微血管减压术,为了增加显露也可使用 S 形切口。切开头皮和皮下组织达帽状腱膜下层,头皮夹止血,从上至下,由浅至深,直至颅骨。乳突牵开器向两侧牵开枕后肌肉,如遇乳突导静脉,切断后骨蜡封闭。切开肌肉时可先锐性切开肌肉筋膜,后再钝性分离肌肉纤维,这样可以减少损伤和出血。

3. 骨瓣　骨窗的上缘要显露横窦和乙状窦,骨瓣大小可根据手术需要做适当调整,以增加显露。

4. 显露及切除　先用手试探观察硬脑膜的张力,如果一些肿瘤性病变造成桥小脑角区张力较高,可先使用甘露醇或者行侧脑室后角穿刺引流,放出脑脊液,缓解颅内压。然后,再呈星型或者放射状剪开硬膜,在剪开硬脑膜时一定要注意横窦和乙状窦的保护,避免撕破出血。打开桥小脑角蛛网膜释放脑脊液:在小脑外侧缘,锐性剪开蛛网膜,打开蛛网膜下隙,让脑脊液流出,释放充分后轻轻牵拉小脑半球,显露桥小脑角相关区域。根据术中牵拉小脑的方向和部位的不同,显示不同区域的解剖结构。

5. 关颅　显微操作完成后,术区彻底止血,直至术野水冲洗清亮无血丝。根据情况放置或不放置硬膜下引流管。间断或连续缝合硬膜,硬膜外放置引流管,使用固定装置骨瓣复位,固定时需要注意保持引流管通畅。逐层缝合枕部肌肉,缝合皮下组织,金属钉或丝线间断缝合皮肤。如留置引流管,缝合过程中,保持持续水冲洗从硬膜下引流管流入,硬膜外引流管流出,一方面有利于发现出血,另一方面有利于置换残余的空气。

(三)术后管理

1. 体位　上半身抬高 15°～30°,半卧位,利于降低颅内压力,对脑灌注干扰小,注意保持患者术后呼吸道通畅。

2. 生命体征监测　主要为意识、瞳孔、血压、脉搏、呼吸、引流管是否通畅、引流管引流量、引流液性状。术后 6 小时内每小时观察一次,待患者病情平稳后可改每 4 小时或 6 小时一次。

3. 补液　为预防脑水肿,术后前 3 天静脉入量一般不超过 2000ml(不包括尿崩患者),注意监测电解质变化。

4. 脱水　20% 甘露醇最为常用,还可用高渗葡萄糖溶液、10% 甘油果糖、利尿药、高渗盐溶液。

5. 切口　切口引流管一般在 24～48 小时拔除,7 天后拆线,营养不良或糖尿病患者可适当推迟拆线时间。

6. 脑室引流管　注意换药且固定妥善,根据患者脑积水情况至术后 3～7 天拔除。

7. 类固醇激素　1 周内减量至停(如脑水肿严重或脑皮质受损较重,可适当延长)。

八、脑室内肿瘤的显微外科治疗

脑室系统肿瘤手术的一般原则是,根据神经影像学和脑室造影结果,遵循良好的暴露、足够大的手术操作空间,对脑室毗邻重要结构牵拉、损伤、破坏最小的原则,而且路程应最短。

(一)侧脑室肿瘤手术入路及手术步骤

1. 前角肿瘤　采用额部骨瓣,在冠状缝前方、平行矢状线沿脑回在额中回皮质造口,钝性分离脑白质至脑室壁,电凝脑室壁室管膜后切开,显露肿瘤。

2. 三角区肿瘤　取额上回后端到顶叶下部的脑皮质横切口,由三角区下部进入侧脑室。

3. 后角肿瘤　经枕叶入路。

4. 下角肿瘤　经颞叶入路。

(二)第三脑室肿瘤手术入路及手术步骤

1. 额下经终板入路　当肿瘤不很大、突入第三脑室前下部,仅使视交叉、终板受到牵拉时采用此入路。肿瘤常使终板向前突出,小切口切开终板中央,注意勿损伤前交通动脉、胼胝体嘴、视交叉、视束、穹柱和三脑室侧壁等结构。

2. 经侧脑室前角室间孔入路　此入路在显露第三脑室前部深方优于经胼胝体入路,但皮质静脉和上矢状窦易受损伤。在前额叶额中回做矢状方向切口,长 3cm,进入侧脑室前角,先找到脉络膜丛,向前可找到室间孔。经室间孔显露第三脑室前部,必须在室间孔前上方切断穹柱,注意只能切断单侧,如

切断双侧将导致记忆障碍。棉片保护,防止污染术野,先穿刺,再瘤内切除肿瘤。

3. 经胼胝体前部入路　显露大脑纵裂,找到大脑镰、扣带回、胼胝体,保护肌周、胼胝缘动脉,严格沿中线切开胼胝体 2～2.5cm,经侧脑室前角或穹间缝进入第三脑室。

(三)第四脑室肿瘤手术入路及手术步骤

见本节"枕下后正中手术入路"部分。

(赵庆顺　邝　欢)

第三节　神经外科锁孔手术

锁孔入路神经外科微创手术是一门微创理念主导下的神经外科微创手术技术的进一步发展的高级阶段。在没有广泛使用显微镜之前,神经外科的手术入路都是奉行大切口、大骨瓣路线,目的也很明确:第一,充分显露目标手术视野,可牵拉邻近脑组织增加显露空间;第二,影像学定位和术前的人工定位仍有偏差,需要扩大手术切口,充分显露术野;第三,止血技术不足,显露困难,导致术后脑内迟发血肿或严重的脑组织水肿,部分手术仍需要予以去骨瓣减压,保证充分降低颅内压。

但随之带来的缺点也很明显:第一,开颅、关颅操作时间长,创伤大;第二,容易造成术区污染、术后感染;第三,影响容貌,可能需要二次手术等。

自从苏黎世大学医院的神经外科主任亚萨吉尔等前辈们在神经外科手术中应用手术显微镜,随着手术技巧的提升,操作更加细致,以及手术性脑组织创伤的不断缩小化,骨瓣减小就是一个大趋势。从 1971 年 Wilson 提出锁孔神经外科概念之后,历经近 50 年,随着神经外科手术显微镜的临床广泛应用,各类精致的显微器械不断在临床应用,该技术不断成熟和应用于新的适应证,特别是近年来导航技术和内镜技术的飞速发展,可以

夸张一点说,无论是出血性疾病,还是肿瘤性疾病,或者感染性疾病等都可应用外科锁孔手术治疗。搜索中国知网近 5 年来公开发表的文献,就有 130 篇有关锁孔入路的文献报道,说明了该技术强大的生命力。其中,锁孔入路也是神经外科手术中微创手术理念的一种外在体现。

一、概念和发展史

(一)概念

锁孔入路神经外科微创手术是指通过位置合适的小骨窗(直径 2～3cm)进行显微神经外科手术或内镜辅助显微神经外科手术,或使用内镜及其配套精密工具,用小骨窗显露、切除颅内深部或浅部大的病变。锁孔(keyhole)有两层意思:其一,如同通过旧时很小的门锁孔,可窥视室内的景象一般,锁孔手术通常采用尽可能小的颅孔,利用锁孔的放大效应,在显微镜进行颅内深部各种病变的手术。2015 年后,神经内镜手术解剖、理念、精密器械取得重大突破和逐渐在全国推广,更多的神经外科医师选择了锁孔入路内镜下手术方案。锁孔手术理念需体现在手术每一操作的微创过程中,如头位的摆放、手术切口设计与消毒、肌肉的分离和牵开、骨瓣的位置和大小、硬膜切开的范围、颅空间的拓

展、神经-血管间隙的选择、脑牵开方向和力度、病灶的处理、术野的止血、入路结构的复位闭合等。其二,是关键孔的意思,通过个体化的设计,选择发挥作用的关键部位,物尽其用,去除不必要的显露和损伤。要求颅孔对颅内病变定位像一把钥匙开一把锁一样精确,个体化设计的手术通道可直抵颅内病变区域,达到微创手术的目的。锁孔手术一般只需剃除 5cm×2cm 左右的头发,有的还不需剃发,在眉毛上或发纹中进行切口设计,手术切口 4cm 左右,颅骨瓣 2.0～2.5cm 直径(直径小于 2.5cm)。

(二)发展史

1. **起源**　最早起源于普通外科、胸科、骨科和泌尿外科,将光纤、内镜等小型器械置于体腔深部,进行病变的活检、切除、止血、引流等操作。后来逐渐应用于头部,由于在不断反复的颅骨开颅时,逐渐缩小的骨窗,相对于大的颅腔,骨窗定位越准确(Keyhole),手术越容易完成,对患者的损害也越小。

2. **发展**　神经外科的锁孔手术(keyhole surgery)的概念由 Wilson 于 1971 年首先提出,认为锁孔可以满足显微神经外科手术的需求,倡导改进传统的开颅手术方法,限制手术切口大小,从而减少不必要的手术创伤,进步发挥显微神经外科的优越性。强调"锁孔"不仅仅是指骨窗的面积大小,更是一种切除颅内病变的原则——在整个手术过程中对组织结构干扰的最小化。1991 年,Fukushima 首次采用 3cm 直径的骨窗,经纵裂锁孔入路夹闭前交通动脉瘤。1999 年,德国美因兹大学 Perneczky 有关锁孔神经外科手术概念专著的出版,标志着该项技术已走向成熟,成为其发展过程中的一个里程碑。锁孔显微手术的宗旨在于根据个体解剖及病灶特点设计手术入路,充分利用有限的空间,去除不必要的结构显露或破坏,凭借精湛的显微手术基本功,以最小的创伤(包括心理损伤和物理损伤)取得最好的手术疗效。著名

的神经外科专家 Sammi 在国际微创神经外科大会上认为,2cm 左右直径的颅孔,加上骨窗缘内板的磨除,可作为颅底手术的标准术式。国内多家著名神经外科机构在 2005 年后采用了该理念,也取得了良好的效果。2015 年后,随着神经内镜技术的迅猛发展,该技术获得了巨大的临床应用。国内多家医院的文献显示,结合导航技术和硬套筒显露、神经内镜技术等,锁孔入路手术中高血压脑出血、听神经瘤、小脑膜瘤、脑室肿瘤、未破裂的脑动脉瘤、三叉神经痛、面肌痉挛等疾病中均取得了良好的效果。我科在高血压脑出血、听神经瘤、脑室肿瘤、脑室镜造口、颅内巨大蛛网膜囊肿造口、颅内小病灶切除等均运用了锁孔技术,取得了良好的效果。

(三)优点

锁孔入路神经外科微创手术疗效优于普通显微神经外科,有如下优点。

1. 手术切口小,减少不必要的脑暴露,骨窗直径一般小于 3cm。

2. 不影响容貌。

3. 对头面部肌肉的血运供影响较小。

4. 手术后恢复快。

二、仪器和设备

相对普通显微神经外科,需要的仪器和设备稍多。

1. 导航设备,常用的是无框架导航设备。

2. 神经内镜组件或神经外科手术显微镜和相关的内镜手术器械和显微手术器械。

3. 自动牵开器系统和商品化的硬套筒工作通道系统,后者主要用于高血压脑出血和脑室内肿瘤手术。

4. 气动颅钻动力系统或电动颅钻动力系统。

5. 其他需要改进的适应在狭窄通道里操作的精密工具。

三、适应证

1. 高血压脑出血，包括基底节脑出血、小脑出血、脑室内出血。

2. 颅内小体积的（最大径小于 3cm）良性肿瘤，包括垂体瘤、脑膜瘤、听神经瘤、颅咽管瘤、室管膜瘤、皮样和上皮样囊肿、三脑室胶样囊肿等。

3. 颅内脑动脉瘤。

4. 三叉神经痛、面肌痉挛等。

5. 三脑室底造口、巨大蛛网膜囊肿造口等。

四、常用锁孔入路

(一)眶上外侧锁孔入路

1. 适应证　主要适用于鞍区肿瘤和颅底脑动脉瘤。

2. 手术步骤　全麻后，头部使用三钉头架固定，平卧位，头后仰 10°～15°、稍转向对侧 10°～60°不等（病灶部位靠前，则角度越大），目的是额叶底部会因重力作用离开颅底硬膜，额叶和颞叶会自然分开。先标记眶上切迹、颞前线等解剖结构，切口是从眶上切迹至眉毛的外侧，选择眉毛的上缘切开，长约 5cm。半圆形切开骨膜向眶侧拉起，稍分离颞肌至颞前线，缝吊向后牵开颞肌，在关键孔处钻颅骨孔 1 个，铣刀开颅，尽量避开额窦，骨窗平颅底，然后尽可将额骨缘和眼眶嵴磨平。骨窗大小(25～30)mm(宽)×(15～25)mm(高)。弧形切开硬膜，翻向下，然后进行硬膜下操作，通过释放蛛网膜池获得良好的操作空间。主要是显露颅前窝底、蝶骨大翼、鞍结节、视交叉、大脑前动脉复合体等结构。自动牵开器连接的脑压板抬起额叶底部，开放蛛网膜间隙，充分引流脑脊液，待脑组织回缩后以自动牵开器稍牵引，即可获得良好的手术空间。细致止血后，清点棉片，使用温生理盐水注满硬膜下间隙，严密缝合硬膜（部分创面渗血的病例可能留置硬膜下引流管），悬吊硬膜，用钛连接片等材料固定骨瓣，关颅，分层缝合头皮。

3. 术后管理

(1)体位：上半身抬高 15°～30°，半卧位，利于降低颅内压力，对脑灌注干扰小，注意保持患者术后呼吸道通畅。

(2)生命体征监测：主要为意识、瞳孔、血压、脉搏、呼吸、引流管是否通畅、引流管引流量、引流液性状。术后 6 小时内每小时观察一次，待患者病情平稳后可改每 4 小时或 6 小时一次。

(3)补液：由于脑水肿，术后前 3 天静脉入量一般不超过 1500ml(不包括尿崩患者)，注意监测电解质变化。

(4)脱水：20％甘露醇最为常用，还可用高渗葡萄糖溶液、10％甘油果糖、利尿药、高渗盐溶液。

(5)切口：一般不放置切口引流管，7 天后拆线，营养不良或糖尿病患者可适当推迟拆线时间。

(6)硬膜下引流管：注意换药且固定妥善，根据患者引流液情况至术后 3～5 天拔除。

(二)翼点锁孔入路

1. 适应证　主要适用于小的蝶骨嵴脑膜瘤、鞍结节脑膜瘤、脑动脉瘤等。

2. 手术步骤　摆放头位如翼点入路，更加强调头部的过伸，使得打开硬膜后，额叶脑组织能依靠自身重力离开前颅底硬膜。先标记翼点和颧弓等结构，以关键孔外侧 2cm 处为蝶骨嵴体表投影处为中心，发际内切口，切开头皮后必须见翼点的 H 形结构。在蝶骨嵴翼点处钻孔 1 个，铣刀开颅，取下骨瓣后，需要磨除蝶骨嵴外 1/3 骨质，至硬膜返折处。主要用于暴露侧裂区、颈内动脉及其分支、鞍结节、颅中窝底等结构。必须分离侧裂区，才能获得充分的显露。分离侧裂时，仍按照额叶侧分离的原则，逐步由浅部至深部分离蛛网膜系带，最后显露瘤体和颈内动脉复合体、视交叉等结构。分块切除瘤体。关颅：止血后，使用生理盐水注满硬膜下间隙，严密缝合硬膜（部分创面渗血的病例可能留置硬膜下引流管），悬吊硬膜，用钛连接片等材料固定骨瓣，分层缝合头皮。

3. 术后管理 同眶上外侧锁孔入路。

(三)颞下锁孔入路

1. 适应证 主要适用于小脑幕、岩斜坡脑膜瘤的肿瘤手术。

2. 手术步骤 全麻后，三钉头架固定头部，仰卧位，同侧肩部抬高 $10°\sim15°$，根据病变的性质和具体位置，头转向对侧 $45°\sim80°$，使颧弓大体上处于水平位，头架固定。颈过伸 $10°\sim15°$，向对侧侧屈 $15°\sim20°$，颞叶借自身重力离开中颅底，减少脑牵拉损伤。做耳前 1cm 自颧弓向上的直线或 S 形皮肤切口，长约 5cm。切开皮肤、颞肌，显露颞骨鳞部。在颧弓根部上方钻孔，扩大骨窗，直径 $25\sim30$ mm。根据显露的需要可磨除颧弓上缘和部分岩骨。弧形或 Y 形切开并悬吊硬脑膜。开放脑池，释放脑脊液，吸出脑脊液，使得颞叶回缩，与颅中窝底分离。可以观察到岩斜区、小脑幕缘、岩床韧带、海绵窦侧面、颈内动脉及其分支、大脑后动脉及其分支、基底动脉顶端、小脑上动脉、中脑前外侧面和脑桥上部。硬膜下腔注水后，分层关颅。

3. 术后管理 同眶外侧锁孔入路。

(四)大脑半球间锁孔入路

1. 适应证 主要适用于大脑前动脉远端脑动脉瘤夹闭术等。

2. 手术步骤 关键是定位和对上矢状窦的保护问题，最好在导航指导下操作。可以直切口或弧形切口，定位好目标病灶和上矢状窦，钻颅骨孔和铣刀开颅时注意保护颅骨下结构。做额、顶部纵裂锁孔入路时，患者仰卧位；做顶枕纵裂锁孔入路时，患者俯卧位。头向开颅侧旋转 5°，以便在显露胼胝体时额叶、顶叶或枕叶因自身重力离开大脑镰，减轻脑牵拉损伤。头架固定。骨窗通常跨越中线和上矢状窦。一般选择横或垂直的直线或 S 形皮肤切口，额部发际高或秃顶者的皮肤切口应与额纹一致。骨窗直径 $2\sim3$cm，可位于上矢状窦的任意侧，一般根据病灶的偏侧来选择。在上矢状窦投影线上的颅骨矢状缝上钻颅骨孔 2 个，分离硬脑膜和骨面后，铣刀可于上矢状窦上方锯下骨瓣。骨窗大多数位于病变的同侧，也可以在对侧。经纵裂锁孔入路也适用于切除大脑镰、胼胝体、颅前窝中线部位及第三脑室病变。弧形切开硬脑膜，翻向上矢状窦，剪开硬脑膜和脑组织之间蛛网膜系带，显露纵裂。断离血供后分块切除瘤体。或控制载瘤动脉后，夹闭动脉瘤。止血后，使用生理盐水注满硬膜下间隙，严密缝合硬膜，悬吊硬膜，用钛连接片等材料固定骨瓣，关颅，分层缝合头皮。

3. 术后管理 脑室引流管注意换药且固定妥善，根据患者引流液情况至术后 $3\sim5$ 天拔除。其余同眶外侧锁孔入路。

(五)经皮质-脑室锁孔入路

1. 适应证 主要适用于脑室内肿瘤和脑室内出血的手术等。

2. 手术步骤 初学者可以在导航引导下开始，可以直切口或弧形切口，定位好目标病灶和上矢状窦，钻颅骨孔和铣刀开颅时注意保护颅骨下结构。患者仰卧位，头部处中立位或转向对侧 $10°\sim15°$。头部抬高 30°，使开颅部位处于最高位。在发际后、冠状缝前 10mm、旁开中线 $25\sim30$mm 做直切口，长 $40\sim50$mm，头皮向两侧牵开。钻颅骨孔 1 个，用高速铣刀切开骨瓣，骨窗直径 $25\sim30$mm，其中心距正中线 $25\sim30$mm。弧形切开硬脑膜，翻开硬膜，基底朝向矢状窦。做皮质造口进入侧脑室，或商品化的套筒，逐步扩张工作通道后，进入侧脑室，置入内镜，先辨认孟氏孔及其周围结构，分块切除肿瘤。还可以经扩大的孟氏孔进入第三脑室，烧灼肿瘤的供血动脉，分块切除肿瘤。注水于硬膜下腔后，留置脑室引流管从切口旁引出，缝合硬膜,悬吊硬膜,使用钛金属连接片固定小骨瓣,关颅,分层缝合头皮。

3. 术后管理　同眶外侧锁孔入路。

（六）乙状窦后锁孔入路

1. 适应证　主要适用于听神经瘤切除术和颅神经微血管减压术、脑膜表皮样囊肿、部分后循环脑动脉瘤等。

2. 手术步骤　这里以听神经瘤切除术为例。体位和头位和经典的乙状窦后入路一样,全麻后,侧卧位,病灶侧位于上方,三钉头架固定头部,躯干和水平线成 20°～30°,上半身前俯 30°,颈部屈曲至下颌髁部至胸骨两横指距离,乳突位于最高点。标记静脉窦投影线、正中矢状线和切口线。取发际内直线切口或小拐杖切口,长 6～7cm。通过对枕部肌肉的分离或电切后,显露骨面和星点、乳突后沟等结构,钻颅骨孔 1 个或磨开乙状窦部分投影区的骨质,再铣刀开颅形成锁孔,大小约 20mm×30mm。使用铣刀时注意注水降温,避免硬膜被热烧灼穿孔。一般要暴露乙状窦的内侧部分,也可以通过磨除颅骨骨窗的内板来增加显露。切开硬膜的方法有多种,主要看术者习惯,我科多采用弧形切开硬膜,将硬膜瓣翻向静脉窦的方法。通过脱水等方法让小脑回缩,先向内牵拉小脑 10～15mm,暴露病灶的外侧部分。打开枕大池,放出脑脊液,松弛小脑半球。小脑回缩后,分离病灶表面的蛛网膜,烧灼病灶表面的小血管,然后内减压病灶,逐步缩小瘤体,最后分离切除瘤体。术中一般不断离岩静脉。止血后,使用生理盐水注满硬膜下间隙,严密缝合硬膜,悬吊硬膜,用钛连接片等材料固定骨瓣,关颅,分层缝合头皮。

3. 术后管理　脑室引流管注意换药且固定妥善,根据患者引流液情况至术后 3～5 天拔除。其余同眶外侧锁孔入路。

（七）内镜下枕下旁正中锁孔入路

经幕下小脑上通道,用于切除松果体区肿瘤。从经典的枕下正中切口,经幕下小脑上入路改良而来,理想的状态是能利用小脑自身重力下垂而显露幕下小脑上间隙,多采用坐位手术,或侧卧位而头部转向上方的特殊体位手术。是近年来国内神经外科内镜技术发展起来的新的手术入路。我科暂无此经验。

五、手术操作和注意事项

必须牢记一点,锁孔入路手术只是手段,是微侵袭手术的理念的体现,并不是强制性的教条。术者必须对解剖结构熟记心中,经过规范的显微操作培训和内镜操作培训,器械准备充分,方可手术。处理不同部位、不同病变的锁孔手术基本操作大致相同。首先是通过开放蛛网膜下隙池或穿刺脑室释放脑脊液降低脑压,然后用手术显微镜初步显露脑深部结构,在显微镜的直视下或将内镜置于适当位置,并用气动臂等支撑臂固定。内镜图像通过摄像系统显示于监视器上。利用内镜和(或)显微镜的图像夹闭动脉瘤或切除肿瘤。由于开颅范围小,病变位置深,操作空间小,术中需要不断调整手术显微镜的角度或内镜的深度和角度来获得良好的操作视野,从而有质量地完成手术。因此只有经验丰富的神经外科医生才能熟练地开展锁孔神经外科微创手术,而且还须注意:①熟悉各种锁孔入路微创手术显露重点和内镜神经解剖学标志。②充分降低颅内压,利用蛛网膜下隙池或脑室系统等自然解剖间隙到达病变,最大限度地降低脑牵拉损伤。③根据病变性质和解剖部位的不同,选择不同长度、不同直径、不同视角的内镜进行操作,仅有一种内镜是不够的。④术中内镜的固定必须安全可靠,不小心碰撞或移动内镜都有可能造成严重后果。⑤为保持内镜物镜清晰和避免长时间聚焦、热辐射造成脑损伤,术中要经常冲洗镜头。

六、效果评价

神经外科的锁孔入路,通过有针对性地缩小头皮切口长度和骨窗的大小面积,减少切、钻、铣和止血操作时间,开颅和关颅的手术时间至少节省 1 小时,手术者可集中精力处理颅内病灶;微小暴露和对颅内结构的微创,使感染率下降,术后癫痫、血肿等并发症减少,术后反应轻;因手术切口小,骨窗小,出血少,脑组织暴露少,术中基本不需输血,术后无须置管引流。可减少患者对手术的恐惧,增强康复的动力;较好的外观结果,可使患者尽早恢复正常生活;早期康复可缩短住院期,减轻护理负担;治疗的总体费用节省(住院费用及护理费用低,患者脱离工作时间短),可获得较大的社会、经济效益。

七、并发症及注意事项

锁孔入路神经外科微创手术的并发症主要和术者的熟练度和病例选择有关。一般来说,它的并发症包括出血、血管损伤等,但发生率较普通显微神经外科手术低。主要注意的事项包括术前评估患者情况和病灶细节、术前的器械准备、手术计划的设计。其他注意事项和普通显微神经外科大致相仿。在目前的内镜技术发展支持下,其手术适应证不断扩大,部分术者取得了瞩目的成就。

八、展望

目前锁孔入路神经外科微创手术已经相当成熟,临床神经外科手术医师的接受度很高,大部分患者和家属也有微创的需求。对于小体积的病灶,除非存在要先控制血供和需要术中重建血管等,如脑动静脉畸形或动脉搭桥手术,大骨瓣开颅大多似乎没有必要,选择锁孔入路微创手术是一个不错的选择。对于高血压脑出血,即使血肿量大,术前已经出现了脑疝,锁孔入路微创手术仍是一个可选方案。当然,这只是一门技术,体现了微侵袭的手术理念,选择它是为了更好地服务患者,而不是为了技术,对于体积巨大的实体肿瘤或脑动静脉畸形等情况,不必强行选择该技术。

(崔连旭 刘党奇)

第四节 立体定向神经外科手术

一、概述

近年来,随着先进影像学的飞速发展及定向仪的不断更新换代,立体定向神经外科已经进入了一个崭新的时期。CT 和 MRI 应用于临床诊断,尤其是与立体定向结合用于靶点的定位、使靶点毁损更加精确。神经外科学家在总结临床应用经验的基础上,立体定向手术范围在不断拓宽,除用于各种锥体外系疾病外,也用于疼痛、癫痫、脑肿瘤、脑血管病、颅内炎性病灶、肉芽肿、精神疾病等。立体定向手术不仅为一些疑难、复杂的神经系统疾病提供了可靠的活检诊断手段,且能治疗许多开颅手术难以解决的病症,逐渐成为微侵袭手术发展的重要组成部分。

二、基本原理及方法

(一)脑立体定向术的原理

1. 确定颅内病灶靶点 脑立体定向术的原理为颅内任一手术目标点(解剖结构点或病灶)的位置,都可由三维坐标系统确定。患者头部与定向仪彼此固定后,在立体定向仪上就可标记出脑内病灶靶点,即若把立体定向仪的水平、矢状和冠状方向分别用三个不同的数轴表示,则脑内任意一个靶点都可在定向仪的三个坐标上找到其特定的对应数值。常用的立体定向仪有颅孔固定型和弧弓型两种基本类型。前者将定向仪固定在骨孔内;后者将头部置于定向仪中。颅孔固定型定向仪为国内外的早期产品,手术时需将定向仪固定在颅骨钻孔处,以结构较为简单、操作方便为优点。但是这种定向仪的缺点也十分明显,如患者头部轻度活动就可造成定向仪机械移位,导致定向的严重误差;加之定向仪固定后,只能调节穿刺进针的角度,定位精度受到影响,因而现已很少应用。

目前,常用的 CT、MRI 引导的弧弓型定向仪,较前一种定向仪的定位精度有了很大的进步。此型定向仪均应用弧形弓作为固定穿刺器械的载体,定向仪器的精度很高。其应用原理系球心点距离球体表面任一部位都相等(半径相等)。只要将手术靶点设定在立体定向仪的中心,此时的靶点即相当球体的中心点。无论如何移动固定在定向仪上的弧形弓,只要穿刺距离适当(等于球体半径),穿刺器械的尖端必然到达靶点。此型立体定向仪的精度很高,机械加工精度达到 0.1mm,实际操作 CT 引导精度为 0.3mm,MRI 引导精度可达 0.5mm(图 4-1)。弧弓型定向仪又可根据弧形弓的固定方式分为外置弧弓型和内置弧弓型两种。外置弧形弓型立体定向仪是将弧形弓固定在头部框架的外轴上,代表产品有 Leksell 系统(图 4-2)。Leksell 系统通过调整定向仪框架固定点,使靶点位于弧形指向的中心点。内置弧弓型则将弧弓锁定在头部基环内,根据头部的基环决定靶点的参考点,代表产品为 Brown-Robetrs-Wells(BRW)系统和 Riechert 系统。脑立体定向

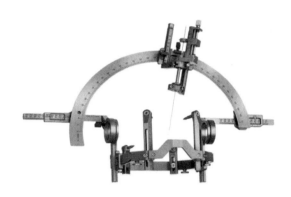

图 4-2　Leksell 系统

术的方法主要分为两个步骤。①定向术:安装定位仪后,利用 X 线片方法(如脑室造影、气脑造影和脑血管造影)或现代影像技术(如 CT、MRI 和 PET 等)定出目标结构(靶点)在脑内的靶点位置。②导向术:按所定坐标将操作器械(如脑穿针、微电极、活检器、激光光纤束及吸引管等),通过颅骨钻孔,放到靶点进行操作(记录电生理,留取组织标本,产生毁损灶,去除病灶及引流囊液或血肿等)。

(二)立体定向手术计划系统的工作过程

患者头戴立体定向仪进行 CT 或 MRI 扫描,扫描应为薄片、无间隔 3D 扫描,片子厚度一般不大于 3mm,即片中心间隔不大于 3mm,通过图像获取子系统获取扫描得到的患者 CT 或 MRI 图像装入到系统数据库中,通过立体定向手术计划软件进行手术计划,查找数据库中的患者图像并调入系统中。首先,选择是否要初步分割,这是系统初步对图像进行的粗糙分割,主要将大脑和框架分开来。其次,把图像的明暗对比调节到使图像和定向仪标志点清楚,如果需要观察三维立体图像,就对患者的头皮、病灶和关键部位进行分割。然后,选择患者做定向手术使用的定向仪并按照从上到下,从左到右的顺序标定标志点,这一步是将多层扫描的图像进行三维重建,并且与定向仪的坐标对应起来,这

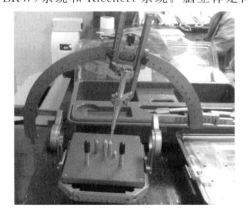

图 4-1　脑立体定向仪

样就将大脑纳入定向仪所定义的空间。下一步是确定靶点，即手术器械要达到的病灶。在确定靶点的时候有两种情况，对于可视靶点，即一般的可视的病灶，如脑瘤、颅内异物等，可直接在三个正交面图像上用鼠标指示靶点位置并确定即可得到其定向仪坐标，这里可以通过选择不同横断面、冠状面、矢状面图像来确定。对于脑坐标功能靶点，功能性神经外科疾病，如深部核团电刺激（DBS）治疗帕金森病。对于这种不可视的病灶，需要先进行正中矢面确定。依据不全在一条直线上的三点可以确定一个面的原则，在正中矢面上确定 AC、PC 点，而 AC-PC 线是指前连合线后缘中点与后连合线前缘中点的连线，这有赖于医师的主观判断来确定（图 4-3）。在确定正中矢面和 AC、PC 点后，相当于确定了大脑的一个三维的原点（不一定就在其几何中心，要看病灶的位置，以及解剖学知识来确定），再输入功能靶点脑坐标，即可得到其定向仪坐标。靶点确定后，可以改变弓型架和拖板的角度或者在头颅上任选一点来确定合适的手术路径，其中弓形架用来改变矢状面角度，而托板用来改变冠状面的角度。有时候适当改变两者的角度可以实现一次两靶点，甚至是一次多靶点，大大缩短对患者的手术时间和减轻患者的手术痛苦。

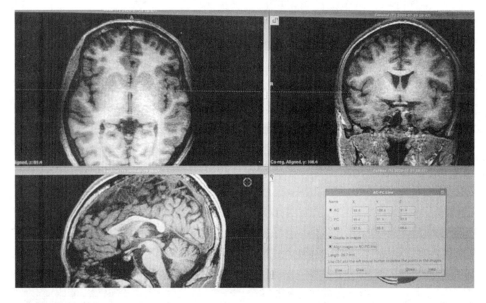

图 4-3　病灶的正中矢面确定

（三）损毁方法

通过立体定向技术在颅内或脊髓内制作毁损灶的方法很多，从最初的机械法、化学法、冷冻法等，逐渐发展至超声聚焦法、直流电解法、电流电灼法、射频热凝术、激光热凝术和立体定向放射毁损术等。理想的毁损方法应该符合以下要求：①对需要毁损的神经组织或病变组织的毁损力强，通过机械、化学或热凝等方法使得毁损处脑组织失活，但对周边的脑组织和血管毁损力小，使毁损灶与正常组织间有明显的界限；②毁损灶的大小和形态可以人为控制，使得制作的毁损灶达到手术前预想的要求；③通过控制温度等方法可以先制作一个可逆性、暂时性毁损灶，如出现神经功能障碍时，停止毁损后神经功能可迅速恢复；④操作简便，手术时间短、安全性高，并且可以在局部麻醉下进行。

基于上述要求,目前临床上最常用的毁损方法是温控射频热凝术和立体定向放射毁损术(放射外科),可以用于帕金森病等运动障碍性疾病、疼痛、癫痫、精神障碍等,而放射外科还可以用于颅内深部、敏感结构区肿瘤、脑血管畸形的(毁损)治疗。

(四)在功能神经外科中的应用

1. CT 立体定向辅助射频热凝治疗三叉神经痛　经皮穿刺三叉神经半月节射频热凝术治疗三叉神经痛是通过有效控制温度和维持射频时间,选择性破坏半月节后的 Aδ 和 C 类神经纤维(传导痛温觉),保留 Aα 和 Aβ 神经纤维(传导触觉),既能缓解三叉神经痛,又保留了颜面部的触觉,疗效达 90% 以上。与三叉神经微血管减压术和 γ-刀等方法比较,不仅疗效高,住院时间短,费用低,而且具有复发后可重复操作的优点。

刘灵慧等统计各地 3700 例经皮穿刺射频热凝治疗三叉神经痛的病例,总结并发症的原因有 3 类:①穿刺方向错误;②热凝损害过重;③病例选择不当。穿刺方向错误可导致颅神经损伤,如角膜溃疡、失明、听力障碍、声音嘶哑和吞咽障碍等,更严重的后果是损伤大血管,刺入颈静脉孔刺激迷走神经,引发心律失常。因此,强调能否准确穿刺到半月神经节是本方法治疗成功的关键环节。对于一个操作新手按 Hartel 法进行穿刺,要一次性徒手穿刺进入卵圆孔并非易事。不少学者为了准确穿刺卵圆孔进入三叉神经半月节,正在寻找各种不同的方法辅助进行穿刺。

有研究采用 CT 立体定向技术弥补了单纯根据面部体表特征定位徒手穿刺卵圆孔的缺陷,明显提高了卵圆孔穿刺的成功率和准确性。该研究穿刺成功率达 100%,总有效率为 100%,均明显高于徒手穿刺组;且无严重并发症,只存在与热凝毁损过程有关的面部麻木感,并发症出现率明显低于徒手穿刺组。因此,我们认为 CT 立体定向技术为定位穿刺靶点提供了客观依据,避免了穿刺的盲目性,提高了穿刺的准确性和治疗效果,降低了并发症的发生率。

本方法相对其他的一些辅助方法具有如下优点:①定位仪安装简单,固定牢靠,穿刺成功率可达 100%;②电极在坐标空间内可自由移动,方便调整穿刺方向;③定位仪准直器的精度高,推进电极时可以精确到毫米,安全性高;④无须在 X 线或 CT 监视下进行,保护了操作者。

2. CT 引导立体定向苍白球腹后内侧部切开术治疗帕金森病　决定 PD 手术疗效的因素之一是靶点的准确性。PVP 的靶点下方与视束毗邻,内侧与内囊后肢靠近,靶点定位的误差轻则影响手术的效果,重则引起偏瘫、永久性视野缺损等并发症。我们认为,解剖定位与头架安装是否在 CT 扫描基线(外眦上 2cm,外耳孔上 3.5cm 连线)上有关。另外,由于安装框架在目测下进行,框架难免会左右、前后倾斜、旋转,平行基环扫描时,AC 点和 PC 点可能不在一个扫描平面上,大脑原点平面与基环平面存在一定的角度,通过 AC、PC 线的矢状面与定向仪的 X 轴不垂直,与 Y 轴不平行,造成预定靶点坐标的偏差。Taub 报道绕 Y 轴旋转 3 度可以使靶点移位 1mm。因此,安装头架时,固定螺丝应该用力均匀,减少人为因素造成的偏差;固定螺丝适度,不可穿透内板,以免出现气颅或硬膜外血肿。CT 扫描的分辨率不足、体位的变化、脑脊液流失后的脑移位,以及个体解剖差异等不可控制的因素和多种误差的总和使得放射影像学图像的准确度为 2～3mm,CT 扫描时采取 AC、PC 附近的上下层面 2mm 薄层连续扫描,找到显示 AC、PC 点的最佳图像。X 坐标值应结合 CT 上 AC-PC 线长度,三脑室宽度,是否有脑萎缩以及靶点与内囊的距离确定,Z 值应结合三脑室底及乳头体位置而定,尽可能做到靶点坐标个体化。PD 的手术靶点最终还是根据功能定位而不是解剖定位确定。利用微电极记录能分辨苍白球外侧部（GPe）、苍白球内侧部（GPi）、豆状襻和视束，既确保手术疗效，又最大限度地减少了手术的并发症。毁损电极刺激可以确定电极与内囊、视束相关位置。手术中重点观察刺激时视野闪光及肢体运动反应，100Hz，电压≥0.3V刺激时即出现眼前闪光感，常提示靶点离视束较近；电压≥1.0V刺激时仍无反应，提示距离手术靶点远；在2Hz，电压≤1.0V刺激出现肢体运动，表明位置距离内囊近，电压≥2.5V刺激无肢体运动，说明靶点偏内。据此，可以在选定的靶点坐标值上进行1～2mm的调整，再重复上述刺激。

术后3天内某些患者可能出现嗜睡、对侧肢体乏力，经CT复查系靶点及针道周围水肿所致，行脱水及激素治疗后2周内均恢复。患者术后也可能出现颅内积气，考虑为脑脊液过多流失颅内压的降低引起。另外，我们发现，同期双侧PVP较单侧PVP的术后并发症的风险提高，这与Lozano等手术报道结果一致。

为了减少手术并发症保证手术的顺利进行，患者术前除做常规的检查外，还应在术前1天停服抗帕金森病药物，以便术中观察疗效。术前向患者交代手术中配合手术的有关事宜及手术的情况，消除患者的紧张情绪，防止患者术中过度紧张引起血压过高及其脑脊液的过度流失造成脑移位解剖靶点的准确度的改变。术前30分钟给予苯巴比妥钠0.1g肌内注射，必要时再给予地西泮10mg静脉注射以控制术中癫痫发作。术中密切观察血压、血氧饱和度和心电图变化，常规吸氧，对血压偏高的患者可给予利血平1mg肌内注射。严格无菌操作。每次移动射频针治疗前必须重复电生理试验和可逆性射频毁损实验，确定无异常情况，方可进行毁损治疗。术后3天内绝对卧床，每6～8小时给予20%甘露醇125ml，常规应

用抗生素，用药时间3～5天。双侧症状进行单侧手术操作者，术后继续小剂量维持应用抗帕金森病药物。苍白球切开术可以明显改善PD的所有症状，尤其是对左旋多巴引起的并发症，以及丘脑毁损难于改善的运动迟缓等症状，能有效提高生存质量，近期疗效肯定。苍白球切开术使左旋多巴发挥最大的功效，达到药物和手术的协同治疗，这些优点都是丘脑切开术所不能比拟的。微电极导向技术的应用，确保了手术靶点的精确定位，提高了手术疗效，减少了永久性并发症。对于原发性PD，苍白球腹后部是更为有效、更为全面的治疗靶点。对无震颤表现的行动迟缓型（或称少动型）PD患者来说，PVP更是唯一的选择。

3. 基于导航的立体定向脑电图在外科治疗癫痫中的应用　20世纪60年代，首次在立体定向技术下植入电极收集颞叶癫痫患者的脑电图信息。美国在2009年向法国学习了立体定向电极植入技术，国内也逐步开展此项技术。癫痫发作被看作时空相关具有动态过程的临床现象，通过解剖-电-临床的相关性来诊断癫痫放电起始区。根据其临床表现、神经电生理及解剖学特征制定个性化靶点及路径，进而指导外科手术切除；这种方法在各种类型的癫痫患者术前评估中得到了广泛的应用。

（1）SEEG电极植入路径的设计：传统立体定向电极植入是在全麻状态安装Talairach框架后进行血管DSA造影，再进行路径设计，电极植入，且需要X线片的控制。Cardinale等行CTA显示颅内血管，数据融合后进行电极植入。与其他癫痫中心比较，我们的工作流程特色体现在术前进行影像资料的预处理：头颅MRI与MRA、MRV在Brain-Lab神经导航系统行多模影像数据融合，分割脑局部组织，获取感兴趣区；建立立体大脑及皮质静脉模型，可直接反映三维脑解剖结构特别是异常解剖结构及颅内皮质无血管

区,在设计手术路径时可直接避开皮质血管,克服了头皮外穿刺可能损伤大脑皮质静脉的危险,减少出血发生率,成本低、微创、安全,不受 Talairach 框架的限制,且手术路径在术前数天即可进行设计,仅需术日当天行头颅 CT 计算靶点坐标即可(图 4-4,图 4-5)。

(2)SEEG 定位致痫灶有效性:Guenot 等和 Almeida 等利用 SEEG 定位患者致痫灶,成功率分别达到 84% 及 69%。手术切除发作起始及早期传导区域,术后规律服用抗癫痫药物。

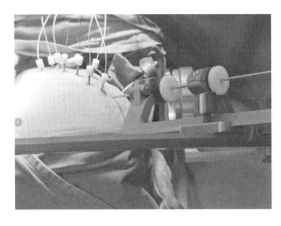

图 4-4　多模影像数据融合

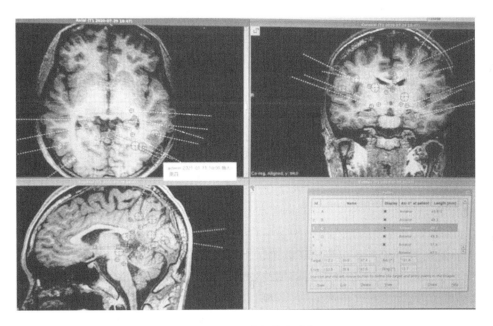

图 4-5　SEEG 电极植入路径

(3)皮质电极植入术效果不佳再次行 SEEG:Vadera 等进行了这类手术的安全有效性分析,14 例患者,71% 的患者进行手术切除,其中 60% 的患者在 11 个月的随访期内均无发作。患者行皮质电极植入术后复发,考虑可能深部起源或致痫灶切除不完全。由于再次植入皮质电极也可能术后失败且脑膜脑粘连严重皮质电极植入困难,既往皮质电极资料可为立体定向电极植入提供一定方向,患者在术后 1 年行 SEEG 再次评估,证实分别起源于岛叶皮质、岛盖、海马杏仁核,在行颅内皮质电极植入术未能明确致痫灶或没有完全切除致痫灶的患者,SEEG 是另一种寻求癫痫缓解安全有效方法。

(4)SEEG 并发症及对策:立体定向电极植入总体并发症很低,主要是颅内出血及感染。Guenot 等报道电极损坏、颅内出血致患者死亡等严重并发症;李文玲等行 SEEG 手术的 9 例患者(81 枚电极)无血肿形成并发症。但另有报道迟发型颅内出血案例需引起注意。

出血原因及对策:①细小血管在 MRV 不能准确显示;②大多数出血为硬膜血管,非大脑皮质表面血管;③导向螺丝与颅骨不垂直,电极植入在寻找硬膜突破口时困难,反复穿刺引发出血;④术中如有出血灼烧或压迫即可。因此,术前建立立体大脑及皮质静脉模型设计手术路径可有效避开血管,且路径与颅骨角度垂直是减少并发症重要因素。有报道 SEEG 电极植入安全性主要与电极植入路径与血管之间的距离及倾斜角度有关。另外,患者二次手术后出现继发性颅内感染,可给予患者利奈唑胺及万古霉素后控制。

4. 多靶点立体定向手术治疗难治性精神病　精神外科的立体定向手术是建立在解剖和影像学正常的基础上,在治疗时,必然会影响到治疗核团的正常功能。因此,应尽量将这一影响降至最低,又同时能达到有效的治疗目的,这就需要进行精确的核团的解剖和功能定位。要使影像与解剖最佳吻合,正确安装定向仪头环相当重要。应尽量使框架水平,且 Y 轴与 AC-PC 线平行,注意纠正前后左右方向的旋转。在刘伟杰等的研究中,第 1 例患者由于以 MRI 定位时框架轻度旋转,未给予重视,造成一侧毁损灶偏内、一侧偏外,直接导致手术失败,且出现尿失禁等。尿失禁考虑因毁损灶靠近中线,治疗时的热效应使其内侧面大脑前动脉分支痉挛,导致中央旁小叶缺血所致。第 2 例在吸取前 1 例手术的经验上,框架安装时尽量使定向仪 Y 轴与 AC-PC 连线平行,在影像上确保靶点准确性,手术效果好,未出现尿失禁等反应。从癫痫性精神病的治疗结果分析,应用立体定向技术,两侧杏仁核、海马、内囊前肢、扣带回多靶点组合毁损,对癫痫性精神病有较好的治疗作用。边缘系统是情感、感觉和行为中枢,具有协调中枢情感活动的功能,是癫痫放电的好发部位,受其放电影响的区域有下丘脑、丘脑前区、扣带回等,杏仁核及海马是基底外侧边缘环路的主要组成部分,手术不仅使其致痫的强化结构兴奋性降低,同时还阻止了放电的扩散,调整了边缘系统功能失调。术后短期内出现无目的性摸索动作,可能由于手术后边缘系统等部位创伤,神经传导和递质分泌紊乱所致。

(五)现代立体定向技术在精神外科中的新技术

1. 现代立体定向技术应用先进的多元化定位方法　传统立体定向技术应用脑室造影方法进行定位,方法单一,精确度差。现代立体定向技术以先进的影像学定位为基础,与电生理、电阻值相配合形成的多元化定位方法,有效地提高了手术有效率,减少了手术并发症的发生。

(1)CT、MRT 及手术计划系统的应用:现代影像学的发展使立体定向技术形成了一次飞跃,原先以前后联合中点为大脑原点的相对定位,间接计算;现在大部分靶点在影像学图片上能直接观察到,可以直接计算,缩小了因颅形大小和发育不同的差异。三维重建和手术计划系统使手术靶点更加直观,重建后图像可以帮助术者正确了解分析手术靶点的毗邻结构,设计手术思路,尤其是一个骨孔进行多个靶点的手术入路,避开重要结构。有效地减少了手术并发症的发生,减轻了患者的术后反应。新技术可用于癫痫等其他功能性疾病的检查和定位。在精神病的外科治疗中,也有较大的应用前景。

(2)电生理、电阻值技术的应用使靶点定位由"解剖"定位向"功能"定位发展:微电极技术在 PD 中的成熟应用,使人们对脑内部分核团的电生理特征有了进一步的认识。通过对 Gpi、Gpe、STM、Vim 等核团电生理特异性变化的识别,将解剖中的变异和术中因脑脊液丢失造成的位移降至最低。微电极技术、脑皮质偶极子技术治疗精神病的立体定向治疗中,已开始了积极的探索,为靶点定位提供帮助。电阻值反映生物组织的导电性,由细胞内、外液的含量、组织液的离子浓度、蛋白结构,以及血流量的多少来决定。先进的射频电极不但能精确设定和控制治疗时间和温度,同时也能精确测量脑内各组织的电阻值的变化,而电阻值变化也为靶点定位提供一定的帮助。

2. 现代立体定向手术靶点的研究　立体定向术治疗难治性精神病,手术靶点从最初以丘脑背内侧核为主,以后移向了边缘系统,但对靶点的选择和数目,至今仍无统一标准。国外大多采用单侧、少靶点治疗;我国在20 世纪 80 年代之后,对多靶点治疗取得了一定经验,保守一方认为,在精神病因未明确的情况下,增加一个靶点可能就会对患者增加一个创伤和损害,而积极一方认为,经过多靶点临床实践,确实部分患者取得了良好效果,但是还需进一步探讨研究。

(1)手术靶点的变化:目前治疗难治性精神病的手术靶点仍以边缘系统为主,但对靶点的认识有了新的进展,扣带回的作用越来越受到重视,它在难治性情感性精神病、精神分裂症及神经症的治疗中均有重要作用。扣带回前中部的毁损可以缓解焦虑、强迫、多疑、妄想、幻觉、偏执等症状,以扣带回为基准靶点进行不同组合来增加手术效果,改善、控制症状。如扣带回＋尾核下束、扣带回＋内囊前肢、扣带回＋杏仁核等。术后症状从临床观察中多靶点较单靶点治疗效果好。隔核也称为隔复合体,位于隔区内,由背内侧、腹外侧、背侧及尾侧 4 个核群组成。过去的立体定向认为刺激或毁损它对冲动、攻击行为有效。从解剖功能分析,其有效治疗部位应为属于背内侧核群的内侧隔核,并且联合隔核治疗后部分症状从临床观察中较单靶点治疗效果较好。伏隔核又称之为伏核,归属于基底前脑,位于前连合的下方。

(2)靶点坐标应随核团解剖结构和功能的研究变化而有相应改变:我国应用的人脑坐标图谱以姚家庆、戴蕟茹的《人脑立体定位应用解剖》坐标图谱为基准。此坐标图谱对杏仁核等靶点坐标进行了规范和定义。但随着部分核团解剖和功能研究的进一步深入和明确,核团内不同亚核群的坐标也应进行描述。如杏仁核分为基底外侧核群、皮质内侧核群、杏仁前区和皮质杏仁移行区 4 部分,而基底外侧核群与情绪、行为、感情的关系最为密切,应是定向治疗杏仁核的核心靶区。隔区由内侧隔核、外侧隔核和三角隔核等结构组成。外侧隔核即以往所说的隔核,与前连合上方透明隔的分散神经元相联系。外侧隔核接受传入纤维,内侧隔核发出传出纤维。新近对无名质的定义为包括腹侧纹状体苍白球、杏仁核延伸部,以及 Meynert 基底核。

(六)常见并发症

立体定向手术由于损伤轻,特别是老年患者能够耐受,因此在临床上广泛使用,但仍然存在颅内出血、面瘫、构音障碍、吞咽困难、视力障碍、偏身投掷症或称偏侧舞蹈病等并发症。

1. 出血　术后颅内出血的发生率为2%～5%,死亡或重残占 2% 左右。出血主要由以下原因造成:①套管针、微电极及毁损电极穿刺时损伤血管;②毁损电极反复多次使用后,毁损时电极尖端易结痂并与针道底部小血管粘连,上提电极时损伤血管致出血;③射频热凝温度过高和时间过长;④高血压、冠心病、糖尿病、血小板减少、血管硬化、出血和凝血时间延长,以及对手术恐惧、精神高度紧张等。

2. 感染　颅内感染是立体定向术的严重并发症之一,虽然发生概率较小,但会导致患者死亡等严重后果。患者常在术后 5～7 天出现发热、头痛等,但是神经系统受损体征不明显或仅有肢体轻度无力,头颅 CT 扫描提示手术通道处大范围低密度水肿表现;病程进一步发展可导致脑深部脓肿形成。对于立体定向手术后的颅内感染,一旦诊断明确,需要使用敏感抗菌药物治疗,必要时还需要进行脓肿穿刺或切除术。对于立体定向手术后的颅内感染,预防是最重要的,在手术操作过程中一定要严格执行无菌操作,缝合切口时防止脑脊液漏。

3. 脑水肿 立体定向手术中采用物理和化学方法处理颅内病灶(如脑内核团毁损、颅内间质内放疗、放射外科治疗等),都可能引起脑水肿。对于立体定向毁损术,一般的毁损灶周边水肿较小,但如果毁损温度过高、时间过长,则会导致毁损灶和水肿区域范围过大;所以控制合适的毁损温度和时间是十分重要的;而立体定向放射外科治疗后出现的水肿,一般出现在治疗 3 个月后,患者一般可以耐受,如果水肿严重,可以适当使用脱水药物和激素。

4. 癫痫 发生概率较小,手术时避开脑重要功能区以减少对神经功能的损伤、术后预防应用抗癫痫药物是其主要预防措施。

5. 靶点位置偏移导致脑损伤 对于功能性疾病,如果靶点位置偏移,会导致手术无效,同时会损伤脑重要结构导致神经功能障碍。出现此种情况,大多与术前靶点坐标计算有误、安装导向装置时出现误差、术中脑脊液大量丢失导致靶点移位等有关。所以,立体定向手术的每一步均需要仔细操作、多次核对,同时术中避免脑脊液丢失导致脑移位。

6. 其他 还有内囊损伤、视束损伤、嗜睡、偏瘫、呃逆、乏力、语言、睡眠等功能障碍,尿量增多等并发症。这些并发症的发生主要是由于靶点周围结构(视束、内囊、腹外侧核吻侧亚核、腹外侧核尾侧亚核、腹尾核)损伤所致。如为颅内积气、射频灶过大、水肿带累及此类结构,则并发症多为短暂性;如直接损伤此类结构,则可造成严重的持久性并发症。特异性并发症的常见原因为靶点偏移,可能影响靶点偏移的因素有:①体位变化;②由于老年性或病理性脑萎缩的存在,术中穿刺打开蛛网膜下隙造成脑脊液丢失,脑组织向枕部塌陷、移位;③定向仪头架的轻度变形。

为防止并发症的发生,应严格掌握手术适应证,根据患者症状选择合适的毁损术能提高 PD 手术疗效。临床以震颤为主者,选择丘脑,而以肌肉强直或运动迟缓者选择GP。以核团内部结构为参考点,对靶点采用MRI 图像、微电极和坐标相结合的定位方法,可减少个体差异引起的误差;合理使用微电极导向技术,操作仔细轻柔,适当减少微电极记录针道数,降低毁损温度,能减轻电极与脑组织粘连,减少脑出血等并发症。了解患者术前的心理及身体状况并耐心解释消除其紧张恐惧感,可减少并发症的发生。国内有文献报道利用近红外光谱(NIRS)技术用于立体定向靶点毁损术中实时监测的可行性,对手术过程的实时监控是未来发展的主要方向,但要真正应用于临床尚需进一步研究。PD 的治疗临床上还没有一个绝对有效的方法,最终治疗应寄希望于新技术的成熟,特别是基因治疗和干细胞治疗,用神经调控理念与技术治疗功能性疾病,如运动障碍或异常疼痛、癫痫、精神心理障碍,已成为可能。

(王国福)

第五节 血管内介入神经外科手术

一、概述

(一)简介

血管内介入神经外科(endovascular neurosurgery,ENS)是指在 X 线荧屏监视器监视下,经血管途径借助导引器械(针、导管、导丝)递送特殊材料进入中枢神经系统病变区,达到治疗目的的一种治疗方法。治疗对象主要为颅内、椎管内的血管性病变,包括动脉瘤、动静脉畸形、动静脉瘘、动静脉狭窄、急性脑梗死以及部分头颈部肿瘤等。治疗技术主要分为血管栓塞术、血管内药物灌注术和血管成形术。

（二）发展史

血管内栓塞技术的应用最早可追溯到1904 年，Dawbam 尝试将石蜡和凡士林混合，制成栓子注入颈外动脉，为恶性肿瘤患者进行术前栓塞；1930 年 Brooks 以"放风筝"的方法，经颈内动脉用肌肉组织填塞颈内动脉海绵窦瘘；50 年代 Seldinger 创造了切实可靠的穿刺动脉插入导丝、导管技术；70 年代初，Djindjian 对颈外动脉的超选择造影和选择性脊髓血管造影做出巨大贡献；之后 Dichiro、Doppmar、Newton 等对脊髓血管畸形进行了开创性血管内栓塞治疗，Lussenhop 对脑血管畸形行栓塞治疗，初步形成了一个专门的学科。20 世纪 70 年代球囊导管技术的发展，开阔了介入神经放射学的领域；20 世纪 80 年代后，数字减影 X 线机问世，1991 年 Guglielmi 设计了电解可脱弹簧圈（GDO），1992 年 Moret 设计出机械解脱弹簧圈（MDS），随后各种新型介入材料相继问世，如非黏附性液体栓塞剂、密网支架、覆膜支架、新型中间导管、吸栓导管、吸栓装置、双腔球囊等，使得血管内介入神经外科技术日趋成熟、治疗范围不断扩大、治疗效果越来越好。

（三）适应证

适用于血管内治疗的神经外科疾病如下。

1. 脑血管疾病　脑动脉瘤、动静脉畸形，颈内动脉海绵窦瘘、椎动静脉瘘，Galen 静脉动脉瘤样畸形、硬脑膜动静脉瘘、脑血栓形成、脑栓塞与颅内静脉血栓形成、脑血管痉挛等。

2. 脑肿瘤　脑恶性胶质瘤的化疗、富血供肿瘤的术前栓塞等。

3. 脊髓血管疾病　脊髓动静脉畸形、髓周或硬脊膜动静脉瘘、椎管内静脉高压。

（四）分类

血管内神经外科的治疗方法分类如下。

1. 液体栓塞剂栓塞术　主要用于硬脑脊膜动静脉瘘、富血供肿瘤术前栓塞和脑动静脉畸形及少部分巨大动脉瘤的治疗。

2. 球囊辅助栓塞术　主要用于部分宽颈动脉瘤、颈动脉海绵窦瘘、硬脑膜动静脉瘘、部分颅内动静脉畸形。

3. 腔内血管扩张成形术　用于颅内动静脉狭窄、蛛网膜下腔出血、动脉瘤手术后脑血管痉挛的扩张。

4. 弹簧圈栓塞术　主要用于脑动脉瘤、颈动脉海绵窦瘘、硬脑膜动静脉瘘。

5. 超选择动脉内溶栓术　主要用于急性脑血栓形成或脑栓塞。

6. 超选择动脉内化疗术　主要用于恶性胶质瘤的化疗。

（五）血管内介入神经外科基本原则

治疗前必须明确病变与周围结构的关系及局部血管解剖，同时需了解颅内血管代偿情况（如颅内外代偿及 Willis 环代偿情况），制订治疗目标计划，选择相应的介入材料。在血管栓塞术方面，栓塞物应尽可能接近病灶或直接置于病灶内，根据不同病种、具体病情制订栓塞物类型、栓塞部位、栓塞方法等方案，以期尽可能达到解剖治愈，而且不影响或尽可能少地影响正常脑组织的血液供应。根据不同需要使用不同介入手段方式，比如在宽颈动脉瘤栓塞术中可使用双微管技术、支架辅助栓塞术（前释放技术、后释放技术）、多支架辅助栓塞（T 支架、Y 型支架、X 型支架等）、血流导向装置植入术等；在 AVM 栓塞术中，尽量达到瘘口端达到"Block"程度再注胶效果会更好等。各种新型介入材料、介入技术只为患者服务，切勿为追求"艺术"而使用更"高级"的技术及材料。

二、设备和材料

（一）设备

1. X 线设备，必备条件电视透视设备；正、侧位双向影像增强器及球管（C 形臂设备）；常用电压为 60～70kVP、电流 1000mA 以上的大功率设备。

2. 电子计算机数字减影机（DSA）。

3. X线防护设备。

（二）材料

1. 输送材料

（1）穿刺针：有金属和塑料外鞘穿刺针 2 种；过去应用 Seldinger 针（两部件不锈钢套管针），现在多用外套管为聚乙烯平头、内套管为不锈钢尖斜面针的 18 号一次性套管针，近年来采用 22 号穿刺针加重复扩张器，以减少动脉壁损伤。

（2）导管鞘：由外鞘管、内鞘管和短导丝组成，帮助导入诊断性导管、治疗用导管和交换导管。

（3）导管：①诊断用导管，不通透 X 线，无毒、无抗原性，有适宜的硬度、弹性、柔软性和扭力，形态记忆性好且光滑；一般造影管有单弯管，多功能导管包括 Simmons 及猎人头造影导管，脊髓造影一般使用 Cobra 导管。②导引导管，用于导引各种微导管进入颅内，除球囊技术外，均用 6F 导引导管。③微导管：微导管管壁支撑性好，进入脑内血管由微导丝导行，用于各类弹簧圈的输送（其中超滑微导管表面涂以亲水膜，有利于进入远端扭曲的血管）；漂浮微导管管腔较小、不用导丝，利用血流漂入相应的血管，只能用于液体栓塞剂、液状弹簧圈、超选择化疗及注射微粒，导管表面涂有亲水膜，主要用于脑 AVM 检查和治疗。④血管成形用导管系统。

（4）导丝：根据导管内径的大小配以合适粗细的导丝，有大、中、小三种不同的弯度，成 J 形，有利于选择性插管。

（5）其他：无阀接头、二通和三通接头、连接管、动脉加压输液袋等。

2. 栓塞材料

（1）固体栓塞剂

①可吸收栓塞剂：自体血凝块易溶解吸收，栓塞不够牢固持久，是较好的暂时性栓塞剂，适用于肿瘤血管术前栓塞；吸收性明胶海绵曾经是最早、最常用的栓塞剂，目前已极少使用。

②不可吸收栓塞剂：其一是弹簧圈。自 1990 年点解脱铂金微弹簧圈成功栓塞动脉瘤后，新型弹簧圈材料不断问世。根据弹簧圈形状不同又分为 2D、3D 及其他形状（如不规则形、8 字形、三角形等）；依据解脱方式不同，分为电解脱和机械解脱弹簧圈两种。电解脱弹簧圈（GDC）由意大利 G. Guglielmi 等研制成功，经微导管送入颅内适当位置后，通过导丝在体外接通弱直流电，阳性电荷的铝金圈吸附血液中阴性电荷的红细胞、血小板等，在凝结成血栓的同时，弹簧圈解脱在颅内。机械解脱弹簧圈（MDS）由 J. Moret 设计，1993 年应用于临床，由 Magic 3F/2F 微导管、弹簧输送导丝、输送管、Y 接管和微弹簧 5 部分组成。其二是可脱性球囊。由 Serbinenko 等首创，分为乳胶、硅胶球囊两种，带有自动封闭阀，微导管撤退时，球囊可以继续保持膨胀状态；球囊解脱，有拉力解脱和同轴解脱法两种，球囊膨胀剂有等渗造影剂、甲基丙烯酸-2-羟基乙酯（HEMA）、硅胶液（只用于硅胶球囊）等，目前因产量较少已较少应用于临床。其三是聚乙烯醇（PVA）。是最常用的颗粒栓塞材料，使用前必须认真选择恰当大小的 PVA 颗粒，与造影剂充分混合成悬浊液，在电视监视下与肝素盐水交互缓慢注射，不可反流，如果反流或者颗粒大小不合适，通过畸形血管流向肺血管，可能产生肺栓塞，造成严重后果。目前较少使用，一般用于肿瘤供血栓塞。

（2）液体栓塞剂：①氰基丙烯酸异丁基-2-氰基丙烯酸酯（IBCA）和正丁基-2-氰基丙烯酸酯（NBCA）是常用的化学黏合剂，两者在 5% 葡萄糖溶液中不发生聚合，栓塞前导管内需一直保持 5% 葡萄糖溶液的流动，防止在导管内聚合；加入碘苯酯可使聚合时间延长，而且不透 X 线，便于注射时观察和术后随访；使用氰基丙烯酸时一定要小心谨慎，避免反流粘住导管头及栓塞非治疗目的血管,产生严重后果。②Onyx 是一种新型非黏附性液体栓塞剂,主要为聚乙烯乙烯醇溶于二甲基亚砜(DMSO)混合构成,根据不同配比有不同型号,目前国内多使用 Onyx-18。多用于 AVM 及硬脑膜动静脉瘘及颈内动脉海绵窦瘘、肿瘤血供栓塞等。与 NBCA 不同的是,受益于其非黏附性特点,注射时可缓慢注射,但需注意注射 Onyx 前需将 DMSO 充盈满微管内,取代微管内血液,防止发生与血液黏附堵管反应。

三、术前准备及麻醉

(一)术前准备

1. 心理疗法　鼓励患者树立战胜疾病的信心,说明手术中可能出现的感觉及手术的简单步骤,以取得患者的配合;向家属讲明手术目的、手术结果及可能的危险,征得同意并签字。

2. 全面检查　检查患者血、尿、便常规,出凝血时间,肝肾功能,胸透,心电图等;询问有无药物过敏史及糖尿病、哮喘等病史;碘过敏试验。

3. 会阴部备皮　术前 4～6 小时禁食水;留置导尿管。

4. 治疗方案　仔细阅片,设计具体方案,充分考虑术中可能出现的问题及防范措施。

5. 监测　术前监测患者的血压、脉搏、呼吸及心电图,可能出现脑缺血的患者行脑电图监测;神经安定麻醉的患者需约束带约束四肢。

(二)麻醉的选择

见第 16 章"神经外科微创手术的麻醉"部分。

四、插管技术

(一)手术步骤

1. 抗凝　所有物品用 1000ml 生理盐水含 40U 肝素液冲洗备用;插管前给患者全身肝素化,首次肝素剂量 1mg/kg,每隔 1 小时减半量给药。

2. 穿刺　主要采用改良型 Seldinger 技术穿刺腹股沟动脉,除球囊导管外均采用 6F 导管鞘。铺单时要求暴露两侧腹股沟部(另一侧备用),选择腹股沟韧带下 1.5～2cm 股动脉搏动最明显处作为穿刺点(过低操作困难,过高则针眼不易压迫而形成腹膜后血肿),1% 普鲁卡因浸润麻醉,尖刀切 2mm 小口,穿刺针 30°～45°角刺入皮肤,成功后放入导丝,导管鞘连接灌注线,高压持续滴注生理盐水,然后置入 5F 导管或导引导管。

3. 插管　插管途径有以下部位动脉供选择。

(1)右颈总动脉:导管尖端向下置于升主动脉,而后尖端向上进入无名动脉,前推 5～6cm 即可进入。

(2)左颈总动脉:右颈总动脉完成后,拉回至无名动脉,旋转导管使尖端向下,慢慢后拉可弹进左颈总动脉。

(3)椎动脉:因左椎动脉、左锁骨下动脉、降主动脉几乎成一直线,左侧椎动脉插管较方便。如需要进行右椎动脉插管,导管进入无名动脉后尖端向下,越过颈总动脉开口,进入右锁骨下动脉后将尖端向上,略微后拉导管,即可进入。

(4)颈外动脉:进入颈总动脉后,正位向上尖端指向内侧,侧位在 $C_{3,4}$ 椎体水平,尖端向前即可进入颈外动脉。

4. 造影　血管造影首先选择病变可能性最大的血管;一般单人操作较好,最好在 1 小时内完成操作;导引管头置于颅底部颈内动脉或椎动脉内。

5. 拔管　操作结束后拔管,穿刺部位压迫 15～20 分钟,如无出血则以无菌纱布包扎,弹力绷带压迫。

(二)并发症

1. 缺血性并发症　术中若发现颅内血

管显影减少或目标血管近远端显影不佳,需考虑颅内血栓形成事件,当然也可出现在术后一段时间。一般考虑原因有抗凝不充分、个体高凝状态、异物致栓、血管内膜损伤、操作时间长导致颅内灌注长时间降低等。若术中出现血栓形成,目前一般局部使用替罗非班抗栓。术后需使用抗血小板药物抗聚治疗。

2. 出血性并发症　颅内出血为介入治疗手术中严重并发症。一般为填塞动脉瘤时弹簧圈破出动脉瘤所致,注意此时术者需镇定,立即降压、中和肝素、有条件者球囊阻断血流快速填塞弹簧圈,注意此时不宜移动微导管,待局部填塞完全后方可稍后退继续填塞。少部分为导丝穿破血管或支架刺破血管等情况。

3. 过敏反应　如遇造影剂过敏,应立即给抗组织胺或激素类药物,严重的需抗休克治疗。

(三)术后处理

1. 控制血压于正常或低于栓塞前血压水平。

2. 药物治疗,包括控制脑水肿、营养、抗感染和扩张脑血管治疗等。

(1)抗脑水肿治疗,应用脱水药、利尿药及肾上腺皮质激素等。

(2)营养脑神经的治疗。

(3)抗感染治疗。

(4)应用脑血管扩张药,如尼莫地平等。

3. 进食时间,术后 6 小时如无呕吐,可进食。

4. 抗凝治疗,导管断于颅内、脊髓静脉循环慢的脊髓病变及 Galen 静脉瘤等患者,术后应抗凝治疗,并测血凝状态。

5. 监测,常规监测生命体征,注意观察穿刺点、足背动脉搏动等情况。

五、介入手术与方法

以几种相关的常见病为例,简要介绍血管内介入手术。

(一)颅内动脉瘤

1. 适应证　①梭形动脉瘤或无颈动脉瘤,显微开颅手术不宜成功者;②颅内巨大动脉瘤;③夹闭手术失败或手术难以达到部位;④全身情况较差,不允许或拒绝性开颅手术者

2. 禁忌证　①动脉瘤直径＜2mm;②动脉硬化无法插管或无法进入瘤腔者,病情严重,V 级或 Glasgow 评分 5 分以下者;③凝血功能障碍的患者。

3. 手术时机　对于有条件在 5～10 天治疗的破裂出血的患者不推荐推迟治疗时间。

4. 电解脱弹簧圈治疗技术手术步骤

(1)插管技术:详见本节"插管技术"有关部分。

(2)导引:导引导管头端置于颈内动脉或椎动脉的颈椎 1～2 平面,管内高压滴注生理盐水,微导丝引导微导管置于导引管远端病灶,导丝不要进入动脉瘤腔,在微导丝支撑和导引下置入微导管,不要触及动脉瘤壁,确证微导管头放在瘤腔中 1/2 区域。

(3)置入弹簧圈:选择直径小于动脉瘤直径的 GDC,第一个弹簧圈直径应为动脉瘤最大长径＋横径的平均值;之后再逐渐选择短的、小的、软的 GDC,慢速放入 GDC,让其自行盘绕,盘曲满意后,电解脱 GDC,继续填塞直至满意。部分宽颈动脉瘤患者使用双微管技术使动脉瘤互相缠绕提高弹簧圈稳定性,达到"裸栓"目的,避免使用支架或球囊等情况,减少术中或术后缺血性时间发生可能。但也有学者指出双微管也会导致血流干扰,影响远端血流导致缺血事件发生。

(4)支架辅助栓塞:对于宽颈动脉瘤,可选择使用支架植入。植入支架导管于动脉瘤远端,选择与载瘤动脉直径相符的支架,采用先释放或后释放方法进行对动脉瘤颈覆盖,辅助弹簧圈栓塞;对于少部分动脉瘤如血泡

样动脉瘤,大动脉瘤(直径>1mm)可考虑使用多重支架技术或密网支架植入辅助栓塞。

(5)球囊辅助栓塞:对于宽颈动脉瘤,少数中心习惯使用球囊辅助栓塞,对于出血性宽颈动脉瘤急性期避免使用支架,减少血栓形成可能。填塞弹簧圈时球囊封闭动脉瘤颈,防止动脉瘤弹出载瘤动脉。

(二)脑动静脉畸形

目前单纯应用血管内治疗的治愈率较低,仅在20%左右。采用经血管治疗的目的在于完全治愈较小的、单支动脉供血的AVM(颅内动静脉畸形);缩小病灶以利外科手术切除;去除出血因素,缩小病灶,以利放疗。

1. **适应证**　患者拒绝外科手术和放疗。

(1)病变深而广泛不宜直接手术者。

(2)病变位于功能区,外科手术会产生严重并发症者。

(3)高血流、盗血严重,外科手术出血多或手术后可能出现过度灌注综合征者。

2. **禁忌证**

(1)供血动脉太细、低血流量,微导管难以插入者。

(2)供血动脉为侧向分支供血型,不能避开正常分支者。

(3)区域性功能试验产生相应神经功能缺失者。

(4)插管途经严重硬化、扭曲的动脉,导引导管和微导管难以进入者。

3. **NBCA(电解脱弹簧圈)栓塞技术手术步骤**

(1)插管技术:详见本节"插管技术"有关部分。

(2)插管后连接:采用1.5F或1.8F magic漂浮微导管,支撑导丝协助引入导引导管,小心温柔操作,微导管头的正确位置应在近AVM的供养动脉端或动静脉瘘口的动脉端,连接Y阀和滴注装置。

(3)血管造影:行超选择性血管造影,以

了解供养动脉的血流相、AVM结构、引流静脉情况,AVM病巢的循环时间及循环量,然后决定NBCA的注射浓度、速度和注射量。

(4)注入NBCA:葡萄糖水冲洗微导管,适当抽取NBCA,在控制性降压和实施DSA状态下,匀速缓慢注入,完全充盈病巢,直至引流静脉显影或NBCA混合液反流入供养动脉,停止注射同时,助手将微导管和导引导管一并拔除。一般一支供养动脉注入0.4~0.8ml。

(5)栓塞间隔时间:置入诊断导管行造影,评价栓塞效果和侧支循环情况。分支多、大的AVM,一次栓塞范围不宜超过30%(避免过度灌注综合征),推荐分次栓塞间隔为4~6周。

4. **复查**　栓塞术后半年、1年、2年常规DSA或MRI检查。

5. **并发症**

(1)误栓。

(2)过度灌注综合征。

(3)静脉输出道阻塞和血栓形成。

(4)血管穿破。

(5)黏管和断管。

(6)迟发性血栓形成。

(三)颈内动脉海绵窦瘘

1. **适应证**　经血管介入技术是治疗外伤性颈动脉海绵窦瘘(CCF)的第一选择。大量鼻出血、急性视力减退、昏迷、蝶窦内假性动脉瘤等都应该尽早栓塞、根治。

2. **手术步骤**　既往可脱性球囊栓塞技术手术步骤是最常用的栓塞方法。但目前可脱性球囊产量较少,使其于CCF中应用逐渐减少情况。对比可脱性球囊栓塞技术,球囊辅助Onyx动脉途径栓塞技术目前越来越多用于CCF。

(1)插管技术,详见本节"插管技术"有关部分。

(2)脑血管造影,充分评估Willis环及颈内外血管代偿情况。

（3）将 6F 导引导管置于患侧颈内动脉岩端，常规全身肝素化，微导管在微导丝导引进入瘘口，置于海绵窦内，再选择合适的球囊置于颈内动脉瘘口处，充盈球囊造影提示瘘口完全封闭后，填塞少量弹簧圈，再使用二甲基亚砜（DMSO）填满微导管，注射 Onyx 过程中注意一定透视下确保球囊充盈，避免 Onyx 反流至颈内动脉导致严重并发症，采用注射-反流-停顿-再注射方式缓慢注射 Onyx，直至造影瘘口消失。

3. 术后处理　术后予以激素治疗 3 天，注意密切观察患者生命体征，眼球活动情况及股动脉穿刺口情况。

4. 并发症防治　意外栓塞颅内出血、脑过度灌注、颅神经麻痹等予以防治。

5. 其他技术　目前 CCF 除外上述介入方式，还有经静脉途径弹簧圈联合 Onyx 栓塞术、覆膜支架置入栓塞术、患者颈内动脉闭塞术等。前两者均已广泛应用于临床，取得较好的疗效；后者目前较少应用。

（廖旭兴　钟伟健）

第六节　微创内镜神经外科手术

微创神经内镜技术在 20 世纪初运用于临床，经过 100 多年的开发与应用，得益于科学技术的迅猛发展，自 2000 年以来，神经内镜技术应用范围不断拓展，基本覆盖神经外科的各个领域，现已成为许多神经外科医师的有力工具。从单纯内镜手术到现在，可与包括神经导航、立体定向、超声、激光、功能定位等多种神经外科新技术的联合应用，在神经外科微创治疗发挥了重要作用。

目前适合神经内镜手术的疾病主要有颅底疾病（包括前、中、后颅窝诸如垂体腺瘤、颅咽管瘤、脊索瘤、表皮样囊肿，以及颅颈交界区等部位的病变、脑脊液漏）、脑室脑池疾病（包括脑积水、颅内囊肿，以及脑室与脑室旁肿瘤、三叉神经痛、面肌痉挛、舌咽神经痛）、脑血管病（高血压性脑出血、脑动脉瘤、脑室内出血、硬膜下血肿）、脊柱脊髓疾病（包括 Chiari 畸形、脊髓空洞、脊髓拴系综合征、颈椎间盘突出、腰椎椎间盘突出等），以及其他病变（脑脓肿等）。

一、神经内镜手术治疗的常见疾病

（一）颅底疾病

由于颅底的结构特殊，存在许多腔隙，显微镜观察常有死角，而内镜可直接显露中线结构从前颅底到鞍区、斜坡甚至枕骨大孔周围的病变。神经内镜治疗颅底疾病是近 10 年的研究热点，并得到显著发展。

1. 垂体腺瘤　从最早期仅能通过开颅手术切除垂体腺瘤，到近 50 年来可经蝶显微手术，垂体腺瘤的治疗质量获得了明显提高。但外科医师仍需要继续努力减小手术创伤，并尽可能地切除病变、减少复发、降低致残率、提高生存质量。内镜下经鼻蝶手术切除垂体腺瘤的技术通过不断发展与逐步地完善，与传统的显微镜经蝶垂体腺瘤切除术比较，具有创伤更小、操作简便、疗效好等优点。应用内镜治疗垂体腺瘤，可以利用鼻腔生理通道，不需要再选切开唇下或鼻内黏膜，也无须使用蝶窦牵开器，甚至术后可以不填塞油纱，最大限度地保护了鼻腔的正常结构，从而将手术创伤降到最低。术中可结合多普勒、神经导航和激素水平监测，运用多角度内镜还可观察深部术野侧方的情况，在直视下操作，便于更多地切除肿瘤，并减少对垂体及周围重要组织结构的损伤等并发症，直视下止血，减少了术后出血量，提高了手术安全和质量。内镜经鼻蝶手术治疗垂体腺瘤已经成为国内外治疗垂体腺瘤的首选手术方式。

2. 脊索瘤　使用内镜治疗颅底脊索瘤

具有光源充足,术中的视野宽广,颅底肿瘤显露良好,能发现在以往显微镜下手术中"死角"的肿瘤,增加肿瘤的显露,减小非直视盲目切取肿瘤的范围,有利于肿瘤全切除,减少肿瘤复发。目前神经内镜应用于颅底脊索瘤的范围包括:①位于蝶筛窦以及上、中、下斜坡肿瘤,选择经鼻入路,并以此为中心向周围扩展;②位于下斜坡、枕骨大孔、上位颈椎前方的肿瘤,选择经口咽入路;③生长范围广泛、单一方法难以彻底切除的肿瘤,可选择内镜与显微镜结合使用。应用神经内镜切除脊索瘤具有全切除率高,手术创伤小,术后严重并发症少,患者恢复快,住院时间短等优点。

3. **颅咽管瘤**　颅底神经内镜的设备及器械不断更新,随着手术技术、颅底重建技术的不断进步,颅咽管瘤也可以采取内镜经鼻手术切除。适合内镜经鼻入路切除的颅咽管瘤为鞍内型、鞍内鞍上型,以及部分鞍上型颅咽管瘤,三脑室型颅咽管瘤不建议行内镜经鼻入路切除。

4. **脑膜瘤**　由于颅底脑膜瘤基底位于肿瘤腹侧,并且主要的血供来源也位于腹侧,而相邻的重要血管和神经则位于肿瘤背侧,因此从肿瘤的腹侧基底切除颅底脑膜瘤更适合肿瘤的病理特点和生长方式。目前内镜经鼻入路手术主要应用于切除颅底中线区域的颅底脑膜瘤,其优势为可以首先切除肿瘤基底,切断肿瘤血供。

5. **脑脊液鼻漏**　神经内镜是治疗脑脊液鼻漏的首选治疗方法。因脑脊液鼻漏多见于外伤、肿瘤、鼻窦疾患和开颅手术后,破损颅底硬膜及其支持结构,导致蛛网膜下隙与鼻腔相通,脑脊液经自鼻腔流出。运用内镜经鼻腔修补脑脊液漏手术,具有直视下操作、术中可精准判断瘘口位置、创伤小等优点。

(二)脑室脑池疾病

1. **脑积水**　目前内镜下第三脑室底造瘘术(ETV)已经成为治疗梗阻性脑积水的首选方式。ETV治疗脑积水操作简便,术后脑脊液循环较脑室-腹腔分流术更符合生理状态,且无须放置分流管,消除减少了分流手术的分流管堵塞、感染诸多缺点并发症。以往ETV手术失败的原因多是造瘘口过小或瘘口再次粘连闭合所致,最新资料证明ETV治疗脑积水失败的原因可能更多是由于患者存在脑脊液吸收障碍,蛛网膜下隙不能完全吸收增多的脑脊液所导致。术前动态评价脑脊液的吸收功能非常重要。对于脑脊液吸收功能正常的脑积水患者,即使影像学提示交通性脑积水,ETV对部分患者仍然有效。对于脑脊液吸收障碍的脑积水患者,即使影像学提示为梗阻性脑积水,仍应采取分流手术。对于交通性脑积水能否采用ETV治疗,一直是医学学术上争论的热点之一,国外有研究指出形成交通性脑积水的原因是由于脑室顺应性降低,增高的脑搏动压使脑室扩张。ETV术后,脑室内脑脊液经造瘘口排出,使脑内过高的收缩压下降。有报道称,临床应用中,经ETV治疗交通性脑积水其术后症状改善率达66.5%,其中步态不稳的改善率高达75%。另外,特殊的造瘘技术,包括透明隔穿通术、室间孔成形术、侧脑室-四叠体池穿通术和第四脑室正中孔成形术等也被应用于复杂脑积水的治疗,均取得了良好的临床效果。对于单侧的侧脑室脑积水,可行透明隔造口术,将两侧脑室打通。对于脑室肿瘤引起的梗阻性脑积水,在治疗脑积水的同时,可进行病灶活检。在分流术中使用脑室镜观察,可避免置管的盲目性,减少分流管堵塞概率。对于多房性脑积水,可采用单极、双极电凝或激光烧灼,切开分隔,并用Forgarty球囊导管扩张瘘口,将多房变为单房,以利于分流。

2. **颅内囊肿**　颅内囊肿大多为先天性病变,包括蛛网膜囊肿、脑室内囊肿、脑实质内囊肿以及透明隔囊肿等。目前多数颅内囊肿都可选择神经内镜手术治疗。术中可进行囊壁开窗或部分囊壁切除,不强求全切囊壁,使囊肿与蛛网膜下隙、脑池或脑室保持相通。

3. **脑室内病变** 可神经导航等技术定位,当切除脑室内病变时,神经内镜不仅能清晰显露脑室内形态和结构,明确脑室内病变的位置以及多发病变的数目,因而避免盲目操作可能带来的损伤。而且,神经内镜可观察和能切除显微镜下手术盲区、阴影区的残留肿瘤。

4. **表皮样囊肿** 颅底表皮样囊肿沿蛛网膜下腔向邻近部位生长的特性,从而形成巨大不规则占位性病变。因病变不规则,传统显微开颅切除术对正常脑组织的创伤大,且显微镜下存在"死角"而难以全切除肿瘤。内镜可直达颅内深部,通过不同角度的镜头和充足的光源可清晰地观察盲区,发现显微镜下直线视野无法看到的"死角"处的肿瘤以及病变周围的结构,避免损伤深处病灶周围重要的脑神经、血管等组织,提高肿瘤全切率,减少肿瘤复发,减少手术术后并发症。

5. **微血管减压** 主要用于三叉神经痛、面肌抽搐、舌咽神经痛等。运用锁孔开颅术,可减轻对小脑组织的牵拉,解剖桥小脑池后,在充足照明情况下,能够多角度观察,确定各责任血管。

(三)脑血管病

1. **颅内血肿** 颅内血肿包括脑室内出血、脑实质内血肿、慢性硬膜下血肿等。脑实质内血肿可使用内镜尽可能清除全部血肿,并可减少对血肿壁的损伤以及避免新出血,达到急性颅腔减压的目的。具有切口小,对脑组织的损伤较轻微,术后并发症少,其治疗预后佳的优点。对于残余血肿,可通过采用引流管引出,或术后根据 CT 等影像学检查结果,运用尿激酶溶解血凝块治疗脑室中的血肿,可使用神经内镜直视下给予清除,可有效预防术后中脑导水管受阻而诱发梗阻性脑积水的后果,以防止减少二次进行脑脊液分流术。

2. **动脉瘤** 使用神经内镜可以缩小头皮切口,减小动脉瘤手术的开颅范围,避免过多地暴露脑组织等优点;也可以多角度观察动脉瘤结构及探查到瘤蒂具体位置和动脉瘤后壁下隐藏的穿通支血管,减少对神经和血管的损伤;可以在动脉瘤夹闭后从后方、侧方观察瘤夹的位置是否恰当。适用于未破裂或瘤已破裂但蛛网膜下腔出血已吸收的动脉瘤手术,尤其是深部动脉瘤。

(四)脊柱脊髓疾病

神经内镜技术可以达到减少脊柱脊髓手术时间,明显减少术中出血,手术切口小,病人住院时间明显缩短,恢复期的疼痛也明显减轻的目的。针对以下疾病的治疗如下。

1. **硬脊膜内外肿瘤** 神经内镜下应用管状牵开器切除硬脊膜内外肿瘤,可使肿瘤完全切除,与传统的后正中椎板切开肿瘤切除术比较,具有创伤小、住院时间短、失血少等优点。

2. **椎间盘突出** 经皮内镜下椎间盘切除、椎间孔成形术已渐趋成熟。

3. **Chiari 畸形、脊髓空洞、脊髓拴系综合征** 对于椎管脊髓病变患者而言,运用椎管内镜进行探查,并能明确诊断经椎管造影、数字减影血管成像、磁共振检查等都不能确诊的脊髓病变,可大大提升脊髓病变诊断的准确性。内镜下治疗寰枢椎脱位或畸形、脊髓空洞症、脊髓拴系以及内镜下脊柱内固定、椎旁脓肿引流、胸交感神经节切除术等报道也日益增多。

(五)脑脓肿

对于直径较大($\geqslant$4cm)的脑脓肿,外科手术是主要治疗手段。相对于传统开颅术创伤较大的不足。神经内镜与立体定向技术相结合治疗来脑脓肿,具有对脑皮质层及脓肿周围正常脑组织损伤小,还可以直视脓肿腔内冲洗脓液,避免盲视操作下穿刺引起出血等并发症。内镜治疗时,对于厚壁脓肿可用显微剪刀切开脓肿壁进行脓液吸引和引流,从而彻底清除病灶;对于多房性脑脓肿,可在内镜直视下打通脓肿腔之间的间隔,以便更有效的冲洗引流,较开颅术治疗彻底且创伤小的优点。

二、神经内镜手术优、缺点

(一)优点

神经内镜手术具有对机体创伤小、提供良好的手术视野、直视性强、不良反应少、副损伤小、患者恢复快、预后明显改善等优点。

1. 神经内镜手术主要优点为良好的手术视野,直视性强。神经内镜可带有侧方视角,到达病变时可获得全景化视野,对病变进行"特写",放大图像,辨认病变侧方及周围重要的神经和血管结构,引导切除病灶及其周围病变组织,方便术者能够彻底、准确清除病灶,尤其是对于位于死角处的病灶,神经内镜的应用可大大提高切除率。

2. 内镜直径小,神经内镜手术骨窗小,能通过钻孔保护脑组织,采取最理想的入路方式,切口小,出血量少,可降低对正常脑组织的破坏性作用;内镜下对变异解剖结构的近距离识别,对复发性颅底肿瘤的手术更有优势,其术式本身也较少引起粘连或鼻腔结构变化,有利于再次经鼻腔手术。

3. 神经内镜手术结合神经影像导航系统、超声引导技术、计算机三维成像等新技术,可对病灶精确定位、设计最佳手术入路,可以使手术创伤进一步缩小。

4. 时间短,对于部分疾病,神经内镜手术较常规神经外科手术可简化手术步骤,缩短手术时间。

(二)缺点

神经内镜手术作为一种新技术,也有其不足之处,其适应证具有局限性。

1. 神经内镜手术中显示的二维影像,缺少立体感及边缘图像的变形常使术者操作不适,"鱼眼效应"下容易出现错觉,其精细成像效果较显微镜差;可使术者对术野深度、宽度判断困难。鼻腔间隙的"狭窄"使内镜、吸引器等器械操作不协调。

2. 神经内镜手术野小,操作空间有限,且因具有操作空间狭小、有出血后止血难度大的问题。

三、展望

神经内镜在神经外科中具有较高的应用价值,未来还需持续研发出特殊的神经外科手术器械,以更好地服务于神经外科各种手术中,进而提高相关疾病的治疗效果,改善患者预后。广角神经内镜、高清摄像与显示系统等设备,均能够在很大程度上提高手术视野,促使术者更精准、细致、快速地完成手术操作;计算机自控系统能在术中实时监测患者生命体征的变化,对降低术中并发症具有重要意义。未来,机器人神经外科手术与多学科的综合运用,是提高神经内镜手术效果的努力方向,是神经外科发展的趋势。

(崔连旭　何睿瑜)

第七节　神经导航手术

一、概述

高度计算机化的神经导航系统,集影像、导向、手术一体化,不但能在术中定位定向,而且能随时将术中信息反馈给术者,使医师能更好地理解和认识解剖结构与病变的关系,以选择最佳手术入路而准确地到达目标点。这一技术已经被广泛地应用于神经外科颅内及脊柱的多种手术,证明它在优化手术入路、减小切口、提高肿瘤切除程度、缩短手术时间、降低术后并发症等方面具有特别大的价值。

神经导航系统有多种类型,如机械臂导航系统(又可称为观察棒,viewing wand)、超声导航系统、红外光导航系统(图 4-6)和电磁导航系统等。对多种神经系统肿瘤等疾病的手术切除，可计算出手术器械在术野的实际位置，并随时显示在计算机屏幕上的术前影像片上，用来指导手术的操作，提高了手术的安全性及加速手术进程，避免脑重要结构的副损伤。

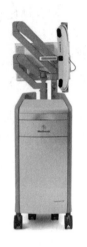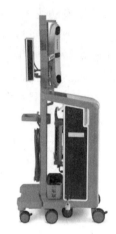

图 4-6 红外光导航系统

二、结构原理

神经导航系统由硬件与软件两部分组成，硬件部分提供了影像采集与数据显示功能，主要由计算机系统、图形工作站与立体定位系统组成。

(一)导航系统的硬件部分

1. 计算机系统 计算机系统的主要功能是完成与患者相关的 CT、MRI 影像数据的处理。

2. 图形工作站 在显示图像的同时具备触屏操作功能，可以通过点击屏幕进行相关的功能操作，方便手术医师术中操作。

3. 立体定位系统 由红外线定位系统、机械臂、参考架、导航探针及连接组件组成。

(1)红外线定位系统：由红外线定位仪与反光球组成。前者作为接收装置，在术中实时追踪安装在探针与参考架上红外线反光球，反馈探针的运动轨迹，从而准确定位，指

导手术操作。红外线反光球被安装在参考架与探针上，反射红外线定位仪发射出的特定波段的红外线，用于向红外线定位仪提供空间位置信息。

(2)机械臂：用来悬挂显示屏及红外线定位仪，调节灵活方便，适于术者在术中调整位置的需要。

(3)参考架：与手术台上固定患者头部的夹具相连，向红外线定位仪提供患者头部的空间位置信息。

(4)导航探针：依靠探针体上的反光球提供实时位置反馈，从而完成患者注册并探测病灶位置。

(5)连接组件：将参考架与手术台上固定患者头部的夹具紧密连接。

(二)医学影像的三维重建技术

医学影像三维重建技术是科学计算可视化技术在医学领域的应用，是一个多学科交叉的研究领域。导航技术中，主要应用 CT、MRI 获取反映颅脑特定信息的三维数据场，并以这些数据为基础，将颅脑的形态结构、功能区分信息以三维的形式反映出来。目前，主流技术称作直接体绘制法，其直接将影像报告的光学特性赋予一个体素（空间信息的数据记录、处理、表示等所采用的具有一定大小的最小体积单元），并从原始数据中直接生成重建结果。随着技术与理念的革新，三维重建技术已经从简单的解剖重建迈向了神经生理功能解剖阶段，重建颅内神经传导，神经纤维束示踪技术已成为现实，"神经功能哑区"的概念也得到了修正（图 4-7）。

(三)术中定位装置

包括三维数字转换器和定位工具。三维数字转换器种类繁多，目前主要的定位装置有以下几种。

1. 主动红外线定位装置 为目前绝大多数神经导航系统所采用。包括定位工具（如探头、双极等）、发射红外线的二极管，以及位置感觉装置。红外线反光球体积小，可安装于定位

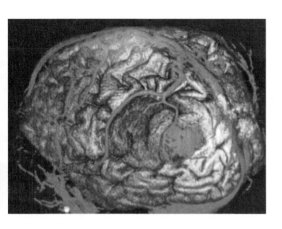

图 4-7　颅脑影像三维重建技术

工具上,操作灵活轻巧,使手术器械起到多功能作用。当安装在固定好的参考头架上,便可监测手术中头部与头架之间难以察觉的移动并可及时纠正,实现术中动态跟踪。

2. 关节臂定位装置　具有 6 个有位置觉的关节,通过应用三角学原理经计算机算出每个关节的角度位置,从而计算出探头尖的位置和角度,确定其空间位置。

3. 手术显微镜定位装置　将定位装置与手术显微镜连接,通过激光测量镜片焦点的长度来确定术中器械位置,使手术显微镜的焦点中心与定位装置的探头尖达到空间上的位置吻合,实现术中动态跟踪。

4. 超声定位装置　利用附于定位工具上的一个或多个发声器发出的超声波为接收器接收,根据超声波发射与接收之间的时间差可确定定位工具的三维装置。

5. 电磁定位装置　主动电磁发声器发射超低电磁场,由探头或手术器械上的被动感受器接收,简单小巧,可在深部手术全程使用一些笨重的手术仪器,但是由于手术及手术室中大量金属物体影响其精确性,使用较少。

(四)激光采样表面轮廓注册技术

激光采样表面轮廓注册技术工作原理是发出低能量激光,通过计算经皮肤反射后再接收的激光量来确定扫描点皮肤的空间方位,然后通过移动激光扫描点来采集大量的皮肤扫描点方位数据(鼻、眼、眼眶等区域因为轮廓起伏变化较大,因此被视为导航系统默认的扫描区域),并通过计算机自动生成扫描区域的三维轮廓曲面图,与术前影像资料重建的三维皮肤轮廓图像进行配准注册。与体表解剖标记点注册法与头皮标志物注册法相比较,激光采样表面轮廓注册技术放宽了术前影像学资料采集时间,简化了导航注册过程,提高了注册精度,减少了患者不必要的心理压力,有较大的推广价值。

三、操作流程

神经导航手术的操作分为手术前准备与手术中操作两个部分。

(一)手术前准备

主要是图像的准备。

1. 贴标志点　剃光头发后可在头皮表面贴 6~8 个 marker。固定 marker 时注意结合术中可能应用的体位,要求贴在不被固定后头架影响、头皮不易移动的部位,且尽量不要在一个平面上,在病灶附近可酌情增加 1~2 个 marker(图 4-8)。

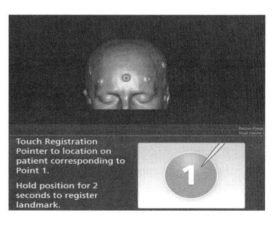

Touch Registration
Pointer to location on
patient corresponding to
Point 1.

Hold position for 2
seconds to register
landmark.

图 4-8　贴标志点

2. 图像扫描　根据病变的性质,可选择 CT 或 MRI 扫描,尽量选择增强扫描,可在术中导航时辨识及避让术野邻近血管。扫描范围应包括全部标志点、病灶及重要解剖结构。扫描条件为连续薄层扫描，CT 层厚 2～3mm，1mm 重建，MRI 层厚 1～2mm 扫描，最好用 3D 序列，扫描后将图像数据用移动存储保存。

3. 术前计划

（1）图像输入：导航软件读取移动存储中保存的患者图像。图像装载通过选取导航软件读取的图像序列，并调整"窗宽、窗位"，使将图像清晰度最佳。

（2）三维重建：重建头颅图像，注意是否有局部的图像缺损或多余，如影响注册，则需调节直到得到清晰重建图像。

（3）标志点注册：手术患者头部固定于 Mayfield 头架上，导航参考架固定于头架上，选择将三维重建图像上与患者头部的 marker 标记进行对应地注册。选择术野与影像资料上至少 4 个或 4 个以上相应的坐标点进行良好吻合后才能继续导航操作。一些不准确的皮肤坐标常位于枕部、颅后窝及病灶对侧。如吻合的坐标点不够，可利用耳屏、眼外眦、鼻根部等较为固定的解剖位置进行辅助定位（图 4-9）。

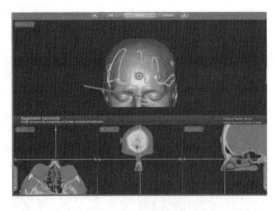

图 4-9　标志点注册

（4）选择靶点和入路：相对于传统手术，导航的一大优势是可以精准地设计手术入路。以微创、易显露、安全、美观为原则，以病灶为靶点，在导航仪上模拟手术入路，并设计最佳手术切口。

（二）术中导航

术中导航为导航手术最为核心的步骤。更换无菌导航参考架并牢固固定，根据不同的手术灵活选择合适的导航引导器。如活检针、导航长棒或显微手术时使用的迷你导航棒。需要进行定位时，踩下导航脚踏开关，并用导航探针指向患者的相应部位，在导航仪屏幕上即可实时显示探针与病灶的相对位置图像。导航结束后，需将导航过程中产生的数据、图像存储备份，并对系统存储器上的数据进行必要的整理。

（三）影响神经导航精度的因素

在导航手术中，影像数据的采集、注册过程的误差及术中组织结构的解剖移位均可影响神经导航系统的精度。其中组织结构的移位更容易造成导航系统影像与真实位置的较大误差，即影像漂移或脑漂移，是影响导航系统精度的重要因素。

1. 影像数据造成的误差　术前 CT 或 MRI 扫描层厚过厚，扫描时间离手术时间过长，扫描时患者头部移位均可能导致所获影像资料与患者实际情况不吻合。另外，图像的伪影、窗宽、窗水平及扫描仪器本身系统误差也会影响导航精度。

2. 导航系统本身的系统误差　机械误差、金属对磁场的影响可影响磁场导航系统的精度，机械噪声可影响超声导航系统的精度。

3. 注册误差　头皮具有一定的活动度。在固定头架，头钉可能牵拉头皮移位，靠近头钉处的标志可能出现较大幅度的移位。参考头架固定不稳，注册时导航棒尖位置的控制不均匀有可能影响导航的精确度。

4. 系统性漂移　头部定位标志、头架或导航参考架移位造成的脑漂移。

5. 结构性漂移　术中各种可能导致脑组织移位的手术操作，如硬膜切开、释放脑脊液，脑压板牵开脑组织、切除肿瘤、脑组织的重力作用、脑组织的水肿或出血、脱水药、麻醉药的应用、患者体位等综合因素共同作用，均可导致术中结构性漂移。

(四)减小导航误差的方法

建立持续稳定的参考点，设计好皮肤切口，取下参考架前，在切口附近建立持续准确参考点并储存于系统中，在术野铺巾及安装无菌参考架后，再次复核参考点准确无误。

1. **建立再注册点**　为防止患者头部与参考架之间发生微小的位移而影响精度，术中应经常检查导航的准确性，尤其是在对重要的神经组织定位前。术中锯开骨瓣时头部所承受的力量最大，最易发生移位，因此在形成骨瓣前，在设计的骨窗周围标记并存储3～4个再注册点，监测再注册点的位移可以及时发现颅骨的位移。

2. **避免漂移**　头架固定确实牢固，头钉位置不宜过于靠近标志，以免头皮牵拉影响定位。颅骨钻孔时注意平稳施压，用力过猛可能使头架移位，甚至松脱。骨窗部位尽量位于最高点，手术路径尽量保持垂直，减少在重力引起的侧方移位；找到病灶前尽量少用或不用脱水药，避免打开较宽的脑池或脑室以免释放过多脑脊液；切开并牵拉脑皮质时应尽量轻柔以免脑组织移位过多；在显露脑组织后再次使用导航指示病灶准确位置，浅部病灶可用双极电刀烧灼蛛网膜标注边界，或用微导管栅栏法纠正脑漂移；深部病灶可用导航探针穿刺，并于创道注射少量亚甲蓝标示入路；一旦发生影像漂移时，可尝试根据患者的体位及脑移位程序，大致判定其漂移方向，用导航探针进行尝试追踪可疑病灶，并根据周围解剖结构综合辨别。

3. **术中三维超声、CT或MRI实时监测**　可准确地实时定位，术中MRI或术中CT是解决胶质瘤术中脑移位最好的方法。但是仪器设备昂贵，操作较复杂，目前国内普及程度不高。术中超声相对价廉，对脑组织及病灶的定位也非常准确，与术中导航结合，是解决影像漂移，进行精确实时定位的非常有前景的方法。

四、临床应用

神经导航系统使神经外科手术定位更准确，并最大程度全切除病变，避免损伤正常脑组织。这种微创技术越来越广泛应用于脑血管病、肿瘤、活检、异物取出、脊髓及脊柱病变等手术，其作用日益为神经外科手术医师所重视，一些发达国家的医院，神经导航系统在神经外科手术常规应用。

(一)脑血管病

1. **脑内海绵状血管瘤(CM)**　脑内CM是神经导航的绝对适应证。脑CM多位于脑实质深部，甚至在脑干、丘脑等重要部位，有反复出血的病史。多数脑CM经MRI及CT扫描可清楚地显示。因此，导航系统可精确地引导手术进程，结合微骨窗开路和脑沟入路能最大限度保护正常脑组织并减少神经功能的损伤。然而，值得注意的是一些非常微小的脑CM在出血后仅残留机化样组织，如果手术距出血时间较长，手术显微镜下很难与周围脑组织区别，因此以MRI作为导航数据时，在术前3日内应该再次为患者进行CT扫描以明确出血吸收情况。

2. **脑AVM**　对于位置较深、体积较小，位于运动区、语言区、丘脑及脑干的AVM导航辅助的作用不可或缺。出血在1个月内尚未完全吸收的AVM，应以CT影像作为导航数据；未出血或出血已经完全吸收的病例使用强化MRI作为导航数据，导航经验丰富的医师可在术前重建出主要的供血及引流血管对手术有很大帮助。

3. **动脉瘤**　颅内动脉瘤是导航的相对适应证。多数动脉瘤的导航手术，术前计划的意义大于术中影像引导。利用导航系统重建的三维图像，将强化后CT及MRI资料转化为立体血管影像，可直观了解实际手术视野中动脉瘤与周围神经、血管的毗邻关系，分析动脉瘤与载瘤动脉的角度,选择同侧或对侧开颅,决定翼点或眶上眉弓入路,在最安全的角度显露并夹闭动脉瘤。对位于颈内动脉近段、眼动脉、椎动脉、基底动脉的动脉瘤而言,导航系统辅助下制订详尽的术前计划尤其必要。

一些特殊部位动脉瘤,如大脑前动脉远端、小脑后下动脉(PICA)、小脑前下动脉(AICA)等血管的动脉瘤,应用导航系统更有价值。在导航下经纵裂入路可以准确地夹闭大脑前动脉远端的动脉瘤,而不必从 A1 段近端开始探查,减少了血管痉挛及损伤的风险。

(二)颅脑肿瘤

1. 胶质瘤　胶质瘤特别是低度恶性的星形细胞瘤是导航的绝对手术适应证。实性的 I 级星形细胞瘤在显微镜下很难与正常脑实质相鉴别,皮质表面也无明显异常,即使经验丰富的医师也必须在探查中多次取组织进行快速冰冻病理检查以确定切除范围,如果肿瘤位于功能区附近则很容易造成术后神经功能缺失。因这类肿瘤不易在平扫、增强 CT 及 MRI 获得肿瘤与脑组织的边界,因此以 T2 像 MRI 数据作为导航资料,在术中根据导航提供的肿瘤位置及范围全切肿瘤,不会过多损伤正常组织。对于高度恶性胶质瘤,应以增强 MRI 数据为导航资料,尽可能地完全切除肿瘤。对于囊性胶质瘤而言,应特别注意打开硬脑膜后要先利用导航确定肿瘤位置及范围,一旦释放囊液后出现影像漂移导航的准确性会明显降低。

2. 转移癌　位于皮质下的转移癌是神经导航绝对适应证,其注意事项同恶性胶质瘤。

3. 脑膜瘤　多数脑膜瘤都是神经导航的绝对适应证。低于窦旁及大脑突面的脑膜瘤,神经导航可以帮助确定手术切口位置及范围,显示受压移位的矢状窦,避免开颅误伤引起大出血。脑膜瘤包绕重要血管或神经,

如蝶骨嵴内侧或 CPA 脑膜瘤,开启导航前瞻窗口可时刻提醒手术医师肿瘤与血管、神经,以及脑干的距离避免损伤。

4. 垂体腺瘤　经蝶(单鼻孔)入路切除垂体腺瘤手术中导航定位是必不可少的。在以往的手术学中经蝶入路手术必须在 C 形臂 X 线机监测下进行,由于操作不便及放射性污染已经逐渐被安全的神经导航所取代。平扫的 CT 或 MRI 数据均可作为导航资料,术中可明确提示鞍底的位置,避免误穿斜坡骨质导致致命的损伤。

5. 其他肿瘤或病变　颅内淋巴瘤、血管网织细胞瘤、神经鞘瘤、生殖细胞瘤以及炎性肉芽肿等均为神经导航选择性适应证,其中位置较深的淋巴瘤、生殖细胞瘤和肉芽肿等,神经导航系统辅助完成手术是非常必要的。可根据肿瘤的影像学特点选择 CT 或 MRI。

(三)穿刺组织检查

穿刺活检是神经导航的绝对适应证,经典神经外科活检是利用有框架立体定向仪进行,患者术前需安装金属框架,有一定痛苦。现代神经导航系统平均精确度在 2mm 以内,无须安装头颅框架,且系统可提供穿刺过程的多角度动态图像,使得穿刺过程更安全、精确。

(四)功能神经外科手术

安装专用的功能神经外科手术导航软件及相关附件后,导航系统可完全取代传统的框架立体定向仪,完成苍白球损毁术、海马切除等手术。

借助于高磁场术中 MRI 系统,不仅能够在术中获得高质量的解剖影像,还能够进行术中的脑功能成像,配合神经导航系统,可以在术中实时显示白质纤维束和皮质功能区,有效地降低了手术致残率和病死率,改善了手术效果。Miao 等应用导航技术联合术中磁共振功能成像、神经生理监控显微切除涉及手运动区病变的 16 例患者。通过切除率及术后改善情况,认为联合使用这些技术可

以获得病变和手的运动功能结构的精确位置，最大程度切除病变和术后并发症降至最低。Cui 等回顾性分析 69 例癫痫患者手术治疗发现锥体束映射、神经导航和术中磁共振相结合的技术可帮助精确切除感觉运动皮质癫痫灶，提高手术疗效和显著降低术后丧失功能发生率。大脑重要功能区的肿瘤导致的难治性癫痫，通常被认为存在高风险以致无法手术，Sommer 等分析了 19 例应用无框架立体定向功能导航结合术中磁共振成像于大脑重要功能区肿瘤引起的癫痫病例。无框架立体定向功能导航结合术中磁共振成像可致患者超过 2/3 的切除，并能有一个良好的长期癫痫发作控制率。

（五）与神经内镜结合手术

早在 2001 年，Alberti 等分析采取无框架导航联合神经内镜技术用于三脑室造口术、深部肿瘤活检、蛛网膜囊肿切除等 44 例不同类型患者，认为这种联合技术是切实可行的、准确的、非常有效的应用于上述选定的手术，手术成功率为 100%，并且能提升内镜手术的准确性、减少颅脑损伤。Rohde 等做了一个前瞻性临床研究，选定了如三脑室造口术、颅内肿瘤活检等、颅内血肿切除等 126 例神经内镜联合导航手术，根据术后作用不同分有益、无益、必要、不必要 4 个等级，结果神经导航辅助下手术 50% 是有益的，认为神经导航联合神经内镜在肿瘤手术及囊肿手术是必要的。张坤等收集经鼻蝶入路手术切除

侵袭性垂体腺瘤患者，研究组（75 例）和对照组（57 例），研究组采用神经内镜联合神经导航手术治疗，对照组采用常规经鼻蝶垂体瘤切除术。比较两组手术切除范围和术后症状缓解情况、术前术后血清内分泌学变化及术后随访残留和复发情况。神经内镜联合神经导航手术治疗侵袭性垂体瘤，能提高手术全切率，有效控制患者复发，安全性好，是侵袭性垂体瘤手术治疗的较佳手术方案。

（六）脊髓及脊柱手术

脊髓及脊柱手术是神经导航的绝对适应证，其导航操作方法及附件均不同于颅脑手术。导航在脊柱外科中主要应用于关节固定尤其是螺钉植入、椎体固定等。神经导航能定位精准，能实现计算机实时控制状态下的椎弓根螺钉植入，确保手术安全。由于植钉的各个环节需要在"C"形臂下反复定位确认，而神经导航能够减少"C"形臂的使用次数，降低术中放射线辐射，缩短手术时间，对医护人员及患者都有很好的保护作用。Kapoor 等对 30 例脊柱骨折的患者应用 CT 引导下的导航辅助手术，能有效地改善椎弓根螺钉在脊柱外伤（$T_9 \sim L_5$）固定术中的准确性，减少辐射。Moses 等认为经皮椎弓根钉固定位是最常见的受益于导航的手术，其他领域的脊柱外科可以受益于神经导航的进步，影像导航在微创脊柱外科的发展是可预期的。

（王国福）

第八节　立体定向放射神经外科

立体定向放射外科和立体定向放射治疗技术能实施精确定位的高剂量放疗，这项技术在照射一个颅内靶区时既可以得到所期望的放射生物学效应，又可以使周围正常组织放射反应降到最低。这些技术利用了正常组织的放射耐受性是体积依赖的论点。其与常规的放射治疗技术相比，能够减少或者避免

照射靶区边缘正常组织的受照射剂量，从而降低放射治疗所引起并发症的风险。

一、概念

1. **立体定向放射手术**（stereotactic radiosurgery，SRS）　指使用小野束集的电离射线精确地聚集于靶区，给以一次大剂量照射，

导致病变组织坏死的一种放射治疗技术。由于高剂量区集中于靶区,周围正常组织剂量很少,射线起到手术刀的作用,故称为放射手术或放射刀。

凡以产生 γ 射线的 ^{60}Co 为能源来实现 SRS 的就称为 γ 刀,而以产生射线的直线加速器为放射能源来实施 SRS 的则称为 X 刀。由于 X 射线属于光子线,因此,也有人将 X 刀称为光子刀。

2. 立体定向放射治疗(stereotactic radiation therapy,SRT)　指利用立体定向技术,使用小野集束射线对靶区施以分次较大剂量照射,此技术也称为分次立体定向放射治疗(fractionated stereotactic radiation therapy,FSRT)对恶性肿瘤而言,采用分次照射符合放射生物学的要求,有利于正常组织的保护和肿瘤组织剂量的提高,可使肿瘤乏氧细胞获得更高剂量的杀灭。

二、γ 刀与 X 刀的工作原理及特点

1. γ 刀　头部 γ 刀的工作原理是将 201 个 ^{60}Co 源按一定的经纬线排列在盔形壳体上,使各个 ^{60}Co 源的射线定向聚焦成一点形成一个球形照射野(直径≤18mm),虽然每一个 ^{60}Co 源放射出的剂量很小,但定向集中到一点之后,使该点接受的剂量因累积而明显增加,从而达到治疗的目的,同时又不会损伤该点周围的正常结构(图 4-10)。1998 年,我国自主研制开发出了世界首创的全身刀,把 γ 刀的治疗范围从头部扩展到全身。它采用旋转式聚焦,将 ^{60}Co 源由 201 减少为 30 个,降低表皮吸收剂量与中心吸收剂量之比,从而显著降低了正常组织的受损程度,更有利于实现一次或多次立体定向放射治疗的目的。

2. X 刀　X 刀的工作原理是通过直线加速器的机架旋转 X 射线(6～15MV)剂量的输出控制、照射野的再次准直(即加设辅助性准直器以小野照射)和治疗床的角度改变,形成非共面多弧度小野照射。由于靶点固定

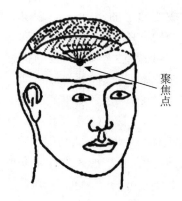

图 4-10　头部 γ 刀工作原理

在旋转的等中心处,因此在旋转运动中靶点始终接受高剂量的 X 射线照射,而靶点周结构仅受到很少剂量的射线,从而获得与 γ 刀相同的效果(图 4-11)。

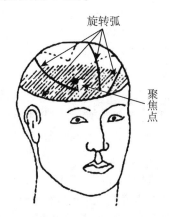

图 4-11　头部 X 刀工作原理

三、SRS/SRT 的剂量学特点

SRS/SRT 在剂量分布上与常规放疗不同,主要有以下几个特点:①高剂量区集中分布在靶区内;②靶区周边剂量梯度变化较大,即从高剂量线很快下降到低剂量线;③靶区内及靶区附近的剂量分布不均匀;④靶周边的正常组织剂量很少。

四、SRS/SRT 的放射生物学基础

立体定向放射治疗符合肿瘤放射生物学特点,采用大分割短疗程治疗,使靶区形成放

射性毁损，而靶区周围结构不受损害，提高了肿瘤局部控制率。根据组织生物学特性和对放射线反应性的不同，将其分为早反应组织和晚反应组织。早反应组织和晚反应组织的剂量反应曲线存在较大差异，即早反应组织增殖较快，对疗程长短有依赖性，如正常黏膜、恶性肿瘤，其 α/β 值较大，缩短总治疗时间，损伤加重；而晚反应组织修复能力较强，对分次量大小较敏感。故单次大剂量照射对晚反应组织的损伤较早反应组织为大。因此，单次照射的 SRS 一般适合治疗良性疾患组织（属晚反应组织），而分次照射的 SRT 则适合治疗恶性肿瘤（多数属早反应组织）。晚反应组织更新较慢，如正常脑组织、神经血管，发育异常的血管、脑胶质细胞等，其 α/β 值较小，加大分次剂量，损伤加重。不同生物效应的组织对分割剂量、治疗疗程时间的反应不同。因比，在不至于引起严重急性放射反应的情况下，为保证肿瘤控制，应尽量缩短治疗时间。临床医师可以根据不同肿瘤情况采用 SRS 和常规放疗之间的剂量进行分次立体定向放疗（SRT）。SRT 单次剂量较 SRS 低，有利于正常组织的保护；靶区剂量又较常规放疗高，不利于肿瘤细胞的修复。SRT 有利于乏氧细胞的再氧合和周期内细胞敏感时相的再分布。保护周围正常组织的同时，缩短总治疗时间，不利于肿瘤细胞的再增殖，提高了治疗增益比。并可应用于大病灶的治疗，扩展了治疗范围和病种。

五、SRS/SRT 与常规放疗的区别

SRS/SRT 与常规放疗比较，其最大的区别是单次剂量高，分割次数少，靶区剂量集中，靶周正常组织受量低，对肿瘤细胞的杀伤力更大。

六、SRS/SRT 治疗原则与方法

1. SRS/SRT 治疗的基本原则
(1)适合治疗的理想肿瘤体积应接近球形且体积较小（$1\sim30cm^3$），影像学上有清晰的边界。

(2)较大体积或不规则病变可用多个靶点覆盖靶区来治疗，以形成一个尽量适形于靶体积的剂量分布容积。

(3)肿瘤体积的大小与放射的疗效及并发症的发生直接相关，即肿瘤体积越大，其放射反应就越差，发生放射并发症的风险就越高。

(4)临床上一般用于残留、复发或转移病灶的治疗，也可用于肿瘤手术无法切除或年老、体弱的患者。对原发性肿瘤，多与常规外照射结合，以提高肿瘤的局控率对晚期肿瘤，可作为减症治疗。

2. 治疗前准备
(1)明确诊断：要设法取得病理学诊断，若无法得到，则必须有影像学检查及相关实验室检查的明确证据。

(2)确定病变部位和范围：通过 CT 或 MRI 增强扫描检查，以明确病变的部位、大小、边界，以及与周围结构的关系，必要时可行 PET、MRA 或 DSA 等检查。

(3)确定治疗目的：根据患者的病期和肿瘤体积，确定治疗目的是根治性还是姑息性。根治性治疗主要针对早期原发或复发的小体积肿瘤；姑息性治疗适用于较大体积肿瘤或晚期患者，目的在于控制肿瘤的生长，减轻症状，延长寿命。

(4)确定综合治疗方针：SRS/SRT 是诸多放射治疗技术中的一种，并不能代替常规放疗或其他放疗技术，更不能代替手术或化疗。必须根据肿瘤的大小部位、病理类型、临床分期，以及患者的全身状态和经济条件等因素，来确定 SRS/SRT 与常规放疗、化疗、手术等手段综合的治疗方案，以发挥 SRS/SRT 的最佳效果。

3. 治疗方法的选择　采用 SRS 治疗还是 SRT 进行治疗，主要由病变的生物学特性和体积来决定。

（1）SRS：一般适用于治疗小体积病变或靶组织为晚反应组织者（如 AVM、脑膜瘤等），也可作为恶性肿瘤常规放疗后残留小病灶的推量。

（2）SRT：一般适用于治疗较大体积病变或靶组织为早反应组织者（如大多数恶性肿瘤），尤其适合于治疗体积相对较大的肿瘤，以及靠近或位于关键部位的肿瘤。

4. 靶区的确定　靶区的范围一般是根据增强 CT 或 CT 与 MRI 结合所显示的病灶来确定的，同时还要综合考虑治疗系统误差、摆位误差、器官移动，以及肿瘤的大小分化程度、边缘浸润情况、邻近有无重要结构等因素。一般来说，对良性病灶，靶区与病灶相等或略大于病灶；对恶性肿瘤，应适当扩大靶区。以完全覆盖靶区的剂量线为处方剂量，要求 50％以上的剂量线包括整个靶区。

5. 剂量及分割次数的选择　SRS/SRT 的处方剂量通常按靶区边缘的 50％～90％等剂量曲线给予，选择的剂量线越低，靶区中心的剂量与边缘的剂量相差就越大。处方剂量的选择不仅与病变的组织类型有关，而且与所选机器种类、病灶大小、形状、部位，以及病灶周围结构等有关，其中靶体积的大小是剂量选择的最重要因素。当肿瘤体积较小而且规则时，可用单靶点照射，其靶区剂量分布集中，靶区边缘剂量衰减锐利，正常组织受量低，应以高分次剂量、短疗程的方案为宜，处方剂量按 70％～90％等剂量线给予；当肿瘤体积较大或不规则时，需采用多靶点照射，治疗计划设计复杂，靶区剂量分布不均匀，适形性较差，靶区边缘剂量衰减相对缓慢，正常组织受量较高，应以低分次剂量、疗程的方案为宜，有助于减少正常组织的损伤，处方剂量按 50％～60％等剂量线给予。对靠近或处于关键结构或器官的肿瘤，更应采取低分次剂量、长疗程的方案。目前，临床上所采用的 SRS/SRT 的剂量是根据线性二次公式对常规放疗的剂量进行等效换算作为参考的，即

SRS 的单次剂量（DSRS）或 SRT 的总剂量（DSRS）在产生同等生物效应时相当于常规分次放疗的总剂量（DCFRT），其简便换算公式如下：

$$DCFRT = DSRS(\alpha/\beta + DSRS)/(\alpha/\beta + dCFRT) \tag{1}$$

$$或\ DCFRT = ndSRT(\alpha/\beta + dSRT)/(\alpha/\beta + dCFRT) \tag{2}$$

公式（1）、（2）中的为常规放疗的分次剂量，公式（2）中的 dSRT 为 SRT 的分次剂量，n 为 SRT 的分次数。为方便计算，此二公式忽略了治疗过程中的细胞增殖因素，也忽略了分次照射之间的细胞不完全修复和改变分割次数对肿瘤氧合状态所带来的影响。根据以上公式，正常组织（取 α/β 值为 200cGy）及肿瘤组织（取 α/β 值为 1000cGy）不同 DSRS 与 DCFRT 之间的换算剂量临床常用的 SRT 治疗方案是：分次剂量 5～10Gy，分割次数 5～12 次，每周 2～3 次，总剂量 40～60Gy。SRS 的单次剂量范围为 15～25Gy，但作为常规放疗推量时，剂量应适当降低（5～10Gy）。

七、正常组织对 SRS/SRT 的耐受剂量

正常组织放射并发症的发生率不仅与放射的总剂量有关，还与单次剂量密切相关。因此，在进行 SRS 或 SRT 治疗设计时，要充分考虑正常组织（尤其是重要结构）对单次放射的最大耐受剂量。

八、X 刀治疗的一般步骤

1. 定位　按头、体部治疗体位要求分别给患者做头部专用面罩固定或体部真空成形袋塑形固定，对头部单次治疗（SRS）也可用专用头环做有创性固定。完成体位固定后，将患者以相同体位固定在 CT 扫描机床上，在相应病变部位放置定位框架，用高分辨率 CT 对病变范围进行薄层连续增强扫描，层距一般为 3mm（头部）或 5mm（体部），病变

外层距可适当增宽(5～10mm),扫描层面要包括病灶、所有定位标志线及整个体表轮廓,并尽量保持与基础环平行,扫描视野应尽可能小。

2. 治疗计划设计　将 CT 图像输入到治疗计划系统工作站,在断层扫描图像上勾勒体表轮廓、靶区及重要器官轮廓,并行三维图像重建,根据靶区大小和形状选择靶点的位置、数目;然后对靶区进行设野(包括旋转弧数和弧的度数、治疗床旋转的角度等)及给量,用截面剂量分布及 DVH 评价计划结果,确定最优化治疗方案,最后打印治疗计划各项参数。

3. 治疗实施　治疗前要对计算机打印出来的治疗计划的各项物理参数进行仔细核对,并将治疗参数输入治疗机控制系统,并按以下操作规程实施治疗:在直线加速器上安装定位框架及准直器→校验等中心→设定摆位坐标→患者摆位→各条旋转弧做空转校验→照射。

九、几种常见肿瘤的刀治疗

1. 颅内动静脉畸形(AVM)　颅内 AVM 是脑血管发育缺陷造成的病变,是由一团畸形的动脉、静脉及动脉化的静脉样血管组成,动静脉直接交通并互相缠绕成蚯蚓状血管团。患者在临床上常表现为癫痫发作、颅内出血、头痛和神经功能障碍等症状。AVM 的预后与病变的大小、部位和静脉引流方式等因素相关,即病变为表浅且位于非功能区的小 AVM(直径<3cm),其预后最佳;病变为深部且位于功能区的大 AVM(直径>6cm),其预后最差。

治疗手段主要有手术切除、SRS 和血管内栓塞疗法,对于体积较小且位于非功能区的病变,应首先考虑手术切除,因为手术疗效可靠且立竿见影,特别是对出血急性期或合并颅内血肿危重患者的抢救。若术后仍有病变残留,可补充 SRS。若患者不能耐受或拒绝手术切除,可单纯行 SRS。对于体积较大或位于功能区的病变,应行综合治疗,即先施以栓塞疗法作为减症治疗,然后才予手术切除或 SRS。对于位于功能区的小体积病变,也可单纯行 SRT 治疗。

SRS 治疗 AVM 的原理是通过放射线照射引起畸形血管壁增生、变厚,管腔逐渐狭窄、闭塞,小血管比大血管更易闭塞。SRS 的剂量一般在 18～25Gy,分次照射则有利于减少治疗反应。经 SRS 治疗后并不能马上取得疗效,通常需 8～12 个月,立体定向放射治疗甚至更长时间才见效。据文献报道,小体积的 AVM 经 SRS 治疗后 1 年的畸形血管完全闭塞率为 30%～40%,2～3 年的闭塞率为 2%～96%。治疗并发症主要有脑水肿、坏死和再出血,其发生率为 1%～10%。

2. 脑转移瘤　采用 SRS 或 SRT 治疗脑转移瘤可取得较满意的疗效,绝大部分患者可获得存活时间延长和生活质量的提高,已成为首先考虑的治疗方法。其原因与脑转移瘤固有的特点有关:①脑转移瘤多呈球形及实质性,瘤内无正常组织,向周围组织浸润性低,边界清楚,在影像学上有明显的强化影;②多数转移瘤体积较小,直径<4cm;③转移瘤病灶常将正常脑组织向周围挤压,适合于 SRS 的剂量分布特点,可使周围正常脑组织损伤机会减少。SRS 的剂量一般为 5～22Gy,1 年局控率达 65%～85%。SRS 是否综合全脑放疗至今尚未有定论,有文献报道 SRS 综合全脑放疗与单用 SRS 相比,并不能明显提高患者的生存率,其预后主要与患者的年龄、功能状态,肿瘤的体积、数目,以及颅外病灶的存在有关。由于颅内治疗失败的原因大多数为 SRS 治疗体积外的复发,而患者死于颅外转移比颅内未控更常见,因此,对预后较好的脑转移瘤,应行 SRS 辅以全脑放疗,以加强颅内控制。

SRT 的疗效与 SRS 相似,但放射反应更轻更有利于保护正常脑组织。因此,有以下情况的脑转移瘤建议采用 SRT 进行分次治疗：①幕下肿瘤；②邻近或位于关键结构的肿瘤；③瘤体相对偏大者；④曾经接受常规放疗的复发性肿瘤。

3. 脑胶质瘤 脑胶质瘤首选治疗是手术切除，术后辅以放射治疗。低级别胶质瘤恶性程度较低，病情发展相对缓慢，预后较好。立体定向放射治疗仅适合于位于脑深部和重要功能区（如脑干）的小体积低级别胶质瘤。高级别胶质瘤恶性程度高，呈浸润性生长，且生长快，病情发展迅速，预后差，手术＋放疗的中位生存期为 9～12 个月（胶质母细胞瘤）和 36 个月（间变性星形细胞瘤），治疗失败的主要原因是局部复发（占 90％以上）。由于高级别胶质瘤对放疗不太敏感，因此，可用 SRS/SRT 作为常规放疗后的推量治疗，以增加肿瘤组织的放射剂量，提高肿瘤的局部控制率。对于复发的低级别或高级别的胶质瘤，也可单纯用 SRS/SRT 进行治疗。

采用 SRS 或 SRT 治疗脑胶质瘤均有效，但 SRS 引起急性放射反应和晚期并发症的发生率较高。因此，目前多选择 SRT 来治疗脑胶质瘤，有利于减轻正常神经组织的放射损伤，尤其对位于重要功能区和脑干肿瘤，分次剂量宜偏低，而分次次数应适当增加。对于病变边界相对不甚明确的胶质瘤，一般主张 SRT 与常规放疗相结合，这样，既克服了 SRT 致肿瘤边缘剂量不足的问题，又提高了肿瘤靶区的剂量。

Sarkaria 等报道采用手术、常规外照射和 SRS 综合治疗 115 例脑高级别胶质瘤，2年生存率为 45％，中位生存期为 96 周，其疗效优于手术＋常规放疗。Plathow 等单纯用 SRT 治疗 143 例 Ⅱ 级星形细胞瘤，5 年总生存率和无进展生存率分别为 58％和 39％；仅有 1 例（1.2％）发生野外复发；毒性反应也很轻，Ⅲ 级毒性反应的发生率仅 2.8％。Shepherd 等采用 SRT（5Gy/次，总量 20～50Gy）治疗 36 例复发胶质瘤，中位生存期为 11 个月，可逆的毒性反应发生率为 36％，剂量大于 40Gy 是发生放射损伤的主要因素。

4. 垂体腺瘤 目前对于可以切除的垂体腺瘤，尤其是小腺瘤（直径≤1cm），经蝶骨入路手术仍是首选的治疗方法。对于累及海绵窦的病变，由于手术无法切除，可选择 SRS 进行治疗。SRS 要求肿瘤直径≤3.3cm，并且肿瘤距离视交叉或视神经至少在 3mm 以上。对于较大的垂体腺瘤（直径＞3.5m）或已有视力或视野改变者，应先行手术切除部分肿瘤，术后残留部分给以 SRS 或常规放疗；若无法耐受手术或拒绝手术，可采用分次照射的 SRT 或三维适形放射治疗对年轻或要求生育的患者，由于 SRS 治疗可能会导致垂体功能不足，因此不宜以 SRS 作为首选的治疗方法。SRS/SRT 也是复发垂体腺瘤的一种有效治疗手段。

SRS 的剂量通常为 12～25Gy，其剂量与肿瘤的体积明显相关，即肿瘤的体积越大，剂量应相应减少，以降低放射不良反应的发生率。Vladyka 等认为分泌促性腺激素、促甲状腺素和促肾上腺素皮质激素的垂体腺瘤的安全平均剂量分别是 15Gy、15Gy 和 18Gy，其平均剂量与功能性垂体的体积明显相关。从临床治疗结果来看，采用 SRS 或 SRT 对垂体腺瘤的作用较缓慢，需要观察 2 年甚至更长时间。治疗后肿瘤体积的缩小与内分泌功能的改善并不成平行关系，2 年的肿瘤局控率为 65％～95％，激素异常改善率为45％～60％，视神经损伤率及内分泌功能低下率分别为 0～5％和 8％～10％。

5. 脑膜瘤 大多脑膜瘤属良性或低度恶性肿瘤，手术切除是其首选的治疗手段，但位于鞍区及颅底的脑膜瘤，由于毗邻血管神经丰富，常给手术全切除带来很大困难，容易造成颅神经损伤，即使能达到肉眼全切，其肿瘤的复发率也较高（5 年复发率为 40％～50％）。因此，对于小至中等体积（直径≤3.5cm）的脑膜瘤，尤其是位于鞍旁、蝶骨嵴和颅后窝的病变,可采用 SRS 或 SRT 进行治疗,有利于降低复发率,保护神经功能。

脑膜瘤之所以适合于 SRS/SRT 治疗,是由于其瘤体内无正常组织,在 CT 或 MR 上通常表现为边缘清晰的增强影,往往早期即出现症状,易被发现,肿瘤体积尚小。SRS 的剂量一般为 12～18Gy,治疗后 2 年的局控率(即肿瘤缩小或不变)达 90％以上。

（胡学锋）

参 考 文 献

[1] 刘宗惠.实用立体定向及功能性神经外科学.北京:人民军医出版社,2006.

[2] 万经海,赵兵,李长元.锁孔神经外科.国外医学(神经病学神经外科学分册),2001,28(5):342-345.

[3] 张昭林,张晓彪,谢涛,等.神经内镜经颞下锁孔 Kawase 入路切除三叉神经鞘瘤(附四例报道).中华神经外科杂志,2020,19(6):596-600.

[4] 李侠,秦军,雷军荣,等.神经内镜经颞下硬膜外锁孔入路治疗颅中窝肿瘤.中国微侵袭神经外科杂志,2020,25(6):260-262.

[5] 王红章,张晓彪,顾晔,等.神经内镜下经幕下小脑上入路切除松果体区肿瘤.中华神经外科杂志,2017,33(1):12-14.

[6] 张亚卓.促进神经内镜技术的发展和提高.中国微侵袭神经外科杂志,2007,12(2):49-50.

[7] 郝文文,彭玉平.神经内镜下经鼻蝶手术入路的研究进展.中华神经医学杂志,2016,15(6):639-643.

[8] 潘正杰,王超,韩国强,等.神经内镜辅助下经鼻蝶窦入路垂体腺瘤切除术的现状与进展.立体定向和功能性神经外科杂志,2017,12(3):188-191.

[9] 张亚卓,王忠诚,赵德安,等.内镜经鼻蝶手术治疗颅底脊索瘤.中华神经外科杂志,2007,23(3):163-166.

[10] 阮伦亮,靳凯,杨刚.神经内镜扩大经鼻入路治疗颅咽管瘤的最新进展.现代医药卫生,2017,33(14):2132-2134.

[11] 赵继宗,王硕,王永刚,等.神经内镜在颅内动脉瘤的外科手术中的应用.中华医学杂志,2004,84(10):799-802.

[12] 郝文文,彭玉平.神经内镜下经鼻蝶手术入路的研究进展.中华神经医学杂志,2016,15(6):

[13] 639-643.

[13] 潘正杰,王超,韩国强,等.神经内镜辅助下经鼻蝶窦入路垂体腺瘤切除术的现状与进展.立体定向和功能性神经外科杂志,2017,12(3):188-191.

[14] 吴先良.神经内镜在神经外科的临床应用进展.中外医疗,2019,14(5):196-198.

[15] 姬云翔.神经外科治疗精要与微创技术应用.开封:河南大学出版社,2020.

[16] 朱超.现代神经外科手术治疗.长春:吉林大学出版社,2019.

[17] 李彩.现代神经外科手术治疗精要.长春:吉林大学出版社,2019.

[18] 吴卓晋,潘超,张萍,等.立体定向技术的研究进展.神经损伤与功能重建,2020,15(10):585-587.

[19] 祁贺.神经导航系统在脑肿瘤手术治疗中的配合要点.中国医疗器械信息,2020,26(19):91＋158.

[20] 涂博,杨军.立体定向血肿引流术与神经内镜手术治疗高血压脑出血的疗效比较.中国实用医刊,2020,47(16):46-49.

[21] 姜雷,张燚,盛敏峰,等.颅底外科辅助技术的进展.临床神经外科杂志,2020,17(3):351-353.

[22] 徐兵,林启忠.立体定向微创手术治疗脑肿瘤的临床效果研究.中外医学研究,2020,18(7):147-149.

[23] Shahinian H. K,Eby JB,Ocon M. Fully endoscopic excision of vestibular schwannomas. Minim Invasive Neurosurg,2004,47(6):329-332.

[24] Chang JH,Chang JW,Park YG,et al. Factors related to complete occlusion of ar-teriovenous

malformations after gamma knife radiosurgery. J Neurosurg,2000,93 Suppl 3:96-101.

[25] Sneed PK,Suh JH,Goetsch SJ,et al. A multi-institutional review of radiosurgery alone vs. radiosurgery with whole brain radiotherapy as the initial management of brain me-tastases. Int J Radiat Oncol Biol Phys,2002,53(3):519-526.

[26] Kim HJ,Hong S,Kim S,et al. Efficacy of whole brain radiotherapy combined with fractionated stereotactic radiotherapy in metastatic brain tumors, and prognostic factors. Radiat Med,2003,21(4):155-160.

[27] Plathow C,Schulz-Ertner D,Thilman C,et al. Fractionated stereotactic radiotherapy in low-grade astrocytomas long-term outcome and prognostic factors. Int J Radiat Oncol Biol Phys,2003,57(4):996-1003.

[28] Petrovich Z,Jozsef G,Yu C,et al. Radiotherapy and stereotactic radiosurgery for pituitary tumors. Neurosurg, Clin N Am,2003,14(1):147-166.

[29] Vladyka,Liscak R,Novotny J Jr,et al. Radiation tolerance of functioning pituitary tissue in gamma knife surgery for pituitary adenomas. Neurosurgery,2003,52(2):309-316.

第 5 章

胸心血管外科微创手术

第一节　机器人辅助胸外科手术

机器人技术于 20 世纪 80 年代开始用于临床。比较著名的机器人手术操作系统有达芬奇（Da Vinci）、宙斯（ZEUS）、伊索（AE-SOP）等。现在国际、国内装机最多的是达芬奇系统。它有三个基本组成部分：操作平台、手术机械臂系统和图像处理系统。其优点为良好的视野、稳定灵活的机械臂使血管、组织器官的显露、处理更精确、更安全；主刀坐着操作，轻松舒适，不易疲劳，可以远程完成手术；三维影像更具立体感。其缺点为操作缺少精细的力反馈；需要经验丰富的一助，主刀医师远程操作时，术中一旦出现意外，一助可能缺乏应变和处理能力；系统昂贵、手术费用昂贵；系统体积大，占用空间大，重量大，需要专用设计可承重的手术室。随着机器人系统的进一步普及和不断的改进，相信会越来越

受到广大医务人员和患者的欢迎。

机器人辅助胸外科手术的适应证、禁忌证、术前准备、手术方法、并发症的防治及术后管理同胸腔镜手术。

对于切口的选择，如肺叶切除手术。机器人手术采用四孔法，在三孔法基础上增加腋后线第 8 或第 9 肋间的辅助孔，用于吸引器、内镜切割缝合器的置入。腋中线第 7 肋间做观察孔。腋前线第 4 肋间做长约 4cm 的主操作孔，机械臂、内镜切割缝合器、吸引器及标本由此孔进出。肩胛下角线第 6 肋间为辅助操作孔，另一机械臂由此置入。根据不同的术式改变不同的体位和选择不同的切口。也可以按术者的经验设计不同的切口。

（古卫权）

第二节　电视胸腔镜肺叶切除术

微创手术已成为胸外科手术的主要方式，目前 90% 以上的肺叶切除术采取全电视胸腔镜手术（complete video thoracic surgery，c-VATS），是微创胸外科手术的主要术式方法。c-VATS 是指完全在二维或三维影像视觉下通过 2～3 个小孔（双孔法、三孔法）或

单个小切口（单孔法）用器械进行的肺叶切除手术，术中不撑开肋骨。

一、适应证

1. **肺良性疾病**　如支气管扩张症、肺泡细胞瘤、肺错构瘤、肺囊肿、肺炎性假瘤、肺结

核球、肺曲霉病、毁损肺等。

2. **肺恶性疾病** 如Ⅰ、Ⅱ期非小细胞肺癌、部分可切除的Ⅲa期非小细胞肺癌、肺癌肉瘤、肺母细胞瘤等。

二、禁忌证

1. 全身状况不佳，心、肺、肝、肾等重要脏器功能不全不能耐受手术，或不能耐受单肺通气麻醉者。

2. 不可切除的Ⅲa期非小细胞肺癌、Ⅲb期以上的肺癌。

3. 凝血功能异常者。

4. 广泛致密胸膜腔粘连者或密闭胸者，巨大肺肿瘤、巨大曲菌球者。

三、术前准备

术前准备基本同传统开胸手术。除此之外，需准备全套胸腔镜摄像设备、主刀侧显示器、助手侧显示器、图像录像采集系统、30°胸腔镜、中号和大号的切口保护套、内镜下切割缝合器、胸腔镜专用电钩和吸引器、推结器、胸腔镜专用的双关节肺钳、血管钳、卵圆钳、抓钳、淋巴结钳、直角钳、剪刀等，以及超声刀或结扎速、氩气刀等能量设备。

四、手术方法

1. **麻醉** 双腔气管插管复合静脉全麻，或者单腔气管插管联合封堵器复合静脉全麻，术中单肺通气。现在也有采用非插管自主呼吸复合静脉全麻的方法。

2. **体位** 采用健侧卧位，升高腰桥，尽可能扩大肋间隙。

3. **手术步骤**

(1)切口：单孔胸腔镜，一般选择腋前线第5肋间，长3～5cm，置入切口保护套，既作观察孔也作操作孔。

①三孔法胸腔镜：观察孔选择腋中线或腋前线第7或第8肋间，长约1.5cm；主操作孔选择腋前线和乳头线之间第4或第5肋间，长2～3cm；辅助操作孔选择腋后线与肩胛下角线之间第7或第8肋间，长约1.5cm，尽量与观察孔处于同一肋间；各切口均置入切口保护套。

②双孔法胸腔镜：观察孔选择腋中线或腋前线第7或第8肋间，长约1.5cm；操作孔选择腋前线和乳头线之间第4或第5肋间，长3～3.5cm；各切口均置入切口保护套。

切口可根据患者实际情况相应向上或向下一肋间变动。

(2)胸腔探查：进入胸腔后，提起下肺叶，以电钩或超声刀切断下肺韧带，若为肺癌则清扫第9组和第8组淋巴结。电钩切开前纵隔和后纵隔胸膜，按一定顺序处理肺裂、血管、支气管，若为肺癌，清扫肺门、纵隔淋巴结。

(3)不同肺叶切除的手术顺序

①常规顺序

· 左上肺叶切除：肺裂、左上肺动脉舌段支、左上肺动脉前段支、左上肺静脉、左上肺动脉尖后段支、左上肺叶支气管。

· 左下肺叶切除：肺裂、左下肺动脉背段支、左下肺动脉基底段支、左下肺静脉、左下肺叶支气管。

· 左全肺切除：左下肺静脉、左上肺静脉、左肺动脉、左主支气管。

· 右上肺叶切除：肺裂、右上肺动脉后升支、右上肺静脉上叶分支、右上肺动脉尖前支、右上肺叶支气管。

· 右中肺叶切除：肺裂、右中肺动脉、右上肺静脉中叶分支、右中肺支气管。

· 右下肺叶切除：肺裂、右下肺动脉背段支、右下肺动脉基底段支、右下肺静脉、右下肺支气管。

· 右全肺切除：右下肺静脉、右上肺静脉、右肺动脉、右主支气管。

②单向式顺序

· 左上肺叶切除：左上肺静脉、左上肺动脉尖前支、左上肺叶支气管、左上肺动脉舌段支、左上肺动脉后段支、肺裂。

　　·左下肺叶切除：左下肺静脉、左下肺叶支气管、左下肺动脉基底段支、左下肺动脉背段支、肺裂。

　　·左全肺切除：左上肺静脉、左肺动脉、左下肺静脉、左主支气管。

　　·右上肺叶切除：右上肺静脉上叶分支、右上肺动脉尖前支、右上肺动脉后升支、右上肺支气管、肺裂。

　　·右中肺切除：右上肺静脉中叶分支、右中肺支气管、右中肺动脉、肺裂。

　　·右下肺叶切除：右下肺静脉、右下肺支气管、右下肺动脉基底段支、右下肺动脉背段支、肺裂。

　　·右中下肺叶切除：右下肺静脉、右上肺静脉中叶分支、右下肺动脉、右中肺动脉、右中间支气管、肺裂。

　　可根据具体实际情况随时调整处理的顺序。

　　(4)肺裂的处理：对于发育良好的肺裂，可用电钩或超声刀钝性加锐性分离切开肺裂，游离叶间的动脉分支；对于肺裂发育不全或完全未发育的患者，可以在叶间动脉表面打隧道置入内镜切割缝合器切开肺裂。

　　(5)血管的处理：以电钩或超声刀分离血管外膜，游离血管；对于较大的动脉分支或静脉，游离后以 7 号丝线悬吊，以专用血管钉的内镜切割缝合器切断；对于小的静脉可以使用丝线以推结器行血管结扎、超声刀切断；对于小的动脉可以使用丝线结扎后再用扣夹夹闭后切断。

　　(6)支气管的处理：游离支气管根部后以 7 号丝线悬吊，以切割缝合器夹闭根部，嘱麻醉师鼓肺，判断相应切除肺叶无误后切断支气管根部；也可以用电刀切开支气管根部后以 4-0 可吸收线连续缝合支气管残端。

　　(7)淋巴结清扫：右侧肺癌手术，需清扫第 9、8、7、4、2、3、10、11、12、13、14 组淋巴结，左侧需清扫第 9、8、7、6、5、4、10、11、12、13、14 组淋巴结。一般采用电钩结合超声刀进行清扫，可用抓钳或淋巴结活检钳夹持淋巴结，以电钩或超声刀烧灼根部切除。也有使用吸引器结合超声刀进行清扫的。

　　(8)标本的取出：可通过主操作孔置入标本袋或手套，标本放入标本袋取出。

　　(9)术毕的处理：根据不同的诊断，以生理盐水或蒸馏水冲洗胸腔，嘱麻醉师鼓肺，检查支气管残端或肺创面有无漏气，必要时以 4-0 普理灵线缝合修补，再次鼓肺观察。创面彻底止血后以生物蛋白胶喷洒支气管残端或肺创面，覆盖奈维网，淋巴结清扫创面酌情可以填塞止血纱。最后关闭切口前放置胸管引流。可以行肋间神经封闭或椎旁神经阻滞。

五、并发症的防治及术后管理

　　1. 出血　术中损伤大血管导致大出血。手术过程解剖游离肺血管时意外损伤肺动脉干或肺动脉的重要分支、肺静脉干或肺静脉的重要分支引起的术中大出血，是最危险的并发症，处理不及时或处理不当容易导致患者失血性休克甚至死亡。

　　(1)常见原因

　　①肺癌患者经过术前新辅助化疗、新辅助靶向治疗或新辅助免疫治疗后过早进行手术，肺动脉或静脉水肿、纤维化、脆性增加，分离解剖血管时钳夹、牵拉都容易造成血管破裂出血，使用内镜切割缝合器后也容易导致血管钉合不牢、血管裂开大出血。

　　②患者肺门粘连严重、解剖结构不清楚、炎症水肿导致血管壁脆性大、肺裂发育不全等导致解剖游离血管困难，容易出现意外出血。

　　③处理肺门血管壁上的门钉样淋巴结或炭化淋巴结时解剖不当也会造成术中大出血。

　　④初学者经验不足，解剖技术不佳，不按手术流程造成的操作不当等。

⑤部分患者血管解剖变异,术者没有提前规划或术中经验不足处理不当。

⑥内镜切割缝合器切割大血管时因激发故障引发的大出血也见有报道。

(2)防治:术中发生出血,术者一定要冷静面对,切忌慌乱盲目钳夹血管导致血管进一步撕裂造成不可控制的致命性大出血,用纱块压迫止血,吸净术野血液,确定出血处后以无损伤血管钳夹闭近心端血管。如果不是大血管,也可以以吸引器压迫近心端血管,在控制好出血后以4-0普理灵线缝合修补。镜下难以控制出血时果断地中转开胸止血。

①患者的选择恰当,肺癌患者建议行新辅助免疫治疗两程经评估为可手术后等待6~8周才进行手术。

②如果术中粘连严重,镜下难以解剖游离血管时,中转开胸继续完成手术。

③遇到门钉样淋巴结,解剖血管没把握时可以提前游离肺动脉或肺静脉主干,预先阻断大血管,再充分、细致解剖血管外膜,尽量分离出淋巴结再处理血管。

④电视胸腔镜肺叶切除手术较开胸手术难度及技术要求更高,故初学者一定要在熟悉常规开胸手术操作的基础上经过严格的内镜操作技术培训,进行一定数量的胸腔镜肺叶楔形切除手术的基础上,才能逐步开展电视胸腔镜肺叶切除手术。

⑤术前详细阅胸部CT片,有条件的患者可术前行三维重建规划,充分了解有无血管或支气管的变异。

⑥尽量选用成熟的优质的内镜切割缝合器。

2. 气管、支气管损伤　①原因:通常在清扫纵隔淋巴结时由于使用能量器械(超声刀、电钩等)不当导致气管、支气管损伤或局部缺血坏死引起的迟发损伤,严重时导致气管、支气管胸膜瘘、脓胸。②预防措施:清扫淋巴结时使用能量器械尽量不要长时间贴紧气管、支气管,特别是不要用超声刀的工作面靠近气管、支气管,器械工作时间尽量短。术中一旦发现有气管或支气管损伤,立即用3-0普理灵线缝合修补,以心包片或附近胸膜组织覆盖。术后发现气道损伤的也要尽早及时处理。

3. 术后胸腔出血　①原因:术中血管结扎不牢,术后线结脱落出血;电钩或超声刀烧灼的血管焦痂术后脱落出血;手术切口缝合的肌肉创面由于活动引起撕裂出血。②预防措施:术后观察胸腔引流量,经非手术治疗无效达到重新开胸探查指征的及时进行二次手术探查止血。

4. 术后肺持续漏气　①原因:术中处理后的肺裂创面由于术后肺组织膨胀创面撕裂造成漏气;部分由于内镜切割缝合器处理过的肺创面钉孔漏气引起的。②预防措施:术中使用生物蛋白胶喷洒,以奈维网覆盖肺创面;电钩或超声刀切开的肺创面最好以普理灵线缝合加固修补。术后如果仍持续漏气,可以延长胸管引流的时间同时加强营养,适当使用清蛋白支持治疗,肺创面会慢慢愈合。必要时胸腔内注入胸膜粘连剂行胸膜固定术。严重大量漏气者需要再次手术探查处理。

5. 肺不张　①原因:术前呼吸道准备不充分导致术中术后气道痰液增多,术后患者由于胸部切口疼痛不敢深呼吸、咳嗽,下呼吸道痰液不能充分排出。②预防措施:术前应用支气管祛痰药、呼吸道支扩药、激素雾化吸入等处理。术中术后继续使用。术后加强拍背排痰,可以床边纤支镜吸痰,加强术后镇痛治疗。

6. 术后管理　常规送复苏室监护治疗,鼓励咳痰,采取措施吸痰等呼吸道管理,加强镇痛对症治疗和营养支持治疗,早下床活动,减少并发症的发生。

(古卫权)

第三节　电视胸腔镜肺段切除术

1889 年英国人 Ewart 首次在解剖学上定义了"支气管肺段"。1939 年 Churchill 和 Belsey 进行了首例左上肺舌段切除手术治疗结核性舌段不张。目前,随着电视胸腔镜肺叶切除手术技术的不断进步,以及大家对肺腺癌的重新分类的进一步认识,对于早期、恶性程度低的非小细胞肺癌的治疗,越来越多的专家选择电视胸腔镜肺段切除手术,而且无论手术适应证、手术流程、手术的规范化技术也越来越成熟。

一、适应证

1. 肿物较大、位置较深或局限于肺段的肺部良性疾病,如支气管扩张症、肺泡细胞瘤、肺错构瘤、肺囊肿、肺炎性假瘤、肺结核球、先天性囊性腺瘤样畸形等。

2. 肺恶性疾病,如Ⅰa期非小细胞肺癌,结节≤2cm;肿瘤恶性程度较低(原位腺癌或微浸润腺癌),磨玻璃病变(ground-glass opacity,GGO)成分≥50%;血清肿瘤学标志物如癌胚抗原等正常的;位置较深、紧邻段血管、段支气管的无法行楔形切除手术的可疑转移结节或难以明确性质的结节;高龄、基础疾病较多、心肺功能较差不能耐受肺叶切除手术的肺恶性疾病;有过肺叶切除手术史的肺恶性疾病;肺部多原发恶性疾病需同时切除或以后可能需要再次手术的。

二、禁忌证

1. 肺恶性疾病怀疑有淋巴结转移的。

2. 靠近肺门的结节无法保证足够切缘的。

3. 其余同肺叶切除手术。

三、术前准备

1. 术前准备基本同传统开胸手术。除此之外,需准备全套胸腔镜摄像设备、主刀侧显示器、助手侧显示器、图像录像采集系统、30°胸腔镜、中号和大号的切口保护套、内镜下切割缝合器、胸腔镜专用电钩和吸引器、推结器、胸腔镜专用或肺段手术专用的双关节肺钳、血管钳、卵圆钳、抓钳、淋巴结钳、直角钳、剪刀,以及超声刀或结扎速、氩气刀等能量设备。

2. 术前行胸部增强 CT 检查,建议行肺结节影像的三维重建,可以更精确地分析肺段血管和段支气管的解剖位置,提前了解段血管和支气管有无变异,也可以了解肺结节的位置以及肺结节与肺段血管、支气管的关系和切缘的范围是否足够、是否需要行联合肺段或联合亚肺段切除手术,实现精准肺段切除手术。

3. 术前肺小结节定位。方法很多,如 CT 定位下经皮肺穿刺 Hookwire 定位;CT 定位下经皮肺穿刺亚甲蓝注射定位;CT 定位下经皮肺穿刺医用胶水注射定位;CT 定位下经皮肺穿刺注射吲哚菁绿定位;等等。

四、手术方法

1. 麻醉　同肺叶切除手术。

2. 体位　同肺叶切除手术。

3. 手术步骤

(1)切口:同肺叶切除手术。

(2)段血管和段支气管的处理:肺段的血管、支气管较细小,建议使用专用的肺段操作器械或较精细的操作器械。分离段血管时沿血管鞘尽可能向远端分离。对于较细小的血管可以结扎后超声刀切断,较大的用内镜切割缝合器切断。切断段血管和支气管后提起远端残端,沿支气管及血管鞘层次向远端游离,使其远离肺切缘。

当肺裂发育完全时,采用顺向式切除:段

静脉、段动脉、段支气管、段间肺实质或者段动脉、段静脉、段支气管、段间肺实质。当肺裂发育不全时,采用序贯式切除:段静脉、段支气管、段动脉、段间肺实质。

(3)段间平面的处理:一般采用肺膨胀-萎陷法,靶段动脉结扎切断、段支气管夹闭或切断后,以纯氧鼓肺,氧气通过肺泡间孔进入靶段肺组织,待肺叶全膨胀后再单肺通气,等待10~15分钟,靶段所在的肺组织由于动脉切断后纯氧气不能吸收而仍然处于膨胀状态,其余肺段由于肺动脉把纯氧气吸收了而萎陷,两者之间存在的界限就是段间平面,以电钩做好标记。目前也有应用吲哚菁绿(Indocyanine,ICG)染色法判断段间平面(反染法),结扎切断段动脉后,于外周静脉注射吲哚菁绿,此时在荧光胸腔镜下可见除了靶段组织没有荧光绿染外其余肺段均有绿染,两者之间的界限就是段间平面,电钩做好标记。正染法:结扎切断靶段动脉后,于动脉远心端注入吲哚菁绿,荧光胸腔镜下可见靶段肺组织荧光绿染,其余肺段不染色,两者界限就是段间平面,同法标记。但正染法的缺点是术中操作较复杂,容易引起血管出血,故一般使用反染法。总之,肺膨胀-萎陷法操作简单容易、不需要荧光胸腔镜,缺点是等待时间较长;吲哚菁绿染色法定位更精确,缺点是需要配备荧光胸腔镜,而且荧光染色维持时间较短,持续约20秒。

沿标记用内镜切割缝合器切开段间平面肺组织;也可单纯用电刀或超声刀切开段间平面;或者用电刀、超声刀加内镜切割缝合器切开段间平面,最后切除靶肺段组织。

(4)淋巴结采样:怀疑恶性疾病的患者应常规做淋巴结采样,包括N2及第10~13组淋巴结,特别是靶肺段间的淋巴结,送检术中冰冻病理切片检查。如淋巴结有转移,应改行肺叶切除手术。

(5)标本取出和术毕的处理:同肺叶切除手术。

(6)术中注意事项:①处理段间静脉时,尽可能只切断走行于靶段内、亚段之间的段间静脉,保留走行于靶段与邻近肺段之间的段间静脉,在无法判断段间静脉时,尽量将靶段的段间静脉向远端游离,确认好段间平面后连段间肺实质一并切断,避免误伤误断。②术中靶段支气管辨认困难时可以术中纤支镜配合以光源确定靶段支气管位置。③靶段血管、支气管切断后尽量向远端分离,远离肺门结构,避免切开段间平面时损伤保留的段血管和支气管,也可以防止靶段血管、支气管的残留。④保留肺段活动度过大时注意将其缝合固定于相邻的肺叶,避免肺段扭转。

五、并发症的防治及术后管理

1. 术中出血的原因及预防措施 处理同肺叶切除手术。

2. 术后咯血 ①原因:开展手术早期,操作经验不足,误伤误断段间静脉或保留肺段的静脉。②预防措施:根据术前三维重建的图像提前做好规划,精准辨认靶段静脉、段间静脉以及保留肺段静脉的走向和相互关系,确实无把握时暂时不断靶段静脉,最后连段间平面一并处理。③处理:少量咯血时可口服或静脉使用止血药处理,一般一周内好转。大量咯血经非手术治疗无效需尽早再次手术切除保留的肺段。

3. 术后漏气 ①原因:解剖肺裂时损伤肺脏层胸膜;使用电刀或超声刀切开段间平面,肺组织在术后膨胀后容易漏气;内镜切割缝合器切开段间平面后钉孔漏气;术中损伤保留肺段支气管。②预防措施:尽量使用内镜切割缝合器切开段间平面,较电刀、超声刀切开漏气的机会更少;应用生物蛋白胶和奈维网处理肺创面;术中发现保留肺段支气管损伤时及时用普理灵线缝合修补。③处理:同肺叶切除手术。

4. 保留肺段扭转 ①原因:保留肺段体

积过小、活动度过大。②预防措施:将保留肺段缝合固定于相邻肺叶、肺段,结束手术前膨肺时调整好保留肺段的正常位置。③处理:再次手术探查切除保留肺段。

5. 误断保留肺段支气管　①原因:未做好术前规划,经验不足处理不当。②预防措施:根据术前三维重建影像做好术前规划。③处理:再次手术切除保留肺段。

第四节　电视胸腔镜支气管成形术

1947 年,Clement Price-Thomasin 开创支气管袖状肺叶切除手术,目的是术中保留健康的肺。1952 年,Allison 首先实施了治疗支气管源性肿瘤的袖状肺叶切除手术。1955 年,Paulson 和 Shaw 最先提出"支气管成形术"。随着电视胸腔镜技术的日益发展,袖状肺叶切除手术包括隆突切除手术也在电视胸腔镜手术得到巨大发展,现在能够完全在电视胸腔镜下完成双袖状肺叶切除手术(支气管、肺动脉联合袖状切除手术)。

一、适应证

1. 外伤性支气管断裂。
2. 支气管狭窄。
3. 支气管良性肿瘤。
4. 支气管低度恶性肿瘤。
5. 肺癌。肿瘤位于肺叶支气管开口,肿瘤呈孤立性,特别是位于右上肺叶或左上肺叶支气管开口处;肿瘤位于一侧肺的主支气管或邻近的转移性淋巴结侵犯主支气管,病变距气管隆嵴 1cm 以上,隆突无受累征象;周围型肺癌侵犯肺叶支气管开口或转移性淋巴结侵犯主支气管;肿瘤侵犯肺动脉干可行支气管、肺动脉联合切除成形术。

二、禁忌证

大剂量糖皮质激素的应用;活动性支气管炎;远期(大于 1 年前)大剂量放疗。

六、术后管理

术后患者常规送复苏室监护治疗,鼓励咳痰,采取措施吸痰等呼吸道管理,加强镇痛对症治疗和营养支持治疗,早下床活动,减少并发症的发生。

(古卫权)

三、术前准备

同电视胸腔镜肺叶切除手术。除此之外,术前详细研究胸部 CT、MRI、纤支镜结果,了解肿瘤的位置、大小、与周围脏器的关系、纵隔淋巴结有无增大、血管受累情况,以及支气管受累的范围、黏膜的质量、保留肺的条件等,进行综合全面评估。

四、手术方法

1. 麻醉　同电视胸腔镜肺叶切除手术。
2. 体位　同电视胸腔镜肺叶切除手术。
3. 手术步骤
(1)切口:同电视胸腔镜肺叶切除手术。
(2)手术方式
①右上肺叶袖状切除手术:常规以内镜切割缝合器切断右上肺动静脉,游离暴露右主支气管及中间支气管,切断右主支气管和中间支气管,切除右上肺叶,将右主支气管与中间支气管端端吻合。清扫肺门及纵隔淋巴结同前。
②左上肺叶袖状切除手术:常规切断左上肺动静脉,暴露左主支气管及左上下肺叶支气管,分别以牵引带牵引,切断左主支气管及左下肺支气管,切除左上肺叶,行左主支气管与左下肺支气管端端吻合。清扫肺门及纵隔淋巴结同前。
③其他:肺叶袖状切除手术或支气管成

形手术方法类似。

（3）支气管吻合方法：修剪主支气管和肺叶支气管或中间支气管残端，端端吻合时，先缝合后壁，从膜部开始用 3-0 普理灵线连续缝合，然后连续缝合前壁，最后逐一拉紧缝线打结。线结打在支气管腔外，避免缝线牵拉过紧或过松。吻合口两端内径有差异时，可以将内径小的一端斜形切断以增加内径，也可以调整针距来处理。吻合口外以带蒂胸膜包盖。胸腔注水试漏，保证吻合口无漏气。

（4）支气管切缘：为保证支气管切缘阴性，支气管切缘送检术中冰冻病理检查。

（5）淋巴结清扫及标本取出：同肺叶切除手术。

（6）术毕处理：同前。常规于胸顶及顶部放置各一条胸管引流。

（7）术中注意事项：两端支气管切除过长导致吻合口张力大引起术后吻合口瘘；切除过短容易切缘阳性，故切除支气管的长度要适中，根据术中冰冻病理的结果调整。

五、并发症的防治及术后管理

1. 吻合口瘘　为主要的术后并发症，是最严重的的并发症，致死率极高。①原因：气管切除长度较长导致吻合口张力大；纵隔淋巴结清扫范围大，破坏了气管和支气管的血供；患者术后免疫力下降、营养不良、咳嗽乏力等原因导致吻合口远端肺组织感染，感染灶侵蚀吻合口形成炎症水肿，引起吻合口瘘。②预防措施：围术期增加患者营养、免疫力，加强气道管理，减少术后肺炎的发生、减少痰液分泌，术中、术后常规纤支镜检查、吸痰；术中掌握好气管、支气管切除的长度，缝合方法正确。③处理：小瘘可使用敏感抗生素加强抗感染、营养支持治疗，充分引流，部分患者可逐渐愈合；瘘口较大的患者经积极治疗病情仍持续加重，出现呼吸衰竭、脓毒血症、感染性休克、健侧肺感染，应尽快再次手术切除余肺。

2. 大咯血　①原因：可能是瘘口附近的脓肿侵蚀肺动脉造成出血或肺脓肿内部出血引发。②处理：病情凶险，一旦发生大咯血，立即行双腔气管插管防止血液流入健侧肺造成窒息，尽快再次手术切除余肺。

3. 术后管理　同肺叶切除手术。气道管理尤为重要，常规行纤支镜检查、吸痰。

（古卫权）

第五节　胸腔镜肺大疱切除术

肺大疱是指大疱性肺气肿，是肺实质内的异常含气囊腔，老年性常发生在肺气肿的基础上形成机制与肺气肿相似，但程度较重，与炎症、弥漫性阻塞性肺部疾病有关。是由于小支气管活瓣性阻塞，产生气体滞留，使肺泡逐渐自发膨胀，肺泡壁破裂相互融合而成。青少年肺大疱发生在瘦高、扁平胸体型患者，因胸廓狭长，牵拉肺组织，往往肺尖部肺泡壁相互融合而成肺大疱。肺大疱是人体内的定时炸弹，一旦破裂，形成张力性气胸，不但难以自愈，还可有危及生命风险。有气胸发作病史且 CT 证实有肺大疱者，即有手术指征，现常用胸腔镜肺大疱切除术代替了传统的开胸手术，而使本病大多数得以彻底治愈，而且创伤少，恢复快。

一、肺大疱的临床表现和诊断

1. 临床表现　肺大疱以年轻人或老年人多见，以男性居多，其症状和体征如下。

（1）症状：患者大多无症状，多在胸部 X 线检查时偶然被发现。其症状主要与肺大疱的数目、大小及是否有继发肺部病变有关。数目少、体积小的单纯肺大疱患者常无症状，肺大疱自发膨胀增大的机会为 100%。数目多、体积巨大的肺大疱患者,可出现气促、胸闷,也是人体内的定时炸弹,自发破裂的概率约50%。当肺大疱破裂时可发生自发性气胸或血气胸,表现为患侧胸闷、胸痛、气促、呼吸困难。肺大疱患者常合并有慢性支气管炎、肺气肿、支气管哮喘,可以出现咳嗽、咳痰、喘鸣、呼吸困难。肺大疱可继发感染,但较少见,患者有咳嗽、咳痰、寒战和发热,经治疗后症状消失,而胸部 X 线片肺大疱感染的表现可持续数周或数月。

(2)体征:为原有的肺部病变的体征,可表现为局部肺呼吸音减弱或消失。肺大疱破裂形成自发性气胸时可出现发绀,气管向健侧移位,叩诊呈鼓音,呼吸音降低或消失。

2. 诊断　胸部 X 线检查是诊断肺大疱的主要方法,表现为病变区透亮度增高,呈圆形或类圆形,疱内无肺纹理。肺大疱继发感染时,可出现液平。肺大疱破裂时,X 线为气胸表现。胸部 CT 是有效的确诊方法,可全面、清晰地确诊肺大疱的数量、范围,X 线胸片和胸透不能提供的直径小于 1cm 的肺大疱。

二、胸腔镜肺大疱切除术的适应证和禁忌证

1. 适应证　胸腔镜手术安全可靠、有效和微创,对患者循环呼吸功能干扰小,具有出血少、恢复快、美观、减少住院时间和术后镇痛药的使用少、降低气胸复发率等优点,目前已成为治疗肺大疱、自发性气胸的首选方法。

(1)巨大肺大疱:肺大疱体积巨大,占一侧胸腔 70%～100%,临床上有胸闷、气促、呼吸困难,经手术后肺组织膨胀,气道阻力减少,症状可明显改善。

(2)并发气胸:肺大疱破裂所致。自发性血胸、血气胸多数是肺大疱或肺大疱所在的肺组织与胸壁的粘连带撕裂出血所致,胸腔的负压增加了持续出血的可能。经胸腔闭式引流术反复发作的自发性气胸,或首次发病

的肺压缩面积大且持续漏气的自发性气胸,都是胸腔镜手术的适应证。

(3)并发有弥漫性肺气肿的肺大疱:手术可减轻肺大疱对周围肺组织的压迫,改善肺功能尤其是老年人、心肺功能较差而不能耐受开胸手术的患者。

(4)肺大疱并发感染:肺大疱并发或继发感染者。

2. 禁忌证　包括胸腔粘连、凝血障碍和心肺功能不全等。

(1)胸腔粘连:密闭胸和胸膜广泛严重粘连的患者,胸膜广泛粘连、密闭胸,胸腔镜无法进入,难以进行各种操作。

(2)凝血障碍:有出血倾向、凝血功能障碍的患者。

(3)心肺功能不全:心肺储备功能极差,不能耐受单侧肺通气和全身麻醉的患者。

三、术前准备

按全麻手术进行准备。

1. 禁烟　术前至少禁烟 2 周。

2. 控制感染　包括超声雾化吸入、应用抗生素控制呼吸道感染、药物解痉等。

3. 胸部 X 线及 CT 检查　能够明确肺大疱的位置、范围及其与周围器官、组织的关系,可指导胸腔镜选择皮肤切口位置。对并发自发性气胸的患者,术前应先行胸腔闭式引流,待肺膨胀复张后,再做胸部 CT 检查,明确诊断肺大疱情况。

4. 其他　同开胸手术术前准备。

四、手术方法

1. 麻醉　一般采用全麻,双腔气管插管或封堵器全麻。

2. 患者体位　常规采用健侧卧位,肩下放置软枕,使肋间隙增宽。

3. 手术操作

(1)切口:于腋中线第 7/8 肋间做 1.0～1.5cm 切口,以血管钳分离肋间肌,刺破胸

膜,以手指探查胸膜腔,观察是否有胸膜粘连。若有粘连时,用手指分离周围粘连胸膜,置入切口保护套,置入 10mm 胸腔镜探查观察。于腋前线第 4 肋间做约 2cm 切口,或根据肺大疱的位置,在胸腔镜引导下选择相应更佳的切口。

(2)分离粘连:先用胸腔镜探查胸腔,如有胸膜粘连时则以抓钳牵拉肺组织,使之有一定张力,再用电刀切开胸膜粘连。如为疏松粘连,可先用纱布球做钝性剥离。对于肺大疱合并反复发作的气胸、多次行胸腔闭式引流术的患者,应特别注意肺大疱周围的条索状粘连带,因肺大疱的破裂口经常存在于粘连带的根部,切除时应尽量靠近肺侧,若怀疑粘连带含有血管时,胸壁侧应行双重丝线结扎或双重钛夹夹闭,或超声刀分离粘连,避免出血危险。

(3)胸腔镜肺大疱切除术:置入胸腔镜后做全面检查,根据术前 CT 片提示,找出肺大疱,肺大疱好发于肺尖部,为乳白色、半透明,也可发生于肺的其他任何部位。如不能发现肺大疱或漏气部位,可于胸腔内注入生理盐水,嘱麻醉医师鼓肺,即可发现漏气部位。胸腔镜切除肺大疱的方法有电凝术、激光术、氩气凝固术、腔内套扎器套扎术、钛夹钳闭术及内镜缝合切割器切除术 6 种方法,各有其优缺点,有的效果欠佳,有的需要特殊设备。目前常用切割缝合器,虽然价格较贵,但操作简易、节约时间、疗效可靠、并发症少,近年来已成为胸腔镜切除肺大疱的最佳方法。故推荐在胸腔镜手术中使用切割缝合器切除肺大疱,可配合钛夹或丝线结扎使用。所有肺大疱均应全部切除,不能遗漏。

(4)胸膜固定术:肺大疱切除术后有潜在复发气胸的倾向。胸腔镜胸膜固定术是防止自发性气胸术后复发的有效方法。胸膜固定术常用的方法有胸膜摩擦法、滑石粉喷洒等方法。①胸膜摩擦法:是用纱布团做成小球,沿肋骨走行方向摩擦全部壁层胸膜,直至充

血为止。②滑石粉喷洒法:是将灭菌干燥滑石粉喷洒于壁层胸膜,使之在胸膜之间产生化学性炎症,以促进闭合胸膜腔,此法非常有效,但临床上常出现术后较重胸痛的现象,将 2%利多卡因溶液与滑石粉均匀混合后再喷洒于胸膜,此法效果好且使术后胸痛明显减轻。偶有滑石粉喷洒法可致反应性发热、急性肺炎、成人呼吸窘迫综合征、急性肺水肿的报道。近年来,肺大疱切除术后大多不再采用胸膜固定法,如患者此后再需次行肺部手术,胸膜固定后肺部广泛粘连,大大增加手术难度,出血等风险。

(5)放置引流:术后常规放闭式引流管两根,即于锁骨中线第 2 肋间及原胸腔镜观察孔切口各放置一根胸管引流。

五、并发症防治

1. **出血及漏气**　出血原因可能是胸膜粘连分离后止血不够彻底、肺大疱基底部缝扎及结扎或钛夹夹闭不可靠、胸膜摩擦过度等。少量出血可适当给予止血药物治疗,保持胸腔引流管引流通畅。若出血量严重时可行胸腔镜探查止血,必要时中转开胸止血或行小切口辅助止血。漏气的原因可能是肺组织缝扎针孔漏气,结扎线或钛夹松脱等。肺大疱切除后,在肺塌陷状态下,先检查是否漏气,再双肺通气,患肺膨胀下检查是否漏气,然后行结束手术。少量漏气可保持胸管引流通畅,即可自行愈合。漏气量多或时间长时,可行胸腔镜探查,以切割缝合器切除漏气肺组织。

2. **胸腔感染**　部分肺大疱合并继发感染,原因是切除肺大疱时疱内脓液污染胸腔。故在切除时要做好防护措施,避免污染胸腔。如发生胸腔感染,可采取脓液,做细菌培养和药敏试验,选用敏感抗生素;同时要行胸腔冲洗及引流,加强支持治疗。另一个原因是胸腔镜器械消毒不严格,需加强器械消毒管理。

(肖　叶)

第六节　胸腔镜血胸止血和血凝块清除术

胸膜腔内积血就叫血胸,分为创伤性血胸和非创伤性血胸。在胸部创伤中,血胸的发生率很高,特别是血、气胸的发生率可高达75%,其中单纯血胸占15%。非创伤性血胸又称自发性血胸(spontaneous haemothorax)。此类患者均无外伤史,但有时可有咳嗽、腹压增加、负重、疲劳、运动、突然变换体位等诱因。血胸可以有以下来源:①肺组织裂伤出血,由于肺动脉压力较低,一般出血量小,大多可自行停止。②胸壁血管破裂出血,主要是肋间血管或胸廓内血管,由于出血来自体循环,压力较高,出血量较多,且不易自止,通常需行手术止血。③心脏或大血管出血(主动脉,肺动、静脉,腔静脉等)。多数为急性大出血,常会出现失血性休克,若不及时抢救常可致死。胸腔镜血胸止血及血凝块清除术具有安全,有效、微创、并发症少等优点,可取得良好效果。是目前血胸止血、血块清除的主要术式。

一、临床表现及诊断

1. 临床表现　临床表现常取决于出血的量和速度。

(1)小量血胸:胸腔积血少于500ml,可无明显症状和体征,X线检查可见肋膈角消失,液面不超过膈肌顶。

(2)中量血胸:胸腔积血在 500~1500ml,常出现面色苍白、脉搏细速、呼吸困难、血压逐渐下降,体检发现患侧呼吸动度减弱,下胸部叩诊浊音,呼吸音明显减弱。X线胸片见积液达肺门平面。

(3)大量血胸:胸腔积血大于1500ml,出现烦躁不安、面色苍白、冷汗、呼吸困难、脉搏细弱、血压下降等休克表现。体检发现患侧呼吸动度明显减弱,胸部饱满,气管向对侧移位,叩诊浊音,呼吸音明显减弱或消失。X线检查可见积血超过肺门平面,甚至全血胸。

2. 检查

(1)血常规:大出血的患者外周血红细胞会明显下降,血红蛋白也常会明显下降。

(2)X线胸片:积血量小于200ml时,X线也难以做出诊断。积血量500ml以上时,肋膈角开始变钝,合并气胸时肋膈角可见液平面。积血量大约在1000ml时,阴影可达肩胛下角平面。积血量大于1500ml时,阴影会超过肺门平面,甚至为全胸大片致密阴影和纵隔移位。

(3)超声检查:可见液平段。

3. 诊断　胸部X线检查是主要的诊断方法。超声检查可帮助胸穿抽液定位。胸腔穿刺抽出积血即可确诊血胸,凝固性血胸则不易抽出或抽出量很少。

4. 病理生理改变　血胸发生后,大量出血可引起急性循环量降低,发生出血性休克,并且随着胸膜腔内血液的积聚和压力的增高,迫使肺萎陷,并将纵隔推向健侧,严重地影响呼吸和循环功能,胸膜腔内的积血,由于肺、心和膈肌运动起着去纤维蛋白作用,多不凝固。如短期内大量积血,去纤维蛋白的作用不完善,即可凝固成血块。血块机化后,形成纤维组织束缚肺和胸廓,限制呼吸运动,损害呼吸功能。血液是细菌的良好培养基。从伤口或肺破裂处进入的细菌,在积血中很快滋生繁殖。故胸膜腔积血如不及时排出,容易并发感染,形成脓胸。

二、手术适应证

1. 胸腔闭式引流血量在每小时大于200ml,连续3小时以上,或最初24小时内超过1000ml者。

2. 在胸腔闭式引流之后,患侧胸内有血凝块,同时纵隔向健侧移位的征象未能改善者。

3. 在适当输血、补液之后,患者因血胸造成的低血容量或休克仍不能纠正。

三、手术禁忌证

1. 手术前全面评估患者,大量血胸经抗休克和快速输血补液治疗,休克仍无明显改善者。

2. 密闭胸和胸膜广泛严重粘连的患者 胸膜广泛粘连、密闭胸,胸腔镜无法进入,难以进行各种操作。

3. 凝血障碍,有出血倾向、凝血功能障碍的患者。

4. 心肺功能不全,心肺储备功能极差,不能耐受单侧肺通气和全身麻醉的患者。

四、手术前准备

1. 抗休克 严密观察患者胸腔引流血量的色、量和速度,监测患者生命体征及血红蛋白、血细胞比容变化,积极抗休克治疗,输血、补液,纠正低血容量休克,补充足量的血液,使患者血压升至 90mmHg 以上。在血源紧张或缺乏情况下,可采用胸腔内血液自体回输的办法或采用自体血液回收装置,但如胸内积血有明显污染时则不宜采用。

2. 胸腔镜器械及开胸器械 常规准备开胸手术器械,当遇到不能克服的困难时,立即改为开胸手术,确保患者安全。

五、手术方法

1. 麻醉 采用全麻,双腔气管插管。

2. 体位 健侧卧位,肩下垫软枕。

3. 手术操作

(1)切口:可采用单孔、单操作孔或传统3切口胸腔镜手术。根据受伤的部位可选择于腋中线第4～8肋间做小切口,长1.5～2cm,置入胸腔镜,根据患者病情和操作者的习惯,选择单孔、单操作孔或传统3切口胸腔镜手术。可在胸腔镜引导下,另做1～2个操作孔进行操作。

(2)操作:置入吸引器及牵引抓钳,吸除积血和血块,如为凝固性血胸,可将较大的血块钳碎后吸出。钳夹取出胸腔内的异物,迅速寻找出血点,采取电灼、缝合结扎或用扣夹夹闭血管以止血。如为胸廓内动脉或肋间动脉出血,可用贯穿缝合结扎或扣夹夹闭止血。如为肺组织大块撕裂伤的活动出血或心脏、大血管损伤等胸腔镜不能处理的复杂情况,可立即延长切口中转开胸手术,并针对病因进行处置,如行肺叶修补或肺叶切除术,或心脏、大血管修补术止血。妥善止血后,以生理盐水充分冲洗胸腔,放置低位胸管引流。

(3)凝固性血胸:应当在患者伤情稳定后早期进行手术。伤后早期肺表面尚未形成纤维板,手术比较简单。术中除了清除胸腔内陈旧的血块和积血外,还应当去掉肺表面的纤维蛋白膜。若血胸发生时间较长,已形成纤维胸,要进行纤维板剥除。术后放置胸腔闭式引流,负压吸引,嘱患者进行呼吸功能锻炼,如采用吹气球的方法等促使肺尽早复张。

六、并发症防治

常见手术并发症有出血和感染。除注意胸腔镜切口出血外,还应注意术后再出血。

1. 术后再出血 手术时患者休克未完全纠正,血块清除后若不能找到出血点,应在补充足够血容量、血压上升后的情况下再仔细检查出血点。有时术中对血管的夹闭、缝扎不确切,致术后钛夹、结扎线松脱或血凝块脱落后发生再出血。或术中断裂的血管暂时收缩到组织内,不能找到出血部位而未做处理致术后再出血。少量出血可使用足够止血药物,保持引流通畅,密切观察等处理。如果出血量每小时>200ml,应再次胸腔镜探查止血。手术过程中应仔细止血,认真细致地寻找可能出血的部位,防止术后再出血。

2. 胸腔感染　胸外伤后异物污染胸腔,或凝固性血胸使术后肺未完全复张,胸腔积液易导致胸腔继发感染。防治措施:①术中冲洗胸腔时,可用稀释碘伏溶液,或抗生素生理盐水反复冲洗。②保持胸腔引流管通畅。③大量抗生素预防感染。④有效咳嗽、排痰。促进余肺膨胀,消灭胸内残腔。

七、术后管理

监测生命体征、血氧饱和度、血红蛋白、胸腔引流量,保持胸管引流通畅及低负压吸引。引流量较多时,血红蛋白低的患者注意输血,补充血容量,纠正贫血。鼓励并协助患者咳嗽排痰,给予超声雾化吸入及化痰药物治疗,加强抗感染、镇痛及支持治疗。

(杨胜利　赵　宁)

第七节　胸腔镜胸膜活检术

累及胸膜的肿瘤约占胸膜疾病的一半,胸膜肿瘤可分为原发性和转移性两类。转移性胸膜肿瘤占胸膜肿瘤的 95%,以肺癌、乳癌转移至胸膜为最多见,其次为胃癌、胰腺癌和原发子宫的恶性肿瘤,其他少见的胸膜转移瘤为淋巴瘤。原发胸膜肿瘤有良性、恶性两种,良性肿瘤有脂肪瘤、血管内皮瘤和良性巨块型间皮瘤;原发性恶性胸膜肿瘤也称间皮瘤。胸膜间皮瘤分为局限型和弥漫型,局限型多为良性,弥漫型多为恶性。现代胸腔镜能获得高清晰度的图像,并显示于高清晰的监视器,供多人观察、定位和诊断配合机械操作获取病变组织,提高了诊断的准确性,可迅速制订治疗方案,争取治疗时机,创伤很小,很受欢迎。

一、临床表现

约 50% 的胸膜转移癌的患者有恶性胸水,常出现气短、胸痛、胸闷、消瘦等症状。原发性良性胸膜肿瘤和局限型胸膜间皮瘤生长缓慢,一般无症状,多在 X 线检查时被发现。恶性弥漫型间皮瘤早期可有胸闷、胸痛、气短、消瘦和咳嗽,少数可有咯血。中晚期可出现大量胸腔积液。

二、诊断

良性胸膜肿瘤一般行 X 线检查及 CT 检查即可确诊。对于恶性的胸膜肿瘤,X 线检查可发现胸膜积液,CT 检查有重要帮助。此后可行胸腔液细胞检查、胸膜穿刺活检及胸膜活检、胸腔镜胸膜活检术。

三、胸腔镜胸膜活检术

近年来胸腔镜胸膜活检术可以提供足量的标本组织行病理学诊断,诊断准确率几乎达 100%,事实证明它是一种安全、有效的诊断方法。

1. 适应证

(1)胸膜穿刺活检不能确诊的原发性胸膜肿瘤、胸膜转移癌者。

(2)原因不明的胸腔积液,胸腔液检查不能确诊者。

(3)胸膜病变位于纵隔、横膈、肺表面、肺门,不能行胸膜穿刺活检的。

2. 禁忌证

(1)密闭胸和胸膜广泛粘连者。

(2)凝血功能障碍者。

(3)心肺功能极差,不能耐受全麻及单侧肺通气者。

(4)胸壁皮肤广泛感染者。

3. 术前准备　术前胸部 X 线检查、CT 检查提供病变的位置、范围,协助胸腔镜切口的选择。如有大量胸腔积液时先行胸腔闭式引流术。其余同普通开胸手术术前准备。

四、手术方法

1. 麻醉　局麻较少应用。常选用全麻双腔气管插管,健侧肺通气内。

2. 体位　健侧卧位或平卧下进行。侧卧位时腰桥升高,以使肋间隙尽可能增大。平卧位时可调整手术床的倾斜度,以方便操作。

3. 手术操作　选择好切口,以便于操作进行。

(1)切口:可采用单孔、单操作孔或传统3切口胸腔镜手术。腋中线第7、8肋间做观察孔,腋前线第4、5肋间或腋后线第6、7肋间做 1.0~1.5cm 操作孔。前者置入胸腔镜,后两者做操作孔。或在胸腔镜引导下根据病变位置选择更佳的切口。

(2)操作:如有胸腔积液,可先以吸引器吸除积液,将胸液送检细胞学检查。当有胸膜粘连时,以抓钳牵拉肺组织,使之具备一定张力,再用电刀切开胸膜粘连。如为疏松粘连,可先用纱布球推开粘连,钝性分离,再用电刀切开条索状粘连带。对怀疑含有血管的粘连带,宜先用丝线结扎或钛夹夹闭后再切开,注意胸壁侧应行双重丝线结扎或双重钛夹夹闭;用胸腔镜探查胸腔,找到病变部位,用活检钳咬取胸膜病变组织送检做确诊,亦可用抓钳牵拉病变组织,以电刀切取部分胸膜病变组织送检,用电灼做电凝止血。术后常规于胸腔镜观察孔切口处放置胸腔引流管一根。

五、并发症防治

出血、胸腔液增多和种植是常见的并发症。

1. 出血　分离粘连时止血不够彻底,结扎线脱落,钛夹松脱或电凝处血凝块脱落是出血的常见原因。少量出血可适当应用止血药物治疗,保持胸管引流通畅,若出血严重时,可行胸腔镜探查止血。

2. 胸腔液量多　恶性胸水生长速度快,引流量通常较多,可于胸管内注入抗癌药物或滑石粉,夹闭式胸腔引流管 12 小时后再开放胸管。

3. 预防种植　切除的病变组织应放入取物袋或手套内取出,可防止切口的种植转移。

六、术后管理

患者术后均应监护,观察生命指征变化,除非是针型胸腔镜。注意观察胸腔引流量,量多者,适当补充血容量。鼓励及协助患者咳嗽排痰,超声雾化吸入,化痰药物治疗,应用抗生素控制感染。

(赵　宁　杨胜利)

第八节　胸腔镜胸交感神经切断术

1920 年,Kotzareff 切开胸腔行胸交感神经切除术成功治疗手汗症。胸交感神经切除术对治疗手汗症、雷诺病等上肢病变有重要意义。交感神经切除后,解除了交感神经对外周血管的支配,使外周小动脉、细小动脉的平滑肌舒张,动脉扩张,改善血液循环,从而治疗外周血管疾病;解除交感神经对表皮汗腺的支配,汗腺分泌减少,可以治疗多汗症。传统的胸交感神经干切除术有经颈切口、肩胛间胸膜外切口、腋下切口等入路。为减少开胸的创伤,所采用的小切口、经颈切口,影响交感神经暴露,导致上述手术入路有较高的并发症发生率,尤其是经颈入路有较高的 Horner 综合征发生率。经颈及经肩胛入路对胸顶弥漫致密粘连者有一定优势。

1994 年 Geets 用胸腔镜完成胸交感神经切断术,以及以后报道证实了得大于失的结果。电视胸腔镜胸交感神经切断术(endoscopic thoracic sympathectomy，ETS）具有创伤小、痛苦轻、恢复快、安全性高等特点，已成为治疗手汗症最常用的方法。

1. 适应证

（1）症状严重影响日常生活和工作的手汗症，诊断明确的中度（出汗时湿透一条手帕）、重度（出汗时手掌呈滴珠状）的手汗症患者是手术适应证，轻度病例则不考虑手术。推荐 12－50 岁是手术的最佳年龄，12 岁以下儿童不建议手术，50 岁以上患者可能因主动脉硬化扩张甚至弯曲覆盖交感神经干导致术中寻找困难。

（2）上肢神经性血管疾病，如雷诺病、动脉血栓或栓塞性疾病。

（3）交感神经肌营养不良症及腹部顽固性癌性疼痛。

2. 禁忌证

（1）术前必须认真询问病史，应排除甲状腺功能亢进症或结核等疾病；患者及家属应该具有强烈手术愿望；建议不同期施行两种手术，如附加肺大疱或肺结节切除等。

（2）严重心动过缓，胸膜粘连，胸膜肥厚和既往胸腔手术视为手术禁忌。

（3）神经质者最好不施行手术。

（4）心肺功能差，不能耐受单肺通气者。

（5）胸廓出口综合征。

3. 术前准备　术前检查包括血常规、肝肾功能检查、电解质分析、凝血分析和必要的传染病筛查；影像学检查，包括心电图、X 线胸片或胸部 CT 平扫。

4. 手术方法　电视胸腔镜胸交感神经切断术包括 1 孔法、2 孔法和 3 孔法。随着胸腔镜微创手术技术的进步，1 孔法成为目前手汗症的主流术式。

（1）麻醉：根据实际情况选择双腔插管、单腔插管、喉罩或者面罩通气全身麻醉。非双腔气管插管者，术中需停止通气 3～5 分钟，使术侧肺部自然塌陷，显露术野，术中需密切监护脉搏、心率及血氧饱和度，若血氧饱

和度降低至 0.9～1.0 后，需暂停手术操作重新通气提高血氧饱和度。

（2）体位：一般采用仰卧 30°～45°，上臂外展与胸壁成 90°并固定于手架上，暴露双侧腋窝。

（3）手术操作：术者可根据自己的经验和习惯选择切口的位置和大小，一般在腋中线第 4 或 5 肋间做一个约 2.0cm 切口，请麻醉师停止通气后，置入切开保护套，在此操作孔置入胸腔镜和电凝钩，通过监视器进行操作。胸交感神经节 10～12 个，节间有神经纤维相连，形成交感神经干。交感神经干排列在脊柱两侧，与肋骨垂直跨过肋骨颈部，透过胸膜可找到交感神经链。第 1 肋骨，尤其是后肋部分往往被黄色脂肪垫等软组织被覆，故胸顶处可以看到一般为第 2 肋骨，在第 3 肋骨表面（T_3 切断）或第 4 肋骨表面（T_4 切断）将相应神经干用电凝钩切断。一般保证两断端 3～5mm 的距离，以防再生复发。同时切开范围向交感干内、外侧做适当延伸，以消除可能存在的 Kuntz 束及侧支。术毕检查有无活动性出血，在切口置入普通胸管，一端置于胸顶，另一端在体外置入生理盐水碗中，术中让麻醉师鼓肺充分排气后拔除，缝合切口。一侧术毕，同法施行另一侧手术。

（4）术中监测及术后处理：术中需监测患者的心率、心律和血氧饱和度。还可行手温监测。交感神经切断后，同侧手温一般会上升。少数患者术后可能出现一过性呼吸不畅，可在复苏室吸氧观察。在病房需行心电及血氧饱和度监测。术后第 1 天复查心电图及胸片，如肺复张良好，无液气胸即可出院。

5. 并发症防治

（1）术中出血：术中出血可来自肋间动、静脉或奇静脉属支的损伤。

（2）心搏骤停：有报道，术中出现心搏骤停或术后出现严重心动过缓需起搏器维持的情况。左侧交感神经是心脏支配的优势侧，切断后可能对心率有一定的影响，所以我们

手术一般选择先做右侧。

（3）Honer 综合征：术侧瞳孔缩小，眼球内陷，眼睑下垂，一侧面色潮红，无汗。为术中损伤星状神经节所致，是最严重的并发症。

（4）疼痛不适：少数患者可能出现术后神经痛，包括肩痛、胸痛及面部不适，术后 6～8 周常能自动消失。

（5）其他：一部分患者可出现代偿性其余部位多汗，一般较少困扰患者。

（杨胜利　赵　宁）

第九节　胸腔镜纵隔肿瘤及胸腺切除术

一、胸腔镜纵隔肿瘤切除术

纵隔位于两侧胸膜腔之间、胸骨后、脊柱前，下为膈肌、上与颈部相通。临床上通常将纵隔划分为上、前、中、后纵隔四个区。纵隔内有许多重要的器官，如大血管、气管、支气管、食管、胸工作空间腺、心包、心脏等。纵隔内组织器官较多，其胎生来源复杂，故纵隔内可发生各种各样的肿瘤和囊肿，这些肿瘤和囊肿各有其好发部位，上纵隔常见胸骨后甲状腺肿；前纵隔常见胸腺瘤、生殖细胞来源肿瘤和皮样囊肿；中纵隔常见淋巴瘤、Castleman 病、转移癌、心包囊肿、气管或支气管囊肿；后纵隔常见神经源性肿瘤和食管囊肿。胸腔镜纵隔手术在病理学取材诊断、肿瘤分期、纵隔肿物及胸腺切除等方面有着常规手术不具有的创伤小、恢复快、安全度高等特点。

1. 适应证　电视胸腔镜纵隔肿瘤手术主要用于肿瘤病理学取材诊断、肿瘤的分期，以及纵隔直径小于 5cm 良性肿瘤的切除以及部分恶性肿瘤的切除。

（1）纵隔肿物活检。

（2）纵隔良性畸胎瘤切除。

（3）纵隔异位甲状腺切除。

（4）胸腺囊肿及胸腺瘤的切除。

（5）支气管或心包囊肿切除。

（6）后纵隔神经源性肿瘤切除。

（7）心包切除或心包积液引流。

（8）化脓性和坏死性纵隔引流术等。

2. 禁忌证

（1）纵隔巨大实质性肿瘤胸腔镜难以完成者。

（2）恶性肿瘤侵犯周围血管脏器者。

（3）心肺功能不能耐受全麻和单侧通气者。

（4）术侧胸膜腔弥漫致密粘连者。

3. 术前准备　术前胸部 X 线摄片、CT、MRI 等检查，了解纵隔病变的形态、部位、与周围组织的关系、有无外侵、周围淋巴结有无转移。必要时实行心脏和大血管的彩色多普勒超声、食管钡剂造影等检查，与大血管肿瘤、食管癌相鉴别诊断。

4. 手术步骤

（1）麻醉：根据实际情况选择双腔插管、单腔插管、喉罩或者面罩通气全身麻醉。

（2）体位：侧卧位。

（3）切口：根据肿瘤部位，决定左侧或右侧进胸，可采用单孔、单操作孔或传统 3 切口胸腔镜手术。

①前纵隔肿瘤：腋后线第 6 或 7 肋间做胸腔镜切口，此切口靠后，为前纵隔提供较广阔视野及操作空间，可避免操作器械互相干扰；腋中线第 3 或 4 肋间（单操作孔）和第 7 肋间（传统 3 切口）分别做切口，作为操作孔。

②中纵隔肿瘤：腋中线第 6 或第 7 肋间做胸腔镜切口，在腋前线、腋后线根据肿瘤部位、大小决定 1～2 个操作孔的肋间部位。

③后纵隔肿瘤：腋前线第 6 肋间作胸腔镜切口，液中线第 4、第 8 肋间做 1～2 个操作切口。

（4）手术操作：小的实质性肿瘤及囊肿可先剪开肿块周边胸膜，用抓钳提起肿块，贴包膜性加锐性分离肿块,较粗的血管用超声刀或血管夹夹闭,直至切除肿块。大的囊肿可先用长穿刺针吸出囊液,用抓钳提起囊肿,以钝性加锐性方法将囊壁与周围组织分离。肿瘤的病理学取材诊断与常规手段相同,术中应切开纵隔胸膜及肿瘤包膜再取材,确保取到可供病理学分析的标本。

二、胸腔镜胸腺切除术

胸腺是人体重要的免疫器官,位于前上纵隔,附于心包外,左右各一叶,中间以峡部相连,上极连甲状腺下部,下极平第 4~6 肋间水平,其外被覆薄层纤维结缔组织。重症肌无力是一自身免疫性疾病,在患者的血液中,可查到对乙酰胆碱受体具有高度特异性的体液抗体,这种抗体可能通过某种机制直接阻断受体或降解受体,使有效受体数目减少,妨碍了神经肌肉接头处的传导。胸腺与这种抗体的产生有关。据统计,胸腺瘤合并重症肌无力为 10%~30%,而重症肌无力患者中发现 10%~15% 合并胸腺瘤。胸腺切除术治疗重症肌无力的理论基础在于:①手术除掉了提供抗原刺激的类肌细胞和胸腺瘤细胞;②除掉了胸腺生发中心内的抗体生成细胞;③除掉了记忆 T 细胞和辅助 T 细胞产生和成熟的基地,这两种 T 淋巴细胞在辅助、诱导 B 淋巴细胞产生自身抗体中起着重要的作用;④切断了胸腺素的来源,解除了胸腺素对乙酰胆碱合成和释放的抑制。目前对重症肌无力多主张外科治疗,因为重症肌无力采用药物治疗者,约 40% 在发病 10 年内死亡。Buckingham 等对胸腺切除者与单纯药物治疗者进行长期对比研究,结果也证实手术组明显优于药物组。目前临床常通过胸骨正中切口、经颈切口、颈部和胸部正中联合切口及胸腔镜切口。胸骨正中切口显露好,可行扩大胸腺切除术,但创伤大,切口和胸骨感染机会大;经颈切口创伤小,但有残留前纵隔脂肪组织、胸腺下极之嫌。随着胸腔镜技术及器械的发展和改进,为胸腺切除提供了一种新的、微创的手术方法。胸腔镜胸腺切除术仅需 1~3 个直径 1.5~2.5cm 的胸壁切口,术中能清晰显露胸腺及前纵隔,能切除胸腺及前纵隔脂脂肪组织。

1. 适应证

(1)重症肌无力胸腺正常或增生。

(2)重症肌无力,合并直径<3cm 的胸腺瘤。

2. 禁忌证

(1)巨大胸腺瘤胸腔镜操作困难。

(2)胸腺肿瘤有外侵征象者。

(3)有胸骨正中切口及右侧开胸手术史者,胸腔广泛粘连患者。

(4)心肺功能差,不能耐受单肺通气者。

3. 解剖特点 胸腺的血液供应来自胸廓内动脉或其分支,心包膈动脉所发出的若干小分支,甲状腺下动脉、头臂动脉与肋间动脉等也发出小支到胸腺。其中,以胸廓内动脉发出的胸腺动脉最为恒定,其他几个来源的胸腺动脉不恒定,占 20% 左右,动脉较细小。胸腺的静脉多不与动脉伴行,其回流形式主要有:①胸腺后面有 1~4 支粗大的静脉注入左、右无名静脉,多数注入左无名静脉,是胸腺静脉回流的主要途径。②胸腺上极有 1~4 支小静脉汇入甲状腺下静脉或静脉丛。③少数胸腺静脉分别注入上腔静脉、胸廓内静脉和心包膈静脉。神经由迷走神经和交感神经支配。

4. 术前检查和准备

(1)术前检查:术前胸部 CT、MRI 检查,了解胸腺增生程度,明确胸腺瘤的位置、大小、有否侵犯周围组织以及肿瘤与大血管的关系。如发现肿瘤过大或有明显的外侵,则不宜行胸腔镜胸腺切除术。其他的术前检查同常规开胸手术。

(2)术前准备:如果患者最近有重症肌无力危象,应待病情稳定后手术;或加用皮质类固醇协助稳定病情。如患者术前已在使用类固醇,则术前应给予冲击量皮质类固醇以预防术后可能出现重症肌无力危象。患者术前应常规置胃管,方便术后当天维持溴吡斯的明给药。血浆置换法不是胸腺切除术的标准术前准备措施,也不是胸腔镜胸腺切除术的术前标准步骤。

5. **手术方法**

(1)麻醉:根据实际情况选择双腔插管、单腔插管、喉罩或者面罩通气全身麻醉。

(2)体位:侧卧位或平卧位。

(3)切口:根据肿瘤部位,决定左侧或右侧进胸,可采用单孔、单操作孔或传统3切口胸腔镜手术。腋后线第6肋间做胸腔镜切口,此切口靠后,为前纵隔提供较广阔视野及手术空间,可避免操作器械互相干扰;腋中线第3或4肋间(单操作孔)和第7肋间(传统3切口)分别做切口,作为操作孔。剑突下切口、双肋弓下切口(操作孔)或剑突下单孔。

(4)操作:左侧入路,于膈神经前方纵行切开纵隔胸膜,直至胸顶;右侧入路,于上腔静脉前方纵行切开纵隔胸膜,直至胸顶。剑突下入路,方法同前。此时可见胸腺下极,将胸腺下极向下牵引,用电钩或超声刀锐性加钝性分离的方法,沿胸骨后向上、向对侧游离胸腺。靠胸腺上极前方常有胸廓内动、静脉发出的小分支进入胸腺,分别用超声刀或血管夹夹闭、在中间切断此动静脉分支后,可将胸腺前方游离出来。将胸腺下极向上牵引,用锐性加钝性分离的方法,连同心包前脂肪一起沿心包、主动脉弓表面向上、向对侧游离胸腺,直至能辨认胸腺后方的无名静脉。小心游离出进入无名静脉的胸腺静脉,同样用超声刀或血管夹夹闭。沿对侧胸膜表面游离出对侧胸膜下极,继续向上解剖,直至将整个上极予以切除。完全游离胸腺后用内镜标本袋或消毒手套经腋前线切口将胸腺取出。

(5)注意事项

①避免血管损伤:对无明显肿块的胸腺,采用右侧入路有利于对上腔静脉的保护。游离胸腺前方胸腺下静脉的处理时注意勿损伤胸廓内动静脉发出的血管分支;游离胸腺后方时,注意勿损伤无名静脉及胸腺静脉;术中要高度警惕大血管损伤的可能,一旦出现大出血,要避免盲目钳夹,应马上用纱块压迫止血,并延长手术切口,直视下止血。

②完全切除胸腺:胸腺组织较脆,钳夹和牵拉过程中易破碎,其中以胸腺上极最容易断裂、遗漏。故术中操作要轻柔,要仔细检查胸腺床,要清楚看到无名静脉、上腔静脉表面无脂肪组织残留。术后要仔细检查标本是否完整。

③避免损伤对侧胸膜:术中若损伤对侧胸膜,切除胸腺后请麻醉科医师膨胀对侧肺,把空气排出,一般对侧胸腔无须闭式引流。

6. **围术期管理**　手术后危象是导致手术后死亡的最常见原因之一,肌无力危象的发生与抗胆碱酯酶药物用量不足和呼吸道感染有密切关系。术前应调整抗胆碱酯酶药物的用量,剂量个体化,以能控制症状的最小用量为好;尽量消除引发危象的诱因,如感染、高热、疲劳、精神刺激和水电解质紊乱(脱水症、低钾血症、高镁血症等);避免使用阻滞神经肌肉传递的药物,麻醉中不用氯琥珀胆碱、箭毒等肌肉松弛药。严密观察,一旦出现危象,及时行气管切开,用呼吸器辅助呼吸是抢救成功的关键。对于抗胆碱酯酶药物治疗效果不佳而症状严重的患者,可采用肾上腺皮质类固醇、细胞毒剂、血浆交换等治疗。胸腺切除术后还要继续用抗胆碱酯酶药物,即使术后症状有好转在近期内也要用药维持,只有经过一段时间观察,症状确有好转者方可逐渐减药,直至症状完全消失后才能停药。

(杨胜利　赵　宁)

第十节　胸腔镜食管肌层切开术

胸腔镜治疗贲门失弛缓症,是近年来的微创外科手术治疗方法。因其创伤小、术后恢复快、效果显著而广为人们所接受。尽管气囊扩张术不失为治疗贲门失弛缓症的一种方法,但食管肌层切开术才是最有效的治疗方法。传统的 Heller 手术有经腹途径或经胸途径,但其手术的创伤大,术后并发症多,住院时间长,而胸腔镜食管肌层切开术以其突出的优点,势必将替代传统手术之趋势。

1. 适应证　经临床诊断为贲门失弛缓症,具有剖胸条件者。

2. 禁忌证　双侧重度肺或胸膜病变者;乙状结肠型巨食管;经腹途径食管肌层切开失败者。

3. 术前准备　按常规食管手术准备;备纤维食管镜。

4. 手术方法

(1)麻醉及体位:双腔管插管全身麻醉,右侧卧位,右肺通气,左肺萎陷。

(2)手术切口

①胸腔镜切口:一般位于第 6 肋间肩胛下角线或第 5、第 6 肋间后腋线后 5cm 左右。

②操作套管切口:操作套管切口一般为3 个。牵引器操作套管切口位于第 5 肋间腋前线;另一个在第 6 肋间腋前线,可置入吸引管、分离器、抓钳等;再一个位于第 7 肋间肩胛下角线外,可置入剪刀或抓钳。

(3)手术操作:用三叶爪拉钩牵拉左下肺叶向前上方,左下叶韧带用电剪刀或电钩予以离断;显露左后下段纵隔胸膜,提起并纵行切开纵隔胸膜,并显露食管下端。游离食管下端周围,以牵引纱条将食管轻轻提起;将纤维食管镜光源或探条头置于胃食管交界处,以利于辨认解剖层次及照明手术野,在心包后与降主动脉之间,纵行切开食管下端肌层,用电刀或 Hook 弯剪刀切开食管纵形肌及环形肌,在肌层与黏膜间上下分离,此时出血不多且容易控制。向上剪开直至肺下静脉水平,向下以吸引头或剪刀钝性分离肌层与黏膜间隙,切开肌层,向下直至食管裂孔的食管胃交界以下约0.5cm,此处肌层方向稍有改变,注意勿损伤胃黏膜、止血。游离食管黏膜时可经胃镜向食管内充气以助分离;结果使食管黏膜层膨出占食管周径 40%左右。经纤维食管镜或鼻胃管充气或胸腔内注入盐水,观察有无气泡以测试食管黏膜完整性。若遇黏膜破裂,可在镜下以吸收线修补。仔细检查无活动性出血,经胸腔镜切口置下胸管关胸。术后无特殊可在第 2 天拔胃管,第 3 天进食流质。

(4)术后并发症及处理:与开胸手术基本相同。

(叶　俊)

第十一节　微创胸腔镜食管平滑肌瘤摘除术

食管平滑肌瘤是常位于食管中段肌层内的卵圆形良性肿瘤,可引起进食梗阻。以往都是采用传统性剖胸手术摘除,手术创伤大,住院时间长,费用高,患者对于良性肿瘤有疑虑。经胸腔镜摘除食管肌层良性肿瘤手术,创伤小、住院时间短、费用低、恢复快,广为患者所接受,近年已在国内外广泛开展。

1. 适应证　胸内食管黏膜外平滑肌瘤无手术史,或食管腔内无器质性和梗阻性病变。

2. 禁忌证　不具备剖胸手术条件者,或胸内弥漫性疾病广泛粘连者,曾有食管黏膜破损者。

3. 术前准备　同常规食管的术前准备,

备纤维食管镜。

4. **手术方法**

(1)麻醉及体位:全身麻醉,气管双腔管插管。上中段食管平滑肌瘤需经右胸入路,取左侧卧位;下段食管平滑肌瘤,经左胸入路手术,取右侧卧位。

(2)手术切口:常规行 3 个 10mm 的切口或和 1 个 5mm 切口。

①胸腔镜套管切口:上段食管平滑肌瘤一般选第 6 或第 7 肋间腋后线做切口;中下段食管平滑肌瘤取第 8 肋间腋中线作为胸腔镜套管孔。

②操作套管切口:一般选 2～3 个;第 5 肋间腋后线与第 4 肋间腋前线各一个,另一位于第 6 肋间腋中或后线。

(3)手术操作

①定位:暴露肿瘤涉及的食管,确认肿瘤位置;若有困难时,可于食管内用食管镜定位并将肿瘤顶起,以利于食管外明确定位。

②显露食管及其肿瘤:在肿瘤相应部位的食管,用血管钳将纵隔胸膜提起,以电刀做纵向切开,游离食管周围并吊起食管,纵行切开食管肌层,充分显露食管肿瘤。

③摘除:用抓钳夹住肿瘤或在肿瘤上做褥式贯穿缝线作为牵引,紧贴肿瘤表面做钝性或锐性分离后,将肿瘤摘除。食管肌层可不予缝合,待以后粘连愈合。

④肿瘤的取出:可直接从操作孔取出,或胸内放入内镜标本袋中从肋间隙取出。

⑤食管黏膜检查:检查食管床有无出血及渗血,以及胸膜是否正常;用温盐水灌入胸腔内,往食管内注入空气,测试食管黏膜有无漏气;若有破损及时缝合。胸腔镜切口置胸腔引流管,缝合切口。

(4)术后处理:与开胸手术相同。

(叶　俊)

第十二节　全腔镜食管根治术(McKeown)

1. **适应证**　未侵犯食管壁全层的早、中期食管癌;肿瘤直径＜5.0cm,无软组织阴影;肿瘤直径＞5.0cm,但以腔内生长为主;局部无明显淋巴结增大。

2. **禁忌证**　肿瘤已有远处转移,患者合并严重胸膜或肺疾病、心脏疾病等同样不适宜腔镜手术。

3. **术前准备**　腔镜手术前需严格禁食,择期手术前应常规排空胃,以避免手术期间发生胃内容物的反流,呕吐或误吸,以及由此导致的窒息和吸入性肺炎。一般成人手术前应禁食 12 小时,禁饮 4 小时,以保证胃排空。

4. **麻醉与体位**　全身静脉复合麻醉,双腔气管插管,术中保证左侧肺通气。胸部手术时左侧卧位,前倾 15°,胸部垫高,右上肢轻度向上牵拉固定;腹部手术时平卧位,头高脚低 25°～30°,头向右侧转,单肺通气改为双肺通气,大字形,双上肢和下肢分开。

5. **手术操作**

(1)胸部手术:术者位于患者背侧,胸腔镜孔选在腋中线第 7 肋间,长 2.0～2.5 cm,主操作孔位于腋前线第 4 肋间,长 2.0～3.0cm;尽量沿食管走向暴露食管,探查胸腔有无明显外侵。用超声刀结合电凝钩切开纵隔胸膜。游离奇静脉,用内镜切割缝合器切断。束带牵引食管,用超声刀在肿瘤下方正常食管处开始游离食管,上至胸廓入口处,下至膈肌食管裂孔。清扫隆突下、食管旁、上纵隔(左右喉返神经)等处淋巴结。彻底止血,冲洗胸腔,检查支气管膜部等处有无损伤,将束带移至胸顶食管处,于观察孔放置胸腔引流管,关闭切口,恢复双肺通气。

(2)腹部手术:腹腔镜手术患者取平卧位,头高脚低,靠近脐上方做长约 1 cm 的切口,切开皮肤、皮下组织,置入气腹针,建立人工气腹。置入 12 mm Trocar,置入腹腔镜探查,主操作孔 2 个,1 个位于左锁骨中线和脐上 3 cm,置入 12mm Trocar,1 个位于右腋前线和脐上 5 cm,置入 5mm Trocar,副操作孔 1 个,位于剑突下,置入 12mm Trocar,主术者位于患者右侧。探查腹腔,检查腹腔内有无粘连,肝、脾、盆腔、大网膜有无结节及肿块。用超声刀由下至上游离胃大弯侧,注意胃网膜右血管弓,上至膈肌食管裂孔,切断胃网膜左动脉及胃短动脉、腹段食管周围腹膜。牵拉肝左叶,用超声刀切开小网膜,游离肝胃韧带、腹段食管周围腹膜,上端膈肌食管裂孔,在胰腺上缘牵引游离胃左血管,用 Hemolock 结扎两端,离断,清除胃左动脉、脾动脉及肝总动脉旁淋巴结。显露两侧膈肌脚,牵引腹段食管至腹腔。取消气腹,扩大剑突

下切口,长约 3 cm,牵引胃至体外,贲门部胃小弯侧上直线切割缝合器,将其切断闭合,使其成部分管状胃,间断浆肌层关闭切缘。并行空肠造口。在胃底最高点缝 7 号丝线作标志,确定无扭转将胃还纳至腹腔。

(3)颈部手术:经左侧胸锁乳突肌前缘做 5 cm 切口,沿颈血管鞘内侧游离颈段食管,提拉食管束带,钩起食管,于颈部将食管离断,并移除食管肿瘤,将管状胃经右胸腔食管床牵至颈部,使用直线切割闭合器处理吻合口后壁,安置胃管至幽门处,连续缝合吻合口前壁,彻底止血,关闭切口。

6. 术后处理　与开胸手术相同。

(叶　俊)

第十三节　胸腔镜心包切开术

胸腔镜心包切开术主要用于治疗心包积液,比起传统的心包穿刺引流术,胸腔镜心包切开引流术更准确、彻底、安全,亦利于诊断,是一种理想的治疗心包积液的方法。

1. 适应证　微创心包切开手术的适应证包括所有心包积液的患者,主要为心脏或胸部外伤,以及介入操作致心脏穿孔所致心包积血、单纯心包积液性;化脓性心包炎、顽固性恶性心包积液;内科治疗无效的心包积液;心包疾病的活检等。

2. 禁忌证　缩窄性心包炎;全身情况差,不能耐受插管麻醉及单肺通气者。

3. 术前准备

(1)按常规开胸手术准备。①化脓性心包炎者,术前抗感染治疗;②全身支持疗法,纠正贫血、低血浆蛋白和电解质紊乱等;③腹水严重,影响呼吸和循环明显者,可适当抽腹水减轻压迫,一般宜在手术前 2～3 天进行;④如心脏受压严重,又不能立即进行心包切开引流,可于引流前行心包穿刺减压,以改善心肺功能。

(2)备除颤器。

4. 手术方法

(1)麻醉及体位:全身麻醉,气管双腔管插管,单肺通气。不管左胸或右胸入路的心包切开皆能清楚显露,但左胸入路更常见(右侧卧位)。

(2)手术切口:可采用单孔、单操作孔或传统 3 切口胸腔镜手术。腋中线第 7、8 肋间做观察孔,腋前线第 4、5 肋间或腋后线第 6、7 肋间做 1.0～1.5cm 操作孔。前者置入胸腔镜,后两者作操作孔。或在胸腔镜引导下根据病变位置选择更佳的切口。

(3)手术操作

①切开心包:由第 5 肋间切口置入抓钳,由第 7 肋间切口置入电刀或带电凝的剪刀于膈神经前方或后方(多选择后方)用抓钳提起心包,用电刀切开心包。

②切除心包:吸除心包内液体,探查心包及心包腔内情况,并沿膈神经后缘切除一块 3cm×5cm 的心包。若心包厚或表面血管丰富,可用电刀或内腔镜缝合切割器(Endo-

GIA)切除。注意勿损伤膈神经。

③分离粘连:用内镜分离器分离心包内紧密粘连带,注意勿损伤心包外的营养血管及心房。

④放置胸腔引流:放置胸腔管引流,缝合切口。

(4)术后处理:主要是胸腔引流液的观察及拔管时间,一般根据具体的引流情况和胸片的结果而定。

（赵　宁　杨胜利）

第十四节　胸腔镜胸壁肿物及肋骨肿瘤切除术

胸壁肿瘤是指除皮肤、皮下乳腺外的胸壁软组织和骨骼的肿瘤。可分为原发性和继发性肿瘤两种,其中原发性肿瘤又分为恶性和良性两大类。只要排除了恶性胸壁肿瘤远处转移,胸壁的良、恶性肿瘤,如无全身性手术禁忌证,均应手术切除。其中肋骨肿瘤占胸壁骨肿瘤的 85%～90%,且多数为恶性,可发生在任何年龄,年龄越大,恶性肿瘤的可能性越高。胸壁恶性骨肿瘤的广泛切除常常造成胸壁深层组织甚至全层组织大块缺损。前上胸壁的缺损常暴露在衣领之外,而下胸壁的缺损容易导致胸腔内部器官,尤其是心脏和大血管受外力损伤。大面积的缺损使胸壁的稳定性和密闭性被破坏,造成胸壁软化,出现反常呼吸,严重影响患者呼吸循环功能,因此胸壁稳定性的重建尤为重要。是否需要胸壁重建,以及材料的选择取决于胸壁缺损的大小、位置,患者的年龄、身体状态,有无潜在的呼吸窘迫,患者的生活方式及对胸壁外观效果的期望。胸壁重建包括骨性胸壁重建和软组织修复两部分。骨性胸壁重建指征包括胸壁缺损直径＞5cm、后胸壁高位缺损＞11cm、位于肩胛骨尖端的缺损即使＜5cm,但为了避免上肢运动时肩胛骨尖进入胸腔,应当修补缺损。胸骨切除后,为了保护胸骨后的纵隔器官,往往也需要进行骨性胸廓重建。

1. 适应证　胸壁原发良、恶性肿瘤者;胸壁转移瘤出现坏死、溃疡或为解除剧烈的癌性疼痛症状,提高生存质量均可考虑手术。

2. 禁忌证　①胸壁恶性肿瘤广泛转移者;②原发肿瘤未能控制者;③心肺功能极差,不能耐受全麻及单侧肺通气者;④凝血功能障碍者。

3. 术前准备　按全麻手术进行准备。

(1)禁烟:术前至少禁烟 2 周。

(2)控制感染:包括超声雾化吸入、应用抗生素预防呼吸道感染、药物解痉等。

(3)肺功能锻炼:术前使用呼吸功能锻炼仪、深吸气、爬楼等改善肺功能。

(4)胸部增强 CT 及 MRI 检查:能够明确肿物部位、大小及受累及的组织器官,可引导胸腔镜选择手术切口位置。对于邻近脊柱的病变,增强 MRI 有助于进一步判断脊髓受累情况,指导制订手术方案。

(5)其他:同胸腔镜或开胸手术术前准备。

4. 手术方法

(1)麻醉:一般采用全麻、双腔气管插管。

(2)体位:根据患者病变部位安置手术体位,可以是仰卧位、俯卧位、侧卧位、侧俯卧位、斜仰卧位等,以侧卧位为主。

(3)手术操作:胸腔镜胸壁肿物及肋骨肿瘤切除术操作介绍如下。

①切口:位置和长度是根据胸壁肿瘤的大小和位置确定的。常采取肿瘤底部弧形切口。术中采用胸腔镜辅助确定切口位置。

②切开皮肤、皮下、肌肉层:电刀切开皮肤及皮下,电凝止血。

③显露、探查肿瘤:备皮肤拉钩、肩胛拉钩。皮肤拉钩牵开皮肤及皮下组织,显露肿瘤位置,电刀游离及离断肿瘤周围肌肉及筋

膜组织,电凝止血。显露肿瘤四周,包括肿瘤上下方的正常肋骨。

④切除肿瘤:备肋骨剪、骨膜剥离器、咬骨钳。切除范围:良性肿瘤仅切除肿瘤组织及病骨即可;切除恶性肿瘤时,应将包括上下各一根肋骨及距肿瘤 4cm 的周围正常组织整块切除。

a. 电刀沿目标肋骨的纵轴切开骨膜,骨膜剥离器沿电刀切开处剥离肋骨外侧的骨膜。

b. 用骨膜剥离器的弯角部分从后向前剥离肋骨上缘的骨膜,从前向后剥离肋骨下缘的骨膜。

c. 肋骨钩剥离肋骨内侧的骨膜。

d. 肋骨剪剪断肋骨。

e. 手指分离肿瘤与肺的粘连。如肿瘤已侵犯肺表面,可做适当的肺部分切除。

f. 切除肿瘤,创面止血。肋骨骨髓腔用骨蜡封闭止血。

⑤试水膨肺

一是冲洗胸腔,备 2000ml 温热生理盐水。胸腔内注入温热生理盐水进行反复冲洗。可在温热生理盐水中加入 20ml 碘伏进行冲洗,吸引器吸尽。

二是嘱麻醉医师吸痰膨肺,使肺复张,同时检查有无肺漏气,如有肺破裂可行肺修补。

⑥留置胸腔引流管:将 20 号胸腔引流管放置于第 7 或第 8 肋间腋中线,以利于排出胸腔内的渗液渗血,7 号丝线缝合固定引流管。

⑦止血:胸壁肌肉和胸膜出血,以电凝止血或超声刀止血。

(4)缺损重建:根据手术需要决定是否行胸壁缺损重建,胸壁重建分为骨性胸壁重建和软组织重建。

①骨性胸壁重建

a. 确定肋骨边缘及缺损大小,备无菌量尺测量,选择适当补片。

b. 递电钻在缺损四周肋骨上打孔,10

号丝线经过小孔将补片与肋骨缝合,避免因剧烈运动造成补片缝合处肌肉撕裂。

c. 修剪补片,重建胸壁完整性,组织剪修剪补片,补片的边缘应大于缺损面 5～10mm,将补片的游离缘与周围组织连续缝合,以维持胸壁的密闭性且形成一个具有一定张力的平面,为软组织瓣移植提供支撑。

d. 在修补材料缝合完毕之前,清点手术用物。

②软组织的重建

一是游离肌肉组织瓣:游离缺损周围肌肉组织,电凝止血。如覆盖缺损的组织不够,则取软组织瓣修复,同时注意止血及保护转移瓣的血供。临床上常常采用带蒂的肌瓣或肌皮瓣及大网膜进行组织修复。

a. 用于覆盖前或前外侧胸壁缺损的肌瓣包括胸大肌、腹直肌、背阔肌肌瓣或肌皮瓣及大网膜。

b. 侧胸壁缺损重建的肌瓣可选择背阔肌、腹直肌及大网膜。

c. 背部胸壁缺损重建可选择背阔肌。

d. 后上胸壁缺损重建可选择斜方肌。

二是清点用物:敷料、缝针、器械等,常规止血。

三是逐层关闭缝合。

四是膨肺:将引流管与胸腔引流瓶连接,嘱麻醉医师吸痰膨肺,使肺复张,恢复胸膜腔负压,同时检查有无肺漏气。引流瓶注明安置部位及安置时间。

五是敷料覆盖:根据切口大小选择合适的敷料覆盖。

5. 并发症防治

(1)胸腔出血:出血原因可能是胸壁肌肉血管或肋间血管断裂止血不彻底和肿瘤切除后创面渗血等。少量出血可适当给予止血药物治疗,保持胸腔引流管通畅,必要时输血。若出血量严重时可行胸腔镜探查止血。

(2)皮瓣坏死:原因为行皮瓣修复时转移瓣的滋养血管受损或堵塞,表现为胸壁疼痛、肿胀积液、发热等。若考虑术后出现皮瓣坏死，需积极置管引流，确认坏死后需手术清创，清除坏死组织，采用其他方法修复残腔。

（3）胸壁缺损修复处反常呼吸：常发生于大范围胸壁组织修复后。遇此情况，应尽早使用呼吸机支持呼吸。

（4）胸壁重建部位感染：手术区域渗液多，若引流不畅，积聚形成感染。人工材料的置入增加了感染的因素。一旦发生感染，应作充分引流，必要时取出人工材料。

6. 术后管理 监测生命体征及病情变化，给予镇痛、化痰、雾化及补液支持治疗，可预防性使用抗生素 1～2 天。记录胸腔引流量。胸腔闭式引流管接水封瓶持续低负压吸引，保持胸腔引流管通畅，根据引流量及复查胸片结果拔除引流管。鼓励并协助患者咳嗽咳痰，术后第 2 天尽早下床活动。

（王　飞）

第十五节　胸腔镜急性脓胸清创引流术

由致病细菌引起的胸膜腔内感染和积脓称为脓胸。大多数致病菌的来源是胸膜腔内器官的感染性疾病。其中最常见的是细菌性肺炎、肺脓肿、化脓性支气管扩张症等。在小儿多为金黄色葡萄球菌性肺炎并发脓胸。胸部外伤或者手术的污染、胸内消化道吻合口瘘、支气管胸膜瘘等均可以继发脓胸。致病菌可以直接进入胸腔，也可以通过淋巴或血液途径带入胸腔而发病。

按病变范围可分为包裹性脓胸和弥散性脓胸。按病程的长短可分为急性脓胸和慢性脓胸。急性期的病理变化主要是胸膜充血、水肿、白细胞浸润及胸膜腔内脓性渗出物积聚。6 周后转为慢性期，主要表现为脓液稠厚，胸膜表面内肉芽组织和纤维组织机化形成，呈纤维板样改变。临床表现在急性期主要有高热、寒战、咳嗽、多痰、气急、胸痛、白细胞总数和中性分类增高等，严重者有发绀、呕吐和休克等中毒症状。慢性期感染中毒症状减轻，主要为低热、消瘦、贫血、杵状指、肝脾大等慢性消耗症状。胸部 X 线片早期主要是胸腔积液征象，后期则以胸膜肥厚粘连为主要表现。

急性脓胸和慢性脓胸早期的治疗原则是积极排脓、控制感染。方法是胸腔穿刺和胸腔闭式引流。但是由于脓液稠厚、脓苔堵塞或者胸腔中纤维隔形成，常造成胸腔穿刺困难或胸管引流不畅。慢性脓胸早期，肺表面纤维板形成，包裹肺组织，使之不能膨胀，脓腔难以消除，而致脓胸经久不愈。后期需开胸行肺纤维板剥脱术、胸廓成形术或肺切除术。

胸腔镜手术可以在直视下进行脓胸的清创和早期的纤维板剥脱术。清除脓苔和胸腔内异物，剥离纤维板，使引流通畅，清除残腔，肺完全复张，促进脓胸的痊愈。应该指出的是，并非所有脓胸都需要行胸腔镜手术治疗或者都能经胸腔手术治愈。例如急性脓胸的早期有可能经胸穿或胸腔闭式引流治愈。慢性脓胸因为纤维板明显增厚、粘连紧密不宜行胸腔镜手术，而需要开胸手术治疗。作者认为，化脓性脓胸胸腔镜手术治疗时间在发病 2～6 周为宜。

1. 适应证

（1）脓胸，经胸腔穿刺或胸腔闭式引流术后，引流不畅、感染难以控制者。

（2）因胸部外伤继发急性脓胸，胸内存在异物，需手术取出者。

（3）慢性脓胸早期，肺表面纤维膜形成，经胸腔闭式引流后，肺不能复张，胸腔内残腔难以消除者。

2. 禁忌证

（1）急性脓胸患者感染中毒症状严重，不能耐受手术者。

(2)慢性脓胸,肺纤维板明显增厚,粘连严重,经胸腔镜显露和剥离难度较大者。

(3)慢性脓胸需做胸廓成形或肺切除术者。

(4)心肺功能极差,不能耐受全麻及单侧肺通气者。

(5)凝血功能障碍者。

3. 术前准备　按全麻手术进行准备。

(1)控制感染:包括超声雾化吸入、据脓液培养应用敏感抗生素、药物解痉等。

(2)肺功能锻炼:术前使用呼吸功能锻炼仪、深吸气、爬楼等改善肺功能。

(3)胸部增强 CT 检查:能够明确脓胸部位、大小及受累及的组织器官,协助确定手术切口位置及手术方案。

(4)加强营养:给予营养、支持治疗,纠正贫血及低蛋白血症。

(5)其他:同胸腔镜或开胸手术术前准备。

4. 手术方法

(1)麻醉:一般采用双腔管气管插管全身麻醉。在急性化脓性脓胸早期,胸腔内存有大量积液,肺纤维板尚未形成,手术仅需吸除脓苔及放置胸管,可考虑用单腔管气管插管全身麻醉。后者术中宜采用低潮气量通气而获得必要的显露。

(2)体位:健侧卧位,肩下垫软枕。

(3)手术操作:可以采用胸腔镜手术常规切口。如果为包裹性脓胸,将第 1 切口位于脓腔靠下方的一侧为宜,然后再根据胸腔内情况,在胸腔镜引导下,选择其余切口位置。

①首先在脓腔的一侧做 1.5cm 切口,手指探查切口选择其余切口位置。下方无粘连后,置入切口保护套,置胸腔镜探查。

②如果胸腔内存在大量积液,肺表面仅有脓苔附着,可以在胸腔镜引导下做第 2 个切口,置入切口保护套,注意第 1、2 个切口间距离尽量远些,便于手术操作。

③经第 2 切口置入吸引器,将脓液吸净,并且用吸引器头钝性分离粘连带。然后卵圆钳尽量将脓苔清除干净,脓苔送细菌培养和药物敏感试验,必要时用活检钳咬取胸膜组织送病理检查。

④若肺表面纤维板形成,肺不能复张,则需先用活检钳将纤维膜提起,然后用剪刀小心地将其剪开,再用卵圆钳夹纱团沿肺和纤维膜之间钝性剥离,将纤维膜剥除,直至肺基本复张为止,剥离时注意肺与纤维膜之间的正确间隙,避免损伤肺组织。

⑤胸腔内脓液抽吸干净,脓苔及肺纤维板基本清除,肺完全复张后,用 0.25% 碘伏浸泡胸腔 5 分钟,然后吸净碘伏,再用大量生理盐水冲洗。选择较低部位切口放置 20 号胸腔闭式引流管。在胸腔较高部位另置一根 10 号胸管,以备术后胸腔灌洗使用。

5. 并发症防治　常见手术并发症为胸腔出血、漏气及胸腔内感染。

(1)胸腔出血:由于胸膜严重感染,组织充血水肿,触之极易出血,组织器官间粘连,界限不清,分离中也易造成损伤出血,故术中操作须小心谨慎。术后剥离面渗血较多,可以给予止血药处理,并注意保持引流通畅,必要时可输用新鲜血以改善其凝血功能。如发生进行性血胸,须在积极输血补液后及早行胸腔镜探查止血。

(2)漏气:术中肺剥离时容易发生损伤导致术后漏气。手术结束前应膨肺评估有无漏气,明显漏气处应予缝合修复。术后少量漏气可保持胸腔引流管通畅,即可自行愈合。漏气量多或时间长时,可行胸腔镜探查,以内镜切割缝合器切除漏气肺组织。

(3)术后胸腔内残余感染:急性化脓性脓胸的胸腔镜清创及胸膜剥脱术,仅为清除胸内感染的重要步骤之一。术后尚需继续加强引流,使用有效抗生素控制感染。亦可以同时进行胸腔灌洗,加速脓腔消除。如术后长期留有残腔,形成慢性脓胸,则需扩创和开放引流或开胸行胸廓成形术。

6. 术后管理　监测生命体征及病情变

化,给予抗感染、止痛、化痰、雾化及补液营养支持治疗。记录胸腔引流量。胸腔闭式引流管接水封瓶持续低负压吸引,保持胸腔引流管通畅,根据引流量及复查胸片结果拔除引流管。鼓励

并协助患者咳嗽咳痰,完善痰培养及胸腔引流液培养检查,选择敏感抗生素,纠正贫血及低蛋白血症。术后尽早下床活动。

（王　飞）

第十六节　胸腔镜纵隔脓肿切开引流术

纵隔脓肿多由金黄色葡萄球菌侵入纵隔的组织或血管内,使组织坏死、液化,形成脓液积聚的急性结缔组织化脓性感染。纵隔脓肿常因外伤、手术或纵隔感染引起的急性结缔组织化脓性炎症。急性纵隔脓肿常见于:①经胸正中切口的心脏直视术后,是目前临床上最多见的;②食管穿孔及食管外科术后,占肺心脏直视术后急性纵隔感染的绝大多数;③膈下感染向上蔓延,多累及内脏纵隔的下半部分;④咽颈部感染向下蔓延,导致急性纵隔脓肿。

1. 适应证

(1)有明确的纵隔脓肿形成的诱因,CT提示纵隔感染及积液,患者有发热、胸痛等临床表现。

(2)经穿刺或置管引流术后引流不畅,感染难以控制者。

2. 禁忌证

(1)心肺功能差,生命体征不稳定,不能耐受全麻及单侧肺通气者。

(2)凝血功能障碍者。

3. 术前准备　按全麻手术进行准备。

(1)控制感染:包括超声雾化吸入、据脓液培养应用敏感抗生素、药物解痉等对症治疗,积极治疗原发疾病,如咽颈部脓肿切开引流等。

(2)肺功能锻炼:术前使用呼吸功能锻炼仪、深吸气等改善肺功能。

(3)胸部增强CT检查:能够明确纵隔脓肿部位、大小及受累及的组织器官,协助确定手术切口位置及手术方案。

(4)营养和支持治疗:加强营养,纠正贫

血及低蛋白血症。

(5)其他:同胸腔镜或开胸手术术前准备。

4. 手术方法

(1)麻醉:一般采用双腔管气管插管全身麻醉。

(2)体位:健侧卧位,肩下垫软枕。部分双侧纵隔脓肿需使用剑突下切口时,采用仰卧位。

(3)手术操作

①切口:可以采用腋中线第7肋间作胸腔镜手术常规切口探查。然后再根据胸腔内情况,在胸腔镜引导下,选择其余切口位置。

②手术操作

·分离肺粘连。

·显露纵隔脓肿,在腔镜下电钩打开纵隔胸膜,吸净脓液。脓液送细菌培养和药物敏感试验。

·脓液及肺纤维板基本清除,肺完全复张后,用0.25%碘伏浸泡胸腔5分钟,然后吸净碘伏,再用大量生理盐水冲洗。鼓肺了解有无肺漏气,必要时缝合修补。

·选择较低部位切口放置20号胸腔闭式引流管。在胸腔较高部位纵隔脓肿切开部位另置一根20号胸管,用于纵隔引流及备术后胸腔灌洗使用。

5. 并发症防治　常见手术并发症为胸腔出血、漏气及纵隔感染。

(1)胸腔出血:由于纵隔胸膜严重感染,组织充血水肿,触之极易出血,组织器官间粘连,界限不清,分离中也易造成损伤出血,故术中操作须小心谨慎。术后剥离面渗血较

多,可以给予止血药处理,并注意保持引流通畅,必要时可输用新鲜血以改善其凝血功能。如发生进行性血胸,须在积极输血补液后及早行胸腔镜探查止血。

(2)漏气:术中肺剥离时容易发生损伤导致术后漏气。手术结束前应膨肺评估有无漏气,明显漏气处应予缝合修复。术后少量漏气可保持胸腔引流管通畅,即可自行愈合。漏气量多或时间长时,可行胸腔镜探查,以内镜切割缝合器切除漏气肺组织。

(3)术后纵隔内残余感染:急性纵隔脓肿胸腔镜切开引流术,仅为清除纵隔感染的重要步骤之一。术后尚需继续加强引流,使用有效抗生素控制感染。亦可以同时进行胸腔灌洗,加速脓腔消除。术后可能会发现胸腔粘连导致部分积液引流不畅,必要时需再次B超定位置管引流。

6. 术后管理　监测生命体征及病情变化,予抗感染、止痛、化痰、雾化及补液营养支持治疗。记录胸腔及纵隔引流量。胸腔闭式引流管接水封瓶持续低负压吸引,保持胸腔引流管通畅,根据引流量及复查胸片及CT结果拔除引流管。鼓励并协助患者咳嗽咳痰,完善痰培养及胸腔引流液培养检查,选择敏感抗生素,纠正贫血及低蛋白血症。术后尽早下床活动。积极治疗原发疾病,尽可能减少纵隔再发感染的风险。

(王　飞)

第十七节　胸腔镜漏斗胸、鸡胸、胸廓畸形矫正术

微创技术治疗漏斗胸最早在 1987 年由 Nuss 医师提出,他利用一块凸形钢条置于畸形胸骨下方然后翻转至最佳矫正位置来矫正漏斗胸。后来 Jeffrey F. Jacobs 医师改良了 Nuss 医师的术式,先建立胸骨后通道再放置钢条,这样更能控制好操作。熟练掌握 Nuss 手术后,胸外科医师逐渐开展微创反 Nuss 手术矫正鸡胸。

1. 胸腔镜下漏斗胸矫正术(Nuss 术)适应证

(1)手术年龄不要小于 4 岁。4 岁以后越早做越好,因为小孩的胸壁适应性更好,皮肤切口小些。

(2)中重度对称性漏斗胸畸形,胸骨短漏斗胸指数>0.2。

(3)有心肺功能不全,肺功能检查提示限制性或阻塞性气道疾病,易患上呼吸道感染、活动耐力较低者。

(4)心脏受压移位、心电图提示心肌损害者。

(5)心理障碍严重者,要求矫正外观的青少年。

(6)其他手术失败者。

但以病情严重与否为首要动因。漏斗胸矫正术对并发心肺功能不全的患者可改善心脏每搏输出量和提高呼吸功能。

2. 微创反 Nuss 手术矫正鸡胸适应证　具有以下 2 项或 2 项以上手术指征者应行手术治疗。

(1)胸部 CT 测 Haller 指数<2.30。

(2)患者有心理障碍,胸廓畸形使患者不能忍受。

(3)肺功能提示有限制性或阻塞性通气功能障碍。

关于鸡胸手术年龄的选择以往意见不一致,部分人认为青春期早期是最佳手术时机;也有人认为应早期手术,因为早期手术骨骼重塑能力强,术后恢复快,对患儿心理健康影响小;有观点认为,3 岁以上、胸廓畸形较重且对心肺功能有影响者均需手术治疗。

3. 禁忌证

(1)伴有心脏等其他严重畸形者。

(2)患儿及家属不愿手术者。

4. 术前准备

(1)完善胸部 X 线、CT 扫描了解胸廓畸形程度。

(2)完善肺功能、心电图、超声心动图检查了解患者心肺功能。

(3)控制呼吸道感染,做好围术期管理。

(4)术前选择合适的矫形钢板。

5. 胸腔镜下漏斗胸矫正术(Nuss 术)手术方法

(1)麻醉方法:气管插管静脉复合全身麻醉。

(2)体位:患者取平卧位,使用无菌水笔标记皮肤,标出胸骨两侧的漏斗最底部之间的间隔。畸形通常位于胸骨下 2/3 的下半部,最低点常位于胸骨剑突联合上方。

(3)手术方法:在胸壁最凹陷处的两侧腋中线各做 1 个 2cm 切口,使用电刀切开皮下及胸壁肌层,用手指在肋骨浅面钝性潜行游离至胸骨旁,在左侧胸骨旁胸壁最凹陷处肋间隙平面用长弯血管钳钝性分开肋间肌,Nuss 导引器经此紧贴胸肋关节及胸骨背面由左向右侧潜行游离,至导引器穿到同一肋间隙的右侧胸骨旁,将导引器头端尽量伸向前,直视下见无重要血管及脏器等组织牵绕后,将事先根据患者胸壁轮廓预制成形的 Nuss 钢板系于穿出的导引器头端,回拖导引器将 Nuss 钢板一端穿过此间隙至胸壁外翻转器将钢板翻转 180°,两端分别置于肋骨浅面(肌肉深面),钢板两端加 Nuss 固定翼妥善固定后用胸壁肌肉覆盖。

6. 微创反 Nuss 手术矫正鸡胸手术方法

(1)麻醉方法:气管插管静脉复合全身麻醉。

(2)体位:仰卧位,双上肢外展。标记胸骨前突的最高点(预计置入 2 块钢板者标记 2 处),沿胸壁表面做虚拟水平横线,与双侧腋中线相交。测量两交点间的距离,减去皮下脂肪厚度(1.5～2.5cm)为所需矫形钢板的长度。将突起的胸骨下压至理想高度,根据此时的胸廓线将矫形钢板塑形。

(3)手术方法:两侧腋中线处各做 3cm 横切口到皮下,不切开肌肉,不暴露肋骨,长弯组织剪或卵圆钳于胸大肌浅面,顺着水平标记横线下方游离皮下隧道到胸骨前及部分对侧皮下。胸骨前皮下隧道贯通后,卵圆钳钳夹胸腔引流管一端穿过隧道作为矫形钢板牵引导管,胸腔引流管另一端插入矫形钢板内并 10 号缝线固定,牵引钢板穿过隧道,翻转钢板。下压胸骨至理想高度,将矫形钢板两端分别用 4～6 号带针钢丝与固定片牢固缝合捆扎于邻近肋骨。彻底止血,逐层缝合切口,术后常规不置引流。

7. 并发症防治

(1)气胸:术后早期最常见的并发症,单侧多见,双侧少见。①预防:彻底鼓肺排气。②防治:组织薄弱的切口加盖油纱布,传通器紧贴胸骨后,防止损伤对侧胸膜。③治疗:少量无须处理,中等量穿刺抽吸,大量行胸腔闭式引流,一般无须放置引流管。

(2)胸腔积液:原因为肋间、胸骨后胸膜渗出,支撑钢板撕裂损伤肋间肌肉。①预防:建议使用胸腔镜辅助,注意保护肋间肌。②治疗:使用止血药物,胸腔穿刺及闭式引流。

(3)术后疼痛:存在个体差异,持续 1 周～1 个月,与年龄、凹陷程度及手术操作相关。防治措施为将钢板及固定器置于肋间外肌与胸壁肌群之间;术后应用镇痛泵、镇痛片。

(4)钢板移位:原因为钢板形状与胸廓不匹配,间隙过大,胸骨凹陷范围广,畸形严重,最凹点与钢板接触面过小,术后过早活动或外伤,固定不牢固或固定片脱落。

8. 术中术后注意事项

(1)缝合时用带针钢丝完全跨肋缝合,一般不必切开肌肉;若肌层厚,肋骨宽,带针的钢丝短而不能缝合穿过肋骨时,则可将肋骨肌层切开暴露,在下二肋骨上缘进针,在上一肋上缘出针,以免损伤肋间血管而出血。

(2)穿通器用胸腔闭式引流管导引,将钢板置于引流管中间牢固缝合穿出,不用担心损伤心脏等出血问题。

(3)正确选择矫形板的型号。钢板塑形时长度应适度,过多会影响局部皮肤及软组织的血供;过紧会对肋骨产生束缚,不利于儿童胸廓的发育及后期矫形。钢板末端可稍短于腋中线为好,因为术后对胸廓限制轻,对胸廓发育影响较小,可放置稍长时间。

(4)钢板两端置入固定器时塑形比较重要,不能变形,否则固定器放不进去。

(5)若鸡胸畸形较重,则放置 2 块钢板,置于胸廓上部最高处的钢板可稍小稍短,并置于胸肌深面,以免限制胸大、小肌的活动。胸廓下部钢板可置于肌肉浅面皮下而不会对肌肉活动造成过度的影响。

(6)术中密切监测血流动力学,在打通隧道的时候应观察心电图。

(7)离开手术室之前要做 X 线,复核对位及检查是否有气胸。

(8)术后常规复查胸部 X 线或 CT,检查有无气胸、血胸等并发症。

(9)在用螺丝钉拧紧固定片时,需注意螺纹有无滑丝松脱,且术后 3 个月内不要参加剧烈活动,以免螺丝松脱钢板移位。

(10)钢条拔除时间,经过一段时间的胸壁重塑后可拔除钢板条。近来的标准是 10 岁以下 2 年后拔除,10−13 岁 3 年后拔除,13 岁以上 4 年后拔除。拔除钢条可在门诊进行,打开原切口后,将两侧钢条外露,一端扭直,从另一端抽出。

(吴玲玲)

第十八节　胸腔镜膈肌修补术

创伤性膈疝是一种常见的急诊外伤,是胸腹部外伤中比较严重的损伤,由于外伤致膈肌破裂,腹腔脏器由于胸腔负压的原因疝入胸腔,进而激发胸腹腔脏器损伤,出现严重的呼吸循环障碍。因此病大多非手术治疗无效,因此早期及时正确诊断,积极外科手术介入,是治疗本病的关键。既往本病多采用开胸手术,创伤大,术后恢复慢,近些年随着电视胸腔镜手术技术的发展,微创治疗创伤性膈疝,患者损伤小,术后恢复快,因此越来越得到认可。

1. 适应证

(1)胸部、上腹部尤其季肋部创伤怀疑有膈肌破裂,经胸部 X 线摄片、CT、B 超检查仍不能明确诊断者。

(2)胸腹部创伤有肠梗阻症状而腹部平软或有血气胸,胸穿阴性者。

(3)腹部创伤一侧胸廓隆起,叩诊鼓音,听诊有肠鸣音、气过水声或经鼻胃管注气时在胸部闻及气过水声。

(4)液气胸行胸腔闭式引流后呼吸状况无明显改善,浊音区无明显缩小,甚至进行性增大者。

(5)胸腹部创伤,胸部 X 线或 CT 显示胸腔内有来源不明肿块者。

2. 禁忌证

(1)生命体征不平稳,合并胸、腹部损伤外其他部位的致命创伤。

(2)合并胸腔内大出血者。

(3)胸腔内合并气管、食管、心脏、大血管等重要脏器损伤。

(4)考虑胸腔内粘连致密。

(5)不能耐受双腔气管插管单侧肺通气者。

3. 术前准备

(1)病史及体格检查:详细的病史、体格检查和辅助检查缺一不可。在病史询问中,要特别了解患者既往史中是否有肺结核、胸膜、胸部外伤及胸部手术史等情况,因为这些情况可能会导致胸腔粘连致密而无法行胸腔镜手术。

(2)危险性评估:急性膈肌破裂者,常合并有创伤性休克,同时合并其他部位损伤,膈肌损伤有可能是所有全身损伤的一个组成部分。伴有休克症状者需警惕心脏、大血管伤及心包填塞等。要注意气管损伤断裂的可能。伴有骨盆骨折者,可能合并严重的腹部外伤。所以应首先纠正创伤性或低血容量性休克,待生命体征稳定后再行膈肌修补手术。

(3)胸腔闭式引流术:膈肌损伤时常合并血气胸,需判断血气胸的来源,腹腔内脏器损伤带来的血液和气体也可通过膈肌破裂口进入胸腔,因此大部分膈肌损伤均需持续性胸腔引流。

(4)影像学检查:术前胸部 X 线摄片、CT、B 超等检查,了解膈肌损伤情况及合并腹部损伤情况。

(5)饮食:因膈肌损伤大多为急诊,难以做到禁食禁饮,因此术前多需留置胃管。

(6)开胸准备:做好开胸手术的准备,以便及时中转开胸。

4.手术方法

(1)采用全麻,双腔气管插管,健侧单肺通气;患侧垫高 45°,平卧位,患侧腋前线第 6或 7 肋间,以及患侧锁骨中线第 5 肋间各做一 2 cm 小切口,分别置入胸腔镜和操作器械。合并腹腔脏器损伤时相应延长切口。胸腔探查均有腹腔脏器不同程度疝入胸腔,膈疝诊断明确,并可见一膈肌裂口,为疝环,裂口出血或血块形成,少数膈疝与周围心包、肺叶、胸壁等粘连。利用电钩、超声刀等分离粘连后,内镜钳提起膈肌破裂边缘,清除裂口周围血块,电凝止血,探察疝环较松弛,轻柔地将膈疝回纳入腹腔。提起膈肌裂口(疝环)两端,用丝线 8 字缝合后 Prolene 线加固缝合。每针必须穿透膈肌全层,注意不要损伤膈肌下面的腹腔器官。如遇膈肌缺损较大,用人

工补片填塞膈肌裂口,再用丝线以及 Prolene线沿环周加固缝合固定。术毕放置 1 根胸管引流,常规止血关胸。

(2)中转开胸指征:①术中密切观察患者的生命体征,一旦出现生命征不稳定,或较为明显的大出血,或与外观伤情不相符合的血流动力学障碍和休克征象;②结合临床资料显示可能合并气管、食管损伤的时候,应选择开胸探查,以免贻误患者的抢救时机;③腹腔脏器疝入胸腔,粘连致密,胸腔镜下难以分离时应中转开胸;④疝入胸腔内的腹内重要脏器有明显缺血坏死,须做脏器切除,手术操作复杂时应中转开胸;⑤胸腔内外伤情况探查不明或手术野显示不清时应及时中转开胸探查;⑥因双腔气管插管患肺萎陷不良影响操作。

5.并发症防治 常见的并发症有出血、感染和膈疝复发。

(1)出血:出血的原因可能是胸腔镜切口出血;膈肌损伤常合并胸腔及腹腔脏器的损伤,术中需仔细检查止血,且患者常合并失血性休克,凝血功能差,术前术中需积极纠正休克后仔细检查止血。

(2)胸腔感染:膈肌损伤常合并开放性胸腹外伤,异物进入胸腹腔后造成污染而继发感染。防治措施为术中应用生理盐水反复冲洗胸腔,术后应用广谱抗生素,保持胸腔引流通畅,术后佩戴胸腹带,鼓励患者多咳嗽咳痰,加强呼吸功能锻炼,促进肺早日复张,消灭胸腔无效腔。若一旦发生感染,要加强胸液培养,选用敏感的抗生素,必要时再放置胸腔引流管,可用生理盐水及抗生素反复冲洗引流,避免发生胸腔粘连分隔。

(3)膈疝复发:若术中缝合不紧密或未全层缝合或缝合张力过大均可引起术后膈疝复发,因此手术中间需仔细缝合,必要时使用补片。

6.术后管理 监测生命体征、血氧饱和度、血色素、胸腔引流量,保持胸管引流通畅、持续低负压吸引。患者术前多合并出血或失

血性休克,术后应密切监测血红蛋白及胸腔引流量,及时输血,补充血容量,纠正休克。鼓励患者多咳嗽咳痰,佩戴胸腹带避免患者因怕疼痛而不敢咳嗽,加强超声雾化吸入及化痰药物的使用,加强抗感染、镇痛及营养支持治疗。

(张小文)

第十九节　胸腔镜下胸导管结扎术

胸导管起源于第 1 腰椎体前方的乳糜池,乳糜池为胸导管的起始膨大处,由 1 条肠干和左、右腰干汇合而成。胸导管经膈主动脉裂孔入胸腔,在食管右后方,沿脊柱前主动脉和奇静脉间上升,至第 5 胸椎附近转向左侧,在脊柱左侧上行,出胸腔上口,接纳左颈干、左锁骨下干和左支气管纵隔干,最后注入左静脉角。主要收集两下肢、盆腹部、左半胸、左上肢和左半头颈部的淋巴液,即人体 3/4 的淋巴液回流。因此食管、后纵隔、下颈部的手术易损伤胸导管,造成乳糜胸。

其他一些外伤如高处坠落或车祸伤亦可导致乳糜胸发生。大部分乳糜胸早期为非手术治疗,在饮食中根据患者的引流液情况,指导禁食结合营养治疗或者低脂高蛋白的饮食,对患者的水电解质紊乱进行有效的纠正,通过胸腔内注射高渗透葡萄糖、红霉素等进行胸膜腔粘连治疗。但非手术治疗造成机体丢失大量营养物质,降低机体免疫力,易并发感染。乳糜胸也建议积极手术,通过手术结扎胸导管来治疗。近些年胸腔镜微创手术发展,在胸腔镜下行胸导管结扎既精准又损伤小,越来越受到医学界重视。

1. 适应证　一般胸导管损伤确诊后,乳糜胸每日量在 1000ml 以上,主张早期手术;每日引流 500～1000ml,主张支持疗法观察,若引流量无明显减少,2 周内手术;每日引流 500ml 以下,说明胸导管分支损伤,可观察一段时间,自愈可能性大。

2. 禁忌证

(1)严重的呼吸循环衰竭、生命体征及其不平稳。

(2)合并其他部位严重的外伤,需先处理其他部位的外伤。

(3)既往合并有肺结核、胸膜、胸部外伤及胸部手术史等情况可能会导致胸腔粘连致密而无法行胸腔镜手术。

3. 术前准备

(1)病史及体格检查,详细的病史、体格检查和辅助检查缺一不可。在病史询问中,要特别了解患者既往史中是否有肺结核、胸膜、胸部外伤及胸部手术史等情况,因为这些情况可能会导致胸腔粘连致密而无法行胸腔镜手术。

(2)胸腔闭式引流术,乳糜胸患者术前胸液量均较多,术前多已留置胸管。

(3)饮食,因胸导管收集全身 3/4 的淋巴液,因此术前应高蛋白低脂饮食,减少脂肪的摄入。

(4)纠正低蛋白血症及水电解质失衡,因大量乳糜胸导致机体丢失大量的营养物质及电解质,所以术前需积极纠正,必要时禁食,全静脉营养。

(5)做好开胸手术的准备,预防术中需中转开胸。

4. 手术方法　一般多选择右侧入路,因无心脏的遮挡易操作。但若为术后乳糜胸治疗,亦可选择原切口进入。术前可留置胃管,术前 1 小时胃管注入全脂牛奶便于术中确认瘘口。

(1)右胸入路的电视胸腔镜膈肌上胸导管结扎术:双腔气管插管静脉复合麻醉,单侧肺通气,左侧卧位,于腋中、后线间第 7 或 8 肋间做 1.5 cm 切口或原引流口作胸腔镜口,于腋前线胸大肌后缘第 4 肋间做 2 cm 切口作主操作口;双孔法,胸腔镜口亦可作操作孔,镜视下钝、锐性分离胸膜腔粘连,游离右侧肺脏,无齿卵圆钳提起下肺,游离下肺韧带直至下肺静脉处,探视整个胸膜腔及纵隔,尝试寻找胸导管瘘口。如能找到胸导管明显瘘口,则直接于该处上下各用 2 个血管夹双重夹闭。否则显露膈肌顶、脊柱旁的纵隔胸膜,以脊柱为水平面,奇静脉下方,降主动脉上方可仔细分离出胸导管,注意保护奇静脉、降主动脉或食管、胃等组织器官,找到胸导管并部分游离,确认胸导管后,连同周围组织一起用 2 个血管夹双重夹闭。术毕冲洗胸腔并吸净,检查无出血、漏气后,置管引流。术后的治疗方法同术前。

(2)左胸入路的电视胸腔镜膈肌上胸导管结扎术:术前准备及切口选择同左侧。右侧卧位。寻找胸导管方面,则需降主动脉下方、脊柱前、奇静脉上方可分离出胸导管。

(3)拔管指征:胸腔引流量连续 2 天每天不超过 300ml,且颜色转为清亮、淡红色或淡黄色;流质饮食后引流无增多,体检双肺呼吸音清晰,且胸部平片显示肺脏复张良好,无明显积液。

(4)中转开胸指征:①术中密切观察患者的生命体征,一旦出现生命体征不稳定,或出现较为明显的大出血;②胸腔粘连致密,胸腔镜下难以分离时应中转开胸;③胸腔内外伤情况探查不明或手术野显示不清时应及时中转开胸探查;④因双腔气管插管患肺萎陷不良影响操作。

5. 并发症防治　常见的并发症有出血、乳糜胸仍存在。

(1)出血。出血常见的原因:一是为奇静脉出血,防治方法为,可于术中一并行奇静脉结扎;二是胸腔粘连分离后渗血及切口出血等,防治方法为,术中仔细止血,术后可适当使用止血药物。

(2)乳糜胸仍存在:①解剖变异,患者存在双胸导管或其他变异,结扎不完全。防治方法为,可继续使用保守治疗方法。②胸导管分离过于裸露,结扎后造成二次切割伤。防治方法为,术中分离时保留周围脂肪组织一并结扎,双重结扎。

6. 术后管理　监测生命体征、胸腔引流量,保持胸管引流通畅、持续低负压吸引。患者术前多合并低蛋白血症及水电解质紊乱,需积极纠正。术后禁食 3 天以上,全凭静脉营养。

(张小文)

第二十节　电视纵隔镜检查术

电视纵隔镜检查术主要应用于纵隔检查及活检,也可用于一些疾病的治疗或辅助治疗手段。1949 年 Daniels 首次介绍了斜角肌淋巴结活检术作为纵隔疾病的一种诊断方法;1954 年 Harken 及其同事首先报道了经颈纵隔探查术;1959 年 Carlens 在总结前人经验的基础上,首次正式描述和命名了纵隔镜检查术。纵隔镜在我国的使用最早在1963 年由付其尧医师率先报道。1966 年McNeill 和 Chamberlain 报道了胸骨旁纵隔镜检查术,用于主肺动脉窗淋巴结活检,也用于探查和确诊前纵隔肺门,以及上腔静脉周围的病变。1987 年,Ginsberg 及同事采用扩大的经颈纵隔镜检查术,将纵隔镜置于主动脉弓上方和主肺动脉窗内,进一步扩大了纵隔镜检查的适应证。1989 年,比利时的Tonilerut 发明了电视纵隔镜检查术(video mediastinoscopy),电视纵隔镜的应用进一步扩展了手术适应证,比如胸交感神经链切断术等。1992 年,Linder 和 Dahan 发明了下叶可活动(扩张)的 Linder-Dahan 纵隔镜,从1999 年开始又发展出系统性电视纵隔镜辅助淋巴结清扫,不再局限于仅对淋巴结进行活检。目前,纵隔镜检查术仍是纵隔肿物的诊断和肺癌术前病理分期的最重要检查方法之一,胸外科医师也在不停地进行探索,不断扩大电视纵隔镜检查的适应证。

1. 适应证　电视纵隔镜检查的适应证分为诊断性适应证和治疗性适应证两类。

(1)诊断性适应证:纵隔镜检查的诊断性适应证一般包括对纵隔增大淋巴结和原因不明的纵隔疾病的诊断,以及胸膜腔病变的检查。

①肺癌、纵隔转移癌、食管癌、头颈部癌的淋巴结活检。

②肉芽肿性疾病(结节病、结核、尘肺等)、胸腺肿瘤、囊性淋巴管瘤、生殖细胞肿瘤、异位颈部器官,如甲状旁腺、纵隔甲状腺肿、支气管囊肿、畸胎瘤、皮样囊肿胚胎细胞或其他肿瘤的诊断。

(2)治疗性适应证:一直以来纵隔镜手术主要应用于纵隔疾病的诊断,但随着纵隔镜在实践中的推广应用,其在治疗方面的价值逐渐得以认可,就其治疗方面的应用大致分为 3 个方面:其一,单纯应用纵隔镜下治疗,如切除肿瘤、切断交感干神经等;其二,纵隔镜辅助小切口手术,如经颈胸骨后纵隔镜辅助小切口胸腺切除、上纵隔淋巴结切除或清扫;其三,纵隔镜联合其他手段或作为其他治疗手段的辅助共同完成某种操作。主要适应证如下。

①纵隔囊肿摘除。

②增大的淋巴结摘除。

③甲状旁腺瘤切除。

④抽吸或排出纵隔积液,如血肿、乳糜液或脓液。

⑤重症肌无力患者胸腺切除。

⑥全肺切除术后支气管胸膜瘘残端修补术。

⑦纵隔镜辅助食管癌拔脱切除术。

⑧恶性胸腔积液的诊断和治疗。

⑨胸交感神经链切断治疗多汗症。

⑩食管内异物取出。

2. 禁忌证

(1)主动脉瘤。

(2)心、肺功能不全,一般情况差,不能耐受麻醉及手术。

(3)严重贫血或有出血倾向。

(4)严重颈关节炎,颈椎强直不能后仰者。

(5)小儿或身材矮小者,其颈纵隔隧道不能置入纵隔镜。

(6)气管切开造口者。

(7)以往曾行纵隔放射治疗及胸腔内手术者。

(8)纵隔内解剖结构畸形或者明显异常者。

3. 手术设备和器械

(1)纵隔镜普通型,附光学镜头型。

(2)光源冷光源,纤维光缆线。

(3)监视器和摄像机可直接接到电视胸腔镜的监视器和摄像机上。

(4)普通电刀,电凝吸引器。

(5)分离钳、活检钳、特制注射器等。

(6)常规器械包如刀、钳、剪、拉钩(最好备乳突拉钩)等。

(7)开胸包(备用)。

4. 术前评估及术前准备

(1)术前评估:纵隔镜手术前评估中最为关键的是要特别关注排除隐性的气道梗阻,其次是对心血管系统的功能及上腔静脉的解剖状况进行评估。

①认真复习病史、询问患者及体检,尤其要注意有无呼吸系统的症状与体征,术前应常规检查胸部后前位、侧位 X 线片,胸部和(或)颈部 CT,麻醉医师应特别关注麻醉前近期 CT 片,以判断肿块是否侵犯或压迫气管及支气管。对肿块进展较快的患者,要求术前有近期气管镜检查的结果。对高风险患者,必要时于手术当日在手术室内镇静下行气管镜检查以明确气道内的情况。

②术前了解有无心血管系统疾病史。对

于高血压、心脏病患者必要时行超声心动图、24 小时动态心电图、动态血压检查，严重缺血性心脏病患者必要时行冠状动脉造影。纵隔镜手术需要特别关注老年患者是否有脑供血不足的情况，尤其是存在颈动脉内膜斑块的患者，围术期不仅要防止斑块脱落，还要注意避免纵隔镜压迫无名动脉及全身血压过低造成进一步脑供血不足。对于纵隔镜手术患者的评估还要在 CT 读片时特别关注上腔静脉的解剖状况，如伴有上腔静脉阻塞势必致上腔静脉回流障碍、局部血管扩张，这样在手术中极易因血管损伤而造成威胁生命的大出血。

③评估血液、内分泌系统、肝肾等脏器功能是否能够耐受手术，并获取相关信息提供给麻醉医师，以便在术中更好地调控，维持患者机体内环境接近于生理状态。

(2)术前准备

①一般术前准备：休息、清洁身体、呼吸锻炼；根据不同基础疾病状况进行准备，如患者伴有糖尿病应进行血糖的调控等；高血压患者除了单胺氧化酶抑制药外，一般服药至术前日；受体阻断药治疗中患者服药至手术当日等。

②心理准备：诊断不明或已经诊断的纵隔肿块患者均伴有不同程度的心理应激，紧张、焦虑的情绪，不仅可以使机体耗氧进一步增加，而且降低机体的免疫力，对后续的手术或放、化疗产生不利影响。

(3)麻醉：单(双)腔管气管插管，全身静脉复合麻醉。

5. 纵隔镜检查方法　常用的纵隔镜检查方法包括标准颈部纵隔镜检查术、扩大颈部纵隔镜检查术、前路纵隔镜检查术、纵隔镜斜方肌淋巴结活检术、胸骨旁纵隔镜术、经颈胸骨后纵隔镜术、肋间纵隔镜术。

(1)经颈纵隔镜检查术

①体位：仰卧位，头部放在手术床上端，将一垫枕放在患者肩下，颈部过伸。同时可将手术床头侧关节板降低，使整个头部下降。

②切口：在胸锁关节上方 1cm，双侧胸锁乳突肌之间做 3cm 皮肤横切口。

③检查：用示指沿气管正中线钝性分离气管前间隙，形成人工隧道达气管分叉部，气管前壁可作为手指向下分离的引导。气管前筋膜可作为一层屏障，沿此往下可避免损伤大血管。如果在气管前筋膜的浅面分离则损伤大动脉的概率相当高，且难以到达隆突部。手指在进入胸骨柄后区时，即可摸到前方偏右有一条由下往上斜向右侧搏动明显的大血管，此为无名静脉。顺其向下可达横跨气管的主动脉。小心将其与气管和隆突分开。手指向右可摸到奇静脉上缘淋巴结，向下可摸到两侧左右主支气管的上缘。沿人工隧道置纵隔镜，气管软骨环可作为纵隔镜进入的引导及整个纵隔检查过程的标记，纵隔镜绝对不能进入未经手指分离和探查过的区域。纵隔镜观察的重点区域是气管前区、隆突下区、气管右侧区和气管支气管区。气管左区由于左颈总动脉和主动脉的关系而应视为危险区。检查中最重要的步骤是淋巴结的辨认。有炭末沉着的淋巴结易于辨认，但在镜下有时和静脉一样呈蓝黑色而不易分辨，此时应使用电凝吸引器或剥离器仔细分离，往往可见到静脉为长条形结构，而淋巴结为豆状或圆形。一般而言，癌的转移性淋巴结较硬，结节病的淋巴结较多不粘连，淋巴结结核则多粘连或有干样坏死物。活检前一定要先行细针穿刺除外血管后方可活检，盲目活检是绝对禁忌的。活检后可能有渗血，可用电凝吸引器电凝止血或稍微压迫大多能止血，必要时可用吸收性明胶海绵、止血纱布填塞止血或钛夹钳钳夹止血。检查完毕后创面一般无须放引流，缝合气管前肌、皮下及皮肤。

(2)扩大的经颈纵隔镜检查术：扩大颈部纵隔镜检查是在标准部纵隔镜检查的基础上能够对主动脉旁淋巴结进行活检而设计的方法。其体位及切口与标准颈部纵隔镜活检相同。先行标准的经颈纵隔镜检查术,若活检阴性,则再行扩大的经颈纵隔镜检查术。用示指在无名动脉与主动脉夹角处,向前下方钝性分离出一隧道,沿隧道放入纵隔镜,在无名动脉和颈动脉之间,将纵隔镜置于主动脉弓上方和主肺动脉窗内。用活检钳取标本送病理检查。需特别注意的是,若有动脉壁钙化或动脉粥样硬化斑块,应视为活检手术禁忌。另外由于左侧喉返神经位于主肺动脉窗淋巴结主动脉弓区域,应避免损伤,尽量不用电凝。

(3)前路纵隔镜手术

①体位:平卧位,肩下垫高。

②切口:紧贴胸骨旁第 2 或第 3 肋间做 5cm 左右横切口。

③检查:切开皮肤和皮下组织后,横行分开胸大肌至肋软骨表面,切开第 2 或第 3 肋间肌,尽量不结扎或离断乳内静脉。沿胸骨后方钝性分开纵隔胸膜返折,用手指分离至主动脉、肺动脉及其间的间隙感知周围结构。对于胸腔后或前纵隔较大的肿瘤不需要纵隔镜,可在直视下直接活检。其他则需要伸入纵隔镜协助。在镜下辨清主动脉、肺动脉及异常结节,有时可看见沿主动脉弓表面下行的膈神经和迷走神经。若在纵隔内探查不清,可穿破纵隔胸膜进入胸膜腔,从胸腔内探查纵隔,并可同时探查上肺和胸膜腔情况。

(4)纵隔镜斜方肌淋巴结活检术:需采用纵隔镜行斜角肌淋巴结活检的患者通常均有纵隔活检指征,因而先行标准颈部纵隔镜,标准颈部纵隔镜检查后先将纵隔镜从纵隔内退出。向前牵开胸锁乳突肌的胸骨端,手指扪及其后方的颈血管鞘,用手指从血管鞘后方向外后钝性游离至锁骨上窝,从颈部切口插入纵隔镜,若切口影响操作可向外延长 1～2cm。将纵隔镜旋转至颈血管之后并进到锁骨上窝。

(5)胸骨旁纵隔镜术:又称前纵隔切开术。适用于对主动脉下及主动脉周围淋巴结或肿块的摘除及胸骨后小的肿块(如胸腺瘤、胸腺囊肿)的切除。通常在第 2 肋间切开进入纵隔。一般与颈部纵隔镜术同时进行,此时可将双手示指分别从颈部切口及纵隔切口探查主动脉窗,有助于确定淋巴结增大,以及肿瘤的外侵固定等情况。经切口置入纵隔镜,要小心避免损伤膈神经及迷走神经及上肺静脉、主动脉、肺动脉等。手术切除一定在直视下进行。

(6)经颈胸骨后纵隔镜术:适用于胸骨后肿瘤如胸腺瘤或胸腺切除。切口采用颈部胸骨后路径,对肿瘤较大或显露不满意时,可将胸骨向上提起,并适当扩大切口,同时应用其他器械加以辅助,使纵隔镜起到光源及支撑的作用。对偏向于左胸或右胸而不位于正中的肿瘤而言,胸骨旁切口切除肿瘤亦是可行的。无胸腺瘤的重症肌无力患者,应行胸腺切除并切除前纵隔脂肪,一般可经颈切口,提起胸骨,同时颈部切口开大,使前纵隔充分显露,以达到充分切除,争取与开胸手术相似的疗效。

(7)肋间纵隔镜术:适用于对胸腔积液的治疗、后纵隔肿块的切除、胸交感神经链的切除。均通过肋间切口进行,具体位置根据肿瘤位置就近切口。

6. 并发症的防治　要避免纵隔镜检查的并发症,在熟悉纵隔解剖的基础上关键要注意两点:一是纵隔镜检查必须是在气管前间隙中进行;二是在钳取活检前一定要先行细针穿刺,当回抽无血时才能进行。纵隔镜检查术常见的并发症如下。

(1)出血:是纵隔镜检查术最常见的并发症,也是最危险的并发症。多见于活检时误伤血管(头臂干、头臂静脉、奇静脉、右锁骨下动脉、右颈总动脉、左颈总动脉、主动脉弓、胸廓内动静脉、左肺动脉干等),最常见的出血部位为 4R 区,最容易损伤的血管为奇静脉、肺静脉、无名静脉。肿瘤或淋巴结创面及滋养血管也容易出血,小的出血点可用电凝、压迫、吸收性明胶海绵或止血纱布填塞等方法止血,严重出血则需正中小胸骨切开止血。

(2)气胸:气胸的发生可能与沿气管前间隙钝性分离时损伤纵隔胸膜导致气体由颈部漏入胸腔有关。预防的方法为紧贴气管分离,若出现气胸,往往漏气量较小,一般不需要放胸腔闭式引流管,可自行愈合。

(3)气管损伤:很少见。发生此类情况往往是操作不当、进入路径不妥、动作粗暴、使用电刀有误或镜下穿刺不当所致,术后发生纵隔气肿。一旦发生,必须经胸骨正中切开加以修补。

(4)喉返神经损伤:一是左侧喉返神经损伤,二是左右两侧膈神经的损伤。在纵隔镜检查术分离这一路径过程中或使用电刀不当,可能损伤左侧喉返神经出现术后声音嘶哑,但这种损伤往往程度不重,大多数患者在术后3个月内可恢复。而膈神经的损伤更为少见,主要是在扩大纵隔镜检查术中分离主动脉窗及左肺门时可能损伤左侧膈神经导致术后左膈上抬。在左气管支气管三角处,喉返神经与淋巴结紧密相连若不注意时易被损伤。因此在此处活检时,应尽可能避免切除整个淋巴结。如有出血,最好采用经纵隔镜填塞止血,而不用电凝止血,以免造成喉返神经的永久性损伤。

(5)食管损伤:在纵隔镜检查术中极为少见。其发生的原因往往是肿瘤外侵明显,纵隔内的组织结构界限不清,术中强行分离时可能损伤食管。术后会发生纵隔气肿。

(6)淋巴管损伤:在气管前间隙的淋巴组织中有几支较大淋巴管在此经过,在纵隔镜下分离或咬取淋巴结组织时可能损伤这些淋巴管,术后造成纵隔乳糜漏甚至乳糜胸。

(7)纵隔炎和切口感染:纵隔容易发生感染,注意无菌操作。一般感染多发生于术后第2天,出现局部红肿热痛伴发热,纵隔感染者有胸骨叩击痛、高热和白细胞升高。需用抗生素治疗,必要时行纵隔引流。

(8)切口种植转移:是一种极少见的迟发性并发症。发生时间多在术后6～24周,平均13.4周。严格操作规程,注意无瘤技术,可以预防切口种植转移。

7. 术后管理

(1)全麻苏醒期

①患者制动,适当使用约束带保护,注意安全,防止患者坠床。

②严密观察生命体征的变化,注意神志及瞳孔变化。

③检查各类管道的放置、引流情况。

(2)患者清醒后

①体位:去枕平卧位,头偏向一侧,保持呼吸道通畅,口鼻有分泌物时及时清除。

②吸氧:一般给予鼻导管吸氧,每分钟2～3L,同时要监测血氧饱和度。

③心电监护:术后48小时监测心律、血压。

④引流:常规颈部纵隔镜手术一般不置引流管,如为胸骨旁切口手术或术中转为开胸手术需安放胸腔引流管,应检查各种引流管道连接是否正确及引流是否通畅,并按照胸腔引流护理。

(3)呼吸道管理

①鼓励主动排痰,对痰液黏稠者可给予雾化吸入稀释痰液帮助排出,必要时支气管镜吸痰。

②鼻导管刺激法,由于颈部纵隔镜手术者的切口在胸骨切迹1横指上,故不宜采用环甲膜刺激法和气管吸痰法帮助咳痰,可将吸痰管放入鼻腔,接近声门时上下移动,刺激气管产生咳嗽至痰排出。

(4)其他事项

①切口及疼痛的护理。

②饮食指导。

③并发症的观察及护理。

(吴玲玲)

参 考 文 献

［1］　王向辉,黄江平,孙成耘,等.电视胸腔镜手术
微创治疗创伤性膈疝 23 例临床体会.海南医
学,2011,22(19):56-57.

［2］　张健,禹亮,常浩,等.电视胸腔镜在穿透性胸

腹联合伤中的应用.中国微创外科杂志,2008,
8(7):601-602.

［3］　顾恺时.顾恺时胸心外科手术学.上海:上海科
学技术出版社,2003.

第6章

泌尿外科微创手术

第一节　经尿道膀胱镜微创手术

一、膀胱尿道镜概述

膀胱镜从 1897 年正式问世至今已有 100 余年历史,经过百年的技术改进和完善,现已成为泌尿外科最基本的诊疗设备。1954 年,英国的 Hopkins 和 Kapany 发明了光导纤维技术,膀胱镜的照明系统发生了根本性的改变,出现了纤维导光膀胱镜。它通过光学纤维导光束,将体外特制的冷光传播到膀胱内,既提供充足的照明,又无膀胱内发热的缺点。正是由于纤维光学的发展,1973 年 Tsuchida 首次在临床上使用可弯曲的软性膀胱镜,结束了只有硬性膀胱镜的时代。目前,膀胱镜已在泌尿科得到了广泛的应用。

(一)适应证和禁忌证

1. 适应证　膀胱镜检查用于泌尿系统疾病的诊断,还可在膀胱镜下对某些疾病进行手术治疗。

(1)诊断方面:经过一般检查,B 超、X 线等手段仍不能明确诊断的泌尿系疾病。①血尿的出血部位和原因;②膀胱肿瘤、结石、异物、畸形;③尿道肿瘤、结石、异物、狭窄、创伤、畸形;④泌尿系统移行细胞恶性病变术后随诊复查;⑤泌尿系统外疾病对泌尿系统的影响;⑥需要进行输尿管插管,以备逆行尿路造影或收集肾盂尿。

(2)治疗方面:①膀胱异物、结石的取出;②输尿管插管,解除输尿管梗阻以便引流肾盂或肾盂灌注治疗乳糜尿;③电灼小的膀胱肿瘤。

2. 禁忌证

(1)严重尿道狭窄者,尿道探子无法扩张,膀胱镜置入困难,无法进行检查者。

(2)膀胱容量小于 50ml 者,膀胱容量过小,充盈不佳,即使插入膀胱镜也无法观察,且容易发生膀胱穿孔及破裂。

(3)泌尿生殖系统急性炎症时不宜行膀胱镜检查,否则,可加重炎症且导致炎症扩散。

(4)1 周内避免重复检查,因为充血水肿未消退,难反映真实情况。

(5)孕妇及月经期。

(6)严重的全身感染性疾病,出血倾向,重要脏器功能衰竭者。

(二)硬性膀胱尿道镜

硬性膀胱尿道镜由观察镜、镜鞘、闭孔器和操作件及附件组成。

1. 观察镜　由照明系统与成像系统组成。中心为透镜成像系统,外周为照明的光导纤维部分。镜体内光导纤维端在镜端处以向腔内照明,另端由镜体末端近目镜处连于光源接头。成像系统则由镜体内的一组透镜构成,根据最前端三棱镜的反射角度,临床上常用的观察镜有 0°、30°、70° 等不同型号。一般来说,0° 的观察镜适于观察尿道,30° 或 70° 的观察镜适于膀胱腔内检查。

2. 镜鞘　呈管状,有 8～26F 不同型号,其中 8～14F 适用于小儿,16～26F 适用于成人。单纯观察成人尿道或膀胱时可使用较细的镜鞘如 17～19F,若需做输尿管插管或活检,则应选用 21F 的镜鞘。镜鞘可通过观察镜和操作件,镜鞘后端两侧各设 1 个带控制阀的灌注接口,为灌注液进出的通道。

3. 闭孔器　置于镜鞘内,闭合镜前端开口以便于在尿道内插镜鞘时不损伤黏膜,不同管径镜鞘有与之相匹配的不同颜色的标记的闭孔器。有些闭孔器近尖端处可有活动关节,可稍向背侧弯曲,以便插入膀胱。

4. 操作件　包括镜桥与转向器,桥连于镜鞘与观察镜之间,其中央圆孔可供观察镜插入,可带有一个或两个器械插孔。分别被称为单桥或双桥。转向器是通过两根金属丝将前段舌状调节片与末端的调节杆相连共同组成。可调节输尿管导管、电灼头及活检钳等的方向。

5. 附件　用于膀胱镜检查诊断或治疗目的而配备的器械,如各种活检钳、异物钳、剪开钳、高频电极、橡皮小帽等。

(三)软性膀胱尿道镜

软性膀胱尿道镜由镜体、操作把手、光导纤维及冷光源构成。以 Olympus 公司型号 CYF-200 的软性膀胱镜为例,其工作通道有效长度为 380mm,外径为 5.5mm,工作通道腔内径为 2.0mm,可通过各种纤细的活检钳、套石篮。软镜由高清晰度的纤维光学系统制成,视野角度 120°,其尖端可通过方向杆操作向上弯曲 210°,向下弯曲 120°。软性膀胱尿道镜的优点是管径小,检查创伤小,患者痛苦小;缺点是管径细,冲洗液进出速度

慢、视野小,有出血时观察不满意,而且只有一个操作孔道,只能进行检查及活检。

(四)尿道电切镜

尿道电切镜主要用于经尿道前列腺或膀胱肿瘤切除。由镜鞘、观察镜、闭孔器、操作件和电切环等组成。

1. 镜鞘管径,根据粗细可分为 24F、25F、26F、27F 等多种型号,黄种人一般应用 24F 即可,这样对尿道损伤小,而且活动度大,易于操作。小儿用切除镜通常为 10.5F 和 13.5F。由于在切除过程中有强的电流通过,尖端均附有耐高温的绝缘材料。经尿道手术时,灌注液经镜鞘进水开关进入膀胱,根据灌注液进入膀胱的方式不同分为间断灌注和连续灌注两种类型,后者是近年来在前者的基础上发展起来的,目前在临床上使用比较普遍。灌注液连续灌洗,可保持清晰的手术视野,加快切割速度,缩短手术时间,术中易于辨认解剖标志,减少损伤,维持膀胱内压于较低水平,减少水中毒等并发症的发生。

2. 操作件,是控制电切环进行切割的装置,其间有切割电源插头和袢状电极插孔。根据操作方式不同,可分为主动式和被动式。主动式是指操作件在静止状态时,切割环在镜鞘外,通过主动拉回弹簧片将切割环收回镜鞘进行切制,如 Baumumeker 式。而被动式则相反,操作件静止状态时切割环在镜鞘内,切割时用手挤压弹簧,切割环伸出镜鞘,通过切割环自动缩回进行切割,若要控制切割的速度,可调节弹簧回缩时的阻力。

3. 观察镜,同膀胱尿道镜。根据腔内手术不同需要可选用 0°、12° 及 30° 观察镜,以 12° 观察镜最常用。

4. 电切环及气化电极,经尿道的前列腺或膀胱手术中切割组织与电凝止血均依靠电切环完成。根据手术不同要求,选用不同类型和形状的电极,有环形、球形、滚筒形或针形等。环形电极主要用于组织的切除,斜状环形电极可用于膀胱壁肿瘤的切除,表层电

凝可采用滚球形或滚筒形电极,针形电极可用于膀胱颈切开,汽化多应用带槽滚筒形电极。气化电极工作时输出的汽化电流较高,具有出血少、视野清的特点,但手术时间较长,且不能获得组织标本。

5. 等离子双极电极,近年来 Gymn 和 Olympn 公司推出等离子双极切割系统,它不用负极板。而且切割时用生理盐水作为递质,从而减少 TUR 综合征的发生。切割电极有环形、滚筒形成柱形等。环形较常用。

6. 闭孔器,同"膀胱尿道镜。"

(五)尿道内切开镜

尿道内切开的器械有两种:一种是盲视尿道内切开器,即 Otis 刀,由可调节刀架和刀片组成,主要用于前尿道狭窄切开;另一种是直视下尿道内切开镜,如 Sachse 尿道内切开镜,由镜鞘、观察镜、闭孔器、操作件、内切开刀片等组成。镜鞘外径多为 22F,镜鞘上有刻度和器械插孔,便于输尿管导管或金属导丝插入。刀片有半圆形、钩形等多种形状,术者可根据尿道狭窄的程度和习惯使用不同形状的刀片。

(六)其他附属设备

1. 光源和电视摄像系统 光源分普通和专用型两种,前者作观察和手术照明用,腔内摄像。电视摄像系统包括摄像头、监视器和光电转换器。

(1)定位:为确定方位不致引导错误,应确定摄像方向,一般把摄像头标志点放于 12 点或左手枪式握法保持正确方向。不论窥镜如何转动,摄像头始终朝同一方向。

(2)聚焦与对白:聚焦是使影像清晰的调节;对白使影像色彩接近正常色泽,以白色为基准的调节过程。

(3)光源:使用 250W 以上卤素光源或高纯的光源。

(4)保护视野:电视摄像系统受光源、摄像机等条件限制,透视能力不如肉眼,抗干扰性不强,因此,保护视野十分重要。

2. 高频电流发生器 高频电流发生器是经尿道电切的必需设备,它可通过控制面板调节电流强度,利用脚踏开关控制输出切开、凝固和混合等不同方式的电流,以满足手术需要,目前常用电刀的使用频率为 300kHz～2MHz,兼有切割和凝固双重作用。

3. 碎石器 常用经尿道碎石设备有超声碎石、液电碎石、气压弹道碎石、激光碎石及机械碎石。

(刁伟霖)

二、经尿道膀胱镜的微创手术治疗

膀胱镜微创技术不仅用于尿路疾病的诊断,也可以进行尿路疾病的治疗,包括膀胱镜检活检、膀胱逆行插管、膀胱镜输尿管双 J 管置入、膀胱镜逆行插管肾盂药物灌注治疗乳糜尿、膀胱镜直视下压力或钬激光碎石等。

(一)膀胱镜检活检术

1. 适应证 ①常规检查、B 超、CT 等仍不能明确诊断的膀胱、尿道及上尿路疾病;②通过检查了解泌尿系统以外疾病对泌尿系的影响;③明确外科血尿的原因及出血部位;④确定膀胱、尿道肿瘤的部位、数目、大小和形态并进行病理活检。

2. 禁忌证 ①尿道狭窄、包茎、尿道内结石嵌顿等无法插入膀胱镜者;②泌尿男性生殖系统急性炎症期;③急性全身性感染性疾病;④膀胱容量过小,小于 50ml;⑤1 周内重复进行尿道膀胱镜检查,因膀胱黏膜充血水肿尚未消退,不宜再次实施该项检查;⑥未控制的全身出血性疾病;⑦妇女月经期或妊娠 3 个月以上;⑧严重心肺疾病、全身情况差,不能耐受检查;⑨骨关节畸形不能采取截石体位者。

3. 术前准备 ①了解病史和检查目的;②膀胱镜器械的准备;③灌注液常用灭菌生理盐水;④患者准备。检查前排空膀胱,向患者解释检查目的和过程,帮助患者解除紧张情绪,使其配合检查避免检查中移动身体、做抵抗动作。

4. 体位与麻醉　采用膀胱截石位。消毒铺巾后向男性尿道注入利多卡因胶浆或其他表面麻醉药，男性患者用阴茎夹或橡皮筋夹住阴茎头 5 分钟，女性用棉签蘸丁卡因胶浆润滑剂留置尿道内 10 分钟行黏膜表面麻醉。在某些特殊情况下，采用腰麻甚至全麻，应住院进行。

5. 手术步骤

（1）插入膀胱镜：一般 0°镜直视入镜，男性患者左手向上拉直阴茎悬垂部，与腹壁成直角，以消除耻骨前弯，右手持镜鞘入镜；女性患者左手分开小阴唇显露尿道外口，右手持镜鞘入镜，进入尿道外口后前端略向下压绕过耻骨联合。镜鞘进入膀胱后，将后端向下放。

（2）检查膀胱、输尿管：入镜膀胱后，将生理盐水灌入膀胱，使其慢慢充盈，边注水边观察，按顺序观察，先将窥镜缓慢向外抽出，看到膀胱颈缘为止，旋转 360°观察膀胱颈部，更换 70°镜然后依次观察膀胱三角区、两侧输尿管口及喷尿情况、两侧壁、底部、顶壁、前壁、后壁。注意肿瘤部位、数目、形态、大小、有蒂或无蒂及周围黏膜情况。

（3）活检：对膀胱内肿瘤或者其他需要确定性质的病变进行活检，取病变异常最明显处，分别取肿瘤的瘤体和基底。不同部位活检放在不同瓶中做标记分别送检。

（4）退镜：检查完毕后，退出内镜，排空膀胱，置入闭孔器，退出镜鞘。书写检查记录。

6. 术中注意事项

（1）尿道外口或尿道狭窄先用扩张探子进行扩张，扩张不足 F21 时，可使用 F17 的镜鞘。有时可直视入境或更换输尿管镜。

（2）尿道膜部或前列腺增生插管到球部要克服第二狭窄进入膜部，左手牵拉阴茎头，并将镜鞘后端向下压，符合尿道的走向，切忌暴力；遇到前列腺增生时需要将镜鞘后端下压更低，才可使前端绕过膀胱颈进入膀胱。

操作过程中要求患者放松盆底、做排尿的动作。

（3）女性勿损伤膀胱。女性尿道短，入境不要过深，避免划伤膀胱后壁，将镜鞘后端放低，使其前端向上，指向膀胱顶壁，同时固定好鞘，避免镜鞘滑出尿道。

（4）物镜距目标 2.5cm 时，成像与实物大小相似，物镜紧贴目标时，放大 4 倍，术中注意保持距离，有利于准确估计病灶大小。

（5）膀胱内气泡常被初学者误认为病变，可挤压下腹部观察。

（6）膀胱颈和前壁为 70°镜观察盲区。减少膀胱注入水容量、下压镜鞘后端及患者下腹部可避免。

（7）膀胱灌注 100～150ml 液体时，膀胱黏膜恰好平展，观察效果最好，此时应抓紧时间观察。

7. 术后处理　嘱患者多饮水，口服敏感抗生素 2～3 天；使用尿道及膀胱平滑肌松弛药减轻膀胱刺激症状；发生尿道炎症时，可静脉应用抗生素，并给予解热镇痛对症处理；如活检后出血较多可留置尿管，2～3 天后拔除。

8. 并发症的防治

（1）血尿：部分患者出现，一般持续 1～2 天，嘱多饮水。明显者口服止血药。

（2）尿路刺激症状：多数症状轻微，持续1～2 天自行缓解。

（3）发热：一过性尿道致热源吸收或革兰阴性菌的菌血症，静脉使用抗生素及解热药退热。

（4）尿道或膀胱损伤：尿道损伤易发生于前列腺膜部，形成假道，膀胱损伤少见，一般留置尿管可缓解，必要时膀胱造口。膀胱破裂出现尿外渗需修补。

（5）直肠损伤：是严重的并发症，由操作不规范、暴力导致，应轻柔操作，禁止暴力，必要时手术处理。

(二)膀胱逆行插管术

1. 适应证　①逆行肾盂造影更好显示上尿路的形态,观察静脉肾盂造影显示不清的输尿管和肾集合系统;②留取肾盂尿液,行细胞学、尿常规、尿培养、乳糜尿、找抗酸杆菌检查;③急性肾功能不全引流上尿路尿液;④测定两肾的分肾功能;⑤通过输尿管导管向肾盂注入药物,治疗乳糜尿;⑥经皮肾镜术前留置输尿管导管;⑦盆腔手术时留置输尿管导管便于辨认输尿管走行防止损伤。

2. 禁忌证　①尿道狭窄、包茎、尿道内结石嵌顿等无法插入膀胱镜者;②男性泌尿生殖系统急性炎症期;③急性全身性感染性疾病;④泌尿系统损伤、慢性肾衰竭;⑤未控制的全身出血性疾病;⑥妇女月经期或妊娠期;⑦严重心肺疾病、全身情况差,不能耐受检查;⑧骨关节畸形不能采取截石体位者。

3. 术前准备　①了解病史和检查目的;②膀胱镜插管器械的准备;③灌注液常用灭菌生理盐水;④检查前患者排空膀胱,向患者解释检查目的和过程,帮助患者解除紧张情绪,使其配合检查避免检查中移动身体、做抵抗动作。对于上尿路引流不畅的患者在操作前应静脉使用抗生素。

4. 体位与麻醉　采用膀胱截石位。消毒铺巾后,男性患者向尿道注入利多卡因胶浆或其他表面麻醉药,用阴茎夹或橡皮筋夹住阴茎头5分钟;女性患者用棉签蘸丁卡因胶浆润滑剂留置尿道内表面麻醉10分钟。在某些特殊情况下,采用腰麻甚至全麻,应住院进行。

5. 手术步骤

(1)膀胱镜检查:先膀胱镜检查,观察膀胱内有无病变。

(2)逆行插管:看清输尿管口,调节膀胱镜角度和方向,利用操作器上的旋钮调节,使输尿管导管的走向切线位置对准输尿管口,进行插管。插入长度一般为25~27cm,导管末端有尿液滴出。需要时可双侧同时插管。

(3)退镜固定导管:导管插入后取出膀胱镜,留置尿管把导管固定到尿管上,注意分清左右并标记。插管后可行造影等相关检查。

6. 术中注意事项

(1)对于插管困难者,尤其是输尿管狭窄患者,可尝试应用配合超滑导丝进行插管。

(2)如仍无法插入导管,可考虑采用其他方法了解上尿路情况,如MRU等。

(3)术中切忌暴力损伤输尿管黏膜,导致撕脱,适当旋转、改变患者体位、改变膀胱内液体量。

(4)如果长时间反复插管造成管口周围水肿、出血损伤、管口不易识别即刻停止操作,改行其他方法。

7. 术后处理　嘱患者多饮水,口服敏感抗生素2~3天;使用尿道及膀胱平滑肌松弛药减轻膀胱刺激症状;发生尿道炎症时,可静脉应用抗生素,并给予解热镇痛对症处理;如活检后出血较多可留置尿管,2~3天后拔除。

8. 并发症的防治

(1)血尿:部分患者出现,一般持续1~2天,嘱多饮水。明显者口服止血药。

(2)尿路刺激症状:多数症状轻微,持续1~2天自行缓解。

(3)发热:一过性尿道致热源吸收或革兰阴性菌的菌血症,静脉使用抗生素及退热处理。

(4)输尿管、肾盂穿孔:插管操作时太暴力及肾盂、输尿管本身病变原因导致,一旦发生立即终止操作,按穿孔位置、程度相应处理。

(5)腰痛:多数出现腰痛不适,少数出现肾绞痛,一般1~2天后消失,可予以解痉镇痛处理。

(三)膀胱镜输尿管双J管置入术

1. 适应证　①急性肾后性无尿;②不宜手术的输尿管狭窄,如腹膜后纤维化、肿瘤晚期压迫输尿管、结核治疗中的输尿管狭窄、输尿管狭窄段过长;③输尿管石街形成;④输尿管镜操作后预防狭窄。

2. 禁忌证　①尿道狭窄、包茎、尿道内结石嵌顿等无法插入膀胱镜者;②男性泌尿生殖系统急性炎症期;③急性全身性感染性疾病;④未控制的全身出血性疾病;⑤妇女月经期或妊娠 3 个月以上;⑥严重心肺疾病、全身情况差,不能耐受检查;⑦骨关节畸形不能采取截石体位者。

3. 术前准备　①了解病史和检查目的;②膀胱镜器械的准备;③灌注液常用灭菌生理盐水;④准备。检查前患者排空膀胱,向患者解释检查目的和过程,帮助患者解除紧张情绪,使其配合检查避免检查中移动身体、做抵抗动作。

4. 体位与麻醉　采用膀胱截石位。消毒铺巾后,男性患者向尿道注入利多卡因胶浆或其他表面麻醉药,用阴茎夹或橡皮筋夹住阴茎头 5 分钟;女性患者用棉签蘸丁卡因胶浆润滑剂留置尿道内 10 分钟表面麻醉。在某些特殊情况下,采用腰麻甚至全麻,应住院进行。

5. 手术步骤

(1)膀胱镜检查:行膀胱镜检查,观察膀胱内有无病变。

(2)双 J 管置入术:将导丝软头插入输尿管,进入约 30cm 时,将双 J 管套在导丝上,助手将导丝伸直并固定(导丝不要向外牵拉),将双 J 管在导丝引导下插入输尿管,当双 J 管末端全部进入操作孔时,将推套杆在导丝上继续前推,直到最后一个刻度进入输尿管口时,将导丝撤出约 5cm,推杆继续上推,使最后一个刻度进入输尿管约 1cm,撤出导丝,推杆前推,双 J 管末端在输尿管口外盘曲。

(3)退镜:双 J 管插入后取出膀胱镜。

6. 术中注意事项　术中操作轻柔,避免暴力;对不同病因患者选择不同型号的双 J 管;长期放置双 J 管时可选择半年管。

7. 术后处理　嘱患者多饮水,口服敏感抗生素 2～3 天;使用尿道及膀胱平滑肌松弛药减轻膀胱刺激症状;发生尿道炎症时,可静脉应用抗生素,并给予解热镇痛对症处理,行尿常规及尿培养检查。

8. 并发症的防治

(1)血尿:部分患者出现,一般持续 1～2 天,嘱多饮水。明显者口服止血药。

(2)尿路刺激症状:多数症状轻微,持续 1～2 天自行缓解。

(3)发热:一过性致热源吸收或革兰阴性菌的菌血症,静脉使用抗生素及退热处理。

(4)输尿管、肾盂穿孔:插管操作时太暴力及肾盂、输尿管本身病变原因导致,一旦发生立即终止操作,按穿孔位置、程度相应处理。

(5)腰痛:多数出现腰痛不适,少数出现肾绞痛,一般 1～2 天后消失,可予以解痉镇痛等对症处理。

(四)膀胱镜逆行插管肾盂药物灌注治疗乳糜尿

1. 适应证　乳糜尿患者经非手术治疗无效,经膀胱镜观察能确认乳糜尿来源何侧的患者,均适用此法治疗。

2. 禁忌证　伴有尿路感染和体质过于虚弱、肝功能异常者,应治疗好转后再行肾盂灌注。

3. 术前准备

(1)综合治疗:如查出微丝蚴者,要服用枸橼酸乙胺嗪等药进行治疗,注意休息,低脂饮食,灌注前可嘱患者进食高脂饮食诱发乳糜尿。

(2)确定病变:根据病史,如乳糜尿试验阳性,可行膀胱镜检查观察乳糜尿来源于何侧。

(3)器械准备:膀胱镜、5～6F 输尿管导管、1%～2% 硝酸银或 2% 碘化钠或泛影葡胺。

4. 体位与麻醉　尿道黏膜表面麻醉,对疼痛敏感者,采用硬膜外麻醉;取截石位。

5. 手术步骤

(1)膀胱镜检查:插入膀胱镜、观察检查膀胱内情况及病变部位。

(2)肾盂灌注治疗:膀胱镜下,向患侧输尿管口插入 4～6F 输尿管导管,入 25cm 左右到达肾盂,先注入 1％利多卡因 4～5ml,10 分钟后用1％硝酸银溶液缓慢灌注,并观察患者反应。双侧病变者,视患者体质及灌注一侧后的反应实施同期或分期灌注。1 次灌注无效者,2 周后或复发时再次灌注。

6. 术中注意事项　不可盲目双侧插管灌药,双侧病变是否同期治疗,应视患者反应及体质而定,最好分两次进行;灌注前要头低足高位,先注入表面麻醉药,可以避免气栓及减少不良反应;插管一定要达肾盂内,注射压力不宜过大,防止硝酸银逆流进入肾小管,导致肾功能损害。

7. 术后处理　卧床休息、多饮水、低脂饮食、静脉予抗生素 3 天,以及输液对症处理,严密观察腰部及全身情况,复查肝肾功能。

8. 并发症的防治　部分患者灌注后,可出现发热、腰痛、恶心、呕吐、血尿等不适,应给予对症治疗。少数患者反应较重,出现假性动脉瘤肾周血肿、急性溶血死亡、过敏性休克、肝功能损害、急性肾衰竭等严重并发症,需抢救或对症处理。

(五)膀胱镜直视下压力碎石术

1. 适应证　直径小于 2cm 膀胱或尿道结石(结石可以推入膀胱),且结石在膀胱内可活动。

2. 禁忌证　①膀胱结石合并膀胱多发憩室或挛缩膀胱合并结石;②膀胱结石合并泌尿系急性感染;③尿道狭窄扩张后无法置入膀胱镜;④有严重出血倾向者;⑤严重全身感染性疾病;⑥全身情况差无法耐受手术者。

3. 术前准备

(1)尿路感染者应静脉使用抗生素,待感染控制后再行手术。

(2)了解患者有无尿路狭窄病史,必要时术前行尿道扩张。

(3)准备好膀胱镜、碎石器械、冲洗液等。

4. 体位与麻醉　硬膜外麻醉、腰麻或喉罩全麻均可。取膀胱截石位。

5. 手术步骤

(1)置入膀胱镜:插入膀胱镜,观察膀胱内及结石情况。

(2)置入碎石器械:从尿道膀胱镜插入碎石钳,充分充盈膀胱,张开碎石钳夹住结石,悬空于膀胱中,慢慢钳碎结石,结石较大则可从边缘逐渐钳碎;结石较多时,则可先用冲洗器吸出部分结石后再反复碎石。小碎石直接吸出。

(3)取石:采取冲洗或钳夹出结石,留置导尿管。

6. 术中注意事项　碎石前充盈膀胱,使黏膜皱襞消失,尽量避免夹到黏膜;碎石钳夹住膀胱后稍向上抬离膀胱再行压力碎石;结石过大或过硬时不要急于一次击碎结石,可先从边缘开始,否则易损伤碎石钳。

7. 术后处理　术后多饮水,运用抗生素,出血较多留置三腔尿管持续膀胱冲洗,加用止血药;定期复查 B 超或 KUB,了解膀胱有无碎片残留及结石复发。

8. 并发症的防治

(1)出血:少量出血,可碎石完成后留置尿管,必要时冲洗;出血较多则立即停止碎石,冲洗血块,保留尿管,必要时采取电凝止血。

(2)膀胱穿孔:由于碎石钳直接钳夹结石时损伤,如腹膜外穿孔,只需留置尿管即可;如穿孔至腹腔,需开放手术修补膀胱。

(六)膀胱镜直视下钬激光碎石术

1. 适应证　适用体积较小膀胱或尿道结石。较大结石也可采用激光碎石,但需较长时间,损耗光纤,可先将结石弹道击碎后改用激光,减少损耗。

2. 禁忌证　①膀胱结石合并泌尿系急性感染;②尿道狭窄扩张后无法置入膀胱镜;③有严重出血倾向者;④严重全身感染性疾

病；⑤全身情况差无法耐受手术者。

3. 术前准备

(1)尿路感染者应静脉使用抗生素，待感染控制后再行手术。

(2)了解患者有无尿路狭窄病史，必要时术前行尿道扩张。

(3)准备好膀胱镜、激光器械、冲洗液等。

4. 体位与麻醉　硬膜外麻醉、腰麻或喉罩全麻均可。取膀胱截石位。

5. 手术步骤

(1)置入膀胱镜：插入膀胱镜，观察膀胱内结石情况。

(2)置入激光光纤：从尿道膀胱镜插入激光光纤，充盈膀胱，使光纤表面紧贴结石，设定功率、能量后开始碎石，开始以小功率，效果差时可增大功率。

(3)取石：采用 Elick 排空器吸出结石碎片，留置导尿管。

6. 术中注意事项　注意保护好光纤，可将光纤套在 6F 输尿管导管内再行碎石；保持视野清晰不要损伤膀胱黏膜。

7. 术后处理　术后多饮水，运用抗生素，出血较多留置三腔尿管持续膀胱冲洗，加用止血药；定期复查 B 超或 KUB，了解膀胱有无碎石残留及结石复发。

8. 并发症的防治

(1)出血：少量出血，可碎石完成后留置尿管，必要时冲洗；出血较多则立即停止碎石，冲出血块，保留尿管，必要时采取电凝止血。

(2)膀胱损伤：一般激光损伤膀胱黏膜可留置尿管处理。

（罗　飞）

三、经尿道膀胱病损微创切除术

(一)经尿道膀胱肿瘤电切术(TURBt)

膀胱癌是我国泌尿外科临床上最常见的恶性肿瘤之一。膀胱癌的发生是复杂、多因素、多步骤的病理变化过程，既受内在的遗传因素影响，又受外在的环境因素影响。较为明显的两大致病危险因素是吸烟和长期接触工业化学产品。吸烟是目前最为肯定的膀胱癌致病危险因素，约 50% 的膀胱癌由吸烟引起。膀胱癌分型主要包括尿路上皮癌、鳞状细胞癌和腺癌，其次还有较少见的小细胞癌、混合型癌、癌肉瘤及转移性癌等。其中，膀胱尿路上皮癌最为常见，占膀胱癌的 90% 以上，膀胱鳞癌约占 5%，膀胱腺癌更为少见，占比<2%。2004 年 WHO 正式公布了新的膀胱癌分级法。此分级法将尿路上皮肿瘤分为低度恶性潜能乳头状尿路上皮肿瘤(papillary urothelial neoplasms of low malignant potential，PUNLMP)、低级别和高级别尿路上皮癌。TNM 分期是判断膀胱肿瘤预后的最有价值的指标之一，目前普遍采用国际抗癌联盟(Union Internationale Contrele Cancer，UICC)在 2017 年发布的第 8 版 TNM 分期法。见表 6-1。

表 6-1　膀胱癌 2017 UICC TNM 分期

T	(原发肿瘤)
Tx	原发肿瘤无法评估
T0	无原发肿瘤证据
Ta	非浸润性乳头状癌
Tis	原位癌
T1	肿瘤侵犯上皮下结缔组织
T2	肿瘤侵犯肌层
T2a	肿瘤侵犯浅肌层
T2b	肿瘤侵犯深肌层
T3	肿瘤侵犯膀胱周围组织
T3a	显微镜下发现肿瘤侵犯膀胱周围组织
T3b	肉眼可见肿瘤侵犯膀胱周围组织
T4	肿瘤侵犯以下任一器官或组织，如前列腺、精囊、子宫、阴道、盆壁、腹壁等
T4a	肿瘤侵犯前列腺、精囊、子宫或阴道
T4b	肿瘤侵犯盆壁或腹壁
N	(区域淋巴结)
Nx	区域淋巴结无法评价
N0	无区域淋巴结转移

（续　表）

N1	真骨盆区单个淋巴结转移（髂内、闭孔、髂外、骶前）
N2	真骨盆区多个淋巴结转移（髂内、闭孔、髂外、骶前）
N3	髂总淋巴结转移
M	（远处转移）
M0	无远处转移
M1a	区域淋巴结以外的淋巴结转移
M1b	其他远处转移

其中，Tis、Ta、T1 期的膀胱癌，统称为非肌层浸润性膀胱癌（non-muscle invasive bladder cancer，NMIBC），而 T2 期以上的膀胱癌，称为肌层浸润性膀胱癌（muscle invasive bladder cancer，MIBC）。

原位癌（Tis，Cis）虽然也属于非肌层浸润性膀胱癌，但一般分化差，发生肌层浸润的风险较高，属于高度恶性的肿瘤。因此，应将原位癌与 Ta、T1 期膀胱癌加以区别。

根据复发风险及预后的不同，NMIBC 可分为以下四组，见表 6-2。

表 6-2　NMIBC 的危险度分组

低危 NMIBC	原发、单发、TaG1（低恶性潜能乳头状尿路上皮肿瘤，低级别尿路上皮癌）、直径＜3cm，没有 CIS（注：必须同时具备以上条件才是低危非肌层浸润性膀胱癌）
中危 NMIBC	所有不包括在低危和高危分类中的 NMIBC
高危 NMIBC	符合以下任一项 ①T1 期肿瘤 ②G3（高级别尿路上皮癌） ③CIS ④同时满足多发、复发和直径＞3cm 的 TaG1G2（或低级别尿路上皮癌）
极高危 NMIBC	当符合以下任何一项时，认为示极高危 NMIBC 亚组 ①T1G3（高级别尿路上皮癌）并发膀胱 CIS ②多发，大的，复发的 T1G3（高级别尿路上皮癌） ③T1G3（高级别尿路上皮癌）并发前列腺部尿道 CIS ④尿路上皮癌伴不良组织学变异亚型 ⑤BCG 治疗失败的 NMIBC

1. 适应证　①膀胱小肿瘤电切并活检；②低危 NMIBC；③初发的 T1 或高级别尿路上皮癌，同时直径＜3cm 或有蒂；④除原位癌外的高危 NMIBC，患者不同意接受全膀胱切除术，可慎重考虑 TURBt。

2. 禁忌证　①除尿路上皮癌外的其他病理类型，包括转移癌；②极高危 NMIBC；③原位癌；④复发性的 T1 或高级别尿路上皮癌；⑤未停用抗凝药物的患者。

3. 术前检查　①盆腔 CT/MR，了解膀胱占位大小、位置、数量，有否穿透肌层，以及受累淋巴结情况，为判断膀胱肿瘤分期的重要手段；②静脉肾盂造影或 CTU，除了明确膀胱内占位情况，还能排除肾盂及输尿管原发肿瘤膀胱种植；③膀胱镜检，能见到膀胱肿瘤的形态和大小，有否累及输尿管口及尿道内口，是否有蒂，对是否合适作 TURBt 有直观判断。还可以取活检，对手术方式选择更有帮助。

4. 体位与麻醉　①体位：取膀胱截石

位;②麻醉采用硬膜外麻醉,若肿瘤位于膀胱两侧后壁,必要时加用患侧闭孔神经阻滞麻醉。

5. 手术步骤

(1)常规消毒铺巾。

(2)电切镜经尿道置入膀胱。

(3)直视下观察膀胱黏膜,注意膀胱肿物数量、大小、位置、是否有蒂,有否累及输尿管口及尿道内口,有否卫星病灶及数量、大小。

(4)如膀胱肿物数量多,覆盖面大,或者累及输尿管开口或尿道内口,可考虑放弃TURBt。

(5)较小的肿物,可直视下直接电切肿物根部,肿物脱落后修整电切创面,范围为超出肿物根部 0.5cm,深度为浅肌层至深肌层。

(6)较大的肿物,由于遮挡无法直接电切肿物根部,则要先电切肿物冠部,显露根部再切断,肿物脱落后修整电切创面,范围及深度同上。因电切冠部,难免出血及视野受影响。

(7)电灼肿瘤基地创面及周围 1cm 膀胱黏膜,并彻底止血。

(8)如电切创面已覆盖或靠近输尿管口,可留置双 J 管,以防输尿管狭窄。

(9)术后留置三腔尿管。

6. 术中注意事项

(1)肿瘤位于膀胱两侧后壁,电切时需注意电切引起的闭孔神经反射。此为电切时,电切襻电流刺激了同侧的闭孔神经,产生剧烈的大腿内收肌群收缩,导致膀胱穿孔、创面出血、局部的肿瘤残留。作者经验,若出现闭孔神经反射,电切时可快速点踩电切踏板,自膀胱浅肌层切除肿物,再加大电灼创面范围。术前可请麻醉医师术前行闭孔神经阻滞麻醉,可降低术中闭孔神经的发生率,减轻闭孔神经反射诱发的内收肌反射程度。闭孔神经阻滞麻醉目前有两种方式:①经闭孔膀胱侧壁局部神经阻滞麻醉;②在神经电刺激仪检测下行同侧大腿内侧内收肌神经阻滞麻醉。

(2)如肿瘤为高级别的移行细胞癌,且

(或)肿瘤基底宽、多发电切,建议术后 1 个月行二次电切。

7. 术后处理

①卧床 6 小时后,可下床活动;②术后 6小时进食;③术后常规使用抗生素 3～5 天;④如无膀胱穿孔,术后 24 小时内做一次膀胱灌注化疗;⑤术后留置导尿管一周,拔除尿管前再做一次膀胱灌注化疗;⑥常规膀胱灌注化疗,共 1 年 18 次,每 3 个月复查膀胱镜。

8. 并发症防治

(1)膀胱穿孔:由于电切过深、闭孔神经反射导致,与肿物较大、出血、视野不佳等因素有关。可表现为腹胀、腹痛、腹腔积液等。经留置尿管、抗感染治疗等处理可自行愈合。

(2)膀胱出血:与膀胱肿物血供丰富、创面止血不佳等因素有关。可应用止血药物,膀胱冲洗,出血多能停止。必要时可考虑膀胱镜电凝止血。

(3)感染:与电切创面较大,术后膀胱灌注化疗等因素有关。术后常规应用抗生素。

(4)输尿管狭窄:与电切创面接近或覆盖输尿管开口,瘢痕挛缩牵拉输尿管有关。可表现为肾积液。严重者可行输尿管镜扩张,留置双 J 管,轻者等待观察,定期复查。

(二)经尿道膀胱肿瘤钬激光整体切除术

膀胱肿瘤整块切除能获取较多的膀胱肌层组织,从而提高病理标本质量,有助于判断膀胱肿瘤浸润肌层的深度。其安全性和肿瘤学预后与 TURBT 术相当。由于激光气化效果好、凝固层薄、能对组织精确切割、不会引起闭孔神经反射、出血和膀胱穿孔并发症发生率低,近年来在膀胱肿瘤整块切除术中得到了广泛的应用。但应考虑到因肿瘤直径过大需分部切割、位于前壁等特殊位置,以及数目过多,可能造成手术时间延长、难度增加等不良结果。

1. 适应证　同 TURBt。

2. 禁忌证　①同 TURBt;②肿瘤蒂部较大,遮挡视野者;③肿瘤位于前壁,操作困难者。

3. 术前检查　同 TURBt。

4. 体位与麻醉　体位采取膀胱截石位；麻醉采用硬膜外麻醉，无须闭孔神经阻滞麻醉。

5. 手术步骤

(1)常规消毒铺巾。

(2)膀胱镜经尿道置入膀胱。

(3)直视下观察膀胱黏膜，注意膀胱肿物数量、大小、位置，是否有蒂，有否累及输尿管口及尿道内口，有否卫星病灶及数量、大小。

(4)距肿物根部 0.5cm，钬激光灼烧膀胱黏膜，深度为浅肌层至深肌层，将膀胱黏膜连同肿物向上翻起，切断。

(5)钬激光烧灼创面彻底止血。

(6)无法行膀胱肿瘤钬激光整体切除时改用或加用膀胱肿瘤电切。

(7)取出整块标本，留置尿管，结束手术。

6. 术后处理　同 TURBt。

7. 并发症　同 TURBt。

(三)经尿道输尿管膨出电切术

输尿管膨出(ureterocele)常被称为输尿管口囊肿，是指膀胱黏膜下输尿管末端组织呈囊性扩张性病变。输尿管膨出结构外层为膀胱黏膜，中间为肌纤维和结缔组织，内层为输尿管黏膜。输尿管膨出与先天发育有关，但具体病因尚无明确证据。输尿管膨出的开口狭小，输尿管口梗阻所致的尿液淤滞不仅可到尿路感染，也可以导致结石形成；部分患儿可因肾积水在腹部可触及包块；异位的输尿管膨出可能会脱出尿道形成包块。如果输尿管膨出足够大，则可能会引起膀胱颈甚至对侧输尿管开口梗阻，并导致该侧集合系统肾积水。输尿管膨出因其大小不一，临床表现也各种各样。临床症状出现较早且表现明显者多为小儿。成人输尿管膨出症状出现较晚，少部分患者于正常体格检查中发现，无任何临床症状。

1. 适应证　①体积较大的输尿管膨出；

②有尿路梗阻、结石或尿路感染等并发症的输尿管膨出。

2. 禁忌证　①体积小、无临床症状和相关并发症的单纯性输尿管膨出；②患侧肾功能严重受损或无功能。

3. 术前检查

(1)B 超检查简单，经济，无创伤，可作为初诊和筛选的首选方法。输尿管膨出在 B 超检查时的典型表现为在膀胱三角区侧方见到圆形或椭圆形囊性肿块，其内为均匀的无回声暗区，囊壁薄而边缘光滑，与其后扩张的输尿管相通，实时观察可见环状结构随射尿而节律性膨大与缩小。

(2)KUB＋IVU 是最基本的检查方法，可观察双侧肾和输尿管及膀胱的情况，了解肾功能及有无泌尿系统畸形和结石。典型表现为输尿管末端一椭圆或圆形实影，周围绕以透明环，呈"眼镜蛇头"或球状阴影，常被描述为"蛇头征""晕轮征"。

(3)CTU 检查可显示突入膀胱的囊性肿块，对显示膨出内结石较为敏感，增强 CT 可明确患健侧及双肾功能、肾积水的程度。CTU 可清楚显示输尿管膨出、重复肾畸形，但无法动态下进行观察。儿童及肾功能不全患者不宜检查。

(4)MRU 可清楚显示输尿管膨出、重复肾畸形，特别是对于显影不良的患者，MRU 可以提供准确的上尿路情况，对手术选择有重要意义。

4. 体位与麻醉　①体位取膀胱截石位；②麻醉采用硬膜外麻醉，必要时患侧闭孔神经阻滞麻醉。

5. 手术步骤

(1)常规消毒铺巾。

(2)电切镜经尿道置入膀胱。

(3)直视下观察输尿管膨出，注意输尿管膨出大小，有无结石在内。

(4)电刀切开输尿管膨出，较薄、漂浮的囊壁均切除，至较厚的基底附着部。

(5)基底部环形创面彻底止血。

(6)留置三腔尿管。

6. 术后处理　①术后根据术中情况留置尿管 3～7 天拔除;②定期复查,有肾积液加重等情况及时处理。

7. 并发症　并发症较少,偶见术后出血,非手术治疗多能解决。

(梁　泉)

四、经尿道前列腺微创手术

前列腺增生症(BPH)是中老年男性的多发病和常见病,随我国老年化社会的来临和近年生活方式的改变,其发病率不断增高。治疗 BPH 的手术方法有很多种,大部分为经尿道前列腺微创手术,现选取几种主要的术式进行阐述。

(一)经尿道前列腺电切术

经尿道前列腺电切术(transurethrue resection of prostate,TURP)是治疗 BPH 的"金标准"(gold standard),是国际公认的治疗 BPH 微创、安全、彻底有效和患者痛苦较小的一种手术方法。

1. 适应证　①尿潴留(包括急性、慢性和复发性尿潴留);②梗阻症状明显如尿频,排尿困难,尿流率检查有异常;③残余尿量增多致肾功能损害;④反复发作难治性尿路感染;⑤前列腺静脉出血;⑥BPH 并发膀胱结石、憩室和膀胱肿瘤等。

2. 禁忌证　以下禁忌证不是绝对的,而是相对的,在适当条件下,同样可以进行 TURP 手术。

(1)全身性疾病:主要为心脑血管疾患和呼吸等重要器官疾病。①心脑血管疾患如严重并发高血压、急性心肌梗死,未能控制的心力衰竭,近期因脑血管意外发生偏瘫者;②呼吸系统疾病如严重支气管哮喘、肺气肿、肺部感染及肺功能显著减退者;③肝衰竭、肝功能明显异常和严重功能不全者;④全身出血性疾病;⑤严重糖尿病;⑥精神障碍,不能配合

治疗者;⑦安装心脏起搏器者一般不宜做 TURP 手术。如需行 TURP,可先安装临时外置心脏起搏器。

(2)局部性病变:①尿道和阴茎病变尿道炎、尿道狭窄、小阴茎、小尿道及有阴茎痛性勃起史。②局部合并巨大膀胱憩室或继发多发较大膀胱结石需开放手术一并处理者。合并膀胱结石处理方法有 3 种:一是经内镜同时处理结石和前列腺,如结石<3cm、易碎,可在直视下碎石后做 TURP;二是经膀胱取石后做 TURP,如结石大、坚硬和腺体小(膀胱颈后唇隆起或膀胱颈纤维化)时,可先耻骨上膀胱切开取石,后做 TURP;三是经膀胱切开取石同时行前列腺剜出术,结石和前列腺腺瘤皆很大时用此法。③合并憩室,处理方法有 3 种:一是多发小憩室,TURP 去除膀胱颈梗阻,憩室可能会好转;二是大憩室和小腺瘤或膀胱颈纤维化等,宜先开放手术处理憩室,后 TURP 解除膀胱颈梗阻;三是大憩室和大腺体,应做开放手术同时解决两种病变。④合并肿瘤体积较大呈浸润性生长的膀胱瘤,不宜与 TURP 同时处理,应先切除肿瘤后再考虑做 TURP 术。⑤肢体畸形如髋关节强直,不能采取截石位者或巨大不可复性疝,影响手术操作者。⑥大腺体(>60g)对初学技术不熟练者应慎重采用 TURP 术。⑦急性泌尿生殖系统感染。⑧尿动力学检查膀胱测压显示逼尿肌无力者,手术后症状改善不肯定。

3. 术前准备

(1)治疗并发心脑血管、肺、肝及糖尿病等全身性疾患,术前应进行适当治疗。

(2)有尿路感染者应用抗生素治疗。

(3)尿道狭窄应先行尿道扩张治疗。

(4)尿潴留致肾功能损害者,应引流(留置导尿管或做耻骨上膀胱穿刺造口),待肾功能改善后再行 TURP 术。

(5)必要时术前备血。

(6)术前晚睡前摄入 800～1000ml

饮料。

4. 手术方法和操作步骤

(1)麻醉和体位:一般用硬膜外麻醉,麻醉后患者取截石位,双下肢尽可能展开。

(2)冲洗液及冲洗法:①冲洗液,一般采用3%~5%甘露醇溶液,亦可用5%葡萄糖溶液或3%~5%山梨醇溶液等。②冲洗方法,分高压冲洗(>7.8kPa)与低压冲洗(<2.94~3.92kPa)两种,后者需用 Iglesias 连续冲洗式切除镜鞘或经耻骨上膀胱穿刺造口持续引流。

(3)置入电切镜:插入电切镜时应沿尿道走行方向缓慢置入,如遇阻力时,切勿用暴力,以免造成尿道损伤。示指在直肠内托起切除镜头端,有助于进入膀胱,或在直视下将切除镜送入膀胱。

(4)检查膀胱和后尿道:电切镜入膀胱后首先探查膀胱和后尿道。①检查膀胱有无憩室、肿瘤和结石,并观察三角区和左右输尿管口位置与增大腺体的关系。②检查后尿道内口形态、前列腺尿道长度、精阜、侧叶远侧缘与精阜关系和外括约肌。对于熟练操作者,耻骨上膀胱造口并不是必要的。造口适用于初学者或小膀胱患者和非连续冲洗式电切镜。

(5)切除顺序:按顺序区分进行电切,从何处开始第一刀,各人习惯不同,并无特殊要求或规定。总体上分3个区切除。①膀胱颈区:锥形切除暴露内括约肌;②前列腺中区:切除前列腺包膜内组织;③尖区:切除尖部组织,这一步骤很重要,应小心操作,切除不足时会影响手术效果,切除过多时则有损及外括约肌引起尿失禁的危险。

(6)小腺体切除方法:①6 点处切出灌洗道(或标志沟),用先定起点的切割法,置入电切镜与躯体纵轴线平行,将切割环置于膀胱颈后方,然后向镜鞘内缩回切割环;再用先定终点的切割法,将切出之沟延伸到精阜附近。切割深度为灌洗道近端显露内括约肌纤维,

余处达外科包膜。②左右两侧叶的切除,从标志沟开始向左侧叶或右侧叶切除。切除方法与上述相似,先从近侧显露内括约肌纤维,继而可采用延伸切割法向远端延伸,深度显示外科包膜,直到近尖部为止。③12 点处切除腹侧组织,将切除镜倒转 180°,切除方法也是先显露内括约肌,然后延伸至近尖部。需注意腹侧组织通常不肥厚,需小心做薄层切除。④修整尖部组织,切除尖部组织可从一侧精阜开始,需做小块状切除。电切镜的方向与包膜接近平行,或直肠内示指托起尖部组织,这样操作易切除尖部腺体。

(7)大腺体的切除方法:①6 点处或中叶切除,切除方法同小腺体的切除方法。在切除中叶时可采用从中叶中间开始切,或从中叶和侧叶之间切出一条沟,阻断供给中叶的血供,对侧做同样的切除,这时再切中叶出血就很少。②1 点或 11 点切出标志沟,如两侧叶大,可先从 1 点处切出一条放射状的标志沟,此沟由尿道深达包膜、内括约肌纤维。③切除侧叶,上述标志沟切除完成后,侧叶下垂,需要切除的组织和手术界限皆已明显,术者可在正常体位和水平方向有序地进行侧叶切割。④12 点切除腹侧组织,同小腺体切除。⑤修整尖部组织,同小腺体切除。尖部组织切除后,将切除镜退入球部尿道观察,可见到精阜上方呈圆形。

(8)TURP 收尾工作:前列腺腺体切割完成后,还需仔细完成以下工作。①吸出切除组织块常用 Elick 排空器,排空器吸满灌洗液后加压冲洗,吸出切除前列腺组织块。应反复冲洗直至所有前列腺组织块吸出为止。②止血主要指的是电凝创面的动、静出血。电凝止血应在手术过程中随时进行。手术结束时,应仔细检查所有切面,对动、静脉出血做准确可靠的电凝止血。③检查膀胱冲洗完毕再做最后一次检查。一是有无损伤,检查膀胱注意有无三角区和输尿管口损伤,因为在切除突向膀胱的中叶时,有误伤三角

区和输尿管口的危险;二是检查有无未清除的切除组织块和血块,膀胱内如有组织碎块和血块,应彻底清除,否则会阻塞尿管,影响术后恢复。三是检查前列腺窝内有无残余腺体和外括约肌功能。四是修整,检视前列腺窝内壁,注意切除区是否平滑,如有突出或悬垂的组织块,应给予修平。五是观察外括约肌功能,将切除镜从膜部尿道渐渐退入球部尿道时,可观察到外括约肌的环状缩小,再从球部尿道渐入膜部尿道,可见到环状张开。六是检查排尿控制,膀胱内灌入 300ml 左右液体,退出切除镜,如有液体不断地从尿道口流出时,不排除有外括约肌损伤的可能;行被动排尿试验,如压迫膀胱有尿流喷出,停止压迫时尿流中断,表示外括约肌功能良好。

(9)术后留置尿管:尿道置 20～22F 三腔气囊导尿管,气囊内注入外用盐水 20～30ml。尿管接生理盐水持续冲洗。

5. 术后处理

(1)持续冲洗:术后持续冲洗以防止创面渗血形成血块堵塞引流管,冲洗速度与时间可根据引出尿液颜色决定。

(2)严密观察病情变化:因 TURP 术患者多是高龄,常合并心血管、肺等全身疾患,术后应严密观察 BP、P、R 等变化。怀疑有低钠血症者,及时复查电解质后进行准确处理。

(3)抗生素:应用抗生素预防感染。

(4)输液:术后静脉补液应注意适当多给 5% 葡萄糖盐水或利尿药,以利加快排出术中创面吸收的水分。

(5)术后活动:如无出血现象,术后第 1 天就可下地适当活动。

(6)导管拔除:如有耻骨上膀胱造口,停止膀胱冲洗后即可拔除尿管,一般导尿管在术后 3～5 天即可拔除,少数病例可适当延长至 1 周拔除。

6. 常见并发症及处理

(1)尿道损伤:操作技术不熟练,置入电切镜受阻,如强行用力有可能损伤尿道,严重

者可造成尿道穿孔、假道、外渗等。插入器械一定要动作轻巧,遇阻力切勿使用暴力,可直视下将电切镜导入膀胱。

(2)出血:术中大出血时有发生,要予以彻底止血。术后当日出血主要是术中出血后止血不完善所致,如为小动脉出血,出血严重者需要重新使用电切镜止血。继发性出血多发生在术后 1～4 周,膀胱内血块较多者,需排出血块,置入三腔 Foley 导尿管,持续冲洗膀胱 1～2 天。

(3)穿孔与外渗:多见于初学者,对外科包膜辨认不清、切割过深造成,在高压冲洗下,穿孔明显,则大量冲洗液经穿孔外渗,检查穿孔侧下腹胀满明显,应尽快结束手术,并行针刺抽吸引流或下腹壁局部置管切开引流 1～2 天。

(4)TURP 综合征:亦称稀释性低钠血症或水中毒。发生原因是所有电切创面长时间暴露在灌洗液中,大量灌洗液从创面快速、大量吸收所致。防治方法:①采用低压冲洗如采用高压冲洗,应经常排空膀胱,防止膀胱常处于过度充盈状态;②避免外科包膜穿孔及切破静脉窦;③应用等渗冲洗液;④高压冲洗手术不宜超过 90 分钟。

一旦发生 TUR 综合征,可立即采取以下措施:①静脉注射利尿药;②纠正血钠水平,静脉输注 3%～5% 氯化钠溶液;③吸氧;④纠正心力衰竭,可酌情应用洋地黄类药物;⑤脑水肿行脱水治疗并静脉输注地塞米松;⑥应用抗生素,对肾功能无明显损害的抗生素,预防感染。

(5)感染:术后可能发生尿道炎、膀胱炎、附睾炎、菌血症甚至败血症。术前已有感染者应做尿培养与药敏试验。术中注意无菌操作,术后应用抗生素并及早拔除导尿管。

(6)三角区和输尿管口损伤:一般无须特殊处理。

(7)外括约肌损伤:预防损伤的方法为切除尖部时应做小块薄层切除,确保切割环在

腺体或被膜内切除。如发现有外括约肌损伤时，术后切忌大气囊置在前列腺窝内和加压牵引导尿管。术后可先试用药物治疗，姑息疗法是使用阴茎夹或尿袋，也可考虑行尿道悬吊术、膀胱颈重建术、尿道周围注射术或人工括约肌手术等。

（8）尿道狭窄：是 TURP 术后晚期并发症。①狭窄的部位可发生在尿道外口、舟状窝与尿道阴茎部交界处、阴茎阴囊角、膜部与前列腺部尿道交界处及尿道内口。②尿道扩张效果常满意，也可用尿道内切开术，如电切圈逆行切除、冷刀切开、丝状电极切开、膀胱颈 Y-V 成形术等。

（9）性功能障碍：主要表现为阳痿和逆行射精。成因主要是 TURP 过程中的热损伤。其治疗是一个非常复杂的问题。应针对不同病因，采取相应的治疗措施，包括心理治疗、阴茎海绵体内注射罂粟碱类药物或阴茎假体等。

7. 术后镇痛　前列腺电切后，尿液刺激创面，可引起膀胱痉挛，患者疼痛难忍，故术后常规应用硬膜或静脉自控镇痛，减少患者膀胱痉挛的发生。

（二）经尿道前列腺等离子电切术

近年来，随着手术器械和手术方式的改变，前列腺微创治疗术式不断地得到改进和发展。经尿道前列腺等离子电切术是其中比较有代表性的一种术式。

TURP 经 90 余年的发展，已经历了 3 代：第一代为单极电切，第二代为单极汽化电切，第三代为双极等离子体切割汽化电切。1925 年美国顺康（ACMI）公司发明了第一台用于切割前列腺的电刀，经过 Stern 等的应用，确立了第一代单极电切。1994 年 ACMI 针对环状电切襻止血效果差的弊病，用一种新型钨合金材料将环状电切襻制成铲状电极，因其工作时使部分前列腺组织汽化，故称作经尿道前列腺汽化电切术（transurethral vaporization of prostate，TUVP），此即第二

代为单极汽化，故又称为 TUMVP（transurethral monopolar vaporization of prostate）。

1998 年，英国 Gyrus 公司将一种全新的等离子体技术（plasmakenitic）用于前列腺切除，由于它由一工作电极和一回路电极组成，故称为双极汽化，即 TUBVP（transurethral bipolar vaporization of prostate），或 PKVP（plasmakenitic vaporization of prostate），是目前的第三代 TURP 设备。插入电切镜后直接到达前列腺组织，并迅速汽化电切增生部分，解除膀胱流出道梗阻，在创面下形成具有屏障作用的脱水组织带，减少创面出血，防止水分重吸收，维持人体内稳态，避免了手术后电切综合征的发生。安全可靠，无后遗症；以生理盐水为工作递质，避免了水中毒的发生的风险；全新的动态等离子汽化电切，操作精准，方便操作，视野清晰，确保无误切等优点。

1. 原理及特点

（1）单极汽化原理和特点：单极射频通过高能量热传导至细胞组织，瞬间产生高热，致组织细胞有机成分迅速碳化，而组织细胞内的水分立即煮沸蒸发，靶细胞迅速分解汽化。特点：①射频电极可迅速对组织加热，使其接触面温度超过 400℃。②沿电极加热点构成的轨迹产生切割、汽化。③有较深的热穿透，对切割的组织可产生 2～3mm 厚的凝固层，故止血效果良好。④这种热穿透常伴有一定的周围组织损伤。

（2）双极等离子汽化原理和特点：双极等离子汽化并非加热。电流通过工作电极与回路电极产生回路而释放射频能量，射频能量将导体递质（通常为生理盐水）转化为一围绕电极的高聚焦等离子体区。这一等离子体区是由高电离颗粒构成，这些高电离颗粒有足够的能量将靶组织内的有机分子键打断，使靶组织融为基本分子和低分子，随即破碎、汽化。其具有以下特点：①靶组织表面温度 40～70℃，有一定量的组织破碎；②高聚焦作

用局限,切割精确;③热穿透较浅,对周围组织损伤轻微。

(3)电气化的生物学效应:当电极通电接触前列腺组织时,使受接触的组织迅速加热、汽化,在电切部位表面产生炭化,同时产生深达 2~3mm 的蛋白凝固层。由于汽化效应产生于电极接触面,因此电极形状不同产生的汽化效应也不同。①单极汽化:切割效果为切割襻＞射芒襻＞纵槽襻;凝固效果为纵槽襻＞射芒襻＞切割襻。②双极汽化:根据襻的形态产生不同的汽化效果和切割量,凝固层均匀,不产生炭化,损伤层较薄,周围损伤小,止血效果好。

2. 适应证　PKVP 的手术指征远远广于 TURP,无前列腺体积限制。

3. 禁忌证　严重心肺疾病无法耐受手术麻醉、尿道狭窄、急性泌尿系统感染、出血性疾病、未受控的糖尿病等。

4. 麻醉与体位　与 TURP 相同。

5. 器械准备

(1)等离子电切镜鞘的选择:①管径,25~27F 为优选口径,既保证口径不过大,也保证了连续式低压灌流;28F 口径不适合东方人种,不易进尿道,术后尿道狭窄多见;24F 口径理想但不能实现 4mm 窥镜使用下连续灌洗,必须使用特制 3mm 窥镜,不便一镜多用。②连续性灌洗,使手术操作连续进行,避免了排水等中断手术的环节,实现了低压灌流,不加重水吸收,不易引起水中毒。③直视下入镜,可观察尿道及前列腺情况,不易造成尿道损伤等。

(2)电刀参数及电极选择:①单极电切和气化参数,一般使用 300W 以上电刀,要求性能稳定,高频电流较纯、低频电流少的高频电刀,通常采用电切功率 260W(250~300W)、电凝功率 60W(40~60W);汽化电极(襻)常见有纵槽襻、射芒襻及切割襻三种。②双极电切汽化参数,双极等离子体电刀的自动化程度高,开启后自动设定默认值,即切割

160W,电凝 80W,一般能达到临床要求,除非特殊,无须调整。目前电极包括杆状电极、柱状电极和环状电极 3 种。①杆状电极:可做点切割、烧灼或类似激光的切割作用;②柱状电极:作为初学、止血用途,止血效果好;③环状电极:即电切襻,与单极类似,有大小、口径之分。

6. 手术步骤　与 TURP 类似,但也有不同,如纵槽、射芒滚轴襻的使用。基本操作要领如下。

(1)切除:①平行收切,单纯电切襻回缩时切除;②弧形收切,电切襻回缩＋电切镜摆动切除;③平行＋弧形收切;④推切,推出电切襻时切除;⑤拖刀切除,电切襻不回缩而电切镜回拖。

(2)止血:①点止血,对出血点直接点对点止血电凝;②面止血,对出血区域一定面积进行电凝;③旁止血,对出血点旁(血管走行区)电凝主要针对出血较猛的动脉性出血。

(3)深度和方位的判定识别:①深度判定,主要是观察切面情况,腺体汽化时创面为淡黄色,带微小炭化颗粒;外科包膜为白色致密色泽,膀胱颈部则为白色环形纤维表面;外科包膜深层即将穿破包膜的深度为粗纤维,呈红白相间/编织样表面;穿破包膜可见包膜外脂肪,有黄色带闪光细小颗粒,也可见血管,常伴有出血。②方位判别,要求有三维立体空间感,解剖标志为双输尿管开口、膀胱颈、精阜部位。

7. 并发症及处理

(1)出血:①术中出血和近期出血(术后 7 天内),以纤维肌肉增生为主的 BPH 患者,术中出血较少;以腺细胞增生为主及组织充血炎症明显者,术中出血较多。因此,对于后者,术前可适当使用抗生素,待炎症缓解后再行手术。腺体体积越大,切割时间越长,出血机会也较多。术者技术熟练程度高,切割速度快,也能减少术中出血。反之,术中出血则较多。术中切穿包膜和静脉窦,也会造成出

血较多。术后予持续膀胱冲洗可减少血块形成。②远期出血（术后 7 天后），大多数由于前列腺创面未愈合，创面焦痂脱落所致。轻度者予止血药物处理；重度者可予重新留置导尿管将血块吸出，予膀胱持续冲洗，必要时予膀胱镜下清除血块并止血。

（2）膀胱镜挛缩：高频电刀对膀胱颈有一定灼伤，使创面形成 3mm 的组织凝固层和坏死层，是形成膀胱颈挛缩的原因。故术中充分切除膀胱颈部前列腺组织，避免腺体残留和膀胱颈部的过度汽化及电凝。

（3）尿道外口狭窄：与 TURP 相似。

（4）其他：①尿频、尿急、尿痛，短期内会出现，但有的持续时间长，可能与创面大，愈合慢有关，也可能是创面过多的炭化所致。防治措施为避免创面的过度炭化，术后加强抗生素治疗。②术后阳痿和逆行射精，阳痿的原因可能是包膜穿孔和液体外渗，损伤了勃起神经，逆行射精是由于膀胱颈的结构受到破坏。③再手术，可能是前列腺组织切除不够或形状不规则所致。④尿失禁，暂时性尿失禁与合并膀胱过度活动或留置尿管时间较长致尿道括约肌松弛所致，可给予药物治疗或盆底肌肉锻炼处理。永久性尿失禁表明术中损伤了尿道外括约肌。术中应小心处理精阜附近的前列腺尖部组织，并且不能过多切除 1～11 点处的前列腺组织。一旦出现永久性尿失禁，可使用人工括约肌植入。

（三）经尿道前列腺剜除术

TURP 问世已有 90 余年。与开放手术对比，其在住院时间、并发症、病死率等方面均有优势，唯独在尿流率改善和远期复发率方面劣于开放手术。考虑到 TURP 不能彻底切除增生的前列腺腺体，而开放手术的创伤性较大，为结合两者的优势而避免两者的缺点，一种新的手术方式——经尿道前列腺剜除术（transurethal enucleation and resection of prostate，TUERP）应运而生。

TUERP 是腔内前列腺的解剖性逆行切除，可使用等离子电切系统、腔内激光系统、甚至更古老的电切设备下进行。

1. 适应证和禁忌证　同 TUBVP，特别适用于前列腺体积大的患者，可大大减少术中出血导致的视野不清。

2. 麻醉与体位　大体上与 TUBVP 相仿，但体位应为超截石位，即腿架升高，架于小腿窝，两腿尽量外展，臀部应与床边平齐或略超出 1～2cm，以便于术中镜体摆动。

3. 操作步骤及要点

（1）直视下置入电切镜观察膀胱及尿道相关解剖标志，明确腺体大小及排除其他下尿路病变。

（2）寻找和建立外科包膜平面该步骤为 TUERP 的关键，可采取两种方法。

①切割法：于精阜上缘 6 点处以点切法断续切开精阜上缘黏膜及中叶腺体，配合电切襻逆推组织，剥离层面，多于射精管浅面找到外科包膜平面，然后改用电切镜头顶部钝性扩大剥离面，确定精阜上缘及左右侧叶的初始外科包膜平面。在切开过程中，一旦切开射精管，则勿再向其深面切开，应在其浅面剥离。

②撕裂法：将电切镜头部先置于精阜左侧或右侧沟，向同侧水平给予推力，致使同侧叶与外科包膜分裂开，此时可见黏膜撕裂开，同侧叶腺体向上后侧抬起，外科包膜与精阜连续，此时用电切镜尖部，推剥腺体，从左向右（左叶裂开）或从右向左（右叶裂开），扩大外科包膜平面，跨过 6 点中线时用电切镜切断精阜上缘黏膜及连续的腺体组织。

（3）于 5 点和 7 点处用电切襻切除部分腺体组织，打出 V 字形沟，两沟尖部汇合于精阜上缘，两侧沟切至见外科包膜，即将中叶与两侧叶分离。

（4）剜除剥离中叶腺体当中叶增生明显时，先于 6 点处精阜上缘开始，沿外科包膜平面，向膀胱方向（向上、不完全向前）逆推中叶腺体，将中叶剥离至膀胱颈部，再回到中叶膜面将其完全切除。

（5）剜除两侧叶的腺体，于精阜旁分别顺时针或逆时针方向，沿外科包膜平面剥离左右侧腺体达前列腺前叶近 12 点处，渐进式一边剥离，一边止血和切断连接的纤维索带，两侧均先剥离至 11 点（右）和 1 点（左），穿破膀胱颈，然后锐性切断腺体与膀胱颈的连接，逐渐接近 5 点（左叶）和 7 点（右叶）的膀胱颈。

（6）离断前叶（12 点处）连接组织完成球面剥离，此时两侧叶仅有 5、7、12 点处与外科包膜连接，将电切镜旋转 180°，拉至前列腺尖部可见 12 点处尿道黏膜组织与腺体连接，两侧腺体与尿道外括约肌部黏膜分离，切断12 点处尿道黏膜组织与腺体的连接，渐推进电切镜向膀胱颈方向，边分离边止血，逐步实现前叶与外科包膜的分离。

（7）快速切除两侧叶被剜除的两侧叶腺体，仅于 5、7 点处近膀胱颈区域与外科包膜相连，此时腺体血供基本已断。将腺体保留于前列腺窝，连续、快速、彻底地将腺体切成碎块，用 Eliok 冲洗器冲洗，吸取碎块。或将剜除腺体组织推入膀胱，使用前列腺旋切粉碎器粉碎前列腺腺体组织并吸到收集瓶，此法前列腺组织取出效率最高。

（8）修整创面，彻底止血。

（9）退镜，行压腹排尿试验，留置三腔尿管。

4. 并发症及处理

（1）前列腺包膜穿孔：寻找前列腺外科包膜过程中，可能造成包膜穿孔，一般无须特殊处理。如损伤较重或部位较多，可适当延长留置导尿时间，待其愈合。

（2）直肠损伤：在中叶下寻找外科包膜平面时，若受力方向朝下，可能使包膜穿孔，甚至引起直肠损伤。如发现及时、直肠未破裂、穿孔，应立即停止手术，在导丝引导下放置22F 三腔尿管，术后禁食禁水，观察直肠愈合情况。若非手术治疗无效或术中直肠已穿孔、破裂，需及时手术治疗。

（3）尿失禁：发生率较 TURP 和 PKVP 高，在前列腺尖部处理时需特别注意 12 点处两侧叶前联合的处理，保留 5mm 的尿道黏膜。暂时性尿失禁与合并膀胱过度活动或留置尿管时间较长致尿道括约肌松弛所致，可给予药物治疗或盆底肌肉锻炼。永久性尿失禁表明了术中损伤了尿道外括约肌。一旦出现永久性尿失禁，可使用人工括约肌植入。

（4）膀胱穿孔：当使用膀胱组织旋切粉碎器时，要注意旋切刀头不能吸住膀胱黏膜。在刀头向下吸住组织块后，旋转 180°刀头对向腹侧，并摇摆确认无吸住膀胱黏膜。一旦发生膀胱壁损伤穿孔，小的可留置尿管 7～10 天，大的穿孔需及时开放手术修补膀胱。

（5）其他并发症：同 PKVP。

（四）经尿道前列腺激光手术

近年来，激光技术在医学上的使用有了长足的进步，也为 BPH 患者提供了新的治疗方式。目前主要使用的有钬激光、铥激光和绿激光等。

钬激光是近来应用于泌尿外科的一种新型激光，具有切割和电凝的双重作用，其能量可经过光纤传输，更适合于腔道泌尿外科。作为一种波长为 2140nm 的固态脉冲激光，钬激光是不可见光，位于光谱的近红外区。水在这个波长的吸收系数大，因而钬激光可明显被水吸收。又因组织主要由水分组成，所以钬激光的能量被组织表面吸收，从而产生良好的切割和分离作用。其组织热作用深度为 0.5～1mm，在组织分离过程中，即使＞1mm 的血管也能止血。其组织穿透深度＜0.5mm，安全性高。1995 年，Gilling 等报道了第一例钬激光前列腺切除术（HoLRP）。

铥激光是一种新型的手术激光，其中心波长可在 1.75～2.22μm 间调节，可选择脉冲或连续波模式，具有精准高效切割的特点，为微创治疗 BPH 提供了新的选择。

绿激光 PVP 治疗系统是世界上最先进的 BPH 治疗系统，由于有了先进的设备和完善的技术相结合,能做到微创下短时间内完成手术,进而能在很大程度上放宽手术指征。许多以往传统观念上不能耐受手术治疗的 BPH 患者都得到了满意的治疗。

1. 适应证和禁忌证　与开放前列腺切除术、TURP 相同,适应证范围更广,不受腺体大小限制。

2. 术前准备　要充分了解患者的一般情况,评估前列腺体积的大小及其他尿路情况。

3. 手术器械和设备

(1)常规电视监视器、冷光源及配套的内腔镜摄像监视系统、泌尿外科专用手术台和冲洗液引流系统。

(2)24F 回流式切除镜、操作桥和光纤支持环、26F 经皮肾镜、组织粉碎器、钬激光、铥激光或绿激光治疗系统及其配套设备、光纤等。

(3)冲洗液为 0.9% 的生理盐水。

4. 麻醉和体位　与 TUBVP 相同。

5. 手术步骤　与 TUBVP 及 TUERP 大致相仿。但需注意以下几点。

(1)术前调整好激光参数,光纤外套用 6F 输尿管导管并固定。

(2)切割时右手握住摄像头,固定激光光纤,左手充分地旋转激光手柄配合移动镜体,做画弧动作是切除侧叶的关键。

(3)切割时如遇出血,可将光纤后退 1～2mm,瞄准出血点发射即可止血。

(4)取出组织方法:①使用组织粉碎器时应注意膀胱需充盈,避免损伤膀胱组织;②若组织块较小,可用 Elick 冲洗器或用电切环协助取出。

6. 并发症及处理　同 TUBVP 及 TUERP。

(黎辉欣)

五、经尿道精囊镜微创手术

精道远端疾病如射精管梗阻、精囊炎等常引起顽固性血精、不育、射精疼痛等临床症状。既往多以抗炎、局部理疗为主要治疗方法,但由于精道远端慢性炎症形成梗阻的根本病因未解除,疗效不理想,常反复发作。相比非手术治疗和开放手术,经尿道精囊镜微创手术的治愈率较高,术后症状明显改善,复发率较低。

1. 器械的设备　直径为 4.5/6.5F,称为超细输尿管肾镜,专门针对极窄尺寸的应用场景设计,适用于精囊微创手术及幼儿、儿童和青少年的输尿管疾病治疗。

2. 适应证

(1)顽固性血精:血精史达 3～6 个月以上,经非手术治疗无效。

(2)精囊囊肿、精囊结石:会阴部顽固性疼痛,射精疼痛,睾丸疼痛,腰骶部、会阴部胀痛不适,经非手术治疗无效者。

(3)射精管梗阻:射精管梗阻导致精液量显著减少、精液异常。

3. 禁忌证

(1)泌尿生殖系统的急性炎症,如急性尿道炎、前列腺炎、膀胱炎、精囊炎等。

(2)严重尿道狭窄等疾病导致无法放置精囊镜者,根据情况可首先处理包茎、尿道狭窄,然后进行精囊镜检查和治疗。

(3)严重出血倾向或全身出血性疾病。

(4)严重心、肺、肝、肾、脑血管系统疾病。

4. 术前准备

(1)筛查前列腺精囊局部是否有急性的炎症。

(2)术前一定要检查精液常规确定是否有精子,是否有足够量的精子。

(3)精囊镜的术前检查主要做出一个排除性诊断,即排除哪些患者不适合做精囊镜。

(4)其他的检查跟平常的尿道镜操作检查没有区别,主要查传染病、尿路感染,血液分析这些项目。

5. 体位与麻醉　采用截石位,麻醉方式为腰麻或者全身麻醉。

6. 手术步骤

(1)寻找精阜腔开口:在患者麻醉后,于

截石位下经尿道外口逆行进入尿道,于尿道前列腺段可见凸起,即为精阜。

(2)寻找射精管开口:退回精阜处,在外壁仔细搜索射精管开口,开口通常位于精阜腔约 5 点和 7 点的位置,左右基本对称。只有少数患者输尿管镜进入精阜腔后可直接看到双侧射精管开口,大部分患者射精管开口被一层半透明薄膜状物覆盖,进镜后往往难以直接发现双侧射精管开口。可通过前列腺小囊开口处可疑的部位使用导丝进行试探性的穿刺。注意导丝可能在试探过程形成假道,建议使用柔软的斑马导丝引导。

(3)观察精囊:精囊腺排泄管与输精管壶腹在前列腺的后上方会合形成左右对称的射精管。精囊镜通过射精管开口进入精囊后,可以清楚地观察到精囊内壁存在很多皱襞。在精囊的内上方,可辨认出输精管壶腹,有时可见精液向外喷出。精囊内有时可见多房样结构。血精患者可见血性精浆样物质,术中可用生理盐水反复冲洗将血性物质冲洗干净,抗生素盐水冲洗精囊腔。对于精囊结石可采用异物钳夹取直接取出或钬激光碎石后冲洗出结石。有息肉患者可先取活检后用激光切除息肉。对于有出血斑点的病例,采用低功率钬激光止血。术后留置常规双腔导尿管。

7. 术后处理

(1)术后留置尿管 3 天,静脉抗生素预防使用避免逆行感染。

(2)术后 2 周,嘱患者每周排精 1 次。减少精囊内分泌物、积血潴留。

8. 并发症

(1)局部感染,如附睾炎、前列腺炎等。精囊镜手术需要冲水加压,有可能导致细菌逆行感染引起附睾炎、前列腺炎等。

(2)血尿,精囊镜手术可能出现血尿,一般可自行好转。

(3)直肠损伤,直肠损伤临床上很少见,多与操作力度过大有关。

(谭兴银　林　哲)

第二节　经输尿管微创手术

输尿管镜技术是膀胱镜技术在上尿路的延伸,已被广泛应用于上尿路疾病的诊断与治疗。输尿管镜手术器械除输尿管镜之外,还包括附属设备如液压灌注泵、电视摄像系统、腔内碎石器、导丝、支架管、输尿管扩张器、活检钳、异物钳、套石篮、输尿管镜专用电凝、电切电极及内切开冷刀等。目前,输尿管镜技术除了用于治疗输尿管结石外,在复杂性尿路结石、输尿管狭窄,以及术后尿瘘等其他泌尿外科疾病中也得到广泛应用。

一、输尿管硬镜微创手术

输尿管硬镜是一种直径纤细,由光导纤维、工作腔道和各种不同用途的工作配件构成的器械,长 35～46cm,外径 6.9～13.5F。目前,临床上多用直径为 8～11F、长度 33cm 和 41cm 的旁视输尿管硬镜,并备有完整的镜鞘和两个直径在 2.1～6.4F 独立的工作通道,视角 5°～10°。硬性输尿管镜特别适合髂血管以下的输尿管检测,其优点是容易操作,可直视下进境,具有较大的工作通道,便于辅助器械的通过,而且冲洗管腔大,手术视野清晰。

(一)输尿管镜检查术

1. 适应证　①X 线顺行或逆行造影示肾盂输尿管充盈缺损或梗阻;②原因不明的上尿路单侧肉眼血尿;③上尿路单侧尿液细胞学检查阳性;④上尿路移行细胞癌腔内治疗的随访;⑤上尿路阴性结石;⑥上尿路狭窄或梗阻;⑦先天性输尿管瓣膜症。

2. 禁忌证　除严重出血性疾病或不能耐受手术和麻醉者,无绝对禁忌证。

3. 麻醉与体位　①麻醉：一般选用骶管阻滞、蛛网膜下腔阻滞、硬膜外阻滞或全身麻醉等。某些女性患者可在局麻下进行。②体位：取截石位。

4. 手术步骤

(1)常规会阴部消毒铺巾，0.3%稀释碘伏冲洗尿道，经尿道放入输尿管镜，找到输尿管开口，逆行插入导丝或输尿管导管，注意不要太深，以免引起出血或推走结石。

(2)将输尿管镜沿导丝或导管贴近输尿管开口，灌注泵稍微加大压力，冲开输尿管口，用镜尖挑起导丝或沿导丝表面滑入输尿管口，输尿管壁间段有时比较紧，可以沿导丝稍微旋转用力；或旋转镜体180°，使接物镜斜面向前上方，将输尿管镜放入输尿管。

(3)在放输尿管镜过程中，导丝要始终在视野中，输尿管管腔要尽量在视野中央。输尿管镜进入输尿管后，尽量减低灌注泵的注水压力，以免将结石冲走。进境要慢，一般采用由下至上的观察方法，观察输尿管管腔。观察输尿管有无结石、狭窄、梗阻及其范围和程度，输尿管肾盂黏膜色泽，有无充血水肿、脓苔、出血、溃疡以及新生物等。发现新生物应做活检，活检应在第一次插入输尿管镜时进行，若先做全段输尿管检查再做活检，当镜鞘插入或退出时可能损伤肿瘤病灶。

(4)处理完毕后，退出输尿管镜，直视下沿导丝放入双 J 管，1 个月后拔除。如果输尿管病损很轻微，也可以留置或不留置输尿管导管。需留置导尿管的，一般 1～7 天后拔除。

5. 术后处理　术中和术后使用抗生素 1～5 天，肠蠕动恢复后恢复饮食。KUB 检查有无残留结石，同时观察双 J 管的位置，无特殊情况 1 个月后拔除，导尿管和输尿管导管 1～7 天后拔除。

6. 常见并发症与防治

(1)输尿管黏膜损伤：输尿管黏膜损伤一般较轻，有少量出血，可以继续手术，术后留置导管后可以很快愈合，一般不造成输尿管狭窄。输尿管镜操作时要注意动作轻柔，尽量减少损伤。

(2)输尿管穿孔：输尿管穿孔常由于用力插导管或导丝引起，当输尿管镜视野中没有管腔和导丝时，强行放镜也容易造成输尿管穿孔。术中发现输尿管穿孔后，尽量减少注水冲洗，尽快结束手术，一般术后留置输尿管导管后可以愈合。

(3)输尿管黏膜撕脱或输尿管断裂：输尿管黏膜撕脱或输尿管断裂是输尿管镜手术最严重的并发症，小的黏膜撕脱(<5mm)可以先留置导管观察，否则需立即开放手术，视损伤部位和长度采用输尿管膀胱吻合术、肠代输尿管或自体肾移植术。损伤一般出现在试图钳夹或套石篮套较大结石时，因此较大结石应该先击碎结石后再取出。

(4)术后发热和感染：输尿管镜术后发热较常见，对症处理后可缓解。但有输尿管梗阻并感染或肾积脓时，术中冲洗压力大或手术时间长，可以引起感染中毒性休克和尿源性败血症。如果术前有感染，应尽量控制后再行输尿管镜手术，必要时可先行肾造口。术中或术后注意使用敏感的抗生素。

(5)术后肾绞痛：术后肾绞痛系由于术中冲水压力过大尿液外渗、输尿管水肿或血块阻塞输尿管所致，对症处理很快缓解。

(6)输尿管狭窄或闭锁：输尿管狭窄或闭锁主要由于输尿管壁的损伤造成，术中应该尽量避免输尿管损伤。

(7)膀胱输尿管反流：本病偶有发生，如果不伴有尿路感染无须处理。

(二)输尿管镜取石术

近年来，随着输尿管镜及碎石设备的不断改进和完善，目前输尿管镜已广泛应用于输尿管结石的碎石取石治疗。

1. 适应证　广义上讲输尿管结石都可采用输尿管镜取石术，但通常认为输尿管中下段结石是输尿管镜碎石取石的最佳适应证。对于体外冲击波碎石机定位困难或 ES-WL 治疗失败或碎石后形成石街,以及结石嵌顿或其周围有息肉样组织包裹者也是应用输尿管镜治疗的适应证。

2. 术前准备　术前患者需做心、肺、肾等脏器的常规检查。泌尿系 B 超、X 线片(KUB)是最常用的术前影像学检查,能为术者提供结石载量、梗阻部位及上尿路积水程度等基本信息,但单纯泌尿系 B 超及 KUB 检查往往并不足以判断全尿路情况。为明确患侧输尿管是否有狭窄、扭曲等情况,术前常需通过静脉尿路造影动态评估上尿路。必要时可行患侧逆行造影、CT 尿路造影(CTU)或磁共振上尿路水成像(MRU)以评估上尿路情况。术前应常规做 KUB 定位片,准备腔内碎石及取石器械等。

3. 麻醉与体位　①麻醉:一般选用骶管阻滞、蛛网膜下腔阻滞、硬膜外阻滞或全身麻醉等。②体位:取截石位。

4. 手术步骤

(1)输尿管进镜:同输尿管镜检查术。经尿道将输尿管镜置入膀胱,检查膀胱,找到患侧输尿管开口,将输尿管镜推进到结石部位。

(2)输尿管镜直视下取石术:直径小于 0.5cm 的结石可直接用输尿管取石钳取出,稍大但直径小于 0.5cm 的结石也可通过套石篮直接取出。具体方法:将收紧的套石篮经输尿管镜的工作通道放入,从结石与输尿管壁的间隙通过到达结石上方,完全打开套石篮缓慢外撤,直视下将结石套进套石篮中,收紧套石篮,轻轻移动确定结石是否被牢固套住,确认套石篮没有套住输尿管黏膜,然后随着输尿管镜外撤将结石取出体外。

(3)输尿管镜下碎石术:一般直径大于 0.5cm 的输尿管结石常需借助碎石器械击碎结石。输尿管镜下常用碎石方法多采用气压弹道或激光碎石,碎石效果好,而并发症大大减少。

①气压弹道碎石术:气压弹道碎石的原理是将压缩气体产生的能量驱动碎石机手柄内的子弹体,子弹体脉冲式冲击碎石探杆,探杆尖端反复撞击结石,而将结石击碎。弹道碎石机碎石时,将探杆直接与结石表面接触,采用单发或连续击发。术中只要术者牢握杆柄,一般不会造成人为机械性刺伤,此探杆产生的碎石能量也不会造成输尿管壁热损伤。但碎石时值得注意的是要控制手柄向前推进的深度和灌注的水压,尽量避免结石反流。尤其当结石上方输尿管纡曲或视野欠清晰时,弹道杆过深可引起输尿管穿孔等损伤,因为在碎石时,可感觉碎石探杆自动牵引手柄向前推进。

②激光碎石术:激光碎石是利用结石表面和激光头之间形成的气态等离子区膨胀产生的冲击波,达到粉碎结石的目的。采用激光碎石时,将激光纤维束通过输尿管镜工作通道直达结石处,然后触发激光进行碎石。钬激光目前被认为是最理想的治疗输尿管结石的工具,因为其光纤纤细且有一定弯曲度,可通过细输尿管镜工作通道,随着大功率钬激光的推出,其碎石速度和效果都令人满意。U-100 激光是利用双波长激光使结石破碎达到碎石目的,其优点输尿管黏膜损伤基本无损伤,但对于硬度大的结石碎石效率较低。

过去也曾采用超声波和液电碎石机行输尿管镜碎石,由于设备限制、操作不便及并发症较多,现已较少采用。

术中应尽量将结石击碎成 2～3mm 以下,以利术后结石自然排出,如见较大块结石,可用取石钳将其取出。如碎石和取石过程对输尿管壁干扰不大,结石取出后则只需在输尿管内放置输尿管导管做外引流。若碎石取石时间较长,结石在输尿管停留时间长,结石周围输尿管壁水肿,炎症息肉存在,或者术中估计对输尿管壁损害较大时,则应在输尿管内放置双 J 管做内引流。术后留置尿管,防止膀胱输尿管反流。

5. 术后处理　术后应常规行 KUB 检

查,了解有无结石残留和支架管位置。如残留结石较大,无法排出,可结合 ESWL 进行处理。其他术后处理同输尿管镜检术。

(三)输尿管镜治疗输尿管上皮性肿瘤

输尿管上皮性肿瘤相对少见。传统手术方法是患侧肾输尿管全切除＋膀胱袖状切除。近年来由于腔内技术的迅猛发展,上尿路肿瘤可在输尿管镜下得到早期诊断和治疗。对于孤立肾或对侧肾功能不全,以及分化较好、分期较低的上尿路移行细胞癌患者可在输尿管镜直视下行电灼、电切或激光切除。

1. 适应证　①乳头状瘤或低分级低分期的上尿路移行细胞癌(G1～2 级,Ta～T1 期)。②孤立肾、肾功能不全需保留肾或双侧上尿路肿瘤。③高龄或体质差、不能耐受根治性手术者。

2. 术前准备　常规行尿脱落细胞学检查和静脉尿路造影,必要时做逆行肾盂输尿管造影、输尿管镜检或 CT 等检查。

3. 麻醉与体位　同输尿管镜碎石术。

4. 手术方法　常规置入输尿管镜。为避免反流可能引起的肿瘤转移,术中通常采用低压灌注($<40cmH_2O$),并应用利尿药以减少肾静脉、肾淋巴管和肾小管冲洗液反流。输尿管中下段肿瘤,位置相对固定、活动性小且管壁较厚,镜下切除肿瘤相对容易。切除方法可采用肿瘤组织电灼、电切和激光切除。

(1)输尿管镜肿瘤电灼、电切:采用葡萄糖水或蒸馏水作为灌洗液。浅表小的肿瘤,或有蒂的肿瘤,可单纯电灼治疗。电灼范围为肿瘤基底部及其周围 2mm 的输尿管黏膜。如不适于单纯电灼的输尿管小肿瘤,则应用输尿管电切环予以切除,电切环应从肿瘤的远侧基底部开始,将镜鞘固定于肿瘤下方,伸出电切环使其超过肿瘤上界,钩起部分肿瘤,平行移动电切环切除肿瘤,切割方法类似膀胱肿瘤电切。电切环伸过肿瘤后应让肿瘤形态复原后再开始电切,以确保只切除肿瘤组织而不损伤邻近输尿管壁,每次不要切割太深,以免切穿输尿管和损伤邻近器官,但必须切割至肌层。切除肿瘤后,再用电切环轻轻电凝肿瘤基底部和出血点彻底止血。证实无输尿管穿孔损伤及尿外渗后置双 J 管引流。

(2)输尿管镜肿瘤激光切除:近年来,钬激光的广泛应用使上尿路浅表肿瘤也可在输尿管镜直视下予以彻底切除,而且很少发生出血。因激光光纤较细,可在细输尿管硬镜或软镜下操作,切除方法是顺输尿管长轴平行切除肿瘤,切除深度至肌层,注意不要切割太深,以免切穿输尿管和损伤邻近器官。激光也可用于输尿管软镜切除肾盂或肾盏肿瘤,由于光纤弯曲度不能太大,所以下盏肿瘤难以切除。

5. 术后处理

(1)放置内支架引流,术后 4～12 周拔除,预防输尿管狭窄。术后持续导尿,防止膀胱输尿管反流,1 周左右拔除尿管。

(2)术后早期宜行患侧肾盂输尿管灌注,方法是经膀胱镜插入输尿管导管,往肾盂输尿管内灌注丝裂霉素 C、卡介苗,灌注压$<20cmH_2O$,灌注时间<1 小时。

(3)术后每 3 个月行脱落细胞学和膀胱镜检,每 6 个月行逆行肾盂造影或输尿管镜检,长期输尿管镜随访。

6. 常见并发症与防治

(1)输尿管穿孔:主要是进镜动作粗暴或电切过深所致。中上段输尿管壁薄,易发生穿孔,远端输尿管壁较厚,穿孔少见。一般可通过留置输尿管支架管处理。

(2)输尿管狭窄:输尿管狭窄发生率为 5％～13％,肿瘤较大或输尿管肿瘤呈环状生长,术后更易出现狭窄。随着镜体的缩小,激光能量的提高,以及内镜技术的进步,并发症发生率已明显下降。术中如估计术后可能出现狭窄,最好放置两条 4.5F 双 J 管作支架,可减少狭窄并发症的发生。

（四）输尿管镜治疗输尿管狭窄或闭锁

输尿管狭窄在泌尿外科临床上并不少见，其原因有先天性狭窄（如肾盂输尿管连接部狭窄），开放性手术（如输尿管和盆腔手术）、输尿管腔内操作及放疗等医源性损伤，也可由结石排出、炎症、腹膜后纤维化、肿瘤、外伤等因素引起。过去多采用开放手术治疗，即狭窄段切除和输尿管吻合术。20 世纪 80 年代以来，随着腔内技术的广泛开展和普及，腔内手术治疗输尿管狭窄日益增多，其方法包括输尿管气囊扩张和输尿管镜内切开等。

1. 适应证　输尿管良性狭窄长度小于 2cm 或输尿管膜状闭锁。

2. 禁忌证

（1）输尿管外在压迫引起的狭窄，如迷走血管、腹膜后纤维化、盆腔放疗或输尿管附近肿瘤浸润等。

（2）狭窄长度超过 2cm 时，因缺乏血供，肌层难以再生，切开后不能恢复狭窄段的蠕动功能以及切开困难，不宜选择腔内手术治疗。

（3）输尿管管腔完全闭锁因导丝不能通过，手术失败率较高，选择腔内治疗应慎重。

（4）患侧肾功能残存小于 15%。

3. 术前准备　术前行逆行输尿管造影了解输尿管狭窄部位、程度及长度。逆行输尿管造影最好在术前当天进行，避免逆行造影引起感染发热或肾积脓。其他同输尿管镜检术。

4. 麻醉和体位　同输尿管镜碎石术。

5. 手术方法　斑马导丝或输尿管导管引导下插入输尿管镜，直视下将输尿管镜向前推进到狭窄部位，观察狭窄段情况。视具体情况可采用输尿管硬镜镜体直接扩张、气囊扩张和内切开等方法。

（1）输尿管硬镜镜体直接扩张法：一般适合于输尿管狭窄程度较轻和狭窄段较短的患者。其方法是将 9.8F 输尿管硬镜插入患侧输尿管，至狭窄部位时见输尿管管腔缩窄，缺乏弹性，进镜有紧束感。这时可先将导丝通过狭窄部，若导丝通过困难，可采用硬膜外导管反复试插，使之通过狭窄部位，然后再引导输尿管硬镜通过，扩张狭窄段。将输尿管镜留在狭窄部位约 5 分钟，再缓慢退出输尿管镜。如管腔太窄或狭窄段较长时，不应强行多次扩张以免输尿管黏膜撕脱或撕裂，此时应选择内切开治疗。

（2）气囊导管扩张法：气囊扩张是用特制的气囊置入狭窄部位，气囊注气或注射造影剂后扩张狭窄段以达到治疗目的。输尿管狭窄程度较轻而不适合输尿管镜体扩张的患者可行气囊导管扩张治疗，成功率较高。其方法是先将斑马导丝插入患侧输尿管，再沿导丝将不透 X 线标记的气囊导管放置于狭窄部位，往气囊内注入造影剂，X 线定位下使狭窄段位于气囊中部，加压使狭窄段完全扩张。压力控制在 2～5 个大气压，持续时间约 3 分钟，抽空气囊，再用输尿管镜观察。如仍觉阻力大，可重复以上扩张过程，直至输尿管镜可通过狭窄段。术中采用压力监测注射器可有效防止气囊内压力过高而导致气囊破裂损伤输尿管。气囊扩张仅仅适用于狭窄长度较短的膜状狭窄，狭窄长度较长时极易回缩，效果不理想。输尿管狭窄也可采用 Acucise 切割气囊导管进行切割，但费用较高。

输尿管气囊导管扩张术中应注意固定气囊导管，防止扩张过程中气囊移位，缓慢增加气囊内压，气囊内压力不宜过高，扩张时间不宜太长。输尿管气囊导管扩张法对于输尿管轻度狭窄患者具有安全、有效、对输尿管损伤少的优点，临床上应用较多。

（3）内切开法：直视下采用冷刀、电刀和激光将输尿管全层切开，切开深度以看见输尿管周围脂肪为宜，输尿管不同部位的狭窄切开部位不同，输尿管上段应在外侧切开，跨过髂血管处应在内前方切开或外侧方、前外侧切开，避开输尿管壁后方的髂血管，以免损伤。壁内段应在 6 点处切开,髂血管以下输尿管在后外侧切开。内切开后应放置 7～9F 双 J 管 6～8 周。笔者认为放置两条 4.5F 更好,因为两条管有空隙,易于引流尿液,保持通畅。

6. **注意事项**　输尿管闭锁应用腔内治疗应注意适应证,狭窄段较长不适合腔内治疗,输尿管镜腔内治疗一般只用于输尿管腔膜状闭锁,最好在 X 线监视下,自上经皮肾通道及自下逆行切开同时进行比较安全。

7. **术后处理**　①留置 7～9F 双 J 管 6～8 周。②术后应用抗生素 2～3 天,口服抗生素直至拔除双 J 管。③术后 3～6 个月复查肾 B 超和患肾功能,1 年后复查 IVP。

(胡　渊　李棠煊)

二、输尿管软镜微创技术

输尿管软镜是诊断和治疗上尿路结石和病变重要技术,它大大地扩展了硬性输尿管镜的使用范围,能够使肾的充盈缺损性病变得到确诊,并且能够进行肾盏结石碎石术。1964 年,Marshall 将 9F 纤维光导输尿管镜通过尿道插入输尿管 9cm 成功地观察到输尿管内的结石。20 世纪 70 年代,日本学者 Tagaki 等研制出了直径 6F、75cm 长的纤维光导肾盂输尿管镜,该镜的头端有一 2.5cm 长并可调节角度的装置,在 X 线的辅助下能够进入肾盂内进行观察。1974 年,Takayasu 等则首先报道采用膀胱镜放置导引鞘于输尿管内,可通过软镜持续灌流,从而使视野更清晰,更好显示输尿管黏膜及病变,这种导引鞘就是输尿管通道鞘最早雏形。但由于当时的软性输尿管镜没有灌注系统、视野小、亮度差,插入困难,不能同时处理上尿路疾病等原因,软性输尿管镜一直未能在临床上推广应用。20 世纪 80 年代以来,随着医学光学、医学电子学的发展,软性输尿管镜在减小镜体的同时增大了工作通道的直径,视野及光亮度得到很大改善,并且开发出了很多镜头偏

转系统,以及多种输尿管扩张器,特别是可剥离扩张导管的出现,使得软性输尿管镜的插入变得非常简单,软性输尿管镜的应用日益增多。由于激光等碎石器械的研制及投入临床应用,软性输尿管镜在诊断上尿路疾病的同时,也可以治疗某些上尿路疾病,实现了在内镜下进行治疗操作的可能,大大拓展了输尿管软镜的应用范围。

目前国内使用的输尿管软镜主要为国外品牌,主要的生产商有 Olympus(日本)、Karl Stortz(美国)、Richard Wolf(德国)。随着我国技术的发展,国内已有多家公司进行输尿管软镜及相关产品的研发和生产,也出现了自主生产的一次性使用软镜及孙氏镜等相关优良器械。孙氏镜全称是末端可弯半硬输尿管镜,其镜体纤细、视野清晰,具有强大双向弯曲能力,不仅兼具硬性和软性输尿管镜的功能,而且操作简便、安全实用,可以"软硬兼施""一镜到底"。其优势在于手术时无须先置入软性输尿管镜外鞘,完全采用硬性镜的插入、进镜方式,节省了手术时间;孙氏镜独具特色的同轴转向能力、独立的出水通道,使其对肾结石的处理比普通软性输尿管镜更具优势。孙氏镜不足之处为镜体较一般输尿管镜长,需要较大的等离子消毒炉进行消毒;在处理大体积肾下盏结石时,要注意避免镜体过度弯曲,否则极易损坏镜体。

目前输尿管软镜可分为光学纤维软镜及电子软镜两大类。光学纤维软镜的使用较为普遍,电子软镜虽价格昂贵,由于其存在高图像质量等优势,得到使用者的青睐。

光学纤维软镜,可分为单通道纤维软镜、双通道纤维软镜、组合式纤维软镜。单通道纤维软镜是目前临床应用最广泛的输尿管软镜。双通道软镜在软镜的镜体内设计两个操作通道,在某些特殊的情况下,双通道软镜展示出一定的操作上的优势。例如,在其操作时,可以经一个通道置入套石篮套住结石,而另一个通道置入激光光纤维进行碎石,这样

可解决激光碎石过程中结石不断跳动导致碎石困难的问题,或者在使用双通道软镜时经一个通道进行碎石等操作、经另一个通道进行连续灌流,此时的液体灌流量和速度相较单通道高,能更好地保持视野的清晰。组合式软镜是由德国 Poly Diagnost GrnbH 公司设计并生产了 POLY 组合式纤维输尿管软镜,该软镜将镜身外鞘、转向操作部分等最容易损坏的部分,制成单侧有效弯曲的一次性内镜导管系统,从而减少了输尿管软镜器械的损耗。另一方面其组合式设计,可以任意自由地选择一次性内镜套管的长度,如在经皮肾镜手术后,可使用较短的 POLY 窥镜套管对各肾盏和处理硬镜难以到达的肾盏内残留结石。电子软镜的工作原理是将冷光源经窥镜的导光纤维将光导入被检查者体内,对所检查或手术部位照明后,通过镜身前端的由集成电路片组成的微型图像传感器接受体腔内各脏器组织表面反射的光线,将光量子转变成电荷载流子进行光电转换,并积分储存,收集在陈列的存储单元中,把图像的光信息转变成电信号,再通过电缆传输图像信号。图像信号再经过视频处理中心,对图像还原并进行加工处理,然后通过显示屏进行显示和采集储存,提高了获取图像的质量,克服了光纤使用过程中容易损坏的缺点。

普通输尿管软镜主要由可弯曲的导入鞘、带转向控制旋钮的手柄、目镜、导光纤维束、图像传导纤维束、工作通道及相应接头等几部分组成。

(一)上尿路结石输尿管软镜钬激光碎石术

目前输尿管软镜的使用主要用于泌尿系结石的治疗。与其他外科手术一样,输尿管软镜碎石术的适应证不是一成不变的,随着术者经验的增加、器械的改进、患者的意愿,以及可选择的治疗方案的变化,都可能导致适应证的变化。

1. 适应证

(1)绝对适应证:①ESWL 定位困难、X线阴性等的肾盂、肾上极或肾中极结石(<2cm);②肾下极或 ESWL 术后残留肾下盏<2cm 结石;③<1.5cm 坚硬结石,不利于 ESWL 治疗者。

(2)相对适应证:①肾解剖异常,包括马蹄肾、异位肾等解剖结构异常的肾脏结石,合并肾盂旁囊肿的肾结石(<2cm)等;②特殊体质患者,包括极度肥胖、严重脊柱畸形,孕妇等;③孤立肾结石;④肾结石 PCNL 与输尿管软镜联合治疗。

2. 禁忌证

(1)绝对禁忌证:①不能控制的全身出血性疾病;②严重的心肺功能不全,无法耐受手术;③未控制的泌尿系感染;④严重的尿道狭窄,腔道内镜无法通过;⑤髋关节严重畸形影响手术体位者。

(2)相对禁忌证:①严重肉眼血尿;②输尿管口径较细或输尿管狭窄;③下盏结石且漏斗部夹角<30°,盏颈长度>2.5cm,盏口宽度<5mm。

3. 术前准备

(1)术前检查:①常规检查,血常规、肝肾功能、凝血功能、尿常规、尿培养和药敏试验、胸片、心电图;②如果是血尿待查或集合系统占位病变,增加泌尿系肿瘤病因学检查,如尿红细胞位相、尿液脱落细胞学检查等;③选用以下一项检查显示泌尿系统疾病情况及集合系统的分布情况,如静脉肾盂造影、逆行肾盂造影、CT 三维重建尿路血管显像技术、核磁共振成像检查等。

(2)心理评估和谈话:患者手术前大多存在各种思想顾虑,或恐惧、激动、焦虑等。术前需重新评估心理及完善术前心理准备。术前谈话包括患者目前的诊断治疗情况,各器官功能储备情况,手术治疗的必要性,手术方式选择的根据,术中和术后并发症出现情况,准备采取怎样的措施预防和减少并发症的出现,术后疗效的预评估、该次住院费用的预计、了解患者对手术效果的预期。

（3）手术风险评估：通过美国麻醉医师学会推荐的身体状况评估表评估手术风险，减少围手术期危及生命的严重并发症的发生。

（4）抗生素的使用：术前抗生素的使用分为治疗性用药和预防性用药两种。术前合并泌尿道感染者采用治疗性用药，术前无合并泌尿道感染者采用预防性用药。

（5）全身营养状况的改善：必须在术前积极纠正患者的营养不良，以保证术后身体顺利康复。

（6）输尿管条件准备：目前国内外暂无统一共识。国内大多数专家主张提前放置支架管行输尿管被动扩张2周能使输尿管软镜鞘置入成功率大大提高，提高结石清除率。

4. 麻醉与体位

（1）麻醉：一般使用喉罩全麻，肺功能不适宜全麻者可使用高位硬膜外麻醉。

（2）手术体位：可选择截石位、改良截石位、侧卧位、Trendelenburg 头低足高位、Galdakao-modified supine Valdivia（GMSV）体位和分腿俯卧位。

5. 手术操作步骤

（1）施行标准的输尿管软镜操作前，均须行膀胱镜检查和输尿管镜检查（具体操作步骤详见膀胱镜检查及输尿管镜检查章节），有助于了解和清除尿道、膀胱和输尿管的病变，了解输尿管的走行和扭曲情况，同时起到输尿管扩张作用，并放置好导丝，使下一步软镜操作更简便易行。

（2）输尿管软镜的进镜，包括经输尿管通道鞘进镜法和导丝引导下直接进镜法两种。无论采用何种方式进镜，均须先放置导丝。而关于置入导丝方面，国外学者主张置入双导丝（一根为导引导丝，另一根为安全导丝）；而我国学者鉴于手术操作影响等因素，通常留置一根导丝。相较于直接进镜法，通道鞘的置入，有助于灌注液及时排出，保持视野清晰，减低肾盂内压，缩短手术时间，可减少镜体轴线旋转动作阻力，减少镜体反复进出引

起输尿管黏膜损伤和因进镜困难造成输尿管软镜损伤可能。输尿管通道鞘有多种型号和规格。选择通道鞘直径根据输尿管的宽窄及使用输尿管软镜的粗细而定。选择通道鞘长度须根据患者的高矮、输尿管的长度等而定。男性患者通常选择长度为 45cm 输尿管通道鞘，女性患者通常选择长度为 36cm 的通道鞘。另在条件允许的情况下，推荐在 C 形臂 X 线监测下放置输尿管通道鞘，最大限度避免术中输尿管及肾的损伤。

①导丝引导下直接进镜法：术前仔细分析患者静脉肾盂造影或逆行造影片，充分了解患侧输尿管走行、梗阻部位及程度，以便术中调节镜身位置及弯曲度。在输尿管硬镜的直视下，留置导丝于患侧输尿管内，输尿管软镜沿着工作导丝，从尿道置镜入膀胱，然后至患侧输尿管开口，加大灌注流量压力，术者左手握住输尿管软镜镜体部分进入，右手控制操作杆调节方向，保持视野清晰，沿着导丝轻柔、缓慢推进至肾盂。

②经输尿管通道鞘进镜法：在输尿管硬镜的直视下，留置导丝于患侧输尿管内，沿着导丝留置输尿管扩张鞘，从而形成一个从尿道外口至输尿管的通道，软镜直接可以通过通道鞘进入输尿管上段或肾盂。

（3）术中定位，包括软镜下直接寻找目标肾盏和 C 形臂 X 线监视下寻找目标肾盏两种方式，如条件允许情况下，推荐两种方法结合进行目标肾盏的寻找。

（4）碎石操作及取石操作，将输尿管软镜直接或通过通道鞘直接到达目标结石位置，进行激光碎石。输尿管软镜因通道小只能置入 200μm 的激光光纤进行碎石。若输尿管结石原位难以碎石，可将结石推入肾盂再行碎石。激光碎石时的功率和碎石模式需结合结石大小和硬度等情况来选择。密度比较低的结石可选用粉末化碎石模式；结石负荷大、密度高的结石可选择碎片化的碎石模式，以缩短手术操作时间。经钬激光击碎结石后，

较大的结石使用套石网篮取出。现在有厂家研发出负压吸引输尿管软镜鞘,碎石同时吸出碎石的粉末到收集瓶。术后结石标本送结石成分分析。

(5)碎石取石结束后,放置导丝,在导丝引导下留置输尿管支架管。放置导丝有三种方式:①通过输尿管硬镜放置斑马导丝;②软镜直视下放置导丝;③退出软镜后,直接通过通道鞘放置导丝。

6. 术中注意要点

(1)如遇到输尿管狭窄、输尿管通道鞘难以置入等情况,不宜盲目用力,必要时可行输尿管球囊扩张术;或留置输尿管双J管2周,再行二期手术。

(2)置入光纤时,输尿管软镜前端须缩回到输尿管鞘内,保持输尿管软镜的弯曲角度为0度,避免输尿管软镜损伤;进行碎石操作时,光纤顶端需外伸,一般建议超出输尿管软镜2～3mm。

(3)灌注压力在保证视野清晰的同时,要防止结石反流及肾盂内高压,一般灌注压力不高于200～300mmHg。

(4)控制手术操作时间,一般建议不超过90分钟。

7. 并发症的防治

(1)输尿管损伤:包括输尿管假道形成、输尿管穿孔、输尿管黏膜袖状剥离、输尿管撕脱等。为了避免输尿管损伤,插管、插入通道鞘、入镜动作要轻柔,遇到阻力时,不要强力推进;熟悉输尿管的走行特点;套石网篮取结石时,避免套取过大的结石。输尿管假道形成的处理:找到损伤处上方的输尿管腔,越过损伤处留置输尿管双J管即可;输尿管穿孔的处理,若孔径较小且手术时间短可继续完成手术,术后越过穿孔处留置输尿管双J管;若穿孔较大,中止手术及放置输尿管双J管,若无法放置输尿管双J管,改开放手术处理;输尿管黏膜袖状剥离的处理,避免继续入镜,留置输尿管双J管引流;输尿管撕脱的处理,

中止手术,改开放手术处理(同输尿管硬镜损伤处理)。

(2)疼痛:术后疼痛可能与输尿管双J管刺激、尿外渗有关,可予解痉、镇痛等处理。

(3)出血:术后常为淡红色血尿,少数发展成血块堵塞输尿管和膀胱等严重情况或出现肾周血肿,通常无须特殊处理,但对于出血量较大难以保守处理者,可通过选择性动脉造影和栓塞术或开放手术解决。

(4)感染:术后可出现发热、畏寒等症状,甚至尿源性脓毒症,可能的原因有术前感染控制不佳、术中肾盂内压过高、手术时间过长等原因。预防措施:术前控制好尿路感染、术中保持低压灌注、尽量缩短手术时间等。

(5)输尿管狭窄:发生的原因有术中输尿管损伤、手术时间过长导致输尿管缺血损害、结石嵌顿后炎性肉芽增生、激光碎石导致的热损伤等。治疗方式首选腔内治疗,包括输尿管球囊扩张术、输尿管内切开术等。若腔内治疗失败,可选行腹腔镜手术及开放手术治疗。

(二)输尿管软镜肾盂检查活检术

肾盂肿瘤是发生在肾盂或肾盏上皮的一种肿瘤,多数为尿路上皮源性。以往,肾盂肿瘤的诊断主要依赖于静脉肾盂造影或CT尿路造影(CTU)中肾集合系统充盈缺损的特征,但上述诊断只能获得间接影像学依据;而尿脱落细胞检测虽可获得细胞学结果,但其阳性率低。目前,随着输尿管软镜技术的发展,输尿管软镜已成为诊断和治疗尿路上皮疾病的重要工具。国内外泌尿外科指南对于输尿管软镜肾盂活检术的适应证尚无明确规定。国内专家总结后提出以下几点适应证:①特发性肉眼血尿或镜下肉眼血尿;②肾盂肾盏的占位性病变的组织活检;③肾盂肿瘤患者术后复查。

输尿管软镜肾盂检查活检术绝对禁忌证和相对禁忌证与输尿管软镜碎石术基本相同。

术前准备、体位及入镜等操作同输尿管软镜碎石术相同,术中发现病灶后,使用软镜活检钳钳取部分组织送病理。

(三)输尿管软镜肾盂肿瘤切除术

1. 适应证

(1)绝对适应证:①一般情况较差,无法耐受肾盂癌根治手术的患者;②孤立肾肾盂尿路上皮癌或肾功能严重不全,无法行一侧肾切除的患者;③双侧发病的肾盂尿路上皮癌患者。

(2)相对适应证:①患者可接受术后高复发率并能承受相应治疗;②单发病灶,<1cm;③病理活检提示低级别尿路上皮癌、影像检查提示黏膜浅表生长,无浸润性表现。

2. 禁忌证　与输尿管软镜碎石术基本相同。

3. 注意事项　鉴于输尿管软镜肾盂肿瘤切除术治疗肾盂癌的复发率高,术前必须严格把握适应证,术后密切复查。输尿管软镜肾盂肿瘤切除术,术前准备及入镜等操作与输尿管软镜碎石术相同,术中发现病灶后,使用活检钳等器械行组织活检,后行钬激光烧蚀切除,术中使用不同激发功率的钬激光输出,避免肾盂穿孔,术后留置输尿管支架管。

(四)输尿管软镜肾盂旁囊肿内切开术

肾囊性疾病是肾出现囊性病变为特征的一大类疾病,主要有单纯性肾囊肿、肾盂旁囊肿、肾盂源性囊肿、常染色体显性遗传多囊肾等,肾盂旁囊肿是肾囊肿中较为特殊的一种,发生率为 1%～3%,解剖上毗邻肾门结构和肾盂,易引起集合系统或肾蒂血管的压迫症状。目前,肾盂旁囊肿的首选治疗方式为腹腔镜下肾囊肿去顶。随着微创技术及器械的改进,输尿管软镜内切开引流术治疗肾盂旁囊肿越来越受到关注,其具有安全、手术时间短、创伤小、术后恢复快等优点。

1. 适应证　囊肿较大,局部压迫肾盂肾盏出现临床症状者。

2. 禁忌证　与输尿管软镜碎石术基本相同。

3. 麻醉与体位　选用插管全麻或喉罩全麻。先行健侧卧位,局麻下在 B 超定位下抽取少量囊液后再注入等量亚甲蓝到腔内,以便术中定位。后改截石位,行输尿管软镜检查术。

4. 手术要点　先行输尿管软镜检查术,术中可见囊肿部位黏膜薄、半透明、乏血管、淡蓝色凸起的位置即为目标囊壁。确定目标囊肿壁后,使用钬激光自囊肿中心切开引流,开窗直径应在避免出血等情况下尽量开大,使得囊肿与肾盂充分相通,术后留着输尿管支架管于囊肿腔内,留置 1～3 个月拔除。

(刘伟涛　卢建棠)

三、负压组合式输尿管镜在上尿路结石的应用

近年来新出现的负压组合式输尿管镜(硕通镜)是一种经自然腔道可同时处理肾结石和输尿管结石的硬性内镜,其由标准镜硬性输尿管通道鞘、标准镜、碎石镜,以及硕通灌注吸引器等部件组成;具有创伤小、结石清除率高、并发症少、住院时间短等优点。

1. 适应证　输尿管上段结石(>10mm或者结石停留超过 2 个月)或者 2cm 以内的肾结石(包括体外冲击波碎石定位困难、X 线阴性肾结石;极度肥胖,PCN 建立通道困难者;结石坚硬、不利于体外冲击波碎石者;合并肾盂旁囊肿的肾结石),部分 2～3cm 肾结石常需要结合输尿管软镜碎石。

2. 禁忌证　①不能控制的全身出血性疾病;②严重心肺功能不全,无法耐受手术;③未能控制的泌尿系统感染;④严重尿道、输尿管狭窄,腔内手术无法解决;⑤严重脊柱畸形、髋关节畸形、截石位困难。

3. 器械及设备　硕通镜包括标准镜(7.5/11.5F)、碎石镜(4.5/6.5F)、硬性输尿管通道鞘(11.5/13.5F)、硕通灌注吸引器、

钬激光机。

4. 麻醉　输尿管结石麻醉一般选择腰硬联合麻醉,合并肾结石选择插管全麻或者喉罩全麻。

5. 手术步骤　将标准镜(7.5/11.5F)与硬性输尿管通道鞘(11.5/13.5F)组合后经尿道置入膀胱内,沿斑马导丝或者 3F 号输尿管导管在直视下逆行上镜至输尿管上段或者肾盂口,轻微摆动镜体寻找结石,找到结石后关闭进水阀门并固定硬性输尿管通道鞘,松开标准镜并将其回缩至镜鞘内,直视下推进镜鞘抵近结石。退出标准镜,在镜鞘末端连接负压吸引器及硕通灌注吸引器。更换碎石镜(4.5/6.5F),经负压吸引器操作孔缓慢地插入硬性输尿管鞘内。使用钬激光机配合 $200\mu m$ 激光光纤,将结石逐渐击碎成碎块或粉末状并随水流吸出体外。术中通过镜鞘末端的负压微调旋钮调节肾集合系统的充盈度,充分暴露结石。如要进一步处理肾内结石,需要更换输尿管软镜(6/8.8F),经硬性输尿管通道鞘进入肾内,检查肾内是否有残留结石。如发现残留少量小结石,可直接使用钬激光将结石粉碎并随水流吸出体外,对于较大结石则使用套石网篮将其套取移动至肾盂合适位置后,更换碎石镜将结石粉碎并随水流吸出体外。使用输尿管软镜检查肾内无残石后,更换标准镜在直视下退出镜鞘,同时观察输尿管有无结石碎片、肾盂输尿管损伤情况并留置斑马导丝。最后,沿导丝留置 5F 双 J 管,留置导尿管。

6. 术中注意事项　遇到输尿管扭曲或狭窄时,可利用导丝、导管引导或镜身本身挤压等技巧来完成,直至到达肾盂或目标部位。如进镜较困难,不可强行进镜,可留置双 J 管,择期手术治疗,一方面可减少输尿管的损伤,另一方面可减少出血的发生。同时,要运用左手调节负压吸引器上的旋钮控制负压大小,负压过大可能导致输尿管黏膜及息肉的吸引牵拉,影响手术,负压过小可能达不到清石的效果。

7. 并发症及防治　术后并发症主要包括感染、输尿管损伤等。手术时间越长,并发症也逐渐增多,建议将手术时间控制在 90 分钟内;术中术后监测生命体征及感染指标;输尿管损伤主要出现于留置通道鞘,术后应及时留置输尿管支架管。

(吴振权)

第三节　经皮肾镜手术

1976 年,Femstrom 和 Johannson 首先应用肾镜经皮穿刺进行肾盂结石取石获得成功。这是泌尿系内镜技术在上泌尿道进行检查、诊断和治疗的重大发展,有力地推动了微创泌尿外科学的发展。经皮肾镜取石术(percutaneous nephrolithotomy,PCNL)是通过建立从皮肤到肾集合系统的手术通道,放置内镜进入肾集合系统和输尿管,对肾、输尿管内结石进行碎石和取石的一种手术方法。近年来随着医疗器械的不断发展完善、临床实践和经验的不断积累和丰富、科学技术的不断进步等,为经皮肾镜手术的广泛开展,打下了坚实基础,彻底改变了传统开放手术的外科治疗方式;其与体外冲击波碎石术和输尿管镜术共同组成了上尿路结石的现代泌尿微创外科的治疗方法。

一、适应证

1. 上尿路结石的治疗

(1)多发性肾结石或铸形肾结石。

(2)>2cm 的上尿路结石。

(3)开放手术后的复发性肾结石。

(4)解剖结构异常,如合并马蹄肾、融合肾、肾盏憩室等。

（5）孤立肾，肾结石功能性或解剖性孤立肾、移植肾等肾结石。

2. 肾脓肿治疗。

3. 单侧不明原因输尿管以上部位血尿的诊断与治疗。

4. 肾盂肿瘤、肾盂肾炎等疾病的诊断和治疗。

5. 肾盂及输尿管上段异物的检查及处理。

6. UPJ 及输尿管上段狭窄梗阻的诊断和治疗。

7. 各种梗阻性及不明原因的肾积水。

二、禁忌证

1. 绝对禁忌证

（1）未纠正的全身性出血性疾病。

（2）严重心脏疾病和肺功能不全，不能耐受手术者。

（3）肾结石合并同侧恶性肿瘤，对侧肾功能正常者。

（4）合并急性肾内或肾周感染。

（5）未纠正的重度糖尿病和高血压者。

2. 相对禁忌证

（1）儿童肾或输尿管上段结石，体外冲击波碎石术失败者。

（2）妊娠合并肾结石或输尿管上段结石，非手术治疗或留置双 J 管失败者。

（3）正在接受抗凝治疗的患者。

（4）极度肥胖、严重脊柱后凸畸形者。

（5）功能性或解剖性孤立肾肾结石合并同侧肾肿瘤者。

三、术前准备

1. 术前检查　术前根据条件，可完善 X 线、B 超、CT、MRI、放射性核素扫描 ECT，以及实验室检查，明确诊断和了解患者的脏器功能情况。

（1）B 超：B 超适用于 X 线检查不够明确的阴性结石；重度肾功能不全或对静脉造影

剂过敏，不能行静脉肾盂造影检查的患者。可检查明确肾输尿管结石大小、数目、部位，还可测定肾实质厚度及积水情况。彩色超声还可测定阻力指数，反映慢性肾功能损害程度，为术侧手术方案制订及术后功能恢复评估提高重要依据。

（2）X 线：腹部平片 KUB 初步评估肾及输尿管阳性结石大小、形态、数目、位置（特别是与第 11、12 肋的关系）。静脉肾盂造影 IVP 能了解双肾功能、集合系统结构形态与结石的关系，有助于术前选择经皮肾穿刺最佳径路。逆行尿路造影 REP 适用于肾功能较差、静脉注射碘剂过敏者、静脉肾盂造影未能满意显影，以及阴性结石等。

（3）CT：有助于发现微小结石及阴性结石的检出；可对结石进行成分分析。可明确显示肾解剖及肾与周围组织之间关系，特别是发现异常的解剖，如异位血管、肾后结肠、巨脾等。对脊柱畸形、移植肾、异位肾，CT 是经皮肾通道设计的常规检查。术后准确判断残余结石在肾内的位置和大小。

（4）MR：泌尿系结石在磁共振上均显示低信号，但 MRU 对诊断尿路梗阻扩张很有效，尤其是对肾功能损害、造影剂过敏、禁忌 X 线检查者，也适合于孕妇及儿童。

（5）放射性核素扫描 ECT：评估双侧各肾功能，追踪观察尿道通畅情况和肾功能的变化；了解病变侧肾功能受损情况。

（6）实验室检查：术前还必须进行心肺功能评估，检查肝肾功能检查，血、尿常规、尿培养，以及出凝血时间检查、甲状旁腺素等。

2. 患者准备

（1）心理准备：术前应将手术的必要性告知患者，并让患者了解手术过程、术后可能出现的情况、术后应如何配合治疗，以及如何休养才能尽快恢复等知识。消除患者的恐惧心理，稳定患者的情绪，使患者术前能得到充分休息，提高对手术的耐受程度。

（2）术前适应性锻炼：经皮肾镜取石术以

俯卧位最常用,采用俯卧位手术时,患者心脏和肺部受压迫,可能导致循环和呼吸不畅,术前适应性锻炼很有必要;特别是肥胖患者及有慢性心肺疾患的患者,术前 3 天应进行适应性俯卧位锻炼。

3. 使用抗生素　术前抗生素的使用分为治疗性用药和预防性用药。治疗性用药的原则如下。①凡术前诊断泌尿系感染的及早使用抗生素。②选择敏感药物,在细菌培养结果出来前,根据本地区和本院细菌敏感情况经验性用药。③应尽早给予足够剂量抗生素,合理制订方案,保证治疗力度。④经上述积极抗感染后,感染仍然不能控制时,应尽早行肾造口引流,解除梗阻。

4. 器械准备　包括穿刺针、导丝、扩张器、肾镜或输尿管镜、气压弹道碎石机、超声碎石器、钬激光、取石钳、腔内灌注装置及引流管等;以及 C 形臂 X 线机或 B 超。

四、麻醉与体位

1. 俯卧位　患者俯卧,两臂屈曲放于头的两侧,两腿伸直,髋部及踝部各放一软枕,头偏向一侧。患者肾区腹侧可垫一软垫,以相对固定肾,并缩短肾与皮肤的距离。俯卧位一般选用气管插管全麻,有少数学者选择局麻。

(1)俯卧位的优点:①可提供后盏穿刺的宽阔区域。②便于沿着无血管的 Brodel 切线穿刺。③较大的器械操作空间。④易于建立肾上极径路。⑤易于进入肾盂,处理移动的结石。⑥术中应用 C 形臂 X 线机可垂直透视,便于定位穿刺。⑦穿刺的径线较经平卧位和侧卧位短而直。

(2)俯卧位的缺点:①需常规先截石位,患者逆行置入输尿管导管,以注入造影剂或无菌生理盐水帮助穿刺定位。后将截石位转俯卧位,在体外改变过程中,尤其当患者肥胖、全麻不能配合时,对医护人员的体力是个考验。②俯卧位下,腹腔压力将持续升高,致

膈肌运动受限;胸廓运动也受限,造成肺功能性残气量、呼气末肺容量以及总肺容量下降。下腔静脉与髂静脉受压,导致静脉回流与心脏前负荷的降低等。

2. 侧卧位　垫高腰桥,健侧卧位,患侧朝上,头及下肢适当放低,以扩大下位肋骨和髂嵴间距离,便于暴露。健侧髋关节和膝关节屈曲,患侧下肢伸直,双下肢间垫软垫,固定骨盆以免滑动。侧卧位一般选用气管插管全麻或硬膜外麻醉。

(1)侧卧位优点:体位类似开放肾结石手术位,为泌尿外科医师熟悉;适合肥胖患者及严重脊柱后突患者。

(2)俯卧位的缺点:不便术中透视;操作通道与水平面夹角较大,术中结石不易冲出;扩张通道时肾活动度较大,通道建立困难。

3. 斜仰卧位(骑马射箭体位)　为仰卧位的改良体位,患者中部背侧卧位,臀部及腰部垫于充满空气的 3L 血浆袋,同侧下肢伸展,对侧下肢弯曲 90°。斜仰卧位一般选用气管插管全麻。斜仰卧位的优点是可缩短手术时间,内镜和外科设备的移动空间更大;可同时施行经尿道及经皮肾通道双镜联合操作,无须转换体位。

4. 分腿俯卧位　患者俯卧,生殖器位于手术床底部,双脚置于脚垫上并外展向上成 45°。分腿俯卧位一般选用气管插管全麻。该术式亦可同时操作肾镜及输尿管软硬镜,无须转换体位。

五、穿刺点的选择

目前临床上所使用的多为硬性肾镜或输尿管镜,皮肾通道的设计必须径线直,距离应当最短,皮肤穿刺点应在腋后线附近,肥胖患者因升、降结肠向腹侧移位,皮肤穿刺点应再向外侧移动。经第 12 肋缘下穿刺可避免损伤胸膜,如肾位置较高时,也可取经肋间穿刺途径。理想的皮肾穿刺通道应是从身体的后外侧进入,经肾皮质进入后外侧肾盏冠状部,

再进入肾盂中,这样可避免损伤肾盂周围的大血管,而穿刺通道肾实质部分,起到固定肾造瘘管和密封作用,避免液体外渗至肾周围间隙。

1. 肾下极入路　肾下极漏斗部缺乏肾段或叶间动脉,穿刺肾下极后组盏,建立的通路可到达肾盂、肾上极靠内侧肾盏、夹角较大的肾中组盏及其他肾下盏,但难以进入输尿管上段、肾上极靠外侧肾盏、夹角较小的肾中组盏及其他肾下盏。在碎石取石过程中,若结石移位输尿管上段,易造成术后结石残留,且术中留置导丝及放置双J管存在困难。标准经皮肾镜取石术常用该入路。

2. 肾中极入路　肾中极漏斗部周围血管变异较大,临床中该部位穿刺段间或叶间动脉损伤概率大约23%。穿刺肾中极后组盏,建立的通路可到达肾盂、肾盂输尿管连接处、近段输尿管、夹角较大的肾上盏、中盏及下盏,但难以进入夹角较小的肾上盏、中盏及下盏。微通道经皮肾镜取石术常用该入路。

3. 肾上极入路　具有开阔术野,可节省手术时间及取得较高的结石清除率,但容易损伤胸膜及肺,目前只是选择性使用。为了实现肾上极穹部穿刺同时避免损伤胸膜,选择第12肋上入路时,穿刺点接近肩胛下角线,竖脊肌的外侧缘;选择第11肋上入路时,穿刺点接近腋后线。

六、穿刺定位设备的选择

绝大多数经皮肾结石手术使用C型臂X线机或B超定位。CT作为引导系统可为复杂结石或解剖异常的患者提供清晰三维图像,特别是对合并有脾大、腹部手术史、肾手术史及肥胖体形者,CT作引导是必要和安全的。近年来部分学者提出输尿管软镜引导下经皮肾穿刺术及腹腔镜下经皮肾镜穿刺术。

1. 超声定位　经皮肾镜取石术中采用B超辅助定位,利用超声能够以实时成像较

好地显示肾、肾结石的位置、积液的肾盏肾盂和肾周脏器;多普勒超声亦可显示穿刺径线上肾血流信号,避免损伤肾段间或叶间动脉。穿刺针经由肾盏穹穿刺进入肾盏,避免经过肾柱部位再进入肾盏。初学者,可使用带穿刺架的穿刺探头,穿刺过程中可经超声探头清楚观察穿刺针的穿刺径线和显示针尖进入到目标肾盏或穿刺到结石表面。

(1)作者的临床实践经验:当拟穿刺的目标盏被结石占满空间,无积液时,此时可直接将结石作为穿刺目标。当后组肾盏无结石及积液时,可经逆行置入的输尿管导管注水,造成一定程度的人工肾积水,便于穿刺及留置导丝。若逆行注水也不能有效扩张肾盏,可选择B超影像下肾实质较薄的部位穿刺。B超辅助定位进行多通道取石时,建立通道工作鞘会影响其后进行的定位及穿刺;建议最好先将多个拟穿刺的肾盏由超声定位下进行穿刺并留置导丝,同时固定好导丝,利于必要时进一步扩张建立通道。

(2)超声定位的优点:①没有射线伤害;②清晰显示X线透视下无法显示的肾实质厚度、肾实质内囊肿,穿刺径线肾血流图;③可测量皮肤至目标肾盏的距离;④了解肾周情况;⑤全程实时观察穿刺情况。

(3)超声定位的缺点:①操作者技术水平对显示肾及其病变情况影响大,相对学习曲线长。②很难判断肾内情况,如肾盏颈长短、宽窄,各盏间及与肾盂角度关系;手术通路设计更需要借助术前相关的影像学检查。③不能实时观察筋膜扩张器进入的深度和位置,在扩张通道时,将肾脏推离皮肤侧,其扩张的深度较穿刺针进入肾脏时测量的刻度更深;同时扩张通道时遵循"宁浅勿深"的原则,致使部分扩张鞘未能进入目标盏。④建立多通道取石时,由于超声探头需要接触人体表面才能辅助定位,先前建立的经皮肾通道和工作鞘可能会影响之后穿刺点的选择。⑤若扩张时,导丝脱落,通道迷失,因手术操作过程

中肾周会有部分液体渗出及肾周积气,会影响到再次 B 超定位穿刺;且肾内出血及血块也会影响超声影像,术中难以判断结石残留情况。

2. X 线定位

(1)优点:X 线透视引导下经皮肾镜穿刺是最基础的穿刺定位方式,其操作简单、直观;X 线机联合造影剂,定位清晰,很适合初学者操作,易于推广开展。透视下主要有两个方法获得经皮肾穿刺的通路,从而保证经肾盏穹部入路:靶心(牛眼征)定位技术和三角测量技术。这两个技术都需要一个靶目标,靶目标可以是不透 X 线的结石,也可以是通过逆行置管行逆行造影显示的肾集合系统。在有条件的情况下,亦可以用 22G 针穿刺到肾盂,直接注入造影剂来定位。

(2)缺点:无法观察周围结构;需要膀胱镜和输尿管镜逆行插管,术中注入造影剂协助观察目标肾盏;长期接触放射线对人体有一定影响,临床应遵循使用 X 线的辐射剂量最低化原则。

3. CT 定位 CT 引导下的经皮肾镜通道建立需在介入 CT 室采用实时 CT 或 CT 机 X 线透视下完成。CT 引导下建立经皮肾通道后,还可及时评估有无并发症。其适应证主要包括解剖异常(如脊柱裂)、病态肥胖、内脏解剖异常(肾后结肠或肾后脾)、异常的尿路解剖(尿路改道)、肾解剖异常(多囊肾、肾血管平滑肌脂肪瘤)、异位肾和移植肾、使用标准的 X 线透视或超声定位失败者。

七、通道选择

目前国际上对通道的分类没有统一的认识,一般认为≥24F 为标准通道,16~22F 为微通道,≤14F 为超微通道。

1. 标准 PCNL 传统的经皮肾取石术是根据结石的大小决定通道直径,一般认为≥24F 为标准通道,通过肾镜适合各种碎石工具,同时利用套石网篮、硬性或可曲性鳄嘴

钳取石。其具有手术时间短、结石清除率高、术后感染率低的优势;但其对肾创伤大,易增加肾盏撕裂、出血、尿外渗风险,且术后康复速度较慢;标准肾镜摆动幅度相对有限,粗大的肾镜往往无法进入狭小的肾盏和细长的输尿管,应用范围受到限制。

2. mPCNL 微创经皮肾取石术是在原经皮肾镜取石术基础上提出来的,随着操作技术不断熟练,碎石器械改进,如气压弹道碎石和钬激光的应用,使碎石变得较为简单。有学者提出,微创经皮肾取石术建立扩张通道一般为 14~16F,不超过 18F;它的优点是扩张通道小,损伤及出血的风险降低。以输尿管镜或微创肾镜替代标准肾镜,用气压弹道和钬激光碎石,高压灌注冲洗及多通道冲洗,加快取石速度;术后放置肾造口管,并提出可进行多期取石术,即在第一次穿刺建立通道后,未取尽结石者,术后 1 周可经原肾造口通道置入导丝,稍作扩张后放入工作鞘,进行二期取石术。

3. SMP 2014 年曾国华教授发明了超微经皮肾镜取石术系统,灌注液通过“Y”形负压吸引手柄的灌水口进入,经过直鞘的中空鞘壁,通过末端的侧孔进入肾集合系统;击碎的结石和集合系统的灌注液通过直鞘的中心通道,通过“Y”形负压吸引手柄的负压吸引通道进入结石收集瓶内。

SMP 的主要特点:①创造了灌注负压吸引鞘,经过通道鞘壁进行灌注,解决了超细肾镜工作通道直径小、灌注不足导致视野不清的问题;②肾镜的工作通道可以使用 550μm 激光纤维等较粗的碎石工具,提高工作效率;③碎石经过通道鞘负压吸出,可以降低肾盂内压,加快取石的速度。

八、经皮肾镜术步骤

1. 建立经皮肤至肾的通道

(1)体位:多数为俯卧斜位,不能行俯卧位者,可用仰卧斜位,患侧肾提高离开手术台

面,体质差或多次手术者,CT 引导经皮肾造口术,尤其适用于该体位。

(2)穿刺定位:穿刺前经膀胱逆行插入输尿管导管造影以帮助定位;经输尿管导管注入生理盐水,人为造成肾积水、肾盂肾盏扩张,使穿刺变得更加容易。在 X 线透视下肾盂肾盏显影,对选择合适的肾盂肾盏穿刺较为有利,但受条件限制;采用 B 超引导穿刺扩张积水的集合系统则无须造影;如用 CT 引导穿刺,可直接穿刺进入集合系统而无须术中造影。

(3)穿刺针:穿刺时可选用 G18 PTC 穿刺针,可使直径为 0.035 或 0.038 英寸(1 英寸=2.54cm)的导丝通过穿刺针引导而进入集合系统。J 型头导丝对尿路损伤极微,标准导丝具有涂层,可减少损伤,而亲水性涂层导丝,用于穿越坚硬组织和曲折肾通道更有较大的优点。使用斑马导丝或血管导丝,可精巧地控制导丝通过水肿或狭窄的肾集合系统。

(4)穿刺:当穿刺针由皮肤穿刺点处经皮肤、皮下组织、各层肌肉、肾固有筋膜、肾实质进入合适的肾盏顶部时,可见穿刺针随呼吸上下移动,继续进针,最后进入肾盏或肾盂内时,可见尿液经穿刺针管内流出;肾积液较少患者,可用注射器自穿刺针抽吸肾内积液,予以证实。如已行膀胱逆行插入输尿管导管者,可经输尿管导管注入生理盐水,此现象则更为明显。上述指征不明显者,可通过 B 超观察针尖活动影像,或在 X 线透视下,经穿刺针注入少量造影剂,进一步确定针头在肾集合系统中的位置。穿刺成功后,置入引导导丝,导丝往往易卷曲在最先穿刺的肾盏内,应旋转插入而使其不断改变角度和方向,便于其通过肾盏漏斗部而进入肾盂或输尿管,导丝如能进入输尿管内则固定较为牢固,此时的导丝称为安全导丝。如不能做到这一步,可让导丝尽量在肾盂或肾盏内盘绕,避免在取出穿刺针时导丝随之脱出。

2. 在导丝引导下扩张皮肾通道　在成功建立经皮穿刺通道之后,应对此通道进行扩张,建立一个可供内镜或腔内器械进入的通道,便于进一步的诊治操作。

(1)扩张器械:有多种器械能作为肾造瘘通道的扩张器,常用的有金属扩张器、半硬弹性扩张器和气囊导管扩张器。

①筋膜扩张器:由聚乙烯制成,规格为 8～36F,扩张以 2F 递增。此扩张器较软,通过瘢痕组织时阻力较大,发生扩张器头部屈曲,损伤肾实质,也易引起导丝在肾固有筋膜内扭曲,用时应特别小心。

②Amplatz 扩张器:规格为 10～30F,扩张以 2F 递增。其中空腔内径为 8F,故能套入 8F 血管造影导管,在导丝引导下进行扩张,从而可避免导丝扭曲、失去通道等危险。临床应用较广泛。

③同轴金属递进式扩张器:规格为 8～18F,扩张以 2F 递增。此扩张器按口径大小顺序套入,每次扩张只需推进下一口径扩张即可,而不用取出上一次的扩张器,整套系统类似拉杆天线。因其硬性好,即使最硬的瘢痕组织也能扩张成功,但也易造成肾盂和输尿管上段损伤。

④气囊导管扩张器:气囊位于导管前端,长度 4～10cm,导管长度为 60cm。此管扩张安全,所需时间短,出血少,易于使用,但费用较高,且肾周有瘢痕组织时难于通过。

(2)扩张技术:扩张时最重要的是注意导丝位置,如果导丝进入输尿管,则应尽可能置入输尿管较低位,若导丝不能进入输尿管,应将导丝插入扩张的肾盂内 10～15cm,以免脱落,此为"工作导丝"。还可放置一条"安全导丝",以防止工作导丝意外脱出而失去通道,置入方法是在插入第一条导丝后,用 8F 带鞘扩张导管沿导丝插入至肾盂,第 2 条导丝则沿此鞘插入肾盂,通过输尿管上段向下至膀胱内。

①扩张通道:扩张通道沿"工作导丝"进

行,每次扩张均必须到达肾结合系统,应按扩张器顺序扩张至所需通道管径,在最后的扩张管套入相应的工作外鞘,此时扩张皮肾通道完成。但不论用何种扩张器,扩张器头部不要超过肾盂输尿管移行部,最好在 X 线或 B 超引导下进行,宁浅勿深,防止过深撕裂肾收集系统,引起出血和尿外渗。

②注意事项:扩张经皮肾通道应注意以下几点。a. 切开皮肤时应将浅筋膜一同切开,要使扩张器通过时阻力最小。b. 导丝插入位置应足够深,同时应设置"安全导丝",以免因导丝脱出而失去通道。c. 扩张器每次均应沿同一通道进入肾脏收集系统,避免形成假道;扩张期间,如导丝有扭曲成角或脱出,应及时更换新导丝。d. 每次更换扩张器时,应让助手在靠近皮肤处固定导丝,以免随扩张器一并带出。e. 扩张时应根据通道处组织状况选择不同的扩张器,尽可能使用自己较为熟悉的扩张器。

3. 利用内镜进行诊断和治疗

(1)经皮肾造口术:当经皮肾通道建立后,即可用内镜经通道进行肾和输尿管上段检查治疗,如脓肾经引流并冲洗后放入引流管。单侧不明原因肾输尿管上段血尿,可通过肾镜观察,查找原因。PCN 引流,如持续时间短,且肾内感染不明显者,可用管径较小的导管,例如 8~16F 的"J"形管或蕈型导管,通过导丝或扩张管工作外鞘置入。如需长期引流,则要求放入较大口径的引流管,常用管径为 22~26F 各型引流管,导管尖端最好放在扩张的肾盂内,不可放置在肾盂输尿管移行部或输尿管上段,否则会造成引流不畅。

(2)经皮肾取石术:是指通过经皮肾通道,在肾镜或输尿管镜直视下,借助碎石及取石器械达到去除结石,解除梗阻的一种技术和治疗手段。随着碎石器械的不断发展,结合术中结石的特点,可分别或联合使用 EMS 超声弹道碎石清石系统、气压弹道碎石、钬激光碎石、超声碎石技术;可将结石较快击碎并

清除,同时降低术中术后并发症。

在寻找结石及碎石时,注意镜鞘摆动角度,避免撕裂盏颈。对于多盏结石,必要时建立第二通道碎石或二期手术。取石后常规留置双 J 管及肾造瘘管,利于术后引流,减少术后感染。部分患者寻找肾盂输尿管连接部困难,可经输尿管导管注入亚甲蓝,辅助定位及停留双 J 管。

术后予以心电监护、静脉抗感染、补液及止血对症治疗;复查 BCA 及炎症指标等。术后第一天复查 KUB,了解双 J 管及残留结石情况,若无感染及出血,且无须二次手术,则给予夹闭肾造瘘管;若合并感染,需待感染控制后,再夹闭肾造瘘管;观察 24 小时,若患者无腰痛及发热等感染症状,则予拔除肾造瘘。造瘘口予敷料加压压迫、凡士林纱布填塞瘘口或预留缝线打结。

随着技术的熟练,设备的改进,有部分学者提出在取净结石的前提下进行部分无管化及完全无管化的经皮肾镜取石术。对选择性患者进行无管化 PCNL 效果良好,其优点在于减轻术后疼痛及留置引流管带来的不适,缩短住院时间。

九、并发症的防治

经皮肾镜取石术是一种有创的治疗,主要并发症包括出血、尿源性感染、肾集合系统损伤、邻近器官损伤等。经验缺乏及技术不足与并发症的发生率呈正相关。对经皮肾镜取石术并发症的正确认识,做好围术期观察处理,有助于降低 PCNL 围术期并发症的发生率和死亡率。

1. 出血 出血为经皮肾镜术的常见并发症,包括静脉性肾出血、动脉性肾出血、肾周血肿和肾破裂。可发生在肾穿刺、通道扩张、内镜操作及放置肾造瘘管等过程,也可以在拔除肾造瘘管时,甚至在出院数周后。

(1)静脉性出血:PCNL 出血大多数为静脉性出血。轻者表现为使用灌洗液冲洗时引

出血性液体,停止冲洗时出血停止。重者表现为无论冲洗与否,经穿刺鞘引出深暗红色血性液体。当术中出血导致视野不清而影响操作时,可暂时封闭通道;如果出血停止可继续手术;若出血未能停止,应及时中止手术。经穿刺鞘插入相应口径的造瘘管,夹闭肾造瘘管30~60分钟。若视野不清仍继续操作,不仅引起患者失血增多,而且取石效率低。建议待出血停止后1~2周再进行二期经皮肾镜取石术。

(2)动脉性出血:出现以下几种情况应警惕动脉性肾出血可能。①术后肾造瘘管引流液为鲜红色且进行性加深,或反复堵塞造瘘管;②堵塞或钳夹肾造瘘管后出现患侧腰部剧烈疼痛;③周期性肾出血;④术后膀胱内大量血凝块形成;⑤血流动力学不稳定,如血压进行性下降、脉搏进行性加快、血红蛋白及血红细胞进行性下降,甚至出现出血性休克;⑥拔除肾造瘘管后瘘口渗血不止,经凡士林纱布填塞瘘口无效者;⑦拔除肾造瘘管后血尿持续不退,尿液反复出现血凝块。

其发生可能与以下因素有关:①选择的穿刺点不合适,肾段动脉通常围绕肾盏的漏斗部,若穿刺点接近后组肾盏的漏斗部,可引起肾段动脉的损伤;②操作失当,如穿刺扩张损伤对侧肾实质、肾镜摆动角度过大引起盏颈撕裂、肾盂肾盏穿孔等;③扩张时过于粗暴,撕裂肾组织。

动脉性出血的治疗措施包括气囊导管压迫、镜下激光止血法、选择性肾动脉造影与栓塞、开放手术压迫或缝合止血法、肾切除术等。气囊导管压迫对于流量较小的动脉出血有效,但对高流量的动脉出血无效。镜下激光止血法,对于清晰看见明确出血血管的可选择。如果出血量大,视野不清时,难以找到出血的动脉。故临床上较少应用。选择性肾动脉造影与栓塞是安全、有效、创伤小的方法,不但能显示血管损伤的部位和原因,而且在最大限度保留患肾功能的前提下取得止血

效果,目前是PCNL术后动脉出血的最佳治疗手段。肾切除术适合出血量大,危及生命,又不具备肾动脉造影的时机和条件;此时及早行肾切除,可防止弥散性血管内凝血的发生。

2.感染与脓毒血症

(1)临床特征:PCNL术后脓毒血症,其临床特征表现为全身炎症反应、器官功能障碍、持续性低血压及组织缺氧。全身炎症反应综合征至少符合以下两项标准:①体温>38℃或<36℃;②心率>90次/分钟;③呼吸>20次/分钟或$PaCO_2$<32mmHg;④白细胞计数>$12×10^9$/L或<$4×10^9$/L,或未成熟粒细胞>10%。脓毒性休克是指脓毒症患者尽管进行充分的液体复苏仍存在持续的低血压,需要使用升压药物维持平均动脉压65mmHg以上,血乳酸2mmol/L以上。

(2)原因:引起术后感染及脓毒症的高危因素包括以下因素。①术前因素:尿路感染、感染性结石、尿路梗阻、免疫抑制、糖尿病控制欠佳、高龄患者、女性患者、肾功能不全;②术中因素:肾积脓、手术时间长、结石负荷大、灌注压高;③术后因素:肾造瘘管引流不畅、尿路梗阻未解除。

(3)防治:PCNL术后脓毒血症虽然发生率低,但会严重影响患者的恢复,甚至危及生命。临床中要做到早发现、早诊断、早治疗;改善患者的预后。术后即刻检查BCA、PAT、血乳酸、PCT、IL-6、CRP、内毒素、血气分析、T细胞、肝肾功能、D-二聚体、ANP等;密切监测患者生命体征。如果怀疑脓毒血症,可予碳青霉烯类加强抗感染治疗,待感染好转后,逐步降阶治疗。如果发现严重脓毒血症或脓毒性休克,除了加强抗感染治疗外,应迅速静脉补充大量晶体液体以扩张血容量,必要时予去甲肾上腺素升压维持药物。加强抗感染及抗休克治疗,保持引流通畅,是改善预后的关键。

(4)预防措施:①术前预防性应用抗生

素；②合并尿路感染的患者，术前必须应用敏感抗生素治疗；③结石合并严重感染时，先行经皮肾造瘘引流，待感染控制后行二期取石；④术中控制肾盂内压及手术时间，包括应用较大的穿刺通道，避免长时间高压灌注、采用负压吸引技术或多通道技术；⑤术后及早开放肾造瘘管，保持肾造瘘管及双 J 管引流通畅。

3. **肾集合系统损伤**　多发生在通道扩张或碎石时，发现后应停止操作，避免其进一步扩大，输尿管内放置双 J 管引流，并行肾造口，肾造瘘管必须放置在肾盂或能充分引流的肾盏内。尿外渗少量时可自行吸收；当由于尿外渗出现持续性肠梗阻、发热、呼吸困难时，可在 CT 或 B 超定位穿刺抽液或置管引流。术后加强抗感染，一般 2 周后自行愈合。如肾盂输尿管移行部穿孔损伤严重，甚至撕裂，应小心向输尿管内插入支架管入膀胱，不能插入者，可经膀胱输尿管逆行插管至肾盂，否则术后易引起肾盂输尿管移行部狭窄，必要时应行手术探查。

4. **肾毗邻器官损伤**

(1)胸膜损伤：大多数胸膜损伤发生在肋上入路，可表现为胸腔积液、血胸、气胸、混合型损伤等；患者出现胸痛和呼吸困难，需与尿外渗引起胸膜刺激征相鉴别。少量气胸或胸腔积液（肺受压小于 30%），而患者无呼吸困难，可观察等待。若大量气胸或胸腔积液，可予穿刺抽吸或闭式引流。

注意穿刺通道的选择，术中实时 B 超监控，可减少胸膜损失的发生率；术后胸片检查，可早发现有无胸膜损伤。

(2)结肠损伤：穿刺点位置偏向腹侧、肾前组肾盏穿刺、脊柱后突侧弯患者、肾先天性异常和结肠扩张疾病是结肠损伤的高危因素。CT 检查可协助肾后结肠的诊断，并可指导经皮肾镜通道的建立。当结肠穿孔位于腹膜后且无临床症状时，大多数可非手术治疗。行输尿管支架管引流，先把肾造瘘管置于结肠内，肾造瘘管逐步退入肾盂内，并予以禁食及抗感染治疗。术后 7～10 天行结肠造影，若瘘口已愈合，分部退出拔除肾造瘘管。若结肠穿孔与腹腔贯通，非手术治疗无效或出现腹膜炎症状，应先行结肠造口，3 个月后行结肠造口回纳术。

(3)肾静脉和下腔静脉损伤：国内外报道见穿刺针进入肾静脉或下腔静脉，斑马导丝进入肾静脉或下腔静脉，甚至扩张鞘进入肾静脉或下腔静脉。主要原因是由于术中缺乏及时有效的监测，穿刺针经集合系统进入肾实质，斑马导丝经肾实质血管腔进入肾静脉的分支或直接进入主干，继而进入下腔静脉。国内有学者报道采用夹闭肾造瘘管及分步退管法取得成功。先在 X 线监视下将造瘘管末端退至肾静脉内，24～48 小时再将造瘘管退至肾静脉近端。观察 24 小时后，在患者血流动力学状态稳定的条件下，再将造瘘管退至肾静脉破口处，以填塞破口。继续观察 24～48 小时，确认患者开放肾造瘘管无活动性出血后，将肾造瘘管退至集合系统。

(4)肝和脾损伤：肝脾损伤的报道较少，通常发生在经肋间进入上盏，吸气相穿刺时；若合并肝大或脾大，肝脾损伤的概率增加。予以非手术治疗失败时，可行血管介入治疗。若继发大出血的脾破裂需行脾切除术。

（夏桃林　梁　泉）

第四节　腹腔镜泌尿外科微创手术

一、概述

近年来，泌尿外科开展了各项腹腔镜手术，如腹腔镜肾切除术、腹腔镜肾上腺手术、腹腔镜根治性膀胱切除术、腹腔镜前列腺癌根治术等，随着技术的提高、经验的积累、设备的改进与发展,越来越多的泌尿外科手术将以腹腔镜手术作为第一选择。特别是机器人辅助腹腔镜手术的开展,给泌尿外科手术带来无限光明的前景。

(一)发展史

自1901年德国外科医师Kelling与俄国外科医师Ott使用膀胱镜及窥镜插入动物腹腔观察脏器以来,腹腔镜的发展及其在外科的应用经历了一个漫长阶段。1910年瑞典学者Jacobaeus首先将腹腔镜应用于临床检查,并取得成功,但因受制于自动气腹装置、内镜电视显像系统及各种腹腔镜手术器械的制约,早期腹腔镜技术以诊断疾病为主。随着光导纤维及电子显像技术的发展,二维、三维电子成像系统及安全性气腹针、穿刺器、单发及连发施夹器、腔内切割吻合器、组织牵开器、机器人等腹腔镜器械设备的出现,腹腔镜技术在20世纪70年代之后相继在妇产科及外科得到很大发展。因为泌尿系统器官和男性生殖器官多位于腹膜后和盆腔深部,应用腹腔镜进行泌尿外科手术难度较大,故发展缓慢。20世纪90年代初,Clayman、Schuesser成功完成腹腔镜肾切除术和盆腔淋巴结清扫手术,腹腔镜在泌尿外科手术中的应用才得到飞速发展。北京大学泌尿外科研究所那彦群教授于1992年率先在国内开展了腹腔镜肾切除术,并于1994年报道了应用腹腔镜治疗肾囊肿的成功经验。至今已可通过腹腔镜进行肾囊肿去顶术、精索静脉高位结扎术、肾切除术、膀胱部分切除术、输尿管切开取石术、肾上腺肿瘤切除术等,近年来更开展了肾盂输尿管连接部(PUJ)成形术、膀胱全切及回肠膀胱术、前列腺癌根治术等复杂的手术。

1997年,日本学者Nakada等报道了第一例手辅助腹腔镜肾切除术,之后相继有手辅助腹腔镜肾输尿管全长切除术、活体供肾切除术的报道。手辅助腹腔镜技术是腹腔镜技术的分支技术之一,主要克服了腹腔镜技术学习曲线长、不利于探查和较大脏器不易取出等缺点。

机器人腹腔镜是结合了先进的电子技术和机械制造技术产生的腹腔镜设备。初期主要用于机器人辅助腹腔镜前列腺癌根治术。后来相继有学者报道机器人辅助腹腔镜肾切除术、肾盂成形术、肾部分切除术等。

(二)优点

腹腔镜手术与传统开放手术相比,主要有以下优点。

1. 对患者创伤打击小。

2. 术后痛苦小、恢复快。

3. 减少了一般传统开放手术的并发症。

4. 缩短了住院时间,加快了病床周转率。

(三)手术入路

泌尿外科腹腔镜手术常用的手术入路有经腹腔、经腹膜后、经腹膜外路径。入路的选择主要取决于病变的部位和大小、既往有无手术史和手术者的偏好。

1. 经腹腔入路　是上尿路外科手术最常使用的入路,这是因为它可以提供一个大的手术空间,并有许多解剖标志可供参考。主要缺点是对腹腔内脏器及肠道的干扰,术后有可能发生腹腔粘连,从而导致肠梗阻。经前腹壁腹腔入路最常应用在盆腔外科手术,如腹腔镜前列腺癌根治术。

2. 经腹膜外入路　大多数泌尿系器官位于腹膜外,传统的上尿路开放手术大多也是经腹膜外入路,是泌尿外科医师比较熟悉的入路。

3. 经腹膜后入路　由于腹膜后腔是一个潜在的腔隙,经腹膜后入路的主要问题是如何创造一个腹膜后手术空间,1992年Gaur等开创了球囊扩张术用于扩张腹膜间隙,腹膜后腹腔镜手术才开始普遍应用。腹膜外入路可以克服经腹腔入路的某些缺点,可以提供早期控制肾血管和允许腹膜外分离而减少对肠道的干扰,可达到最小限度的肠梗阻和快速的恢复。这种入路的主要缺点是空间相对较狭小和缺乏解剖学标志,如果有腹膜后严重感染或脓肿,或手术史,腹膜后入路是禁忌的。大肿瘤或巨大肾由于手术空间明显受限,是腹膜后入路的相对禁忌证。

二、腹腔镜手术设备

腹腔镜手术设备主要包括以下几大类(详见第2章"微创外科手术仪器设备"有关内容)。

(一)内镜

腹腔镜用的内镜采用20世纪60年代发明的 Hopkins 柱状透镜系统,具有导光性好、视野广、亮度均匀、景深长和立体感强的特点。腹腔镜是硬质的光学透镜,前端有物镜,尾端侧方接光源供术野照明,尾端目镜与摄像头连接。常用的腹腔镜直径有 10mm 和 5mm 两种,细小的内镜多用于诊断及小儿手术,一般手术最常用 10mm 内镜。内镜视角大小为 0°~120°。泌尿外科临床最常用的是 0°和30°镜。0°镜视野小,操作时无须旋转镜体,适合初学者操作,可满足大多数泌尿外科手术所需;30°镜视野大,适用于比较复杂的手术和经验丰富的操作者。

(二)光源

1. 分类:主要为冷光源,常用的有下面几种。

(1)氙气灯光源。

(2)金属卤素灯光源。

(3)低温弧光冷光源。

2. 要求理想的冷光源需要满足以下条件。

(1)光强度高。

(2)光谱全。

(3)有备用灯泡及寿命显示窗。

(4)内镜照相时可闪光。

(5)摄像机上有光感器反馈调节亮度功能。

(三)监视荧光屏及摄像系统

当前临床应用的内镜监视系统多为平面显像,而最新的三维显像系统,可立体观察到腹腔内情况,更适用于泌尿外科进行盆腔及腹膜后的手术,摄像系统包括录像机及盘式记录仪等。

(四)气腹系统及冲洗吸引系统

1. 气腹机 按工作方式分为手动、半自动及全自动 3 种。前 2 种已少用。全自动气腹机具备自动测压、腹腔压力预选设定、动态显示腹腔内压力、气体流速和气体总消耗量显示等功能,因此广泛应用于各类腹腔镜手术中。气腹压力在手术前应预先选定,腹腔内一般维持在 12~16mmHg 的压力。过高会造成静脉回流受阻,回心血量减少,膈肌上升导致肺通气下降,引起呼吸和循环障碍及皮下气肿等并发症。

2. 冲洗吸引系统 包括冲洗吸引器与冲洗吸引管等。

(五)电切割系统

电切割系统包括单、双极高频电刀系统及超声刀、结扎速血管闭合系统(ligasure)、超脉冲等离子电刀(PK 刀)等。

(六)设备器械

1. 气腹针(veress needle)。

2. 工作套管(trocar)。

3. 各种操作器械,包括电凝器、抓钳、剪刀、分离钳、持针钳、粉碎器等。

4. 血管夹及施夹器,包括单发及连发 2 种。

5. 缝合结扎器械。

6. 其他特殊器械,包括取物袋、牵开器、粉碎器、机器人等。

(侯国良 刘建华)

三、泌尿生殖系腹腔镜微创手术

(一)腹腔镜精索内静脉结扎术

腹腔镜精索静脉高位结扎术的技术要求并不复杂,是泌尿外科腹腔镜技术发展史上最先尝试开展的技术之一,也是目前泌尿外科腹腔技术的入门手术之一。其适应证同开放手术,主要指精索静脉曲张引起的疼痛、不育症和睾丸萎缩。因为开放手术行精索静脉高位结扎,其创伤也不大,对此技术的应用价值一直存在争议。但双侧精索静脉曲张适合腹腔镜手术。

1. 适应证 ①精索静脉曲张伴不育者;②重度精索静脉曲张患者;③双侧精索静脉曲张患者;④轻、中度精索静脉曲张伴精液质量异常或症状(如坠胀、疼痛)或睾丸缩小、质地变软者;⑤青少年患者只限于严重精索静脉曲张、症状明显(持续疼痛)和同侧睾丸发育迟缓、体积缩小者。

2. 禁忌证 ①腹腔镜手术的一般禁忌证;②精索静脉根部受压所致的精索静脉曲张者;③曾有腹腔、盆腔手术史,考虑腹膜及肠粘连严重者。

3. 术前准备 ①术前晚口服泻药,清洁肠道,以扩大腹腔气腹容量,避免肠管损伤;②术前留置尿管。

4. 麻醉与体位 气管插管全麻,仰卧位。

5. 手术步骤

(1)trocar插入:在脐下缘(A点)切开皮肤,长度1~1.2cm,veress气腹针穿刺入腹,注入CO_2建立气腹,气腹压10~12mmHg。拔出气腹针,置入10mm trocar,经此 trocar插入腹腔镜,在电视监视下分别于麦氏点及左侧对应部位(B,C点)插入5mm trocar。

(2)腹腔内观察:安置好 trocar 后,利用腹腔镜检查腹腔,确认没有腹腔内脏器损伤。观察患侧内环口,辨认精索血管和输精管。必要时可以牵拉阴囊确认解剖结构。

(3)腹膜切开线:距内环口2cm处与精索血管垂直方向,用剪刀直接切开精索血管上覆盖的腹膜,长度约为血管束横径的2倍。将腹膜切缘提起,顺血管束向远近端分别剥离腹膜,必要时可以再沿血管束方向向近端

切开腹膜,使腹膜切口呈"T"形。

(4)游离精索血管束:用分离钳夹住精索血管束外膜,先向内侧牵拉精索沿外膜从腹膜外脂肪中游离血管束外侧,再将血管束牵向外侧顺血管束外膜游离其内侧与腹膜外脂肪的间隙。将血管束完全游离后,用分离钳在血管束后方穿过后夹住由另一钳送入的10 cm长7号丝线,提起丝线两端牵起血管束,可用分离钳或剪刀继续游离血管束后方的疏松粘连,使血管束完全游离。

(5)游离睾丸动脉,结扎精索内静脉:将血管束放下,将丝线放于内环口,以免影响操作。再游离血管束中部,用左右手血管钳夹住精索外膜,向两侧撕开外膜,撕开时一般不会有出血或仅有少量出血。外膜撕开后,曲张静脉暴露,可以小心游离静脉,一般在血管束内后部可以找到搏动的动脉。动脉在腹腔镜下的特点为可以搏动,管壁较厚,色泽较红,游离后可以拱起成拱桥状。术者左手用钳提起动脉外膜,将动脉从血管束中游离后,将钳经动脉与血管束之间的间隙将线尾的一端拉过,使丝线仅包绕静脉束。调整丝线到游离血管束段的远侧,腹腔镜下结扎静脉束。剪除线尾后,再用一段丝线结扎游离血管束的近侧。一般两道结扎后,可以完全阻断血流,血管束不需剪断。有时睾丸动脉受刺激后痉挛,腹腔镜下难以确认,则可以与静脉束同时结扎。也有人用钛夹夹闭血管束后切断之,可以简化操作。

(6)结束手术:将气腹压下降到5mmHg,检查无出血,腹膜切口无须缝合,拔除 trocar,缝合切口,结束手术。

6. 术后处理 术后当天可以进食流质及下地行走。术后第2天可以出院。

7. 常见并发症防治

(1)出血:多为精索内静脉和蔓状静脉丛出血,可用纱条压迫止血,多能控制。如仍有出血,可挑起精索血管利用血管张力压迫止血,再自上而下滑动血管钳寻找出血点电凝

止血。

（2）阴囊气肿：为 CO_2 气体经后腹膜伤口由腹股沟进入阴囊所致。手术结束前挤压阴囊可减少积气。一般数日能自行消退。

（3）阴囊水肿：多为术中结扎淋巴管所致，既往曾有腹股沟手术者发生率较高。术中钝性游离曲张静脉而保留淋巴管，可减少阴囊水肿发生率。

（胡　渊）

（二）腹腔镜肾囊肿去顶术

肾囊肿是常见的肾良性疾病，在进行腹部超声及 CT 检查的人群中，年龄超过 40 岁的肾囊肿检出率为 24％左右，超过 50 岁检出率为 50％左右。肾囊肿可能是先天性疾病，大多数病人无症状，但是仍然有一些患者会出现腰腹部的不适、疼痛、血尿、高血压、感染、囊肿挤压造成的尿路梗阻等。1900 年开始有开放手术治疗肾囊肿的报道。20 世纪 80 年代之前，开放手术一直是治疗肾囊肿的金标准，但是手术创伤大，因此人们一直没有停止寻找一种创伤更小的方法来治疗肾囊肿。1989 年，Holmberg 等报道了经皮穿刺治疗肾囊肿。尽管经皮穿刺治疗肾囊肿的短期成功率高、创伤小，但是肾囊肿的复发率高达 54％，穿刺后注入囊肿腔的硬化剂容易引起邻近集合系统的狭窄。1992 年，Hulbert 等首次报道了腹腔镜治疗肾囊肿，腹腔镜的优势是可以同时处理多发的肾囊肿、肾盂旁的肾囊肿，而手术的创伤小。此后不断有腹腔镜治疗肾囊肿的成功报道。经脐单孔腹腔镜技术的出现和发展，为肾囊肿的治疗又开辟了一种更加微创的治疗途径，2010 年，马路林（北医三院）用自制的单孔通道完成了 5 例单孔腹腔镜肾囊肿去顶减压术。随着单孔腹腔镜技术的不断完善，各种复杂的、多发的、双侧的肾脏囊肿都已经常规采用单孔腹腔镜技术进行治疗，现将相关情况介绍如下。

1. 适应证　单纯性肾囊肿直径＞5 cm，对周围挤压产生临床症状或对集合系统造成梗阻，穿刺治疗无效，合并高血压或感染。Bosniak 分级 2～3 级不能确定是否为单纯性囊肿的患者。遗传性多囊肾疾病出现由囊肿增大导致腰部、腹部胀痛和高血压的患者。

2. 禁忌证　为未纠正的出血性疾病，严重心肺功能障碍不能耐受手术，未控制的高血压、糖尿病，合并严重感染，多囊肾肾功能严重受损，Bosniak 分级 4 级的肾囊肿。

3. 术前准备　①常规实验室检查，如血、尿、便常规，肝、肾功能，心电图，胸部 X 线检查；②超声、CT、IVU 检查；③服用抗凝药物的患者需在术前 7～10 天停药；④如选择经脐入路，可术前晚服用复方聚乙二醇电解质散进行肠道准备。术前放置胃肠减压管以便减少肠道容积，为手术创造较好的腹腔操作空间。

4. 麻醉与体位

（1）经脐部入路：患者麻醉成功后取健侧 45°～60°卧位，以便肠管及周围组织随重力下垂，利于手术视野暴露。若为双侧手术，术中可转换体位，操作者和扶镜者位于健侧。术前留置导尿管，于患者负重及悬空部位放置软垫进行支撑和防止挤压伤。此外，可灵活调节手术床改变患者身体的前倾和后倾来调整视野。

（2）经腰部入路：患者麻醉后，采用腹侧侧卧位，抬高腰桥，常规碘伏消毒皮肤，铺无菌巾、单。切开髂嵴上方 2cm 腋中线皮肤约 1cm，依次切开皮下、皮下脂肪、腹外斜肌腱膜、腹外斜肌、腹内斜肌、腹横肌、腹内斜肌腱膜。推开腹膜后脂肪。置入气囊，进行腹膜后球囊扩张。置入 12mm trocar，充盈 CO_2 气压为 13～15mmHg，建立后腹腔间隙，置入腹腔镜。

5. 操作步骤

（1）经脐部入路：在脐上缘切一个小口，将气腹针经此插入腹腔，注入 CO_2 至腹内压力为 13mmHg，拔出气腹针，经此穿入一个 10mm trocar。将腹腔镜插入腹腔，指引其余

2 个 trocar 的穿入。检查确认无肠道组织受损。持续注入 CO_2 气体,维持气腹压力 12～15 mmHg 置入腹腔镜操作设备。

使用超声刀或电凝钩在升结肠或降结肠外侧沿 Toldt 线打开侧腹膜,将结肠向对侧推开,显露 Gerota 筋膜。可通过辨认肾表面隆起判断肾囊肿的位置,切开肾囊肿表面脂肪和 Gerota 筋膜,分离肾囊肿至肾实质边缘 1 cm 处。用剪刀或电凝钩、超声刀在距离肾实质 1 cm 处切除突出的囊肿壁。仔细探查囊肿基底部有无可疑的结节或病变,必要时取活组织进行检查。观察创面有无活动性出血,彻底止血。放置引流管。缝合各手术切口。

(2)经腰部入路:气管内插管全麻成功后,患者取健侧卧位,抬高腰桥,常规碘伏消毒皮肤,铺无菌巾。切开髂嵴上方 2cm 腋中线皮肤约 1cm,依次切开皮下、皮下脂肪、腹外斜肌腱膜、腹外斜肌、腹内斜肌、腹横肌、腹内斜肌腱膜。推开腹膜后脂肪。置入气囊,进行腹膜后球囊扩张。置入 12mm trocar,充盈 CO_2 气压为 13～15mmHg,建立后腹腔间隙,置入腹腔镜。在观察镜监视下分别于 12 肋下腋后线及腋前线分别做 10mm trocar 和 5mm trocar。插入超声刀和操作钳。在电视监视下先将腹膜外脂肪游离推向下方,并把后腹膜推开,超声刀、吸引器配合止血。打开腰背筋膜,钝性分离肾周脂肪囊至显露肾,分离肾与周围组织的粘连,分离出肾囊肿。距离肾缘保留囊壁 0.5～1cm 行囊肿去顶,切除囊壁。创面彻底止血,放腔管引流一条,依层缝合手术切口。切下囊壁组织送病理活检。

6. 术中注意事项

(1)术前仔细读片确定肾囊肿数量和定位,数量确定不会遗漏,定位准确可使术中不必盲目寻找囊肿。对于背侧和上极囊肿需要完全打开肾周筋膜,将肾充分游离后才能暴露。

(2)肾囊肿手术一般不需分离肾动静脉,但对于肾盂旁囊肿则需仔细游离出肾动静脉和输尿管,防止误伤。

7. 术后处理

(1)术后常规心电监护监测血压、呼吸、脉搏。引流管常规放置 24～48 小时,如果有漏尿可延长引流管放置时间。24 小时引流量少于 20 ml 时即可拔除引流管。

(2)需注意加强脐部伤口的护理,预防伤口感染。

(3)如果集合系统有损伤需要放置输尿管支架管,需在撤除引流管后再放置 2～4 周。

(李　斌)

(三)腹腔镜肾上腺肿瘤切除术

90% 以上的肾上腺肿瘤是体积小的良性病变。由于肾上腺的解剖位置深、比邻结构复杂,与许多重要脏器和结构如肝、脾、胰腺、下腔静脉和肾血管等关系密切。既往开放式肾上腺切除术切口长,手术复杂,当损伤主要血管和重要器官时,死亡风险很高。现代腹腔镜技术以其显著的微创优势(包括切口小,恢复快,术后痛苦少,住院时间短和瘢痕小)在世界范围内广受欢迎。凭借大量临床试验和多中心比较分析的证据,由于其安全性和可靠性,腹腔镜肾上腺切除术已取代开放手术成为微创手术时代主流的手术方法。

进行腹腔镜肾上腺切除术可以经腹腔和腹膜后两种入路。目前,欧美等国家的外科医师主要选择经腹腔途径的腹腔镜肾上腺切除术。但经腹腔途径手术时间长、学习曲线长,而且肾上腺比邻关系复杂,容易发生重要脏器和血管损伤,但比开放性肾上腺切除术要低。据报道经腹腔镜肾上腺切除术并发症发生率接近 10.3%。在中国,大多数腹腔镜肾上腺肿瘤切除术是通过腹膜后入路完成的,与经腹腔途径相比,经腹膜后途径具有出血少、恢复快、术后肠梗阻发生率低等优点。解放军总医院的张旭教授自 2000 年以来系统地研究了腹膜后间隙内肾上腺的解剖结构及其在外科上的应用,以改善腹膜后肾上腺的手术解剖。肾上腺的三个表面(腹侧、背侧和肾表面)周围有三个相对无血管的层面,创建了后腹腔镜解剖性肾上腺切除术,术中依次游离这三个解剖平面以显露肾上腺。通过解剖这些乏血管平面,可以清楚地识别肾上腺附近的重要器官和主要血管,充分显露肾上腺和血管,可以缩短手术时间并显著降低并发症发生率。

1. 适应证　腹腔镜肾上腺切除术适用于绝大多数肾上腺外科疾病。①引起皮质醇增多症和原发性醛固酮增多症的肾上腺皮质增生性疾病和肾上腺皮质肿瘤;②引起儿茶酚胺增多症的肾上腺髓质增生及肾上腺嗜铬细胞瘤;③>3cm 的无功能偶发瘤,包括肾上腺囊肿、肾上腺髓性脂肪瘤和节神经细胞瘤等;④局限性肾上腺恶性肿瘤(影像学无明显包膜或血管侵犯),以及单一的肾上腺转移性肿瘤。

2. 禁忌证　①术前影像学检查发现肾上腺肿瘤明显浸润周围脏器或有远处转移者;②有明显出血倾向而且难以纠正者;③心、肺、肝、肾等重要脏器有严重功能障碍者;④无法控制血压的嗜铬细胞瘤。

大多数学者认为,较大的肾上腺肿瘤周围血供会比较丰富,并且恶性可能性增加,腹腔镜手术相对比较困难,因此术前要慎重抉择。但随着术者操作经验的积累,成功切除较大肿瘤的报道不断增多。另外,肥胖、妊娠及有同侧上腹部手术史等也曾被视为腹腔镜手术的相对禁忌,目前也都有不少成功的报道;但在这些特殊情况下,对术者技术和经验要求较高,初学者要谨慎选择。

3. 围术期处理

(1)术前检查:常规的术前检查及明确诊断肾上腺肿瘤的定性和定位。定性诊断应结合患者临床表现和体检结果,有选择地进行肾上腺激素水平检测。皮质激素检测包括测定血皮质醇及代谢产物、血 ACTH 及血醛固酮、肾素-血管紧张素等;髓质激素检测包括测定血浆肾上腺素、去甲肾上腺素、血浆儿茶酚胺、24 小时尿 VMA 等。定位诊断筛查可选用超声、增强 CT 及 MRI 等。

(2)药物准备:①原发性醛固酮增多症,螺内酯每次 40~60mg,每日 3~4 次,术前应用 2~3 周,将血压降至正常水平,严重高血压者应配合使用降压药控制血压;严重低血钾者,钾替代治疗。②儿茶酚胺增多症,术前还需应用 α 肾上腺素受体阻滞药,可从术前 10~14 天开始口服特拉唑嗪,2~4mg,每日 2~3 次;或使用酚苄明,开始时 10mg,每日 3~4 次,逐渐增至能够防止高血压发作的剂量;如患者心率超过 140 次/分,曾有心律失常,可在 α 肾上腺素受体阻滞药作用稳定后口服 β 受体阻滞药如普萘洛尔、美托洛尔。术前心率控制在 90 次/分以内;术前可留置深静脉置管,术前扩容作用有限。③库欣综合征,手术日静脉注射氢化可的松 200mg/24h(术中 100mg,术日凌晨 100mg);术后第一天,强的松 25mg 肌注(6Am、2pm、8pm)术后第四天泼尼松 20mg 6Am 顿服。每三天减量 5mg,至 5mg 维持三个月到半年。若有应激状态时增加剂量;在垂体和对侧肾上腺功能恢复后停止使用激素替代(6 个月~1 年)。④单侧肾上腺(既往对侧肾上腺切除),术后应使用泼尼松替代治疗,每天 20~30mg,逐渐减量,应激状态时需加大剂量。

4. 麻醉与体位　施行全身麻醉后,将患者摆成健侧折刀位,抬高腰桥,妥善固定患者于手术床上。

5. 后腹腔镜解剖性肾上腺切除术手术步骤

(1)建立腹膜后操作间隙及置入操作套管:操作通道一般采用 3 孔法技术(1 个 10mm,1 个 12mm 和 1 个 5mm 操作套管)。先在髂嵴上方 2cm 腋中线(腰后三角)切开 1.5cm 皮肤,逐层分离进入腹膜后间隙,以手指进入腹膜后间隙稍加游离后,置入气囊扩张器,充入 800ml 气体,建立腹膜后操作空间。再于第 12 肋下腋后线处切开皮肤,置入 10mm 操作套管之后于肋缘下腋前线处置入 5mm 操作套管。最后于第 1 处切口置入 12mm 操作套管,置入腹腔镜。缝合固定。

(2)清理腹膜后 Gerota 筋膜外脂肪:从膈下向下至髂窝,背侧肾周筋膜之外的腹膜后脂肪被锐性分离后整块切除,可取出体外或者置于髂窝处。

(3)顺序进入"3 个相对无血管筋膜平面"以切除肾上腺肿瘤:由接近膈肌处纵行向下切开 Gerota 筋膜,进入以下 3 个相对无血管筋膜平面。第 1 个平面是膈下肾周脂肪与前层肾周筋膜之间的平面。从这一平面在手术的早期便可找到肾上腺肿瘤并显露它的前表面。第 2 个平面是位于肾上极侧方,在肾脂肪囊与背侧肾周筋膜之间的平面,通过此平面可以显露肾上腺肿瘤的侧面及后表面。第 3 个平面位于肾上腺与肾上极实质表面之间的平面。对于肾周脂肪较多的患者,在分离第 3 个平面之前,可先行清理移除位于肾上极的肾周脂肪。为了防止潜在的出血来源,用 Hem-o-lok 夹或超声刀处理肾上腺动脉。分离完毕第 3 个相对无血管平面后,通常在肾上腺肿瘤中部及下部边缘钝性游离出肾上腺中动脉及下动脉,并用 Hem-o-lok 夹或超声刀处理后切断。在整个肾上腺被游离及肾上腺静脉切断之前,先保留肾上腺上极组织,使之可向上牵引肾上腺。

(4)显露肾上腺中央静脉:通过分离 3 个平面,腹膜后操作空间变得更大,也更有利于控制肾上腺静脉。对于右侧病例,沿肾上腺肿瘤的前表面并向深部分离,可充分显露下腔静脉。接下来,将肾上腺下缘分离后抬起,在肾上腺下极与下腔静脉之间钝性分离,可以在右侧肾上腺中部边缘与下腔静脉之间找到肾上腺中央静脉。对于左侧病例,在抬起肾上腺下缘后,钝性分离肾上腺下极与左肾

上极之间,可在左侧肾上腺下缘找到肾上腺中央静脉。根据肿瘤的具体部位决定是否切断肾上腺中央静脉,若需切断肾上腺中央静脉,则用 2 个 Hem-o-lok 夹夹闭近心端,1 个 Hem-o-lok 夹夹闭远心端后切断。因右侧肾上腺中央静脉较短,双重夹闭肾上腺静脉近心端后可能很难再用 Hem-o-lok 夹夹闭远心端,此时可选择直接切断肾上腺中央静脉。

(5)游离肾上腺肿瘤:继续游离肾上腺肿瘤,找到正常肾上腺与肿瘤交界处,以 Hem-o-lok 夹闭正常肾上腺侧,沿肿瘤与 Hem-o-lok 夹之间切开,如此继续分离正常肾上腺与肿瘤,直至完整切除肾上腺肿瘤,保留正常肾上腺。全切的病例则沿肾上腺外周将所有肾上腺组织完全游离后切除。

(6)标本取出及引流管的置入:肾上腺肿瘤被完全切除后,检查创面有无出血,此时可降低气腹压力。将肿瘤装入标本袋,从腋后线切口取出。必要时可适当延长此切口。接着,通过腋前线肋缘下小切口置入负压引流管,放置于肾上腺窝处。最后关闭所有切口。

6. 术后处理　监测生命体征变化,清醒拔除尿管,排气后开始流质进食,腹膜后引流管 24 小时引流量＜20ml 时尽早拔除,一般建议留置 24～48 小时。原发性醛固酮增多症患者术后重点监测血压和电解质变化;儿茶酚胺增多症患者术后重点监测预防低血压及低血糖;皮质醇增多症患者术后重点监测急性肾上腺功能不全,足量补充皮质激素,避免肾上腺素危象的发生。定期复查电解质和血糖。

7. 并发症防治

(1)腹膜损伤:腹膜损伤后,腹腔内压力增高,会将腹膜反向推挤导致腹膜后操作空间变小,增加手术难度。腹膜损伤多发生在切开肾周筋膜、术中超声刀游离腹侧层面,以及腹侧 trocar 反复进入器械时。为避免腹膜损伤,首先应尽量靠近腰大肌侧切开肾周筋膜,特别是往最上角膈肌侧和最下角髂窝侧

切开时要尤其注意，建议多采用钝性分离，远离腹膜返折。其次，在游离第一层面时，超声刀要小心操作，不要大块钳夹组织，避免损伤腹膜形成破孔。腹侧 trocar 在超声刀、分离钳、施夹器等器械反复进出时会戳伤腹膜，在腹膜返折过度游离时，这种情况更容易发生，所以腹膜后空间建立时，扩张球囊勿充气过多，导致腹侧腹膜过度游离。如果遇到腹膜损伤，可先关闭气腹，用吸引器将腹腔内积气吸出后，可用 Hem-o-lok 夹闭腹膜破孔。

（2）出血：一般沿三个乏血管层面游离及操作，出血不会太多。对于嗜铬细胞瘤等血供极其丰富或肿瘤与周围组织广泛粘连的时候，即便是轻微的触碰也可能会导致出血。肾上腺周围组织尽量用超声刀切割，吸引器游离时顺着血管方向，勿横扫，导致血管撕裂出血。离断肿瘤周围正常肾上腺组织时，先用 12mmWreck 夹夹闭后再用超声刀切断，以减少出血。最后，特别是右侧病例，沿下腔静脉表面游离时，勿用超声刀尖端分离，避免损伤下腔静脉，如出现下腔静脉损伤，可提高气腹压力，小的破孔用 Hem-o-lok 夹闭，大的破孔用 4-0 血管缝线进行缝合。

（3）比邻脏器损伤：肾上腺周围脏器结构复杂，如肝、胰腺、十二指肠等，避免损伤的主要方法是进入正确的解剖层面进行游离和操作。

（4）肾上腺危象的预防和处理：重视肾上腺危象的早期预防和及时发现处理；皮质醇增多症患者多合并糖尿病，机体抵抗力低、组织愈合能力差，需要预防性应用抗生素。

（李彬彬）

（四）腹腔镜肾切除术

自从 1991 年 Clayman 成功的实施了第一台腹腔镜肾切除手术，随后，Gaur 又介绍了球囊扩张技术来创建腹膜后操作空间来实施经后腹腔途径的腔镜下肾切除手术。时至今日，腹腔镜单纯性肾切除已经成为良性病变所致无功能肾的标准治疗。单纯性肾切除

术主要用于良性病变所致的患侧肾功能丧失而健侧肾功能正常者，手术不要求切除肾脏周围脂肪囊等组织，亦不必按照"无瘤"原则进行，故其操作相对简单。和开放手术相比，腹腔镜下单纯性肾切除术具有更小的切口和更少的并发症。泌尿外科医师应先掌握腹腔镜下单纯性肾切除技术，先选择无明显肾周感染且肾积水较轻等容易分离和切除的病例，以此积累腹腔镜下游离肾和大血管处理的经验，在此基础上再开展难度更大的肾肿瘤根治性切除手术。

目前国内泌尿外科医师多采用后腹腔镜下单纯性肾切除术，因为腹膜后入路处理肾蒂血管更直接，对腹腔脏器干扰小，且术后渗血及渗液等仅局限于后腹腔，易于引流和吸收，极大地降低了腹腔污染概率。这里介绍后腹腔镜下单纯性肾切除手术的相关技术要点。

1. 适应证　一侧肾严重病变引起的不可逆性肾功能丧失，而对侧肾功能代偿良好，包括慢性梗阻性或反流性严重肾积水等，以及其他原因引起的肾皮质萎缩导致的血管性高血压和腰痛等症状。

2. 禁忌证　绝对禁忌证包括严重心肺疾患无法耐受全麻和手术；未纠正的凝血功能障碍；近期的严重感染，如黄色肉芽肿性肾盂肾炎、脓肾和合并生殖系统以外的活动性结核等。既往有患侧肾手术史，如肾部分切除术，肾盂切开取石术、肾盂输尿管成形术等，因局部粘连可导致解剖不清，以及肥胖患者、感染性脓肾和结核性脓肾等，腹腔镜下手术难度大，需要审慎选择病例。

3. 手术准备

（1）一般检查：血常规、尿常规、尿细菌培养、凝血功能、肝肾功能、电解质、心电图、X线胸片等，如果患者有心肺疾病还需进一步完善心脏彩超和肺功能测定。

（2）专科检查：静脉尿路造影、肾 CTA、肾 ECT 等，了解肾的大小、毗邻关系、肾动脉条数、有无感染及结石等，以及对侧肾功能是

否正常。

（3）其他准备：清洁肠道、术前 8 小时禁食水、术前留置尿管、手术开始前半小时内预防性应用抗生素。

4. 麻醉与体位 静吸复合气管插管全身麻醉，健侧卧位升高腰桥呈弯腰折刀位。

5. 腹膜后入路腹腔镜单纯性肾切除手术步骤及技巧

（1）建立腹膜外操作空间：直视穿刺或球囊扩张法建立后腹腔操作空间，分别于肋缘下腋后线、腋前线和髂嵴上切口置入 12mm、5mm 和 10mm trocar，肥胖者先清除腹膜外脂肪，注意勿损伤腹壁血管。于腹膜返折外侧靠近腰肌纵向切开侧椎筋膜和 Gerota 筋膜，长度超过肾全长。

（2）游离背侧、离断动脉：从背侧沿腰大肌表面和肾周筋膜间的无血管间隙中游离肾。从膈下到髂窝整体推进，在充分游离的基础上即可显露肾蒂血管。寻找肾动脉的几种方法：①弓状线法：解放军总医院的张旭教授首先提出利用弓状线的解剖特点来定位肾动脉。弓状线是腰大肌和膈肌的交汇之处，正对应肾动脉的走行，找到弓状线向下分离即可找到肾动脉。②从下极背侧分离法：于肾下极背侧先找到解剖标志，右侧分离出下腔静脉，沿下腔静脉表面向上方分离，即可找到跨越下腔静脉的肾动脉。左侧分离出输尿管，沿输尿管与腰大肌之间的平面向上方分离，可找到腰静脉，腰静脉上方即为左肾动脉。③中点法：在肾周脂肪囊和腰大肌之间的间隙进行大范围游离，游离至一定平面时，目测肾中点的位置，挑开肾可看到肾背侧有一梯形隆起，此处为肾动脉的动脉鞘。在肾背侧游离时，分离至肾蒂周围可观察到一些纵行走行的纤维，多为淋巴管和肾蒂周围的小血管，且此处容易渗血，提示肾动脉就在深处。找到肾动脉后，超声刀慢挡切开肾动脉表面的淋巴结缔组织，打开肾动脉血管鞘，直角钳分离出肾动脉，长度 1.5～2cm，用直径

10mm 的 Hem-o-lok 近心端上两枚，远心端上一枚夹闭肾动脉后稍后再离断。过早地离断肾动脉在后续的游离和牵拉肾脏过程中，容易造成薄弱的肾静脉撕裂出血。

（3）游离肾：沿肾包膜和脂肪囊之间的乏血管平面锐性分离，原则上从连接较疏松的部位开始，依次游离肾背侧、上极、腹侧、下极、离断输尿管。对巨大肾积水可于肾皮质最薄处切开肾实质释放部分积液以增加操作空间。对结核肾和感染肾勿伤及肾实质和集合系统，以免脓液外溢污染手术视野。

（4）离断肾静脉：肾腹侧、背侧、下极、上极充分游离，再离断肾动脉后，肾仅残余肾静脉与组织相连，用 12mm 的 Hem-o-lok 夹闭后离断肾静脉，切除肾。右肾静脉短，要在显露其与下腔静脉的上下角后再夹闭，以免伤及下腔静脉；左肾静脉属支多，可分别游离后结扎，或在分离出静脉主干后结扎；若肾动静脉萎缩而明显变细时，可一并夹闭后离断。在离断肾静脉之前，要确保所有肾动脉的分支完全离断，否则肾会充血变大，创面渗血不止增加手术难度。

（5）取出标本：降低气腹压，确认创面无活动性渗血后，扩大切口取出标本。对于良性病变，亦可将标本旋切粉碎后取出。留置肾窝非负压橡胶引流管从最低位 trocar 孔引出，如果留置负压引流管可以从腋前线肋缘下的 5mm trocar 孔引出。

6. 术后处理

（1）严密监测血压，心率，血氧饱和度，体温等变化；记录引流量的性状和量的变化；持续低流量吸氧；记录 24 小时尿量；动态复查血常规，了解血红蛋白值的变化。

（2）预防性应用抗生素 24～48 小时。

（3）术后第 2 日拔除尿管，鼓励患者早期下床活动，预防下肢深静脉血栓形成。

（4）引流量在 24 小时内＜20ml 时可以拔除肾窝引流管。

7. 术后并发症防治 术后并发症包括

腹膜后血肿或脓肿、伤口感染、气胸和肠疝，需要及时发现并对症治疗。在手术部位留置必要的引流和抗生素预防感染等。插入胸腔闭式引流管以治疗气胸，切口疝需要手术修复。

（李彬彬　刘建华）

（五）腹腔镜肾癌根治术

肾根治性切除术是治疗肾癌的最有效方法之一，对于局限于肾的肾癌（renal cell carcinoma，RCC）患者，根治性肾切除术可实现 80%～90% 的 5 年期癌症特异性生存率。Robson 描述的经典根治性肾切除术包括以下原则：尽早阻断肾动脉的血供，对包括患肾在内的肾周脂肪囊、肾筋膜、上极肿瘤的同侧肾上腺等进行整体切除。

腹腔镜根治性肾切除术（laparoscopic radical nephrectomy，LRN）旨在使用经腹腔或腹膜后入路来完成开放手术程序。与经腹腔入路相比，腹膜后入路使外科医师能够快速、直接地显露肾门，便于控制肾动脉，被泌尿外科医师广泛采用。

这里将介绍腹腔后入路的腔镜下肾根治性切除术。随着目前早期筛查的广泛普及，肾癌的诊断例数大大增加，因此掌握后腹腔镜根治性肾切除术的相关步骤及技巧，显得日益重要。

1. 适应证　后腹腔镜根治性肾切除术（RRN）的适应证与开放性根治性肾切除术的适应证相似。在获得更多经验之后，可以将 LRN 用于更具挑战性的案例。LRN 的适应证如下：①局限性 T1～T2 期恶性肾肿瘤，不适合肾部分切除术；②T3a 甚至 T3b 肾肿瘤，取决于医师的技术水平；③上尿路上皮癌，需要切除同侧肾及输尿管全长。

2. 禁忌证　①晚期肾癌，全身广泛转移者；②肿瘤侵犯相邻器官，合并下腔静脉癌栓，估计手术无法切除肿瘤者；③有严重出血性疾病者；④心、脑、肝、肺及循环系统有严重疾病，估计不能耐受麻醉和手术者。

3. 手术准备

（1）一般检查：血常规、尿常规、尿细菌培养、凝血功能、肝肾功能、电解质、红细胞沉降率、碱性磷酸酶、乳酸脱氢酶、心电图、X 线胸片等，有心肺疾病或 70 岁以上的老年患者行心脏彩超和肺功能测定。

（2）专科检查：肾 CTA 有助于了解肾动脉分支以及肿瘤大小、位置，以及浸润范围等，肾 ECT 有助于了解对侧肾功能。

（3）其他准备：同腹腔镜肾切除术。

4. 麻醉与体位　静吸复合气管插管全身麻醉，健侧卧位升高腰桥呈弯腰折刀位。

5. 后腹腔镜根治性肾切除手术步骤及技巧

（1）建立腹膜外操作空间：直视穿刺或球囊扩张法建立后腹腔操作空间，分别于肋缘下腋后线、腋前线和髂嵴上切口置入 10mm、5mm 和 12mm trocar，肥胖者先清除腹膜外脂肪，注意勿损伤腹壁血管。于腹膜返折外侧靠近腰肌纵行切开侧椎筋膜和 Gerota 筋膜，长度超过肾全长。

（2）肾门分离和结扎：与经腹腔镜手术方式相比，后腹腔镜使得医师可直接抵达肾门，其中腰大肌是手术最重要解剖标志。腹腔镜术中方向辨别正确时，应该将腰大肌处于水平位置、肾血管处于垂直位置。发现腰大肌解剖标志后，还需要进一步寻找其他解剖标志，包括肾轮廓、主动脉或下腔静脉搏动和输尿管（肾下方、腰大肌内侧）。在腰大肌前、内侧和肾后、下方平面内进行分离即可抵达到肾门。牵拉肾中部。使用超声刀的逐层分离，注意肾动脉搏动，一旦肾动脉确定，采用直角钳分离，注意是否存在肾动脉分支，血管夹阻断动脉（一般近心端 2 个、远心端 1 个），然后离断（寻找肾动脉的几种方法可详见腹腔镜单纯性肾切除术一章）。肾静脉位于肾动脉前方，同样采用直角钳显露静脉，显露充分后采用 12mm 血管夹结扎和离断肾静脉。肾静脉分离注意事项：一是左侧肾切除术时，必须结扎肾静脉的肾上腺、性腺和腰静脉属支;二是右侧肾切除术时,必须确定分离的是肾静脉而不是下腔静脉,后者有时容易与肾静脉混淆,一定要确认右肾静脉与下腔静脉的夹角后再钳夹右肾静脉。

(3)游离肾:一旦肾门分离完成,采用钝性和锐性相结合的方式依次游离肾。首先从肾上极开始,医师必须确定手术是否需要保留肾上腺。对于那些术前影像学检查发现孤立性同侧肾上腺转移灶的患者,我们会在施行肾切除术时施行肾上腺切除术。此外,对于可能有肿瘤直接侵犯肾上腺风险的患者,包括那些肾上极病变大于4cm或者肾上极非器官局限性肿瘤(T3或更高)的患者,也应进行肾上腺切除术。按照肿瘤手术原则需要,完整切除左侧肾上腺和肾较为容易,因为肾上腺静脉引流至肾静脉。右侧肾上腺和肾完整切除时较为困难,因为肾上腺中央静脉汇入下腔静脉,需要沿前后乏血管层面游离至膈下确认后进行肾上腺中央静脉的分离、结扎。

分离Gerota筋膜前方与腹膜后之间组织时,必须避免损伤腹膜,导致腹膜穿孔,影响腹腔镜手术操作,特别是腹侧trocar反复进出分离钳、超声刀等器械时会损伤腹膜。腹膜穿孔时在腹膜与后腹腔间形成气体平衡,使得后腹腔手术空间塌陷。如果腹膜破损较小,可以用Hem-o-lok钳夹腹膜破口,如果破损较大,可扩大腹膜破口,连通后腹腔和腹腔以扩大操作空间。一般肾上极游离完毕后分离肾下极,在腰大肌表面寻找输尿管及性腺静脉,分别钳夹和结扎。最后,肾完全游离装入标本袋取出。

(4)肾癌根治术同时淋巴结清扫:肾癌根治术同时行淋巴结清扫是否有意义?在完全切除的高危RCC患者中淋巴结清扫不能带来生存获益。理论上,对pN+患者接受淋巴结清扫是最有可能获益的人群,但结果并非如此。目前,临床上对于cN+患者普遍进行淋巴结清扫,而对于cN0患者不作为常规。尽管淋巴结清扫不能延长生存,但可提供分期信息。该研究淋巴结清扫没有增加手术并发症的发生,但对于临床可疑结节,首先要考虑手术风险再行淋巴结清扫,因为生存获益有限。

(5)取出标本:降低气腹压,确认创面无活动性渗血后,扩大切口完整取出标本。

6. 术后处理

(1)严密监测血压,心率,血氧饱和度,体温等变化;记录引流量的性状和量的变化;持续低流量吸氧;记录24小时尿量;动态复查血常规,了解血红蛋白值的变化。

(2)预防性应用抗生素24~48小时。

(3)术后尿管留置1~2日,鼓励患者早期下床活动,预防下肢深静脉血栓形成,并促进胃肠功能恢复,待肛门排气后逐步过渡到正常饮食。

(4)引流量在24小时内<20ml时可以拔除肾窝引流管。

7. 术后并发症和处理　腹膜后腹腔镜根治性肾切除术的常见并发症与开腹手术相似,包括邻近器官的损伤,出血,感染。与气腹有关的并发症,包括皮下气肿和气体栓塞。此外胸隔膜损伤很少见,医师需要对此有所警觉,以免发生气胸。准确了解肾及周围的解剖结构,进行细致的游离对于预防这些并发症很重要。

(李彬彬　刘建华)

(六)腹腔镜肾部分切除术

腹腔镜肾部分切除术(laparoscopic partial nephrectomy,LPN),适应证与开放性肾部分切除术基本相同。近年来观点认为在治疗局限性小肾癌方面,肾部分切除术与根治性肾切除术的疗效相近。手术可采用经腹腔途径和经腹膜后腔途径。经腹腔途径优点在于腹腔内操作空间大,解剖标志明确,降低手术操作难度;经腹膜后腔途径对腹腔内脏器干扰小,不会污染腹腔,避免了腹腔内脏器对操作视野的干扰和术后肠道并发症,以及肿瘤的腹腔内播散。具体采取哪一种手术途径要根据患者肿瘤的位置、大小,以及术者的习惯等因素个性化选择,这里重点介绍常用的经后腹腔途径腹腔镜肾部分切除术。

1. 适应证 腹腔镜肾部分切除术的手术指征和开放性肾部分切除术相似。LPN的绝对指征包括小于 4cm 的外周型孤立肾肿瘤、双侧肾肿瘤,或者一侧肾肿瘤合并对侧肾功能不全者。相对适应证为遗传性肾癌对侧肾有生长肿瘤可能,合并高血压、糖尿病、肾血管性疾病等可能影响远期肾功能者。

2. 禁忌证 包括 CT 等影像学检查提示有区域淋巴结转移可能、肾静脉或腔静脉癌栓、全身情况差不能耐受手术、凝血功能异常未纠正、肿瘤直径超过 7cm、同侧腰部手术史等。

3. 术前准备

(1)一般检查:同腹腔镜肾癌根治术。

(2)专科检查:同腹腔镜肾癌根治术。

4. 其他准备 同腹腔镜肾癌根治术。

5. 麻醉和体位 气管插管全麻成功后留置尿管,采取 90°健侧卧位,抬高腰桥,医师和助手面对患者背侧操作。

6. 后腹腔镜肾部分切除手术步骤

(1)初始入径和套管针:通常 3 套管针穿刺法:首先在第 12 肋尖下方 1.2cm 横切口,钝性分离腰部肌肉,显露、切开筋膜,手指钝性分离进入后腹腔间隙,在腰大肌前方和 Gerota 筋膜后方球 500ml 气体扩张,其后手指引导下于腋中线髂嵴上穿刺 10mm trocar,然后后腹腔充气至 14mmHg 压力,置入 30°腹腔镜镜头,直视下于腋前线肋缘下用 5mm 的 trocar 穿刺。

(2)肾游离和肿瘤暴露:打开肾周脂肪囊,分离肾周脂肪和肾被膜之间的间隙,根据影像学检查所提示的肿瘤位置,沿肾表面钝性和锐性分离相结合的方式游离肾周脂肪,找到肿瘤。有些深部肿瘤需要术中 B 超协助定位。充分游离肿瘤及周围正常的肾实质,初步确定切除范围。肿瘤表面脂肪可予以保留,既可保护肿瘤,也便于后续切除时利于牵拉。

(3)显露肾门游离并阻断肾动脉:这一过程与肾切除术中肾动脉的寻找相类似,但并不需要进行离断,故并不需要过多游离。肾动脉游离充分后,用血管阻断钳阻断肾动脉,若存在多支肾动脉,推荐依次予以全部阻断。实际操作中,亦可根据肿瘤的部位采取仅阻断供应肿瘤区域的肾动脉实施肾部分切除术,但对术者的技术要求较高。

(4)切除肿瘤:采用剪刀进行锐性分离术中需钝性推拉,以帮助寻找肿瘤的边界。确定肿瘤在肾表面的边界和肿瘤在肾实质的深部边界。良好的肿瘤切除后,肾创面会呈现"陨石坑"状,内里光滑,基底结构清晰可见,为后续的缝合奠定良好的基础。

(5)肾创面缝合:肿瘤切除后,我们一般采用 1/2 弧,0 号倒刺线,根据创面大小剪成合适的长度,线尾打结后钳夹 Hem-o-lok 夹。对于较浅的肾创面,可用倒刺线直接进行单层连续缝合,线尾用生物夹进行加固防脱线。对于较深的创面,采用双层连续缝合,即基底 3/0 倒刺线连续缝合一层,浅表肾实质 0 号倒刺线单独再连续缝合一层。基底缝合时需注意,若有肾盂肾盏破损,务必严密缝合,以防术后漏尿。

(6)肾部分切除完成:松开阻断观察肾蒂和肾缝合创面有无渗血。使用标本袋取出肿瘤,结束手术。

7. 术后处理

(1)严密监测血压,心率,血氧饱和度,体温等变化;记录引流量的性状和量的变化;持续低流量吸氧;记录 24 小时尿量;动态复查血常规,了解血红蛋白值的变化。

(2)常规预防性应用抗生素,慎用止血药。

(3)预防下肢深静脉血栓形成。

（4）待肛门排气、胃肠功能恢复后逐步过渡到正常饮食。

（5）引流量在 24 小时内＜20ml 时可以拔除肾窝引流管。

（6）术后卧床休息 3 天以上，术后两周内避免身心劳累和剧烈活动。

（7）定期抽血检测肾功能，及时复查肾彩超和腹部 CT 等，了解术后恢复情况。

8. 并发症防治

（1）比邻脏器损伤：与操作不细致，解剖不清或初开展时技术不熟练等有关。防治方法是按解剖层次分离，直视下轻柔操作，一旦发生肝、脾或肠管等脏器损伤，严格按照相关外科原则处理。

（2）出血：术中出血多见于肾动脉阻断不全（多支动脉供血，仅阻断其中 1 支）、缝合和打结技术不良、实质严重撕裂等，预防方法是重在提高技术水平，对肾动脉的有效控制和肾实质切缘的精确缝合可减少术中出血。术后继发性出血，见于过早活动、剧烈咳嗽等引起的肾创面裂开，表现为引流液为血性、量增多，甚至出现肾周血肿，持续性严重肉眼血尿等，严重者血压下降，心率加快及血红蛋白进行性下降。治疗方案主要是保持引流通畅，输血，补液，酌情应用止血药物，嘱患者绝对卧床，预防便秘，非手术治疗无效时首选介入治疗，选择性栓塞活动性出血的肾动脉分支。

（3）漏尿：常见于术中集合系统裂口缝合欠佳或术后肾实质缺血坏死等，治疗上保持引流通畅，可留置输尿管双 J 管，必要时暂时行经皮肾盏穿刺置管引流，当形成大的尿性囊肿时可行经皮肾周穿刺引流。

（4）患侧肾萎缩：大多与手术热缺血时间过长或肾实质切除过多有关，需要密切随访。

（李彬彬　刘建华）

（七）腹腔镜输尿管癌根治术

传统输尿管尿路上皮癌标准术式包括根治性肾输尿管全长切除和输尿管开口部位在内的膀胱袖套状切除。腹腔镜手术同样遵循这一原则。如果保留一段输尿管或其在膀胱的开口，肿瘤在输尿管残端或其开口的复发率可达 30％～75％。目前输尿管癌的腹腔镜手术可经腹腔途径、经腹膜后途径，以及手辅助腹腔镜来完成。各种方法各有优缺点，我国以经腹膜后途径手术为主。手术可以分两个切口进行，要保持输尿管的完整，不可以切断。

1. 适应证　局限于肾盂、输尿管内的尿路上皮肿瘤。

2. 禁忌证

（1）绝对禁忌证：凝血功能障碍、腹膜炎、肾急性期感染或其他原因不能耐受手术者。

（2）相对禁忌证：既往有腹膜后手术史，或慢性感染（如同时合并有黄色肉芽肿性肾盂肾炎、肾结核等）致患肾、输尿管与周围组织粘连严重者。

3. 术前准备　术前检查包括血、尿常规，肝肾功能、电解质、血糖、出凝血功能、尿脱落细胞学、心电图、胸部 X 线、IVU、双肾 ECT、上尿路 CT 等，了解患侧肾或输尿管肿瘤的位置、大小及范围，同时了解对侧肾功能。必要时行逆行肾盂造影检查和输尿管镜活检。患者的术前准备与开放手术相似。

4. 体位与麻醉　同输尿管上段切除，采用侧卧位，下段输尿管及输尿管开口的处理根据切除的方法不同而选用不同的体位，多采用平卧。用气管插管全麻。

5. 手术步骤　肾、输尿管上段切除手术方法与肾癌根治术相同，唯一的不同是先游离肿瘤下方的输尿管，用血管夹夹闭此段输尿管，防止肿瘤细胞随尿液流往下尿路。这里着重介绍输尿管下段及膀胱入口切除的各种方法。

（1）切开法：体位改仰卧位，取患侧下腹部斜切口，长约 10cm。将切除的肾和上段输尿管取出体外，再沿输尿管向下游离至膀胱壁间段。围绕输尿管开口直径 2cm 做膀胱壁切口，取出输尿管下段和"膀胱袖套"，用可吸收缝线缝合膀胱壁切口。

（2）经尿道电切镜切除法：先行经尿道电切镜手术，再行腹腔镜手术。患者取截石位，先行膀胱镜检查观察膀胱内有无肿瘤病变，并从患侧输尿管开口处插入输尿管导管。用电切镜在输尿管开口旁切除全层膀胱壁，将输尿管壁间段与膀胱壁完全游离，再将输尿管口周围 2cm 的黏膜切除。改体位转入腹腔镜手术，切除肾后再沿输尿管向下分离，将输尿管下段往上拔除，膀胱壁切口旷置。

（3）腹腔镜切除法：侧卧位切除肾和输尿管上段后，将患者改 45°斜卧位，电视监视器移向患者脚侧，沿输尿管向下游离至膀胱，用超声刀分离盆腔输尿管和膀胱侧壁，向上提起输尿管，使膀胱输尿管壁间段向膀胱外突起，再用 Ligasure 切除输尿管入口处膀胱壁或用 Hem-o-lok 结扎后切断。

另外，手术后除了肾周要留置引流管外，膀胱切口周围也要留置盆腔引流管。

6. 术后处理

（1）术后监测生命体征直至稳定，有条件可行心电监护。

（2）注意观察尿量、肾周引流管引流液的颜色和量。

（3）留置导尿管 5～7 天，如为电切切除输尿管，尿管可延长至 10～14 天拔除。保持导尿管引流通常，不做持续膀胱冲洗。

（4）预防性应用抗生素 2～3 天。

（5）定期行膀胱镜检查，以便及早发现肿瘤复发。

7. 并发症防治

（1）出血、邻近脏器损伤，以及感染等并发症，同后腹腔根治性肾切除术。

（2）术后膀胱切口漏尿多见于采用电切切除输尿管口者，由于膀胱壁未予以缝合，部分患者术后出现漏尿。术后要严密观察导尿管每日引流的尿量，若发现尿量减少，但盆腔引流量增加，需适当延长腹膜后引流管引流时间。拔除尿管前先行膀胱造影检查，证实无渗漏后方可拔除。

（侯国良　徐文峰）

（八）腹腔镜前列腺癌根治术

近年来腹腔镜前列腺癌根治术（laparoscopic radical prostatectomy，LRP）成为治疗早期前列腺癌的一种规范手术。LRP 不仅保留了开放手术的特点，而且充分利用其创伤小、出血少、视野清晰和有助于辨认盆腔精细解剖结构等优点。LRP 术手术入路有经腹和耻骨后经腹膜外两种路径。采用耻骨后经腹膜外入路，手术过程中不需牵拉肠道，节省手术时间，以及术后避免尿液对腹腔的刺激，尽快恢复肠道功能。法国巴黎 Monstouris 中心的一个非随机对照的临床研究资料显示，两种入路在手术时间、出血量和治疗效果方面均没有统计学差异。

保留控尿功能的 LRP 是近年发展起来的一项新技术。在保证根治肿瘤的前提下，根据盆腔解剖学研究的新进展，对支配尿道括约肌的神经加以保护。在完成膀胱颈和后尿道吻合前，膀胱颈后唇成形以加强尿道后壁。这些技术的改进能有效地加快手术后控尿功能的恢复，明显缩短尿失禁的时间。

1. 适应证　前列腺癌根治术要考虑肿瘤的临床分期、患者预期寿命和总体健康状况。

（1）临床分期

①T1-T2c 期：推荐进行根治术。

②T3a 期：部分患者术后证实为 pT2 期而获得治愈机会；对于术后证实为 pT3a 期患者行辅助内分泌治疗或辅助放疗，亦可取得良好的治疗效果。

③T3b-T4 期：严格筛选后（如肿瘤未侵犯尿道括约肌或未与盆壁固定，肿瘤体积相对较小）可行根治术并辅以综合治疗。

④N1 期：目前有学者主张对淋巴结阳性患者行根治术，术后给予辅助治疗，可使患者生存获益。

（2）预期寿命：预期寿命≥10 年患者可

选择根治术。

（3）健康状况：前列腺癌患者多为高龄男性，手术并发症的发生率与身体状况密切相关。因此术前应仔细评估患者健康状况，对耐受能力较好的患者行根治术。

2. 禁忌证

（1）腹腔炎症未得到控制、凝血功能异常和（或）严重的心肺疾病患者，是 LRP 的禁忌证。

（2）广泛骨转移或伴有其他脏器转移。

3. 术前准备　常规行心、肺、肝、肾等重要器官和凝血功能检查。合并内科疾病的患者按一般手术的围术期处理。术前 1 天开始流质饮食，术前晚行肠道准备。手术开始前使用预防性静脉抗生素。

4. 麻醉与体位

（1）麻醉：气管内插管全麻。

（2）体位：患者取头低足高仰卧位（15°～30°），双上肢放于躯干两侧，肩部放置软垫、肩托固定。两腿张开，以便术中可以行尿道或直肠操作，臀部垫圆枕。留置导尿管，酌情留置胃管。

（3）术者位置：右手习惯的主刀医师站在患者的左侧，左手习惯的主刀医师站在患者的右侧。第一助手站在主刀的对面，术中负责显露和操作吸引器。第二助手站在主刀的同侧或患者的头侧。

5. 手术步骤　腹腔镜前列腺癌根治术手术入路有经腹和耻骨后经腹膜外两种路径。

（1）经腹途径腹腔镜前列腺癌根治术

①trocar 位置布局：在腹中线脐下缘切一个小口，将气腹针经此插入腹腔，注入 CO_2 至腹内压力为 13mmHg。拔出气腹针，经此穿入 1 个 10mm trocar。将腹腔镜插入腹腔，指引其余 4 个 trocar 的穿入。在脐下两横指、腹直肌外侧缘分别放置 2 个 12/10mm trocar；然后再在髂前上棘内侧约 2 横指分别放置 2 个 5mm trocar。这 5 个 trocar

排列呈扇形。放置 trocar 时注意避免损伤肠管或腹壁血管。如果患者体形肥胖、以往有腹腔镜手术史或前列腺体积＞100g，可先逐层切开肚脐至腹腔，安置第一个 trocar，避免损伤肠道，术后自该切口取出手术标本。

②手术探查：首先行腹腔探查，了解有无肠管损伤、出血、转移和粘连等病变。用肠钳将盆腔的肠管往上牵拉显露盆腔脏器。寻找如下解剖学标志：脐正中韧带、脐内侧韧带、膀胱内的尿管气囊和尿管尖部的位置、输精管。如要行盆腔淋巴结清扫术，则在此时进行。

目前，前列腺根治术有 Cleveland 和 Monstouris 两种主流技术。前者先游离两侧精囊并分离前列腺后壁。优点是在切开膀胱颈后壁时不容易损伤直肠。后者是先游离膀胱前壁，类似于耻骨后腹膜外手术步骤。后者优点是节省时间，熟悉盆腔解剖并不会增加损伤直肠的概率。

③Cleveland 技术

a. 倒 U 形切开膀胱前壁腹膜返折：膀胱内注入 100ml 生理盐水，显露膀胱外形。游离膀胱时从膀胱外缘与脐内侧皱襞之间切开腹膜。腹膜切口下达输精管，上至腹壁。在膀胱侧面往前后游离，直至见到耻骨。术中始终紧贴脐内侧皱襞内侧往外及尾部游离，可以减少损伤膀胱的机会。

b. 分离膀胱前壁、扩展 Retzius 间隙：横断脐尿管，向耻骨联合处游离，经过膀胱前 Retzius 间隙内的疏松组织向前列腺尖部游离。可使用 PK 刀或双极电凝器电凝膀胱前的耻骨后静脉的表浅支。为了防止膀胱损伤，在切断脐尿管时，应尽量在高位用单极电钩或超声刀切断。

c. 切开两侧盆筋膜：将前列腺往左侧牵拉，使前列腺的右侧盆筋膜有一定张力，选择正确的解剖位点（前列腺侧缘与盆壁肌交界处的头端）切开盆筋膜。将盆筋膜切口往远端扩大至耻骨前列腺韧带，用超声刀离断耻骨前列腺韧带,显露耻骨后血管复合体。同法切开左侧盆筋膜。

d. 缝扎耻骨后血管复合体:此步骤目的是控制耻骨后血管复合体大出血。一般使用 1/2 弧度 2-0 倒刺线缝合。如果复合体较宽大,可将缝针的弧度调整至 1/3 弧度左右,有助于缝合出针。确认前列腺尖部后,用持针钳夹住带有 2-0 可吸收倒刺线的弯针,针弯朝上,从耻骨后血管复合体右侧进针,左侧出针,可做 8 字形缝扎或两针分别缝扎。如果前列腺体积较大(大于 80g)或以往有前列腺手术史,耻骨后留置缝线困难,可使用等离子电凝器或 LigaSure 处理耻骨后血管复合体后,用剪刀锐性分离、切断。但相对较易引起复合体出血。

e. 切开膀胱颈:腹腔镜下判断前列腺与膀胱颈的连接部比较困难,但正确判断此结合部对术中操作和手术效果非常重要。清除膀胱前脂肪,反复牵拉气囊尿管帮助判断膀胱颈的位置。用超声刀或电钩横行切开膀胱颈前壁,显露尿管。提起尿管向上牵拉,直视下沿前列腺边缘扩大膀胱前壁切口至膀胱颈两侧。亦可使用金属尿道扩张器尖端伸进膀胱前壁切口,将前列腺向前牵拉,清楚地显露膀胱颈后壁。离断膀胱颈后壁:助手此时可提起膀胱颈后壁并将膀胱往头侧牵拉,使前列腺和膀胱颈两者间隙扩大,利于膀胱颈后壁的分离。辨认输尿管开口,在输尿管开口与前列腺之间横行切开膀胱颈后壁。再将切开的膀胱后壁用抓钳提起,并往头侧轻轻牵拉,扩大切口至膀胱颈两侧。仔细止血,用吸引器吸尽创面尿液,辨认狄氏筋膜,在离断的膀胱颈和前列腺之间切开狄氏筋膜前层(膀胱前列腺肌),可见下方输精管和精囊。

f. 分离输精管和精囊:切断两侧的输精管,游离两侧精囊。精囊尖部靠近神经血管束,分离精囊尖部时应靠近精囊。将两侧精囊往前提起,切开狄氏筋膜后层,钝性分离前列腺与直肠前间隙,术后将双侧精囊尽量向

上悬吊有助于分离该层面。

g. 分离结扎两侧前列腺血管束、保留神经血管束:腹腔镜保留神经血管束采用顺行分离方法。用抓钳将精囊和输精管向前提起,并往左侧牵拉,使右侧前列腺侧韧带处于张力状态。在前列腺的侧后方分离前列腺血管束。用 Hem-o-lok 结扎前列腺动脉、切断。继续沿前列腺侧后方分离,在神经血管束上方用 Hem-o-lok 结扎、切断前列腺包膜血管,并逐渐分离至前列腺尖部。同法完成左侧神经血管束的保留手术。

h. 游离前列腺尖部、切断后尿道:将前列腺往头侧牵引,轻轻地往后牵拉耻骨后血管复合体,在已缝扎的背血管复合体下方,用弯剪剪断耻骨后血管复合体,显露尿道前壁。分离中的出血可用双极电凝器止血,效果较好。处理出血要仔细而且要有耐心。剪刀剪开尿道前壁,将尿管经尿道切口伸入评估尿道与周围情况,紧靠前列腺尖部剪断尿道,注意不要损伤直肠,并确保神经血管束从前列腺尖部分离。最后将前列腺向头侧轻轻地牵拉,显露前列腺后方,紧贴前列腺游离。切断附着在前列腺尖部附近的直肠尿道肌,将前列腺完全游离。将前列腺放入标本袋内,封口后放置在腹腔髂窝内,手术结束时取出。经腹膜外途径手术,因手术空间小,标本袋一端拉至 trocar 外,再将 trocar 重新插入,术毕再取出前列腺。

i. 膀胱颈口重建:通过观察喷尿检查两侧输尿管开口。若膀胱颈口过大,用 3-0 可吸收线连续缝合缩小膀胱颈口。肥胖的患者可做膀胱颈后唇成形,有利于术后控尿。

j. 膀胱尿道吻合:是该手术的一个难点,有多种缝合方法可供选择,包括单针或双针连续缝合或间断缝合。亦有先加强缝合后壁狄氏筋膜数针后再吻合的方式。可供选择的缝线一般包括 1/2 弧度或 5/8 弧度的滑线和倒刺线。现在一般推荐采用 5/8 弧度 3/0 倒刺线连续缝合。先将膀胱颈后唇与尿道后

壁吻合。可尝试采用导尿管帮助引导缝针进入尿道内进行缝合,当退出尿管时,缝针即可滑入尿道腔内。有张力时,可将膀胱往尿道方向拉拢或助手将会阴及尿道推向膀胱侧。膀胱后唇与尿道后壁吻合要牢靠,分别自膀胱 5、6、7 和 9 点处进针,和尿道后壁缝合,连续缝合后拉紧缝线。然后缝合 11 点、1 点、3 点,最后拉紧缝线结扎。尿管气囊充水,在膀胱内注生理盐水 100ml,以检查吻合口是否紧密,如果有明显漏尿应该增加缝合。术中注意避免误缝尿管或缝针损伤尿管气囊导致术后尿管脱落。

k. 完成手术:膀胱内注生理盐水 100ml,检查吻合口是否漏水。腹内压下降到 5mmHg 检查手术创面有无静脉出血。腹膜切口不用缝合。从左下腹最下方的戳口置腹腔引流管,引流管与皮肤固定。拔除右侧 10mm trocar. 适当扩大腹中线切口,将前列腺连同精囊一起取出。拔除其他 trocar,缝合戳口。切口盖好敷料,结束手术。

④Monstouris 技术

a. 游离精囊:如果患者体形较瘦,可在膀胱与直肠之间最下方的腹膜返折处,寻找精囊和输精管部。借助直肠探条的活动,可以很容易找到直肠。助手轻轻下压直肠,术者就能方便地找到腹膜返折所形成的两个弓状线。上方的那条弓状线是两条输尿管壁间段所形成的隆起,术中应注意保护。下方的弓状线是由左右汇合的输精管隆起所形成,左右精囊分别在左右输精管的下外侧。在下方的弓状缘上切开腹膜,找到输精管,用超声刀将其横断。输精管动脉与输精管伴行,走行于输尿管和精囊之间。这条动脉须予电凝。如果患者肥胖,也可在内环口下方找到输精管,或直接在直肠和膀胱后壁之间切开腹膜,游离精囊。

b. 切断输精管:输精管切断后,可通过牵拉其远端来显露精囊。精囊的动脉向内走行,一条供应精囊尖部,一条供应基底部。术中可使用超声刀或钛夹处理这两条动脉,游离精囊,仅留其基底部不做游离。

c. 切开狄氏(Denonvillier)筋膜:切开狄氏筋膜有助于术中切开膀胱颈后,分离前列腺血管蒂。让助手向前牵拉精囊和输精管对狄氏筋膜施以张力,方便操作。在腹腔镜的放大效果帮助下,狄氏筋膜呈现纵向(头尾方向)走行的纤维条索状。紧靠输精管壶腹部和精囊横向切开狄氏筋膜,即可见到直肠前脂肪。这个脂肪层即是前列腺背面与直肠间的安全分离平面。钝性游离此平面可以使随后前列腺血管蒂的游离变得容易。在这个平面上游离,直至尿道直肠肌。以下步骤同 Cleveland 技术。

(2)经耻骨后腹膜外途径腹腔镜前列腺癌根治术

1997 年 Raboy 报道第 1 例腹腔镜腹膜外途径前列腺癌根治术。随后比利时医师 Bollens 进一步改进和完善此项技术。同经腹途径比较,由于膀胱前腹膜外间隙较小,在做膀胱后尿道吻合时似乎有一定困难。在有些病例因膀胱两侧与周围组织粘连,将膀胱往尿道方向牵引时张力较大。术中若不慎将腹膜撕破,充气的腹腔将腹膜返折下压,会给操作带来困难。腹膜外入路的优点是腹膜返折像一个自然的拉钩,挡住了腹腔脏器,有利于手术操作,患者也不需处于极度头低足高位。手术时间一般可缩短 30 分钟,术后避免出现腹腔刺激征,住院时间和留置尿管时间均缩短,有利于术后管理。根治肿瘤的效果同经腹途径比较没有差异。

①腹膜外间隙的建立:在腹中线肚脐下缘做一个 4cm 长的切口,分离至腹直肌下方。在腹膜前方用手指钝性分离,将腹膜往上和两侧推移。经切口在腹膜外间隙放入自制的水囊,注气 800~1000ml 扩大此间隙。建立腹膜外间隙后撤除水囊,手指经切口伸入腹膜外间隙,手指引导下放置 4 个 trocar(见经腹途径),最后将 10mm trocar 放入切

口,腹直肌前鞘做半荷包缝合,防止 CO_2 气体漏出。放置套管时注意不要损伤腹膜。若手指分离效果不满意,从先置的套管中用分离钳或超声刀推开腹膜后再放置其他套管。术中如果腹膜撕裂无法修补,可改经腹途径。

②分离膀胱前间隙:膀胱内注水 100ml,辨认膀胱侧缘后钝性分离,先沿膀胱右侧缘前、后游离,再显露盆筋膜。同法分离左侧膀胱侧壁。随后的手术步骤同经腹途径继续完成膀胱尿道吻合。

6. 术中操作要点及难点

(1)盆筋膜通常在前列腺侧壁与盆底肌交界部切开。如果解剖位置不正确,容易引起出血。沿前列腺边缘向耻骨后方向延长盆筋膜切口,在接近耻骨前列腺韧带注意不损伤耻骨后静脉血管的侧支。

(2)缝扎耻骨后血管复合体术前应准确测量前列腺体积。体积>80g 的前列腺,耻骨后前列腺间隙很小,进针较困难。建议使用 1/2 弧度 2-0 可吸收线缝扎(缝针较大有利于出针)。如果缝扎效果不理想,术中出血较多,可选用工作面较长的分离钳控制耻骨后血管复合体,待剪断前列腺尖后,再将分离钳嘴松开。通常耻骨后血管复合体出血可自行停止。若继续有出血可选择 PK 刀或缝扎止血。笔者单位采用先离断膀胱颈和前列腺侧韧带及血管,再处理耻骨后血管复合体。

(3)前列腺包膜与神经血管束之间没有自然存在的平面,分离时要注意不要损伤神经血管束和残留前列腺包膜。可充分利用腹腔镜放大作用,辨认前列腺包膜。若 PSA>20ng/ml,Gleason 评分>7 或临床病理分期 T2 以上,或患者年龄大于 70 岁,则行不保留神经血管束的前列腺癌根治术。提起精囊向左侧牵拉,沿前列腺后外方用 LigaSure 或超声刀切断前列腺侧韧带,游离至前列腺尖部。同法处理前列腺左侧。

(4)前列腺尖部的处理此步骤为 LRP 最关键的技术。以上两点处理得当能避免出

血、保持手术视野的清晰。用剪刀在缝扎线下方分离前列腺尖,避免分离尿道和两侧的组织及神经。分离时遇见的出血用 PK 刀妥善处理。紧靠前列腺尖剪开尿道前壁。经剪开的尿道前壁将尿管拉出并向头侧适度牵拉,显露尿道后壁,贴近前列腺尖剪断尿道后壁,避免损伤控尿神经。

(5)开放手术资料显示,分离前列腺尖部和前列腺两侧后外侧时,切缘阳性率达 20% 以上;而膀胱颈和前列腺两侧壁切缘阳性率较低(<4%),但出现切缘阳性后 PSA 生化复发率高达 50% 左右。因此,要避免切缘病理检查阳性,术中应充分利用腹腔镜视野清晰并放大和便于耻骨后操作的优点,在解剖分离前列腺时,看清前列腺包膜,降低切缘阳性率。术前也必须检查阳性穿刺针数目,明确病理分期。

(6)膀胱尿道吻合术中应尽量靠近前列腺尖离断尿道,使远端尿道有足够长度,有利于膀胱尿道吻合。切除前列腺体积较大,可做膀胱后唇成形,减少吻合时的张力。膀胱尿道吻合的质量关系到术后恢复速度和生活质量高低。尿漏影响术后拔管时间和控尿的恢复。吻合质量差导致吻合口狭窄。连续缝合节省时间,术后尿漏发生率低;间断缝合操作步骤多,但术后不易出现吻合口狭窄。无论何种方法,均要遵行尿道和膀胱颈要解剖对位吻合、术后并发症发生率最低、术后控尿功能尽快恢复的原则。

(7)中叶体积大的前列腺切除后切缘往往靠近输尿管开口。应仔细辨认输尿管开口,使用 3-0 微乔线成形膀胱颈后唇,使输尿管开口后移,避免做膀胱尿道吻合时将输尿管开口误扎。

(8)控尿功能的保护手术要点如下。①保护下腹下神经丛:横形离断膀胱颈,显露输精管和精囊,钝性分离精囊。切开狄氏筋膜,沿前列腺后壁分离至尖部。用超声刀切断两侧前列腺侧韧带。②保护控尿神经:在

预置的耻骨后血管复合体缝线下方，剪断耻骨前列腺韧带，显露前列腺尖。在下腹下丛与闭孔神经发出的控尿神经分支的近端，锐性离断尿道，切除前列腺尿道远端两侧的神经、组织及结构均不触动。③膀胱后唇网球拍样成形：3-0薇乔线连续缝合，将膀胱颈后唇两端靠拢做纵向延长成形，成形后的膀胱颈口与尿道吻合，加固尿道后壁。缝合时不损伤5、7点进入尿道的控尿神经。

（9）保留性神经手术要点，术中切开盆侧筋膜后，于前列腺尖部两侧找到NVB，游离前列腺尖部和膜部尿道时，应紧贴尿道分离，仔细沿尿道两侧的盆侧筋膜层剥离，避免损伤盆侧筋膜层内的NVB。之后再从尖部向前列腺基底部游离，在分离NVB前应先控制前列腺表面的出血，减少出血保持术野清晰，有利于保护NVB不受损伤。保留双侧NVB比单侧的性功能要好。保留性神经LRP的指征：局限性前列腺癌，术前有勃起功能，血清PSA小于10ng/ml，在前列腺尖部没有浸润或结节。如一侧前列腺的后方有浸润或结节，而没有其他反指征，可保留对侧。

7. LRP术中并发症防治

（1）出血：术前控制尿路感染，明确病理分期；术中控制耻骨后血管复合体，合理使用PK刀或超声刀。LRP术现因手术步骤规范后，基本不用输血。

（2）输尿管损伤：完成盆腔淋巴结清扫或经腹途径分离精囊时，尤其在肥胖的病例容易发生。做盆腔淋巴结清扫当遇到脂肪组织多，手术视野受妨碍时，可先显露输尿管，再行盆腔淋巴结清扫。分离精囊若有困难，特别是周围脂肪多，可改行Cleveland Clinic中心的方法，即先离断膀胱颈，切开狄氏筋膜前层，再分离精囊。

（3）直肠损伤：在分离前列腺尖部或前列腺后壁与直肠粘连较紧时易发生。切断尿道前先留置尿管，切断尿道前壁，拉出尿管并向头侧牵拉，再切断尿道后壁，并沿前列腺后壁

小心将其与直肠分离。若前列腺后壁与直肠粘连较紧密，可设法在解剖相对清楚的部位找到解剖平面（一般在膀胱颈两侧），再切开狄氏筋膜后层，紧贴前列腺后壁分离。若术前未做肠道准备，必要时改开放手术。如果术中损伤直肠，若术前已行肠道准备，可用稀释后的碘伏冲洗直肠，再做修补。如果术前未行肠道准备，损伤后要行结肠造瘘。

（4）髂静脉损伤：术中很少发生。在行盆腔淋巴结清扫分离远端髂血管时，与髂静脉保持相对距离。如果发生，先用干纱布压迫，并将气腹压适当提高，数分钟后观察。可用无损伤血管钳控制损伤段，5-0尼龙线修补。若损伤段腹腔镜下无法修补，则改开放手术。

（5）膀胱损伤腹腔镜下修补即可。

8. 术后处理

（1）LRP术后恢复过程与开放手术相同，但更为迅速。术后应充分静脉补液、使用抗生素和低分子右旋糖酐，注意观察患者腹部情况，保持尿管引流通畅和足够尿量，避免尿外渗。肛门排气后改口服抗生素和抗雄激素药物。术后2～3天拔除腹腔引流管，术后2周做尿道膀胱造影，无造影剂外溢可拔除导尿管。

（2）术后无特殊情况下不主张使用止血药。术前如果患者血细胞比容＞0.50，术后酌情使用抗凝药物。血压波动较大者需控制血压，否则容易出现心脑血管意外。

（3）术后短期尿失禁患者，指导其练习肛提肌收缩；有条件可做生物反馈治疗，能有效加快尿控恢复时间。期间嘱咐患者不要使用塑料袋套住尿道，以避免感染延长尿控恢复时间。对反复出现尿路感染或尿线变细，或尿控恢复时间延长的患者，应排除膀胱尿道吻合口狭窄。

（4）避免吻合口狭窄的方法是术中膀胱尿道后壁要吻合好，尽量减少其张力。术后拔除尿管前做尿道造影。

（5）术后3个月、6个月回院复诊，以后

每隔 6 个月随访患者,定期复查血 PSA。局部高危的前列腺癌患者,术后行辅助内分泌治疗,必要时行辅助放疗。

(夏桃林　林　哲)

(九)腹腔镜膀胱癌根治性切除术

膀胱癌是泌尿系统最常见的恶性肿瘤之一,膀胱癌分为表浅性膀胱癌和肌层浸润性膀胱癌,对于表浅性膀胱癌大多采用保留膀胱的手术方式,而对于肌层浸润性膀胱癌首选根治性全膀胱切除术。随着腹腔镜器械及技术的发展,目前应用腹腔镜根治性膀胱切除术＋尿流改道术具有手术创伤小、术中解剖清晰、出血少、术后恢复快,疗效确切、并发症少等特点,是治疗浸润性膀胱癌安全、可靠的手术方法。腹腔镜膀胱癌根治性切除术的难点是尿流改道,其主要术式有原位新膀胱术、回肠通道术、输尿管皮肤造口术及其他尿流改道方法等。

1. 适应证

(1)无远处转移,局部可切除的肌层浸润性膀胱癌(T2-4a,N0-x,M0)。

(2)高危的非肌层浸润性膀胱癌,包括:①复发或多发的 T1G3 (或高级别)肿瘤;②伴发 CIS 的 T1G3 (或高级别)肿瘤;③BCG 治疗无效的肿瘤;④TUR 和膀胱灌注治疗无法控制的广泛乳头状病变;⑤膀胱非尿路上皮癌;⑥尿路上皮癌伴不良组织学变异亚型。

(3)非手术治疗无效、保留膀胱治疗后肿瘤复发的肌层浸润性膀胱癌。

2. 禁忌证

(1)高龄患者合并严重疾病(心、肺、肝、脑、肾等疾病)、不能耐受手术、预期寿命 10 年以下者。

(2)腹部皮肤或腹壁组织感染,活动性腹腔内感染、腹膜炎,肠梗阻等。

3. 术前准备

(1)肠道准备:术前 3 天行半流质饮食,术前一天全流质无渣饮食。有的医院使用链霉素粉口服做肠道准备;作者目前采取的是全肠道准备,术前晚和爽两包冲水口服导泻。

(2)置管:术前留置胃管、尿管。

4. 体位与麻醉　仰卧位,头低足高 30°;麻醉采用气管插管全身麻醉。

5. 手术步骤

(1)建立气腹后,采用下腹部扇形五孔法:先在脐下缘做弧形切口,穿入 12mm 穿刺器并进入 30°腹腔镜,直视下在脐下 2cm 处腹直肌两旁各穿入 10mm 穿刺器,在两侧髂嵴内侧 3cm 处各穿入 5mm 穿刺器,注意观察腹腔肠管有无损伤及穿刺通道有无活动性出血。

(2)行双侧盆腔淋巴结清扫术(参考腹腔镜盆腔淋巴结切除术),必要时扩大清扫范围。

(3)游离双侧输尿管至膀胱壁段、距膀胱壁下 1cm 用钛夹钳夹输尿管近端并切断;游离输精管、精囊及前列腺后壁,输精管游离后切断,切开 Denonvillier 筋膜,沿间隙分离至前列腺尖部;游离膀胱前壁,显露耻骨后间隙,缝扎背深静脉复合体;游离膀胱侧血管蒂及前列腺侧血管蒂,LigaSure 电凝切断血管蒂;Hem-o-lok 钳夹近端尿道,避免膀胱尿液流出;离断尿道移除膀胱,保留性神经血管束。

(4)尿流改道:体外缝制新膀胱,下腹部正中切口(约 5cm)取出标本,牵出双侧输尿管置入 8F 脑室引流管引流。距回盲部 15cm 处截取约 40cm 回肠段缝制新膀胱,输尿管植入新膀胱后将回肠新膀胱回纳腹腔,于腹腔镜下行回肠新膀胱与尿道吻合。女性患者切除子宫、部分阴道前壁、附件,其余步骤与男性相同。

(5)双侧输尿管支架管由腹壁引出接尿袋,检查新膀胱无渗漏后,留置三腔尿管和盆腔引流管。

6. 并发症防治

(1)术中血管损伤出血,必要时中转开放

手术。

（2）直肠损伤多由于游离前列腺直肠间隙时所致。小损伤后应先清除可能缺血坏死组织，缝合破损；如果损伤范围较大，污染严重应行结肠造口术，术后充分引流。肠瘘及内疝形成，应及时手术治疗。

（3）早期新膀胱尿渗漏可适当延长尿管留置时间；尿失禁患者指导进行盆底肌肉训练；输尿管肠道吻合口狭窄严重者可再次行抗反流输尿管新膀胱再植术。

（王　健　梁汉洲）

（十）腹腔镜盆腔淋巴结切除术

近年来前列腺癌、膀胱癌在我国发病率逐渐上升，而前列腺癌、膀胱癌的准确分期有助于对治疗方案的制订与影响预后，盆腔淋巴结切除病理检查，对前列腺癌、膀胱癌分期诊断有重要指导作用，而常规的开放手术存在创伤大、并发症多等缺点。随着 Schuyesseler 于 20 世纪 90 年代初施行首例腹腔镜盆腔淋巴结切除术后，现在已广泛用于前列腺癌、膀胱癌、睾丸癌等的分期诊断与治疗，并具有创伤小、安全可靠、术后并发症少等优点。

1. 适应证

（1）前列腺癌未发现有远处转移者。

（2）行会阴根治性前列腺切除术后，行腹腔镜盆腔淋巴结清扫。

（3）膀胱癌、阴茎癌、尿道癌等怀疑淋巴结转移或需分期诊断者。

2. 禁忌证

（1）有下腹部手术史，并考虑腹腔粘连严重者。

（2）腹部急性炎症患者。

（3）体型过于肥胖者。

3. 术前准备

（1）术前 1 天口服和爽口服液，行肠道准备。

（2）术前留置胃管、尿管。

4. 体位与麻醉　平卧位、垫高臀部；气管插管全身麻醉。

5. 手术步骤

（1）切口，气腹后分别于脐下 1cm，下腹正中稍偏下方及双侧髂前上棘内侧 2cm 处，置入 4 个工作套管，上下方为 10mm 套管，左右为 5mm 套管。

（2）入镜后先行检查，辨认膀胱、脐尿管韧带、内环口、结肠、髂血管、精索血管等标志。从髂总动脉分叉处切开后腹膜，先予分离出髂外动脉，再于髂外动脉内侧分离出髂内动脉，打开血管鞘膜，将髂内、髂外动、静脉间的淋巴组织及盆腔脂肪淋巴组织切除，沿髂内静脉向闭孔附近分离，将闭孔神经旁淋巴结组织切除。术中注意保护闭孔神经及髂血管，并注意结扎较粗大淋巴管，减少术后并发淋巴漏的机会。

（3）关闭切口，术野彻底止血后，检查无出血迹象后，逐个拔出操作器械及工作套管，缝合或创可贴封闭皮肤切口。留置盆腔引流管 1 根。

6. 并发症防治　除一般腹腔镜术后并发症外，较常见的并发症有以下几种。

（1）血管损伤：多由于分离时损伤血管引起，必要时中转开放手术。

（2）肠穿孔：多由于电灼伤肠管引起，可对症治疗，必要时中转开放手术。

（3）闭孔神经损伤：多为电灼伤引起，一般可自行恢复。

（4）淋巴液漏、淋巴囊肿：可予低脂饮食，如淋巴漏严重，应给予禁食并静脉全营养支持 1～2 周。

（梁汉洲　王　健）

（十一）腹腔镜腹膜后淋巴结清扫术

原发性睾丸生殖细胞癌（NSGCT）是青壮年男性最常见的恶性肿瘤之一，该病的淋巴转移在各临床分期的肿瘤中普遍存在。腹膜后淋巴结清扫术是 NSGCT 综合治疗的重要内容。传统开放手术创伤大、成功率低。随着 NSGCT 淋巴转移的基础和临床研究不断深入,腹腔镜技术日臻成熟,腹腔镜腹膜后淋巴结清扫术在 NSGCT 综合治疗中尤为重要。

1. 适应证

(1) Ⅰ期 NSGCT,是根治性睾丸切除术后对肿瘤的进一步治疗,并提供分期诊断。

(2) Ⅱa-b 期 NSGCT,肿瘤腹膜后淋巴结直径<5cm。

2. 禁忌证

(1) Ⅱc 期和Ⅲ期 NSGCT。

(2) 术前肿瘤标志物(β-hCG、AFP、LDH、PALP 等)持续升高。

(3) 不能耐受手术和麻醉,腹腔镜手术禁忌证等。

3. 术前准备

(1) 术前肿瘤分期诊断,转移评估等,确定清扫范围。

(2) 术前肠道准备,术前晚和爽两包冲水口服导泻。

(3) 术前留置胃管和尿管。

4. 体位与麻醉　采用健侧斜侧仰卧位,垫高患侧;插管全麻。

5. 手术步骤

(1) 建立气腹,脐部插入 10mm 穿刺器,置入腹腔镜,脐与剑突连线中点、脐与耻骨连线中点分别插入 5mm 穿刺器,患侧腋前线上髂前上棘与肋弓连线中点插入 5mm 穿刺器。

(2) 右侧腹膜后淋巴结清扫、切开侧腹膜。①显露腹膜后间隙,游离生殖血管至汇入下腔静脉处结扎切断;清扫右输尿管和下腔静脉之间淋巴结,切开肾、下腔静脉血管鞘,切断该区域腰静脉,游离肾蒂周围、右输尿管内侧、下腔静脉旁的淋巴与脂肪。②清扫下腔静脉和主动脉之间淋巴结;切开腹主动脉血管鞘,切断该区域腰动脉,游离下腔静脉与腹主动脉间淋巴脂肪组织。③完全游离肾静脉以下的下腔静脉和髂外动静脉血管周围及肠系膜下动脉以上主动脉,右侧输尿管内侧的所有淋巴脂肪组织。左侧腹膜后淋巴

结清扫步骤与上述右侧手术相似。

(3) 分别取出标本,留置腹膜后引流管 1 根。

6. 并发症防治　除一般腹腔镜术后并发症外,该手术常见并发症为淋巴漏,可给予低脂饮食;如淋巴漏严重,应给予禁食并静脉全营养支持 1~2 周。

(王　健　梁汉洲)

(十二)腹腔镜腹股沟淋巴结清扫术

阴茎癌主要通过淋巴途径转移,常见部位是腹股沟淋巴结,进一步可转移至髂血管旁淋巴结。腹股沟淋巴结转移是影响阴茎癌患者预后的重要因素之一。腹股沟淋巴结清扫术既能明确淋巴结转移情况,又能提高患者生存率,是治疗阴茎癌患者的重要手段。腹腔镜手术视野放大,操作更加精细,创伤少、恢复快,能大大降低手术并发症,近年来得到越来越广泛的应用。

1. 适应证

(1) 对于任何有微转移风险特征 cN0 原发性肿瘤的患者,即 pT1 伴有淋巴血管浸润、神经周围浸润和(或)分化不良(pT1b)或任何 pT2 及以上。

(2) 有腹股沟淋巴结增大活检阳性的患者。

2. 禁忌证

(1) 严重心、肺功能障碍,新发心、脑血管梗死不能耐受手术者。

(2) 严重出血倾向性疾病或血液凝固性疾病,近期内口服非甾体类抗炎药物者。

(3) 腹股沟区域皮肤溃疡和(或)陈旧瘢痕。

3. 术前准备

(1) 术前 1 天肠道准备。

(2) 术前留置尿管。

4. 体位与麻醉　仰卧位,双大腿分开60°,双膝抬高;插管全身麻醉。

5. 手术步骤

(1) 切口:于右侧股三角顶点下方 5~

6cm 处横行切开皮肤约 2.0cm，将 10mm trocar 朝腹股沟韧带方向置入皮下间隙，建立皮下腔隙后，调整气腹压力为 8～10mmHg 以防止发生广泛性皮下气肿。腔镜直视下分别于右侧髂前上棘、右侧外环垂直点距第一切口平面上方 3cm 处切开皮肤 1cm，分别置入两个 5mm trocar。

(2)浅部淋巴结清扫：在皮下浅筋膜层扩大操作空间，向上游离超过腹股沟韧带，达腹壁浅筋膜，内侧清扫至长收肌内侧缘，分离周围组织显露卵圆窝及大隐静脉，保留大隐静脉主干，尽量保留其属支，围绕大隐静脉清扫干净卵圆窝，下界清扫至股三角顶端，外侧至缝匠肌的外侧缘。整块清除腹股沟浅组织脂肪及淋巴组织。

(3)深部淋巴结清扫：打开股管的外鞘，游离出股动脉和股静脉，清扫位于腹股沟韧带下方、长收肌外缘、股静脉内侧和股动静脉前方 180 度平面的深淋巴组织。清扫时注意尽量不要损伤神经、血管。取出标本，彻底止血，放置负压引流管，同样的方法行对侧腹股沟进行淋巴结清扫术。

(4)缝合：缝合各切口，无菌辅料敷贴。伤口纱布加压，弹力绷带包扎，术后注意观察皮瓣血供情况，积极换药。

6. 并发症防治 常见的术后并发症有切口感染、淋巴囊肿、淋巴漏、血肿及下肢水肿、皮瓣坏死等。一般预防性处理措施包括术前使用抗生素、消毒手术区域皮肤、术后使用弹力绷带加压包扎、引流管接负压吸引充分引流；术后 3 日减少下地活动，按摩下肢等。

(王　健　梁汉洲)

(十三)腹腔镜肾蒂淋巴管结扎术

乳糜尿是泌尿外科常见疾病，依据病因分为寄生虫性和非寄生虫性，丝虫感染是乳糜尿最常见的病因。南方地区以班氏丝虫感染为主，发病率为 2%～10%，尽管大范围的流行得到控制，但在局部地区仍有丝虫感染发生，乳糜尿是最常见的后遗症，以青壮年居多，多在高脂饮食、劳累、重体力劳动后发病，经休息、平卧可减轻或消失。严重者长期乳糜尿，甚至乳糜血尿，患者出现消瘦、贫血、下肢水肿等营养不良症状。

国内外许多学者在探讨乳糜尿发病机制中，通过淋巴造影和放射性核素淋巴显像发现腹膜后淋巴管的病变，主要为淋巴管纡曲扩张导致淋巴回流瘀滞，乳糜池及主要部位的淋巴管管壁和瓣膜功能受损失效，引发淋巴液回流的动力学改变所致。

治疗方法有多种，但疗效不肯定，目前最有效的方法是肾蒂淋巴管结扎术。腹腔镜肾蒂淋巴管结扎术有经腹和腹膜后两种术式。1995 年 Chiu 等报道第 1 例经腹腹腔镜肾蒂淋巴管结扎术，治疗 1 例伴有严重营养不良的乳糜尿患者，术后乳糜尿迅速转阴，随访 2 年无复发，而且营养不良得到纠正。1999 年 Hemal 等报道了后腹腔镜肾蒂淋巴管结扎术。近年来国内陆续开始采用后腹腔镜技术行肾蒂淋巴管结扎术治疗乳糜尿，都取得了良好的效果。腹腔镜肾蒂淋巴管结扎术与开放手术相比，该术式在手术创伤、手术时间、出血量、术后恢复情况、肠功能恢复及术中淋巴管结扎安全性等方面均明显优于传统开放手术。由于腹腔镜的放大作用，能更清晰地观察处理肾血管周围和输尿管上段的细小淋巴管，较传统开放手术结扎更精细更彻底。

1. 适应证

(1)乳糜尿病史长，已引起营养不良，甚至休克，症状严重，影响生活和劳动。

(2)乳糜尿出现下列情形之一者：①反复发生肾绞痛；②贫血和(或)体重减轻；③因乳糜凝块堵塞尿路，在高脂肪饮食、饮酒或剧烈运动后明显加重。出现上述情况，经限制脂肪饮食或经肾盂药物灌注无效时，考虑行肾蒂淋巴管结扎术。双侧病变者，可先行症状重一侧的手术，术后观察疗效，如未愈再行对侧手术。

2. 禁忌证

(1)合并严重心肺疾病不耐受手术者。

(2)全身出血性疾病者。

(3)急性炎症期或曾有腹膜后肾、输尿管手术史者。

3. 术前准备

(1)常规行 IVP、B 超、CT 等检查。

(2)膀胱镜检可确定乳糜尿源自何侧肾以确定手术方式,这至关重要。高脂肪餐后1 小时行膀胱镜检查,以确定乳糜尿源自哪侧肾,若患者镜检时未见到乳糜尿,则行双侧输尿管插管,收集肾盂尿做乳糜尿实验。对于双侧乳糜尿者,需了解哪一侧更严重。下肢淋巴管造影对双侧肾内淋巴逆流病变检出率较膀胱镜高。

(3)术前纠正低蛋白血症及水电解质和酸碱平衡紊乱,重度贫血者适量输血、低脂饮食。

(4)其他同常规腹腔镜术前准备。

4. 体位与麻醉　健侧卧位,抬高腰桥;气管内插管或复合全身麻醉。

5. 手术步骤

(1)后腹膜腔的建立:穿刺点选择腋中线髂嵴上 2cm 处,利用可视切割穿刺器直视下穿刺进入肾周间隙,充入 CO_2 气体,使压力保持在 1.3~1.6 kPa 插入观察镜充分扩张后腹腔间隙,然后在观察镜引导下分别在腋前线肋缘下和腋后线肋缘下分别置入 10 mm 和 5 mm 的外科穿刺器,导入分离钳、超声刀。超声刀将腹膜外脂肪自 Gerota 筋膜及腰大肌表面分离,充分扩大腹膜后腔隙。在近腰大肌旁纵行切开 Gerota 筋膜,上至膈肌脚,下达肾下极水平。

(2)肾蒂周围淋巴管结扎:采用四步法,即肾周围淋巴管离断、输尿管上段及肾盂周围淋巴管离断、肾蒂血管周围淋巴管结扎和肾固定术。

(3)肾周围淋巴管离断:将肾周脂肪囊自肾包膜表面分离,遇有条索状组织须仔细电凝,以防术后淋巴漏,游离肾自背侧开始,再分离肾上下极,最后分离肾腹侧,直至肾门处,将肾周围所有可能包含有淋巴管的脂肪及疏松结缔组织与肾完全分离。

(4)游离肾盂和输尿管上段:游离肾盂和输尿管上段 3~4cm,将其周围扩张纡曲淋巴管离断,注意不要损伤输尿管血供。

(5)离断肾蒂血管周围淋巴管:先自肾动脉背侧切开动脉血管鞘,再分离肾静脉腹侧之淋巴管,然后分离肾动静脉之间的淋巴管,血管周围的扩张淋巴管须仔细分束结扎上钛夹并离断。术中注意不要损伤肾蒂血管,操作应轻柔,以防止动脉痉挛引起肾缺血。以自制的塑料管滴注数滴亚甲蓝于肾蒂血管周围,以检查有无残留未结扎之细小淋巴管。游离肾上极和下极时应注意有无肾副血管,避免将其切断,同时注意避免损伤生殖静脉和肾上腺静脉。

(6)肾固定:将肾、肾盂、输尿管上段及肾血管周围淋巴管完全离断后用 2-0 不吸收缝线将肾上极包膜与腰背筋膜及腰大肌筋膜缝合固定,以避免术后肾下垂和肾蒂血管扭转的发生。

(7)关闭伤口:检查术野彻底止血,留置引流管,缝合皮肤 trocar 切口。

6. 术中注意事项

(1)按顺序解剖并游离淋巴管,避免漏扎而导致术后出现乳糜尿。通常按输尿管上段及肾盂表面,肾动脉外侧,肾静脉外侧,肾动、静脉间的顺序游离并结扎淋巴管。

(2)此类患者肾蒂血管周围淋巴管通常与肾动、静脉血管粘连明显,应小心、细致地进行分离,尤其肾静脉壁较薄,分离时宜小心,避免引起大出血。对于含淋巴管的疏松结缔组织,可分束分离,钛夹结扎,切断。

(3)用超声刀或电凝刀紧贴肾表面进行游离,粘连组织应用超声刀或电凝刀进行分离、切断,可减少术后淋巴液的渗出。

7. 术后处理

(1)术后卧床休息 3~7 天,静脉使用抗生素 3～4 天。

(2)肠道恢复排气后可进食。

(3)引流管引流量<20ml 可拔除,下床后可拔除导尿管。

(4)术后每 3 个月复查乳糜尿,3 个月后复查血红蛋白及血清清蛋白,了解营养改善及体力恢复情况。

8. 并发症的防治

(1)出血:乳糜尿因淋巴液逆流至肾盂和肾盏,肾蒂血管周围淋巴管与肾动静脉血管粘连,使分离难度增加,易损伤肾蒂血管导致大出血,用超声刀分离解剖肾周脂肪囊时,应沿肾长轴剪开,紧贴肾包膜表面,可减少创面渗血,分别分离肾腹侧和背侧脂肪囊,使分离的脂肪囊借助重力作用垂向两侧,易保持手术视野清晰。在先游离肾下极的同时解剖出输尿管上段,再沿输尿管上段向上分离肾盂周边脂肪组织,这样较易分离出肾动脉和静脉,解剖清楚,减少因盲目分离肾蒂血管导致的出血,可避免损伤血管。术野渗血较多时可经 trocar 塞入纱布压迫止血,若损伤肾蒂血管必要时改开放止血,手术结束时创面喷洒止血粉。在分离肾蒂淋巴管时,可先分离肾动脉周围的淋巴管,再分离肾静脉周围的淋巴管,最后游离肾动、静脉之间的淋巴管。游离肾上极和下极时应注意有无肾副血管,并与扩张的淋巴管鉴别,应细致分离,避免将肾副血管误切,引起术中或术后出血。

(2)乳糜尿复发:术中漏扎淋巴管的直接结果是术后乳糜尿复发。肾动、静脉之间的淋巴组织最易漏扎,往往是导致手术失败的原因之一,按手术顺序分离结扎淋巴管,可通过腹腔镜的放大作用,剥离肾动、静脉之间的淋巴管和结缔组织,从而避免漏扎,增加手术成功率,如果肾蒂血管周围淋巴管在腹腔镜视野中全部结扎、肾蒂血管鞘和输尿管上段完全被剥光,术后一般不会出现乳糜尿复发。

(3)尿漏:术中损伤输尿管或肾盂。术中分离肾盂及输尿管上段过程中注意不要损伤

它们。

(罗　飞　陈　勇)

(十四)腹腔镜肾盂输尿管成形术

先天性肾盂输尿管连接部梗阻(ureteropelvic junction obstruction,UPJO)定义为由于各种先天性因素导致肾盂内尿液向输尿管排泄受阻,伴随肾集合系统扩张并继发肾损害的一类疾病。引起先天性 UPJO 的病因很多,其确切病因尚不十分明确,大致可归纳为三类:①输尿管肾盂交界处固有梗阻,指 UPJ 管腔狭窄,以输尿管壁病变为特征,伴或不伴输尿管扭曲。②输尿管肾盂交界处外来压迫梗阻,一般由供应肾下极动脉过早分支或腹主动脉直接分支供应肾下极的动脉血管压迫 UPJ 所致;还有一部分输尿管外部的索带和粘连,被压迫的输尿管常有发育异常。③UPJ 继发性梗阻,严重的膀胱输尿管反流(VUR)常引起输尿管扭曲,导致 UPJO,引起继发性肾积水。

离断性肾盂输尿管成形术(Anderson-Hynes pyeloplasty)自 1949 年首次报道以来,已经是 UPJO 开放性手术治疗的金标准。自 1993 年由 Schuessler 首先实施腹腔镜肾盂成形术以来,经过 20 余年的发展,腹腔镜肾盂成形术以其疼痛轻、创伤小、恢复快、美容效果好及成功率不低于开放手术等优点而被广泛应用。

1. 适应证

(1)超声检查提示肾盂前后径(APD)>30mm。

(2)APD>20mm 伴有肾盏扩张。

(3)随访过程中肾功能进行性下降(下降值>10%)。

(4)随访过程中肾积水进行性增大(增大值>10mm)。

(5)有症状性肾积水(反复泌尿系统感染、发热、腰痛、血尿、高血压、继发结石等)。

(6)利尿性肾核素扫描提示梗阻存在且同位素在肾内浓集达到高峰后下降至 50%

所需时间($T_{1/2}$)＞20 分钟。

2. 禁忌证

(1)轻度肾积水无临床症状者。

(2)患肾已丧失功能者。

3. 术前检查

(1)泌尿系统 B 超,明确肾积水情况,肾大小,皮质厚度等,为是否需要手术及手术方式选择提供依据。

(2)静脉肾盂造影,了解病变部位,梗阻情况等。

(3)MRU/CTU,除了了解病变部位、梗阻情况,还可以了解输尿管外受累及受压情况。

(4)ECT/肾小球滤过率,了解患侧肾功能。

4. 体位与麻醉　健侧卧位,腰部垫高;气管插管全麻。

5. 手术步骤

(1)切口,髂嵴上 2cm 切口,插入 12mm 直视工作套管,直视下将腹膜外脂肪与腹肌分离,置入球囊扩张腹膜后间隙,充气,置入腹腔镜。肋腰点及腹侧肋下分别置入 10mm 工作套管,用于放入手术器械。

(2)分离腹膜外脂肪,显露腰背筋膜。

(3)靠腰大肌切开腰背筋膜,游离肾与腰大肌之间的间隙。

(4)在肾下极附近游离输尿管,有压迫及牵拉输尿管的结构,逐一切断或松解。

(5)充分显露输尿管狭窄段及扩张肾盂。

(6)视拟切除情况向下游离输尿管,以减少吻合后张力。

(7)在狭窄段下方切断输尿管,修剪扩张肾盂,将狭窄段连同部分扩张肾盂一并切除。

(8)剪开输尿管断口呈鱼嘴状,将导丝从输尿管断口置入膀胱,导入双 J 管,双 J 管另一端置入肾盂。

(9)检查输尿管无旋转扭曲,吻合口无明显张力,3-0 或 5-0 可吸收缝线将输尿管断口缝到肾盂切口上,注意要缝合黏膜层。

(10)留置引流管,依次拔出腹腔镜操作器械及套管,创可贴封闭腹部皮肤切口。

(11)留置尿管。

6. 术后处理

(1)卧床 6 小时后,可下床活动。

(2)术后 6 小时进食。

(3)常规使用抗生素 3～5 天。如脓肾患者延长使用时间。

(4)尿管留置 2～3 天,引流管可于引流量＜20ml 后拔除。如引流量持续较多,引流管可留置 1～2 周,或更长时间。

(5)双 J 管留置 2～3 个月。

7. 并发症防治

(1)术后吻合口漏:在腹腔镜肾盂输尿管成形术后较为常见。多因保留输尿管较短,吻合口有张力所致。故术中注意保留输尿管及肾盂的长度。通过抗感染、充分引流,吻合口漏多能愈合。

(2)术后感染:与术前存在感染因素,术中尿液污染术口等因素有关,注意抗感染治疗。

(3)吻合口狭窄:可再次出现肾积液增加、肾功能受损加重等。与吻合口张力大、感染等因素有关。离断性肾盂成形术失败,腔内肾盂成形术将是很好的选择。

(4)腹膜及邻近脏器损伤:较少见,与术野粘连、情况复杂等因素有关。需要术中注意,术后根据损伤情况相应处理。

(梁　泉　徐文峰)

(十五)腹腔镜膀胱憩室切除术

传统膀胱憩室切除术有开放性手术和经尿道膀胱手术,随着腹腔镜技术日益成熟及不断普及和推广,以其手术创伤小、出血少、并发症少、患者恢复快、生活质量高等优点,已逐渐成为医患双方均易接受的较为理想的微创手术方式。目前经腹腔镜膀胱憩室切除术又有分经腹腔入路和经腹膜外入路,由于膀胱憩室大多发生在输尿管开口或脐尿管开口附近,这为经耻骨后腹膜外腔途径切除憩室提供了极大的便利。

1. 适应证

(1)下尿路感染,排尿不尽,上尿路损害。

(2)膀胱憩室并发结石、肿瘤。

2. 禁忌证

(1)严重脏器功能障碍不能耐受手术者;有凝血功能障碍者。

(2)急性膀胱炎;膀胱感染严重未控制。

3. 术前准备

(1)术前禁食 8 小时,肠道准备。

(2)必要时留置胃管。

4. 体位与麻醉　平卧位,垫高臀部,头低足高位;插管或喉罩全身麻醉。

5. 手术步骤

(1)麻醉后取截石位,置入膀胱镜观察定位憩室口和双侧输尿管口位置,膀胱憩室同侧的输尿管内插入 5F 输尿管支架管以防止术中输尿管的损伤,留置尿管。改平卧位,垫高臀部并取头低足高位。

(2)于下腹正中线脐下横切口,长约 2cm,锐性分离至腹直肌后鞘,钝性分离腹膜外间隙,自制球囊扩张器建立耻骨后腹膜外腔。经此切口置入 10mm trocar,30°腹腔镜进入观察,分别于其下方约 3cm、左右腹直肌外侧置入 5mm、10mm trocar 建立操作通道。

(3)经导尿管充盈膀胱,游离膀胱前壁及患侧壁,充分游离憩室,超声刀切开憩室,吸引器吸尽尿液,于其基底部将憩室切除,2-0 可吸收线连续全层缝合憩室口。再次进膀胱镜观察右输尿管口喷尿正常,经尿管向膀胱内注水 150ml,观察无外渗后,放置盆腔引流管一根,依次关闭各穿刺切口,拔除输尿管支架管。留置尿管导尿。

6. 并发症及处理　除一般腹腔镜手术并发症外,该手术常见并发症为术后尿漏、尿外渗,术中注意严密缝合膀胱,术后留置尿管 1 周,使膀胱空虚,促伤口愈合。

(王　健　刘建华)

(十六)腹腔镜输尿管膀胱再植术

随着手术技术提高,复杂的妇科肿瘤手术及结肠直肠肿瘤手术增多,肿瘤靠近及侵犯输尿管的病例越来越多,医源性损伤输尿管的病例也越来越多见,如原手术本身为腹腔镜手术,腹腔镜输尿管膀胱再植术一般可使用原有通道完成,无须另外增加操作通道,节省时间及费用,为术中损伤修复的上佳选择。对于高龄身体条件不佳的输尿管下段肿瘤患者,腹腔镜下输尿管下段切除＋输尿管膀胱再植术具有损伤小、出血少、手术时间短、术后恢复快的优点。另外,有先天性巨输尿管、输尿管下段狭窄、子宫内膜异位症累及输尿管下段等良性病变,需要行输尿管改道,腹腔镜输尿管膀胱再植术同样具有开放手术不能比拟的优势。

1. 适应证

(1)输尿管损伤,输尿管下段离断或缺损。

(2)盆腔病变输尿管下段受累。

(3)输尿管下段肿瘤,狭窄。

(4)其他需要输尿管下段切除或旷置的疾病。

2. 禁忌证

(1)输尿管损伤合并感染。

(2)输尿管病变位置较高,断端离膀胱较远者。

(3)患侧肾无功能者。

3. 术前检查

(1)静脉肾盂造影,了解病变部位,梗阻情况等。

(2)CTU,除了了解病变部位,梗阻情况,还可以了解输尿管外受累及受压情况。

(3)ECT/肾小球滤过率,了解患侧肾功能。

4. 体位与麻醉　平卧位,建立通道后改头低位;气管插管全麻。

5. 手术步骤

(1)常规消毒铺巾,台上留置尿管。

（2）切口脐上绕脐或脐下 1cm 切口，建立气腹，插入 12mm 工作套管，用于放置腹腔镜。双侧麦氏点，分别置入 10mm 工作套管，用于放入手术器械。

（3）分离粘连，推开肠管，显露后腹膜。

（4）切开后腹膜游离患侧输尿管。向下分离至损伤或病变处。必要时向上分离，可达肾门。充盈膀胱，确认输尿管断口与膀胱距离合适，切断输尿管。

（5）在断口处纵面切开输尿管做一鱼嘴样开口，向上置入导丝，留置双 J 管。

（6）在膀胱顶壁适当位置切开腹膜反折，切开膀胱肌层及黏膜。

（7）将双 J 管远端从切口置入膀胱，检查输尿管无旋转扭曲，3-0 或 5-0 可吸收缝线将输尿管断端缝到膀胱切口上，注意要缝合黏膜层。

（8）充盈膀胱试漏，检查无渗漏后，开放尿管。

（9）留置引流管，依次拔出腹腔镜操作器械及套管，创可贴封闭腹部皮肤切口。

6. 术后处理

（1）卧床 6 小时后，可下床活动。

（2）术后 6 小时进食。

（3）常规使用抗生素 3～5 天。

（4）引流管可于 24 小时引流量＜20ml 后拔除。尿管需留置 1 周。如引流量持续较多，引流管及尿管可留置 3～4 周，或更长时间。

7. 并发症　除同一般腹腔镜手术并发症外，术后吻合口漏在输尿管膀胱再植术后较常见。多因保留输尿管较短，缝合口有张力，或输尿管血运不佳所致。故术中注意游离输尿管长度，做膀胱切开口位置要合理，分离输尿管时注意避免损伤输尿管浆膜层，注意保护血运。如输尿管断口离膀胱过远，可考虑改开放手术。通过抗感染、充分引流，吻合口漏多能愈合。永久尿漏，需要再次修补者较少见。术后亦可出现感染、输尿管狭窄、

肾积液、肾功能受损等并发症，需根据具体情况处理。

（梁　泉　徐文峰）

（十七）后腹腔镜肾盂输尿管切开取石术

腹腔镜行输尿管切开取石术分为经腹腔及经腹膜后两种途径。经腹腔途径手术的优点，是可进行输尿管全段及双侧输尿管切开取石术，操作空间大，解剖定位准确，但容易导致腹腔感染及术后肠粘连。腹膜后途径手术没有上述并发症，但暴露术野较差，操作空间小，解剖定位欠清晰，仅能处理一侧输尿管上段结石。我院目前较多开展腹膜后途径手术，以下仅介绍腹膜后腹腔镜输尿管切开取石术。

1. 适应证

（1）经体外冲击波碎石无效或者输尿管镜取石失败，结石为 1～2cm 者。

（2）结石嵌顿致输尿管梗阻者。

（3）输尿管严重纡曲，不宜行输尿管镜者。

（4）尽量选择中重度积液堵塞较重的患者，肾内无结石或结石小。

2. 禁忌证

（1）有腹部手术史。

（2）结石远端输尿管有梗阻者。

（3）存在其他腹腔镜手术禁忌证者。

（4）肾内有较大结石需要取石，积液量少堵塞较轻术中结石容易退回肾内者。

3. 术前准备　术前行 IVP、B 超、REP、CT 等检查，明确结石位置、大小、数目，并了解结石远端输尿管通畅性。

4. 体位与麻醉　体位选择健侧卧位，腰部垫高；气管内插管全麻。

5. 手术步骤

（1）常规建立腹膜后间隙充入气体，较胖患者可考虑腹侧置入第四个穿刺器。

（2）打开肾周筋膜。

（3）沿肾下极背侧分离寻找输尿管，沿输尿管自近端向远端游离，避免结石返回肾内。

(4)结石上方输尿管切开取石。

(5)向输尿管远端置入导丝,置入输尿管支架管,将支架管另一端置入输尿管近端至肾盂。

(6)输尿管壁行间断缝合2～3针。

(7)手套标本袋取出结石,放置引流,关闭切口。

6. 术后处理

(1)观察引流管情况,24小时引流液少于10ml可拔除引流管。

(2)输尿管支架管术后4～8周拔除。

7. 并发症防治

(1)尿漏:术后尿漏为常见并发症,多数于一周内自行好转,必要时可延长引流管放置时间。

(2)其他:其他并发症同一般腹腔镜手术。

(卢建棠)

(十八)机器人辅助下腹腔镜手术

1. 概述　机器人辅助腹腔镜技术是集临床医学、生物力学、机械学、计算机科学、微电子学等多领域高科技手段于一体的外科手术系统,其设计理念是通过使用微创的方法,实施精准复杂的外科手术。最早将机器人应用于泌尿外科的尝试始于1989年,伦敦皇家学院机械工程系研究组研发了名为PRO-BOT的机器人系统,用于经尿道前列腺电切术,可执行精确的、重复性的、受控制的操作,但最终没有商业化。经过不断创新和发展,目前临床应用最广泛的是达芬奇(da Vinci)手术机器人系统。达芬奇手术机器人系统具有3D高清的视觉系统、高自由度的仿真手腕、自动滤除人手抖动和允许术者坐姿操作等独特优势,近年来在临床上得到广泛应用。该技术于2006年被引入中国内地,率先应用于心脏外科手术,经过近15年的快速发展,目前已广泛应用于泌尿外科、普通外科、妇科、胸外科等领域。

2. 机器人技术在中国的临床应用　截至2019年12月,中国内地47个城市115家医院配有达芬奇手术机器人系统,总装机数为135台。同期全球共装机5582台。2007年1月—2020年2月,中国内地机器人手术量逐年增长,从2007年的62台增长至2019年的38 877台,年均增长率为71%。目前中国内地机器人手术中,泌尿外科占比46%,是机器人手术量占比最高的学科。在2010年以前,机器人手术以前列腺手术和肾部分切除手术为主,从2011年起应用范围逐渐扩大至膀胱、输尿管、结石等手术。

3. 机器人系统构成　达芬奇机器人系统由三大部分构成,分别为外科操控台、视频影像系统和外科车。

(1)手术中,术者的头部伸入操控台后术中图像自动开启,手指伸入手指操控器后手腕和手指的动作被系统转换为电子信号,进而转换为腹腔镜下手术器械的运动。操控台上还有内镜控制踏板、电凝装置的操控踏板及1号和3号机械臂转换开关。

(2)达芬奇机器人视频影像系统,为术者提供双通道信号的三维立体手术野图像。它的内镜摄像头含有左右两个镜头,在视频信号同步器作用下整合出一个三维立体图像。术者通过操控台自由控制摄像头的运动,减少了传统腹腔镜手术中术者和持镜者配合不默契的状况。

(3)外科车由3个或4个机械臂构成,术者被放置于患者手术床侧方。机械臂末端关节有七个自由度和2度的轴向旋转,它们通过适配器连接特制的手术器械。

(4)机器人手术常用器械,达芬奇机器人系统除了内镜摄像头通道使用通用的10mm或12mm直径的工作通道外,其余各操作通道使用其专用的金属8mm工作通道。达芬奇机器人系统的手术器械的寿命是10次,超过使用次数的手术器械不能再次使用,这是为了保证每次操作的精准性。常用的手术器械包括单极弯剪、马里兰双极钳、有孔双极钳、专业抓钳、大持针器、超大持针器。

（5）机器人手术的优缺点

①优点：一是能过滤手术医师操作时手的颤抖，从而使手术操作更加精细和平稳。这对于高精度的手术以及长时间的复杂手术尤其重要，使外科介入对患者的创伤最小化。二是机器人的操作器械比常规的腹腔镜器械的关节更加灵活，可提供几乎可与人手相媲美的旋转、弯曲等动作，还可以进行动作的1∶1,3∶1,5∶1比例精细化，对重要脏器和血管、神经的分离和处理提供了精确性的保证。三是通过计算机处理提供给术者清晰、明亮、放大的三维视野，几乎没有视野盲区。四是术者无须站在手术台边，而是坐在远离手术台的机器人控制台上，减轻了术者的疲劳；还可以减少手术人员，节省人力成本。五是降低艾滋病、乙型肝炎等病毒传染病院内感染的风险。

②缺点：一是缺乏触觉反馈，虽然目前的三维成像技术在很大程度上已经改进了视觉反馈，但是却无法弥补丧失触觉所带来的缺陷。二是仪器设备安装使用复杂，常需较长的系统安装时间。尚需小型化以及远程化，提高灵活性和适应性。三是机器人系统的购买、维护和升级费用昂贵，限制了机器人辅助手术的广泛开展。

（侯国良　徐文峰）

（十九）单孔腹腔镜手术在泌尿外科中的应用

1. 概述　微创是外科手术所追求的基本原则之一，内镜技术的出现使外科手术方式发生了重大变化，是传统开放手术向微创转变的巨大进步。微创手术的目的是为了使患者在手术过程中及术后身体及精神上的伤害减少到最小。

现代科学技术特别是医学工程技术的发展保证了微创技术的进步，使得微创手术效果不逊于传统开放手术，甚至更优于传统开放手术。现在，大部分外科手术都可以通过微创方式开展，患者术后住院时间缩短，疼痛减轻，恢复加快。

传统腹腔镜手术在过去的数十年发展迅速，机器人腹腔镜技术的出现使得腹腔镜手术的发展上升到一个新阶段。但是人们并没有停止对微创手术的探索，为了进一步减少手术创伤，减轻术后疼痛，达到更好的美容效果，由传统多孔腹腔镜技术演变而来的经自然孔道内镜手术（natural orifice transluminal endoscopic surgery，NOTES）和单孔腹腔镜手术（laparoendoscopic single site surgery，LESS）应运而生。

（1）单孔腹腔镜的历史和现状：单孔腹腔镜最早出现在一些传统腹腔镜的报道资料中，而相关操作报道出现在普外科医师实施的腹腔镜探查和妇科医师实施的女性绝育手术中。1969年，Clifford Wheeless等率先开展了经脐单孔腹腔镜输卵管结扎术。此后，他们在2年内对85例门诊患者在局部麻醉下进行此手术，手术因患者对术后美容效果满意而被大力推广，有超过千例的成功经验，并一直应用至今。20世纪90年代初期，随着传统腹腔镜手术的发展，外科医师开始尝试改进传统腹腔镜手术，进一步减小手术切口，把手术创伤压缩到最小，并最终成功地把传统腹腔镜的多个切口改为单个切口，利用单个切口完成手术。这种单个切口手术与传统腹腔镜手术相比，优势在于减少了切口的数量和总长度，手术创伤更小，患者术后恢复更快、疼痛更轻。如果选择从脐部入路，术后瘢痕将隐藏在肚脐这一人体自然瘢痕中，则美容效果更好。1991年Pelosi等采用单孔腹腔镜技术成功完成了子宫及双侧输卵管、卵巢切除术。这是第1例单孔条件下多脏器联合切除手术。次年，他们又为1例良性子宫病变的患者实施了单孔腹腔镜宫颈上子宫切除术。1992年，Pelosi等报道了25例单孔腹腔镜阑尾切除术。1997年，Navarra等最早报道了30例经脐单孔腹腔镜胆囊切除术，但是早期的经脐单孔腹腔镜胆囊切除术多需要腹壁辅助戳孔。1999年，Bresadola等报道了1例经脐和肋弓下辅助操作孔的两孔腹腔镜胆囊切除术。Cuesta等则将1根直径1mm的克氏针经肋弓下穿刺用以悬吊和牵引胆囊，完成了10例经脐单孔腹腔镜胆囊切除术。

近年来随着手术器械的发展及腹腔镜技术的成熟，单孔腹腔镜技术得到进一步的发展。2007年，Drexel大学医学院的Podolsky等完成了世界第1例无任何辅助通道的完全经脐单孔腹腔镜胆囊切除术，标志着单孔腹腔镜技术趋于成熟。过去单孔腹腔镜手术命名多样，没有统一标准，有些名称涉及了切口部位，因通常取脐部切口，故命名为经脐单孔手术（one-port umbilical surgery，OPUS）或经脐入路内镜手术（trans-umbilical endoscopic surgery，TUES）；因脐部是胚胎时期的自然孔道，有人称其为胚胎时期经自然孔道经脐入路内镜手术（embryonic natural orifice trans-umbilical endoscopic surgery，E-NOTES）或自然孔道经脐入路手术（natural orifice trans-u mbilical surgery，NOTUS）。其他命名还有单一腹腔镜孔道手术（single laparoscopic port procedure，SLAPP）、单孔腹腔镜手术（single-port laparoscopic surgery，SPLS）、单切口腹腔镜手术（single incision laparoscopic surgery，SILS）。直到2008年年底，单孔腹腔镜手术才被腹腔镜内镜手术研究与评估协会（Laparo Endoscopic Single Site Surgery Consortium for Assessment and Research，LESSCAR）正式国际规范命名。虽然单孔腹腔镜名称众多，但是都不能确切涵盖手术的所有特点，学术界期待一个更准确名称的出现。

我国单孔腹腔镜手术虽然起步较晚，但是发展迅速。2008年初朱江帆等开始探讨研究单孔腹腔镜手术，并应用单孔三通道接入设备、软性器械，首次成功开展了单孔腹腔镜肝囊肿开窗引流、腹腔探查、阑尾切除和胆囊切除术。随后，张忠涛等应用单通道防漏气装置成功实施了我国第1例单孔腹腔镜胆囊切除术。这是国内第1例无任何辅助戳孔的完全经脐单孔腹腔镜手术，标志着我国单孔腹腔镜技术的日渐成熟。2009年8月1日，在中华医学会外科学分会腹腔镜内镜外科学组的领导下，中国经自然孔道内镜外科研究小组（简称C-NOTES）成立，标志着中国外科医师积极探索NOTES技术的开始。在C-NOTES的组织和倡导下，国内的腹腔镜外科医师纷纷开展单孔腹腔镜手术。单孔腹腔镜手术在我国已应用于空肠部分吻合及胃次全切除术、直肠癌根治术、回盲部肿物切除术、腹股沟斜疝修补术、输卵管切除术、卵巢囊肿剥离术等手术。

（2）单孔腹腔镜在泌尿外科的发展：单孔腹腔镜技术真正应用于外科手术已有近20年的历史，但在泌尿外科中的应用起步较晚。2007年，Rane等首次应用单孔腹腔镜技术完成了1例经侧腹壁单纯性肾切除术和1例经脐输尿管切开取石术。Raman等报道了3例经脐单孔腹腔镜肾切除术，包括1例肾透明细胞癌和2例良性无功能肾，标志着单孔腹腔镜技术开始应用于泌尿系统恶性肿瘤的治疗。

我国泌尿外科单孔腹腔镜技术紧跟国际发展步伐。2008年，有学者率先完成国内首例单孔腹腔镜下单纯性肾切除术，开创了我国泌尿外科单孔腹腔镜手术的先河。现已成功开展肾部分切除、肾癌根治切除术和肾盂输尿管连接处狭窄离断成形术等高难度手术。此后黄健、张旭、马潞林、刘春晓、王林辉、朱刚、邹晓峰、陈湘等也都先后开展了单孔腹腔镜技术在泌尿外科手术治疗上的应用。2008年，黄健等使用自制单孔通道开展了全膀胱根治性切除手术。2009年，张旭等应用三通道套管成功实施2例经脐单孔腹腔镜肾切除术。2009年，刘春晓等使用R-port完成了单孔腹腔镜根治性膀胱切除术。单孔腹腔镜技术在泌尿外科的不断应用,使得我国的泌尿外科单孔腹腔镜技术在世界上具有了一定地位。

随着手术器械的改良创新和手术技术的进步,单孔腹腔镜手术在泌尿外科领域取得了迅猛发展,手术适应证不断扩大。从早期肾、肾上腺、输尿管的上尿路手术,到如今的前列腺癌根治术、膀胱根治性全切除术、经脐经腹腔肾输尿管全长切除术、经脐肾部分切除术、根治性肾切除术、膀胱阴道瘘修补术、腹膜后及盆腔肿瘤切除术等,几乎所有泌尿外科腹腔镜手术都已可以通过单孔腹腔镜手术来完成。近年来,机器人辅助的单孔腹腔镜手术(R-LESS)的开展进一步克服了单孔腹腔镜手术的局限性,提高了器械的操作自由度和操作的灵敏性。

2009 年,Kaouk 等率先报道了 1 例肾盂成形术、1 例肾根治性切除术和 1 例前列腺根治性切除术,均由机器人辅助的经脐单孔腹腔镜手术完成。在单孔腹腔镜手术使用的通道以外再连接一个现有的机器人专用通道,就可作为机器人辅助的单孔腹腔镜手术入路平台。Stein 等报道应用 GelPort 作为机器人辅助以单孔腹腔镜手术的入路平台并成功进行了 1 例肾根治性切除术、1 例肾部分切除术、2 例肾盂成形术。

(3)单孔腹腔镜面临的问题及未来:任何一次技术上的革命与更新在起始阶段都会面临很多困难。单孔腹腔镜技术虽然在过去的 10 年间取得了迅猛发展,但作为一项新技术,目前仍然存在以下一些问题:①单孔条件下,各种手术器械几乎平行操作,影响手术者对深度和距离的判断,特别是在使用常规腹腔镜器械时,器械之间会相互遮挡尖端,发生碰撞,造成操作困难及精准度下降。②器械经单孔进入腹腔部位集中,难以形成操作三角,表现为筷子效应,不利于器官的牵拉,较难形成良好地显露。③单孔腹腔镜手术技术

要求较高,学习曲线长,手术者培训时间相对较长。研究表明,单孔腹腔镜手术在术中出血量、术后住院时间,以及并发症发生率等方面与传统腹腔镜手术相比无明显区别,而手术时间比常规腹腔镜有所延长。随着手术器械的不断发展、手术技巧的进一步完善及手术经验的积累,单孔腹腔镜手术的优点将不断放大,手术时间将逐渐缩短。机器人手术平台的介入使得单孔腹腔镜手术得到了进一步的发展,Kaouk 等已在前列腺癌根治术、根治性肾切除术、肾盂成形术中应用了达芬奇机器人操作系统,从而进一步克服了单孔腹腔镜手术的局限性,提高了器械的自由度和操作的灵敏性。单孔腹腔镜技术在泌尿外科领域将会取得更大的发展,并得到更为广泛的应用。

2. 单孔腹腔镜技术器械及入路

(1)入路:单孔腹腔镜手术通过一个单一的切口进行手术(首先选用脐部,脐部是一个早已存在的瘢痕,是一个胚胎时的天然孔道;其次改进的腹膜后单孔入路适合泌尿外科手术的开展),手术后可见的瘢痕很小。

(2)摄像系统:单孔腹腔镜手术必须使用一个拥有多个操作通道的接入设备。手术需要从该接入设备的其中一个通道插入内镜。内镜和手术器械通过相同的切口插入一个接入设备进入手术区域会产生拥挤,造成互相之间的干扰,使空间变得狭小,并且会缺失一定的方位角。经过反复测试研究后,现认为选择 45°～70°进行单孔腹腔镜手术会比较好。

目前的腹腔镜镜头能够提供较好的视野,使手术者能看清腹腔内的所有结构。腹腔镜镜头有一个直角轴来连接光缆,该轴常规放置在 12 点或 6 点的方位,当遇见一个成角度的视野,为了更清楚地呈现,手术期间该轴的位置能够变动。在狭窄的空间内,光源与器械可能相互妨碍而引起碰损,被称之为筷子效应。这往往会损坏和干扰光源,以及

限制器械的移动而阻碍手术操作。为了解决单孔腹腔镜内镜和手术器械在术中互相干扰的问题，人们对内镜进行了一些改进，如光缆和内镜同轴，或使用不同长度的内镜使得光缆在手术过程中避开手术器械，或使用软性内镜等方法。

光缆与内镜的轴向同轴分布的结构使得内镜使用起来变得更加方便，而且这种结构确保了手术器械在拥挤的空间内不与光缆发生冲突，这样不仅可以防止光缆损坏，也可以使手术更符合人体工程学。不可弯曲的内镜有 0°、30°、45°视角和 5 mm、10mm 直径可以选择。EndoCAMeleon 腹腔镜和超长 HOPKINS 腹腔镜通过增加内镜的视野角度和长度来满足单孔腹腔镜手术的需求。EndoCAMeleon 腹腔镜是一种 10 mm 的内镜，能满足手术者在术中 0°～120°的视野需求。因此，即使术中内镜本身不转动角度，手术者也能获得最佳的手术视野。此外，它还有一个较长的长度，达到 42 cm，可以减少在单孔腹腔镜手术中的碰撞风险。超长 HOPKINS 是 5 mm 的内镜（HOPKINS 内镜），工作长度达到 50 cm，能够有效避免术中外部器械的碰撞。

（3）单孔腹腔镜接入设备：单孔腹腔镜手术本质上是在一个部位的小切口中进行的腹腔镜手术，一般通过一个切口置入一个具有多通道的接入设备，或者多个套管进入一个切口进行手术。

①单一切口的多套管方式：在单孔腹腔镜手术中，多数选择脐部切口，因为切口隐藏在脐孔，可避免明显的手术瘢痕。在脐周建立一个环形皮肤切口，插入 3 个 5 mm 的套管针。这种方法的主要缺点是这些套管太过靠近而出现拥挤现象。

②自制的接入通道：由于商用的单孔腹腔镜手术接入设备购买时的不确定性以及出于对节约手术费用的考虑，不少外科医师在术中自制单孔腹腔镜手术通道，通常利用 7 号手术手套和标准腹腔镜手术套管相结合建立单孔腹腔镜通道。

③TriPort™（Olympus）：是一个多通道接入设备，拥有 3 个器械通道（1 个 12 mm，2 个 5 mm）和 2 个瓣膜进行进气和排烟，在导引器的帮助下容易放置。因为套管的长度可以调节，所以这种方法的优势在于针对腹壁较厚的肥胖患者。

④SILS™ Port（Covidien）：是一个软性的多通道接入设备，拥有 3 个通道，封帽如同带有小孔的酒瓶塞子，是具有极佳变形性的泡沫材料。根据手术程序，外科医师能选择不同的套管针组合（3 个 5 mm 或 2 个 12 mm、1 个 5 mm）。它的放置与 TriPort™ 相比要困难些，尤其是面对肥胖患者。

⑤GelPOINT™（Applied Medical）：这种多通道系统的开发源于腹腔镜器械 GelPort，带有 1 个伤口牵开器和 1 个 GelSeal 帽。伤口牵开器能适应 15～70mm 的切口，适用于各种厚度的腹壁。不同大小的器械可以通过 GelSeal 帽放置入的腹腔，而且在拿掉 GelSeal 帽时可以将脏器拉出腹腔在体外进行吻合或者取出较大的切除标本，有利于根治性肾切除术和胆囊切除术中的应用。

⑥X-CONE™：是可重复使用的含金属的接入设备，有 3 个工作通道专为经脐入路设计，允许最大达 12.5 mm 的手术器械进入，在通道入口处有软性塑料封帽以便于器械的出入。

⑦Ethicon Endo-Surgery SSL 接入系统：是一种单通道的接入设备，由 1 个伤口牵开器和 1 个封帽组成。封帽上由 2 个 5mm 和 1 个 15mm 的带有密封帽的器械入口组成，封帽一侧有独立的进气通道。该系统不需要放置额外的套管，封帽可以 360°旋转，能够使手术器械方便地定位。

⑧AirSeal™（Surgery Quest）：可以使腹腔的气体进行循环和过滤，过滤手术过程中产生的影响手术视野的气体，而不是排到手

术室。它没有阻止气体泄漏的阀或垫圈,而是通过创造一个空气涡来维持气腹,器械进出过程中不会降低气腹的压力。

⑨Octo-Port™(Dalim Surgery NET):由一个 15cm 大小的伤口牵开器组成,有两种规格可以在单孔腹腔镜手术中使用。一种是一个封帽上有 2 个 10/12 mm 套管、1 个 5 mm 套管,另一种是有 1 个 10/12 mm 套管、2 个 5 mm 套管。套管凸在外的高度各不相同以避免手术器械在体外互相碰撞干扰,封帽是软性材料可以有一定的活动度。

⑩英诺伟多通道单孔套管(lnnovex medical):通过脐部切口置入腹腔,除了单独的进气通道外,有 3～5 个手术器械通道可供选择,套管的外径为 42～80 mm 可供选择。

⑪TransPort™(USGI Medical):通过人体的自然孔道或从脐部的小切口置入手术区域,有 4 个工作通道,1 个放置内镜,另外 3 个可以放置直径较大的手术器械。这个多任务平台需要利用软性内镜和软性操作器械。

⑫SPIDER:是一种需要特殊器械的单孔腹腔镜接入装置。它有两种模式,由 1 个引导末端进入腹腔的穿刺套管和 4 个工作通道组成。2 个软性通道也称为器械套管,有助于多方向活动以及产生三角操作的手术平面。2 个硬性通道垂直于操作平面,可以放置内镜和其他的硬性手术器械。

⑬Senport(Senscure):是宁波圣杰康生物科技公司的一次性使用的多通道腹腔接入系统,由开创保护器、穿刺套管、穿刺针以及单孔平台组成。根据切开的大小有 5 种规格可以选择。

(4)单孔腹腔镜手术器械:在单孔腹腔镜手术中,手术器械被平行的放置(筷子效应),因此在使用手术器械时常常会发生互相碰撞,干扰手术进程。为了减少这种现象的发生,人们就专门设计了一些器械,包括预弯和可弯曲的器械等。

单孔腹腔镜的器械常常被设计成尽可能恢复三角操作,以减少或者消灭筷子效应的形成,使操作过程也可以使用器械交叉的方法。

①预弯单孔腹腔镜手术器械:为了减少单孔腹腔镜手术器械在体外的互相干扰,Karl Storz 和 Olympus 设计和制造出了预弯的操作器械,这些器械减少了操作过程中的筷子效应,产生了操作时需要的三角平面,降低了手术操作的难度。

②可弯曲的单孔腹腔镜手术器械 Real Hand M(Novare Surgerical Systems):基于 EndoLink 的原理,有 70°自由活动度,全系列产品包括双极电凝、抓钳、持针器、分离钳等,在伸直或达到 90°弯曲时都可以用锁扣功能进行固定。Autonomy Laparo-Angle(Cambridge Endoscopic Devices)器械前端有 70°自由活动度,可以围绕轴旋转 360°,手柄上的锁扣可以在任何角度锁定并进行旋转。产品包括剪刀、分离钳、电凝钩、持针器等。Roticulator™产品包括抓钳、剪刀、分离钳等,0°～80°的可弯曲度,即使在弯曲状态也可 360°旋转,并有旋转位置锁。完全伸直后也可当作直的硬镜,器械直径 5 mm。

③标准腹腔镜器械:标准腹腔镜器械常常也可以有效地应用在单孔腹腔镜手术中。经过一定的学习曲线后,标准腹腔镜器械同样能够很好地满足单孔腹腔镜手术的需求,其使用可以降低购买单孔腹腔镜专用手术设备的费用,降低手术成本。作者团队在开展单孔腹腔镜手术的初期,曾经使用过一些单孔腹腔镜的专用手术器械,但目前已经全部使用标准腹腔镜器械来完成单孔腹腔镜手术的操作,只是对于一些比较肥胖的患者会使用加长的手术器械。

3. 手术入路的选择

(1)经脐入路:是一种标准的单孔腹腔镜手术入路,从脐部可以直接进入腹腔并且容易隐藏手术瘢痕。术中可以选择多种经脐切口,包括脐周左右侧以及上下方。切口长度根据所插入器械的最小直径来选择。沿脐部凹陷的边缘做弧形切口,术后瘢痕可以更加隐蔽。切开皮肤、皮下组织、腹直肌前鞘、腹白线、腹膜直达腹腔。通过一个手指或者血管钳直接进入腹腔,扩大筋膜的切口至3～7cm,要注意避免卷入肠管。

(2)经腹膜后入路:是一种对泌尿外科手术改进型的手术入路。经患侧的腰部,根据手术方法,选取需要单孔切口。笔者团队在开展这种入路后总结切口选择的方法及心得是:距离越短越好,单孔下操作平台扩张范围越大越好。

4. 单孔腹腔镜腔内暴露体系的建立　众所周知,良好的手术区域暴露是手术成功至关重要的环节。传统开放手术可通过延长手术切口以获得良好地显露,传统腹腔镜手术也可以建立多通道以达到目的,而所有这些无疑需要通过增加患者的体表创伤来实现。

单孔腹腔镜手术仅仅通过脐部的单个微小切口进行操作,采取延长切口或增加手术通道的方式来帮助显露并不适用,因此如何建立完善的腹腔内显露体系是保障手术成功的关键。

作者团队通过单孔腹腔镜手术的不断实践摸索后,总结出了手术过程中有效帮助手术视野显露的一些方法,简单归纳为以下几个方面:术前肠道准备及胃肠减压管置入、手术体位、腹腔粘连松解、手术目标周围的层面解剖。

(1)术前肠道准备及胃肠减压管置入:术前晚服用复方聚乙二醇电解质散,将肠道内容物排净,给腹腔操作预留最大的空间。麻醉成功后置入胃肠减压管,可预防手术过程中胃肠道胀气扩张影响手术显露。这一点对上尿路手术的显露尤为重要。

(2)手术体位:上尿路手术(包括根治性半尿路切除术)一般取健侧45°卧位,建立脐部通道时患者取平卧位,通道建立好后再通过调节手术床将患者置于健侧卧位,此时肠管因重力作用下垂向健侧,可以减少肠管对手术区域干扰,有利于显露。下尿路手术则与传统腹腔镜手术时体位相同,取30°或40°头低足高位可以使肠管移向腹腔上部,更好地有利于膀胱及前列腺等需要手术的部位显露。

(3)腹腔粘连松解:既往有腹部开放手术史的患者,90%左右会继发腹腔粘连,有腹腔镜手术史的患者比例略微下降。由于腹腔炎症及其他因素所导致的腹腔粘连也较为常见。单孔腹腔镜手术时需要充分松解粘连获得良好显露,同时又要避免腹腔脏器的损伤。在进行粘连松解时,据经验,使用电凝钩较为安全,可用组织钳夹住与腹壁粘连的组织稍加牵引,然后紧贴腹壁用电凝钩将组织逐步仔细分离。分离应在直视下进行,在分离肠管与腹壁的粘连时需特别注意,避免损伤肠壁。

(4)手术目标周围的层面解剖:由于泌尿系统相关器官位于腹膜腔外侧,经脐经腹腔的手术通道必须打开侧后腹膜,才可显露出肾、输尿管、膀胱等组织器官。所以腹膜打开的位置和范围对手术目标的显露非常重要,不同部位手术目标周围的层面解剖非常重要。良好充分的目标器官周围解剖是后续手术成功的重要基础。

(5)腹腔内显露器械的使用:由于单孔腹腔镜的特点,有利于腹腔内显露的器械一直是研究热点,较为常见的器械有丝线悬吊牵引,带线钛夹悬吊牵引等。

(李　斌　林　哲)

第五节　泌尿生殖系三类技术的微创治疗

现代无创及微创手术方式所追求的目标:精准的影像引导;精确的治疗计划(TPS);精准的能量控制;使用方便;无残留物。根据精确的治疗计划在影像精准引导下,把能量(热能、冷冻)、放射线等置入或投射到目标治疗区域,达到目标治疗区域最大化的治疗效果,且对周围区域健康组织产生最小的损伤,本文介绍由此理念发展出的放射性粒子植入近距离放射治疗技术、肿瘤热疗治疗技术[高能聚焦超声(HIFU)、组织内肿瘤射频(RITA)等]与肿瘤冷冻消融治疗技术(CSAP)和组织细胞不可逆电穿孔技术(IRE)等微创治疗三类技术。

一、放射性粒子近距离植入治疗前列腺癌

随着人口老龄化的到来,前列腺癌的发病率呈迅速上升趋势,目前在男性肿瘤的发病率中排第二位。治疗手段包括根治性前列腺切除、外放疗、短暂和永久近距离放疗、激素治疗等。粒子近距离植入是一种创伤小、并发症低和花费较为合理的、有效治疗手段。据国内外文献报道,前列腺放射性粒子植入治疗的 5 年、10 年生存率与前列腺癌根治术相仿。

(一)适应证

1. 病灶局限在前列腺内,无远处转移。根据肿瘤的 TNM 分期,T1a、T1b、T1c、T2a、T2b、T2c 期均适于粒子植入治疗;T3 期患者若无远处转移,局部侵犯范围不大,也可考虑行粒子植入。

2. 预计寿命≥5 年。

3. 血清前列腺特异性抗原(PSA)<50μg/L。

4. 前列腺体积<60ml。

5. 近期未行经尿道前列腺电切术(TURP)。

(二)禁忌证

1. 绝对禁忌证　①患者预计生存期<5年;②近期行 TURP 或前列腺剜除术,残留腺体有较大的缺损者或腺体创面愈合较差的;③无法预测的手术风险;④有远处转移。

2. 相对禁忌证　①中叶较大;②既往盆腔曾接受放疗;③多次盆腔手术史;④严重的尿道出口梗阻(AUA);⑤严重糖尿病。

3. 主客观条件受限

(1)技术上有困难。

(2)可能导致剂量分布不均的几种情况:①既往 TURP 史,因 TURP 术后行粒子植入易出现粒子丢失的危险、粒子空间分布不均和剂量不均衡。增加植入术后的并发症,尤其是尿道狭窄和尿失禁。一般选择在 TURP 术后 3 个月行粒子植入术。②腺体>60g 和(或)耻骨弓较窄的患者;由于耻骨弓的干扰,使得粒子无法达到腺体的预定目标位置。如果前列腺的 1/3 或更多被耻骨弓遮挡,可先行内分泌治疗 3~6 个月或行外放疗,使前列腺腺体缩小到 60g 以下。③病变主要在中叶的。④精囊受累。

(三)术前准备

1. 前列腺癌的诊断明确　前列腺癌的早期诊断较为困难,PSA、直肠指检(DRE)、经直肠超声(TRUS)、多参数 MR 和前列腺穿刺活检是目前诊断前列腺癌的主要方法。

(1)前列腺特异性抗原(PSA):PSA 是一个非常敏感的前列腺特异性标志物。正常人血清 PSA 值为 0.4~4.0μg/L。PSA 水平升高也可发生在前列腺增生、急性前列腺炎、对前列腺有创伤性的操作后(如直肠指检、插尿管、前列腺穿刺活检、TURP)等。少数早期患者 PSA 可在正常范围内。

(2)TRUS:TRUS 可了解前列腺的形

态、前列腺的顶和底、肿瘤的参数、精囊的情况,可诊断出直径 5mm 的肿瘤,是前列腺癌的诊断和分期的主要手段之一,可介导进行经直肠、经会阴前列腺穿刺活检并可精确地计算前列腺体积。

(3)多参数 MR:可对早期前列腺癌提供诊断依据,并指导对前列腺可疑区域进行穿刺活检,及对前列腺癌患者进行疾病分期。

(4)前列腺穿刺活检:前列腺穿刺活检是前列腺癌诊断的金标准。当穿刺活检阳性时,对肿瘤组织进行 Gleason 评分,并进行分级和分组。

(5)其他检查诊断措施进一步检查还包括:全身骨扫描、PET、PSAM 和 P2PSA、生化检查等。当出现骨转移时,血清碱性磷酸酶是一有价值的标志物。

2. 治疗方案的选择

(1)临床评估:单纯粒子植入治疗适用于中低危局限性的前列腺癌患者,中高危局限性的前列腺癌患者更适于粒子植入加外放疗和内分泌治疗的综合治疗。T1 和 T2a 期,PSA<10μg/L 和 Gleason 评分 6~7 分的患者更适于单纯粒子植入治疗。T2b、T2c 期或 PSA>10μg/L 或 Gleason 评分 7~10 分的患者更适于综合治疗。T3 期或 N 期(淋巴结转移)及患者不适于行粒子植入治疗,可行 ^{192}Ir 短暂插植治疗或适形外放疗。可于外放疗后 2~4 周进行粒子种植治疗。治疗范围包括前列腺、前列腺外周组织、精囊和区域淋巴结。每天 180cGy,总剂量 4500cGy。

(2)核素的选择:目前粒子植入治疗常用的核素是 ^{125}I 和 ^{103}Pd,二者均能释放低能量 γ 射线。^{125}I 释放低能光子(27keV),每小时剂量率 8~10cGy,半衰期 59.6 天,^{125}I 的处方剂量为 144Gy。^{103}Pd 也释放低能光子(21keV),每小时剂量率 20~24cGy,半衰期 17 天,^{103}Pd 处方剂量为 115~120Gy;联合外放疗者,外放疗的剂量为 40~50Gy,而 ^{125}I 和 ^{103}Pd 的照射剂量分别调整为 100~110Gy

和 80~90Gy。^{125}I 主要用于治疗分化较好到中等分化的肿瘤(Gleason 评分 7 分以下,ISUP 1~3 级);^{103}Pd 治疗分化较差的肿瘤(Gleason 评分 7~10 分,ISUP 3~5 级)。

3. 制订三维治疗计划(TPS)

(1)体积测定:使用经直肠 B 超、CT、MR 等影像学检查,计算出前列腺的体积。

(2)确定靶体积:体积明确后,把每一层图像中的前列腺轮廓和横切面与周围重要器官组织的轮廓勾画出来。可适当扩大一点在前列腺底部和顶部的种植体积,以改善术后剂量分布。需要指出的是,前列腺靶区处方剂量覆盖的范围应包括前列腺及其周边 3~8mm 的范围。因此前列腺靶区大约是实际前列腺体积的 1.75 倍。

(3)种植体积剂量计算:粒子种植的空间分布原则是根据 Quimby 和 Paterson Parker 提出的原则改进而成。每个粒子间距一般为 1cm。一旦靶区确定,计算机可以自动计算出粒子在靶区内植入的位置,还可三维立体重建前列腺及靶区的等效剂量曲线。

4. 禁药及禁食　对药物和饮食均要限制,术前 2 周停用抗凝药物。术前 4 小时禁食,取决于麻醉的要求。

5. 实验室检查　包括血常规、生化检查、胸片、心电图检查。

6. 一般术前准备　会阴部备皮,术前 4 小时清洁洗肠,排空粪便。有便秘病史的患者,可术前一天服用导泻药物。术前留置 16F 尿管。

7. 术前宣教　因担心粒子植入术后影响生存质量,关注治疗后可能出现尿失禁和阳痿,前列腺癌患者术前的心理压力较重,做好术前的宣教尤为重要。宣教还应包括粒子植入术后的注意事项。

(四)麻醉与体位

1. 麻醉　一般选用低位硬外麻或腰麻。

2. 体位　患者取仰卧截石位。把阴囊向腹部提拉,用胶布固定。

(五)手术步骤

1. 置入探头　会阴皮肤消毒后,将消毒的直肠超声探头套以消毒的避孕套,把探头和模板固定在步进器上。把探头水平放入直肠内,使探头到达前列腺水平,同时调整超声图像,直到超声实时图像与术前计划时的图像相吻合为止。有条件的可行术中 B 超实时的计算机三维治疗计划。这样有助于减低因前列腺“避让”引起的剂量分布不均。

2. 插入植入针和植入粒子　根据植入计划,利用模板植入系统插入植入针,通过超声及时监测植入针走行的方向和位置,植入针进到距离膀胱 0.5cm 处。拔出针芯,把植入枪与植入针紧密连接,按治疗计划间隔把粒子推出,植入到前列腺组织内。通过超声或 X 线观察粒子植入的位置。一般习惯从前向后顺序植入粒子。

3. 术后膀胱镜检　植入后常规行膀胱镜检查,观察膀胱和尿道内有无粒子脱落,若有予取出。此粒子可再植入或送交核医学科回收处理。

4. 伤口处理　拔出植入针和固定针后,会阴消毒,压迫止血,伤口包以无菌敷料。

5. 放射线检查　术后对房间进行 Geiger 计数仪扫描。注意检查手术间有无粒子残留。

(六)术中注意要点

1. 调整探头位置　使超声的前列腺横切面实时图像与术前的治疗计划的同一层面的图像一致,调整步进器使模板和超声软件显示的模板的位置吻合。有条件的做术中及时放疗计划。

2. 前列腺固定和固定针的放置　固定针可先插在前列腺两侧叶,以防止种植过程中前列腺的左右移动。插植过程中可引起腺体向侧方轻度的转动,调整针的方向朝前列腺几何中心插入 1~2mm,可弥补这一误差。

3. 针插植技术　针插植开始在最前端,则可避免前面种植的粒子对超声产生的干扰。经过固定架保持垂直直线进针。若针偏离了方向,可通过手指轻度加压,使针朝向适当的方向。

4. 进针深度的确定　确保进针深度位于正确位置,是实现粒子种植质量的保证和关键。根据实时超声图像确定进针的深度。

5. 确保植入粒子的间距　根据治疗计划适当地间距植入粒子,避免出现放射热点或冷点。推入粒子时避免植入针向前或向后移动。

6. 耻骨弓的影响　耻骨弓可以干扰前面和侧面进针的路径,可通过插入最近的靠中间模板,利用手指引导和(或)倾斜向前或向侧位进针。也可运用成角技术克服骨结构的干扰。

(七)术后处理

1. 疗效评估　主要利用影像学技术,包括骨盆 X 线片、经直肠超声、CT 了解粒子分布的情况。

2. 粒子植入治疗后剂量学评估　术后第 1 天,进行 X 线检查和 CT 检查。检查每个粒子在前列腺内的精确位置和评估靶区的处方剂量。4 周后再行 CT 进行剂量学评估,如发现有低剂量区,应及时做粒子补充再植;如果发现大范围低剂量区,则可考虑外放疗。

3. 随访　粒子植入治疗后每 3 个月随访 1 次,随访 2 年。往后每年随访 1 次,直到 5 年。随访检查包括直肠指检和 PSA。

4. 治愈标准　治疗失败为 PSA 维持 $1.0\mu g/L$ 以上,或连续 3 次检测 PSA 持续升高,即使 $PSA<1.0\mu g/L$ 也认为是生化复发。美国西北医院报道,前列腺近距离单独治疗,7 年无生化复发率($PSA<1.0\mu g/L$)为 80%,可与根治术后疗效相媲美。

5. 术后护理

(1)注意观察尿管引流尿液的颜色和是否有血凝块,有无粒子脱落。术后 1 天拔除尿管。

（2）对症处理，冰敷会阴部减轻局部的胀痛。

（3）指导患者饮食，多饮水和进流食；做好放射防护。

（4）口服消炎药物1周。

（5）避免重体力劳动2天。

6. 放射防护　粒子永久植入后射线将持续18个月。

（1）在患者粒子植入术后1周，应进行尿液过滤检查，以防粒子脱落。若发现脱落，可用镊子捡起放入铅罐中，交回核医学科做妥善处理。

（2）术后2个月内，孕妇和儿童应与患者保持1m距离，尽量避免长时间身体接触被照射。

（3）2周后可恢复性生活，建议几周内使用避孕套，防止粒子进入阴道。

（八）并发症的防治

1. 疼痛　会阴部和腹部可出现疼痛，应用冰敷和镇痛药物、抗炎药物对症处理。

2. 会阴部血肿　压迫和冰敷止血。

3. 泌尿系统症状

（1）血尿：通常于24小时消失。必要时冲洗膀胱。

（2）膀胱刺激症状：如排尿困难、尿频、尿急、尿痛，可持续几天到3个月。大量饮水，限制应用含咖啡饮料和服用α受体阻滞药可缓解症状。

（3）尿路梗阻：服用α受体阻滞药可缓解症状，必要时可行耻骨上造口或保守性TURP。

4. 直肠刺激症状　里急后重、排便疼痛，可伴有黏液血便，多在3个月内消失。性功能障碍，一段时间后恢复。80%的患者保持性生活能力。

5. 尿失禁　非TURP患者发病率<1%，TURP术后患者发病率一般为25%~42%。

6. 放射性粒子种植治疗后的迁徙　可引起肺栓塞，发生机制目前还不十分清楚。

（徐文峰）

二、前列腺癌氩氦低温冷冻消融术

（一）机制

氩氦低温冷冻消融手术治疗系统，是基于气体节流效应（焦-汤姆逊原理），即高压气体流经小孔产生急剧膨胀，吸收周围的热量使其周围温度发生显著降低的过程。当组织温度低于$-40℃$癌细胞死亡。

当冷媒（氩气）在刀尖急速膨胀，可在50秒内冷冻病变组织至$-140℃$，快速降温导致冰晶在细胞内外形成。冷冻初期（温度$-4℃~-21℃$），细胞外冰晶形成，细胞内水分进入细胞外，引起细胞内渗透压上升，细胞内脱水。失去水分的细胞变得皱缩，细胞膜和细胞器受损。当温度下降至$-21℃$以下时，细胞内冰晶形成；细胞器如线粒体和内质网因此而发生不可逆性损伤，继之细胞膜也损伤，最后导致细胞死亡。当氦气快速升温至30℃，细胞外间隙冰晶溶解，成为低渗状态，水再进入细胞内，引起细胞肿胀，破裂。细胞膜溶解，促使细胞内和处于遮蔽状态的抗原释放，解除肿瘤对机体的免疫抑制状态，刺激机体免疫系统产生细胞免疫和体液免疫反应，从而启动对肿瘤细胞的免疫杀伤作用。

两个轮回冷冻对病变细胞的破坏大于单个轮回冷冻，两个轮回冷冻产生的有效冷冻区也大于单个轮回冷冻。Tatsutani曾比较了前列腺癌单轮回和两轮回冷冻的效果，发现单轮回能破坏80%的癌细胞，而两轮回冷冻在同样温度下能摧毁100%的癌组织。作者使用以色列GALIL Medical公司氩氦低温冷冻系统，手术采用两个轮回的冷热逆转疗法可更彻底杀灭肿瘤病变组织，取得良好的治疗效果。

（二）适应证

1. 初治的局限性前列腺癌　预期寿命<10年的局限性前列腺癌患者，或由于其

他原因不适合行 RP 治疗的局限性前列腺癌患者;血清 PSA＜20ng/ml;Gleason 评分≤7分;前列腺体积≤60ml(以保证有效的冷冻范围),如前列腺体积＞60ml,先行新辅助内分泌治疗使腺体缩小;对于预期寿命＞10 年的患者,须告知目前此术式尚缺乏远期疗效相关数据。

2. 挽救性前列腺癌局部治疗　用于前列腺癌放疗后局部复发的挽救性治疗。

3. 前列腺癌局灶冷冻消融　其适应证目前尚无统一标准,大部分专家认为需满足以下条件:①单病灶或多病灶的中危前列腺癌;②穿刺方法为影像引导下经会阴系统穿刺联合靶向穿刺;③治疗边界超过已知肿瘤边界 5mm;④前列腺体积和患者年龄不是决定条件;⑤仅治疗主要病灶(dominant index-lesion),而非主要病灶可以密切监测。

(三)禁忌证

1. 复发转移前列腺癌患者。
2. 临床分期为 T3～T4 期。
3. 有淋巴结或远处转移者。
4. 既往有直肠手术病史(不包括痔手术)。
5. 泌尿系感染活动期。
6. 凝血功能障碍。
7. 尿毒症。

(四)术前准备

1. 明确前列腺癌的诊断　PSA、直肠指检(DRE)、经直肠超声(TRUS)、多参数 MR 和前列腺穿刺活检是目前诊断前列腺癌的主要方法。

2. 制订三维治疗计划(TPS)

(1)体积测定:使用经直肠 B 超、CT、MR 等影像学检查,计算出前列腺的体积。

(2)确定前列腺靶体积:体积明确后,把每一层图像中的前列腺轮廓和横切面与周围重要器官和尿道组织的轮廓勾画出来,使冷冻消融有效范围包括前列腺包膜。

(3)冷冻范围模拟计算:计算机软件根据输入的冷冻探针的规格型号,计算出冷冻探针置入的位置,及标示出模板对应的位置。计算机根据探针刀头所形成冰球的大小,模拟计算出各探针刀头的冰球融合后的大冰球的冷冻消融范围。根治性冷冻消融须适形包绕整个前列腺腺体。

本院使用以色列 GALIL Medical 公司氩氦低温冷冻系统,使用的探针为 1.47mmIceSeed,17G 探针;每个探针前端形成 10.5mm×19mm 小冰球(温度低于−40℃),相邻的小冰球融合成大的冰球。一般每探针相隔 1cm,距离尿道 0.5～1cm,距离前列腺包膜 1～1.5cm。计算机三维立体模拟重建前列腺靶区冰球涵盖范围及有效低温消融范围。

相较于粗探针,超细探针的布针更加灵活,融合后的冰球形状与前列腺形状更加吻合;扩大了冰球超低温范围,提高探针工作效率;组织中的温度分布更加均匀,细胞死亡率更高,治疗效果更好;且靶区更精准,对肿瘤周边正常组织冷冻损伤更小,降低了并发症的发生率。

3. 禁药及禁食　对药物和饮食均要限制,术前 2 周停用抗凝药物。术前 4 小时禁食,取决于麻醉的要求。

4. 实验室检查　包括血常规、生化检查、胸片、心电图检查。

5. 一般术前准备　会阴部备皮,术前 4 小时清洁洗肠,排清大便。术前留置 Foley 尿管。

6. 社会心理　因担心冷冻消融术后影响生存质量,关注治疗后可能出现尿失禁和阳痿,前列腺癌患者术前的心理压力较重,做好术前的宣教尤为重要。

(五)麻醉与体位

1. 麻醉　一般选用气管插管全麻或喉罩全麻,不适宜行全麻患者可行低位硬外麻。

2. 体位　患者取仰卧截石位。留置 16F 尿管,把尿管向腹侧牵起,将阴茎和阴囊

向上翻,并用胶布固定于腹壁,充分显露会
阴部。

(六)手术步骤

1. 将直肠超声探头套以消毒避孕套,固
定于步进器上,装配 BK 16G 穿刺导向模板,
固定并使之紧贴会阴部皮肤。通过步进器把
双阵直肠超声探头置入直肠,使超声探头达
前列腺水平,观察前列腺横切面和矢状切面
情况,调整探头使前列腺超声横切面图像与
穿刺模板相匹配。

2. 经会阴在直肠超声矢状面动态观察
引导下,通过穿刺导向模板先在前列腺直肠
间隙、前列腺一侧叶治疗中心区域和外括约
肌处分别置入 17G 温度探针。

3. 再按照治疗计划向前列腺插入 17G
1.47mm IceSeed 探针,探针前端距离膀胱
0.5cm,每针相隔 1cm,距离尿道 0.5~1cm,
距离前列腺包膜 1~1.5cm。术中根据动态
直肠超声图像判定和调整探针的位置。

4. 确认置入探针位置准确后,拔除 Fo-
ley 尿管,通过导丝导引把尿道保护管置入膀
胱,外腔接灌注泵进行连续温水循环,水温保
持 37~45℃,每分钟流速 200ml。

5. 根据冷冻探针排布区域分为 3~4
组,分组由连接管接入到主机的连接阀;温度
探针接入温度监察通道,实时监测各区域实
时的温度变化。启动主机进行氩气冷冻,各
细探针形成的小冰球逐渐融合成一个大冰球
包裹整个前列腺腺体,术中经直肠超声实时
监控冰球大小、冰球的边缘所包裹的区域,特
别注意冰球与直肠壁的关系,避免损伤直肠。
监控各区域温度变化,根据实时情况调整氩
气的输出功率。保持治疗区域温度 <
−40℃,冷冻 10 分钟。然后自然复温 10 分
钟,再氦气急剧加温 1 分钟,使前列腺组织内
温度升至 10~15℃。再行一个循环冷冻和
复温。待次轮冷冻复温后,根据前列腺上下
径多少退针 0.5~1cm。再在此治疗区域再
行两个循环冷冻。术中保持直肠壁探针温

度 >−10℃,外括约肌温度 >15℃。

6. 伤口处理,待腺体复温后,拔除冷冻
探针及温度检测探针后,会阴皮肤消毒,压迫
止血,伤口包以无菌敷料。

7. 复温,术后尿道保护管持续温水循环
灌注 20 分钟。拔除尿道保护管后,重新插入
16 F 尿管。术后例行直肠指检,了解前列腺
相邻的直肠壁是否柔软,前列腺有无明显
固定。

(七)术中注意要点

1. 调整探头位置,使超声的前列腺横切
面实时图像与术前的治疗计划的同一层面的
图像一致,调整步进器使模板和超声软件显
示的模板的位置吻合。术中根据实时超声图
像调整探针位置。

2. 术中严密观察超声图像,实时监控冰
球融合后出的大小、冰球的边缘所包裹的区
域,特别注意冰球与直肠壁的关系,术中须保
持直肠壁探针温度 >−10℃,避免损伤直肠。
可以在术前用长针头穿刺进入到前列腺直肠
间隙,向直肠间隙注入生理盐水 10~20ml
推开前列腺与直肠壁间隙,从而减少直肠损
伤的概率。

3. 外括约肌处的温度监测探针必须保
持温度在 15℃以上,减少术后尿失禁的发生
概率。

4. 尿道保护管置入,部分医院探针插入
后行膀胱镜检查,检查探针有无穿出尿道和
膀胱。并置入导丝,再由导丝引导把尿道保
护管置入膀胱。作者经验,在术前插入的尿
管前端剪一小孔,待置针完成后,由尿管通过
前端小孔把斑马导丝置入膀胱,再拔除尿管,
用斑马导丝引导尿道保护管插入膀胱。在尿
道持续温水灌注期间,注意保护管外膜有无
穿孔。

5. 术中保持膀胱内有约 100ml 尿液。

6. 患者术中和术后回到病房后需给予
保温毯保温。

(八)并发症的防治

1. 疼痛　会阴部和盆腔可出现疼痛,可应用镇痛药物、抗炎药物对症处理。

2. 会阴部血肿、水肿　压迫止血　部分患者出现阴囊水肿考虑为前列腺冰球溶化后,液体外渗至疏松的阴囊组织所致,一般 3 天后缓解。

3. 尿路梗阻　考虑由于冷冻治疗后引起前列腺组织水肿,短期内增加尿道的阻力所致,中远期可因腺体组织坏死脱落堵塞、创面组织脱落不规整形成瓣膜或创面粘连所致;远期出现后尿道狭窄。术中尿道保护管的准确放置及持续的温水灌流尤为重要。术后 1 个月内服用 α 受体阻滞药,改善排尿症状。若是梗阻严重,可行 TURP 切除坏死腺体组织,修整腺体创面。

4. 尿路感染　术后常规使用抗菌药物 5 天。

5. 尿道直肠瘘　术中注意观察冰球的大小和冰球的边界,监测前列腺直肠间隙温度探针温度,温度维持在 −5℃ 左右,当直肠间隙温度接近 −5℃ 时,降低冷冻功率,使直肠间隙不要低于 −10℃。

6. 尿失禁　冷冻治疗后患者的 1 年尿失禁率显著低于 RP,与 EBRT 之间没有统计学差异。术中外括约肌处的温度监测探针保持温度在 15℃ 以上,预防尿失禁。

7. 勃起功能障碍　患者术后 1 年勃起功能障碍率与 RP 相似(0～40%)。

(徐文峰)

三、泌尿系疾病的高能聚焦超声热疗(HIFU)

(一)超声热疗原理

1. 超声波定义与特性　自然界中的波根据其性质基本上分为机械波和电磁波两大类。机械波是由于机械力的作用,导致机械振动在连续的弹性递质内的传波过程,机械波按其频率由低至高可分为次声波、声音(可闻声波)、超声波、高频超声、特高频超声。范围自小于 16Hz 至大于 1010Hz 不等,超声波是指范围在 $2\times(10^4\sim10^8)$ Hz 的机械波,而医学超声的频率多在 200kHz～40MHz,与普通声波相比,超声波具有以下特性:①频率高、波长短、直线传播;②超声波可引起媒质微粒的振动,产生很大的能量。

2. 超声波的生物效应　超声波是一种机械波,具有机械能,在依靠递质传播过程中,与递质相互作用,产生各种效应,而这些效应亦是目前超声医学研究的重要课题,超声波主要的生物效应有以下几种。

(1)热效应:由于靶组织对超声有吸收作用,声波被靶组织吸收并转化为热能,使受超声波作用的靶组织产生温度升高,利用超声波的热效应是超声热疗的基础。

在一般医学超声检查中,由于超声的功率极低,所产生的热效应对靶组织的影响极小。而当高强度的聚焦超声作用于生物组织中时,其焦点靶区将达到很高的声强,瞬间在局部产生高温,引起焦斑区细胞质膜和其他细胞器膜变性,代谢中止造成细胞和组织的坏死。

(2)机械效应:当声波能量作用于递质时,可引起质点的高速细微的振动,产生包括速度、加速度、声压等力学量的变化,而引起机械效应。超声波的机械效应,可引起细胞的摩擦,增加组织的弥散作用,促进新陈代谢,但当高强度超声作用了靶组织时可导致靶组织细胞高速来回振动,强烈变化的力学作用,可引起细胞功能改变、溶解和 DNA 大分子降解及酶变性的改变造成损伤。

(3)空化效应:空化效应指的是当超声波作用于靶组织的细胞时,在超声压力下导致细胞破裂而产生的靶组织的破裂或位移。当超声波强度高时,在靶组织的焦斑区产生局部热效应,细胞内的水分可转化为蒸气泡,当超声波声压幅度足够大时,在负压期蒸气泡迅速增大,在正压期,蒸气泡被压缩最终崩溃,出现微爆炸产生冲击波,产生的高温高压波引起邻近组织的破坏。空化效应是随机产生的,而且对生物机体具有很大的破坏作用。易产生空化效应的是含有液体递质的靶组织,如怀孕子宫、眼睛等。故这些器官应尽量避免强超声波照射,在高能超声波治疗中亦应把超声强度控制在使组织产生空化效应的阈值以下。

(4)化学效应:由于靶组织局部压力与温度的升高,会促使产生一些在正常压力与温度下不会出现的化学反应,这种现象称为化学效应。近年来随着对超声医学的进一步研究发现超声热疗对化疗、放疗均有增强效应。热疗对化疗的增敏效应,主要是热疗损伤细胞膜后,导致了化疗药物在细胞内的浓度上升疗效增强;血供少和代谢静止期的组织细胞对很多化疗药不敏感,热疗通过热蓄积作用,在杀死了大量肿瘤细胞后,还可使更多肿瘤细胞进入增殖周期,有利于化疗药物发挥作用。超声热疗和化疗联合应用能取得更好的疗效。热疗对放疗也有增敏效应,主要是因为肿瘤 S 期细胞对放疗不敏感而肿瘤中心部分因血供差多为乏氧细胞,临床研究发现乏氧细胞对放疗也不敏感;但血供差的肿瘤区域在热疗时通过血流带走的热量少,较正常组织更容易产生热蓄积作用而被破坏;热疗也对 S 期细胞敏感,热疗亦能提高放疗的效果。

(二)高能超声聚焦热疗(HIFU)的概念和发展史

高强度聚焦超声是一种超声微创外科治疗技术。HIFU 技术的研究始于 1927 年,最早观察到超声波的生物学效果的是 Wood 和 Loomies 医师,1942 年 Lynnetal 医师提出了用超声聚能方法进行神经外科肿瘤手术治疗的可能性。1945 年,美国伊利诺宜斯大学的 Fry 教授第一次在实验室中尝试了使用超声聚焦技术治疗脑肿瘤,并发表了使用高强度聚焦超声照射猫的脑组织中的点状病灶,而不损伤邻近正常脑组织的研究。1955 年,超声聚能刀第一次用于人体治疗。随后的 30 年中,由于当时超声聚焦技术落后,尚不能解决超声波聚焦的能量较小和缺乏高精度的定位和同步成像技术,该研究领域一直没有大的发展与突破。因此直到 1986 年,用于人体治疗与实验主要集中在乳腺、甲状腺、中枢神经系统疾病、脑肿瘤、眼疾病及对前列腺等部位的小块肿瘤上。

随着近年来大功率多阵元聚焦换能器、影像引导与超声治疗一体化小型探头等技术的成熟,临床对聚焦超声组织损坏机制和消融区域的影像学改变的广泛细致的研究,HIFU 治疗在 20 世纪 90 年代重新得到国内外医学界的重视与发展。1987 美国印第安纳大学对 HIFU 治疗动物前列腺增生的可行性做了系列性研究,并于 1992 年经美国食品药品管理局(FDA)批准,用于临床。1993 年印第安纳大学首先发表了 HIFU 治疗人类前列腺增生的临床试验。随后于 1996 年 Gelet 等发表 HIFU 治疗前列腺癌的报道。国内于 1996 年由张晓卫、郭应禄等率先发表了 HIFU 治疗前列腺增生的临床报道,得到国内超声医学界的广泛关注。近年来随着 HIFU 治疗作为一种微创技术在众多医学临床领域:神经外科、眼科、泌尿科、肿瘤学等得到越来越多的开展。

(三)HIFU 技术的基本工作原理和技术优势

HIFU 是指超声波通过聚焦形成高强度、连续超声能量作用于靶组织上,在短时间内导致靶区瞬间温度达到 70℃以上,使细胞蛋白质凝固变性,从而使靶组织坏死,而靶区以外周围正常组织因温度不高而不损伤或较小损伤,达到无创性切除靶组织的目的。

超声聚能属于热疗技术的一种。在现代肿瘤治疗方法中,由于手术切除、放射、化疗等治疗方法有较多的并发症及不良反应,医学界越来越倾向于采用不良反应少的热疗技术。热疗技术的关键在于是否能精确控制对病灶能量作用的范围和效果。比较其他的热疗能源，如微波（TUMT）、低频射线（TUNA）、激光凝固等，HIFU 能够精确控制超声聚焦范围，使病灶目标靶区的温度控制在理想范围，从而避免了其他热疗能源因热传导过程不均匀而造成的治疗效果不确切的弊病。因此，医学科学界非常看好 HIFU 在实质性肿瘤治疗中的应用前景，认为未来十年内，它在实质性肿瘤治疗方法中将占重要地位。

根据超声波强度不同，超声治疗又分为超声理疗、超声热疗和高强度聚焦超声。超声理疗使用的能量较低，其目的是在超声辐照的组织内产生有益的、通常是可逆的变化，从而促进组织伤口愈合或激发某类机体细胞使其恢复正常功能。超声热疗是将组织加温至 41～44℃，加热时间可长达数小时，通常热疗不单独使用，而是与放疗或化疗结合使用，因其对化疗、放疗均有增强效应。当被加热组织中存在大血管时，超声热疗难以达到良好效果，因为大血管与周围组织热量交换多，该区组织温度难以达到 41～44℃。高强度聚焦超声（HIFU）是将超声能量会聚到病变组织中的一个较小区域，使靶区内病变组织温度瞬间上升达 70℃以上，病变组织发生不可逆转的凝固性坏死，而对该靶区以外的组织基本无损伤。

临床应用上高强度聚焦超声主要的治疗机制有以下几种。

1. 热学机制　当超声波在人体组织传播过程中，其振动能量被组织吸收而转化为热能导致组织温度升高，当高强度超声能量照射到靶组织时，短时间内（0.5～3 秒）即可使靶组织升温达 70℃以上，使蛋白质发生热凝固变性，靶组织坏死。HIFU 对血管的选择作用与 HIFU 功率和作用时间有关，当靶区内有较大的血管管径粗，血流速度快，能量可随血流被带走而不损伤血管。Vallancien 等对体外的前列腺增生及前列腺癌进行体外

聚焦热疗，当放电时间为 0.5～2 秒时间靶区温度可大于 85℃，而焦斑区外温度迅速下降，距焦斑区外 2mm 处温度为 65℃，4mm 处温度为 45℃。

2. 空化机制　空化效应是指细胞质膜、核膜由于存在微小气泡，在一定声强的超声波作用下，使气泡产生强烈的振荡萎缩破裂，最后导致细胞崩溃和组织破坏的过程。HIFU 治疗导致细胞损伤中空化效应亦是主要机制之一。Yang 及 Chapelon 的研究发现，空化效应可通过增加声强，缩短放电时间来获得。当声强为 500～1000W/cm^2，放电时间小于 1 秒时，以热损伤为主；而当声强加大至 2000～3000W/cm^2，放电时间 0.04～1 秒时，HIFU 对靶组织的作用以空化作用为主。

（四）高强度聚焦超声治疗仪简介

高强度聚焦超声是利用超声换能器发生的超声波聚焦，在局部产生高温，以使局部组织产生凝固、坏死作用。作者医院自 2003 年使用 SONABLATE-500 型为美国 Focus Sugery 第三代 HIFU 治疗仪为患者治疗前列腺增生和前列腺癌，取得满意效果。

高强度聚焦超声治疗仪包括以下部分。

1. 操作台，是可活动的，主要由主机、监视器、键盘及打印机组成。

2. 探头（经直肠探头），由探头顶端、前舱室、探头体部和电缆连接器、进出水阀门组成。探头具有两套不同焦距（3cm 和 4cm）的压电换能器（正反面），每一面的换能器中既有成像晶片亦有治疗晶片，既可成像又可发射高强度聚焦超声波治疗脉冲。探头体部内置精密电子机械元件，用于换能器的运动和超声成像。换能器在纵向移动产生前列腺矢状面成像，在横向摆动产生横切面（扇形面）成像。换能器在电脑的控制下，精确移动，对特定角度的横切扇面产生实时更新的超声图像和对前列腺特定区域的组织进行高能超声治疗。SONABLATE-500 型为美国 Focus Sugery 第三代 HIFU 治疗仪，使用分裂式波

束,焦域达到 3mm×3mm×10mm。使用分裂式波束时治疗时间为 3 秒,间隔时间为6 秒。

3. 万向固定架,观察时移动探头和治疗时固定探头。

4. 治疗用水去气机,术前需制备非电离的、氧含量≤3PPM 的可饮用水,作为探头舱冷却水循环之用。

5. 循环冷却机,使探头舱内非电离去气水循环冷却。

(五)高强度聚焦超声(HIFU)治疗良性前列腺增生症

HIFU 治疗前列腺增生是利用高能聚焦超声对前列腺增生组织进行治疗,使前列腺增生组织的坏死吸收,腺体缩小减少对尿道压迫,而下尿路梗阻及尿频症状减轻,表现为尿流率的增加和残余尿的减少,治疗平稳,安全有效。

目前,美国、加拿大、欧洲及日本已有 15 所大学泌尿外科开展了用经直肠探头治疗前列腺增生的进一步的观察与研究。在国内于20 世纪 90 年代初北京航天中心医院引进一台美国 SONABLATE200 型 HIFU 治疗仪。作者医院于 2002 年引进了新一代分裂式波束的经直肠 HIFU 治疗仪 SONABLATE-500,治疗前列腺增生 262 例取得了良好的效果,未发生严重的并发症。

1. 适应证　经直肠 B 超、尿流动力学检查确诊膀胱出口梗阻,前列腺体积<80g,排除前列腺癌的前列腺增生患者。

2. 禁忌证　①在治疗区域及声波通过的区域内有串珠样的前列腺结石或>1cm 的囊肿;②患者对乳胶套过敏;③临床或病理证实前列腺癌或膀胱癌;④尿道狭窄;⑤尿道内有金属和其他植入物;⑥泌尿系生殖系感染活动期;⑦在过去 6 周内有前列腺炎病史;⑧凝血功能障碍。

3. 相对禁忌证　①前列腺中叶明显突入膀胱(>1cm);②膀胱结石;③直肠手术病史(不包括内外痔手术);④神经源性膀胱;⑤残余尿大于 250ml;⑥尿毒症。

4. 术前准备

(1)明确前列腺增生诊断排除前列腺癌:直肠指检(DRE)、经直肠超声(TRUS)、尿流动力学检查是目前诊断的主要方法。

(2)实验室检查:包括血常规、生化检查、PSA、胸片、心电图检查。

(3)禁药及禁食:对药物和饮食均要限制,术前 1 周停用抗凝药物。术前 4 小时禁食,取决于麻醉的要求。

(4)局部及肠道准备:会阴部备皮,术前4 小时清洁洗肠,排清大便。

(5)置管:术前留置硅胶 16 F 尿管,夹闭尿管使膀胱内充盈 50～100ml 尿液。

5. 麻醉与体位

(1)麻醉:一般选用低位硬外麻。

(2)体位:患者取仰卧截石位。把尿管向腹侧牵起,将阴茎和阴囊向上翻,并用胶布牵拉固定于腹壁,充分显露会阴部。

6. 手术步骤

(1)探头的准备:①术前 30 分钟用1000ml 的蒸馏水通过除气机,使水中的氧含量≤3ppm,并注入储水罐。②探头前部探头舱套以乳胶套,通过连接管注入除气蒸馏水,上下翻转探头排出探头内气泡。

(2)启动冷却循环装置,使温度在 18～20℃的去气蒸馏水在探头舱内循环。

(3)以手指扩张肛门至能顺利通过两横指,检查直肠内有无残余粪便,如仍有粪便必须用水对其彻底灌注冲洗至干净。向直肠注入 10ml SONOSTAT 凝胶(排出气泡)。

(4)将探头插入关节臂环圈,探头前端涂以 SONOSTAT 凝胶,把探头轻柔置入直肠。并保持换能器窗口朝向前方,探头纵轴与前列腺纵轴平行。一旦探头准确定位且得到满意的治疗前成像后,锁定探头。

(5)在计划模式界面分别取得纵切面和横切面适当图像后,冻结图像。一个理想的纵切面的定位图像,应显示前列腺尿道部的全长,包括膀胱颈、导尿管、精阜、前列腺尖部和尿道外括约肌。

(6)把前列腺的尿道部置于矢状切面和横切面图像的中央,调整探头水囊的水位,使治疗区域位于焦距 3cm 和(或)4cm 的治疗区间内。但必须注意探头与直肠壁之间的水位保持在 0.5cm 以上。

(7)选取尿道周围增生腺体为治疗区域,纵切面从膀胱颈近端 0.5cm 至精阜近端 0.3cm,横切面选取 9～13 个治疗切面。调整治疗计划,于每个横切面调整治疗切面的大小。选取的范围以红色框显示。

(8)设定治疗输出功率,一般焦距 3cm 输出功率为 24W,焦距 4cm 输出功率为 37W。

(9)当治疗区域及治疗参数设定完成后,开始进行 HIFU 治疗。新一代的 HIFU 治疗仪采用分列式波束,术中电脑全自动控制超声波发射的时间(3 秒)和间隔时间(6 秒),确保避免治疗区域过热引起汽化。术中实时显示当前前列腺治疗的切面图像,并与术前计划图像对比。若治疗区域出现变化或治疗区域反射指数异常升高,停机检查,必要时重新制订治疗计划。

(10)术后更换 18 F 尿管,直肠壁涂以凡士林软膏。

7. 术后处理 ①术后予以口服抗生素一周,服用 α 受体阻滞药一个月。②术后留置尿管 4～7 天拔出尿管。若仍未能排尿,重插尿管,3 天后再予拔除。

8. 术后并发症及防治

(1)急性尿潴留(2%～24%)和排尿困难(22%～30%):术后由于前列腺消融组织出现水肿及尿道组织脱落(22%),容易出现排尿困难和急性尿潴留。一般建议在术后 4～7 天拔除尿管。

(2)蛋白尿:术后 1～6 周内由于坏死组织脱落排出,患者一般都会出现轻微蛋白尿。

血精:一般在术后 4 周内消除。

(3)血尿:术后 2～3 周会出现轻微的肉眼血尿,3～4 周内消失。

(4)泌尿生殖系的感染:术后有 2%～3%出现附睾炎。

(5)直肠壁热损伤:严重时可出现尿道直肠瘘,发生率极低。如果出现需要积极对症处理。

(6)逆向射精:若膀胱颈消融范围较大时将出现逆向射精。

(7)勃起功能障碍:若治疗区域选定在前列腺下缘及 HIFU 波束照在神经血管束上就可能出现阳痿。患者术后 1 年勃起功能障碍率与 RP 相似(0～40%)。

(8)会阴部和盆腔可出现疼痛:一般在术后 3～7 天消失。可应用镇痛药物、抗炎药物对症处理。

(9)尿失禁:HIFU 治疗后患者的 1 年尿失禁率低,显著低于 TURP。

(10)尿道狭窄:尿道狭窄较少,可对症处理。

(六)高强度聚焦超声(HIFU)治疗前列腺癌

近年来,高强度聚焦超声(high intensity focused ultrasound,HIFU)作为一种新兴的肿瘤局部治疗微创技术,在国内外正日益得到重视和发展。HIFU 是利用超声发生器发射高能超声波,将能量聚焦在病变组织区域,使温度高于 70℃,通过机械、热和空化效应,达到肿瘤组织发生凝固性坏死目的。根据文献报道 HIFU 的 3～5 年无进展生存率为 63%～87%,比较 HIFU 与 RP/EBRT 治疗临床局限性前列腺癌的治疗效果,HIFU 患者的 1 年无生化复发率显著高于 EBRT,但二者之间的 5 年无生化复发率差异无统计学意义。

1. 适应证

(1)初治的局限性前列腺癌:预期寿命＜10 年的局限性前列腺癌患者,或由于其他原因不适合行 RP 治疗的局限性前列腺癌患者；血清 PSA＜20ng/ml；Gleason 评分≤7分，前列腺体积≤60ml（以保证有效的加热范围），如前列腺体积＞60ml，先行新辅助内分泌治疗使腺体缩小；对于预期寿命大于10年的患者，须告知目前此术式尚缺乏远期疗效相关数据。

（2）挽救性前列腺癌局部治疗：用于前列腺癌放疗后局部复发的挽救性治疗。

2. 禁忌证

（1）复发转移前列腺癌患者；

（2）临床分期为 T3～T4 期；

（3）有淋巴结或远处转移者；

（4）治疗区域没有大的前列腺结石（＞5mm 串珠样结石）；

（5）既往有直肠手术病史（不包括痔手术）；

（6）泌尿系感染活动期；

（7）凝血功能障碍；

（8）尿毒症。

3. 术前准备

（1）明确前列腺癌的诊断：PSA、直肠指检（DRE）、经直肠超声（TRUS）、多参数 MR 和前列腺穿刺活检是目前诊断前列腺癌的主要方法。若前列腺体积较大者，术前最佳先应用激素治疗 3 个月，待前列腺体积缩小后行经直肠 HIFU 前列腺全消融治疗。

（2）实验室检查：包括血常规、生化检查、胸片、心电图检查。

（3）禁药及禁食：对药物和饮食均要限制，术前 1 周停用抗凝药物。术前 4 小时禁食，取决于麻醉的要求。

（4）局部及肠道准备：会阴部备皮，术前 4 小时清洁洗肠，排空粪便。

（5）置管：术前留置硅胶 16F 尿管，夹闭尿管使膀胱内充盈 50～100ml 尿液。

（6）社会心理：因担心术后影响生存质量，关注治疗后可能出现尿失禁和阳痿，前列腺癌患者术前的心理压力较重，做好术前的宣教尤为重要。

4. 麻醉与体位 同 HIFU 治疗良性前列腺增生症。

5. 手术步骤 机器准备同 HIFU 治疗良性前列腺增生症。但前列腺癌 HIFU 根治性消融治疗须对整个前列腺腺体进行高能聚焦消融治疗，消融范围较前列腺增生明显增大，手术时间显著长，手术时须紧贴前列腺包膜进行消融，对术者技术要求更高。

前列腺癌 HIFU 消融治疗范围必须包括整个前列腺腺体。首先在计划模式界面分别取得纵切面和横切面适当图像后，冻结图像。一个理想的纵切面的定位图像，应显示前列腺尿道部的全长，包括膀胱颈、导尿管、精阜、前列腺尖部和尿道外括约肌。设定治疗区域应该包括自尿道内口至括约肌前整个前列腺组织，还包括前列腺包膜。在经直肠超声的介导下把前列腺分为 6 个区域（上中下三层，左右侧叶共 6 区），每个治疗区域须有 0.5～1cm 重叠，确保把前列腺组织完全消融消灭癌细胞，达到治疗效果。

然后把前列腺的尿道部置于矢状切面和横切面图像的中央，调整探头水囊的水位，使每个治疗区域位于焦距 3cm 和（或）4cm 的治疗区间内。但必须注意探头与直肠壁之间的水位保持在 0.5cm 以上。设定治疗输出功率，一般焦距 3cm 输出功率为 24W，焦距 4cm 输出功率为 37W。

当治疗区域及治疗参数设定完成后，机器自动进行 HIFU 治疗。按照治疗计划，先从靠腹侧区域（前基质、中央带）开始，然后中间区域（中央带、移行带），最后消融靠背侧区域（移行带、外周带），消融此区域时，治疗区域紧贴前列腺包膜消融，术中必须严密观察消融区域与直肠壁的关系。若消融区域过分贴近直肠壁或直肠温度过高，停机调整直肠内探头的水囊水位高低，使消融区域不要过分贴近直肠壁，或重新调整消融计划。

必须强调，术中要严密观察实时前列腺治疗的切面图像，并与术前计划图像对比若治疗区域出现变化或治疗区域反射指数异常升高,必须停机检查,必要时重新制订治疗计划。否则会引起直肠壁损伤。

术后更换乳胶 18F 尿管。并进行直肠指检,直肠壁涂以凡士林软膏。

6. 术后处理

(1)术后予以口服抗生素两周,服用 α 受体阻滞药 1 个月。

(2)术后留置尿管 7～14 天拔出尿管。若仍未能排尿,重插尿管,3 天再拔除。

7. 术后并发症防治　基本同 HIFU 治疗良性前列腺增生症。但要注意以下几点。

(1)急性尿潴留:HIFU 前列腺癌消融治疗,因消融范围包括整个前列腺腺体,术后前列腺组织出现水肿及尿道组织脱落较前列腺增生消融严重,更容易出现排尿困难和急性尿潴留。一般建议在 7～14 天才拔除尿管。

(2)直肠壁热损伤:虽总体发生率低,因前列腺癌 HIFU 治疗需紧贴前列腺包膜消融,其发生率仍较前列腺增生 HIFU 治疗高,严重时可出现尿道直肠瘘。如果出现,则需行结肠造口等对症处理。

(3)勃起功能障碍:因神经血管束紧贴在前列腺包膜外缘,故前列腺癌 HIFU 消融,高能聚焦波束有可能会影响到神经血管束而出现阳痿。据报道患者术后 1 年勃起功能障碍率与 RP 相似(0～40%)。

(4)血精:一般在术后 4 周内消除。

(5)尿失禁:HIFU 治疗后患者的 1 年尿失禁率显著低于 RP。

(6)尿道狭窄:尿道狭窄的发生率高于 EBRT,可对症处理。

(林　哲　徐文峰)

第六节　前列腺穿刺活检术

前列腺癌是老年男性常见恶性肿瘤,发病率逐年上升,现已成为欧美男性恶性肿瘤的第一位,其中前列腺癌占美国男性新发肿瘤病例中的 26%。我国前列腺癌的发病率也呈逐年上升趋势。既往前列腺癌的确诊只靠直肠指检引导粗针穿刺、开放性手术标本、前列腺电切手术标本来确诊。而超声引导的前列腺穿刺活检是当今的微创的前列腺癌诊断金标准,其特点是微创、可重复多次穿刺、患者容易接受、大大提高了早期前列腺癌的确诊率。让前列腺癌患者得到早期诊断、早期治疗,提高了前列腺癌的治愈率和成活率,为前列腺癌患者带来了福音。1989 年由 Hodge 等专家首先提出经直肠超声介导下前列腺 6 针穿刺法,被称为诊断前列腺癌的金标准,但 6 针法有 40% 左右的检出漏诊率。10 针以上的经直肠超声引导下前列腺穿刺活检,能提高前列腺癌的阳性率,而且不增加并发症。而当穿刺针数大于 20 针时,可

进一步提高前列腺癌检出率,但出血、感染、尿潴留等并发症风险会相应增加。

一、前列腺穿刺指征

1. 初次前列腺穿刺活检的指征　①经直肠指检中发现前列腺可疑结节,任何 PSA 值;②经直肠前列腺超声或 MRI 发现可疑病灶,任何 PSA 值;③总 PSA 大于 10ng/ml;④总 PSA 位于 4～10ng/ml,游离 PSA 与总 PSA 比值异常,或者 PSAD 值异常。

2. 前列腺重复穿刺指征　当前列腺穿刺结果为阴性,但直肠指检、复查 PSA 或其他衍生物水平仍提示可疑前列腺癌时,可考虑再次行前列腺穿刺活检术。重复穿刺指征:①第一次穿刺病理发现不典型小腺泡增生或者高级别上皮内瘤变;②复查 PSA 大于 10ng/ml;③复查 PSA 位于 4～10ng/ml,f/tPSA 异常或者 PSAD 值异常,或者直肠指检或影像学异常;④复查 PSA 位于 4～

10ng/ml,复查 f/tPSA、PSAD、直肠指检、影像学均正常,则严密随访,每 3 个月复查 PSA。如 PSA 连续 2 次>10ng/ml 或者 PSAV>0.75/ml/年,应重复穿刺。

3. 重复穿刺的时机　推荐初次穿刺 3 个月或者更长时间。也有部分作者认为,若重复穿刺指征强烈,可于初次穿刺后 2～4 周做重复穿刺。

二、前列腺穿刺活检的禁忌证

1. 处于急性感染期、发热期;

2. 有高血压危象;

3. 处于心脏功能不全失代偿期;

4. 有严重出血倾向的疾病;

5. 处于糖尿病血糖不稳定期;

6. 有严重的内、外痔,肛周或直肠病变。

三、穿刺术前准备

1. 抗凝药的停用　多数学者仍建议围术期停用抗凝及抗血小板药物。阿司匹林及其他非甾体类抗炎药穿刺前应停用 3～5 天,氯吡格雷应停用 7 天,噻氯匹定应停用 14 天,双香豆素建议停用 4～5 天。

2. 抗生素的使用　经直肠穿刺需要口服或者术前预防静脉应用抗生素,喹诺酮类是首选的药物。但随着喹诺酮类药物耐药的增加,近年 AUA 指南将氨基糖苷类和三代头孢类抗生素列入推荐药物。经会阴前列腺穿刺前不需要预防性应用抗生素。

3. 肠道准备　经直肠穿刺术前应用 2～3 天肠道抗菌药物,术前清洁灌肠。经会阴穿刺一般无须特殊肠道准备,若有便秘病史患者,术前可口服缓泻药,排清大便。

四、前列腺穿刺活检操作方法与麻醉

1. 经直肠穿刺活检术

(1)麻醉与体位:左侧屈膝卧位,一般不需麻醉,或术前直肠内注入表麻药物。

(2)操作步骤:安尔碘消毒肛周及直肠,直肠探头套用灭菌避孕套,并安装外置式穿刺引导支架,确定前列腺穿刺点,在进针至前列腺表面后启动自动活检枪;先于前列腺矢状面右上、右中、右下各穿刺 2 针,反转超声探头,再穿刺前列腺的左上、左中、左下各 2 针,总共 12 针。

2. 经会阴穿刺活检

(1)麻醉与体位:截石位,使用 1% 利多卡因做局部浸润,也可以选择静脉全麻。

(2)操作步骤:常规消毒会阴铺无菌巾,置入直肠超声探头。穿刺方式有两种:一种为不用模板的自由手穿刺,另外一种是使用模板的穿刺,两种方式有类似效果,总共穿刺针数为 10～12 针。

3. 磁共振(MR)-超声融合经会阴前列腺穿刺活检　磁共振-超声融合引导下经会阴前列腺穿刺(简称融合引导穿刺)是一种将 MR 成像与直肠超声(TRUS)图像即时融合,引导前列腺穿刺的新技术,以帮助术者在可疑区域进行精准靶向活检,从而提高前列腺癌诊出率。理论上,融合穿刺具有提高穿刺阳性率,降低再穿刺率。

(1)麻醉与体位:取截石位,一般采取喉罩全麻或低位硬外麻。

(2)操作步骤:融合穿刺前将患者的 MR 图像数据导入系统,在 MR 图像上分别标记尿道内口及可疑病灶。患者会阴区及肛门常规局部消毒,涂超声介入专用耦合剂,将探头缓慢置入直肠,选取 MR 与 TRUS 图像的最一致的平面,另选取特定前列腺解剖位点将两者图像融合,融合过程通常以囊肿、尿管、突入膀胱的前列腺等作为解剖标志。标记前列腺癌可疑靶区经会阴区进行个体靶向穿刺。完成常规 12 针穿刺,对 TRUS-MR 融合的可疑区域实施精准靶向穿刺,每个可疑靶区穿刺 X(1～3)针,共穿刺 12＋X 针。

4. 前列腺穿刺相关并发症防治　前列腺穿刺的主要并发症包括感染、血精、血尿、直肠出血、血便、发热、尿潴留、迷走神经反射、前列腺炎、附睾炎等。

(1)感染:感染是经直肠前列腺穿刺最严重并发症,一般发生在穿刺术后24～48小时。前列腺穿刺术后感染的发生率为1%～17.5%,严重感染可导致患者发生感染性休克,甚至死亡。如患者术后出现高热,应及时行血液细菌培养,使用敏感抗菌药物。

(2)血尿:血尿是经直肠前列腺穿刺的常见并发症,主要是由于穿刺针刺破尿道或膀胱引起。穿刺术前停用抗凝血类药物,穿刺时避开尿道和膀胱可减少穿刺损伤,有效降低血尿的发生率。严重血尿时可留置三腔导尿管牵引压迫止血。

(3)直肠出血:穿刺针损伤直肠黏膜及血管引起,但发生率较低,常在穿刺术后很快消失。如术中出现直肠出血,可用纱布压迫止血;必要时使用肛窥,找到出血点进行压迫止血,出血严重时需扩肛找到直肠黏膜出血血管,并缝扎止血。

(4)尿潴留:穿刺前后可使用α受体阻滞药预防急性尿潴留的发生。

(5)迷走神经反射:前列腺穿刺引起的患者过度紧张和不适可导致中度或严重的血管迷走神经反射。

(吴振权)

参 考 文 献

[1] 吴阶平.吴阶平泌尿外科学.济南:山东科学技术出版社,2004.

[2] 郭应禄.腔内泌尿外科学.北京:人民军医出版社,1995.

[3] 孙颖浩,高新,张旭,等.实用泌尿外科内镜手术学.武汉:华中科技大学出版社,2012.

[4] 刘春晓.实用经尿道手术学.北京:人民卫生出版社,2011.

[5] 郭应禄.泌尿外科内镜诊断治疗学.北京:人民卫生出版社,2004.

[6] 叶章群,邓耀良,董诚.泌尿系结石.北京:人民卫生出版社,2003.

[7] 庄乾元.经尿道手术学.武汉:湖北科学技术出版社,2002.

[8] 刘国礼.现代微创外科学.北京:科学出版社,2003.

[9] 施小东,程跃,邱中笑,等.电子输尿管软镜碎石术治疗肾结石疗效观察.现代实用医学,2010,9(29):1018-1019.

[10] 叶利洪,李雨林,李王坚,等.肾下盏解剖结构对输尿管软镜下钬激光碎石治疗肾下盏结石疗效的影响.中华泌尿外科杂志,2013(34):24-27.

[11] 杨春,高小峰,周铁,等.输尿管软镜钬激光碎石术治疗合并临床症状的肾盏憩室结石.中华泌尿外科杂志,2013(33):16-18.

[12] 程跃,施小东,胡嘉盛,等.电子输尿管软镜下钬激光碎石术.中国内镜杂志,2011(17):212-217.

[13] 佘辉,刘航,尹志康,等.硕通镜治疗上尿路结石的临床应用效果及安全性分析.现代医药卫生,2019,35(19):3040-3043.

[14] 陈深泉,吴保忠,杨帝宽,等.负压组合式硬管镜联合输尿管软镜钬激光碎石术治疗直径＞20mm无积水上尿路结石的疗效分析.中国激光医学杂志,2019,28(2):61-66.

[15] 甘澍,邹乾明,傅永盛,等.负压组合输尿管镜治疗最大径＞20mm肾结石的有效性与安全性.广东医学,2016,37(15):2268-2269.

[16] 王树声,翁湘涛,周均洪,等.硕通镜治疗上尿路结石的有效性与安全性.中华泌尿外科杂志,2017,38(9):671-674.

[17] 甘澍,周均洪,廖芝健,等.负压组合镜治疗肾结石的临床观察.临床外科杂志,2017,25(2):104-106.

[18] 曾国华,李逊.经皮肾镜取石术.北京:人民卫生出版社,2011.

[19] 李卓航,许可慰.从体位改良的探索到上尿路结石腔内微创治疗策略的优化中华腔镜泌尿外科杂志(电子版),2018,12(4):217-219.

[20] 范钧泓,吴文起,朱玮,等.经皮肾镜取石术后全身炎症反应综合征的相关危险因素分析.中华泌尿外科杂志,2017,38(11):857-861.

[21] 赵蓉,沈昊,周家杰,等.肾盂尿及结石细菌培养与经皮肾镜取石术后尿脓毒血症的相关性研究.临床泌尿外科杂志,2019,34(7):557-561.

[22] 党博文,周立权,李生华,等.经皮肾镜取石术误入肾静脉和下腔静脉的处理.中华泌尿外科杂志,2017,38(2):147-148.

[23] 韩见知,庄乾元.实用腔内泌尿外科学.广州:广东科技出版社,2001.

[24] 梅骅,陈凌武,高新.泌尿外科手术学.3版.北京:人民卫生出版社,2007.

[25] 马温林,张树栋,邱敏,等.自制通道经脐单孔腹腔镜肾囊肿去顶术(附5例报告).中国微创外科杂志,2010,10(11):978-980.

[26] 康宁,张军晖,牛亦农,等.单孔腹腔镜肾囊肿去顶术的临床研究(附12例报告).中国内镜杂志,2011,17(10):1113-1116.

[27] 郭燕东,王德娟,黄文涛.单孔腹腔镜肾囊肿去顶术与传统腹腔镜手术的对比研究.中华腔镜泌尿外科杂志(电子版),2012,6(3):179-181.

[28] 徐啊白,刘春晓,李虎,等.经脐和经后腹膜入路单孔腹腔镜下肾囊肿去顶术的比较研究.实用医学杂志,2012,28(6):940-942.

[29] 张骞.泌尿外科腹腔镜手术.北京:人民卫生出版社,2019.

[30] 靳永胜,东冰,贾军琪,等.腹膜外入路和经腹腔入路腹腔镜前列腺癌根治术的效果比较.微创泌尿外科杂志,2020,9(2):120-124.

[31] 王晓东.腹腔镜与开放手术方式根治性膀胱切除术治疗膀胱癌的临床研究.中国内镜杂志,2016,22(2):42-45.

[32] 齐琳,王龙.腹腔镜膀胱癌根治手术的要领(附光盘).现代泌尿外科杂志,2017,22(5):324-325.

[33] 王成勇.腹腔镜下根治性全膀胱切除术+回肠新膀胱术6例临床分析.安徽医学,2017,38(2):208-211.

[34] 冷区,李炳坤,毛向明.腔镜腹股沟淋巴结清扫术治疗阴茎癌研究新进展.中华男科学杂志,2019,25(9):848-851.

[35] 邱新凯.腹腔镜与开放阴茎癌腹股沟淋巴结清扫术疗效比较.中国男科学杂志,2016,30(9):39-43.

[36] 时佳子.单术者腹腔镜保留大隐静脉的腹股沟淋巴结清扫术经验总结.中国男科学杂志,2020,34(2):50-52.

[37] 耿一鹤,武新威,贾占奎,等.腹腔镜下经后腹腔入路与腹腔入路肾蒂淋巴管结扎术治疗乳糜尿的对照研究.现代泌尿外科杂志,2018,23(2):102-105.

[38] 施诚仁.实用小儿泌尿外科学.北京:人民卫生出版社,2009.

[39] 张德清.腹腔镜经腹膜外膀胱巨大憩室切除1例报告(附视频).中华腔镜泌尿外科杂志(电子版),2013,7(3):237-239.

[40] 孙吉.腹腔镜全膀胱切除术治疗膀胱憩室癌4例报告及文献复习.腹腔镜外科杂志,2015,20(11):812-814.

[41] 张旭,李宏召,马鑫,等.泌尿外科腹腔镜手术学.北京:人民卫生出版社,2008.

[42] 曹月敏.腹腔镜外科学.石家庄:河北科学技术出版社,1999.

[43] 朱伟介,张炜.机器人手术在泌尿外科的应用.国外医学泌尿系统分册,2005,25(5):577-579.

[44] 杜祥民,张永寿.达芬奇手术机器人系统介绍及应用进展.中国医学装备,2011(8):60-63.

[45] 章小平,蒋国松.机器人辅助腹腔镜手术在泌尿外科的应用体会及展望.临床泌尿外科杂志,2016(31):1-4.

[46] 秦新裕.机器人手术系统在普通外科临床应用现状.中国实用外科杂志,2016(36):1141-1143.

[47] 王林辉.机器人辅助腹腔镜技术在泌尿外科的临床应用:中国15年数据分析.第二军医大学学报,2020(41):697-700.

[48] 张旭,李宏召,马鑫,等.泌尿外科腹腔镜手术学.2版.北京:人民卫生出版社,2015.

[49] 董柏君.靶向冷冻消融治疗局限性前列腺癌的临床研究.中华泌尿外科杂志,2016,37(10):754-757.

[50] 董柏君.影像联合穿刺病理指导下靶向冷冻消融治疗局限性前列腺癌的临床应用.中华泌尿外科杂志,2017,38(6):457-460.

［51］ 徐文峰.直肠超声介导氩氦刀靶向冷冻消融治疗局限性前列腺癌:附 12 例报告.南方医科大学学报,2012,32(7):20-22.

［52］ 黄健.中国泌尿外科和男科疾病诊断治疗指南:2019 版.北京:科学出版社,2020.

［53］ 中华医学会泌尿外科学分会,中国前列腺癌联盟.前列腺穿刺中国专家共识.中华泌尿外科杂志,2016,37(4):241-244.

［54］ 刘辉.磁共振－超声融合引导下经会阴前列腺穿刺诊断前列腺癌具有更高的诊断效能.中华男科学杂志,2020,26(11):1000-1005.

［55］ BurgerM,et al.Epidemiology and risk factors of urothelial bladder cancer. Eur Urol,2013,63(2):234-241.

［56］ Chavan S. International variations in bladder cancer incidence and mortality. Eur Urol,2014,66(1):59-73.

［57］ vanOsch FH. Quantified relations between exposure to tobacco smoking and bladder cancer risk:a meta-analysis of 89 observational studies. Int J Epidemiol,2016,45(3):857-870.

［58］ Kramer MW. Current Evidence of Transurethral En-bloc Resection of Nonmuscle Invasive Bladder Cancer. European Urology Focus,2017(3):567-576.

［59］ Chen J. Green-light laser en bloc resection for primary non-muscle-invasive bladder tumor versus transurethral electroresection:A prospective,nonrandomized two-center trial with 36-month follow-up. Lasers Surg Med,2016,48(9):859-865.

［60］ Chen X. En bloc transurethral resection with 2-micron continuous-wave laser for primary non-muscle-invasive bladder cancer:a randomized controlled trial. World Journal of Urology,2015(33):989-995.

［61］ Xu Y. Comparing the treatment outcomes of potassium-titanyl-phosphate laser vaporization and transurethral electroresection for primary nonmuscleinvasive bladder cancer:A prospective,randomizedstudy. Lasers in Surgery and Medicine,2015(47):306-311.

［62］ Ehammer T. High resolution MR for evaluation of lower urogenital tract malformations in infants and children:feasibility and preliminary experiences. Eur J Radiol,2011,78(3):388-393.

［63］ Gadzinski AJ,Roberts WW,Faerber G,et al. Long-term outcomes of nephroureterectomy versus endoscopic management for upper tract urothelial carcinoma. J Urol,2010,183(6):2148-2153.

［64］ Knudsen B,Miyaoka R,Shah K,et al. Durability of the next-generation flexible fiberoptic ureteroscopes:a randomized prospective multi-institutional clinical trial. Urology,2010,75(3):534-538.

［65］ Roupret M,Zigeuner R,Palou J,et al. European guidelines for the diagnosis and management of upper urinary tract urothelial cell carcinomas:2011 update. Eur Urol,2011,59(4):584-594.

［66］ Haberman K,Ortiz-Alvarado O. Chotikawanich E,Monga M. A dual-channel flexible ureteroscope:evaluation of deflection,flow illumination,and optics. J Endourol,2011,25(9):1411-1414.

［67］ Zhu W,Li J,Yuan J,et al. A prospective and randomised trial comparing fluoroscopic,total ultrasonographic,and combined guidance for renal access in mini-percutaneous nephrolithotomy. BJU Int. 2017,119(4):612-618.

［68］ Zeng G,Zhu W,Liu Y,et al. The new generation super-mini percutaneous nephrolithotomy (SMP) system:a step-by-step guide. BJU nt,2017,120(5):735-738.

［69］ Jiang H,Yu Z,Chen L,et al. Minimally invasive percutaneous nephrolithotomy versus retrograde intrarenal surgery for upper urinary stones:A systematic review and meta-analysis. Biomed Res Int,2017,120(5):735-738.

［70］ Gadzhiev NK,Obidnyak VM,Gorelov DS,et al. Complications after PCNL:diagnosis and management. Urologiia,2020(5):139-148.

［71］ Hong Y,Xiong L,Ye H,et al. Outcome of Selective Renal Artery Embolization in Managing

Severe Bleeding after Percutaneous Nephro-lithotomy. Urol Int,2020,104(9-10):797-802.

[72] van Poppel H,Da Pozzo L,Albrecht W,et al. A prospective, randomised EORTC intergroup phase 3 study comparing the oncologic out-come of elective nephron-sparing surgery and radical nephrectomy for low-stage renal cell carcinoma. Eur Urol,2011,59(4):543-552.

[73] Garcia-Segui A. Con temporary refinements in laparoscopic radical prostatectomy. Actas Urol Esp,2016,40(8):475-476.

[74] Huang HC,Jiang YH,Lin WC,et al. Possible predictor of early recovery on urinary conti-nence after laparoscopic radical prostatectomy-Bladder neck leave and urodynamic parame-ters. J Formos Med Assoc, 2019, 118 (1): 237-242.

[75] Chen W,Zhou JC,Xu L,et al. A technique of pretightening dorsal vein complex can facilitate laparoscopic radical prostatectomy. Asian J Androl,2019,21(6):628-630.

[76] Chang KD,Abdel Raheem A,Choi YD,et al. Retzius-sparing robot-assisted radical prostate-ctomyusing the Revo-I robotic surgical sys-tem:surgical technique and results of the first human trial. BJU Int,2018,122(3):441-448.

[77] Huang Y. An updated meta-analysis of laparo-scopic versus open pyeloplasty for ureteropel-vic junction obstruction in children. Int J Clin Exp Med,2015,8(4):4922-4931.

[78] Gatti J M. Laparoscopic vs Open Pyeloplasty in Children:Results of a Randomized, Prospec-tive,Controlled Trial. JUrol, 2017, 197 (3 Pt 1):792-797.

[79] Garg M. Prospective Randomized Comparison of Retroperitoneoscopic vs Open Pyeloplasty With Minimal Incision:Subjective and Objec-tive Assment in Adults. Urology,2014,83(4): 805-811.

[80] Liu D. Comparison of laparoscopic approaches for dismembered pyeloplasty in children with ureteropelvic junction obstruction:critical anal-ysis of 11-Year experiences in a single sur-

geon. Urology,2017(101):50-55.

[81] Bowen DK. Delayed Presentation of Uretero-pelvic Junction Obstruction and Loss of Renal Function After Initially Mild(SFU Grade 1-2) Hydronephrosis. Urology, 2015, 86 (1): 168-170.

[82] Babu R. Functional outcomes of early versus delayed pyeloplasty in prenatally diagnosed pelvi-ureteric junction obstruction. J Pediatr Urol,2015,11(2):61-63.

[83] Suda K. The effect of preoperative urinary tract infection on postoperative renal function in pre-natally diagnosed ureteropelvic junction ob-struction:Indications for the timing of pyelo-plasty. J Pediatr Surg, 2015, 50 (12): 2068-2070.

[84] Davidson AJ. Neurodevelopmental outcome at 2 years of age after general anaesthesia and a-wake-regional anaesthesia in infancy(GAS):an international multicentre, randomised con-trolled trial. Lancet London,England,2016,387 (10015):239-250.

[85] Abdrabuh AM. Endopyelotomy versus redo pyeoloplasty for management of failed pyelo-plasty in children:A single center experience. J Pediatr Surg,2018,53 (11):2250-2255.

[86] Yang B. Percutaneous"sandwich" endopyelo-plasty technique:a new endourological measure for ureteropelvie junction obstruction. Beijing Da Xue Xue Bao Yi Xue Ban,2015,18,47(4): 634-637.

[87] Ploussard G. Robotic surgery in urology:facts and reality. What are the real advantages of ro-botic approaches for prostate cancer patients. Curr Opin Urol,2018,28(2):153-158.

[88] Davis BJ. American BrachytherapySocietycon-sensusguidelines for transrectal ultrasound-guidedpermanentprostate brachytherapy. Brae-hytherapy,2012,11(1):6-19.

[89] PhamYD. Outcomes for prostate glands＞60cc treatcd with low-dose-rate brachytherapy. Brachytherapy,2016,15(2):163-168.

[90] Li LY. Comparison of penile size and erectile

function after high-intensity focused ultrasound and targeted cryoablation for localized prostate cancer: a prospective pilot study. J Sex Med, 2010,7(9):3135-3142.

[91] Ward JF. Focal cryotherapy for localized prostate cancer: a report from the nation Cryo On-Line Database (COLD) Registry. BJU Int, 2012,109(11):1648-1654.

[92] Li YH. Salvage focal prostate cryoablation for locally recurrent prostate cancer after radio-therapy: initial results from the cryo on-line da-ta registry, Prostate, 2015;75(1):1-7.

[93] Siegel RL. Cancer statistics, 2016. CACancer J Clin, 2016,66(1):7-30.

[94] Moore C. Image-guided prostate biopsy using magnetic resonance imaging-derived targets: A system-atic review. Eur Urol, 2013,63(1):125-140.

[95] Borghesi M. Complications After Systematic, Random, and Image-guided Prostate Biopsy. Eur Urol, 2017,71(3):353-365.

第7章

乳腺外科微创手术

第一节　概　述

乳房腔镜手术首先开始于乳房美容整形外科，于1992年Kompatscher用内腔镜技术取出隆乳术后乳房内挛缩假体。Friedlander等于1995年开展腔镜乳房疾病治疗的实验研究。试用腔镜辅助操作在猪及尸体上进行实验性手术，包括乳腺腺体切除、腋窝淋巴结切除及采用腹直肌进行乳房重建等。并提出该技术可用于全乳房切除术和乳房良性肿瘤的切除。1997年，Yamagata和Iwai通过乳晕入路，采用外部牵拉法建立操作空间在腔镜辅助下为1例乳腺癌患者成功进行了乳房肿瘤切除术。1998年，Tamaki等采用充气法经腋窝入路在腔镜辅助下为1例肿块较小的乳腺癌患者进行了乳房肿瘤切除术。Kitamura等在总结既往经验同时，利用3个trocars经腋中线，建立皮下操作空间，通过充气维持，对35例乳腺良性肿瘤成功实施肿瘤切除术，为乳腺良性肿瘤腔镜治疗奠定了基础。随着广视角腔镜和超声刀等手术器械的逐步完善，相应的腔镜辅助技术亦渐趋成熟，国内外在腔镜辅助乳腺癌根治性切除术、保留乳房的乳腺癌切除术和腋窝淋巴结清扫术等进行了较多的手术及报道。Kuehn等对53例内腔镜辅助下的乳腺癌腋窝淋巴结清扫与396例常规手术方法切除的结果进行比较，内腔镜手术组的手术时间、平均切除淋巴结个数、术后引流液的量和上肢水肿发生率等与常规手术组相比均无显著差异。但在上肢功能障碍、严重的疼痛、水肿及与活动有关的长期并发症上，内腔镜手术组比常规手术组明显减少。国内乳腺腔镜手术始于2003年，骆成玉等报道了腔镜乳腺肿瘤切除术和腔镜腋窝淋巴结清扫术近期临床效果观察。作者医院乳腺外科自2015年成立即开始腔镜乳腺手术的探索与发展，至今已开展腔镜辅助良性肿瘤切除手术、腔镜辅助男性乳房单纯切除手术、腔镜辅助乳房恶性肿瘤保乳手术、腔镜辅助乳房恶性肿瘤切除同期扩张器植入、乳房重建手术、腔镜辅助乳房恶性肿瘤改良根治术、腔镜辅助乳房假体植入、乳房重建手术等术式。作者认为，在男性乳房发育症的腔镜乳腺切除术可以使患者在手术治疗效果完全相同的情况下，经腋窝小切口完成手术，而取得较好的近期治疗效果。对需做全乳切除术的女性患者更可同时行一期假体植入手术，使患者保持胸部美观，摆脱因失去乳房所造成的心理压力和机体线条不对称等生理影响。腔镜辅助的乳腺癌根治手术完全能够达到常规手术同样的切除范围；腔镜腋窝淋巴结清扫术更因为结合了吸脂技术、腔镜的放大效果和超声刀解剖方法等因素使手术效果更加彻底,出血和意外损伤减少,重要的神经、血管、淋巴管可以在直视放大下得到妥善保护,而达到更好的切除效果和更少的并发症出现。与常规手术比较,腔镜腋窝淋巴结清扫术切除的淋巴结数相同,而与手术有关的并发症腔镜手术组比常规手术组明显减少。腔镜辅助小切口乳腺癌改良根治术可以按照医学需要仅沿肿瘤边缘 3cm 切开皮肤进行手术,在腔镜辅助下顺利完成常规手术所无法达到的解剖部位的操作。术后满意的胸部外观为二期整形手术创造了条件。腔镜辅助下的保留乳房的乳腺癌切除术可达到更佳的美容效果。目前,作者根据《乳房疾病腔镜手术技术操作指南》及规范要求正在进行有关腔镜乳腺手术适应证、操作完善性及相关并发症的预防及护理等方面做出进一步的探索及总结。腔镜乳腺手术作为乳腺外科的一种全新的微创手术方式,因其在美容手术的美容外观方面及微创切口操作方面的可操作性及便利性,后续在乳房疾病手术及术后乳房修复及整形方面将发挥越来越重要的作用。

(叶国麟)

第二节　常见乳房腔镜技术要求及围术期管理

一、乳腺腔镜手术的基本技术

(一)基本要求

1. 技术要求　从事乳腺腔镜手术者应具有熟练完成乳腺疾病常规手术和腹腔镜手术的经验,能够独立处理术中出现的问题。

2. 设备要求　乳腺腔镜手术设备、器械与腹腔镜手术可通用。乳腺腔镜手术与其他有自然腔隙的腔镜手术所不同之处是需要专用的吸脂设备,包括负压吸引装置,可选用中心负压或电动负压吸引器,负压设在 $1.5\sim6.0mmHg$ 为宜;带侧孔的吸脂器(也可用相同型号的刮宫器代替)。

(二)基本技术

1. 体位　手术体位采用仰卧位,患侧肩背部垫高 $15°$,必要时向健侧倾斜,以方便腔镜下手术操作。患肢外展 $90°$,或将上肢前伸,前臂屈曲 $90°$固定在头架上。

2. 建立操作空间的方法　乳腺腔镜操作空间的建立一般采用吸脂与分离相结合的方法。

(1)维持操作空间的方法

①充气法:常先经溶脂、吸脂形成操作空间,通过充气设备将 CO_2 充入手术野,维持 CO_2 压力在 $6\sim10mmHg$,在密闭的气腔空间进行手术操作。此法为目前常用的方法。

②牵拉法:一般先经皮肤小切口分离皮下组织成一定间隙,通过特制的拉钩,或用缝线或布巾钳悬吊皮肤以形成足够的操作空间。

两者相结合的方法,即在充气法建立的空间不够大时辅以牵拉法以扩大操作空间。

(2)溶脂、吸脂技术

①溶脂液配制:灭菌蒸馏水 250ml＋0.9％氯化钠溶液 250ml＋2％利多卡因 20ml＋0.1％肾上腺素 0.5ml,配成溶脂液。

②注射溶脂液:溶脂液要均匀注射在手术部位的皮下脂肪层,需行乳房切除时溶脂液还应注射到乳房后间隙。溶脂液的注射量根据手术野大小或乳房大小决定。一般腋窝淋巴结清扫术需注射溶脂液 $200\sim300ml$,单侧乳腺切除术需注射溶脂液 $300\sim600ml$。注射溶脂液后间隔 10 分钟开始吸脂操作,溶脂时间不足或过长均不利于充分抽吸脂肪。

③吸脂操作:吸脂时先在术前标记的 trocar 进入部位,取直径约 0.5cm 的切口,然后插入带侧孔的吸引头,以 $0.2\sim0.8kPa$ 的负压在拟定的术野进行充分吸脂。皮下吸

时要注意避免吸引头侧孔直接朝向皮肤；乳房后间隙吸脂时吸引头侧孔朝向腺体，腋窝吸脂时吸引头侧孔要背向腋静脉，避免暴力操作。吸脂完成后在腔镜下检查手术野，如发现吸脂不够充分可重复吸脂操作直至达到形成满意的操作空间。

3. 腔镜操作技术 乳腺腔镜操作应在监视器观察下进行。一般部位的脂肪和纤维组织分离可用电钩、电剪操作；重要神经、血管旁操作应使用超声刀进行，避免意外损伤。较大血管离断应采用超声刀完成，必要时需先用生物夹夹闭血管后再行切断。切断乳头下方大乳管时，应注意保护乳头区血供。

4. 标本取出 乳腺良性病灶切除后，为保护手术切口，可将标本切小后经穿刺孔取出。恶性肿瘤手术标本必须保持完整。取出时切口应妥善保护，避免标本直接接触切口，以防切口处发生种植转移。

5. 手术结束前冲洗和检查 手术结束前应冲洗整个术野腔隙。恶性肿瘤手术切除后术野应用灭菌蒸馏水冲洗。再次仔细检查经充分冲洗后的术野，并彻底止血。

6. 引流和伤口包扎 腔镜乳腺切除术和腋窝淋巴结清扫术等创面较大，术后应于腔隙中放置引流管。引流管可利用穿刺鞘口引出或另取切口引出，并行持续负压吸引，应妥善固定引流管并保证引流通畅、有效。伤口包扎应有利于观察乳头乳晕变化。有同期假体植入整形者须在假体周围适当加压包扎固定。

（三）术前准备

1. 一般术前检查与常规手术要求相同。

2. 伴有可能影响手术的心肺疾病、高血压、糖尿病、严重贫血和凝血功能障碍等疾病者，应在伴随疾病得到控制或改善后实施手术。

3. 尽量通过超声、X 线检查精确定位病灶。

4. 排除各种手术禁忌证。

5. 术前禁食 6 小时以上。

（四）术后观察和处理

1. 密切观察患者生命体征。

2. 观察乳头乳晕变化。

3. 观察引流液的性状和引流量。

4. 维持水、电解质和酸碱代谢平衡。

5. 根据病情需要，在围术期适当给予患者抗生素治疗。

6. 对于恶性肿瘤患者，应根据乳腺癌治疗原则进行术后放疗、化疗及内分泌治疗等综合治疗。

（五）常见并发症防治

1. 皮下气肿 当采用 CO_2 充气方式建立操作空间时，气腔压力过大可能造成手术区以外的皮下气肿，严重时皮下气肿可发展到颈部，甚至发生纵隔气肿压迫静脉。动物实验和临床手术实践表明，皮下 CO_2 充气压力保持在 $4\sim10mmHg$ 属于安全范围。手术时应随时注意充气压力，以免压力过高造成手术区以外的皮下气肿。

2. 高碳酸血症 乳腺腔镜手术分离范围和 CO_2 气腔较大、手术时间长，理论上在开放组织间长时间保持一定压力的 CO_2 充气可能使创面吸收的 CO_2 增多。但良好的正压通气可保证体内过多的 CO_2 排出而不至于发生高碳酸血症。目前乳腺腔镜手术仍需选择无严重心肺疾病或心肺功能正常的患者。同时，术中应常规监测并保持动脉血氧分压（PaO_2）及二氧化碳分压（$PaCO_2$）等血气分析指标在正常范围内，避免出现高碳酸血症。

3. 出血 术中意外出血是影响手术操作并导致中转手术方式的主要原因。乳腺腔镜手术中非重要部位的出血点可用电凝止血，对于技术熟练的操作者，乳房及腋窝手术中的所有血管均可通过电凝处理；但对于较大的血管，应用超声刀更加安全、可靠。注意各部位解剖特点，直视下仔细操作和避免粗暴撕扯是防止术中出血的关键。术后出血多因腔镜手术中止血不彻底所致。因此，手术完成后应再次仔细检查整个术野，认真止血。术后应注意观察引流情况，如果每日出血量超过 400ml 应果断手术止血，可将原切口打开，插入腔镜，反复冲洗清除积血，找到出血点妥善止血。

4. 皮瓣和乳头、乳晕坏死　皮瓣坏死可因用悬吊法建立操作空间时拉钩过度牵拉损伤或电凝烧灼损伤所致。手术时需特别注意游离皮瓣的厚度和电凝操作时间。皮下全乳腺切除术后发生乳头、乳晕坏死常常因血供障碍引起。术中要特别注意保护真皮下血管网。切断乳管时应避免用超声刀或电刀长时间操作。如果直接用超声刀切断乳管束，可因局部过热导致细小血管热损伤，从而引起术后乳头坏死，应注意避免。

5. 避免副损伤　如果术者对腔镜下解剖特点不熟悉，重要结构特征不了解，可能发生重要血管、神经损伤。术者必须经过专门学习训练，才能开展相应的乳腺腔镜手术。

（刘祥伟）

第三节　常见乳房腔镜外科手术方式及操作

乳房是实质性器官，腔镜外科手术操作的关键是建立手术腔隙。根据不同的手术方式选择可使用充气法、牵引法等建立腔隙。建立腔隙后根据自己手术需要选择不同的手术入路。初学者建议使用三切口。目前开展的乳房腔镜外科手术方式常见的有：乳腔镜辅助良性肿瘤切除手术、乳腔镜辅助男性乳房发育症微创手术、乳腔镜辅助乳房恶性肿瘤切除同期乳房假体植入乳房重建手术、腔镜辅助乳房恶性肿瘤改良根治术、腔镜辅助内乳淋巴结切除术等。

一、乳腔镜辅助乳腺肿瘤切除术

乳腺肿瘤切除术（Mastectomy）是大部分良性肿瘤切除方式及乳腺癌保乳手术常用手术方式。对于多发乳房纤维腺瘤，尤其肿瘤较大者，单纯微创旋切手术较难以一次性解决手术问题，开放性乳房肿瘤切除术很难在切除肿瘤同时达到美观效果。而腔镜辅助良性肿瘤切除术具有理想的在切除肿瘤后达到美容效果，减少腺体损伤等优点。

1. 手术适应证　适用于所有经超声引导乳房微创旋切术达不到理想手术目的的良性肿瘤；（尤其乳房较大，肿瘤位于基底部；多发纤维腺瘤，非手术影响美观及日常生活）早期乳腺癌保乳手术等。

2. 手术禁忌证　同常规乳腺癌手术禁忌证；对于腔镜辅助保乳手术需影像学排出皮肤侵犯可能，并术中冰冻明确皮肤基底切缘阴性。

3. 术前标记及体位　手术体位及三孔标记，患侧向上，健侧腋下垫软枕，躯体略后仰 15°～20°，背部及臀部用托固定，双膝稍屈，关节间垫软枕后上压束带固定，髋部胶布带固定，头适当垫高。患侧上肢悬吊固定在头架上并上举外展，充分显露腋下区，手术床根据需要可再略向后倾，使术区乳腺充分显露，显示屏摆放在对侧。腋后线（背阔肌前缘）水平正对瘤体处标记 10mm 顺皮纹（沿肋骨方向）观察孔，内上前距 5cm 以上（上方一孔尽量落在腋毛区内）、内下前距 5cm 以上分别标记 5mm 顺皮纹操作孔各 1 个，瘤体外 15mm 标记建腔皮瓣剥离范围，瘤体与观察孔间标注皮下隧道区（观察通道也是标本取出通道），操作孔通道指向瘤体。

4. 操作技巧　经乳腺前间隙膨胀液建腔切除为例。常规消毒，铺巾，观察孔及观察通道隧道区外端皮下注射膨胀液约 15ml，2 个操作孔各皮下注射膨胀液 1ml，然后沿深筋膜表面，乳腺腺体前面达瘤体表面，先注射一部分,使建腔区膨隆后再边退边注射,浸润隧道区内侧半,取康基无损伤穿刺棒沿针道穿刺,捅开乳腺前间隙,建腔区保持同一平面,隧道区同一方向不变,再伸入头端平直的卵圆钳,直接撑开建腔区乳腺前间隙,扯断cooper韧带及分离皮下穿支血管,顺便探查建腔的大小,置入10mmtrocar,冲入CO_2气体,定位瘤体后超声刀切除,标本入袋后提出到观察孔处,撑开袋口,袋子内剪碎标本后取出,43℃蒸馏水冲洗术区创面,彻底止血后放负压管一根从其中一个操作孔引出,固定引流管,乳腺创面无须缝合,但肿瘤较大需3-0吸收线缝合腺体切口。缝皮肤切口,加压包扎创面。

5. 技术细节　关键是建腔;术前瘤体定位;熟练使用腔镜器械;瘤体取出注意标本保护套保护创面,避免肿瘤种植性转移,保乳术术前需体表1ml注射器切缘腺体内染色标记切缘位置。

二、腔镜辅助男性乳房发育症微创手术等

男子乳腺发育(gynecomastia,GYN)的手术疗效已获得肯定。手术目标有下列5点(5S目标):①乳腺组织尽可能全部去除(sweep);②隐蔽的切口瘢痕(scarless);③两侧对称(symmetry);④正常男性胸廓形态(shape);⑤术后皮肤外观平整(smoothing)。

1. 适应证　Simon Ⅱb级及以上;持续24个月不消退,药物治疗无效;有症状;有恶变危险;影响身心健康;强烈要求手术。

2. 绝对禁忌证　合并严重的心脑血管、肝、肾等原发性疾病,凝血功能障碍等不适宜麻醉、手术;合并其他疾病,如睾丸肿瘤、先天性睾丸发育不全综合征、甲状腺功能亢进、肝硬化、原发性性腺功能低下等可导致男子乳腺发育;对手术效果不信任且手术愿望不强烈者。

3. 相对禁忌证　有乳腺肿瘤病史或乳腺手术史;<14周岁。

4. 术前标记及体位　患者站立位,双手于两侧髂前上棘水平叉腰,抬头挺胸,目视正前方,双脚与肩同宽,标记腺体四周边界及需要吸脂的范围。仰卧位,患侧肩关节外展,肘部屈曲,双上肢上抬至鼻头水平悬吊于头架。过度上抬会绷紧胸部皮肤,影响手术操作空间。两侧各用一个头架,让前臂被绷带各自束缚于其上,不至于垂下。充分显露腋窝。操作右侧乳腺手术床向左侧倾斜30°,操作左侧乳腺手术床向右侧倾斜30°。

5. 操作技巧

(1)注射脂肪溶解液

①使用至少2个50ml注射器,注射的同时器械护士吸满另一只注射器备用。

②多孔注水针(20mm×300mm):便于注射脂肪溶解液能够到达远处。

③注水孔位置:在腋窝腋毛区皱褶处、腋中线平乳头处和腋中线乳房下缘交界处,使用11号尖刀片分别切开8、4、4mm切口。

④脂肪溶解液注射顺序:从乳腺后方即胸大肌筋膜前方开始,这样可以抓起乳腺,方便将注射针置入乳腺后方(如果先注射乳腺前方即皮下,皮下注射后,整个乳房比较饱满,不易抓起乳腺,增加乳腺后方注射的困难),然后均匀注射皮下脂肪深方腺体浅部达到一定张力。

(2)抽吸脂肪

①开始时间:脂肪溶解液注射10分钟后。

②吸脂针:多孔吸脂内刨针[(3.5～4.5mm)×300mm]。

③抽吸范围:包括乳房区域及其周围皮下、乳房深层,保留适量脂肪。

④吸脂:抽吸乳房后方,宜抓起乳房,保证此处的抽吸事半功倍。吸脂针不能插入角度过大,以免进入胸大肌或胸腔。

⑤检查脂肪抽吸效果:估计抽吸完善后,横扫或者左右小幅度摆动吸脂针,探查皮下

及乳房后方,确认皮下及乳房后间隙层次已经抽吸出。

(3)腔隙建立:置入腔镜之前,3 号加长刀柄带 10 号圆刀伸入腋窝处切口,沿腺体浅面平行划断皮下 Cooper 韧带达到乳头附近,创建外上皮下空间,以便让操作剪刀和分离钳进入与腔镜的同一空间,节约手术操作时间。

(4)trocar 位置抽吸脂肪孔为腔镜孔:进镜孔 trocar(10mm)位于腋毛区皱褶处,2 个操作孔 trocar(5mm)分别位于腋中线平乳头处和腋中线乳房下缘交界处。trocar 均为带螺纹塑料穿刺鞘,防止术中滑脱及热传导。

(5)气腔压控制:维持腋窝气腔一定的气体量对保证手术顺利进行十分重要。气腔压太高,可能会增加出现胸壁皮下气肿的机会,可能影响到胸廓上部的大血管。气腔压过小,气腔会随呼吸运动而扩张和缩闭,操作困难。由于腋窝部皮肤与 trocar 之间不能达到腹壁皮肤与 trocar 那种紧密程度,很容易漏气,需将输入气放在快速挡,适当调高气腹机仪表上的气压上限至 10mmHg,而实际气腔压(即仪表上的读数)不可能达到,通常维持在 8～9mmHg,流量为每分钟 20L,以维持操作空间。

(6)乳腔镜操作流程"九步法":从腋下切口作为观察孔置入 30°腹腔镜,在良好照明和放大作用下通过电钩或电剪刀:离断乳房腺体的外侧;离断前方即 Cooper 韧带,也就是皮下;离断腺体外上边界;离断腺体后方与胸肌筋膜的联系;离断内上边界,该区域有时会遇到胸廓内动脉的肋间穿支,需要辨认后电凝后切断,以防出血;离断外下边界;离断内下边界;离断乳头正下(如果在前面步骤提前切断乳头下方腺体,乳房将失去固定支持功能,不方便对乳房周围的分离操作。乳头下方腺体保留厚度至少 5mm,正好与剪刀头部的直径 5mm 相当,过短会出现术后乳头凹陷,过长造成乳头凸起,二者都会大大抵消

本手术美观的期望);离断内侧边界。至此,乳房腺体已经完全游离。

(7)取出已经切除的乳房腺体:从腋下10mm trocar 孔先以血管钳拉出少许,至拉不出时,用细长组织剪切断外周紧贴 trocar 孔的部分腺体组织,使之变成一个长条,这样可以很方便彻底地完全取出。平坦化"前胸壁",乳房外周有时稍隆起,需要再对原先乳房位置,周围进行吸脂找平,防止出现"火山口"现象,增加外形美观。检查出血腺体取出后,重新置入 10mm trocar,充气,腔镜下彻底止血,生理盐水冲洗创面。摊平乳房皮肤,乳房过大、皮肤较多者,宜将皮肤平均分布在胸前,避免术后皮肤折叠贴合。从腋毛区trocar 孔放置高负压引流管,4-0 可吸收线皮内缝合 trocar 切口,术后弹力绷带包扎。

6. 并发症的防治

(1)皮下瘀血和积液:是腔镜男子乳腺发育手术最常见的并发症。对于已经发生术后活动出血者,经压迫无缓解应及时腔镜再次检查或扩大切口止血,并清除血肿。少量积液可细针穿刺抽吸后自行吸收,多量积液细针抽吸无效者需小切口放置引流管引流再加压包扎,必要时可多点缝合皮肤与胸大肌筋膜固定。

(2)乳头麻木或坏死:支配乳头乳晕感觉主要神经为第 4 肋间神经外侧皮支,因此尽量保留皮下脂肪避免过多损伤外侧皮支。乳头坏死往往因切断乳头后方时电凝时间过长、乳头后方腺体保留过少和术后压迫时间过长引起。因此,术中尽量冷刀处理乳头后方导管;保留一定厚度乳头后方腺体;术后乳头四周纱布垫起保护,每天检查乳头状况及是否敷料移位。

(3)术后胸壁外观不自然:术后近期往往胸壁外观不自然,与术区脂肪和周围脂肪分布不均有关,可穿塑身衣 1～3 个月塑形,使局部脂肪重新分布。

(4)感染:腔镜男子乳腺发育微创术后较

少出现伤口感染。术中应注意无菌操作,一旦发生感染,按照外科学感染处理原则处理。

三、腔镜辅助乳房恶性肿瘤切除同期乳房假体植入乳房重建手术

假体植入乳房重建术主要用于恢复女性乳房外形。乳房假体可以用于即刻乳房再造或延期乳房再造,可以直接植入假体,也可以在组织扩张后再植入假体,或者假体联合自体组织瓣再造。乳房再造的目的为恢复女性形体美容效果,常规手术切口创面较大,美容效果给人美中不足的感觉。洛成玉等对乳腔镜辅助早期乳腺癌保留乳头、乳晕复合体(nipple-areo lacomplex,NAC)手术的临床数据提供了临床证据,乳腔镜辅助NAC手术的实施,为同期假体植入乳房重建术建立技术基础。乳腔镜辅助NAC手术联合一期假体植入乳房重建术。

1. 适应证　适用于所有可以行乳房NAC手术的早期乳腺癌患者:术前经空芯针穿刺病理检查,活检明确诊断为乳腺癌;肿块直径<3cm;经体格检查、磁共振成像证实未侵犯皮肤、皮下组织、胸壁;病变距乳头>2cm,且经体格检查、磁共振成像证实未侵犯乳头乳晕复合体;由于存在保乳手术禁忌证而无法行保乳手术等。患者有强烈的乳房再造意愿,有美容要求,同时能接受美容手术相关风险,需经术前充分沟通美容手术相关的手术并发症。

2. 禁忌证　肿块直径>3cm;乳房重度下垂的患者,既不适合行腔镜皮下腺体切除术,也需要慎用假体置入乳房再造术;有严重心脑血管疾病等内科并发症的患者,无法耐受较长的手术时间,不宜行腔镜手术;妊娠期及哺乳期患者;肿物侵犯皮肤、皮下组织、胸壁、乳头乳晕复合体或病变距乳头距离<2cm者,不适合进行保留乳头乳晕复合体的腔镜皮下腺体切除术。

3. 手术体位及术前标记　患者仰卧位,患侧身体侧方与手术台侧方平齐,患侧肩部垫高,以防术中超出身体侧方的手术台影响腔镜器械手柄向背侧活动;患侧上肢包裹无菌巾后外展90°在游离胸大小肌间隙时,由助手上举患者患侧上肢,减少肌肉的张力;健侧乳房需消毒并外露,以便置入扩张器或假体后,坐位比较双侧对称性。

术前标记同乳房重建标记范围及方法。

4. 手术技巧

(1)溶脂技术同前;术中设置3个戳孔:A孔为观察孔(腺体下缘下2cm与锁骨中线交汇处),B孔为操作孔(于A孔内侧约10cm),C孔为操作孔兼标本取出孔(在A孔外侧约10cm),并分别置入直径12mm、5mm、12mm塑料透明trocar,经上述戳孔分别在腋窝部筛状筋膜深层与喙锁胸肌筋膜之间、乳房皮下层及乳房后间隙注入溶脂液约1000ml,15分钟后充分吸脂。经C孔匀速注入二氧化碳(压力为8mmHg)建立腔镜手术空间。腔镜手术前先行前哨淋巴结活检术,以便在完成皮下腺体切除、准备行乳房再造前,明确腋窝淋巴结状态。在没有前哨淋巴结转移的病例,可以直接置入假体;存在转移的患者,置入软组织扩张器,以便减少放疗带来的包膜挛缩等并发症。腔镜下于乳房后间隙逐一离断残存的纤维结缔组织,完成乳房后间隙的游离。腺体浅层间隙见乳房皮瓣与腺体浅层间以Cooper韧带相连,于接近皮瓣处以剪刀离断Cooper韧带。术中留取乳头深方组织及肿瘤浅层组织行冰冻组织病理检查(若存在癌细胞残留则不纳入本研究)。完成腺体浅层及后间隙游离后,以电钩依次离断腺体边缘韧带(包括锁骨下韧带、胸骨旁韧带、三角集束韧带和胸大肌融合筋膜)。将腺体置入标本袋,由C孔取出。充分止血,冲洗术野。

(2)腔镜下以超声刀游离胸大小肌间隙,直至术前预设游离边界。注意向内侧游离至胸骨旁1.5cm的预标记线,沿胸大肌起点肌

纤维深方的层次,向脚侧游离,将部分腹直肌前鞘掀起,直至乳房下皱襞脚侧 2cm。在需要离断胸大肌下缘的患者,将人工补片材料的两端,分别与乳房下皱褶处的胸壁和胸大肌下缘缝合,从而形成一个能够很好支撑假体的囊袋。置入假体或软组织扩张器向软组织扩张器的注水底座内少量注射 0.9％氯化钠溶液,将扩张器置入到构建好的囊袋内,进一步确认胸肌间隙向各个方向游离得是否恰当。在仅行扩张器置入的患者,可以继续适量注射 0.9％氯化钠溶液至 100ml,随后将扩张器的注水底座埋放至侧胸壁腋前线处的皮下层,供术后注射 0.9％氯化钠溶液使用。在可以一期置入假体的患者,继续向扩张器内注射 0.9％氯化钠溶液至术前测量的预设体积,适当调整手术台至约 60°坐位,对比双侧是否对称,从而最终决定假体型号的选择。根据假体大小,经单孔小切口置入假体,旋转、调整假体位置。将囊袋的外缘(由胸大肌外缘、补片材料或大网膜外缘构成)与胸大肌外侧融合筋膜的残留部分对拢缝合,可以闭合囊袋。

(3)引流放置与切口闭合经单孔小切口的两端,在假体头侧、脚侧的囊袋内,放置引流管各 1 根,并接负压引流瓶。单孔小切口行皮内缝合,并附以医用胶带进一步拉拢对和,以便减少切口张力;由于术后胸壁张力较高、血供较差,在乳腺腔镜手术时,5mm 的戳孔也需予以精确地对拢缝合。

5. 术后处理　创面及假体或软组织扩张器四周适当加压包扎。引流量连续 3 日,每日<30ml 后可以拔除引流管,并继续在创面和假体四周加压包扎 2 周;随后佩戴运动型胸衣 3 个月。围术期建议预防性使用抗生素。术后可以静脉滴注七叶皂苷钠或乳房表面涂抹硝酸甘油软膏,有助于减少乳头乳晕及皮瓣的坏死。

6. 技术要点　假体植入患者比较于单纯腺体切除患者,在准备进行假体置入乳房

再造的患者,远离肿瘤位置的皮下脂肪宜适当保留得多一些。主要原因是:略厚的皮下脂肪有利于形成更好的软组织覆盖;在假体置入乳房再造的患者,皮瓣会经受假体带来的压力,从而更容易缺血坏死,稍厚的皮瓣有可能减少这一并发症的发生。

留取乳头深方组织及肿物浅层组织送冰冻切片检查以确认无癌残留。在肿物浅层组织有癌细胞残留的患者,需要少量切除局部皮肤;在乳头深方组织可见癌细胞时,完整切除乳头。

四、腔镜辅助乳房恶性肿瘤改良根治术

乳腺癌改良根治术为乳房单纯切除术加腋窝淋巴结清扫术。单纯切除术方法同前述;乳腔镜腋窝淋巴结清扫(mastoscopic axillary lymph node dissection,MALND)的执行一定要在术者能独立操作常规腋窝淋巴结清扫(conventionally axillary lymph node dissection,CALND)术,熟悉腋窝解剖结构等情况下执行,在乳腔镜不能执行时能中转开放性手术达到腋窝淋巴结清扫目的。

1. 适应证　所有影像学或病理确诊需要行腋窝淋巴结清扫,但没有远处或锁骨上下淋巴结转移者。排除乳腔镜辅助单纯乳房切除的禁忌证。

2. 禁忌证　同常规乳腺癌手术禁忌证。

3. 体位及术前标记　体位同乳腔镜辅助乳房单纯切除术体位。术前 30 分钟在手术需要切除的皮内注射纳米碳示踪剂。

4. 手术方法　清扫入路的选择与常规开放手术入路是从胸大小肌外上缘寻找腋静脉,其相对复杂。

(1)胸肌外上缘有胸外侧血管(发自腋动脉,沿胸小肌外缘向下走行至前侧胸壁,常分出许多细小血管支配乳房、胸肌,静脉伴随其中)和胸上腹静脉,客观上造成了此处脂肪溶解抽吸不足。

（2）分离腋静脉前，须先将错综交汇血管周围的淋巴脂肪组织分离清扫至一定程度，但此处恰是最易出血的区域，反而增加腋静脉损伤的风险。

（3）在此处解剖分离时一旦出血即会直接流至腋窝底部，势必影响后续手术视野，对后续的手术进程如解剖分离胸长神经、胸背血管和神经的影响较大，导致手术时间延长，甚至被迫中转开放手术。胸长神经恰好在腋窝底部内侧与胸廓外交界处最深面的沟槽内，而处理胸长神经周围的淋巴脂肪组织也是手术操作的难点。从肋间臂神经入路则较方便在腋窝中央向腋顶部分离，直至腋静脉，清除其前下方的脂肪淋巴组织，然后转向两侧、向下分离。根据骆成玉团队提出的六步法淋巴结清扫路径实施：①肋间臂神经→②腋静脉→③肩胛下血管和胸背神经血管→④胸长神经→⑤胸外侧动脉和腋静脉胸小肌后段→⑥胸大小肌间隙 Rotter 淋巴结：即使在处理胸外侧血管时有少量出血并流到腋窝底部，此时腋窝底部已经处理完毕，对后续手术没有任何影响，后续的手术操作是在腋窝底部水平面以上的部位，即⑤的后半程（腋静脉胸小肌后段）和⑥。这一优化后的MALND"六步"手术流程已被国内外学者普遍采用。整个手术流程遵循"自下而上、从低到高"的"空间顺序"，即先从腋窝底部（胸背神经血管、胸长神经）往上，至腋窝中部（胸外侧血管、腋静脉胸小肌后段即第2水平淋巴结），再到腋窝顶部（胸大小肌间隙 Rotter 淋巴结及第3水平淋巴结），避免了高位手术解剖分离时可能出现的渗血流向低位而对低位手术解剖分离的干扰。

5. 乳腺癌手术的程序和路径 无论是保留乳房的局部手术还是改良根治术，均采用先清扫腋窝淋巴结后切除乳房肿瘤的流程，阻断切除肿瘤时癌细胞经血液和淋巴扩散的途径，更符合肿瘤外科手术原则。手术方法和技术吸脂法整合了传统手术技术、腔镜技术和整形外科吸脂技术的特点，是在无腔隙器官开展腔镜手术方法学上的创新性拓展。应用吸脂法建立腔镜操作空间，溶解并抽吸腋窝脂肪后，建立气腔，使原本实性的腋窝变为网状结构，增大的淋巴结悬挂在网上，示踪技术可以在腔镜下明确显示染色淋巴结，通过器械很容易完成操作，为微创化手术操作提供了解剖学基础该方法获得了最佳的操作空间，明显降低了手术操作的复杂性，简化了手术过程、缩短了手术时间，使淋巴结清扫更加简化、方便、彻底。

五、腔镜辅助内乳淋巴结切除术

内乳淋巴结（internal mammary lymph node，IMLN）和腋窝淋巴结（axillary lymph nodes，ALN）同是乳腺癌淋巴引流的"第1站"淋巴结，是淋巴分期、预后评估和治疗决策的重要依据。有研究显示，肿瘤位于乳腺内侧或中央区的患者淋巴结转移第一站为胸骨旁淋巴结，此类患者仅行常规手术效果欠佳。乳腺癌扩大根治术曾是明确 IMLN 转移状况的标准术式，是在乳腺癌根治术的基础上，同时切除第2~4肋软骨，清除第1~4肋间的内乳血管及血管周围的淋巴脂肪组织。传统的扩大根治术包括胸膜内法（Urban 法）和胸膜外法（Margonin 法），两种术式的区别在于胸膜外法可以保留胸膜，相应地减少了并发症的发生率，而胸膜内法术后的胸膜缺损区域需要用阔筋膜修补。胸腔镜 IMLN 切除，避免了需要切除肋软骨，导致术后胸痛等并发症的发生。

1. 适应证 适用于术前影像学检查确诊内乳淋巴结阳性，排除胸腔镜手术相关禁忌证。

2. 禁忌证 既往有患侧胸部手术史，或者脓胸感染史，胸膜肥厚粘连严重，胸膜明显钙化，胸腔镜不能进入者；一般情况差，心肺功能严重损害、不能耐受手术者，或能够手术但不能耐受单肺通气者；恶病质患者；严重心脏病患者;凝血机制障碍者或有出血性疾病;肺癌侵及胸壁骨性结构等胸腔镜手术相关禁忌证。

3. 体位及体表标记　体位同胸腔镜手术体位。内乳淋巴结需术前定位,术前 30 分钟内侧皮下注射纳米碳淋巴示踪剂。

4. 手术操作　腔镜内乳淋巴结清扫术手术采用双腔气管插管全麻。先行常规乳房手术和腋窝清扫,完毕后冲洗术野,经胸侧壁第 2~7 肋间置入穿刺鞘,探查胸腔粘连情况;于第 5 肋间置内镜钳牵引,第 7 肋间置超声刀;切开内乳血管两侧 1~1.5cm 壁层胸膜,分离内乳血管,夹闭,切断;超声刀分离内乳淋巴结,切除附近脂肪、血管、壁层胸膜,trocar (10mm)取出标本,吸除渗血,于第 7 肋间 trocar 孔置引流管,固定,恢复两侧肺通气,缝合。

六、总结

腔镜乳腺手术已较成熟,对各类腔镜手术均有尝试,有成功也有经验教训。作者结合指南及既往各团队经验总结发现:良性肿瘤腔镜辅助技术对肿瘤直径 5cm 以下,位于腺体浅表、较小乳房等无明显优势,不建议选用腔镜辅助手术。针对男性乳房发育症,腺体较大,皮下脂肪较多者,可选择腔镜下皮下腺体切除术,在处理乳头乳晕区时,用腔镜剪锐性分离,能较好避免术后出血及乳头乳晕

坏死。对于乳房较小,皮下脂肪少者,不推荐使用腔镜辅助手术。恶性肿瘤保乳手术的腔镜辅助远期肿瘤学影响需要进一步的观察,作者腔镜保乳手术选择乳房较大、肿瘤较小、影像学提示肿瘤改变较少的患者。肿瘤切除后采用保护套或塑胶手套包裹肿瘤钳出,避免肿瘤种植风险,对腔镜辅助保乳整形技术的可行性需进一步探讨。吴炅团队目前开展的保乳整形技术可供我们借鉴及学习。腔镜辅助乳腺癌改良根治术,作者团队经验,腔镜辅助腋窝淋巴结清扫手术后并发症较传统手术腋窝淋巴结清扫后水肿、肋间神经痛等并发症减少;采取纳米碳示踪技术后,腋窝淋巴结在内镜下显示明显,能很容易切除腋窝淋巴结。对于转移性淋巴结是否会发生肿瘤种植转移及对预后的影响尚需要长期的随访进一步确定。在腔镜辅助假体植入乳房重建手术中,腔镜技术存在明显优势及术后良好的美容效果。在腔镜辅助内乳淋巴结切除上有明显优势,腔镜辅助下采取纳米碳淋巴示踪技术,能近乎完美显示内乳淋巴结的具体位置,跟王永胜团队内乳淋巴结活检手术得出的结论一致,腔镜手术创伤更小,术后胸腔积液较少。今后作者团队会对乳房腔镜手术进行更进一步的探讨、总结及完善。

(叶国麟　刘祥伟)

参 考 文 献

[1] 骆成玉.乳腔镜男子乳腺发育微创手术的关键问题.中国微创外科杂志,2019,19(1):12-13.

[2] 乳腔镜辅助保留乳头乳晕复合体改良根治术治疗早期乳腺癌的临床研究.北京医学,2018 (40)1:34-37.

[3] 高艳,钟鹤立,周亚燕,等.切向双弧容积弧形调强技术对保乳术后包括内乳淋巴结区照射的心脏剂量学评价.中华放射医学与防护杂志,2018(3):180-186.

[4] Nuzzi L C,Firriolo J M,Pike C M,et al. The Effect of Surgical Treatment for Gynecomastia on Quality of Life in Adolescents. Journal of Adolescent Health,2018,63.

[5] Simon B E,Hoffman S,Kahn S. Classification and surgical correction of gynecomastia.. Plastic & Reconstructive Surgery, 1973, 51 (1): 48-52.

第8章

妇科微创外科手术

第一节 妇科腹腔镜手术

一、概 述

如何以最小的创伤达到最大的手术治疗目的,最大限度地减少手术创伤,甚至达到无创,即"有创-微创-无创",一直是外科学追求的最高境界,也是外科医师的理想与追求的目标。内镜将光亮引入人体的各个"角落",是对外科医师视觉的扩展;腹腔镜手术时外科医师将刀剪钳深入到术野,是对外科医师手臂的延长。腹腔镜手术是外科技术的革命,腹腔镜手术是20世纪外科手术发展的里程碑,它的重要性在于有益于患者。

(一)腹腔镜的发展历史

从内镜概念的提出到在临床上的广泛应用,腹腔镜经历了一个漫长而曲折的发展过程。

1795年,德国Bozzini最早提出了内镜的设想,由于受当时技术所限,仅能用直筒内镜观察直肠和子宫。1805年,Bozzini曾通过镜面反射将烛光导入金属管道内来观察人体前尿道的病变。1901年,德国外科医师Kelling首次用Nitze发明的膀胱镜对活狗进行了腹腔检查,称其为"Koelioskopie",即体腔镜检查,并介绍用过滤空气制造气腹的方法,为今天的腹腔镜技术奠定了基础。同

年,Von Ott通过后穹切开,在头镜反射光照明下,使用膀胱镜首次检查了孕妇的盆腔。1910年,瑞典Jacoaeus首次报道用腹腔镜检查了人体的腹腔、胸腔和心脏,完成了人类历史上第一次真正意义的腹腔镜检查。一个月后,Kelling教授报道了45例腹腔镜检查的情况,描述了腹腔镜下人体腹腔内肿瘤和结核的形状。Jacoaeus、Kelling和Von Ott在腹腔镜临床应用研究方面做出了杰出贡献,被称为腹腔镜之父。1936年,德国Boesch第一个用腹腔镜单极电凝技术进行输卵管绝育术。20世纪70年代,是腹腔镜手术发展较快的年代。德国Kurt Semm发明了自动二氧化碳气腹机、气腹压力监测系统、盆腔冲洗泵和内凝器等,同时发明了钩剪、组织粉碎钳并使用了内套圈结扎技术。介绍了盆腔训练器进行模拟训练,并进行了广泛的腹腔镜手术尝试,同时欧洲的妇科腹腔镜医师将缝合、结扎等技巧用于腹腔镜下手术操作,对腹腔镜从诊断向手术转变做出了突出的贡献。1985年,美国医师Harry Reich完成了第一例腹腔镜下全子宫切除术。20世纪90年代以后腹腔镜的应用范围进一步拓宽。1989年,Querleu率先开展腹腔镜下盆腔淋巴结切除术。1993年,Nezhat报道首例腹腔镜根

治性子宫切除加盆腔和腹主动脉旁淋巴结切除,继而 Spirto 发展了这一术式。腹腔镜手术进入了迅猛发展时代。

1979 年,Jordan Philips 将腹腔镜技术带到我国,使我国相继开展了腹腔镜工作。1979－1986 年北京协和医院孙爱达等开展对 254 例子宫内膜异位症的诊断,假阳性率 0.4％。1985 年初,中山大学附属佛山医院(佛山市第一人民医院)妇科引进了一台腹腔镜,对不明原因的腹痛、不孕、宫外孕等进行诊断。1993 年,湖北张爱容等开展了我国大陆首例腹腔镜下子宫切除术;1998 年,中山大学附属佛山医院(佛山市第一人民医院)李光仪教授对 K. Semm 教授发明的 CASH 模式经过不断的改进,最后形成了一个成熟的腹腔镜鞘膜内子宫切除术式,它有别于 Semm 的模式,被冠之鞘膜内子宫切除术(laparocsopic intrafascial supercervical hysterectomy,LISH)。同年,李光仪教授率先在国内开展第一例腹腔镜下广泛全子宫切除加盆腔淋巴结清扫术治疗子宫恶性肿瘤。腹腔镜手术由于具有瘢痕小、安全性高、恢复快、住院时间短等优点,逐步被越来越多的中国医师广泛认可并发表关于内镜的书籍和期刊论文。而现代电视腹腔镜系统对腹腔镜技术发展有着"如虎添翼"之势,得心应手的内镜和器械、明亮清晰的影像系统,再加上安全方便的能量系统等不仅是顺利开展腔镜诊疗工作的前提和基础,还能让学者收集腹腔镜手术的图片和视频等资料进行展示、教学及临床研究。目前在中国,腹腔镜手术广泛应用于盆腔包块、不孕症、子宫内膜异位症、生殖器畸形、盆腔痛、盆腔脏器脱垂和女性生殖道肿瘤等疾病治疗。可以说,除晚期癌症外,几乎所有传统开腹手术都能够在腹腔镜下进行。

(二)腹腔镜在妇科疾病诊治中的应用范围

妇科腹腔镜最早期应用于比较简单的疾病,如不孕症的腹腔镜检查(一级手术)、宫外孕手术、一般的粘连分解、输卵管绝育、卵巢囊肿(二级手术),逐渐发展到复杂的三级手术(子宫肌瘤切除术、全子宫切除术、次全子宫切除术等)和四级手术(子宫内膜异位症、妇科恶性肿瘤手术等)。

腹腔镜下全子宫切除术的成功实施,标志着腹腔镜技术在妇科疾病治疗中的价值获得认可。10 余年来,随着腹腔镜下广泛性子宫切除术、盆腹腔淋巴结切除术等高难度术式的成功实施事实,标志着其可应用于子宫颈癌、子宫内膜癌、早期卵巢癌等妇科恶性肿瘤的治疗中,更加体现了腹腔镜技术的价值和重要性。而且随着病例数量的不断积累和观察随访时间的延长,证实其临床效果与传统的开腹手术相近,但其并发症低于传统手术,已经逐渐获得妇科医师的认可。

腹腔镜下骶骨固定术可用于治疗年轻患者的盆底功能障碍性疾病,是目前腹腔镜治疗妇科疾病新的范畴。宫、腹腔镜联合治疗子宫纵隔、阴道斜隔、先天性无阴道等生殖器畸形及缺陷,有着切口小、恢复快、损伤小等无可比拟的优势。

(三)腹腔镜在妇科疾病诊治中的优缺点和注意事项

从手术切口上来看,几个 0.5～1.0cm 的切口代替传统的大手术切口,无疑获得患者和医师的欢迎;而腹腔镜具备的放大作用使手术野更加清楚;先进的电器械应用使手术更加快捷和简单;腹腔中较少的人为操作刺激使术后粘连等并发症明显减少;术后恢复快,肠排气及进食早,住院时间短等都是腹腔镜的优点。但同时也存在着明显的不足:①由于目前腹腔镜下的图像多为二维,缺乏立体感,增加了手术的困难。②人工形成气腹和穿刺的过程是盲目的,容易潜在造成腹腔脏器尤其是大血管的损伤,甚至导致患者死亡。③术中电器械的广泛应用,相应地增加了相关并发症的发生,如误伤血管、热损伤等机会。这就给妇科医师带来了新的挑战，扎实的开腹手术技能、系统的腔镜技术培训及熟悉并重视预防可能发生的并发症，将尽可能地避免或减少并发症的发生率是努力方向。

毫无疑问，年轻的腹腔镜技术给妇科疾病的治疗带来了新的理念、新的方式和新的革命性变化，与古老的阴式手术一起，将成为妇科疾病微创治疗的主力军。规范化、个体化腹腔镜手术治疗方案将带给患者更大的利益、最小的损伤。

(四)妇科腹腔镜手术的基本条件

1. 对术者的严格要求 如要全面开展妇科腹腔镜工作，从业医师必须熟练掌握妇科生殖泌尿盆底系统的精细解剖及妇科基础理论知识，对妇科专业知识有深入全面的了解，受过严格正规的培训，掌握妇科手术的技巧和技能。妇科腹腔镜手术与传统的开腹、经阴道手术相差甚远，所有操作均需通过双手握持手术器械去完成，故要求术者手术动作要更精巧、轻柔；要求做到双目、双手、双脚协调一致、动作准确、稳定；要求对手术设备和器械有充分了解。

2. 对设备的先进要求 腹腔镜手术是对设备依赖性很强的手术，手术的成功关键在于切割与止血。随着腹腔镜技术的不断发展，其器械的种类也越来越多，越来越先进。从刚开始的以电刀为主的简单设备发展到超声刀、闭合器、百克钳、激光等先进设备，使腹腔镜手术从小到大，从简单到复杂，甚至在腹腔镜下可以开展治疗妇科恶性肿瘤的手术。但它离不开一些基本的、特殊的器械配套，只有熟悉、掌握和合理选择这些基本器械，才能给手术带来成功，才能使并发症的发生减少。

(1)腹腔镜设备

①影像系统：包括摄像主机、摄像头、镜子(镜体)、光源、导光束(光缆)、监视器。

•摄像主机：目前影像平台从清晰度方面可分为标清影像平台(SDTV)、高清影像平台(HDTV、1280×720)、全高清影像平台(Full HD、1920×1080)、超高清影像平台(UHD、3840×2160，影像具有更高的分辨率，简称"4k")。按观影形式又可分为二维和三维两种影像呈现形式，也就是 2D 影像和 3D 影像。3D 腹腔镜能够带来更好的视觉感受：大景深、宽视野、无雾气、自动调焦灯，将带来图像层次明显、画质清晰，使手术相对性简单化。

•光源：用于腹腔镜照明的灯有卤素灯、氙气灯和 LED 灯。它们的色温分别是 3000～3400K、6000K、6500～7000K。氙灯因其色温接近自然光，灯泡寿命长，所以目前腹腔镜光源以氙灯冷光源居多。

•摄像头：摄像头是电荷耦合元件(CCD)、内镜适配器、具有屏蔽杂波性能的线缆、电器接口组成的摄像单元。分为全高清三晶片(3CCD)摄像头和单晶片高清摄像头。单晶片摄像头选用相对尺寸较大的彩色晶片，因其轻量化与低热量的产品特性，更节省内部空间和制作成本，常被很多高清腹腔镜设备选择和使用。

•腹腔镜：目前在临床使用的腹腔镜分为可拆分式腹腔镜和一体化高清电子腹腔镜。根据使用需求，均提供 5mm、10mm 外径与 0°、30°视野角的内镜。直径 10mm 的镜体一般用于成人的腹腔镜手术；直径 5mm 的腹腔镜主要用于单纯腹腔镜检查或用于小儿腹腔镜手术。0°镜没有折光，视野中心在正前方，旋转镜体其视野不会改变，操作方便。30°镜将光折向所需部位，对特殊角度的手术提供较好的视野。虽然 30°镜对局部视野比较清晰，但在妇科腹腔镜手术过程中，绝大部分时间都需要正前方的视野，所以选择 0°镜较为合适，同时扶镜者也比较容易掌握。

•导光束：如同宫腔镜一般，与腹腔镜光学视管和摄像头相连接配套使用，但外径比宫腔镜用导光束粗一些，内部导光纤维也多一些，光源更强，以满足比宫腔要大很多的腹腔空间需求。

• 监视器：根据自己的手术需求、信号源图像质量和信号形式来确定监视器。而大多厂家会根据影像系统的信号形式确定监视器的信号接收形式。目前医疗领域的专业监视器图像尺寸比例大多是以 16：9 的比率成像，而监视器尺寸有很多选择，一般选择不同级别画质的影像主机时应选择相对应尺寸的监视器，才能呈现原有的画质效果。

②能源系统

• 高频电源发生器（高频电刀）：将电网市电转换为具有人体反应且不会有电击伤的高频电，是腹腔镜用于切开、凝血、止血常用仪器，其工作原理同宫腔镜的高频电流发生器。根据高频电工作性质，可分为高频单极和高频双极。单极可以电切电凝，在使用过程中需要粘贴负极板以作为电流回路，电极越细，电切越强，电极越宽，电凝作用越好。电凝或电切作用时间越长，对周边组织损伤就越大，因此电切时应使组织紧张，电凝时应使组织松弛。双极可以电凝，不可以电切，电流通过器械本身产生回路，无须极板，电凝时钳端两极间应分开才能产生作用。

• 超声刀（ultrasonic haimonic scalpel）：主要由发生器、能量转换器和手控器械三大部分组成，其中发生器产生高频电流，能量转换器的压电晶体将电能量转换为超声能量，传导于针芯，配合器械前端的白色特氟龙装置，产生凝固与切割效果。超声刀有 10 级输出（10%～100%，间隔 10% 为 1 级），凝固时选择较低能量输出，切割时则需选择高能量输出。超声刀具有切割快、不易出血、无焦痂积炭、热损伤低、无烟雾产生等优点，因此手术视野更清晰，且不会发生电手术有关的意外损伤。

③动力系统

• 气腹机（insufflators）：是一种使用 CO_2 气体进行压力与流速的控制，进行气体膨胀，建立腹腔手术空间的重要设备。气腹机设定腹腔压力是按照人体血压与体质进行测算设定，亚洲成人一般设定在 12～16mmHg，儿童≤6mmHg。最好采用自动充气系统，全自动气腹机的控制面板上有各种压力的数字显示，包括每分钟充气流量（L/min）、腹腔内压力（mmHg）、术中消耗的气体总量（L），能自动调控术前预先设定的气流量和腹腔压力。手术时腹腔内压力维持在 12～13mmHg 的安全范围内。

目前使用的气腹机每分钟最大充气量在 1～30L 范围自动调节。充气过程必须由慢到快，开始时气流量设定 0.5～1L/min，使 CO_2 缓慢进入腹腔，防止腹压急骤升高，影响心肺功能。当腹内压力达到 3mmHg 时，可以改用 3～5L/min 的流速，直至维持 12～13mmHg。

• 冲洗吸引装置（suction/irrigation system）：由冲洗吸引头、冲洗器、吸引管、冲洗瓶、吸引瓶和电动装置组成。通常冲洗吸引合二为一于冲洗吸引泵，由术者在台上按压冲洗或抽吸按钮来控制。在手术中，冲吸管还可用于分离组织、吸收烟雾、注药等作用。

由于冲洗吸引器的特殊作用，所以要求有足够的负压吸引力、具有无菌循环及保险装置和防止冲洗液溢出。冲吸管要求管腔在 5mm 以上、开关性能好、保证冲吸液通畅无阻。

④图像记录系统：是以收录腔镜影像主机的信号源时限影像录制与图片采集的系统，有与影像系统同品牌的进口刻录机，也有国产的影像图文工作站。一般同类进口刻录机比国产图文工作站价格昂贵，国产工作站分为标清型和高清型。标清型信号接口采用 Y/C-VIDEO 或 Y/C-S 模拟信号接口，高清型信号接口采用 SDI 数字信号接口，可根据影像主机的成像质量与信号输出接口选择工作站，以完成日常手术的图像录制、图片采集、光盘刻录及 U 盘拷贝。

（2）腹腔镜器械：腹腔镜器械多种多样，"工欲善其事，必先利其器"，医师要根据需要选择合适的器械施行手术。腹腔镜器械主要有 5mm、10mm 两种，分为反复使用和一次性使用。

①气腹针（veress needle）：是建立气腹必备手术器械，针芯圆钝、中空、有侧孔，可通过针芯注水、注气和抽吸，以确定气腹针是否已进入腹腔。

②套管针（trocar）：是腹腔镜及器械进入腹腔的通道，目前临床主要有两种形态：一种为圆锥形，因其圆钝，穿刺时不易损伤腹壁血管，但较费力；另一种为多刃形（金字塔形），穿刺力小，有切割作用，但会损伤肌肉和腹壁血管。外套管有平滑型和螺旋型，前者易穿刺，后者易固定。套管针有 5mm、10mm、12mm 不同规格，术中选择套管针大小建议根据器械和所要去除标本大小来决定。

③操作器械

• 双极钳目前主要有两种。一种为单纯电凝止血，另一种可分离和抓钳组织，同时又可做双极电凝钳使用。

• 腹腔镜剪刀目前用的腹腔镜剪刀有以下形状：直剪，双页均可活动，用于剥离非常有效；弯剪，剪叶的弯度可接触 90°组织，克服了腹腔镜单视角的不足；钩状剪，适合剪线，不适合剥离。

• 手术钳：目前手术钳多为可分拆卸式和分割式，便于清洗消毒和部分更换，减少成本损耗。多数手术钳可 360°旋转，便于术中定位。钳子一般是用来钳夹、提举、剥离组织，现用于临床有以下几种：平直钳，起源于显微外科，损伤极小，适合剥离；抓钳，又叫无损伤钳，妇科腹腔镜手术常用；卵圆钳，适合蠕动的肠管；抓取钳，有创伤的 5mm 或 10mm 钳，也就是所谓的小抓钳和大抓钳；分离钳，妇科常用，可从组织内将血管完整剥离出来；机械缝合钳，有一个旋转的手枪式手柄。

• 持针器：通过被动关闭系统、弹簧控制或齿轮运作夹持缝针，前端是或直或弯的活动头。

• 其他：除以上器械外，还有满足不同手术需要的器械，如单极手术器械、活检钳、牵开器、举宫器、穿刺吸引针、切割吻合器、组织粉碎器、标本收集袋、结扎和缝合器械等。

（张四友　韩玉斌）

二、腹腔镜术前准备和主要手术方式

腹腔镜手术因围术期并发症少，患者术后恢复快、住院日短及手术切口更加美观而受到医师与患者的青睐，并已成为妇科良、恶性疾病的主要手术方式。腹腔镜手术主要包括多孔腹腔镜、经脐孔单孔腹腔镜、经阴道自然通道单孔腹腔镜手术。腹腔镜虽然是微创手术，但依然存在一定的手术风险，必须严格掌握适应证与禁忌证。

1. 适应证　在分析病史、体格检查和有关辅助检查后，腹腔镜手术适应证如下。

（1）对正常或异常的内生殖器进行鉴别诊断。

（2）生殖障碍的诊断和治疗。包括不孕或复发性流产，全面了解子宫、卵巢的发育和形态，检查输卵管的通畅度、阻塞部位、有无粘连；为输卵管整形复通手术提供方案；观察卵巢有无排卵功能。治疗时可用于分离粘连、伞端造口、输卵管修复整形、电灼子宫内膜异位症病灶等。并可对既往有矫治不孕症的手术进行随访。

（3）子宫内膜异位症可明确诊断，有时盆腔结核与盆腔内膜异位症的症状和体征颇相似，但通过镜检及活检可获得满意的诊断。对卵巢子宫内膜异位症囊肿还可用于剥除卵巢囊肿、分离盆腔粘连恢复盆腔解剖等；对深部浸润型子宫内膜异位症可用于病灶切除。

（4）原因不明的急慢性下腹痛的诊断和

鉴别诊断。妇科急性下腹痛常见的原因有急性盆腔炎、异位妊娠破裂、卵巢囊肿或附件扭转、卵巢或输卵管囊肿破裂和出血、黄体破裂出血、卵巢过度刺激、出血性输卵管炎、子宫肌瘤变性或扭转、痛经等，其他尚可鉴别来自胃肠道、泌尿道，甚至原因不明的急性盆腔痛。慢性盆腔痛常见病因有慢性盆腔炎、盆腔子宫内膜异位症、盆腔粘连、盆腔静脉瘀血症、原发或继发痛经、排卵痛、心理性疼痛等。当对症治疗效果不满意时，可以考虑腹腔镜探查，寻找原因，对症治疗。

（5）急性盆腔炎的诊断和治疗，急性盆腔炎症时，在使用足量抗生素的情况下包块不消失或症状不能缓解，可考虑腹腔镜探查，便于分离粘连及脓肿清除。

（6）对于临床比较难鉴别的肿块，如宫旁的实性包块；B超提示盆腔包块，但双合诊或三合诊包块不明显等；还有一些性质不明的包块，如腹膜外盆壁炎性包块、阑尾炎性包块、膀胱憩室等所有的盆腔包块，均可通过腹腔镜检查而明确诊断，并估计手术范围及预后等。

（7）很多疾病均可通过腹腔镜检查得以鉴别诊断，如宫内抑或宫外妊娠，双子宫或卵巢肿瘤，在产后期盆腔炎、宫旁组织炎抑或阑尾炎、卵巢或附件球形肿块抑或子宫肌瘤等。

（8）宫外孕、黄体出血、外伤出血等可明确诊断，并采取合理的手术治疗。

（9）盆腔恶性肿瘤进行临床分期、替代卵巢癌的第一次或第二次的剖腹探查，发现早期病变或早期复发，评估疗效。

（10）腹腔镜监视下宫腔镜各种电切手术；经阴道子宫切除或子宫肌瘤剔除术前盆腔状况评估，合并病变处理，以及术后效果评估、并发症处理等。

（11）计划生育及其并发症的诊断和镜下处理绝育术后的手术；寻找和取出异位于腹腔的节育环；疑有子宫穿孔或子宫穿孔后在腹腔镜监护下行吸宫术和必要的子宫修补术。

2. 禁忌证　不适宜做腹腔镜检查术的有绝对禁忌证与相对禁忌证之分。

（1）绝对禁忌证：①心脏代偿功能不全或中、重度肺功能不全不能耐受气腹、特殊体位（15°～30°的头低位）及频繁体位改变者。②急性弥散性盆腔腹膜炎伴严重腹部胀气者。③绞窄性肠梗阻。④严重盆、腹腔粘连影响人工气腹或不能置镜者。⑤20 周以后妊娠。⑥大的膈疝或腹壁疝已有嵌顿者。⑦未接受过腹腔镜检查和手术培训的无经验手术者。

（2）相对禁忌证：①既往反复腹部手术史或曾有感染性肠道疾病。②过度肥胖者。③巨大盆、腹腔囊性包块影响人工气腹或不能置镜者。④出血性内科疾病未得到控制者。⑤器官移位或扩大。⑥麻醉药物过敏史。

3. 术前准备

（1）手术器械的准备：腹腔镜手术是器械依赖性的手术，为了减少手术并发症的发生，除了熟练掌握腹腔镜手术的操作技巧、熟悉腹腔镜下的盆腹腔解剖外，选用清晰度高的摄像系统，全套配置常用的手术操作并合理选择使用这些基本器械，才能给手术带来成功，才能减少并发症的发生。

①人工气腹系统：气腹针、气腹机、Trocar。

②光源系统：镜头、光源、监视器。

③操作器械：钳类（弯分离钳、无损伤钳、有齿抓钳等）、持针器、剪刀、子宫粉碎器、举宫杯、推结器等。

④电能源系统：单极电刀、双极电凝、等离子电刀、氩气刀、百克钳、LigaSure、PK刀等。

⑤超声能源系统：超声刀。

（2）完善手术前准备：妇科手术的充分术前评估和术前准备是影响手术和术后恢复的重要问题。术者在术前应认真了解患者的病史及体格检查、识别生理缺陷、搜集手术有关信息、改善病理生理状态，告知患者手术过程和术后恢复注意事项。许多术后并发症可以在术前发现、消除或者将风险降到最低。在术前评估时，预知术中可能发生的及针对意外的应对措施，术后恢复迅速，可以缩短住院时间，减少术后并发症，提高患者满意度。有严重的心脏病或老年病的患者，要在术前认真地讨论病情后，应再三考虑手术的风险性及必要性。如合并有症状性充血性心力衰竭的子宫脱垂患者，适合选用子宫托，而不是采用腹腔镜子宫切除术或骶棘韧带悬吊术。而对腹腔镜手术医师的要求更高。

①基本理论的奠基：认识、辨别解剖；充分认识腹腔镜下二维结构的局限性；充分利用腹腔镜的放大效果；熟悉并理解疾病的病理生理；不同疾病手术治疗的目标；术中决策。

②认识、防范手术并发症：术前需了解术中可能出现的问题及并发症，并明确出现并发症的处理预案，对意想不到的并发症进行分析总结。

③外科基本功：腹腔镜手术要求医师同时具备开腹手术、腹腔镜手术、阴式手术的基本功。

④对患者的全面评估：详细的病史记录、既往病史，尤其是重要器官的疾病史、目前用药情况；全面的体格检查；体检和重要的辅助检查评价心血管系统和呼吸系统的功能状态；系统检查包括血尿常规、肝肾功能、凝血功能、肺功能等；评价麻醉和手术适应证和禁忌证。

（3）患者的术前准备：在施行腹腔镜检查术前，应对患者全面检查，对病情全面了解和评估，调理各器官的功能，使之处于最佳状态；确定镜检目的、预测手术中及制订紧急可能发生的情况及处理拟案。

①腹部皮肤准备：同一般腹部手术，但要特别注意脐部的清洁，因需要在脐部穿刺。

②肠道准备：术前一天予半流饮食，术前一晚22时起至手术前禁食。术前一天晚间及手术当日晨清洁灌肠。

③阴道准备：涉及子宫腔、阴道操作及放置举宫棒的手术，术前应行阴道分泌物的检查及阴道清洁，发现有阴道炎症的患者应治愈后再手术。

④血液准备：术前应做血常规检查。

⑤手术前用药：手术前一天晚予镇静药口服，保证睡眠质量，以利配合手术，麻醉前用药根据麻醉方式决定。

⑥选择麻醉：麻醉的选择很重要，要根据患者情况，结合手术的大小、难度，酌情选择气管插管或喉罩全身麻醉。

4. 操作步骤

（1）手术体位：放置举宫棒取膀胱截石位。常规消毒腹部皮肤、外阴阴道及宫颈，铺无菌巾、穿脚套。放置导尿管。窥开阴道显露宫颈，用探针测量宫腔深度，用长齿钳钳夹宫颈前唇，将举宫棒置入宫腔，可将举宫棒与夹宫颈前唇之长齿钳两者固定一起。建立气腹后将患者转换成头低臀高之膀胱截石卧位。

（2）建立气腹

①穿刺部位：因脐部腹壁最薄，选择脐孔最合适，脐孔的正中、下缘或上缘是最常用的穿刺部位。

②穿刺方法：穿刺前常规检查气腹针是否通畅及活动度。在脐两旁各用一把巾钳或用手向上提起腹壁，用尖头刀片切开皮肤后，用右手拇指和示指握住固定气腹穿刺针与腹壁做垂直穿刺，成功时有较明显的落空突破感。

③检测气腹针是否进入腹腔：穿刺成功后，将装有生理盐水的注射器接于气腹针上，如针筒内的水无阻力地、很快地流入腹腔，说明气腹针已进入腹腔内；如针筒内的水下降缓慢，气腹针可能位于腹膜前；若针筒内的水无下降，说明气腹针在皮下未进入腹腔内。

④形成气腹：完成气腹针的腹腔内穿刺后，将气腹针末端接连在充气仪上的导管接头，打开充气开关，事前先调好预定达到的腹腔压力，在 1.73kPa 左右，充二氧化碳气体 3L，气体缓慢进入腹腔，达到预达的腹腔压力及 3L 气体时，气腹机自动停止充气。此时出现腹部膨隆，鼓音明显，肝浊音界消失等气腹体征，充气即完成。

（3）套管针穿刺：套管针穿刺气腹形成后，拔出穿刺针，用 10mm 套管针在脐部切口做垂直、缓慢、旋动穿刺，穿刺过程应防止用力过大、过猛、勿过深进入腹腔，以免误损伤血管及器官，进入腹腔时有落空突破感，取出针芯时活塞同时打开，可听到腹腔内气体从穿刺针后柄孔中冲出的声音，放入窥镜，连接充气管。

（4）检查：在放置腹腔镜前，先接好光源，调节微调至清晰明亮为止，可清楚看到腹膜及腹膜下有无粘连、有无腹腔内脏器损伤。边看边进镜，同时移动举宫棒，按顺序观察整个盆腔脏器及组织，依次检查上腹腔器官如大网膜、肝胆、横膈等，要将患者体位恢复平卧或转换成头高臀低位。

5. 腹腔镜的主要手术方式　腹腔镜手术前需要综合评估患者的病情、身体耐受情况、有无生育要求、既往治疗史、患者的意愿及医师对手术熟练程度等来选择。手术的目的是改善患者的生存质量、延长患者的生存时间、减轻患者的痛苦，因此需慎重选择。下面就常见疾病列出手术方式，但具体手术方式还要根据患者疾病的严重程度等具体情况进行调整。

（1）异位妊娠：对于输卵管妊娠可行腹腔镜下患侧输卵管切除、输卵管切开取胚术；卵巢妊娠行卵巢病灶清除术；宫角妊娠可行宫角切除等术式。

（2）子宫内膜异位症：手术方法有根治性手术（全子宫加双侧附件切除并切除所有病灶）、半根治性手术（切除子宫但保留一侧或双侧卵巢）、保守性手术（腹腔镜下子宫内膜异位症病灶电灼术、内异症病灶切除术、卵巢的子宫内膜异位病灶剥除术、DIE 病灶切除术）等。

（3）子宫的良性肿瘤（子宫肌瘤、子宫腺肌症瘤）：手术的方式有腹腔镜子宫病损剔除、全子宫切除、次全子宫切除等。手术的途径有腹腔镜腹式、阴式等。选择手术方式时应该根据患者的年龄、生育状况及患者的意愿及术前评估等决定，但无论如何，必须保证患者术后的生活质量。

（4）不孕症

①输卵管因素引起的不孕：腹腔镜输卵管伞端造口、输卵管吻合术、输卵管修复整形、输卵管通液术、腹腔镜监视下宫腔镜插管术。

②多囊卵巢引起的不孕：腹腔镜下卵巢楔形切除、卵巢打孔术。

（5）卵巢肿瘤：卵巢良性肿瘤手术方式有患侧卵巢囊肿剥除及附件切除术；恶性肿瘤手术方式全面分期手术（包括腹腔镜全子宫切除、双附件切除、大网膜切除、阑尾切除、盆腔淋巴结清扫、腹主动脉旁淋巴结切除术）。

（6）盆腔脏器脱垂：腹腔镜骶骨固定式、腹腔镜骶韧带缩短术、腹腔镜圆韧带缩短术等。

（7）子宫内膜癌病变：良性病变可选择腹腔镜全子宫切除术；子宫内膜癌可行腹腔镜分期手术（包括腹腔镜全子宫切除、双附件切除、盆腔淋巴结清扫、腹主动脉旁淋巴结切除术）。

（8）宫颈病变：良性病变可选择腹腔镜全子宫切除术；宫颈癌可行根治术（包括腹腔镜广泛子宫切除、盆腔淋巴结清扫）。

6. 并发症防治　妇科腹腔镜手术是一种微创手术，也避免不了有并发症发生。妇科腹腔镜医师必须全面掌握熟悉有关解剖学知识，掌握手术器械的使用及能源的工作原理，正确诊断，严格手术指征，不盲目扩大手术范围,手术操作规范,正确防治手术中可能发生的并发症,并予以足够重视,才能尽可能减少和防止并发症发生,使妇科腹腔镜手术更好地发展。

(1)麻醉并发症:麻醉的目的是无痛、安静、生理参数稳定、使腹壁完全放松,手术顺利完成。在相同腹腔内压力的情况下,更好地观察盆腔腹腔情况。腹部绷得过紧或腹式呼吸过强、恶心、咳嗽等麻醉不平稳表现都可增加腹内脏器撕裂、烫伤的危险。术者操作时应注意患者的麻醉状态,如麻醉效果不佳,应耐心等待。采用头低足高位,会使腹内压增高,增加胃内容物反流机会,同时,增加反流物吸入气管内的危险。腹腔内压力维持在 $12\sim16mmHg$ 为宜,过高会使气道内阻力增加及下腔静脉回流受阻,回心血流减少,血管阻力增加,血压升高,心率加快等。采用面罩给氧压力亦不宜过高,否则引起胃扩张,增加穿孔机会。术中还应监测生命体征。

(2)腹腔镜手术血管损伤:血管损伤是腹腔镜手术的主要并发症之一,占腹腔镜手术并发症 $30\%\sim50\%$。腹腔镜手术操作中由于器械使用不当或对组织结构辨认不清等因素,引起腹壁血管和腹腔内外血管被刺破、撕裂、烧灼或误切等,是一种致命性的技术性并发症。血管损伤主要包括以下几种。

①腹壁血管的损伤:腹壁下动静脉、腹壁浅动静脉。

②内生殖器血管损伤:子宫血管、卵巢血管、输卵管系膜血管。

③腹膜后血管损伤:腹主动脉、下腔静脉血管。

④其他血管损伤:大网膜血管、肠系膜血管等。

(3)能源损伤:电手术是腹腔镜手术治疗的关键,其作用主要是切割和凝固。电损伤原因是高频电本身的潜在危险和医师使用不当,主要包括以下几种。

①手术器械绝缘层损坏导致电流短路。

②电凝时,电凝的靶器官组织脱水干燥,局部阻抗增大,电凝时电流流向邻近的低阻抗组织而引起非靶器官损伤。

③忽视电容耦合作用,使用过大的电功率进行手术。防治对策:熟悉各种能量器械原理,尽量用双极电凝,手术前检查手术器械的工作状态,绝缘层有无破损,不用器械时,应断开电源,电凝两件器械不能交叉在一起,解剖未明前,不要盲目切断任何组织。

(4)妇科腹腔镜手术常见并发症

①出血:是妇科腹腔镜手术最常见的并发症,是导致患者死亡和手术中转开腹的主要原因。常因解剖结构不清,套管穿刺针穿刺及粘连分离渗血,止血不当,肌瘤剥除创面出血,子宫切除残端及血管结扎滑脱出血等。在腹腔镜术中出血并发症没有严格的定义,一般认为术中引起血流动力学的改变,术后血红蛋白较术前下降幅度<2g/L 或术前无贫血而术中需输血者视为并发出血。预防:术者正确掌握穿刺方法,准确评估腹壁厚度,适当调整穿刺方向和进针深度,确保穿刺过程平稳推进,避免针体偏离方向或过度深入等。入镜后全面探查,注意穿刺部位有无损伤和出血,及时发现和处理各种并发症。

②器官损伤

・肠管损伤:是一种严重的并发症,发生率 0.3%。常见原因是穿刺损伤、分离粘连撕裂损伤和能量器械的损伤。机械性肠管损伤一旦确诊,立即行腹腔镜下肠管修补术,术后恢复效果多数良好。电灼伤伤及肠管损伤术后数日可发现。

・泌尿系统损伤:膀胱损伤最常见,发生率 0.34%。其次为输尿管损伤,发生率 0.3%~3.8%,输尿管损伤原因包括直接电损伤及电凝导致输尿管血供障碍所致继发损伤,多位于输尿管盆底段。因此,除与骶韧带、子宫动脉紧毗邻,且由于盆腔粘连、内膜异位症等病变可导致解剖异位,电凝位点选择不当或电凝过深均可导致输尿管电损伤。

③术后感染：腹腔镜术后感染发生率较低，常见腹腔内或皮肤切口感染。

（5）气腹相关并发症预防

①气肿：气肿最为常见，占并发症38.46%。气肿常于穿刺后注气时发生，其发生的诱因不同，表现亦不同，处理方法也不同。皮下气肿，多见于腹膜穿刺口过大，腹腔内高压力下二氧化碳自破损的腹膜进入腹膜外所致，表现为局部捻发感。常在手术中发生，术中如发现皮下气肿可钳夹密闭穿刺口或降低气腹压力，如患者氧饱和度正常，没有高碳酸血症，临床不需要进行特殊处理。皮下气肿多于术后 2 日左右自行消失。

②气胸：术中若发生气胸、纵隔气肿应立即停止手术和注气，行胸腔内穿刺抽气或穿刺排气，维持循环系统稳定。预防措施是明确气腹针在腹腔内后方可注气，充气不宜过快，通气速度以不大于 1L/min 为宜；气腹压力不宜过高，腹腔压力 12～16mmHg；手术时间不宜过长，术后尽量排出残余气体。

③疼痛：肩部疼痛为多见，人工气腹注气时使第 7～12 肋间神经受到压力刺激及膈肌向上移位，术后二氧化碳残留刺激膈神经的终末细支所致，多发生于术后第 1 日，吸气时加重，第 2 日可缓解。疼痛严重时嘱患者采取膝胸卧位，让二氧化碳向盆腔聚集，以减少二氧化碳对肋间神经及膈神经的刺激，减轻症状，同时应用地塞米松 5mg 静脉点滴，促进二氧化碳在体内的弥散，以减轻疼痛。

④神经损伤：主要包括臂丛神经及坐骨神经损伤，臂丛神经损伤主要是肩托使用不当及手术时间过长，坐骨神经损伤主要由于术中牵拉。预防措施为手术患者体位，肩托，腿架安放合理、肩托内垫选柔软的衬垫、适度的头低足高位、手臂外展适度、术者和第一助等都不能靠压患者外展的上臂，患者的上臂应固定于身体侧方，尽量减少手术时间。

（朱小红　韩玉斌）

三、宫外孕的腹腔镜手术

宫外孕是妇产科常见疾病之一，是早孕期间孕妇死亡的首要原因，其发生率逐年升高。我国异位妊娠与同期分娩数之比由 1980 年 1:132 升至 1:57（1987—1989）再升至 1:6.6（1995—1996）。Bruhat（1977）和 Semm（1979）分别报道采用腹腔镜行输卵管修补术和输卵管切除术治疗输卵管妊娠，使宫外孕的手术治疗进入微创时代，且成为目前诊治异位妊娠的主要手段。

（一）临床表现和术前诊断

1. 宫外孕的临床主要表现为停经史（少数病例无明确停经史），不规则阴道流血，下腹隐痛或剧痛，内出血多时可有休克表现；体征主要有下腹压痛或反跳痛，出血多时可叩出移动性浊音。妇科检查宫颈摆举痛，子宫稍大，部分有漂浮感，附件区扪及包块且压痛；辅助检查主要是血、尿 β-绒毛膜促性腺激素（β-hCG）阳性，个别患者可阴性；B 超宫内未见妊娠囊而附件区有不均质包块（阴道 B 超更清楚准确），必要时腹穿或阴道后穹穿刺可抽出不凝血。

2. 随着技术的提高，许多早期未破裂宫外孕得到诊断，其病史和体征往往不典型，有时需行腹腔镜检查以最后明确诊断。

（二）治疗原则

宫外孕诊断明确后，其治疗方法有药物治疗和手术治疗。手术治疗又可行开腹手术或腹腔镜手术。腹腔镜手术因其具有创伤小、恢复快的优点，兼有诊断和治疗的双重作用，在许多有条件的医院正逐渐取代开腹手术。随着腹腔镜操作熟练程度的提高，腹腔镜下可完成各种宫外孕的手术方式。

（三）宫外孕的腹腔镜手术诊治

1. 适应证　宫外孕诊断明确或高度怀疑需进一步明确诊断者。

2. 禁忌证　腹腔内出血多，患者处于严重休克状态，或盆腔粘连严重腹腔镜下不能显露病变部位者；宫角妊娠属于相对禁忌证。宫外孕患者是否可采用腹腔镜手术，除了根据患者的情况决定外，还要根据医院条件和手术医师的经验及腹腔镜操作的熟练程度来决定，不可盲目选用。

3. 术前准备　宫外孕腹腔镜手术术前准备同开腹手术，术前留置导尿管。

4. 镜下表现　宫外孕的镜下表现视宫外孕类型而异。

（1）未破裂型：早期未破裂宫外孕有时仅见输卵管局部增粗或紫蓝色，盆腔可无其他异常。

（2）流产型：盆腔可见少量积血或血染，输卵管完整但局部增粗肿胀，一侧伞端可能见到活动性出血。

（3）破裂型：盆腔有积血，输卵管局部增粗肿胀，可见破裂口，有活动出血或组织物、血块积聚包裹，与周围组织粘连等。

（4）卵巢妊娠：可见一侧卵巢有破裂口，周围有血块或组织物附着，但要与黄体破裂区别。

（5）腹腔妊娠：发生少见，多继发于输卵管或卵巢妊娠破裂流产后，镜下见盆腔积血外，有时尚可见胚胎或绒毛组织。

5. 手术方式　分为保留输卵管生育功能的保守性手术（包括输卵管局部注射药物、输卵管妊娠挤出术、输卵管切开取胚术及修补术）和切除输卵管的根治性手术（包括输卵管切除术、输卵管部分切除术）。其他少见的卵巢妊娠、宫角妊娠和腹腔妊娠，视具体情况采用妊娠组织物清除术、药物注射、局部切除术（如卵巢部分切除、宫角楔形切除等）。腹腔镜治疗宫外孕一般选择3～4个穿刺点，脐部穿刺点置镜，左下腹穿刺点置10mm穿刺套管（主术者），便于取出切除之组织物；右下腹穿刺点置5mm穿刺套管辅助手术操作。若盆腔粘连影响术野显露，可在耻骨联合上左旁开穿刺置入5mm穿刺套管方便主术者手术操作。随着单孔腹腔镜技术的发展和进步，经脐部入路的单孔腹腔镜手术因创伤小、切口美观、疼痛更轻等优势，逐渐应用于年轻异位妊娠患者。

（1）腹腔镜下妊娠局部注射药物：适用于异位妊娠病灶未破裂，无明显腹腔内出血；欲保留生育功能；病灶局限，或妊娠部位难以彻底切除，为预防绒毛残留；无明显肝肾功能损害及血液病。主要方法是：腹腔镜下显露妊娠部位，采用腹腔镜专用穿刺针或其他长针头（如腰穿刺针、心内穿刺针等）穿刺，注射部位选择妊娠病灶两端或下端近输卵管系膜处，尽量不要注射到妊囊内，因有报道其治愈率较低，仅68%；也不宜注射到胚胎种植部位，因此处血管丰富，针孔容易出血。有出血时可压迫止血，若仍达不到止血效果时，可电凝止血。注射药物多用甲氨蝶呤（MTX），剂量一般为10～40mg，用注射用生理盐水或注射用水稀释，注射时先回抽，确定未注入血管。

术后需监测血hCG变化，术后1周内，hCG呈下降趋势说明有效，连续监测直至正常。若术后hCG持续升高，可能治疗失败，应继续采取MTX肌内注射或中药治疗，若仍无效时，再次行腹腔镜手术。此手术方法虽简单易行，但术后hCG下降慢，可长达7～40天，成功率仅80%～85%，目前仍主张腹腔镜镜下手术去除妊娠组织物，药物注射作为一种补充治疗手段。

（2）输卵管妊娠挤出术：适用于输卵管伞端或靠近伞端的壶腹部妊娠。镜下钳夹妊娠之输卵管，显露伞端，用抓钳钳夹妊娠组织物轻轻拉出；若位置较深，可从近端轻轻挤压，使妊娠组织物稍突出再轻轻钳出；仍不能显露妊娠物时，则需行伞端切开术。组织物取出后，需观察检查伞端有无活动性出血，若有出血时根据出血点范围选用单极或双极电凝止血。

（3）输卵管切开取胚术及修补术：适用于欲保留生育功能的输卵管壶腹部及峡部妊

娠。间质部妊娠视情况亦可采用。镜下显露妊娠部位,先于输卵管系膜处注射血管收缩药(1/10 000 肾上腺素溶液或垂体后叶素等),但有致迟发性出血的风险。于输卵管系膜对侧缘包块最突出处,沿输卵管纵轴电凝切开输卵管壁,需达妊娠包块的上极,因此处多为绒毛附着部位。切口宜稍长,以能取出妊娠组织物即可。切开后,用水压分离法冲出妊娠组织物,可减少出血,若妊娠组织物或血块与输卵管壁粘连较紧时,可用吸引管吸清绒毛或血块,或用抓钳钳夹绒毛或血块轻轻拉出,尽量不要钳夹输卵管黏膜,避免出血。组织物取出后,反复轻轻冲洗输卵管腔,防绒毛组织残留并检查确认有无活动性出血。切口不用缝合,但若有少量渗血可压迫止血,无效时用 3-0 或 4-0 可吸收线间断缝合数针使切缘对合,缝合后少量的出血可在管腔内积聚并起到压迫止血作用。虽然电凝亦可止血,但电凝损伤组织范围较大,止血后输卵管的通畅性往往受阻,达不到保留输卵管功能的目的。

(4)输卵管部分切除术:适用于暂无生育要求,患者不愿切除输卵管,而又无法行输卵管修补术或输卵管切开取胚术、出血多止血不彻底的患者。保留输卵管残余部分日后有可能行复通手术。先钳夹、电凝妊娠部位两端之输卵管后剪断,再电凝、剪断该处输卵管系膜。亦可用缝扎法,腹腔镜下先缝扎妊娠包块局部两端之输卵管,剪断、再缝扎该处输卵管系膜后剪断即可。

(5)输卵管切除术:适用于已完成生育,无再生育要求者;输卵管破坏严重而无法保留者;该侧输卵管曾有宫外孕史;该侧输卵管曾有手术史。镜下先钳夹提起妊娠侧输卵管,从伞端用电凝切断输卵管系膜,至近宫角处电凝切断输卵管,完整切除一侧输卵管。亦可先电凝切断近宫角部输卵管,再电凝切断输卵管系膜,术中注意不要影响卵巢血供。

(6)输卵管间质部妊娠的腹腔镜手术:输卵管间质部妊娠既往列为腹腔镜手术禁忌证,因该部位血供丰富,破裂者出血较多,其发生率约 4.2%。近年来,随着腹腔镜操作熟练程度的提高及各种敏感的诊断方法的出现,可以早期发现未破裂的间质部妊娠,用腹腔镜手术方法可分为间质部切开取胚术、间质部套扎切除术、宫角楔形切除术、间质部药物注射术等。因部位较特殊,在腹腔镜手术时若出现难以控制的大出血时要及时中转开腹。

6. 组织物的取出　由于宫外孕组织物较脆,钳夹时难于完整取出,多采用无菌一次性标本袋先放入腹腔,将组织物放入袋内,钳夹袋口从 10mm 穿刺孔拉出。拉不出时不要松钳,在拉紧袋口的同时退出套管,再慢慢拉出部分塑料袋口于腹外,直视下用小弯血管钳分次钳夹出组织物,可能钳碎组织但不至于有遗漏组织在腹腔,术后充分冲洗、吸净盆腔积血。

7. 宫外孕腹腔镜手术疗效　宫外孕腹腔镜保守性手术、药物注射治愈率为 80%～85%,视病例选择而疗效不同。而胚胎去除术亦可能有 3%～20% 发生持续性宫外孕。开腹手术与腹腔镜手术疗效及再次宫外孕的概率均无差异。但药物注射较取胚术的宫外孕发生机会增加。

宫外孕腹腔镜保守性手术后的再孕率受多种因素影响,其中最主要的相关因素是手术前的不孕因素。若无其他不孕因素,保守性手术和根治手术后患者妊娠率无差别,与手术方法关系不大。

8. 并发症防治　除了一般腹腔镜手术本身的并发症外,腹腔镜治疗宫外孕的特殊并发症是出血和持续性宫外孕。

(1)出血:多见于保守性手术,药物注射的针孔出血、绒毛组织物的遗漏或胚胎继续生长致破裂出血、注射血管收缩药后血管重新开放、输卵管创面止血不彻底等。术中注意仔细观察及彻底止血,术后监测血常规和血压变化,血、尿 hCG 的定期追踪等可以预防和早期发现出血。若发生术后腹腔内出血,可再次行腹腔镜或开腹手术。

(2)持续性宫外孕:主要由于妊娠组织物清除不彻底,或盆腔冲洗不彻底致少量滋养叶细胞残留并继续生长。术中有怀疑不彻底者可加用 MTX 局部注射,术后追踪 hCG 可以早期发现,术后 hCG 持续升高者可明确诊断,可加用 MTX 或中药治疗,仍无效者可再行腹腔镜手术。

(徐礼江　张四友)

四、卵巢良性占位性病变的腹腔镜手术

卵巢良性占位性病变分为卵巢囊性占位和实质性占位两种类型。包括卵巢的肿瘤性疾病和非赘生性囊肿,是妇科最为常见的腹腔镜手术适应证之一。由于卵巢深居盆腔,其上皮又具有多向分化能力,因而卵巢占位性病变的性质复杂且难诊断,常常要等到手术时或手术后依靠病理学检查才能明确。随着腹腔镜技术在妇科领域内的推广应用,以及手术器械和技术的不断发展与完善,通过腹腔镜对卵巢占位性病变进行早期诊断,并同时予以腹腔镜下的手术治疗,已经成为现实。腹腔镜手术创伤小、恢复快等一系列微创手术的优点,也越来越充分地体现出来。现着重就卵巢良性占位性病变的腹腔镜手术类型、适应证及其他手术相关问题作一介绍。

(一)分类与临床表现

卵巢占位性病变一般分为非赘生性囊肿和卵巢肿瘤两大类。前者包括一系列良性卵巢疾病,如卵巢胚源性囊肿、生理性囊肿、炎性囊肿、卵泡膜黄素囊肿和子宫内膜异位囊肿等。卵巢肿瘤则普遍采用世界卫生组织(WHO,1972)制订的组织学分类法。为方便临床处理,有时也简单地将卵巢肿瘤分为良性、交界性(低度恶性潜能)和恶性三类,以指导治疗。90%以上的卵巢囊肿属良性病变。

1. 卵巢非赘生性囊肿　包括子宫内膜异位囊肿、卵泡囊肿、黄体囊肿、黄素化囊肿、卵巢冠囊肿及炎性肿块等。多数患者不孕在腹腔镜下检查时发现,一般不需要处理,如果囊肿≥40mm,可以在腹腔镜下刺破囊壁,流出囊液。

(1)卵巢冠囊肿(parovarian cyst):源于残留的中肾管或副中肾管,位于输卵管系膜与卵巢门之间。可以发生于任何年龄,以生育妇女多见。卵巢冠囊肿大小不一(5～170mm),圆形或卵圆形。小的卵巢冠囊肿无症状,多因不孕、早孕 B 超扫描发现,也可以在妇检时,偶尔发生扭转、出现急性腹痛手术时得到诊断。腹腔镜下可以看到卵巢与囊肿完全分开,囊壁菲薄,呈透明状,囊壁本身满布血管网,输卵管被扩张的囊肿所伸长,环抱于囊肿的上端或后方,单房多见,偶见多房,壁薄,内为清液。偶尔见卵巢冠囊肿腺癌变。

(2)生理性囊肿:包括卵泡囊肿和黄体囊肿。

①卵巢卵泡囊肿(follicle cyst):在生长发育过程中,卵泡发生闭锁或不破裂,致卵泡液积聚,形成卵泡扩张,直径>25mm 称卵泡囊肿,若直径在 15～25mm 称囊状卵泡,多为单个,故又称孤立性卵泡囊肿(solitary follicle cyst),可发生于生育年龄妇女,尤多见于月经初潮不久的少女。囊肿呈隆起、单发、偶可多发,直径很少超过 40mm,罕有 70～80mm。腹腔镜下可见囊肿位于皮质内或其下方,囊壁薄,表面光滑,灰白色或暗紫色,囊液水样或呈血性。

②卵巢黄体囊肿(lutein cyst):多发生于生育年龄。由于供应黄体的血管、淋巴系统发生紊乱或黄体在血管形成期出血过多及垂体促性腺激素过度分泌等引起,妊娠期妇女出现黄体囊肿的机会较多见。正常和妊娠期黄体直径<20mm。若黄体直径达 20～

30mm,称囊状黄体,直径>40mm,则称黄体囊肿。腹腔镜下可见卵巢表面光滑,囊肿呈琥珀色、单房性、囊壁薄、半透明,内含清淡液体。

(3)卵泡膜黄素囊肿(theca lutein cyst):由于垂体分泌过度的促黄体生产激素促使卵泡增大和黄素化,分泌多量液体而形成囊肿。在用大量促性腺激素(HMG)促排卵时,引起卵巢过度刺激综合征同样形成黄素囊肿。滋养叶细胞肿瘤及妊娠期妇女由于产生大量hCG,刺激闭锁卵泡的卵泡膜细胞黄素化也可以形成黄素囊肿。

(4)卵巢子宫内膜异位囊肿:俗称"巧克力囊肿",一般见于生育年龄妇女,以25—45岁妇女多见。约80%患者病变累及一侧卵巢,50%患者同时波及双侧卵巢。患者多合并痛经、不孕。腹腔镜下可见囊肿大小不一,直径多在50mm左右,偶尔可大至100~200mm,表面呈灰蓝色。囊肿内含柏油样、似巧克力色液体,故又称卵巢巧克力囊肿。由于反复出血和粘连形成,包块常不活动,界限也不够清楚,月经前后可有不同程度长大,囊肿多位于子宫后方、阔韧带后叶以及与盆腔侧壁粘连,活动度差。子宫直肠陷凹常可扪及触痛结节。

(5)炎性囊肿:由卵巢脓肿衍化而来,常继发于输卵管的化脓性感染,二者并存而合称输卵管卵巢囊肿,有长期附件炎及不孕病史。腹腔镜下可以发现肿块呈葫芦状、壁薄、表面较光滑,常为双侧性,与周围组织有粘连,活动受限制。

2. 卵巢赘生性囊肿　指卵巢的良性肿瘤,包括良性卵巢上皮性肿瘤、生殖细胞肿瘤、性索间质肿瘤和非特异性间质肿瘤等。

(1)卵巢上皮性肿瘤(common epithelial ovarian tumors):主要包括浆液性囊腺瘤及黏液性囊腺瘤两大类。

①浆液性囊腺瘤(serous cystadenoma):可发生于任何年龄,以生育年龄居多,约占所有卵巢良性肿瘤的25%,可发生于妊娠期。大多数为单侧性,单房、球形、活动,大小不等,腹腔镜下可见肿瘤表面光滑、囊性、壁薄、囊内充满淡黄色清亮液体。单侧、单房浆液性囊腺瘤可以长大充满整个盆腹腔,囊内都是清澈的液体。

②黏液性囊腺瘤(mucinous cystadenoma):好发年龄在30—50岁,约占卵巢良性肿瘤的20%,可发生于妊娠期。单侧多见,圆形或卵圆形,大多数为多房,囊内容物为黏稠液性物,不透明,黏稠液似胶冻样、白色略淡蓝,有时易与浆液性囊腺瘤相混淆。腹腔镜下可以发现肿瘤表面光滑,灰白色,体积较大或巨大,可逐渐长大至足月妊娠或更大,除有压迫症状外无其他症状。囊壁略厚,有弹性,有时外壁可见数个囊性突起,表面略为淡黄色。

(2)生殖细胞肿瘤:其中最常见的是卵巢囊性成熟性畸胎瘤(mature teratoma),又称皮样囊肿(dermoid cyst),为卵巢最常见的良性肿瘤,占10%~20%,多为单侧,双侧仅占10%~17%。肿瘤大小不等,可发生于任何年龄,以20—40岁居多,可发生于妊娠期。囊内容物常见为毛发、油脂、骨骼等组织。腹腔镜下可见肿瘤中等大小,圆形或卵圆形,表面光滑,质韧,有时囊壁很薄,可见囊内黄色液体及毛发状物。卵巢畸胎瘤由于大小中等,而且囊内含有骨骼等组织,活动时因重力不对称关系容易发生蒂扭转,发生率约10%。卵巢囊肿蒂扭转是卵巢肿瘤的并发症之一,如果发生蒂扭转、破裂、出血、坏死或感染,则可出现急腹症症状;如突发一侧下腹部剧痛,伴恶心、呕吐等胃肠道症状,腹膜激惹等,疼痛处可以触到肿物。妊娠合并卵巢肿瘤也可发生蒂扭转。腹腔镜下可以发现卵巢囊肿蒂扭转的不同表现,扭转度可以从180°~360°,甚至可以发生扭转几圈,由于出现卵巢囊肿缺血,出现组织变性、坏死,表面紫黑色。

（3）卵巢性索间质肿瘤：临床上有以下种类。

①卵泡膜细胞瘤（theca cell tumor）：为有内分泌功能的卵巢实性肿瘤，因能分泌雌激素，故有女性化作用。为良性肿瘤，多为单侧，大小不一。腹腔镜下可见肿瘤呈圆形或卵圆形，也有分叶状，表面被覆有光泽、薄的纤维包膜。

②卵巢纤维瘤（fibroma）：占卵巢肿瘤的2%～5%，多见于中年妇女，单侧居多，双侧者2%～10%。腹腔镜下可见肿瘤中等大小，表面光滑，乳白色或灰白色，有些呈分叶或结节状膨胀性生长，边界清，实性，坚硬。

③卵巢恶性肿瘤多见于50岁以上妇女，早期无明显症状，发现时多已属晚期。出现以下"三联征"时，应警惕卵巢恶性肿瘤的可能。

• 年龄：幼、少女或40岁以上妇女。

• 出现胃肠道症状：如腹胀、腹痛、食欲缺乏、消化不良等。

• 较长时间卵巢功能障碍：如不排卵，先期或延缓绝经。肿瘤多为双侧、囊实性，且以实性为主、固定、形状不规则、表面呈结节感，子宫直肠陷凹有种植结节，但不能用炎症和子宫异位症解释，腹水征（+），有时合并上腹部包块，如肝区结节、"大网膜饼"等。

（二）诊断与鉴别诊断

1. 诊断　根据病史、症状和体征做出卵巢占位性病变的诊断并不困难，但要对其性质做出正确判断却有相当大的难度，此时可借助超声波（经腹或经阴道）、CT检查、磁共振和肿瘤标志物检测等辅助检查进行综合判断。如果单侧或双侧卵巢囊性肿块，直径>7cm，或直径5cm的囊肿，观察3个月经周期，或口服避孕药6～8周不缩小，即可排除卵巢潴留性囊肿，而考虑为卵巢赘生性囊肿。根据卵巢囊肿的临床特征，可以初步做出良、恶性判断。腹腔镜检查既能观察到盆腔内脏器全貌，又能进行卵巢活体组织取材检查，还

可对卵巢囊肿抽液进行细胞学检查，因而对卵巢包块具有确切的诊断价值，其诊断符合率可达90%以上。

2. 鉴别诊断　卵巢占位性病变应注意与以下疾病鉴别。

（1）妊娠子宫：妇科检查时早期妊娠的子宫体软而呈球形，囊样感，子宫体颇似卵巢囊肿，易发生误诊。应详细询问病史，妊娠则有闭经史，注意肿物与闭经月份是否相符。妊娠实验为阳性，可做B超检查协助诊断。

（2）胀大的膀胱：胀大的膀胱可能被误认为卵巢囊肿。妇科检查时胀大的膀胱在子宫前方，居正中向前凸，不活动，表面光滑而紧张。必要时可导尿后检查，B超检查也有助于明确诊断。

（3）盆腔包裹性积液：多有结核或盆腔炎病史，或有结核症状，如低热、消瘦、闭经，胃肠道症状明显，肿块边界不清。卵巢囊肿的边界多清楚，胃肠功能正常，无全身症状。

（4）巨大卵巢囊肿与腹水巨大卵巢囊肿：患者常自觉有肿块，自下腹部一侧逐渐增大，腹部向前突起而两侧较平，可扪及肿块，叩诊两侧鼓音，中间浊音，移动性浊音（-）；妇科检查时子宫多被顶向前，不活动，后穹可扪及囊肿壁，B超检查为圆形而边界整齐光滑的液性暗区；腹水多继发于肝、肾、心脏疾病，腹部渐长大而无肿块，腹部外突，中间较平如蛙腹，摸不到肿块，叩诊两侧浊音，中间鼓音，移动性浊音（+），双合诊检查时子宫有浮球感，B超检查为不规则液性暗区，其中有肠管光团浮动。

（5）卵巢良性及恶性上皮性肿瘤的鉴别诊断：可参照表8-1。

（三）治疗原则

生育年龄妇女如果肿块直径<50mm，B超扫描及妇科检查确定囊性、囊内无乳头、无症状，可在临床密切随访观察，大部分可自行消退。随访期间，如囊肿持续2～3个月不消退，或持续增大，或出现实性成分，或提示恶

表 8-1　卵巢良性及恶性上皮性肿瘤的鉴别诊断

	卵巢良性上皮性肿瘤	卵巢恶性上皮性肿瘤
年龄	多见于育龄期妇女,35 岁以下为主	多见于 50 岁以上妇女
病史	月经规则、经产妇、口服避孕药史。起病缓、病程较长,一般无明显症状,腹部扪及包块常是唯一的主诉,不少病例常因体检发现盆腔包块而就诊	常有不孕或不育史,早期多无症状,但有部分患者经常诉说腹部不适,或有卵巢功能障碍等
症状	肿瘤大时可有尿频、排尿和排便困难等压迫症状。肿瘤发生蒂扭转或破裂时可出现急腹症	出现"早期三联症"应引起警惕
全身情况	良好,全身浅表淋巴结无增大	病情进展快,很快出现恶病质。腹股沟、锁骨上淋巴结可有长大
专科检查	单侧或双侧附件区包块,圆形或卵圆形,囊性、活动、无痛、表面光滑、界限清楚,子宫直肠陷凹光滑,腹水征(一)	盆腔包块多为双侧,实性或囊实性,固定,形状不规则,表面呈结节感,子宫直肠陷凹有种植结节,但不能用炎症和异位症解释,腹水征(+),有时合并上腹部包块,如肝区结节、"大网膜饼"等
B 超检查	肿块多为囊性或以囊性为主的混合性回声,形态规则、边界整齐、清楚、壁光滑完整,单房者居多,多房囊肿隔薄而规则,一般无腹水	肿块多为实质性,形态不规则,内部回声强、弱不均,囊性者囊壁不规则,或有突向囊腔的实性区域,隔增厚不整齐,有浸润或肿瘤向外生长时,肿块轮廓不清,边界不整齐,常合并腹水
肿瘤标志物	CA125、CA199、CEA 一般正常	CA125、CA199、CEA 常升高

性可能,则应手术切除。绝经后患者一旦发现卵巢肿块,应积极手术治疗,此年龄段卵巢肿块多为器质性病变。良性卵巢肿瘤手术方式和范围应依据肿瘤性质、大小、有无并发症及患者的年龄等情况综合分析,然后确定手术方案。卵巢良性占位性病变以往主要通过剖腹手术进行治疗,目前腹腔镜对卵巢良性占位性病变进行诊断和手术治疗的适应证也不断扩大。术中应尽可能完整切除并取出肿瘤,避免囊液流入腹、盆腔,并保留足够的活体组织送病理检查。

1. 腹腔镜下卵巢肿瘤剔除术适用于未生育及年轻患者,排除恶性后,尽量行肿瘤剔除术,保留正常卵巢组织。

2. 一侧附件切除术适用于年龄较大且已生育过的妇女,或怀疑恶性者且对侧卵巢外观无异常。

3. 双侧或单侧附件及子宫切除术适用于年龄较大合并有子宫良性病变者,若年龄 ≤50 岁,应行单侧附件切除术,>50 岁或绝经后的患者可以考虑行双侧附件切除术,但必须征得患者及家属同意并签手术志愿书。

(四)卵巢良性占位性病变的腹腔镜手术

1. 适应证

(1)腹腔镜检查已明确诊断的卵巢良性、囊性或以囊性为主附件包块,50mm＜直径≤200mm。

(2)附件包块逐渐增大并≥50mm 或肿块直径＜50mm,经 2 个月以上期待治疗仍未消失者。

（3）绝经后发现附件包块。

（4）合并有症状的附件肿块如卵巢囊肿蒂扭转。

（5）药物治疗无效的多囊卵巢综合征也是腹腔镜手术的适应证之一。

2. 禁忌证

（1）绝对禁忌证：合并严重内、外科疾病不能耐受麻醉或腹腔镜手术；严重盆、腹腔粘连，不能顺利置入腹腔镜；卵巢恶性肿瘤中晚期。

（2）相对禁忌证：卵巢肿块直径＞50mm，B超或MRI扫描发现囊内有乳头状或不均质性、血CEA或CA125明显升高，未排除恶性；卵巢肿块直径＞200 mm，术者镜下操作不熟练，可行单孔腹腔镜手术。

3. 手术指征的变迁

（1）肿瘤大小：以往良性卵巢肿瘤直径≥12cm，一般不主张腹腔镜手术，主要是操作和取出困难。但随着腹腔镜下操作技巧的娴熟，≥120mm，甚至达200mm的巨大卵巢良性囊性也可以在腹腔镜下完成手术，且单孔腹腔镜的应用对巨大囊肿尤为适合。

（2）盆腔粘连：在分离粘连时容易损伤盆腔脏器，过去腹腔镜手术时被切除的卵巢肿瘤必须是活动的，但随着操作技巧的娴熟和器械的不断改进，即使是比较严重的粘连，也可以将肿瘤切除。盆腔粘连已不再是手术的禁忌证，但是严重的粘连，估计在分离粘连时会造成肠管等脏器严重损伤，必要时还是考虑及时中转开腹。

4. 术前准备　除按一般腹部手术行常规检查、准备腹部皮肤和肠道外，还应特别注意以下几点。

（1）皮肤准备：术前1天按一般下腹部手术要求清洁和准备腹部皮肤，特别注意脐孔的清洁，既往常用松节油或汽油擦洗脐孔，现采用液状石蜡加0.5％碘伏或过氧化氢、碘酒。清洁脐孔局部不良反应小，脐孔术野无菌率高，患者易于接受。

（2）肠道准备：术前晚20点辉力灌肠一次，22点以后禁食、禁饮，手术当日晨辉力灌肠，防止术时肠管胀气及粪便溢出。若盆腔粘连严重则提前行肠道准备，术前两天半流质饮食，术前一天全流质饮食，补液，术前晚20点予和爽灌肠一次，注意适当补充电解质，警惕低钾血症。

（3）阴道准备：已婚者术前2日每日碘伏进行阴道擦洗，备手术时上举宫器。

5. 手术操作要点

（1）穿刺位点的选择与人工气腹：气管插管麻醉成功后，根据肿瘤大小选择在脐孔与剑突连线的任何一点。气腹针穿刺进入腹腔后，充CO_2并维持腹腔内压力13mmHg，用10mm套管针穿刺脐孔并置腹腔镜，并于相应部位分别穿刺孔置入5mm或10mm套管。

（2）镜下探查：镜下观察盆腔，注意子宫的大小、色泽及浆膜是否光滑完整，双侧输卵管是否正常，子宫骶骨韧带是否增粗或缩短，盆腔有否积液、是否粘连，盆腔腹膜及盆段直肠是否正常等。特别要注意卵巢囊肿的大小、位置、质地、色泽、活动度、表面有无血管及有否粘连等。最后依次检查阑尾、升结肠及肠系膜、肝、横膈、脾、胃、大网膜、横结肠、降结肠、小肠及其系膜、乙状结肠等，可疑之处应镜下活检、送冰冻切片病理检查。

（3）腹腔镜下卵巢囊肿的良、恶性鉴别：术前尽管已初步排除了恶性，但由于卵巢恶性肿瘤没有特异性的检查方法，腹腔镜下卵巢囊肿的良、恶性应该结合镜下所见进行综合判断。良性肿瘤腹腔镜下多表现为单侧、圆形或椭圆形，完全囊性或以囊性为主，表面光滑，无粘连，一般无腹水。而恶性肿瘤则多为双侧，实性或以实性为主，可有粘连、形态不规则、血管丰富，甚至破裂和种植结节、多伴有腹水，也可出现盆、腹腔的广泛种植和转移。凡对于腹腔镜下鉴别有困难者，可在做好腹腔冲洗液细胞学检查的前提下，用细针进行囊肿穿刺送病理检查以协助判别诊断。腹膜面种植结节难与粟粒样盆、腹腔结核鉴别时应行腹腔镜下活检,送冰冻病理检查,根据病理检查结果决定手术方式。如果是早期卵巢恶性肿瘤,可以在腹腔镜下施行细胞减灭术,如果是晚期卵巢恶性肿瘤还有手术机会,应该及时中转开腹手术或结束手术(化疗)。

(4)腹腔镜下卵巢囊肿穿刺术:仅用于卵巢滤泡囊肿、黄素囊肿及多囊卵巢。术中以单极电凝钩电凝囊肿表面最薄弱处,放出囊液即可,一般不须电凝止血。

(5)腹腔镜下卵巢开窗(打孔)或楔形切除治疗多囊卵巢:方法与腹腔镜下卵巢囊肿穿刺术相似,可用电凝或激光打孔。一般需在卵巢表面做3~4个孔并深达卵巢髓质,也可做卵巢楔形切除,效果更好。注意电凝后应迅速冲洗使卵巢冷却,以免长时间持续高温造成卵巢组织和功能损坏。

(6)腹腔镜下卵巢囊肿剥除术:卵巢良性肿瘤几乎都可以在腹腔镜下剥除。主要适用于卵巢非赘生性囊肿,如卵巢巧克力囊肿、黄体囊肿、单纯性囊肿、卵巢冠囊肿、附件囊肿等。尤以卵巢皮样囊肿为最佳适应证。如患者年轻、未曾生育或为双侧卵巢肿瘤而又需保留卵巢生理功能者,则应行卵巢肿瘤剥除术,也可视情况行单侧附件切除加对侧肿瘤剥除。手术一般需做3个穿刺孔,即在右下腹"麦氏点"附近增加一个5mm的助手钳孔。对于有性生活史者,可根据手术具体情况酌情使用举宫器以协助暴露和手术。对于直径在8cm以下的卵巢囊肿可直接行囊肿剥除术:于卵巢表面薄弱处,沿卵巢纵轴方向,距离卵巢门2~3cm处,先用单极电钩短促点凝表面,从点凝凹陷处,钝性撑开或剪开皮质至囊壁,助手钳夹提起切口上缘的卵巢皮质,术者以电凝钳和电剪结合,分离卵巢皮质与囊肿壁间的间隙,逐步扩大切口呈半环状,达囊肿周径的1/2~2/3。当初步形成一个剥离面后,助手以操作钳"卷地毯"样钳起需保留的部分皮质,术者用钳背以相反的方向下压瘤体,必要时用钳或剪分离粘连,即可将肿瘤大部剥离,此时再用电剪沿原切口方向将多余卵巢皮质连同囊肿一并切除。对于直径在8mm以上或直接剥除有困难的卵巢囊肿,如能明确其为良性,也可先穿刺吸出囊液,然后再以"撕拉法"剥出囊壁。卵巢巧克力囊肿剥离多采用后一种方法,可避免囊肿破裂造成囊液外流和盆腹腔污染。卵巢囊肿剥离后一般较少出血,出血多见于解剖层次不清或粘连较致密者。出血部位多在卵巢门或卵巢固有韧带附着处附近,可以单极或双极电凝钳夹出血点,稍加电凝即可止血。切忌长时间盲目电凝,这样不仅止血效果差,对正常卵巢的损伤也大。必要时可以缝扎止血,止血效果好,损伤也小。

(7)腹腔镜下卵巢切除术:主要适于单侧卵巢良性肿瘤,以及行卵巢囊肿剥除有困难者。术时助手提起卵巢,显露骨盆漏斗韧带,以双极或LigaSure电凝靠近卵巢电凝该韧带,使卵巢动静脉完全闭合后切断骨盆漏斗韧带。然后沿卵巢附着部位,逐步电凝、电切卵巢系膜直达卵巢固有韧带,电凝卵巢固有韧带后将卵巢和卵巢囊肿一并完整切除。

(8)腹腔镜下附件切除术:主要适用于单侧卵巢良性肿瘤而对侧卵巢正常的45岁以上患者,以及单纯卵巢囊肿剥除困难或同时合并输卵管病变者(如输卵管卵巢囊肿)。术时应先分离盆腔粘连,辨认清输尿管走向,然后钳夹卵巢门及输卵管伞部向对侧牵拉,靠近输卵管及卵巢附着部位,以双极或LigaSure依次电凝、电切骨盆漏斗韧带、输卵管系膜、卵巢固有韧带及输卵管根部,切除附件。术中应注意避免损伤输尿管,残端应电凝止血。

(9)腹腔镜下双侧附件切除加子宫切除术:50岁以上双侧卵巢肿瘤可行此术式,具体方法见本书相关章节。

（10）单孔腹腔镜技术：近年得到长足发展的是，卵巢肿瘤单孔腹腔镜下手术，具体方法见本书相关章节。

6. 手术相关问题

（1）腹腔镜下卵巢囊肿的良性与恶性鉴别：由于卵巢恶性肿瘤具有较强的种植和转移能力，所以术前及腹腔镜探查时应尽早做好卵巢囊肿的鉴别诊断，术时做好保护，尽可能避免卵巢囊肿破裂，以免人为地提高卵巢恶性肿瘤的分期，甚至肿瘤扩散。腹腔镜下卵巢囊肿的良、恶性鉴别应根据术前的病史、症状、肿瘤标志物和B超等影像学检查结果，结合镜下所见进行综合判断。对于术前怀疑卵巢恶性肿瘤者，腹腔镜探查时应有所准备，腹内压力不应过高，以能检查为限（1.33kPa以下），同时尽可能简化程序，尽早改为开腹手术。

良性肿瘤镜下多表现为单侧，完全囊性或以囊性为主，表面光滑，无粘连，一般无腹水；而恶性肿瘤则多为双侧，实性或以实性为主，可有粘连，形态不规则，表面可有丰富、粗大的血管，甚至破裂和种植结节，多伴有腹水，也可出现盆、腹腔的广泛种植和转移。对于腹腔镜下鉴别有困难者，可在做好腹腔冲洗液细胞学检查的前提下，用细针进行囊肿穿刺，如为巧克力样液体，则卵巢巧克力囊肿的诊断明确；如为脂肪液则为皮样囊肿；若为清亮液体，则良性肿瘤可能性大；若抽出血性囊液或腐脆组织，则应高度怀疑卵巢恶性肿瘤，并立即改开腹手术。对于腹膜面种植结节，有时难与粟粒样盆、腹腔结核鉴别，此时应立即进行腹腔镜下活检，送冰冻病理检查，然后根据病理结果改为开腹手术（恶性肿瘤）或结束手术（结核），在等待病理结果期间应放掉腹内气体。另外，对于腹腔镜下剥除或切除的组织，取出后也应仔细检查，可疑者送术中冰冻病理检查，根据病理结果决定是否需要行补充治疗。

（2）切除物的取出及污染防治：腹腔镜手术的优点是切口小、创伤少，但同时也使切除物的完整取出变得相当困难甚至是不可能的，卵巢囊肿破裂、内容物外溢造成污染的机会也相应增加。为防止囊肿破裂，剥离囊肿时应轻柔操作，辨清解剖关系，找准间隙，避免粗暴撕拉。对于已经完整切除的卵巢囊肿，最好采用"袋装法"取出。具体做法：肿瘤切除后置于髂窝，用无菌塑料袋或食品保鲜袋经套管放入盆腔，术者与助手互相配合，将切除的囊肿或其他组织放入袋中，然后钳夹袋口两缘，连同穿刺套管一起拉出腹壁穿刺孔外，穿刺、抽吸囊内液体后，逐一取出囊壁和塑料袋。穿刺抽吸时应注意不要穿破塑料袋，也不要在袋内容物尚多时大力牵拉，以免造成塑料袋破裂和囊内容物外溢、污染。对于含软骨等坚硬物质的卵巢囊肿，必要时可适当扩大腹壁穿刺孔以将其取出。抽吸囊内容物过程中，一旦怀疑囊内容物有恶变可能，应立即停止操作，取囊内容物送冰冻病理检查，如为恶性肿瘤，必要时改为开腹手术。

剥除和取出过程中囊肿破裂仍时有发生，但只要处理得当，一般不会造成严重污染后果。巧克力囊肿和皮样囊肿破裂最为常见，前者多发生于囊肿剥除时，发生率约在90％以上，此时可先尽量吸净巧克力样液体，然后用葡萄糖液冲吸数次即可清除干净。皮样囊肿破裂可发生于囊肿剥除或取出过程中，尤其后者更容易造成囊内皮脂和毛发污染盆、腹腔，此时应迅速吸去皮脂，防止污染扩散，然后更换塑料袋重新套装取出。对于散落在腹内的毛发，应耐心细致地逐一清除干净；遗留在腹腔内的皮脂可用温热葡萄糖液反复冲吸清除，防止术后发生化学性腹膜炎。卵巢黏液性囊腺瘤如果破裂，应立即以5％的葡萄糖液反复冲洗，以防黏液瘤种植。对于破裂后才确诊的卵巢上皮性恶性肿瘤，必要时改为开腹手术，除补充必要的手术操作外，还要仔细冲洗盆、腹腔，缝合各穿刺孔的腹膜及各层组织，腹腔内放置化疗药物，术后辅以正规的化学治疗。如此处理后一般不会影响患者预后。卵巢生殖细胞肿瘤即使术中破裂，只要术后予以正规化疗，仍可行非手术治疗。

(3)巨大卵巢囊肿的腹腔镜手术：由于穿刺及充气困难，要在腹腔镜下完成相当于妊娠4个月以上的卵巢囊肿剥除或切除手术是比较困难的。但对于完全囊性且排除恶性变可能的卵巢囊肿，只要正确地应用腹腔镜的设备和器械，仍有机会完成腹腔镜下的巨大卵巢囊肿剥除或切除手术。对于脐部以下的巨大卵巢囊肿，可通过提高置镜孔穿刺位置而实现充气和进镜，一般可选择剑突与脐孔连线的中点穿刺进镜；对于已经达脐水平以上的巨大卵巢囊肿，则可通过开放式腹腔镜或单孔腹腔镜完成手术。

(4)妊娠合并卵巢囊肿的腹腔镜手术：合并妊娠的卵巢囊肿多为良性，以成熟畸胎瘤为最多，约占22%，其次为单纯性浆液性囊肿及假黏液性囊肿。肿瘤一般生长较慢，多在妊娠前已经存在，妊娠后由于长大或位置改变而出现症状并被发现。早孕反应一般正常，子宫与妊娠月份相符。有时可发生蒂扭转而出现急腹症，如妊娠中期子宫一侧突发剧痛，伴恶心、呕吐等胃肠道症状，甚者体温升高，疼痛处可以触到肿物。卵巢囊肿较大或发生扭转时还可致胎方位异常，位于胎先露下的卵巢肿瘤尚可致梗阻性难产。

①妊娠前的妇科检查对于妊娠后卵巢肿瘤的诊断很有帮助，从未做过妇科检查者妊娠后出现腹痛、生殖器官出血及难产，诊断往往会遇到很多困难，甚至延误治疗。妊娠期卵巢囊肿应注意区分卵巢生理性黄体囊肿、良性肿瘤和恶性肿瘤。生理性黄体囊肿多见于妊娠6~7周，直径约5cm，质柔软而呈囊性感，妊娠8周后黄体囊肿常逐渐缩小而消失。卵巢良性肿瘤常为单侧、表面光滑、活动、无痛、腹水征(-)、无淋巴结增大。卵巢恶性肿瘤多见于生育晚期，病情进展较快，一般早孕反应逐渐加重进而出现全身症状，肿瘤常为双侧，软硬不均质，固定不活动，触痛，腹水征(+)。

②妊娠期卵巢囊肿的治疗原则与非孕期基本相同，但应掌握好手术时机，以确保母子平安。

③妊娠早、中期发现卵巢良性肿瘤，应在妊娠中期行手术切除。因为妊娠4个月后，胎盘已形成，能分泌足量的孕激素维持妊娠，切除病侧卵巢不致流产。为预防流产，还可以在手术前、后每日用黄体酮20mg肌内注射，维持7~10日孕激素可以降低子宫肌兴奋性和传导性，并降低子宫肌对缩宫素的敏感性和手术刺激的反应性，结合症状给镇静药和中药安胎。妊娠晚期或分娩时发现肿瘤，如肿瘤在宫底或腹部侧方，不阻碍分娩，又无头盆不称，可以期待阴道分娩，产后再择机行肿瘤切除术；如位于盆腔影响分娩进行，则分娩期行剖宫取胎，同时切除肿瘤。如分娩已进入第二产程，囊性肿瘤在胎儿先露部之前，可以从阴道穿刺囊壁放液，结束分娩。根据穿刺流出的液体性质考虑开腹切除肿瘤的时间。

④妊娠合并卵巢囊肿并非腹腔镜手术的绝对禁忌证，只要病例选择得当，在腹腔镜下进行妊娠期的卵巢囊肿剥除或单侧附件切除仍然是安全可行的。妊娠期腹腔镜下卵巢囊肿剥除术的基本操作与非妊娠期相同，除遵循妊娠期开腹手术的一般原则外，还应注意以下几点。卵巢囊肿直径约8cm；囊肿活动，与周围组织无粘连；术前检查基本排除恶变可能；手术宜在妊娠14~20周进行，孕周过早黄体囊肿未排除，胎盘也未形成，孕周过大，随着子宫的增大，腹腔镜手术操作空间受限，操作难度增加；腹壁穿刺点位置可根据子宫及囊肿大小做适当调整；术时腹腔内压力以能显露术野为度，不超过1.73kPa；术中以超声刀切割和机械分离为主，尽可能避免使用电外科器械，单极电器械应绝对禁止使用；

术时应首先将卵巢囊肿牵拉到子宫底以上，操作时避免反复触动和拨弄子宫；围术期常规给予安胎治疗。

⑤卵巢良性占位性病变的腹腔镜手术是一项技术要求较高的工作，只要灵活应用不断发展和完善的腹腔镜设备和器械，不断积累经验提高操作水平，时刻以保护卵巢功能为基本点，就可以逐步放宽手术指征，完成较高难度的手术。

（陈云卿　韩玉斌）

五、盆腔炎症性疾病的腹腔镜手术

盆腔炎症性疾病（pelvic inflammatory disease，PID）是女性上生殖道感染引起的一组疾病，包括子宫内膜炎、输卵管炎、输卵管卵巢脓肿和盆腔腹膜炎等。性传播感染（sexually transmitted infection，STI）的病原体如淋病奈瑟菌、沙眼衣原体是主要的致病微生物。一些需氧菌、厌氧菌、病毒和支原体等也参与 PID 的发生。引起 PID 的致病微生物多数是由阴道上行而来的，且多为混合性感染。延误对 PID 的诊断和有效治疗都可能导致 PID 永久性后遗症（如输卵管因素不孕症、异位妊娠等）。

（一）临床表现

PID 可因炎症轻重及范围大小而有不同的临床表现。

1. 症状　下腹痛是最常见的症状，腹痛为持续性，活动或性交后加重。其他的常见症状为发热、阴道分泌物增多。若病情严重可有寒战、高热、头痛、食欲缺乏。若有腹膜炎，则可出现消化系统症状，如恶心、呕吐、腹胀、腹泻等。月经期发病可出现经量增多、经期延长。若有脓肿形成，可有下腹包块及局部压迫刺激症状；包块位于子宫前方可出现膀胱刺激症状，如排尿困难、尿频，若引起膀胱肌炎还可有尿痛等；包块位于子宫后方可有直肠刺激症状；若在腹膜外可致腹泻、里急后重感和排便困难。若有输卵管炎的症状及

体征并同时有右上腹疼痛者，应怀疑有肝周围炎。由于感染的病原体不同，临床表现也有差异。

2. 体征　患者的体征差异较大，轻者无明显异常发现。典型体征呈急性病容，体温升高，心率加快，下腹部有压痛、反跳痛及肌紧张，若病情严重可出现腹胀、肠鸣音减弱或消失。

盆腔检查：阴道内可有脓性分泌物。子宫颈充血、水肿，将子宫颈表面的分泌物拭净，若见脓性分泌物从子宫颈口流出，说明子宫颈管黏膜或宫腔有急性炎症。穹隆触痛明显，须注意是否饱满。子宫颈举痛。宫体稍大，有压痛，活动受限；子宫两侧压痛明显。若为单纯输卵管炎，可触及增粗的输卵管，压痛明显；若为输卵管积脓或输卵管卵巢脓肿，则可触及包块且压痛明显，不活动；宫旁结缔组织炎时，可扪及宫旁一侧或两侧片状增厚或两侧宫骶韧带增粗，压痛明显。若有盆腔脓肿形成且位置较低时，可扪及后穹或侧穹有包块且有波动感，三合诊常能协助进一步了解盆腔情况。

3. 必要的辅助检查

（1）病原学：阴道微生态检查观察有无阴道炎症、子宫颈分泌物沙眼衣原体及淋病奈瑟菌检测等、子宫颈分泌物培养及药敏试验。

（2）感染指标的检查：血常规、C-反应蛋白及红细胞沉降率等。

（3）其他：盆腔器官超声检查。

4. 其他辅助检查　尿常规、尿或血 hCG检测、降钙素原、盆腔 CT 或 MRI 检查、子宫内膜活检、盆腔感染部位和（或）子宫内膜培养、性伴尿液沙眼衣原体及淋病奈瑟菌检测。

（二）诊断

PID 的临床诊断准确度不高，然而延迟诊治又可能增加一系列后遗症的风险。诊断 PID 仍然依靠最低的诊断标准，且需同时考虑以下因素。

1. PID 诊断的最低标准　在性活跃妇

女及其他患性病的高危妇女,如排除其他病因且满足以下条件之一者,应诊断 PID 并给予 PID 经验性治疗。子宫压痛;或附件压痛;或子宫颈举痛。

下腹疼痛同时伴有下生殖道感染征象,诊断 PID 的准确性增加。

2. PID 诊断的附加标准　口腔温度≥38.3℃;子宫颈或阴道黏液脓性分泌物;阴道分泌物显微镜检查白细胞增多;红细胞沉降率升高;C-反应蛋白水平升高;实验室检查证实有子宫颈淋病奈瑟菌或沙眼衣原体感染。如有条件,应积极寻找致病微生物,尤其是性病相关的病原微生物。

3. PID 诊断的特异性标准　子宫内膜活检显示有子宫内膜炎的组织病理学证据;经阴道超声检查或 MRI 检查显示输卵管管壁增厚、管腔积液,可伴有盆腔游离液体或输卵管卵巢包块;腹腔镜检查见输卵管表面明显充血、输卵管水肿、输卵管伞端或浆膜层有脓性渗出物等。

4. 腹腔镜下急性盆腔炎表现　主要表现为输卵管、子宫等脏器浆膜表面及腹膜充血,周围组织水肿,纤维脓性渗出,输卵管伞端粘连闭锁及输卵管积脓等急性炎症表现。也可以表现为输卵管增粗、僵硬、伞端闭锁、末端阻塞与积水,伞端前开口狭窄或闭锁而不能拾卵,峡部呈结节性改变等。输卵管漏斗部或系膜与卵巢粘连,输卵管峡部与圆韧带粘连形成折角,卵巢表面形成膜状粘连并阻碍排卵等。腹腔镜下慢性盆腔炎表现:可以看到盆腔脏器轻度或重度粘连,输卵管积液,以及各种类型的包裹性积液,甚至导致输卵管卵巢囊肿或输卵管脓肿等。

(三)治疗

1. 治疗原则　以抗菌药物治疗为主,正确、规范使用抗菌药物可使 90％以上的 PID 患者治愈,必要时行手术治疗。选择治疗方案时,应综合考虑安全、有效、经济及患者依从性等因素(具体方案略)。

2. 手术治疗

(1)紧急手术

①药物治疗无效:输卵管卵巢脓肿或盆腔脓肿经药物治疗 48～72 小时,体温持续不降、感染中毒症状未改善或包块增大者,应及时手术。

②脓肿破裂:腹痛突然加剧,寒战、高热、恶心、呕吐、腹胀,检查腹部拒按或有感染中毒性休克表现,应怀疑脓肿破裂。若脓肿破裂未及时诊治,死亡率高。一旦怀疑脓肿破裂,需立即在抗菌药物治疗的同时行手术探查。

(2)择期手术:经药物治疗 2 周以上,包块持续存在或增大,可择期手术治疗。手术可根据情况选择开腹手术或腹腔镜手术。若盆腔脓肿位置低、突向阴道后穹时,可经阴道切开引流超声引导下脓肿穿刺引流术也在临床开展应用。手术范围应根据病变范围、患者年龄、一般状况等全面考虑。原则以切除病灶为主。年轻妇女应尽量保留卵巢功能;年龄大、双侧附件受累或附件脓肿屡次发作者,行子宫全切除术及双附件切除术;对极度衰弱的危重患者须按具体情况决定手术范围。

(四)腹腔镜下盆腔炎手术

利用腹腔镜具有放大作用的优势,可以贴近盆、腹腔脏器仔细观察,容易对病变的部位、程度、预后等做出准确判断,必要时还可取得活体组织以供病理学诊断,或收集炎性渗出物进行病原体检查和药物敏感试验以便指导治疗,条件许可时还可以在检查的同时一并进行手术和局部药物治疗,因而逐渐成为诊断盆腔炎性疾病的金标准和有效的治疗手段。只是腹腔镜检查为有创检查,并非所有盆腔炎疑似患者都愿意接受,限制了其临床应用。对子宫内膜炎无诊断价值。

1. 术前准备

(1)腹部皮肤、胃肠道、外阴阴道的术前准备同一般妇科腹腔镜手术。

（2）估计盆腔粘连严重者应提前三日开始做好肠道准备，术前清洁灌肠。

（3）急性感染者术前应予广谱、强效抗生素2～3天；如为急诊手术，以抗生素给药2小时后手术为宜。

2. 麻醉与体位

（1）麻醉可以选用气管插管全麻或硬膜外麻醉，最好选用气管插管全身麻醉，既安全又能保证手术成功。

（2）体位选择臀高头低的膀胱截石位，备举宫之用。

3. 手术方法与步骤

（1）置入腹腔镜：常规消毒、铺巾、人工气腹、腹壁穿刺进镜，置镜后分别于下腹两侧各安放一个5mm套管，供操作器械进出腹腔之用。

（2）镜下探查：先观察上腹部，可按"左上腹→膈下→胃→肝→右上腹→阑尾"顺序逐一仔细观察检查，然后检查盆腔。注意输卵管、卵巢及子宫的形态，输卵管有否充血、水肿、积脓，伞端有无炎性渗出物流出。卵巢及子宫表面有无炎性膜状分泌物覆盖，是否有包块存在，子宫、卵巢、输卵管之间及与盆壁、后腹膜之间的粘连情况。明确诊断后，应针对病情制订适宜的治疗方案，并评估手术治疗的必要性和可行性，确定手术方式后即可按以下步骤进行。

（3）炎性渗出物的收集送检及可疑病灶的活检：将20ml注射器接于吸引器管的尾端，抽吸炎性渗出物、脓苔或脓液，取出物送细菌、衣原体、支原体检查。必要时生理盐水冲洗盆腹腔后，冲洗液送找结核杆菌或肿瘤细胞，可对可疑病灶活检并快速冰冻病理检查，排除结核、恶性肿瘤等病变。

4. 急性盆腔炎的腹腔镜手术　急性输卵管卵巢炎经药物治疗48～72小时，体温持续不降，或有中毒症状或包块增大者，应及时腹腔镜下探查，明确诊断，及时手术。如果没有粘连，可以用大量生理盐水冲洗、清理盆腔，并灌注抗生素，减少炎症扩散及脏器粘连，有效地预防脓肿发生。一般而言，由于急性盆腔炎时炎症对腹膜及脏器浆膜层的刺激，产生大量的分泌物，导致盆腹腔脏器的粘连，这种粘连比较疏松，用冲洗管或拨棒钝性分离，很容易将粘连分解。遇有条索状粘连，也可以配合剪刀、超声刀、双极钳电凝后锐性分离，将大网膜和肠管分离并推向上腹部，再将粘连的输卵管游离，尽量把周围的粘连带分开并清除，恢复盆腔正常解剖。

5. 慢性盆腔炎的腹腔镜手术　盆腔炎性疾病未得到及时系统的治疗，可能会产生一系列后遗症，包括组织被破坏、脏器广泛粘连、组织增生及瘢痕形成，以慢性输卵管炎多见。镜下可见输卵管轻度充血、肿胀、伞端多有闭锁，浆液性物蓄积于管腔则形成输卵管积水，如有渗出物储存，可形成输卵管积脓。慢性卵巢炎多于输卵管炎同时发生，为最常见的妇产科疾病之一。此时，手术以彻底治疗为原则，避免遗留病灶再次复发。根据患者年龄、病变轻重及有无生育要求决定手术范围。对年轻、已生育妇女应可以考虑切除输卵管，尽量保留卵巢功能。分解粘连是手术成功及预后的重要步骤。腹腔镜下可见炎性粘连带形成，多为大网膜、肠系膜及肠管粘连于子宫表面及附件。操作以钝、锐性结合，首先应确认粘连带中是否包裹有肠管。吸引器有助于钝性分离，超声刀可以进行锐性分离。在分离粘连时，必须看清解剖界限，避免对输尿管、肠道及血管的损伤。分离粘连组织的出血，慎用单极电凝止血，最好使用双极钳电凝止血，避免术后肠管热损伤。形成输卵管积液的慢性盆腔炎，若有生育要求可行患侧的输卵管修复整形术（详见女性不孕症的腹腔镜手术章节）。

6. 腹腔镜下输卵管卵巢脓肿（tubo-o-varian abscess，TOA）手术　未破裂的TOA可以先予非手术治疗，临床上往往需要使用大量广谱抗生素，症状才能得到控制，但疗程长、易复发,病灶不易清除而形成盆腔粘连,造成不孕症和盆腔痛等远期并发症,严重影响妇女的生活质量。盆腔脓肿一般需要手术治疗。由于脓肿大多会导致盆腔广泛、致密粘连,附件、子宫、肠管和大网膜粘连成团,杜氏窝消失,手术极为困难。最好的手术方式是采用腹腔镜。在腹腔镜探查的同时可以进行治疗,而且腹腔镜能够贴近盆、腹腔脏器,容易对病变部位仔细观察,对病变的程度、预后等做出准确判断。

(1)探查盆、腹腔:镜下先探查盆、腹腔情况,了解组织的粘连程度,包块的具体位置、大小及包块与周边组织的关系。镜下可以看到增粗的输卵管并与周围组织粘连,分离粘连组织后可以看到肿块表面灰白色。很多情况下只见大网膜致密粘连覆盖于盆底,用无损伤钳提起大网膜,可见肠管与子宫前壁或底部粘连,封闭盆腔,无法辨认双侧附件及杜氏窝情况。肝与上腹壁也出现粘连,明确盆腔的诊断后,确定手术方案及步骤。

(2)松解盆腔粘连:一般肿块多位于盆底,而且肿块上方几乎都覆盖部分大网膜及肠管,要想显露肿块,必须先分离粘连的大网膜及肠管。操作时看清肠管与大网膜之间的界线,如果粘连不致密,先提起大网膜,钝性分离肠管与大网膜间的粘连;若遇到粘连比较致密时,可以用小弯分离钳在组织间进行"隧道"式分离,然后再钝性或使用超声刀锐性分离,直到把大网膜完全从肠管上游离。分离时用双极钳电凝盆壁与大网膜粘连部位的出血点,并用剪刀断开粘连带,或用超声刀直接断开肠管与大网膜之间、肠管与输卵管及卵巢之间的粘连组织,也可以用分离钳或拨棒钝性分离粘连组织。分离的路径选择侧盆壁的间隙为宜(子宫后壁和肠管及患侧积脓的输卵管通常会形成致密粘连,但在同侧骨盆漏斗韧带内侧可找到间隙),分离原则从疏松粘连→致密粘连,从有间隙的组织→无间隙的组织,循序渐进逐步突破。分离过程

中脓肿有可能破裂,并流出脓液,必须及时洗净脓液,防止脓液播散,引起腹膜炎。

(3)切除患侧输卵管:必须先充分游离盆腔各器官的粘连,辨清输卵管走向,才进行附件的切除。紧靠子宫体离断粘连带,抬起子宫体,显露粘连的肠管与附件,看清肠管的解剖界线后,切断子宫角的粘连束,钝性推开粘连组织,分离过程可见脓液溢出,吸净脓液。分离粘连组织后,包块确诊为输卵管脓肿。提起输卵管,靠近子宫角在同侧输卵管间质部外 1/3 处离断输卵管系膜,切除同侧输卵管。切除过程中尽量保留同侧卵巢正常组织,减少电器械在卵巢表面的烧灼,避免卵巢功能的破坏。已绝经妇女的输卵管卵巢脓肿,可以考虑行患侧附件切除。

(4)切除阑尾:如果脓肿位于右侧且炎症已波及阑尾,建议同时切除阑尾,避免术后出现阑尾炎。切除阑尾的时候,必须注意两个问题:与家属沟通,说明炎症已波及阑尾,不切除会引起术后急性阑尾炎,无论家属同意与否,都必须做好记录并签名;切除阑尾不是妇科医师的职责范围,必须邀请普外科医师会诊,并指导手术。

7. 盆腔脓肿的腹腔镜引流手术　若脓肿体积较大而且和肠管或侧盆壁形成致密粘连,分离可能造成肠管及输尿管损伤,或患者一般情况较差,不能耐受长时间手术时,可选择腹腔镜下盆腔脓肿引流手术。分离至盆腔时大量脓液从盆底流出,抽取少量脓液进行培养＋药敏试验后,吸净溢出的脓液后,可以见到子宫前、后壁及双侧附件区粘连,未能完全显露盆底。钝性将大网膜从前腹壁逐步分离,分离到盆底部位时,可见一小孔,透过小孔可见腔内的脓液,将小孔周围的粘连组织分离,显露盆底窝,大量脓液流出,吸净脓液,可见正常大小的子宫及双侧附件,整个盆底明显充血,包块已消失,腹腔镜下盆腔脓肿诊断明确。用大量生理盐水冲洗盆腔,干净后把患者的体位改为臀低头高位,用甲硝唑彻

底冲洗上腹部,特别是肝、脾区残留的脓液,避免术后引起肝、脾区脓肿。冲洗干净后,再把患者的体位改为臀高头低位,再次冲洗盆腔。从左侧 5mm 穿刺孔置入引流管放于盆底,结束手术。

(五)术后处理

1. 术后麻醉恢复后尽量保持头高臀低位。

2. 术后依据病原学检查和药敏决定应用抗生素类型、方案。

3. 麻醉苏醒后鼓励患者尽早适量下床活动,排气前给予流食或禁食(切除阑尾者)。

4. 注意体温变化,若术后第 3 天体温仍维持较高,应更换抗生素。

5. 留置引流管者,应每天计算引流液的量。每天进行引流口周围皮肤的消毒,更换敷料,如炎性渗出物 24 小时少于 30ml 可拔出引流管。

(六)术中注意事项

1. 手术时机 如果诊断明确,术前应该使用足量广谱抗生素 2～3 天,控制感染,防止手术后感染扩散。

2. 手术方法 选择常见的急性输卵管积脓一般采用患侧输卵管切除。如果存在无法分离的严重粘连或患者不能耐受手术,可以采用引流术,术后继续使用足量广谱抗生素,直到所有症状、体征消失。若有生育要求的输卵管积脓,可先行造口术并充分引流,术后足量足疗程的抗感染治疗,必要时二期行腹腔镜探查及输卵管整形术。

3. 镜下钝性分离 分离粘连脏器时,用冲洗器套管或拨棒钝性分离粘连,必要时配合剪刀、超声刀、双极电凝进行锐性分离,将大网膜和肠管从包块上分离,显露盆腔脓肿。分离粘连组织原则:先易后难,从疏松粘连→致密粘连,从有间隙的组织→无间隙的组织,从损伤后并发症轻的器官(网膜、输卵管)→损伤后并发症重的器官(肠管、膀胱、输尿管等),循序渐进逐步突破。

4. 急性炎症期 尽量避免举宫和输卵管通液,防止上行感染炎症扩散。

5. 盆腔药物留置 调整体位,取头高臀低位,用大量的生理盐水冲洗腹腔,特别是冲洗游离的输卵管及卵巢创面,直到流出的液体清亮为止,再用抗生素液体(甲硝唑)冲洗盆腔。手术结束前留置盆腔引流管并留置抗生素溶液,12～24 小时后开放引流管,引流液少于 30ml 后将其拔除。

6. 签署知情同意书 术中如因病情需要切除输卵管或卵巢时,必须再次向患者或其委托代理人谈话知情,重新签署知情同意书。

(梁 栋 张四友)

六、女性不孕症的腹腔镜诊治

不孕症是指有正常性生活、经过＞1 年没有避孕措施而未怀孕者。根据既往有无妊娠历史分为原发不孕和继发不孕。原发不孕是指有正常性生活 1 年并未采取避孕措施而从未妊娠者。继发不孕是指曾有妊娠史,包括足月妊娠、早产、流产、异位妊娠、葡萄胎等,未采取避孕措施 1 年而未再妊娠者。

女性不孕的原因错综复杂,腹腔镜探查的目的:①诊断存在的疾病,更主要是判断可能导致不孕的因素和不孕环节。有些诊断明确的疾病并不是不孕原因如浆膜下子宫肌瘤,有些诊断相同的疾病导致不孕的环节不同如盆腔内异症可引起盆腔环境改变、输卵管改变、卵巢、子宫、子宫内膜等。②了解引起不孕的相关原因并及时处理。它是女性不孕症治疗的前提,明确影响不孕的因素后才能解决不孕的问题。不孕症患者有指征时应常规进行腹腔镜检查。

自然生殖永远是人类种族繁衍的最佳选择。在不孕症的治疗上,随着腹腔镜下操作技巧的不断熟练、器械设备的改进、腹腔镜技术的应用越来越广泛,许多不孕症可以通过腹腔镜下明确诊断的同时完成手术治疗,且治疗效果越来越好。腹腔镜下不孕症的手术操作并不复杂,关键在于手术操作中要精细、准确,手术的目的是恢复盆腔内各生殖器官的正常解剖及功能。

(一)女性不孕症的主要类型和发病相关因素

1. 卵巢因素　各种排卵功能障碍,如多囊卵巢综合征、卵巢早衰、卵泡不破裂黄素化综合征、闭经-溢乳综合征、卵巢占位性病变等。

2. 输卵管因素　如慢性盆腔炎导致的输卵管粘连、扭曲、管腔阻塞,现在更多见的子宫内膜异位症引起的输卵管系膜缩短、输卵管憩室、输卵管肌层缺失、管腔增粗、管腔阻塞等,既引起不孕,也可导致宫外孕发生率增加。

3. 宫腔环境因素　包括宫腔粘连、瘢痕化、子宫内膜息肉、黏膜下肌瘤、子宫内膜炎(感染性或免疫性)、瘢痕憩室或子宫纵隔等。

4. 盆腔因素　如慢性盆腔炎性后遗症导致的盆腔粘连、子宫内膜异位症导致的盆腔环境改变、血性腹水(主要是免疫环境)等。

5. 宫颈因素　各种宫颈手术或损伤引起宫颈管粘连、宫颈分泌功能受损。

6. 免疫因素　免疫异常可引起排卵障碍、卵巢功能、输卵管结构改变、宫内环境、盆腔环境改变等,从而导致不孕或流产。

7. 不明原因　常规检查未找到原因,腔镜术后多可发现不孕原因。未经腔镜专科检查,是不能诊断不明原因不孕。

8. 其他　如生殖道炎症。

(二)女性不孕症的检查方法

针对以上病因,选择适宜的检查手段可以减少患者痛苦,尽早明确诊断。详细的病史询问和体格检查可以发现大致的不孕原因;系统的排卵监测(包括 BBT、性激素、B超、宫颈评分、尿 LH 检测等)可了解女方有否排卵障碍及原因;输卵管造影可了解输卵管通畅性及大致的阻塞部位(输卵管通液尽量不用),宫腔镜检查可排除宫腔致不孕的因素;自身抗体检查、性交后试验等可了解有否免疫性不孕。另一种不育症的可靠检查方法就是腹腔镜技术。

(三)女性不孕症的腹腔镜检查适应证

随着腹腔镜技术的广泛开展,使既往许多不明原因的不孕症患者得到了明确诊断和及时治疗,它具有的微创、直观优势是许多检查手段无法替代的。未经过腹腔镜检查的患者,不能诊断为原因不明。由于条件所限及检查花费稍高,腹腔镜检查也并非不孕症的首选检查和必检项目。腹腔镜检查适用以下情况。

1. 各种不明原因的不孕症(多种常规检查方法无异常发现的不孕症)。

2. 输卵管通畅性检查,提示输卵管不通或通而不畅(通液阻力大、有倒流、造影剂弥散不佳、造影剂团块积聚或片状积聚、输卵管增粗、积液等)或疑有盆腔粘连、结核等炎症者。

3. 怀疑有盆腔子宫内膜异位症者。

4. 怀疑内生殖器发育异常者。

5. 不孕伴有卵巢肿瘤或诊断多囊卵巢综合征(非手术治疗不佳或出现严重并发症)及排卵障碍者。

6. 早发性卵巢功能不全(premature ovarian insufficiency,POI)经充分知情同意后。

7. 绝育术后输卵管复通。

(四)不孕症腹腔镜检查时机选择

1. 常规手术时机　一般选择月经干净后 3～7 天。这是传统的手术时机选择,认为不孕症手术都常规同时行输卵管通畅试验,月经干净 7 天内子宫内膜还处在增生早期,输卵管通畅试验时避免了子宫内膜进入盆、腹腔。

2. 根据需要选择手术时机　如果想同时了解卵泡的生长、发育及排卵情况,结合激素检查、体温测定等多方面确定检查时间。

要了解卵泡生长是否正常,应该选择在月经前 14 天,结合月经周期、卵泡大小、内膜厚度、激素水平是否符合;要了解卵泡是否排卵,应该选择在月经第 15～18 天;要了解黄体生长是否正常,应该选择在黄体中期月经前 7 天。尽管此时子宫内膜已进入增生晚期,甚至黄体期,如果同时进行输卵管通畅试验虽有可能将部分子宫内膜带进盆腹腔,造成医源性子宫内膜异位症,在腹腔镜直视下也需要用大量生理盐水冲洗盆、腹腔,即使被带进盆腹腔的子宫内膜也会完全清除,造成医源性子宫内膜异位症的概率极少。

(五)不孕症腹腔镜下检查顺序

1. 盆腔观察　盆腔大体情况,探查杜氏窝有无积液,积液的量及性状,如果腹水是血性或淡红色,特别要注意盆腔腹膜有无子宫内膜异位病灶,腹膜上子宫内膜异位症病灶的表现多样化,典型的是蓝紫色结节、火焰状病灶,不典型的有含铁锈色病灶、水泡样渗出、绒毛样渗出、血管增生,腹膜缺损(腹膜袋)、筛状腹膜挛缩等改变,更重要的是寻找非典型病灶。注意盆腔的粘连程度,特别是卵巢、输卵管与腹膜的粘连,镜下可以同时进行粘连分解。

2. 探查　子宫的大小、活动度、子宫与盆腔器官是否粘连。注意子宫外形有否畸形样改变,如鞍形、心形、单角子宫等。必要时,结合宫腔镜检查,及时发现宫腔异常改变,子宫表面光滑情况,有水泡状病灶可能为内膜异位症。

3. 探查卵巢　大小是否正常,有否卵巢囊肿及活动度是否正常。卵巢表面有无正常发育的卵泡,卵巢与输卵管、盆腔后侧壁是否粘连。通过腹腔镜下可初步判断:卵巢表面有红色小孔,表示已经排卵。卵巢表面见到淡黄色组织,表示黄体已形成。卵巢表面饱胀光滑者多提示既往有排卵障碍。卵巢表面较多大卵泡突起、卵巢增大、灰白色、卵巢包膜厚韧,或较多小卵泡位于卵巢表面皮质包

膜下,多提示有多囊卵巢改变。卵巢表面灰白色或呈条索状,提示卵巢萎缩或纤维化。卵巢表面较小的紫蓝色或褐色点状病灶、卵巢与盆底的紧密粘连多提示卵巢子宫内膜异位症。有时卵巢无明显增大但可能分离粘连过程中流出巧克力样内容物,提示有卵巢内膜异位囊肿。有时在卵巢表面可见很薄的一层膜状粘连包裹,或是一些条索状粘连带附着,这种隐匿的病变是其他检查不能发现的,但可导致排卵障碍或拾卵障碍,最终影响妊娠。

4. 探查输卵管　输卵管病变是不孕的主要原因,包括输卵管积液、粘连扭曲、伞端狭窄、闭锁或游离度减少、先天性缺失、输卵管系膜缩短、管壁缺损(憩室)、泡状附件等,主要在于影响输卵管的拾卵功能和运送胚胎功能。腹腔镜探查时观察输卵管外形是否正常、连续性是否完整、有无扭曲折叠、管壁是否柔软。输卵管与卵巢间是否粘连,输卵管间质部是否增粗、变僵硬或积液。壶腹部是否增大、僵硬,是否有瘘管或憩室。伞端形态是否完整,是否粘连或闭锁,开口是否狭窄。特别注意伞端游离度,正常情况下伞端至卵巢间游离度需＞20mm。术中同时检查输卵管通畅性。

(六)不孕症的腹腔镜手术治疗

腹腔镜的优越性除了微创、直观和恢复快之外,就是在检查后明确诊断的同时还可及时行手术治疗。许多不育症患者通过腹腔镜不育症矫治手术后,获得妊娠机会。理论上讲,凡开腹能完成的不育症手术,腹腔镜下基本上都可完成,但具体应视各医院的条件和医师的操作熟练程度而定。

1. 输卵管性不孕的腹腔镜手术　术前应先行输卵管碘油造影,明确输卵管阻塞部位,一般取 4 个穿刺点比较方便操作。若是输卵管中段阻塞行输卵管吻合术,若是输卵管远端阻塞行输卵管伞端整形术。

(1)输卵管伞端整形术:腹腔镜下输卵管

伞端整形术主要适用于输卵管远端阻塞,伞端狭窄或闭合。在腹腔镜探查中,经常发现输卵管伞端粘于卵巢,使伞端与卵巢间的游离度<10mm,影响拾卵功能,同时引起伞端闭锁,导致不孕。手术时必须游离伞端。术者左手及助手握分离钳分别钳夹靠近伞端的输卵管浆肌层,用剪刀或超声刀紧贴卵巢,从外到内切断伞端与卵巢的粘连带,把伞端从卵巢上分离。再用无损伤钳钳夹并轻轻提起伞端,充分显露伞端与卵巢的解剖界线,逐步切断伞端下方系膜,尽量使伞端游离度>20mm,保证术后伞端的拾卵功能。伞端表面闭锁大多都是膜状粘连,也是伞开口缩窄原因。打开伞端开口前,应该先彻底分离伞端边缘粘连带,伞端开口才会舒展、显露清楚,避免损伤黏膜。伞端表面粘连清除后,于伞端最薄弱或肉眼可见一个小凹陷的瘢痕位置处剪开,显露输卵管黏膜结构后再扩大开口,再用剪刀或电钩清除伞端开口边缘的膜状粘连组织,恢复完整的伞端结构和保护正常的黏膜组织。无损伤钳钳夹、提起伞端组织,另一分离钳尖插入伞端口,通过钳尖一张一合,扩张伞端开口。伞端开口分离后,在距离开口 10mm 位置用电钩在伞端边缘外侧轻轻电凝浆膜层或 6-0 可吸收线间断缝合浆肌层,使伞端外翻,将造口后的伞端成喇叭形,减少术后再闭锁概率。术毕行通液试验。输卵管手术后的妊娠成功率取决于输卵管本身的损害程度,当输卵管积水时间较长时,使输卵管受压迫而变薄,黏膜破坏,即使输卵管通畅,亦失去拾卵及运送配子功能,术后不能改善妊娠成功率,术中如判断输卵管破坏程度严重,术后无法恢复正常功能则可考虑与患者及家属充分沟通后行输卵管离断术,为患者辅助生育做准备。若仅分离粘连者,术后妊娠率约47%。国外报道腹腔镜下输卵管伞端整形造口术后,宫内妊娠率在 20%～50%,妊娠率与术者操作熟练程度与技巧有莫大关系。

(2)输卵管间质部堵塞患者:尽量去除输卵管径路周围粘连组织后,可结合输卵管导管、导丝行宫腔镜下输卵管插管疏通术,在腹腔镜下进行插管疏通可减少术中误插进入系膜,甚至进入盆腔形成窦道可能。

2. 盆腔粘连松解术　部分不孕症患者,单纯由于盆腔粘连致输卵管活动度或伞端游离度减少,或伞端周围粘连虽然管腔通畅,但不能拾卵,卵巢周围粘连致卵子不能排出,或不能被输卵管捡拾,均可导致不孕。此类患者可在腹腔镜下行粘连松解术,重建输卵管和卵巢关系。卵巢表面粘连一般尽量切除,亦可用超声刀及激光。输卵管周围粘连尽量钝性分离,保持其走向顺畅,对表面粘连带尽量去除,减少粘连再发及宫外孕发生率。伞端与卵巢若有粘连,钝性分离后使其游离度尽量达到 15mm 以上。对于盆腔粘连的不孕症手术操作关键在于分清层次,减少创面及出血,尽量去除粘连带。

3. 多囊卵巢综合征(PCOS)　因排卵障碍导致不孕,首选治疗方法仍是药物促排卵,手术不是首选治疗方法。

(1)适应证:①药物促排卵无效;②多个周期虽有排卵却仍未孕,丈夫精液又正常者;③合并有输卵管不孕因素或内异症等需同时手术者;④药物促排卵出现卵巢过激,或无条件系统监测排卵者。

(2)术前准备:多囊卵巢综合征行腹腔镜手术,术前除了一般准备之外,还应行丈夫精液检查。若丈夫存在少弱精者,可暂缓手术。因 PCOS 术后半年内妊娠率最大,如果丈夫精液质量欠佳,错过了最佳怀孕时机,有可能复发。

(3)多囊卵巢综合征的镜下表现:PCOS的镜下表现主要是双卵巢增大、饱胀少瘢痕、包膜厚且灰白,皮质下可见多个小卵泡,表面较多毛细血管分布。

(4)手术方式:PCOS 的腹腔镜手术方式有双卵巢楔形切除、双卵巢打孔术。卵巢打孔术。手术方法为先钳夹卵巢固有韧带（靠近卵巢），固定卵巢并显露好手术部位。若较难显露时，可先电凝切开卵巢表面一小口，于此处钳夹较易固定及显露，然后用电钩在其表面电凝 3~4 个孔，直径 2~4mm，深 3~5mm。手术部位注意选取卵巢游离缘，避开卵巢门和不要靠近输卵管伞端位置，避免出血及术后粘连。术中注意一边电凝、一边冲洗，以降低创口温度，防止持续长时间高温对周围正常卵巢组织的损害。卵巢楔形切除术由于对卵巢功能破坏严重，目前已基本淘汰。

（5）并发症防治：PCOS 的腹腔镜手术无特殊并发症，但楔形切除术或止血不彻底者，可能引起粘连而致不孕。止血彻底，切口部位避开输卵管伞端是预防并发症的关键。个别病例出现卵巢早衰，主要原因是切除范围过多，打孔过多，术中电凝时间过长，无冷却，止血时损伤卵巢门血管引起术后卵巢萎缩。预防关键是手术范围适当，手术部位避开卵巢门，止血时注意不可电凝太长时间。术后随访亦很重要，既可早期发现卵巢早衰，又可监测术后排卵情况，对术后仍无排卵者采取进一步治疗。

4. 其他不孕原因的需要腹腔镜治疗　卵泡不破裂黄素化综合征（LUFS）、空卵泡综合征和卵巢单纯囊肿等。

（1）LUFS：LUFS 常常导致不孕。它是由于卵泡发育成优势卵泡后不能破裂排出而发生黄素化改变，继续存在或增大，临床上可出现 BBT 双相、血 P 升高、宫颈黏液评分降低、子宫内膜呈分泌期改变等"排卵征象"。其发生率 31.8%~42.9%，多由于下丘脑-垂体-卵巢轴内分泌功能紊乱不能出现排卵前 LH 峰，或由于卵巢表面有内膜异位症病灶或膜状粘连影响卵泡排出。其诊断主要借连续的 B 超监测。其治疗主要是在卵泡成熟后加用 hCG 肌内注射帮助排卵，但对机械因素引起者仍无效。近年来，随着腹腔镜技术发展，于监测到卵泡成熟且出现黄素化改变的 1~2 天通过腹腔镜检查观察有否排卵孔或血体可协助诊断，但其诊断率也只有 30% 左右，因有时排卵孔较小或闭合较早。腹腔镜的治疗还可行卵泡穿刺。

（2）空卵泡综合征和卵巢单纯囊肿：导致不孕的另一原因是空卵泡综合征和卵巢单纯囊肿。当卵巢内有些小滤泡囊肿或单纯囊肿时，B 超监测排卵常误以为主导卵泡，既导致医源性干预（hCG 注射时机不当），其本身亦阻碍正常卵泡的生长发育，一般情况下可在 B 超引导下行介入穿刺，但反复发生者或囊肿较大者可在腹腔镜下行囊肿剥出，有利于恢复正常排卵。

5. 腹腔镜绝育术后输卵管吻合术　腹腔镜下输卵管吻合术的手术原则同开腹手术，先镜下观察盆腔情况，初步分离粘连，明确阻塞部位，于该部位下方输卵管系膜处注射血管收缩药，一是减少术中出血，二是起水垫分离作用。用剪刀锐性剪断阻塞部位之输卵管，小的出血多可自止，必要时可电凝止血。但尽量少用，以避免热损伤。检查两断端输卵管黏膜，正常组织无瘢痕，通液观察检查两端输卵管均通畅后，用 5-0 或 6-0 可吸收缝线间断缝合两断端肌层 3~6 针，线结打在管腔外，不可太紧，先缝合 6 点位置处，再缝合 12 点位置，然后视情况是否加缝：之后 3-0 可吸收线再缝合浆膜层。缝合后行输卵管通液检查其通畅性，亦可以在宫腔镜协助下，经宫腔插管至输卵管腔断端处，便于对合整齐，再行缝合。

输卵管吻合术对腹腔镜手术设备和器械要求较高，一般放大 30 倍且图像要清晰。对术者的操作技巧亦要求很高。国外报道术后宫内妊娠率达 50%~87%。由于其避免了开腹，减少了对盆腔组织的一些不必要干扰刺激和损伤，减少粘连发生，虽然操作较困难，但随着器械设备的完善和更新，此一术式将广泛开展。

（张四友　钟沛文）

七、子宫内膜异位症的腹腔镜手术

子宫内膜异位症(endometriosis,EMT)是指子宫内膜组织(腺体和间质)出现在子宫体以外的部位,简称内异症。异位内膜可侵犯全身任何部位,如脐、膀胱、肾、输尿管、肺、胸膜、乳腺,甚至于手臂、大腿等处,但绝大多数位于盆腔脏器和壁腹膜,以卵巢、宫骶韧带最常见,其次为子宫及其他脏腹膜、阴道直肠隔等部位,故有盆腔子宫内膜异位症之称。EMT 于 1860 年由 Rokitansky 首先报道。它是一种良性病变,但其有浸润破坏、转移及复发性特点,呈现出临床上的"恶性"行为,被称为"benign cancer"。

EMT 几乎都发生在生育年龄,主要引起疼痛与不孕,临床表现与疾病严重程度不一定呈正相关。EMT 是激素依赖性疾病。近年 EMT 发病率呈明显上升趋势,与社会经济状况呈正相关,与剖宫产率增高、人工流产与宫腔镜操作增多有关。EMT 患者在早期很少有症状或仅有轻度腹痛及不孕等主诉,多数缺乏阳性体征,故早期诊断很困难,待疾病发展到症状严重、体征明显,盆腔包块及子宫直肠窝的结节形成,难与盆腔结核、卵巢癌等相鉴别时,治疗相对棘手,手术创伤大。自腹腔镜技术应用于临床以来,通过对盆腹腔的直视检查并进行活检,可以迅速做到早期诊断及鉴别诊断。

(一)临床表现

EMT 的症状与体征因人而异,且随着病变部位的不同而不同,并与月经周期密切相关。有 25% 患者无任何症状。

1. 症状

(1)下腹痛和痛经:疼痛是内异症的主要症状,典型症状为继发性痛经、进行性加重。疼痛多位于下腹、腰骶及盆腔中部,有时可放射至会阴部、肛门及大腿,常于月经来潮时出现,并持续至整个经期。疼痛严重程度与病灶大小不一定成正比,粘连严重的卵巢异位

囊肿患者可能并无疼痛,而盆腔小的散在病灶却可引起难以忍受的疼痛。少数患者可表现为持续性下腹痛、经期加重。但有 27%～40% 患者无痛经,痛经不是内异症诊断的必需症状。

(2)不孕:内异症患者不孕率高达 40%。引起不孕的原因复杂,如盆腔微环境改变影响精卵结合及运送、免疫功能异常导致抗子宫内膜抗体增加而破坏子宫内膜正常代谢及生理功能、卵巢功能异常导致排卵障碍和黄体形成不良等。LUFS 在内异症患者中具有较高的发病率。中、重度患者可因卵巢、输卵管周围粘连而影响受精卵运输。

(3)性交不适:多见于直肠子宫陷凹有异位病灶或因局部粘连使子宫后倾固定者。性交时碰触或子宫收缩上提而引起疼痛,一般表现为深部性交痛,月经来潮前性交痛最明显。

(4)月经异常:15%～30% 患者有月经量增多、经期延长或月经淋漓不净或经前期点滴出血。可能与卵巢实质病变、无排卵、黄体功能不足或合并有子宫腺肌病和子宫肌瘤有关。

(5)特殊症状:盆腔外任何部位有异位内膜种植生长时,均可在局部出现周期性疼痛、出血和肿块,并出现相应症状。肠道内异症可出现腹痛、腹泻、便秘或周期性少量便血,严重者可因肿块压迫肠腔而出现肠梗阻症状。膀胱内异症常在经期出现尿痛和尿频,但多被痛经症状掩盖而被忽视;异位病灶侵犯和(或)压迫输尿管时,引起输尿管狭窄、阻塞,出现腰痛和血尿,甚至形成肾盂积水和继发性肾萎缩。手术瘢痕内异症患者常在剖宫产或会阴侧切术后数月至数年出现周期性瘢痕处疼痛和包块,并随时间延长而加剧。

(6)其他:除上述症状外,卵巢子宫内膜异位囊肿破裂时,可发生急性腹痛。多发生于经期前后、性交后或其他腹压增加的情况,症状类似输卵管妊娠破裂,但无腹腔内出血。

2. 体征　卵巢子宫内膜异位囊肿较大

时,妇科检查可扪及与子宫粘连的肿块。囊肿破裂时可出现腹膜刺激征外,一般腹部检查均无明显异常。典型的盆腔 EMT 在盆腔检查时,可发现子宫多后倾固定,直肠子宫陷凹、宫骶韧带或子宫后壁下段等部位可扪及触痛性结节,一侧或双侧附件触及囊实性包块,活动度差,往往有轻压痛。若病变累及直肠阴道隔,可在阴道后穹触及触痛明显的结节,或直接看到局部隆起的紫蓝色斑点、小结节或包块。其他部位的异位病灶如腹壁瘢痕、会阴侧切等处在经期可见肿大的结节。

(二)诊断要点

1. 确诊　生育期女性有继发性痛经且进行性加重、不孕或慢性盆腔痛,妇科检查扪及与子宫相连的囊性包块或盆腔内有触痛性结节,即可初步诊断为 EMT。但临床常需借助影像学检查、肿瘤标志物 CA125 和 HE4及腹腔镜检查以进一步明确诊断。腹腔镜检查术是目前国际公认的内异症诊断的最佳方法。对在腹腔镜下见到大体病例所述的典型病灶或可疑病变进行或组织检查即可确诊。下列情况应首选腹腔镜检查:疑为内异症的不孕患者、妇科检查及超声检查无阳性发现的慢性腹痛及痛经进行性加重者、有症状特别是血清 CA125 水平升高者。

2. 内异症的分期　目前采用美国生殖医学会(ASRM)提出的"修正子宫内膜异位症分期法"。EMT 分期需在腹腔镜下行剖腹探查手术时进行,要求详细观察并对异位内膜的部位、数目、大小、粘连程度等进行记录,最后进行评分(表 8-2)。该分期法有利于评估疾病严重程度、正确选择治疗方案、准确比较和评价各种治疗方法的疗效,并有利于判断患者的预后。

表 8-2　ASRM 修正子宫内膜异位症分期法(1977)

异位病灶		病灶大小				粘连范围		
		<1cm	1~3cm	>3cm		<1/3 包裹	1/3~2/3 包裹	>2/3 包裹
腹膜	浅	1	2	4				
	深	2	4	6				
卵巢	右浅	1	2	4	薄膜	1	2	4
	右深	4	16	20	致密	4	8	16
	左浅	1	2	4	薄膜	1	2	4
	左深	4	16	20	致密	4	8	16
输卵管	右				薄膜	1	2	4
					致密	4	8	16
	左				薄膜	1	2	4
					致密	4	8	16
直肠子宫陷凹	部分消失	4			完全消失	40		

注 1:若输卵管全部包入应改为 16 分。

注 2:Ⅰ期(微型):1~5 分。

Ⅱ期(轻型):6~15 分。

Ⅲ期(中型):16~40 分。

Ⅳ期(重型):>40 分。

(三)治疗原则

治疗内异症的根本目的是缩减和去除病灶,减轻和控制疼痛,治疗和促进生育,预防和减少复发。应根据患者年龄、症状、病变部位和范围,以及对生育要求等不同情况加以全面考虑,强调治疗个体化。

(四)腹腔镜手术

治疗的目的是切除病灶、恢复解剖。适用于药物治疗症状不缓解、局部病变加剧或生育功能未恢复者、较大的卵巢内膜异位囊肿。腹腔镜手术是首选的手术方法。由于腹腔镜设备的不断改进,现腹腔镜手术几乎取代了常规的外科手术,特别在 EMT 的手术治疗方面,有更加不可比拟的优势。腹腔镜检查及术中活检是诊断内异症的"金标准"。在腹腔镜下既可确诊 EMT,亦可进行多种手术,包括输卵管通液术、病灶清除、粘连分离、卵巢内膜异位囊肿穿刺、卵巢囊肿剥除、卵巢成形术及卵巢切除术,甚至根治性手术等。腹腔镜检查有助于子宫内膜异位症的正确分期,并按照病变的程度决定治疗方案,还可用于治疗后的随诊,对于探索子宫内膜异位症的发病机制方面也提供了重要的研究途径。

子宫内膜异位病灶分布广泛,最多见于骶韧带(76%)、直肠子宫陷凹(70%)和卵巢(55.2%)。根据发生部位不同,EMT 可分为腹膜型子宫内膜异位症(peritoneal endometriosis,PEM)、卵巢子宫内膜异位症(ovarian endometriosis,OEM)、直肠阴道子宫内膜异位症(rectovaginal endometriosis,RVEM)、子宫腺肌病(adenomysis)等。腹腔镜下探查可以明确各部位 EMT 病大小及形态。

1. 腹膜型子宫内膜异位症(PEM)　是最常见的一种内异症,广泛分布在盆腹腔腹膜,多伴有淡红色腹水,其外观形态各异,可出现色素沉着、红色病变、白色病变、水泡病变、挛缩型病变、腹膜缺损型病变等。主要分布在盆腔腹膜、宫骶韧带、直肠子宫陷凹的腹膜上。

(1)结节型病变:即典型的黑色、紫蓝色腹膜异位结节。可以发生在子宫骶骨韧带、盆壁、盆底、膀胱腹膜反折、输卵管、膈肌等部位,多伴有腹水。由于病灶内出血、炎症、纤维化,色素沉着而使外形突出,为最容易辨认的病灶。月经周期中激素的作用,纤维化的增加而使病灶具有多变性。

(2)无色素沉着型:为内膜异位症的早期病变,具有多种表现形式,种植面积从数毫米至 20mm 不等,可为表面性或侵蚀性,后者常累及腹膜下结构,微小的腹膜子宫内膜异位症病灶仅在腹腔镜下可见,更小的病灶只能在显微镜下看到,称为显微镜下病灶,无色素沉着型比色素沉着型多见,且较黑色病变更具活性,可分为红色病变和白色病变。

①红色病变:有红色火焰病灶、息肉样病灶、紫点腹膜型、血管赘生区、腺体型病灶等类型。红色火焰样病灶及血管赘生区最常累及圆韧带及子宫骶骨韧带,在颜色、透明度、硬度及腺体形成等方面类似在位的子宫内膜,紫点状腹膜及血管赘生区常累及膀胱及阔韧带。

②白色病变:为最多见的异位病灶,有白色透明、黄棕色斑及腹膜缺损等类型。腹膜的白色透明病变表现为腹膜瘢痕形成或局限性斑点,常增厚突起。黄棕腹膜斑类似于"牛奶咖啡斑",其组织学特征与白色透明样病变相似,血色素在间质细胞之间形成"牛奶咖啡斑"色。环型腹膜缺损又称腹膜袋,其形成可能是由于子宫内膜异位病灶对腹膜的刺激或侵入而引起的腹膜反应及瘢痕形成所致的组织学变化,呈多样化,有卵圆形缺损、猫眼状缺损、筛眼状缺损、腹膜缺损并结节状病灶等。

(3)针对 PEM 的手术治疗:小而表浅的病灶可用单极或双极电凝。但在凝固前,为了诊断需要活检或全切除取材。尽量将病灶提起,以免损伤周围组织。如能将病灶切除后加凝固效果最好。大的病灶可先行水分离，继用剪刀或单极电钩、超声刀在周围的正常腹膜上进行操作，同样应将周围腹膜提起，使视野清晰，以免损伤邻近器官。将这些病变破坏或切除至健康组织的部位，切除是用剪刀或单极、超声刀从切口腹膜开始，沿病变周围进入疏松的结缔组织，确定了病变的轮廓后，继续切开进入疏松结缔组织，直到看到脂肪为止。然后用分离钳、冲洗液、超声刀分离这些层面，一旦将组织切除后，立即取出病变。如标本太大不能由套管取出时，可经阴道切开术、小型剖腹术取出。勿勉强直接从穿刺切口拉出，否则容易导致术后切口异位内膜种植。

2. 卵巢子宫内膜异位症　卵巢最易被异位内膜侵犯，约80%病变累及一侧，累及双侧占50%。往往都与盆壁粘连，接近卵巢门皱褶处的卵巢前沿处最常累及。卵巢的异位内膜病灶分为两种类型：①Ⅰ型即原发性卵巢子宫内膜异位囊肿，这类囊肿为小型囊肿（<2cm），内容为黏稠的棕褐色物质，难以去除，常需分割切除；镜下可见所有囊肿均有内膜，可有血铁素沉着或纤维化，囊肿的纤维化并不像由其他盆腔内异症引起的纤维形成。②Ⅱ型即继发性卵巢子宫内膜异位囊肿，又可分为Ⅱa、Ⅱb和Ⅱc型。Ⅱa型有可见的子宫内膜异位囊肿，内含血性黄色液体，胶状凝块，或黏稠棕褐色物质，包膜容易撕剥，其表面亦可有异位灶，但不突破包膜，多数可见黄素化。Ⅱb型通常在7~8cm（3~12cm），囊壁易从卵巢上撕剥，内含棕褐色液体，或退变的血凝块，卵巢组织和包膜有粘连；镜下可见内膜组织血铁素沉着或纤维化，并与盆壁、韧带有粘连形成。Ⅱc型外观如Ⅱb型，但有明显的表面异位灶，并侵入囊壁，或称囊壁浸润形成，乃为与Ⅱa、Ⅱb的区别。因为有多个区域的浸润，故剥离会遇到困难和卵巢实质会遇到严重的破坏。

将卵巢（肿物）从与盆壁、直肠窝、子宫等

的粘连中解剖出来，切除或剥离囊肿，注意创面的止血，用电灼或缝合。具体有以下几种手术方式。

（1）卵巢内膜异位囊肿穿刺术：为最简单的手术，适用于小的或粘连紧密不能剥离的囊肿。于囊肿最突出点进行穿刺，吸出囊内液体；将囊内和盆腔内冲洗干净；电凝破坏囊壁，也可以囊内注入无水乙醇或络合碘破坏囊壁后吸出。

（2）卵巢异位内膜囊肿开窗术：亦适用于粘连严重不能剥离的囊肿。于囊肿最突出点行一电凝带，沿电凝带做一切口；吸出囊内容物，冲洗干净；电凝切口边缘止血，保留切口开放；冲洗盆腹腔。

（3）卵巢异位内膜囊肿剥离术：多用于Ⅱ型囊肿，且临床上常使用。于囊肿最突出点电凝切开一小口；清除囊内容物，边操作边冲洗和吸引；分离囊壁与卵巢皮质；用抓钳抓住囊壁，自囊壁剥除卵巢正常组织；囊壁全部剥除后，电凝止血，有时囊肿较大且靠近卵巢固有韧带或骨盆漏斗韧带时，此处剥离易致出血，并且电凝止血效果差，此时可予以缝扎止血；切口保留开放或缝合；如囊壁与卵巢不易分离时，找到分界线，用抓钳夹住囊壁提起，看清分界面，用剪刀或是超声刀仔细进行分离。

（4）卵巢部分切除术：囊肿较大，粘连较紧，不能剥离干净时，可考虑卵巢部分切除术。于囊肿底部与卵巢交界处，电凝或超声刀切割囊肿；尽量保留正常卵巢组织；电凝创面。

（5）卵巢摘除术：仅适用于卵巢组织已完全被异位内膜组织破坏，且囊壁粘连严重无法剥除囊壁的情况下可以进行卵巢摘除术，但对侧卵巢必须正常。手术操作如下：抓钳提起卵巢，分离粘连，显露卵巢根部；辨清输尿管走行，紧贴卵巢根部LigaSure于骨盆漏斗韧带做一电凝带；贴近卵巢切断骨盆漏斗韧带，沿卵巢基底部切除卵巢，切断卵巢固有韧带；电凝残端止血和防止粘连；切除卵巢放入标本袋中取出，避免子宫内膜异位病灶种植在腹壁穿刺口上。

3. 直肠阴道子宫内膜异位症　属于深部结节型 EMT,病灶可以发生在直肠或阴道内的任何部位,大多与阴道后壁及子宫骶骨韧带粘连一起,有时甚至融合成团,并侵入子宫下段和直肠前壁。盆底的广泛粘连致使直肠陷凹部分封闭或完全封闭。腹腔镜下探查时见不到正常的子宫直肠陷凹,只见到与盆底粘连的直肠。

一般情况下,不必单独处理直肠阴道内膜异位症的病灶,但由于患者因痛经明显需要切除子宫,或阴道穹内存在较大病灶需要切除时则必须分离并推开粘连的直肠,显露阴道后壁,才能将子宫及阴道穹的病灶切除。深层直肠阴道间隔的种植病灶,可与后穹切开联合进行。如因不孕,则需以恢复子宫、输卵管和卵巢的解剖和生理功能为主。手术中应仔细辨认邻近器官的解剖,无论用什么种类的手术处理异位病灶,均应从表浅到深层,并尽量将病灶提起,以免损伤邻近器官。具体操作步骤如下。①用子宫举棒尽量将子宫向前举起,同时使用直肠内举器将直肠后举以拉离子宫及阴道。②用超声刀将乙状结肠和直肠从子宫后壁分离。注意肠管走向,如粘连致密,尽量靠近子宫分离以免损伤肠管,毕竟肠管上遗留内异症病灶和癌灶的残留后果完全不同,且药物治疗有所帮助。③从阴道后穹塞纱条将后穹顶起,镜下分离直肠阴道深部结节。④切开阴道后穹,将结节完整取出。⑤缝合穹。

4. 子宫腺肌病　是指子宫内膜向肌层良性浸润并在其中弥散性生长,在肌层中出现了异位的内膜及腺体,使肌层细胞肥大增生并出现症状。子宫腺肌症病因不明,可能受某些因子刺激使内膜向肌层生长而侵入平滑肌束。该病多发生于 40 岁以上经产妇,约半数患者同时合并子宫肌瘤,15% 患者合并盆腔内异症。子宫肌层病灶有弥散型及局限型两种,一般多为弥散性生长,且多累及后

壁,故后壁常较前壁厚。少数子宫内膜在子宫肌层中呈局限性生长形成结节或团块,类似子宫肌壁间肌瘤称为子宫腺肌瘤(adenomyoma),其周围无包膜,与四周肌层无明显分界。腹腔镜下探查可以看到子宫表面呈多样化,出现紫蓝色结节、瘢痕性结节、水泡状结节、增生性结节等,子宫均匀性增大。

子宫腺肌病的保守性手术:对于子宫明显增大,要求保留生育功能者,腺肌瘤较大、症状明显要求保留子宫的患者可行保守性手术。手术步骤:①子宫腺肌症多与直肠后壁粘连,分离粘连的直肠后才能顺利剔除病灶。②显露双侧附件,分离粘连组织,游离附件,如果合并卵巢巧克力囊肿,吸净囊内液后将囊壁剥除。③垂体后叶素直接肌层注射,促进子宫收缩。④用超声刀或单极电钩先切开病灶的上缘浆肌层,然后沿着病灶的下缘及侧缘环形切开病灶周边浆肌层,其切缘最好能见到正常子宫肌纤维;用鼠咬钳钳夹并提起病灶组织,逐步将异位的病变组织切除。⑤分层缝合子宫创面。⑥于修复后的创面上放置防粘连纱布。

5. EMT 的根治手术　症状和病变均严重的无生育要求患者,可考虑根治手术,即将子宫、双附件及盆腔内所有内膜异位病灶于以切除。适用于 45 岁以上患者,对于 45 岁以下、无生育要求的患者,可考虑保留卵巢功能手术。腹腔镜下电切或超声刀操作简单,疗效满意。

(1)用子宫举杯将子宫举起,超声刀或电凝分离粘连,恢复盆腔正常解剖结构,切除腹膜上异位病灶。

(2)剪开骨盆漏斗韧带腹膜,显露卵巢血管,双重结扎后电凝切断。

(3)剪开阔韧带前叶向前至圆韧带及膀胱腹膜反折,下推膀胱至宫颈外口;剪开阔韧带后叶跨过宫骶韧带至对侧,打开后腹膜,避免损伤输尿管和直肠。

(4)显露宫骶韧带进入子宫处,在此电凝

切断。下推后腹膜至直肠阴道间隙，如此处有异位结节一并清除。

（5）于举宫杯上缘垂直夹闭子宫血管并电凝切断。如因粘连而引起输尿管走向改变者，可先用超声刀将输尿管下段分离出来，以免损伤。

（6）近宫颈电凝切断主韧带。

（7）经阴道打开前后穹取出子宫，缝合阴道。

（8）镜下电凝止血，缝合腹膜后冲洗盆腹腔。

6. 减轻症状的相关手术　患有重度EMT有生育要求的患者，常有难以忍受的痛经，临床上可进行一些保守性手术治疗以缓解症状，使术后受孕率提高。

（1）腹腔镜下子宫骶骨神经切除术（laparoscopic uterosacral nerve abation，LUNA）：重度子宫内膜异位症患者，常有难以忍受的痛经和肛门坠痛，对这类患者可行LUNA术。盆腔有粘连解剖关系异常者为此手术的禁忌证。手术后1年疼痛缓解率为50%～70%。方法如下：将子宫举向前方；显露宫骶韧带进入子宫处；于此处用电凝、激光或电剪切除2～4cm一段，深度约1cm；手术要在宫骶韧带内侧进行，以防损伤输尿管和子宫动脉。如果盆腔内严重的粘连呈瘢痕样改变，可以解剖一段输尿管后，单纯行子宫骶韧带横断手术。1年的疼痛缓解率可达46%。也有学者建议行骶韧带、骶神经的切除并子宫颈后壁大部分切除，以治疗EMT引起的疼痛。

（2）腹腔镜下骶前神经切除术：主要用于解除盆腔正中的疼痛，可以消除子宫痛经的因素，而不能促进生育或减少月经过多。此手术虽不能促进生育，但可配合其他治疗伴有盆腔正中疼痛的保守性手术，使术后受孕率提高。有人主张在症状严重、年轻患者，在手术的同时切除骶前神经。骶前神经为上腹下神经丛，是对内脏刺激的传出纤维，进入中

间下腹神经丛，经过主动脉的分支到骶岬前，然后分左右2支进入下腹下神经。腹腔镜下的电切或超声刀操作简单，疗效满意。手术步骤：将腹膜从骶岬提起，超声刀垂直切开7～10cm，从主动脉分叉处深至Douglas陷凹。提起被切开的右侧腹膜边缘并向外侧展开，将疏松的后腹膜结缔组织从右侧游离到输尿管，继续向外侧剥离至髂内血管，用剪刀从中间将血管的组织剥离掉。左侧同法进行，剥离后腹膜组织，从侧面开始清除第5腰椎和骶岬骨膜前方的脂肪组织。要尽量将直肠、乙状结肠拨向左侧，避免损伤乙状结肠系膜内的下肠系膜动脉和上痔动脉。直肠上动、静脉及其分支应与腹膜保持正常的解剖关系。在血管下面从左侧向输尿管剥离。完成剥离后，带有神经的骶前结缔组织只在头尾两端和邻近组织相连，电凝切断接近动脉分叉的头侧附着组织，要特别小心不要伤及骶中动、静脉。将组织向耻骨联合方向拉紧，将相当于下腹下神经的两个尾侧带从骶骨面剥离，尽量向下电凝切断，至少切除5cm以保证可解除疼痛。冲洗剥离面，电凝止血，可放置生物蛋白胶，缝合关闭腹膜。

要注意防治手术并发症，分离骶前神经主支下方时，须注意骶中动、静脉的走向，以防误伤出血，一旦损伤须及时结扎止血。为了防止盆腔区的疼痛，骶前神经可自双侧髂总动脉相交处的腹主动脉往上2cm左右开始向下方切除，整块切除的神经不超过6cm，以防止术后影响大小便的功能。术中注意输尿管的走向，以免损伤。

骶前神经切除术的效果难以评价，此项手术极少单独进行。经常同时进行的手术操作包括扩张术和刮宫术、子宫悬吊术以纠正后屈、粘连松解术、肌瘤剔除术和子宫内膜异位病灶切除术。痛经的病因有很多还不清楚，更难评价其结果。报道的疗效在70%～90%。不成功的原因一部分是由于选择病例不当，一部分是由于神经丛切除不完全。如

果切除不够广泛,神经纤维有时会再生。

EMT 的手术治疗根据患者症状、体征、病灶范围、年龄和生育要求要制订个体化方案。

(韩玉斌　严　鸣)

八、子宫肌瘤的腹腔镜手术

子宫肌瘤(uterine myoma)是女性生殖器官最常见的良性肿瘤,由平滑肌及结缔组织组成。常见于 30—50 岁妇女,20 岁以下少见。子宫肌瘤的发病率难以准确统计,估计育龄期妇女的患病率可达 25%,根据尸检统计的发病率可达 50% 以上。子宫任何部位都可以发生肌瘤,生长于子宫浆膜层称子宫浆膜下肌瘤(subserous myoma),生长于子宫肌层称子宫肌壁间肌瘤(intramural myoma),肌瘤凸向宫腔称子宫黏膜下肌瘤(submucous myoma),生长于阔韧带称阔韧带肌瘤,生长于子宫颈称子宫颈肌瘤。肌瘤单个发生,称之为单发性子宫肌瘤。肌瘤多个,且多部位同时存在,称多发性子宫肌瘤。子宫肌瘤的治疗方法主要有手术与非手术治疗。非手术治疗,临床上可收到一定的暂时效果,但终不能根治。由于子宫肌瘤系良性肿瘤,恶变率亦极低,故一般采用手术切除后即可达到治疗目的。手术治疗分为子宫肌瘤剔除与子宫切除两类手术,选择手术方式时应该根据疾病的具体情况、患者的年龄、生育状况、患者本人对生殖器官保留的意愿等综合决定。手术的途径有腹式、阴式、腹腔镜等,以往传统的手术多选择腹式或阴式,随着腹腔镜设备和外科技术的不断发展与改进,微创理念深入人心,通过腹腔镜手术治疗子宫肌瘤已成为目前的重要术式。

(一)临床表现

1. 症状

(1)子宫出血:为子宫肌瘤最常见的症状,据报道大约有 1/3 患者可出现此症状。出血症状依子宫肌瘤生长部位及大小不同而异。多数表现为月经量的增多、经期延长及周期的紊乱,亦可表现为不规则的阴道出血。

(2)腹部肿块:子宫体壁间肌瘤(特别是宫底部)、浆膜下肌瘤或多发性肌瘤,当肌瘤增大时,可在下腹部摸到肿块,当膀胱充盈时或消瘦患者更为明显。

(3)疼痛:据报道约有 1/4 的子宫肌瘤患者具有疼痛症状。肌瘤本身并不产生疼痛,多是在肌瘤增大后表现为沉重、下坠感,并可放射到下肢。当肿瘤对盆腔脏器的压迫或合并子宫附件炎症时可出现下腹部隐痛、不适及产生腰背部疼痛。

(4)压迫症状:当子宫肌瘤增大时,可出现压迫症状。压迫子宫邻近器官而引起相应症状,如尿频、间歇性溢出性尿失禁、肾盂积水、盆腔静脉淤血、下肢水肿或便秘等。

(5)白带增多:大多数患者白带增多并不显著和特殊。当局部充血或黏膜下肌瘤表面发生溃疡、坏死、感染、出血时,可出现白带增多或大量血性、脓性溢液。

(6)贫血:由于子宫肌瘤大多具有月经过多及子宫不规则出血的症状,因而可产生继发性贫血。贫血的严重程度取决于出血量与时间。严重者可能导致贫血性心脏病。

(7)不孕或流产:有 2%～10% 的子宫肌瘤患者可发生不孕。肌瘤引起的自然流产机会是正常妊娠的 2 倍。

2. 体征　子宫肌瘤的体征取决于肌瘤的大小、位置、数目及有无变性等。子宫增大超过妊娠 12 周时,下腹部可扪及包块,否则只能在盆腔检查时发现。浆膜下肌瘤有时有蒂与子宫相连。而黏膜下肌瘤有时可脱出阴道口。多发性肌瘤子宫常呈凹凸不平、不规则、增大质硬,较大肌瘤有变性时子宫变软。

(二)诊断要点

1. 临床诊断　子宫肌瘤的诊断并不困难,大多数患者根据上述临床症状及一般妇科检查,即可得出正确诊断。

2. 辅助诊断　少数患者需要进行辅助

性检查以明确诊断,如探测宫腔、诊断性刮宫、X线、超声、宫腔镜、腹腔镜检查等。

3. 鉴别诊断 应与妊娠子宫、卵巢肿瘤、子宫腺肌病、子宫畸形、盆腔炎性肿物、子宫肉瘤、子宫颈癌及内膜癌等鉴别。肌瘤引起的子宫不规则阴道出血,可行分段诊刮来帮助排除恶性病变。腹腔镜是鉴别卵巢肿瘤与浆膜下肌瘤的最佳手段。

(三)治疗原则

1. 非手术治疗

(1)随访观察:如肌瘤较小,无症状,且近绝经期妇女,可暂观察,3~6个月复查一次。随诊期间如肌瘤增大或出现症状应考虑手术。

(2)药物治疗:子宫小于妊娠10周,症状较轻,近绝经年龄及全身情况不能手术者,可选择药物治疗:促性腺激素释放激素类似物(GnRH-a)不能根治肌瘤,可作为肌瘤术前的辅助用药。用药后可引起绝经综合征,长期使用可引起骨质疏松等不良反应,故不推荐长期用药,仅少数近绝经者可促进绝经到来,避免施行手术;米非司酮为孕激素拮抗药,可使肌瘤的体积缩小,但与GnRH-a一样,其作用也是暂时性的,停药后肌瘤很快恢复至用药前大小,也仅可作为手术的辅助用药。

2. 手术治疗 子宫肌瘤的主要治疗方法。

(1)优点:手术能迅速消除患者的症状,纠正由于肌瘤造成的不孕与流产,且具有安全、可靠、有效等优点。

(2)手术指征:月经量过多或不规则出血导致继发性贫血,或虽出血症状较轻,但经非手术治疗无效者;肌瘤较大,压迫邻近器官出现排尿、排便困难,尿路感染;肌瘤迅速生长,变软,腹痛,怀疑有变性或恶变时;子宫增大超过12周妊娠子宫大小;明确诊断为黏膜下肌瘤患者;能确定肌瘤是不孕或反复流产的原因;绝经后妇女,肌瘤不缩小,反而增大者。

(四)子宫肌瘤的腹腔镜手术治疗

腹腔镜手术应根据患者的年龄、症状、肌瘤的部位、大小、数目、婚姻生育状况及有无并发症等情况,决定选择适当的手术范围和手术方式。腹腔镜下手术治疗的方式主要有两种类型:腹腔镜下子宫肌瘤剔除术及腹腔镜下子宫切除术。腹腔镜手术使子宫肌瘤剔除及子宫切除由传统的开腹方式转为微创的内镜手术,开辟了子宫肌瘤手术治疗的新途径。自从国外1989年第一例腹腔镜子宫切除术,以及国内1993年首例腹腔镜辅助下经阴道子宫切除术成功以后,激发了用腹腔镜进行子宫切除术的普遍兴趣。随着腹腔镜技术的不断发展及器械研发,微创治疗理念逐渐深入人心。

1. 腹腔镜下子宫肌瘤剔除术(laparoscopic myomectomy,LM) 以往对子宫肌瘤的剔除均采用开腹式手术,手术创伤大,术后容易发生盆腔内粘连。而腹腔镜下子宫肌瘤剔除术则可以大大改善上述弊端。多年来,微创外科保留器官功能的概念已广泛为人们所接受。不但不孕妇女要求保留或改善生育功能,即使是一些无生育要求且年龄偏大的患者,也希望能保留子宫而要求行子宫肌瘤剔除术。

(1)适应证:年龄≤45岁;肌瘤个数≤5个;肌瘤最大直径≤10cm;子宫肌瘤合并不孕、不育;患者有强烈保留子宫意愿。对于适应证而言,年龄、肌瘤个数及大小并无绝对界限,如患者强烈要求,手术医师镜下操作娴熟,适应证范围亦可相应放宽。

(2)禁忌证:肌瘤疑恶变者;有严重的心血管疾病、肺功能不全;有广泛的腹壁瘢痕或腹腔内广泛粘连者;凝血功能障碍、血液病等;过度肥胖或过度消瘦者;子宫腺肌症;患者要求行子宫切除术。

(3)术前准备:病史记录及全身体检。盆腔检查,了解肌瘤大小、位置,子宫活动度及其邻近器官情况。B超检查,明确肌瘤的大小、位置、数目等信息。阴道脱落细胞涂片。阴道若有脓性分泌物,应做细菌培养及药物敏感试验。根据有无异常子宫出血及子宫内膜情况进行评估,必要时行诊断性刮宫术。按妇科腹部及外阴手术前常规准备,特别要注意脐部的处理。排空肠道,腹腔镜子宫肌瘤剔除术是在密闭的盆腔内操作,充分利用盆腔的空间能增加手术的成功率,手术前一天晚餐半流饮食,并清洁灌肠,手术当日晨行仰卧、左侧卧位、右侧卧位灌肠,将粪便排空,以防阴道污染,并能减少肠胀气,便于镜下操作。导尿管的留置由于需要消毒后的阴道内操作,按常规术前留置导尿管会污染阴道,增加术后感染率。应将患者送至手术室,常规消毒术野皮肤及外阴阴道,铺无菌巾后,再用碘伏消毒尿道口,然后留置双腔导尿管,并连接尿袋。已上环者术前应取环。为了镜下操作方便,对已婚患者可从阴道经子宫颈上子宫提举器。阴道拉钩显露子宫颈,用子宫颈钳钳夹宫颈上唇,探针探查子宫腔深度,如子宫内口过紧,可先用扩子宫条扩张子宫颈口,然后上子宫提举器,以操纵子宫。配血备用。

(4)手术操作要点:①采用气管插管或喉罩全身麻醉,常规气腹穿刺,气腹压力为1.73kPa。腹部做 4 点穿刺,第 1 穿刺孔为脐孔或脐上缘置镜 10mm,第 2 穿刺孔为右下腹麦氏点置助手钳 5mm,第 3 穿刺孔为左下腹对称于麦氏点位置 15mm 或 18 mm 放入操作钳,第 4 穿刺孔为耻骨联合上左旁开3~4cm 置入主术者辅助操作钳 5mm。从宫颈置入举宫器,摆动子宫以利手术操作。根据肌瘤生长部位不同采用不同手术方式。②肌壁间肌瘤及无蒂的浆膜下肌瘤,于子宫肌层注入垂体后叶素 6~12U,用单极电钩于肌瘤正中横行切开子宫肌层,长度约为肌瘤的 3/4,深达肌瘤,可见肌瘤核呈白色,边界清晰。右手持大抓钳钳夹瘤核向外牵拉、左手持分离钳完整分离包膜,逐步将肌瘤从子宫肌层分离出来,边分离边电凝止血。镜下1 号 DEXON-D 线连续全层锁扣缝合创口,如肌瘤位置较深,则分层缝合。③带蒂的浆膜下肌瘤,镜下打结或套扎线圈结扎肌瘤蒂部,于结扎线之上切下肌瘤,创面予以电凝止血即可。④阔韧带肌瘤,镜下明确输尿管走向,切开阔韧带前叶或后叶,深达肌瘤,在真包膜内牵拉旋转、分离、剥离肌瘤核。创面尽量电凝止血,缝合时应避开输尿管及宫旁大血管。⑤剥除之肌瘤采用子宫粉碎器旋切取出。然后冲洗盆腔,排出二氧化碳气体,取出器械,拔出套管针,关闭穿刺孔,手术结束。

(5)术后管理:术后 24 小时密切观察脉搏、血压、呼吸变化,直至患者情况稳定;麻醉清醒后,可进半流饮食;术后 6 小时可拔除导尿管,鼓励术后早期下床活动及自行排尿;术后常规应用缩宫素加强宫缩并根据情况适当使用抗生素预防感染;注意阴道流血情况;术后 2~3 日出院;术后 3~6 个月复查 B 超。

(6)手术并发症防治:子宫肌瘤剔除术是一种有价值的建设性手术,适用于年轻未生育妇女及希望保留子宫而要求行子宫肌瘤剔除术的患者。但在使用和推广子宫肌瘤剔除术时,不应忽略术后有出血、感染、粘连等并发症产生的可能,杜绝手术并发症才能提高手术的效果。①出血、感染:剔除肌瘤后瘤腔未缝合好,遗留无效腔,可造成血肿。若无效腔积血感染则可能形成脓肿。如患者术后发生持续性高热、下腹痛、白细胞升高,用抗生素体温不易降至正常时,用 B 超检查子宫增大,子宫上有混合性包块则可帮助诊断。为防止术后出血、感染,手术剔除肌瘤后,缝合瘤腔必须穿透基底部,以免遗留无效腔。子宫肌瘤创面的缝合是腹腔镜手术难度较高的技术,缝合时既不能过密、过紧引起血循环障碍局部坏死,也不能遗留无效腔导致出血、感染。术后如已确诊血肿或脓肿时,除加强全身支持、抗感染疗法外,应及时切开引流,严重者尚需切除子宫,才能彻底清除病灶。②粘连:是常见的并发症,防治的方法有:正确选择切口,对位缝合,保持切口表面光滑;彻底止血,术后可于创面放置防粘连膜。③肌瘤复发:肌瘤复发既可能是原有肌瘤剔除了,新的又长出来,也可能是肉眼及扪诊未发现的微小肌瘤,术后受激素的影响又逐渐长大。

(7)手术相关问题:①子宫平滑肌瘤的恶变率极低,一般不超过 0.5%。但为预防起见,术中行肌瘤剔出时,应注意观察有无肉瘤的可疑,如发现肌纤维无旋涡状结构排列,而为均质性、质脆、细软、色灰红或灰白结构时,应立即镜下行活检冰冻病理检查以明确诊断。子宫肉瘤的标准式式是全子宫及双附件切除术,是否行盆腔或腹主动脉旁淋巴结清扫尚存有争议。对于年轻的、ER 阴性的早期子宫平滑肌肉瘤患者,可谨慎保留一侧附件。②用子宫旋切器旋切肌瘤时尽量呈条柱状取出,减少碎片形成,更安全的做法是将肌瘤置于标本袋中旋切;肌瘤旋切完毕,应仔细检查盆、腹腔,避免碎片残留导致盆、腹腔种植可能。③腹腔镜下子宫肌瘤剔除术并不比腹腔镜下子宫切除术简单,由于子宫肌瘤数量、生长部位的不确定性及术中更容易出血,所以手术方案和手术时间都不易确定,只有经验丰富的医师才能进行这种复杂的手术。提高手术成功率的关键:病例选择适当;术前评估;术中子宫切口的选择及关闭;肌瘤的取出;尤为重要的是手术者应有娴熟的腹腔镜下缝合、结扎和腔内、外打结技术。④术后复发:2017 年,子宫肌瘤的诊治中国专家共识中指出:远期随访,子宫肌瘤的术后复发率接近50%,约 1/3 的患者最终需要再次手术治疗。

2. 腹腔镜辅助阴式全子宫切除术(laparoscopic assisted vaginal hysterectomy,LAVH) LAVH 是腹腔镜加阴式两种手术方法结合的产物,是阴式子宫切除方式的一种改进,也是开展腹腔镜全子宫切除术初期的一种过渡术式,当时受到许多妇科腔镜医师的青睐。但随着腹腔镜技术日益成熟,该种术式已逐渐少用。根据镜下离断宫旁组织的多寡将 LAVH 分为 4 型:Ⅰ型:腹腔镜下离断双侧圆韧带,卵巢固有韧带(或骨盆漏斗韧带),剪开膀胱腹膜反折,经阴道切除子宫;

Ⅱ型:在Ⅰ型的基础上,离断子宫动、静脉血管,其余手术步骤在阴道内完成;Ⅲ型:在Ⅱ型的基础上离断部分主韧带或离断骶韧带,经阴道切开前后穹,钳夹切断主韧带取走子宫;Ⅳ型:在Ⅲ型的基础上游离膀胱于子宫颈外口水平下 2cm,切断全部主韧带及骶韧带,于阴道前壁切开约 2cm 的小口,然后从阴道操作取走子宫。

(1)适应证:年龄≥50 岁,子宫肌瘤合并明显伴随症状者;子宫增大<孕 12 周;子宫肌瘤合并"子宫内膜复杂性增生"或"子宫内膜不典型增生";子宫肌瘤合并"子宫颈不典型增生";子宫肌瘤患者有子宫体癌家族史者;患者要求全子宫切除者。

(2)禁忌证:阴道狭窄,不能进行阴道操作;盆腔广泛粘连;凝血功能障碍、血液病;有严重的心血管疾病,肺功能不全。

(3)术前准备:病史记录及全身体检;宫颈刮片、诊断性刮宫及白带常规检查;术前备皮及脐部清洁;术前用碘伏消毒阴道,每日1～2 次,连续 3 日;术前一天晚餐半流饮食,并清洁灌肠,手术当日晨即仰卧位、左侧卧位、右侧卧位灌肠;术前置留导尿管;术前经宫颈上举宫杯。

(4)手术操作要点(本章仅对Ⅰ型进行阐述):①采用气管插管或喉罩全身麻醉,截石位,常规消毒、铺巾,留置尿管,从宫颈置入举宫杯。②人工气腹后,左右麦氏点及耻骨联合上偏左分别置入 5mm 套管及操作钳。③LigaSure 依次离断双侧圆韧带、卵巢固有韧带及输卵管峡部或骨盆漏斗韧带。④单极电钩或超声刀打开膀胱腹膜反折。⑤腹腔镜部分手术完成后,即转为阴式操作,环形切开阴道穹;用阴道拉钩显露子宫颈,围绕子宫颈做环形切口,贯通膀胱子宫颈间隙,进入盆腔。⑥切断、缝扎双侧子宫骶、主韧带。⑦切断、缝扎双侧子宫血管。⑧取出子宫。⑨缝合封闭阴道。⑩腹腔镜检查盆腔,彻底清洗盆腔,确认无活动性出血后,排空腹腔内气体,取出腹腔镜器械,结束手术。

(5)术后管理:同腹腔镜子宫肌瘤剔除术;术后 48 小时拔除导尿管。

(6)手术并发症防治:腹腔镜手术为一种微创性技术,但也和开腹手术一样,在操作中可能发生一些并发症,如气肿、出血、内脏损伤、感染、中转开腹等。并发症的发生,主要与手术医师的熟练程度、经验、病例选择和手术标准有密切的关系。在腹腔镜辅助下经阴道子宫切除术时,腹腔镜手术和阴式手术两者的并发症均可能发生。为防止和减少并发症的发生,关键在于:手术医师必须熟悉开腹和阴式子宫切除术;必须有腹腔镜手术的基础和一定经验;严格掌握适应证;腹腔镜手术使用的程度仍依赖于医师的技术水平、临床条件和器械设备。

(7)子宫切除手术与卵巢去留相关问题:子宫肌瘤好发于 40—50 岁的中年女性,这些患者大部分的卵巢功能仍然正常,在行全子宫切除术后,卵巢是否应该保留,这是一个很重要的课题。20 世纪 80 年代前,为了预防卵巢癌的发生,在子宫切除术时主张同时一并将双侧附件切除,认为患者已到更年期或近绝经期,卵巢功能开始衰退,即使保留卵巢,也没有多大作用。20 世纪 50 年代,对 40 岁以上妇女做全子宫切除时,常规将双侧卵巢切除。然而从临床上看到,因卵巢的丢失而出现的卵巢去势综合征,给患者带来了精神、身体上的巨大痛苦。子宫切除时保留卵巢而发生卵巢癌的风险究竟有多大,学者们进行了大量的研究。1987 年,Riva 报道对 14 504 例子宫切除保留卵巢者的随访,发生卵巢癌的仅 20 例,发生的概率为 0.14%,>10 岁的发病率为 0.77%。1984 年,刘棣临等收集国内 9 所院校 1249 例子宫切除保留卵巢的追踪随访,仅发现 1 例卵巢癌。对卵巢的去留重新评价,认为过分强调因预防卵巢癌的发生会忽略卵巢内分泌器官对妇女健康的重要性。40 岁以前切除卵巢者,100%

出现绝经期综合征;50 岁以前切除者,80% 有症状出现。卵巢过早切除后,由于体内雌激素水平的降低,引起一系列的内分泌紊乱,生殖系统、心血管系统及骨骼系统也随之发生一系列的变化,严重威胁妇女的健康。由于人们平均寿命的延长,生活水平的提高,人为地去除卵巢可能产生的危害,比保留卵巢可能发生卵巢癌的风险还要大得多。良性疾病切除子宫时保留卵巢的主张,愈来愈被广大妇科医务工作者及患者所重视。对保留卵巢一侧抑或两侧,许多学者也做了研究。1987 年,王世阆报道了通过对保留卵巢妇女基础体温测定,阴道细胞涂片成熟指数及血清 E2、P 测定结果显示,保留双侧卵巢组 13 例,全部有排卵,而保留单侧卵巢组 10 例中 7 例有排卵,2 例无排卵,1 例卵巢功能低落。对子宫切除保留卵巢随访 10 年以上的病例结果说明,其卵巢功能可以维持到自然绝经年龄。从上述资料看出,凡保留的卵巢具有正常的功能,保留双侧的卵巢功能优于保留单侧的。1983 年,中华妇产科杂志召开了子宫肌瘤手术处理问题专题座谈会,对卵巢保留问题做了重点研究讨论,认为对年龄>50 岁的子宫肌瘤患者切除子宫时,如果双侧卵巢均正常时应尽量保留。>50 岁的妇女尚未绝经或检查双侧卵巢未见萎缩时,也可保留双侧,如已绝经妇女,或卵巢已明显萎缩的则可以双侧切除。

3. 腹腔镜下次全子宫切除术(laparoscopic subtotal hysterectomy,LSH)　LSH 是在腹腔镜下切除子宫体而保留子宫颈的手术,该术式保留了正常的子宫颈和盆底支持组织,是一种适用于因良性子宫体病变需要切除子宫而又相对较年轻的女性患者的手术方式,是一种相对简单、操作容易、并发症少的腹腔镜子宫切除术式。

腹腔镜技术开展早期,曾有一种术式即腹腔镜鞘膜内子宫切除术,1991 年由德国基尔大学妇女医院 Semm 教授首创,其后国内李光仪教授对这一术式做了大部分改进,其实质是一种切除宫颈移行上皮的次全子宫切除术,当时开创该种术式初衷为预防宫颈癌发生。随着宫颈癌病因明确,宫颈癌已成为可预防可早期治疗的疾病,其临床价值已失去,且该术式并发症相对较多,现临床上已被淘汰,由 LSH 取代。故本章仅阐述 LSH。

(1)适应证:子宫增大少于 3 个半月妊娠大小;年龄<50 岁;无严重的盆腔粘连;排除子宫内膜、子宫颈恶性病变者;患者要求保留宫颈。

(2)禁忌证:有严重的盆腔粘连;年龄>50 岁;疑子宫内膜、宫颈有恶性病变或倾向;合并有严重的内科疾病。

(3)术前准备:同 LAVH 术;除了询问患者有否上节育环外,应常规做 B 超,如发现有子宫节育环存留,必须先取出子宫环,然后再手术;常规做阴道涂片脱落细胞检查,或子宫颈刮片细胞学检查,必要时做子宫颈组织活检,以排除子宫颈上皮内瘤样病变或早期浸润癌;对有月经增多、经期延长,特别是月经淋漓者,必须行宫腔镜检查,必要时分段诊刮,以排除子宫肌瘤合并子宫内膜癌。

(4)手术操作要点:①采用气管插管或喉罩全身麻醉,患者麻醉成功后取膀胱截石位。②选择适当穿刺点,置镜孔的位置应该根据患者子宫大小、是否曾有剖腹手术史等选择适宜的穿刺孔,如果子宫体≤孕 3 个月,一般选择脐孔正中或脐缘上,如果子宫体>孕 3 个月,可选择宫底上 30mm 或脐孔与剑突连线的中点,对于曾有剖腹手术史的患者,置镜孔的位置应在腹壁瘢痕上至少≥20mm。第一操作孔选择左下腹麦氏点对应处 15mm,第二操作孔选择右下腹麦氏点 5mm,第三操作孔选择左侧耻联上 20～30mm 左旁开 30mm,相当于左脐侧韧带外侧位置,做 5mm 小孔。③上简易举宫器操纵子宫。④离断附件。可以采用双极钳电凝后再用剪刀剪断,也可以直接用超声刀或 LigaSure 进行切断。助手通过子宫操纵器将子宫向心方

向推进并摆向右侧。第一助手钳夹左侧圆韧带并向自己方向牵拉,术者距子宫体约 20mm 凝切圆韧带。用同样的方法离断左侧输卵管峡部及卵巢固有韧带。然后助手将子宫摆向左侧,用前述方法离断右侧圆韧带、输卵管峡部及卵巢固有韧带。⑤套扎子宫下段。分离宫旁组织至子宫动、静脉上缘即止不离断子宫血管;第二助手将子宫颈固定器向下牵拉,使子宫退入盆底;将已准备好的套扎线圈,经 15mm 套管针放于盆腔内;术者右手固定套扎线圈的推杆,左手钳夹套扎线圈的上方,第一助手钳夹套扎线圈下方,将线圈经子宫底放于子宫下段近内口水平;第二助手将子宫向心方向推送,术者拉紧线圈;第二助手取出简易举宫器;术者再次拉紧线圈扎紧子宫颈外鞘及子宫旁血管。⑥取出子宫体,以套扎处的子宫颈为固定点,助手用抓钳钳夹固定子宫体,术者用 15mm 的锯齿刀管旋转切割子宫体成条柱状逐一取出,保留残端组织在套扎线上方约 10mm。旋切子宫体组织时一般从左侧子宫角开始,旋切过程中时刻注意刀管的锯齿,尽量避免潜行旋切,否则容易损伤盆腔脏器。旋切子宫前壁时,旋切方向应该顺时针进行;旋切子宫后壁时,旋切方向应该逆时针进行。当旋切靠近子宫下段时,必须看清套扎线的位置,不可将其切断。⑦处理宫颈残端,旋切子宫体后,再次套扎宫颈残端 1～2 次,同时为了防止因子宫血管套扎不牢固引起术后出血,最好用双极钳电凝宫颈两侧子宫血管残端,同时电凝宫颈管残腔内膜,防止因子宫内膜残留导致日后内膜病变可能。⑧冲洗盆腔、结束手术。

(5)术后管理:同 LAVH 术。

(6)手术并发症防治:①出血,LSH 术中及术后,若宫颈套扎线圈脱落可导致术中或术后残留宫颈出血。若术中出血,可行宫颈残端"8"字缝合止血。为防止术后残留宫颈出血致血肿形成,于套扎后仍应将残留宫颈断面予以电凝。②恶变,由于 LSH 保留了子

宫颈,而且子宫体是被旋切成条柱状再取出,在施行 LSH 手术中,如为子宫内膜癌漏诊,则会导致人为的癌肿播散,术前避免子宫体癌的漏诊显得尤为重要。尽管术前已进行了阴道涂片或子宫颈刮片细胞学检查,但其阳性率仅 60%～70%,即使分段诊刮病理检查,阳性率也只有 80%～90%。所以,术前完全排除子宫内膜癌是非常困难的。因此,建议有下列情况之一者,慎重选择 LSH 手术:年龄≥50 岁伴有不规则阴道流血者;子宫内膜诊刮病理检查结果为"子宫内膜复杂性增生过长"或"子宫内膜不典型增生"者;子宫颈组织活检病理结果为"不典型增生"者;子宫肌瘤合并有肥胖、糖尿病和高血压者;有子宫体癌家庭史者。③损伤,左侧耻联上 5mm 穿刺点除正确选择定位外,镜下直视穿刺更为重要。若穿透膀胱,可在镜下缝合修补,术后留尿管 7～14 日即可。

(7)手术相关问题:关于子宫切除时是否保留子宫颈的问题,许多年前已有过争论。对于良性子宫肌瘤且年龄较轻的患者,手术不破坏阴道穹的完整性,对患者的损伤小,术中出血少,手术时间短,术后恢复快。到目前为止,子宫颈的真正作用还未完全阐明,但在保持盆底的承托力和维持正常性功能这两方面是肯定的。根据文献报道,发生子宫颈残端癌的机会极低。瑞典一组 678 例子宫切除中,保留子宫颈的占 21%,澳大利亚学者亦提倡对每例手术,都要向患者讲清子宫颈去留的利弊,并听从患者的决定。以往夸大地说,保留子宫颈后 10 年宫颈癌危险性仅0.5%～1.0%,Storm(1992)报道 1978－1988 年间保留子宫颈 1104 例中,仅发生 12 例子宫颈癌,总危险性<0.3%。总体而言,保留子宫颈的腹腔镜次全子宫切除术有其明显的优越性和安全性,尽管有宫颈残端癌发生的担忧,但目前阴道细胞学检查的技术很先进,再加上 HPV 检测和阴道镜等一系列的检查,早期子宫颈癌完全可以得到确诊并

进行早期治疗。LSH 仍为一种较理想的手术方式,术前应将术式利弊详细向患者阐明,让患者做到知情选择。

4. 腹腔镜全子宫切除术(laparoscopic total hysterectomy,LTH)　LTH 是一种在腹腔镜下切断所有连结子宫的血管、韧带及阴道壁等组织,使子宫完全游离后从阴道取出,并在腹腔镜下缝合阴道断端的手术方式。该术式操作难度大、技术要求高,但经过 20 年的临床经验积累,该术式已发展成熟,由复杂变得简单、并发症也越来越少。

(1)适应证:子宫肌瘤患者,年龄≥50 岁伴有不规则阴道流血者;子宫肌瘤合并"子宫内膜不典型增生";子宫肌瘤合并子宫颈"不典型增生";子宫肌瘤患者有子宫体癌家族史者。

(2)禁忌证:盆腔广泛粘连;凝血功能障碍、血液病;有严重的心血管疾病、肺功能不全。

(3)术前准备:病史记录及全身体检;宫颈刮片、诊断性刮宫及白带常规检查;术前备皮及脐部清洁;术前用碘伏消毒阴道,每日1～2 次,连续 3 日;术前一天晚餐半流饮食,并清洁灌肠,手术当日晨仰卧位、左侧卧位、右侧卧位灌肠;术前留导尿管;术前经宫颈上举宫杯。

(4)手术操作要点:①采用气管插管或喉罩全身麻醉,体位取截石位,常规消毒、铺巾,留置尿管,从宫颈置入举宫杯。②在手术开始前应辨认出输尿管的行程,如有必要,最好在手术开始时分离出部分输尿管。因为在手术过程中再分离输尿管,由于手术野渗血和输尿管蠕动受抑制等原因而不易辨认。③助手将子宫推向右侧,显露左侧附件及圆韧带,用分离钳钳住左侧圆韧带,用 LigaSure 或超声刀切断距子宫侧 1～2cm 处的圆韧带。④离断骨盆漏斗韧带或卵巢固有韧带及输卵管峡部。如果手术当中需行附件切除,则需离断漏斗韧带。助手用弯钳钳夹卵巢,牵引漏斗韧带,于卵巢门的下方,用 LigaSure 或超声刀凝切之。如需保留附件,则离断卵巢

固有韧带和输卵管峡部。同法处理对侧。⑤剪开膀胱腹膜反折,钝锐性分离膀胱子宫颈间隙,将膀胱游离至子宫颈外口下 2cm。钳夹电凝,剪断膀胱子宫颈韧带。⑥分离子宫旁组织,认清输尿管走向,在子宫颈内口稍下方,用 LigaSure 与子宫纵轴垂直方向夹住子宫血管,电凝后切断。亦可用双极钳电凝后用超声止血刀切断子宫血管。同法处理对侧子宫血管。⑦用子宫操纵器上推子宫,腹腔镜下能清楚地见到双侧骶主韧带,贴近子宫颈,用超声刀或单双极分次凝切主韧带。如子宫骶骨韧带较薄,也可用同时将骶主韧带一并处理。同法处理对侧骶主韧带。手术至此,由于附件、子宫血管、骶主韧带已相继离断,子宫体已呈游离状态,仅与阴道相连。⑧通过子宫杯上推子宫,可清楚见到阴道穹处子宫杯上缘,用单极电钩和超声刀在前穹顶切开阴道前壁,并沿阴道穹部环形离断阴道,游离子宫。⑨退出举宫杯,同时把子宫颈送进阴道。退出腹腔镜,排放气体。窥开阴道,直视下钳夹宫颈,从阴道牵出子宫体。子宫取出后应剖开子宫检视内膜、肌壁及肿瘤,必要时行术中冰冻病理检查排除子宫恶性病变。⑩缝合阴道残端。填塞阴道,重新形成气腹,1 号可吸收线镜下自右往左连续锁扣缝合关闭阴道残端。⑪冲洗盆腹腔,明确创面无渗血,排空腹腔内气体,取出镜及主套管,缝合皮肤切口,结束手术。

(5)术后管理:同 LAVH 术。

(6)手术并发症防治:①出血,子宫旁血管的处理,尤其是子宫动脉的处理是极重要的一环。清楚显露子宫动脉并镜下凝切是腹腔镜下全子宫切除术中关键一步。切断子宫动脉既可单双极电凝、电切,亦可用超声刀或 LigaSure 凝固、凝切。②输尿管的损伤,输尿管与子宫动脉最近的距离仅 2cm,所以在切断子宫动脉时,应特别注意输尿管的走向。通常先打开膀胱腹膜反折,下推膀胱至宫颈外口下 2cm,此时输尿管已充分下移,再将子宫动脉予以凝切,是最明智的做法。

(7)手术相关问题:掌握手术指征是手术成功的前提,特别是开展该项手术的初始阶段,应尽可能选择子宫≤3 个半月妊娠大小且无盆腔粘连的病例,同时应配备良好的手术器械,如超声刀、LigaSure、双极钳等。如果腹腔镜下操作技巧非常娴熟,只要有双极钳、剪刀等简单工具,同样也可以开展 LTH 手术。腹腔镜全子宫切除术实际上已接近Ⅳ型 LAVH 术式,只是该术式缝合阴道时在腹腔镜下完成。

(廖 敏 韩玉斌)

九、盆腔脏器脱垂的腹腔镜手术

盆腔脏器脱垂(pelvic organs prolapse, POP)是指阴道前壁、阴道后壁、阴道顶部(子宫或子宫切除术后的阴道穹)中的一个或者多个盆腔器官的下降。随着人类对健康的重视程度的提高及医学的进步,人类的寿命在延长,人口老龄化自然也在加剧,POP 的发病率也在增长。曾有国外学者提出 2010—2050 年,美国的 POP 患者的增长率高达 46%。并非所有的 POP 患者均需要手术治疗,有症状的 POP 患者或者有强烈手术愿望的 POP 患者可进行手术治疗。有报道称,80 岁以上女性一生中需要接受 POP 手术的终身风险大概为 12.6%。随着手术器械及手术技术的进步,POP 的手术途径及手术方式也在不断地发生变化。在此仅浅谈 POP 的腹腔镜手术。术式可分为阴道骶骨固定术、子宫骶骨固定术、子宫骶韧带缩短术、子宫圆韧带悬吊术、髂耻韧带悬吊术及阴道旁修补术等。

(一)临床表现

1. 症状

(1)轻症患者一般无症状。

(2)重度脱垂韧带筋膜有牵拉,盆腔充血,患者有不同程度的腰骶部酸痛或下坠感。

(3)阴道前壁膨出常伴有尿频、排尿困难、残余尿增加,部分患者可发生压力性尿失禁。

（4）阴道后壁膨出常表现为便秘。

（5）宫颈和阴道黏膜长期外露摩擦,可发生溃疡出血,合并感染则有脓性分泌物。

2. 体征

（1）阴道内前后壁组织或子宫颈及宫体可脱出阴道口外。

（2）脱垂的阴道前后壁、宫颈黏膜常增厚角化,可有溃疡和出血。

（3）阴道后壁膨出肛门指检向前方可触

及向阴道凸出的直肠。

（4）位于后穹部球形突出是肠膨出,指诊可触及疝囊内小肠。

（5）年轻的子宫脱垂者常伴有宫颈延长并肥大。

（二）临床分度

目前国外多采用 Bump 提出的盆腔器官脱垂定量分期法（pelvic organ prolapse quantitation,POP-Q）。详见表 8-3 和表 8-4。

表 8-3　盆腔器官脱垂评估指导点（POP-Q 分期）

指示点	内容描述	范围
Aa	阴道前壁中线距处女膜 3cm 处,相当于尿道膀胱沟处	$-3\sim+3$cm
Ba	阴道顶端或前穹到 Aa 点之间阴道前壁上段中的最远点	在无阴道脱垂时,此点位于 -3cm,在子宫切除术后阴道完全外翻时,此点将为 $+$TVL
C	宫颈或子宫切除后阴道顶端所处的最远端	$-$TVL$\sim+$TVL
D	有宫颈时的后穹的位置,它提示了子宫骶骨韧带附着到近端宫颈后壁的水平	$-$TVL$\sim+$TVL 或空缺（子宫切除后）
Ap	阴道后壁中线距处女膜 3cm 处,Ap 与 Aa 点相对应	$-3\sim+3$cm
Bp	阴道顶端或后穹到 Ap 点之间阴道后壁上段中的最远点,Bp 与 Ba 点相对应	在无阴道脱垂时,此点位于 -3cm,在子宫切除术后阴道完全外翻时,此点将为 $+$TVL

阴裂的长度（gh）为尿道外口中线到处女膜后缘的中线距离。

会阴体的长度（pb）为阴裂的后端边缘到肛门中点距离。

阴道总长度（TVL）为总阴道长度。

注:POP-Q 分期应在向下用力屏气时,以脱垂最大限度出现时的最远端部位距离处女膜的正负值计算。

表 8-4　盆腔脏器脱垂 POP-Q 分期

分度	内容
0	无脱垂,Aa、Ap、Ba、Bp 均在 -3cm 处,C、D 两点在阴道总长度和阴道总长度 -2cm 之间,即 C 或 D 点量化值 $<$(TVL-2)cm
I	脱垂最远端在处女膜平面上 >1cm,即量化值 <1cm
II	脱垂最远端在处女膜平面上 <1cm,即量化值 >-1cm,但 $<+1$cm
III	脱垂最远端超过处女膜平面 >1cm,但 $<$阴道总长度 -2cm,即量化值 $>+1$cm,但 $<$(TVL-2)cm
IV	下生殖道呈全长外翻,脱垂最远端即宫颈或阴道残端脱垂超过阴道总长度 -2cm,即量化 $>$(TVL-2)cm

注:POP-Q 分期应在向下用力屏气时,以脱垂完全呈现出来时的最远端部位计算。应针对每个个体先用 3×3 表格量化描述,再进行分期。为了补偿阴道的伸展性及内在测量上的误差,在 0 和 IV 度中的 TVL 值允许有 2cm 的误差。

（三）诊断

根据病史及检查所见容易确诊。

1. 妇科检查前,嘱患者向下屏气判断脱垂的最重程度,并予以分度。

2. 注意有无溃疡存在,其部位、大小、深浅、有无感染等。

3. 嘱患者膀胱充盈时咳嗽,观察有无溢尿,即压力性尿失禁情况。

4. 注意子宫颈长短,行宫颈细胞学检查。

5. 应用单叶窥器可辅助阴道全面检查,压住阴道前壁时嘱患者向下用力,可显示肠疝和直肠膨出。

6. 注意盆底肌肉组织的检查,主要了解肛提肌的肌力和生殖裂隙宽度。

7. 有大便失禁时还应肛门指诊时注意肛门括约肌功能。

（四）鉴别诊断

1. 阴道壁肿物　阴道壁肿物在阴道壁内,固定、边界清楚。

2. 宫颈延长　双合诊检查阴道内宫颈虽长,但宫体在盆腔内,屏气并不下移。

3. 子宫黏膜下肌瘤　患者有月经过多病史,宫颈口见红色、质硬之肿块,表面找不到宫颈口,但在其周围或一侧可扪及被扩张变薄的宫颈边缘。

4. 慢性子宫内翻　罕见。阴道内见翻出的宫体,被覆暗红色绒样子宫内膜,两侧角可见输卵管开口。三合诊检查盆腔内无宫体。

（五）一般治疗

1. 非手术治疗　为盆腔器官脱垂的一线治疗方法。

（1）盆底肌肉锻炼和物理疗法:可增强盆底肌肉群的张力。盆底肌肉（肛提肌）锻炼适用于POP-Q分期Ⅰ度和Ⅱ度的盆腔器官脱垂者。也可作为重度手术前后的辅助治疗方法。

（2）子宫托:是一种支持子宫和阴道壁并使其维持在阴道内而不脱出的工具。子宫托应间断性地取出、清洗并重新放置,否则会出现包括瘘的形成、嵌顿、出血和感染等严重后果。

（3）中药:补中益气汤（丸）等有促进盆底张力恢复、缓解局部症状的作用。

2. 手术治疗　对脱垂超出处女膜的有症状的患者可考虑手术治疗。根据患者不同年龄、生育要求及全身健康状况,治疗应个体化。手术的主要目的是缓解症状,恢复正常的解剖位置和脏器功能,有满意的性功能并能够维持效果。

（六）腹腔镜手术治疗

近年来,随着对盆底解剖结构认识的不断提高、手术器械的改进及对妇科生物材料研究的不断深入,子宫脱垂的手术治疗由切除膨出的组织器官转为加强盆底结构支持的手术。而且随着腹腔镜技术水平的逐渐提高,将其用于治疗子宫脱垂也愈加广泛。腹腔镜下治疗子宫脱垂的方式众多,包括子宫或阴道骶骨固定术、子宫圆韧带悬吊术、子宫骶韧带缩短术、子宫腹壁悬吊术、髂耻韧带悬吊术、骶棘韧带固定术及阴道旁修补术等,其中骶骨固定术是顶端重建手术的金标准。

1. 腹腔镜下子宫或阴道骶骨固定术（laparoscopic sacrohysteropexy or laparoscopic vaginal sacral colpopexy,LSC/LVSC）　是在腹腔镜下使用网片将子宫或阴道顶端向上悬吊固定在骶骨前方的前纵韧带上,使阴道轴恢复正常,术后阴道解剖恢复更趋生理状态,有较高的性生活满意度。

（1）适应证:有症状的穹脱垂POP-Q Ⅱ度以上者;顶端缺陷为主的POP-Q Ⅲ度以上（初次手术）者;POP术后顶端复发者。

（2）禁忌证:未完成生育的POP患者;未排除子宫颈或子宫内膜恶性病变者;严重盆腹腔粘连不能置入腹腔镜者;并存严重的内外科疾病;并存生殖道感染的急性期;过度肥胖;年龄＞70岁（相对禁忌证）。

（3）手术准备：①术前仔细询问病史，术前完善血、尿常规，生化全套，免疫三项，乙肝两对半，妇科 B 超，肝、胆、胰、脾，泌尿系 B 超，心电图，胸片等术前常规检查；LCT、HPV 排除宫颈病变。行尿动力学检查，残余尿量测定。行 LSC 患者需要满足：宫颈 LCT 提示正常范围内，HPV（－）；有诊刮指征者行诊刮排除内膜病变；无并存其他必须切除子宫的疾病，如子宫肌瘤、卵巢实质性肿瘤等。必要时邀请相关科室会诊，使患者一般情况符合围术期要求。②门诊检查时即开始进行白带常规检查，对有真菌性、细菌性、滴虫性阴道炎的患者进行治疗，复查好转后安排入院。未绝经患者需避开月经期手术。入院后给予阴道冲洗每日 1 次；1∶5000 的高锰酸钾液坐浴每日 1 次；术前三天开始给予半流饮食；术前一天改流质饮食，补液 1000～1500ml，并口服和爽清洁灌肠；术前禁食 8 小时，禁水 4 小时，酌情给予补液补钾维持水电解质平衡。希望保留子宫者必要时行诊刮术，送检病理。术前和患者及家属沟通，拟定手术方案，说明手术风险及可能发生的并发症及注意事项，并签署手术知情同意书。

（4）手术主要器械：腹腔镜操作系统（STORZ4 代德国）；腹腔镜器械（STORZ 德国）；合成补片法国通用 ASPIDE 补片（3D 补片）；超声刀 ACE36E（美国强生）；可吸收薇乔缝线 2-0 爱惜康（美国强生）；聚酯不可吸收缝合线 W6977M 2-0 爱惜康（美国强生）。

（5）手术操作要点：①采用静脉诱导的气管插管全身麻醉，取头低足高的膀胱截石位，臀部超出手术台缘 3～5cm。②取脐孔上缘横形或纵形切口 10mm，切开皮肤，用一次性可视穿刺套管常规穿刺，插入腹腔镜，确定进入腹腔后建立 CO₂ 人工气腹，维持腹腔内压力 13mmHg 左右。于右下腹相当于麦氏点位置、耻骨联合上 20mm 左右各旁开 3cm、左髂前上棘与脐孔连线中点分别穿刺 5mm 套管并置入操作器械。③经阴道置入杯状举宫器操纵子宫，镜下全面探查盆、腹腔情况，了解子宫及双侧附件情况，特别注意骶骨岬位置的解剖，尽量了解该部位血管的走向。④超声刀打开骶岬表面后腹膜，钝性分离腹膜下疏松脂肪组织及骶前间隙内部结缔组织，显露骶前纵韧带；辨清输尿管走行，沿骶韧带外侧继续打开后腹膜至骶韧带宫颈附着处；打开膀胱腹膜反折，分离膀胱宫颈间隙，将膀胱下推至穹下 3cm，如合并阴道前壁膨出，则应下推膀胱至阴道前壁达 Aa 点水平；打开直肠腹膜反折，分离直肠阴道间隙，下推直肠至阴道穹下 3cm，如合并阴道后壁膨出，则应下推直肠至阴道后壁达 Ap 点水平；前后腹膜通过双侧宫旁无血管区贯穿；将网片修整成"Y"字形，分头端及尾端，头端分前后两叶，将"Y"形网片前叶置于阴道前壁，不可吸收缝线（亦可用可吸收线）缝合固定 6～9 针，后叶及尾端穿过右侧贯穿的宫旁间隙，后叶置于阴道后壁，同法缝合固定，注意两侧骶韧带附着点处应着重缝合固定，前后叶左侧游离端通过左侧宫旁贯穿重叠缝合固定于阴道侧壁，形成"环抱"状；尾端置于骶前区，调整尾端纵臂长度，使 C 点位置为－6，用 2-0 不可吸收线将网片尾端缝合固定于前纵韧带上，剪除多余网片；2-0 可吸收线连续缝合后腹膜包埋网片。⑤对于子宫已切除者，不存在宫旁贯穿问题，将网片头端前后叶分别固定于阴道前后壁，注意网片固定于后壁时两侧骶韧带附着点处应着重缝合；调整尾端纵臂长度，使阴道残端顶点（即 C 点/D 点）为－6；用 2-0 不可吸收线将网片纵臂缝合固定于前纵韧带上。2-0 可吸收线连续缝合后腹膜包埋网片。⑥冲洗盆腹腔，明确创面无渗血，排空腹腔内二氧化碳气体，退出镜体及各穿刺套管，缝合腹壁切口，手术结束。

（6）术后管理：患者术后心电监护 3～6 小时，注意观察生命体征变化情况；鼓励早期下床活动,肛门排气后可自由饮食;可预防性使用抗生素24～48小时;术后留置导尿管48小时;禁止性生活及盆浴3个月,保持大便通畅,避免便秘,适当活动,避免重体力劳动;出院后定期复查,了解术后恢复情况。

(7)手术并发症防治

①网片暴露:LSC同时行子宫切除发生网片暴露的概率为6.9%～27%,而阴道穹脱垂患者行LSC暴露率为1.3%～4.7%。究其原因,年龄较大患者阴道黏膜萎缩变薄;术中解剖层次欠清;网片材质影响。为减少网片暴露风险:对年龄较大患者术前术后阴道局部使用雌激素制剂;术中解剖层次清晰,确认分离到膀胱阴道间隙及直肠阴道间隙;固定网片时充分展平,避免折叠;尽量选用优质网片,已证实人工合成轻型Ⅰ类轻型聚丙烯网片优于自体源性阔筋膜或生物网片。

②骶前血管损伤:主要是骶正中静脉解剖异常。根据张晓薇教授的研究报道,骶前静脉丛由骶正中静脉、骶外侧静脉干、椎旁静脉、横杆静脉组成网状静脉丛,其中骶正中静脉及第一横杆静脉的解剖变异较大。缝合骶骨岬前韧带时,如果不注意这些血管的异常,就会导致损伤。术者术前充分熟悉解剖,术中充分显露术野,即可减少骶前血管损伤风险。

(8)手术相关问题:POP手术是否同时行抗尿失禁手术,这是一个值得关注问题。盆腔器官脱垂的中国诊治指南(2020年版)指出:合并显性压力性尿失禁的POP患者,可同时行抗尿失禁手术。术前无压力性尿失禁的顶端和前壁膨出患者,应进行隐匿性尿失禁的评估,告知术后新发压力性尿失禁的风险。对于隐匿性尿失禁患者,可酌情考虑同期行抗尿失禁手术,也可以等待POP纠正手术后至少3个月再评估决策是否行抗尿失禁手术。

2. v-NOTES腹膜后子宫骶骨固定术 这是我院近期开展的一项新的术式——经阴道自然腔道内镜手术(trans-vaginal natural orifice transluminal endoscopic surgery, v-NOTES),通过阴道自然腔道置入单孔腹腔镜,经腹膜后路径进行子宫骶骨固定术。

(1)v-NOTES的优点:巧妙地将阴式手术与腹腔镜手术相结合,扬长避短;避免阴式手术视野小、显露困难的缺点;可在腹腔镜直视下操作,提高手术安全性;没有体表瘢痕、疼痛轻、美观、促进快速康复。

(2)v-NOTES的缺点:此术式对主刀医师的技术有较高的要求,必须具有非常熟练的传统腹腔镜手术基础。

(3)适应证:根据POP-Q评分系统诊断为Ⅱ度及以上的POP患者;子宫体及宫颈无病变;希望保留子宫者;可耐受手术的患者。

(4)禁忌证:未完成生育的POP患者;未排除子宫颈或子宫内膜恶性病变者;严重的内外科疾病;生殖道感染的急性期;宫颈延长者;年龄>70岁(相对禁忌证)。

(5)术前准备:同LSC/LVSC。

(6)手术操作要点

①采用静脉诱导的气管插管全身麻醉,取头低足高的膀胱截石位。

②经阴道上1/3做纵向切口,分离阴道直肠间隙及右侧直肠侧间隙。

③放置单孔腹腔镜穿刺器,充入二氧化碳气体,建立腹膜后腔隙,维持腔内压力13mmHg左右。

④超声刀于腹膜外沿盆壁分离直肠侧间隙,建立隧道,达骶骨前间隙,显露骶骨岬。

⑤排空气体,取出单孔腹腔镜穿刺器;钳夹牵拉宫颈,水垫分离阴道膀胱间隙,弧形切开阴道前穹,分离阴道膀胱间隙,游离阴道前壁组织达Aa点;分离阴道直肠间隙,游离阴道后壁至Ap点;自右侧宫旁无血管区贯穿前后壁。

⑥裁剪网片成"Y"型,分头端及尾端,头端分前后两叶;将前叶自右侧贯穿区穿过并展平于阴道前壁,2-0不可吸收缝线(亦可用

可吸收线)缝合固定 6～9 针,后叶则展平缝合固定于阴道后壁,注意网片固定于后壁时两侧骶韧带附着点处应着重缝合。

⑦用一根长举宫棒上推子宫,令子宫恢复正常位置,牵拉网片尾端至骶前区,调整纵臂长度,用 2-0 不可吸收线将其缝合(或使用螺旋钉)固定于前纵韧带上,剪除多余网片。

⑧检查创面无渗血,退出镜体及穿刺器,缝合阴道创面,结束手术。

(7)术后管理:同 LSC/LVSC。

(8)手术难点及策略

①入路平台的建立及技巧:由于阴道壁组织菲薄,阴道切口与外阴呈 90°,易滑脱,较难将切口保护套固定于阴道壁。技巧:牵拉宫颈后壁,令阴道后壁纵向切口与地面垂直,同时于切口周围做一荷包缝合,置入切口保护套后稍拉紧线圈打结固定。

②腹膜外途径寻找骶骨岬:建立腹膜外通路后视野中均是腹膜外脂肪,没有任何明确的解剖标志结构,因此骶骨及其周围重要解剖结构的精准暴露比较困难。技巧:初始开展时可在腹腔镜监视下进行;沿盆侧壁向上分离脂肪组织,至髂内动脉起始端后向内侧分离,即可找到骶骨岬。

③视野显露困难的处理:行 v-NOTES时视野有限可产生盲区。技巧:头低臀高位;采用加长版(45cm)的 30 度硬镜。

④网片固定:将网片缝合固定于骶骨是一项难度较大的操作,改用螺旋钉固定可大大降低手术难度。

3. **腹腔镜下骶骨韧带缩短术**　骶骨韧带缩短术是解决轻度中盆腔缺陷为主的 POP 年轻患者,但疗效不确切,可与其他盆底修复手术合并应用,主要适用于没有条件进行高位子宫骶骨韧带悬吊术(high uterosacral ligament suspension,HUS)的医院。

(1)适应证:适用于中盆腔脱垂患者,如子宫或阴道穹脱垂。

(2)禁忌证:宫骶韧带松弛薄弱者;泌尿系炎症和生殖道炎症急性期;合并内科疾病,情况不允许手术者。

(3)术前准备:同 LSC/LVSC。

(4)手术操作要点

①选择气管插管或喉罩全身麻醉,采用头低足高的膀胱截石位。

②腹腔镜下全面探查、评估盆腹腔情况,特别注意骶骨韧带的解剖形态及双侧输尿管行径。

③辨清输尿管的走向,用超声刀剪开双侧骶韧带外侧腹膜,下至宫颈骶韧带附着处、上至骶前孔区骨面,显露双侧子宫骶骨韧带。

④2-0 不可吸收线自上端螺旋状缝合至下端宫颈骶韧带附着处,打结缩短双侧骶韧带;根据骶韧带松弛程度选择上端进针点及将两侧骶韧带宫颈附着处线尾打结加固。

⑤冲洗盆腔,明确创面无渗血,手术结束。

(5)术后管理:麻醉清醒后可拔除导尿管;肛门排气后即可予自由饮食,鼓励早期下床活动;术后无须使用抗生素;术后 2 天即可出院;定期复查,了解术后恢复情况。

(6)手术并发症防治

①输尿管损伤:术中损伤输尿管的概率极小,主要是缩短骶韧带时造成输尿管成角,导致术后输尿管梗阻或狭窄。预防:先将输尿管内侧的盆腹膜分离向外侧推开,必要时游离部分输尿管。高位缝合骶韧带时看清输尿管的走向,避免成角,防止术后输尿管梗阻或狭窄。

②臀部疼痛问题:少数患者术后发生。原因:骶丛神经损伤。骶丛神经由腰骶干(L_4、L_5)及骶($S_{1\sim5}$)、尾(C_0)神经的前支组成,分布于臀部、会阴等部位。而骶丛则位于骶骨的位置,当缝合骶前孔区组织时,就有可能有损伤 S_3、S_4 神经干的风险。一般右侧子宫骶骨韧带缝合损伤的概率大于左侧。预防:建议高位缝合子宫骶骨韧带时应避免过高,合适的部位在子宫骶骨韧带中下 2/3 段,

且缝合不宜过深,以免损伤 S_3、S_4 神经干。

4.腹腔镜下圆韧带悬吊术　腹腔镜下圆韧带悬吊术包括圆韧带宫颈悬吊及圆韧带阴道残端悬吊两种手术方法,前者用于保留子宫者,后者用于切除子宫者。该术式单一应用疗效亦不确切,可与其他盆底修复手术合并应用。

(1)适应证:适用于中盆腔脱垂患者,如子宫或阴道穹脱垂。

(2)禁忌证:急性生殖道炎症;过度肥胖;合并严重内科疾病,情况不允许手术者。

(3)术前准备:同腹腔镜下骶骨韧带缩短术。

(4)手术操作要点

①麻醉与体位:选择气管插管或喉罩全身麻醉,采用头低足高的膀胱截石位。

②探查:腹腔镜下全面探查、评估盆腹腔情况,特别注意圆韧带的解剖形态,是否存在发育异常,如松弛、纤细、薄弱等,同时探查骶韧带情况,必要时可同时行骶韧带缩短。

③圆韧带宫颈悬吊术:打开膀胱腹膜反折,向两侧延伸至圆韧带,下推膀胱至宫颈外口水平,分离两侧宫旁组织,充分显露宫颈;将子宫摆向右侧,于阴道穹上方,位于左侧宫颈位置用 2-0 不可吸收线"8"字缝合并打结固定,保留线尾,继续用该缝线自盆侧端螺旋状贯穿缝合左侧圆韧带至子宫附着处,收紧缝线,与保留的线尾打结,缩短左侧圆韧带;同法缩短右侧圆韧带;如圆韧带仍松弛,可再用缝针将双侧圆韧带及子宫前壁浆肌层缝合,加固宫颈的悬吊力。

④圆韧带阴道残端悬吊:按全子宫切除步骤切除子宫,常规缝合阴道残端;2-0 不可吸收线贯穿缝合左侧圆韧带及左侧阴道残端,打结固定;同法将右侧圆韧带固定于右侧阴道残端;视圆韧带松紧度选择两侧圆韧带进针点及是否将两侧圆韧带打结加固。

⑤2-0 可吸收线连续缝合膀胱腹膜反折,覆盖创面;冲洗盆腔,检查创面无渗血,结束手术。

(5)术后管理:麻醉清醒后可拔除导尿管;肛门排气后即可予自由饮食,鼓励早期下床活动;术后无须使用抗生素;术后 2 天即可出院;定期复查,了解术后恢复情况。

(6)手术并发症防治:该手术简单,并发症少。主要注意术中分离膀胱腹膜反折时预防膀胱及输尿管损伤。分离膀胱及两侧宫旁组织时,该部位血管丰富,分离时容易出血,而且其下方就是输尿管,在止血过程可能造成损伤。操作时需小心,如有出血应尽快止血,以免出血量增多污染术野,更易导致损伤。

(7)手术相关问题:腹腔镜下宫颈悬吊术临床少用,因为疗效不确彻,主要应用于没有"网片"手术条件的医院。术前充分向患者及家属说清手术的可行性及复发的可能性,如果患者及家属不能接受复发的可能性,就应该放弃该手术,并建议患者到有条件的医院手术施行子宫骶骨固定术。

5.腹腔镜子宫腹壁悬吊术　是一种相对简单的处理子宫脱垂的手术,手术时间短、并发症少,适用于年老,手术不宜过长者。

(1)适应证:年老体弱(>70 岁)、合并有其他内科疾病、手术时间不宜过长者;客观条件不方便上子宫托,家人要求手术者;仅适用于中盆腔脱垂,无法解决前后盆腔脱垂,亦无法解决压力性尿失禁。

(2)禁忌证:急性生殖道炎症者;未排除生殖道恶性病变者;合并严重内、外科疾患不能耐受手术者;严重盆、腹腔粘连者。

(3)术前准备:同 LSC/LVSC。

(4)手术主要器械:美国强生 MERSILENE 带(不可吸收),宽 5mm,两头带针。

(5)手术操作要点

①选择气管插管或喉罩全身麻醉,采用头低足高的膀胱截石位。

②探查盆腔,确定子宫体、附件及其他脏器是否正常,特别注意盆腔有无粘连。

③将 MERSILENE 带两头的弯针拉直，经 10mm 置镜孔放入腹腔。

④举宫器上举子宫，术者持持针器钳夹 MERSILENE 带其中一头直针，从左侧宫角后壁进针，穿过子宫肌层，自左侧宫角前壁出针(注意不要穿透内膜)；同法持另一头直针，从右侧宫角后壁进针，自右侧宫角前壁出针；剪去两头直针并取出。

⑤在腹中线耻骨联合上 2～3 横指处做一长 1cm 纵向切口，5mm 穿刺器套管自 1cm 切口处置入，自皮下疏松组织向右侧横向穿行，自右侧脐侧韧带内侧穿透腹膜，进入腹腔，注意勿损伤膀胱，操作钳进入腹腔钳夹右侧宫角前壁 MERSILENE 带并牵拉至腹腔外；取出 5mm 穿刺器套管，同法向左侧皮下疏松组织穿行进入腹腔并取出左侧宫角前壁 MERSILENE 带。

⑥于子宫前壁及前腹壁各做一电凝区，人为造成腹壁创伤，促使术后粘连，调整 MERSILENE 带松紧度，使子宫紧贴前腹壁，腹腔外打结固定。

⑦检查创面无渗血，退出镜体及穿刺器，缝合腹壁 1cm 切口，结束手术。

(韩玉斌　廖　敏)

十、妇科疾病的单孔腹腔镜手术

遵循对患者有益的原则，追求患者利益最大化，实现外科微创化。近年来，随着传统多孔腹腔镜手术技术的熟练和提高、器械设备的完善与发展，单孔腹腔镜已逐步得到开展。单孔腹腔镜分为经脐单孔和经阴单孔。脐部为天然瘢痕，经脐切口愈合后可为脐部原有皮肤皱褶所遮挡，术后具备更佳的美容效果。而阴道为自然腔道，术后无瘢痕，单孔腹腔镜手术备受患者及手术医师的推崇。但单孔入路类似于"同轴平行-管状视野"，存在"操作三角"显露不佳、器械互相干扰、"直线视野"的不适应性等诸多问题，其操作难度比传统多孔腹腔镜增加。扎实的多孔腹腔镜手术基础，良好的镜下空间感和术中突发情况的应急处理能力，是我们迈向单孔腹腔镜的前提条件。目前笔者所在医院已开展了经脐单孔腹腔镜下各式妇科良性肿瘤手术和经阴单孔腹腔镜腹膜后阴道骶骨固定术，积累了一定的经验及技巧，本章节介绍经脐单孔腹腔镜部分良性肿瘤手术的操作技巧，经阴单孔腹腔镜腹膜后阴道骶骨固定术详见盆底手术章节。

(一)单孔腹腔镜器械

1. 单孔穿刺套管　所谓的单孔穿刺套管其实只是一个长 40mm、直径 30mm、中空的塑料杯子，其顶部有大小不等的 4 个小孔，用于放置手术的操作器械。

2. 单孔腹腔镜器械　与普通腹腔镜手术器械一样，只是单孔腹腔镜手术时由于操作空间相对较窄，所以其分离钳、剪刀通过旋转装置可以使分离钳及剪刀弯曲，便于分离、剪除组织。

3. 单孔腹腔镜 Port　在单孔腹腔镜手术开展初期，器械的开发及供应尚未普及，智慧的妇产科医师们经过奇妙的构思，采用普通橡胶手套制作的多通道套管，以满足一般单孔腹腔镜(LESS)的需求。在小型切口保护器(6cm 或 8cm)的外环套接无菌橡胶手套，然后将手套的 3～4 个手指部分剪去，和常规的腹腔镜 trocar 连接，组装成简易的单孔套管。这种自制 port 套管优点是组装材料价格便宜，套管间活动度大，可有效避免器械间的碰撞。不足之处是橡胶手套质地薄，反复更换器械容易造成手套穿孔，且橡胶手套与切口保护器结合处常常由于不匹配、操作过程中牵拉等问题而发生漏气。

随着单孔腹腔镜的开展，目前 port 和器械都在不断地研发，并推陈出新。现在市面上的 port 由外套和双环保护器两部分组成。外套嵌有 4 个通道套管，呈"十"字形设置的 4 个孔径，大小分别为 5mm、5mm、5mm/10mm、10mm/12mm。每个通道均有弹性硅胶阀门以维持气腹的密闭性,外套两侧各有一个直径约 3mm 的单向阀门入气体通道和排烟通道;而双环保护套原理与切口保护器一样,由 2 个可塑的塑料环连接质软的硅胶,在置入腹腔内的保护环部分设计有一绳子,方便牵引取出。外套和保护器之间通常设有阀门,此类 port 密闭性好,气腹维持较满意,取出标本后也可再次置入继续使用,可重复性高。但也存在通道间距偏小、器械活动范围受到一定限制的缺点。

(二)单孔腹腔镜操作技巧及并发症

1. 脐部切口的选择技巧　单孔腹腔镜的初衷是脐部切口越小,美容效果越理想;但是,过小的切口势必局限了 trocar 间的距离和限制了器械之间活动的空间,影响手术的操作。建议仍遵循传统多孔腹腔镜脐部切口选择原则,根据脐部凹陷情况,选择经脐部正中纵向切口或沿脐轮做弧形切口,长度 2.5～3.0cm 为宜。

2. 脐部 port 孔径方向的放置技巧　传统的多孔腹腔镜依赖于 trocar 空间位置不同而顺利完成手术操作,而单孔腹腔镜手术是利用单一切口多通道的方式进行手术操作,各 trocar 均在同一平面,清除了传统的“手术三角”区域。同一平面的各通道,操作器械与镜体的互相干扰,增加了手术难度。单孔腹腔镜的 port 一般有 4 个通道,2 个 10mm 和 2 个 5mm 孔道各自相邻。在临床操作过程中,笔者总结了器械的合理摆放位置,建议呈“十”字结构,正上方为镜体通道,左右两侧为主刀操作通道,正下方为助手操作通路。

3. 避免器械相互干扰技巧　单孔腹腔镜手术是利用单一切口多通路完成手术,各 trocar 间距近,操作空间狭小,器械间互相交叉,形成“筷子”效应,操作时需要在人体腹腔内创造纵向的手术三维操作区域。因为各操作器械间的同轴效应,操作时若太多器械相互干扰,容易器械间互相“打架”,建议镜体和助手非主要操作的器械回缩,远离操作区域,

为操作提供空间距离。如果条件允许,可使用有活动关节或弯曲状的器械,也可以传统质硬的直器械和曲状器械相互配合,以降低手术操作难度。

4. 扶镜技巧　单孔腹腔镜手术是通过脐部各器械,靠术者一人操作,顺畅完成的腹腔镜手术,操作空间非常狭小,任何操作几乎都在磕碰中进行,扶镜的助手总有进退维艰之感。进镜过早,会因“筷子效应”而失去对器械的导引作用;进镜过迟,又会因器械占位效应干扰操作或因视野过远而欠清晰,导致腹腔镜下难以找到合适的视野。扶镜手与术者需要有巧妙的配合,以保证手术的顺利进行。

作者经验:第一,扶镜手必须充分理解手术的过程和术者的操作习惯,熟悉 30 度镜的镜下的空间感,能灵活机智地变换腹腔镜角度;第二,进行盆、腹腔探查时,最好术者器械始终位于腹腔镜的上前方,当需仔细观察时再接近目标;第三,扶镜手要学会躲开术者的操作器械,防止两者间的互相碰撞和干扰,影响到术者操作时需果断退位;第四,若术中难以清晰显露术野,要果断退位,灵活旋转腹腔镜角度,应用 30 度镜的斜面视觉,扩大视野,在可见的视野中进行最多的操作;第五,移动镜体时动作要小,少做大幅度频繁的横向或上下摆动,减少术者的视觉疲劳和目眩感;第六,电钩、剪刀、缝合针等均属于锐器,置入锐器时扶镜手应跟踪锐器的行径,以免因“盲插”引起不必要的组织脏器损伤。

5. 缝合、打结技巧　由于单孔腹腔镜操作空间的限制,腔内器械的成角和“同轴效应”,缝合、打结是手术操作的难点,而需要缝合的术式为子宫肌瘤剔除术创面缝合、全子宫切除后阴道残端的缝合。

作者经验:①port 尽量选择软性材料,这样可增加器械操作的空间和灵活性;②光学镜头尽量远离操作器械及部位,避免镜头与器械“打架”,妨碍操作;③因器械“同轴效

应"，缝合时术者左手钳夹的组织尽量远离进针和出针的部位，且左手牵拉组织的方向应与进针和出针方向相反，形成对抗力，在组织上形成张力，利于缝合；④可长器械与短器械或可弯曲状器械与直器械联合应用，增大同一轴线上的操作空间；⑤如果经济条件允许，可通过使用自固定免打结缝线（鱼骨线或倒刺线）避开打结，也可用 1 号薇乔线先在腔外打好滑结，在体内缝合时，首针以扣结的阻力固定，最后一针将针穿过活结，抽紧滑结即可。

6. 肌瘤取出技巧　多孔腹腔镜子宫肌瘤剔除术术后瘤体均用锯齿刀管旋切器旋切后逐条取出，冲洗不净，有可能会导致瘤体碎屑在盆腹腔内播散、种植，尤其是对于术前未能明确诊断的子宫肉瘤，术后导致肿瘤播散，提高疾病分期，影响预后。2014 年 7 月 14 日，FDA 建议停止使用组织粉碎器，以免未知肿瘤在腹腔镜内播散，导致疾病加重的风险。而单孔腹腔镜操作因其脐部切口大，2.5～3.0cm，在标本取材上占一定优势，也符合无瘤原则。

3.0cm 以下肌瘤可利用切口组织弹性，将肌瘤装入标本袋后直接从脐部切口取出；＞3.0cm 的肌瘤，将标本袋口拉出操作平台后，用 Allis 钳或巾钳钳夹肌瘤，用组织剪或尖刀呈块状或螺旋状劈开，减瘤至合适切口大小取出。也可以在腹腔镜监视下切开阴道后穹，将瘤体从阴道后穹取出（或劈开后取出），再用可吸收线缝合后穹创面。此种方式会将Ⅰ类手术切口升级为Ⅱ类手术切口，既增加了患者的创伤，也可能增加感染概率，故不推荐常规应用。

7. 切开膀胱腹膜反折和离断子宫血管技巧　与多孔腹腔镜下全子宫切除术比较，单孔腹腔镜下完全性子宫切除术手术步骤与之相同，但因为"同轴效应"和器械"打架"，处理难点在于膀胱腹膜反折的切开和子宫血管的离断。腹腔镜下膀胱腹膜反折打开方式有两种。

（1）从左侧部分阔韧带前叶开始，横行向右侧切开膀胱腹膜反折，向两侧横向分离阴道间隙，下推膀胱。此种方法简单、解剖层次清晰、安全性高，在多孔腹腔镜应用较多，尤其是剖宫产术后膀胱与子宫下段致密粘连者。

（2）从膀胱腹膜反折中间分别向两侧阔韧带前叶切开。而单孔腹腔镜因为纵向操作，打开膀胱腹膜反折难以从侧边入路，选取这种方法较为合理。

单孔腹腔镜的纵向操作，在离断子宫血管时容易切向盆壁方向，这时最好将子宫倾向对侧 45 度，术者左手将子宫体压向对侧，协助显露血管，在举宫杯缘上方凝切血管。

8. 单孔腹腔镜手术并发症防治　单孔腹腔镜因多数为单人操作，手术难度增加，术中并发症的处理难度增加，需要有一定的学习曲线及熟练的手术技巧。常见的并发症和腹腔镜一样，如出血、感染、泌尿系损伤、肠道损伤、人工气腹相关并发症、血栓栓塞等，经脐单孔腹腔镜常见的并发症还有脐部切口愈合不良、脐部切口疝。

（1）脐部切口愈合不良：与脐部消毒不彻底、切口缝合不当、皮下脂肪液化等因素有关。术前严格的脐部消毒，术后尽可能的脐部彻底止血、分层缝合、换药，术后营养状态的调整等，对预防脐部切口愈合不良有重要意义。

（2）脐部切口疝：因单孔腹腔镜脐部切口较传统腹腔镜大，直径 2.5～3.0cm，术中缝合不当、术后切口愈合不良、长期便秘或咳嗽等腹压增高均为切口疝的高危因素。预防措施：缝合过程腹肌松弛，缓慢放气及轻柔取出 port 装置，清晰术野，不要腹腔内容物突出脐部。脐部分层缝合腹膜、筋膜及皮下，尽量减少线头刺激。术后叮嘱患者保持大便通畅及避免咳嗽等腹腔压力增加。

(三)单孔腹腔镜卵巢囊肿剥除术

1. **适应证**　单孔腹腔镜也适用于各种卵巢囊肿,但建议选择囊液清亮的卵巢浆液性囊肿、卵巢畸胎瘤等非严重粘连或非卵巢黏液性囊肿。

2. **禁忌证**

(1)全身状况差不能耐受腹腔镜手术者。

(2)合并严重盆、腹腔粘连者。

(3)脐部疝或曾接受修补者。

(4)卵巢囊肿直径≥12cm 者。

(5)可疑卵巢恶性肿瘤者。

3. **手术步骤**

(1)切开脐孔 2.0～2.5cm,放置入路平台。

(2)进入腹腔镜器械,观察盆、腹腔情况,包括子宫、双附件和上腹腔探查。

(3)左手分离钳提起患侧卵巢固有韧带,固定患侧卵巢。

(4)平行患侧卵巢纵轴做一与囊肿等长的电凝带。

(5)沿卵巢皮质与卵巢壁之间寻找间隙,左侧提起囊壁,右手分离钳逐步自囊壁上方剥离下卵巢皮质,双极电凝创面止血。

(6)生理盐水冲洗盆腹腔,检查手术创面有无出血及渗血。

(7)脐部切口 3 层缝合。

(四)单孔腹腔镜全子宫切除术

1. **适应证**

(1)子宫肌瘤、子宫腺肌病(子宫体积<12 周)。

(2)子宫内膜非典型性增生。

(3)宫颈上皮内瘤变Ⅲ级。

(4)卵巢或附件囊肿须切除子宫者。

(5)无生育要求,有子宫切除意愿者。

2. **作者病例选择还遵循以下标准**

(1)对微创和美容的要求较高者。

(2)患者一般情况良好,生命体征平稳。

(3)体重指数<30kg/m^2。

(4)术前评估可能免须放置腹腔引流管者。

(5)术前评估盆腔不太严重粘连者。

3. **禁忌证**

(1)全身状况差不能耐受腹腔镜手术者。

(2)合并严重盆、腹腔粘连者。

(3)脐部疝或曾接受修补者。

(4)可疑妇科恶性者。

(5)子宫>16 周者。

4. **手术步骤**

(1)切开脐孔 2.0～2.5cm,放置入路平台。

(2)进入腹腔镜器械,观察盆、腹腔情况,包括子宫、双附件和上腹腔探查。

(3)凝切输卵管系膜、卵巢固有韧带(保留卵巢者)、圆韧带至部分阔韧带:举宫杯向手术对侧顶举,并持续保持张力。

(4)分别打开阔韧带前后叶及膀胱腹膜反折,分离膀胱阴道间隙,紧贴阴道壁下推膀胱至阴道穹下 2cm:举宫杯向腹腔方向顶举。

(5)分离宫旁组织,充分显露子宫血管,凝切子宫血管及主韧带:举宫杯向手术对侧顶举,并持续保持张力。

(6)辨别举宫杯缘,沿举宫杯缘上方环形切开阴道穹,离断子宫,经阴道取出;若子宫体积较大,可用刀片像削苹果方式削减子宫至适合阴道取出,也可分块切开取出。

(7)单孔腹腔镜下缝合可选用自固定免打结缝线,连续缝合阴道残端。缝合时注意阴道黏膜要穿透,两侧角要充分缝合。

(8)生理盐水冲洗盆、腹腔,检查手术创面有无出血及渗血。

(9)脐部切口 3 层缝合。

(五)单孔腹腔镜子宫肌瘤剔除术

1. **适应证**　子宫肌瘤引起的出血、不孕、膀胱或直肠压迫症状等需要手术者,且具有保留器官完整性要求和生育要求者。

2. **作者病例选择还遵循以下标准**

(1)对微创和美容的要求较高者。

(2)患者一般情况良好,生命体征平稳。

（3）体重指数＜30kg/m²。

（4）肌瘤数量≤3 个的子宫浆膜下、肌壁间或阔韧带肌瘤为宜。

（5）术前评估可能无须放置腹腔引流管者。

（6）术前评估盆腔不太严重粘连者。

3. 手术步骤

（1）切开脐孔 2.0～2.5cm，放置入路平台。

（2）进入腹腔镜器械，观察盆、腹腔情况，包括子宫、双附件和上腹腔探查，进而确定肌瘤的部位及数量。

（3）子宫肌瘤浆膜下注射稀释的垂体后叶素生理盐水。

（4）根据肌瘤部位和大小选择切口，切口方向尽量与肌瘤长径平行，单极电钩纵向或横向切开肌瘤表面浆膜或浆膜层（包膜）深达瘤核，也可采用梭形切口。

（5）剥除肌瘤，大抓钳钳夹牵拉肌瘤，保持张力，另一手分离钳将子宫肌层和假包膜从瘤体剥除，将肌瘤朝同一方向旋转数周剥出。

（6）将已剔除肌瘤置于子宫直肠陷凹或右髂窝。

（7）腹腔镜针持钳夹缝线从操作平台上 10mm/15mm 操作孔将缝线引入腹腔。

（8）使用自固定打结可吸收线或自制免打结缝线将创面连续或连续内翻缝合（棒球缝合）。如遇瘤腔较深者可分层缝合关闭瘤腔，缝合时注意关闭无效腔和子宫浆膜面充分对合，尽量做到"浆膜化"。

（9）粉碎肌瘤及取出。

（10）冲洗检查创面及盆腹腔，脐部伤口缝合。

（莫金凤　韩玉斌）

十一、子宫内膜癌腹腔镜手术

（一）概述

子宫内膜癌（endometrial carcinoma，EC）是发生于子宫内膜的一组上皮性恶性肿瘤，又称子宫体癌，是女性生殖道三大常见恶性肿瘤之一。

1. 多发生于围绝经期及绝经后妇女　据流行病学资料显示，子宫内膜癌的发病率近 20 年呈持续上升和年轻化趋势。在我国，是继宫颈癌之后第二种常见的妇科恶性肿瘤，占妇科恶性肿瘤的 20%～30%，部分发达城市的子宫内膜癌发病率已达妇科恶性肿瘤第一位。

2. 子宫内膜癌的治疗　子宫内膜癌生长缓慢，其恶性程度较其他女性生殖道恶性肿瘤低，子宫体癌病灶多局限在子宫腔内，有较厚的肌层作为屏障不易扩散。临床症状出现早，易于早期发现，治疗效果也理想。作者资料统计，子宫内膜癌的 5 年生存率 91.18%，手术、放疗或手术加放疗等综合措施使子宫体癌的 5 年生存率增加。目前，手术治疗依然是子宫内膜癌的重要治疗方式被广泛应用，常用的子宫内膜癌手术方式有传统开腹手术、腹腔镜手术、单孔腔镜手术、机器人手术等。除手术治疗外，其他辅助治疗（化疗、放疗、免疫治疗、内分泌治疗等）在子宫内膜癌的治疗中亦起到积极的作用，现已有不同病理分子分型子宫内膜癌的具体化疗和放疗、免疫治疗方案，但内分泌治疗尚未广泛用于子宫内膜癌的治疗。

3. 腹腔镜手术治疗相比于传统开腹手术　腹腔镜手术具有创伤小、术中失血少、术后恢复快、并发症少、临床医师学习可视性强等优势而得到广泛认同，是近 20 年备受关注的外科手术方式之一；而单孔腹腔镜手术、机器人手术治疗则是近 10 年以腹腔镜手术技术为基础而发展起来的新手术方式延伸。作者医院李光仪教授从 1998 年开始对子宫内膜癌施行腹腔镜手术治疗，并同期与腹式手术进行对比。平均手术时间 220 分钟（160～250 分钟），术中估计出血 200ml（150～300 ml），平均住院时间 8 天。与腹式手术相比较,除手术时间较长外,其余各项指标均优于腹式手术,见表8-5;国外 Childers 等对子宫内膜癌Ⅰ期患者接受经阴道全子宫切除术结合腹腔镜下盆腔和(或)腹主动脉旁淋巴结清扫治疗效果的研究,进一步阐明了腹腔镜手术用于子宫内膜癌治疗的价值。

表 8-5　治疗内膜癌一览表

	例数	手术时间 (分钟)	术中出血量 (ml)	术后肛门排气 (小时)	术后尿潴留 (例)	平均住院日 (天)
腹腔镜	18	220	200	48	4	8
腹式	20	125	300	72	4	10

4. 腹腔镜手术治疗关注点　虽然腹腔镜手术治疗如今在临床上已经非常广泛,但针对子宫内膜癌,仍然需要关注几点:患者具体病情、个体化差异、操作者经验均可影响手术操作时间、手术治疗的质量;存在淋巴水肿及外周神经感觉损伤的风险;因手术操作路径的不同,存在恶性肿瘤细胞的扩散风险,应高度重视无瘤原则,合理选择适当的手术方式尤为关键;气腹过量导致腹腔压力增加,可能诱发一系列呼吸系统及心血管系统不良反应。

5. 子宫内膜癌的子宫切除范围　子宫内膜癌患者的治疗原则上应手术切除子宫。按照国内妇产科教科书、中华医学会妇科肿瘤分会制订的妇科常见肿瘤诊治指南建议:子宫内膜癌Ⅰ期应行筋膜外子宫切除术;对于子宫内膜癌Ⅱ期患者,建议行广泛子宫切除术,这是国内多年来的标准。如何理解筋膜外子宫切除术是目前国内妇产科界困惑的问题,有医师把筋膜外子宫切除术理解为全子宫切除。郎景和院士、钟世镇院士主编书籍中手术操作建议:术中需显露输尿管(勿打开隧道),将其推向侧方,以保证筋膜外切除宫颈,同时需要切除阴道壁1.5~2.0cm。而临床工作中发现,即便是宫颈间质受侵的子宫内膜癌患者,也很少发生宫颈旁、主韧带、骶韧带或者阴道部位的侵犯。既然子宫内膜癌很少转移至宫颈旁和阴道,并且扩散转移的主要途径是盆腔淋巴结和腹主动脉旁淋巴结,那么就没有必要切除过多的宫颈旁组织和阴道。建议对于子宫内膜癌Ⅰ期患者的子宫切除范围为全子宫。关于子宫内膜癌Ⅱ期手术是行广泛还是次广泛子宫切除术,各大指南的建议也不一致。美国国立卫生癌症研究院的诊治指南认为,可行全子宫或者广泛子宫切除;FIGO 及 ESMO 则建议全子宫或者广泛子宫切除术;国内教科书指出,子宫内膜癌Ⅱ期行改良的广泛子宫切除术。所谓改良,即缩小手术范围的子宫切除术,具体手术范围也未进行明确描述。国内林仲秋教授推荐,子宫内膜癌Ⅱ期患者的子宫切除范围是全子宫或广泛子宫切除术(技术熟练者)。

6. 关于盆腔和腹主动脉旁淋巴结的切除　盆腔淋巴结与腹主动脉旁淋巴结是子宫内膜癌最常见的转移途径,子宫内膜癌是否一定要切除盆腔和腹主动脉旁淋巴结这个问题观点不一,亦争论至今。据文献统计报道:514例子宫内膜癌Ⅰ期患者,其中盆腔淋巴结切除组264例,未行淋巴结切除组250例,2组术后5年无疾病生存率分别为81.0%和81.7%,总生存率分别为95%和90%;盆腔淋巴结切除组复发34例,平均复发时间14个月,而未行盆腔淋巴结切除组复发33例,平均复发时间13个月。该研究的结论是:无论总生存率还是无疾病生存率,对于早期子宫内膜癌患者,盆腔淋巴结切除没有任何获益。而临床实际中发现,即便是局限于宫体病灶,若合并有高危因素的患者还是有较高的盆腔淋巴结转移率。文献报道,如果宫腔病灶＞2cm,盆腔淋巴结转移率将增加到10％～15％,如果是宫腔弥散性病灶,腹膜后淋巴结转移率达 30％。肿瘤分化程度和肌层浸润深度等也与淋巴结转移密切相关。建议有以下高危因素之一,即主张行盆腔及肾静脉水平的腹主动脉旁淋巴结切除术:术前或术中评估有肌层浸润。肿瘤为低分化。临床分期Ⅱ期及以上。手术中探查腹膜后淋巴结可疑转移,或者活检证实有淋巴结转移。附件受侵。特殊类型,如浆液性乳头状癌、透明细胞癌、癌肉瘤和移行细胞癌。

7. **长期的临床实践发现**　相同期别子宫内膜癌患者的 5 年生存率差距较大,仅靠分期无法较好预测患者的预后。由于子宫内膜癌各亚型肿瘤具有不同的临床经过和分子特征,基于分子水平的癌症基因组图谱(TCGA)分型和改良 TCGA 分型(ProMisE 模型)虽然尚未得到广泛实践,却能为患者预测预后及靶向药物治疗反应提供重要信息,目前已初步显示出良好的应用前景。近年的免疫检查点 PD-1/PD-L1 阻断研究使肿瘤免疫治疗进入了一个里程碑式的发展,美国食品药品管理局已批准了 PD-1 抗体 pembrolizumab 对于 MSI-H 型或 MMR-d 肿瘤的治疗,开启了依据分子分型特征而实行异病同治的时代。有案例表明,PD-1 单抗治疗POLE 突变型子宫内膜癌和 MSI 型子宫内膜癌疗效显著,可能是由于 POLE 突变和MSI 具有肿瘤突变负荷较高的特征,使新抗原的数量显著增多,增加了肿瘤细胞的免疫原性,利于诱发机体抗肿瘤免疫应答,从而从PD-1/PD-L1 抑制药中治疗获益。目前 NCCN 指南推荐,对所有新发子宫内膜癌患者进行 MMR 初筛。这也表明,明确子宫内膜癌的微卫星不稳定性状态是全球临床医师共同关心的问题。

(二)临床表现

1. **症状**　阴道出血、阴道流液和疼痛均为典型症状。

(1)阴道出血:异常阴道出血是子宫内膜癌的最主要症状,特别是绝经后的出血更应引起高度警惕。该症状几乎 100％的患者都有。有些表现为少量不规则出血或极少量点滴状出血,也有表现为大量出血为主诉的,出血的时间长短不一,可数日、数周、数月,甚至数年不等。

(2)阴道流液:阴道流液的症状往往先于阴道出血。绝经后的患者有时以水样分泌物为首发症状,以后再出现不规则出血,甚至有些患者以脓性分泌物为主。

(3)疼痛:一般无明显的盆腔疼痛。在子宫腔内出血较多或积有血块时,由于子宫收缩将其排出。此时患者可感到痉挛性疼痛,晚期时由于癌肿压迫或侵入盆腔神经丛造成持续性疼痛,其常较剧烈。

(4)晚期时症状:可有肺、骨等转移而出现相应症状。

2. **体征**　体检时发现许多患者是肥胖者。由于癌瘤的增长,子宫可明显增大,伴有子宫腔积脓时,子宫增大且壁薄而柔软。

(三)诊断要点

子宫内膜癌的诊断有赖于临床症状、体征及辅助检查等,但确诊仍需组织病理学检查。

1. **病史**　月经紊乱史,特别是伴有子宫内膜增生过长史、不孕史等。

2. **临床表现**　有较为典型的临床症状。

(1)阴道流液:绝经后不规则阴道流血,或生育年龄的月经紊乱。

(2)阴道异常排液:绝经后阴道分泌物呈浆液性或血水样,或月经干净后血性分泌物淋漓。

(3)疼痛:晚期时由于癌肿的浸润和压迫神经而引起下腹及腰骶部疼痛。

(4)晚期症状:有恶病质、贫血、消瘦。

3. **辅助检查**　是确诊的依据。

(1)细胞学检查:子宫颈外口及后穹涂片

细胞学检查可能阳性。

(2)分段诊刮:是确诊本病的主要依据。先刮子宫颈管,再用探针探测子宫腔,继之刮子宫腔,刮出物分别装瓶送病理检查。如刮出之组织呈豆渣样时,内膜癌的可能性极大,应即停止搔刮。

(3)子宫腔镜检查:直视下明确子宫腔内病变部位,范围可疑部位做活组织检查,有助于发现较小的和早期病变。

(4)B超或MRI检查:可以了解子宫大小,子宫腔内有无占位性病变,子宫内膜厚度、肌层浸润深度,以协助诊断。

(四)手术治疗原则

初始治疗的子宫内膜癌,大致可分3种情况:肿瘤局限于子宫体、肿瘤侵犯子宫颈和肿瘤超出子宫外。手术目的主要有两方面:一是进行手术病理分期,确定病变的真实范围及确定预后相关因素;二是切除癌变的子宫及可能转移的病灶,如输卵管、卵巢、腹膜后淋巴结、大网膜等。

1. 肿瘤局限于子宫体 行全子宫+双附件切除+手术分期。手术范围根据术前和术中发现而定,鼓励多学科会诊。如卵巢外观正常、无乳腺/卵巢癌或Lynch综合征家族史,绝经前患者保留卵巢是安全的,推荐切除输卵管。有条件者首选微创手术。如果患者不适宜手术治疗,首选外照射放疗和(或)阴道近距离放疗,少数患者可考虑激素治疗

2. 怀疑或有肉眼可见子宫颈受侵 行子宫颈活检或MRI检查。若结果阴性,手术方式与肿瘤局限于子宫体时相同。若结果阳性或肉眼子宫颈已浸润时,分为适合手术与不适合手术。

(1)适合手术者:选择全子宫双附件或根治性子宫切除+双附件切除+手术分期(详见子宫内膜癌的手术分期原则),手术范围根据术前和术中发现而定,推荐多学科会诊;可先行外照射放疗+阴道近距离放疗(2B级证据)后再行全子宫+双附件切除+手术分期。

(2)不适宜立即手术者:先行外照射放疗+阴道近距离放疗±全身治疗,放疗后适合手术者再行手术切除;先行全身治疗(2B级证据),治疗后可耐受手术者行手术治疗。

(3)仍不适合手术者:行外照射放疗+阴道近距离放疗。

3. 怀疑肿瘤扩散到子宫外 行肿瘤标志物和全身影像学检查。若适合手术且没有子宫外病变证据者,手术方式与肿瘤局限于子宫体时相同。

(1)病变超出子宫且适合手术者:局限于盆、腹腔内者,行全子宫+双附件切除+手术分期+减瘤术,手术目标是尽可能达到没有肉眼可测量病灶,也可考虑新辅助化疗后再手术。病变出现远处转移者,可行全身治疗和(或)外照射放疗和(或)立体定向放射治疗,也可考虑加姑息性全子宫+双附件切除术。

(2)不适合手术者:局部转移者,先行外照射放疗±阴道近距离放疗±全身治疗,然后再次评估是否可以手术治疗;远处转移者,先行全身治疗后再评估,根据治疗效果选择手术切除和(或)放疗。

4. 高危组织类型(浆液性癌、透明细胞癌、未分化/去分化癌、癌肉瘤)的初始治疗 先行肿瘤标志物和影像学检查。

(1)适合手术者:行全子宫、双附件切除术+全面手术分期,有条件者首选微创手术。有大块病灶者考虑行最大限度减瘤术。术后如为ⅠA期首选全身治疗+阴道近距离放疗,或外照射放疗±阴道近距离放疗(2B级证据)。病灶局限于子宫内膜者可行阴道近距离放疗。浆液性及透明细胞癌全子宫切除标本没有肿瘤残留的患者可观察;术后如为ⅠB至Ⅳ期,行全身治疗±外照射放疗±阴道近距离放疗。

(2)不适宜手术者:可先行外照射放疗+阴道近距离放疗±全身治疗,然后再次评估是否手术切除;或先单纯全身治疗,然后根据

治疗效果再次评估是否手术或放疗。

5.子宫内膜癌的手术分期原则

(1)评估腹膜、膈肌及浆膜层有无病灶,任何可疑部位取活检以排除子宫外病变。

(2)推荐取腹水细胞学并单独报告。

(3)全子宫＋双附件切除术和淋巴结评估是病灶局限于子宫者的最基本手术方式。

(4)手术可经腹、经阴道或腹腔镜或机器人进行,需完整取出子宫,避免用子宫粉碎器和分块取出子宫。在不影响治疗效果的前提下,首选微创手术。

(5)淋巴结评估包括盆腔±主动脉旁淋巴结,即使病变局限于子宫,淋巴结切除术也是分期手术的重要部分。淋巴结切除盆腔淋巴结包括髂外、髂内、闭孔和髂总淋巴结,可以判断预后,为后续治疗提供依据。

(6)深肌层浸润、高级别癌、浆液性腺癌、透明细胞腺癌和癌肉瘤需切除主动脉旁淋巴结并达肠系膜下动脉和肾血管水平。

(7)某些患者可考虑前哨淋巴结活检。

(8)切除可疑或增大的淋巴结对排除转移非常重要。

(9)某些患者可能不适合做淋巴结切除术。

(10)浆液性癌、透明细胞癌和癌肉瘤需行大网膜活检。

(11)Ⅱ期患者应以术前检查结果为基础,选择筋膜外全子宫切除术或根治性全子宫切除术以达到阴性手术切缘。

6.Ⅲ期或者Ⅵ期(晚期)的手术治疗

晚期子宫内膜癌手术不可能达到根治,若进行细胞减灭术则是为后续治疗创造条件,手术要求尽可能将癌肿清除干净,并腹膜外淋巴结取样。如 ER 和(或)PR 阳性,可给予孕激素治疗。若 ER 和(或)PR 阴性,则可施行联合化疗。激素治疗仅适用于分化好的子宫内膜样腺癌,尤其是肿瘤病灶较小且生长缓慢的患者。首选醋酸甲羟孕酮/他莫昔芬(两者可交替使用)、醋酸甲地孕酮/他莫昔芬(两

者可交替使用),孕激素类药物包括醋酸甲羟孕酮、醋酸甲地孕酮及左炔诺孕酮宫内缓释系统(选择性用于保留生育功能)、芳香化酶抑制药、他莫昔芬及氟维司群,其他推荐方案有依维莫司/来曲唑。一般孕激素通常连续应用 2 个月以上才能产生疗效。具体的使用方法:醋酸甲羟孕酮,每片 100mg、500mg 两种规格,使用剂量每周 500～2000mg 口服;醋酸甲地孕酮每片 160mg,通常每日 1 片口服;己酸孕酮注射油剂 250mg/ml,用法为 500～1000mg,深部肌内注射,每周 2 次。

(五)子宫内膜癌的腹腔镜手术

1.手术指征　理论上能够进行腹式手术的子宫体癌,均可以进行腹腔镜下手术。其手术方式见手术原则。

2.手术禁忌证(如下情形的子宫内膜癌不宜进行腹腔镜下手术)

(1)晚期子宫内膜癌伴有远处转移者。

(2)子宫增大超过 3 个月者。

(3)并存严重的心肺疾病者。

(4)并存凝血功能障碍者。

(5)并存急性弥散性腹膜炎者。

(6)并存各种的裂孔症。

(7)并存肥胖者,体重＞80kg。

(8)年龄＞70 岁。

(9)盆腹腔内有严重的粘连。

(10)不能耐受麻醉者。

3.术前准备　原则上与腹式手术一样:对患者的健康状况要做全面检查了解,保证手术的顺利。

(1)术前 1 周内三大常规检查,特别要注意 Hb 的数值,如有贫血,应于术前纠正。

(2)抽血检查肝、肾功能状况及血糖等。

(3)抽血检查 CA125、CEA 等肿瘤标志物。

(4)胸部 X 线拍片、心电图检查,了解心肺功能状况,必要时做肺通气量评估肺功能。

(5)肠道准备,手术前一天晚上给予 2% 肥皂水灌肠,手术当日晨 2% 肥皂水"三、三"

清洁灌肠,防止术时肠管胀气及粪便从肛门溢出。

(6)由于需要阴道内操作,因此要对阴道进行消毒。有阴道炎性疾病者,应治愈后再手术。术前 3 日每日用 1：1000。苯扎溴铵或碘伏进行阴道清洗。手术时,铺无菌巾后,用碘伏重新消毒阴道,上子宫举宫器,以摆动子宫,利于手术操作。用消毒的绷带纱卷从穹部开始填塞阴道,使阴道前后穹充填、饱满,便于分离阴道膀胱间隙及阴道直肠间隙,镜下切开阴道前壁时,也不至于二氧化碳气体外泄。

(7)在进行人工气腹之前,必须使膀胱处于空虚状态,患者进入手术室常规消毒铺巾在无菌状态下留置导尿管。最好选用气囊导尿管,术中不容易滑脱,也便于在术中操作时辨认膀胱。

4.腹腔镜子宫内膜癌手术步骤

(1)腹腔镜全子宫＋双侧附件切除术步骤

①阴道放置举宫杯、建立气腹、探查冲洗盆腹腔:于脐孔上缘弧形切口 1cm,气腹穿刺针进入腹腔后,充入二氧化碳气体,待腹腔内压力升至 13～14kPa,同时见腹部膨隆,用 10mm 套管针穿刺腹腔进镜。镜下于右下腹相当于麦氏点部位做第二穿刺孔 5～10mm,于左下腹相对应部位做 10mm 的穿刺孔,于耻骨联合上一横指距下腹正中线 2～3cm 旁开处,做 5mm 穿刺孔,分别放进操作钳。镜下用 200ml 生理盐水冲洗盆腔后立即吸出送细胞学检查,然后检查盆、腹腔,探查子宫的大小,色泽是否正常,双侧卵巢、输卵管的情况,韧带有否缩短,盆腔有否充血,有否粘连,再探查肝、胃、肠管、大网膜、横膈等。如有可疑之处,镜下活检送冰冻切片检查。

②高位结扎切断右侧卵巢血管:助手将子宫摆向盆腔左前方,助手钳夹右侧卵巢门组织并向左上方牵拉,伸展骨盆漏斗韧带,近髂总动脉水平用超声刀之锐面剪开右侧阔韧带前、后叶充分显露右侧输尿管,可清楚地看到此处的卵巢血管及髂总动脉。从输尿管及髂总动脉前方游离右侧卵巢血管,凝切卵巢血管切断之。

③离断右侧圆韧带:向后剪开阔韧带后叶至右侧骶韧带,向前剪开阔韧带前叶至右侧圆韧带,并靠近盆侧壁用超声刀平面切断右侧圆韧带。

④离断左侧圆韧带:同法处理。

⑤打开膀胱腹膜反折:助手将子宫摆放于盆腔正中并推向前方,显露子宫颈膀胱腹膜反折,沿着左侧圆韧带断端边缘,剪开腹膜反折,直至右侧圆韧带断端。

⑥充分向下游离膀胱:用超声刀之锐面分离膀胱与阴道间的疏松组织,直达子宫颈外口水平下 1～2cm,用超声刀切断双侧膀胱子宫颈韧带。

⑦凝切子宫峡部血管:助手将举宫杯摆置右侧,充分显露左侧子宫血管及宫旁静脉丛,凝切而断之。同法处理右侧。

⑧凝切子宫骶主韧带、环切阴道壁:腹腔镜全子宫切除术与开腹手术不同之处在于此步骤,将举宫杯的上举,保持子宫骶、主韧带向上的张力,可将子宫骶、主韧带及阴道壁沿着凸起的杯缘用电钩或者超声刀一并离断。

⑨缝合:残端可吸收线缝合阴道残端。

⑩仔细检查子宫标本:重点看病灶大小、浸润肌层深度,宫旁是否有侵犯,结合术前检查,再次评估手术范围。

(2)腹腔镜广泛全子宫切除步骤:详见"子宫肌瘤的腹腔镜手术"。

(3)腹腔镜腹主动脉旁淋巴结清扫术步骤:全面而完整的腹主动脉旁淋巴结切除,需要切除左腰淋巴结(包括主动脉前、后、外侧淋巴结)、中间腰淋巴结和右腰淋巴结(包括下腔静脉前、后、外侧淋巴结)。

①显露腹主动脉旁淋巴结清扫区域:上推十二指肠,超声刀沿腹主动脉分叉处剪开后腹膜,上下延伸:上至左肾动脉水平(第 2

腰椎水平)、下至左、右侧髂总动脉水平,将腹膜与下方组织钝锐性分离,左侧分离至腹主动脉左侧缘、向右分离至下腔静脉右侧缘。

②清扫右腰淋巴结:右侧输尿管横跨右髂总动脉,沿右侧输尿管方向平行向头侧方向分离疏松结缔组织至结肠静脉水平,将下腔静脉前方、右侧方显露,分离钳上提淋巴结,超声刀沿血管走行依次切除下腔静脉前、外侧淋巴结,用止血纱放置下腔静脉后方并上提血管,超声刀小心切除下腔静脉后方淋巴结。

③清扫中间腰淋巴结:自上而下依次切除腹主动脉与下腔静脉之间淋巴结,特别注意勿损伤该区域的腰动静脉。

④清扫左腰淋巴结:此区域的手术难度很高,不仅腰丛、下腹上丛神经在此附近,下腔静脉表面淋巴结经常有分支直接汇入腔静脉,稍不小心或用力不当,则损伤神经及血管,若止血处理不当,易出现下腔静脉难以控制的大出血。手术时,先分离显露肠系膜下动脉、左侧输尿管、左侧卵巢血管,将其外推,显露腰大肌,止血纱隔离;再分离腹主动脉左侧缘淋巴结,遵循由四周到中央的原则,超声刀逐步凝切该区域淋巴结。同样勿损伤该区域的腰动静脉。

(4)腹腔镜盆腔淋巴结清扫术步骤

①沿髂总动脉水平处剪开右侧后腹膜至圆韧带起始端,沿髂内动脉向下延伸分离至脐闭锁动脉,下至旋髂血管水平,为清扫右侧的盆腔淋巴结清扫做好区域准备。

②充分显露髂外动脉、髂内动脉、闭孔神经、股生殖神经,自上而下超声刀沿髂总动脉、髂外动脉、髂内动脉表面,依次剪开血管鞘膜,于耻骨梳下方寻找闭孔神经下段;超声刀在髂总动脉水平开始,从髂腰肌内侧和髂外静脉之间正下方开始,钝锐性分离其中疏松结缔组织、脂肪组织,显露闭孔神经上段。腰大肌表面可见到股生殖神经,由腰$_{1\sim2}$神经分出,自腰大肌前面穿出后在该肌浅面下

降,分布于大阴唇及其附近的皮肤,尽量保存该神经,以免引致患者术后出现大腿内侧皮肤的感觉障碍。

③清扫髂总淋巴结:显露右侧髂总动脉,在髂总动脉分叉处上 2~3cm,镜下用弯分离钳横形分离血管前的组织,钳夹、切断后,超声刀凝切髂总动脉外侧的淋巴管组织,然后向下侧可以清除髂总淋巴群,输尿管跨过髂总动脉前而进入盆腔。在游离及分离此处的淋巴结时,必须注意输尿管的走向,谨慎勿损伤之。

④清除髂外淋巴群:助手钳起髂外动脉的外侧,术者镜下用超声刀将髂外血管前的组织剥离,直达腹股沟韧带。此处可见到腹壁下血管,然后再剥离髂外静脉的淋巴组织,沿髂外静脉下界水平切断淋巴组织。至此,则全部切除髂外淋巴群在髂外静脉的下方,股管内有一深层的淋巴结,称为股管内淋巴管(Cloguet 淋巴结)。镜下将该淋巴结周围之脂肪分离后,钳夹、剪断其淋巴管组织,在髂外静脉的下方有旋髂深静脉,须防止损伤,引起出血。

⑤清扫髂内淋巴群:将髂内动脉上方的淋巴组织向外下方向牵引,显露髂内动脉,从上外侧分离及清扫髂内淋巴群。

⑥清扫闭孔淋巴群:用分离钳将髂外血管拨向外侧,显露闭孔区,很清楚地看到闭孔神经穿行于闭孔内脂肪及淋巴组织之中。闭孔下方满布血管丛,特别是静脉丛,如被损伤难以止血。此处操作应十分小心谨慎。除较大的血管损伤出血须缝合修补止血外,一般的静脉丛损伤出血采用纱布压迫止血。在髂内、外静脉交叉的下方,闭孔神经前有一团比较致密的组织,镜下凝闭后切断。提夹被剪断的淋巴组织,沿着闭孔神经的前方,钝、锐性清扫闭孔淋巴群,直至膀胱右侧窝。

5. 术后处理

(1)吸氧:由于腹腔镜手术时间相对较长,二氧化碳在腹腔内停留时间较久,容易弥

散进入体内造成高二氧化碳血症,诱发心律失常,术后应吸氧至少2小时,最好能用氧饱和度监测仪监护,密切注意氧饱和度。

(2)观察生命体征:观察脉搏、血压、呼吸,患者回病房后,一小时记录一次呼吸、脉搏和血压,有条件的最好用多功能监护仪监测,24小时内一小时监测一次。如一切正常,可改为每2～4小时监测一次,直到术后48小时停止。

(3)注意血生化变化:除按需要补足葡萄糖等外,必要时给予各种液体营养剂,术后次日抽血检测血液生化。如有变化,随时对症处理。

(4)观察尿量:术后留置导尿管3日后,改为1小时开放一次,第2日改为每2小时开放一次,第3日改为每3小时开放一次。如无特殊,可拔除导尿管,恢复自行排尿,如残余尿＞50ml,应对症处理。

(5)注意阴道出血:经阴道放置腹膜外引流者,应注意流出液体的颜色及数量,引流管一般在术后第2日拔除。

(6)应用抗生素:术后给予广谱抗生素至少3日,或直到体温正常2日后停药,以预防因手术创伤大而引起感染,以及患者留置导尿管易引起泌尿系感染,年老体弱者致肺部感染等。

(7)下床活动:术后第3日可起床活动,如一般情况正常,术后5日可出院,1个月后回院复查,以后每3个月复查一次,最少3年。

(谢　咏)

十二、宫颈癌的腹腔镜手术

(一)概述

宫颈癌是女性最常见的恶性肿瘤之一。患者以40－60岁为多见,Mussey报道原位癌的发病年龄为35－39岁,浸润癌为50－55岁,2020年中国女性癌症新发病例前十数据中,宫颈癌为约11万例,居第六位,是危害妇女健康与生命的主要疾病之一。

1. 发病率下降　10余年来,由于子宫颈筛查的普及及宫颈HPV疫苗的接种,得以早期发现和治疗宫颈癌及癌前病变,其发病率及死亡率明显下降。

2. 以鳞状细胞癌为主　宫颈癌最常见的类型是鳞状细胞癌,占子宫颈癌的90%～95%。

3. 宫颈癌的治疗发展史　宫颈癌以手术治疗和放射治疗为主,宫颈癌的放射治疗始于20世纪初。1903年开始将腔内镭疗用于宫颈癌的治疗。我国20世纪60年代起使用最多的是北京式镭模,基本上一直沿用至今,各期宫颈癌均可行放射治疗,Ⅰ期及Ⅱa期以手术治疗为主,Ⅱb期及其以上宫颈癌则以根治性放疗为主。

(1)盆腔外照射放疗(EBRT)是作用于有或无腹主动脉旁区域侵犯的盆腔区域。目前通常是运用多个适形照射野或者调强容积技术实施,如IMRT/VMAT/Tomotherapy。

(2)阴道近距离放疗是所有不适合手术的原发宫颈癌患者根治性放疗中的关键部分,通过腔内的组织间插植的方式实施。对于大多数接受盆腔外照射放疗的患者,放疗期间予同期含铂方案化疗,8周内完成治疗者效果最佳。早期病例以阴道近距离放疗为主,盆腔外照射为辅;晚期病例以盆腔外放射为主,阴道近距离放疗为辅。

(3)宫颈癌手术治疗已有100多年的历史,直到今日,单纯采用手术或手术并放射治疗,仍然是早期宫颈癌的主要治疗手段之一。宫颈癌的手术方式有一个发展的过程。19世纪末,已有学者应用经阴道全子宫切除和经腹式全子宫切除治疗宫颈癌,但预后差,手术病死率高。20世纪初,有人施行经阴道行根治术。1905年,Werthein首先报道根治性子宫切除术及选择性盆腔淋巴结清除术,取得令人满意的效果,成为宫颈癌手术的奠基人,但由于手术死亡率高,手术引起的泌尿道并发症多,该术式未能推广。1939 年,Meigs 改进了 Werthein 的手术方式,开始对宫颈癌进行常规的盆腔淋巴结切除和根治性子宫切除手术,7 年中做了 100 例,没有一例手术死亡病例。我国 20 世纪 50 年代在上海、江西等地首先开展宫颈癌的根治性手术,随后国内很多地方相继开展。1998－2001 年,作者医院李光仪教授团队通过对 37 例早期宫颈癌行腹腔镜手术及腹式手术进行临床研究,初步证实了运用腹腔镜手术行盆腔和腹主动脉旁淋巴结切除,能达到开腹手术的效果,并逐渐推广深化,开创微创技术在宫颈癌治疗上的新里程碑。

随着时代的进展,出现了不少的改良手术方式。其目的都是希望手术既要彻底,疗效又要高,并发症又少。多认为必须要根据病灶大小、深浅来决定手术范围,有些比较早期的病例可相应缩小手术范围,减少并发症,提高患者的生存质量。

国内、外目前对子宫颈的手术分类尚不统一,被大多数学者接受的是 QM 分型(Querleu & Morrow:Lancet Oogy,2008),其描述了三维(3D)子宫切除的程度及保留神经范围。2019 年,宫颈癌 NCCN(美国国立综合癌症网络)指南根据 QM 分型结合临床详细描述了手术切除的具体范围,详见表8-6。

表 8-6　宫颈癌手术切除范围评估

	子宫切除术类型			子宫颈切除术类型	
	单纯子宫切除(A 型)	改良根治性子宫切除(B 型)	根治性子宫切除(C₁ 型)	单纯子宫颈切除	根治性子宫颈切除术
适应证	ⅠA1 期	ⅠA1 期伴脉管阳性和ⅠA2	ⅠB1～ⅠB2 和选择性ⅠB3/ⅡA2	原位癌或ⅠA1 期	ⅠA2 至ⅠB 期和选择性ⅠB2
目的	治疗微小浸润癌	治疗小病灶癌	治疗大病灶癌	治疗微小浸润癌并保留生育功能	治疗选择性ⅠA2 至ⅠB2 期并保留生育功能
子宫体	切除	切除	切除	保留	保留
卵巢	选择性切除	选择性切除	选择性切除	保留	保留
子宫颈	切除	切除	切除	切除大部分,保留 5mm 颈管备环扎	切除大部分,保留 5mm 颈管备环扎
阴道切缘	切除少部分	切除 1～2cm	切除阴道上 1/4～1/3	切除少部分	切除 1～2cm
输尿管	未涉及	从子宫颈旁解剖剥离	从子宫颈旁及外侧解剖剥离	未涉及	从子宫颈旁解剖剥离
子宫颈/宫旁	无	输尿管床切除(水平切除 1～2cm)	髂内血管内侧切除深达子宫深静脉	子宫颈旁切除	输尿管床切除(水平切除 1～2cm)

（续　表）

	子宫切除术类型			子宫颈切除术类型	
	单纯子宫切除（A型）	改良根治性子宫切除（B型）	根治性子宫切除（C₁型）	单纯子宫颈切除	根治性子宫颈切除术
宫骶韧带	子宫颈旁切除	切除1～2cm，保留腹下神经丛	C_1型保留神经，切除至少2cm宫骶韧带	子宫颈旁切断	切除1～2cm，保留腹下神经丛
膀胱	分离到子宫颈外口	分离至阴道上段	分离至阴道中段	分离至腹膜反折	分离至阴道上段
直肠	未涉及	分离至子宫颈下方	分离至阴道中段下方	分离至腹膜反折	分离至子宫颈下方

＊:注明该表分期按 FIGO2019 宫颈癌临床分期标准。

随着微创技术的发展，20 世纪末，已有学者尝试用腹腔镜对妇科恶性肿瘤的淋巴清扫，1992 年，Nazhat 等首次报道了 1 例Ⅰa期宫颈癌患者行腹腔镜下广泛全子宫切除和主动脉旁及盆腔淋巴结切除术。之后腹腔镜技术逐渐应用于宫颈癌的手术治疗，一项关于中国宫颈癌临床诊疗大数据的研究（简称1538 项目），其对全国 37 家大中型医院2004—2015 年连续住院的接受腹腔镜手术及开腹手术的宫颈癌患者进行分析，发现腹腔镜手术占比 2004 年仅为 0.35％且上升缓慢，2009 年达 10％并开始迅速上升，2015 年上升至 49.31％。此研究提示，宫颈癌腹腔镜手术自 2009 年开始在中国广泛开展。

但随着研究的深入，2018 年 10 月，《新英格兰医学杂志》（NEJM）线上刊发了两项比较早期宫颈癌微创手术和开腹手术患者生存结局的临床研究（简称"LACC"研究），其结果显示，微创手术患者的复发和死亡风险均高于开腹手术患者。随着后续证据的增加，国际上的多个指南也根据这些研究结果修正了指南的相应内容，表明根治性子宫切除术的标准术式是开腹入路（1 类），故术前我们应该明确告知患者微创手术的缺陷和不足，由患者自己选择手术途径。

但针对中国现况，因腹腔镜手术具有视野清晰、解剖清楚、出血少、恢复快、住院时间短等优点，故腹腔镜手术治疗宫颈癌已为广大医师及患者乐意接受的手术方式，贸然停止宫颈癌腹腔镜手术确实有实际困难，不太符合中国的国情。为此，2019 年 10 月由郎景和院士牵头，由多国学者及国内专家商讨，制订了"宫颈癌腹腔镜手术治疗的中国专家共识"（以下简称"中国专家共识"）来规范宫颈癌的腹腔镜治疗。

根据"中国专家共识"强调宫颈癌腹腔镜手术过程中应自始至终都应坚持无瘤原则，具体体现在肿瘤不可挤压原则；肿瘤隔离原则；肿瘤的锐性解剖原则；减少肿瘤细胞污染原则；肿瘤整块切除原则等。并重视 LACC 研究的结果，尊重国际指南的变更。在今后行宫颈癌腹腔镜手术治疗时应该遵守以下原则：重视 LACC 研究的结果；在术前严格掌握宫颈癌的诊断、分期和预处理；按照宫颈癌的国际治疗指南，不同期别采取不同的手术范围和手术方式；积极寻找并验证腹腔镜手术治疗的适应证；腹腔镜手术的实施应该在具有高度专业化的医疗机构由训练有素的手术医师施行，并且应该把关于腹腔镜手术与开腹手术的争议之处告知患者，使患者有选择的权利；完成更多以中国经验为主的临床研究，得出更加客观、科学的结论。

(二)宫颈癌的早期临床表现

1. 症状　宫颈癌早期常无症状,或仅有类似宫颈炎的宫颈糜烂的症状,多被忽略。一般多在普查及门诊常规阴道细胞学涂片检查时被发现。

(1)接触性出血:早期宫颈癌的主要症状,如性交、妇科检查触诊、阴道窥器触碰、子宫颈刮片后出血等。

(2)阴道分泌物增多:由于子宫颈腺体受到癌细胞刺激,分泌功能亢进,产生分泌物,严重时分泌物混有血液,如并发感染,癌灶表面发生坏死则可分泌多量脓性分泌物,呈现恶臭。

2. 体征　早期子宫颈癌肉眼上不能识别,大多表现为不同程度的糜烂或轻微接触后出血,部分内生型癌也有表现子宫颈光滑者。随着病情的发展,子宫颈局部可出现糜烂型、外生型、内生型、溃疡型等不同形态的病灶。

(三)诊断要点

由于特殊的解剖部位和易于暴露的特点,宫颈癌的诊断并不困难。主要依据患者的主诉、临床症状、临床体征、病史、全身检查、盆腔检查及辅助检查等即能明确诊断。

1. 病史　原有子宫颈上皮内癌变的病史。

2. 临床表现

(1)接触性出血:多见于性生活或妇科检查以后,早期流血量少,晚期可表现为多量,甚至大出血。

(2)白带增多:多为血性白带,有腥臭,伴有感染时则呈现恶臭。

(3)晚期可出现一系列的继发性症状。

(4)妇科检查:早期子宫颈呈糜烂状,或可见赘生物呈菜花状、溃疡或空洞形成,易出血,癌灶浸润子宫旁组织时,可使其增厚,甚至呈冰冻骨盆。

3. 辅助检查

(1)刮取子宫颈表面细胞及颈管内细胞涂片检查:巴氏感染Ⅱ级以上涂片应进一步检查以明确诊断。

(2)凡子宫颈刮片细胞学检查Ⅱ级以上者应行阴道镜检查,观察子宫颈表面上皮及毛细血管异常,并选择病变部位进行活检,以便提高诊断的正确率。

(3)子宫颈和子宫颈管刮取组织行病理检查是子宫颈癌确诊的不可缺少的方法。

(四)治疗原则

当子宫颈浸润癌的诊断明确后,即应制订临床分期,并拟定最佳的治疗方案。根据患者的年龄、一般情况、病灶大小、病理类型、有否并发症等而决定不同的治疗方式。手术和放射治疗都是治疗宫颈癌的理想方法,对Ⅰ期及ⅡA期病人,如无手术禁忌证,多采用手术治疗。Ⅱb期以上或对早期病例有手术禁忌证的多采用放射治疗。放射治疗对早期病例的效果几乎与手术治疗的相同,手术的优点是年轻患者可保留卵巢及阴道功能。ⅠA1期:无淋巴脉管浸润行筋膜外全子宫切除术;有淋巴脉管浸润按ⅠA2期处理;ⅠA2期:改良根治性子宫切除术加盆腔淋巴结切除术或前哨淋巴结活检术;ⅠB1至ⅠB2和部分选择性ⅠB3/ⅡA2,根治性子宫切除术加盆腔淋巴结切除术及选择性腹主动脉旁淋巴结切除术。

(五)宫颈癌的腹腔镜手术

1. 腹腔镜手术适应证　按 FIGO 2019临床分期标准,ⅠA1期不伴有淋巴脉管浸润者;2019"中国专家共识"提及临床分期为ⅠB1期、肿瘤直径≤2cm的宫颈癌可能是腹腔镜的相对适应证,需更多证据证实。

2. 禁忌证

(1)合并有严重的内科疾病者。

(2)不能胜任全身麻醉者。

(3)年龄>70岁者。

(4)极度肥胖者。

(5)子宫颈癌Ⅱb期以上者。

3. 腹腔镜广泛全子宫加双附件切除术

手术步骤

（1）术前准备：安放举宫器，关于宫颈癌手术中举宫器的使用，在"LACC 研究"发表后，是为有争议性的操作，部分专家认为可能会增加肿瘤表面破坏及人为宫旁移行（出现在子宫旁的肿瘤细胞簇和巢，但没有任何相关间质反应）的发生率。故根据"中国专家共识"目前不建议使用举宫器，可改为腹腔镜下悬吊子宫的方法来达到"举宫"的效果，如缝线悬吊双侧宫底、宫角，也可考虑使用套扎子宫体下段等方法。

（2）高位结扎切断右侧卵巢血管：第二助手将子宫摆向盆腔左前方，第一助手钳夹右侧卵巢门组织并向左上方牵拉，伸展骨盆漏斗韧带，近髂总动脉水平用超声刀之锐面剪开右侧阔韧带前、后叶充分显露右侧输尿管，可清楚地看到此处的卵巢血管及髂总动脉。从输尿管及髂总动脉前方游离右侧卵巢血管，镜下用 LigaSure 血管闭合器切断卵巢血管。

（3）离断右侧圆韧带：向后剪开阔韧带后叶至右侧骶韧带，向前剪开阔韧带前叶至右侧圆韧带，并靠近盆侧壁用超声刀平面切断右侧圆韧带。

第二助手将子宫摆向盆腔右前方，第一助手钳夹左侧卵巢门组织并向右上方牵拉，用上述方法处理左侧卵巢血管及圆韧带。

（4）打开膀胱腹膜反折：第二助手将子宫摆放于盆腔正中并推向前方，显露子宫颈膀胱腹膜反折，沿着左侧圆韧带断端边缘，剪开腹膜反折，直至右侧圆韧带断端。

（5）充分向下游离膀胱：用超声刀之锐面分离膀胱与阴道间的疏松组织，直达子宫颈外口水平下 3～4cm，为了输尿管游离的方便，解剖出膀胱阴道侧间隙（也称为第四间隙）。此间隙解剖充分，是以可以看到输尿管入膀胱和阴道旁静脉丛为标志，需要注意勿损伤阴道旁静脉丛。

（6）显露膀胱侧窝、直肠侧窝：用超声刀钝性加锐性从第一支膀胱上动脉和子宫动脉之间分离出膀胱侧窝，将此窝显露得尽量充分，可以清楚地看到膀胱侧窝的四周解剖结构，即内侧为膀胱侧壁，外侧为膀胱上动脉，前方为耻骨的一部分，后方为子宫动脉和部分主韧带。用超声刀从子宫动脉和输尿管之间结合锐性分离出直肠侧窝，可以清楚看到直肠侧窝的解剖结构，即内侧为直肠侧壁及骶韧带的外侧，外侧为髂内动脉的起始部及输尿管，前方为子宫动脉和部分主韧带，后方为盆底的一部分。

（7）游离直肠：子宫提拉向前上方，充分显露子宫后方及直肠，使盆腔后腹膜紧张。从左侧腹膜游离的下段输尿管上界水平，用超声刀将子宫直肠凹陷及反折腹膜剪开，直到对侧。钳起剪开的直肠腹膜反折，另一钳钳夹小纱布粒，推开直肠阴道间的蜂窝组织，使直肠与阴道后壁分离，直达子宫颈外口下 3～4cm。

（8）处理子宫动静脉：子宫动脉由髂内动脉发出，沿盆腔侧壁向内下方走行，进入子宫阔韧带两层之间，跨过输尿管的前方，接近子宫颈处发出阴道支至阴道，其本干沿子宫侧缘纡曲上行至子宫底，分支营养子宫、输卵管和卵巢，并与卵巢动脉吻合。

在子宫动脉从髂内动脉起始处电凝、切断，提起子宫动脉断端向子宫侧牵拉。需要注意的是，子宫浅静脉多与子宫动脉伴行，并和子宫动脉走行在输尿管的同侧上方，而子宫深静脉在主韧带的更深层面，在近宫颈处，子宫动脉和子宫深静脉之间穿行的是输尿管。子宫动脉游离到近宫颈处，会有 2～3 支子宫血管到输尿管的营养支，可以仔细分离并用超声刀切断，切勿损伤输尿管的鞘膜。

（9）切断膀胱宫颈韧带、游离输尿管：膀胱宫颈韧带还有"膀胱宫颈阴道韧带"等其他的称谓，此韧带是由膀胱外筋膜起源的一韧带和宫颈外筋膜阴道上端外筋膜起源的一束韧带汇合而成。中间有输尿管穿行，也以此为界，将输尿管上方的带称为膀胱宫颈韧带前叶（长约 2cm），输尿管下方的韧带称为膀胱宫颈韧带后叶（3～4cm）。此处操作的要点是，提起并上翻子宫动脉后沿输尿管的走行，钝性分离看清楚输尿管的走行（也可理解为隧道），用超声刀切断膀胱宫颈韧带前叶，再切断输尿管后方的膀胱宫颈韧带后叶。只有切断该韧带才能将膀胱阴道间隙和膀胱侧间隙相通，使膀胱侧角、输尿管和阴道前壁完全分离。在打输尿管隧道时，用弯分离钳轻轻钳夹子宫颈段输尿管前的系膜（注意夹住的组织要少，避免误伤输尿管营养血管而增加输尿管瘘的机会），用超声刀的锐面剪开输尿管后方的粘连，子宫颈段的输尿管已完全游离。

（10）处理主韧带：膀胱侧窝的前、外侧为盆壁，后方为主韧带，内侧为膀胱。助手将子宫摆向右前方，用弯分离钳将输尿管拨向内侧，用超声刀平面贴近盆壁切断左侧主韧带，最好先用 LigaSure 闭合主韧带后，再切断，这样止血效果更彻底。同法切断右侧主韧带。

（11）处理子宫骶韧带：用弯分离钳插入直肠侧窝，将子宫骶韧带与直肠带分开，助手可用弯分离钳将输尿管稍向外推开，用超声刀之平面距子宫颈 3cm 处，切断骶韧带。如果做保留神经的 C_1 型手术，在处理骶韧带时，还需有意识地注意保留腹下神经丛。

（12）离断阴道：在腹腔镜下将子宫颈外口以下 3cm 之阴道旁组织切断。并在阴道前壁切开一小口，然后转阴道操作。

（13）取出子宫及切除阴道上段：取出阴道纱垫及举宫器，在阴道前壁镜下切口处钳夹阴道黏膜，排空腹腔内气体，钝性游离阴道约 4cm，从阴道将子宫翻出来，从阴道将阴道后壁切断，特别是子宫局部肿瘤较大者，按照无瘤原则，将子宫翻到阴道内可以把宫颈的肿瘤避免暴露在盆腔。残端用 1 号可吸收线

连续锁扣式缝合，中央留置 1cm 之小孔，放入"T"型引流胶管，外接负压引流瓶。

（14）镜下重建盆底：腹腔镜下冲洗盆腔，彻底止血后，将"T"字形引流管分别置于盆腔的两侧，用可吸收线连续缝合后腹膜，重建盆底。

至此，腹腔镜广泛全子宫切除术已完全结束，将子宫标本剖开，肉眼初步判断病变部位及肌层浸润深度。

盆腔淋巴结清扫术，手术步骤详见"子宫内膜癌的腹腔镜手术"。

腹主动脉旁淋巴结切除宫颈癌的腹主动脉旁淋巴结切除通常限于肠系膜下动脉水平。可根据临床和影像学结果调整手术范围。主动脉旁淋巴结受累与原发肿瘤＞2cm、转移到髂总淋巴结密切相关。手术步骤详见"子宫内膜癌的腹腔镜手术"。

（六）手术并发症防治

腹腔镜下施行广泛全子宫切除术及盆腔淋巴清扫术，是镜下操作难度最大的手术，由于手术范围大，并发症相对较多，特别是镜下操作不熟练时更易出现意外。

1. 泌尿系损伤

（1）膀胱损伤：腹腔镜手术治疗子宫颈癌时，最容易损伤的部位是锐性分离膀胱子宫颈间隙。宫颈癌手术时，尽量避免钝性分离膀胱子宫颈间隙，以防促使癌细胞转移，一般情况下采用锐性分离。腹腔镜手术亦应如此，可用电剪刀或超声刀贴近子宫颈前面及阴道前方将粘连的组织剪断，游离膀胱于子宫颈外口下 3～4cm。游离膀胱时，必须分清膀胱后壁的解剖，切断膀胱子宫颈或膀胱阴道的粘连组织时，应逐小进行，切忌"大刀阔斧"。特别遇有粘连较紧时，不得强行剥离，否则将撕破膀胱。

（2）输尿管损伤：可分为外伤性及坏死性两类。

①输尿管的外伤性损伤：其原因是手术直接损伤引起，包括剪断、误扎、电灼伤等。

在结扎髂总动脉前淋巴组织时,如不仔细辨认输尿管,极易将其误扎,甚至在用小耙显露髂总动脉时,将一小段输尿管露出,而误认为淋巴结将其切除,在处理骨盆漏斗韧带及分离子宫颈段之输尿管时也极易损伤。在分离输尿管时极易出血,而镜下止血又十分困难,当镜下用超声刀、离子刀或电刀止血时,特别是用单极电凝止血时,往往会误伤输尿管,一旦损伤需视具体情况行修补,吻合或输尿管移植术,术后留置尿管7~10日。

②坏死性损伤,即输尿管瘘管。多在用弯分离钳误钳输尿管,或输尿管系膜的营养血管损伤,或超声刀、双极电凝误灼输尿管所致,多在术后5~10日出现,是严重的并发症,虽然有的瘘孔可自行愈合,但大多数需要再次手术处理。避免盲目钳夹,不要过度游离输尿管,以免损伤其营养血管。

2. 术中出血　腹腔镜下直接在盆腔大血管周围手术,极易损伤血管,特别是静脉壁薄、韧性差,稍不慎即易导致损伤出血,一般情况下血管最易损伤和出血的地方有以下几种。

(1)髂内、外动脉分叉处静脉损伤:清扫髂内、外淋巴时,镜下应注意分清在髂内、外动脉分叉处常有一小静脉,在清除淋巴组织时如盲目撕脱则极易损伤,导致出血。最理想的办法是先显露该血管,然后结扎或用超声刀切断。

(2)深静脉损伤:旋髂深静脉是髂外静脉末端的分支,位于腹股沟韧带的下方,在清除该部位的淋巴组织时,由于显露相对困难,极易将该静脉剪断。误伤后,由于血管的回缩,止血比较困难。

(3)闭孔静脉丛损伤:闭孔静脉丛位于闭孔区的深部,闭孔神经的下方,在清除该部位的淋巴组织时,只要在闭孔神经的前方操作,一般不会引致出血。如超出此范围,必将损伤闭孔静脉丛,造成难以有效的止血。一般采用纱布压迫止血,选用可吸收的止血纱布

更好。

(4)子宫、阴道静脉丛损伤:子宫静脉在跨过输尿管后在阴道侧壁形成子宫阴道静脉丛,位于子宫动脉的内侧,在分离输尿管上方的子宫动脉时,只要弯分离钳的钳尖指向下方,即被损伤,引起出血;由于术野模糊,止血极端困难,稍有不慎即会损伤输尿管。助手用吸引管将血液吸净,迅速钳夹纱布局部压迫,减少出血,然后输尿管游离后,镜下可用可吸收线缝扎止血。

(5)髂内、外静脉交叉损伤:髂内、外静脉交叉的地方位于闭孔区内,由于该部位较深,操作极度困难,而且静脉壁又极薄,在切除该处的淋巴组织时,会将静脉弓剪破或撕裂,引起大出血。腹腔镜下对该区域淋巴组织清扫时,应格外小心。

(6)淋巴囊肿形成:通常是由于切除淋巴结时没有结扎淋巴管或结扎过松,特别是闭孔淋巴管及腹股沟深淋巴结周围的淋巴管未结扎而引起。一般于术后1~2周于两侧下腹部触及卵圆形、张力大而不活动的淋巴囊肿。<5cm而无感染者,不必处理,多在术后2~3个月自行吸收。如合并有感染者,必须切开引流。腹腔镜下盆腔淋巴结清扫后,两侧闭孔窝放引流管从阴道引出,可明显减少淋巴囊肿的形成。

(七)手术成功的条件

腹腔镜下广泛盆腔淋巴结清扫加全子宫切除术,其难度较腹式手术要高得多,要想该手术获得成功,必须具备一定的条件。

1. 熟悉盆腔脏器解剖　要想成功地做好一个手术,必须对该手术的步骤、方法及相关的解剖结构了解清楚。在腹腔镜全子宫切除及广泛盆腔淋巴结清扫术中,其基本手术步骤与经腹手术是一样的,只是方法上的不同,手术者要有扎实的腹式手术的基本功,更要有腹式广泛全子宫切除及盆腔淋巴结清扫术的经验。应该要十分清楚正常情况下各脏器的解剖部位及相互关系。

(1)闭孔窝:在清扫盆腔淋巴结时,剪开阔韧带前、后叶,其下方即是腰大肌,生殖股神经在腰大肌上延伸而过,在腰大肌内侧,即可见髂外动、静脉,髂总动、静脉及其周围的淋巴结等。沿着这些主要盆腔动、静脉周围即可进行淋巴结清扫术,髂血管的下方是闭孔窝,闭孔神经穿越其间,闭孔神经的下方是盆底静脉丛,了解这些脏器解剖后,手术时将不会损伤,在施行广泛全子宫切除术,要清楚膀胱侧窝、直肠侧窝及子宫颈段输尿管的解剖位置。

(2)膀胱侧窝:外侧界为盆壁及闭孔肌,上界为主韧带,低部为肛提肌,其间为疏松结缔组织及脂肪组织。镜下操作时,剪断圆韧带,剪开阔韧带前后叶,从闭锁的髂内动脉外侧,用弯分离钳向后压迫,即可顺利进入膀胱侧窝,在切除主韧带时,必须分离膀胱侧窝。膀胱侧窝内并无重要的血管,偶尔可见从腹下动脉分支的异常的闭孔动脉,沿耻骨后进入闭孔窝。

(3)直肠侧窝:位于盆腔腹膜下面,外侧界为主韧带,内侧为子宫骶骨韧带及直肠,外侧上界为梨状肌,下界为肛提肌,骶骨形成直肠侧的后缘,侧窝的顶部贴着输尿管的腹膜,当进入主韧带的内侧以前,髂内动、静脉位于直肠侧的深部,主韧带形成直肠侧窝的尾部和侧缘。切除骶韧带、主韧带及髂内动、静脉的淋巴结,必须游离直肠侧窝。游离时,将输尿管推向外侧,用弯分离钳插入侧窝,做钝性分离,以免损伤静脉,直肠侧窝越接近盆底则越狭窄,分离时必须十分小心,避免损伤盆底静脉丛。

(4)解剖髂内动脉:主要是辨认前支的内脏分支,包括子宫动脉,膀胱上、中、下动脉,阴道动脉,痔中动脉,髂内动脉的前支沿膀胱侧窝下行形成闭塞的侧脐韧带,如不慎损伤膀胱上动脉,即使予以结扎,亦不会导致膀胱供血障碍。

(5)辨认子宫颈段输尿管的解剖位置:锐性分离,将膀胱与子宫下段、子宫颈及阴道上段分开,其外侧即为膀胱子宫颈韧带,输尿管就在其前、后间穿行。子宫动、静脉流经膀胱子宫颈韧带的顶部。游离该段输尿管时,镜下操作需十分小心谨慎,稍一疏忽,即会损伤输尿管。

2. 娴熟的腹腔镜操作技巧　完成腹腔镜Ⅳ级手术,特别是镜下子宫颈癌根治术,术者必须要心灵手巧,掌握镜下的各种操作技术,而且要有配合默契的术组团队。

(1)术组团队的配合:一台Ⅳ级腹腔镜手术的成功,是该术组医师智慧的结晶,在施行腹腔镜下广泛全子宫切除及盆腔淋巴结清扫术时,术组要相对固定,才能配合默契,要有Ⅰ级、Ⅱ级腹腔镜手术的基础,更要有Ⅳ级腹腔镜手术的经验。否则,将会出现多且严重的并发症。掌握子宫操纵器的助手(第二助手),配合主刀,随时摆动子宫的位置,充分显露术野,扶镜的助手(第三助手),根据主术者不同部位的操作和要求,随时调整腹腔镜的焦距。在切除盆腔淋巴组织时,第一助手一方面用小把把组织拨开显露术野,另一只手持弯分离钳钳夹一侧的血管边缘,才能使主术者顺利地剥除血管周围的淋巴组织。分离子宫颈段的输尿管,即所谓"打隧道",在腹式手术时,向内上方向边扩张边分离,一般比较容易将输尿管游离,但在腹腔镜下游离该段输尿管时,则显得非常困难。分离的方向极难掌握,助手的作用显得异常重要,第二助手将子宫向前推送,充分显露子宫下段的解剖位置,第三助手将腹腔镜的焦距移近子宫动脉的位置,利用腹腔镜有倍数放大的作用,清楚地看清该部位的解剖关系,第一助手用右手持"三爪耙"将膀胱向阴道方向拨开,左手持弯分离钳,协助主术者钳夹输尿管前之组织,并轻轻向上提起,术者用左手持弯钳钳起子宫动脉的远端,右手则用弯分离钳沿着输尿管鞘膜前逐渐分离,则相对较容易地游离该段的输尿管。

（2）掌握腹腔镜下的各种操作技巧：实质上是把握各种止血方法的应用，在切断髂总淋巴结、闭孔淋巴结、腹股深淋巴结，以及子宫动脉、卵巢血管时，必须要结扎，镜下结扎是一种比较常用的操作技巧。当然由于腹腔镜器械的发展，现在血管闭合器的使用也为血管的结扎提供更为方便快捷，但仍不能遗弃这些基本功。阴道静脉丛的止血，后腹膜的关闭都需要缝合，镜下缝合需要判断缝针与脏器，如血管、输尿管等的真正距离，才不至于误伤。超声刀各种功能的灵活运用，各种电外科的止血功能，以及钳、剪、拨、抓、耙等亦要熟练掌握。只有将腹腔镜下的各种操作真正掌握，灵活运用，手术时才能得心应手，减少并发症。

（林铁成　潘智茵）

十三、腹腔镜在卵巢恶性肿瘤诊治中的应用

卵巢恶性肿瘤占女性生殖道恶性肿瘤的1/4，其死亡率却位居女性生殖道恶性肿瘤最高位，2015年我国新发卵巢癌病例5.3万，死亡2.5万。提高卵巢恶性肿瘤患者的生存率和生存质量仍将是今后研究的重点。卵巢恶性肿瘤患者的预后由肿瘤的组织学类型、肿瘤的分级、分期及规范合理的治疗而决定。手术治疗目前仍然是卵巢恶性肿瘤重要和首选的治疗方法。卵巢肿瘤手术的目的包括明确诊断、手术分期和进行肿瘤细胞减灭术。作者将卵巢癌患者分为3种情况：Ⅰ期卵巢癌；Ⅱ～Ⅲb期卵巢癌，基本可以行满意的肿瘤细胞减灭术；Ⅲc～Ⅳ期卵巢癌，由于各种原因不能行满意的肿瘤细胞减灭术。传统全面的开腹手术分期和进行满意的肿瘤细胞减灭术仍然是目前卵巢恶性肿瘤手术治疗的经典。但是随着近20多年来腹腔镜手术技术和技巧的不断发展成熟和提高，腹腔镜手术开始越来越多地被应用到卵巢恶性肿瘤的治疗中。目前晚期卵巢恶性肿瘤也并非腹腔镜手术的禁区，这将在保证卵巢恶性肿瘤患者生存率的前提下，在一定程度上提高了患者的生存质量。本文从腹腔镜在卵巢恶性肿瘤中诊治现状及注意事项方面分别进行阐述。

（一）腹腔镜卵巢恶性肿瘤手术的"无瘤"原则及指征

开腹手术是卵巢恶性肿瘤的经典手术途径，而腹腔镜相比开腹手术而言，微创是优势，但"无瘤"执行程度欠佳和难以切净是腹腔镜的相对劣势。故选择开腹还是选择腹腔镜手术需严格把握指征，当术前判断腹腔镜手术能做到跟开腹手术一样"无瘤"时，能做到跟开腹手术一样彻底干净且不增加手术其他风险，则完全可以考虑行腹腔镜下卵巢恶性肿瘤手术。"无瘤"原则是指在恶性肿瘤手术或者不排除恶性肿瘤的手术中，贯彻实施以避免医源性肿瘤播散的所有措施。无瘤如果做不到位，就会因医源性肿瘤播散导致肿瘤复发，乃至转移风险增加，甚至影响患者生存的后果。无瘤措施多种多样，贯穿整台手术中，需要妇科医师时时有这个意识，从严避免肿瘤细胞破裂污染创面。

如何把握以上这个基本原则，作者总结多年既从事开腹又做腹腔镜恶性肿瘤手术经验，归纳卵巢癌术式选择有以下几点。

1. 术前需结合妇检、彩超、MRI、肿瘤标志物等综合判断卵巢恶性肿瘤，超声提示为肿瘤囊实性，有内乳头，伴实性部分有血流信号，MRI DWI高信号伴或不伴血肿标志物升高等征象者考虑为卵巢恶性肿瘤。最首选的术式为附件切除术，而不考虑行肿瘤剔除，因为剔除过程中有肿瘤破裂高风险。肿瘤不超过10cm，可完整置入取物袋并且能无污染取出。而肿瘤＞10cm者，则首选开腹手术。

2. 对于Ⅱ～Ⅲ期卵巢癌，本身已合并盆腹腔内播散，并不会因为腹腔镜术式增加播散风险，只要评估肿瘤能切净，完全可以在腹腔镜下行卵巢肿瘤细胞减灭术。术中需注意

的无瘤措施包括以下几项：切下肿瘤需装取物袋以避免医源性播散；切净后需反复冲洗盆腹腔以减少肿瘤细胞残留。对于满意切除的Ⅱ～Ⅲ期卵巢恶性肿瘤者，术毕考虑行腹腔热灌注化疗以杀灭残留肿瘤细胞。

3. 对于考虑Ⅲc期以上卵巢恶性肿瘤，肿瘤体积不超过 10cm 者，术前无法判断腹腔镜下是否能切净肿瘤，可考虑腹腔镜下先探查盆腹腔，判断手术可行性。如腹腔镜能切净时，继续腔镜手术；如腹腔镜不能切净，而评估开腹能切净，则果断转开腹手术；如果判断开腹亦无法切除，则仅行活检术（作者推荐晚期卵巢癌术前行 PET-CT 可协助评分，较准确判断手术是否可行，则可避免不必要的创伤性腹腔镜活检术）。Fagotti 等设计了一个简单的评分系统来提高腹腔镜在评价能否进行肿瘤细胞减灭术的可靠性。很明显，利用腹腔镜作为判断晚期卵巢癌能否进行满意肿瘤细胞减灭术和进行活检的手段具有创伤小、恢复快、提高患者生活质量的优点，较开腹手术能更早地开始新辅助化疗。

4. 对于已行新辅助化疗的晚期卵巢癌中间型细胞减灭术患者，由于卵巢癌大部分对化疗有效，故肿瘤负荷已明显缩小，腹腔镜手术可切除程度大大增加。Abu-Rustum 等曾报道了二氧化碳气腹腹腔镜对接受二次探查术者长期生存的影响，289 例二探查术阳性患者中，131 例应用腹腔镜，139 例剖腹探查，19 例腹腔镜手术后转为开腹手术，两组病例中的年龄、病期、组织学分级和肿瘤大小等相当。腹腔镜组中位生存时间为 41.1 个月，开腹组为 38.9 个月（$P=0.742$），总生存率与外科手术途径无关。另最近一项美国研究纳入 4038 例新辅助化疗后行中间型细胞减灭术的Ⅲc 或Ⅳ期上皮性卵巢癌患者，971 例行腹腔镜手术，其余为开放性手术，结果提示腹腔镜手术与开放性手术 3 年总生存率相当（51.1% vs. 51.8%），30 天内非计划再入院和手术范围同样无差异，而腹腔镜手术组的住院时间更短。

（二）腹腔镜在早期卵巢恶性肿瘤中的应用

卵巢恶性肿瘤的预后主要取决于肿瘤的组织学类型，肿瘤细胞的分化程度和肿瘤的扩散程度。全面手术分期是早期卵巢癌治疗原则，包括：探查前吸取腹水或腹腔冲洗液，进行腹腔细胞学检查；全面探查及活检，包括可疑病灶、肠系膜、大网膜、子宫直肠陷凹、两侧结肠沟及肝、膈、脾、胃肠道表面的浆膜和盆腹腔壁腹膜；大网膜切除术；全子宫和双附件切除术；盆腔和腹主动脉旁淋巴切除/活检术。

1. 腹腔镜在早期卵巢恶性肿瘤分期手术中应用的可行性　1990 年，Reich 等首次报道了应用腹腔镜治疗Ⅰ期卵巢癌。1994 年，Querleu 等通过对 8 例已经进行过腹腔镜分期手术的早期卵巢肿瘤患者重新进行开腹分期手术，他们发现应用腹腔镜进行的分期手术是全面和彻底的。之后又有一系列有关腹腔镜在早期卵巢癌分期手术中应用的病例报道。这些报道无疑都具有令人鼓舞的结果。但早期的报道多为病例报道，缺少对照研究。2005 年，Chi 等报道了在 48 例早期卵巢恶性肿瘤中进行的腹腔镜手术和开腹手术的对照研究，其中 18 例进行腹腔镜手术，30 例进行开腹手术，结果表明两组在手术效果和分期手术的结果（包括切除淋巴结数量，大网膜大小及发现和辨别转移灶）方面无明显差异。2007 年，Ghezzi 等采用随机对照研究，将早期卵巢恶性肿瘤的腹腔镜手术治疗与标准的开腹分期手术进行比较，进一步证实腹腔镜手术能够达到与开腹手术同样安全和完全有效的手术分期效果，随访两组手术后的复发率和生存率无明显差异。目前应用腹腔镜进行早期卵巢恶性肿瘤的分期手术被越来越多的妇科肿瘤医师所接受，但是早期卵巢恶性肿瘤腹腔镜手术分期的长期优越性仍有待于大样本的随机对照研究证实。

2. 早期卵巢恶性肿瘤腹腔镜手术时肿瘤破裂对预后的影响　肿瘤破裂是否对预后有影响,Dembo 等在 519 例 I 期卵巢癌中未发现术中肿瘤破裂对患者预后有不良影响。Sjovall 等报道了 247 例有破裂风险的 I 期卵巢癌患者,术中包膜完整者与术中破裂者相比,存活情况无差别;另一方面,在术前破裂和术中破裂两组之间比较其生存率有明显差异,从而得出结论为:术中操作导致肿瘤穿孔或破裂对患者的结局没有负面影响。但最新卵巢癌手术病理分期,将术中破裂归于 $I c_1$,术前肿瘤破裂归于 $I c_2$,腹水细胞阳性归于 $I c_3$,提示这三种情况对预后可能存在不同影响,而 Vergote 等对 6 个临床研究共计 1545 例 I 期卵巢癌进行的综合分析认为,卵巢肿瘤手术切除前破裂是一个单独的影响预后重要因素。目前缺乏前瞻性的病例对照研究支持手术中肿瘤破裂对预后有不良的影响,但无瘤原则仍是严格执行的基本原则。

3. 重新手术分期对预后的影响　当因附件肿块行腹腔镜手术的患者术中冰冻切片诊断为恶性肿瘤后,最好能够由有经验的肿瘤医师进行完全的肿瘤分期手术。对于这类患者存在重新手术分期和可能存在延后治疗的问题。这类患者通常早期居多,肿瘤负荷很小,完全可以考虑腹腔镜下重新手术分期。2006 年,法国的一个多中心长期随访研究可以说明这一问题,该研究包括 178 个病例,这些病例最初都是因为附件肿块行腹腔镜手术或开腹手术,大部分患者的初次手术都是不充分的。特别是在腹腔镜手术组,在该组中只有 11% 进行了腹膜活检,6% 进行了大网膜切除,没有 1 例进行盆腔和腹主动脉旁淋巴清扫术。所有患者中 99 例进行了重新分期手术,17 例采取了腹腔镜分期手术。结果提示这些患者预后无明显差异。

4. 穿刺孔肿瘤转移的问题　有报道提示,最初开展腹腔镜卵巢癌手术时穿刺口种植转移发生率高,在改进无瘤措施后显著减少了穿刺孔种植转移的发生。Abu-Rustum 等报道了在 12 年间 1288 例妇科肿瘤患者进行了 1335 次腹腔镜手术,与腹腔镜有关的皮下肿瘤种植相当少见(0.97%),与开腹手术切口种植并无显著差异。对腹腔镜手术的恶性肿瘤患者进行研究发现,穿刺点发生转移多发生在腹腔内已经有肿瘤转移的患者中,而在早期卵巢恶性肿瘤中的发生率极低,提示二氧化碳气腹并无增加癌细胞播散,而谨记术中时时注意无瘤操作是关键。

(袁颂华　徐礼江)

十四、腹腔镜手术并发症的防治

随着医疗技术与设备的进步和更新,以及腹腔镜手术经验的积累,一些常规开腹较难完成的妇科手术得以在腹腔镜下完成,如子宫颈或阴道残端癌的广泛阴道及子宫颈旁切除术等。绝大多数妇科恶性肿瘤均可以在腹腔镜下完成分期和手术治疗。与传统开腹手术相比,腹腔镜手术具有术中视野清楚、患者腹部切口小、术后恢复快等优点,但腹腔镜手术亦有许多特有的相关并发症。

(一)腹腔镜并发症的分类

1. 腹腔镜特殊并发症　穿刺并发症、气腹相关并发症及能量器械相关并发症。

2. 手术相关并发症　血管损伤、膀胱输尿管损伤及胃肠道损伤等。

3. 其他并发症　麻醉并发症、神经损伤、切口疝及恶性肿瘤切口种植等。

(二)穿刺损伤并发症的预防措施

主要为腹膜后、大网膜及腹壁血管及内脏损伤,多由气针和 trocar 穿刺所致。腹腔镜 trocar 穿刺时,尤其在穿刺第一 trocar 时,由于无法直视套管,若穿刺针进针位置或方向不对、术者穿刺用力气过大、患者腹腔粘连或肥胖者,易损伤腹腔内右髂总静脉、腹主动脉、下腔静脉、腹壁血管等。后续第二穿刺 trocar 等可在腹腔镜直视下穿进腹腔,故发生损伤血管及出血概率小,但若穿刺位置向背侧偏移过度可导致髂外动静脉的损伤。

1. **腹膜后血管损伤**　最常受损的腹膜后血管为右髂总动脉，其次为腹主动脉及下腔动脉。腹膜后血管损伤为严重的并发症，一旦损伤出血会有生命危险。气针引起的血管损伤可用抽吸实验证实，一旦诊断应将气针留置于血管内，立即中转开腹修补。留置气针的目的一是可作为指示，手术时易找到出血部位；二是可减少损伤处出血。如腹腔内无明显出血，应注意腹膜后血肿的可能。trocar 引起的出血通常更严重。仰卧位时，腹主动脉分叉多位于脐下 2～3cm 处；头低足高位时，腹主动脉位置上移，髂总动脉及其分支更加靠近脐部，肥胖患者脐部与主动脉的距离缩短更加明显。气针及腹腔镜 trocar 进入腹腔时患者应平卧，穿刺方向应朝向骶骨上方。辅助 trocar 穿刺时方向应对着子宫底部，不可对着骶骨或侧盆壁。脐部无皮下组织，不论患者胖瘦其厚度仅为几厘米，切开脐部皮肤时，手术刀亦可损伤主动脉，应向上提起腹壁方可切开皮肤。正常情况下，腹壁与腹膜后血管的距离为 3～4cm，充气后可增加至 8～14cm，应充气后穿刺。穿刺时，最大幅度向上提起腹壁，穿刺针位于患者中线水平与腹壁呈 45°，示指握在离 trocar 尖 3cm 处进行穿刺，可防止穿刺过深。手术结束前应检查有无腹膜后血管损伤出血。

2. **腹壁血管损伤**　多由辅助 trocar 穿刺时损伤，穿刺点应选择腹直肌外侧，距中线 6～7cm 处，太靠外侧有损伤髂外血管的可能。辅助 trocar 穿刺应在腹腔镜的窥视下进行，通过腹腔镜的照明可看到腹壁血管。对于肥胖的患者，可从腹壁上腹膜处看到血管走行，如腹壁下动脉的走行是从髂外动脉到股管（圆韧带进入腹壁处），穿刺时避开这些部位。当术中发现腹壁血管撕裂时，应首选大针腹壁全层缝合法止血，缝合位置应包括 trocar 穿刺处上下 1～2cm。也可用 12 号 Folley 导尿管自穿刺处插入腹腔，气囊内注

入 5～10ml 生理盐水，外拉尿管使气囊压迫于腹壁出血部位以止血。

3. **内脏损伤**　主要是肠管及大网膜的损伤。可见穿刺时直接穿入肠腔，应注意充起气腹后再穿刺及穿刺方向。大网膜损伤多发生于有粘连者，若粘连在脐周，则损伤很难避免。大网膜出血可电凝止血。

（三）气腹相关并发症的防治

1. **皮下气肿、纵隔气肿及气胸**皮下气肿是由于腹膜外充气，或由于 trocar 切口太大或进出腹壁次数多气体进入皮下所致。轻度的皮下气肿一般无症状，多发生在穿刺针周围的皮下，也可蔓延向上至胸前部、腋部、颈部，甚至眼睑，向下可达腹股沟、会阴部，检查时有皮下捻发音，可于数日自行吸收，无须处理。皮下气肿延伸至纵隔或高气腹压和胸腔负压使气体通过横膈裂孔时可引起纵隔气肿。严重时可引起呼吸循环功能障碍，甚则休克或心搏停止。处理措施包括立即停止手术，局部穿刺排气，严密观察病情变化。严重的皮下气肿也可引起气胸。最早的表现为二氧化碳分压上升，以后可表现为氧饱和度下降，气道压力升高。胸部 X 线检查可辅助诊断。处理：应立即停止充气，检测二氧化碳分压、氧饱和度下降、气道压力等，并进行胸腔穿刺抽气。皮下气肿严重时，还可引起呼吸性酸中毒，表现为血 pH 下降，二氧化碳分压上升，氧分压下降，治疗措施主要是加强机械性通气。预防措施关键是气腹针必须正确穿入腹腔内；术中避免反复进出 trocar。

2. **气体栓塞**　发生率低，一旦发生即有生命危险。气栓为血管内直接充气造成，常见于穿刺 trocar 时气腹针误入腹腔内静脉，或术中较大静脉的损伤，如下腔静脉、肝静脉的破裂等，导致大量二氧化碳进入血管。主要表现为二氧化碳分压上升，氧分压下降，冠状动脉、内脏及脑血管气体栓塞。抢救措施：停止充气，输液，吸氧，中心静脉插管抽气。预防：确认气针进入腹腔才充气，形成气腹时

充气速度不宜过快。

3. 高碳酸血症 腹腔镜手术得以实施的关键在于二氧化碳气腹的建立。若二氧化碳腹压过低则达不到手术空间需求，然而二氧化碳腹压过高，机体不能维持二氧化碳平衡状态，则可对机体产生不同程度病理、生理改变，如膈肌升高，腹内压力剧增，下腔静脉回流受阻等导致心排血量减少、下肢静脉淤血，引起皮下气肿、气胸、高碳酸血症、酸中毒、心律失常、血栓、腹腔内缺血等症状。据报道，二氧化碳分压值>20mmHg是术后恶心、呕吐及高碳酸血症的独立危险因素。预防：术者严格把控气腹压力，缩短手术时间，减少二氧化碳的吸入；对于心肺功能较差者，严格把握适应证，缓慢低流量二氧化碳注气。

4. 肩痛、腹痛、恶心、呕吐 是腹腔镜手术常见并发症。二氧化碳经腹膜吸收后在腹膜局部造成的酸性环境会对膈神经产生损伤，造成术后膈神经牵涉性疼痛，如肩膀及肋骨的疼痛；碳酸刺激胃肠道机械感受器和化学感受器，引起迷走神经兴奋性增高，导致患者术后恶心呕吐。预防措施：充气速度不要太快，气腹压力不要过高，手术时间不宜过长，使用加温加湿的二氧化碳气体，术毕反复冲洗盆腹腔，术后尽量排出残余气体。一般不须处理，可应用镇痛药物对症处理。呼吸系统有较强的代偿能力，如肺功能正常，一般不会出现由于二氧化碳吸收造成呼吸性酸中毒。

(四)能量器械等手术相关并发症的防治

1. 肌瘤钻造成损伤 预防措施：正确操作，操作应始终在视野范围内。

2. 肠道损伤 肠管损伤如未能及时发现并修补不可避免的会导致肠穿孔，继发腹膜炎、肠梗阻、败血症等；肠系膜或肠管血供的损伤会导致肠管血供不足，发生缺血性坏死。腹部手术史造成肠道粘连是肠道损伤的高危因素。

(1)肠穿孔：如气针进入肠腔，可造成肠腔内充气，如果充气数上升而腹腔内压力未上升，特别是肛门有排气时，应注意该并发症。偶有气腹针进入肠壁，造成肠壁内充气，扩张明显，甚至有肠破裂的可能。如充气时腹腔内压力上升过快，应注意是否有肠壁内充气的可能。

(2)肠壁撕裂：trocar损伤及肠管钝性分离可引起肠壁撕裂，浆膜表浅撕裂无症状，一般不需要治疗；较深的撕裂多于术后12~48小时出现症状，多需手术治疗。应注意有无肠系膜血管的撕裂。肠管粘连致密时应选择锐性分离，钝性分离易引起肠壁撕裂。

(3)肠道热损伤：主要原因有手术过程中单双极等能量器械直接接触肠管，热能释放导致肠管发生热损伤；单极电流腹腔内传导；绝缘层破坏，单极通过工作trocar漏电；热能传导；内镜光源接触肠管时间过长。多在术后1周左右出现症状，表现为急腹症、肠瘘及腹膜炎的症状体征。

(4)肠道损伤的诊断及鉴别诊断：腹腔镜术后出现渐进性腹痛及腹膜炎表现，如恶心、呕吐、厌食、腹胀及腹部压痛、反跳痛，应考虑肠道损伤的可能，应注意与输尿管损伤及盆腔感染相鉴别。出现上述症状，怀疑肠道损伤者，先非手术治疗，24小时无效或加重，腹腔镜或开腹探查。

(5)预防：切口近脐部的腹部纵切口手术史，特别是多次腹部手术史者，尽量不用传统的闭合式腹腔镜入径，可选择开放式腹腔镜、针式腹腔镜，或改变腹腔镜入径，选用左上腹入径及中上腹入径。肠道内容物为电解质，有导电作用，尽量不用单极电凝分离肠粘连。术前检查带电手术器械是否破损、漏电。带电器械不在视野时禁止通电，尽量将器械显露于视野中，避免暴力抓持及误伤脏器；分离粘连时要注意显露组织界面，术中牵引很重要；术后应彻底检查腹腔，对已明显灰变或浆肌层撕裂的胃肠壁虽未发生穿孔也要进行缝合修补。

3. **膀胱损伤**　能量器械的热传导损伤，在分离输尿管或分离膀胱子宫颈等部位时，电凝时间过长或能量过高，热能传导可引起输尿管膀胱及其血供损伤。其高危因素有：术中未排空膀胱；膀胱正常解剖发生变化；身材矮小或儿童。术中直视、尿袋中有气体、亚甲蓝实验阳性；术后尿少、血尿、耻骨上胀痛或发热应怀疑，必要时行膀胱造影。治疗：浆膜损伤或小损伤，可非手术治疗；损伤较大，腹腔镜或开腹修补。预防：保持尿管通畅，掌握穿刺技术，分离膀胱腹膜翻折紧贴宫颈进行（剖宫产史患者易损伤）。

4. **输尿管损伤**　输尿管堵塞可引起肾损伤严重者需肾切除治疗，输尿管漏液可导致尿液漏入腹腔造成腹腔积液、腹腔脓肿；尿液吸收入血导致血生化电解质紊乱危及患者生命。腹腔镜手术引起的输尿管损伤主要为热损伤，多于术后 1 周出现症状，表现为发热、腹膜炎、腰痛。易损伤的部位：骨盆入口、侧盆壁、子宫动脉下方，进入宫骶韧带处、膀胱入口。损伤的有关因素：处理骨盆漏斗韧带及子宫血管、电烧 EM 病灶、宫骶韧带止血、分离盆腔粘连时，输尿管受盆腔肿瘤推移变位、肿瘤浸润或炎症粘连导致解剖结构不清，术中易误扎、剪断或电凝输尿管或损伤膀胱。在分离输尿管隧道时，极易出血，而腹腔显示二维结构，镜下感触不清止血困难，当在超声刀、电刀止血时往往会误伤输尿管。治疗原则：根据部位及范围，采取输尿管内置 Double-J，输尿管膀胱吻合术，输尿管-输尿管吻合术。预防：了解盆底结构减少输尿管的损伤；避免盲目钳夹暴力分离，避免过度游离输尿管。

5. **血管损伤和出血**　大血管的损伤是腹腔镜手术严重并发症，手术中一旦发生大血管出血需立即中转开腹手术止血，否则会导致患者低血容量休克甚至死亡。盆腔粘连是导致术中血管损伤的重要原因。妇科肿瘤尤其是恶性肿瘤手术中者，癌组织累及范围广、血管脆性增加导致术中组织辨认不清，分离血管困难；多次腹腔手术史患者亦可能出血性盆腔粘连增加血管损伤可能；术后伤口渗血，手术时气腹内压力可压迫创面止血，但到手术后腹腔内压力减小，手术创面有可能渗血、出血。预防：术前严格精准评估患者盆腔情况，对于预估盆腔粘连严重者可选择开腹手术，术中仔细辨认解剖结构，减少血管损伤；手术结束后仔细观察患者腹腔有无活动性出血，术后放置引流管。

（五）其他并发症的防治

1. **臂丛神经损伤**　由于头低足高位时间长，肩托使用不当，手臂过度外展或受压引起。多为自限性。

2. **坐骨神经损伤**　主要原因为术中牵拉。预防方法：使用膝部及髋部有保护的腿支架，双下肢高度应一致，先弯曲膝关节再弯曲髋关节，髋部不可过分外旋，避免大腿内侧受压。一旦损伤术后即可出现运动障碍，多为自限性。术后几周内症状加重，3～9 个月可痊愈。

3. **切口疝、切口感染**　主要原因有对 trocar 穿刺切口缝合不严或未缝合导致腹壁筋膜缺损。穿刺时采取"Z"字法进入腹腔，可减少切口疝的发生。如穿刺孔＞10mm，应缝合筋膜层，可有效防治术后切口疝。切口感染主要由于标本取出后未能彻底消毒所致。预防：有效缝合切口，彻底消毒，把握术后换药时机。

4. **恶性肿瘤的腹腔扩散和局部种植**　随着腹腔镜手术在各种恶性肿瘤的广泛应用，腹腔镜术后肿瘤的腹腔、局部扩散和切口种植有较高的发病率。其因素有气腹压力、穿刺孔漏气、切口与肿瘤直接接触、手术器械、腹腔内游离的肿瘤细胞等，针对这些因素制订并实施腹腔镜恶性肿瘤手术的无瘤技术配合方法，可以有效地预防。

在行腹腔镜手术前，应仔细评估患者病情是否符合腹腔镜手术适应证；选择适当的穿刺位点及气腹压;手术中严格按照规范操作规程进行,首先恢复盆腹腔正常脏器结构;使用电设备时,将操作器械置于视野中央,避免损伤邻近脏器,以最大限度减少并发症的发生。

(陈　夏　袁颂华)

第二节　妇科宫腔镜手术

一、概述

宫腔镜技术是妇科发展史上具有里程碑意义的革命性事件,其发展改变着传统妇科疾病的诊断和治疗格局。它不仅具有创伤小、术中出血少、并发症少、费用低、住院时间短、术后恢复快等微创手术所有的优点,还能保留子宫,改善生殖预后,游刃有余地解决诸如幼女阴道内异物、宫颈/宫腔病变、子宫斜隔、阴道斜隔等难题。几乎宫腔内良性病变,如内膜息肉、黏膜下肌瘤、中隔畸形、宫腔粘连、异物取出等治疗上都可以用宫腔镜手术代替传统开放手术,甚至超越开放手术。

宫腔镜技术发展历史可追溯到150年前。1804年,德国外科医师Philip Bozzini利用日光源做成最早的内镜器械第一次看到"一个活体动物体内空腔和间隙",从而被认为是"内镜之父"。然而,Bozzini的光导管未曾探查过宫腔。第一例人体宫腔镜是在1869年由一位意大利医师Diomede Pantaleoni完成,Pantaleoni使用了1853年法国泌尿外科医师Antonin J. Desomeaux研发的12mm口径的膀胱镜,成功地在一位绝经后异常子宫出血的60岁妇女宫腔内发现了小的宫腔息肉,并首先提出了宫腔镜(hysteroscopy)的概念,又称为子宫镜(metroscopy or uteroscopy)。此后,不少学者致力于探索宫腔内奥秘的研究。但由于子宫的生理解剖特点和器械、光、电系统的缺陷,受生产力发展水平限制,其后100余年宫腔镜发展非常缓慢,几乎停滞。直至20世纪70年代,得益于光导纤维、冷光技术、膨宫装置、摄像影像等相关仪器设备技术的发展,宫腔镜应用重新被重视,到20世纪90年代初,随着现代电视腔镜系统问世和手术技巧的不断进步,宫腔镜技术迅猛发展,广泛应用于妇科临床,进入融诊断、治疗于一体的崭新阶段。

内镜手术是展示器械和设备的舞台。无论是宫腔镜的检查治疗还是手术,都需要借助于特有的设备和器械,人们常常把它们比喻为医师的手和眼。现代电视宫腔镜系统包括宫腔镜及器械、能源系统、照明系统、膨宫灌流系统和电视录像成像系统,它是利用镜体的前部进入宫腔,对所观察的部位具有放大效应,以直观、准确成为妇科出血性疾病和宫内病变的首选检查方法。

(一)宫腔镜及器械

1. 宫腔镜检查、治疗的器械　宫腔镜检查/治疗镜由其结构上可分为软性宫腔镜和硬性宫腔镜两种。

(1)软性宫腔镜(flexible hysteroscope):镜体是可弯曲的软体内镜,又可分为纤维镜和电子镜。

①纤维宫腔镜:与硬性镜相比,纤维镜身细软,更容易插入子宫腔内,更易于观察双侧输卵管开口,不足之处是图像可见点状像素,不宜放大。从功能上纤维镜可分为诊断性纤维镜和治疗性纤维镜。诊断性纤维镜外径小,约3.1mm,从质地上又可分为全软性纤维宫腔镜、软硬性诊断性纤维宫腔镜、无导光束诊断性纤维镜及诊断性纤维宫腔镜用息肉套圈器。2011年,开发的林氏息肉套圈器系统化,不需扩宫或麻醉,使在门诊用诊断性纤维宫腔镜检查发现的子宫内膜息肉,在宫腔镜直视下即可除去。治疗性纤维镜前端外径4.9mm,镜体上设有操作孔道,可插入活检

钳做直视下活检,以异物钳取出子宫腔内异物或节育器等,还可以进行输卵管造影。

②电子宫腔镜:仅作诊断用,镜体是软的,前端可弯曲,容易进入宫腔,而且用纤维束来导光,镜子前端超小型 CCD 把图像转变成电信号后,由电缆传导处理器处理信号,得到的图像同硬性镜一样清晰漂亮,并且不存在纤维断裂,画面出现黑点现象。

(2)硬性宫腔镜(rigid hysteroscope):质地硬,外观直型,从结构上分为组合式和一体式。视野角有 0°、12°、22°、30°广角、70°、110°的内镜可满足不同腔内位置的观察/诊疗或电切等不同需求。组合式由外鞘、内鞘及镜体本身组成,一体式为镜鞘和镜体不可拆分,有效减少外径尺寸。

①诊断型硬性宫腔镜:镜体外径 1.9～4mm,与 3～6.5mm 管鞘配合使用。一般来说,宫腔镜粗直径比细直径图像更清晰,门诊宫腔镜检查多用较纤细的管鞘,无须麻醉,无须扩宫,无须把持宫颈,减少损伤,视野角常用 30°广角,便于观察整个宫腔形态。外鞘直径在 5.5mm 及以上的持续灌流系统需要适度做宫颈口扩张来辅助。

②治疗型硬性宫腔镜:在由 30°3mm 广角镜加 4.5mm 管鞘组成的持续灌流诊断用宫腔镜基础上,再配一个 6.5mm 的外鞘及治疗器械,就成了标准的 6.5mm 治疗用宫腔镜。外鞘上设有 2.2mm 的操作孔道,插入钳子就可进行治疗。钳子从用途上分为活检钳、异物钳、剪刀等,从形态上分为硬性、半硬性及软性,临床上常用半硬性钳子。

③一体式宫腔镜:结合了软性宫腔镜和硬性宫腔镜的双重优势。纤细的外径使患者舒适度大大提高,简单的消毒方式使其更容易清洁,器械管道满足有效的治疗。

2. 宫腔镜手术的器械

(1)宫腔电切镜:由光学视管、操作手架、镜鞘、闭孔器等组件组成,附加持续灌流系统,全长 30～35cm,工作长度 18～19.5mm,

超长电切镜的工作长度有 22cm、26.5cm,用于增大的子宫。外径有 21F(7mm)、24F(8mm)、25F、26F、27F(9mm)等不同规格。

(2)作用电极:高频电极在宫腔镜电切中承担着切割和凝血的作用,根据电极不同分为单极和双极。单极功率 70～100W。双极使用生理盐水做灌流液,免去了患者身上的电极板,若使用双极设备则调至等离子电切模式。电极根据前端形状不同,分为环形、针形、滚球形、滚筒形等多种。

①环形电极:又叫切割电极,分开放型(U 型)和关闭型(O 型),用于切子宫内膜、切削和切除肌瘤及息肉等。

②针状电极:前端呈"I"形,适于划开纵隔、粘连及开窗切除肌壁间肌瘤等。

③滚球电极:可循轴转动,电流比较集中,主要用于电凝止血或去除子宫内膜。

④滚筒电极:有 2mm、3mm、5mm 不同规格,可循轴转动,较滚球电极接触面宽,更适于去除子宫内膜及电凝止血。

⑤汽化电极:电极呈沟槽状,使用功率为 200W,可汽化子宫内膜和小的腔内肌瘤。

⑥带状电极:形似开放型环状电极,但较宽,上有沟槽,使用纯切割电流,功率 200W,兼有切割电极和汽化电极的优点,可去除子宫内膜和其他组织,切割创面不出血。

(二)能源系统

能源系统又称动力系统,宫腔镜最常用的能源有高频电和激光两种。

1. 高频电流发生器　1983 年由 Reidenleack 首先提出将高频电流用于医学,这种电流频率常达数百千赫,有电灼、电凝固及电切三种作用,可使组织升温、炭化、汽化产生凝固、切开,为内镜手术提供新的切割和止血方法。现代多功能电外科能量平台(又称高频电刀)可依组织阻抗变化而由电脑控制进行输出的自动调节,而不必人为调节,确保电刀不论遇到何种组织,均可保持同样的切割止血效果。同时具有专门的报警系统,电刀任何部位工作不正常时即会发出警报声,直到排除故障为止。

2. 激光 用于宫腔内治疗的激光多为钕铱石榴石(Nd-YAG)激光,比二氧化碳激光具有更大的功率,更强的穿透性和组织破坏能力,且激光在液体递质中不发生能量衰减。接触组织时可产生凝固效应,使其下方及周围组织蛋白质变性失活。这种效应非常适用于破坏子宫内膜,特别适合子宫内膜去除术。

(三)照明系统

1. 光源 宫腔镜手术需要极强的光照才能使视野清晰,为避免高温导致局部组织损伤,从1965年以来都采用冷光源作为内镜光源。常用的冷光源有氙灯冷光源、卤素灯冷光源、LED光源。其中氙灯照明度最亮,色温最接近于自然光,灯泡寿命长,最适合内镜使用。

2. 导光束 又称光缆,由导光纤维组成,导光性能好,光源强度不受限制,照明可达到极为清晰的程度。光导纤维较精密,极脆弱,容易折断,要小心操作,避免折叠,以免损坏。

(四)膨宫灌流系统

1. 膨宫递质 将子宫膨胀起来得以看到宫腔全貌的物质被称为膨宫递质,可分为气体膨宫和液体膨宫。

(1)气体膨宫:二氧化碳气体进入血流能迅速溶解和排出,相对于其他气体不容易发生空气栓塞,而且二氧化碳气体能迅速膨宫,图像清晰,质量优于其他递质,兼有使用方便、价廉、清洁的优点,成为一种理想膨宫递质。应用二氧化碳时气体膨宫必须用宫腔镜专用的气体膨宫泵,控制灌注速度在100ml/min以下,宫腔内压力低于200mmHg,则可避免灌注二氧化碳引起的相关并发症。镜检过程中出血、气泡降低可见度、专用气体膨宫泵价格较昂贵等缺点限制了二氧化碳的应用。

(2)液体膨宫:经过长时间的临床实践,目前为临床所常用的膨宫液体为5%甘露醇溶液、5%葡萄糖溶液、0.9%氯化钠溶液,前两种溶液均为无色透明、非电解质的等渗溶液,不导电,容易制备,符合宫腔镜电切的要求。后一种是双极(亦称等离子)宫腔镜电外科手术时使用的唯一膨宫递质。一般推荐使用3000ml一袋的膨宫液,以减少术中气栓的概率和风险。

2. 膨宫装置

(1)气体膨宫装置:二氧化碳膨宫泵

(2)液体膨宫装置:液体膨宫泵可设定压力和流速,一般入水压力设定80~100mmHg,流速200~400ml/min,使手术在满意的膨宫和清晰的视野下进行,其液体回收器可精确计算出水和入水间的吸收量,防止水中毒。

(五)电视成像、录像系统

主要由摄像主机、摄像头、摄像电缆、监视器(显示屏)和图像记录系统组成。

集成电路晶片(couple charge device,CCD)的发明,解决了摄像机的微型化问题,可与目镜连接,通过录像监视器实施,高清晰度的摄像机可将宫腔内的图像还原在监视器上,使术者能从彩色显示屏上观看图像进行诊断和治疗,并可将这一过程进行录像和储存,供医疗、教学和科研之用。新型的宫腔内摄像系统能够使视野更广阔,图像更清晰,对病变组织辨认度更高,从而缓解了术者操作时的颈背疲劳感,明显降低了其劳动强度。

(韩玉斌 陈彩江)

二、宫腔镜检查术

宫腔镜检查直接检视宫内情况、镜下定位取活检,对比传统的检查手段如诊断性刮宫(diagnostic dilatation and curettage,D&C)、子宫输卵管碘油造影(hysterosalpingoraphy,HSG)、常规B超检查及阴道B超检查(transvaginal ultrasound,TVS)等,其具有更直观、准确、可靠的特点,能早期发现病变,明显提高诊断准确率,减少漏诊误诊。被誉为现代诊断宫腔内病变的金标准。

Epstein 等曾对 105 名绝经后阴道流血(postmenopausal bleeding,PMPB)妇女及 TVS 下子宫内膜厚度>5mm 者,行 D&C 并随即将 D&C 遗留的宫腔病变在宫腔镜下切除进行活检,发现 80%(84/105)存在宫腔内病理改变,98%(82/84)都可在宫腔镜下观察到,87%的病灶在 D&C 后都有不同程度的遗留。D&C 的漏诊率在息肉为 58%(25/43),子宫内膜增生为 50%(5/10),非典型增生为 60%(3/5),子宫内膜癌为 11%(2/19)。在不孕症、绝经后阴道流血、异常阴道出血、月经异常等多种情况下,宫腔镜检查已成为一项常规的、被广泛应用的诊断技术。微型器械与无创技术应用,使宫腔镜检查术由门诊走向了流动站,宫腔镜检查的同时,还可做小的宫腔镜手术,正像 20 世纪的 D&C 一样,已成为 21 世纪的常规。

(一)检查设备

1. 宫腔镜　可按用途和结构分类。

(1)按用途分类:分为检查用宫腔镜及治疗用宫腔镜。

①检查用宫腔镜一般镜径较小(常用直径为 2.7~4.5mm),对扩宫要求不高,甚至无须扩宫即可进入宫腔观察。

②治疗用宫腔镜多用检查用宫腔镜配上相应的治疗用外鞘,常采用双阀门双管鞘设计持续灌流,外鞘上有操作孔以置入活检钳、异物钳、剪刀等进行操作,其管径常用 4.5~7mm。因其管径较大,常需进行宫颈扩张,常需在麻醉下进行。

(2)按照结构分类:可分为硬镜及软镜(即纤维宫腔镜)。

①硬镜又可分为弯管型和直管型两种。进口的多为物镜面呈 30° 的直管型硬镜,操作简单,图像鲜明。硬性宫腔镜则更便宜耐用,而且图像更清晰自然,操作更简单,因此在国内外应用似更广泛。

②相比较而言,纤维宫腔镜前端管径更小,尖端可弯曲 60°~120°,基本上不需扩宫,甚至不用宫颈钳固定宫颈就能较轻松地置入宫腔,而且容易观察输卵管开口,不易造成子宫穿孔。但价格较贵,图像较差,使用时间和寿命较短,操作稍困难。

2. 光学系统　主要由以下几部分组成。

(1)冷光源(配备光导纤维导光束):要求亮度高,接近自然光,现代宫腔镜采用体外冷光源,提供良好照明,而且不产生热效应。

(2)荧屏监视器成像系统:包括高像素 CCD 摄像头及高清晰度监视器,这也是目前技术发展最快的一部分。

(3)相机或录像机:用于留下珍贵的典型图像及手术过程资料。

3. 膨宫装置　膨宫技术是镜查成功的条件及关键步骤之一。按膨宫递质不同可分为气体膨宫及液体膨宫。

(1)气体膨宫的膨宫介质多采用二氧化碳气体。二氧化碳气体较易溶解在血里,相对于其他气体更不容易发生空气栓塞。二氧化碳使用方便、清洁、便宜、视野广阔、清晰度高,在宫腔镜检查方面有很大的优势。使用专用二氧化碳膨宫机,使流量控制在 100ml/min,子宫内压力控制在 200mmHg 以下,既能保证术野清晰,也保证了手术的安全。但由于出血、黏液及气泡均容易影响视野,不易观察病变处的血管,也限制了二氧化碳的应用,尤其是在需要进行一些宫腔内操作的病人,更是不宜使用气体膨宫。

(2)液体膨宫:基本与气体膨宫互补,在出血、需要宫内操作的患者,液体膨宫是更好的选择。液体膨宫机不但持续稳定产生膨宫所需的压力,还可预设子宫内额定压力、流速上限,监测入液量,大大减少 TCRE 综合征等并发症的发生。其参数设置一般是:子宫内额定压力 100mmHg,最大流速 200~450ml/min。需注意的是,部分宫腔检查镜由于存在较高的管道压力,往往难以满意膨宫,这时需调高设定的额定压力以克服管道压力,具体方法是用进宫腔前实测压力加上100mmHg即为应设的额定压力。而在没有专用液体膨宫机的情况下,采用挂高输液袋利用落差产生压力或输液袋内注入空气、输液袋外缚以血压计袖带加压,甚至用大注射器推注等办法均可较满意地膨宫,足以满足宫腔镜检查的要求。血压计袖带加压法还能粗略地控制膨宫压力,不失为一种值得推荐的好办法。液体膨宫递质主要有非黏稠性溶液、低黏度溶液、高黏稠度溶液3类。

①非黏稠性递质主要适用于激光治疗时,常用的是生理盐水。其缺点主要是血液容易混合,从而影响术野,因而应用较少。

②低黏度溶液常用的有5%葡萄糖溶液及0.54%或5%甘露醇溶液。尤其是5%葡萄糖溶液,因其经济、方便、等渗、透明、清晰、低黏稠度、不易与血液融合,其本身及其代谢物无毒无害等优点而在临床得到广泛的应用。但在糖尿病及糖耐量异常患者则宜选用0.54%或5%甘露醇溶液。

③高黏稠度溶液常用的是32%右旋糖酐70与10%葡萄糖溶液,即Hyskon液。其优点是黏稠度高,使用量少、极少入血或腹腔,不会引起水中毒,而且不与血液相融,特别适用于出血的患者。缺点是较贵、制备不便、视野欠佳、清洗困难,特别是容易引起过敏反应且不适用于电切等,都极大地限制了其应用。

4. 配套的检查设备(特别是B超)　用于宫内异物的检查,如宫环外游、胎骨残留等的协同检查;阴道B超协同宫腔镜检查,确定黏膜下子宫肌瘤及肌壁间子宫肌瘤内突型的大小及侵入肌层的深度,判断子宫内膜癌的宫肌层侵犯深度,以协助手术方案的确定意义重大。

(二)宫腔镜检查的适应证与禁忌证

1. 适应证

(1)月经异常及异常子宫出血(尤其是绝经后阴道流血)。

(2)诊断或决定能否行宫腔镜下手术治疗,如黏膜下肌瘤或子宫内膜息肉。

(3)宫内节育器的定位或取出难以取出的宫内节育器。

(4)评估异常宫腔内声像学所见(B超、HSG、CT、MRI等)。

(5)异常阴道排液。

(6)异常宫腔吸片细胞学检查所见或异常子宫内膜病理组织学检查所见。

(7)诊断宫腔畸形,宫腔粘连。

(8)检查反复自然流产和妊娠失败的宫颈管和(或)宫内原因。

(9)探查原因不明不孕症的宫内因素。

(10)宫腔内手术术后随访。

(11)宫颈管癌和子宫内膜癌的早期诊断。

(12)宫腔镜下疏通输卵管口。

(13)宫腔镜下选择性输卵管通液试验。

(14)宫腔镜下注药治疗输卵管妊娠。

(15)输卵管内人工授精及孕卵移植术。

2. 禁忌证　更多学者认为,宫腔镜检查没有绝对禁忌证。相对禁忌证则包括下述几项。

(1)发热患者,体温达到或超过37.3℃。

(2)急性或亚急性生殖道炎症。

(3)已知活动性生殖道结核未经适当抗结核治疗者。

(4)大量活动性子宫出血患者。

(5)子宫内妊娠欲继续妊娠者。

(6)严重的心、肺、肝、肾等并发症患者。

(三)术前准备

1. 仔细询问病史,了解病情,确定检查目的。了解月经情况,询问有无性生活史。尤其注意排除妊娠、糖尿病及心、肝、脑、肺、肾等严重并发症。

2. 测体温、脉搏、血压,听心肺,仔细进行盆腔检查。

3. 进行必要的辅助检查,如取环前的B

超、白带检查或 HSG 检查。

4. 除特殊情况外，一般以月经干净后 7 日内检查为宜，对不规则出血的患者在任何时间都可以检查，必要时酌情给予抗生素后进行。不孕症可在月经前检查，顺便了解子宫内膜有无分泌期改变，并可取活检。

（四）操作步骤（硬性宫腔镜的操作步骤）

1. 术者洗手，消毒，戴无菌手套。

2. 患者麻醉后，取膀胱截石位，常规冲洗消毒外阴、阴道，常规铺巾。

3. 复查子宫附件情况，确定子宫大小、位置。

4. 根据宫颈管内大小及实际使用的宫腔镜镜径，必要时需在镜检前扩宫。如需扩宫则用子宫探条探清宫腔位置、深度，Hegar 器适当扩张宫颈至比检查镜管径大半号。注意深度仅过宫颈内口水平即可，以保证宫内维持原状，防止出血污染术野。如怀疑宫颈粘连，则宜先检查宫颈情况后视情况决定是否扩宫，以防子宫穿孔及"假道"形成。

5. 连接好宫腔镜，排清管内空气，调好膨宫参数，边用水冲洗宫颈黏液、血污，边将宫腔镜顺宫腔方向缓慢通过宫颈内口进入宫腔。镜体由宫颈推入时，需一边转动，一边观察，全面地观察宫颈管，镜体插入宫腔内以后，需回转镜轴柄，将斜视镜片对准目标物进行观察，如物镜已达子宫底部，斜视镜片对向左侧，可观察到左侧子宫角和输卵管口，继续顺时针方向转动镜轴柄 90°，斜视镜片对向和观察的是子宫后壁，余类推。观察顺序为宫腔前壁、左侧子宫角、左输卵管口、后壁、右侧子宫角、右输卵管口，而后子宫底，仔细检查子宫内膜形态，观察有无异常病变。逐渐退出镜子时再度观察宫颈管，以检查宫颈内口及宫颈管，注意黏膜及赘生物。因此处难以膨胀，易出现诊断错误。

6. 按需进行相应操作，如取异物、取活检、摘除息肉、定位诊割等。

7. 必要时重复步骤 5，确定治疗效果。

8. 术后休息观察 30 分钟，无特殊情况可离院。禁性生活、盆浴 2 周，门诊复查，必要时口服抗生素。

随着无创技术的发展，"无创宫腔镜技术"被推崇，即检查时不放窥器、不夹持宫颈、不扩张宫颈，使用微型器械，不探宫腔，低压膨宫，不需要麻醉，可在门诊进行。如医师有丰富的镜下识别病变的经验，还可以继续进行治疗和手术。应用无创技术操作，外阴覆盖浸有灭菌生理盐水的消毒纱布垫，以防止"膨宫"递质自外阴漏出的方法被命名为"阴道内镜"，其适应证为幼女、未婚、未育、绝经妇女、阴道宫颈狭窄患者，所使用的器械为微型宫腔镜。Bettocchi 报道其 10 年 9093 例的经验，全部检查成功，满意率几乎 100%。

（五）宫腔镜下常见描述术语

1. 子宫内膜　月经期、增生期、分泌期、萎缩型内膜、内膜增生等。

2. 色泽　白色、灰白色、黄白色、粉红色、鲜红色、褐色。

3. 子宫内膜腺管开口　清晰可辨、难辨、凹陷；分布均匀、不均匀；点状、环状、斑状。

4. 表面　平滑、粗糙、溃疡形成、凹凸不平、波浪状。

5. 透明度　透明、半透明、不透明。

6. 宫腔内占位　内膜肥厚、息肉、息肉状、乳头状、结节状、半球形、球形。质地：硬、软、脆。

7. 出血　点状、线状、斑状、片状。

8. 坏死　点状、斑状、片状。

9. 血管分布　正常血管：细血管、毛细血管网、柳枝状血管、压平状血管等。异型血管：主要是血管扩张、中心血管及走向不规则，血管呈现部分狭窄，走行断续，突然弯曲、蛇行或闪电形等。

10. 输卵管开口　未见、可见（圆形、椭圆形、星状、鱼口状，有/无膜状纤维覆盖）。

（六）宫腔镜下子宫内各部分的正常形态特征

1. 子宫颈管 正常的子宫颈管呈圆形或椭圆形管筒状；以前后径略小于横径的椭圆形为多见。颈管黏膜呈泛白、淡红或红色，可见较深的纵向皱襞，明显与宫腔内膜不同。

2. 子宫颈内口（即解剖学内口） 为膨宫情况下所见的宫颈与宫腔间的一个相对缩窄的部位。呈圆形或椭圆形，内膜比子宫内膜薄，色略显苍白。

3. 子宫腔 在宫腔镜检查时，子宫腔内解剖的主要识别标志是子宫颈内口和输卵管宫内开口，依此可辨别整个宫腔形态及宫腔各壁。子宫底部略呈弧形突出，双子宫角凹陷略呈漏斗形，可见输卵管宫内开口，直径0.5～1mm，有时可见开合动作。内膜相对较薄，色略显苍白，随月经周期改变不大。正常育龄妇女前、后侧壁子宫内膜的色泽、皱襞往往随月经周期变化，宫腔镜下各具特点，按月经周期变化可分为增生早、中期、增生晚期和分泌早期、分泌后期4个阶段。

（1）月经期：子宫内膜剥脱，伴有点状出血，可见部分仍在出血的毛糙的小血管。流血后第3天内膜开始修复，月经干净后整个子宫腔已为淡红色内膜所覆盖，转入增生期。

（2）增生早、中期：整个子宫腔被内膜所覆盖，其厚度2～5mm（子宫内膜厚度可据宫腔镜顶端在子宫后壁内膜压迫后遗留的凹陷深度予以估计，"压鞘法"）。内膜柔软、平坦，呈淡黄红色至鲜红色，血管纹极少，腺管开口分布均匀，清晰可辨，使内膜呈草莓样。此期内膜最薄，不易出血，是宫腔镜检查的最佳时机。

（3）增生晚期和分泌早期：即排卵期前后。此期内膜最肥厚，达7～8mm，鲜红色。腺管开口凹陷尤为突出。息肉样皱襞明显，凹凸不平呈波浪状起伏外观。

（4）分泌后期：宫腔镜下所见内膜往往呈半球状或息肉样突起，水肿样改变，呈半透明的白色或黄白色，内可清晰透见内膜毛细血管网，若增加膨宫压力血管网可压瘪消失。皱襞减少变浅，腺体开口难辨。此期子宫腔较难以膨胀，而且容易出血。

（5）绝经后萎缩性内膜：宫腔往往较小（＜1mm），内膜变薄，表面平滑，黄白色，不透明，几乎无表层血管，透过间质隐约可见深层血管，偶可见到瘀斑。输卵管开口可见。

（七）宫腔镜下子宫内常见异常病变特征

1. 子宫内异物 最常见的是宫内节育器嵌顿、残留，其次是流产后胎骨残留、胚胎组织残留、手术缝线遗留、宫内操作器材残留（如通水管头、断刮匙头、宫颈扩张棒头、宫颈内膜局部浸润麻醉所用的棉枝头等）。

（1）宫腔异物诊断：宫腔镜下异物一般不难诊断。偶可因异物过小或部分埋在内膜及肌层内、宫腔内出血、内膜碎片干扰而发生误诊或漏诊，这时联合B超检查对于异物的确定、定位、完全取出有极大的帮助。胚胎组织残留呈白色或淡黄色，机化后常呈蜡黄色，并与宫壁粘连，周围可有纤维粘连形成。胎儿骨片残留多呈白色或灰黄色，骨骼可呈扇形、片形或完整长骨形状。胚胎组织、胎骨残留宫腔可能导致月经异常、不孕。

（2）取出宫内异物的操作：如为软性组织，可用异物钳逐次钳出；如为硬性物，则用异物钳钳紧后，连同宫腔镜一起退出；如宫内节育器嵌顿，则可镜下剪刀剪断后，钳住一端退出，再小心抽丝拉出。

2. 黏膜下肌瘤 外观呈球形或椭圆形，可有蒂或无蒂、单发或多发，突出于宫腔内，覆盖内膜比较苍白，色泽较周围的内膜淡，可见到较粗的压平状、树枝状血管或扩张的走行规则的血管网。其表面的内膜较厚时，常难以与子宫内膜息肉鉴别。此时用宫腔镜前端推开内膜，可见其里面白色的肌瘤结节。较大的肌壁间肌瘤可使子宫腔变形，黏膜下肌瘤有时可见血管出血或表面发红、糜烂和坏死出血。检查时注意观察肌瘤根蒂部的粗细及肌瘤向宫腔内突出程度。联合TVS检查可进一步确定肌壁间部分肌瘤的大小及侵及肌层的深度,膨宫液的对照作用亦增强了TVS的清晰度,从而为手术方案的确定提供可靠的依据。宫腔镜下检查时注意观察肌瘤根蒂部的粗细及肌瘤向宫腔内突出程度。

3. 子宫内膜息肉　宫腔镜下所见的子宫内膜息肉是突出于子宫内膜表面的良性赘生物,可从子宫壁、宫颈管、甚至宫角的任何部位、任何角度向子宫腔内突出生长,可为单发或多发,有蒂或无蒂,有大有小(大的甚至有自宫腔上端段生长延伸并脱出宫颈外口的息肉,小的用显微镜才能见到)。一般含有内膜、腺体、间质成分,部分杂有纤维化。外观多呈现细长的卵圆形,表面平滑,比较柔软,富有光泽,色泽与其周围内膜相似,稍微鲜红,常有纤细规则的微血管网分布。含纤维成分的息肉往往有蒂、光滑、略硬和缺少血管纹理。有时呈现球形,需与黏膜下肌瘤相鉴别(方法见黏膜下肌瘤部分,而且息肉不像黏膜下肌瘤那样坚实、固定,感觉比较柔软)。子宫内膜息肉常易与内膜碎片混淆,其区别主要是息肉不像内膜碎片那样随膨宫液的流动而漂浮,只能轻微摆动,而且外观不随膨宫压力的变化而变化。子宫内膜息肉的腺体可呈现活动或非活动性,也可见到种种的化生或增生变化。偶可见子宫内膜息肉发生癌变。高岛英世将子宫内膜息肉分为以下 4 种,比较广泛为临床所采用。

(1)增生型息肉:多见于 40－50 岁的患者。息肉的腺体增生较多,表面平滑,无异型血管,可见散在的腺管开口。对孕激素无反应,其前端常发红、出血。

(2)功能型息肉:内膜腺体呈现与月经周期相同的变化,颜色及状态与周围的内膜相同,在增生期呈淡黄红色至鲜红色,血管纹极少,腺管开口分布均匀,清晰可辨,使内膜呈草莓样。分泌期则呈水肿样改变,呈半透明的白色或黄白色,内可清晰透见内膜毛细血管网,若增加膨宫压力血管网可压瘪消失。

皱褶减少变浅,腺体开口难辨。

(3)萎缩型息肉:多见于绝经后的患者,为绝经后增生型或功能型息肉退化形成,与周围的内膜呈现相似变化。组织学上的特征是腺上皮萎缩,腺管扩张,间质纤维化。宫腔镜可见到内膜变薄,表面平滑,黄白色或深紫红色,不透明,几无表层血管,透过间质隐约可见深层血管,偶可见到瘀斑。有时还可见到散在分布的半透明小囊泡。

(4)腺肌瘤型息肉:是子宫内膜异位的一种,表面覆盖子宫内膜,内部则是肌纤维与子宫内膜的混合体。外表与黏膜下肌瘤相同,常须做病理切片才能鉴别。

子宫内膜息肉本身缺乏特异性结构,盲目刮宫时易被刮匙刮碎,与子宫内膜碎屑混在一起,致使病理仅能报告增殖期子宫内膜或子宫内膜增生。诊刮诊断子宫内膜息肉有其局限性。凡临床遇有月经过多、经期延长、不规则阴道流血、不孕等患者,特别是 HSG 或 B 超有异常或妇科检查发现有宫颈息肉时,均应考虑做宫腔镜检查,以早期发现子宫内膜息肉。

4. 宫腔粘连　多由于宫腔手术,尤其是药流不全、不全流产、晚期产后出血清宫术,子宫内膜损伤或感染而引起。宫腔粘连往往伴有月经异常(月经稀发或闭经)或生育障碍(不孕或习惯性流产)。按其严重程度可分为内膜性粘连、肌性粘连和结缔组织性粘连 3 种。按其部位可分为周围型和中央型。

(1)内膜性粘连的表面与周围的子宫宫腔粘连内膜外观相似,用宫腔镜容易分离。

(2)肌性粘连呈淡红色或黄白色,呈网格状,有子宫内膜覆盖,表面光滑,宫腔部分或全部闭锁,不易分离,勉强分离则容易发生子宫穿孔。

(3)结缔组织性粘连是一种瘢痕组织,粗糙,表面呈灰白色,无子宫内膜覆盖,质地坚硬,宫腔部分或全部闭锁,往往无法分离。

由于往往需宫腔镜才能发现周围型粘连,

而且往往需宫腔镜才能进一步确定粘连类型，而粘连类型对预后起着决定性作用，目前宫腔镜检查已成为确诊宫腔粘连的金标准。

5. 子宫腺肌病　有时镜下可见突出宫腔表面，呈暗红色且富含血管的团状物，或者肌壁见到较大的不规则的开口，结合病史可疑为此症。

6. 宫腔内解剖结构和形态异常　包括双子宫、双角子宫、鞍状子宫、纵隔子宫、单角子宫、幼稚子宫、T 型子宫等畸形。子宫畸形可能与反复流产相关，更有部分可引起不孕。其中子宫纵隔可分为完全纵隔（纵隔达宫颈管全长）和不完全纵隔（纵隔达宫颈内口以上）两类，宫腔镜检查示整个宫腔被子宫中央纵向生长的隔分隔成对称的两个半腔，每侧宫腔顶端可见输卵管子宫开口，纵隔表面的内膜稍薄而苍白。以两侧输卵管开口的连结线为底线测定纵隔的突出部分是为纵隔长度。长度在 1.5cm 以内时称为弓状子宫，长度在 1.5cm 以上才称作纵隔子宫。纵隔往往较薄（常仅 0.5cm），但单纯宫腔镜检查有时难以鉴别不完全纵隔与双角子宫，以及完全纵隔与双子宫畸形，联合 B 超检查则能协助诊断。

7. 子宫内膜增生过长　指不伴不典型增生的子宫内膜增生，无异型细胞的子宫内膜腺体过度增生，腺体增生有时为局限性，有时为弥散性。可分为以下两种。

（1）单纯型子宫内膜增生过长：单纯内膜增生在色泽、血管和质地方面近似排卵前的子宫内膜，通常宫腔镜下并无异常特征，部分仅表现为内膜增厚、皱襞增多，堆积成复层。或呈单个或多发性息肉样外观，也可呈现苔状的隆起，有时可见到小圆形透亮的囊泡，表面血管较细小，走行规则。

（2）复合型子宫内膜增生过长：有明显的腺体增生，外观呈现黄白色或红色不透明的息肉状或苔状突起，表面可见到轻微异型血管及大小不等、分布不均的腺管开口。

8. 子宫内膜非典型增生　在宫腔镜下可见到息肉状的突起或单纯内膜增厚，表面不透明、黄白色或灰白色，有异型血管。单纯宫腔镜检查常难与子宫内膜癌鉴别诊断。异型血管是最有意义的特征，是子宫内膜非典型增生和子宫内膜癌的共同特点，只要发现它，就应在宫腔镜下对可疑病灶取活检或行定位诊刮，而且诊刮后还应马上进镜检查确定诊刮的准确性。

宫腔镜下鉴别子宫内膜增生是无不典型增生和非典型增生无明确的标准，即使经验丰富的宫腔镜检查医师也不能完全做到，但两者的鉴别主要有：子宫内膜透明度、腺体开口情况、血管走行及异型性等。

9. 子宫内膜癌　异常子宫出血（abnormal uterine bleeding，AUB）是子宫内膜癌患者的主要症状，该疾患多见于因 AUB 而行宫腔镜检查的绝经前和绝经后妇女中。依病变范围子宫内膜癌可分为局限型或弥散型，从病变形态可分内生型和外生型。病灶多呈赘生物状，表面异型血管爬行，常伴有坏死、脓苔和出血。Sugimoto 报道 1824 例因 AUB 行宫腔镜检查者中有 53 例内膜癌，并将其分为 4 种类型。

（1）息肉型：大小不定，外形像息肉，但形状更不规则、异型血管分布。

（2）结节型：基底宽，表面粗糙，异型血管分布。

（3）乳头型：可呈息肉状或结节状，而表面布满细小乳头样突出，随膨宫液流动而抖动。

（4）溃疡型：以上各类型最后可形成溃疡，中央凹陷，白点状或斑状坏死，表面常有脓苔覆盖。以下为内膜癌的特征性改变，一定要做活检送病理组织学检查：具有中心血管的半透明绒毛状突起群，很可能是高分化内膜腺癌；有异型血管，特别是不整的扩张血管；结节状隆起或息肉隆起，质地脆弱，触擦组织易于出血；有白点状或斑状的坏死组织。

传统的盲目诊刮常不准确,刮宫时可能遗漏小的或位于宫角深部的癌灶。子宫内膜的细胞学涂片有可能提供假阴性结果,尤其是高分化或小的肿瘤。宫腔镜下取活检,或定位诊刮可提供子宫内膜癌诊断和宫内侵犯范围的最可靠信息。多数病例宫腔镜可清晰地观察到肿瘤并预测预后。不足之处是宫腔镜检查外生型肿瘤比较清楚可靠,而肌层浸润深度则不能测知,而且理论上存在肿瘤细胞播散种植的危险。但刮宫也存在同样的危险,Johnson 比较了因内膜癌行刮宫和 HSG 与单纯刮宫组的转移率无明显差异。不论何法诊断,都存在转移的可能性,但并不一定会出现。瑞典 Joelmon 曾建议宫腔镜作为常规方法评估子宫内膜癌。且随着宫腔镜检查及技术成熟,依靠宫腔镜检查发现子宫内膜癌者越来越多。

10. 子宫内膜炎症

(1)子宫内膜炎:宫腔镜检查是慢性子宫内膜炎的可靠技术,但目前尚缺乏统一的诊断标准,多数见到:微型息肉(<1mm)、子宫内膜发白和增厚(间质性水肿)、子宫内膜起伏不平或假息肉状、草莓状外观和充血。异物、癌症等宫内病变周围的子宫内膜多伴有慢性炎症,呈现充血、水肿、渗出,甚至坏死。急性期内膜炎症则更表现为充血,呈鲜红或暗红颗粒状,表面粗糙,散在斑状出血灶。

(2)子宫积脓:子宫腔表面覆盖一层稠厚、乳白或黄绿色的脓痂,洗去后可显露其下方表面粗糙、颗粒状暗红的内膜。

(3)子宫内膜结核:部分仅见内膜菲薄,散在溃疡或瘢痕;部分可见宫腔狭窄、不规则,腔内充满黄白色或灰黄色杂乱、质脆的息肉状赘生物,双侧子宫角被封闭。晚期病例宫腔严重变形、粘连、瘢痕组织坚硬,难以扩张和分离,可取活检确诊。白色沉积物是结核病的最特异性的表象,但由于子宫内膜的表层每 28 天脱落一次,这些沉积物也会脱落,并不总是能看到它们,进行宫腔镜检查的最佳时间是在月经前。

(八)宫腔镜检查失败的原因及其处理

1. 宫腔内有气泡　连接管或镜鞘内未排净的气体进入宫腔,呈微泡聚集于子宫前壁或底部。可设法将子宫调整为后位,或快速前后移动镜体,将气泡赶出,但有时很难奏效。因气泡均聚集于子宫前壁及底部,故宫腔镜检查时应抢先观察该部位。

2. 宫腔内出血　常由于扩宫操作不规范所致。往往是扩宫器插入过深、对宫腔方向把握不准所致,对后位子宫影响尤大。处理:可将宫腔镜从宫底到宫口反复进退数次或短时内调高膨宫压力;宫口较松者将镜头置于宫底,让膨宫液冲洗血液。也可换用 Hyskon 液或采用接触型宫腔镜。

3. 子宫膨胀不全及视野不清　多是宫口太松,膨宫液外漏所致。可用宫颈钳轻钳宫颈前后唇,防止膨宫液外漏。也有少数情况是宫腔较大,宫腔内膨宫液未能充盈宫腔。

4. 宫颈狭窄或子宫屈度太大妨碍宫腔镜插入　提高操作水平或换用纤维宫腔镜可解决。

5. 宫腔镜检查受阻　宫腔内病变为内膜增生、畸形或粘连,影响全景和输卵管开口的观察。可先行诊刮,刮去增厚的内膜往往能解决问题,但如遇到复杂的肌性或纤维性粘连,则可能需分离粘连后方能显露宫腔全貌。

(九)宫腔镜检查的并发症防治

1. 心脑综合征　主要由于扩张宫颈和膨胀宫腔导致迷走神经张力增加,从而表现出心率减缓、血压下降、面色苍白等与人工流产时相同的心脑综合征症状。预防:术前预处理,使宫颈软化、容易扩张;术中麻醉(宫颈阻滞麻醉、内膜喷涂麻醉、丙泊酚静脉麻醉等);对宫颈紧、精神紧张或未生育患者,可预先肌内注射阿托品或间苯三酚。

2. 宫颈裂伤或子宫穿孔　在扩宫和入镜时,易发生宫颈裂伤、子宫穿孔等,多与子宫位置检查错误、操作粗暴有关,一旦镜体进入宫颈内口,则很少发生。可在术前用米索前列醇,使宫颈软化、容易扩张而减少发生。对疑有癌瘤、结核及人工流产后、哺乳期、绝经后妇女等病例,更应小心操作。

3. 过敏反应 个别人使用 Hyskon 液膨宫时会引起过敏症状。需对症处理或应用皮质激素。

4. 空气栓塞 液体膨宫时注水管内空气未排净及二氧化碳膨宫时,均可能引起空气或二氧化碳气体栓塞。表现为气急、胸闷、呛咳等,监测可见呼气末二氧化碳分压增高,应立即停止操作,以防发生生命危险。预防:进镜前排净空气,头部勿过低,以免造成宫腔内血管压力低于外界压力。

5. 术后出血 一般宫腔镜检查后可有少量出血,多在 1 周内干净,而且少于日常经量。出血较多时应找出原因,抗炎止血处理。

6. 感染 偶见于存在盆腔炎症检查后。预防:术时注意减少操作,缩短手术时间,控制膨宫压力,术时和术后给予抗生素。

(十)术后管理

1. 随着麻醉药物的改进和麻醉技术的进步,宫腔镜检查镜镜径的越来越小,多数宫腔镜检查后无须镇痛药物处理。

2. 常规禁止性生活 2 周。

3. 观察出血若出血较多时,做止血处理。

4. 必要时予抗生素预防感染。

5. 如出现腹痛、发热时对症处理,同时需分析鉴别可能的并发症。

(杨丽华 韩玉斌)

三、子宫内膜息肉切除手术

子宫内膜息肉(polyp)是子宫局部内膜过度生长所致,数量可单个或多个,直径从数毫米到数厘米,可分为无蒂和有蒂。息肉由子宫内膜腺体、间质和血管组成。70%~90%的子宫内膜息肉表现为经间期出血、月经过多、经期延长或不规则出血。直径<1cm 的息肉若无症状,可观察随诊;对体积较大、有症状的息肉推荐宫腔镜下息肉切除术。术后复发率 3.7%~10%。宫腔镜子宫内膜息肉切除术(transcervical resection of polyp,TCRP)是在直视下进行操作,可"有的放矢"地钳抓和从根蒂部切除子宫内膜息肉。对无蒂息肉,常使用环形电极切除,并且不损伤周围正常内膜。无论使用何种方法,必须确保完整切除根蒂,以免日后复发。

1. 适应证 有症状的或体积较大、多发的子宫内膜息肉,排除息肉恶性变。

2. 禁忌证

(1)宫颈瘢痕,不能充分扩张者。

(2)子宫屈度过大,宫腔镜不能进入宫底者。

(3)生殖道感染的急性期。

(4)心、肝、肾衰竭的急性期。

(5)对本术旨在解除症状,而非根治措施,无良好心理承受力者。

3. 术前准备

(1)手术时机:①月经后 1 周内,子宫内膜处于增生早期,厚度<4mm,为理想的手术时期。②已用药物进行子宫内膜预处理,内膜已薄化或萎缩。

(2)详细询问病史:包括年龄、产次、生育要求、月经量、并发症、既往子宫手术史等,关键是有无症状。

(3)全面体格检查:生命体征、全身体检及妇科检查,建议子宫大小≤12 周,宫腔深度≤14cm;实验室检查:血常规、尿常规、凝血功能、肝肾功能、免疫三项(HIV、HCV、梅毒)、阴道分泌物常规;心电图、胸片、盆腔 B超;术前宫腔镜检查及子宫内膜活检。

(4)子宫内膜预处理

①药物性预处理:常用的药物有达那唑和 GnRHa,使用 2~3 个月,或者使用低剂量孕激素。

②机械性预处理:术前进行负压吸宫。

（5）术前宫颈预处理

①机械性预处理：手术前晚宫颈放置渗透性扩张棒。

②药物性预处理：米索前列醇手术前晚或术前 4 小时口服或于阴道后穹放置，常用剂量为 $200\sim400\mu g$，或用间苯三酚注射液 80mg 术前 30 分钟静脉滴注。

（6）肠道准备：术前 4 小时禁饮，术前 6 小时禁食。

4. 手术器械基本配套　26F 单/双极电切镜（KARL STORZ，德国）。单/双极电切环及电极（经典成角电切环，直型电切环，球状电凝电极）。高频电流发生器：若使用单极设备，电切功率调至 80W，电凝功率调至 60W；若使用双极设备，调至等离子电切模式。膨宫机：膨宫压力 100mmHg。灌流液：一般使用 0.9％生理盐水溶液或 5％葡萄糖溶液。

5. 麻醉与体位　取膀胱截石位，根据患者情况、需求，可选择局部麻醉、全身麻醉、硬膜外麻醉。

6. 手术步骤与操作要点

（1）用 Hegar 扩宫器逐号扩张宫颈至少到 9 号半，置入电切镜。

（2）检视宫腔，看清息肉的形态、大小、根蒂与周围组织间的关系，设计切割方案。

（3）如内膜较厚，息肉多发，影响视野，可先用负压吸引器吸取内膜和息肉，缩小息肉体积，便于切割。

（4）用成角电切环自息肉的远方套住息肉的根蒂后切割，电切深度达根蒂下方 2～3mm 的浅肌层组织。注意在切除过程中，电切环的调整要始终凸面朝向病变基底部。

（5）当息肉蒂部位于宫底部或输卵管开口处时，带有角度的电切环操作不便，容易切割过深，更适合用直型电切环切割。

（6）术终降低膨宫压力，观察出血点，球状电极电凝止血。

（7）息肉组织送病理检查。

7. 注意事项

（1）切除根蒂部在宫底或输卵管开口处息肉时，注意勿将切割环向肌层推得过深，最好选用直型电切环。

（2）切除病变基底部既要切除干净，又不能伤及正常肌层。

8. 并发症的防治要点

（1）术中出血：常见原因是膨宫压力低、切割时电凝电流强度不足、切割过深及子宫肌层等，可增加膨宫压力，增加电凝电流强度，电凝出血的血管，切割深度掌握在血管层之上。

（2）术中子宫穿孔：常见原因是子宫不良位置，如前屈或后屈、解剖异常、膨宫不良、切割过深。注意膨宫良好，精心测定出入水量，把握好切割深度，尤其是切割宫底及宫角处息肉时。若发现灌流液吸收过快，排除膨宫压力过高、灌流液泄漏等原因，需警惕子宫穿孔。

（3）术中 TURP 综合征：常因子宫息肉多发，体积较大，宫腔创面大，开放的静脉多，大量灌流液吸收入血循环所致，必须精心测定出入水量，膨宫充分，尽快清除宫腔内碎屑、血液，控制手术时间 1 小时内完成。术中密切监测患者症状、血压、心率，必要时监测血常规、血清钾和钠，血糖。

（4）术后息肉复发：常见原因是切割过浅，息肉与周围内膜均有过度增生或异常增生者。切除基底层可预防其持续存在及复发。

9. 术后处理

（1）术后禁食 6 小时。

（2）密切监测生命体征，控制补液量，可给予保温措施。

（3）观察阴道流血情况，可给予缩宫素、麦角新碱、氨甲苯酸注射液减少出血。有急性活动性出血者，可将球囊导尿管放置宫腔内，注水 8～20ml 压迫止血，至止血停止为止。

（4）预防感染：第1天静脉滴注抗生素预防感染。

（5）术后观察至少24小时并经妇科医师评估允许后方可出院。

（6）术后2周回院取病理结果并妇科门诊复诊。

（7）术后禁性生活1个月。

（8）术后阴道少量出血，2周内为血性浆液性排液，以后为单纯浆液性排液，共4～6周。若出现阴道排液异常、出血多或持续时间长、发热、腹痛等不适请随时复诊。

（9）对已完成生育或近期内无生育计划者可考虑使用短效口服避孕药或左炔诺孕酮宫内缓释系统（LNG-IUS）以减少复发风险。

（陈彩江　韩玉斌）

四、子宫纵隔切除手术

子宫纵隔是妇科医师最常见的苗勒管畸形，其在一般人群中的发生率为2％～3％。子宫纵隔使子宫腔的对称形态发生改变，并可能干扰正常生育功能，增加流产、早产和先露异常的风险，但是子宫纵隔和不孕的关系没有明确证据支持。一些研究认为，治疗子宫纵隔可以改善前次妊娠丢失、复发性流产和不孕患者的活产率。对于没有不孕和前次妊娠丢失的患者，治疗前应告知治疗过程中潜在的风险和收益。

1. 临床表现　子宫纵隔是胚胎20周时双侧副中肾管（苗勒管）未融合导致的。弓形子宫是融合失败的最轻表现形式，但是与临床无关。子宫纵隔的实际发生率难以确定，因为很多子宫发育异常是无症状的。起初认为子宫纵隔主要是由纤维组织构成，但是标本活检和MRI证实纵隔主要是由肌纤维和少许结缔组织构成。子宫纵隔包括从不完全性/部分性纵隔到完全性纵隔。不完全性纵隔是指只有一个宫底和宫颈，纵隔从宫腔顶部延伸向宫颈，纵隔的大小和形状不同。欧洲人类生殖和胚胎学协会和欧洲妇科内镜协会（ESHRE-ESGE）对纵隔的定义是宫底部内凹间隙深度超过子宫壁肌层厚度的50％。但是美国生殖医学会（ASRM）没有明确的定义纵隔的标准。一些学者推荐美国生育协会（AFS）的形态学标准，以更好地描述纵隔的特征并且和弓形子宫区分。它将不完全性子宫纵隔定义为纵隔中点的夹角为锐角（以区分弓形子宫，其夹角为钝角），且纵隔的长度＞1.5cm（弓形子宫的宫底内凹在1.0～1.5cm）。由于子宫纵隔没有公认的定义标准，因此不同定义可导致多种诊断分类和相应纠正手术的增加/减少。

子宫纵隔患者在临床上多无症状，部分患者可伴有月经增多；子宫纵隔是最常见的子宫畸形且妊娠结局最差，流产率、早产率、臀位、胎膜早破、前置胎盘、产后异常出血及胎儿宫内发育迟缓发生率均较正常妊娠高出数倍。

2. 诊断要点

（1）子宫输卵管造影术（HSG）：HSG是子宫纵隔最重要的检查方法之一，能够清楚地看出隔的长度和厚度，这一点是非常重要的。当一侧子宫腔非常小或隔伸展贯通子宫颈时，HSG非常有用。然而，HSG不能准确地评估子宫的外部轮廓，所以不能区分纵隔子宫和双子宫。在这种情况下，HSG仅可暂时地诊断双子宫，显示为中间分隔的两个半腔并呈现典型的"Y"形。一些学者认为，两个半腔之间的角度＜75°者为纵隔子宫，而＞105°者为双子宫，但HSG通常会忽略小纵隔。

（2）经阴道超声成像（TVS）和三维超声成像（3DUS）：经阴道超声是评估子宫形态和功能的一线检查手段，同时也可用于术中治疗的监测，妊娠期也可安全使用。从B超图像上观察宫底部有无纵隔及其长短和宽度，能准确测量子宫底与前壁、后壁厚度之差，测量子宫底与宫角深度之差，可以判断有无不全子宫纵隔；还可观察子宫底外形有无凹陷,以除外鞍状子宫及双角子宫,从而更准确地诊断子宫纵隔。经阴道 B 超通常在黄体期进行,因为在这个时期子宫内膜增厚,可以更充分显示宫腔内子宫轮廓,便于识别并诊断子宫异常。三维超声的高灵敏度和重复性使子宫畸形的诊断更加明确。其准确率高于 90%,对于子宫纵隔的诊断尤为敏感。三维超声可以显示子宫外部轮廓及宫腔和宫底之间的关系,并具有可与腹腔镜相比的准确度。由于其冠状面亦可视,它能识别在二维超声下不可区分的畸形。除了能测量子宫纵隔的长度和厚度外,三维超声还甚至能量化宫腔体积。

(3)宫腔超声造影术(SHG):SHG 提供了良好的宫腔视图,与 3D 超声(特别是造影剂能在宫腔内存留更久)相比更加优异。它具有与诊断性宫腔镜相同的准确度,优点是侵入性较小,所以这种诊断方法已被越来越广泛地应用。

(4)磁共振成像(MRI):MRI 可以更为直观、客观地评估子宫纵隔的形态、类型,并可以详细明确盆腔情况,检测潜在积血和相关的畸形。已有充分证据支持 3D 超声,超声造影和 MRI 是很好区别子宫纵隔和双角子宫的诊断方法(B 级证据)。因为其成本及费用较高,在日常临床实践中不易被接受。

(5)宫腔镜检查术:宫腔镜是我们分析宫腔内部结构的金标准手段,镜下可区分完全性或不完全性子宫纵隔,同时可诊断宫腔其他病变。完全性子宫纵隔的内镜图像为手指状宫腔,其宫底两侧可发现输卵管开口;不完全性子宫纵隔在镜下能看到插入一个双腔的宫腔,子宫内膜正常。宫腔镜检查必须始终在月经周期增殖期内完成,否则增厚的子宫内膜使宫腔难以被看清,特别是在双宫腔的情况下,纵隔及其质地、颜色和血供方面的主要特征难以辨认。另外,在施行子宫纵隔切除术前,应常规行宫腔镜检查明确宫腔及纵隔的情况。

3. 治疗原则　与其他先天性畸形相比,子宫纵隔与妊娠期并发症有着最高的相关性,故有不孕、复发性流产、先前有不良妊娠结局的患者,在除外其他因素的影响时,有手术治疗的指征。传统子宫纵隔的治疗是经腹子宫整形术。但传统手术创伤大、住院期较长、恢复慢、术后避孕时间长、并发盆腔粘连、妊娠期子宫破裂及随之而来的剖宫产率增加等,目前已基本不用。应用宫腔镜切除子宫纵隔是微创外科治疗,即宫腔镜子宫纵隔切除术(transcervical resection of septum,TCRS),因其出血少、创伤小、恢复快、无须切开子宫壁等优点,现已成为子宫纵隔的最佳手术方法。宫腔镜下经宫颈可使用不同的器械进行宫腔内手术,这些器械包括机械性微型剪刀、电极、激光束等。

4. 宫腔镜子宫纵隔切除术

(1)适应证与禁忌证:有不孕、复发性流产、先前有不良妊娠结局的患者,在除外其他因素的影响时,有手术治疗的指征。合并内科疾病及急性感染性疾病为手术的禁忌证。

(2)术前准备:手术应选择在月经周期增殖早期进行,术前对宫腔内和宫底外形的评估对于术中的判断至关重要。如果术中不采用腹腔镜监视,则术前须行 3D 超声或 MRI 检查明确纵隔和宫底外形情况。按照通常的宫腔镜电切手术术前准备。但是对于双宫颈完全性纵隔子宫患者,术前一定要有充分的宫颈准备,如术前阴道内放置米索前列醇或使用宫颈海藻扩张棒等,否则术中电切镜可能难以进入宫腔。

(3)术中监护:由于宫腔镜仅能观察宫腔内的变化,对切除的深度判断不足,且无法了解子宫的外形轮廓,故手术中使用超声或腹腔镜的监视是必要的,能确保手术安全、减少并发症的发生。

①腹腔镜监视:腹腔镜下能直视观察子宫外形轮廓,排除双角子宫畸形及马鞍型子宫;另外,对于合并不孕症的患者,腹腔镜检

查可了解盆腔内卵巢、输卵管的情况及是否并有盆腔粘连、内膜异位病灶等,并同时给予处理。腹腔镜的直视监视可提高手术安全性,可对子宫穿孔起到预警的作用。当腹腔镜下观察到子宫肌壁出现来自宫腔镜的亮斑时,说明局部的宫底肌层已较薄弱,有即将发生子宫穿孔的风险,此时应告诫术者及时终止手术。

②超声监视:此法简单,效果满意,没有创伤,费用较低,但必须充盈膀胱。超声可实时、动态监测电极或剪刀的位置,引导术者操作,避免出现切除过深或过浅的情况。当超声见到浆膜下血肿、灌流液进入腹腔,即提示切除过深、发生子宫穿孔。

(4)手术操作步骤

①腹腔镜监视:患者取膀胱截石体位,在脐缘或脐正中做一切口,注入二氧化碳气体建立人工气腹,经此孔置入腹腔镜,监视手术的全过程,并检查内生殖器全貌。如发现盆腔粘连或输卵管、卵巢病变,延长脐部切口置入单孔腹腔镜套件或再于两侧下腹部穿刺,放入传统腹腔镜手术器械进行腹腔内手术。

②宫腔镜下剪刀切除术:小心扩张宫颈,置入普通宫腔镜手术镜或微型宫腔镜,充分膨胀子宫,以保证有一个良好的手术视野。手术过程中全程牵引子宫颈,使子宫体的长轴呈水平位置,便于手术操作。当宫腔镜进入宫腔后,要对宫腔进行全方位的观察,查看两侧输卵管开口以确定方向。经宫腔镜放入微型手术剪刀,自纵隔末端开始,以剪刀横向左右交替分离纵隔直至基底部,对于有明显出血者可用电凝棒或电凝球止血。当接近宫底并看到输卵管开口时,应放慢剪切速度,仔细观察来自子宫肌层的小血管,在腹腔镜或超声的指引下操作,避免穿透子宫肌层;纵隔切除后,在器械退出之前,应在宫腔镜下观察宫底部。剪刀切除子宫纵隔为机械性剪切,无电切或激光等治疗中的热辐射作用,对子宫肌壁的损伤明显小于后者。

③宫腔镜子宫纵隔电切术:用外鞘8~9mm的连续灌流宫腔电切镜,针状或者环状电极切割纵隔。切开纵隔时,应当沿着顺行的方向(即从顶点朝向纵隔的底部),同时应沿双输卵管开口的连线切开,如果偏离这条线,则容易切入纵隔的前壁或者后壁肌层。此操作较为简便、省时、省力、手术时间短、止血彻底,但只是切开而非切除纵隔,是目前临床应用较广的手术方法。值得注意的是,完全性子宫纵隔可涉及宫颈管。这种类型的畸形在形态学上不均匀,并表现为单个或双宫颈,有或没有与峡部的连接。在完全性子宫纵隔涉及宫颈管的情况下,宫腔电切镜置入一侧宫腔时,难以准确电切贯穿纵隔达到另一侧宫腔。此时可在另一侧宫腔下端置入12F Foley导尿管,并向球囊内快速注入或抽出5ml左右的液体,使得完全纵隔的下段向置入宫腔镜的一侧的宫腔膨出和回缩以协助判断宫腔镜贯穿切开完全纵隔的位置和方向。完全性纵隔的下段最薄,最先切穿纵隔的位置建议在宫颈内口上的纵隔下段处。

(5)术后管理:关于TCRS术后是否需要放置节育器以预防术后粘连,学术界颇有争议,但多数研究认为,放置与否没有显著区别。而术后是否需要口服雌激素治疗也有争议,但对于伴有子宫内膜损伤的患者(如宫腔镜下见宫内膜腺体密度较正常稀少或者既往有多次宫腔镜操作病史及月经量减少者),建议术后给予雌激素治疗以促进子宫内膜的生长。

(6)手术并发症防治

①出血:术后的出血多数是创面出血所致,无须再次宫腔镜电凝出血点,多数可以通过加强子宫收缩来止血。如果出血多且用促进宫缩的方法无效时,可于按摩子宫后,用垂体后叶素6U宫颈注射或麦角新碱、卡前列素氨丁三醇肌注治疗。

②子宫穿孔:一旦术中出现子宫穿孔,要根据是否合并有膀胱损伤、穿孔出血情况及

是否有可能损伤盆腔内其他脏器而决定是否需要腹腔镜手术治疗或膀胱镜检查等。

（马　聪　张四友）

五、宫腔粘连切除手术

宫腔粘连（intrauterine adhesion，IUA）是指因妊娠子宫损伤后瘢痕所导致，约90%因人工流产刮宫过度或产后、流产后出血刮宫损伤子宫内膜基底层，引起子宫壁对合，并形成持续存在的小梁，破坏宫腔的对称性。极个别由于盆腔结核或子宫成形手术缝合错位而导致子宫粘连，而非分娩或流产刮宫后子宫肌层裸露区的真正愈合。

(一)发病原因

1. 宫腔手术操作史　包括妊娠因素和非妊娠因素。

（1）妊娠因素：由于人工流产刮宫过度、中孕引产胎盘残留或产后子宫出血需刮宫导致宫腔粘连。Westendorp等前瞻研究50例产后胎盘残留24小时以上清宫或不全流产行清宫术的患者，3个月后宫腔镜检查，20例有宫腔粘连，占40%，有月经异常者发现Ⅱ～Ⅳ度宫腔粘连的危险性增加12倍。

（2）非妊娠因素：子宫肌瘤剔出术，特别是黏膜下子宫肌瘤摘除术后，子宫腔矫形术后或因子宫恶性肿瘤放射性治疗者或子宫动脉栓塞术后等引起宫腔粘连。

2. 感染因素　流产后感染、产褥期感染、子宫内膜结核感染及各种宫腔手术后引起继发感染导致宫腔粘连。

3. 其他　遗传倾向，低雌激素环境。

(二)临床表现

宫腔粘连的主要表现为月经异常、周期性腹痛、妊娠并发症和继发不孕。

1. 月经异常　宫腔粘连导致月经异常取决于宫腔粘连的程度。中重度粘连者，75%以上出现闭经或月经量减少；轻度或局限性粘连者，可无明显月经异常而表现为正常月经。

2. 周期性腹痛　宫颈管粘连或子宫内口粘连者，可出现周期性下腹疼痛，持续3～7日后腹痛逐渐减轻或消失，部分可出现经血倒流等临床表现。

3. 妊娠并发症　患者有生育异常表现，妊娠早期和中期流产、过期流产、异位妊娠、宫内发育迟缓、早产、胎死宫内等妊娠失败。妊娠足月可能发生前置胎盘、胎盘粘连、胎盘植入等胎盘种植异常的情况。

4. 继发不孕　如宫腔重度粘连导致闭经，通常表现为不孕。

(三)诊断要点

对有反复宫腔操作的患者出现上述临床症状者，如高度怀疑有宫腔粘连可能时，可考虑行以下辅助检查。

1. 如患者闭经，排除妊娠相关，连续监测基础体温呈双相提示有排卵，行人工周期治疗无撤退性出血。

2. 子宫探查术可确定是否有宫颈内口阻塞，由于此术式较盲目，缺乏直观性，增加子宫穿孔和误诊的概率，故现在临床已不再使用。

3. 子宫输卵管碘油造影（HSG）通过形象特征，可评价宫颈内口及估计宫腔封闭的范围，但无法提示粘连的类型及严重程度。

4. 宫腔镜检查是终末诊断方法，宫腔镜直视下可排除30%的异常HSG结果，在确定粘连程度和类型方面优于HSG。

(四)宫腔粘连类型及分类

1. 按宫腔粘连的位置分型

（1）中央型：粘连带位于子宫腔中央，宫底部呈旋涡粘连。

（2）周围型：粘连带位于子宫腔周边，宫腔变窄呈新月状或桶状，从内口向内看宫腔不对称，以一侧或两侧宫角看不到，宫底部呈锯齿状粘连。

（3）混合型：即中央型与周围型粘连均存在。

2. 按宫腔粘连的严重程度分类

（1）轻度：累及宫腔<1/4，粘连菲薄或纤

细,输卵管开口和宫腔上端病变很轻或清晰可见。

(2)中度:累及宫腔 1/4～3/4,仅粘连形成,无宫壁粘连,输卵管开口和宫腔上端部分闭锁。

(3)重度:累及宫腔＞3/4,宫壁粘连或粘连带肥厚,输卵管开口和宫腔上端闭锁。

3. 按宫腔粘连的性质分类

(1)内膜性粘连。

(2)纤维肌性粘连。

(3)结缔组织性粘连。

4. 欧洲妇科内镜协会(European Society of Gynaecological Endoscopy,ESGE)的分类

Ⅰ度:宫腔内多处有纤细膜样粘连带,两侧宫角及输卵管开口正常。

Ⅱ度:子宫前后壁间有致密的纤维素粘连,两侧宫角及输卵管开口可见。

Ⅲ度:纤维素状粘连致部分宫腔及一侧宫角闭锁。

Ⅳ度:纤维素状粘连致部分宫腔及两侧宫角闭锁。

Ⅴa度:粘连带瘢痕化致宫腔极度变形及狭窄。

Ⅴb度:粘连带瘢痕化致宫腔完全消失。

(五)宫腔镜检查特征

1. 内膜性粘连　粘连带表面与周围内膜外观相似,色较苍白、质脆,用宫腔镜容易剥离。

2. 纤维肌性粘连　颜色呈淡红色或黄白色,表面覆盖子宫内膜,表面光滑。

3. 结缔组织性粘连　颜色呈灰白色,粘连是一种瘢痕组织,无子宫内膜覆盖,比较粗糙,硬度强,不容易剥离。

(六)宫腔镜手术治疗的综合管理

1. 适应证　与宫腔粘连相关的月经异常,痛经、妊娠失败及不孕症等。

2. 术前准备

(1)术前评估:术前应尽量行宫腔镜检查

或 HSG,以明确宫腔粘连部位、程度及性质。阴道 B 超评估基础内膜情况。对于严重宫腔粘连的患者,术前给予雌激素刺激内膜生长,便于术中对粘连的辨识。

(2)手术准备:术前晚使用宫颈扩张棒或米索前列醇 0.2mg 后穹放置,以达到软化宫颈的目的。

3. 手术步骤及技巧　宫腔镜宫腔粘连切除术(transcervical resection of adhesions,TCRA)的目的是恢复宫腔形态的同时注意保护内膜,减少切割动作。

(1)子宫膜性粘连:可采用镜鞘或在宫腔镜定位后用扩宫条推压,撕开粘连带。适用于新鲜粘连或陈旧的宫颈内口粘连。对于子宫底部和宫腔两侧的陈旧、复杂的粘连,需要在宫腔镜下适用微型剪刀、环形电极切除。

(2)宫腔镜剪刀切除法:使用半硬剪或硬剪,自宫腔中央分离粘连,使宫腔扩大。宫腔完全封闭,需要从宫颈内口进行分离,打开一个新的宫腔,分离出两侧宫角部。手术结束,经宫颈注入稀释的亚甲蓝液,检测双侧输卵管是否通畅。

(3)手术技巧:比较坚硬的连续粘连的组织分离困难,特别是宫角处粘连时,使用活检钳逐步打开宫腔,使宫腔对称。

(4)注意事项:由于粘连严重,有子宫穿孔的风险,应在 B 超或腹腔镜监护下手术。

(5)宫腔镜剪刀切除法的优点

①使用剪刀分离法时,可提供良好的标志,对分离至肌层时可观察到出血增多或小血管出血,提示术者应停止切割,以防子宫穿孔。

②重度粘连时,正常内膜非常少,保留正常子宫内膜很重要,尤其是对于有生育要求的患者。因使用电切环电切可引起子宫瘢痕形成和损伤邻近的子宫内膜,故使用剪刀或活检钳分离,以防损伤内膜。

(6)宫腔电切镜切除法

①有宫颈粘连时,先使用环形电极切除宫颈部粘连。

②进入宫腔后,如无粘连,可显露出两侧宫角及输卵管开口。如宫腔粘连,先观察宫腔全貌及粘连组织位置及性质。

③如宫腔粘连组织较宽,使用环形电极切除粘连,显露两侧宫角、输卵管口、子宫底,整个宫腔形态完全显露。

④如粘连组织较窄,使用针状电极划开粘连组织,在分离宫底处粘连时,自一侧开始向对侧移行切除,显露两侧输卵管开口,术终退至子宫内口,观察宫腔对称性。

⑤宫腔重度粘连者,子宫腔变形、狭窄,给手术带来一定困难,容易发生子宫穿孔,需要在腹腔镜或 B 超监视下执行,确保手术的安全性。

⑥有腹腔镜监护者,宫腔注入亚甲蓝溶液,观察输卵管是否通畅。

⑦对于粘连严重广泛者,手术时间过长或一次性分离粘连有困难者,可考虑进行 2 次手术,以防造成水中毒。

(七)术后管理

1. 预防宫腔再次粘连　宫腔镜下宫腔粘连手术已经广为接受,术后宫腔粘连复发率 3.1%～23.5%,重度宫腔粘连的复发率 20%～23.5%。因此,预防宫腔粘连的复发是治疗的重点及难点。

(1)宫腔支撑物

①放置节育环:对粘连严重,手术分离困难者,术后放置节育环,放置时间一般为 2～3 月,对于放置节育环后 2～3 个疗程仍无月经恢复者,应及时取出,以防止 IUD 嵌入肌层,造成取环困难。

②放置球囊:根据宫腔形态大小放置球囊,7 天后取出。

(2)手术完成后使用防粘连制剂:透明质酸钠制剂,医用几丁糖。

(3)生物制剂:羊膜制剂。

(4)药物促进内膜生长:补佳乐 2～3mg 每日 3 次,21 天,后 7 天加用孕激素,口服共 3 个人工周期。此法可促进子宫内膜增生,

预防子宫腔再次粘连。

2. 预防感染　因粘连分离创面大,易于细菌生长,造成宫腔感染,引起宫腔再次粘连。故术后应常规使用抗生素预防感染。

3. 加强宫缩　对于粘连严重及分离时有损伤肌层者,为防止术后出血,可使用米索前列醇等宫缩药加强宫缩。

4. 随诊　术后 3 个月常规进行宫腔镜检查,以及时发现再次粘连,及早分离。

(八)并发症防治

1. 在所有宫腔镜电切术中,TCRA 术的操作最容易发生子宫穿孔。Bukulmer 报道的子宫内膜结核所致的宫腔粘连行 TCRA 术,子宫穿孔的发生率达 25%。发生穿孔后,出现膨宫压力低,或可见腹腔内容物,B 超见腹腔大量液暗,腹腔镜监护时见肌层膨宫液流出。对于小穿孔,可在腹腔镜下电凝止血,术后加强宫缩即可;如穿孔较大则应缝合处理。只要能及时发现穿孔,及时处理,一般无严重后果。

2. 对于粘连严重广泛者,分离粘连困难,手术时间过长,可能导致水中毒,考虑暂停手术,安排进行 2 次手术。

3. 远期并发症,子宫小囊形成,子宫破裂风险,术后 3 个月进行宫腔镜复查。

(徐冰南　吴慧捷)

六、子宫黏膜下肌瘤切除手术

子宫肌瘤是最常见的妇科疾病之一,约占妇科良性肿瘤的 51.8%。子宫肌瘤又分壁间肌瘤、韧带内肌瘤、浆膜下子宫肌瘤、黏膜下肌瘤等几种类型,即使很小的黏膜下肌瘤,或者肌壁间肌瘤向宫腔内突出致宫腔变形者,都常引起较严重的临床症状(如子宫异常出血、月经过多等)。子宫黏膜下肌瘤的手术治疗,在过去,除脱出于子宫颈外口,且瘤蒂细长附着于子宫颈管或峡部的黏膜下肌瘤,可用长弯血管钳钳夹切除或线圈套扎蒂部让其坏死脱落外,绝大多数隐匿于宫腔内

的黏膜下肌瘤的有效手术治疗,不外乎子宫切除术或剖宫剔除肌瘤术。但自 1976 年 Neuwrith 和 Amin 首次报道应用泌尿外科的前列腺电切镜做宫腔镜子宫肌瘤切除术(hysteroscopic myomectomy)或称经宫颈子宫肌瘤切除术(transcervical resection of myoma,TCRM)后,随着设备和技术的改善,到 1992 年专门用于妇科手术的宫腔镜问世,宫腔镜下子宫黏膜下肌瘤切除术,已发展成为一个被确认的成熟的手术方法。其与传统的黏膜下肌瘤剖宫剔除术或子宫切除术相比,具有无须开腹、术后恢复快、避免子宫切口等特点,在很多情况下减少了将来对剖宫产的需要;且能完整保留子宫、不改变其周围解剖结构、保留生育功能、并发症少、无远期后遗症等许多优越性。宫腔镜下子宫黏膜下肌瘤切除术实现及对生育力的保护,是现代妇产科医师应该掌握的治疗之一。

(一)子宫肌瘤的分型

2011 年,国际妇产科联盟(International Federation of Gynecology and Obstetrics,FIGO)将子宫肌瘤的分类更加细化(表 8-7)。根据肌瘤与子宫肌层的关系分为 0～8 型,其中 0 型、1 型、2 型沿用欧洲妇科内镜协会(1993)对黏膜下肌瘤的分型,分别对应 0 型、Ⅰ 型、Ⅱ 型。

表 8-7　2011 年 FIGO 子宫肌瘤分型

位置	分型	特点
黏膜下	0 型	有蒂黏膜下肌瘤
	1 型	<50% 位于肌层
	2 型	≥50% 位于肌层
肌壁间及外凸	3 型	贴近子宫黏膜层而未引起宫腔形态改变的壁间肌瘤,肌瘤距浆膜层有一定距离子宫壁间肌瘤,距黏膜层及浆膜层均有一定距离
	4 型	子宫壁间肌瘤,距黏膜层及浆膜层均有一定距离
	5 型	子宫壁间外凸肌瘤,≥50% 位于肌层内
	6 型	子宫壁间外凸肌瘤,<50% 位于肌层有蒂浆膜下肌瘤
	7 型	有蒂浆膜下肌瘤
特殊部位	8 型	宫颈肌瘤、寄生性肌瘤
贯穿型	2～5 型	肌瘤既向宫腔内凸,又向浆膜面外凸

(二)临床表现

黏膜下肌瘤为子宫肌瘤向宫腔突出,以致其周围脱离肌壁而表面仅由子宫内膜覆盖,其肌瘤的底部易形成蒂,常堵塞宫颈口或挤出宫颈口而脱落在阴道内,甚至延伸达外阴口。占肌瘤的 10%～15%。

1. 症状

(1)异常子宫出血:为最主要及最常见症状,常表现为月经过多,随着肌瘤的逐渐增大,又可出现经期延长。一旦肌瘤发生坏死、溃疡、感染时,则有持续性或不规则阴道流血。

(2)阴道分泌物增多:黏膜下子宫肌瘤由于局部充血,宫颈腺体分泌物增多,内膜腺体增加等均可能引致其阴道分泌物增多。当其表面发生溃疡、坏死、感染出血时,则可产生大量的血性或脓血性水样白带或溢液,并具有恶臭,这种现象常为患者就诊的主要原因。

(3)不孕症或反复流产:黏膜下肌瘤表面内膜供血不足,感染、溃疡、萎缩或宫腔变形和肌瘤位于宫角或宫颈,影响宫颈管及输卵管入口的畅通,均引致不孕症或反复流产。

(4)贫血:多为继发性贫血,其严重程度决定于出血量与时间。严重贫血可能导致贫血性心脏病,特别是贫血持续时间较长。

(5)其他症状:较大的黏膜下肌瘤偶可见压迫及疼痛症状,如压迫膀胱则表现尿频等,压迫直肠则表现为便秘。疼痛多表现为下腹坠胀、腰背酸痛等,但均较少见。

2. 体征　黏膜下肌瘤其子宫多为均匀性增大,有时宫颈口较松,手指可进入宫颈管而能触及肿瘤。有蒂肌瘤可突出于宫颈或阴道口外,往往表面充血,甚至坏死、感染,但肿瘤通常较规则并可扪及根蒂。

(三)诊断要点

黏膜下肌瘤根据其体征,如手指可伸入宫颈管而触及肿瘤或窥阴器检查时见到肿物突出于宫颈口,甚至突出于阴道外口,其质地较息肉硬,诊断较易明确。而子宫外形正常或近于正常大小,隐匿的黏膜下肌瘤诊断需借助其他辅助检查,如借助探针探测宫腔的深度及方向,探针有否触及肌瘤;输卵管子宫碘油造影;腹部或阴道 B 超显像及宫腔镜检查协助诊断。

黏膜下肌瘤的宫腔镜检查至关重要,对于小型黏膜下肌瘤的诊断价值是毋庸置疑的,不仅能明确诊断,并可对肌瘤的大小、部位、数目及肌瘤向宫腔内生长的程度做出较为准确的评估。能在可疑病灶或相关内膜取活组织做病理检查以排除恶性病变。

(四)治疗原则

应根据患者的年龄、症状、肌瘤的大小、数目、部位及是否要求保留生育功能来决定。子宫黏膜下肌瘤的治疗方法包括手术治疗与药物治疗(激素类及非激素类与中医治疗)。由于黏膜下肌瘤通常能引起较严重的临床症状,且多数为良性肿瘤,故一般采用手术治疗。包括过去的子宫肌瘤剔除术(经腹或经阴道剔除),子宫次全切除术及全子宫切除术(经腹、阴道或腹腔镜辅助切除)等数种术式。而随着医疗仪器的不断更新及人们对手术范围观念的改变,现在宫腔镜下黏膜肌瘤切除术,因能完整保留子宫,不改变其周围解剖结构,而被认为是子宫黏膜下肌瘤手术治疗的首选方法和发展方向。

(五)黏膜下子宫肌瘤的宫腔镜手术治疗

1. 适应证　任何伴有各种症状的黏膜下肌瘤、内凸壁间肌瘤和宫颈肌瘤,单个或多个。瘤体直径限于 5cm 以下,子宫小于妊娠 10 周,宫腔深度＜12cm(根据术者技术娴熟可酌情扩展)或年轻,未生育或因各种因素需强烈要求保留子宫的患者。

2. 禁忌证

(1)绝对禁忌证:生殖道急性或亚急性炎症,盆腔感染及并存心、肺、肝、肾功能衰竭急性期及其他不能耐受手术者。

(2)相对禁忌证:包括宫颈瘢痕,不能充分扩张者及宫颈裂伤或松弛,膨宫液大量外漏而不能膨宫者。位于宫底或子宫颈内口瘤体极大或深埋于壁间层的肌瘤(有时需作分次手术完成),尤其子宫颈内口深埋于壁间层肌瘤应谨慎,因其易误伤子宫血管。

3. 术前准备　TCRM 术应安排在月经周期的前半期进行。因手术难度随肌瘤体积的增大而增加,而术前能适当缩小瘤体对减少术中出血、缩小手术时间及降低术中和术后并发症均有一定的益处,故瘤体达 3cm 或以上时,应考虑术前应用药物缩小瘤体。

(1)促性腺激素释放激素激动药(Gn-RH-a):具有减量调节垂体分泌促性腺激素,持续抑制卵巢产生类固醇激素,导致雌激素水平下降至绝经后期或早卵泡期水平,而使肌瘤生长失去雌激素支持,最终可致瘤体缩小。其可使肌瘤体积缩小 30％～50％,同时缩小子宫体积,抑制子宫内膜增生和血管再生,使术中出血减少,术野清晰。常用药物包括 Leuprolide(亮丙瑞林)3.75mg,及 Goserelin(戈舍瑞林)3.6mg,均为月经来潮时首次皮下注射给药,第二次给药在 4 周以后,手术可在第二次给药后 2～4 周进行。由于 GnRH-a 类药物可能导致宫颈萎缩,内口狭小,使宫口扩张困难,建议术前使用 3mm 的海藻棒或高分子颈扩张棒,使宫颈软化扩张,以减少宫颈裂伤的机会。

(2)达那唑(Danazol)或内美通(Nemestran):暂时减少卵巢激素的分泌,使子宫内膜萎缩,常用剂量为口服 Danazol 200～600mg/d,共 6 周;或 Nemestran 2.5mg,口服,每周 2 次,共 6 周。

(3)米非司酮:一种抗孕激素药物。口服米非司酮 3 个月左右,子宫及瘤体可缩小达 39%～70%,肌瘤血流量减少 40%,可减少术中出血量。常用量 10～25mg/d,共口服 3 个月。

(4)术前扩宫颈:细致的手术前准备工作十分重要,除术前应用药物预处理外,对于未产妇或子宫颈口较小患者,于手术前晚扩宫亦十分重要。此举使直径较大的宫腔镜易于置入,且操作过程不易损伤宫颈组织,避免日后宫颈粘连,常用方法如下。

①机械性扩宫颈:应用海藻棒或双腔尿管于手术前晚放置宫颈管,于次晨取出或更换,双腔尿管一般利用气囊扩宫,注入生理盐水 8～10ml。

②药物性扩宫颈:于术前 1 天晚上阴道后穹放置米索前列醇 200mg,6～8 小时后(手术日早上)再重复一次,亦能取得较好的扩张效果。

(六)手术操作要点

手术成功的关键是病例选择适当和手术者的操作经验与娴熟度,根据荷兰 Haarlem 宫腔镜培训中心将黏膜下肌瘤分三种类型,已被欧洲宫腔镜协会采用。0 型:为有蒂黏膜下肌瘤,未向肌层扩展;Ⅰ型:无蒂,向肌层扩展<50%;Ⅱ型:无蒂,但向肌层扩展>50%。Ⅰ、Ⅱ型有时较难区分,除术前 B 超根据子宫肌瘤包膜及子宫肌瘤浆膜层关系做

初步判别外,宫腔镜下两者区别在于前者的黏膜向子宫壁呈锐角向肌瘤移行,后者呈钝角。

1. 扩宫麻醉后,患者取膀胱截石位,尽管术前已经过扩宫颈处理,但必要时仍需扩宫器逐步扩宫,其扩宫程度要适当,以恰好置入宫腔镜为宜,若扩张过大,使宫颈管与宫腔镜外鞘之间有缝隙,术中膨宫液泄漏,可致膨宫不满意和视线不清。

2. 置入切割器,通过内镜观察宫腔内病变,根据肌瘤大小、位置、有否根蒂及根蒂宽度决定手术方式。

(1)有蒂黏膜下肌瘤:即 0 型黏膜下肌瘤。

①能接近其蒂部,则可先将瘤蒂电烙,闭锁其滋养血管使蒂部断离,然后用卵圆钳夹出,再用宫腔镜检查残端有否出血。

②对于无法接近瘤蒂者,应直视下将环形电极越过突出于宫腔的肌瘤表面抵其后部,尽量不要累及周围正常内膜(尤其是输卵管口或子宫内口处)。然后将环形电极退缩或外拉从宫底向宫颈方向切割,切莫做相反方向的切割,以免发生危险(如子宫穿孔等)。将肌瘤碎块予以取出后,缩小瘤体,显露蒂部后再用①法取出。或用环形电极在肌瘤游离最大径线的两端顺行或逆行切割,缩小肌瘤体积,如为侧壁肌瘤,于瘤体上方及下方进行切割;如为前壁或后壁肌瘤,于瘤体左侧及右侧进行切割,尽可能切出"X"形的蜂腰状凹陷,以适合卵圆钳钳叶夹持。

部分瘤蒂细长致瘤体脱出宫口者,可直接应用卵圆钳钳夹瘤蒂,顺时针方向转数周,直至瘤体完全离断,再用宫腔镜检查有否出血并行止血。切勿在肌瘤体积未缩小前直接切断根蒂部,肌瘤在腔内漂浮移动,造成切割困难,肌瘤表面光滑,不易钳夹,特别是对于直径较大的肌瘤,取出困难。

(2)无蒂黏膜下肌瘤:即Ⅰ、Ⅱ型黏膜下肌瘤。除个别较小肌瘤外,一般主张在 B 超

或腹腔镜监测下进行,尤其Ⅱ型肌瘤。切除腔内部分肌瘤技术同有蒂黏膜下肌瘤,在肌瘤位于宫腔内的最突出部分开始,直视下将环形电极退缩或外拉,从宫底向宫颈方向切割,全面、顺行地将突出于宫腔内的无蒂肌瘤部分一片片切割刨出,切平达周围正常子宫内膜(肌瘤碎块法)。切除肌壁内部分时,必须识别肌瘤和包膜的界面,肌瘤组织为白色结节状,而包膜组织色灰、平滑。肌瘤应自包膜内完全切除,残留在肌层内的肌瘤组织,日后可坏死而消融,或同宫缩而排入宫腔,后者需行第二次切除。如Ⅱ型肌瘤需边切边用缩宫素,将肌瘤挤入宫腔,便于切除,部分可能需多次手术。第一次切割耙平突出于宫腔内的肌瘤后,改用电切割刀(丝),多点插入残存肌瘤内约 5mm 进行烧灼,术后继续应用药物抑制疗法 2 个月,待失活的瘤体组织进一步皱缩、缺血,且向宫腔内突出,周围肌层缩复达正常厚度,再次宫腔镜手术切除而较易成功。如果处理Ⅱ型黏膜下肌瘤,当肌瘤组织未完全凸入宫腔,而手术时间接近或超过1 小时,灌流液过度吸收引起的并发症机会增加,建议停止手术,待手术后 2～3 个月宫腔镜复查,可行二期手术治疗,将突出于子宫腔内的肌瘤完全切除。

3. 其他手术方式。"冷刀"宫腔镜子宫肌瘤切除术的发展:近年来,宫腔镜"冷刀"子宫肌瘤切除术受到临床医师的青睐,宫腔镜下组织粉碎器粉碎切除黏膜下肌瘤,HEOS系统宫腔镜下 3mm 剪刀、抓钳切除黏膜下肌瘤。

①2009 年,美奥舒(Myosure)宫腔内组织粉碎系统获得美国 FDA 批准应用于临床,其工作原理是:借助高速运动的刀头机械性粉碎宫腔内组织(每分钟 157 咬,每分钟转速 6000 转),刀头运动的模式为旋转切割和前后往复的双运动模式,粉碎过程通过一个脚踏进行控制,在切除宫腔内组织的同时不断将切除组织抽吸、负压吸引至收集瓶中。

美奥舒宫内粉碎系统有小号、常规型、大号三种型号。小号不适用粉碎子宫肌瘤组织,推荐常规型号粉碎直径 3cm 以下的 0 型和Ⅰ型肌瘤,大号粉碎直径 5cm 以下的 0 型和Ⅰ型肌瘤。优点是避免电热或其他能源对子宫内膜的破坏,负压吸引直接吸出切除组织,保证手术视野的清晰,手术操作简单,学习曲线较宫腔镜电切手术短,但使用一次性粉碎器,费用较高。

②HEOS 系统宫腔镜冷刀系统,由平行视野宫腔镜及一系列 3mm 宫腔镜手术器械组成,常用器械为剪刀和抓钳,3mm 的器械抓持力度较一般的宫腔镜下抓钳大,更适合子宫肌瘤切除术。在宫腔镜直视下,对于Ⅰ型和Ⅱ型肌瘤,先用剪刀打开肌瘤与宫腔交界处黏膜,用抓钳牵拉肌瘤组织,使得肌瘤更多凸入宫腔,然后剪切缩小肌瘤组织,通过抓钳直视下钳夹牵拉取出肌瘤组织,适用于直径<3cm 的肌瘤,可在宫颈阻滞麻醉下进行手术;>3cm 的肌瘤,手术相对困难。如前所述,"冷刀"技术的优势在于没有电热损伤子宫内膜及子宫肌层的风险,但对于Ⅱ型黏膜下肌瘤,特别是直径>4cm 的肌瘤,"冷刀"手术的应用相对受限。

(七)术后管理

术后除按所施麻醉方法进行麻醉后常规护理及监测生命体征、酌情应用抗生素预防感染外,需注意以下几点。

1. **术后出血**　多常见的原因有切割过深、感染和组织碎屑残留宫腔。除适当应用宫缩药及止血药外,若出血过多,可将能膨胀的特别硅胶囊(或平头气囊导管)插入宫腔并囊内注入 10～30ml 液体,留置 6～24 小时后取出,或用一稀释的血管加压素浸透的纱垫填塞宫腔。严重出血需手术切除子宫。

2. **注意水电解质及酸碱平衡**　由于术中大量、快速的低黏度无电解质成分的液体经宫壁开放的血管或血窦进入体循环,易致水过度负荷(水中毒)。易发因素与术前内膜药物准备(如达那唑、避孕药等可使内膜变薄,血管退缩等)、内膜创面大小及手术时间、类型和技术水平有关。术中需详细记录出入水量。术后宜注意监测水、电解质、酸碱平衡。

3. 根据病情应用雌激素及孕激素 如有生育要求者,术后应用周期治疗可加速子宫内膜愈合及预防宫腔粘连,但价值尚有待进一步研究。

4. 术后随访 建议术后月经来潮后(第1个月)第一次随访。

(1)注意有否宫腔粘连及宫腔积血,必要时在B超引导下行扩宫治疗或放置宫内节育器。

(2)有些患者术后经血减少,腹痛增加,可能是子宫肌层内埋藏有小的子宫内膜,形成腺肌病。一般予对症治疗,严重者需行子宫切除。

(3)术后2~3个月酌情行宫腔镜检查了解宫腔形态,内膜修复情况,如有残存肌瘤,可行第二次切割术,如有生育意愿者,可酌情同时行输卵管插管通液以判定其通畅度。

(八)手术相关问题

1. 术前谈话 由于黏膜下肌瘤的宫腔镜电切术自1976年首次报道,手术技术史较短,临床资料和技术经验还有待日臻完善,故术前正确评估黏膜下肌瘤的类型(尤其Ⅰ、Ⅱ型者),正确选择手术方式,术中注意并发症的监护及术后管理(随访)十分重要。对于不育患者,术前还应正确、全面评估其生育能力。术前向患者及家属交代手术特征及难度,术中、术后可能出现并发症及处理对策,以及术后有可能复发或行第二次手术,以取得患者与家属的理解和合作。

2. 意外损伤 术中应具备开腹或腹腔镜手术的条件。术中子宫穿孔是宫腔镜最严重的并发症,以切除子宫底部及子宫两角处时容易发生,其严重性取决于造成穿孔的原因,如穿孔未伤及腹腔脏器和血管,可通过腹腔镜检查诊断及镜下缝合止血。但如累及邻近器官(如肠管、膀胱、大血管、输尿管等),则应立即剖腹探查,此种损伤多见于穿孔,因电切环所致。有报道,应用激光手术时经子宫壁透热而致肠管灼伤(子宫未穿孔)。

3. 防止水过度负荷(水中毒)的出现术前应对重要脏器功能评估,术中维持最低有效的膨宫压力,熟练掌握技术,缩短手术时间,正确记录膨宫液的出入量,并注意血细胞比容,血电解质,外周血氧饱和度、血压和心电图、中心静脉压监测,注意水电解质平衡,必要时应用利尿药等。

4. 正确选择病例 假若肌瘤生长于宫底、子宫内口附近、子宫颈管壁或多发性肌瘤占满整个宫腔,或者肌瘤大部分埋于肌壁间,甚至靠近浆膜层,特别肌瘤体积较大时,不要盲目进行宫腔镜黏膜下摘除。术前应用宫腔镜检查和(或)B超确定肌瘤的大小、数目、位置和向肌层扩展的程度,以确定TCRM的可行性,甚至必要时行腹腔镜或开腹肌瘤剜除术。

5. 注意子宫肌瘤恶性病变 尽管子宫肌瘤的恶性率很低(约0.5%)及子宫肉瘤的发生率极低,但曾有报道宫腔镜电切术的部分肌瘤标本病理检查为平滑肌肉瘤,故应注意必须将部分肌瘤组织送病理学检查。而且还有至今仍为一个纯理论阶段的问题是,同时切除了子宫内膜宫腔瘢痕化后,被埋藏的子宫内膜瘤日后有癌变及宫腔粘连或宫颈狭窄匿藏内膜癌的可能。

6. 术后妊娠的情况 如前所述,TCRM术保留了肌层的完整性,最大限度地保留生育力,通常术后2~3个月肌瘤剔除术后创面内膜全部修复,即可尝试妊娠,妊娠足月,有可能经阴道分娩。

(潘智茵 林铁成)

七、宫腔镜计划生育手术

计划生育是指通过有效的控制生育的方法而制订子女人数和生育间隔时间的计划工

作,包括按计划妊娠、控制生育间隔、终止妊娠、绝育,亦包含治疗不孕症等内容手术。在这些方面,宫腔镜由于能直接检视宫腔内情况,并能在直视下进行相应操作,起到其他检查和手术方法无法替代的作用,得到越来越广泛的应用。

(一)宫腔镜在宫内节育器放置和随访中的应用

放置宫内节育器(IUD)是比较常见且有效的避孕措施,已得到广泛应用,使用人群较大,处理好每一例放置 IUD 患者,具有重要意义。

1. 上环后位置的判断

(1)IUD 位置特征:一般认为,正常位置的 IUD 应达到如下标准:金属圆环上缘与宫底相切,侧缘与两侧壁相切,环下缘距子宫内口上 1~2cm,环呈圆形;"V"形和"活性"形 IUD 在宫腔内双横臂平展,两侧角部近输卵管口,纵臂末端在内口水平以上;"T"形 IUD 横臂恰贴于子宫底部或稍向下弯呈浅弧形,两端达输卵管口,或横臂顶端达宫角部侧壁,纵臂末端在内口水平以上或近内口;吉妮环上极牢固固定于宫底中央,下极在内口水平以上。

(2)IUD 位置异常的处理:在宫腔镜检查中发现有 IUD 位置异常,可即行纠正。若因 IUD 大小异常或宫腔畸形、宫腔粘连等原因引起,则可根据情况决定换环或采取其他方式避孕。

2. IUD 并发症和不良反应的诊治

(1)IUD 并发症:放置 IUD 的并发症和不良反应主要有手术出血、子宫穿孔、IUD 断裂或变形、IUD 异位、尾丝消失、月经量增多、经期延长、不规则阴道流血、下腹及腰部疼痛、性交痛、白带增多等。

(2)宫腔镜下所见的主要改变:IUD 压迫区有压迹,该处内膜菲薄或缺损,往往伴有出血点,其他位置的内膜接近正常。有时子宫内膜呈水肿充血、出血痕斑,子宫内膜息肉样增生,子宫内口和峡部内膜水肿、粗糙,呈息肉状改变。另外,还可能有宫腔粘连、子宫内膜炎、子宫内膜息肉及黏膜下肌瘤等器质性疾病。IUD 本身的异常有:IUD 大小不匀称、变形、断裂、嵌顿、偏移、倒置、横置或下移。找到引起不良反应的原因后,即可进行相应的处理。

3. 选合适 IUD　对有多次 IUD 脱落史者,或疑有子宫畸形者,在宫腔镜下根据宫腔大小、形态选配合适的 ILTD 类型和号码,或决定采用其他有效的避孕方法。

4. 应用宫腔镜诊断和处理困难的 IUD　常规取节育器失败时,除非 IUD 已宫外游离或嵌顿超过浆膜层,改用宫腔镜取环基本上都能成功。从而避免了以往剖宫取环的尴尬场面。

(1)宫腔镜取环前准备

①详细询问病史,了解 IUD 放置年限及月经情况、伴随症状等,排除妊娠。

②行盆腹部 X 线平片、B 超检查协助确定 IUD 位置、IUD 类型,排除 IUD 脱落或宫外异位。

③经检查若诊断为 IUD 断裂或碎片残留者,行 B 超检查了解 IUD 残留在宫腔的部位,如怀疑嵌顿,应行 B 超检查,明确嵌顿的深度及位置。

④绝经一年以上患者取环前,排除内膜病变后,应先应用雌二醇口服或者雌激素软膏阴道用药后,再进行取环。

(2)宫腔镜下取 IUD 操作步骤

①术者洗手、消毒戴无菌手套。

②患者麻醉后取膀胱截石位,常规冲洗消毒外阴、阴道,铺无菌巾。

③复查子宫附件情况,确定子宫大小、位置。

④用子宫探条探清宫腔位置、深度,扩宫棒适当扩张宫颈至比检查镜管径大半号。注意深度仅过宫颈内口水平即可,以保证宫内保持原状,IUD 保持原位,防止出血污染术野。

⑤连接好宫腔镜,排清管内空气,调节膨宫机的参数,边用水冲洗宫颈黏液、血污,边将宫腔镜顺宫腔方向缓慢通过宫颈内口进入宫腔。检查宫腔内情况,看清 IUD 类型及在宫腔的部位。若评估可钩取者,可退出镜体直接用取环钩取出(宫腔镜定位取环)。

⑥若无法直接钩取者,可于宫腔镜直视下用异物钳钳夹 IUD 游离端,保持 IUD 纵轴与宫腔纵轴一致,持续平稳用力,逐步牵引 IUD 到宫腔镜口,随镜体一起退出宫口。

⑦嵌顿、断裂 IUD 应在 B 超监视下取出,B 超能提示 IUD 距子宫浆膜层及黏膜层深度,使术者能准确地用剪刀或针状电极切开覆盖在 IUD 上的内膜、浅肌层或纤维粘连面,使 IUD 部分显露后再用异物钳取出。如 IUD 嵌顿较紧,可将部分环拉出后,将 IUD 剪断抽出。但对嵌顿较深、距浆膜层近或嵌顿于宫角深部、子宫下段及疑有子宫外异位者,则需在腹腔镜监视下或经腹腔镜取出异位的 IUD。

⑧宫腔镜下取出嵌顿、断裂 IUD 后,应再次进镜检查有无残留、活动性出血或损伤,术后应给予抗生素和宫缩药,以预防感染和出血,并必须经 B 超或盆腹部 X 线平片复核确诊有无残留。

⑨术后休息观察 1～2 小时无特殊可离院。禁性生活、盆浴 2 周,门诊随诊。

(二)绝育术

宫腔镜直视下可窥视输卵管口并进行输卵管绝育术,其方法包括:物理损伤法、机械阻塞法、药物堵塞法。但目前宫腔镜下绝育术因效果欠佳,已基本淘汰。

(三)终止妊娠术

1. **困难人工流产** 可在宫腔镜下确定导致人工流产失败的原因,如黏膜下或肌壁间子宫肌瘤、子宫畸形、宫腔粘连等,确定孕囊的位置并采取相应措施。

2. **输卵管妊娠** 通过宫腔镜行输卵管插管注入 MTX 等药物。

3. **宫角妊娠** 若 B 超提示妊娠组织与宫内膜相通,可在腹腔镜、宫腔镜联合监视下行宫角妊娠吸宫术。此术式可保全双侧输卵管及宫角,维持子宫腔的正常形态。与内膜相通的宫角妊娠,若胚胎存活,孕囊完好,术前予甲氨蝶呤(MTX)50mg 单次肌内注射及米非司酮 50mg,每日 3 次,口服杀胚胎治疗。3 天后行宫腔镜定位,在腹腔镜监视下行吸宫术,最后宫腔镜确定是否吸清干净,必要时进行止血,也可宫角再注入 MTX。

4. **宫颈妊娠** 处理方法有全子宫切除、宫颈妊娠流产术、MTX 药物非手术治疗等。后两种方法是非根治性治疗,但同样面临因大出血或术后无法止血而被迫切除子宫的危险。利用宫腔镜止血或行病灶切除,可大大减少子宫切除的机会。具体方法是,如胚胎存活,孕囊完好,术前予 MTX 及米非司酮杀胚胎治疗。3 天后 B 超监视下行吸宫术,最后宫腔镜确定是否吸清干净,进行止血或电切残余病灶,也可宫颈注入 MTX 巩固疗效。

5. **人工流产并发症诊断处理**

(1)胚物、胎骨残留:主要临床表现是人流或引产后月经异常、子宫异常出血和继发不孕。B 超不仅能定位胎骨于宫腔内抑或嵌入肌壁间及其深度,还可指导取胎骨的操作。处理:应尽量在腹部 B 超监导下,行宫腔镜直视下或定位后清除胚物或骨片。必要时还可在腹腔镜监视下或经腹腔镜取出。

(2)宫颈管或宫腔粘连:表现为人工流产后闭经或经量显著减少,有时可伴有周期性下腹痛或子宫增大积血。处理:宫腔镜下粘连分解术(参见本节"宫腔粘连切除手术"有关部分)。

(3)月经异常:可出现人工流产后闭经、经量增多或减少、月经延长或缩短、周期缩短或延长。宫腔镜可排除宫腔粘连或宫内胚物、胎骨残留、子宫内膜炎及其他宫内病变,从而指导治疗或进行相应处理。

(4)继发不孕:随着人工流产手术的增

多,继发不孕患者也越来越多,而且往往都伴有宫腔粘连、输卵管堵塞(尤其是输卵管宫腔开口粘连)。对于这些患者,宫腔镜起着无法替代的作用(详见本节"子宫黏膜下肌瘤切除手术")。

(四)不孕症诊治

1. 检查及诊断　输卵管性不孕症联合腹腔镜检查不但可检查盆腔、输卵管、卵巢情况,还可了解有无子宫畸形、宫腔粘连、宫内异物、子宫肌瘤等存在及进行相应处理,还可在宫腔镜下行输卵管插管通液术,避免由于内膜堵塞、输卵管宫腔开口痉挛及一侧通畅造成多一侧"不通"的各种假象。

2. 宫腔镜与腹腔镜联合输卵管疏通术

(1)腹腔镜下行输卵管、卵巢粘连分解及输卵管伞端成形术或输卵管造口术,详见本章第二节"四、子宫纵隔切除手术"有关部分。

(2)对于输卵管间质部阻塞的病例,在腹腔镜监护下,宫腔镜直视下行输卵管插管,插入输卵管间质部约1cm。若通液输卵管伞端见亚甲蓝液流出,则手术成功。

(3)若通液输卵管伞端未见亚甲蓝液流出,则经宫腔镜先将3F导管通过间质部,必要时则在3F导管内再插入软金属导引丝,在腹腔镜监导下逐渐从输卵管峡部推进达壶腹部甚至伞部。在插管过程中,若遇阻力可试换插入方向,最后取出导引丝注入亚甲蓝液以试其通畅度。如有管壁损伤或不完全穿孔征象应停止操作。

(4)如遇到插管困难者,可改从输卵管伞端逆行插管。

3. 辅助生育前了解宫内情况　评价治疗价值,或进行相应处理。

4. 其他　经宫腔镜输卵管插管,做输卵管内配子移植和人工授精。

(五)优生优育

包括绒毛活检及胎儿镜等,都对产前诊断有比较重要的意义。由于这方面应用比较慎重,所见报道不多,有待更多的研究以发掘

更多的应用前景。

(李维茹　梁　栋)

八、宫腔镜子宫瘢痕憩室手术

子宫切口瘢痕憩室又称子宫切口瘢痕缺陷(previous cesarean scar defect,PCSD),多见于子宫下段,其次为子宫峡部和宫颈管上段。子宫切口憩室是切口愈合不良致子宫下段薄弱,切口处内膜、肌层及浆膜层呈疝囊样向外突出,形成憩室样改变。

(一)发病原因

1. 局部复位异常　宫体边缘厚于宫颈边缘,切口两端收缩强度有差异,对接欠佳和收缩力不同的两端的复位引起子宫憩室形成。

2. 缝合子宫切口局部异物残留　以线结为多见,导致远期的排斥反应、炎症,进而形成憩室。缝合应包括内膜的全层/缝合过密、过多,血供减少,缺血、坏死、切口裂开出血等易在宫颈形成一无回声腔隙。

3. 子宫内膜异位症　子宫内膜在子宫切口异位,随着反复的经期内膜剥脱、出血,压力增加向宫腔内破裂形成憩室。

4. 可能与子宫后位相关　子宫后倾后屈导致子宫前壁下段过度伸展,张力较大而缺血,且经血需要逆重力方向流出,导致排出不畅,此处容易反复感染而愈合不良,加之宫内压增加,使切口愈合不良处慢慢向外膨出而形成憩室。

5. 剖宫产的次数增加及继发感染　导致切口愈合不良,形成憩室。

(二)临床表现

1. 异常子宫出血　如月经延长、淋漓不净、经间期出血,性交出血,且这些临床症状不能由其他疾病如无排卵性功血、子宫内膜息肉、黏膜下肌瘤、子宫内膜炎等解释。

2. 继发性不孕　因憩室中持续存在的经血使宫颈黏液性状发生改变,增加了局部的炎症反应,易引发感染而不利于精子通过及受精卵的着床,同时局部慢性炎症反应亦

有杀精作用或干扰宫腔内微环境,均可构成不孕的病因。

3. 疼痛 慢性下腹痛或经期腹痛。

4. 引起憩室妊娠 可致孕期或分娩期子宫破裂,危及母婴生命;节育器异位;再次妊娠子宫破裂。

5. 子宫穿孔 宫腔操作时易发生子宫穿孔。

(三)诊断要点

1. 诊断标准 剖宫产术后子宫瘢痕憩室的诊断应根据患者病史、症状及影像学检查进行综合判断,诊断标准如下:一次或多次子宫下段剖宫产术史;可有以月经期延长、月经淋漓不尽为表现异常的阴道流血并排除了引起这些症状的其他疾病,也可有慢性盆腔痛、不孕等其他临床症状;三维经阴道超声(TVUS)、子宫输卵管造影(hysterosalpingography,HSG)、宫腔声学造影(sonohysterography,SHG)。

2. MRI及宫腔镜检查等辅助检查手段有特征性的表现

(1)TVUS:最简便、最常用的检查方法,但敏感度及特异度均不高,最佳检查时机需在有临床症状时,即月经期或阴道不规则流血时。典型的超声影像学表现为子宫前壁下段剖宫产术后子宫切口处浆膜层连续而肌层不连续,存在1个或数个边缘模糊的楔形或囊状液性暗区,尖端突向浆膜面且与宫腔相通,此处子宫肌层厚度减小。

(2)HSG:表现为子宫下段的囊状结构或呈线状、带状缺损。检查时需向宫腔内加压注入造影剂,目前已逐渐被SHG所取代。

(3)SHG:将超声造影剂(通常为0.9%氯化钠液30~50ml)注入宫腔,经阴道行超声检查,待子宫前后壁内膜充分分离,见典型的子宫下段楔形或囊状液性暗区;同时观察宫腔内是否有占位性病变。由于造影剂增加了病变与宫壁之间的对比度,诊断的特异度及敏感度与TVUS相比均较高,尤其是对于无症状的CSD患者也有良好的诊断作用。

(4)MRI:其特征表现为子宫前壁下段可见瘢痕影,局部变薄,龛影与宫腔相通。CSD信号表现为T1加权成像(WI)等信号或高信号、T2WI高信号,其矢状位龛影形态大致可分为浅凹陷、三角形、小囊形及囊袋形4种。MRI扫描T2序列子宫瘢痕处呈低信号,对应部位的局部子宫肌层变薄,宫腔面内陷。T1WI序列增强扫描显示成熟的子宫瘢痕供血少,不强化或轻度强化,憩室显示明显,与宫腔相通。MRI检查在显示软组织方面更具优势,能从多个平面更好地观察子宫瘢痕部位和所有子宫肌层的中断情况,缺点为价格较为昂贵。

(5)宫腔镜检查:宫腔镜下可见子宫峡部前壁剖宫产术后子宫切口处凹陷形成憩室结构,切口下缘的纤维组织形成"活瓣",凹陷内可见陈旧积血或黏液,憩室内局部血管增生、纡曲扩张,有时可见较薄的子宫内膜生长。因宫腔镜的直视性等优点被认为是诊断CSD的金标准。

(四)子宫瘢痕憩室类型及分类

1. 国际PCSD的分级标准 目前国内关于PCSD尚无统一的分级标准。国外最新的研究结合PCSD的临床症状和憩室大小等将其分为3级;得分2~3分为轻度,4~6分为中度,7~9分为重度(表8-8)。

2. PCSD的分度(姚书忠分度)

(1)轻度:表现为子宫下段切口处肌壁的裂隙状缺陷,多如"V"形改变,一侧与宫腔相通,另一侧可见薄层内膜与肌壁,浆膜层连续,缺损深度平均为3mm(2~6mm)。临床上表现较轻,仅部分有少量阴道淋漓出血或腰痛与下腹胀痛,最多见。

(2)中度:子宫下段切口肌壁缺损达浆膜层,肌层甚薄,但浆膜层尚平整连续,缺损深度平均7mm(5~9mm)。此型多表现为经期延长,经血过多,或伴有随月经周期而加重的下腹胀痛不适。

表 8-8　PCSD 的分级标准

类别	分数(分)
残存子宫肌层的厚度(mm)	
SIS＞2.2	1
SIS≤2.2	3
TVUS＞2.5	1
TVUS≤2.5	3
残存子宫肌层百分比[a](%)	
＞50	1
20～50	2
＜20	3
子宫其他瘢痕个数(个)	
1	0
＞1	1
剖宫产次数(次)	
1	0
＞1	1
月经	
正常	0
异常	1

注：[a] 残存子宫肌层百分比＝残存子宫肌层厚度÷周围正常子宫肌层厚度×100％；PCSD. 剖宫产术后子宫瘢痕缺损；SIS. 注入生理盐水 B 超；TVUS. 经阴道 B 超。

(3)重度：病情延续与发展，可因伤口愈合不佳导致子宫下段薄弱，切口处可见内膜、基层及浆膜层呈囊样向外突出，形成明显的憩室改变。个别憩室中间偏高或偏低不规则血块样回升，临床表现重，阴道持续淋漓出血。

(五)宫腔镜检查特点

1. 穹样凹陷　宫腔镜下宫腔内未见占位性病变，宫颈内口下方颈管的前壁和(或)左右壁(即子宫下段剖宫切口部位)局部呈拱形穹样改变，肌层菲薄，凸向子宫浆膜面。

2. 纤维瓣组织　剖宫产切口下缘的纤维组织愈合后形成"活瓣"式的瘢痕，表面可

呈黄白色，陈旧性积血及黏液堆积其中，难以流出。

3. 裸露增生血管　憩室内局部血管增生裸露、纤曲扩张，可呈"火焰状"，有时可见较薄的子宫内膜生长。

4. 溶洞样小孔　剖宫产瘢痕愈合过程可能形成溶洞样小孔，单个至数个不等，偶可见陈旧性血液从小孔中流出。

5. 增生息肉　憩室内可见增生息肉，多数带蒂，其可能是引起异常子宫出血的原因之一。

6. 陈旧血液流出　宫腔镜下可见憩室内堆积陈旧性血液或者粘连，可随膨宫液流出憩室外。

(六)宫腔镜剖宫产瘢痕憩室修复术

PCSD 治疗方法较多，具体应用哪种治疗方法应根据子宫切口憩室大小、类型，患者的临床症状及个体差异等因素进行选择。绝大多数医师认为，无症状、无生育要求的女性不需要治疗。治疗剖宫产瘢痕憩室的手术可分为修补缺损并缓解症状或单纯缓解症状。

症状性手术旨在改善与剖宫产瘢痕憩室相关的临床症状，如月经后出血、不孕和疼痛。这种类型的手术主要通过宫腔镜进行操作，其目的不是修补缺损，只是为了改善相关症状。矫治或修复术的目的是修补缺损，恢复峡部水平的正常解剖结构。这种类型的手术可以通过腹腔镜、机器人、经阴道或联合进行。这些手术的共同点是切开缺损，从边缘切除纤维瘢痕组织，水平关闭缺损。应该注意的是，并不是所有的剖宫产瘢痕憩室都有临床症状，也不是所有的憩室都与经期延长或不孕有关，手术应该只适用于有症状的病例。

最近，全球宫腔镜大会科学委员会发表了一项协议，其中指出，当残余子宫肌层厚度至少是 3mm 时，宫腔镜手术是治疗该种疾病适宜且安全的选择。当残余子宫肌层厚度＜3mm 时，选择宫腔镜手术有子宫穿孔和

膀胱损伤的风险,应首选腹腔镜、机器人、经阴道或联合手术。

本章节着重讲述宫腔镜剖宫产瘢痕憩室修复术。

1. 适应证 适用于无生育要求,以改善经期延长或经间出血等异常子宫出血症状为目的,瘢痕憩室局部残余肌层≥3mm 者。

2. 禁忌证

(1)有严重心、肺、肝、肾等器官的疾病,不能承受宫腔镜手术操作者。

(2)有急性和亚急性盆腔炎或阴道炎者。

(3)宫腔大量出血。

(4)近期有子宫穿孔史。

(5)疑有子宫内膜癌或息肉恶变。

3. 术前准备

(1)手术时机:选择月经干净后 3～7 日手术,此时子宫内膜较薄,宫腔内病变容易显露,观察效果满意,减少子宫内膜对术野的影响。

(2)术前扩宫颈:对于未经阴道产妇或子宫颈口较小患者,于手术前晚扩宫亦十分重要。此举使直径较大的宫腔镜易于置入,且操作过程不易损伤宫颈组织,避免日后宫颈粘连。

①机械性扩宫颈:应用海藻棒或双腔尿管于手术前晚放置宫颈管,于次晨取出或更换,双腔尿管一般利用气囊扩宫,注入盐水 8～10ml。

②药物性扩宫颈:于术前一日晚上阴道后穹放置米索前列醇 200mg,手术当天清晨再重复一次,亦能取得较好的扩张效果。

4. 宫腔镜剖宫产瘢痕憩室修复术步骤 宫颈管扩张后,通常使用 26～27F 的电切镜进行操作。许多学者更倾向于使用较小的电切镜,甚至不需要预先扩张宫颈的微型电切镜。预先未行宫颈扩张,则峡部的正常解剖学结构不会发生改变,能更好地识别其自然状态下的缺损,而不会在解剖结构中产生任何人为痕迹。但这需要根据每个医院不同

的设备条件选择。

(1)切除下方纤维拱形结构:用环状电极切除切口下缘的瘢痕组织,即切除阻碍经血自然流出的纤维组织。切除瘢痕下方的拱,直至恢复前壁的连续性,使缺损变平,憩室顶端可见。通过切除这些纤维组织,可以防止剖宫产瘢痕憩室成为经血的储存池。

(2)切除后方拱形结构:同法用环状电极切除后方的拱形结构,去除微管道,可以减少纤维回缩,改善子宫收缩力,这是月经后清洁子宫的重要因素之一。

(3)电凝剖宫产瘢痕憩室底部浅表血管:球状电极烧灼局部凹陷的憩室内膜、囊壁及增生血管,毁损具有分泌功能的内膜腺体;目的是减少经血和由炎症和血管脆性产生于憩室底部的碎屑。

(4)360°宫颈内消融术:球状电极电凝位于子宫峡部水平侧面及后壁围绕缺损的所有炎性组织。这一步骤的目的是破坏这些炎性组织,代之以新的上皮组织。

值得注意的是,对于既往有瘢痕妊娠病史而又有生育要求的患者,可省略步骤(1)和(2),只进行步骤(3)和(4)。即单纯破坏瘢痕憩室内增生的血管、异位内膜腺体等,降低胚胎在瘢痕憩室种植的机会;而又保留憩室的肌层厚度,避免妊娠后期子宫破裂的风险。

(七)并发症防治

1. 膀胱损伤 宫腔镜瘢痕憩室修复手术的难点在于如憩室拱形纤维组织切割过浅,未恢复前壁的连续性,术后月经积血仍储存在内,患者症状未得到改善。如切割过深,因膀胱与憩室顶端及下方接近,可能出现子宫穿孔,甚至损伤膀胱。术前必须行超声检查,瘢痕憩室局部残余肌层厚度<3mm 不建议宫腔镜手术。切除拱形结构原则上每个部位只切一刀,若切第二刀,应十分慎重。电凝球电凝子宫内膜时必须滚动,原位停留不动可导致肌层凝固过深,全层凝固甚至电能的高热波及子宫毗邻的器官(如肠管及膀胱)。

一些学者建议,在膀胱内注入亚甲蓝,以便在膀胱穿孔时有所提示。出现膀胱损伤时应及时腹腔镜探查进行及时修补。

2. 水电解质及酸碱平衡紊乱　由于术中大量、快速的低黏度无电解质成分的液体经宫壁开放的血管或血窦进入体循环,易致水过度负荷(水中毒)。易发因素与内膜创面大小及手术时间、类型和技术水平有关。术中需详细记录出入水量。术后宜注意监测水、电解质、酸碱平衡。

(八)术后管理

术后除按所施麻醉方法进行麻醉后常规护理及监测生命体征、酌情应用抗生素预防感染外,需注意以下几点。

1. 术后出血　多常见的原因有切割过深,感染和组织碎屑残留宫腔。除适当应用宫缩药及止血药外,若出血过多,可将能膨胀的特别硅胶囊(或平头气囊导管)插入宫腔并囊内注入 10～30ml 液体,留置 6～24 小时后取出,或用一稀释的血管加压素浸透的纱垫填塞宫腔。严重出血可能需切除子宫。

2. 根据病情应用雌激素及孕激素周期治疗　如有生育要求者,术后应用周期治疗可加速子宫内膜愈合及预防宫腔粘连。

3. 术后随访　建议术后月经来潮后(第 1 个月)第一次随访。

(1)注意有否宫腔粘连及宫腔积血。必要时 B 超引导下扩宫治疗或放置宫内节育器。

(2)有些患者术后经血减少,腹痛增加,需警惕宫腔粘连,必要时宫腔镜检查。

(3)术后 2～3 个月酌情行超声或宫腔镜检查了解宫腔形态,内膜修复情况。

4. PCSD 术后妇女再次妊娠时　可能遇到的高风险情况包括:子宫瘢痕妊娠,如早孕期发现建议终止妊娠,亦是计划生育的高危情况;胎盘植入或凶险性前置胎盘,是导致围产期和产后大出血的重要原因;孕期子宫下段瘢痕分离及子宫破裂。PCSD 术后妊娠者应视为高危妊娠,应加强监护。

（朱敏珊　钟沛文）

第 9 章

小儿外科微创手术

第一节　小儿泌尿外科微创手术

在过去的 20 年间,成为独立亚专科的小儿泌尿外科已经取得飞速发展。特别是近 10 年,由于微创技术在泌尿外科的应用逐渐取代传统开放手术,特别是腹腔镜技术的发展和器械不断改进,在我国一些大型医院或儿童专科医院的小儿泌尿外科大部分手术已可用微创手术完成。作者医院小儿外科先后开展了微创手术治疗鞘膜积液、隐睾、精索静脉曲张、肾切除、重复肾输尿管切除、肾盂输尿管成形术、输尿管膀胱反流等小儿泌尿外科常见疾病,并取得很好的疗效。本节主要介绍小儿肾盂输尿管连接处梗阻(pelviureteric junction obstruction,PUJO)和输尿管膀胱反流(vesico-ureteral reflux,VUR)的微创手术。

一、小儿肾积水的微创治疗

PUJO 是小儿肾积水的常见原因。目前治疗 PUJO 的金标准是 Anderson-Hynes 断离式肾盂输尿管成形术,成功率在 95% 以上。微创方式可经腹腔入路,也可经腹膜后入路。相对于腹膜后途径,经腹腔途径提供的空间较大,视野也更加宽广阔,作者对小儿 PUJO 的微创治疗,主要采用经腹腔途径。

1. 适应证

(1)有肾功能进行性损伤的肾积水。

(2)反复泌尿系感染。

(3)反复出现腰腹痛、肾绞痛。

(4)肾积水超过 3cm,特别是肾皮质变薄。

(5)ECT 检查显示肾功能在正常标准的 40% 以下。

由于部分手术指征的稳定性不高,因此需要医师综合患者各方面原因来判断是否需要进行手术。

2. 禁忌证　随着对腹腔镜认识的深入及技术不断成熟,已经和开放手术一样,无特殊禁忌证。可能包括既往腹部手术史、再次肾盂成形术、小的肾内肾盂等。主要是根据主刀医师在自己的专业技术所及范围内评估其腹腔镜手术的可行性。

3. 术前准备及检查

(1)超声检查:了解肾积水及输尿管的状况,大致测量肾实质厚度。

(2)IVP 造影:显示肾盂肾盏扩张的轮廓及梗阻部位。如积水严重,可不显影,但并不意味肾功能丧失。

(3)膀胱镜逆行输尿管造影:目的在于了解远端输尿管梗阻的情况。

(4)排泄膀胱尿道造影:目的在于了解有无膀胱输尿管反流及尿道情况。

（5）肾图检查：如肾积水严重,肾皮质明显变薄建议行分肾功能测定。

4. 手术方法

（1）患儿全麻后,取平卧,患侧垫高,也可取侧卧位。

（2）取脐上缘放置第一个 trocar,根据患儿年龄和体积保持腹腔压力为 8～12mmHg,一个操作通道选择患侧上腹腹直肌旁,另一个操作通道选择患侧下腹部,因供持针器,其位置尽量满足与吻合口在一条直线上以方便缝合。

（3）右侧打开侧腹膜,左侧打开肠系膜孔显露肾。

（4）打开 Gerota 筋膜,辨认肾盂输尿管连接处。

（5）经腹壁悬吊牵拉固定肾盂。

（6）切除肾盂输尿管连接处狭窄部分,裁剪部分扩张肾盂,输尿管外侧缘从断端向远端剪开约 1cm,5-0 PDS 缝线先将输尿管切口最远处与肾盂最低处间断缝合,5-0 PDS 连续缝合输尿管断端与肾盂后壁。4-0 肠线连续缝合关闭修剪后肾盂缺口。

（7）置入双 J 管,一端位于膀胱,另一端位于肾盂。

（8）5-0PDS 间断缝合输尿管与肾盂前壁。

（9）去除牵拉线,检查吻合口是否有扭转,整理好输尿管走向,吻合口周围留置引流管,如经肠系膜入路需关闭肠系膜。

5. 术后管理

（1）术后根据肾周引流管的引流量及体温、症状决定拔管时间,一般术后 2～3 天即可拔管。

（2）术后 6～8 周返院拔双 J 管。

（3）抗生素一般使用至术后 48 小时,亦可根据患儿体温、症状及尿常规结果适当延长抗生素使用时间。

6. 并发症防治

（1）尿瘘:可表现哭闹不安或腰痛腰胀发热。经肾造瘘管注入适量造影剂摄片可见造影剂外溢。此时应推迟拔肾周引流管引流时间,如引流管已拔除,患儿有发热、腰痛腰胀,需及时在 B 超定位下穿刺引流或切开直视下置入引流管,必要时需负压引流,不可试图寻找瘘口进行修补。如经久不愈,可在 3～6 个月后进行修补。为防止术后漏尿,术中需严密缝合肾盂输尿管吻合口,吻合后需仔细检查避免遗漏。

（2）感染:可能是术前即有感染,后因为术中术后无菌操作不严格引起。因此,必要时手术前后应用抗生素,术中术后严格无菌操作。一旦感染发生,根据尿液培养及药敏实验指导抗生素选择,必要时提前取出双 J 管。

（3）吻合口梗阻:多因吻合口瘢痕缩窄,保护吻合口处压力,避免过度嵌夹损伤,避免吻合口扭转,吻合处需位于肾盂最低点,留置双 J 管是预防术后吻合口狭窄的主要措施。一旦出现吻合口狭窄,可先尝试输尿管导管扩张,无效者,需择期再行手术修补。

二、小儿输尿管反流的微创治疗

VUR 是小儿泌尿外科另一常见疾病,其发病率在一般人群中 1‰～2‰,发病年龄以 1 岁以内者最高,随着年龄增长而逐渐减少。目前微创手术方法主要有两种:气膀胱腹腔镜 Cohen 输尿管再植术和经腹腔途径的 Lich-Gregoir 术。我们对单侧一般选择经腹腔的 Lich-Gregoir 术式,而双侧的为避免术后排尿障碍及尿潴留的风险,我们选择气膀胱腹腔镜 Cohen 输尿管再植术。经腹腔 Lich-Gregoir 术,空间大,操作相对难度小,易掌握,因此本节主要介绍该种方法。

1. 适应证

（1）反流程度达到Ⅳ度以上者。

（2）有肾内反流者。

（3）输尿管口呈洞穴状,或输尿管旁囊性病变（Hutch 憩室）。

(4)经长期药物治疗感染不能控制者。

(5)Ⅲ度反流经一段时间非手术治疗无效,程度加重者。

2. 禁忌证

(1)小婴儿。

(2)神经病理性膀胱、脊髓脊膜膨出、脊柱损伤、膀胱过度活跃。

(3)输尿管末端明显纤曲扩张者。

(4)双侧病变慎用。

3. 术前准备

(1)排泄膀胱尿道造影:了解膀胱输尿管的程度。

(2)肾图检查:了解是否损伤肾功能、是否形成肾瘢痕。

(3)膀胱镜检查:了解输尿管膀胱开口情况。

(4)其他:尿培养、药物敏感试验。

4. 手术方法

(1)小儿全麻后,取平卧,头低足高位。

(2)取脐上缘放置第一个 trocar,根据患儿年龄和体积保持腹腔压力为 8～12mmHg,另两个操作通道选择对侧腹壁。

(3)打开腹膜反褶,沿膀胱后壁分离输尿管末端直至进入膀胱处。

(4)围绕输尿管口周围环形切开膀胱壁,切口向上纵向切开膀胱壁肌层,一般 2～4 岁3～4cm,5 岁以上 4～5cm。

(5)仔细分离膀胱肌层,显露膀胱黏膜。

黏膜分离的宽度根据输尿管末端管径而定,一般约 2cm 即可。

(6)用 4-0 肠线缝合膀胱肌层,将输尿管包埋在膀胱黏膜后与膀胱肌层间。

5. 术后管理

(1)术后留置尿管 2 天即可拔除。

(2)根据术前尿化验结果及体温,决定抗生素使用方案。

(3)术后 1 周及 2 个月时随访复查 B 超及尿常规。

(4)术后 3～6 个月根据病情决定是否复查排泄性膀胱造影及 ECT 检查。

6. 并发症防治

(1)输尿管末端缺血性坏死:游离输尿管末端时不要太紧贴输尿管壁,保护其血供。

(2)输尿管梗阻:输尿管壁切口应尽量按输尿管生理走向,即呈垂直状,不可太偏向外侧,避免输尿管扭转,缝合膀胱肌层时避免太紧。

(3)吻合口梗阻:多因吻合口瘢痕缩窄,保护吻合口处压力,避免过度嵌夹损伤,避免吻合口扭转,吻合处需位于肾盂最低点,留置双 J 管是预防术后吻合口狭窄的主要措施。一旦出现吻合口狭窄,可先尝试输尿管镜检查并行狭窄处扩张,无效者,则需择期再行手术修补。

(吴志强　梁健升)

第二节　小儿普通外科微创手术

一、腹腔镜胆总管囊肿根治术

1. 概述　先天性胆管扩张症是对先天性胆管树发育异常的适当描述,但习惯又称胆总管囊肿。常见的临床类型如下。

Ⅰ型——肝外胆管囊性或弥散性梭形扩张。

Ⅱ型——肝外胆管憩室。

Ⅲ型——胆总管囊肿(十二指肠壁内型)。

Ⅳ型——肝内或肝外胆管多发囊肿(或肝内外均有)。

Ⅴ型——单发或多发肝内胆管囊肿。

2. 临床表现　女孩较男孩多见,典型的症状是腹痛和(或)梗阻性黄疸。典型的三联征为腹痛、黄疸、肿块。

3.适应证　腹腔镜手术适用于Ⅰ、Ⅱ型的胆总管囊肿。

4.禁忌证　急性胰腺炎、化脓性胆管炎为手术禁忌证。囊肿穿孔为相对禁忌证,目前也可以通过腹腔镜探查 T 管引流或行一期根治术。

5.术前准备　肝功能生化指标可以是正常的,也可以有梗阻性黄疸的表现。血淀粉酶水平在间歇性腹痛时可升高。凝血酶原时间延长可以继发于胆汁淤积,可静脉给予维生素 K 治疗。常规术前血液检查、血型及配血。术前留置胃管和导尿管。

6.手术方法　取头高位 30°,在脐部切开后放入 10mm 的套管,再分别在右侧腹、右季肋部下、左上腹部置入三个 5mm 的套管。气腹的压力在 8～12mmHg。手术步骤:针刺囊肿或胆囊后行胆管造影;结扎和切断胆囊动脉并游离胆囊;游离胆总管下段及后壁并于胆总管十二指肠段变细处横断并结扎远端胆管;沿后壁游离至肝总管,在左、右肝管分叉处切除扩张的胆总管囊肿及胆囊;脐部扩大切口将空肠提出做 Roux-en-Y 重建吻合;腹腔镜下连续缝合做胆肠吻合;留置右膈下引流管。

7.并发症防治及术后处理

(1)术后出血:术后进行性失血状,腹腔引流为血性。原因:囊肿剥离面渗血、血管结扎不确切和肝功能不良,凝血功能障碍等。防治:术前应给予维生素 K 等。术中如果囊肿充血炎症严重,剥离极易渗血,不宜强行完整剥除囊肿,可沿囊肿内壁剥离,残留囊肿外壁。术中注意使用双极电凝止血。血管结扎要确切。如果术后出血量大,经输血等非手术治疗后仍无法控制出血应及时二次手术探查。

(2)胆肠吻合口瘘:吻合口瘘相当少见,通过局部引流、静脉抗生素的运用、胃肠减压等可缓解吻合口瘘,但是以后可形成吻合口狭窄。术后肝功能(包括 r-GT)应恢复正常。

胆管炎可能意味着吻合口的狭窄、肝内胆管的狭窄或有结石、Roux 襻的梗阻或端侧吻合的 Roux 襻冗长并形成结石。Ⅳa 型的囊肿特别易发生肝内胆管结石。胆管闪烁扫描法和经皮肝胆造影术(预防性应用抗生素)作为常规影像学检查,可以明确此前的诊断。介入治疗可以明确结石和扩张狭窄处,但是常需要外科手术以改善吻合口的狭窄。在那些共同通道扩张或有复杂畸形并有蛋白沉着或结石的患者中,多年后可能发生胰腺炎。这个并发症可在初次手术中避免。在这些患者中,内镜下逆行胆胰造影术非常有用,可以施行内镜下括约肌切开术。

(3)粘连性肠梗阻:常见合并胆系感染,腹腔炎性渗出、术中胆汁污染腹腔,以及胆支肠襻遗留过长等原因。处理原则与其他粘连性肠梗阻。

(4)反流性胆管炎:常见原因为术式选择不当、吻合口狭窄、扩张胆总管切除不彻底等。应注意选择正确术式,保证吻合口通畅,术中必要时应用防反流措施,术后有效控制感染等。

(5)吻合口狭窄:表现为术后黄疸复发、肝内胆管扩张、反复胆系感染等,实验室检查为梗阻性黄疸改变。多由于扩张胆总管反复感染,囊壁肥厚,吻合口不够大或对合不良,狭窄后易发生肝内结石、肝功能不良等。应注意术前有效控制感染,掌握正确的胆肠吻合技术。

(6)胰腺并发症:主要有胰石、蛋白栓、胰腺炎等。表现为术后发热、上腹痛,血、尿淀粉酶升高。应在术前行 ERCP 或 MRCP 检查,明确胰胆管的形态,术中彻底切除胰腺被膜下的胆总管远端,有胰管扩张或结石,可酌情行 Oddi 括约肌成形术。

(7)癌变:先天性胆管扩张症合并胰胆管合流异常的癌变率较高,术后癌变率随年龄增长而升高,大多发生在 35 岁以上。但也有儿童和青年癌变者。预防的关键是早期行扩张胆总管切除、胰胆分流、胆管重建术,并加强术后随访观察。

二、腹腔镜辅助下巨结肠根治术 (Soave 术)

因传统的巨结肠根治术创伤较大、并发症较多、康复慢、住院时间较长,故有较多的不足之处,尚待改进。而腹腔镜技术完全可以克服其以上不足。具有术中腹部及盆腔的创伤少、干扰少、出血少、术后疼痛轻、肠功能恢复快、腹部切口小、术后瘢痕不明显、术后康复快、住院时间缩短、术中术后并发症少等诸多优点,深受患者的欢迎。

1. 临床表现

(1)症状:新生儿多表现为出生后排便延迟,进而出现腹胀、肠型,甚至呕吐。婴幼儿表现为反复便秘、腹胀,严重时出现肠型及呕吐,肛管排气或排便后症状短暂缓解,2～3日后腹部渐又膨隆。

(2)体征:直肠指检多有大量气体和粪便排出,进而腹胀减轻。

(3)实验及 X 线检查:钡灌肠检查显示狭窄及扩张肠段。

2. 诊断　根据典型的临床表现,结合钡灌肠检查显示狭窄及扩张肠段,直肠肛管测压,直肠黏膜活检其中满足 3 项或以上临床诊断成立。

3. 适应证

(1)有典型病史、体征及钡灌肠检查 X 线征的巨结肠病。

(2)常见型、长段型和短段型先天性巨结肠(HD)。

(3)HD 类缘性疾病,病变未超过脾曲范围者。

4. 禁忌证　全结肠和全肠型 HD。

5. 术前准备

(1)术前肠道准 3～7 日(进食半流食,每天用生理盐水清洁洗肠 1～2 次),术前 8 小时禁食。

(2)术前夜晚及手术日清晨各清洁洗肠一次。

(3)术前放置胃管减压,留置尿管排空膀胱,以便于盆腔手术操作。

(4)检查三大常规、凝血时间、凝血酶原时间、出血时间、胸透,如有异常予以治疗。

6. 手术步骤

(1)麻醉及切口选择:采用气管内全身麻醉,将患儿横卧于手术台一端,脐皱褶上切口,建立气腹,进腹腔镜(直径 3.5mm、4mm、5mm)均可,脐两旁 2 个切口,插入两个 5mm 套管,置操作器械,术者正视显示器进行操作。

(2)腹腔镜下检查与活检:进镜探查结肠扩张的程度及长度,于病变肠段及其与正常肠段交界处,各取一小块浆肌层组织,送冰冻病理检查,以明确诊断及切除范围。

(3)游离肠系膜及盆腔解剖:用超声刀,紧贴肠壁于切除标志以下游离肠系膜,若为长段型需游离保留血管弓,甚至需打开屈氏韧带和切断结肠中血管。游离至结肠拖出吻合时无张力为止,盆腔的解剖亦紧贴直肠壁进行,前至腹膜返折下方,后至骶尾骨尖,两侧至直肠侧韧带中上 1/3。

(4)Soave 术式:术野转至会阴部,至此可用 3 种手术方法继续完成手术。一是 Swenson 术式,二是 Duhamel 术式,三是 Soave 术式。下面主要介绍 Soave 术式。先行肛管扩张,肛门拉钩牵开显露肛门,在齿状线上方 0.5cm 处用电刀切开在黏膜/黏膜下层缝合一周牵拉线并向下牵拉,主要以钝性分离黏膜下层,向近端结肠进行游离。向直肠近端游离至腹膜返折时,切开肌层,转为游离肠管全层。重要的是,将直肠肌鞘的后中线劈开至内括约肌处,这样可防止术后肌鞘回缩及直肠狭窄。将直肠、结肠拖出肛门外直至看到切除水平标记(取活检处)为止,切除结肠,腹腔镜下检查肠管无扭转,行直肠、结肠斜口吻合,重建气腹,检查腹腔内无出血,盆底腹膜可不予缝合,手术结束。将病变肠段标本送病检。

(5)切口处理:切口肌层及皮下用可吸收线各缝合一针,用防水敷料拉合切口,并加压,以预防切口疝发生。

7. 术后管理

(1)肛管减压:术后放置橡皮肛管,对肠管起减压作用,并有利于吻合口的愈合。但肛管不宜太粗且术后尽早拔除,以免引起吻合口缺血。

(2)进食时间:尽管腹腔镜术后患儿肠功能恢复的时间较早,但为了减少肠管压力,减少粪便早期污染直肠与结肠的吻合口,影响其愈合,进食时间应延迟至术后第 4 日,而拔除肛管的时间以第 2~3 日为适宜。

(3)术后随访:术后 7~9 日出院,3 周后扩肛,每天 4 次,时间长 8~12 周。

8. 腹腔镜下巨结肠根治术的注意事项

(1)气腹不宜大:术中二氧化碳流量和压力不宜过大,特别是小婴儿,压力过大容易影响心肺功能,2~4 个月婴儿流量控制在 2.5L/min,压力在 8~10mmHg 为宜。

(2)肠道准备:术前洗肠 3~7 日,清洗积粪和粪块,达到肠道通畅、腹胀消失、减少肠道炎症。2~4 个月的婴幼儿,洗肠时间可缩短至 3 日左右,这是预防术后肠炎的措施之一。

(3)术中活检:术中认清病变肠段及正常肠段,并于交界处上下端各取一小块全层组织,送冰冻活检,以明确诊断及切除肠段的病变水平。

(4)避免损伤:游离肠系膜时应先从较薄处着手,穿透后进一步向上向下游离,要紧贴肠壁,避免损伤双侧输尿管。

(5)吻合口成斜口形:游离盆底时亦要紧贴直肠壁,游离范围前至腹膜反折稍下方,在齿状线上方 0.5cm 游离直肠黏膜时尽量前高后低使吻合口成斜口形。

(6)采用或中转传统开腹手术:以下情况考虑到切除肠段较多,以致操作难度较大,需要的时间较长,考虑改为传统开腹手术。

①切除肠段较多:病史较长,扩张肠管范围大,灌肠提示肠管扩张,明显超过或达到结肠脾曲。

②结肠过于增粗:腹腔镜下探查结肠增粗、纤维化明显,并且超过或达到结肠脾曲。

(郭健童　梁健升　杨庆堂)

第三节　新生儿微创手术

一、腹腔镜小儿先天性肥厚性幽门狭窄环形肌切开手术

1. 临床表现

(1)发病年龄:多发生在出生后 2~4 周,但亦可以更早或延迟发病,发病年龄差别较大,因此发病年龄对诊断仅有参考价值。

(2)症状和体征:主要有喷射性无胆汁性呕吐,腹部检查可见膨胀胃的蠕动波,并在右上腹肋缘下腹直肌外缘处可触及肥厚幽门的肿块。

2. 诊断　根据以上 3 项主要征象,诊断可确立。有时肿块触及不满意,对诊断有怀疑时,则可行 B 超检查或上消化道造影检查,一般均能做出诊断。

3. 手术适应证及禁忌证　先天性幽门肥厚狭窄一旦确诊,均可行腹腔镜手术治疗。禁忌证为严重营养不良及中毒症状明显、高热、休克、水及电解质平衡严重紊乱者。

4. 术前准备

(1)支持疗法:纠正水及电解质紊乱,加强营养支持。

(2)术前 8 小时禁食,术前下胃管。

5. 手术方法

(1)麻醉及切口选择:采用气管插管全麻。患儿仰卧位。脐皱襞上切口,穿刺建立

气腹,进入腹腔镜,气腹压力维持在气腹的压力在 8～10mmHg,套管直径 3.5～4mm。在右中腹选择无血管区,进 3mm 穿刺套管。

(2)显露幽门,必要时缝吊肝圆韧带将肝悬吊以显露幽门,右中腹置入无损伤抓钳,钳夹固定十二指肠近幽门处,适当逆时针旋转以显露幽门管前上方,或可钳夹胃体近端以便显露。

(3)从中上腹壁小切口进入幽门,切开刀或针状电刀(刀头长 2mm)切开幽门管浆肌层约 1mm,再置入分离钳或幽门撑开钳彻底分离至黏膜膨出。

(4)经胃管注气检查证实无十二指肠黏膜穿孔。

(5)创面检查无活动性出血,排除皮下气腹,因患儿年龄小,尽管切口小(4mm),脐部切口皮下应予缝合,防止患儿哭闹后使腹压增加而影响伤口愈合,余切口可不予缝合。

(6)并发症防治:主要为十二指肠黏膜穿孔。要用专门的幽门环肌切开刀切开及分离钳分离,力度掌握好,见有黏膜膨出即可。如有穿孔要予以修补,再从对侧切开;或将幽门拖出切口外,再行切开较安全保险。

(7)术后管理:吸氧、保持气道通畅,防止呕吐误吸,抗炎、补液,生命体征监测,术后第 1 天可拔除胃管进食流食。

二、腹腔镜肠旋转不良 Ladd 术

肠旋转不良定义:所有的肠道位置和固定的异常,包括典型和非典型的肠旋转不良。微创技术已被用于肠旋转不良的诊断和纠正手术。因为腹腔镜手术理论上被认为会减少术后粘连。但到目前为止,仍没有前瞻性研究证明腹腔镜手术是最好的手术方式。其中最大系列的研究是单中心的回顾性分析,比较开放和腹腔镜技术用于纠正旋转不良的报道。报道显示,腹腔镜 Ladd 手术缩短了住院时间和早期肠内喂养的时间。这组患者术后无复发平均随访时间约为 2 年。因此,笔者认为腹腔镜手术较开放手术有优势。

1. 临床表现

(1)新生儿期:肠旋转不良在新生儿期可能表现为急性绞窄性肠梗阻或反复发作的亚急性肠梗阻。常表现为合并胆汁性呕吐,随肠扭转不断进展,并发肠坏死、穿孔、腹膜炎等,腹壁的水肿、红斑可随之发展。中肠扭转的结果是急性的、危及生命的绞窄性肠梗阻。

(2)婴儿期和儿童期:最常见的症状是间歇性或周期性呕吐,偶见微量胆汁。因小肠系膜基底狭窄引起的淋巴管压迫导致小肠吸收不良,造成生长发育迟缓和营养不良。

2. 术前影像学检查

(1)腹部 X 线平片:特征性表现是"双泡征"。

(2)对比造影:上消化道造影特征是不正常的十二指肠 C 形襻的外形,十二指肠空肠曲在中线右侧,腹腔右侧有数个小的肠襻。十二指肠和空肠上部出现"弯丝带"和"螺丝锥"样征象提示有中肠扭转。钡灌肠造影可显示位置异常的回盲部,但是正常位置的回盲部不能排除肠旋转不良的可能。

3. 适应证和禁忌证 一般认为,一旦肠旋转不良诊断明确,必须行外科手术阻止肠扭转的发展,未手术者发生肠扭转的比例高达 40%～50%。腹胀明显、腹膜炎考虑已有肠绞窄坏死和(或)穿孔是腹腔镜的禁忌证。

4. 术前准备

(1)急性肠梗阻伴脱水者,术前输液脱水情况改善后立即手术。

(2)有血便、呕血或腹膜刺激征提示肠扭转肠系膜绞窄应扩容后紧急手术。

(3)置胃管胃肠减压,给予抗生素预防感染。

(4)不完全梗阻者应术前准备 1～2 天纠正慢性脱水后行手术探查。

5. 手术方法

(1)3 孔法建立气腹,在脐部切开后放入 5mm 的套管,再分别在右侧腹、右季肋部下

置入 2 个 5mm 的套管。气腹的压力在 8～12mmHg。

（2）肠扭转发生在狭窄的肠系膜基底周围扭转常呈顺时针方向，需按逆时针旋转以使扭转解除。

（3）小心分离折叠的腹膜，从盲肠和升结肠延伸跨过十二指肠到右结肠旁沟和肝及胆囊。这里最好使用剪刀分离。这个步骤使盲肠结肠襻横向游离，但将盲肠和升结肠与十二指肠空肠襻分离前应先将肠系膜基底部密集的黏附组织分离。打开十二指肠和盲肠之间的肠系膜浆膜，显露穿过狭窄的肠系膜进入中肠的肠系膜上血管，完成分离。向下追踪并游离十二指肠。最后分离残留的十二指肠空肠曲束带，位于脊柱右侧。

（4）分离屈氏韧带使十二指肠伸直，然后认真探查十二指肠，排除器质性梗阻的存在。术中常规行阑尾切除术，这是因为盲肠被放置在左下腹，若日后发生阑尾炎，明确诊断将非常困难。

（5）手术最后，请麻醉师向胃内注入空气，可以检查近端小肠，排除膜性梗阻。脐部筋膜用可吸收缝线，皮肤用胶带黏合。

6. 并发症防治及术后管理　在肠道功能恢复前持续胃肠减压、静脉补液和电解质支持。肠梗阻通常持续 48～72 小时。术后恢复通常很迅速，没有并发症。因中肠扭转广泛切除肠管的婴儿可能会面临短肠综合征的问题，需要长期肠外营养。肠扭转复发很少见，但粘连性肠梗阻相对多见（3%～5% 的病例）。

三、腹腔镜十二指肠成形术

十二指肠闭锁与狭窄是新生儿十二指肠梗阻最常见的病因，占 50%～60%。

发病率约为 1/10 000。十二指肠闭锁与狭窄可发生在十二指肠任何部位，可出现不同的病理形态，发生在十二指肠第二段壶腹部远端最常见。以隔膜型闭锁居多，约有

50% 可伴发其他脏器畸形。高位肠梗阻症状是其临床特征，X 线部位摄片检查（双泡征），上消化道造影可确诊诊断并是手术指征的依据。

1. 适应证

（1）隔膜切除、肠壁纵切横缝术：适用于隔膜或风袋形闭锁及狭窄且肠管壁组织正常者。

（2）十二指肠与十二指肠菱形吻合术：适用于隔膜闭锁伴肠壁纤维化或并存环状胰腺者。

（3）十二指肠闭锁：确诊后应手术治疗。

2. 术前准备　术前留置胃管减压，静脉补液、术前配血等，并推荐留置中心导管给予肠外营养，因为喂养通常要延迟至成形术后 2 周。

3. 手术方法

（1）取平卧位，在脐部切开后放入 5mm 的套管，再分别在右侧腹、左上腹部置入 2 个 3mm 的套管。气腹的压力在 8～10mmHg。

（2）在探查腹腔之后，游离右结肠和肝曲并推移结肠至中下腹部，以完全显露近端十二指肠。检查整个十二指肠及可能发生梗阻的部位及梗阻类型。Ⅰ型中，梗阻远端细小无气体的小肠表明梗阻为完全性。Ⅱ型和Ⅲ型中不连续的肠段在分离过程中清晰可见。在环状胰腺患儿中可见到胰腺组织环形包绕十二指肠第二段。如果近端和远端十二指肠连续，最好在肉眼可见梗阻部位附近打开远端肠管，打开部位和打开方向应适合将来可能进行的旁路手术。如果明确隔膜是梗阻原因，则进行切除而非进行旁路手术。这种情况下延长切口越过隔膜至近端肠腔，切除并烧灼隔膜。如果壶腹位于隔膜的中部或辨认不清楚，只切除隔膜外侧部分。同成形术一样横向 5-0PDS 线缝合关闭十二指肠以缩短和增宽隔膜处的肠腔，这样可以降低狭窄的风险。

（3）若发现为环状胰腺或十二指肠前门

静脉,十二指肠与十二指肠菱形吻合术即将梗阻近端和远端肠管吻合是最好的矫治术。这是最直接最符合生理学的修复方法,并且在可供选择的方法中日后发生并发症的可能性最小。十二指肠-十二指肠吻合术在近端肠管行十二指肠切开。切口位置很重要,在闭锁处上方1cm处做切口,这样可避免损伤胰胆管系统,其可在十二指肠隔膜、狭窄或闭锁部位的附近。纵向切开远端十二指肠,切口长度同前。向远端置入营养管能否进入空肠以确定远端十二指肠畅通。单层间断缝合肠管,将后方的结打在腔内,前方的结打在腔外,保证对称。

(4)经吻合口留置鼻饲管,这对术后早期喂养尤为重要,亦可做支架作用防止狭窄。

4.并发症防治及术后管理

(1)术后梗阻未解除:原因甚多,诸如遗漏,多发隔膜(术中在切开远端空瘘的十二指肠后,插入细硅胶管,需经注水后肯定远端畅通);并存空、回肠闭锁未做矫治或肠旋转不良Ladd手术不彻底,隔膜切除不彻底,吻合口技术不妥致吻合口狭窄或瘘。如出现吻合口瘘需充分引流或持续冲洗。

(2)术后处理包括营养支持,等待肠道功能恢复:如最初手术是放置了经吻合口饲管,可开始直接肠内喂养。经吻合后喂养可减少肠外营养的使用,并缩短到经口喂养的时间。经吻合口喂养的缺点包括饲管移动、肠道损伤。

四、胸腔镜先天性膈疝修补术

先天性膈疝中最常见且危重的先天性横膈缺陷是后外侧类型,又称胸腹裂孔疝。典型的先天性膈疝婴儿出生后立刻表现出呼吸窘迫特征:呼吸促、有呼噜声、发绀。出生后可通过X线胸片确立诊断,胸片示多重充气肠襻及纵隔向对侧移位。其致死的主要原因是肺发育不良和肺动脉高压。

1.适应证和禁忌证 诊断为先天性膈疝的患儿可稳定几天再行选择性手术。不能被稳定的患儿可能有危及生命的肺发育不全,需ECMO复苏。

2.术前准备

(1)术前准备除了一般新生儿外科术前常规,如暖箱保暖、血气监测、抗感染、纠正酸碱平衡及液体补充外,更为重要的是急症插置鼻胃管吸引,减少胃肠因充气和液体积聚加重肺部的压迫。另外,对呼吸困难患儿应给予气管内插管及人工呼吸机辅助呼吸。采集静脉血标本,从脐静脉中易收集到,最好同时做脐动脉插管、动脉血气分析。由于膈疝患儿肺动脉肌化增加,肺血管床减少,故肺动脉高压几乎是普遍共存的表现,呼吸性或代谢性酸中毒加剧了肺高压。随呼吸改变,血二氧化碳分压可逐渐下降,患儿产生轻微的碱中毒,动脉血$pH > 7.45$,动脉血二氧化碳分压$< 35mmHg$。代谢性碱中毒通常由心脏低排出量引起,后者导致低氧血症,心收缩力差或者有轻微的左心室肥厚。多巴胺或多巴酚丁胺$5 \sim 10 \mu g/(kg \cdot min)$常可改善心排量和全身血压,减轻代谢性酸中毒及直接降低肺动脉压。通常用碳酸氢钠一次剂量$2mg/kg$这样合适的呼吸、氧合作用、升压药组成了治疗的主要步骤。全身血压升高可以改善氧合作用。

(2)如果胸壁不能随每一次吸气很好地活动,那需要加用肌肉松弛药。泮库溴铵$0.1mg/kg$,静脉内注射,如果患儿出现运动可再反复用一次。如果快速用泮库溴铵可以引起全身性低血压,故一般先用剂量的一半,另一半量在全身血压平稳情况下再过$5 \sim 10$分钟给药。

(3)在患儿X线胸片显示对侧肺野清晰,那说明平均全身血压是$> 50mmHg$,动脉血$pH > 7.45$,血二氧化碳分压$< 40mmHg$。而血二氧化碳分压$\leqslant 30mmHg$,可设想肺发育低下严重、成活困难,也可能是肺动脉高压,甚至高于全身收缩压。

（4）患婴监护中除胃管持续吸引外，有气胸要胸腔内置入引流管，低负压吸引。患儿辅助呼吸需氧含量＞50％，可在气管内注入表面活性物质（surfactant）2.5ml/kg，对于具有正常大小肺的患儿则给予一半剂量即可。对于未成熟儿（妊娠期＜34 周）颅内出血或合伴严重畸形等，不但要监护头颅超声，还需做心电监护。

（5）过去观念一直认为，膈疝一旦明确诊断即刻需做急症手术处理。近期来不断有文献认为，如果在手术前经过多种手段处理使患儿病情稳定数小时（4～16）小时，纠正缺氧低灌注状态则更利于手术成功，提高成活率。

3. 左后外侧膈疝手术方法

（1）取右侧卧位，向前倾斜45°，取肩胛下角所在肋间置入 1 个 4mm 套管进镜子，取左腋后线第 6 肋间、左脊柱旁线第 6 肋间置入 2 个 3～5mm 的套管。胸腔的压力在 6mmHg。置套管时应钝性分离肋间肌直至进入胸腔后再置入套管，以免损伤肺或疝内容物。

（2）观察胸腔内容物，将疝内容物还纳腹腔，显露膈肌缺损。若有疝囊可折叠缝合或部分切除疝囊。用 3-0 普理灵线间断缝合修补缺损，有时侧胸膜膈肌后缘可能消失，可利用疝针将膈肌缝合至肋间肌。若缺损张力大（缺损面积超过膈肌的 50％）可使用防粘连补片或生物补片修补缺损，将补片裁剪适当大小（边缘超过缺损 2～3cm），间断缝合修补缺损。

（3）修补牢靠后胸腔注水胀肺，了解有无漏气，必要时留置胸腔引流管引流（不接负压引流）。

4. 并发症防治及术后管理

（1）胃食管反流：发生率为 0.6％～1％。轻度反流经体位和饮食治疗可缓解。必要时加用促肠胃动力药物治疗。抗反流手术适用于内科治疗无效患者。

（2）术后肠梗阻：原因有肠粘连、肠管复位时扭转、肠旋转不良或十二指肠前粘连带遗漏未处理。术中动作轻柔，依序复位肠管。目前对是否同时做 Ladd 手术，意见不一。若出现肠旋转不良引起的梗阻可行腹腔镜 Ladd 术。

（3）术后食管狭窄：患儿进食后频繁呕吐，原因为食管黏膜水肿，横膈折叠内缘缝合过紧。可先行禁食，胃管减压，静脉高营养。必要时用 12.5％碘水造影，了解狭窄情况。症状无缓解者需再手术。

（4）术后气胸：横膈修补结扎前除需排气外，呼吸机辅助时，谨防气道压过高和潮气量过大致肺气压伤。必要时放置胸腔体位引流，不得用低负压吸引。

（5）疝囊囊肿：因胸、腹膜形成的菲薄疝囊遗漏未处理，术中仔细检查，将疝囊沿缺损缘逐一提起切除缝合。

（6）术后乳糜胸或乳糜腹乳糜管：沿脊柱旁进入胸部或缝合时误伤。术中应注意避免。

（7）肾上腺损伤：新生儿期膈缺损大，肾上腺小，易误伤，是术后死亡的重要原因。缺损后缘缝合达肾附近，进针不宜过深或缝合组织过多。

（8）膈疝复发：见于缺损大，膈肌发育不良或缺损大修补张力过高，没用合成材料替代修补者。此类病例需长期跟踪随访。需二次手术修补。

（郭健童　梁健升）

第四节　小儿外科微创日间手术

一、腹腔镜小儿斜疝手术

腹股沟部或阴囊内有一带蒂柄的可复性肿物，当活动、哭闹、咳嗽等腹压增高时增大，睡觉、休息时可自行还纳而消失。若用手将肿物托回纳腹腔时，可听见气过水声。斜疝可以在出生后不久即发病,但亦有 2～3 个月后发病,或 1 岁以后才出现症状,对有以上症状者可做出诊断。

1. 适应证

(1)择期手术建议 6 月龄后。

(2)<6 月龄患儿,如有反复嵌顿者,在评估利弊后,可考虑腹腔镜手术。

(3)嵌顿疝手法复位 2 天后再行手术。

(4)既往有开放手术史,腹股沟区解剖结构紊乱的复发疝。

2. 禁忌证

(1)患有严重心、肝、肺、肾等重要器官疾病或营养不良者暂不考虑手术。

(2)患急性传染病者,病愈后根据疾病种类及恢复情况考虑择期手术。

(3)有出血性疾病,在出血倾向未纠正前,不考虑施行手术。

(4)脐部或腹股沟区皮肤有感染病者。

3. 术前准备

(1)术前 6～8 小时禁食,术前 2 小时禁水。

(2)术前排空尿液(膀胱空虚利于操作)。

4. 手术方法

(1)麻醉及切口选择:采用静吸复合全麻,头低足高约 15°,共有两个切口和一个小针孔。在脐皱褶处做切口,约 4mm,穿刺建立气腹后进入腹腔镜;在脐水平左侧腹部,长度为 3mm,置入 trocar,供操作钳使用,针孔位于患侧内环口体表投影处,长度约 1.5mm。

(2)腹腔镜下探查:腹腔镜下找到患侧内环口,再行对侧内环口探查,如未闭合,无论腹股沟或阴囊有否胀气,均予缝扎。

(3)缝合内环口:带线针和针钩先后从针孔处穿入与操作钳配合,分别缝合内环口的内半周腹膜和外半周腹膜,缝合时两针在腹膜下潜行分离,避开精索血管及输精管,带线针缝合内侧腹膜后,退出带线针,缝线留在腹腔内,针钩从同一针孔处刺入,缝合外侧腹膜。缝合后用针钩把缝线从腹腔带出腹腔外,使疝环口成一荷包缝合,皮下缚结,关闭内环口,解除气腹,结束手术。

5. 术后管理　术后送麻醉恢复室或回病房观察,注意保持呼吸道通畅,吸氧,患儿完全清醒后,可进半流食。术后 1 天或 2 天即可出院。

6. 并发症的原因和防治

(1)戳孔疝

①常见原因

·术后排气过快:排气过快可使网膜随之疝出。

·腹肌薄弱:小儿腹肌欠发达,拔除穿刺套管后肌肉不能很快收紧。

·腹压增高:患儿术后哭闹使腹压增高而疝出。

②防治:针对以上原因防治。

·注意慢排气:排气后置入套管针芯后再慢慢拔出。

·切口加压包扎牢靠:术后脐部切口敷料加压密封。如穿刺套管口较大(4mm 或 5mm)时,用吸收线皮内缝合一针。

·术后出现脐戳孔疝的处理:发现脐部敷料有血性渗液时,即提示有大网膜疝出。如疝出大网膜少许,可尝试用血管钳将大网膜回纳腹腔;如疝出较多并有水肿时,可将大网膜再提出少许,切除小部分水肿的大网膜后,再将其余大网膜回纳腹腔。

(2)腹膜前气肿

①原因:腹膜前气肿与操作技术熟练程度和技术水平有关。

·操作不当:穿刺方法不熟练,气腹针还未进入腹腔即进气。

·气腹针退出:气腹针穿刺后,未能固定而退出腹膜腔所致。

②预防:操作谨慎,细致,不马虎。

·水试验要做好:认真做好水试验,检验气腹防止假阳性。

·固定好气腹针:证明穿刺进入腹腔后,

一定要牢固地固定好气腹针。

（3）腹壁下血管损伤

①原因：环口体表投影靠近腹壁下血管，如穿刺时不小心可损伤血管。

②预防：当做内环口体表投影处切口时，可将腹腔镜物镜头贴近腹壁，这时腹壁下血管清晰可见，切口可避开血管。

（4）线结异物感

①原因：缚结时打结太多，不能把结埋在皮下。

②预防：每次打 3 个结即可，不要打太多结而成串珠状，缚结后提起切口周围皮肤，尽量使线结埋于肌肉下。

（5）复发

①原因

· 疝环口：疝环口较大的病例，腹膜较松弛，而腹膜的活动度较大，使单纯高位结扎容易发。

· 操作因素：操作不熟练，缝合不够严密，有跳缝遗漏之处。

· 技术因素：缝线不牢固，或术中操作时对缝线造成损坏，术中术后易折断而复发。

②预防措施

· 疝环口大：对于疝环口较大（内环口直径＞1.5cm）的病例，可将同侧脐内侧韧带与疝环后外侧腹膜结扎，以增强内环抗压能力。亦可将弓状缘与髂耻束缝合缩窄内环口达到修补作用。

· 提高技术水平：努力提高腹腔镜手术操作技能，缝合内环口腹膜时，针线要全部在腹膜下潜行游离，不得遗漏，留空隙。

· 选优质缝线：选用韧性较好的缝线缝合，术中如发现缝线有受损，一定要更换缝线，重新操作。

二、腹腔镜下隐睾固定手术

腹腔镜诊疗主要应用于触及不到睾丸的隐睾患者，在隐睾患者中，触及不到睾丸的病例占 20％，其中睾丸缺如者占 45％，睾丸在腹腔内者占 30％，在腹股沟管内的占 25％。随着腹腔镜设备和技术的进步，腹腔镜技术治疗隐睾症已受到众多学者和研究机构的认可。腹腔镜手术较开放手术具有更高的成功率，已作为不可触及型隐睾症的首选治疗方法。近年来，随着腹腔镜技术的广泛开展，业已应用于治疗可触及型隐睾，与常规腹股沟切口手术相比，也具有良好的手术疗效。

1. 适应证

（1）不可触及腹腔内型和高位腹股沟型隐睾。

（2）可触及腹股沟型隐睾合并腹股沟斜疝或鞘膜积液。

（3）临床怀疑睾丸缺如或发育不良需要腹腔镜探查。

（4）可触及型腹股沟型隐睾，可酌情应用腹腔镜手术。

2. 禁忌证

（1）合并大脑性麻痹、先天性肾上腺皮质增生症和性发育障碍性疾病，手术要慎重。

（2）未满 6 个月的可触及隐睾症尚有自行下降至阴囊内的可能，可观察。

（3）复发隐睾，由于局部重度粘连，选择腹腔镜手术一定要慎重，应让有经验的泌尿外科医师进行开放手术。

（4）有严重心、肺、肝、肾功能障碍，不能耐受二氧化碳气腹者。

3. 术前准备

（1）术前充分体查了解睾丸位置，以协助拟定手术方式。

（2）术前 6～8 小时禁食，术前 2 小时禁水。

（3）术前自排尿液（膀胱空虚利于操作）。

4. 手术方法

（1）麻醉及切口选择：头低足高位，脐皱褶切口 0.4cm，穿刺建立气腹，进入腹腔镜，左、右侧腹各穿置 1 个操作 trocar。

（2）正常内环口所见：精索血管与输精管

汇合进入内环口,鞘状突闭合,探查睾丸可有以下几种情形。

①睾丸缺如:内环口处可见精索血管和输精管盲端,表示睾丸缺如,无须手术探查。

②可能有睾丸:发育很差的精索血管进入内环,如同时合并鞘状突未闭,提示有睾丸的可能性较大,需要手术探查腹股沟部;如鞘状突已闭合,可以不必手术探查,因为此时有睾丸的机会很少,即使有睾丸也是发育很差,而且已经在腹腔,没有探查的必要。

③有睾丸:发育较好的精索血管进入内环,提示可能有睾丸,应打开腹股沟管探查。

(3)一期睾丸固定术

①充分游离睾丸和精索。

②裸化精索,在不破坏血管完整性的基础上将睾丸无张力引降至阴囊内。

③高位结扎疝内环或未闭鞘状突。

(4)分期睾丸固定术(分期 Fowler-Stephens 术):术中评估若精索血管过短,不可强行牵拉,不能将腹腔内睾丸下降至阴囊,应分期手术。可于第一期于高位切断精索血管,而不对精索做任何的游离,待 6 个月之后,二期手术游离精索,行睾丸固定。但应注意,在进行常规精索游离之后,发现精索血管长度不够者,不能贸然改行分期 Fowler-Stephens 术,因为输精管动脉、睾丸动脉之间交通支已被破坏,此时再切断精索血管,将导致睾丸萎缩。对于此类情况,应将睾丸尽可能低固定于腹股沟皮下,待二期手术再次行睾丸固定术。

5. 术后管理　术后送麻醉恢复室或回病房观察,注意保持呼吸道通畅,吸氧,患儿完全清醒后,可进食半流。

6. 并发症防治

(1)睾丸回缩:主要原因是精索血管或输精管过短或游离不够充分。有学者认为,术后创面瘢痕形成或过早的剧烈活动也可导致睾丸回缩。术中应尽可能充分游离精索血管及输精管,必要时行分期 Fowler-

Stephens 手术。如发现睾丸回缩,应积极再次手术。

(2)睾丸萎缩:术后睾丸萎缩是最严重的并发症,其发生有多种原因,多数是因为睾丸本身发育不良或手术时间太晚,即使降至阴囊内也难以逆转睾丸萎缩病程。少数是因为手术操作问题,如损伤精索血管、精索纤维化、过度电凝、下降过程中不经意的精索血管扭转等原因引起。也可由于精索过大的轴向张力或术后形成血肿压迫引起,影响睾丸血供。防范措施为术中小心游离精索血管,尽量减少损伤。如睾丸已完全萎缩无保留价值,经可与家属沟通手术切除。

三、腹腔镜小儿鞘膜积液手术

1. 概述　小儿鞘膜积液是小儿外科疾患的一种常见病。发病可在任何年龄,以学龄前儿童常见。一般无全身症状,多由家人发现一侧腹股沟或阴囊肿块,或两侧的局部肿块,生长较慢,不引起疼痛。当肿块较大者时,可有坠胀感。由于鞘突管比较细小,流注未闭鞘膜腔内的液体不容易倒流回腹腔,因此肿块没有明显大小变化。如未闭鞘突管口较粗时,一夜平卧后,晨起可见肿块缩小。

2. 分类　通过临床检查在侧腹股沟或阴囊有边界清楚的囊性包块,无明显蒂柄与腹腔相连,透光试验阳性即可诊断。根据部位的不同又分为精索和睾丸两种鞘膜积液。

(1)精索鞘膜积液:肿块局限于精索部位,其体积一般较小,呈卵圆形,于肿块之下方可清楚扪及睾丸,牵拉睾丸肿块可随之移动。

(2)睾丸鞘膜积液:肿块悬垂于阴囊底部,呈椭圆形或圆形。如肿块张力较大,一般触不到睾丸。透光试验阳性。

3. 适应证　1 岁以上的任何年龄患儿。

4. 禁忌证

(1)1 岁以内婴儿有自行消退的机会。

（2）患有严重心、肝、肺、肾等重要器官疾病或营养不良者暂不考虑手术。

（3）患急性传染病者，病愈后根据疾病种类及恢复情况考虑择期手术。

（4）有出血性疾病，在出血倾向未纠正前，不考虑施行手术。

（5）脐部或腹股沟区皮肤有感染病者。

5. 术前准备

（1）术前 6～8 小时禁食，术前 2 小时禁水。

（2）术前自排小便（膀胱空虚利于操作）。

6. 手术方法

（1）麻醉及体位

①麻醉：静吸复合全麻。

②体位：头低足高 15°平卧位。

（2）手术操作

①切口及人工气腹：脐皱褶上切开 0.4cm 小口，插入气腹针充气后，戳孔置入微型腹腔镜。另在左脐旁 3cm 切开 0.3cm 小口，戳孔置入操作钳。

②探查镜下所见鞘膜膜积液内环口有 3 种形态。

• 57% 内环口直径 0.3～0.7cm（相当于小斜疝的内环口）：挤压阴囊及精索肿块，可见积液全部由内环口反流回腹腔。阴囊及精索肿块可全部消失。

• 38% 内环口直径 0.2～0.4cm，呈鱼嘴形状，挤压阴囊及精索肿块，可见积液由鱼嘴处呈滴水状反流回腹腔，阴囊及精索肿块可全部或部分消失。

• 4% 内环口呈一小凹陷，挤压阴囊及精索肿块，可见一囊状物突出至凹陷处，但不见积液流回腹腔，阴囊及精索肿块不缩小、不消失。

③缝合内环口：在患侧内环口体表投影处，将皮肤切开 0.15cm 小口，从此处刺入带线针，缝合内环口内半圈，线带进腹腔，退带线针出腹腔，再由此切口刺入钩针，缝合内环口外半圈，将腹腔缝线钩住带出腹

腔。这时内环口成一荷包缝合，将线拉紧打结，缚在皮下，内环口被关闭，解除气腹，结束手术。

④穿刺抽液：对于阴囊及精索仍有积液者，可采取穿刺抽出液体。

7. 术后管理　术后送麻醉恢复室或回病房观察，注意保持呼吸道通畅，吸氧，患儿完全清醒后，可进半流食。术后 1 天或 2 天即可出院。

8. 并发症原因及预防

（1）并发症及预防：同小儿腹股沟斜疝。

（2）复发

①原因：常见鞘膜积液复发的原因有以下方面。

• 麻醉效果差，腹肌不松弛等，造成缝合内环口时不能完整缝合。

• 操作不熟练，缝合不够严密，有遗漏。

• 缝线不牢固或术中操作时已造成对缝线的损坏，术后腹压增高时易折断缝线而复发。

②预防

• 提高麻醉水平和效果，使麻醉满意，腹肌松弛。

• 提高腹腔镜手术操作水平，仔细操作，尽量完整缝合内环口。

• 提供可使用韧性较好的缝线，术中发现缝线有受损或存在质量问题时，及时更换缝线。

四、用小儿疝微创手术方法治疗成人疝

成人腹股沟疝和小儿腹股沟疝的成因不同，小儿腹股沟疝并不存在腹股沟区薄弱的因素，因此小儿腹股沟疝只做疝囊高位结扎则可达到治疗目的；而成人腹股沟疝则存在腹股沟部薄弱区，高位结扎疝囊后，还需加覆盖疝补片以加强疝环薄弱区。

1. 适应证　年龄超过 18 岁的腹股沟斜疝、直疝、股疝、复发疝、双侧疝病例均可采用

此术式。

2.禁忌证　心肺功能不能耐受腹压增高和气管内全麻者、难复性疝、滑动性疝等不采用该术式。

3.术前准备　禁食4小时,术前尿液排空膀胱。

4.手术方法

(1)麻醉与体位:气管内全麻。取头低脚高位约20°。

(2)切口选择:3个小切口和一个小针孔,一个切口在脐皱褶上方,约1.0cm,脐一个切口在脐旁4cm,切口长约0.6cm,针孔位于患侧疝囊口体表投影处,约0.2cm。

(3)手术器械及操作:建立气腹,腹腔镜(0°或30°)直径1.0cm,由脐部上方切口进入。操作钳直径0.5cm和疝钉合枪直径0.5cm,用脐两旁切口进入腹腔。

(4)缝合疝囊口:如为斜疝,以小儿斜疝的针型手术器械带线针和针钩,同治疗小儿斜疝的方法缝合疝囊口;如为直疝或股疝则不用结扎疝环口。

(5)游离膀胱前间隙:于脐内侧韧带外侧纵行剪开腹膜游离出膀胱前间隙,下方要显露耻骨梳韧带,内侧超过耻骨结节2cm,如为直疝或股疝则同时把疝囊游离。

(6)置入疝补片:将防粘连补片10cm×15cm一片送入腹腔覆盖肌耻骨孔,补片一侧要插入膀胱前间隙。

(7)固定补片:将补片覆盖肌耻骨孔,用疝钉合枪固定补片在耻骨梳韧带,用钉枪固定复原腹膜切口,补片外下方用缝合方法予以固定,解除气腹,结束手术。

5.并发症防治

(1)预防术后血清肿:内环口结扎完整牢固,缝合内环口腹膜时,针在腹膜下潜行,避开精索血管及输精管、腹壁下血管,缝合要严密,皮下缚结前,要把远端疝囊内的气体挤回腹腔,缚结后,检查证实气体不再进入疝囊,才可证明内环口结扎牢固。如直疝较大,游离疝囊后把假疝囊反拖固定在耻骨梳韧带。

(2)预防髂血管、神经损伤:补片的外下方不用钉枪固定,用缝合方法固定在腹膜上。

(3)预防疝复发措施:固定补片不牢,术后可移位,以及网片面积太小是术后复发的原因。为了预防复发,作者选用10cm×15cm大小的防粘连补片,补片可靠固定在耻骨梳韧带,补片的外下方固定很重要。

6.术后管理

(1)可早期下床活动,肛门排气后可进食半流,少吃多餐。

(2)术后1个月不要吸烟,有便秘、咳嗽及时处理。

(3)3个月内避免重体力活动。

7.优点　有以下方面。本法与传统方法和其他腹腔镜方法相比,所具有的优点!

(1)本法无须解剖腹股沟管,因此腹股沟管的解剖结构不被破坏,损伤小,精索血管和神经、提睾肌等不会被损伤,术后恢复快。

(2)手术操作简便快捷,手术时间短,内环口缝扎的时间为3～5分钟,游离膀胱前间隙,送补片入腹腔内,覆盖固定在疝囊口及周围薄弱区的时间20～25分钟,总手术时间23～30分钟。

(3)术后疼痛轻,本法无须做腹股沟韧带和联合肌腱的修补,克服了传统手术患者因修补造成的强力牵拉、局部张力高而导致的术后疼痛明显、伸腿不适等并发症,术后疼痛轻。

(4)采用小儿斜疝的方法结扎内环口:完全符合成人腹股沟疝手术疝囊高位结扎的原则,能最大限度减少术后血肿、血清肿的发生,尤其是巨大的腹股沟斜疝和阴囊疝。

(5)游离膀胱前间隙,把补片插入间隙,补片下缘固定在耻骨梳韧带上,减少了补片移位,大大减少了复发机会。这是笔者的原始创新,效果立竿见影。

（梁健升　欧国昌　杨庆堂）

参 考 文 献

［1］　中华医学会小儿外科学分会内镜外科学组.隐睾症腹腔镜手术操作指南(2017 版).临床小儿外科杂志,2017,16(6):523-532.

［2］　中华医学会小儿外科学分会内镜外科学组. 小儿腹股沟斜疝腹腔镜手术操作指南(2017 版)(上篇),2018,12(1):1-5.

［3］　中华医学会小儿外科学分会内镜外科学组. 小儿腹股沟斜疝腹腔镜手术操作指南(2017 版)(下篇),2018,12(2):81-85.

［4］　郭健童,梁健升,吴志强,等.四种手术方法治疗巨大小儿疝的临床对比分析(附 412 例报告).中国微创外科杂志,2017,17(1):42-45.

［5］　Liu D B,Ellimoottil C,Flum A S,et al. Contemporary national comparison of open,laparoscopic,and robotic-assisted laparoscopic pediatric pyeloplasty. J Pediatr Urol,2014,10(4):610-615.

［6］　Huang Y,Wu Y,Shan W,et al. An updated meta-analysis of laparoscopic versus open pyeloplasty for ureteropelvic junction obstruction in children. Int J Clin Exp Med,2015,8(4):4922-31.

［7］　Ben Dhaou M,Zouari M,Ammar S,et al. Hybrid laparoendoscopic single-site(LESS) pyeloplasty: Initial experience in children. Prog Urol,2017,27(2):87-92.

［8］　Yeung CK,Chowdhary SK,Sreedhar B. Minimally Invasive Management for Vesicoureteral Reflux in Infants and Young Children. Clin Perinatol,2017,44(4):835-849.

［9］　Badawy HE,Refaai K,Soliman AS,Orabi SS. Laparoscopic re-implantation of refluxing ureter in children: A feasibility study. Arab J Urol,2017,15(1):48-52.

［10］　Soulier V,Scalabre AL,Lopez M,et al. Laparoscopic vesico-ureteral reimplantation with Lich-Gregoir approach in children:medium term results of 159 renal units in 117 children. World J Urol,2017,35(11):1791-1798.

第 10 章

耳鼻咽喉-头颈外科微创手术

第一节 概 述

耳鼻咽喉头颈外科的外科技术与外科学其他各个学科一样，都经历了由根治性外科向功能性外科、由有创甚至巨创技术向微创外科技术发展的过程。耳鼻咽喉-头颈部具有特殊的解剖学结构，突出表现在：部位深在、管腔狭窄、解剖精细、构造复杂，这给疾病的诊断和治疗带来了诸多不便，也更适用于微创技术的应用。1952 年，Wullstein 将手术显微镜应用于耳科手术奠定了耳显微外科的基础，拉开了耳鼻咽喉-头颈外科微创手术的序幕。近几十年来，耳鼻咽喉-头颈外科的各个亚专业，包括耳、鼻、咽喉、头颈在微创外科方面都得到了长足的发展进步。

一、鼻科微创技术

20 世纪 70 年代初 Messrklinger 首先开展了内镜鼻窦手术，这种名为"Messrklinger技术"的手术被称为鼻内镜外科技术发展的奠基石。20 世纪 80 年代初，Messerklinger 提出窦口鼻道复合体的解剖结构新概念，指出该区域病变阻塞鼻窦引流引发慢性鼻窦炎的发生，以此理论为指导，Messerklinger、Kennedy、Stammberger 等通过鼻内镜手术消除该区域病变的影响，开放被阻塞的窦口，恢复鼻腔鼻窦的通气引流功能，使炎性病变

黏膜发生良性转变，纤毛和腺体功能恢复，达到治愈的目的，奠定了功能性鼻内镜鼻窦外科的基础。20 世纪 90 年代以后，内镜鼻窦外科在我国犹如星火燎原，由北京、广州向全国迅猛发展。

随着解剖学、病理生理学、影像学及临床研究的不断深入，内镜技术在鼻科的应用已趋于成熟并不断扩大，主要包括：内镜下鼻腔手术，如鼻内镜下处理难治性鼻出血、鼻中隔偏曲矫正术、后鼻孔闭锁成形术、筛前神经及翼管神经切断术等；内镜下鼻窦手术，如施行鼻内镜下上颌窦、筛窦、额窦、蝶窦部分或全组鼻窦开放术；内镜下鼻腔鼻窦良性肿瘤切除手术，如鼻腔鼻窦内翻性乳头状瘤、鼻咽纤维血管瘤、鼻腔鼻窦骨化纤维瘤等；内镜下鼻腔鼻窦恶性肿瘤切除手术，其中最具代表性的是鼻咽癌放疗后复发的内镜下切除手术；内镜下鼻-眼相关和鼻-颅底外科手术：如鼻内镜下鼻腔泪囊造口手术、眶减压术、视神经管减压术、脑脊液鼻漏修补术、垂体瘤切除术等。

二、耳科微创技术

耳显微外科手术在国内始于 20 世纪 50 年代，起初主要应用于慢性化脓性中耳炎的

显微手术,对中耳及乳突手术病灶的彻底清除及中耳成形术后听功能的恢复起到积极推动作用。在传导性聋外科治疗取得重大进展后,耳显微外科又进一步在感音神经性聋,特别是遗传性聋的手术治疗方面取得突破,人工耳蜗植入取得肯定疗效,脑干听觉植入正在兴起,为聋儿进入有声世界开辟新天地。经颅中窝径路、迷路径路、乙状窦后径路等进行听神经瘤切除手术、前庭神经切除术、面神经全程减压术等,打破百年来必须通过开颅进行颅内肿瘤、脑神经减压或切除手术的禁锢,以最简捷的径路、最小的创伤,到达内听道和小脑脑桥角区,满意地显露显示听神经、前庭神经、面神经以及三叉神经、舌咽神经,进行相关手术。

近年来,除耳显微镜外,一大批先进设备和技术在耳科领域逐渐应用成熟,包括内镜手术系统、影像导航系统、神经监测系统等,推动耳科手术的进一步微创化。其中耳内镜技术的应用是近年来耳科学领域的一大突破,全内镜技术在耳显微外科的应用已经趋于成熟,在耳神经外科和侧颅底外科的应用也不断有新亮点。不同途径的耳内镜检查能清楚地观察到各种隐匿部位的中耳结构及病变,有效弥补显微镜的不足,减少中耳炎和胆脂瘤的复发率;耳内镜下的桥小脑角解剖研究证实:硬性耳内镜能清楚观察到桥小脑角的神经和血管,可用于三叉神经根切断术、前庭神经切断术、血管交叉压迫减压术、半面痉挛和听神经瘤手术等。

三、咽喉科微创技术

咽喉科微创技术是从 20 世纪 60 年代发展起来的。1960 年,Scalco 首次将显微镜与支撑喉镜相结合,使得经口咽喉科微创手术术野明亮、清晰的问题,为今后精准实施咽喉手术奠定了基础;1972 年,Strong 和 Jako 首先尝试激光在咽喉微创手术中的应用,之后几十年来,YAG 激光、CO_2 激光等在咽喉微创手术中得以广泛应用,并将手术适应证范围由良性病变扩展至恶性肿瘤,手术部位由喉部扩展至口咽、下咽等多部位;近年来,随着窄带成像技术、低温等离子消融技术、达芬奇机器人技术的开发应用及疾病筛查和早期诊断较前有较大进步,咽喉科微创技术的范畴不断扩大,手术适应证亦不断拓展,手术目标从单纯切除肿瘤向器官功能保留、提高生活质量、延长生存时间的方向发展。

目前,咽喉科微创技术主要应用于以下几类疾病:咽喉部良性病变的经口微创手术:如声带、会厌、口咽、喉咽等部位的息肉、囊肿、良性肿瘤;咽喉部癌前病变的经口微创手术:如咽喉部黏膜鳞状上皮不典型增生、乳头状瘤等;咽喉部恶性肿瘤的经口微创手术:如早期声门型喉癌、声门上型喉癌、口咽癌、下咽癌、扁桃体癌等;头颈部先天性疾病的经口微创手术:如舌甲状舌管囊肿、先天性梨状窝瘘等。

四、头颈外科微创技术

头颈外科的微创技术是随内镜/腔镜技术的发展而发展起来的,与传统开放手术相比,具有创伤小、恢复快、手术效果好等优点,已成为各种良恶性头颈部肿瘤治疗的常用重要方法。1996 年,Gagner 和 Inabnet 最先尝试颈部内镜技术,在全麻下通过注入气体维持颈部手术空间;2000 年,意大利医师 Miccoli 开展了内镜影像辅助下甲状腺手术,采用颈前小切口入路,牵拉带状肌获得手术空间,无须注入气体,可达到传统开放手术类似的手术效果。随着科技的快速发展、手术设备的更新及手术器械的进步,用于头颈外科的各种治疗设备,如激光、内镜、术中影像导航及超声刀等也逐步改进和更新,使得头颈微创手术中肿瘤显露更加清晰,解剖定位更加准确,术中止血变得容易和确切可靠,扩大了头颈外科微创手术的适应证。目前,头颈外科微创治疗技术已广泛应用于以下领域:

涎腺良性肿瘤的内镜辅助下微创手术:如腮腺肿瘤、颌下腺肿瘤等;头颈部先天性疾病的微创手术:如鳃裂囊肿、先天性肌性斜颈的内镜辅助下微创手术;头颈部良性肿瘤的内镜辅助下微创手术:如脂肪瘤、神经鞘瘤等;各种甲状腺良恶性肿瘤的内镜辅助下微创手术及颈淋巴结清扫手术。

(陈伟雄 黎景佳)

第二节 耳内镜微创手术

自 20 世纪 90 年代引入国内以来,耳内镜微创技术已开展近 30 年,众多学者为该技术的应用范围和实用技巧拓展做出了卓有成效的努力。初期的国内文献有针状内镜、硬管内镜、儿童内镜、耳内镜、耳镜等众多名称,2002 年邱建华、魏雪梅等首次用耳内镜为题撰写论文,现大家逐渐认同和采纳了耳内镜这一名称。

耳内镜微创技术的普及,需要新设备、新器械的研发和完善,其次是普及耳内镜微创技术的理念和耳生理病理功能。以往国内外关于耳内镜手术方面文献,绝大多数耳内镜微创技术的应用局限于:外耳道肿物或胆脂瘤切除术,鼓膜穿刺、切开和置管术,鼓膜修补术和单纯的鼓室成形术等外耳中耳手术。此类手术对设备和技术的要求较低,这也是该类手术能迅速普及的根本原因。近年来,耳内镜手术热点聚焦于上鼓室胆脂瘤,已展现出耳内镜在上鼓室手术中的应用前景。合并听骨链重建的鼓室成形术对术者的技术要求较高,故多在一些耳科技术开展较为成熟的单位开展。

少数文献将耳内镜技术应用扩展至鼓窦、乳突、内耳和侧颅底手术,其中镫骨手术已非常成熟。这类手术因术野深邃和工作通道狭窄,去骨、止血要求高的原因,手术难度明显增加,在实际应用中,耳内镜大多是作为辅助工具,弥补显微镜下侧方和深部的视野。

一、耳内镜手术优点

1. 广角视野和抵近观察 显微镜的术野是直视野,受到外耳道最窄处的限制,而耳内镜的术野是广角视野,内宽外窄,可以越过狭窄区域进行观察。耳内镜下需要观察放大影像只需要镜头靠近目标即可,无须重新对焦。

2. 创伤小 显微镜提供的是倒圆锥形术野,完成中耳手术,则要先做乳突切开,耳内镜经外耳道完成中耳手术,提供了一个更自然和直接的径路,创伤更小。

二、耳内镜手术难点

1. 平面视觉 虽然立体内镜一直在研发中,但尚未投入临床。平面视觉对一些初学耳科的手术者带来一些困扰,但由于有内镜的移动、熟练的解剖知识和手术操作经验等方面的弥补,平面视觉对耳科医师来说并不是不可逾越的难题。

2. 单手操作 Hamed Sajjadi 介绍耳内镜是耳外科手术的一种非常有效的辅助方法,同时也强调了单手操作的困难。单手操作给手术者带来的困扰主要表现在出血、持物和磨骨三个方面。

(1)出血:低血压控制虽使一些手术出血减少,但仍限制了耳内镜在一些手术中(急性炎症或肿瘤)的应用或延长了手术时间。带吸引的器械虽已用于临床,但只能解决了部分问题,但是使工作通路更加拥挤。激光或射频等止血虽已用于临床,但设备并不普及。

(2)持物:有时清理病变组织或安装听骨时,显微针等器械在无吸引器械配合时增加了操作难度和手术时间,需要更熟练的操作技巧和更精细的显微器械来解决这一问题。

(3)磨骨:通常需要冲水、钻、吸引三者配合,但耳内镜下操作空间小、镜面抵近术区,加上有时需去除术野深部内侧骨质,器械难以同时配合,致使操作难度增加。超声骨刀的应用解决了部分问题,但仍显不够。

3. 曲线处理　处理上鼓室,甚至鼓窦、乳突、内听道时,为减少去除骨质需曲线处理病变组织或止血。实际应用中已有专用器械来解决这一问题,如弯曲吸引器,多角度设置的显微钳等,但仍需熟练而精准的操作,掌握有一定难度。曲线处理是耳内镜手术必须掌握的关键技术,要求术者更加熟练掌握深邃复杂的耳部解剖。

三、耳内镜下外耳手术

耳内镜下外耳手术一般针对外耳道胆脂瘤或外耳道良性肿瘤病变。

外耳道胆脂瘤手术通常无须切口,耳内镜可经耳道入路处理病变,须注意面神经乳突段的裸露、乳突气房与外耳道的沟通和上鼓室外侧壁骨质的破坏,术前 CT 检查通常可清晰了解病变侵犯范围。外耳道良性肿瘤切除后,视皮肤缺损大小,不需移植皮瓣或仅移植游离皮瓣。

四、耳内镜下中耳鼓室部手术

1. 适应证

(1)中耳急性炎症需及时引流,行鼓膜穿刺术/鼓膜切开术/鼓膜置管术。

(2)慢性化脓性中耳炎单纯型,行单纯的鼓膜修补术(鼓室成形术Ⅰ型)。

(3)局限于中鼓室的胆脂瘤,或中鼓室、鼓岬良性肿瘤性病变。

(4)后鼓室和(或)下鼓室手术。鼓室病变累及下鼓室、后鼓室,因后鼓室、下鼓室的内侧壁、后壁结构即为复杂,隐窝和骨嵴较多,彻底清理病变较难处理。

(5)上鼓室手术。上鼓室位于盾板内侧,病变累及上鼓室,容易通过鼓窦入口侵犯鼓窦和乳突。

2. 禁忌证　病变超出外耳或中耳鼓室部,累及鼓窦、乳突、岩尖等颞骨其他部位。

3. 注意事项

(1)鼓膜穿刺/切开/置管术,耳内镜下有更好的视野和可更精准地定位。

(2)单纯的鼓膜修补术切口的选择应视穿孔大小,不需耳道内切口或仅行外耳道内切口。修复材料可选择脂肪粒,耳屏软骨膜,软骨-软骨膜复合物,人工制剂如脱细胞真皮基质等。

(3)中鼓室、前鼓室手术,主要处理鼓岬和咽鼓管病变,通常无须去除骨性骨环,必要时可扩大骨性外耳道。如前庭窗、圆窗显露良好,可合并行听骨链重建。注意二窗、面神经鼓室段、听骨链的保护,警惕颈内动脉膝部裸露。

(4)上鼓室和后鼓室手术,耳内镜上鼓室开放手术,多用于探查或清理上鼓室局限性病变,有时也用于扩大显露后鼓室术野。术中需对鼓索神经、前庭窗、蜗窗、听骨链、面神经、耳蜗、耳蜗下通道和颈静脉球等相关解剖非常熟悉,尤其注意对鼓索神经的保护。

4. 手术方法　外耳和中耳鼓室部手术是耳内镜手术的入门手术,这类手术涉及对内镜的认识和单手操作习惯的培养,是其他耳内镜微创手术的基础。手术可在全耳内镜下操作,由于术中出血少和无须磨骨,对术者显微镜技术基础要求也不高,且内镜下又有很好的广角明亮放大视野,非常适合初学者最先掌握。

(1)单纯的鼓膜修补术(鼓室成形术Ⅰ型)

①位于外耳道后壁做弧形切口,平行纤维鼓环,距离纤维鼓环 5~8mm,起于外耳道下壁正中,止于外耳道前壁上壁交界处(约鼓鳞裂附近)。

②翻起外耳道皮瓣至纤维鼓环,位于外耳道后壁正中处挑起纤维鼓环,进入鼓室,继而向下延伸并翻起下方外耳道鼓膜瓣。

③处理上方的外耳道鼓膜瓣，先将外耳道皮瓣剥离至纤维鼓膜和鼓切迹，再由下而上翻起纤维鼓膜，注意鼓索神经一般在鼓后棘的内下方出骨管。

④仔细分离鼓索神经至接近锤骨柄，预留出操作空间后，锐性分离鼓膜松弛部在鼓切迹的附着，至鼓前棘时要注意由内而外挑起前方的纤维鼓环。此时锤骨短突呈 270° 的显露。

⑤处理锤骨短突出附着的纤维层组织。沿着鼓索神经，分离鼓索神经与锤骨柄之间的附着。在锤骨柄后缘锐性划开，向前剥离锤骨短突和锤骨颈的纤维组织至锤骨短突尖端，短突尖端是纤维层组织附着的汇聚点。此处常可见形成小块骨质，向前推离，顺势剥离锤骨前方的纤维组织，进入前鼓室。

⑥剥离锤骨柄的纤维层组织。注意保证鼓前棘前方纤维鼓环的剥离，预留足够操作空间，继而向下"脱袜样"剥离锤骨柄。在锤骨柄末端，鼓膜纤维层放射状纤维附着紧密，可以沿骨质边缘锐性分离。

⑦继续翻起前方的纤维鼓膜，但不需翻起外耳道前壁皮瓣。

⑧于鼓室内充填吸收性明胶海绵，大致与原鼓膜持平。取耳屏软骨-软骨膜复合物，制作适宜大小，在上方预留楔形软骨槽，内置法铺垫并置于锤骨外侧，楔形软骨槽容纳突出的锤骨。

⑨重新覆盖外耳道鼓膜瓣，注意前下壁纤维鼓环处的锐角。外耳道充填明胶海绵、眼膏或其混合物。

（2）上鼓室和后鼓室手术

①制作外耳道后壁弧形切口：位置较鼓膜修补术切口略外移，外耳道鼓膜瓣向前翻起。必要时可于耳屏上切迹向外耳道内加做一纵深切口，沿外耳道前上壁延伸至弧形切口，此切口可充分显露鼓鳞裂和外耳道上、后壁。注意使用吸收性明胶海绵或修建的锡箔纸等材料保护已前翻的皮瓣。

②开放上鼓室有两种选择：由鼓切迹边缘开始，去除上鼓室外侧壁盾板，显露上鼓室。用磨钻先削薄上鼓室外侧壁，再视处理范围开放上鼓室，保留或不保留鼓切迹"骨桥"。

③开放后鼓室：一般情况下，病变往往同时侵犯后鼓室和上鼓室，或因术腔显露的需要，开放上鼓室需同期开放后鼓室。如果由鼓切迹边缘开始，可沿鼓后棘边缘，逐步显露后鼓室。如果先削薄上鼓室外侧壁，可同期削薄外耳道后上壁，至骨质菲薄时，剔除鼓索神经与砧骨窝之间的骨质，显露后鼓室。

④清理病变：累及上鼓室的病变，如果侵及听骨间或更大范围，去除听骨。注意鼓室窦、后鼓室窦、上鼓室前间隙内病变的彻底清理。

⑤听骨链重建：镫骨足板上结构保留完整，可重建部分型听骨；镫骨足板上结构缺失，可重建全部型听骨。如条件不够成熟，可二期重建听力。

⑥上鼓室重建：取适宜大小的耳屏软骨-软骨膜复合物修复缺损的上鼓室外侧壁，同期修复鼓膜，重建鼓室与鼓窦的引流。

⑦填塞：鼓室内和外耳道需仔细填塞。

5. 并发症的防治

（1）手术中鼓室内充填和外耳道充填较为重要。外耳或中耳鼓室部手术术后一般保持充填物 10～14 天，取出充填物时注意皮瓣的生长情况，如果术中填塞不够严密或者过早取出充填物，可能导致皮瓣与鼓膜移植物分离，出现皮瓣与移植物分层并原穿孔难以愈合。如果出现这种情况，可放射状剪开皮瓣减张，再次向内压紧皮瓣，重新充填。

（2）取出充填物时，也可能因操作不当导致皮瓣移位，注意识别并及时铺平。如果术中皮瓣卷曲过多或皮瓣不足以覆盖，外耳道骨质裸露较多，可补充其他材料修复，否则容易出现外耳道骨质裸露。一旦出现外耳道骨质裸露，需及时刮除蜡黄色的裸露部分，制作新鲜创面,覆盖吸收性明胶海绵、眼膏等材料,每天保证滴耳保湿,定期处理,可逐渐愈合。

(3)如遇边缘性大穿孔案例,术中前下鼓室充填物过少,且充填物溶解并流失,可能出现前方移植物塌陷,遗留前下方穿孔,修复失败。

(4)如上、后鼓室骨质缺损较多,注意需掌握上鼓室外侧壁重建的手术技巧,要注意术后鼓窦和乳突的通气需求,重建后的大鼓室与鼓窦有充分的沟通。

五、耳内镜下中耳乳突部手术

1. 适应证

(1)上鼓室、鼓窦及乳突气房病变性质不明,需手术探查。

(2)胆脂瘤、胆固醇结晶等病变累及上鼓室、鼓窦及乳突气房。

2. 禁忌证

(1)乳突发育良好,胆脂瘤侵及乳突气房、乳突尖或病变深达岩尖的。

(2)需保留外耳道后壁且开放后重建困难者,如病变范围较广泛的儿童胆脂瘤型中耳炎。

3. 注意事项

(1)当病变较多时解剖标志不清,需同步处理病变寻找标志。

(2)磨骨时先用大钻削薄再开放,有利于节省手术时间。

(3)因耳内镜下视角有改变,需有良好的耳内镜下解剖基础,否则极易损伤面神经管锥段、外半规管隆起与硬脑膜等重要结构。

(4)鼓窦的定位较难把握,需有较好的耳内镜解剖基础。推荐以下两种定位方法。

①鼓前、后棘连线与砧镫关节垂直线的交点,在该点的上后 2～3mm,大致为鼓窦入口的位置。

②依据砧骨长脚走行与锤骨颈的位置,大致预估砧骨窝、鼓窦的位置。

(5)术中可灵活调整开放范围。当开放鼓窦后,依据术中情况决定是否保留部分上鼓室外侧壁以利于重建,以及是否继续向后、向下开放乳突气房。

4. 手术方法

(1)皮肤切口:分三步法(图 10-1)。

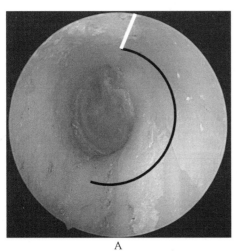 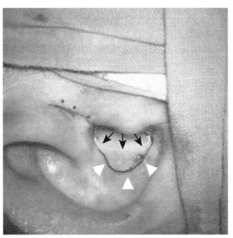

图 10-1　三步法切口

A. 黑色弧线为外耳道内切口,白色直线为耳屏上切迹纵向外耳道的切口;B. 为耳屏上切迹的切口,其纵向外耳道前上壁,至外耳道内切口,黑色箭所示为耳界沟切口,白色箭头所示为耳甲腔切口。

①外耳道后壁弧形切口,此为外耳道内切口。

②由耳屏上切迹纵向沿外耳道前上壁,至外耳道内切口,该切口对于削磨骨质并开放上鼓室尤为重要。

③起自耳屏上切迹切口,向后于耳甲腔弧形切口,至外耳道口下壁正中,此为耳甲腔切口(靠近耳界口可谓耳界沟切口),可取耳甲腔软骨、颞肌筋膜和乳突鼓膜作为修复材料。

外耳道内切口和上鼓室切口可以充分显露上鼓室和鼓窦入口,但如果要进一步扩大至鼓窦和乳突,则视手术设计做耳甲腔切口。

(2)耳内镜下打开鼓窦入口:可有以下两种入路。

①经上鼓室-鼓窦入路:在盾板外侧,沿鼓切迹方向,由前往后地削磨上鼓室骨质;外耳道上壁外段骨质较厚,优先削薄外段,同步削薄上鼓室外侧壁与鼓窦和乳突前外侧骨质(以不越过硬脑膜为标志),逐渐靠近盾板,至整个上、后鼓室外侧壁骨质与盾板呈菲薄状态时,刮除或剔除之,即显露上、后鼓室、鼓窦入口。

②经鼓窦入口锁孔入路:定位鼓窦。扩大外耳道并削薄上鼓室外侧壁骨质(以不越过硬脑膜为标志),开放鼓窦(图10-2)。探查病变。再继续由后向前开放整个上鼓室、后鼓室。

(3)继续开放乳突:鼓窦入口打开之后,向后探查鼓窦和乳突气房的深度和病变范围,继续切开外耳道后壁,开放乳突。选择耳内镜下乳突部微创术式,术前评估选择鼓窦小、乳突气化不良的案例,所以外耳道后壁切开范围一般在显露完整锥段面神经水平。如果鼓窦向下方气化较大,则建议选择显微镜下行改良式乳突根治术,否则增加手术难度,耗时较长。

(4)清理病变:分区域清理术腔病变,先易后难。先清理鼓窦乳突内病变,再清理上鼓室水平段面神经以上区域病变和镫骨以下

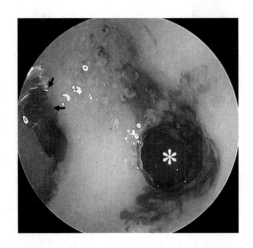

图 10-2　左耳定位鼓窦,锁孔开放鼓窦入口

黑色箭指示鼓切迹,＊标识锁孔开放的鼓窦入口,孔内未见胆脂瘤病变,可判断胆脂瘤病变局限于上鼓室。

区域病变。最后重点清理面神经、后鼓室、镫骨周围的病变,注意操作方向沿面神经走行/镫骨长轴方向,注意鼓室窦、后鼓室窦病变的清理。

(5)处理锥段面神经周围:重点检查砧骨窝、鼓索神经、镫骨周围的病变是否清理彻底。

(6)充填/重建鼓窦:如保留了乳突气房的正常黏膜和生理功能,则建议重建外耳道壁;如无正常黏膜和生理功能则充填鼓窦和乳突气房。

(7)重建听力和大鼓室腔:充分保证彻底清理病变的情况下,同期重建听力;取大小适宜的软骨-软骨膜复合物,重建一个大鼓室腔,即上鼓室和中鼓室、下鼓室相同的鼓室腔。

(8)皮瓣处理:仅做外耳道内切口和上鼓室切口,将皮瓣重新覆盖,避免太多骨质裸露即可。如果加做耳甲腔切口,需将蒂在外耳道下壁的耳甲腔皮瓣妥善压向外耳道下壁、后壁。保证皮瓣平整,并妥善充填。

5.并发症的防治

(1)充填鼓窦的材料选择:带软膜或人工

材料可完成替代生长,不会在短期内萎缩吸收。如果充填材料萎缩吸收,可能造成重建的术腔不平整,容易堆积痂皮和分泌物,术后需反复频繁清理,造成患者复诊不便和经济支出。

(2)胆脂瘤复发:胆脂瘤病变清理不够彻底,术后 3～6 个月即可出现复发和感染迹象,注意此期间内密切随访。如果术中不能保证胆脂瘤彻底清除,拟二期打开术腔观察,二期重建听力。

(3)听骨外露:术中未保证人工听骨外侧予软骨"盖帽",或术后术腔感染,清理术腔时造成移植物移位,均有可能出现听骨外露的可能。

六、耳内镜下镫骨手术

镫骨手术一般指针对耳硬化症的手术。早期开展的镫骨手术为镫骨撼动术和镫骨切除术,随着科学技术的发展和器械的改良,逐渐发展为镫骨打孔术。耳内镜在耳微创外科领域如火如荼地发展,因其放大视野和抵近观察,越来越多手术医师选择耳内镜下进行镫骨手术。

1. 适应证

(1)耳硬化症,单耳或双耳传导性聋,气骨导差≥30dB HL,PTA≥60％。

(2)无听小骨发育畸形。

(3)CT 提示无鼓室病变,伴或不会前庭窗前骨质密度减低或典型的"双环征"。

2. 禁忌证

(1)伴听小骨发育畸形。

(2)合并其他手术禁忌。

3. 注意事项

(1)针对少数仅镫骨发育与前庭窗融合固定,锤骨、砧骨条件较好的,可行镫骨打孔术。对于复杂的听小骨发育畸形,需详细评估并设计完善的手术方案。

(2)镫骨手术可作为标准化手术,开放后鼓室的范围足够标准,可大大减少手术操作的阻碍和时间。

(3)混合性聋,助听器无法获得良好效果,CT 显示无耳蜗骨化,可考虑行人工耳蜗植入改善听力。

4. 手术方法

(1)在外耳道后壁距离纤维鼓环 5～8mm,平行于纤维鼓环做弧形切口,起于外耳道下壁正中,止于外耳道上壁正中。

(2)翻起外耳道皮瓣至纤维鼓环,由外耳道后壁正中进入后鼓室,分别向下、上翻起纤维鼓环,注意保护鼓索神经。上方外耳道皮瓣翻起至鼓前棘,鼓膜瓣向前翻起至显露锤骨即可。

(3)开放后鼓室及部分上鼓室,沿鼓切迹方向,削薄盾板和后鼓室外侧壁,挑开菲薄骨质。所需术野以充分显露镫骨肌和水平段面神经为准或三棱针能毫无阻碍地抵达镫骨底板,建议内镜下所示边界为:向上显露砧骨体下 1/2,向后毗邻砧骨窝,向下可见锥隆起基底部。

(4)术中采取吸收性明胶海绵等材料保护鼓索神经,避免鼓索神经损伤。

(5)去掉镫骨足板上结构,剪断镫骨肌腱、镫骨后足弓,将镫骨前足弓骨折。以上操作也可采用二氧化碳激光进行快速操作。

(6)在镫骨足板中、后 1/3 处精准钻孔,直径 0.6mm。镫骨足板打孔选择三棱针、微型电钻、二氧化碳激光等设备均可。因镫骨足板结构微小精细,加上水平段面神经阻挡光线,常显露不清。耳内镜可放大并抵近观察,光线敞亮,镫骨足板清晰显示并精准定位。需注意充分止血,少量血迹也可能影响镫骨底板的精准定位,血迹也可能影响激光能量投射。

(7)安放人工听骨(图 10-3),镫骨足板打孔后,可见少量清凉外淋巴液流出,切勿直接吸引。选择合适长度的人工镫骨连接镫骨与砧骨。以人工镫骨底座进入孔内 1mm 左右为宜。

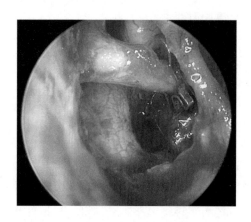

图 10-3　安放的人工镫骨

（8）可将细条筋膜环绕人工镫骨底座，封堵间隙，以防术后形成外淋巴瘘。

（9）重新覆盖外耳道鼓膜瓣，妥善填塞外耳道。

5.并发症的防治

（1）镫骨足板骨折。术中操作应先选择直径 0.3～0.4mm 的三棱针轻柔钻孔，再取直径 0.6～0.8mm 三棱针轻柔打磨出直径 0.6～0.8mm 的小孔。直接使用直径 0.6mm 三棱针打孔，或操作粗暴，可能将镫骨足板骨折。

（2）镫骨足板内陷。如果将镫骨前足弓骨折或者三棱针打孔的操作过于粗暴，镫骨足板可能直接陷入前庭池，破坏球囊斑、椭圆囊斑或内淋巴引流管道，会导致患者眩晕症状或出现感音神经性聋可能。

（3）鼓膜穿孔。术中翻起外耳道鼓膜瓣时损伤鼓膜，应注意修复，否则遗留鼓膜穿孔。

七、耳内镜下内耳和内听道手术

耳内镜下手术可以处理内耳和内听道手术，较常规显微镜技术能更好地保留组织、降低并发症发生率、更好地保护面神经等重要结构。开展此类手术的基本条件是熟练的解剖，特别是耳内镜下的手术解剖。近年来，国内部分手术医师已经开展经鼓岬入路听神经瘤切除术，这种手术方式仍在探索阶段，但却为耳内镜微创外科打开一些新的视觉和手术理念，本节概要介绍此类术式。

1.适应证

（1）无实用听力及伴有眩晕的内听道底小听神经瘤。

（2）耳蜗神经鞘瘤伴或不伴内听道侵犯。

（3）伴听力损失的面神经膝状神经节肿瘤。

（4）胆固醇肉芽肿侵犯至内耳。

2.注意事项

（1）内听道底小内听道肿瘤≤0.5cm，紧邻内听道底，无实用性听力，无手术禁忌。

（2）外耳道和内听道轴向夹角仅 8°～12°，说明经外耳道入路或扩大外耳道入路，耳内镜可深入抵达并观察内听道。在无须保留听力的案例中，经外耳道入路或扩大外耳道入路抵达内听道底，比经迷路入路或颅中窝入路路径更短，视野更加清晰。

（3）这种手术方式以充分认识鼓岬、耳蜗、前庭内部解剖结构为基础，需具备扎实的解剖知识。

（4）进行该类手术必须确认鼓室腔内的大血管，位于下鼓室的颈静脉球和垂直段颈内动脉。

（5）术前通过 MR 详细评估，了解小脑前下动脉和迷路动脉的走行。如果小脑前下动脉在内听道内纤曲走行，耳内镜下手术风险可能很高。

3.经鼓岬入路内耳/内听道手术方法

（1）距鼓环 5～8mm 环形切口外耳道皮瓣，加做上鼓室显露切口，视情况判断是否加做耳甲腔切口。

（2）开放上鼓室，适当削薄外耳道后壁，扩大外耳道，增加操作空间。注意削磨外耳道峡部骨质，充分显露后鼓室术野。

（3）取出锤骨和砧骨，显露鼓膜张肌、水平段面神经，剥离鼓膜张肌并向前移位，充分显露膝状神经节和岩浅大神经。

（4）切除镫骨足板,显露前庭内侧壁。

（5）切除锥隆起至面神经骨管前缘。

（6）扩大圆窗开口,向上显露至前庭池,向下进一步去除茎突复合体、岬末脚、耳蜗下通道,在后下方形成宽敞的术腔。

（7）去除前庭前方及膝状神经节下方的鼓岬,识别耳蜗第二转,借助耳蜗第二转、膝状神经节、球囊隐窝围成的三角,其向内的投影即为迷路段面神经。

（8）打通球囊隐窝、显露蜗轴,再逐步去除上述所述结构围成的三角,即可显露迷路段面神经,切除病变后即形成一个连接内听道底的通道(图 10-4)。

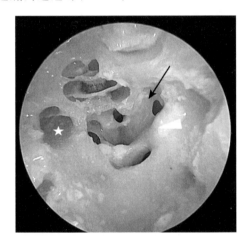

图 10-4　图示打开内听道底所形成的鼓室与内听道的通道

黑色箭指示部分迷路段面神经,白色箭头指示上前庭神经末端,白色五星标识耳蜗底圈。

（9）使用足够的脂肪组织充填术中开放的内听道底通道。

（10）注意填塞咽鼓管鼓室口,修建适宜大小的软骨卡于骨性鼓环,重建外耳道皮瓣。也有学者建议封闭外耳道,减少脑脊液漏并发症的发生率。

4. 并发症的防治

（1）脑脊液漏:保证内听道的充填牢固,软骨在骨性鼓环的卡顿牢靠,术后脱水药物

的合理使用,可以大大减少术后脑脊液漏并发症发生率。

（2）皮瓣愈合不良:感染或脑脊液漏,均可能造成皮瓣愈合不良或延迟愈合。

八、耳内镜下联合及辅助显微镜手术

显微镜为直视野,若要观察岩尖部深在解剖结构,传统方法是更广泛的扩大外侧阻碍视野的结构。颞骨及其毗邻结构复杂,即使外侧骨质去除足够广泛,也有很多内在狭窄的空间仍无法窥视清楚。耳内镜镜杆纤细,可深入一些狭小的空间;耳内镜镜头具备广角视野,可通过狭小通道观察更广泛的空间结构。利用耳内镜的优势,可以辅助观察显微镜视野达不到的狭小空间。本节内容旨在概述将耳内镜引入内耳周围相关病变处理的显微外科入路,介绍如何选择手术入路。

1. 适应证

（1）岩尖手术:充分的乳突轮廓化后,在显微镜视野下观察岩尖部,视野和光线略显不足,但辅助耳内镜的抵近观察,可越过狭小的间隙观察岩尖。

（2）需保留外耳道后壁的术式:如气化良好的儿童急性中耳乳突炎,伴或不伴乳突骨膜下脓肿等。在此类急性炎症的情况下,保留外耳道后壁,开放乳突处理病变并引流后,可在耳内镜辅助下处理鼓室内病变,并观察上鼓室是否引流通畅。

2. 手术方式

（1）耳内镜辅助经迷路下入路:此入路适用病变在颞骨内,向下方扩展至耳蜗下通道。此入路可切除病变,又可保留听觉功能。颈静脉球高位是此入路的手术禁忌证。

①在显微镜下完成经典的乳突轮廓化,确定常规的解剖标志。磨除乙状窦与垂直段面神经之间的气房组织,显露后半规管和颈静脉球穹部,后半规管作为迷路下入路显露术野的上界,颈静脉球穹作为下界。

②仔细磨除垂直段面神经内侧的气房。

③将耳内镜植入在显微镜下预先显露的面神经内侧的空间，在内镜视野中，应用有角度和弧度的器械及吸引器充分清除岩尖部病变。在操作中注意无损伤其前上方的颈内动脉及其动脉鞘。

（2）耳内镜辅助经耳囊入路：在经典的经耳囊入路处理岩尖病变，以牺牲耳蜗和迷路结构，向前延伸至岩尖部。在这样的术式中，面神经保留原位，类似于"桥"，在显微镜的直视野中限制了对颈内动脉和岩尖的处理。如果引入耳内镜下的抵近观察，可以避免面神经的改道移位，最大可能地保留了面神经功能。

①在显微镜下行开放式乳突根治，并完成乳突轮廓化，确定常规的解剖标志：颅中窝脑膜、乙状窦。

②轮廓化面神经，去除镫骨，确定前庭，磨除鼓岬，显露耳蜗内腔隙。根据病变范围，可能需要切除迷路。

③确定颈内动脉的垂直段，在前鼓室的咽鼓管鼓室口内侧可以较容易确定颈内动脉的位置。

④在完成上述显微镜下术腔准备后，引入耳内镜的抵近观察。首先需要对术区的解剖标志进行充分的定位和评估，包括耳蜗、颈内动脉升部、鼓膜张肌、膝状神经节和颈静脉球。

⑤去除匙突和鼓膜张肌后，可以获得良好的空间到达管上区域。需确定膝状神经节、岩浅大神经。岩浅大神经向前紧密附着在硬脑膜，是此区域病变颅底切除的上界，还是定位颈内动脉水平部的重要标志。颈内动脉水平不沿颅底走行，向前远离三叉神经，接近破裂孔。

⑥颈内动脉周围及耳蜗区域的骨质需充分磨除，直至获得良好的内镜观察视野和手术器械操作空间。

（虞幼军　赖彦冰）

第三节　鼻内镜微创手术

一、鼻内镜下鼻窦开放手术

传统鼻窦手术治疗慢性鼻窦炎（chronic rhinosinusitis，CRS）延续了近百年，经典的手术方式是柯陆术式，也称上颌窦根治术。手术以凿开上颌窦前壁，彻底剥除窦内黏膜为主要目的。手术创伤大，术后上颌窦容易骨化缩小。对于涉及筛蝶、蝶窦的病变，往往由于视野关系，手术无法进行。尽管有些进行鼻内开筛或鼻外（上颌窦内）开筛的手术方式，毕竟不是直视下的手术，带有盲目性，手术风险高。故传统鼻窦手术存在复发率高的问题。随着20世纪90年代初期，鼻内镜外科技术的开起，鼻窦手术从此迈向微创，成为了今天鼻窦手术的主要手术方式。目前，鼻内镜鼻窦微创手术的基本原则，在于结构矫正、病变清除、通畅引流、黏膜保留四个项目。

1. 适应证

（1）诊断为慢性鼻窦炎的病例，经过系统性规范治疗12周以上而症状无改善者。

（2）伴有影响窦口鼻道复合体或各鼻窦引流的鼻息肉。

（3）有明显的解剖变异影响窦口鼻道复合体或各鼻窦引流。

（4）出现颅、眶等并发症。

2. 禁忌证

（1）有急性炎症，伴有发热。

（2）伴全身慢性衰竭疾病，如肝肾功能不好，糖尿病未控，心脏疾病发作期。

（3）肺结核活动期。

3. 术前准备

（1）术前至少7～14天进行围术期药物治疗。术前应用抗生素及全身激素能有效地减轻术中鼻腔黏膜的肿胀及术中的出血，尤其是伴有变应性鼻炎的患者。依据鼻腔分泌物的性质,选择是否需要使用抗菌药物,如是脓性分泌物,术前一周开始连续使用二代头孢抗生素,以便控制感染。

①鼻腔局部喷皮质类固醇。

②口服甲泼尼龙。

(2)术前与病患充分沟通手术方式和治疗效果,以及可能出现的并发症。

4. 手术方法　鼻窦一般是左右对称,有上颌窦、筛窦、额窦和蝶窦 4 组,共 8 个鼻窦。鼻窦开放手术,根据鼻窦炎症范围,可以是单个鼻窦的开放手术或者多个鼻窦的开放手术。手术在 0° 或者 70° 鼻内镜下进行。

(1)上颌窦手术:0°鼻内镜下识别钩突,沿上颌线稍后从上至下切开钩突黏骨膜,并用剥离子向内剥开钩突,锐性切断钩突的上下端。这里,靠近钩突尾端部位,可以看到上颌窦自然开口,再顺窦口后方咬切上颌窦开口后囟黏膜,扩大自然窦口。再次更换 70° 鼻内镜,可以观察上颌窦内病变情况,并予以清除。

(2)筛窦手术:切除钩突后已清晰显露前筛部分的筛泡,0°镜下可以用钩针或弯刮匙于筛泡下缘向前钩起筛泡前壁,或者顺筛泡四周边缘(上平钩突上残端,下为筛泡下缘,外为筛泡接眶纸板边缘,内为筛泡近中鼻甲处),开放筛泡后见到中鼻甲基板(筛泡后壁)。通过咬切中鼻甲基板的中上部,开放后组筛窦,保留中鼻甲基板下缘,避免术后中鼻甲飘移出现粘连。

(3)额窦手术:额窦口位置变化较大,术前细致阅读鼻窦 CT 片,判定额窦口开放位置。通常以钩突上端附着位置作为判断指标,如钩突上端附着于眼眶的纸样板,额窦开口处于钩突内侧与中鼻甲间;如钩突上端附着于筛顶或中鼻甲,额窦口处于钩突的外侧与眶纸样板间。依此清除额窦口的气房,开放额窦。在 70°镜下观察额窦内病变并予以清除。

(4)蝶窦手术:0°镜下将中鼻甲稍向外侧拨动,显露蝶窦前壁,在上、中鼻甲间寻找蝶窦自然开口。用蝶窦钳咬切蝶窦口内下侧及内侧,小心咬切外侧和上侧,扩大蝶窦口。镜下检查窦内病变并予以清除。

5. 术后管理

(1)鼻内镜鼻窦开放术后,术腔一般填塞止血材料止血。目前临床常用可吸收止血材料,如纳吸棉、耐斯泰等。不可吸收的有凡士林纱条。术后第二天,如鼻窦伤口无明显出血征,可以鼻内镜下移除止血材料。

(2)口服皮质类固醇,如甲泼尼龙 24mg,每日 2 次。连续 2 周。

(3)对症治疗,如口服黏液捉排剂。抗菌治疗。

(4)术后定期鼻内镜下检查,进行术腔的必要处理,促进鼻窦伤口的愈合恢复。

①第一阶段(术后 1~2 周),清理鼻窦术腔的淤血。

②第二阶段(术后 3~10 周),这个阶段是黏膜转归竞争阶段,术腔经常有囊泡出现,需要进行技巧性处理,排出囊泡的囊液,尽量避免再次损伤窦腔黏膜。对局部组织粘连进行分离并放置吸收性明胶海绵阻隔,预防粘连的再次发生。

③第三阶段(10 周以后),此时鼻窦术腔基本上皮化完成,对恢复良好者无须进行干预。

6. 并发症　鼻内镜鼻窦开放手术,由于手术部分的解剖关系,如鼻腔鼻窦里的血管,毗邻眼眶、颅脑,手术当中有可能损伤这些组织、器官出现相应的并发症。

(1)术腔出血:有将术中出血超过 200ml 的列为并发症,或者因手术出血过多需要输血的列为手术并发症。出血原因较多的是手术病例炎症严重,术前没有进行围术期治疗,术中麻醉没有采取控制性降压技术。通常手术时要求把收缩压控制在 80~90 mmHg,心率≤90 次/分钟。第二个原因是术中对明显的出血点处理不当,如上颌窦口扩大时窦口下缘的血管出血,行中鼻甲部分或全部切除时中鼻甲后端的血管出血,开放额窦时筛前动脉的损伤出血,开放蝶窦时损伤蝶腭动脉、颈内动脉出血。第三个原因是眶内血肿。

(2)眼眶结构、组织损伤:术中损伤眼眶纸样板,甚至损伤眶内肌神经。术后出现眶周瘀斑、复视。

(3)颅底、颅内结构、组织损伤:术中颅底损伤,出现脑脊液鼻漏,导致颅内感染,出现脑膜炎、脑脓肿。

以上各种并发症,可以分为轻型的并发症和严重并发症两类。

轻微并发症:术中、术后的少量出血,一般通过肾上腺素棉片按压就可止血。眶周瘀斑,一般不用特别处理,2周后会消退。

严重并发症:术中、术后大量出血。问题关键是术中或术后有喷射状血管性出血,没有及时处理。如有这种情况发生,应及时进行电凝止血处理。术中或术后发现有脑脊液鼻漏,应及时进行漏口的修补。如果术后有脑脓肿形成,应请颅脑外科协助进行脑脓肿的穿刺排脓,甚至是脑脓肿的切除处理。复视多为眼内肌损伤所致,一般难以恢复,术后如出现复视,及时应用皮质类固醇消炎消肿,眼肌损伤轻微者有恢复的可能。不能恢复者再请眼科协助是否可能进行眼肌调整手术。

7. 存在问题和展望　慢性鼻窦炎通过内科综合治疗及鼻内镜鼻窦开放手术治疗,目前约90%的患者得到临床治愈。另外5%～10%的患者,鼻塞、流脓涕、嗅觉障碍和头面部闷胀疼痛的症状反复发作,迁延不愈。鼻内镜检查见鼻窦术腔反复出现黏膜水肿、囊泡、息肉增生、黏脓性分泌物存在。对于这种迁延不愈的鼻窦炎,更多存在于合并有哮喘的病例。对经过系统规范性药物和手术治疗的慢性鼻窦炎患者,随访6个月以上,症状和体征仍迁延不愈,现在称为难治性鼻窦炎(refractory rhinosinusitis,RRS)。目前 RRS发病机制不明确,尚无统一的治疗方案。当引起患者明显不适,影响生活质量。在重新规范药物治疗的基础上,考虑重新进行鼻窦修正手术,重新清理窦腔的囊泡、息肉,纠正解剖结构变异。手术关键点是进行中鼻甲全切,使得各个鼻窦形成一个宽敞的窦腔通道。必要时完全去除鼻窦黏膜,以期达到根治目的。

(萧建新)

二、鼻窦球囊扩张手术

对于慢性鼻窦炎的手术治疗,目前已是普遍应用鼻内镜鼻窦开放技术进行手术治疗。一开始冠以功能性内镜鼻窦手术(functional endoscopic sinus surgery,FESS)的称谓。但在鼻窦开放手术过程中,依然存在着解剖结构破坏,如开放上颌窦时切除正常的钩突。开放额窦时,额窦口引流通道的黏膜容易过多受损。术中对窦腔黏膜,特别是正常黏膜的过多去除,术后术腔黏膜的创伤性水肿和炎症会表现得更加明显、严重,而且更加容易出现伤口的瘢痕形成。还有可能发生的手术并发症,如难以控制的术中出血、手术导致毗邻组织、器官的损伤等。如此一来,功能性一词值得重新审视和再次商榷。当2002年美国的工程师将球囊导管扩张这项技术应用于鼻窦窦口扩张时,开阔了鼻科医师的视野。佛山市第一人民医院鼻科于2009年引进了这一新的技术,取得了丰富的临床应用经验。鼻窦球囊导管扩张这项技术安全、有效。

目前,鼻窦球囊扩张术的适用情景尚无统一的适应和禁忌标准。结合我们的临床经验,以及多数文献中的提法稍作归纳。术前准备参照鼻窦开放手术。

1. 适应证

(1)18岁以上成年慢性鼻窦炎患者,对药物治疗不敏感且准备接受鼻窦开放手术者。

（2）5～18 岁的青少年慢性鼻窦炎患者，对药物治疗不敏感且准备接受上颌窦开放手术者。

（3）全组鼻窦开放术中进行额窦开放。

（4）急性鼻窦炎患者需要脓液引流者。

（5）鼻窦囊肿。

（6）真菌性鼻窦炎。

2. 禁忌证

（1）伴有严重的鼻及鼻窦息肉。

（2）曾接受全组鼻窦开放手术。

（3）大范围的鼻及鼻窦骨异常增生。

（4）纤毛运动障碍。

（5）鼻窦肿瘤。

3. 术前准备

（1）术前 7～14 天进行围术期药物治疗。术前应用抗生素及全身激素能有效地减轻术中鼻腔黏膜的肿胀及术中的出血，尤其是伴有变应性鼻炎的患者。依据鼻腔分泌物的性质，选择是否需要使用抗菌药物，如是脓性分泌物，术前一周开始连续使用二代头孢抗生素，以便控制感染。

①鼻腔局部喷皮质类固醇。

②口服甲泼尼龙。

（2）术前与病患充分沟通手术方式和治疗效果，以及可能出现的并发症。

4. 手术方法　鼻窦一般是左右对称，有上颌窦、筛窦、额窦和蝶窦 4 组，共 8 个鼻窦。鼻窦球囊导管扩张一般应用于上颌窦、额窦和蝶窦窦口的扩张。根据鼻窦炎症范围，可以是单个鼻窦窦口的球囊导管扩张或者多个鼻窦窦口的球囊导管扩张手术。手术在 0°或者 70°鼻内镜下进行。鼻窦球囊导管扩张术的主要配套设施有：鼻窦引导管（guide-catheter）、引导管手柄（guidehandle）、鼻窦导丝和光源（wires & illumination）、鼻窦球囊扩张管（catheter）、球囊充水加压泵（inflation）、鼻窦冲洗管（irrigationcatheter）等。鼻窦导管的头端针对不同的鼻窦，配有相应角度，包括 0°、30°、70°、90°和 110°。鼻窦球囊导管前端的长条形球囊也有不同的长度和直径（最长 24mm，最短 16mm；直径最大 7mm，最小 3.5mm），可根据不同的鼻窦手术需要选择不同的导管和扩张管。

（1）上颌窦手术

①0°鼻内镜下识别钩突，依据筛漏斗、窦口复合体脓性分泌物引流的痕迹，确定上颌窦口位置。

②插入 90°或者 110°鼻窦球囊引导管引入上颌窦口，插入发光导丝，观察上颌窦前壁的透光光斑位置确定导管准确进入上颌窦内，再推进球囊导管并确认球囊中部刚好卡在额窦口。

③进行球囊注水加压，膨胀球囊扩张窦口，一般打水加压至 15 个大气压（最大不超过 20 个大气压），维持 10 秒钟，然后回抽水液缩回球囊。依序前后扩张 3 次，上颌窦口扩张完毕。

④70°鼻内镜观察上颌窦内病变情况，可以进行窦腔冲洗或者进行相应的处理。

（2）额窦手术：额窦口位置变化较大，术前细致阅读鼻窦 CT 片，判定额窦口开放位置。通常以钩突上端附着位置作为判断指标，如钩突上端附着于眼眶的纸样板，额窦开口处于钩突内侧与中鼻甲；如钩突上端附着于筛顶或中鼻甲，额窦口处于钩突的外侧与眶纸样板间。

①依钩突附着处不同，用 70°鼻窦球囊引导导管顺钩突与中鼻甲间的间隙或半月裂间，即是钩突的内侧或者外侧，向上引导到达额窦口位置。

②插入鼻窦球囊导管及发光导丝，观察额窦前壁有否光斑透照，确认导管已正确进入额窦内，再推进球囊导管并确认球囊中部刚好卡在额窦口。

③进行球囊注水加压，膨胀球囊扩张窦口，一般打水加压至 10 个大气压（最大不超过 15 个大气压），维持 10 秒钟，然后回抽水液缩回球囊。依序前后扩张 3 次，额窦口扩

张完毕。

④70°鼻内镜观察额窦内病变情况,可以进行窦腔冲洗或者进行相应的处理。

(3)蝶窦手术:0°镜下将中鼻甲稍向外侧拨动,显露蝶窦前壁,在上、中鼻甲间寻找蝶窦自然开口。

①用 0°鼻窦球囊引导导管顺蝶筛隐窝引导到达蝶窦口位置。

②插入鼻窦球囊导管及发光导丝,推进球囊导管并确认球囊中部刚好卡在蝶窦口。

③进行球囊注水加压,膨胀球囊扩张窦口,一般打水加压至 15 个大气压(最大不超过 20 个大气压),维持 10 秒钟,然后回抽水液缩回球囊。依序前后扩张 3 次,蝶窦口扩张完毕。

④0°鼻内镜观察蝶窦内病变情况,可以进行窦腔冲洗或者进行相应的处理。

5. 术后管理

(1)鼻内镜鼻窦球囊导管扩张术,由于手术创作轻微,术后术腔一般填塞可吸收止血材料止血,如纳吸棉、耐斯泰等。术后第二天,如鼻窦伤口无明显出血征,可以鼻内镜下移除止血材料。

(2)口服皮质类固醇,如甲泼尼龙24mg,每日 2 次,连续 2 周。

(3)对症治疗,如口服黏液捉排剂。抗菌治疗。

(4)术后定期鼻内镜下检查,进行术腔的必要处理,促进鼻窦伤口的愈合恢复。

①第一阶段(术后 1～2 周),清理鼻窦术腔的淤血。

②第二阶段(术后 3～10 周),这个阶段是黏膜转归竞争阶段,术腔经常有囊泡出现,需要进行技巧性处理,排出囊泡的囊液,尽量避免再次损伤窦腔黏膜。对局部组织粘连进行分离并放置吸收性明胶海绵阻隔,预防粘连的再次发生。

③第三阶段(10 周以后),此时鼻窦术腔基本上皮化完成,对恢复良好者无须进行

干预。

6. 并发症

(1)鼻内镜鼻窦球囊导管扩张手术,由于扩张窦口的不同,有少数手术并发症发生于额窦口的扩张。主要原因是额窦口的上下壁分别为颅底和眼眶,空间相对狭窄。如果扩张过度,容易挤压到颅底和(或)眼眶,发生相应的并发症,如眶周瘀斑、脑脊液鼻漏。至于上颌窦和蝶窦,由于窦口 10mm 直径周围多为鼻窦黏膜,扩张球囊最大直径为 7mm,故扩张上颌窦口或蝶窦口时相对安全。

在鼻窦球囊导管扩张术中,为了避免并发症的发生,用发光导丝在鼻窦的透照光斑进行定位是手术过程中重要的一步。还有,就是扩张时注意扩张膨胀压力的大小,特别是额窦口。

(2)鼻窦球囊导管扩张,对鼻窦结构、黏膜损伤轻微,术中只有少量出血。

7. 存在问题和展望 鼻窦球囊导管扩张术作为对阻塞鼻窦口的扩张治疗,是行之有效的。扩张后的鼻窦口能长期有效保持通畅,保证了鼻窦的通气引流,为鼻窦炎症恢复提供了有利条件。应用鼻窦球囊导管扩张后的鼻窦口,等于打开了通向鼻窦的一扇"门",为处理鼻窦内病变提供了通道。虽然扩张后的鼻窦开口直径≤7 mm,而联合软镜(纤维鼻咽喉镜)手术更可延伸手术深度。鼻窦球囊导管扩张术能够保留鼻腔鼻窦的正常结构,手术微创、出血少,患者恢复快,安全有效。

对于伴有鼻息肉的慢性鼻窦炎患者,手术可以先切除鼻息肉,甚至开放筛窦后再辅以鼻窦球囊导管扩张上颌窦口、额窦口和蝶窦口。如果术前通过鼻窦 CT 或 MR 能识别鼻窦内病变是单纯的炎症表现,抑或伴有鼻息肉、囊肿,应用球囊导管扩张这一技术,使得鼻窦手术,更加微创,更加安全,更加有效。

(萧建新)

三、额窦手术

按鼻内镜手术国际额窦手术分型分为7级。

0～3级与额隐窝手术范围相关,而与额窦本身的手术范围无关。其中1～3级也称Draf Ⅰ型手术。适用于单纯额窦引流通道及额窦炎累及额隐窝及额窦口气房引流不畅。

(一)1级手术

清除额隐窝气房(未直接阻塞额窦口),不伴任何额窦口区域的手术。

1. 适应证　病变位于额隐窝水平,其中这些气房包括未延伸到或阻塞额窦口的鼻丘上气房和筛泡上气房。

2. 禁忌证

(1)全身情况不佳的患者,如重病,高度衰弱,有严重高血压,心脏病及心脑血管意外,凝血功能异常患者。

(2)急性鼻窦炎症发作期。

(3)所有不能耐受麻醉者。

3. 术前准备

(1)大环内酯类抗生素积极控制鼻窦炎症,用糖皮质激素喷鼻治疗,酌情给予口服激素。

(2)鼻内镜检查。

(3)鼻窦CT。

4. 体位与麻醉

(1)麻醉:多采用插管全身麻醉,术中控制性低血压。

(2)体位:仰卧位,头高足低位。

5. 手术步骤　术前阅读鼻窦CT,选择骨窗,结合轴位、冠状位、矢状位判断额窦引流通道周围的气房组成及与钩突上端附着的关系。手术过程中切除钩突,保留或切除筛泡、中鼻甲基板及上鼻甲基板(详见筛窦及蝶窦开放),70°鼻内镜下根据CT所示沿额窦引流通道用额窦探针骨折并游离鼻丘气房及未延伸到或阻塞额窦口的鼻丘上气房和筛泡

上气房,使用鼻窦咬合钳或动力系统清除游离的骨片及病变黏膜。注意额窦口黏膜的保护。

6. 术后处理

(1)静脉全身应用抗生素3天,酌情使用止血药物。

(2)术后2天,鼻内镜下清理填塞物。

(3)术后第3天出院,继续大环内酯类药物抗感染治疗,使用鼻腔冲洗液清理鼻腔分泌物,酌情给予口服美卓乐等糖皮质激素。

(4)术后规范复查,门诊行鼻内镜下鼻腔清理,评估手术效果。

7. 主要并发症防治

(1)术后出血:主要是术中止血不彻底或术后填塞不力所致。如果出血量小可抬高头位,颈部大动脉冰敷,静脉使用止血药等非手术治疗。如果出血量较大,需床边再次鼻腔填塞,必要时送手术室止血治疗。同时需注意观察有否视力改变或复视出现,检查有否眼球突出,有否眼压增大以排除眶内出血可能。若出现眶内出血,需紧急处理,详见眶减压章节。

(2)眶内并发症:如眶纸板损伤导致眶内容物损伤,若伤及眼外肌,可能出现复视、斜视。眶内出血可导致视神经及视网膜受压而出现视力下降,甚至失明。此时需立即送手术室行眶减压术。详见眶减压章节。

(3)颅内并发症:如颅底骨质损伤可能导致脑脊液鼻漏,术中若能及时发现,应立即采取颅底修复措施。术后才发现时,若仅有少许漏出液,可考虑卧床、脱水、抗感染等非手术治疗。若漏出液多,颅底缺损难以愈合,需送手术室行颅底修复术。并且需加强抗感染治疗,使用可通过血脑屏障的抗生素,避免出现颅内感染可能。若出现严重颅内炎症感染,则需请神经外科积极行颅内引流手术。

(4)术后窦口狭窄甚至闭锁:术中尽量保留一侧额窦黏膜的完整,可减少术后窦口狭窄,甚至可经扩大的额窦引流通道置入鼻窦

激素缓释支架。术后规律行鼻内镜清理术腔,及时清除堵塞窦口的分泌物及痂皮,避免窦口引流不畅致使炎症迁延不愈。

(二)2级手术

清除直接阻塞额窦口的气房。

1. 适应证　额窦炎,病变阻塞额窦口,这些气房包括延伸到和阻塞额窦引流通道的鼻丘上气房和筛泡上气房。通常这些气房占据额窦口正下方的空间,使额窦引流通道变窄。该级手术不包含有鼻丘上额气房、筛泡上额气房或额窦间隔气房的患者。

2. 禁忌证

(1)全身情况不佳的患者,如重病,高度衰弱,有严重高血压、心脏病及心脑血管意外。

(2)凝血功能异常患者。

(3)急性鼻窦炎症发作期。

(4)所有不能耐受麻醉者。

3. 术前准备

(1)大环内酯类抗生素积极控制鼻窦炎症,用糖皮质激素喷鼻治疗,酌情给予口服激素。

(2)鼻内镜检查。

(3)鼻窦 CT。

4. 体位与麻醉

(1)麻醉:多采用插管全身麻醉,术中控制性低血压。

(2)体位:仰卧位,头高足低位。

5. 手术步骤　术前阅读鼻窦 CT,选择骨窗,结合轴位、冠状位、矢状位判断额窦引流通道周围的气房组成及与钩突上端附着的关系。手术过程中切除钩突,保留或切除筛泡、中鼻甲基板及上鼻甲基板(详见筛窦及蝶窦开放),70°鼻内镜下根据 CT 所示沿额窦引流通道用额窦探针骨折并游离鼻丘气房及延伸到和阻塞额窦口的鼻丘上气房和筛泡上气房,使用鼻窦咬合钳或动力系统清除游离的骨片及病变黏膜。注意额窦口黏膜的保护。

6. 术后处理　详见"额窦1级手术"相关内容。

7. 主要并发症及防治　详见"额窦1级手术"相关内容。

(三)3级手术

清除经额窦口气化突入额窦内的气房,不伴扩大额窦口。

1. 适应证　额窦炎,病变阻塞额窦口,这些气房包括鼻丘上额气房、筛泡上额气房和额窦中隔气房。

2. 禁忌证　详见"额窦1级手术"相关内容。

3. 术前准备　详见"额窦1级手术"相关内容。

4. 体位与麻醉　详见"额窦1级手术"相关内容。

5. 手术步骤　术前阅读鼻窦 CT,选择骨窗,结合轴位、冠状位、矢状位判断额窦引流通道周围的气房组成及与钩突上端附着的关系。手术过程中切除钩突,保留或切除筛泡、中鼻甲基板及上鼻甲基板(详见筛窦及蝶窦开放),70°鼻内镜下根据 CT 所示沿额窦引流通道用额窦探针骨折并游离鼻丘气房(AC)、鼻丘上气房(SAC)和筛泡上气房(SBC)及鼻丘上额气房(SAFC)、筛泡上额气房(SBFC)和额窦中隔气房(FSC)。使用鼻窦咬合钳或动力系统清除游离的骨片及病变黏膜。注意额窦口黏膜的保护。

6. 术后处理　详见"额窦1级手术"相关内容。

7. 主要并发症及防治　详见"额窦1级手术"相关内容。

4~6级包括清除骨质以扩大额窦口,包括 Draf Ⅱa,Draf Ⅱb 及 Draf Ⅲ手术。

(四)4级手术(即 Draf Ⅱa 手术)

手术去除突入额窦的筛房,在中鼻甲和纸样板间扩大额窦口。清除经额窦口气化并突入额窦内的气房,伴扩大额窦口(不仅包括清除气房壁,也包括清除额嘴骨质)。这些气房包括伴狭窄额窦口(额窦口前后径窄)的大的鼻丘上额气房、大的筛泡上额气房或额窦中隔气房。

1. 适应证

(1)复杂额窦炎,如鼻丘上额气房或筛泡上额气房阻塞额窦口;额窦发育小,伴鼻丘气房发育不良;额隐窝区域广泛病变等。

(2)前期手术失败需再次手术者,如额窦口区域因为长期慢性炎症或者反复手术后新骨形成;前期手术致额隐窝区瘢痕组织形成、额窦引流通道狭窄闭锁等;中鼻甲已被切除及解剖标志不清;额窦病变伴眶壁骨折等。

(3)额窦口前后径≥5mm。

2. 禁忌证　详见"额窦1级手术"相关内容。

3. 术前准备　详见"额窦1级手术"相关内容。

4. 体位与麻醉　详见"额窦1级手术"相关内容。

5. 手术步骤　术前阅读鼻窦CT,选择骨窗,结合轴位、冠状位、矢状位判断额窦引流通道周围的气房组成及与钩突上端附着的关系。完成筛窦切除后再切除眶纸板和中鼻甲间的额窦底以扩大额窦口,由于内侧骨质向鼻中隔方向会逐渐增厚,故而常用电钻磨除。0°鼻内镜下用高速颅底钻磨除上颌骨额突骨质(为减少因术后裸露的骨面形成瘢痕导致窦口狭窄甚至闭锁,可预制一蒂部在下方的鼻腔外侧壁黏膜瓣,向下翻转加以保护,术后复位覆盖骨面。)外界磨至泪囊内侧壁,向上磨除额鼻嵴骨质,前界为鼻背皮下,内界为中鼻甲根部,后界为额窦后壁,去除该范围内额窦口气房及病变黏膜,充分扩大额窦开口。为了保护额窦口黏膜及颅底骨质,电钻应始终从后向前使用,并且至少要保护好开口周围一侧的黏膜,这样可以减少术后额窦口狭窄或闭锁的可能。

6. 术后处理　详见"额窦1级手术"相关内容。

7. 主要并发症及防治　详见"额窦1级手术"相关内容。

(五)5级手术(即 Draf Ⅱb 手术)

手术去除突入额窦的筛房,在鼻中隔和纸样板间扩大额窦口(磨除单侧额窦底骨质)。

1. 适应证

(1)复杂额窦炎,如鼻丘上额气房或筛泡上额气房阻塞额窦口;额窦发育小,伴鼻丘气房发育不良;额隐窝区域广泛病变等。

(2)前期手术失败需再次手术者,如额窦口区域因为长期慢性炎症或者反复手术后新骨形成;前期手术致额隐窝区瘢痕组织形成、额窦引流通道狭窄闭锁等;中鼻甲已被切除及解剖标志不清;额窦病变伴眶壁骨折等。

(3)狭窄额窦口(额窦口前后径窄)的大的鼻丘上额气房、大的筛泡上额气房或额窦中隔气房,术者判断该前后径无法满足一侧新额窦口最大前后径的需要。

2. 禁忌证　详见"额窦1级手术"相关内容。

3. 术前准备　详见"额窦1级手术"相关内容。

4. 体位与麻醉　详见"额窦1级手术"相关内容。

5. 手术步骤　术前阅读鼻窦CT,选择骨窗,结合轴位、冠状位、矢状位判断额窦引流通道周围的气房组成及与钩突上端附着的关系。完成筛窦切除后再切除眶纸板和鼻中隔间的额窦底以扩大额窦口,由于内侧骨质向鼻中隔方向会逐渐增厚,故而常用电钻磨除。术中常规行额隐窝手术,显露额窦后壁,切除中鼻甲上端至额窦后壁,0°鼻内镜下用高速颅底钻磨除上颌骨额突骨质,(为减少因术后裸露的骨面形成瘢痕导致窦口狭窄甚至闭锁,可预制一蒂部在下方的鼻腔外侧壁黏膜瓣,向下翻转加以保护,术后复位覆盖骨面。)外界磨至泪囊内侧壁,向上磨除额鼻嵴骨质,前界为鼻背皮下,向内越过中鼻甲于额窦后壁前方磨至鼻中隔乃至额窦间隔,内界为鼻中隔上部,后界为额窦后壁,去除该范围内额窦口气房及病变黏膜,充分扩大额窦开口。为了保护额窦口黏膜及颅底骨质,电钻应始终从后向前使用,并且至少要保护好开口周围一侧的黏膜,这样可以减少术后额窦口狭窄或闭锁的可能。

6. **术后处理**　详见"额窦 1 级手术"相关内容。

7. **主要并发症及防治**　详见"额窦 1 级手术"相关内容。

(六)6 级手术

即改良 Lothrop(EMLP)或 Draf Ⅲ手术。

完全清除双侧额窦底,连接左右侧额窦口成为一个共同的额窦开口,同时做鼻中隔开窗,该手术方式可获得最大额窦口前后径及左右径。建立双侧贯通的额窦引流通道。

1. **适应证**

(1)额窦口前后径小和(或)内鼻嵴发育不良。

(2)前期 Draf Ⅱ手术或鼻侧切开手术失败病例(额窦口因瘢痕组织或新骨形成而闭锁)。

(3)严重的鼻息肉患者(变应性真菌性鼻窦炎、伴哮喘复发鼻息肉等)。

(4)局限额窦内翻性乳头状瘤、骨瘤等。

(5)额窦外伤及额窦脑脊液鼻漏等。

(6)前颅底肿瘤。

2. **禁忌证**　详见"额窦 1 级手术"相关内容。

3. **术前准备**　详见"额窦 1 级手术"相关内容。

4. **体位与麻醉**　详见"额窦 1 级手术"相关内容。

5. **手术步骤**　术前阅读鼻窦 CT,选择骨窗,结合轴位、冠状位、矢状位判断额窦引流通道周围的气房组成及与钩突上端附着的关系。完成双侧筛窦切除后先完成一侧额隐窝的手术,一般选择相对正常或病变轻的一

侧,对于双侧病变的,选择额隐窝较宽的一侧。切除该侧中鼻甲前端附着处至额窦口后缘(额窦后壁)水平,并以额窦口后缘为安全界,向前切除对应之鼻中隔前上部分,形成前为鼻骨后面、后为额窦口后缘约 1.5cm × 1.5cm 的窗口。窗口大小或以能否经一侧鼻腔观察到对侧中鼻甲头端和其鼻腔外侧壁附着处为鼻中隔开窗适度原则。0°鼻内镜下用高速颅底钻磨除该侧上颌骨额突骨质(为减少因术后裸露的骨面形成瘢痕导致窦口狭窄甚至闭锁,可预制一蒂部在下方的鼻腔外侧壁黏膜瓣,向下翻转加以保护,术后复位覆盖骨面。至于鼻中隔开窗处黏膜瓣可以游离取出备用,待额窦手术完毕后覆盖在剩余骨质裸露部位,以期减少术后瘢痕收缩致使窦口狭窄闭锁可能。)至泪囊内侧壁暴露后,再向前磨除额鼻嵴下部至皮下软组织,以软组织为标志,向上(额窦腔方向)磨除包括鼻骨和额窦口后缘之间的额鼻嵴及鼻中隔上缘及额窦底板。切除额窦间隔进入对侧额窦后,在对侧重复同样的操作,使双侧额窦融合为较大中线引流开口,外侧为双侧泪囊和纸样板,前界是鼻根部皮下软组织。其后方以额窦口后缘为颅底标志,形成了由额窦后壁、筛骨水平板和鼻中隔上部共同组成的特殊结构,称为 Frontal T,可以作为额窦底及鼻中隔开窗的安全后界。为了保护额窦口黏膜及颅底骨质,电钻应始终从后向前使用,并且至少要保护好开口周围一侧的黏膜,这样可以减少术后额窦口狭窄或闭锁的可能。

6. **术后处理**　详见"额窦 1 级手术"相关内容。

7. **主要并发症及防治**　详见"额窦 1 级手术"相关内容。

(施思斯)

四、鼻内镜下鼻中隔矫正手术

1. **适应证**

(1)由鼻中隔偏曲引起的严重鼻塞,特别

是鼻中隔高位偏曲,后端偏曲。

（2）由鼻中隔偏曲引起的难治性头痛或反复鼻出血。

（3）由鼻中隔偏曲引起的单侧鼻腔 OMC 区引流异常。

（4）影响鼻内镜手术进行的鼻中隔偏曲,为顺利完成手术,需先矫正鼻中隔偏曲。

（5）鼻中隔黏膜肥厚或结节性肥厚。

2. 禁忌证

（1）全身情况不佳的患者,如重病,高度衰弱,有严重高血压、心脏病及心脑血管意外。

（2）凝血功能异常患者。

（3）鼻部急性炎症发作期。

（4）所有不能耐受麻醉者。

（5）16 岁以下的青少年患者谨慎手术。

3. 术前准备

（1）鼻内镜检查。

（2）鼻阻力及鼻功能检查,客观上了解鼻中隔偏曲对患者鼻塞的影响程度,便于评估手术效果。

（3）鼻窦冠状位 CT,了解鼻窦炎症程度及鼻中隔偏曲的部位。

4. 手术方法

（1）多采用插管全身麻醉,术中控制性低血压。

（2）仰卧位,头高足低位。

（3）0°鼻内镜下,切口一般选择左侧,便于助手冲洗内镜。在左侧鼻中隔黏膜与鼻小柱黏膜交界处做纵向弧形切口。切口可适当用针状电刀止血,为后续手术提供良好视野。上至鼻顶下至鼻底,用鼻中隔剥离子分离鼻中隔黏软骨膜及软骨。自切口分离开对侧黏软骨膜,向后充分显露鼻中隔软骨、筛骨垂直板和下端犁骨。离断鼻中隔软骨与筛骨垂直板、犁骨的连接,达到三线减张。鼻中隔咬骨钳咬除偏曲部分的软骨及骨质,切除筛骨垂直板高位偏曲时,切忌暴力摇晃或掰除骨质,以免引起筛顶脑脊液鼻漏。冲洗术腔,彻底

止血,明确鼻中隔腔内无脑棉等异物存留。回复鼻中隔黏膜,间断缝合鼻中隔切口,可选择用普里灵（4-0,Prolene）做鼻中隔贯穿缝合,减少术后鼻中隔血肿发生,减少术后鼻腔填塞。术后双侧鼻腔酌情填塞止血海绵。

5. 术后管理

（1）全身应用抗生素 3 天,酌情使用止血药物。

（2）术后 2 天,鼻内镜下清理填塞物。

（3）术后第 3 天出院,使用鼻腔冲洗液清理鼻腔分泌物,口服美卓乐等糖皮质激素 7 天。

（4）术后规范复查,门诊行鼻内镜下鼻腔清理,评估手术效果。

6. 并发症

（1）鼻腔粘连:术后门诊鼻内镜下清理,若发现鼻中隔与某侧鼻腔外侧壁黏膜粘连,需分离后,用吸收性明胶海绵隔离 1 周。

（2）鼻中隔血肿或脓肿:术后鼻中隔球形肿胀,应考虑血肿或脓肿形成,需剪开切口,分辨分泌物性质,清除并止血,双侧鼻腔再次填塞,压迫止血 3 天。若为脓肿,则需继续全身应用抗生素 7 天。

（3）鼻中隔穿孔:术中及术后可行穿孔修补。

（白　晶）

五、鼻内镜下下鼻甲成形术

1. 适应证

（1）下鼻甲骨质明显肥大,影响鼻腔通气及 OMC 区引流。

（2）慢性肥厚性鼻炎,非手术治疗无效。

（3）变应性鼻炎引起的下鼻甲肿胀,影响鼻腔通气。

（4）鼻中隔偏曲,鼻腔较宽一侧的下鼻甲代偿性肥大。

2. 禁忌证

（1）全身情况不佳的患者,如重病,高度衰弱,有严重高血压、心脏病及心脑血管

意外。

(2)凝血功能异常患者。

(3)鼻部急性炎症发作期。

(4)所有不能耐受麻醉者。

(5)术前检查鼻腔收缩差,可疑鼻腔淋巴瘤患者。

3. 术前准备

(1)鼻内镜检查。

(2)鼻阻力及鼻功能检查,客观上了解下鼻甲肥大对患者鼻塞的影响程度,便于评估手术效果。

(3)鼻窦冠状位 CT,了解鼻窦炎症程度及鼻中隔偏曲程度。

4. 手术类型

(1)下鼻甲骨黏膜下切除术。

(2)下鼻甲部分切除术。

(3)低温等离子射频消融术。

5. 手术方法　本节介绍下鼻甲骨黏膜下切除手术方法,适用单纯下鼻甲骨质肥大者。

(1)多采用插管全身麻醉,术中控制性低血压。

(2)仰卧位,头高足低位。

(3)0°鼻内镜下,电刀或尖刀抵住下鼻甲骨,在下鼻甲前端根部骨质附着处,先向下,后向后方沿下鼻甲骨走行,切至下鼻甲后端。带吸引剥离子分离下鼻甲黏膜与骨质,完整显露下鼻甲骨。用下鼻甲剪剪除下鼻甲骨至根部,去除骨质,彻底止血,复原黏膜。可在下鼻甲前端切口做间断缝合;在止血情况良好的情况下,可无须缝合。鼻腔酌情填塞止血海绵或凡士林纱条,术后下鼻甲黏膜向下、向内卷入下鼻道,达到减小目的。

6. 术后管理

(1)全身应用抗生素 3 天,酌情使用止血药物。

(2)术后 2 天,鼻内镜下清理填塞物。

(3)术后第 3 天出院,使用鼻腔冲洗液清理鼻腔分泌物。

(4)术后规范复查,门诊行鼻内镜下鼻腔清理,评估手术效果。

7. 并发症

(1)鼻腔粘连:术后门诊鼻内镜下清理,若发现下鼻甲黏膜与鼻中隔粘连,需分离后,用吸收性明胶海绵隔离 1 周。

(2)鼻出血:应考虑残余骨质未取出,或术中止血不彻底。需鼻内镜下射频止血,必要时返回手术室止血。

(白　晶)

六、鼻内镜下鼻后神经切断术

翼管神经来源于岩浅大神经副交感神经的节前纤维和颈内动脉丛岩深神经的交感神经节后纤维,经破裂孔进入翼管形成翼管神经,并在翼腭窝内侧与来自上颌神经的感觉纤维到达蝶腭神经节换元,分成三支,鼻后上神经、泪腺神经及腭大神经。鼻后上神经出蝶腭孔进入鼻腔,分为鼻后内侧支,鼻后外侧支。其中外侧支主要分布于上、中、下鼻甲和上、中鼻道。部分下鼻甲及下鼻道的神经支配来源于腭大神经的鼻后下神经。

1. 适应证

(1)血管运动性鼻炎。

(2)经药物或免疫治疗无效的持续性变应性鼻炎。

2. 禁忌证

(1)全身情况不佳的患者,如重病,高度衰弱,有严重高血压、心脏病及心脑血管意外。

(2)凝血功能异常患者。

(3)鼻部急性炎症发作期。

(4)所有不能耐受麻醉者。

3. 术前准备

(1)皮肤点刺实验,变应原血清学检查。

(2)鼻黏膜激发实验。

(3)主观症状评分,RQLQ 量表,VAS评分。

(4)肺功能检查。

（5）鼻内镜检查，了解鼻腔黏膜炎症程度及是否有鼻息肉等炎性病变。

（6）鼻窦冠状位 CT，了解鼻中隔偏曲程度及鼻窦炎症程度。

4. 手术类型

（1）保留黏膜瓣鼻后神经切断术。

（2）等离子鼻后神经切断术。

5. 手术方法　本节分别介绍两种手术类型的鼻后神经切断术。

（1）保留黏膜瓣鼻后神经切断术

①插管全身麻醉，术中控制性低血压。

②仰卧位，头高足低位。

③1：1000 肾上腺素棉片收缩术腔。0°鼻内镜下，将下鼻甲骨外移，中鼻甲骨内移。充分显露中鼻道及中鼻甲后端。针状电刀自中鼻道下鼻甲上缘后部向上至中鼻甲基板水平部做一弧形切口，然后用带吸引剥离子沿腭骨垂直板表面向内后分离黏骨膜瓣，显露腭骨垂直板上部及蝶腭切迹（筛嵴）。此时用电刀烧灼骨面，切断腭骨垂直板骨管内的鼻后下神经。继用咬骨钳咬除筛嵴突出骨质，显露蝶腭动脉及鼻后上神经分支。分离过程中注意保护蝶腭动脉，若遇出血，需电凝止血。鼻后上神经一般分为 2 支，显露主干后，沿骨面用电刀电凝切断。切除部分中鼻甲下端，继续向内下分离黏骨膜，在腭骨垂直板蝶突与蝶骨间显露蝶嵴，咬除蝶嵴后显露后方的浅沟——腭鞘管。电刀电凝切断管内的腭鞘毛细血管及伴行的鼻后神经咽支。向外侧分离腭鞘管内组织，显露翼管外口，确认翼管神经主干无损伤后，彻底止血，复位黏膜，纳吸棉等材料局部填塞。

（2）等离子鼻后神经切断术

①插管全身麻醉，术中控制性低血压。

②仰卧位，头高足低位。

③1：1000 肾上腺素棉片收缩术腔。0°鼻内镜下，将下鼻甲骨外移，中鼻甲骨内移。充分显露中鼻道及中鼻甲后端。等离子刀切除中鼻甲下 1/3 黏膜及骨质，扩大术腔。自

中鼻道下鼻甲上缘后部向上至中鼻甲基板水平部做一弧形切口，然后沿腭骨垂直板表面向内后分离并切除黏骨膜，显露腭骨垂直板上部及蝶腭切迹（筛嵴）。继用咬骨钳咬除筛嵴突出骨质，显露蝶腭动脉及鼻后上神经分支。分离过程中注意保护蝶腭动脉，若遇出血，需电凝止血。鼻后上神经一般分为 2 支，显露主干后，沿骨面用针状电刀电凝切断。沿筛嵴用等离子刀行 360°轮廓化至骨面，向内侧显露蝶嵴。电刀环形沿骨面烧灼，确保完全切断腭骨垂直板骨管内的鼻后下神经。咬除蝶嵴骨质，显露后方的浅沟——腭鞘管。电刀电凝切断管内的腭鞘毛细血管及伴行的鼻后神经咽支。向外侧分离腭鞘管内组织，显露翼管外口，确认翼管神经主干无损伤后，彻底止血，纳吸棉等材料局部填塞。此方法术中出血少，术腔清晰，术腔黏膜 1 个月后可自行修复。但因未保留黏膜，蝶腭动脉无黏膜保护，术后潜在出血风险。

6. 并发症防治及术后管理

（1）全身应用抗生素 5～7 天。

（2）鼻腔填塞术后 2 天，在鼻内镜下吸除填塞物。

（3）术后第 3 天出院，使用鼻腔冲洗液清理鼻腔分泌物。

（4）术后 1 个月内避免剧烈运动，防止蝶腭动脉破裂出血。若遇出血，需急诊电凝止血。

（5）术后规范复查，门诊行鼻内镜下鼻腔清理，RQLQ 评分，VAS 评分，评估手术效果。

（白　晶　唐　隽）

七、鼻内镜下鼻腔泪囊造口术

泪道阻塞经非手术治疗无效后需手术治疗。经鼻泪管逆行植入义鼻泪管的手术术后复发率高，眼科医师目前已逐渐减少该手术的操作。经鼻外泪囊鼻腔吻合术成功率很高，但是存在创伤大，表皮瘢痕的缺点，随着鼻内镜技术的普遍运用，目前已被鼻内镜下

鼻内径路所取代。

1.适应证　泪道阻塞患者经影像学检查证实泪囊存在且阻塞位置位于泪总管在泪囊开口的远端者。

2.禁忌证

（1）泪道造影检查发现泪囊无显影者，说明泪道通畅或者泪道阻塞位置位于泪总管在泪囊开口近端。

（2）存在其他全麻下鼻内镜手术禁忌证者。

3.术前准备

（1）术前行泪道造影CT，了解泪道阻塞部位及泪囊发育情况。仔细阅片，判断泪囊与中鼻甲、钩突、下鼻甲、上颌骨额突的关系，同时需注意是否存在其他解剖变异情况，如眶内侧壁骨质是否完整情况，鼻丘气房的气化程度，钩突的大小及是否存在鼻中隔偏曲，鼻窦炎等。

（2）排除其他手术禁忌证。

（3）伴有鼻窦炎患者按指南术前充分药物治疗，术前鼻窦CT同时制订鼻窦开放手术方案。

（4）伴有患侧鼻中隔偏曲时需做好鼻中隔矫正手术准备。

4.体位与麻醉　同鼻内镜下鼻窦开放手术。

5.手术步骤　选择气管插管全麻，若鼻中隔偏曲影响手术操作者可先行鼻中隔矫正术。若需一期行鼻窦开放术者则先行泪囊手术，保留钩突及中鼻甲作为泪囊手术操作的解剖标记。由于气化正常的泪囊在鼻腔外侧壁的投影一般位于中鼻甲腋部的前上方，因此我们使用15号刀片在中鼻甲腋部上方7mm处从后向前行一横切口，长度约1cm，在中鼻甲腋部下方约7mm处同样从后向前行一长度约1cm的横切口，然后纵行切开两个横切口前端之间的黏膜，用鼻中隔剥离子从前向后贴着上颌骨额突骨面分离黏膜，制一蒂部在后方的10mm×15mm的黏膜瓣，

向后翻转，塞入嗅裂区并加以保护。翻转过程中注意不显露钩突骨质。在裸露的骨面辨认上颌骨额突及其后方的泪骨。剥离子轻轻按压上颌骨额突后方的泪骨，可见两者之间的缝隙，用蝶窦咬骨钳自后往前咬除上颌骨额突骨质直至骨质厚得咬不动为止。咬除过程要注意保护其外侧的泪囊内侧壁。接下来使用颅底高速钻磨除黏膜瓣所对应区域的剩余骨质，在接近泪囊内侧壁时要注意使用金刚砂钻头，以免损伤泪囊内侧壁。按压泪囊表面皮肤，鼻内镜下可确认磨开的骨窗外侧组织为泪囊。剥离子或探针彻底清除泪囊内侧壁内侧所对应的残余骨片。自下泪点置入泪道探针，进入泪囊腔内，轻轻推压泪囊内侧壁，鼻内镜下可见骨窗对应软组织向内突起，使用钩突刀切开泪囊内侧壁黏膜，这样的操作可避免损伤泪囊外侧的泪总管在泪囊的开口。切开泪囊内侧壁的方法一般可选择"C"形或"工"字形，原则是尽量利用骨窗的宽度尽量大的切开泪囊，并将切口后方黏膜向后翻转充分显露泪囊腔。此时可见脓性分泌物自泪囊腔内流出。回复之前预制的鼻腔外侧壁黏膜瓣，修剪其前端，将其与向后翻转的泪囊内侧壁黏膜进行缝合。一般可采用5-0的薇乔带圆针的缝线。然后分别从上泪点和下泪点置入泪道硅胶管，一并自吻合口进入鼻腔内，修剪其长度，一般不超过中鼻甲下缘。目的主要是尽力扩张泪总管与泪囊的开口，而不是保持泪囊开放。然后必要时再进行鼻窦开放的手术操作。术腔填塞纳吸棉。

6.术后处理　术后予静脉用抗生素3天，使用抗生素滴眼液3周。术后第二天鼻内镜下清理术腔纳吸棉。之后每天自行盐水冲洗鼻腔，每周到门诊鼻内镜下清理吻合口及其周围涕痂，术后1~3个月鼻内镜下拔除泪道硅胶管。

7.主要并发症及防治　该手术操作相对比较安全，主要并发症有以下几种。

（1）眶内侧壁损伤：主要发生于磨除上颌

骨额突骨质及去除泪骨骨质时太靠后,所以建议操作时不要显露钩突。也可能发生于术前即存在眶内侧壁骨质部分缺损,眶内容物向内突入筛窦及鼻腔外侧壁。若术中出现该情况,需马上停止对眶内组织的操作,判断眶内组织损伤的严重程度,具体详见"鼻窦炎内镜操作"的并发症处理。

(2)颅底损伤:主要发生于儿童泪囊手术。由于儿童相对大人颅底较低位,而且泪囊内侧骨质较成人薄。

(3)出血:主要是术后止血不彻底。

(4)术后感染:术前积极治疗鼻窦炎及结膜炎等感染症状,术中无菌操作,术后静脉给抗生素,盐水冲洗术腔,一般可避免。

(施思斯)

八、鼻内镜下眶减压术

经鼻内镜眶减压术在治疗 Graves 病、急性眶内出血所致的眼球突出、引流眶骨膜下脓肿中起着重要的作用。

(一)Graves 病导致的眼球突出

主要是由于免疫复合物在眼外肌和脂肪沉积,继而发生水肿和纤维化的结果。眼球突出可导致眼睑闭合障碍,继而可能出现球结膜水肿,甚至合并显露性角膜炎。另外,眼外肌显著增粗导致眶尖狭窄,视神经受压,患者可出现复视及视力下降。

1. 适应证　Graves 病患者如果药物治疗(大剂量激素冲击治疗,加或不加低剂量放疗)无效,就可以进行眶减压术。

2. 禁忌证

(1)甲状腺功能异常未能良好控制者。(若甲状腺功能亢进未控制,但由于突眼引发并发症而不得不接受手术,保护或挽救视力者,术后应继续内分泌治疗。)

(2)急性鼻窦炎。

(3)有血液系统疾病未治愈。

(4)病程太长,眶内软组织有广泛纤维化者。

3. 术前准备

(1)控制甲状腺功能,控制鼻窦炎。

(2)眼科检查,包括眼球突出度、活动度、上下睑不能闭合的宽度、角膜状态、视力。

(3)视野、辨色、瞳孔反射、眼底检查。

(4)影像学检查,包括眼眶和鼻窦 CT,了解眼眶与筛窦、上颌窦之间的解剖关系。

(5)余同鼻窦炎手术术前准备。

4. 体位与麻醉　同鼻窦炎手术。

5. 手术步骤　气管插管全麻,鼻内镜下先行患侧全组鼻窦开放术。开放上颌窦口时需扩大切除后囟,尽可能地扩大上颌窦口,这样不但可以定位眶底,而且还可以避免因减压术后眶内脂肪组织过度脱垂所致上颌窦引流通道阻塞。扩大蝶窦开口,去除蝶窦前壁,使器械可以通过后组筛窦进入蝶窦内。确认颅底、视神经隆起和视神经管,显露整个眶纸板并去除其表面的鼻窦黏膜。辨认泪骨和眶纸板之间的骨质,从前往后用剥离子轻轻剥除眶纸板骨质。这里操作要注意:务必保留眶骨膜的完整,如果在手术开始时撕裂眶骨膜,可能导致眶内脂肪脱垂,阻挡残留的眶纸板,妨碍后面的手术操作。保留额窦口下方至少 1.5cm 范围内的眶纸板,以防眶内脂肪组织突出堵塞额窦的引流通道。去除眶纸板骨质,向上达颅底,向后达蝶窦直至视神经孔前方一较小边缘,经扩大的上颌窦口去除眶底大部,向外去除至眶下神经。镰状刀切开眶骨膜,切口的位置应在上颌窦内,先由外侧,后内侧,以免疝出的眶内脂肪影响手术视野。剥离子分开眶骨膜,让较多的眶脂肪进入上颌窦内,达到眶充分减压。

6. 术后处理

(1)术后术腔填塞纳吸棉,与鼻窦炎全组鼻窦开放术后处理相同。

(2)1 周后复查术前眼科检查于术前对比。

7. 并发症及防治

(1)眼外肌损伤:去除眶纸板骨质及眶骨

膜时要注意不要损伤眶内容物。

(2)出血:术中需辨认筛前动脉及筛后动脉的走行并加以保护。术后术腔填塞止血。

(3)感染:术前积极治疗鼻窦炎,术中无菌操作,术后静脉用抗生素。

(4)颅底损伤:术中若发现颅底骨质损伤伴脑脊液鼻漏,需一期行颅底缺损修补,术腔填塞碘仿纱,术后14日后取出。术后卧床,脱水治疗,使用能通过血脑屏障的抗生素预防感染。

(二)急性眶内出血

眶内出血通常是鼻内镜手术损伤筛前动脉或筛后动脉所致。血管损伤后回缩至眶内,并持续出血,导致眶内压升高,视神经受压迫或牵拉,同时眶内压升高也会导致视网膜血供不足,如果视网膜血供丧失40分钟,患者就可能出现不可逆的失明。因此,一旦发现眶内出血,必须立刻采取适当的措施降低眶内压,恢复视神经及视网膜的血供。

1. 适应证　鼻内镜鼻窦手术史,术后发现术侧眼球突出,触诊发现眼压增高,眼球坚硬,无论手术结束与否,都应该立即采取紧急眶减压术。如果是术后已离开手术室,可立即床边行外眦切开松解术,同时拔除鼻腔填塞物,患者采取头高位,然后送手术室行眶减压手术。

2. 体位与麻醉　同鼻内镜鼻窦炎手术。

3. 手术步骤　气管插管全麻,鼻内镜下清除鼻腔填塞物,按眶减压手术步骤完成眶壁切除及眶骨膜切除,若能发现出血血管,予电凝止血。术腔不需填塞。

4. 术后处理　术后需密切检查视力、眼球运动、眼压等情况,静脉用抗生素及止血药。

5. 并发症防治

(1)眼外肌损伤:筛前动脉一般穿行于内直肌与上斜肌之间,电凝止血时注意勿损伤。

(2)出血:为减轻眶内压力,术后一般不行鼻腔填塞,术中需彻底止血,术后头高位,

冰敷头颈部大动脉,静脉用止血药。

(3)感染:术中无菌操作,术后静脉用抗生素。

(4)颅底损伤:术中若发现颅底骨质损伤伴脑脊液鼻漏,需一期行颅底缺损修补,术腔填塞碘仿纱,术后14日后取出。术后卧床,脱水治疗,使用能通过血脑屏障的抗生素预防感染。

(三)眶骨膜下脓肿

眶骨膜下脓肿主要来源于急性鼻窦炎,除了鼻窦炎常有的鼻塞、流脓涕、面部闷胀和疼痛感以外,通常还表现为眼球突出,并伴随一定程度的球结膜水肿和蜂窝织炎,也可伴随不同程度的眼球运动障碍。

1. 适应证　鼻窦炎病史,伴有眼部急性炎症、眶内压升高,影像学检查可见眶纸板外侧局限肿块阴影,轴位CT可见眼球突出。

2. 禁忌证

(1)心脑肺等脏器功能未能耐受全麻手术者。

(2)血液功能检查异常。

3. 术前准备

(1)影像学检查,行鼻窦及眼眶CT,了解病变部位于眼眶、鼻窦的关系。

(2)余与鼻窦炎相同。

4. 体位与麻醉　与鼻窦炎相同。

5. 手术步骤　气管插管全麻。鼻内镜下扩大开放患侧上颌窦口,既可方便辨认眶内侧壁及底壁,亦可避免眶减压术后眶内容物脱垂堵塞上颌窦口。根据术前CT判断脓肿位置,如肿物邻近额窦,则需开放额隐窝,如果紧邻筛窦(最常见部位),则无须开放额隐窝。取出脓肿对应眶纸板骨质后,用刮匙轻轻地向外侧推动尚完整的眶骨膜(尚可移动),然后将刮匙插入脓腔,将脓液彻底引流,并收集部分送细菌培养及药敏试验。然后将吸引器伸入脓腔,彻底清除腔内纤维蛋白,再在脓腔内置一个硅胶管引流脓液,术腔填塞纳吸棉。

6. 术后处理　静脉用全身广谱抗生素，根据细菌学检查结果调整用药。引流管一般术后 2 日取出。

7. 并发症及防治　眶骨膜下脓肿经鼻外径路手术快速简单，脓肿通常可以迅速、安全的引流，只有在具有丰富鼻内镜手术经验和娴熟手术技巧的术者才能进行经鼻内镜下眶骨膜下脓肿引流术。由于该手术一般在急性炎症期进行，术中出血较多，造成术腔视野不佳，手术难度大，缺乏经验的手术医师可能会在术中不能准确定位而导致手术并发症。

（施思斯）

九、鼻内镜下视神经减压术

外伤性视神经病的治疗目前尚无统一标准，一般采用大剂量糖皮质激素、视神经管减压术或手术加激素及扩张微循环营养神经的治疗。但是，对于手术的时机，手术适应证的选择仍存在争议，手术后视力恢复情况仍不肯定。

1. 适应证　目前认为，视神经管减压术越早越好，多主张 48 小时内，超过 3 天者效果较差。所以，外伤性视神经病经鼻内镜视神经管减压手术适应证如下。

（1）迟发性视力损伤且在大剂量激素治疗 48 小时仍无效者。

（2）最初用类固醇激素有视力恢复，但在治疗过程中视力又下降者。

（3）外伤后有残余视力并呈进行性下降者。

（4）CT 和 MR 提示视神经管骨质、视神经鞘膜内或视神经周围血肿。

2. 禁忌证　颅脑严重受伤，危及生命者。

3. 术前准备

（1）影像学检查，包括鼻窦、眼眶 CT。

（2）眼科检查，包括视力、视野、眼底及视觉诱发电位检查。

（3）大剂量的激素冲击治疗，脱水药，改善和促进微循环药物，营养神经、促神经细胞生长等药物治疗。

4. 体位与麻醉　气管插管全麻，头高 30°卧位。

5. 手术步骤　术前仔细阅片，注意筛窦、蝶窦的气化情况，辨认视神经管与筛窦、蝶窦的关系。鼻内镜下常规从前往后开放筛窦、蝶窦，去除后筛与蝶窦之间的间隔，在不影响操作的情况下也可以保留前筛，直接从中鼻甲基板开始向后开放后筛及蝶窦。需注意筛顶、眶纸板有无骨折线或骨破坏，尤其在视神经管隆突，清理局部碎骨和凝血块。观察有无脑脊液漏出。开放蝶窦并充分切除蝶筛交界前壁骨质，获得局部大视野，使后筛眶纸板与蝶窦外侧壁延续。鼻内镜下仔细观察蝶窦外侧壁骨折部位，骨折线常需剥除局部黏膜后才能看到。谨慎清除蝶窦外侧壁碎骨片。当骨折片与视神经-颈内动脉间隔的骨质有连续时，不可盲目取出，否则有损伤颈内动脉和眼动脉的可能。视神经管总是位于蝶窦的外上方，通常可以用作定位视神经管的解剖参考标志，包括视神经-颈内动脉隐窝、视神经上隐窝、蝶鞍、蝶骨平台及眶尖。若遇到蝶窦气化不佳者，需要首先经后筛辨认眶尖，沿眶尖到蝶窦外侧壁，磨除局部骨质后，可以找到视神经管。用金刚砂电钻磨薄视神经管，磨除范围应由眶尖至蝶窦近中线，骨管开放应大于周径的 1/2。应磨除眶尖部分的纸样板，剥离子去除视神经管表面残余的薄骨片，显露被鞘膜包裹的视神经。由于视神经管下方有颈内动脉分支眼动脉穿行，对视神经管骨质的磨除应相对靠上方。对于视神经鞘膜是否需要切开，目前争议比较大，我们建议前端的总腱环还是需要切开的。术腔用抗生素盐水冲洗后，可取鼻腔游离黏膜覆盖视神经加以保护。术腔不需填塞。

6. 术后处理

（1）术后常规体位，限制饮水量。预防性予以广谱抗生素治疗 2 周，适当继续给予激素及脱水药，改善和促进微循环药物，营养神经、促进神经细胞生长等药物治疗。

（2）术后应检查眼部情况，包括瞳孔大小、直接和间接对光反射、视力。

（3）手术后应长期随访，曾有患者的视力在术后3个月后才逐渐恢复，故应密切随访，且持续药物治疗。

7. 并发症及防治

（1）出血：谨慎清除蝶窦外侧壁碎骨片，不可盲目取出。磨除视神经管骨质过程中需严格辨认解剖部位，勿损伤颈内动脉。若术中出血颈内动脉损伤，需立即纱条压迫填塞，转送介入手术室行介入手术止血。

（2）脑脊液漏：切开视神经鞘膜及颅底操作时，可能会出现颅底损伤导致脑脊液漏，若漏口不大，可取鼻腔游离黏膜覆盖漏口，吸收性明胶海绵覆盖，术后卧床，予以脱水治疗。若漏口大，难以自行愈合，需按常规进行颅底修补，术后碘仿纱填塞，加大脱水力度，使用可通过血脑屏障的抗生素治疗。

（施思斯）

十、鼻内镜颅底手术

过去20年间，内镜经鼻颅底外科迅猛发展，如今随着术中影像导航，声学多普勒超声和电生理监测技术的进步，内镜经鼻技术已经覆盖整个腹侧颅底，在选择适当的病例里，经鼻扩大入路可到达前颅底、中颅底及侧颅底，所以该入路被认为是颅底手术的重要途径，本章将按照鼻内镜下经筛板入路前颅底手术、鼻内镜下经蝶鞍入路中颅底手术、鼻内镜下经鼻-翼腭窝入路侧颅底手术、鼻内镜下经鼻联合上颌窦前壁-颞下窝入路侧颅底手术、鼻咽切除术、颅底重建等详细阐述。在实际手术操作中，我们选择手术入路的策略为最直接、破坏最小的入路，或者联合入路以利于最彻底的切除病变，并发症最少。

（一）鼻内镜下经筛板入路前颅底手术

1. 适应证

（1）前颅底脑脊液漏。

（2）脑膜脑膨出。

（3）大骨瘤。

（4）嗅沟脑膜瘤。

（5）嗅神经母细胞瘤。

（6）侵犯前颅底的鼻腔鼻窦恶性肿瘤。

2. 禁忌证

（1）病变累及前颅窝结构需要通过外入路切除。

（2）肿瘤累及重要结构使肿瘤无法完整切除。

3. 术前准备 术前常规行头颅、鼻窦CT及增强MRI、MRA；部分脑脊液漏患者术前可行磁共振水成像检查、高流量脑脊液漏的患者需进行腰大池引流；恶性肿瘤患者需完善颈部增强CT了解淋巴结转移情况、完善胸片、彩超、ECT排除有无远处转移；合并心脑血管、肺、肝及糖尿病等全身性疾患，术前应进行适当治疗。

4. 器械及材料 0°和45°硬性内镜、低温等离子刀、直的和弯的吸切器、高速钻、双极电凝和单极电凝、直的和带角度夹持、切割、剥离手术器械、Kerrison咬骨钳、血管夹、术中多普勒超声、硬膜重建材料、可吸收止血纱布、吸收性明胶海绵、纳吸棉、碘纺纱、Foley球囊导管。

5. 手术步骤、手术关键点及原则 制备颅底重建所必需的黏膜瓣（见颅底重建）。去除钩突，依次开放上颌窦、切除中鼻甲、完全开放筛窦、显露筛前及筛后动脉，开放额窦。切除上鼻甲、开放蝶窦，显露蝶骨平台。去除上颌骨额突部分黏膜，直径约1.5cm，显露并用高速钻磨除上颌骨额突骨质，外侧至泪囊矢状面平面，后钻头转向后上方，磨除额鼻棘直至显露其外侧的黏骨膜，磨除额窦底壁，显露额窦和额窦间隔。同法磨除对侧的上颌骨额突及额鼻棘，去除鼻中隔额部，贯穿双侧术腔，再磨除额窦间隔、额窦间隔下部直至第一嗅丝，完成Draf Ⅲ型手术。至此，从额窦后壁到蝶骨平台显露前颅底，外侧达双侧纸样板。确认并电凝筛前、筛后动脉,去除嗅沟骨质表面的软组织,磨薄鸡冠直至蛋壳状,完整显露硬脑膜,在硬脑膜表面电凝止血,使肿瘤去血管化。为防止损伤向中线走行的大脑镰前动脉及其分支,在大脑镰两侧做切口,打开硬脑膜。大脑镰前动脉是脑膜瘤的主要残留滋养动脉。显露脑膜瘤后可将其分块切除,直到显露大脑镰边缘和前动脉,电凝前动脉使肿瘤去血管化和止血。最后进行颅底重建预防并发症的发生。

6. 并发症

(1)脑脊液漏:适当的腰穿和精细的颅底修补可以降低该并发症发生。腰穿引流降低颅内压力,进而减少修补部位的压力;颅内外沟通肿瘤患者使用带蒂黏膜瓣重建颅底,可以降低脑脊液漏的发生率。

(2)颅内血肿:当术中止血不彻底时,患者可能发生颅内血肿。当切除颅内肿瘤时,注意在靠近血管解剖时不要过度扭转或撕扯肿瘤,防止血管主干及其分支发生损伤导致出血。术后若发现颅内血肿,在找不到出血来源的情况下,可以术腔引流、预防性使用抗生素防止颅内血肿或脑膜炎。

(3)颅内感染:反复脑膜炎、颅内脓肿。任何颅底手术均有颅内脓肿形成的可能,最常见的是脑脊液漏引起的脑膜炎所导致的颅内脓肿形成。围术期静脉使用通过血脑屏障的抗生素可降低此并发症的风险。

7. 术后管理

(1)颅内外沟通肿瘤患者术后 24 小时内需要在重症监护室密切观察生命体征及神经功能评估,术后第一天内完成 MRI 检查。

(2)预防感染,抗生素使用 7~14 天。

(3)术腔填塞材料术后 7~10 天取出,随后开始每 2 周规律鼻内镜检查,直至术腔上皮化。

(4)肿瘤病例推荐出院后规律的鼻内镜、增强 MRI 影像检查。

(二)鼻内镜下经蝶鞍入路颅中底手术

1. 适应证

(1)垂体肿瘤(大腺瘤、微腺瘤、激素分泌性肿瘤、非功能性肿瘤)。

(2)Rathke 囊肿。

(3)鞍区脑脊液漏。

(4)鞍结节脑膜瘤。

(5)蛛网膜囊肿。

(6)转移性肿瘤。

2. 禁忌证

(1)病变累及颅中窝结构需要通过外入路切除。

(2)肿瘤累及重要结构使肿瘤无法完整切除。

3. 术前准备 详见"鼻内镜下经筛板入路前颅底手术"的相关内容。

4. 器械及材料 详见"鼻内镜下经筛板入路前颅底手术"相关内容。

5. 手术步骤、手术关键点及原则 制备颅底重建所必需的黏膜瓣(见章尾颅底重建)。外移中鼻甲,必要时去除部分中鼻甲,定位并开放双侧蝶窦口,在蝶窦口前 1~1.5cm 处切开鼻中隔黏膜,磨钻从蝶窦开口处开始磨除蝶窦前壁骨质,注意保护蝶腭动脉及其分支鼻后中隔动脉。扩大开放蝶窦去除蝶窦间隔,确认蝶鞍区域的骨性解剖标志:鞍底、海绵窦内颈内动脉隆突、视神经管隆突及外侧视神经颈内动脉隐窝。在中线磨除鞍底骨质,向两侧扩大去除骨质直至颈内动脉隆突的内侧,鞍底开放的边界:前方至蝶鞍上切迹、蝶骨平台;后方至斜坡;双侧到海绵窦。采用十字切口或方形切口切开鞍底硬脑膜显露垂体,在垂体手术中,要保护蛛网膜的完整性,尽量避免脑脊液漏,如果术中发生脑脊液漏应即刻进行修补,防止术后发生脑脊液漏。

6. 并发症防治

(1)脑脊液漏:打开蛛网膜会造成脑脊液漏,精细的颅底修补可以降低术后该并发症发生。

（2）动脉损伤：颈内动脉可能因为病变的推挤或因切除压迫后而偏离原有的解剖位置，所以术中开放蝶鞍去除骨质、打开硬脑膜前可以使用导航或多普勒超声定位颈内动脉的确切位置。

（3）视神经损伤：处理蝶窦时潜在的并发症是向前开放后组筛窦造成视神经损伤。开放蝶鞍去除骨质时可能损伤视神经和视交叉。

7. 术后管理

（1）预防感染：抗生素使用7～10天。

（2）术腔填塞材料术后7～10天取出，随后开始每2周规律鼻内镜检查，直至术腔上皮化。

（3）肿瘤病例推荐出院后规律的鼻内镜、增强MRI影像检查。

（三）鼻内镜下经鼻-翼腭窝入路侧颅底手术

1. 适应证 起源于或累及翼腭窝的疾病能够被彻底切除的疾病。

（1）骨化纤维瘤。

（2）鼻咽纤维血管瘤。

（3）起源于翼管神经、眶下神经、腭大、腭小神经鞘瘤。

（4）部分鼻腔鼻窦和颅底恶性肿瘤（如鳞状细胞癌、腺癌、腺样囊性癌）。

（5）鼻咽癌。

2. 禁忌证

（1）病变累及翼腭窝周围结构需要通过外入路切除。

（2）肿瘤累及重要结构使肿瘤无法完整切除。

3. 术前准备 详见"鼻内镜下经筛板入路前颅底手术"相关内容。

4. 器械及材料 详见"鼻内镜下经筛板入路前颅底手术"相关内容。

5. 手术步骤、手术关键点及原则 切除中鼻甲、上鼻甲的下部，保留嗅区黏膜，由前向后切除钩突，开放上颌窦、筛窦、蝶窦，完全显露蝶窦外侧隐窝，在中鼻甲尾端、紧贴腭骨筛嵴后端定位蝶腭动脉，电凝后切断蝶腭动脉并显露蝶腭孔，去除上颌窦内壁以显露翼腭窝的前壁。当病变于蝶腭孔平面以下时，还需要切除下鼻甲后半部、磨除腭骨垂直板、上颌窦内侧壁的后部而向下扩大。根据病变范围用Kerrison咬骨钳从上颌窦后壁内侧向外侧方向进一步扩大，直到眶下神经矢状面平面。显露腭降动脉、腭大神经，将翼腭窝软组织向外侧移位，识别翼管，并显露翼突根部。在移位时，可将包裹翼腭窝软组织的上颌骨后壁骨膜及翼突表面的黏骨膜所形成的囊袋整体移动，可以避免翼静脉丛的出血。手术中若肉眼观察到的病变未累及神经应尽量予以保留，以减少因手术引起的并发症。

在特定病例中，彻底切除肿瘤要求磨除限制骨，如防止鼻咽纤维血管瘤复发的重点在于将翼突根部的骨管及蝶骨基底部切除，特别是翼管周围的骨性结构，以去除潜在的残留病变。这一要点也适用于这一区域的恶性肿瘤，翼突根部、翼板及翼管周围直到颈内动脉前膝段的骨质也常需要被磨除。

6. 并发症及防治

（1）鼻出血：术野的良好显露及对翼腭窝内血管的细致解剖能够减少并发症的发生，蝶腭动脉的出血通常不是棘手的并发症，因为手术中可以容易的做到分离、电凝和切断该动脉。在特定的病例中，需要辨别并电凝翼管动脉、腭毛细血管以减少术腔出血，帮助肿瘤分离和切除。真正棘手的问题主要有手术显露翼肌间结构困难、上颌动脉出血血流量大，因此在分离和切除病变时应仔细显露和结扎血管。

（2）神经损伤：神经会被直接损伤或因为损伤其滋养血管而被间接损伤，而且短暂性或持久性损伤都有可能发生。病变侧的面部和硬腭麻木可起源于三叉神经上颌支或眶下神经等终末支损伤。

（3）其他：翼管神经切断后，眼干燥症也可偶尔发生，罕见并发症包括细菌性脑膜炎、鼻窦或眶内容物感染及手术通道的瘢痕造成的气道阻塞。

7. 术后管理

(1)预防感染,抗生素使用 7～10 天。

(2)术腔填塞材料术后 7～10 天取出,随后开始每 2 周规律鼻内镜下鼻腔清理,直至术腔上皮化。

(3)肿瘤病例推荐规律的术后鼻内镜及增强 MRI 影像检查。

(四)鼻内镜下经鼻联合上颌窦前壁-颞下窝入路侧颅底手术

1. 适应证

(1)鼻咽纤维血管瘤。

(2)三叉神经鞘瘤。

(3)鼻腔鼻窦恶性肿瘤。

(4)脑膜瘤。

(5)鼻咽癌。

2. 禁忌证

(1)病变累及颞下窝周围结构需要通过外入路切除。

(2)肿瘤累及重要结构使肿瘤无法完整切除。

3. 术前准备　详见"鼻内镜下经筛板入路前颅底手术"相关内容。

4. 器械及材料　详见"鼻内镜下经筛板入路前颅底手术"相关内容。

5. 手术步骤、手术关键点及原则　切除大部分中鼻甲、切除下鼻甲中后部分,由前向后切除钩突,开放上颌窦、筛窦、蝶窦。如果需要更好地显露侧方术野或者利于器械进入,则使用同侧上颌窦前壁(柯陆式)入路。在牙龈上做一长 4cm 左右的横切口,保留至少 5mm 牙龈以便手术结束时缝合切口,将骨膜从上颌骨表面分离,上界至眶下神经、内界至梨状孔,上颌窦前壁被移除,显露上颌窦各壁。为了满足术野的显露,一些机构还采用 Denker 术式,如果选择内镜下 Denker 术式,则需使用咬骨钳将梨状孔向侧方咬除。

定位蝶腭动脉,电凝后切断蝶腭动脉并显露蝶腭孔,去除上颌窦内壁。使用 Kerri-son 咬骨钳咬除上颌窦后壁骨质显露翼腭窝,金刚钻磨除腭骨垂直板、上颌窦后下和外侧较厚骨质。使用咬骨钳、吸切钳、软组织超声粉碎仪去除翼腭窝内的脂肪以显露蝶腭神经节及上颌神经各分支,术中尽可能保护这些结构,避免术后面部和腭部感觉异常。但若恶性肿瘤已经侵犯这一区域,可以使用等离子刀凝切翼腭窝内容物,为防止无意中造成血管损伤,可以使用钛血管夹放置于上颌动脉最近心端处。通过触诊定位翼突外侧板的前外侧面,使用剥离子将翼外肌从翼突外侧板的附着处分离,根据病变类型可以切除翼外肌获得术野的进一步显露。在翼外板外侧边缘和蝶骨大翼交界处可显露卵圆孔和下颌神经。卵圆孔的后外侧为棘孔,脑膜中动脉穿行其中,双极电凝可以凝闭该血管防止潜在出血。但在电凝时应远离棘孔,避免血管向颅内收缩、造成硬脑膜外血肿。位于颞下窝后方的颈动脉鞘位于棘孔的后外侧,术前需进行颈内动脉造影,因为这条动脉入颅前在颈部走行变异较大。

6. 并发症防治

(1)鼻出血:上颌动脉在颞下窝内走行复杂,无意损伤该血管可导致较大量的出血,仔细钝性解剖、识别该血管并用动脉夹控制出血非常重要。若术中没有很好地控制上颌动脉,假性动脉瘤引起的迟发性动脉出血可于术后数周发生。颞下窝后方的颈内动脉术中损伤可能导致迅速致命的后果,一旦发生应迅速有效填塞后介入治疗。

(2)神经损伤:上颌窦后外侧壁切除可能导致眶下神经损伤,引起面中部、上列牙齿、牙龈麻木、感觉异常和神经痛。下颌神经损伤会导致面部下 1/3、下列牙齿、下颌、唇、耳郭、外耳道感觉异常和咀嚼无力。上颌窦前壁入路增加眶下神经终末支损伤的可能。

(3)容貌改变:Denker 入路经常导致鼻侧软骨向后收缩。

7. 术后管理

(1)预防感染,抗生素使用7～10天。

(2)术腔填塞材料术后7～10天取出,随后开始每2周规律鼻内镜下鼻腔清理,直至术腔上皮化。

(3)肿瘤病例推荐规律的术后鼻内镜及增强 MRI 影像检查。

(五)鼻内镜下鼻咽切除手术

1. 适应证

(1)放疗后局部复发或残留的鼻咽癌(rT1、rT2 和部分 rT3、rT4 毗邻但不累及颈内动脉)。

(2)腺样囊性癌,腺癌或对放疗不敏感的恶性肿瘤,如唾液腺或间质来源。

2. 禁忌证

(1)延伸至颈内动脉后方或周围的肿瘤。

(2)广泛累及颅底及硬脑膜的肿瘤。

(3)肿瘤延伸至软腭以下。

(4)广泛侵犯眶部的肿瘤。

目前国内外对于 rT3、rT4 累及颈内动脉壁、侵犯颅内的鼻咽癌是否能行手术切除还没有共识。2020 年,复旦大学附属眼耳鼻喉科医院鼻颅底外科在"*Frontiers in Oncology*"杂志上发表了内镜下复发性鼻咽癌切除术的手术分型,报道了 101 例 rT1 至 rT4 复发鼻咽癌患者外科治疗后 2 年总体生存率,并建立了颈内动脉的评分量表和颈内动脉分级治疗的 5S 策略,详见参考文献。

3. 术前准备　详见"鼻内镜下经筛板入路前颅底手术"相关内容。

4. 器械及材料　详见"鼻内镜下经筛板入路前颅底手术"相关内容。

5. 手术步骤、手术关键点及原则　切除大部分中鼻甲、切除下鼻甲中后部分,由前向后切除钩突,开放上颌窦、筛窦、蝶窦,如果鼻咽顶、鼻中隔后部、翼腭窝、后鼻孔没有肿瘤,即可制作鼻中隔带蒂黏膜瓣,并暂时放置于上颌窦以便修补时使用。再切除后部骨性中隔,完全显露蝶窦外侧隐窝,磨低蝶窦底壁直

至斜坡。在中鼻甲尾端、紧贴腭骨筛嵴后端定位蝶腭动脉,电凝后切断蝶腭动脉并显露蝶腭孔,去除上颌窦内壁以显露翼腭窝的前壁。磨除腭骨垂直板、显露腭降动脉、腭大神经。如果需要更好地显露侧方术野或者利于器械进入,可采用 Denker 入路,去除梨状孔处的上颌骨的前内部将使器械在侧方更易操作。首先在梨状孔的前缘、下鼻甲前端前方做一个垂直切口,切口向深部延伸至骨膜下,显露上颌骨的前部。剥离子分离黏骨膜并向外侧延伸,直至显露、游离并保留眶下神经。磨钻去除上颌骨前内侧壁、鼻泪管周围骨质,锐性切除鼻泪管,去除梨状孔和上颌骨前壁,就形成了一个包括上颌窦、筛窦、蝶窦、鼻腔、鼻咽部的通道,可以使术者直视下观察到颞下窝外侧。

Kerrison 咬骨钳从上颌窦后壁内侧向外侧方向进一步扩大,直至眶下裂外侧。将翼腭窝软组织向外侧移位,识别翼管,并显露翼突根部、圆孔、上颌神经。在移位时,可将包裹翼腭窝软组织的上颌骨后壁骨膜及翼突表面的黏骨膜所形成的囊袋整体移动,可以避免翼静脉丛的出血。由前向后向着颈内动脉岩骨段的方向磨除翼管周边骨质,翼管神经从破裂孔处颈内动脉的外侧穿过。磨除翼管神经和三叉神经上颌支之间的骨质可以显露颈内动脉斜坡旁段,磨除翼突和内侧板,可以显露咽鼓管上部,去除咽鼓管软骨部及其表面附着的腭帆张肌和腭帆提肌。一旦破裂孔段颈内动脉显露,岩骨段的下壁和外壁即可切除,粗砂钻磨薄颈内动脉管骨质,再用咬骨钳或剥离子小心去除残余骨质,同法打磨颈内动脉斜坡段骨质并小心去除。移位颞肌、翼外肌、翼内肌以显露骨性咽鼓管,并作为解剖标志寻找咽旁段颈内动脉。锐性分离并切除鼻咽后部和上部致密的结缔组织和头长肌。根据肿瘤的大小和与重要结构的关系,整块或分层、分段切除肿瘤,术中从切缘取病理标本,确定已充分切除后再重建。

6. 并发症防治　详见"鼻内镜下经鼻联合上颌窦前壁-颞下窝入路侧颅底手术"相关内容。

7. 术后管理　详见"鼻内镜下经鼻联合上颌窦前壁-颞下窝入路侧颅底手术"相关内容。

(六)颅底重建

颅底修补重建的目的是为了分离鼻腔和颅内空间以避免出现,如颅内感染、脑疝、脑脊液漏等并发症。除人工合成材料外,带蒂鼻中隔黏膜瓣、带蒂中鼻甲和下鼻甲黏膜瓣、带蒂颞顶筋膜瓣在颅底修复中均报道较多,将一一介绍各带蒂瓣的适应证及制作方法。

1. 带蒂鼻中隔黏膜瓣

(1)适应证:带蒂鼻中隔黏膜瓣的血供来自鼻中隔后动脉,可用于修补扩大鼻内镜入路手术后超过 2cm 的颅底硬膜缺损,如修补单侧或双侧的筛板、筛顶、鞍底、鞍旁、斜坡及斜坡旁区域。因其较大的扭转角度,还可以用于重建翼腭窝、翼上颌裂、眶板、上颌窦壁及鼻腔底等区域。覆盖术后裸露的大血管,如上颌动脉、颈内动脉等,从而术后因干燥造成的损伤和出血。

(2)禁忌证:接受过鼻中隔切除、广泛的蝶窦开放或肿瘤侵犯鼻中隔。

(3)制作方法:上方切缘从蝶窦口下方,注意保护鼻中隔后动脉,并逐渐向前,沿着中鼻甲缘在颅底下方 1.5cm 处向前切,以保护嗅黏膜,随后再向前直到鼻中隔和鼻小柱连接处。后方的切缘从鼻腔外侧壁、咽鼓管圆枕的前方开始,沿着后鼻孔弓的方向,当获得完整的后游离缘时,向前方移动,避免在切向鼻底的过程中损伤软腭的血管,随后向下切至鼻底并逐渐向前切至鼻黏膜移行处。前方在鼻中隔和鼻小柱连接处,在下鼻甲前方上切缘和下切缘相连。使用剥离子在前切缘的软骨膜下进行剥离,避免破损,继续向后在筛骨垂直板和犁骨的位置沿着骨膜下剥离,外侧剥离直到蝶腭孔的位置以游离整个黏膜瓣。

2. 带蒂下鼻甲黏膜瓣

(1)适应证:带蒂下鼻甲黏膜瓣血供来自蝶腭动脉的分支鼻后外侧动脉,可用于修补斜坡及鞍区不超过 2cm 的颅底硬膜缺损。

(2)禁忌证:接受过患侧蝶腭动脉结扎或下鼻甲部分切除的患者。

(3)制作方法:将下鼻甲向内侧移位,从而更好地显露下鼻甲内侧面,切除钩突可以确定上颌窦自然开口,向后扩大上颌窦开口至上颌窦后壁。从腭骨升突的黏膜下开始分离黏膜,向后确定筛嵴、蝶腭孔和蝶腭动脉及其终末支的位置。当确定了血管蒂的位置之后,做两个矢状位的切口以确定黏膜瓣的上下界。沿着下鼻甲的上矢状面做一从后向前的切口,随后沿着下鼻甲的尾缘做一下矢状位切口,接着在下鼻甲前端做一垂直切口,剥离子从前向后剥离下鼻甲上内外侧面的黏骨膜。

3. 带蒂中鼻甲黏膜瓣

(1)适应证:带蒂中鼻甲黏膜瓣血供来自蝶腭动脉的分支鼻后外侧动脉,可用于修补颅前窝、蝶骨平台及鞍区不超过 1cm 的缺损。

(2)禁忌证:接受过患侧蝶腭动脉结扎或中鼻甲部分切除的患者。

(3)制作方法:从中鼻甲的前面做垂直切口,剥离子从上到下在中鼻甲的内外侧面剥离,注意不要戳入筛板造成脑脊液漏。接着将中鼻甲的黏骨膜从鼻甲骨外侧剥离,通过在中鼻甲腋外侧的骨质做一个水平切口,并将其向后在一个矢状位延伸到后方血管蒂处,在中鼻甲内侧做同样的切口,完成此黏膜瓣。

4. 带蒂颞顶筋膜瓣

(1)适应证:颞顶筋膜瓣基于颈外动脉的末端分支——颞浅动脉的前支,可以覆盖颅中窝、斜坡、鞍旁和蝶骨平台缺损。当鼻腔内带蒂黏膜瓣不可用或大缺损需要使用多个皮瓣时,带蒂颞顶筋膜瓣是重建颅后窝和颅中窝缺损的重要工具。

(2)禁忌证:接受过除皱术、冠状切口入路手术、腮腺手术、头皮病变切除、开颅手术、头皮放疗的患者。

(3)制作方法

①为皮瓣转位开窗:内镜下经上颌窦前壁入路到达翼腭窝和颞下窝,以便在颞下窝开窗,将皮瓣转入。具体操作见"鼻内镜下经鼻联合上颌窦前壁-颞下窝入路侧颅底手术"。

②制作颞顶筋膜瓣:半冠状切口切至毛囊水平,在毛囊下层掀起皮肤瓣,可见颞顶筋膜瓣附着于颅骨。识别颞浅动脉的顶支和额支,沿着颞顶筋膜边缘切开,在颞顶筋膜和颞肌筋膜之间的间隙掀起颞顶筋膜瓣。皮瓣附着于颅骨的部分需要分离至颅骨膜,于侧边将筋膜切开并将其掀起至其蒂部,为了保护面神经的额支,确保解剖区域不超过耳屏和眉侧的连线。

③建立颞下/经翼隧道:在颧弓上方2cm处垂直切开颞深筋膜的浅层,并将其与颞肌分开,切口向下延伸,于颧骨的内侧面掀起骨膜。从眶外侧壁和翼上颌裂掀起颞肌的前缘,显露上颌骨的侧壁,以进一步扩大通过颞下窝的软组织隧道。在颞窝、颞下窝和翼腭窝之间建立隧道,隧道扩大后,将纱条的一端用缝合线与皮瓣相连,另一端从颞窝通过隧道穿入鼻腔,使皮瓣通过隧道转入鼻腔、覆盖并支撑于缺损处。在放置引流管后,头皮切口分层缝合。

(于青青　唐　隽)

第四节　咽喉内镜微创手术

一、经口内镜辅助腺样体切除手术

腺样体是位于鼻咽部的淋巴组织,亦称咽扁桃体。腺样体肥大是一种生理现象,也与反复感染有关,6-7岁发育至最大,青春期后逐渐萎缩。腺样体肥大是儿童阻塞性睡眠呼吸暂停综合征的主要原因之一,同时也可以引起鼻塞、张口呼吸、闭塞性鼻音、打鼾、睡眠不安、后鼻孔滴漏、分泌性中耳炎和鼻窦炎等临床症状。由于长期张口呼吸,腺样体肥大的患儿可随着生长发育出现特征性的发育异常,如硬腭高拱、上唇上翘缩短、上颌骨变长、上切牙外突等,即形成所谓的腺样体面容。一般根据鼻内镜检查所见腺样体占据后鼻孔的比例把腺样体大小分为4度,堵塞后鼻孔0～25%为1度,26%～50%为2度,51%～75%为3度,76%～100%为4度。3度及4度大小的腺样体可以诊断为腺样体肥大。

1. 适应证

(1)阻塞性睡眠呼吸暂停综合征,与成人不同,儿童只需有阻塞性睡眠呼吸暂停的病史并且检查发现腺样体肥大即可作为手术依据之一,而不一定需要阳性的多导睡眠仪监测的结果。

(2)慢性分泌性中耳炎,腺样体切除术和鼓膜置管术可减少50%慢性分泌性中耳炎的复发。

(3)有研究表明,单纯腺样体切除术对控制慢性鼻窦炎是大有帮助的。

(4)每年有4次以上鼻咽炎发作,同时伴有鼻塞和耳部症状时也是腺样体切除术的指征。

(5)反复发作的咽炎患儿,腺样体炎往往是伴随发生,对于慢性扁桃体炎反复急性发作而需要行扁桃体切除术的患者,建议同时性腺样体切除。

2. 禁忌证

(1)血管性血友病等凝血功能障碍的患儿。

(2)急性上呼吸道炎症发作不满2周。

(3)黏膜下腭裂、腭裂、腭裂修补术后患

者不宜切除腺样体。

（4）不宜与悬雍垂腭咽成形术同时进行，否则可能出现鼻咽狭窄。

3. 术前准备

（1）详细地询问适应证、禁忌证相关的病史和体格检查。

（2）术前足够时间禁食。

4. 手术方法

（1）取头仰卧位，开口器压住舌部显露咽腔，需行气管插管，术中可经口通过鼻咽镜间接显露鼻咽或者通过 70°鼻内镜直接显露鼻咽部。

（2）橡皮管经前鼻孔置入，从口咽腔取出，提起软腭，充分显露腺样体及周围结构。

（3）使用腺样体刮匙、动力系统组织切割器、低温等离子射频技术等行腺样体切除术，最终使突出鼻咽部腺体与后鼻孔上缘平齐。

5. 术后管理　术后一般不需要特殊护理，一般不需要限制饮食。尽管没有必要术前应用抗生素，但有研究表明，术后使用抗生素可减轻口腔异味和疼痛感。

6. 并发症

（1）严重并发症的发生往往是术前没有发现腭裂、黏膜下腭裂及短软腭的存在，致使术后软腭不能关闭咽后壁。

（2）术后出血的部分儿童患者需要再次进行手术止血。术中损伤下鼻甲后端也可以导致麻烦的出血。

（3）损伤到咽鼓管组织。

二、经口支撑喉镜下声带良性病变切除手术

1. 适应证

（1）声带小结：声带双侧良性结节，可以不对称，位于固有层。声带小结常位于声带膜部的中点，患者发音困难是由于声带关闭不全所致。引起声音损伤的原因消除后，疾病常可自愈，因此很少进行外科手术。

（2）纤维结节：由不规则的纤维成分组成，边界不清，通常发生在声带黏膜下层间隙或声韧带附近。通常与长期发生损伤或出血有关，可能单侧或双侧，常伴随对侧反应性病变。位于声带黏膜下层者早期治疗方法包括减少发声和正确发声，如果效果不佳，则需采用喉显微外科手术。而位于声韧带者，常需要喉显微外科手术，由于切开声带深层，所以术后声音质量变差的风险高于声带浅表病变。

（3）声带囊肿：可发生于上皮下和声韧带，常为单侧，位于声带膜部中点内侧缘。囊性病变多是由于腺体导管堵塞、发声损伤或一些先天性异常引起，早期非手术治疗，如不能满足患者发声需求，还进行喉显微手术。

（4）反应性病变（继发性病变）：是由对侧声带原发疾病，如息肉、囊肿或纤维结节等接触压迫所致。硬性频闪喉镜下可以显示凸起性病变（原发病变）和与之相对应的凹陷性病变（继发病变）。反应性病变通常不需要手术，只需噤声休息、减少发声或进行嗓音治疗。此外，原发性病变治疗之后，反应性病变会缩小或痊愈，如果效果不佳，需要进行喉显微手术。

（5）声带息肉：发生于声带固有层浅层内，位于声带膜部中点。通常为单侧，有时会伴有对侧反应性病变。息肉可以无蒂（广基附着于声带）或有蒂（连蒂悬于声带上）。声带息肉是因严重的发声损伤或声带出血所致。急性期可通过减少发声来治疗。如效果不佳，选择喉显微手术。

（6）Reinke 间隙水肿（息肉样变性、弥散性息肉病、慢性息肉样声带炎）：是指声带固有层浅层内长期存在较多的凝胶状物质，通常发生在双侧声带，可能不对称或单侧发病。患者表现为音调降低和发声困难。女性易患任克水肿，可能因为女性更易因声音低沉和粗糙而困扰。建议在戒烟和其他非手术治疗（抗反流药物、避免接触毒素、嗓音治疗）数月后无效则应考虑手术。

2. 禁忌证　支撑喉镜大多为相对禁忌证。

(1)全身情况不好的患者,如重病、高度衰弱、高血压、心脏病、脑血管意外。

(2)显露有困难患者,如颈椎病变、畸形,小下颌、肥胖颈短、上门齿过长者等。

(3)所有不能耐受全麻手术者。

(4)病变范围大,经支撑喉镜仅能显露病变局,导致患者术后病灶残余可能性较大。虽非绝对禁忌,但需十分谨慎。

3. 术前准备

(1)详细的病史采集和体格检查对评估嗓音疾病非常重要,除了常规体查外还需要了解患者的职业、声音和歌唱需求。

(2)纤维鼻咽喉镜大致观察声带运动异常。硬性频闪喉镜在声带检查中起重要作用,该检查能详细观察振动波缘,辨别出病变对振动波的影响。

(3)术前的嗓音治疗非常重要,避免滥用或错误用声,如果患者在决定手术之前没有进行过嗓音治疗,通常需要进行1~2个疗程。

(4)如病情允许,术前应停用抗凝药物。

(5)戒烟对于术后恢复相当重要。

(6)如患者存在任何咽喉反流症状或体征,则至少术前4周期服用抗反流药物,可减低术后伤口并发症风险。

4. 手术方法

(1)麻醉:外科医师和麻醉团队之间的密切配合对嗓音显微外科手术的成功至关重要。需要全身麻醉,以便术中患者能够完全放松。插入5.0~5.5号气管导管,不仅为术者提供良好的视野,也减少了插管造成声带损伤的机会。

(2)患者体位:患者的体位对术中获得最佳的咽喉视野非常重要。最佳体位是仰卧位、头后仰。

(3)置入喉镜:保护好牙齿及牙槽。尽量选择大号喉镜,可更充分地显露术野。

(4)显露术野:经前局部加压,从而能更好地显露术野,但应避免将压力置于甲状软骨,这样会减小声带张力,从而增加嗓音显微手术的难度。

(5)微瓣技术:方法是紧贴病变外侧直接切开,避免对正常组织不必要的剥离。上皮下病变的微瓣手术应遵循以下原则:上皮切口尽可能靠近黏膜下层病变;不要破坏声带病变周围的正常组织;尽可能在病变表面操作。切开之前,在病变的基底部注射肾上腺素(1:10 000 浓度)盐水有助于术中止血和实现水分离术,以便更好地标识黏膜下层。用镰状刀和直刀可减少周围正常组织的损伤。使用小型弯剥离子在黏膜微瓣和病变之间分离。小型显微手术弯剪可以用于分离微瓣与黏膜下层病变之间的纤维带及黏膜下病变和下方声韧带之间的纤维带。将微瓣重新复位覆盖,完成切除后,应将游离缘完全修复凭证,不能留有凹陷或黏膜卷曲。

(6)切除技术:适用于带蒂、不累及深层组织的病变。钳夹病变并轻轻拉向中线,沿声带黏膜表面的蒂切断。

5. 术后管理

(1)根据手术范围、患者依从性及术者的观念和经验,绝对(严格)噤声时间为2~14天。限制以下行为:说话、耳语、吹口哨、喊叫、Valsalva 动作、咳嗽和打喷嚏。

(2)术后服用抗反流药物,继续戒烟有助于尽快回复,推荐术后雾化治疗。

6. 并发症

(1)牙齿等口腔结构松动或损伤。

(2)显露喉腔过程中遇到困难,支撑喉镜提拉力过大造成咽腔、舌根黏膜撕裂伤,有术后出血,甚至大出血可能。

(3)10%~20%的患者舌神经可能受到损伤(舌体麻木,味觉改变),损伤由喉镜压迫所致,通常症状在4周内消失。

(4)1%~2%患者发声无改善,约1%患者甚至变差,多因伤口愈合不良伴瘢痕形成所致,术后声带僵硬(瘢痕)可通过历时数月的黏膜下激素注射治疗改善伤口愈合过程。

（5）过度的水肿和创伤可导致微瓣坏死，一旦出现，声带需自行愈合，费时较长。

三、经口支撑喉镜下梨状窝瘘切除手术

儿童梨状窝瘘起源于胚胎期第三、四鳃弓。1972 年，Sandborn 和 Shafer 首次报道了颈部肿块是由于从左侧梨状窝穿行至左侧甲状腺上叶的瘘管通道引起的。梨状窝瘘根据瘘管走行分为第三和第四鳃裂畸形。第三鳃裂畸形通常起源于梨状窝的底部，穿行于甲状舌骨膜，位于喉上神经上方；而第四鳃裂畸形起源于梨状窝的尖部，穿行于环甲膜，位于喉上神经下方。梨状窝瘘在临床上罕见并且容易被忽略，80%的患者儿童期发病，主要临床表现是反复颈部脓肿或者急性化脓性甲状腺炎。过去传统的手术方法是颈外径路完整切除瘘管，伴或者不伴有患侧甲状腺切除。近年来，内镜下技术由于微创、并发症较少、易操作、住院天数少、手术成功率和开放性手术相似等优点，在治疗先天性梨状窝瘘中成为另外一种可选择的手术方法。

1. 适应证

（1）术前检查发现存在梨状窝瘘口。

（2）术中探查发现存在梨状窝瘘口。

（3）对于颈部皮肤完整、皮肤瘢痕不明显、初治病例可采取内镜下技术治疗梨状窝瘘。对于继发颈部窦道或广泛瘢痕者可采取开放性手术治疗。

2. 禁忌证 炎症进展期是经口支撑喉镜下梨状窝瘘切除手术的相对禁忌证。以往观点认为，炎症进展期一般不行手术治疗，但近年文献报道在急性炎症期，术中采用内镜下烧灼内瘘口联合脓肿切开引流取得良好的疗效，这为临床上治疗炎症期的梨状窝瘘提供了新思路。

3. 术前准备

（1）术前检查

①下咽造影：可作为疑似梨状窝瘘的初筛手段，其优点多表现在简单易行、价廉且显示较直观等方面。图像可直接反映出梨状窝尖的长度和形态发生的改变，甚至窦道及瘘管。下咽造影存在假阴性的可能，若需确诊需行进一步的影像检查。

②颈部增强 CT：可见源于梨状窝的含气管道、甲状腺内侧见管状样结构，内含点片状气体影、甲状软骨下角处含气腔隙存在、甲状腺炎症改变。若颈部存在瘘口或囊肿等，行 CT 检查前可局部注入造影剂，便于观察瘘管走行及范围。下咽造影及 CT 因为辐射剂量大的特点，可能对婴幼儿存在潜在影响。

③MRI：对于诊断梨状窝瘘具有重要意义。由于颈部软组织内容较多，因而在软组织显影（尤其是对炎症显影）要优于 CT。同时，不存在辐射剂量的问题。但 MRI 检查要求较高，配合度需求较高，因此在长时间扫描状态下患儿因为不配合，会影响成像质量。另外，检查费用也较 CT 高。

④纤维/电子喉镜检查：寻找梨状窝内瘘口，检查时注意向前提拉喉体充分显露梨状窝。若颈部存在瘘口或囊肿等，行喉镜检查前可局部注入亚甲蓝，便于观察梨状窝有无蓝染。

⑤颈部 B 超检查：在静止期 CPSF 的超声表现为：瘘管壁薄且光滑，管径相对较细，瘘管与周围组织分界清晰，瘘管内部回声均匀。而在急性感染期 CPSF 的超声表现为：瘘管管径明显增粗，壁增厚毛糙，与周围组织分界不清，内见甲状腺局部低回声区；瘘管反复感染可形成颈深部脓肿，并可累及甲状腺，脓肿形成后表现为液性暗区。超声不仅能清晰显示瘘管是否存在及其走向，还可以根据感染期和非感染期 CPSF 的不同超声表现来为临床手术时机的选择提供相关信息，因此高频超声可作为 CPSF 的首选检查方法。

（2）确认无感染：建议在无感染时进行手术。

（3）术前用药：术前使用抗生素预防感染。

4.手术方法　经口置入支撑喉镜，显露梨状窝瘘口（方法同经口支撑喉镜下声带良性病变切除手术）。

（1）电烧灼：绝缘的单极电凝探头或者低能量二极管可作为烧灼的仪器。电烧灼可重复在短时间内进行浅表黏膜层烧灼，直到形成环形瘢痕，避免穿孔或周围的解剖结构破坏，如喉上神经。笔者发现，电烧灼首次成功率为 91.4％，再次烧灼成功率为 97.1％。电烧灼方法可能不精准，热扩散可能会造成喉上神经及喉返神经的损伤。

（2）化学灼烧：三氯乙酸、硝酸银因其强烈的刺激性、腐蚀性在化学灼烧中有着重要的作用。对于三氯乙酸注射到内瘘口的剂量，仅 Yanagisawa 等报道浓度为 10％～20％时剂量为 0.2～0.5 ml。三氯乙酸比电烧灼在治疗梨状窝瘘中的疗效可能更明显，因为化学试剂会渗透到瘘管里面并且封闭整个瘘管通道，电烧灼只是单纯地封闭内瘘口表面。但是化学烧灼在造成组织炎症和粘连方面不如电烧灼，而且需要多次重复烧灼。为了避免多余的化学试剂流出，可以通过以下方式解决：患者保持仰卧位，头朝上，向患侧倾斜。双手操作，一手注射，另一手在瘘管口附近吸引。

（3）激光烧灼：行激光烧灼时术中应利用激光或者冷器械切除 Betz 黏膜皱襞，而后对内瘘管及周围黏膜进行激光烧灼，形成焦痂。

（4）纤维蛋白胶治疗：纤维蛋白胶包含了纤维蛋白原（混合 XIII 因子和抑肽酶）和凝血酶（CaCl$_2$）两种成分。当两种成分混合时，单体通过交联聚合形成纤维蛋白凝块，从而对组织具有很强的黏附力。Cigliano 等报道，利用两种成分的纤维蛋白胶向梨状窝内瘘口注射 0.5～1 ml 的剂量，短期内进行 3 次重复的手术操作直至瘘口完全闭塞。

（5）缝合技术：首先在全麻支撑喉镜下发现内瘘口，用牵开器放置在梨状窝处撑开，这样可以更好地显露内瘘口，而后切除部分瘘管以作新鲜伤口，最后用 5-0 薇乔可吸收线缝合瘘口，术后未见并发症及复发。这种技术的优点是比其他内镜烧灼方法更加安全，更能保证内瘘口的闭塞，无炎症反应及热扩散等造成喉返神经及喉上神经损伤。但该方法对于术者要求较高，需具备良好的显微操作技巧，在临床上不能很好地普及。

（6）低温等离子治疗：能在相对较低的温度下（40～70℃）工作，减轻对瘘口周围组织与神经血管的热损伤。

5.术后管理　术后常规应用抗生素，留置胃管，遵医嘱常规禁经口进食 3 天，术后第 4 天让患儿先试饮少量水，无呛咳、疼痛等不适后第 5 天进食半流食，少量多餐，至术后 1 周患儿可正常饮食。为减少内瘘口张力，促进伤口愈合，指导家属及患儿选择温、软、易消化的食物，勿进食热、烫、硬、粗糙食物。

6.并发症

（1）声音嘶哑。

（2）吞咽困难。

（3）颈部红肿。

（4）复发。

四、经口支撑喉镜下会厌良性病变切除手术

会厌良性病变包括临床上许多由炎症、外伤及新陈代谢紊乱等所致的肿瘤样物，如囊肿、淀粉样变、机化血肿等。也有真性良性肿瘤，其中包括乳头状瘤、血管瘤、软骨瘤、髓外浆细胞瘤、纤维瘤、喉淋巴管瘤等。

1.适应证　经过相关检查初步明确为局限的会厌良性病变，且非手术治疗无效。

2.禁忌证　同经口支撑喉镜声带良性病变切除手术。

3.术前准备

（1）完善纤维/电子喉镜评估病变范围。

（2）必要时完善影像学检查，特别是病变位于会厌谷，内镜下无法判断病变来源于舌根或会厌时建议完善 CT 检查，排除舌-甲舌囊肿等舌根来源的病变。

（3）必要时完善病理活检明确病变良恶性。

4. 手术方法

（1）患者取平卧仰头位，肩下可垫物，头后仰。术者左手持镜，放一层厚纱布保护上列牙齿。以右手推开上唇，以免被镜压在牙上受伤。将喉镜沿门齿中央送入口腔，将舌根轻轻向下压，缓慢的向内进镜，当从喉镜中看到会厌时，调整喉镜角度显露会厌病变。

（2）尽量选择大号喉镜，可更充分地显露术野。

（3）使用 CO_2 激光或低温等离子刀完整切除病变。

（4）显露病变时注意不可以上列门齿作为支点、不可过分牵拉咽喉部结构。

5. 术后管理

（1）详见"经口支撑喉镜下梨状窝瘘切除手术"相关内容。

（2）局部可给予激素雾化减轻术腔水肿。

6. 并发症

（1）吞咽呛咳、误吸可能诱发吸入性肺炎等并发症。

（2）患者在手术时处于全麻状态，肌肉松弛不全，若操作粗暴，喉镜插入喉腔上抬挤压软腭可导致擦伤和黏膜下淤血，故在手术中喉镜应保持在正中位，充分利用光源沿悬雍垂进路。笔者体会，术中应充分的肌肉松弛、操作轻柔才能避免此并发症的发生。

（3）舌体麻木、伸舌偏斜，主要因喉镜压迫舌体时间过长或舌根肥厚引起血循环暂时性障碍所致，往往能在短时间内恢复。

（4）牙齿松动脱落，主要由于术中操作粗暴引起。

五、经口支撑喉镜下复发性呼吸道乳头状瘤切除手术

复发性呼吸道乳头状瘤（recurrent respiratory papillomatosis，RRP）是呼吸道最常见的良性上皮性肿瘤，与人乳头瘤病毒（human papilloma virus，HPV）感染有关，可发生于任何年龄，主要发生在喉部，可累及除喉以外的呼吸道和消化道如气管、支气管、肺和食管多个部位，临床上极易复发。RRP 的临床过程与年龄密切相关，儿童多见；且儿童复发性呼吸道乳头状瘤的临床处理较成人复发性呼吸道乳头状瘤更为棘手。

1. 适应证　早期积极干预治疗，阻断其发生、进展、恶变的过程，使其向良性转归，实现临床治愈。

2. 禁忌证　以下禁忌证不是绝对的，而是相对的，在适当条件下同样可以进行手术。

（1）心脑血管疾患：严重并发高血压、急性心肌梗死，未能控制的心力衰竭，近期因脑血管意外发生偏瘫者。

（2）呼吸系统疾病：严重支气管哮喘、肺气肿、肺部感染及肺功能显著减退者。

（3）肝衰竭：肝功能明显异常和严重功能不全者。

（4）其他：全身出血性疾病；严重糖尿病；精神障碍，不能配合治疗者；严重颈椎病患者。

3. 术前准备

（1）详细的病史，包括发病年龄、手术次数、手术间隔时间、有无喉气管狭窄、有无气管切开史、呼吸困难加重几天等。

（2）观察生命体征，判断呼吸困难程度。

（3）纤维喉镜检查以明确肿瘤的范围，声门区阻塞的程度，有气管切开的患者应用纤维喉镜进入气管套管检查，明确气管套管下方是否有肿瘤阻塞气道，气管隆嵴及支气管口是否有肿瘤生长，是否存在气道的梗阻。

（4）生化检查和拍 X 线胸片。

4.手术方法

（1）体位和麻醉：平卧位，采用插管静脉复合麻醉。插管前采用基础麻醉，使患者镇静，减少口腔及气道的分泌物，备好吸引器及时清理口腔及下咽分泌物，面罩吸氧。对于无气管切开，呼吸困难2度以上的患者；有气管切开史，患者有气管切开但喉部堵塞较重，气管造口下方有肿瘤堵塞的患者，术前准备纤维喉镜、气管切开包、气管镜等，做好急救准备。插管时动作要轻柔，过声门时要经缝隙通过，防止粗暴损伤。通过声门下后若遇阻力时注意轻柔通过，或纤维喉镜引导下通过肿瘤区，插管下方应保持通畅。肿瘤位于气管切开口附近，套管下方无或少量肿瘤的，可以全麻下经造口插管。观察胸廓的呼吸幅度可了解插管位置是否良好，插管过深造成单肺通气，插管过浅则有肿瘤组织阻挡气道，影响患者气体交换。套管下方有肿瘤生长时，全麻肌肉松弛后经纤维喉镜引导气管插管，越过肿瘤后固定插管。尽可能使插管下方位于气管隆嵴上方，若肿瘤位于隆嵴，阻塞支气管口，应在纤维喉镜引导下插入较好一侧的支气管，进行单肺通气。

（2）手术方法

①麻醉平稳后，应用支撑喉镜显露声门区并固定，应用显微镜进行手术操作。

②根据声带的分层特点，Reinke间隙成纤维细胞较少，产生细胞外基质少，在Reinke间隙浅层完成手术能最大限度地减少瘢痕形成。术后瘢痕形成可能与术者对切割深度的掌握欠佳有关，切除过浅，导致出血，肿瘤残留复发；切除过深，甚至累及声韧带，导致瘢痕形成；深浅不一，多次手术，更导致瘢痕形成。在声带上手术时应在Reinke间隙浅层进行，必须保护好固有层的中层和深层。若切除过深，会产生喉蹼、喉粘连、环型喉瘢痕狭窄，甚至喉闭锁。

③肿瘤范围较广时，可应用低温等离子刀切除病变；肿瘤局限时，可应用CO_2激光切除、止血。在声门下放入生理盐水浸湿的纱条以保护气管套囊，避免术中爆燃。设置CO_2激光模式为连续或脉冲，功率选择为2～3W，沿肿瘤生长边缘外2mm正常黏膜精细气化切割，深度一般不超过声带的黏膜下层，以保证声带肌不受损伤，保留声带肌。术中根据肿瘤的部位需对显微镜及支撑喉镜位置进行不断地调整，尤其注意会厌喉面、喉室和声门下区等显露比较困难的部位的肿瘤，务必显露清楚在直视下精准完整切除肿瘤，同时注意一定要避免直接气化肿瘤组织，以减少播散。

④对于前连合及杓间区的病变应在不损伤正常组织的前提下切除，防止术后形成瘢痕造成组织粘连。

⑤声门下气管内病变气管内镜及气管异物潜窥镜套气管异物鳄鱼钳对于没有气管切开的患者，如果脉搏血氧饱和度（SaO_2）在97％时，可先松解气管插管套囊对遮挡区域进行探查，气管内镜从声门区、声门下沿插管向下探查，明确肿瘤的范围，确定手术步骤。

⑥对于经气管切开处插管的患者，可先在内镜下处理声门下到气管造口的肿瘤，充分止血。在内镜下拔出气管插管后，向下探查肿瘤的范围大小及气道阻塞的情况，注意两侧支气管是否累及。并应用气管内镜及气管异物潜窥镜套气管异物鳄鱼钳切除肿物。

5.术后处理　术后密切复查，出现复发，及时手术干预。

6.常见并发症及处理

（1）术中二氧化碳潴留

①原因

·手术中麻醉插管过细，插管周围有肿瘤组织阻塞，二氧化碳排除受阻。

·应用喷射呼吸机通气，插管下方仍有肿瘤部分阻塞气道导致通气受限。

·手术中频繁的拔管进行气管及支气管肿瘤的切除的手术操作，暂时性的通气受限。

·下呼吸道炎性反应引起分泌物增加，

麻醉后分泌物潴留,影响肺的气体交换,并且手术中有血性分泌物流下,进一步加重气道阻塞。

•术前支气管口有病变,或无气管切开的患儿插管无法越过肿瘤,气管套管下方有肿瘤阻塞等。

•术前肺部有炎性病变,肺囊性变等。

②处理

•术中加强吸痰,及时清理血性分泌物,保证下呼吸道通畅。

•迅速清除肿瘤,缩短手术时间。

•气道肿瘤大部清除后及时更换适合的大号麻醉插管,改善通气,有效地减少二氧化碳潴留,防止并发症的产生,可保证手术后能顺利拔管。

(2)牙齿崩裂、松动、脱落,咽部黏膜撕裂:无保护牙齿意识,暴力置入支撑喉镜,导致牙齿、咽部黏膜损失,严重者导致牙齿脱落,咽部撕裂出血难以止血。置入支撑喉镜前纱布保护受力的上部牙齿;请勿使用暴力,直视置入支撑喉镜。

(3)出血:肿物范围较大,术中出血多,手术视野欠佳,术后止血不彻底导致。注意手术层次把握,术中严格止血。

(4)呼吸困难:术后呼吸困难,若无出血,常为术后喉水肿引起,及时使用激素治疗,必要时需行急诊气管切开,保证呼吸道通畅。

六、经口支撑喉镜下声带癌前病变切除手术

癌前病变的本质和癌变过程一样均尚未完全明了,有人将已经癌变的细胞潜伏在外观正常组织中的状态(潜伏癌细胞)称为癌前病变,也有人是指可逆性的增生阶段。概念尚未一致,但一般多指组织细胞化生和显著增生而言,其中也包含着独立疾病。喉癌的癌前病变包括慢性肥厚性喉炎、喉黏膜白斑病、喉角化病、成人喉乳头状瘤、原位癌等。其中乳头状瘤详见上一章节。

1. 适应证　目前对喉癌前病变多主张早期积极干预治疗,阻断其发生恶变的病理过程,使其向良性转归,降低癌变的发生率。

2. 禁忌证　同经口支撑喉镜下复发性呼吸道乳头状瘤切除手术。

3. 术前准备　禁烟限酒;电子喉镜检查可提供高质量喉镜图像,可更好地判断病变性质、范围等临床特征;动态(频闪)喉镜可检测声带黏膜的振动特性,评估病变累及声带的深度和广度;窄带成像(narrow band imaging, NBI)可提高性质判断的敏感性和特异性;必要时行组织活检,为明确诊断的金标准。

4. 手术方法

(1)患者平卧位;采用全身麻醉,经口气管插管麻醉插管选用内径 5.0～6.5mm 为宜。

(2)用支撑喉镜充分显露下咽,看清肿瘤范围后,调整 CO_2 激光输出模式及输出功率,光斑直径为 0.2mm。在显微镜直视下,分清病变和正常组织的界限后,先用显微喉钳轻轻夹取部分病变组织送病理检查,再根据声带病变的范围及深度,距病变边缘 1～2mm 处用 CO_2 激光进行手术。

(3)手术方式包括以下几种。所有术式术中注意保护正常黏膜组织,特别是前连合处的黏膜。

①黏膜表皮剥脱:适用于较轻微的癌前病变(主要用于声带白斑者)。先在声带黏膜下注射含肾上腺素的生理盐水,应用扫描激光将增厚的上皮层与角化层逐层剥脱,保留浅固有层。激光功率1～2W 间断脉冲方式。

②黏膜剥脱:先在声带黏膜下注射含肾上腺素的生理盐水,如黏膜浮起来,说明病灶一般局限于黏膜。将激光功率设定为1～2W,间断脉冲模式下,距病变边缘 1～2 mm 处以 CO_2 激光切开黏膜,显微喉钳提起切开黏膜边缘,黏膜下将病灶处黏膜及其周边黏膜一并切除至黏膜固有层;注意保护声韧带

及声带肌免遭损伤。适用于病变较广、病理为中-重度不典型增生的角化症和乳头状瘤。

③声带和（或）室带部分切除：将激光功率设定为2～3W，连续脉冲模式，主要用于汽化切除重度不典型增生或伴局部癌变病变。切除病变后用显微手术钳夹生理盐水棉球去除声带表面炭痂，观察病变是否切除彻底。

5. 术后处理

（1）预防感染，抗生素使用一般＜48小时。

（2）术后要求噤声休息10天左右，创面较大者，鼓励多说话，做深呼吸，避免粘连。

（3）雾化治疗。

（4）辅予抑酸治疗。

（5）禁烟禁酒。

（6）4～6周进行语音训练。

6. 常见并发症及处理功能

（1）牙齿崩裂、松动、脱落，咽部黏膜撕裂：详见"经口支撑喉镜下复发性呼吸道乳头状瘤切除手术"相关内容。

（2）呼吸困难：少见，常为术后喉水肿引起，及时使用激素治疗，必要时需行急诊气管切开，保证呼吸道通畅。

（3）出血：少见，常为术中止血不彻底导致，术后认真检查创面情况。

七、经口支撑喉镜下喉癌CO₂激光切除手术

激光是20世纪60年代以来发展异常迅速的新科学技术。使用高功率或大能量的激光器产生的激光束经聚焦后可以对生物组织产生强的热作用，从而实现对生物组织的切割、气化和凝固。喉部激光手术具有损伤小、无须颈部切口和气管切开、功能保留好、手术时间短、患者痛苦小等优点。

1. 适应证　主要用于治疗早期声门型和声门上型喉癌，适合于激光手术的病变应是在支撑喉镜下可完全显露，肺瘤各界均在视野内，在激光束可达到的区域内肿瘤应能被完整切除。

（1）T1-T2期声门型喉癌：首选声带原位癌T1a期病变，以及可显露完全的T1b、T2声带癌。

（2）T1-T2期声门上型喉癌。

（3）局限的杓会厌皱襞癌。

（4）声门下累及＜0.5cm。

（5）高选择的T3声门型喉癌。

2. 禁忌证

（1）喉软骨受累的喉癌患者。

（2）声门型喉癌向声门下扩展达5mm以上或声门旁间隙受累的喉癌患者不适合进行激光微创手术。

（3）声门上型喉癌累及会厌谷、会厌前间隙或舌根的喉癌患者不适合进行激光微创手术。

3. 术前准备　完善喉镜、NBI及CT检查了解肿物范围及淋巴结情况；完善彩超、ECT排除有无远处转移；老年患者完善心肺功能检查、合并心脑血管、肺、肝及糖尿病等全身性疾患，术前应进行适当治疗。

4. 手术方法

（1）平卧位；采用全身麻醉，经口气管插管麻醉插管，用内径5.0～6.5mm为宜；经口置入支撑喉镜，将声门及病灶完全显露，调整显微镜，用盐水棉片在声门下保护气管套管球囊、覆盖声门下正常气管黏膜，在显微镜直视下，确定声带病变范围及浸润深度；调整CO₂激光输出模式及输出功率为SP模式2～3W，光斑直径为0.2mm；保持距肿瘤安全边界约3mm，将肿瘤完全切除（留取安全边缘），调大激光光斑，用于止血；取出盐水棉片，检查创面。

（2）近年随着医学水平不断发展和进步，低温等离子射频消融技术在软组织切除中的微创优势逐渐获得认可，并在头颈耳鼻咽喉领域广泛应用，为喉癌微创手术提供了新的思路。低温等离子射频消融技术将切割消融、止血及冲洗吸引等功能集于一体，可保持

手术视野清晰完整。同时,刀头前段弯曲幅度可适当调整的设计有利于彻底切除显露不良的病灶,提高手术精确度和成功率。各位学者可结合自己的实际情况决定使用。

5. 术后处理

(1)预防感染,抗生素使用一般＜48小时。

(2)鼓励多说话,做深呼吸。

(3)鼓励经口进食,辅予抑酸治疗。

6. 常见并发症及处理

(1)牙齿崩裂、松动、脱落,咽痛及咽部异物感:详见"经口支撑喉镜下复发性呼吸道乳头状瘤切除手术"相关内容。

(2)皮下气肿:激光切除前连合肿物时,将肿物连同部分甲状软骨板一并切除后导致。术后局部加压3～5天,减少气体溢出后,可自行消散。

(3)呼吸困难:术后呼吸困难,若无出血,常考虑为术后喉水肿引起,及时使用激素治疗,必要时需行急诊气管切开,保证呼吸道通畅。

(4)出血:术后活动性出血,常为术中止血不彻底导致,切除会厌根部、前连合或声门旁间隙时,常遇到较大的血管出血,激光封闭困难,可采用双极或等离子刀止血;术后患者剧烈咳嗽可引起出血,可给予雾化、抗过敏治疗。术后大出血,可能导致窒息可能,必要时需返回手术室止血,出现窒息症状,及时气管切开。

(5)误吸:喉部分切除术后,喉的括约肌功能暂时失控,所以术后都会有不同程度的误吸,会厌切除术后尤为明显。但此症为暂时性,锻炼后基本都能逐渐适应,症状消失。应向患者进行解释,开始宜进较黏稠的食物,小量多餐,逐步适应,必要时可先留置胃管,逐步锻炼。

(6)声音嘶哑:手术后发音效果差别较大,主要由声带切除范围决定。但大部分患者术后语言可达到应用水平,在社会上交流

无困难。鼓励尽早和积极锻炼说话,3个月至半年一般可达到应有的发音效果。

八、经口下咽癌切除手术

下咽(喉咽)恶性肿瘤占头颈部恶性肿瘤的 $3\%\sim5\%$,以鳞状细胞癌为主。随着激光、纤维喉镜、支撑喉镜和显微手术器械的不断改进,以及机器人外科手术的发展,为下咽癌微创手术治疗的进一步发展奠定了良好的基础,治疗方法由开放性根治为主转变为在无瘤前提下采取对患者创伤最轻、生活质量影响最小的微创手术方式。主要有经口 CO_2 激光下咽癌手术(transoral CO_2 laser microsurgery,TLM)和经口机器人 CO_2 激光辅助下咽癌切除术(transoral robotic surgery,TORS)。下面主要介绍经口 CO_2 激光下咽癌手术(TLM)。

1. 适应证　梨状窝及下咽后壁癌 T1、T2 病变及局限的高位环后癌,尤其是基底窄,未发现明显深层浸润,经术前充分评估在支撑喉镜下可完全暴露的病变。

2. 禁忌证　由于下咽癌分化较差,颈淋巴转移率高,早期症状不明显,患者就诊时常常已处于中晚期,可选择经口激光手术的下咽癌病例较少。除上述仔细选择评估的病例,建议仍选择颈外径路以保证瘤体的完整切除。

3. 术前准备　术前常规行电子喉镜检查及窄带成像内镜(narrow band imaging,NBI)检查,通过观察位于黏膜上皮基膜下方的毛细血管襻的形态变化,从而能清晰识别黏膜表面的恶性肿瘤病灶;行颈部 CT 或MRI,评估病变侵及范围及颈部淋巴结的情况;必要时需行超声引导下的细针穿刺活检,根据需要确定是否进行颈淋巴结清扫术及范围;行胃镜评估食管的侵犯情况;还需行腹部及泌尿系彩超评估有无远处转移;老年患者完善心肺功能检查;合并心脑血管、肺、肝及糖尿病等全身性疾患,术前应进行适当治疗;

术前留置胃管。

4. **手术方法**

(1)体位及麻醉:平卧位;采用全身麻醉,经口气管插管麻醉插管选用内径 5.0~6.5mm 为宜。

(2)手术步骤:用支撑喉镜充分显露下咽,看清肿瘤范围后;调整 CO_2 激光输出模式及输出功率为 SP 模式 2~3W,光斑直径为 0.2mm;显微镜下 CO_2 激光切除:根据肿瘤部位和范围,位于梨状窝的病变,探查找到肿瘤的基底部,充分显露后,保留 5mm 以上安全界完整切除,向内可切除构状会厌襞甚至半侧喉部结构,向外可切至甲状软骨板内侧面。高位环后癌可切除至构状软骨,再将周围保留的正常黏膜缝合以免软骨裸露。位于下咽后壁的病变,激光于肿瘤周边向深面切除直至椎前筋膜,将肿瘤完整的连同咽壁整层(黏膜和下咽缩肌)切除,残缘与椎前筋膜固定;在术中应当保留至少 5 mm 的安全缘,如果可能的话应为 10 mm。若肿瘤切除后,在肿瘤周围多点取外切缘送冰冻病理检查,结果阴性者手术结束;结果阳性者继续扩大切除至切缘阴性;手术中注意止血,因下咽部血管较声门区丰富,术中应准备电凝止血设备。根据患者情况及术前检查结果评估是否需行颈部淋巴结清扫。

(3)经口机器人 CO_2 激光辅助下咽癌切除术(TORS):经口机器人手术可借助于患者的口腔自然通道,通过高精度的镜头和清晰的光源,拓展了主刀的视野,使术野的组织解剖结构更加清晰;灵活的器械活动度,可按术者的指令在空间狭小、人手无法进入或不能操作的区域中完成分离、切割、结扎、缝合等外科动作;对术者手术的颤动进行过滤,对于高精度、长时间的复杂手术尤为重要;20倍显微镜放大手术视野和具有 3D 成像功能,解决了图像不清晰、画面无立体感的问题。

达芬奇 CO_2 激光机器人手术系统具备的精、准、稳、灵等特点使 TORS 的手术质量得到了显著的提升。合适的适应证选择、熟练的操作和配合以及不断改进的设备和技术,将进一步拓展 TORS 在耳鼻咽喉头颈外科的临床应用范围。

5. **术后处理**

(1)鼻饲饮食,加强营养支持治疗,辅予抑酸治疗。

(2)常规使用抗生素预防感染治疗。

(3)祛痰、雾化治疗。

6. **常见并发症及处理**

(1)咽瘘:因肿瘤范围大,浸润深层组织,术中切除范围较大,切除深度把握不佳,导致咽瘘。术前应充分评估,对于肿瘤基底宽,深层浸润的肿瘤,选择开放入路;术中保持视野清晰,注意层次把握,提高个人水平,可减少术后咽瘘发生。

(2)并发症:基本与前文中支撑喉镜下喉癌 CO_2 手术相同,处理方法也基本相同。

(邓学泉　廖烈强)

第五节　颈部内镜微创手术

一、内镜辅助下先天性肌性斜颈胸锁乳突肌切断手术

1. **手术目的**　切断挛缩的胸锁乳突肌,恢复颈部的正常活动度。

目前主流的选择如下。

(1)胸锁乳突肌切断术、部分切除术或全切除术。

(2)胸锁乳突肌延长术,"Z 字形延长"胸锁乳突肌上、下端联合松解加成形术。

(3)2013 年起我院开展内镜辅助胸锁乳突肌切断术。

2. 适应证

(1)超过 1 岁以上发现的先天性肌性斜颈。

(2)年龄<1 岁,但持续性的胸锁乳突肌挛缩,引起头部旋转活动受限,非手术治疗 6 个月无效。

(3)持续的胸锁乳突肌挛缩伴进行性的颈椎畸形、一侧面部发育不良。

3. 禁忌证

(1)先天性骨性斜颈、眼性斜颈、痉挛性斜颈。

(2)凝血功能障碍、心肺功能不全等。

4. 手术步骤

(1)内镜下胸锁乳突肌下极切断术

①体位:仰卧位垫肩,头部后仰并尽量偏向健侧。

②切口:患侧胸前入路,一般选择在锁骨以下 3cm 处起,向下内与胸锁乳突肌平行做切口,长度 2cm。

③建立手术空间:沿胸大肌肌膜浅面向上内侧分离,至能清晰显露胸锁乳突肌锁骨头、胸骨头及下 1/3 胸锁乳突肌,放入拉钩并固定,建立稳定的手术空间。

④切断挛缩的胸锁乳突肌:在胸锁乳突肌的锁骨头及胸骨头上约 1cm 处用超声刀完全切断挛缩的肌纤维,注意保护深面的颈总动脉、颈内静脉及迷走神经。

⑤切口处理:术腔充分止血、冲洗后,放置负压引流管,缝合切口。

(2)内镜辅助下胸锁乳突肌上极切断术

①切口:沿耳后沟与乳突间做长约 2cm 的切口。

②建立手术空间:沿颞肌肌膜浅面向后下分离至暴露乳突下胸锁乳突肌头,用小拉钩维持手术空间。

③切断胸锁乳突肌乳突头:于乳突下 1cm 处用超声刀切断挛缩的胸锁乳突肌纤维。术中注意保护副神经及面神经主干,尤其是避免超声刀对神经的热损伤。

④切口处理:术腔充分止血、冲洗后,放置负压引流管,缝合切口。

内镜下先天性肌性斜颈手术与传统手术比较,纤维化的肌纤维切断更彻底,采取双头切断复发率更低,效果更好,切口更小,更隐蔽,术后颈部没有手术瘢痕,美容效果更好。

5. 并发症

(1)出血或血肿形成。

(2)神经损伤,如副神经、面神经、迷走神经。

(3)伤口感染。

(4)锁骨、乳突骨化增生,主要是由于切断肌腱时过于靠近骨膜引起骨膜损伤所致。因此,切断肌腱时要远离骨膜 1cm 以上,也就是要保留少许肌腱附着于骨膜上。

6. 存在的问题和展望

(1)先天性肌性斜颈早期非手术治疗效果好,手术并非首选。

(2)非手术治疗效果不佳的尽早手术,手术效果好,后遗症少。

(3)已经合并颈椎改变者效果相对较差。

7. 手术关键点及原则

(1)因切口距离术野较远,尤其是成人,如开始未能显露充分,也可先放入拉钩及摄像系统,然后在内镜下完成术野的充分显露。

(2)对于 12 岁以上的患者,尤其是成人患者,如果术前发现合并肩胛舌骨肌、胸骨舌骨肌挛缩的,也可将术野扩大显露肩胛舌骨肌、胸骨舌骨肌并将其切断。

二、内镜辅助下腮腺肿瘤切除手术

传统腮腺手术多采用 反"S"形切口,长度常常超过 10cm,术后瘢痕较为明显,影响外观。相对于传统开放入路的腮腺肿瘤切除术,内镜手术的切口长度明显缩短,并可利用头发、外耳遮挡,有利于保持患者颌面部的美观性。2000 年,内镜辅助下腮腺肿瘤切除手术由 Lin 等首次报道。自此,内镜辅助下腮腺肿瘤切除手术从最初的耳前、下颌区切口入路,到后来的耳郭、乳突入路、耳后沟入路、耳垂后下方皮纹切口入路、颈上部-耳垂后双平行切口联合入路、耳屏-耳垂后沟-发际线三切口联合入路、耳后沟-乳突延长切口入路、发际线切口入路、颅耳沟切口入路、经口内入路,得到了不断发展。

1. 适应证　仅适用于直径＜4cm 的腮腺良性肿瘤。

2. 禁忌证　腮腺恶性肿瘤、直径≥4cm 的腮腺良性肿瘤,急性炎症期涎腺炎、放疗史、先前存在的轻度面瘫或复发性肿瘤,不建议采用内镜辅助下手术。

3. 术前准备　患者术前需完善 CT、MRI 检查协助评估腮腺肿物性质、范围。术前以患者手术切口外周 15cm 为备皮范围,剃净毛发。如采用经口内入路,则应以患侧腮腺外周 15cm 为备皮范围,作为可能术中中转开放入路手术的准备。术前 8 小时开始予患者禁食禁水。

4. 手术方法　气管内插管全麻成功,患者取仰卧位,患侧颌面部、颈部向上,行皮肤切口(具体见下),分离皮瓣,利用特制拉钩及悬吊装置提升皮瓣以建立术腔。在内镜下显露腮腺浅叶(经口内入路显露腮腺深叶)。分离显露面神经主干并顺行游离面神经分支。术中可利用面神经监测设备实时监测面神经电信号,协助确定面神经位置。沿肿瘤及周围腺体组织,以电刀、双极电凝完整切除肿瘤(经口内入路可选用等离子刀切除腮腺深叶肿瘤)。缝扎腮腺断端,冲洗术腔。现按报道时间顺序简要介绍手术入路。

(1)耳前、下颌区切口入路:自患侧颧弓下缘边界处起,向下延伸至耳前皱褶处,绕过耳垂,继续向下延伸至下颌角上方,平均切口长度为 6.9cm(6.0～8.1cm)。

(2)耳郭、乳突入路:自患侧耳屏前上皱褶,沿耳屏前缘向下,顺耳垂前皮纹绕过耳垂,沿耳垂后上折返达乳突,平均切口长度 4.5cm(3.5～5.5cm)。相较于耳前、下颌区

切口入路,该入路切口缩短,缩短了位于面部的瘢痕。

(3)耳后沟入路:于患侧耳后沟行切口,长度约 3.1cm。该切口仅适用于腮腺后部的良性肿瘤,术后瘢痕小,可很好地避免面部美观受影响。

(4)耳垂后下方皮纹切口入路:于患侧耳垂后下方,沿皮纹行弧形切口,平均切口长度 4.8cm(4.0～5.4cm)。该切口仍有部分瘢痕位于耳垂后下方,无法遮挡,对面部外观仍有影响。

(5)颈上部-耳垂后双平行切口联合入路:于患侧下颌角后下约一横指处及患侧耳垂后,分别做一 2.0～2.5cm 长切口,两切口互相平行。该切口术后瘢痕更为隐蔽,但仍会在下颌角区留有一小瘢痕。

(6)耳屏-耳垂后沟-发际线三切口联合入路:分别于患侧耳屏前方行一 1.5～2.0cm 长的切口;耳垂后沟行一约 1.0cm 长的切口;发际线上方行一约 1.0cm 长的斜行切口。患者术后仅在耳屏前方切口瘢痕,美观效果较好。

(7)耳后沟-乳突延长切口入路:由我科报道,于患侧耳后沟向上行一切口(2.0～2.5cm),随后延伸至乳突(切口总长 4.0～5.5cm),切口终点未至发际线。该切口可利用外耳遮挡瘢痕,极大地提高了患者的面容美观性。

(8)发际线切口入路:自患侧耳郭后下区域距头皮约 10mm 做切口向后延伸至发际线处,长 5.0～6.0cm。术中可利用面神经监测设备实时监测面神经电信号,协助确定面神经位置。该切口完全隐藏于头发中,患者的面容与术前几乎没有改变。

(9)颅耳沟切口入路:自患侧耳垂下沿耳后延长,切口长度比肿瘤最大直径长 0.5～1.0cm,最长至乳突下方。该切口术后可见耳后瘢痕。

(10)经口内入路:沿患侧口咽后壁略偏

于患侧纵向依次切开咽部的黏膜、头长肌、颈长肌,显露肿瘤表面筋膜及脂肪组织,显露腮腺深叶。该入路用于切除腮腺深叶肿物。

5. 并发症的处理及预防　内镜辅助下腮腺肿瘤切除围术期并发症同开放手术,主要包括以下几点。

(1)出血:为预防围术期出血,术中利用腹腔镜成像系统显露放大血管及出血点,利用电凝、缝扎等方法对术腔充分止血。术后注意患者术区肿胀程度及引流量、引流液颜色,如发现出血可予患者压迫止血,必要时二次手术探查止血。

(2)周围型面神经功能不全:主要表现为口角㖞斜、鼓腮漏气、流涎、闭目不全等。可利用腹腔镜成像系统提供更清晰、明亮且放大的术腔视野,有利于减少对面神经的刺激、损伤,降低面神经功能不全风险。术中还可利用面神经监测设备实时监测面神经电信号,协助确定面神经位置。如受损面神经未完全断离,患者面神经功能不全术后 3~6 个月后一般可恢复。面神经断离的,可予行面神经断端的端端吻合,或考虑面神经移植修补。

(3)腮腺瘘:为预防腮腺瘘形成,术中仔细缝扎腮腺断端,可利用自体或异体生物组织材料覆盖于腮腺创面。术后注意患者术区肿胀程度及引流量、引流液颜色。嘱患者勿进食,避免进食酸类、过甜、硬质食物。如发现腮腺瘘可予患者加压包扎,服用阿托品或山莨菪碱等药物抑制唾液分泌。必要时二次手术探查。

(4)术后瘢痕形成:为预防术后瘢痕影响外观,术前设计切口时尽可能考虑切口位置,可利用外耳、发际线等遮挡,在满足肿瘤切除需要的前提下,尽可能控制切口长度。围术期预防感染、腮腺瘘等。如术后瘢痕影响外观,可予患者祛瘢膏等药物祛瘢治疗。必要时可考虑二次手术切除瘢痕。

(5)味觉出汗综合征:又称耳颞神经综合征或 Frey 综合征。表现为当有味觉刺激存在并伴有咀嚼运动时,患者颞部或颊部皮肤出现潮红及出汗。

一般认为,该并发症成因为被切断的耳颞神经和支配腮腺分泌功能的副交感神经纤维在再生的过程中,与被切断的原支配汗腺和皮下血管的交感神经纤维发生错位愈合。

预防方法包括在腮腺咬肌深面翻瓣,或术后利用自体或异体生物组织材料覆盖于腮腺创面,阻断神经的错位连接愈合。

目前尚无简单有效、完全成功的治疗方法。

(6)肿瘤复发、恶变、转移:肿瘤均有复发可能,其中少数多形性腺瘤有恶变风险。患者术后应按医嘱定期复诊,排查肿瘤复发、恶变、转移可能。

三、内镜辅助下颌下腺肿瘤切除手术

传统颌下腺手术的切口系沿下颌骨下缘下 1.5~2.0cm 处行一横切口,平均长度约 6.0cm(5.0~8.0cm)。该切口入路可充分显露颌下腺,路程短,方便控制出血,同时易于扩大切口及手术范围。然而,该切口在颈部常留下明显的手术瘢痕。内镜手术的切口长度明显缩短,且可利用头发、外耳遮挡,或将切口设计于口腔内,有利于保持患者颌面部的美观性。内镜辅助下颌下腺肿瘤切除手术始于 2001 年 Guerrrissi 等报道的内镜辅助经口腔径路在切除颌下腺中的应用,其后得到了不断发展。

1. 适应证　目前,内镜辅助下颌下腺切除手术被认为适用于颌下腺良性肿瘤、慢性颌下腺炎、颌下腺结石等。

2. 禁忌证　多数观点认为,直径≥4.0cm 的颌下腺良性肿瘤,颌下腺恶性肿瘤、急性炎症期涎腺炎、粘连严重的颌下腺炎、先前存在的轻度面瘫或复发性肿瘤,不建议采用内镜辅助下手术。

3. 术前准备　患者术前需完善 CT 或 MRI 检查协助评估颌下腺肿物性质、范围。患者术前 8 小时开始禁食禁水。

4. 手术方法　气管内插管全麻成功,患者取仰卧位,患侧颌面部、颈部向上,在患侧颌下腺表面投影下方 1.0cm 处皮纹做与下颌体平行切口,长度 1.5～3.0cm。切开皮肤、皮下、颈阔肌显露颌下腺,置入内镜及电刀、双极电凝、超声刀等器械,游离并完整切除颌下腺。

我科自 2006 年起开展颈横入路内镜下颌下腺切除术,切口仅 2.0～2.5cm。用自制悬吊系统固定,建立稳定的手术空间。利用改良的 Miccoli 弯吸引头,在吸引水雾、出血的同时牵拉分离颌下腺,利用电凝、超声刀完整切除颌下腺。

5. 并发症的处理及预防　内镜辅助下颌下腺切除围术期并发症同开放手术,主要包括以下几点。

(1)出血:详见"内镜辅助下腮腺肿瘤切除手术"。

(2)面神经下颌缘支、舌神经、舌下神经功能不全:主要表现为口角㖞斜、鼓腮漏气、流涎、舌体麻木、舌体活动障碍、舌体萎缩等。可利用腹腔镜成像系统提供更清晰、明亮且放大的术腔视野,有利于减少对神经的刺激、损伤,降低神经功能不全风险。如受损神经未完全断离,患者神经功能不全术后 3～6 个月后一般可恢复。神经断离的,可予患者行神经断端的端端吻合,或考虑神经移植修补。

(3)术后瘢痕形成:详见"内镜辅助下腮腺肿瘤切除手术"。

(4)肿瘤复发、恶变、转移:详见"内镜辅助下腮腺肿瘤切除手术"。

四、内镜辅助下先天性鳃裂囊肿切除术

1. 适应证

(1)影像学检查倾向于颈部囊肿且与周围组织无明显粘连。

(2)该手术区域无手术史及放疗史。

(3)非急性感染期。

2. 禁忌证

(1)急性感染,局部红、肿、热、痛者。

(2)影像学显示非囊性,血流信号高。

(3)复发者。

3. 术前准备　常规术前 8 小时禁食禁饮、备皮。

4. 手术方法

(1)体位:仰卧位垫肩,头部后仰并尽量侧向健侧。

(2)切口:患侧囊肿下极做颈部皮纹切口,长度 2cm。

(3)建立手术空间:沿颈阔肌分离,至能清晰显露胸锁乳突肌内侧缘,放入悬吊拉钩并固定,建立稳定的手术空间。切开胸锁乳突肌内侧缘,细心解剖显露深面的颈总动脉、颈内静脉及迷走神经及鳃裂囊肿,分离囊肿并全程追踪,完整切除囊肿,上下两端用超声刀凝闭。

(4)切口处理:术腔充分止血、冲洗后,放置负压引流管,缝合切口。

5. 并发症的防止

(1)充分止血。

(2)金属器械与超声刀结合剥离肿物,解剖颈总动脉、颈内静脉及迷走神经,甚至舌下神经,尽量避免盲目撕扯或热损伤。

6. 术后管理　密切观察术后患者呼吸情况,引流液改变及有否感染情况。

五、内镜辅助下颈淋巴结清扫术

1. 适应证　对于确诊的单侧颈侧区淋巴结转移的甲状腺癌,淋巴结≤4cm,没有包裹颈动脉,没有包膜外侵的患者。

2. 禁忌证　有颈部放疗史;肿物包膜外侵;肿瘤复发;颈动脉受包裹。

3. 术前准备　了解患者有否颈椎疾患及平卧时颈部延展情况。

4. **手术方法**　采用胸骨上窝上 2 横指,长 5cm 横切口。

(1)充分游离皮瓣,切开颈白线,深长拉钩吊起带状肌,切除甲状腺。

(2)清扫颈总动脉内侧、气管前、气管食管旁软组织淋巴结,注意保留喉返神经、甲状旁腺,以及胸腺,必要时将上纵隔转移淋巴结一并清扫。

(3)游离颈侧区皮瓣,范围包括后界至斜方肌前缘,上界为颌下腺中部和腮腺尾叶,下界为锁骨上缘。

(4)解剖胸锁乳突肌下半和副神经斜方肌支。

(5)解剖胸锁乳突肌上半和副神经主干及分支。

(6)解剖颈内静脉。

(7)清扫颈内静脉后方上半软组织。

(8)清扫颈内静脉后方下半软组织。

(9)处理颈静脉角,清扫该区淋巴组织,局部细心处理防止乳糜瘘。

(10)彻底止血,放置负压引流管。

5. **并发症的防治**　注意能量器械的运用,尽量避免神经热损伤;较粗大血管应结扎,避免术后再出血;靠近静脉角处淋巴导管受损要间断结扎。

6. **术后管理**　密切观察术后患者呼吸情况,引流液改变及有否感染情况;监测血钙及甲状旁腺激素水平。

（何发尧　李增宏）

第六节　甲状腺疾病微创手术

近二十年来,腔镜甲状腺手术迅猛发展,逐渐成为甲状腺外科手术治疗的重要组成部分,在国内部分甲状腺外科中心,腔镜手术已经成为主流或首选术式。

甲状腺疾病是少数除妇科疾病外女性发病率高于男性的疾病,而且年轻女性常见。对美容需求较高。定位为颈部无痕、微创的腔镜甲状腺手术就应运而生。近二十年,不断改进、完善,发展迅速,并在国内获得广泛赞同和推广。

甲状腺结节分为良性结节及恶性结节。良性结节多数无须特殊治疗,仅需定期随访,但少数患者也需手术治疗。恶性肿瘤的发病率有逐年上升趋势。甲状腺恶性肿瘤临床分型包括分化型甲状腺癌(DTC)、髓样癌(MTC)、未分化癌(ATC),其中 DTC 包括乳头状癌(PTC)及滤泡状癌(FTC),乳头状癌占绝大部分。外科手术是甲状腺癌最重要的治疗方式。

最常用的甲状腺手术切口是颈前弧形切口(Kocher 切口)。适用于绝大多数的甲状腺良性疾病及甲状腺癌原发灶加中央区淋巴结清扫的手术。通常在胸骨切迹上方 1~2 cm 沿皮纹行弧形切口,注意避免切口与局部皮纹形成交叉。该切口手术愈合后因有颈部皮纹遮掩而较为隐蔽。此处如无皮纹则选择与颈部其他皮纹平行的弧形切口,切口过高不够美观,过低张力过大易形成瘢痕。

借助腔镜设备和技术可以使甲状腺手术切口实现微小化、隐蔽性,甚至颈部无瘢痕,进一步可以满足患者对手术切口美观的需求,达到治病与美容兼顾的目的。腔镜甲状腺手术根据入路不同可分为颈前入路(近距离入路)、颈外入路(远距离入路)及经自然腔道入路(经口腔入路)。颈外入路又包括胸前入路、腋窝入路、腋乳入路、耳后枕部入路和颏下入路等。随着腔镜技术的迅猛发展及甲状腺外科技术的进步,各种手术方式和入路层出不穷。本章简介目前临床上常用的腔镜甲状腺手术切口入路,为甲状腺手术选择合理的切口入路提供参考和指导。

一、颈前小切口腔镜辅助甲状腺手术

颈前小切口腔镜辅助甲状腺手术(minimally invasive video-assisted thyroidectomy,MIVAT)是腔镜甲状腺手术的第一个优秀术式,开创了甲状腺腔镜手术的历史。

1997年,意大利医师 Paul Miccoli 报道了一种新颖的手术操作设计:经颈前正中单一小切口入路,在内镜辅助下行甲状旁腺瘤切除。该术式的亮点是利用内镜的"窥视"和放大成像来替代肉眼直视,大幅缩小了切口,免除了翻瓣。为纪念这一甲状腺外科史上首个以微创为目的的内镜手术,2004年《外科理论与实践杂志》首次将之冠名为"Miccoli术式",2006年《中华外科杂志》也开始采用了这一称谓。

1. 适应证

(1)直径＜3.5cm 的良性肿块,腺体体积＜25ml。

(2)直径＜2cm 的甲状腺乳头状腺癌,腺体体积＜25ml,无术前可疑的中央区或侧颈淋巴结转移,无严重的甲状腺炎。当然,随着手术经验的积累,操作技术的逐步完善,手术适应证也在逐步拓宽。

2. 禁忌证

(1)甲状腺未分化癌、髓样癌。

(2)中央区淋巴结融合,或颈侧淋巴结转移,或全身转移。

(3)肿块粘连食管或气管,或侵犯喉返神经,或包膜侵犯。

(4)术前未控制的甲状腺功能亢进。

(5)颈部手术史、放疗史、消融史。

3. 术前评估及准备

(1)术前评估:同开放手术,须明确患者全身条件、原发灶和淋巴结情况及临床分期,并检测降钙素以排除甲状腺髓样癌,尽可能术前行超声引导下细针穿刺细胞学检查明确诊断,有条件单位可以开展相关基因检测以排除分化差的肿瘤。

(2)术前准备:同常规开放手术准备。

4. 手术方法　在颈前正中胸骨上约两横指行 2～2.5cm 单一切口,在不游离皮瓣的情况下切开颈白线,然后借助机械牵拉建立手术腔隙,借助腔镜辅助下完成甲状腺外科手术。

5. 术后处理　同开放手术。

6. 常见并发症防治

(1)术后出血,多见于甲状腺供应动静脉及分支、皮下的静脉、肌肉的营养血管等。出血多数发生于术后 12 小时以内,也有术后第 3 天拔管时发生。术后出血致呼吸困难或窒息危及生命时,建议立即扩大切口开放手术。

(2)皮下积液、皮肤瘀斑少见,可无须特殊处理;局部皮肤坏死可延期缝合或选择二期整形手术。

7. 优缺点　颈前小切口腔镜辅助甲状腺手术操作、步骤最接近于传统切开手术,颈部小切口也便于一旦术中中转手术,与传统手术相比更好的美容效果和更低的医疗成本,是达到真正意义上的微创手术。其临床应用范围也从甲状腺良性疾病迅速扩展到甲状腺恶性肿瘤。其不足之处是颈部仍遗留有手术小的瘢痕,但不能达到颈前无瘢痕的要求;且腔镜和所有器械均从一个切口进入,操作空间较小,容易想互相干扰。

二、胸前入路腔镜甲状腺手术

胸前入路(包括胸乳入路和乳晕入路)是国内最常用的入路,因其在保证治疗效果的同时可以满足颈部无瘢痕的美容效果。2001年,Yamamoto 等首先开展了乳晕径路的腔镜甲状腺手术,与传统开放性手术相比,乳晕入路的腔镜甲状腺手术并不会增加并发症的发生率,且乳晕切口颜色深,经乳晕入路的术式能更好地隐蔽伤口。其中双侧乳晕入路与单侧乳晕入路相比,虽扩大了皮下分离的面积,但"Y"形入路可有效避免器械平行排列同轴运动,以及器械间相互干扰所致的"筷子效应"的不足,使操作更方便,可操作的范围也更广。而全乳晕入路美容效果尤佳。逐渐成为胸前入路的代表术式。

1. 适应证

(1)良性肿瘤最大径≤4 cm,囊性为主的良性肿瘤可以适当放宽指征。

(2)需要手术的甲状腺功能亢进患者,甲状腺肿大应不超过Ⅱ度,单侧腺体重量评估<60 g。

(3)分化型甲状腺癌直径≤2 cm,且未侵犯邻近器官。对于高水平中心,适应证可以适当放宽。

2. 禁忌证

(1)甲状腺髓样癌、未分化癌。

(2)有颈部放疗史,或有增生性瘢痕病史。

(3)肌肉发达的男性或过于肥胖。

(4)合并胸部(包括锁骨)畸形的患者。

(5)存在以下淋巴结特征者:颈部Ⅰ、Ⅴ区淋巴结转移;胸锁关节水平下淋巴结转移;锁骨下淋巴结转移;上纵隔淋巴结转移;转移淋巴结融合固定、淋巴结直径>2 cm;转移淋巴结囊性变、坏死。

(6)肿瘤浸润食管、气管、颈动脉、颈静脉或喉返神经,或全身其他部位远处转移的患者。

3. 术前评估及准备

(1)术前评估:同传统开放手术,须明确患者全身条件、原发灶和淋巴结情况及临床分期,并检测降钙素以排除甲状腺髓样癌,术前行超声引导下细针穿刺细胞学检查明确诊断,有条件时可以开展相关基因检测以排除分化差的肿瘤。

(2)术前准备:同传统开放手术。

4. 手术器械选择及手术方法

(1)手术器械

①常规器械直径 10 mm 的 30°腔镜系统,CO$_2$气腹系统,内镜下能量系统、10mm Trocar 1 个、5 mm Trocar 2 个、普通电刀、电凝钩、吸引器 2 个(腔镜用及开放用)、无损伤抓钳、分离钳、持针器、标本取出袋等。

②特殊器械:注水器、直径 10 mm 皮下剥离棒等。为了方便手术进行,可以选用小头的 Trocar,有条件单位可加用可视皮下剥离棒、专用拉钩、神经监测多功能分离钳、minilap、悬吊器械、专用双极电凝等。

(2)体位:术者常采用站位,术者仰卧位。

①体位及麻醉:患者取"人"字位,仰卧,肩部垫枕,枕部垫头圈,保持颈部轻度过伸位。双下肢外展成角(45°～60°),绷带妥善固定。双臂内收于身体两侧,固定。

②主刀医师位于患者双下肢之间,或根据个人习惯站立于患者一侧方。第一助手坐于患者右侧扶镜,第二助手根据病变位置选择于患者身体两侧持腔镜拉钩,器械台及洗手护士位于患者左侧。

(3)切口设计

①胸乳入路:中间切口位于两乳头连线中线偏右侧 2cm(切口长约 1.0 cm),两侧切口位于左右乳晕边缘,左侧位于 10～11 点处(切口长约 0.5 cm),右侧位于 1～2 点处(图 10-5)。

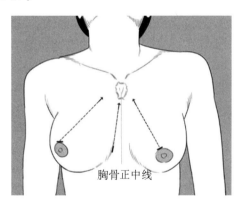

胸骨正中线

图 10-5　胸乳入路切口
　　观察孔中间切口,两乳头连线中点偏右 1 横指,12mm;操作孔 1:左侧乳晕,10～11 点位置,6mm;操作孔 2:右侧乳晕,1～2 点位置,6mm。

②全乳晕入路，共 3 个切口，分别位于右乳晕 3 点位（长约 1.0 cm），左、右乳晕 10 点位（长约 0.5 cm）（图 10-6）。各切口均深达皮下深筋膜层。

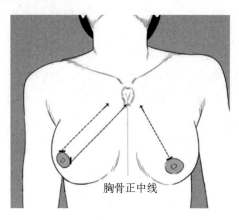

胸骨正中线

图 10-6　全乳晕入路

观察孔中间切口，右乳晕 2～4 点位置，12mm；操作孔 1：左侧乳晕 10～11 点方向，6mm；操作孔 2：右侧乳晕 11～12 点方向，6mm。

（4）空间建立：胸乳进路和全乳晕进路的手术步骤大致相当。注入肾上腺素生理盐水或罗哌卡因作为膨胀液，通过皮下分离器钝性分离，置入 trocar 并导入腔镜和器械，进而锐性分离颈部皮下组织，建立手术空间。腔镜手术空间维持主要有免充气、充气和混合空间维持法 3 种方法。充气法通过 CO_2 压力维持手术空间，但＞10mmHg 时，容易出现高碳酸血症或皮下气肿等，压力维持在 6～8mmHg。

（5）腺叶切除：浙江大学医学院附属第二医院王平团队总结了腔镜下全乳晕进路腺叶切除的步骤，归纳为七步，简称王氏七步法。

①第一步：显露甲状腺腺体。同开放手术类似，先切开颈白线，再置入拉钩。显露甲状腺，可注射纳米炭做甲状腺及淋巴结显影，以便于寻找甲状旁腺。

②第二步：显露气管。游离及离断甲状腺周围的组织、韧带及血管，离断峡部，显露气管，气管是腔镜甲状腺手术的航标，可以预防发生严重并发症（气管、食管和喉返神经损伤等）。

③第三步：显露颈总动脉。将甲状腺向内侧牵引，拉钩牵开带状肌，显露颈总动脉；多数患者有甲状腺中静脉，显露颈总动脉前予以离断。

④第四步：离断甲状腺上极血管。沿环甲间隙和颈总动脉往上分离，可以显露甲状腺上极血管。推荐用神经监测保护喉上神经，凝闭并切断上极血管。

⑤第五步：离断甲状腺下极血管。向内上牵引甲状腺，沿甲状腺下极，紧贴甲状腺组织游离下 1/3 腺体，便于显露喉返神经（recurrent laryngeal nerve，RLN）。推荐用神经监测提前定位 RLN 及其走行。

⑥第六步：RLN 的显露与功能保护。切断甲状腺下血管分支至 RLN 接近入喉处 1 cm 左右处寻找 RLN。将甲状腺自下而上完整切除。

⑦第七步：原位保留上位甲状旁腺，完整切除甲状腺腺叶。高清腔镜的广泛应用及腔镜的放大作用，加上纳米炭的应用，腔镜甲状腺手术发现甲状旁腺非常容易，但是保留甲状旁腺（尤其是 A2、A3 型甲状旁腺）相对困难。

（6）淋巴结清扫

①中央区淋巴结清扫：根据《甲状腺结节和分化型甲状腺癌诊治指南》推荐，甲状腺乳头状癌需要常规行中央区淋巴结清扫，胸前入路的清扫范围应与开放手术一致。术前应详细评估，对于无法达到开放清扫范围的病例，不应推荐胸前入路。使用淋巴结示踪剂，甲状旁腺负显影剂，更好地辨认淋巴结及甲状旁腺，有助于淋巴结清扫和甲状旁腺的保护。有时为了保护甲状旁腺，可以行甲状腺边上淋巴结摘除。为了便于操作及保护 RLN，中央区清扫可以分块清扫。行右侧中央区清扫时，先清扫 RLN 前方的脂肪内淋

巴组织,再将 RLN 往外侧牵拉,清扫 RLN 与气管之间,食管前方脂肪内淋巴组织。

②择区性的淋巴结清扫:需要进行择区性淋巴结清扫的患者术前评估非常重要,SET 的清扫范围应与开放手术一致。根据术前的影像学及其肿瘤的位置,结合术中清扫淋巴结的冰冻病理学检查结果,选择性清扫Ⅲ区、Ⅳ区及部分ⅤB区或者加ⅡA/B区。

(7)标本的取出及创面冲洗:用标本袋完整取出标本是防止甲状腺及其肿瘤异位种植的关键。无菌蒸馏水冲洗是减少术后异位种植的必要步骤,无论是良性或者恶性患者,都应常规进行。蒸馏水浸泡只能破坏游离单个细胞,主要通过反复冲洗将组织块带出减少种植。

(8)引流管留置及切口闭合:使用 3-0 可吸收线关闭颈白线。建议选用直径约 3 mm 的高负压引流管经 5mm trocar 隧道引流。退镜前需仔细观察明确隧道无出血情况。使用 4-0 可吸收缝线闭合切口。切勿过深缝合操作孔切口,以免损伤乳腺导管。如有隧道内渗血,可使用局部缝合加压包扎止血,术后 24 小时后移除。

5. 术后处理　同开放手术。

6. 常见并发症及防治

(1)出血:术后出血仍然是胸前入路术后常见的并发症,原因多见于甲状腺供应动静脉及分支、皮下的静脉、肌肉的营养血管等。出血多数发生于术后 12 小时以内,也有术后第 3 天拔管时发生。一般分为隧道出血、手术空间出血及甲状腺手术创面的出血。术后出血,如果有必要再次手术,推荐首选再次行腔镜下止血。术后出血致呼吸困难或窒息危及生命时,建议立即采用传统开放手术。考虑隧道内出血时可行局部打包缝扎止血,关键要封闭隧道内口,防止鲜血流入手术野。

(2)皮下气肿及积液:皮下气肿或纵隔气肿若不影响呼吸和循环功能,无须特殊处理。皮下积液、皮肤瘀斑可无须特殊处理。

(3)皮肤烫伤、坏死:局部皮肤坏死可延期缝合或选择二期整形手术。

7. 优缺点

(1)优点:胸乳入路与完全乳晕入路的优点是手术切口隐蔽,颈部不留瘢痕,美容效果好;手术操作空间充足,可同时处理双侧甲状腺病变,完成部分区域淋巴结清扫;手术视角与传统开放手术相似,利于初学者学习及掌握。

(2)缺点:胸前区游离范围较大,创伤大;胸部易形成瘢痕,出现切口裂开及瘙痒等不适,影响生活质量;容易出现乳腺组织的损伤,影响青年女性患者的乳腺外形与哺乳功能。

大量文献显示,胸乳入路腔镜甲状腺切除术、完全乳晕入路腔镜甲状腺切除术与传统开放甲状腺手术相比,术后复发率、转移率差异无统计学意义,腔镜组患者对手术效果、术后美观情况满意度较传统手术组高。但是胸前入路手术对胸骨后淋巴结的清扫一直是个盲区。

三、腋窝入路腔镜甲状腺手术

2006 年,Yoon 等首先提出腋窝入路腔镜甲状腺手术,目前经腋窝径路腔镜甲状腺手术有 CO_2 充气法和机械提吊法两种建腔方式。CO_2 充气法可为单侧腋窝入路、双侧腋窝入路或经腋-乳联合入路,而机械提吊法多为单侧腋窝入路。单侧腋窝径路操作相对困难,且仅能处理一侧病变,越过中线处理对侧腺叶难度较大。而双侧腋窝径路的操作容易,且可以处理双侧病变。二者手术步骤和思路大致相当。本章以机械提吊法单侧腋窝入路为例做初步介绍。

1. 适应证

(1)良性甲状腺疾病:符合手术指征的直径≤5 cm 的甲状腺腺瘤和结节性甲状腺肿或伴囊性病变;且只需处理一侧腺叶。

(2)甲状腺癌:肿瘤直径≤2 cm 且只需

处理一侧腺叶;无气管、食管和血管神经等邻近器官侵犯。

(3)颈部淋巴结无广泛转移且增大淋巴结无融合固定。

(4)上纵隔无淋巴结增大。

(5)患者知情同意且有强烈的美容愿望。

(6)能耐受全麻手术、无胸廓畸形。

2. 禁忌证

(1)颈部手术或颈部放疗史,妊娠期或哺乳期妇女。

(2)颈部短平、胸廓畸形等患者。

(3)胸骨后甲状腺肿。

(4)良性甲状腺肿块直径>5 cm。

(5)分化型甲状腺癌,肿瘤伴甲状腺外侵犯累及周围器官;广泛颈部淋巴结转移或增大淋巴结融合固定;转移的淋巴结囊性变;转移淋巴结直径>2 cm;甲状腺癌伴远处转移;甲状腺背侧肿瘤突出甲状腺被膜外。

(6)需处理双侧腺叶。

(7)伴有严重凝血功能障碍、心肺功能障碍,不能耐受全身麻醉和手术者。

3. 术前评估及准备

(1)术前评估:推荐行甲状腺及颈部淋巴结超声检查,对可疑甲状腺癌患者行超声引导下甲状腺结节及可疑转移淋巴结细针穿刺细胞学检查明确诊断。超声下明确肿瘤部位,主要关注有无后被膜及周围器官侵犯。排除上述禁忌证。

(2)术前准备:同开放手术。

4. 手术器械

(1)常规器械:内镜下能量系统、普通电刀、电凝钩、吸引器1个、无损伤抓钳、分离钳、持针器、标本取出袋等。

(2)特殊器械:特制的专用拉钩、神经监测多功能分离钳、专用双极电凝等。

5. 手术方法

(1)建立腔镜操作空间:取患侧腋纹切口4～6 cm,在直视下沿胸大肌筋膜浅层表面用电刀解剖分离皮瓣,用专用拉钩牵拉皮瓣,

在患侧腋前线与乳房边缘交叉点处置入穿刺器建立初步术腔并置入30°镜头及手术操作器械。腔镜下利用超声刀分离皮瓣越过锁骨上水平后注意显露颈外静脉和锁骨上神经,于颈阔肌深面分离至甲状软骨下缘水平。在锁骨上缘水平寻找锁骨上小窝,分离胸锁乳突肌胸骨头与锁骨头,用单向拉钩牵引胸骨头,解剖肩胛舌骨肌和颈内静脉,从胸骨甲状肌侧方边缘切开甲状腺包膜后充分显露甲状腺,采用单向拉钩悬拉皮瓣、胸锁乳突肌胸骨头和颈前带状肌(包括胸骨甲状肌和胸骨舌骨肌),建立腔镜术腔。

(2)切除腺体:显露喉上神经及上极血管,并离断甲状腺上动、静脉,仔细寻找上、下位甲状旁腺,贴近甲状腺真被膜离断甲状腺最下静脉及下动、静脉分支,将下位甲状旁腺、营养血管连同筋膜组织外移,寻找并识别喉返神经。牵腺叶向中线分离并保护喉返神经和上位甲状旁腺,断Berry韧带,最后超声刀离断峡部与对侧腺叶,切除一侧腺体及峡部。

(3)清扫淋巴结:术中冰冻证实为PTC后,可清扫一侧中央区淋巴组织。

6. 术后处理 同开放手术。

7. 常见并发症及防治 详见"胸前入路腔镜甲状腺手术"相关内容。

8. 优缺点 腋窝入路手术避开了女性隐私部位,更易于女性患者接受,有最好的美容效果。但该径路手术只能处理单侧病灶,同时操作方法为侧方入路手术,与传统开放手术有一定的区别。

四、颈侧入路腔镜辅助甲状腺手术

1999年,Shimizu等首先提出经锁骨下径路颈前悬吊法建腔内镜甲状腺手术。可以看作是一种简化的腋窝入路手术。其适应证和禁忌证与腋窝入路相同。

1. 适应证

(1)良性甲状腺疾病符合手术指征的直

径≤5 cm 的甲状腺腺瘤和结节性甲状腺肿或伴囊性病变;且只需处理一侧腺叶。

(2)甲状腺癌肿瘤直径≤2 cm 且只需处理一侧腺叶;无气管、食管和血管神经等邻近器官侵犯。

(3)颈部淋巴结无广泛转移且增大淋巴结无融合固定。

(4)上纵隔无淋巴结增大。

2. 禁忌证

(1)颈部手术或颈部放疗史。

(2)颈部短平、胸廓畸形等患者。

(3)胸骨后甲状腺肿。

(4)良性甲状腺肿块直径>5 cm。

(5)分化型甲状腺癌,肿瘤伴甲状腺外侵犯累及周围器官;广泛颈部淋巴结转移或增大淋巴结融合固定;转移的淋巴结囊性变;转移淋巴结直径>2 cm;甲状腺癌伴远处转移;甲状腺背侧肿瘤突出甲状腺被膜外。

(6)伴有严重凝血功能障碍、心肺功能障碍,不能耐受全身麻醉和手术者。

3. 术前评估及准备

(1)术前评估:推荐行甲状腺及颈部淋巴结超声检查,对可疑甲状腺癌患者行超声引导下甲状腺结节及可疑转移淋巴结细针穿刺细胞学检查明确诊断。超声下明确肿瘤部位,主要关注有无后被膜及周围器官侵犯。排除上述禁忌证。

(2)术前准备:同开放手术。

4. 手术器械选择

(1)常规器械:内镜下能量系统、普通电刀、电凝钩、吸引器 1 个、无损伤抓钳、分离钳、持针器、标本取出袋等。

(2)特殊器械包括:特制的专用拉钩、神经监测多功能分离钳、专用双极电凝等。

5. 手术方法

(1)建立腔镜操作空间:其手术大致过程除切口位置不同,余大致同腋窝入路。切口位置选择为患侧,胸锁乳突肌后、锁骨上外缘,切口平行于皮纹,尽可能在将切口设计的

位置保持在装饰物(如项链)的下方,长度 4～6 cm,于颈阔肌深面分离至甲状软骨下缘水平。分离胸锁乳突肌胸骨头与锁骨头,用单向拉钩牵引胸骨头,解剖肩胛舌骨肌和颈内静脉,从胸骨甲状肌侧方边缘切开甲状腺包膜后充分显露甲状腺,采用单向拉钩悬拉皮瓣、胸锁乳突肌胸骨头和颈前带状肌(包括胸骨甲状肌和胸骨舌骨肌),建立腔镜术腔。

(2)切除腺体:显露喉上神经及上极血管,并离断甲状腺上动、静脉,仔细寻找上、下位甲状旁腺,贴近甲状腺真被膜离断甲状腺最下静脉及下动、静脉分支,将下位甲状旁腺、营养血管连同筋膜组织外移,寻找并识别喉返神经。牵腺叶向中线分离并保护喉返神经和上位甲状旁腺,离断 Berry 韧带,最后超声刀离断峡部与对侧腺叶,切除一侧腺体及峡部。

(3)清扫淋巴结:术中冰冻证实为 PTC 后,可清扫一侧中央区淋巴组织。

6. 术后处理　同开放手术。

7. 常见并发症防治　详见"腋窝入路腔镜甲状腺手术"相关内容。

8. 优缺点

(1)这种术式的好处是损伤小,手术切口与甲状腺较近,游离的空间较小,手术操作相对容易,手术中转率较低。不进行颈部充气,所以不会产生充气所引起的不适情况,处理较大的肿块也较方便。两个手术切口均可被衣领所遮挡,具有更好的美容效果。

(2)该径路腔室只能处理单侧病灶,美容效果不及腋窝径路、口腔径路和胸乳径路。

五、口腔前庭入路腔镜甲状腺手术

口腔前庭入路腔镜甲状腺手术(transoral endoscopic thyroidectomy vestibular approach,TOETVA)是近 5 年来最热门的腔镜术式,TOETVA 的主要特点为充分显露及可清扫低位淋巴结,在治疗分化型甲状腺

癌尤其对部分 cN1a 患者方面具有巨大优势。但须注意，由于其操作空间上方延展性受限，对于位于甲状腺上极且较大的肿瘤病例，处理时相对困难，应严格把握手术适应证及禁忌证，这是保证手术安全开展的前提。

1. 适应证及禁忌证

(1)适应证

①良性甲状腺结节大小≤6 cm，甲状腺体积<40 ml，腺叶最大径≤10 cm，甲状腺增大≤Ⅱ度。

②DTC 恶性结节大小≤2 cm，中央区淋巴结大小≤2 cm。

③患者需有较强的美容意愿。

④需耐受全麻手术。

(2)相对适应证：Graves 病。

(3)禁忌证

①甲状腺未分化癌。

②中央区淋巴结融合，或颈侧淋巴结转移，或全身转移。

③肿块粘连食管或气管，或侵犯喉返神经，或包膜侵犯。

④术前未控制的甲状腺功能亢进。

⑤颈部手术史、放疗史、消融史。

(4)相对禁忌证

①Ⅲ度甲状腺肿或胸骨后甲状腺。

②桥本甲状腺炎。

③置入假体的隆颏术后。

④戴牙套者。

⑤口腔内感染或唇周感染。

⑥口腔内畸形、颌骨手术应视情况判断。

⑦过度肥胖（体质量指数≥40 kg/m²）及短颈。

⑧吸烟者。

⑨甲状腺髓样癌。

2. 术前评估及术前准备

(1)术前评估：TOETVA 术前评估同开放手术，须明确患者全身条件、原发灶和淋巴结情况及临床分期，并评估患者口腔情况，常规检测降钙素以排除甲状腺髓样癌，尽可能术前行超声引导下细针穿刺细胞学检查明确诊断，有条件单位可以开展相关基因检测以排除分化差的肿瘤。

(2)术前准备：在常规开放手术准备基础之上，还须行严格口腔准备。TOETVA 围术期应使用具有杀菌或抑菌功能的漱口液（如浓替硝唑）漱口，并预防性应用对口腔和皮肤定植菌敏感的抗生素。

3. 手术器械选择　TOETVA 与其他入路、胸前入路器械基本相同。

(1)常规器械：直径 10 mm 的 30°腔镜系统，CO₂ 气腹系统，内镜下能量系统、10 mm trocar 1 个、5 mm trocar 2 个、普通电刀、电凝钩、吸引器 2 个（腔镜用及开放用）、无损伤抓钳、分离钳、持针器、标本取出袋等。

(2)特殊器械：注水器、直径 10 mm 皮下剥离棒等。为了方便手术进行，应该选用小头的 trocar，有条件单位可加用可视皮下剥离棒、专用拉钩、神经监测多功能分离钳、minilap、悬吊器械、专用双极电凝等。

4. 手术准备

(1)体位和麻醉：患者取仰卧位，颈部轻度过伸位。双臂内收于身体两侧，固定。经口或经鼻气管插管全身麻醉，经口插管气管导管需固定于一侧口角且不能使用牙垫。为了预防高碳酸血症及 CO₂ 气体栓塞发生，建议术中常规行呼气末 CO₂ 分压监测，以便于早期发现高碳酸血症及 CO₂ 气体栓塞。

(2)消毒及站位：麻醉机与患者头部保持足够距离。保护眼后常规消毒铺巾。皮肤消毒：上齐鼻翼水平，下平乳头水平，外至耳屏前、斜方肌前缘后方、双肩后方、上臂中线及腋前线。口腔消毒：碘伏原液及无菌生理盐水反复消毒冲洗口腔 3 遍，碘伏纱布消毒口腔前庭部位 3 遍，无菌盐水冲洗并用吸引器吸尽口腔内消毒液。术者在患者头侧，第一助手在术者左侧扶镜，第二助手根据病变位置选择于患者身体两侧持腔镜拉钩，器械台及洗手护士根据手术室空间设置可位于患者左侧或右侧,视频显示器置于患者脚侧并朝向术者,尽可能选择一体化手术室开展TOETVA。电刀、电凝钩、吸引器、超声刀、神经监测多功能分离钳等设备应置于患者右侧无菌储物袋中。

5. 切口设计及空间建立

(1)切口设计:观察孔位于口腔前庭,于下唇系带前方远离牙龈根部>5 mm,做长约2 cm横行切口,斜行向深部游离至下颌骨骨面转折处。双侧操作孔于双侧第一前磨牙根部水平颊黏膜做两处5 mm纵向切口。操作孔切口至少远离牙龈根部>5 mm,以减轻切口黏膜撕裂。钝性分离切口,避免损伤颏神经。

(2)空间建立:注入膨胀液,观察孔切口锐性分离支下颌骨下缘后,置入直径10 mm皮下剥离棒向胸骨方向钝性分离,退出皮下剥离棒至甲状软骨上缘水平,再分别向两侧胸锁关节方向钝性分离,置入10 mm trocar,注入CO_2气体,压力维持在6~8 mmHg,在腔镜直视引导下用5 mm带芯trocar朝向同侧胸锁关节方向并紧贴下颌骨骨面直接钝性分离操作孔隧道。左侧置入无损伤抓钳,右侧置入电凝钩或超声刀,沿着颈阔肌深面,进一步游离皮瓣,扩大手术操作空间,下方达胸骨上窝,两侧至胸锁乳突肌。为了便于空间的维持与手术操作,可选择颈前皮瓣悬吊(使用悬吊器械或缝线悬吊),即混合空间维持法。

(3)腺叶切除:TOETVA切除腺体的原则和范围与开放手术一致。颈白线可根据双侧胸锁乳突肌内侧缘及胸骨颈静脉切迹辅助定位。切开颈白线,显露甲状腺后首先确定甲状软骨位置,离断甲状腺峡部,自上而下显露气管;置入专用拉钩,显露颈血管鞘,利用术中神经监测(intraoperative neuromonitoring,IONM)设备完成V1信号检测。无损伤抓钳提起甲状腺向外下推送,以气管为标志进入环甲间隙;充分游离环甲间隙及腺体外

侧后,用无损伤抓钳提起甲状腺上极,调整专用拉钩的用力方向,即可显露甲状腺上极;当甲状腺上极较高致显露困难时,可切断部分胸骨甲状肌。超声刀依次凝闭甲状腺上极血管前支,紧贴腺体操作以避免损伤EBSLN,亦可以利用IONM技术定位、识别、保护EBSLN。尽可能保留甲状腺上极血管后支,即脱帽法处理甲状腺上极,通常能够清晰辨认并原位保留上位甲状旁腺。术中可在入喉点处显露RLN,右侧RLN亦可自下而上显露以避免损伤分支。

(4)中央区淋巴结清扫:TOETVA的优势在于,对中央区低位淋巴结的清扫范围能够与开放手术一致。术前需仔细评估中央区淋巴结转移情况,若术中发现中央区转移淋巴结融合固定,累及RLN等,应及时中转开放手术。中央区淋巴结清扫首先需尽量定位下位甲状旁腺并原位保留,术中可使用淋巴结示踪剂(甲状旁腺负显影技术)来辨认甲状旁腺,利用Minilap及专用双极电凝进行原位保留。清扫下方淋巴结应仔细辨认并保护胸腺及胸腺舌叶,有利于保证胸腺血供来源的下位甲状旁腺功能,同时能够防止误切胸腺内旁腺。若无法原位保留下位甲状旁腺则建议确认后即刻行自体移植。

(5)标本的取出及创面冲洗:通过中间观察套管置入坚实的标本袋,完整取出标本。如标本较大取出困难时可适当向两侧扩大观察孔。手术创面用大量温热无菌蒸馏水反复冲洗干净,尽量避免甲状腺及其肿瘤组织异位种植。检查创面有无活动性出血并仔细止血。

(6)引流管留置及切口闭合:使用3-0可吸收线关闭颈白线。建议选用带穿刺针的直径约3 mm的高负压引流管经锁骨上窝引流。退镜前需仔细观察明确隧道无出血情况。使用4-0可吸收缝线闭合切口。切勿过深缝合操作孔切口,以免损伤颏神经。如有下颌皮瓣渗血,可使用弹性胶布局部加压包

扎,术后 24 小时后移除。

6. 术后处理　TOETVA 术后一般处理同开放手术,术后 4 小时即可进食,但其切口为Ⅱ类切口,应根据原则预防性应用抗生素。

7. 常见并发症防治

(1)下唇及下颏皮肤麻木感:TOETVA 术后患者常见的主诉,多于术后逐渐自行缓解。

(2)出血:TOETVA 术后的并发症之一,多发生在术后 12 小时内。对于术后发生出血且需再次手术者,若病情允许,首选腔镜下止血;若出现呼吸困难甚至窒息危及生命时,建议立即采用传统开放方式行颈部切开减压、探查止血。

(3)预防感染:TOETVA 术后须警惕的并发症,多发生于术后 3～7 日,故术后应密切观察颈部皮肤有无红肿情况。若出现皮肤红肿,宜早期局部用药并全身应用广谱抗生素。如有积液,应积极行经皮局部穿刺引流,一般可较好控制感染。

(4)功能锻炼:术后 1 周逐步开始颈部功能锻炼,预防颈上部紧绷及不适感。

8. 术后随访　原则上与开放手术一致,另须注意观察患者下唇及下颏皮肤感觉异常情况。

六、经腔镜侧颈淋巴结清扫术

自从 Ktagawa 等于 2002 年通过颈部 2 个小切口完成了腔镜辅助颈侧区淋巴结清扫术以来,国内外也相继报道了应用腔镜辅助分区进行择区颈部淋巴结清扫术。腔镜辅助下行甲状腺癌根治术及侧颈淋巴结清扫术具有创伤小、易恢复、切口美观等优点。腔镜的放大效应可清楚探测到位置较高及较深的颈部区域,既能达到精确清扫,又能在尽量减少破坏神经、肌肉、血管等组织的同时能发现易被肉眼下忽略的隐藏淋巴结。在达到治疗效果的同时,与传统多功能保留颈淋巴结清扫术相比,减低了术后并发生的发生率。但由于操作空间的限制,以及胸骨柄及锁骨的遮挡,腔镜下颈部淋巴结清扫难度大,要求高,有其严格的手术适应证与禁忌证。

1. 适应证

(1)甲状腺乳头状癌,肿瘤最大径≤2 cm。

(2)穿刺证实颈侧区淋巴结转移。

(3)转移淋巴结局限于Ⅱ至Ⅳ、Ⅵ区。

(4)患者有强烈美容需求。

2. 禁忌证

(1)肥胖患者。

(2)锁骨头突出或胸廓畸形。

(3)喉位置低(立位平视状至胸骨切迹长度<3 cm)。

(4)转移淋巴结最大径＞ 2 cm、颈部广泛的淋巴结转移或上纵隔转移。

(5)局部晚期甲状腺癌(T4a 或 T4b 期,累及气管、食管、喉返神经)。

(6)患者无明确美容需求。

3. 术前评估及准备　同开放颈清扫术。需要注意的是,所提到的适应证和禁忌证均是相对的,需要结合外科医师的技术水平及患者具体病情进行选择。

4. 手术器械选择及手术方法

(1)手术器械:颈部结构有其解剖特殊性,没有自然腔隙,甲状腺手术时需要精确地利用自然筋膜间隙建立手术空间。针式辅助技术体现出其灵活方便的特点。目前常见的针式辅助技术包括以下几种。

①缝线悬吊:简便易行,便于固定;但指向性差,仅作为粗牵张使用,常用于皮瓣的初步悬吊。

②V 形针式拉钩:为腔镜甲状腺手术专用器械,手术过程中用于拉肌肉等组织,暴露手术操作区域。

③Minilap:具有 4 种不同功能的钳口,器械直径为 23mm,无须 trocar,由右侧锁骨中线第 2 肋间置入,可辅助甲状腺及淋巴脂肪组织的牵拉,但对于助手的要求较高。

④Storz 3mm 腔镜器械:为普通腔镜器械的缩小版,配套使用在全腔镜甲状腺手术

中,较为实用的为带锁扣的单开无损抓钳,可轻松地钳夹甲状腺及脂肪组织,为手术操作提供稳定的张力,不容易导致腺体的出血。

(2)手术方法:体位、切口设计及空间建立同全乳晕径路腔镜甲状腺手术。采用静脉吸入复合麻醉,患者取平卧分腿位,常规消毒铺巾。右乳边缘 4 点钟方向做长约 1 cm 放射状切口,作为观察孔。右乳晕 11 点及左乳晕 1 点处做长约 0.5 cm 弧形切口,作为操作孔。水气混合法分离胸前及颈部筋膜间隙,3 枚 trocar 于胸骨柄下缘会师,倒梯形向上分离胸前皮瓣,颈部皮瓣范围同常规开放手术。建立手术空间后,于右侧锁骨中线第 2 肋间做长 0.3 cm 切口,穿刺 3.3 mm trocar,置入 Storz 3 mm 抓钳,为针式辅助孔。环状软骨下缘 1 cm 处经皮置入 V 形针式拉钩协助显露,CO_2 充气(压力 6 mmHg,流量 35 L/min),皮肤缝线悬吊维持空间。在预分离颈外静脉后,从动脉三角开始,由内向外、由上向下清扫。在手术操作方面,全腔镜功能性颈淋巴结清扫应以颈部的解剖学分区为基础,颈侧区分肩胛舌骨肌上、下区进行清扫,并整块清除筋膜间隙内的淋巴脂肪组织。

5. 术后处理　同开放手术。

6. 常见并发症防治

(1)出血:详见"腋窝入路腔镜甲状腺手术"。

(2)皮下气肿及积液:详见"腋窝入路腔镜甲状腺手术"。

(3)皮肤烫伤及坏死:详见"腋窝入路腔镜甲状腺手术"。

(4)淋巴漏、副神经损伤等处理:同开放手术。

7. 优缺点　针式辅助重点使用 M 或 Storz 3mm 腔镜器械,其优点在于以下两点。①经皮穿刺点选择右侧第 2 肋间,避开颈部且穿刺处仅切开皮肤长约 3mm,术后手术瘢痕不明显,不违背选腔镜手术的美容初衷;②全腔镜手术的难点在于仅依靠主刀经乳晕

的两只操作器械,缺乏组织张力;扶镜手医师使用针式器械,相当于手术中的"第三只手",可使组织张力改善、组织间隙充分显露,在充分发挥团队协作优势的基础上,既降低操作难度,还大大增加了手术安全性和精准性。甲状腺旁腺的保护是手术安全的核心之一,作者推荐使用术中甲状旁腺标记技术,即在第一眼看到下甲状旁腺的时候,用缝线或者钛夹将甲状旁腺连同周围的血管或胸腺进行固定,以便在后续中央区淋巴结清扫过程中快速识别甲状旁腺,达到保护下甲状旁腺及其血供的目的。

七、机器人手术

1. 适应证

(1)良性甲状腺疾病:符合手术指征的直径≤5 cm 的甲状腺腺瘤和结节性甲状腺肿或伴囊性病变;Ⅰ～Ⅱ度肿大的原发性或继发性甲状腺功能亢进。

(2)甲状腺癌:肿瘤直径≤2 cm;无气管、食管和血管神经等邻近器官侵犯;无颈部淋巴结广泛转移且增大淋巴结无融合固定;上纵隔无淋巴结增大;患者知情同意且有强烈的美容愿望。

(3)甲状腺旁腺功能亢进:术前定位甲状旁腺位于颈部,且能耐受手术、无胸廓畸形的原发性、继发性甲状旁腺功能亢进患者。

2. 禁忌证

(1)颈部手术或颈部放疗史;拒绝实施机器人甲状腺手术患者;妊娠期或哺乳期妇女。

(2)颈部短平、胸廓畸形等患者。

(3)胸骨后甲状腺肿。

(4)良性甲状腺肿块直径>5 cm。

(5)分化型甲状腺癌,肿瘤伴甲状腺外侵犯累及周围器官;广泛颈部淋巴结转移或增大淋巴结融合固定;转移的淋巴结囊性变;转移淋巴结直径>2 cm;甲状腺癌伴远处转移;甲状腺背侧肿瘤突出甲状腺被膜外。

(6)原发性、继发性甲状旁腺功能亢进患

者,术前定位甲状旁腺位于颈部以外的部位。

(7)伴有严重凝血功能障碍、心肺功能障碍,不能耐受全身麻醉和手术者。

3. 术前评估 对拟行机器人甲状腺手术患者,行甲状腺及颈部淋巴结者行超声检查,对可疑甲状腺癌患者行超声引导下甲状腺结节及可疑转移淋巴结行细针穿刺细胞学检查明确诊断。超声下明确诊断肿瘤部位,主要关注有无后被膜及周围器官侵犯。排除上述禁忌证者。甲状旁腺手术患者术前行发射型计算机断层显像(emission computed tomography,ECT)或高分辨率 CT 等影像学检查判断有无颈部以外甲状旁腺存在,术前影像学检查辅助辨识确认甲状旁腺位置,有助于术中寻找及手术操作。

4. 手术室布局

(1)机器人手术系统位置:术者可在不同距离操控床旁机械臂系统实施手术,当遥控指挥时,必须通过视频及音频系统同助手保持实时交流。手术室内分装多个显示屏幕,保证手术团队实时观察了解手术进程。

(2)助手与器械护士位置:助手与器械护士均须位于手术无菌区内,距离合适,方便器械传递。护士工作台不能干扰机械臂运动。两者均能观察手术进程且畅通交流。双侧腋窝乳晕入路(bilateral axillo-breast approach,BABA):助手和器械护士分别位于患者右头侧及左足侧;单侧腋窝乳晕入路(unilateral axillo-breast approach,UABA):助手位于患侧头侧,器械护士位于左足侧。

(3)患者与机械臂位置:机械臂车根据手术入路不同而位置有所不同,保持机械臂车主轴对准镜头臂 trocar,根据手术需要调整机械臂车与患者距离,保证多支机械臂同时展开且自由活动。各机械臂与 trocar 连接后,患者体位不可变动。

5. 入路选择 目前,机器人甲状腺手术注气入路包括 BABA、胸乳入路和经口腔入路等;非注气入路包括 UABA 及耳后入路等。其中,以 BABA 和 UABA 最常用,其中 UABA 处理对侧腺叶及淋巴结清扫存在一定困难,对于双侧甲状腺癌患者,推荐 BABA。机器人甲状旁腺手术采用 BABA。

6. 麻醉及手术体位采用气管插管全身麻醉

(1)BABA:采用平卧位,肩背部垫高,头后仰,充分显露颈部,双上肢紧贴胸壁两侧后固定(图 10-7A)。

(2)UABA:取平卧位,患侧上肢屈曲外展上悬悬吊,头后仰,对侧上肢紧靠躯体固定(图 10-7B)。

7. 术中操作

(1)切口选择

①BABA:取右乳晕 1 点位及左乳晕旁 11 点位弧形切口,长度分别为 12 mm 和 8 mm;右侧腋前线皱襞处取 8 mm 切口,左侧腋前线皱襞处取 5 mm 切口(图 10-8A)。

②UABA:取患侧腋窝处腋前线后与胸锁乳突肌平行 6~8 cm 切口,患侧或对侧乳房乳晕内上取约 5 mm 切口(图 10-7B、图 10-8B)。

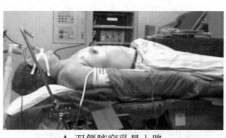
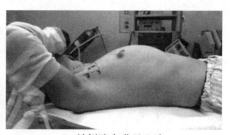

A. 双侧腋窝乳晕入路   B. 单侧腋窝乳晕入路

图 10-7 不同入路机器人甲状腺手术体位

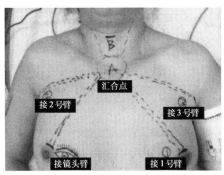
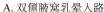
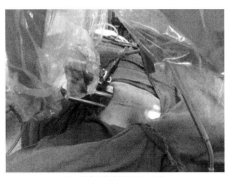

A. 双侧腋窝乳晕入路　　　　　　B. 单侧腋窝乳晕入路

图 10-8　不同入路机器人甲状腺手术切口设计

（2）操作空间建立、trocar 置入及机器人泊位

①BABA：以切口为注射点，沿预定路径向胸骨上窝用注水针向皮下注入肿胀液（生理盐水 500 ml＋罗哌卡因 40 mg＋肾上腺素 1 mg）60～100 ml，用分离棒经切口在深筋膜浅层向胸骨上窝方向潜行分离皮下，建成皮下隧道后，吸引、挤压通道内液体。将 trocar 直接经皮下潜行穿刺直至胸骨上窝 A 区汇合。经右乳晕切口置入 12 mm trocar，接入 30°镜头并充入低压力、高流量 CO_2 气体（压力 0.7～0.9 kPa、流量 10～15 L/min），在其监视下，左侧乳晕切口及左、右腋窝切口分别置入 8 mm（1 号臂）、5 mm（3 号臂）、8 mm（2 号臂）trocar，其中 1 号臂连接超声刀，2 号臂连接机器人专用双极电凝单孔长抓钳或机器人专用无创单孔心包抓钳，3 号臂连接机器人专用直径 5 mm 分离钳。完成机器人入位对接。

②UABA：自腋窝切口向甲状腺术区游离皮瓣，下至锁骨上，上至甲状软骨，内侧至同侧胸锁乳突肌内侧缘，乳晕切口沿拟定通道至甲状腺术区并与术区操作空间汇合，腋窝内置入拉钩，继续沿胸锁乳突肌胸骨头与锁骨头间隙分离，将胸骨头牵开继续游离胸锁乳突肌胸骨头及同侧颈前肌群，拉钩将自腋窝至甲状腺床皮瓣、同侧胸锁乳突肌胸骨头及同侧颈前肌群悬吊牵开，建立操作空间，显露患侧甲状腺后，乳晕切口置入 5 mm trocar，腋窝切口分别置入 12 mm 镜头 trocar、2 个 8 mm trocar。其中乳晕处连接 3 号臂机器人专用直径 5 mm 分离钳，腋窝 2 个 8 mm trocar 分别连接机器人专用双极电凝单孔长抓钳或机器人专用无创单孔心包抓钳和超声刀，三者呈三角形放置，完成机器人入位对接（图 10-8B）。

（3）术中规范操作步骤

①BABA 甲状腺腺叶切除（甲状腺全切除）＋单侧（双侧）中央区淋巴结清扫＋单侧（双侧）侧区淋巴结清扫。

· 显露甲状腺腺叶：超声刀及分离钳在颈阔肌深面游离疏松结缔组织，根据手术需要建立操作空间，分离范围上至甲状软骨，外侧为胸锁乳突肌。超声刀切开颈白线，下至胸骨柄上缘。游离颈前肌群，并向外牵拉。3 号臂向外牵颈前肌，显露甲状腺腺叶。

· 甲状腺腺叶切除：确认气管、切断峡部，注意切除锥状叶。显露并切断甲状腺中静脉。甲状腺上极脱帽，即紧贴甲状腺上极切断上极血管并游离上极。上提下极，切断下极血管，游离下极，精细解剖切除甲状腺叶。术中切断血管均紧靠甲状腺真被膜操作。术中仔细辨认并保护甲状旁腺、喉上和喉返神经。

· 送病理学检查:标本用取物袋自2号臂切口取出后送病理学检查。同法切除对侧甲状腺腺叶。

· 清扫气管前及喉前脂肪淋巴组织:具有EndoWrist功能的抓钳提起气管前组织,识别血管并切断,清扫气管前脂肪淋巴组织。钳夹提起喉前锥状叶及脂肪组织,超声刀切除锥状叶及喉前淋巴脂肪组织。

· 解剖喉返神经、清扫气管食管沟淋巴脂肪组织:抓钳提起并分离患侧颈总动脉前组织,打开动脉鞘,直视下分离钳解剖喉返神经,清除气管食管沟脂肪淋巴组织。其中右侧注意清扫喉返神经背侧淋巴脂肪组织。

· 清扫患侧颈侧区淋巴结:须扩大手术空间,分离胸锁乳突肌胸骨头与锁骨头间隙,将两者分开后显露颈动脉鞘,保护颈内静脉、颈总动脉和迷走神经,清扫Ⅲ、Ⅳ区淋巴脂肪组织,继续向上游离胸锁乳突肌上缘内侧至下颌角,将胸锁乳突肌上段牵向外侧,清扫Ⅱ区淋巴脂肪组织。同法清扫对侧。

· 手术完成:创面仔细止血,42℃蒸馏水冲洗创面,4-0可吸收线间断缝合白线,创面置入引流管后自左侧乳晕切口引出体外。移出1、2、3机械臂,42℃蒸馏水仔细冲洗2臂通道及1臂通道预防通道肿瘤种植,最后检查操作空间确认无活动性出血,确认纱布卷或纱布条无遗留撤出镜头臂,可吸收线间断缝合皮下,皮内缝合切口,手术结束。

②UABA甲状腺腺叶切除(甲状腺全切除)+同侧中央区淋巴结清扫+同侧颈侧区淋巴结清扫

· 甲状腺腺叶切除:3号臂分离钳牵开胸锁乳突肌锁骨头,显露视野,2号臂抓钳将腺叶向气管前牵开,超声刀凝切甲状腺中静脉后,游离甲状腺外侧面,将甲状腺上极向下牵拉,采用上极脱帽技术处理上极,超声刀处理上极血管,注意保护上甲状旁腺和喉上神经。2号臂将下极向上牵拉后,紧靠甲状腺

腺体处理甲状腺下极血管,注意保护下甲状旁腺。将腺叶向气管前牵拉后,3号臂分离钳腺叶后方分离寻找喉返神经后予以保护,超声刀完整切除腺体至气管前,切除腺叶及峡部,注意完整切除锥状叶。

· 用标本袋取出标本后送病理学检查:继续游离对侧颈前肌群深面至对侧胸锁乳突肌内缘,拉钩牵开后显露对侧腺体后,同法切除对侧腺体后标本袋取出送病理学检查。

· 清扫气管前及喉前脂肪淋巴组织:具有EndoWrist功能的抓钳提起气管前组织,识别血管并切断,清扫气管前脂肪淋巴组织。钳夹提起锥状叶及喉前脂肪组织,超声刀清扫喉前锥状叶及淋巴脂肪组织。

· 解剖喉返神经、清扫气管食管沟脂肪淋巴组织:抓钳提起并分离患侧颈总动脉前组织,直视下分离钳解剖喉返神经,清扫气管食管沟脂肪淋巴组织。其中右侧注意清扫喉返神经背侧淋巴脂肪组织。

· 沿胸锁乳突肌胸骨头锁骨头间清扫Ⅲ、Ⅳ区淋巴脂肪组织,游离胸锁乳突肌至下颌角,拉钩拉开胸锁乳突肌上份后,显露颈动脉鞘上段,清扫Ⅱ区淋巴脂肪组织。

· 冲洗:蒸馏水反复冲洗创面,最后检查操作空间确认无出血,确认纱布卷或纱布条无遗留撤出镜头臂,创面放置1根负压引流管自乳晕边缘切口引出。

· 手术完成:撤出各臂器械、镜头臂及trocar。逐层关闭切口,间断缝合皮下,可吸收线皮内缝合皮肤后,无菌纱布包扎伤口。

(4)术中注意事项

①手术中如误切除甲状旁腺,在仔细识别辨认后,可把切下的甲状旁腺组织切成1～2 mm薄片,镜下胸锁乳突肌内自体移植。

②术中操作时须严格遵循无瘤原则,超声刀和注气具有气雾化作用,避免术中破坏肿瘤包膜。将标本完全置于标本袋内取出,术后创面及皮下隧道以蒸馏水反复冲洗,防

止医源性种植转移,避免术区创面或入路皮下隧道癌细胞种植。

③手术操作中助手指压体外解剖标志可协助术者镜下识别解剖部位,随时根据手术需要调节镜头提供最佳手术视野。

④经 2 号臂隧道 trocar 外置入橡胶管,外接负压吸引器,可减小术中烟雾对视野影响。

⑤撤出镜头臂 trocar 时,镜头置入 trocar 内,随镜头缓慢撤出体外,撤出过程中,观察隧道内有无出血,出血处体表标记。

(5)BABA 机器人原发性、继发性甲状旁腺功能亢进手术

①切口选择及操作空间建立、trocar 置入及机器人泊位:同 BABA 甲状腺手术。

②术中规范操作步骤

· 超声刀及分离钳在颈阔肌深面游离疏松结缔组织,分离范围上至甲状软骨,外侧为胸锁乳突肌。超声刀切开颈白线,下至胸骨柄上缘。游离颈前肌群,3 号臂向外牵拉,显露甲状腺腺体。

· 游离甲状腺假被膜,切断中静脉,3 号臂将甲状腺向内侧牵开,根据术前颈部彩色超声或核素显像检查确定位置,在甲状腺下极背侧寻找下甲状旁腺,原发性或继发性甲状旁腺功能亢进患者下甲状旁腺体积多较大,容易寻找。在上极背侧寻找上甲状旁腺,寻找困难时,可切断甲状腺上极血管,将上极向下牵拉。找到甲状旁腺后仔细沿甲状旁腺被膜分离,辨认血管后紧靠甲状旁腺被膜超声刀切断,2 号臂钳夹腺体要轻柔,保证腺体被膜完整,避免甲状旁腺被膜破裂造成甲状旁腺组织自体移植。切除过程中注意喉返神经的识别和保护,并尽量减少对甲状腺组织的损伤。

· 切除标本用取物袋自 2 号臂切口取出后送病理学检查。此外,须注意,对于继发性甲状旁腺功能亢进患者,取最小非结节性增生甲状旁腺组织 30～60 mg,自体移植于胸锁乳突肌内。

· 手术完成后,创面仔细止血,42℃蒸馏水冲洗创面,4-0 可吸收线间断缝合白线,创面置入引流管后自左侧乳晕切口引出体外。移出 1、2、3 号机械臂及镜头臂后,42℃蒸馏水仔细冲洗 2 号臂及 1 号臂隧道预防通道甲状旁腺组织种植,可吸收线间断缝合皮下,皮内缝合切口,手术结束。

(6)机器人甲状腺和甲状旁腺手术中喉返神经监测仪应用:术中可应用喉返神经监测仪辅助辨识喉返神经将喉返神经监测仪探针经皮置入术区,利用机械臂抓持电极放置到迷走神经或喉返神经处,采用喉返神经监测"四步法"记录电信号。此外,助手可将探针接触 3 号臂分离钳金属杆部位,在体外实时监测喉返神经。喉返神经监测"四步法"如下。

①V1 信号:在甲状腺下极水平探测同侧迷走神经信号,若此处无信号,探测甲状腺上极水平迷走神经,获得信号证实非返性喉返神经变异。

②R1 信号:显露喉返神经前,用探针在其走行区垂直气管,然后平行气管,进行"十字交叉法"定位,显露喉返神经后的肌电信号。

③R2 信号:解剖喉返神经过程中连续监测,实时比较信号变化全程显露后,探测显露部最近端获得的肌电信号。

④V2 信号:术野彻底止血后,关闭切口前,探测迷走经肌电信号。

(7)机器人甲状腺和甲状旁腺手术中纳米炭混悬液应用:推荐注射纳米炭混悬注射液识别甲状旁腺和淋巴结。推荐术前12小时超声引导下注射,单侧甲状腺腺叶内1～2个注射点注射纳米炭混悬液总量 0.1～0.2 ml,术中可获得良好的甲状旁腺负显像,有助于甲状旁腺的识别与保护;同时淋巴结黑染有助于指导中央区和侧区淋巴结识别和清扫,可获得更多数目淋巴结。

8. 机器人甲状腺和甲状旁腺手术术中注意事项、特殊情况处理及应急措施

(1)注意事项:机器人甲状腺和甲状旁腺手术操作中须遵循无瘤、无血和无菌等基本外科原则。正确使用超声刀避免出血,保持术野清晰,是确保手术安全顺利的关键因素之一。切断较粗血管推荐超声刀头与被切断血管垂直,采用"防波堤"操作凝闭切断法,避免术中术后出血。避免撕破肿瘤包膜,超声刀和注气产生的气雾化作用可能会引起肿瘤扩散种植。解剖喉神经和甲状旁腺时,超声刀工作面距上述组织>3 mm,避免喉神经和甲状旁腺热损伤。

(2)特殊情况处理

①BABA 隧道建立时发生隧道出血,可体外压迫止血或应用拉钩置入通道内,寻找到出血处后超声刀止血。

②术中发生 CO_2 气体相关并发症,如心肺功能异常、高碳酸血症、皮下气肿、纵隔气肿时,降低注气压力,术中保持肌肉放松状态并尽可能缩短手术时间。

③入路区域及术区皮肤灼伤,注意避免镜头长时间接触皮下组织造成皮肤烫伤,皮肤灼伤处予冷敷,严重者按皮肤热烧伤处理。

④术中发现术前未评估到的肿瘤侵犯喉返神经、气管和食管等周围器官,镜下难以彻底切除肿瘤时,与患者家属交流后及时中转开放手术。

⑤术中肿瘤切除困难或出血严重则应及时中转开放手术。

⑥手术前检查机器人系统运行正常,术中出现机械臂操作僵硬或失控等机器故障时,仔细检查各扣合点是否完全契合,必要时重新启动系统,及时上报故障代码并与工程师联系,防止术中机器故障导致病人意外伤害或手术终止。

9. 术后处理

(1)术后持续低流量吸氧,心电监测,密切观察患者呼吸、脉搏和血压情况。床旁备气管切开包和吸引器,密切观察有无术后出血,发生术后出血可予 1∶5000 肾上腺素盐水自引流管注入术野以冲洗创面并适当降低血压,反复冲洗同时静脉注入止血药物;如出血较迅速致患者呼吸困难应及时床旁颈部重开切口直视下止血。

(2)术后第 2 天复查血钙、血磷及 PTH 水平,患者血钙或 PTH 降低给予补充钙剂及活性维生素 D_3。

(3)根据患者术后疼痛情况适当镇痛治疗。

(4)常规雾化吸入,辅助患者咳出气管内分泌物。

(5)术后患者及早下床活动,预防下肢静脉血栓形成。

(6)术后 6 小时饮水,24 小时流食或半流食,根据病情需要酌情静脉补液。

(7)术后乳糜漏<600 ml/d,可静脉角加压包扎,内科非手术治疗;≥600 ml/d,再次手术行淋巴管探查缝合术。

(8)术后颈部引流量每日低于 10 ml,可拔出引流管。

(9)甲状旁腺术后及时监测血钙,出现低钙症状可采用微量输液泵维持、静脉注射结合口服等方法补充钙剂,口服活性维生素 D_3 及其类似物。维持血钙水平在 1.8～2.2 mmol/L。继发性甲状旁腺功能亢进患者术后 24 小时内即行血液透析,采用钙浓度 1.75 mmol/L 的高钙透析液,且术后 1 周透析均采用无肝素透析。

10. 展望　机器人外科手术系统作为一项新技术应用于甲状腺手术,正在国内蓬勃发展阶段,虽然与已普遍开展的开放性手术或传统腔镜手术相比仍存在不足之处,如相对昂贵的手术费用、额外的手术系统维护经费、初学者操作时缺乏触觉反馈、术前规划和准备时间长、镜头不能弯曲、术中操作存在一定视野盲区,同时超声刀尚不能实现 EndoWrist 功能,尚不能应用于所有手术患者,

导致临床普遍开展受到一定限制。但作为目前最先进的内镜手术器械微控制系统,机器人也拥有美容效果佳、术者学习曲线短、容易获取真实感的三维立体图像及 7 个自由度灵巧操作、远程操控等众多无可比拟的优势。机器人微创手术系统在甲状腺外科中的应用是实验外科技术与临床外科在这一领域高度结合的新成果,也是转化医学的具体应用,为患者的个体化治疗提供了新的选择。相信随着机器人外科手术系统的普及、手术器械的不断改进、术者经验的积累和“视觉思维”的形成,机器人手术系统在甲状腺外科应用的指征将更加宽泛、手术流程更趋合理规范,在甲状腺手术中的地位将不断提升。

（汤苏成　曾宪平）

参 考 文 献

[1] 赖彦冰,虞幼军,侯朝晖等.对耳内镜手术的思考.中华耳科学杂志,2017,15(4):402-406.

[2] 陈抗松,虞幼军,赖彦冰,等.耳内镜下儿童局限性中耳胆脂瘤的分期手术.听力学及言语疾病杂志,2019,27(5):545-547.

[3] 赖彦冰,汪照炎,侯朝晖,等.经外耳道入路耳内镜颞骨解剖.中华耳鼻咽喉头颈外科杂志,2019,54(4):314-320.

[4] 中华耳鼻咽喉头颈外科杂志编辑委员会鼻科组,中华医学会耳鼻咽喉头颈外科学分会鼻科学组.中国慢性鼻窦炎诊断和治疗指南(2018).中华耳鼻咽喉头颈外科杂志,2019,54(2):81-100.

[5] 史剑波,许庚.慢性鼻-鼻窦炎的围手术期处理.中华耳鼻咽喉头颈外科杂志,2013,48(2):111-112.

[6] 贾洁琦,杨秀海,倪茂美,等.难治性鼻-鼻窦炎的致病因素及诊治研究进展.中国耳鼻咽喉颅底外科杂志,2015,21(6):514-518.

[7] 韩德民.正确理解难治性鼻-鼻窦炎.中华耳鼻咽喉头颈外科杂志,2013,48(2):113-114.

[8] 于青青,王跃建,唐隽.鼻内镜下上颌窦入路鼻-颅底区域的解剖学分析.中国耳鼻咽喉颅底外科杂志,2013,19(6):495-501.

[9] 李群星,范松,张汉卿,等.内镜辅助下经颅耳沟切口行腮腺良性肿瘤包膜外切除术.中华口腔医学研究杂志（电子版）,2016,10(6):408-413.

[10] 吕海丽,张秋航,严波,等.内镜经口入路腮腺深叶多形性腺瘤切除术.中国耳鼻咽喉颅底外科杂志,2018,24(2):114-118.

[11] 阿力布江·依明江.内镜技术在腮腺肿瘤手术中的研究进展.临床口腔医学杂志,2020,36(9):572-574.

[12] 汤苏成,陈伟雄,王跃建,等.颈部内镜颌下腺切除术和传统手术的对照研究.山东大学耳鼻喉眼学报,2014,28(1):56-58,61.

[13] 伍盛华.甲状腺术式和切口与入路选择的研究进展.微创医学,2015,10(2):191-194.

[14] 李超,汪旭,周雨秋,等.腔镜辅助下甲状腺切除术:从颈部小切口到体表无痕.肿瘤预防与治疗,2019,32(7):563-571.

[15] 中国医师协会外科医师分会甲状腺外科医师委员会,中国研究型医院学会甲状腺疾病专业委员会,海峡两岸医药卫生交流协会海西甲状腺微创美容外科专家委员会,等.经胸前入路腔镜甲状腺手术专家共识(2017 版).中国实用外科杂志,2017,37(12):1369-1373.

[16] 李旭,罗文浩,厉周.腔镜甲状腺癌手术的进展与争议.肿瘤防治研究,2018,45(6):429-432.

[17] 靳小建,蔡小勇,卢榜裕,等.完全充气下腔镜双侧腋窝径路甲状腺切除术.中华普通外科杂志,2015,30(9):680-682.

[18] 徐加杰,张李卓,张启弘,等.无充气经腋窝腔镜甲状腺手术的临床应用.中华耳鼻咽喉头颈外科杂志,2020,55(10):913-920.

[19] 王平,吴国洋,田文,等.经口腔前庭入路腔镜甲状腺手术专家共识(2018 版).中国实用外科杂志,2018,38(10):1104-1107.

[20] 易亮,柳泽洋,彭小伟,等.经口腔前庭入路腔镜甲状腺手术适应证及禁忌证.中华耳鼻咽喉头颈外科杂志,2020,55(10):975-979.

［21］张志斌,赵欣.腔镜辅助侧颈清扫与开放侧颈清扫术在治疗甲状腺乳头状癌颈侧区淋巴结转移中的随机对照研究.临床耳鼻咽喉头颈外科杂志,2020,34(9):836-839.

［22］赵文新,王波,颜守义,等.针式辅助全腔镜甲状腺癌功能性颈淋巴结清扫:点、线、面结合的策略与技巧.中华外科杂志,2016,54(11):823-827.

［23］田文,贺青卿,朱见,等.机器人手术系统辅助甲状腺和甲状旁腺手术专家共识.中国实用外科杂志,2016,36(11):1165-1170.

［24］Es-Hak Bedri,Nebiati Teferi,Miriam Redleaf, et al. Stapes Release in Tympanosclerosis, Otology & Neurotology,2018,39(2):184-188.

［25］Paul Merkus,Maarten C. van Loon,Conrad F. Smit,et al. Decision making in advanced otosclerosis:An Evidence-Based Strategy (Review), Laryngoscope, 2011, 121 (9): 1935-1941.

［26］Marchioni D,Alicandri-Ciufelli M,Grammatica A,et al. Pyramidal eminence and subpyramidal space:an endoscopic anatomical study,Laryngoscope,2010,120:557-564.

［27］Liu J,Pinheiro-Neto CD,Fernandez-Miranda JC,et al. Eustachian tube and internal carotid artery in skull base surgery:an anatomical study. Laryngoscope, 2014, 124 (12): 2655-2664.

［28］Liu J,Sun X,Liu Q,Wang D,Wang H,Ma N. Eustachian tube as a landmark to the internal carotid artery in endoscopic skull base surgery. Otolaryngol Head Neck Surg,2016,154(2): 377-382.

［29］Battaglia P,Turri-Zanoni M,Dallan I,et al. Endoscopic endonasal transpterygoid transmaxillary approach to the infratemporal and upper parapharyngeal tumors. Otolaryngol Head Neck Surg,2014,150(4):696-702.

［30］Quan Liu,Xicai Sun,Han Li,et al. Types of Transnasal Endoscopic Nasopharyngectomy for Recurrent Nasopharyngeal Carcinoma:Shanghai EENT Hospital Experience. Front Oncol, 2021,10(5):555-582.

［31］Li B,Zhang L,Zhao Z,et al.,Minimally invasive endoscopic resection of benign tumours of the accessory parotid gland:an updated approach. Br J Oral Maxillofac Surg, 2013, 51 (4):342-346.

［32］Chen J,Chen W,Zhang J,et al.,Modified endoscope-assisted partial-superficial parotidectomy through a retroauricular incision. ORL J Otorhinolaryngol Relat Spec, 2014; 76 (3): 121-126.

［33］Woo SH,Kim JP,Baek CH. Endoscope-assisted extracapsular dissection of benign parotid tumors using hairline incision. Head Neck, 2016,38(3):375-379.

第11章

微创外科手术的培训

第一节　微创外科医师的培训

随着技术的发展和进步,微创已经被公认为医学的一大发展方向。微创外科手术也在腹部外科、妇产科、胸外科、骨科、泌尿外科、神经外科等广泛应用和取得卓越的成效。微创外科是外科发展的必然方向,如何做好微创外科医师的培训也是医院工作中的重点。本文将简介腹腔镜外科医师的培训。

一、培训微创外科医师的必要性

1. 微创理念和技术的需要　手术是治疗疾病的一项重要手段,但手术往往伴随着对机体的负性刺激和创伤。微创外科是建立在外科学基础上的一种技术和理念。除了消除病变、保护机体组织和恢复机体功能外,微创外科还致力于最小化手术对患者造成的创伤,以达到提高疗效,减少并发症的目的。目前的外科治疗更是要追求微创甚至无创,在确保疗效的同时尽可能地减少手术给机体造成的负面影响,维持术后内环境的稳定,缩小切口范围、减少炎症损害避免手术瘢痕达到更加美观的效果。从患者的需求来看,在疗效一样的情况下,微创外科还具有更小的手术创伤,更快的加速术后恢复,更小的手术瘢痕,所以患者的依从性更好。医院对微创外科医师的需求也就日益增加。就以腔镜外科

手术为例,其与传统手术的操作差异巨大,其原因有以下几点。

(1)腔镜手术将传统直视手术的三维视野变成二维视野,需要术者重新培养空间定位能力(最近出现的 3D 腔镜视野相对直视也需要时间去适应)。

(2)操作方式由传统手术的正向移动变成以穿刺鞘为支点的反向移动。

(3)操作角度单一,需要改变习惯来适应固定操作角度,以完成传统手术中几乎可以选择任意角度去完成的工作。

(4)操作器械均为长杆器械,稳定性比传统手术差,特别是需要面对如管道吻合等高精度的操作时特别困难。

(5)腔镜手术主刀几乎完成全部操作,助手操作少,主要是配合。

(6)术中助手无法同时观看屏幕外的术者手部动作和屏幕中的器械动作,通过观摩成长的难度增加。

2. 设备和器械特殊　外科医师对微创外科的各种设备和器械的原理、性能的掌握需要经过一段时间的学习和训练熟悉的过程。微创外科是一门全新的不同于传统外科的新兴技术,具有本身的技术特殊性和复杂性。一般来说,微创外科医师除了需具备扎

实的开腹手术能力的基础外,还必须经过严格的腹腔镜微创手术技术的系统训练,才能确保腹腔镜微创手术的安全顺利开展。外科医师必须经过严格的微创外科相关理论和实践的专业培训且考核合格,才能成为一个合格的微创外科医师。

二、理论基础培训

1. 理论知识培训　微创手术有别于传统手术,它依赖于一个由光学设备、成像设备、机械设备和电设备组成的复杂操作系统来完成手术。在外科医师进行腔镜手术模拟训练之前需对其进行相应理论培训,这样才能使培训效果事半功倍。培训内容包括:腹腔镜手术的历史、发展与应用概况、腹腔镜成像原理、二氧化碳气腹的工作原理及其对人体生理影响、腹腔镜手术器械的种类和适用范围、腹腔镜手术技能的特点和模拟培训目标,以及腹腔镜手术适应证、并发症和围术期处理。理论培训不应只停留在书本上,应将学员带到腹腔镜手术现场,让他们有感性认识。

2. 局部解剖知识培训　理论培训都需要重新复习相应部位的局部解剖。要让学员认识到腹腔镜手术和传统手术在解剖结构认知上有一定的区别:腹腔镜手术观察角度是从足侧往头侧,传统手术是从腹侧往背侧且可以利用手直接触摸来帮助术中判断。此外,腹腔镜手术的放大效应是一优势,对解剖结构清晰的判断有一定的帮助,腹腔镜对于有些部位的显露比开腹手术更加充分和清晰(如肝尾状叶)。同时理论学习和模拟训练、实际操作是一个相互印证、相互促进的过程。例如,理论学习阶段可以教给学员戳孔布置的一般原则:①主、副操作孔和操作点成等边三角形;②主、副操作孔距离＞5cm;③操作点距离穿刺点为操作杆的一半距离;④监视器在主、副操作孔之间;⑤大部分操作工作保持在肩关节外展＜30°,30°,肘关节屈曲度＜

130°。在实际的腹腔镜手术操作中,往往不能满足以上的原则,所以只能在常规的腹腔镜训练基础上,加练一些和实际手术相似的操作环节,如把两个操作孔均放在摄像头的同侧进行模拟。

三、实际操作培训

1. 腹腔镜模拟训练箱　这是目前应用最为广泛的腹腔镜模拟训练工具,由箱体、光源、摄像机、显示器、腹腔镜手术器械和模具组成。

腹腔镜模拟训练箱可以实现大多数腹腔镜模拟手术操作训练,包括所有的基本技能训练、复杂腹腔镜技能训练、部分离体脏器专科训练,但是没有高端的电设备处理效果(如超声刀、能量平台等)和具体手术操作流程。一般认为,腹腔镜模拟训练箱和虚拟现实模拟器相比不存在训练效果的差异。而且更简易、经济、方便,同时因为使用真实的手术操作器械更有利手感的培养。在我国教育投入较为匮乏的时代,经济实用的腹腔镜模拟训练箱解决了大量的腹腔镜岗前培训问题。很多单位和个人自制简易模拟训练箱,最为简便的莫过于不需要摄像设备和光源的透明训练箱,操作者可以直接看到手部和器械的动作。折叠式的模拟训练箱可以将所有的训练设备囊括在一个可以随身携带的背包中,方便学习者随处训练。网络时代使获得适合自己使用的模拟设备很方便和经济,在国内很容易搜索到大量的不同型号和价格的腹腔镜模拟箱。模拟箱分为立方体模拟箱、表面弧形模拟箱、表面球形模拟箱和拟真腹壁模拟箱。立方体模拟箱简单易制,可以进行基本训练,表面弧形和球形模拟箱简单地模拟了人体腹壁充气之后的形态,而拟真腹壁模拟箱更接近真实人体腹壁形态。现今腹腔镜胰十二指肠切除术等高难度手术在国内广泛开展,高难度腹腔镜手术操作不会处于训练状态下的最理想操作角度(如大部分时间摄像角度不会位于主刀两操作孔之间,主副操作孔夹角大部分时候<60°),在拟真人体腹壁的带弧度的操作箱上训练将更有利于腹腔镜高难度手术的开展前的培训。同时选择箱体上可以自由设置戳孔的设备,更便于模拟腹腔镜手术的操作动作。

2. 虚拟现实(virtual reality simulator,VR)模拟器 是基于电子虚拟现实基础上的场景模拟与反馈,所有使用的设备和器具都是模拟物品。相对于模拟训练箱,虚拟现实模拟器能够更为真实地显示整体手术环境,可以模拟真实手术操作的全过程而不是单一操作动作,所有的操作可以实时记录和事后分析,也更便于提高训练效果和考核。虚拟现实模拟器可以进行腹腔镜扶镜手的培训,机械模拟箱因为价格原因无法实现的所有电设备作用效果。虚拟现实模拟器的电子属性可以让它的扩展空间非常大,如根据不同级别的训练医师设定模拟训练的难度。理论上来说,可以根据用户需求来自定义模拟训练的项目和流程。虚拟现实模拟器最大缺点是价格昂贵,它的另一个缺点是没有真实的力反馈。

3. 模拟训练课程 与所有教学工作一样,腹腔镜模拟训练的核心也是课程设置和考核。如何根据腹腔镜手术的特点设置训练项目、如何分配训练项目的时间、如何选择训练项目难度、怎样保证训练项目能够实施,以及最终如何考核都是腹腔镜模拟训练课程设置的重点。腹腔镜手术培训分为基本技能训练(定位、手眼协调、夹持传递、分离剪切、打结缝合)、器械训练(单极电凝、双极电凝)、能量设备(如超声刀、钛夹钳、切割闭合器等)、专科手术训练(阑尾切除、胆囊切除、肝切除、肠癌根治术等)。

基本技能训练包括定位训练、夹持传递、分离剪切、缝合打结、器械训练等。

(1)定位训练:包括扶镜手的定位训练和手术者的定位训练。国内手术者基本都是从扶镜手开始的。定位训练包括0°角镜和30°角镜寻找移动目标。难度稍高手术基本使用的都是30°镜,因此用30°镜进行手术目标定位特别是转动镜头前端角度以获得最佳操作视野和避开操作器械也常作为训练项目。术者的定位包括器械接触目标,用电钩进行目标的处理及吸引器的使用。另一种方法就是在训练箱内放入钉有钉子的木板,用抓钳将橡皮筋在各个钉子上有目的地进行缠绕,或用丝线完成类似操作。反复练习,不断提高腹腔镜操作的定向能力;同时也能协调好眼、手之间的配合。在训练中除了培训眼手协调能力外还要强调脚的配合能力,因为腹腔镜操作经常需要涉及脚踏板的踩放。

(2)夹持传递:主要培训定位、钳夹、双手配合。训练的方式有夹黄豆、套圈训练、流水管道操作、钉板任务等。器械训练中的钛夹也是夹持训练的一个常规应用。目前使用较多的夹黄豆培训就是夹持黄豆并在两盘间传递,通常在其中的一个盘中放置100颗黄豆,在监视器屏显像下,一手用钳夹起黄豆,在空中传递给另一只手中的钳子然后再放置在另一个盘中,检验规定时间内(1~3分钟)传递成功的黄豆颗数。

(3)分离剪切:培训分离钳的分离动作和剪刀的剪切动作。目前使用最多的项目是剪图形和剥葡萄皮。剪图形就是剪切出一个绘制在纸上的图形,这个项目的练习和实际手术当中近似,可以应用在众多手术当中。较为标准的训练是在绘有两个直径分别为2.0cm和2.5cm的同心圆纸上使用钳子和剪刀进行内圆的裁剪,要求不能剪到两个圆圈线,不可碰撞周边,尽量做到稳、准、轻、快。最后对剪裁的速度、流畅性、剪纸的完整性进行评分。本项目重复6~30次为宜。

(4)缝合打结:是腹腔镜所有基本操作中最为艰难的训练项目,也是腹腔镜手术模拟训练中最重要的项目。缝合打结模拟训练不仅可以节省手术时间,更重要的是提高缝合精度和打结可靠性，可以减少手术之后严重并发症的发生。基本的缝合操作主要在特制的硅胶板上进行，专科缝合训练如肠肠吻合往往会使用猪小肠来进行。缝合打结要求练习者将剪开的泡沫做间断缝合。首先要求掌握将针线经 trocar 进出操作箱的方法，利用专用持针钳钳夹，进出操作箱时不能脱落离开视野。要掌握进针的深度及针所处位置。反复练习腹腔镜下用操作器械打结的方法。此方法与传统手术中用针持打结方法类似，但缝线不能长。此项训练为整个操作训练的难点，练习者刚开始时往往要花 10～20 分钟才能完成一次缝合、打结。但经过反复训练后，可掌握腹腔镜下利用操作器械进行缝合、打结的技巧，逐渐提高速度。一个缝合打结的全过程分为夹针、缝合和打结 3 个步骤。缝合的基本原则是持针器应该与缝合边缘平行，需将针平面调至与持针器平面垂直。但是腹腔镜手术当中的缝合除了可以调整活动度很大的胃肠道的角度来适应针持外，其他诸如胆管空肠吻合的胆管、胰腺空肠吻合的胰腺均无法调整角度来适应针持方向，除了调整有限的戳孔位置以利于缝合之外，只能加强缝合训练来提高腹腔镜下复杂缝合水平。夹针是缝合的起点，前辈们总结了各种不同的夹针方式和调针方式，一般有单手调针、双手调针、靠物调针和自由调针等多种方式，所有的微创外科医师均可以借鉴和加以练习。

（5）器械训练：腹腔镜特殊器械通常价格昂贵，大多数中心一般不将新的设备直接用于模拟训练。器械培训大多通过参加器械培训的视频课程进行和现场观摩教学。器械的训练内容有钛夹、吸引器、单极电凝、双极电凝、超声刀、结扎钉、切割闭合器等。器械模拟训练的本质应该是让学员了解其工作原理、适用范围、施行方法及并发症处理。相对于简单的操作训练环节，学员们更应该注重学习各种器械的理论知识、参加器械培训的视频课程、观察手术当中的实际使用情况、总结使用经验。

4. 模拟训练考核　微创外科医师的培训目的是希望能够提高受训者的熟练程度，保证微创手术的安全。因此，很有必要对培训效果进行监督、评估与考核。目前在国内暂时还没有相关的正规的或官方的腹腔镜模拟训练考核标准。对于各项腹腔镜模拟训练项目的评估分为客观评分和主观评分。客观评分依据操作完成的时间和完成的准确度，主观评分为有经验的腔镜医师根据受训者的操作表现给予的综合评分。一般而言，客观评分和主观评分在最后的总得分中分别占比为 80% 和 20%。

四、临床实践

传统的外科技术训练方法是"看到、做到、教到"的师带徒、手把手模式。受训者通过细致地观摩手术，积极参与手术而学到手术的流程、方法和器械选择等知识。微创技术的进步，特别是各种腹腔镜手术大多仅由术者一人完成主要操作，而助手操作和锻炼机会较少，为了成功地开展腹腔镜手术，微创外科医师上岗前必须经过严格的理论学习、技术培训、临床实践等系统的严格训练。临床实践通常包括以下 3 个阶段：①临床观摩阶段：这是进入临床实践的初级阶段，可以通过观看手术录像、现场观摩手术等方法，来进一步体会和感受腹腔镜手术的全过程。②临床助手阶段：要先给有丰富经验的腹腔镜手术医师做助手。先担任扶镜手，然后过渡到第一助手。手术中要仔细理解和体会手术者的每一个操作，手术后还要细心琢磨，这样才能尽快掌握腹腔镜的技术操作。③临床手术阶段：在担任 20 次左右的腹腔镜手术助手并达到合格要求的前提下，可逐步过渡到手术者角色。原则是先简单再复杂，从单一到全程。当开始担任手术者时，一定要在有经验的腹腔镜医师现场指导下进行，先进行风险小的无重要解剖结构位置的简单手术操作，再完成手术全过程；先进行简单的手术如腹腔镜单纯性阑尾炎切除术等，再进行相对复杂一些的手术，不能急于求成。每次手术后应回看录像及分析总结手术过程中的要点、难点，找出手术中的不足及下次改进的地方。

外科医师也应当与时俱进，逐渐树立微创理念，积极学习先进微创技术，掌握新仪器、新设备的使用方法，以高素质的微创外科医师的形象进入到以内镜、微创器械为代表的微创外科新时代中。

（王军华）

第二节　微创外科手术的护理培训

一、手术室护士培训的必要性

1. 适应护理体制的转变　护理学是人类在与大自然和疾病斗争的实践中逐渐发展起来的一门独立学科。通过 20 世纪前半叶美国护理学家汉德森（Henderson）提出了护士援助患者最基础的 13 项内容，20 世纪 70 年代欧雷姆（Orem）的自理学说所形成的全代偿护理、部分代偿护理及辅助教育系统和罗依（Roy）的适应模式所提出人、环境、健康和护理四要素等，说明了临床护理已从功能制护理转变为整体性护理。2011 年 3 月 8 日，国务院颁布护理成为一级学科，并蓬勃向前发展。护理已从单纯的疾病护理逐步向临床护理、预防、心理、康复、保健等综合型护理转变。而外科领域，随着科技的进步和手术方式的不断革新，微创技术已成为当下最主流的手术方式，在总手术量中占比已达 70% 以上，微创外科手术护理配合基本上出现了能同医学专业同步发展的新形势。微创外科是新的医学模式和新的护理体制的具体体现，要适应新护理体制的形势，就必须加强学习，开展学习微创外科的新技术培训工作，配合开展好这一新技术。

2. 适应医学教育模式的转变　医学教育模式已转变为终身医学教育，包括医学院校教育、毕业后教育和在职继续教育。而在职培训是手术室护士的主要培训形式。各级医院应针对不同年资的手术室护士，制订相应的培训大纲、培训形式与内容，并强化实施

效果、合理安排理论与实践所占时间比例，保证培训效果，以提高手术室护士整体素质，适应和达到医学教育模式的要求。

3. 适应技术的转变　外科学是一门以手术为主要手段治疗疾病的学科，手术室是医院内对外科患者进行手术治疗的重要场所，其发展同步于外科的发展。随着外科学术思想和治疗观念的更新，新的医疗设备及器械的不断涌现，微创外科技术等高新技术的引进与普及，为手术室护理人员的专业素质的提高及手术中配合技术的提高带来了机遇与挑战——学习新知识，掌握新技术。

4. 适应手术室发展现状的需要　外科的发展需要手术技术的创新，并要求手术室护士具备更高的专业技能、提高配合医师的能力等综合素质，从而保证手术的顺利进行、促进手术室高效运行。手术室护理人员的专业培训面临着术式变化快、器械更新快；专科性强，培训周期长；面对多学科、多层次手术，医师流动性大，个体特点难适应。在职护士的培训必须抓好计划的实施，制订培养质量标准，及时反馈，纠正偏移质量标准的各种行为，使其规范化、标准化、程序化、科学化，建立新的符合现代化医学模式的手术室护理人才培养管理模式。

5. 明确专科岗位设置，制订完整的岗位说明书

（1）根据专科岗位的基本架构及医院的相关特性，设置腹腔镜专科组组长岗位；同时，根据各专科实际需求设置 1~2 个专科护

士岗位,专科护士配合组长完成各项护理工作。

(2)制订完整的岗位说明书,在专科组组长及专科护士岗位说明书中明确岗位职责、岗位任职条件、岗位职数及任职期限、考核周期等。

二、培训措施

1. 实施目标责任制 成立微创外科专科手术小组,建立护士长-教育护士-专科组长-组员的纵向管理体系,进行专科培训,提出专科训练的目标和要求,充分发挥个人的特长和能力的积极性,提高手术配合的质量及加强对微创外科器械、仪器、设备的管理。

2. 分层次专业培训 按照护士的核心能力分为3个层次,分别明确需要提高的业务水平,有利于人才培养和专业管理。

(1)工作10年以上的N4级护士,担任各专科组长,在业务上走专科发展的道路,及时掌握各专科新业务、新技术。帮助护士长制订各专科培训计划,负责对本专科的护士进行专科理论及操作的培训和考核。

(2)工作3～10年N2/N3护士是手术室的中坚力量,培养其不但要有实际操作能力,还要有一定的组织思考能力,成为业务全面、技术过硬的护士。对新业务、新技术学习和轮转。

(3)3年内N0/N1的护士是手术室的新鲜血液,按计划进行各科手术专业轮转。要进行基本知识、基本技能的培训,打破论资排辈,对微创外科手术各专业的新技术、新业务的开展,敢于起用年轻护士,使她们在第一线工作学习中迅速成长。

3. 提高护理的综合素质 以学会认知、做事、合作和生存为培训目的,一是重视知识的传授,二是注重能力的提高,三是强调素质教育。遵循知识、能力、素质三位一体的新型培养模式,鼓励护士积极参加毕业后的继续教育,如参加自学本科,网络业余学习班,电脑、外语培训班的学习,增加专科学习空间,采取多种形式的业务培训方式,促使手术室护理专业适应医疗体制的转变和新技术、新业务的掌握和开展。

4. 完善专科考核制度 除完成医院护理部安排和要求的考试外,建立专科考核制度。

(1)3年内N0/N1的护士,每周一篇读书笔记,定时检查,1个月由专科小组长检查签名。一季度由副护士长检查,半年由科护士长检查,通过逐层审阅读书笔记,对见习护士起到督促检查作用。要求怎样配合每个微创外科手术就如实的书写下来,专科组长检查的同时也是对小组长的一个促进和提高。

(2)3～10年N2/N3护士,每年进行一次专科理论及操作的考核,专科考核内容包括穿针、各种手术体位的操作、摆台、铺无菌巾、包器械、洗手、戴手套、穿手术衣等。同时定期进行各专科的轮转。

(3)工作10年以上的N4级护士,每年进行一次专科理论及操作的考核、专科急救技术考核。担任科内专题讲课一次,并完成论文一篇以上。专科急救技术包括血液回输机的使用、人工心肺复苏、麻醉多功能监测仪的观察、呼吸机一般使用等。

(4)专科组长及专科护士的考核,包括工作汇报及民主测评两部分,考核频率为一年一次。每年年初,亚专科组长及专科护士都要进行工作汇报,汇报时间为每人10分钟,参会人员为科室的所有工作人员。汇报内容为一年来在临床、教学、科研管理方面所做的工作内容及取得的成绩。

三、制订各专科培训计划

1. 专科培训计划的要求 根据各专科的具体情况、手术特点制订计划,专科护士定期讲小课,对轮转护士进行培训,在结束专科轮转时需要及时进行考评。计划的制订要由浅入深,由低到高,应该在完成了本年度计划的基础上,再制订较高的目标。

2. 腹腔镜专科组培训计划　腹腔镜手术要求护士对外科或妇科的开腹手术技术熟悉,并有一定的基础知识,在开始轮转腹腔镜专科手术时,具体计划介绍如下。

(1)轮转 6 个月后:应能熟悉掌握腹腔镜器械的清洁、保养、消毒方法。熟悉每台仪器的特性,掌握每台手术的备物、体位、配合。

(2)分阶段培训:6 个月的培训安排内容具体如下。

①第 1 个月:了解 1～2 级手术的配合:腹腔镜仪器的功能、注意事项;熟悉腹腔镜器械的构造、名称、用途;熟悉器械的拆洗、消毒和保养方法。

②第 2 个月:独立完成 1～2 级手术的司械配合;了解各种手术体位的安置方法。

③第 3 个月:对 3 级以上较为复杂的手术要有所接触和认识;对 1～2 级的腹腔镜手术的司械和巡回配合做到熟练、快捷和备物准确。

④第 4 个月:对 4 级以上较为复杂的手术要有所接触和认识;对 3 级腹腔镜手术的司械和巡回配合做到熟练、快捷和备物准确。

⑤第 5 个月:对 4 级腹腔镜手术的司械和巡回配合做到熟练、快捷和备物准确。

⑥第 6 个月:对各类手术能熟练配合,能甄别各个环节的高危风险,高质量地完成手术配合。

四、手术的整体护理配合

1. 分工负责及责任到人　高质量地完成每台手术配合要做到以下两点。

(1)缩短准备时间,司械护士对配合当天的手术做到心中有数,并在手术开台前,按手术台次准备器械、无菌物品和耗材,缩短连续接台手术器械准备的时间。

(2)确保连续接台手术紧张有序进行,巡回护士手术前一日到病房访视手术患者,了解病情,充分做好各项准备工作,检查手术仪器设备,如摄像系统、冷光源、电凝器等运作是否正常工作状态。手术开台前协助司械护士清点器械,再次检查、确保通电正常状态。手术开台后,巡回护士按照备物清单,及时与其他手术间联系,提前做好连续接台手术器械及物品的准备。台上、台下的护士既有个人分工,又有整体配合,以确保连续接台手术紧张有序进行。

2. 确保腹腔镜连续接台手术器械到位　充分利用手术室的人力资源,缩短连续接台手术的准备时间,建立手术备物清单,由轮转护士专门负责腹腔镜连续接台手术器械的准备。同时由负责检查准备次日腹腔镜手术的器械护士,按照手术单上注明的要求,认真填写器械备物单,详细注明器械的准备情况。由于患者较多,某些特殊腹腔镜器械,每例手术结束或用完后都需立即交由供应室彻底清洗消毒,准备连续接台手术使用,还要保证达到足够清洁消毒时间的要求,并签名。将准备的器械分别放置在各手术间的巡回车上,为配合手术的器械护士做出工作方便的指引。

3. 统筹兼顾与创新管理理念　随着微创外科的迅猛发展,如何顺利完成连续接台手术工作已成为手术室护理管理的重要环节,护士长安排手术要有全局观念,护士新老搭配,仪器设备合理调配,特殊器械错开台次使用,尽量将特殊器械优先放在全麻手术第一台使用,真正做到人尽其才,物尽其用,较好地完成手术任务。

4. 仪器设备的保养和维护责任到人　在建立专科组的基础上,对腹腔镜等微创手术设备实施设备科人员专职管理,即手术室护士长及设备科责任人二级管理,对仪器的准备落实到专科组长-巡回护士-仪器责任人,对器械的管理同样也建立专科组长-司械护士-备物班的管理责任模式。通过对专科组人员的培训,取得了全面熟悉仪器、器械性能结构特点的效果。重点抓好手术前准备检查、术中会排除故障、术后及时维护保养3个环节,确实把每项工作落实到责任人,减少了器械的损耗和降低仪器的维修率,延长了贵重、价格昂贵微创设备仪器的使用寿命,充分保障了腹腔镜手术的正常进行和发展。

五、腹腔镜器械的清洁和消毒

1. 在微创手术开展初始,由于在技术及设备上的局限性,所以以前当每例微创手术结束后,手术室护士需要对所用仪器、器械进行彻底清洗、浸泡消毒、灭菌、干燥及保养等一系列工序。加上当时手术室相关清洗设施不足,执行各操作规程的依从性也不高,故清洗质量难以保证,直接影响其灭菌质量。顺应着"专业问题由专业人士处理",消毒供应中心人员在腹腔镜器械的清洁、消毒灭菌及保养的工作中发挥着专业而又重要的作用。

2. 2009年12月,国家卫生部发布医院消毒供应中心三项强制性行业标准(如管理规范等)后,将手术器械集中管理作为一种新的管理模式被逐渐探索和完善上了一个新台阶。

3. 腹腔镜器械的清洁、消毒灭菌及保养等工作程序需要遵循器械的说明书,严格按照国家卫生行业标准、消毒供应中心的工作流程,由专业的人员进行以上操作,以保证腔镜器械的完整、功能完好,保障手术顺利进行,杜绝医疗器械相关性感染。手术室护理人员应在使用前再次检查灭菌质量、器械的完整性、功能是否完好,术中注重腔镜器械的管理,术毕予湿布擦拭肉眼可见血迹,初步清洁后方可交至消毒供应中心人员进行后续处理。

(张兰梅　刘婕婷)

参 考 文 献

[1] 王彩云,张颖.手术室护理的专科化发展与展望.中国护理管理,2013,13(5):5-8.

[2] 徐梅,蒲霞,王惠珍,等.手术室亚专科护理岗位管理体系的构建与临床实践.中国护理管理,2018,18(10):1371-1374.

[3] 杨林红.消毒供应中心实施腔镜器械集中管理的实践总结.临床医学研究与实践,2016,1(16):184.

第 12 章

腹部疾病的微创介入性超声治疗

第一节 概 述

一、介入性超声的发展简史及现状

介入超声技术作为现代超声医学的一个分支,是一种通过超声影像实时引导,运用穿刺针、导丝和导管,实现经皮穿刺抽吸、活检、引流、注药治疗等微创操作。该技术可辅助临床明确诊断肝、肾、肺、甲状腺、乳腺、前列腺等器官的占位性病变,并能及时有效地治疗肝、肾、卵巢等部位的囊肿、脓肿等疾病。其主要特点是在实时超声的监视或引导下,完成各种穿刺活检、引流、冲洗、注药治疗等操作,可以避免某些传统手术。介入超声诊疗技术主要包括超声引导下穿刺及活检术、超声引导下置管及引流技术、超声引导下消融技术等。介入超声其实就是让穿刺"长眼睛",在超声实时监视和引导下,避免盲穿所引起的周围器官损伤并减少手术带来的并发症,且操作时间短,平均用时 10～20 分钟,治疗过程无痛苦;局部用药,有效浓度增加,不良反应降低。经介入超声治疗后,原器官及其功能得以保留,因该治疗具有创伤小、康复快、费用低、无放射损伤等优势,且不用开刀就能达到媲美手术的优良疗效,故颇受患者青睐。

1. **发展简史** 1961 年,Berlyne 用 A 型超声探伤仪和普通单探头在肾病患者尸体上进行肾定位和穿刺研究。作者比较了超声显示的针尖回声位置与实际的差距,认为超声定位穿刺对于 X 线显示的无功能肾等患者的肾穿刺有良好的前景。1967 年 Joyner 等用 A 型和 M 型超声仪,对常规方法穿刺引流失败的胸腔积液(叶间和包裹性积液)病例进行定位穿刺,并取得成功。1972 年,Holm 和 Goldberg 几乎同时成功地研制出带有中心孔的穿刺探头,首次使在 B 型声像图中能够同时清晰地显示出病灶和针尖,显著地提高了穿刺的准确性。这是临床超声引导穿刺术开端的标志。1973 年,Holm 等报道了超声引导穿刺在肝、肾、膀胱、甲状腺、心包腔、胸膜腔和羊膜腔方面的临床应用。Goldberg 等报道了肾囊肿的超声引导穿刺技术。随后,超声引导穿刺在临床应用的范围进一步扩大,穿刺部位和器官更为广泛,其中包括对肺和纵隔肿瘤、胃肠道肿瘤、前列腺肿瘤等穿刺进行活检,还有对肝囊肿、肾囊肿、脓肿穿刺引流,经皮胰腺囊肿穿刺引流、经皮经肝门静脉造影等临床应用。

2. **进展与现状** 近年来,介入性超声治疗发展非常迅速,内容相当广泛,其中包括超声引导下各种经皮穿刺活检和置管技术,介入性超声在内科、外科、妇产科、儿科，以及在许多专科如神经科、胸外科、泌尿外、肿瘤科、急诊科等得到广泛应用，其应用范围仍在扩大。在临床处理方面，超声引导穿刺抽吸和置管引流术已大量用于胸腹腔脓肿、心包腔和各种含液性病变中，包括许多难治性疾患如多种脏器脓肿、脏器周围脓肿、胸腹腔和盆腔脓肿等。过去认为，必须应用 X 线监视进行肾穿刺插管的肾造口术，目前已证明采用超声引导具有独到的优势。新近改良的技术还用于无扩张的肾盂造影，为肾结石患者体外冲击波碎石做好术前准备等。

二、超声仪和穿刺探头

1. 超声仪　灰阶超声和彩色超声是介入超声的基础，高清晰度、高分辨率、高灵敏度的实时彩超最合适。同时，超声还应具备近年来的重要的新技术：微泡谐波超声造影技术及超声弹性成像技术。这两项技术有利于确认病灶的范围、性质和状态，将现代超声显像由结构推进到功能的空前高度；同时，新技术在适应证和禁忌证的选择，组织病理穿刺活检时精确选择有效点，肿瘤消融的术前设计、术中监控和术后评估等方面均具有重要的价值，从而提高介入超声在临床的应用水平。用于介入手术的还应配有相应的穿刺探头、穿刺引导架和穿刺引导系统。

2. 穿刺探头

(1)常用穿刺探头的基本特性：用于引导穿刺的探头种类较多，大致可分为两类：一类是专门为介入性超声设计的探头，即专用穿刺探头，如有沟槽的专用线阵穿刺探头及有侧孔的凸阵探头；另一类即普通超声探头，搭配穿刺引导架后使用。目前各超声厂家生产的中高档彩色多普勒超声仪，多配备有与穿刺探头相匹配的穿刺引导架。按照探头成像原理和适用范围，又将普通超声探头分为线阵、凸阵、相控阵探头和腔内探头。

(2)常用穿刺探头的种类

①常规线阵探头：常规高频线阵探头可用于浅表器官、血管等的介入操作，也可用于腹部。线阵探头较其他类型探头大，穿刺时便于把持，稳定性好。缺点是不少线阵探头较宽，用于空间部位较小的器官穿刺时，探头方位受限，增加穿刺难度，如用于甲状腺穿刺时。

②常规凸阵探头：即用于腹部超声检查的凸阵探头，主要用于深部脏器的穿刺。

③常规相控阵探头：即用于心脏检查的相控阵探头，可用于心脏介入和肝等深部脏器的穿刺。该探头体积较小，引导穿刺死角较小，几乎可以在任何部位引导穿刺。但是它的图像质量及稳定性不如线阵探头和凸阵探头。

④常规腔内探头：用于经直肠前列腺和经阴道妇科检查的腔内探头，主要用于前列腺及妇科的介入穿刺。

各种探头适用范围并不绝对，如可用线阵探头引导腹部脏器穿刺，凸阵探头引导浅表器官穿刺，主要以病变部位和穿刺路径显示清晰为宜。

三、针具与引流管

1. 针具

(1)穿刺针的基本结构：穿刺、抽吸或活检用针，一般由不锈钢针管和针芯两部分组成。穿刺针又分为针尖、针杆和针座 3 段。

①针尖：有些针的针管和针芯长度一致，如 PTC 针。有些针的针管和针芯的长度不同，针芯外露，略长于针管 $1\sim2mm$，如穿刺活检针。针尖和针管的前端形状多样，可为矛刺状、斜面状或三棱状。

②针杆：针的主体为针杆，由不锈钢管制成，长度为 $5\sim35cm$。理想的针管由超薄无缝钢管制成，外径较细而内径相对较宽，有利于抽吸或置入导丝。

③针座：也称针柄，便于用手持针和接注射器。外形可根据临床需要而改变。

（2）穿刺针的规格：国产穿刺针以号数表示外径，如 6 号、7 号、8 号、9 号、12 号、14 号、16 号、18 号，它们分别代表针管外径为 0.6、0.7、0.8、0.9、1.2、1.4、1.6、1.8mm 的穿刺针。国际通用的穿刺针管外径以 Gauge（G）表示，其前冠以数码，如 20G、18G 等。与国产规格号数相反，G 的数码越大，针管外径则越细。

为适应不同的临床需要，穿刺针长度为 5～35cm。常用短针的长度为 10cm 左右，长针长度为 15～20cm。一般对于位置深的病变，应选用较长穿刺针；如果病变位置比较表浅，只需一般超声定位而不必使用穿刺探头或引导架者，则选用较短穿刺针更为方便。

（3）穿刺针的临床选择：首要原则是安全，对活检肿瘤一般用 18G 针得到 2～3 条满意组织条即可，并且要求所取组织标本切割锐利完整，无挤压损伤，故目前多选用自动活检枪。尤其是对肾内病变、带蒂的肝癌、胃肠道肿瘤等，手动穿刺不熟练者，当穿刺针尖刚接触靶目标时，手动穿刺常常会移位导致活检失败。对慢性肾病或某些研究须得到较大组织块时，则可选用 16G 等粗针。

2. 引流管

（1）引流管的种类：可根据导管材质，分为胶管（包括橡胶、乳胶和硅胶）和塑料管（包括聚氨基甲酸乙酯、聚氟乙烯、聚乙烯和聚氯乙烯）两大类。前者质软、壁厚、内腔小、不易塑形，但强度高；后者柔韧、壁薄、内腔大、易塑形，但强度较低。目前临床常多采用后者。

（2）引流管的基本结构：引流管分为管尖、管体和管尾 3 部分。管体前段根据需要制成不同形状并设有多个侧孔。管尾可连接注射器或引流装置。目前的导管多与针具组合成套使用。

（3）引流管的管径规格：管径一般用 F（french）表示。1F＝0.333mm。尽管外径具有统一规格标准，但不同公司生产导管的厚度不尽相同，故其内径会有一定差异，在选用

时须加以注意。

3. 导丝　亦称引导钢丝，是经皮穿刺置管术中常用的引导线。它对置管起重要的引导和支持作用，使质地较软的塑料导管得以顺利通过皮下软组织进入血管或其他结构，避免导管发生折弯和损坏。

（1）导丝的基本结构：导丝的外层是由不锈钢丝绕卷的致密弹簧，它有弹性，不易折断，弹簧中央有质地较硬的钢丝芯。钢丝芯前端渐细，尾端与弹簧尾焊接固定。临床上常用安全导丝，其特点是：弹簧中央的钢丝芯不在头端焊接，而是退缩数厘米，两者以直径＜0.1mm 的保险钢丝相连。使得导丝前段柔软又不易折断后脱落。

（2）导丝的种类

①直形导丝：为临床上用途广泛的标准型号导丝，其前端有 3～5cm 的柔软段，其钢丝芯有固定芯和活动芯可供选择。

②J 形安全导丝：导丝前端呈 J 形弯曲，对于弯曲变形的血管不易造成损伤。J 形安全导丝同样有固定芯、活动芯两种钢丝芯。

③前端方向可控导丝：借助于尾端把手控制，可使导丝前端弯曲 180°。

（3）导丝的规格：国产导丝有两种：130cm 以上的长导丝，直径较粗，适用于 6F（2mm）以上的引流管；130cm 以下的短导丝，较细，适用于 5F（1.7mm）以下的导管。导丝内为直形固定芯，前端有 5cm 左右的柔软段，属安全导丝。

四、微创介入性超声治疗的技术原则

1. 超声仪和穿刺探头的调试

（1）超声仪的调整：在进行超声引导穿刺之前，应对超声仪进行校正。首先校正灰阶超声，调节总增益，以肝作为参考使脏器实质呈现中低回声、血管内呈现无回声为宜；调节时间增益补偿使灰阶图像由浅至深回声强度均匀一致；调节聚焦点至靶目标水平，使病变显

示更清晰;必要时调出穿刺引导线。根据病变部位、穿刺路径等,选择合适的穿刺引导架进针角度待用。

(2)穿刺探头的调试:用仿体或水槽进行穿刺实验能够在术前证实探头引导穿刺是否准确,并且可以作为新手训练穿刺的模型。目前在我国多应用水槽做实验。具体方法是将一个小水桶盛满水。有条件者最好在水底放一块吸声材料板,再将一直径约 8mm 的小橡皮盖架于其上,作为穿刺目标,距探头表面深约 6cm 即可。操作者手持探头在水面扫查,同时眼观荧屏。发现目标后,移动探头位置,使荧屏上的穿刺引导线穿过目标中心。然后再小幅度来回侧动探头,当橡皮盖显示最清晰时,固定探头不动,迅速将穿刺针沿引导器刺入水中的目标。此时注意观察针尖是否清晰、针尖是否正好沿着穿刺引导线推进。

2. 分辨率、声束厚度效应　超声引导穿刺的精确性会受到超声仪分辨力和声束厚度的影响。由于这种误差一般较小,仅为 1mm 至数毫米范围,因此当穿刺目标较大时,其影响不明显。然而,当目标较小或要求做精确穿刺时,其影响不可忽视,否则可能导致穿刺失败。

3. 穿刺针的显示　在实际穿刺时,针尖通常显示为强回声点,针杆全貌难以显示,或只显示出一段来。穿刺针显示的回声强度取决于综合性因素:探头频率与针的直径之间的共振关系、针与声束间的夹角关系、针表面和针腔内的平滑程度、针表面与周围递质的声阻差等关系。为了使穿刺针显示得更清楚,可采用以下方法:增大穿刺针与声束之间的夹角;把穿刺针表面打造粗糙或是刻痕,但是粗糙的表面会对软组织有损伤;亦可将穿刺针的内面或针芯打造粗糙或是刻痕,能达到增强其回声的效果又不损伤软组织,目前,已有不少厂家采用这种方法。

4. 穿刺途径的选择

(1)选择最短途径:选择自表皮至病变的最短途径做穿刺入路,操作较为容易,减小对周围组织的损伤,大大提高穿刺成功率。腹部肿块因其来源和大小不同,位置差异很大。有的近前腹壁,有的位于侧腹部。从前腹壁进针虽是常规入路,但肿块位置较深时,应在侧卧位和俯卧位再做扫查,有可能发现更佳入路。为了方便穿刺操作,尽可能使穿刺针垂直皮肤进针,在穿刺前应将进针点调至最高体位,并且垫置稳当。

(2)上腹部穿刺与胸膜腔:上腹部及肋间穿刺时要注意避免损伤肺或胸膜腔。超声仪虽能实时准确地显示肺底及呼吸运动,但是难以显示胸膜腔的下缘。据统计,肺底至胸膜腔的距离,个体差异较大。在深吸气时,其距离为 2～3cm。因此,对于近膈面的脓肿,最好在肋缘下进针向头侧穿刺,或是在肺底以下 3cm 处进针,以避免污染胸膜腔。位于膈顶部的脓肿,经皮穿刺时则难以避免穿过胸膜腔。

(3)胆囊穿刺:胆囊穿刺有可能引起胆汁外漏并发胆汁性腹膜炎。如因病情需要对胆囊做穿刺时,宜选择经过肝胆囊床的入路,以减少胆汁漏的发生率。

(4)腹部穿刺与消化道:消化道含有污染物,尤其是大肠埃希菌量为多。消化道器官充满整个腹腔,且肠腔含气多,干扰较重,超声显示其轮廓多不清楚。操作者对腹部穿刺时是否会损伤胃肠道而污染腹膜腔常有疑虑。实际上,腹部穿刺与消化道的关系可大致分 3 类情况。

①穿刺的脏器紧邻腹前壁,并且位置较固定,如肝、胆囊及脾等。在超声引导下穿刺时,能够准确地选择直接经腹壁的入路,一般不会误伤消化道。

②胃肠道本身的肿瘤或病变,近年文献报道仅用细针穿刺胃肠道做活检是安全的,不会引起局部感染或腹膜炎等并发症。

③腹膜后病变,其中有两种情况:一种如对胰腺病变穿刺,难免会穿过胃肠道,但临床

实践证明若无梗阻及瘀血、肿胀状态仍然是安全的;另一种如对肾、肾上腺或腹膜后脓肿等穿刺,原则上应采用侧卧位或俯卧位经侧腹壁或后腹壁进针,避免穿刺针进入腹膜腔,以防损伤消化道。

(5)腹膜后穿刺途径的选择:腹膜后病变的穿刺途径原则上有两种:一种经腹腔,另一种则避开腹腔。

①经腹腔途径:多数腹膜后肿块,尤其突向腹腔者,仰卧位经腹腔穿刺并无困难。因受脊柱及厚实的腰大肌影响,近中线的腹膜后肿块,腹后壁入路往往较困难,需经前腹壁穿刺。当穿刺针贯穿腹腔时,有可能穿过胃、肠及膀胱等脏器。大量临床实践证明,对某些肾或肾上腺肿块的穿刺有时必须穿过肝和脾,只要限定用细针,尽管穿刺针贯穿了肝、脾,但仍是安全的。经腹腔入路原则上应避免损伤肺、胸膜腔、胆囊、肾及大血管。对腹膜后肿块穿刺前,可在患侧背部垫一小枕头,使肿块尽量突向腹腔,穿刺时用探头对前腹壁加压,尽可能避开肿块与腹壁间的消化道,有助于缩短穿刺距离,减少对腹腔脏器的损伤。

②非腹腔途径:侧卧位从侧面或腰部进针,或俯卧位从背部进针,均可避开腹膜腔达到穿刺腹膜后病变的目的。主要适用于:自前腹壁扫查病变显示不清,或穿刺路径无法避开重要脏器或大血管,或显示距离较远者;对腹膜后各种脓肿的穿刺或置管引流,要求避免污染腹腔者。

5.影响穿刺准确性的因素

(1)穿刺导向器配置不当:应当遵照说明书正确地将导向器安装于穿刺探头上。针槽板、引导针与穿刺针的型号应相匹配。任何装置不当或有松动均会造成穿刺发生偏差。

(2)呼吸运动的影响:随着呼吸动度,腹部脏器有不同程度的移动。在平静呼吸时,肝平均上下移动 2cm,脾移动 1～3cm,肾移动约 2cm。深呼吸时则脏器移动度更大,肝

脾可达 6～7cm。以往认为,胰腺是腹膜后较固定的器官,但近年实时超声仪的使用证明,随着呼吸胰腺亦有移动,深呼吸时移动范围约 2cm。为了减小这种移动对穿刺的影响,应禁止患者做深呼吸。患者呼吸的控制和操作者穿刺动作的配合协调对于准确穿刺小的肿块尤为重要,必要时应在穿刺前对患者做控制呼吸的训练。完全无法控制呼吸气促的患者则属相对禁忌证。

(3)穿刺造成的移动:当穿刺针到达靶目标时,后者多少会向对侧移位,因而可能偏离穿刺路线,尤其是某些脏器在腹腔内的位置不太固定并质地坚韧,或是病变较硬并且穿刺针粗钝、进针速度较慢时,则发生偏离更为明显。锋利的穿刺细针和熟练的操作技术可以减小这一影响。

(4)针尖形状的非对称性:针尖形状的非对称性会在穿刺过程中产生偏离穿刺方向的分力而引起针的偏移。斜面针进针时向背侧偏移,针尖斜面阻力分解为对抗进针的力及使针偏移的力,针尖面斜角越大,进针距离越远、组织越硬则针的偏移就越大。受力对称的针尖如圆锥形针尖,穿刺中力是平衡的,无偏离作用。若针尖形态不对称,采用边旋转边进针的方式可以减小这种偏移作用。

(5)组织阻力过大或不均匀:细长针有弹性而安全,是其优点。但当遇到阻力很大的组织,如某些厚实的皮肤、筋膜及纤维结缔组织等,穿刺针则可能发生弯曲变形,从而偏离穿刺方向。在软硬不均的组织中,因受力不均衡,穿刺针也会发生变形和偏移。为了避免细长针穿刺皮肤和腹壁筋膜时发生弯曲,先用粗的引导针穿刺皮肤和腹壁筋膜,再将细活检针通过引导针进针能保证细针的穿刺方向。垂直进针可减小这一偏差。

五、介入性超声治疗的不良反应和并发症预防

1.并发症预防的原则　并发症的出现

与介入操作的每个环节都密切相关。预防并发症的发生应从规范每个介入操作环节入手。

（1）介入医师首先应明确本次介入实施的目的和意义，严格掌握适应证与禁忌证，全面了解患者的病史等信息，评估患者全身主要脏器如心、脑、肝、肺、肾及血管等的功能状态，了解靶病灶的位置、状态及特性，综合分析可能的风险。

（2）了解介入针具的规格、性能及差异。一般根据临床需求，事先选择好合适的针具及导管。

（3）术前模拟穿刺路径设计，介入医师应熟练掌握模拟穿刺路径设计的原则及有关技术操作。

（4）熟练完成操作过程，提高操作的准确性，力求一次穿刺成功。

（5）应重视术后处理和患者生命体征等情况的随访观察。

2. 并发症概况及处理 根据近期文献大样本资料，兹将主要的并发症列出如下。

（1）发热：穿刺活检者中发生率为0.07%，通常无影响。在接受超声引导下肿瘤消融术的患者中，发热的发生率为50%～75%，其中85%的患者发热低于38.5℃，一般在术后1～3天出现，10天内消退，予常规观察，不必特殊药物处理。

（2）疼痛：穿刺活检中患者疼痛的发生率为0.5%～4.0%，疼痛一般不严重，且会逐渐减轻。肿瘤消融治疗的患者，发生率为60%～80%，多为治疗区域局部的轻至中度疼痛，无须治疗，1周消退。疼痛日渐加重者，须高度重视，查出原因及时处理。

（3）出血：超声引导下穿刺活检出血的发生率：肝为0.35%，肾为3.0%～10%，甲状腺为6.4%～26.2%，肿瘤消融为0.09%～0.96%。总的发生率不高，主要是穿刺部位出血或血肿形成。造成出血的原因有：穿刺针误伤较大血管；病灶本身由异常血管构成，病灶充血严重有出血的病理基础；患者凝血功能异常，包括长期服用抗凝药物；穿刺后局部压迫止血的方法不正确。少量出血时，通常采用对穿刺部位充分压迫即可止血。介入超声治疗引发大量出血的严重情况较少见，发生时须请放射科导管室医师及外科医师急会诊，查出原因，找到出血点，用动脉导管栓塞或手术治疗。

（4）感染：介入超声是微创而非无创，而且微创不等于微损伤，临床上应高度警惕发生感染并发症。操作者必须严格按照术前准备要求与无菌操作规范进行介入操作。介入超声治疗后感染主要发生在抵抗力低下的患者，如年老体弱、糖尿病、肝硬化、肿瘤中晚期、放化疗后、使用免疫抑制药物等。对这些体质弱、免疫功能低下的患者，认真研究预防性抗生素的应用是必需的。有关具体应用预防性抗生素药物，请参考内科学及外科学有关指南。至于在介入超声术后出现感染时，则应尽快查清病原菌及药敏情况，及时采取有针对性的抗感染治疗。

（5）癌细胞种植播散：超声引导下穿刺肿物造成癌细胞的播散种植的风险是存在的，活检的发生率为0.02%～1.9%，热消融治疗的发生率为0.2%～12.5%，各种方法有一定差别。基础与临床的研究表明，其根本原因是患者抗肿瘤免疫功能低下或崩溃的后果。对高龄体弱或长期消耗下的肿瘤患者要做穿刺活检等操作，术前应当检查评估其抗肿瘤免疫状态，太差者应为禁忌。在穿刺时，可用套管针保护针道直至皮下。在消融肿瘤后，沿针道开启消融，可减少癌细胞种植播散。

（6）外周神经损伤：近年来，浅表器官和骨关节的介入超声发展快、效果好，在临床有普及之势。文献报道，其外周神经损伤率为0.03%～5%，操作时要重视局部解剖及神经解剖，高频探头能显示的神经（喉返神经、副神经等）要在操作区域认真寻找并避免损伤。

外周神经损伤会引起暂时性或永久性相关功能障碍，前者可逐渐康复，严重者可致残，主要发生在消融治疗的患者。尤其是对儿童或青少年进行介入超声治疗时需要警惕。

（7）死亡：发生率很低。近期文献报道，细针穿刺活检为 0.06%～0.14%。致死的主要原因是大量出血。在介入治疗领域，以超声引导肿瘤消融治疗为例，其相关死亡率为 0.09%～0.4%。风险很低，但仍应重视适应证的选择，操作要精准熟练，术后认真及时随访，可进一步降低严重并发症的致死风险。

（黄伟俊　叶洁仪）

第二节　超声引导下穿刺活检在腹部疾病中的应用

一、肝病变的穿刺活检术

近年来，由于高分辨率超声仪器的使用及穿刺针具的改进，尤其是自动活检枪的应用，使穿刺组织学活检的有效性和安全性显著提高。众多研究表明，在对肝肿瘤的诊断方面，组织学活检明显优于细胞学活检。超声引导下肝组织学活检的应用越来越普遍，而细针抽吸细胞学检查的应用逐渐减少。超声引导下经皮肝穿刺活检是在局部麻醉下利用活检装置自动切割或抽吸式穿刺肝，获取少量肝组织进行病理学和免疫组织化学等检查的一种操作技术，是各种肝局灶性病变或弥散性病变最可靠的诊断方法之一。具有适应证广、损伤小、操作简单和检查结果迅速可靠等优点。肝组织病理学检查在肝疾病的诊断、分类及预后判定上占有重要的地位。是明确诊断、评估疾病程度及判定治疗效果的重要依据。

1. 适应证

（1）肝占位性病变

①经临床或各种影像学检查有占位病变，但性质不明者。

②被临床诊断为肝恶性肿瘤，需明确病理诊断者。

③ 为治疗需确定肿瘤的组织学分型及分化程度者。

④临床诊断肝弥散性病变合并良性占位病变，临床医师或患者要求排除恶性者。

⑤消融或介入治疗前需明确诊断者。

⑥患者既往有其他脏器原发肿瘤，此次肝内占位不能确定原发或转移者。

⑦肝内不同性质占位病变，声像图不典型需分别定性诊断者。

（2）肝弥散性病变

①黄疸、肝大、肝内胆管不扩张，原因不明的肝弥散性病变。

②病毒性肝病与药物性肝损伤需定性诊断者。

③临床原因不明肝弥散性病变，为治疗需提供依据者。

2. 禁忌证　肝肿瘤细针穿刺活检虽较安全，但患者仍应具备一定条件，下列情况为禁忌证。

（1）凝血功能显著异常，有不可控制的凝血障碍、出血倾向者，如血小板 $<50\times10^9$/L，凝血酶原时间大于正常对照 3 秒。

（2）肿瘤较大突出于肝表面，张力大，穿刺途径无正常肝组织。

（3）肿瘤内血供丰富，或穿刺难以避开肿瘤组织邻近大血管。

（4）肝硬化门静脉高压合并张力大的门静脉侧支、血管畸形等，穿刺时难以避开。

（5）大量顽固性腹水者，穿刺后易发生肿瘤细胞腹腔内种植和继发出血。

（6）胆系或膈肌周围感染等，穿刺路径需经过感染区，穿刺后易发生继发性感染。

（7）充血性肝大，镰状细胞贫血性肝病、

严重贫血。

3. 操作原则及术前准备 肝穿刺活检的操作原则是根据病灶的位置大小选择适宜的穿刺途径,提高穿刺准确性,降低手术并发症。

(1)操作原则

①选择通过正常肝组织自体表至病灶的最短或最安全途径。

②穿刺途中避开大血管、扩张的胆管及韧带结构。

③肿块位置较深时,应通过右前斜位或左侧卧位自肋间、肋缘下向多方向扫查,寻找更安全的入路。

④对近膈面部位的穿刺要注意避免损伤肺组织。

⑤对位于近膈面(S7、S8 区域)的病灶,通常从右侧第 5～8 肋间朝向膈面扫查,患者持呼气屏气状态可改善膈顶部显示,穿刺针距肺底强回声以下 1～2cm 处进针,一般可避免途经胸膜腔。

⑥位于近心膈(S2,S4、S8 区域)的肿瘤可从胸骨右旁肋间或剑突下至右肋缘下穿刺进针,患者多持吸气屏气状态,使肝整体下移,有利于病灶显示。

⑦重视正确选择穿刺途径及操作技巧,调控患者呼吸幅度,提高肝穿刺活检安全性,并提高微小病灶或深部病灶的穿刺成功率。

(2)术前准备

①患者准备

• 检查血常规、凝血功能及血型,必要时查看心电图。

• 对有明显出血倾向及凝血功能障碍的患者应予术前对症或预防性处理(肝功能较差,凝血酶原时间不符合穿刺条件者,术前应静脉给予冷沉淀或新鲜干冻血浆;血小板低者应输血小板纠正,补充至许可范围)。

• 患者需禁饮食 6 小时以上。

• 询问有无抗凝血药物使用史和药物过敏史。服用抗凝药物的患者,穿刺前停用抗凝药物(华法林停用 3～5 天,肝素停用 24 小时以上,抗血小板药物停用 1 周以上,其他药物停用时间按说明书或咨询药剂师)。

• 症状较重的咳喘患者应在症状缓解后再行穿刺。

• 向患者说明穿刺目的、过程和围术期注意事项,取得患者配合(嘱患者术前排空大小便;行呼吸训练,咳嗽者术前 1 小时可服用可待因;明显紧张的患者术前 1 小时可服用地西泮 10mg;告知可能出现的并发症)。

• 穿刺前请患者签署穿刺活检知情同意书。

②器械准备

• 选用可供导向穿刺的探头或导向器、穿刺经验丰富者也可以不用导向器。

• 选择针具及活检装置并仔细检查器械匹配性,肝占位活检针型号一般为 18～21G。

• 超声探头需用无菌隔离套或低温等离子消毒。

• 备好无菌活检包(含无菌洞巾、弯盘、布巾钳、无菌纱布)、5ml 注射器、利多卡因(1%) 5ml、胶带、血压计和听诊器、无菌手套、高弹力腹带、无菌手套。

• 备生理盐水、标本固定液(10% 甲醛溶液约 5ml)等。

4. 操作步骤

(1)患者常规取仰卧位,根据病灶部位也可取右前斜位或左侧卧位,充分显露乳头上至脐部区域,右臂上举拉开肋间隙。

(2)常规超声扫查全肝,根据病灶的位置、大小数目及回声特征,确定拟穿刺的靶目标。并再次确定体位,多数从右肋间穿刺,左叶占位常可在剑突下、肋缘下穿刺。

(3)观察病灶血供及途经血管情况。穿刺途径尽可能避开肝内大血管,避开胆囊、肋膈角、肺、胃等相邻脏器以减少并发症。

(4)测量皮肤至病灶取材区的距离及穿过肿瘤的长度,以便选择合适的活检枪击发距离。

（5）皮肤常规消毒,铺无菌巾,1%利多卡因 5ml 在穿刺进行局麻,麻醉药应注达肝包膜。

（6）先用引导针刺入腹壁,再次确认病灶、固定探头、继而采用管径适宜的活检针进行穿刺取材。

（7）在进针与出针时嘱患者屏气,迅速将穿刺针沿引导线刺达病灶表面,取材应包括肿瘤浅表 1～2mm 正常肝组织。实时观察好记录穿刺取材全过程。

（8）根据报取的标本量及肉眼外观颜色、实体等,决定患者的穿刺次数,一般为 2～3 次。取材满意甚至 1 次也可获得诊断。

5. 穿刺后处理

（1）将取到的组织推至滤纸片上,浸泡于 10%福尔马林中或其他特定的固定液瓶内送检。

（2）穿刺结束行常规彩超检查,观察有无出血等并发症。

（3）肿瘤较大或邻近肝表面有出血倾向者,穿刺后侧卧位或仰卧位 2～4 小时。每隔 15～30 分钟测脉搏、血压 1 次。

（4）14～16G 粗针穿刺者应用弹力腹带包扎 4～6 小时。

（5）精神过度紧张或空腹时间过长会致面色苍白、出冷汗等症状,糖尿病患者尤易发生,可平卧、吸氧予以安慰,需监测生命体征,急查血糖,便于及时处置。低血糖者可喝少量糖水,观察症状体征。

（6）详细记录穿刺过程及术中出现的异常情况,向患者交代穿刺后注意事项并做好文字记录。

6. 注意事项

（1）严格掌握适应证与禁忌证。

（2）穿刺前检查活检装置和引导器的配套情况。

（3）注意穿刺进针方向与引导线有无误差。

（4）术前训练患者呼吸控制,以便配合。

（5）进针前全面了解穿刺部位及周围血管、胆管的走行,选择合适的穿刺路径和通道,以防止出血等并发症的发生。

（6）嘱患者放松,使身体呈舒适状态。由于患者呼吸易造成病灶移动,甚至划伤肝包膜或其他脏器,故确定患者完全屏气后方可进针。

（7）调整穿刺针角度时不能在肝表面进行,以避免划破肝被膜而引起出血。

（8）术后嘱患者卧床休息 4 小时以上,并监测生命体征,避免因过早活动而造成穿刺点出血。

（9）选择合适的穿刺针,通常情况下,穿刺针内径较粗者,所取标本满意。

（10）同一穿刺点不宜超过 3 针,否则容易出现针道闭合不良而引起的并发症。

7. 并发症防治

（1）并发症表现

①小部分病例出现穿刺部位出血,一般量很少,行局部指压并留观,凝血功能正常者很快自动止血。极少数患者需要进一步处理。

②穿刺后患者精神过度紧张或空腹时间过长致面色苍白、出冷汗等症状,糖尿病患者尤易发生,可让其平卧,喝少量糖水,予以安慰,观察症状体征。

③疼痛发生率约 30%,但一般反应轻,不需处理,约 3 小时后可自行缓解。较严重的疼痛发病率较低,少见伴发低血压及血管张力失调性晕厥。

④少数病例有一过性发热,一般<38℃,可自行缓解。

⑤误穿肾、膈肌、胆囊等邻近组织器官等,发生率低,且一般可自愈,无须特殊处理。

⑥腹腔内严重出血,是经皮肝穿严重的并发症,是穿刺导致死亡的主要原因。一般发生于门静脉高压或肿瘤位于肝表面,或采用粗针活检。通常在术后 2～3 小时症状逐渐明显,可因穿制所致的撕裂伤或肝动脉或

门静脉的穿透伤所致。

⑦胆汁渗漏发生率较低,但严重者可引起死亡。

⑧胆管出血,为较少见的并发症,表现为典型的三联征:胃肠道出血、腹痛和黄疸。

⑨肝脓肿液化前期、胆管梗阻和胆管炎的患者偶尔会发展成败血症和感染中毒性休克。

⑩针道种植发生率0～0.009%,发生于不用引导针者。早期报道大样本穿刺活检死亡率为0.006%～0.031%,近年穿刺活检多数相关报道未发生死亡病例。

(2)处理措施

①一般并发症观察或对症处理大多可短期消除。要重视术后即刻至24小时出血等紧急并发症,并采取积极的处置措施。

②小的肝内血肿或被膜下血肿患者多无症状,较大血肿可引起疼痛伴发心动过速、低血压和迟发的血细胞比容下降,一般观察或非手术治疗。

③穿刺后即刻发现出血者,需快速评估出血量及寻找出血部位,超声造影技术可有帮助。出血量较少时采取非手术治疗,包括使用止血药物,如注射凝血酶等。

④大量不能控制的出血应立即输血、扩容以维持生命体征,同时采取积极的止血措施,包括血管介入治疗、局部注射止血凝胶、消融等局部治疗或外科手术止血。

二、胰腺病变的穿刺活检术

胰腺为腹膜后器官,穿刺路径上常需经过胃或肝,周围解剖结构复杂,并发症发生的风险较腹腔内器官高,被认为是最困难的穿刺活检部位之一。随着超声引导技术的提高和穿刺设备的改进,胰腺穿刺活检的成功率和安全性显著提高,取材成功率可达90%以上,在胰腺疾病明确诊断和病情评估方面发挥重要作用。

1. 适应证

(1)占位性病变,影像学检查良恶性鉴别诊断困难者。

(2)疑诊慢性局限型胰腺炎或与肿瘤鉴别困难者。

(3)胰腺实性肿物,需获得组织病理学和(或)细胞学定性诊断。

(4)胰腺囊实性肿物＞3cm,囊壁有结节,胰管轻度扩张,需定性诊断行手术治疗者。

(5)胰腺周围增大淋巴结＞2cm需定性诊断者。

2. 禁忌证

(1)急性胰腺炎、慢性胰腺炎急性发作、其他急腹症者。

(2)有严重出血倾向者。

(3)穿刺入路难以避开大血管、胆管、扩张的主胰管者。

(4)患者无法配合,如频繁咳嗽、躁动等。

(5)患者合并其他严重疾病,全身状况衰竭或大量腹水者。

3. 术前准备

(1)患者准备

①检查血常规、凝血功能,必要时查心电图。对有出血倾向及凝血功能欠佳的患者应予术前对症处理或预防性处理。女性受检者应避开月经期。

②禁食8～12小时或以上。

③询问有无抗凝血药使用史和药物过敏史,停用抗凝血药3～5天。

④较重的咳喘患者应在症状缓解后再行穿刺。

⑤向患者详细说明穿刺过程,取得患者配合。

⑥术前常规签署知情同意书。

(2)器械准备

①彩超仪配备有穿刺引导功能,选用穿刺探头或穿刺引导架。

②组织学检查通常选择18G组织活检针,针长20cm,配以自动活检枪使用。因胰

腺病变常质硬,较少选择手动组织切割活检针。胰腺肿瘤穿刺活检较少单独采用细胞学检查方法。细胞学检查可选用 20G、21G 或 22G 活检针,针长不小于 15cm 为宜。也可采取组织活检后,用注射器将针筒内残留物推出、涂片,同时送细胞学检查。

③穿刺引导针为一端呈尖锐斜面的空心金属针,用来建立穿刺皮下隧道、防止针道偏移及减少针道种植,需根据组织活检针的针型选择相应规格的穿刺引导针。

④承载标本的滤纸和标本盒。

⑤无菌穿刺包和探头无菌隔离套。

4. 操作步骤

(1)术中一般采取仰卧位或斜卧位。

(2)常规消毒铺巾,予 1%～2% 利多卡因局麻至腹膜壁层,选择能避开血管和胆胰管、避开腹白线、最短穿刺行程的进针点。

(3)用探头适当加压以尽可能推开胃肠。

(4)通过引导器将引导针刺至腹膜壁层。

(5)当针尖显示清楚时,让患者适当呼吸后屏气,迅速进行穿刺活检。

(6)组织集中置于滤纸片上并放入 10% 福尔马林溶液中送检。

(7)随后用 10ml 注射器推注穿刺针针套,将其内容物推注于玻片上,放入 95% 乙醇溶液中固定送检。

(8)最后消毒皮肤穿刺点,包扎。

5. 注意事项

(1)胰腺恶性肿瘤周围常存在炎性区域,应对肿块较深的不同部位取材 2～4 针。

(2)取材时尽量避开液化坏死区域,在实性部位取材。

(3)取材满意后,尽量减少进针次数。

(4)自动活检枪适合较硬的肿瘤或炎症,在胰腺病变穿刺中最常用;手动穿刺针适用于软硬适中的组织。无论使用哪种穿刺针均建议一针两用,即同时做组织学与细胞学检查。

(5)胰腺占位病变穿刺前,需根据临床病史及体征,对胰腺占位病变做出初步的判断,严格把握适应证,盲目穿刺可能造成严重后果。

6. 并发症防治

(1)并发症:超声引导下胰腺病变穿刺活检并发症发生率低,文献报道低于 2%。少数患者可有穿刺时轻度疼痛不适,多在穿刺后较快缓解,无须特殊处理,观察即可。极少数患者可出现严重并发症,如急性胰腺炎、胰瘘、大出血、感染等,此时应予以住院对症处理。针道种植转移发生率极低,为 3‰～9‰,并与肿瘤本身生物学行为有关。

(2)预防与处理:严格掌握适应证、禁忌证,做好相应穿刺前准备,清晰显示病灶,选择安全路径穿刺取材,尽量少经过正常胰腺组织直接在病灶取材,是预防并发症的重要环节。对于黄疸患者应避开扩张胆管,选择安全进针入路或胆管置管引流降低胆管压力后再经肝穿刺。长期使用抗凝药物者,即使术前停药时间足够长,仍应格外慎重,因抗凝药物抑制前列腺素环氧酶,不可逆性抑制血小板聚集,患者仍存在较高出血风险。对于明确的胰腺占位性病变、不能除外恶性时,应尽量避开正常胰腺实质,减少穿刺次数,超声清晰显示最可疑病灶处进行穿刺取材。此外,穿刺时应用探头持续加压腹壁,尽量避开胃肠道,选择合适角度及针尖方向,尽量沿病变长轴进针,声像图应能够清楚显示针道及针尖位置,避免损伤邻近组织或其他脏器。术前胰酶水平高者穿刺前可应用生长抑素等胰酶抑制药。穿刺操作过程应熟练、迅速,避免呼吸运动导致针尖在病变表面划动引起出血。当发生胰瘘时,多数需要置管引流。

7. 临床意义及评价　胰腺穿刺活检主要用于胰腺的实性、囊实性肿物及可疑的弥散性病变,即对胰腺癌、胰腺转移性癌、淋巴瘤、慢性胰腺炎等胰腺疾病做出病理学诊断。胰腺病变穿刺活检有重要临床意义,对可能切除的胰腺病变做出明确的术前诊断,对不可切除的晚期胰腺癌避免不必要的开腹探查。胰腺病变取材成功率达90%左右。胰腺癌穿刺可出现假阴性，当超声和其他影像学表现、肿瘤标志物强烈疑诊为癌时，可再次活检或选择密切追踪观察变化及手术治疗。

三、肾病变的穿刺活检术

1. 肾弥散性病变　主要是指累及双侧肾小球的各种疾病。肾穿刺活检对于明确诊断肾疾病的具体病理分型、指导临床治疗方案的制订及预后的判断有着极为重要的意义，在肾疾病学的发展中发挥了重要作用。目前，肾活检最常用的方法为超声引导下经皮穿刺活检。

(1)适应证

①肾病综合征，肾炎综合征，急进性肾炎综合征。

②持续性无症状尿检异常[蛋白尿和(或)肾小球源性镜下血尿]。

③原因不明的急性肾功能减退。

④原因不明的慢性肾功能减退，且肾体积未完全缩小。

⑤鉴别诊断累及肾的系统性疾病。

⑥移植肾肾活检，如各类非外科因素导致的移植肾肾功能减退、肾功能延迟恢复、肾小管坏死、药物性肾中毒、慢性排斥反应及怀疑复发或新发的肾小球疾病。

(2)绝对禁忌证

①凝血功能障碍，有严重出血倾向者。

②患者一般情况差，无法配合穿刺活检术。

③固缩肾或肾发育不良，肾内结构不清，肾皮质菲薄。

④孤独肾。

⑤海绵肾、多囊肾。

(3)相对禁忌证

①活动性肾盂肾炎。

②异位肾、游走肾。

③未控制的严重高血压。

④过度肥胖。

⑤大量腹水。

⑥其他，如剧烈性咳嗽，腹痛及腹泻，严重贫血，心功能不全，妊娠和高龄。

(4)术前准备

①实验室检查：检查血常规、凝血功能和肾功能，排除凝血功能障碍；尿常规，怀疑有尿路感染时应行中段尿细菌培养。

②患者准备：告知患者穿刺目的、存在的风险、并发症的防范等，令其签署知情同意书。训练患者呼吸屏气动作，有严重高血压时先控制血压，接受透析的患者穿刺前后3天暂时停用抗凝血药物。

③器械选择：自动穿刺活检枪和一次性穿刺活检针，一般成人选用16G活检针，儿童可用18G活检针。术后加压包扎用的腹带。

④超声检查及定位：了解双侧肾大小及肾内结构，排除穿刺活检禁忌、测量肾皮质厚度、肾下极至皮肤的距离。

(5)操作方法

①患者取俯卧位，腹部垫一硬枕，压迫固定脏器，避免穿刺时肾退让移位。肾穿刺活检一般先选右肾，穿刺点一般选在肾下极皮质较宽厚处并避开肾窦回声，确定穿刺点及穿刺路径后，做好体表标志。

②常规消毒、铺巾，2%利多卡因做穿刺点浸润局麻，之后用尖刀破皮，将皮肤戳一深2mm小口。

③嘱患者屏气，超声引导活检枪配16G活检针沿穿刺引导线经皮肤及肾周脂肪囊后快速刺入浅层肾皮质内，激发活检枪后立即拔针即可，一般穿刺2～3针。观察穿刺标本的颜色及长度，判断穿刺标本中肾小球组织的量是否足够诊断。

④穿刺完毕后，穿刺点用75%乙醇消毒，加压包扎，可用腹带包扎腰腹部，平卧休息24小时。术后严密观察血压、脉搏和尿液性状等。有肉眼血尿时，应延长卧床时间，一

般在 24～72 小时肉眼血尿可消失。

⑤将穿刺标本分为三等分,分别送光镜(甲醛固定)、免疫荧光(生理盐水处理)、电镜检查(戊二醛固定),送检标本需冷藏。

(6)注意事项

①穿刺过程中,应持续清晰显示肾包膜强回声轮廓,且尽可能显示最大肾的位置。确保操作过程中超声声束与肾包膜长轴垂直,以避免部分容积效应导致的进针偏差,造成穿刺取材失败。同时穿刺径路上应避开肾窦。第一次取材落空时可改用横切面了解肾下极形态再转为纵切面再稍微调整角度后行穿刺;如横切面图像显示清晰,在确保穿刺线径路避开肾窦的前提下,也可考虑横切面引导。

②在确认活检针到达肾包膜表面时,切忌针尖紧贴或进入肾包膜,因患者此时仍在呼吸,针尖极易纵向划破肾包膜,造成肾周围血肿。

③再次穿刺时,应尽量避开前次的穿刺径路,一方面可以确保取材质量,另一方面也可避免在同一位置造成较大的创伤,以减少穿刺后出血的风险。

④术后患者保持平卧 24 小时,密切观察生命体征、腹部情况及尿液性状等。适当多饮水,对 24 小时后仍有肉眼血尿者应当继续卧床休息 3 天,在 1 周内应少活动,3 个月内避免剧烈活动和体力劳动。

(7)并发症预防

①疼痛:少数患者在活检部位有轻微的钝痛,一般 2～5 天消失,如疼痛长期持续存在应予关注,需排除肾周血肿。

②感染:并不常见,只要严格遵守无菌操作,一般可以预防,对出现感染症状者应进行抗生素治疗。

③血尿:是肾穿刺活检的主要并发症,由于穿刺针直接穿刺肾组织,穿刺后几乎所有患者都有镜下血尿,可持续数小时至 2 天,肉眼血尿早年发生率较高,近年来,由于活检器具及技术改进已呈明显下降趋势。穿刺时,

尽量避开集合系统,在下极肾实质穿刺,术后多饮水,均可减少血尿的发生。

④出血:包括穿刺点出血、肾被膜下出血及血肿形成,穿则针划伤肾被膜是造成肾被膜下血肿的重要因素,肾周围血肿发生率为 50％左右,多为小血肿,与操作者技术熟练程度及患者配合程度有关。另外,与穿刺部位的选择有关,如切割肾包膜可导致出血。

⑤动静脉瘘:肾活检穿刺术后的动静脉瘘多发生在 3 级肾血管分支以下,大多数没有临床症状,无症状者多可自行愈合,少数未能自愈者伴有长期肉眼血尿。穿刺后在肾区出现杂音者应警惕此并发症。缺乏影像引导、穿刺技术不良及适应证选择不当是其主要原因,目前已很少见。穿刺后行彩色多普勒超声检查能早期发现动静脉瘘形成。

⑥肾撕裂伤:多由于穿刺时患者剧烈咳嗽导致,因此患者的配合及术前呼吸训练十分重要。

⑦损伤其他脏器:常由盲目穿刺、引导不准确或穿刺过程中穿刺针偏离引导线导致。

⑧临床意义及评价:许多肾疾病的诊断和鉴别诊断有赖于组织学活检,特别是肾炎和肾病的临床分型,几乎都必须通过穿刺活检来取材进行病理分析。传统的肾脏活检方式是超声体表定位后手动盲穿。这种方法耗时、费事、取材成功率低、并发症发生率高,目前已较少在临床开展。随着穿刺探头和穿刺导向器的应用,穿刺针具的改进,特别是自动活检技术的运用,超声发挥的作用从单纯定位发展到了实时引导。超声引导的肾穿刺活检已成为肾脏疾病诊断的重要手段之一,因其引导准确,操作简便,成功率高,安全性好,已基本取代了超声定位后的手动盲穿。

2. 肾肿瘤穿刺活检

(1)适应证

①小瘤(直径＜3cm),通过各种影像学手段仍无法明确诊断,必须由病理结果来决定是否需要手术者。

②肾肿瘤微创治疗前,明确病理类型者。

③晚期肿瘤患者,已无手术指征,拟行放、化疗或靶向治疗需要术前取得病理诊断者。

(2)禁忌证

①凝血机制障碍,有严重出血倾向者。

②患者一般情况差,无法配合穿刺术。

③患者存在严重感染等情况,不能耐受穿刺活检。

(3)术前准备与操作方法同上。

(4)注意事项

①操作基本与超声引导下肾组织穿刺活检术相同。

②选择背部进针或侧腰部进针,避免损伤腹腔内脏器。

③肿块位于肾上极时,应注意尽量避开胸膜。

④前径路并不是绝对不能应用于肾肿瘤穿刺活检,只是在选择前径路时必须十分慎重,确定能避开肠道等重要脏器,以免造成严重并发症。

⑤穿刺活检取材时,应尽可能靠近肿块周边,取得的组织中能包含一部分正常肾组织和肿瘤边缘组织,有利于病理诊断(肿块中央往往为坏死组织居多)。

(5)并发症

①血尿。

②肾周血肿。

③肠道等邻近脏器损伤。

④穿刺道种植,极为罕见,国外文献报道其发生率为 0.14%~1.03%,国内尚未见相关的报道。

(6)并发症预防处理措施

①术前慎重选择穿刺路径,可避免严重并发症的发生。

②术后即刻局部压迫止血,对于减少出血尤为关键。

③有文献报道,采用穿刺后在原针道内注射少量无水乙醇有可能减少穿刺道种植的发生率。

(7)临床意义及评价:一般情况下,我们不推荐采用穿刺活检的方法诊断肾肿瘤,尤其对于已经决定采取手术治疗的患者。但随着肿瘤微创消融治疗的飞速发展,目前小肾癌的患者采用射频或微波等技术治疗的比率日益增高。术前有一个明确的病理诊断对于医患双方都很重要。肾肿瘤穿刺活检的重要性才逐步凸显,有条件时在穿刺活检后即刻配合热消融治疗,有助于减少术后出血、种植转移等风险。

四、前列腺病变的穿刺活检术

前列腺癌是当今中老年男性最常见的恶性肿瘤之一,2012 年全球前列腺癌发病率 31.1/10 万,仅次于肺癌。虽然我国发病率远低于发达国家,但随着中国人口老龄化、饮食结构的高脂化及对高龄男性健康检查的普及化,其发病率有持续上升的趋势,且上升速度超过了欧美国家。2008 年,中国前列腺癌的发病率已达 11.0/10 万,较 10 年前增长了 212.5%。前列腺穿刺活检是术前诊断前列腺癌的金标准,经直肠超声引导的前列腺穿刺活检自 20 世纪 80 年代起应用于临床,是目前公认的安全而又准确的穿刺引导方法。

1. 适应证

(1)前列腺特异抗原(PSA)升高者(>4ng/ml)。

(2)直肠指检怀疑前列腺有占位性病变者。

(3)超声或其他影像技术检查(如 MRI、CT 等)提示前列腺有占位性病变,不能排除前列腺癌患者。

(4)超声造影显示前列腺有可疑癌灶,和(或)超声弹性成像显示有可疑癌灶。

(5)身体其他部位发现转移癌,且怀疑原发灶来自前列腺。

(6)为确定前列腺癌的 Gleason 分级和前列腺癌的病理类型,为治疗方案提供依据。

(7)对非手术疗法疗效评价,治疗前后前列腺癌病理变化的对比。

2. 禁忌证

(1)急性前列腺炎和慢性前列腺炎活动期者。

(2)有出血倾向及凝血功能障碍者。

(3)有严重心肺疾病,或糖尿病血糖控制不满意,一般情况差者。

(4)肛门闭锁、肛门狭窄或有严重痔疮,妨碍超声经直肠检查者。

3. 术前准备

(1)物品准备:选用具有经直肠引导前列腺穿刺功能的超声仪,配以相应的消毒腔内探头和穿刺架、一次性活检针(型号为 18G、长 20cm)及活检枪、无菌探头隔离套、滤纸、无菌手套、消毒液和甲醛溶液等。

(2)患者准备

①停用一切抗凝、扩张血管药物和具有活血化瘀作用的中药(如阿司匹林、复方丹参等)1 周。

②查血、尿常规,凝血功能,血糖,做艾滋病、梅毒、乙型肝炎、丙型肝炎等血清学检查。

③肠道准备,经直肠穿刺者术前施行清洁灌肠。经会阴穿刺活检者不必灌肠、不必服泻药,仅需术前排空粪便即可。

④按医嘱使用抗生素。经会阴穿刺活检者,不需服用任何消炎药物。

⑤有严重心血管病或糖尿病者术前应请有关科室会诊,待病情平稳后方可穿刺活检。

⑥患者须家属陪同,并签署知情同意书上签字。

4. 操作方法

(1)经直肠穿刺

①患者采取侧卧位或膀胱截石位、左侧卧位常见。

②穿刺前应行直肠指检。

③肛门周围消毒。

④将穿刺支架安装在腔内探头上,并套入涂有无菌耦合剂的无菌探头隔离套。

⑤将上述准备好的探头置入直肠(经直肠穿刺)。

⑥超声检查确定前列腺穿刺目标。

⑦超声引导下前列腺多点穿刺:左、右底部,左、右中部,左右尖部,共计 6～12 针,如果声像图显示有病灶,还需要在病灶位置再穿刺 1～2 针。

⑧将穿刺的标本放在滤纸上,然后放入有甲醛溶液的标本瓶内,并标记部位。

⑨将甲醛溶液固定的前列腺穿刺标本送病理检查。

(2)经会阴穿刺

①患者采取截石位。

②穿刺前应行直肠指检。

③会阴部皮肤常规消毒。

④用线阵(或双平面)直肠探头按常规放入肛门,找到待穿刺目标。

⑤在 2% 利多卡因局麻下做会阴穿刺,超声引导下前列腺点穿刺(同经直肠法)。

⑥将穿刺的标本放在滤纸上,然后放入有甲醛溶液的标本瓶内,并标记部位。

⑦拔针后,穿刺点局部敷以纱布。

⑧将甲醛溶液固定的前列腺穿刺标本送病理检查。

5. 注意事项

(1)穿刺前列腺底部区域时易损伤膀胱,应控制进针深度,仔细计算自动活检枪的弹射距离(一般为 1.5cm 和 2.2cm 两挡),必须留足前向距离。

(2)穿刺应避开尿道,尽量避开海绵体和精囊腺,特别需要注意的是经直肠途径系统穿刺含正中线区域(如 13 点系统穿刺)时极易损伤尿道。

(3)经直肠穿刺术后易发生感染性并发症,术前需做好肠道准备,术前、术后预防性使用抗生素。

(4)经会阴穿刺时,穿刺针必须与线阵探头的长轴保持平行,务必使穿刺针和待穿目标在超声图像上同时清晰显示。

（5）多点穿刺的前列腺标本必须分开盛放并标明采取部位，作为局部治疗方案选点的依据。

6. 并发症及其预防与处理

（1）出血性并发症：包括血尿、血精、血便、局部血肿等，是前列腺穿刺术后最常见的并发症、多数不需处理，可自愈。血尿、血精的发生主要与穿刺部位及穿刺针粗细有关，因此穿刺活检应避开尿道，同时尽量避开精囊。在针具选择上宜在保证满足病理情况下尽可能选择细的活检针。术后嘱患者适量多饮水，2周内避免骑自行车等活动。

（2）感染性并发症：主要发生于经直肠穿刺术后。术前严格的肠道准备、预防性使用抗生素有助于减少感染的发生。术后应住院观察1～2天，继续服用抗生素，如发现发热、寒战、大量便血等症状应积极行抗感染治疗。

（3）排尿困难、尿潴留：术后少部分患者可因情绪紧张等因素出现排尿困难，一般可自行恢复，出现尿潴留者可短期留置导尿管。

（4）血管迷走神经症状：术中偶有发生，通常是由穿刺时患者精神紧张及直肠扩张导致胃肠道血管扩张和大脑供血不足引起。术前向患者交代穿刺过程及穿刺的必要性、安全性，穿刺前直肠指诊，穿刺操作时动作轻柔，避免空腹穿刺等措施有助于预防该并发症。

7. 临床意义及评价　前列腺穿刺活检是术前诊断前列腺癌的金标准，最初是通过直肠指诊来引导穿刺（首穿），由于其穿刺阳性率低，并发症发生率高，目前已较少在临床开展。自20世纪80年代经直肠超声引导的前列腺穿刺活检应用于临床以来，迅速为广大医师所接受。虽然也有CT、磁共振引导穿刺活检的报道，但由于TRUS的引导方便、安全、实时、不需复杂的辅助装置和特殊针具，合格标本的获得率高等优势成为目前最常用的前列腺穿刺引导方法和确诊前列腺癌最主要的方法。

五、腹膜后肿物的穿刺活检术

腹膜后肿瘤初期症状不明显，临床发现和诊断较为困难。由于超声、CT及MRI等医学影像成像技术的应用，腹膜后肿瘤检出率有明显提高，但在鉴别肿瘤良恶性及明确组织学来源、指导治疗方面仍存在较大不足。传统开腹手术探查获取病理组织创伤较大，应用影像引导特别是超声引导技术进行穿刺活检可减少患者创伤，使大多数患者得到确诊并指导进一步治疗。

1. 适应证

（1）胃肠道壁增厚性改变，病变性质难以明确。

（2）中晚期胃肠道肿瘤需明确病理诊断以指导治疗者，尤其适合有胃肠镜检查禁忌者、肿瘤表面坏死严重经内镜取检困难者。

（3）弥散浸润性胃肠道肿瘤（Borrmann Ⅳ型）呈黏膜下浸润生长者。

（4）胃肠道黏膜下肿瘤或外生型肿瘤，如平滑肌瘤、平滑肌肉瘤、间质瘤、恶性淋巴瘤或其他间叶性或神经源性肿瘤等。

（5）胃肠道含液性包块，如感染或囊肿等需要明确性质或穿刺引流者。

（6）肠系膜淋巴结不明原因增大需明确性质者。

（7）位于腹腔的不明来源肿瘤需明确性质者。

2. 禁忌证

（1）患者一般状况差，无法耐受穿刺术或不能配合者。

（2）严重心肺疾病者。

（3）有严重出血倾向者。

（4）临床或实验室检查怀疑有功能性的嗜铬细胞瘤患者应避免穿刺活检，以避免现危及生命的严重并发症。

（5）胃肠道梗阻者。

（6）穿刺路径上无法避开大血管或胰腺，

或有大量腹水者。

（7）腹膜后肿瘤超声显示不清者。

3．术前准备

（1）术前全面了解病史，包括既往史及过敏史等。

（2）禁食 8 小时。

（3）术前检查，包括影像检查（超声、CT 或 MRI）；凝血功能、血常规、心电图检查等。

（4）签署知情同意书。

（5）准备手术器械，包括超声仪器、探头无菌隔离套、穿刺架、穿刺针、消毒液、无菌铺巾、标本袋等。

（6）准备麻醉、抢救药品及相关物品。

4．操作方法

（1）全面扫查病变与周边邻近脏器及大血管的关系，确定患者体位及进针路径，并做好体表标记。可根据患者情况采用仰卧位、侧卧位或俯卧位。

（2）消毒铺巾。

（3）穿刺部位局部麻醉。

（4）根据穿刺路径、穿刺目标等选用 21G 或 18G 穿刺针，在超声显示穿刺针已达病变部位后取材，一般取材 2～3 次。

（5）穿刺完成后行超声检查，评价有无局部出血征象，穿刺伤口覆盖无菌敷料并局部按压，检测生命体征正常后方可离开介入室，嘱患者静卧 4 小时并监测生命体征。

5．注意事项

（1）在确定穿刺路径时应避开重要器官及大血管。

（2）自动活检枪激发后会弹射出一定的距离（1.5～2.2cm），在进针时需要考虑射程，以免损伤深部结构或取材不满意。

（3）穿刺取材点应尽量选择肿瘤周边质地较均匀处，避开肿瘤中心液化坏死及出血区域，并尽可能对肿块内行多点取材活检。

（4）穿刺路径如无血管、胃肠道、腹水，可用 18G 穿刺；如有胃肠道，在胃肠道无梗阻、空虚的前提下，可用 18G 或 21G 针经过胃肠道对腹膜后肿块进行穿刺活检，活检后需禁食 12～24 小时。

（5）避免经过十二指肠、结肠穿刺活检。

6．并发症预防及处理

（1）超声引导下腹膜后肿物穿刺的并发症发生率较小，即使需要通过胃肠道穿刺也很少发生出血、胃肠道穿孔等严重并发症。

（2）主要并发症为出血、局部血肿形成、穿刺窦道形成、腹膜炎、穿刺针道肿瘤种植转移等。

（3）为避免穿刺并发症的发生，严格掌握腹膜后肿物穿刺活检的适应证与禁忌证尤为重要。

（4）发生并发症的主要处理如下。

①小血肿形成可保守观察，如患者无明显不适可无须应急处理。

②出血量多可使用止血药物。

③出血量剧增，不可控制时可行急诊止血手术（开腹或介入等）。

④腹膜炎患者需抗感染治疗。

7．临床意义及评价　超声引导下肿物穿刺活检能够利用超声实时动态观察病灶血流、周边结构、进针路径情况及针尖确切位置等，有效避开大血管、神经及重要脏器及组织等。文献报道，取材成功率可达 90%～95%，诊断准确率为 85%～95%，罕有并发症发生（0.003%～0.009%）。超声引导下腹膜后肿瘤穿刺活检是一种可替代外科手术及腔镜手术的安全有效的获取病灶组织的方法，有广泛的临床应用价值。

六、妇科疾病的穿刺活检术

对盆腔、卵巢或附件区肿瘤穿刺活检有肿瘤种植或播散的可能，操作需更加谨慎。近年来，随着新辅助化疗的需求，对妇科肿瘤的穿刺活检也逐渐增多。明确病变的病理性质，为临床治疗提供依据。

1．适应证

（1）无法耐受手术或需术前化疗的盆腔

肿瘤。

（2）盆腔炎表现、抗炎治疗效果不佳的盆腔包块。

（3）妇科检查呈冰冻骨盆、边界不清的盆腔包块。

（4）妇科肿瘤术后又出现性质不明的盆腔包块。

（5）疑似恶性肿瘤、宫颈活检阴性的宫颈管内包块。

（6）需除外转移癌的增大盆腔淋巴结。

2. 禁忌证

（1）凝血功能异常，有出血倾向者。

（2）无安全的穿刺路径。

（3）超声显示病变不清晰。

（4）大量腹水患者，需要先抽净腹水，后活检。

3. 术前准备

（1）既往患有慢性病者（如糖尿病、高血压等），需要时术前应请相应专科会诊，以控制病情，保证操作安全顺利地进行。询问患者是否服用抗凝药、抗生素等。若使用抗凝药，应停用至少1周。

（2）向患者解释穿刺活检的必要性、基本流程和存在的风险，重点说明出现可能术后出血、损伤周围脏器等并发症，以取得患者配合。还需向患者说明有取材不满意，导致不能明确诊断的可能。

（3）血常规、凝血功能、感染四项（乙型肝炎、丙型肝炎、艾滋病、梅毒）检测。

（4）签署知情同意书。

4. 操作方法

（1）选择穿刺路径，经腹壁或经阴道能避开肠管及大血管。

（2）局部碘伏消毒、铺无菌巾。

（3）超声探头消毒或无菌塑料膜隔离，安装穿刺引导架。

（4）经腹壁穿刺进行局部麻醉（经阴道穿刺无须麻醉）。

（5）选择包块血供丰富的区域作为靶目标进行穿刺。

（6）采用自动活检枪、18G 活检针在超声实时引导下沿穿刺引导线穿刺，获取组织2～3条。

（7）组织条置于滤纸片上，甲醛溶液固定后送病理科检查。

5. 注意事项和并发症

（1）穿刺活检的取材成功率可达 98％以上，获得病理诊断的概率可达 90％以上，少数病例穿刺后仍可能无法明确诊断。

（2）穿刺活检可能引起穿刺部位出血，必要时需进行局部按压。

（3）穿刺活检可能会导致肿瘤的针道种植转移。

（黄伟俊　蓝宁辉）

第三节　超声引导下穿刺抽吸和置管引流在腹部疾病中的应用

一、腹部脓肿的穿刺抽吸和置管引流术

腹部脓肿是一种严重的感染性病变，通常因腹盆部炎性疾病、创伤、手术或脏器穿孔引起，若不能得到及时诊断和有效治疗，病死率可高达 80％。腹部超声能较灵敏地显示腹部脓肿的具体的解剖部位、形态、大小，超声引导穿刺抽吸和置管引流可以彻底地抽吸或引流脓液、减压脓腔，及时有效地控制感染，已成为腹部脓肿首选的有效治疗方法。

1. 肝脓肿

（1）适应证

①超声检查能够清楚显示的肝脓肿。

②有安全穿刺路径。

③多发脓肿或蜂窝状脓肿，可采取多次

穿刺抽吸治疗,较大脓肿可用置管引流。

（2）禁忌证

①有严重出血倾向者。

②脓肿早期无明显液化者,应暂缓穿刺治疗。

③伴大量腹水者。

④伴有其他需要紧急剖腹手术指征者。

⑤恶性肿瘤合并脓肿。

⑥不能排除动脉瘤或血管瘤合并感染者。

⑦可疑肝棘球蚴（包虫病）合并感染者,应先明确诊断。

（3）术前准备

①介入超声术前常规。

②术前完成超声全肝扫查,了解脓肿位置、大小、内部回声等,评估穿刺可行性,选择合适进针点及穿刺路径。

③准备穿刺针具及置管引流术的相关物品。

（4）操作步骤

①根据脓肿位置选择距离最近且安全的穿刺路径,要求穿刺路径需经过一定厚度的肝实质（＞1cm）,需避开大血管及胆管、胆囊,如经右肋间入针需留意肋膈角最低点位置,避免进入肋膈腔导致脓胸或气胸。测量皮肤至靶点距离以控制进针深度。

②常规消毒铺巾、局部麻醉至肝包膜处。

③较小脓肿可采用穿刺针一次抽吸干净,可用生理盐水或甲硝唑溶液灌洗脓腔。灌注液体时应避免脓腔压力升高,以减少菌血症风险。

④脓肿较大难以一次抽吸干净,或脓肿液化不全者,可行超声引导下置管引流术。

（5）术后处理

①穿刺部位充分压迫5～10分钟。

②超声观察穿刺部位有无出血。

③患者留观30分钟。

（6）注意事项

①肝脓肿治疗的核心原则是通畅有效的引流,以及预防和控制细菌污染在局部组织及全身的播散,尤其是通过血液途径播散。因此,穿刺脓肿宜尽量精巧、一步到位,冲洗脓腔不宜压力过大。

②在置入引流管后,可立即适量抽出脓液,降低脓腔张力。在术后应注意引流管的护理,保证引流通畅。若脓液黏稠引流不畅,可用使用生理盐水冲洗。

③对膈下脓肿穿刺置管引流时,进针点过高可能误伤胸膜或肺引起气胸或脓胸。因此,超声导向穿刺必须避开含气肺组织,并在肺叶强回声下方超过3cm穿刺为宜。

（7）并发症:常见并发症有出血、局部疼痛及感染等,一般可常规处理即可。

（8）临床效果评价:超声引导下肝脓肿穿刺抽吸和置管引流与外科手术引流相比,具有操作标准、简便、微创、安全、疗效可靠、疗程短等优点,使腹部脓肿及时得到诊断和有效的治疗,尤其对于术后及年老体弱危重患者具有特殊的应用价值。

2. 腹腔脓肿

（1）适应证

①超声检查能够清晰显示的腹腔脓肿。

②有安全穿刺路径。

③较小（直径＜5cm）或多发脓肿,可采用分次抽吸治疗,较大脓肿则采用置管引流。

（2）禁忌证

①有出血倾向及凝血功能障碍者。

②无安全穿刺路径。

③伴有另一个需要紧急剖腹手术的指征者。

（3）术前准备

①介入超声术前常规准备。

②术前常规超声全腹部检查,观察脓肿所在的位置、大小、数量及与周围脏器和血管的关系,根据脓肿所在的位置选择安全性大、损伤小的穿刺路径。

③穿刺抽吸及置管引流术常规针具及药品准备。

（4）操作步骤：腹腔脓肿根据病变位置、大小及液化情况可选择一次性穿刺抽吸或置管引流法，前者用于脓腔较小（直径＜5cm）及液化好的患者，后者宜用于脓腔较大及液化稍差者。

①穿刺抽吸法

· 常规消毒铺巾，局麻，无菌穿刺探头准备。

· 在超声引导下用18G PTC针，经皮肤、腹壁进入脓腔中心后退出针芯，接注射器抽吸见脓液确认穿刺成功，外接软管及注射器一次性抽净脓液。抽出脓液取样送常规及细菌培养，并做药物敏感试验。

· 如需灌注药物治疗，应抽尽脓液后再用替硝唑（或甲硝唑）或庆大霉素溶液缓缓灌入脓腔，稍停几分钟后抽尽拔针。此处应该注意，灌注的液体量应少于抽出脓液量，以防脓腔内压力增高而造成菌血症等风险。另外，灌注药物操作要轻柔，避免高压冲洗以减少感染污染区向组织深部扩散。

· 术后重视随访，密切观察，直至体温、血象正常且脓腔闭合。

②置管引流法

· 常规消毒铺巾，局麻，无菌穿刺探头准备。

· 在超声引导下用18G PTC针，经皮肤、腹壁进入脓腔中心后退出针芯，注射器抽吸见脓液确认穿刺成功。从针管中插入导丝，送入脓腔内。固定导丝，拔出穿刺针，然后用刀片沿导丝在腹壁做2～3mm小切口。顺着导丝插入扩张管，扩张针道，拔出扩张管，经导丝将引流管置入脓腔，确保引流管所有侧孔均在脓腔内，拔出导丝。用缝线将引流管固定于皮肤上，外接无菌引流袋。

· 抽出的脓液取样送常规检查及细菌培养，并做药物敏感试验。

（5）术后处理

①密切观察：常规观察生命体征20～30分钟，注意有无出血、寒战、高热等临床表现，

置管引流者需观察引流通畅后方可离开。

②引流管置入：应留意引流管位置是否稳定，引流是否通畅。若引流不畅，可用生理盐水反复冲洗几次，使引流管通畅。

③术后复查及拔管：拔管时间一般是术后1～2周，超声复查脓腔消失，每日引流液＜5ml，体温和白细胞恢复正常，临床症状消失方可拔管。

（6）注意事项

①对于腹腔脓肿，处理的基本原则是保证引流通畅，同时尽量控制感染污染区，不向外扩散。操作时应轻柔准确，力求一步到位，引流管置入深度适宜，太浅容易侧孔脱出造成感染扩散或引流不畅，太深容易造成导管弯折而引流不畅。

②穿刺路径应尽量避开肠管，如无法避开，18G以下细针穿刺可以穿过正常的非淤积扩张的胃肠道抽液，但不可进行置管引流操作。

③腹膜后脓肿不应从腹膜腔穿刺置管，应从侧腰部或背部插管，以防污染腹膜腔。

④膈下脓肿穿刺引流应避免穿刺针或引流管经过胸腔，以防引起脓胸或气胸。

（7）并发症

①出血、疼痛及感染。

②肋膈窦损伤、气胸、脓胸对膈下脓肿穿刺置管引流时，进针点过高可能误伤肋膈窦或肺，引起气胸或脓胸。因此，超声引导穿刺时必须避开肋膈窦和含气肺组织。

③其他并发症，如胃肠穿孔、肠瘘、腹膜炎及针道周围感染等较为罕见，多数是由于穿刺路径选择不当或监视引导不准确所致。

（8）临床疗效评价：超声引导穿刺抽吸和置管引流对腹腔脓肿的诊断和治疗价值已得到公认。与外科手术引流相比，可以在较小的损伤条件下，达到与手术引流相媲美的治疗效果。该方法具有操作简便、微创、安全、疗效可靠、疗程短等优点，可为腹腔脓肿患者提供及时而有效的诊断和治疗。

3. 盆腔脓肿

(1)适应证:超声能清晰显示且有安全穿刺路径的盆腔脓肿均为适应证。

(2)禁忌证

①有严重出血倾向者。

②无安全穿刺路径。

③伴有另一个需要紧急剖腹手术的指征者。

④恶性肿瘤合并感染者。

(3)术前准备

①介入超声患者术前常规准备。

②术前常规超声检查全腹盆腔,了解脓肿位置、血流及与周围脏器的关系等,可使用腹部探查、经阴道超声探头从腹部、经阴道、经会阴多角度评估穿刺抽吸治疗的可行性,选择合适的穿刺路径。

③穿刺抽吸术及置管引流术前常规针具及物品准备。

(4)操作步骤

①穿刺抽吸术

·根据术前超声确定的病灶位置,选择仰卧位或截石位,充分暴露术野。

·一般选用 18G PTC 针,脓液较黏稠的病灶可选用 16G PTC 针。

·常规消毒铺巾,局麻,经阴道穿刺无须麻醉,PTC 针顺引导架针槽进入直至脓腔中心,固定 PTC 针,退出针芯,注射器抽吸见脓液证实穿刺到位,外接软管及注射器抽吸脓液,尽量抽净脓液后退针。

②置管引流术。

·患者取仰卧位,充分暴露手术野。

·常规消毒铺巾,局麻。

·在超声引导下用 18G PTC 针,经皮肤、腹壁进入脓腔中心后退出针芯,注射器抽吸见脓液确认穿刺成功。从针管中插入导丝,送入脓腔内。再固定导丝,拔出穿刺针,然后用刀片沿导丝在腹壁做 2～3mm 小切口。顺着导丝插入扩张管,扩张针道,而后拔出扩张管,经导丝将引流管置入脓腔,确保引流管所有侧孔均在脓腔内,拔出导丝。用缝线将引流管固定于皮肤上,外接无菌引流袋。

·抽出的脓液取样送常规检查及细菌培养,并做药物敏感试验。

(5)术后处理

①密切观察:术后观察生命体征 20～30 分钟,注意有无出血、疼痛等临床表现,置管引流者应确认引流通畅后方可离开。置管引流应保持引流管稳定、引流通畅,记录每日引流量及患者体温。

②引流管置入:应留意引流管位置是否稳定,引流是否通畅。若引流不畅,可用生理盐水反复冲洗几次,使引流管通畅。

(6)注意事项与并发症

①男性盆腔脓肿较少见,如腹部穿刺不可行,可考虑经会阴途径穿刺抽吸或置管引流。

②经阴道穿刺置管因引流管难以固定,一般仅用于住院卧床患者。

③注意穿刺路径需避开盆腔内较大的血管(如髂血管、子宫动脉等),避开膀胱及肠管。

(7)并发症:罕见,主要有出血、疼痛及感染,均不严重,常规处理即可。

(8)临床疗效评价:盆腔脓肿是常见的妇科严重疾病,手术治疗盆腔脓肿,多采取切开引流或将脓肿切除,但治疗后复发率高,患者身体及精神状况一般不能接受多次手术治疗,超声引导下穿刺抽脓或留置引流术,均能达到与手术切开引流相似的疗效,特别是对于手术后发生的脓肿,超声显像可以全面了解脓肿的位置及大小,超声引导下穿刺引流精确有效,为最佳治疗手段。该治疗方法患者痛苦小,简便易行,安全、有效,严重并发症少。

二、腹腔积液的穿刺抽吸和置管引流术

腹腔积液临床多见于肝硬化、肿瘤、结核、布加综合征、心力衰竭等疾病。对于腹水

的处理除对症支持治疗外,主要是给予利尿药、腹腔穿刺抽液及门腔静脉分流术。对于临床上患者大量腹水或难治性腹水,腹腔穿刺抽吸和置管引流术可作为对症处理手段,术后配合使用人造血浆扩容剂,可以迅速安全缓解患者症状并可减少穿刺抽液所致并发症。穿刺抽取腹水做病因诊断对临床制订治疗方案有重要意义。超声引导下穿刺操作安全准确,是进行腹腔积液穿刺或置管引流的首选手段。

1. 适应证

(1)可疑腹腔内出血、感染或原因不明的积液需行诊断性穿刺抽液,肠管间隙积聚液体。

(2)少量腹腔游离或包裹性积液,需要做诊断性穿刺抽液,盲穿困难或失败者。

(3)大量腹水引起严重腹胀、呼吸困难,需要引流以缓解症状者。

(4)需要进行腹腔内药物注射治疗者。

2. 禁忌证

(1)有出血倾向者。

(2)有肝性脑病先兆者。

(3)有严重电解质紊乱者,禁忌大量放腹水者。

(4)无安全穿刺路径者。

3. 术前准备

(1)介入超声患者术前常规准备。

(2)置管引流术或穿刺抽吸术前常规针具及物品准备。

4. 操作步骤

(1)全腹部超声扫查,了解腹腔积液的位置、积液量,选择合适的穿刺部位,常用的穿刺部位有以下几种方式,可以根据患者的实际情况选择穿刺部位并做好标记。

①脐与耻骨联合上缘连线的中点上方 lcm,偏左或右 1～2cm 处。

②脐与左髂前上棘连线的中外 1/3 交界处,引流腹水常用此穿刺点较为安全。

③脐平面与腋前线或腋中线交点处穿

刺,多适于腹腔内少量积液的诊断性穿刺。

(2)选择合适体位操作,通常采用平卧位,如积液量较少时可稍向一侧倾斜。

(3)常规消毒铺巾,局麻。

(4)超声引导下将 18～21G PTC 针沿预设路径穿入积液积聚区,拔出针芯,接注射器抽吸,抽吸过程中需超声全程引导观察,并不断调整针尖位置,使针尖始终位于积液内,避免针尖伤及肠管或脏器。抽吸完毕后拔针,穿刺部位敷盖纱布,胶布固定,局部压迫止血。

(5)如果腹腔大量积液,或病情需要反复引流或冲洗治疗,可选择一步法或二步法穿刺置管。

①二步法置管引流:让患者保持平静呼吸,根据术前超声设计的穿刺点及穿刺路径,用 18～21G PTC 针穿刺至积液内,可见液体滴出或注射器抽吸出液体证实穿刺针进入腹腔,拔出针芯,沿 PTC 针置入导丝,拔出 PTC 针,刀尖于皮肤进针处切 2mm 小口,扩张管扩张腹壁通道后,退扩张管,经导丝置入引流管,退出导丝。术毕,皮肤缝线将引流管固定于皮肤,局部纱布覆盖,接无菌引流袋。

②一步法置管引流:腹腔大量积液可采用一步法置管,根据术前超声设计的穿刺路径,刀尖于皮肤进针处切 2mm 小口,在超声引导下将带支撑架及针芯的引流管直接穿入积液内。针尖进入积液后,松解支撑管并将软管继续送入腹腔内,退出支撑管及针芯,皮肤缝线将引流管固定于皮肤并覆盖纱布固定,接无菌引流袋。

5. 术后处理　术后注意观察患者的呼吸、脉搏和血压。首次抽出液可送病原学及生化检查。肝硬化大量腹水不宜放液过多、过快,以免加重电解质紊乱和血浆蛋白丢失,甚至诱发肝性脑病。

6. 注意事项　超声引导下腹腔积液穿刺全程可在超声监视下进行,只要在超声下仔细分辨组织结构,选择合适的穿刺点及进针路径,较少出现并发症。

7. 并发症　超声引导下腹腔积液穿刺术出血、疼痛及感染均罕见,重视精准穿刺是预防并发症的关键。

8. 临床疗效评价　超声检查对腹腔积液的显示敏感度高,超声引导下进行腹腔积液穿刺抽吸或置管引流术中能实时动态监测操作过程,安全性高、创伤小、恢复快,成功率近100%,引流充分及迅速,罕见并发症。同时为疾病的明确诊断提供病原学或生化学依据,并可以为肿瘤治疗辅助用药提供途径。超声引导腹腔积液穿刺抽吸和置管引流技术以其安全、快速、有效的优势,成为腹腔积液诊断及介入治疗的可靠手段。

三、经皮穿刺肝内胆管置管引流术

随着超声仪技术进步和介入超声技术的日益成熟,经皮经肝胆管置管引流术(percu-taneous transhepatic cholangial drainage,PTCD)作为梗阻性黄疸术前减压或姑息治疗被广泛用于临床,因其创伤小、成功率高、效果好已成为临床首选的治疗方法。

1. 适应证　凡胆管梗阻导致胆汁淤积并且不能手术或不宜立即手术者,均可做经皮经肝胆管置管引流术。以下疾病为主要适应证。

(1)梗阻性黄疸:严重梗阻性黄疸可先行经皮经肝胆管置管引流术,以降低血清胆红素,改善肝功能,这不仅可以降低手术风险,还可减少术后并发症,促进伤口愈合。

(2)胆石症:在合并黄疸或胆囊炎者,尤其在发生急性化脓性胆管炎时,病情危重而又不能耐受手术治疗,如不及时处理可能并发中毒性休克。此时,行经皮经肝胆管置管引流可作为急救措施,缓解病情,改善全身情况。此外,留置于胆管内的导管还可用于造影和扩张取石等诊断和治疗。

(3)恶性肿瘤:引起梗阻性黄疸的恶性肿瘤主要包括胆管癌、胰头癌、壶腹癌及肝门区

原发性肝癌或转移癌等。其中有很多患者已不能施行手术治疗。此时,超声引导下经皮经肝胆管置管引流术成为这些患者的姑息性治疗主要措施,对改善患者症状、延缓生命起到一定作用。

2. 禁忌证

(1)有严重出血倾向者。

(2)全身脏器功能衰竭者。

(3)大量腹水并波及穿刺置管途径者。

(4)生命体征不平稳、意识不清或无法配合者。

(5)无安全穿刺路径者。

3. 术前准备

(1)介入超声患者术前常规准备。

(2)术前常规进行超声检查,以明确梗阻部位、胆管扩张程度和病变情况,选定穿刺体位。应选择扩张较明显且尽量远离肝门的胆管进行穿刺,常选择肝右叶下段胆管及左外叶下段胆管进行穿刺。右叶胆管靠近肝门,引流管容易进入且门静脉在其背部,穿刺时不易损伤,但随呼吸活动范围较大,如患者不能很好控制呼吸时会增加穿刺难度;左外叶胆管距离腹壁近,无肋骨限制,显示清晰容易穿刺,但胆管走行与穿刺方向容易呈较大角度,且进入肝门部胆管前需经过左支矢状部拐弯两次,容易造成置管困难。因此,选择左支或者右支胆管,应根据胆管扩张情况、操作者的经验及治疗需求而定。

(3)置管引流术前常规针具及物品准备。

4. 操作方法

(1)常规消毒铺巾,局麻。

(2)穿刺前再次确认进针点及穿刺路径,训练患者呼吸配合,力求一次穿刺到位。穿刺时使用18G穿刺针进入肝实质内,在穿入胆管前可稍作停留,让患者重新调整呼吸后再次屏气,此时迅速穿入选定的胆管内,可仔细感受针尖突破感。针尖进入胆管后拔出针芯可见胆汁流出,如未见到胆汁流出可用注射器轻轻抽吸,必要时针尖在监视下轻微调

整直至胆汁流出。确认进入胆管后送入导丝，固定导丝，小心拔出 PTC 针，防止导丝脱出胆管。沿导丝做 1～2mm 皮肤小切口，用扩张管沿导丝推进，术者一手固定导丝，另一手向前推并捻转扩张管扩张针道，随后一手固定导丝，另一只手退出扩张管。然后在超声全程监测下，将引流管经导丝送入，待其前端进入胆管后，松解支撑管并继续送入引流管软管使其头端进入大胆管内。最好到达梗阻部位，然后拔出支撑管及导丝，用注射器抽吸可见胆汁流出。确认无异常后，皮肤缝线将引流导管固定于皮肤，局部覆盖灭菌纱布，接无菌引流袋。

5. 术后处理 经肝胆管置管引流术后48 小时内应观察患者是否有发热、寒战、腹痛等症状，观察引流胆汁的颜色、引流量的变化，监测患者肝功能（总胆红素、转氨酶等）和黄疸恢复情况，留意引流管引流通畅情况，如有引流不畅或脱出等情况应及时处理。

6. 注意事项

(1)梗阻性黄疸的胆管系统胆汁淤积、胆管压力大，穿刺时要求尽量一步到位，这有赖于术前模拟及术中精准熟练的操作；在高张力的胆管上粗暴地穿刺或来回拉动导管、导丝，都会增加胆汁渗漏的风险，值得警惕。

(2)沿导丝插入扩张管或引流管时最好依靠超声设备全程监测，进入方向尽量与进针方向一致，遇到阻力时可轻轻捻动扩张管或导管缓慢推进，避免粗暴用力，如果用力粗暴且方向与进针方向成角可能令导丝弯折导致置管失败。

(3)在梗阻严重、肝功能受损的病例，可自胆管抽出"白胆汁"，别误认为是其他非胆管内的液体。穿刺过程中胆管损伤，胆汁内常可混入血液，如判断困难可抽出少量液体推注至纱块上，观察是否为胆汁成分。

(4)在少数困难的病例，尤其是反复插管失败，引发胆汁漏、胆汁性腹膜炎时，应请肝胆外科急会诊，处理、抢救患者。

7. 并发症

(1)出血、疼痛及感染。

(2)胆漏和胆源性腹膜炎是 PTCD 的主要并发症，这与胆管梗阻后其内压力较高，用粗针穿刺直接损伤胆管及放置引流管不顺利有关，应严密观察操作过程，必要时请肝胆外科会诊处理。

(3)因穿刺和插管损伤，术后引流液中混有血液较为常见，数天后可自行消失，如出血量较大需留意引流管被血块堵塞可能。

(4)有少数患者术后并发感染和败血症，表现为发热、寒战、白细胞增多等，此时应进行抗感染治疗。复查血常规、血生化（包含电解质、肝功能、胆红素等），调节并维持患者电解质、酸碱代谢平衡。

8. 临床效果评价 PTCD 临床常用于梗阻性黄疸术前减压、胆石症引起的胆管扩张胆管炎及恶性肿瘤胆道梗阻的姑息性治疗中。相比经内镜逆行胰胆管造影术（endoscopic retrograde cholangiopancreatography，ERCP），PTCD 更简便快捷，成功率更高，尤其对于急性梗阻性化脓性胆管炎，PTCD 效果立竿见影，迅速有效地解除梗阻，缓解黄疸。超声引导下 PTCD 全过程实时监控，成功率更高，大大降低了 PTCD 并发症发生率。因而，超声引导下经皮经肝胆管穿刺置管引流术是一种准确、安全、简便、微创、有效的胆管减压方法。

四、胆囊造口术

急性胆囊炎是消化系统的常见急腹症，病因主要为胆囊结石阻塞胆囊颈部或胆囊管，胆汁淤积诱发细菌感染，常规药物治疗常常难以控制感染，超声引导下胆囊造口术操作简单，效果显著，在临床上广泛应用。

1. 适应证

(1)急性化脓性胆囊炎，病情危重或年老体弱，或合并心、肾、肝等脏器疾病，不能耐受手术者。

（2）急性化脓性胆管炎、胆石症并发急性胆管炎，肝内胆管扩张不明显而胆囊张力明显增大者。

（3）经皮经肝胆管置管引流失败而病情危重者。

2．禁忌证

（1）严重出血倾向者。

（2）全身脏器功能衰竭者。

（3）大量腹水者。

（4）胆囊张力低，胆囊腔过小，或胆囊腔内充满结石者。

（5）无安全穿刺路径者。

3．术前准备

（1）介入性超声术前常规准备。

（2）术前常规超声检查，明确梗阻部位及病灶、病因，观察胆囊增大程度及张力大小情况，选择穿刺体位及进针点。

（3）置管引流术前常规针具及药品准备。

4．操作方法

（1）选择合适体位和安全的穿刺路径，胆囊穿刺一般选取左侧卧位，右侧肋间进针，经肝、胆囊床进入胆囊腔。

（2）常规消毒铺巾、局部麻醉。

（3）胆囊造口术一般可采用一步法穿刺，如胆囊张力较小、前后径小或穿刺难度较大时可采用二步法置管引流。穿刺时应于肝胆囊床处突破胆囊，避免靠近胆囊底部穿刺。一步法穿刺胆囊时需超声清晰显示针尖，避免穿刺过深损伤胆囊后壁。二步法穿刺胆囊时穿刺针突破胆囊，拔出针芯后，如胆囊腔压力过高，可适当抽吸少许胆汁减压，再依次扩张置管。置管完成后皮肤缝线将引流导管固定于皮肤，局部覆盖灭菌纱布，接无菌引流袋。

5．术后处理　超声观察穿刺点处有无胆漏，观察患者血压、心率等一般情况，留观30分钟无异常后送回病房。术后需每天观察胆汁性状、颜色、引流量，留意引流管引流通畅情况，如有引流不畅或脱出等情况需立即处理。

6．注意事项

（1）为避免胆漏，原则上应选择胆囊床处突破进入胆囊，避免接近胆囊底部穿刺入胆囊。

（2）急性化脓性胆囊炎时胆囊腔压力较高，穿刺时需精准，一次进入胆囊腔，避免多次穿刺造成胆漏等严重并发症。

（3）通常一步法穿刺更简单快捷，较少发生术后疼痛等并发症；如采用二步法穿刺胆囊可在穿刺针进入后适当抽吸少量胆汁减压，以较少扩张置管时造成胆漏的风险。

7．注意事项

（1）出血、疼痛及感染。

（2）胆漏及胆汁性腹膜炎，多由置管不顺利时或操作不当多次穿刺胆囊造成。如患者出现剧烈疼痛伴有压痛反跳痛、腹肌紧张等症状时，提示胆漏可能。此时应及时观察胆漏情况，尽快引流胆汁减少压力，必要时请外科急会诊。

（3）胆管系统出血发生率较低，一般症状较轻无须处理，应留意血块堵塞引流管可能。

（4）急性化脓性胆囊炎时胆囊内压力高，穿刺操作粗暴或穿刺不顺利时可能造成脓液入血发生菌血症，严重时可造成感染性休克。预防方法：穿刺时务求精准一步到位，有效引流脓液。

8．临床效果评价　急性化脓性胆囊炎起病急、进展快，特别是老年患者或合并基础病患者不能耐受手术治疗时，超声引导经皮经肝胆囊造口术简单准确、成功率高、手术创伤小等优点，可作为高危患者的紧急抢救治疗措施，待患者病情稳定后，再择期进行手术治疗。

五、肾盂造口术

肾盂造口术是临床常用的一种高位尿流改道的方法，常用于各种原因引起的急慢性尿路梗阻。超声引导下的肾盂造口术能连续实时监测穿刺过程及置管位置,实施难度小,安全性高,并发症少,尤其适用于急性尿路感染合并脓毒血症患者。

1. 适应证

(1)各种急、慢性尿路梗阻而引起的肾盂积水者。

(2)肾功能严重不全、肾严重感染等,不能立即行手术治疗,行肾盂造口减压、引流、控制感染,避免手术或为进一步手术治疗创造条件。

(3)尿道损伤出现尿外渗,需做临时性肾盂造口转移尿流方向者。

(4)经皮肾镜检查或取石术做好术前准备。

(5)药物溶石或肿瘤化疗途径。

2. 禁忌证

(1)凝血功能不全,有出血倾向者。

(2)全身脏器功能衰竭者。

(3)生命体征不平稳、意识不清而不能配合者。

3. 术前准备

(1)介入性超声患者术前常规准备。

(2)术前行穿刺路径模拟设计,选择穿刺体位及进针点,穿刺部位宜选扩张的下盏或中盏,避开肾柱,穿刺点应尽量取腰部的后外侧,相当于腋后线处,以避免后背部置管后仰卧时压迫管道。

(3)置管引流术前常规针具及物品准备。

4. 操作方法

(1)常规消毒铺巾,再次确认穿刺部位及进针点局麻。

(2)穿刺常采用二步法,一步法仅适用于重度肾盂积水患者,并由经验丰富介入医师进行。18G 穿刺针沿预设路径穿入扩张肾盏后拔出针芯,见尿液流出时即可插入导丝,在超声监视下,推进扩张管至突破肾包膜,然后沿导丝送入带支撑管的引流管,当引流管前端进入肾盏后,松解支撑管并推入引流管,使引流管前端侧孔全部位于肾盏内,再退出导

丝与支撑管,锁定装置锁定引流管尖端。用缝针固定引流管于皮肤,敷料覆盖局部皮肤,引流管接无菌引流袋。

5. 术后处理 术后观察引流管通畅程度,并观察引流尿液颜色,并用超声观察肾盂回声变化及肾周是否有液性暗区。术后 24 小时观察引流尿液量及其性状等变化,引流是否通畅,防止引流管脱出。

6. 注意事项

(1)当引流管前端进入肾盏后,将引流管软管向前推入数厘米,确保引流管前端侧孔段全部位于肾盏、肾盂积水内。

(2)肾盂积脓的造口术,术前应先建立静脉通道,穿刺时穿刺针进入肾盂后可适当减压,扩张及置管时动作应轻柔,减少菌血症发生风险,术后应复查血常规并予抗感染治疗。

(3)术前训练患者呼吸配合以避免因呼吸影响而致穿刺失败,尽量一次穿刺置管成功。

7. 并发症

(1)出血:最常见的并发症,可发生于操作中,也可以发生在拔管后。少量出血无须特殊处理;出血较多常因损伤血管,术后短时间内夹闭引流管可帮助止血,但应防止血块堵塞引流管。出血严重者可能需要介入血管栓塞或外科手术治疗。

(2)感染和脓毒血症:脓肾患者多见,可能与操作引起肾盂压力增高,脓液逆流入血有关。脓肾患者操作应动作轻柔,穿刺针进入肾盂后可先适当减压,再进行扩张、置管。

(3)其他并发症:肾周血肿、尿外渗、肾盂穿孔等,多数是因为操作不当造成。

8. 临床效果评价 肾盂造口术,以往临床多采用在 X 线造影下进行。然而在积水严重肾功能差的病例肾集合系统显示不清,并且 X 线显示肾为平面图,不易掌握深度。超声引导下肾盂造口术不仅可以清晰显示全部肾及邻近结构,肾皮质厚度、肾盏肾盂积水的状态和范围大小,并且能实时显示和监控

穿刺置管的全过程,可以准确控制方向和深度,使得置管操作能顺利安全进行,成功率高,并发症少,是肾积水的首选引流方法。

六、肝囊肿穿刺抽吸及硬化治疗术

肝囊肿为常见的肝良性病变,单纯性肝囊肿早期症状轻微或无症状,但随着肝囊肿体积的增大,可压迫周围器官,出现疼痛、腹胀、恶心等消化道症状,甚至发生囊内出血或囊肿感染等。手术治疗肝囊肿方法包括部分囊壁切除、囊肿开窗术等,创伤大、费用高。超声引导下肝囊肿穿刺治疗可简单有效地抽吸囊肿内容物,再注入硬化剂促使囊肿硬化并最终吸收,具有创伤小、操作相对简易且患者术后恢复快等优点,被越来越广泛地应用于临床中。

1. 适应证

(1)直径>5cm 的单发或多发的单纯性囊肿。

(2)肝囊肿引起明显临床症状者,如上腹不适、腹痛、腰背酸痛等,或影响肝功能,需要临床干预。

(3)囊肿压迫周围脏器引起继发性胆管梗阻、胃肠梗阻等。

(4)囊肿合并囊内出血或感染者。

(5)多囊肝,本法疗效不佳,穿刺抽液也只是暂时起缓解压迫的作用,难以控制病情。对其中较大的囊肿(直径>5cm)可行抽吸引流及硬化治疗,但不宜一次治疗过多囊肿。

2. 禁忌证

(1)有明显出血倾向及凝血功能障碍者。

(2)与胆管有交通的囊性病变。

(3)囊性病变诊断未明者。囊肿的声像图不典型,囊肿形态不规则、囊壁厚而不光滑或有乳头突起、囊腔有异常回声等,临床怀疑恶性病变者。或不能排除动脉瘤、血管瘤等囊性病。

(4)肝棘球蚴病关键是明确诊断,以便进行相应的治疗,不应当做单纯性囊肿实施穿刺;需警惕过敏性休克的发生。

(5)无安全穿刺路径者。

3. 术前准备

(1)介入超声患者术前常规准备。

(2)穿刺路径模拟设计,常规肝超声检查,了解囊肿的数目、位置、大小、囊内结构、囊液性质(良性或恶性)、囊壁血流及与周围脏器的关系等,选择合适的皮肤穿刺点及进针路径。

(3)穿刺抽吸术前常规针其及物品准备。

4. 操作方法

(1)选择合适的体位,一般采取仰卧位或左侧卧位。

(2)常规消毒铺巾,局麻。

(3)在超声引导下,嘱患者平静呼吸或屏气后,沿预设穿刺路径将 PTC 针穿入目标囊肿中心,拔出针芯,如未见囊液漏出可用注射器抽吸,证实穿刺成功后,接延长管及 50ml 注射器,然后抽吸囊液,直至抽净囊液,并将抽出的囊液准确计量。

(4)硬化剂治疗,如医用无水乙醇获取困难,现常采用 1% 聚桂醇进行硬化治疗。抽吸净囊液后,将抽出囊液的 1/4～1/10 比例,最高不超过 50ml 的聚桂醇注入囊腔并反复抽吸,静置 3～5 分钟后抽出部分聚桂醇,保留约 1/5 比例聚桂醇。如囊肿体积较大,可使用 Tessari 法将聚桂醇和空气以 1:4 比例制作成泡沫注入囊腔进行保留。术后嘱咐患者多翻身,让聚桂醇充分与囊壁接触。

(5)插入针芯后拔针,将治疗部位擦净,用无菌纱布覆盖穿刺点并用胶带固定,用手指尖按压 5～10 分钟。

5. 术后处理

(1)治疗后患者留观 30 分钟,常规观察患者血压、脉搏、呼吸、体温及腹部情况。必要时行超声检查,无局部出血或腹腔内出血,生命体征平稳后方可离院。

(2)术后随诊复查超声,观察囊肿的缩小、闭合程度,同时随诊肝功能。肝囊肿一般在术后 3～6 个月逐渐缩小。

6. 注意事项

(1)首先用灰阶超声检查复核是否为单纯性囊肿,若有囊壁局部增厚、不规则、有乳头状突起、有隔膜,均应用彩超仔细观察其局部有无动脉样血流信号,必要时行超声造影检查,如发现分隔处有造影剂进入,则高度疑为复杂性囊肿而非单纯性囊肿,则该病例不是适应证。

(2)穿刺针应穿入囊肿中心,抽吸过程中应全程超声监测,囊肿缩小、囊壁皱缩时移动针尖避免触壁;当残液很少时,应更轻缓抽液,以免囊肿压力骤降使囊壁出血。

(3)抽净囊液后尽量避免移动针尖,以免针尖穿出囊肿,进行硬化操作时应缓慢注入聚桂醇,超声观察注入液体在囊腔内无外溢方可继续进行。

7. 并发症

(1)出血及感染罕见。

(2)腹痛、腹部不适较少发生,一般程度较轻微,无须特殊处理。

8. 临床效果评价　肝囊肿是临床常见病,多数较小的囊肿(<5cm)无症状,发展慢,无须临床治疗。然而囊肿较大,有症状如局部胀痛不适且不断增大者,则应做治疗,临床常规外科手术治疗创伤较大,已逐步为微创治疗所取代。超声引导下穿刺抽液硬化治疗肝囊肿具有操作简便、创伤小、疗效好、并发症少等突出优点,已成为临床首选治疗方法。

七、肾囊肿穿刺抽吸及硬化治疗术

超声引导肾囊肿穿刺抽液可行生化、细菌学、细胞学等检查,以明确各种囊性病变的性质;对有适应证的单纯性肾囊肿经皮穿刺引流,注入硬化剂治疗,使囊腔缩小或闭合,达到临床治愈目的,已成为目前临床肾囊肿治疗的首选方法。

1. 适应证

(1)>5cm 的单发或多发单纯性肾囊肿。

(2)有症状的肾囊肿,如腰背胀痛不适者。

(3)影响肾功能者。

(4)肾囊肿合并感染者。

(5)多囊肾原则上不宜硬化治疗,以防肾功能进一步恶化,为缓解因占位效应引起压迫症状或影响肾功能,对较大囊肿可行抽吸减压,此时硬化剂的使用必须谨慎。

2. 禁忌证

(1)有出血倾向,出血、凝血机制障碍者。

(2)囊性病变与肾盂、肾盏有交通者。

(3)肾囊性病变诊断(原因)未明,不能排除下列疾病者:重复肾输尿管异位开口,合并上方肾盂积水;肾囊性肿瘤;肾棘球蚴囊肿(包虫囊肿);动脉瘤或动-静脉瘘,穿刺前应明确诊断,避免误穿带来严重后果。

(4)一般情况较差,不能配合者。

3. 术前准备

(1)介入超声患者术前常规准备。

(2)穿刺路径模拟设计。

(3)穿刺抽吸及硬化治疗前常规针具及药品准备。

4. 操作方法

(1)选择合适体位,一般可采用侧卧或俯卧位,避开腹腔,选定囊肿的中心作为穿刺点。

(2)常规消毒铺巾,局部麻醉。

(3)嘱患者屏气后,沿预设穿刺路径将 PTC 针经皮肤刺入囊腔内,并保持针尖在囊腔中心。抽液和注药全过程应在超声监视下进行,根据囊肿缩小的情况,随时调整针尖的位置,以免脱出,直至囊腔完全缩小消失。

(4)注入硬化剂前应排除肾囊肿与肾盂相通,抽出液体需做蛋白硬化试验,结果为阳性方可进行硬化治疗。因医用无水乙醇获取困难,现常采用 1% 聚桂醇进行硬化治疗。抽吸净囊液后,将抽出囊液的 1/4～1/10 比例,最高不超过 50ml 的聚桂醇注入囊腔并反复抽吸,静置 3～5 分钟后抽出部分聚桂醇,保留约 1/5 比例聚桂醇。如囊肿体积较大,可使用 Tessari 法将聚桂醇和空气以 1:4 比例制作成泡沫注入囊腔进行保留。术后嘱咐患者多翻身,让聚桂醇充分与囊壁接触。

(5)插入针芯后拔针,将治疗部位擦净,用无菌纱布覆盖穿刺点并用胶带固定,用手指尖按压 5～10 分钟。

5. 术后处理

(1)术后常规观察生命体征,如血压、脉搏等,注意有无局部出血,腹腔内出血,观察 30 分钟无异常方可离去。

(2)根据诊断需要,对抽吸的囊液进行常规、生化、细菌学和细胞学检查。

(3)术后超声随诊复查,观察囊肿的缩小、闭合程度。

6. 注意事项

(1)肾囊肿硬化治疗前应仔细检查,排除囊肿与肾盂相通,排除其他囊性病变方可进行。

(2)穿刺针应穿入囊肿中心,抽吸过程中应全程超声监测,囊肿缩小、囊壁皱缩时移动针尖避免触壁;当残液很少时,应更轻缓抽液,以免囊肿压力骤降使囊壁出血。

(3)抽净囊液后尽量避免移动针尖,以免针尖穿出囊肿,进行硬化操作时应缓慢注入聚桂醇,超声观察注入液体在囊腔内无外溢方可继续进行。

(4)对多囊肾患者,原则上禁止硬化治疗,以防肾小球受损,进一步影响肾功能,对其中>5cm 的囊肿,尤其巨大者,穿刺抽液可减低压力,以减缓肾功能衰退。

7. 并发症

(1)囊内出血多因误伤囊壁及脏器实质,多数经无水乙醇硬化治疗,出血即可停止。

(2)轻微疼痛或不适无须特殊处理。

8. 临床效果评价 超声引导下经皮肾囊肿穿刺硬化治疗是一种微创方法,其原理是囊肿壁内上皮具有分泌囊液的功能,将囊液抽尽注入硬化剂,可使囊壁上皮细胞的蛋白质凝固变性,细胞破坏,产生无菌性炎症,囊腔粘连闭合。操作过程简单安全,疗效较好,临床上广泛采用。

八、卵巢囊肿穿刺抽吸及置管引流术

卵巢囊肿为妇科常见病,许多囊肿经过一段时间的观察仍持续存在或继续增大,需要进行治疗。手术治疗创伤大,如切除卵巢则影响女性内分泌功能,易发生月经紊乱、不育等。超声引导下对有适应证的卵巢囊肿进行穿刺抽吸,注入硬化剂、抗生素等药物,即可治愈,目前已成为卵巢囊肿的首选治疗方案,替代了传统外科手术。

1. 适应证 卵巢子宫内膜异位囊肿、卵巢冠囊肿、单纯性囊肿等直径>5cm 的病变。

2. 禁忌证

(1)真性肿瘤性囊性病变者。

(2)有明显出血倾向及凝血障碍的患者。

(3)无安全穿刺路径。

(4)患有急性阴道炎、宫颈炎者,应在炎症治疗痊愈后方能经阴道路径穿刺。

(5)在未婚者,或有严重外阴、生殖道畸形或瘢痕者,不宜经阴道路径穿刺。

(6)大量盆腔积液者。

(7)卵巢恶性肿瘤,或卵巢囊性病变诊断未明确者。

3. 术前准备

(1)介入超声患者术前常规准备,如治疗卵巢子宫内膜异位囊肿尽量安排在月经干净后 3～7 天进行。在此期间的卵巢子宫内膜异位囊肿,一方面囊内有新鲜出血,囊液相对较稀薄;另一方面,囊壁异位的子宫内膜变薄,容易被硬化剂灭活。

(2)术前常规经腹壁及经阴道超声盆腔检查,了解囊肿位置、大小、囊内结构、囊液性质(良性或恶性)、囊壁血流及与周围脏器的关系等,设计穿刺路径。

（3）穿刺抽吸及置管引流术前常规针具及物品准备。如需进行硬化治疗需选择合适的硬化剂。

4. 操作步骤

（1）体位多采用截石位经阴道穿刺途径，如采用腹部穿刺途径取平卧位。

（2）常规消毒铺巾，在穿刺探头引导下，将 PTC 针顺着引导架针槽进针，嘱患者屏气，在实时超声监视下，经阴道穹路径快速刺入目标囊肿的中心，拔出针芯，接延长管及 50ml 注射器，抽尽囊液即可拔针。

（3）如需进行硬化剂治疗，准备相应的硬化剂，一般采用 1% 聚桂醇进行硬化治疗。抽吸净囊液后，将抽出囊液的 1/4～1/10 比例，最高不超过 50ml 的聚桂醇注入并反复抽吸，静置 3～5 分钟后抽出部分聚桂醇，保留约 1/5 比例聚桂醇。卵巢子宫内膜异位囊肿还需用生理盐水反复冲洗后抽尽液体，再注入硬化剂治疗。

5. 术后处理 门诊患者治疗后应密切观察生命体征 30 分钟，观察有无腹痛、尿液颜色改变等，平稳者方可离开，并告知患者注意事项。卵巢子宫内膜异位囊肿介入治疗后，还要口服孕三烯酮 3 个月，可明显提高治愈率。术后一天可恢复正常活动及工作，术后 1 周内不可坐浴或同房。术后 3 个月及 6 个月复查超声，观察囊肿大小变化、闭合程度。

6. 术后处理

（1）经腹部或经阴道路径均可时，应首选经阴道路径。

（2）卵巢囊肿移动度较大，穿刺时应快速进针，必要时还可以用手从腹壁固定囊肿。

7. 并发症 出血、疼痛一般程度较轻微，无须特殊处理。

8. 临床效果评价 卵巢囊肿是常见的妇科疾病，以往在治疗卵巢囊肿时一般会应用开腹或腹腔镜手术治疗的方式，但是对患者的创伤较大，术后恢复的时间也比较长，还容易引发多种并发症的出现。超声引导下穿刺抽液硬化治疗操作简单、创伤小、并发症少、疗效好、恢复快、无须住院、价恪便宜、无内分泌影响，在临床广泛应用。

（黄伟俊 彭巍炜）

第四节 超声引导下消融治疗在腹部疾病中的应用

一、消融治疗的发展史、现状、分类及其原理

1. 发展史 Rossi 于 1993 年首次发表了 RFA 治疗肝癌的临床研究。随后 Goldberg 等为更好地了解影响消融大小，从电极尺寸、针尖的温度和治疗时间等对凝固性坏死范围的影响进行了观察研究。Solbiati 等在 1997 年报道了肝转移癌消融的初步研究结果，即刻技术成功率为 91%。我国自 20 世纪 90 年代开始，由董宝玮、陈敏华等教授完成了消融治疗从基础到临床的研究和攻关，并不断在全国推广，使得消融技术成为我国肿瘤治疗中不可缺少的治疗方案之一。

2. 现状 在穿刺基础上发展起来的介入超声对胸腹盆腔及浅表脏器组织实体瘤的消融治疗，使介入超声的应用跨进了一个新的领域。由于操作简便、无辐射、可任意移动治疗场所等优点，超声引导下各种消融治疗方法的开展，已成为肿瘤局部治疗常用的手段，其迅速发展在临床得到广泛应用。其中尤需重视超声造影新技术的应用，这大大提高了介入超声在肿瘤消融治疗中的定性定量、引导精准穿刺布针、制订治疗方案、防治并发症等方面的应用效果。对肝肿瘤消融的应用已列入国家卫健委制订的指南中，在其他脏器肿瘤的消融已在应用研究中。

3. 分类及其原理

(1)化学消融:无水乙醇注射消融

①原理:使病灶凝固性坏死。此外,血管内皮细胞受乙醇的破坏所引起的血栓形成和血管闭塞,也加重了肿瘤组织的坏死。

②引导治疗方法:超声是引导治疗的主要手段,声像图可清晰显示病灶位置、大小及特征。实时观察乙醇灌注的弥散过程,显示乙醇气泡产生的强回声。

(2)物理消融

①热消融:主要有射频消融、微波消融、激光消融、高强度聚焦超声。

· 射频消融的原理是利用波长为 460～500kHz 的射频交变电流,通过射频针使得周围组织中的带电粒子产生高频振荡,高速震荡的摩擦使得组织温度升高,蛋白质发生凝固坏死,从而杀死肿瘤细胞。射频消融的优点在于治疗温度实时监控,消融范围较为精确。但缺点在于穿刺针较粗,消融范围较小,治疗时间较长,仅适合<3cm 以下的肿瘤消融。近年来,国内外研究人员已经对射频消融技术展开了广泛的研究和创新,明确了消融时距离胆管、胆囊、大血管的最小安全距离,以及最大程度杀灭微肿瘤病灶的消融范围,证实了其在直径<4cm 肝癌中的疗效与手术相当。最新的射频消融设备已经可以达到精确控温避免组织炭化而扩大消融范围、可调节消融范围(最大直径可达 9cm)、可调节消融形状(适形消融)、携带同步注药装置等,大大扩展了射频消融的应用范围。结合肝动脉介入栓塞化疗(TACE)、索拉非尼等手段,射频消融已经广泛应用在包括中晚期肝癌在内的各种晚期肿瘤的姑息性治疗中。

· 微波消融是指采用微波辐射直接毁损肝肿瘤的局部治疗技术,其原理是在微波辐射场作用下生物组织中的带电离子和极性分子(水分子和蛋白质分子等)快速旋转摩擦引起肿瘤组织局部温度迅速升高导致完全凝固性坏死。目前已成为治疗肝肿瘤的项重要技术,尤其对于小肝癌,该技术已成为早期肝癌除外科手术切除及肝移植外的治愈性方法之一。目前微波消融应用的频率有 2450MHz 和 915MHz。与 2450MHz 微波相比较,915MHz 微波具有更强的穿透力和更大的消融范围,因此多用于治疗较大的肿瘤。

· 激光消融最常用的激光为波长 1064nm 的钇铝石榴石晶体激光,其次为半导体激光,常用波长 980nm,两者在组织中穿透能力强,临床上使用低能量光源(3～15W)作用 6～60 分钟,可使能量最大化分布和渗透到组织。对其加热并通过热损伤、汽化、熔融、高温分解等作用,达到凝固和切割目标组织的目的。激光与生物组织之间的相互作用(光的散射和吸收)取决于激光的波长、能量、组织在激光作用下的曝光时间及生物组织的光学属性所决定。激光消融应用于肝其最明显的优势为作用范围局限、大小可控、消融边界分明。除此之外,它利用 21G 穿刺针引导光纤介入,具有对患者损伤小、操作灵活,适用于困难部位的病灶进针,以及对危险部位病灶的消融。

· 高强度聚焦超声是在机载监控超声引导下,将超声换能器发射的超声波聚焦于既定的靶区生物组织内,产生热效应、空化效应等致组织凝固性坏死,而声通道组织及周围组织无显著损伤,凝固性坏死逐渐被机体吸收或纤维化。主要适用于治疗恶性与良性实体肿瘤。超声消融肿瘤技术可以通过功能成像(超声造影、增强 MRI、放射性核素显像等)显示靶区组织为失去生物活性的无灌注或无代谢状态。高强度聚焦超声是肿瘤综合治疗的方法之一,是对传统肿瘤外科手术治疗的有效补充。根据肿瘤的分期及超声通道条件,应尽可能对肿瘤实施完全的热消融,也可用于肿瘤的局部姑息治疗。

②冷冻消融:原理是利用氩气将消融针周围的组织迅速(0.5～1 分钟)降低到 −140℃ 形成冰球,维持 10～15 分钟,瞬间擢

毁肿瘤组织。然后利用氦气快速升温至30℃左右,维持1～2分钟,进一步造成组织水肿、微血管血栓并诱导组织缺血缺氧而杀灭肿瘤。此外,细胞崩解坏死促使细胞内处于遮蔽状态的肿瘤抗原释放,激活相关免疫系统,解除肿瘤对机体的免疫抑制状态,提高抗肿瘤免疫能力。PCA的优势在于其探针直径仅为1.47mm,创伤小,患者耐受性强,可以同时植入多达25根探针,一次性治疗较大和多发性的肿瘤。同时PCA探针为非金属材料,是唯一可以在MR引导下进行消融的技术。然而由于不能烧灼封闭血管,PCA出血并发症发生率较高,达到15％～40％。其他并发症如血小板降低、胸膜反应等发生率更达到70％～80％。因此,在RFA等肿瘤局部热消融技术出现后,PCA的运用已逐渐减少。

二、肝癌的消融治疗术

1. 适应证

(1)单发肿瘤,最大直径≤5cm。

(2)多发肿瘤,数目≤3枚,最大直径≤3cm。

(3)无肝外转移灶。

(4)肝功能Child分级A或B级,无腹水或少量腹水。

2. 禁忌证

(1)有严重的凝血功能障碍者。

(2)有大量腹水、经对症治疗后肝前仍有较多腹水者。

(3)肝性脑病较重,神志恍惚者。

(4)肿瘤体积超过肝体积2/3者,或弥散性肝癌。

(5)有急性或活动性的感染性病变者。

3. 治疗原则　术前要根据每位患者的情况、每个肿瘤的特点,制订适宜的治疗方案,这是保证良好疗效的前提。原则上要求在一次治疗中完成对整个肿块(≤5cm)消融即达到完全凝固坏死。通常对直径>2cm的

肿块须2针多点组合,以达到适形灭活,范围要求达到肿块外缘5～10mm。在此基础上,对周围正常肝组织损伤尽少为宜。为达到适形消融,须在消融中有测温监控系统,或是应用超声微泡谐波造影或超声弹性成像可监控消融效果。对于血供丰富的肿瘤可先凝固阻断肿瘤主要的滋养血管,再消融肿块可明显提高效果。

4. 治疗方法

(1)射频消融

①选择合适穿刺治疗途径及体位,确定适宜射频治疗针具。

②治疗部位消毒、铺巾。

③超声定位引导,1％利多卡因10ml局部麻醉。

④定位布针。

· 在超声引导下,电极针刺达肿瘤部位。

· 穿刺针刺达肿瘤后先用探头从多方向、多切面观察电极针在肿瘤内确切位置,纠正可能的偏移。

· 预测扩针范围及需补针治疗的定位方向。

· 通电开始消融,消融产生热蒸汽微泡强回声可能干扰再次定位布针,应预测参考周围结构。

· 按预先设定的方案完成瘤灶消融。达到消融温度和时间后,烧灼针道、缓慢拔针。

· 完成覆盖肿瘤及安全范围的整体消融后,处理封贴针眼。常规留观20～60分钟,离开治疗室前行超声扫查,观察肝周及腹腔内有无积液、积血,以便早期发现并发症。

(2)微波消融:患者治疗前须禁食12小时,一般取平卧或右前斜位,用超声再次确认皮肤进针点及穿刺途径后,于操作区常规消毒皮肤,铺无菌巾,局麻后在超声引导下,首先开启电子引导线,移动探头,精确将肿块置于引导线即穿刺途径上,并用电子游标测量自引导架上缘至微波消融针尖将置放点的距离,然后在微波消融针杆上做标记。嘱患者

屏气后迅速将微波消融针刺入靶点,超声屏幕上可见针尖到达,同时核准针杆标记正好到达引导架上缘,证实深度准确可靠,即启动微波辐射。一般用 50W 10～20 分钟,视肿块大小给予不同能量。同时可用测温针监控,或用弹性成像监测,消融完毕则拔出微波消融针。治疗中麻醉师通过监护仪连续监测患者的血压、脉搏、呼吸和血氧饱和度。患者清醒后,抬下手术床,在恢复室观察 30 分钟,无异常则用平车送回病房,常规术后观察护理。

5. 术后处理　术后不良反应包括腹痛、胆囊灼伤、肩痛(膈肌损伤)、发热、肝功能异常等。

(1)不同程度的腹痛 3～7 天可得以缓解,一般无须服药或少量服镇痛药物。

(2)癌灶邻近肝膈面者,可致膈肌灼伤疼痛,以右肩痛、肋间痛显著,适当口服镇痛药。

(3)术后发热较为常见,体温通常不超过 39℃,持续 3～7 天。若体温超过 39℃或发热时间过长,需取血标本进行培养,以排除菌血症并进行相应的对症治疗。

(4)腹部持续疼痛还可能见于胆囊灼伤,胆囊呈双边影或增大可行超声检查密切观察变化,一般无须特殊处理。

6. 注意事项

(1)应常规在穿刺放置微波消融针前启动测试证明能有效辐射,避免穿刺体内后有故障无辐射的情况。

(2)重视术前对肿瘤消融的穿刺路径的模拟设计,在术中准确地将微波消融针经皮穿刺放置在肿块的预定点处是保证疗效的关键。这需要引导者和操作者熟练的配合,同时也需要患者屏气动作的配合,术前应做训练。

(3)在微波辐射前应先将本次用的全部微波消融针及测温针穿刺摆放到位,否则微波开启后组织升温,气泡强回声的干扰无法再识别针尖位置。

(4)目前所用微波消融针多为 15G 外径 1.5mm,在穿刺肿块靶点发生偏离时,禁止即刻拔针移动;可考虑在放入第二消融针时做对称补偿位点进针,再调控总能量以达到有效热场的完全覆盖;在必须移动时则先微波辐射 10～20 秒钟,使针道凝固再移动,以策安全。

(5)尽量避免损伤二级和二级以上的肝胆管,以防菌血症和术后胆漏风险。

(6)在肿瘤灭活后,控制和预防复发转移的真正基础是患者整个身心的健康生活方式调理,应着重提高机体的免疫功能。

7. 并发症防治

(1)腹痛:最常见,发生率 60％～80％,多为轻至中度疼痛,一般无须治疗,约 1 周自行消退。

(2)发热:50％～75％的患者于治疗后 1～3 日出现发热,可持续 3～10 日,体温多在 38.5℃以下,一般无须处理。

(3)恶心:因治疗过程给予镇痛药物所致,可对症处理,可迅速缓解。

(4)肝功能异常:治疗后 1～2 日常出现一过性转氨酶升高,无须治疗。

(5)胸腔积液:多数发生于靠近膈面的肿瘤,为反应性胸腔积液,无须治疗,1～3 个月自行吸收。

(6)肝被膜血肿或腹腔出血:发生率很低,约 3.3％,可自行吸收。

(7)皮肤烫伤:多发生于肿瘤近肝表面,因未使用皮肤保护套管而引起。

(8)合并感染或脓肿:发生率 1.09％,脓肿一旦形成,须充分引流可治愈。

(9)严重并发症如胆瘘、肠瘘及针道种植均罕见,但仍应重视预防。

8. 临床疗效评价　超声引导下消融治疗肝癌为临床提供了一种新的微创的局部治疗方法,达到了肿瘤整体灭活的疗效,这是用介入性方法追求根治性疗效的重大进展,既能直接有效地杀灭整个肿瘤,又能尽可能小地损伤机体,同时能激活增强抗肿瘤免疫功能,在临床上具有广泛的应用前景。

三、肾癌的消融治疗术

1. 适应证

(1)患肾癌已行一侧肾根治性切除或部分肾切除的肾癌患者,有可能导致肾功能不全,如孤立肾性肾癌。

(2)一侧肾癌已切除,对侧肾有癌转移或新发癌。

(3)单发转移性肾癌,合并肾功能不全的肾癌。

(4)双侧肾癌,特别是具有家族遗传趋势的肾多发性肿瘤综合征患者,如家族性视网膜及中枢神经系统血管瘤病(von Hippel-Lindau病)及遗传性乳头状肾癌。

(5)小肾癌拒绝外科手术。

(6)年老体弱,伴有严重心脏病、糖尿病等无法承受麻醉、手术创伤的肾癌患者。

(7)肾良性肿瘤,如生长较快、4cm以上的错构瘤等。

(8)肾上腺转移性肿瘤或无功能性原发肾上腺肿瘤。

2. 禁忌证

(1)不可纠正的凝血功能障碍(血小板<30×10^9/L,凝血酶原时间>30秒,凝血酶原活动度<40%)及患者有血象严重异常的血液病。

(2)严重心肺疾病者。

(3)严重感染者。

(4)部分肾血管畸形(如动脉瘤),肿瘤侵犯肾盂或与周边肠道粘连者。

(5)顽固性大量腹水,意识障碍或恶病质,严重肾衰竭未透析治疗者。

(6)有功能的肾上腺肿瘤则视为相对禁忌证。

3. 治疗原则

(1)影像引导:经皮消融过程在影像引导和监控下施行,以提高治疗的可靠性和安全性。

①对照CT、MR及术前常规超声和(或)超声造影检查结果,再次行超声多切面扫查,测量肿瘤最大径。

②根据肿瘤部位、大小等情况及避免血管、肾盂、胃肠道等重要结构受损及超声能清楚显示靶肿瘤等原则,制订治疗方案和消融模式、程序。

③实时超声监控:消融治疗全程应在实时超声的监控下进行。

·在针尖显示清楚的情况下,穿刺针进入靶肿瘤预定部位。

·全程观察消融治疗过程回声改变的范围和强度,是否完整覆盖靶肿瘤。

·在超声引导下,把消融球针按计划完全覆盖靶肿瘤。

·为防止治疗中微气泡强回声干扰,常先做深部的病灶,后做浅部的病灶,按治疗方案逐个病灶进行消融,完成肿瘤及安全边界的整体消融灭活治疗;可于完成治疗方案后行术中超声造影,以确认消融效果并确定治疗结束。

·治疗完毕后常规超声扫查,观察肾周及腹腔内有无积液、积血,以便及时发现并处理并发症。

(2)实时温度监控:对于邻近重要脏器结构(如肾盂、输尿管、肠管、胃、大血管等)的肿瘤,为达到既消融肿瘤又不损伤脏器的目的,可在超声引导下将测温针置于需要保护的部位与肿瘤间,进行保护性测温。

(3)保护性人工腹水等辅助消融治疗:对于邻近重要脏器结构(如肠道、输尿管等)的肿瘤,为达到既消融肿瘤又不损伤脏器的目的,可在超声引导下进行人工腹水(如注射冷生理盐水等)分离肿瘤与肠道行隔热保护,或保护性输尿管插管注射冷水辅助紧邻输尿管肿瘤的消融治疗。

4. 治疗方法

(1)可选择局麻穿刺加静脉麻醉、镇痛加

局麻或硬膜外麻醉方式,如采用静脉麻醉,应连接麻醉监护仪。

(2)确认消融仪处于工作状态(高压灯已亮),并按治疗前确定的方案设定输出功率和作用时间。

(3)超声显示肿瘤的位置,确定皮肤穿刺点,并摆好患者体位(可适当垫高腰部)。

(4)对手术区常规皮肤消毒,铺无菌巾。用无菌穿刺探头显示肿块,确定消融针应置入的位置及深度。

(5)局麻后,尖刀破皮,在超声引导下将消融针经皮穿刺到达肿瘤预定的靶区,麻醉达到要求后,随即启动消融;测温针根据需要放置,保护性测温将测温针置于肾盂、输尿管、肠管、胃、大血管等需要保护的部位。需要人工腹水等辅助治疗者先进行相应操作满意后再行消融治疗。

(6)消融范围部分位于肾实质的肾肿瘤可以适当超过肿块外缘 5mm。对≤2cm 的肿块,一般将消融针置于其中心,一次辐射即可凝固灭活。对于>2cm 肿块,根据肿块大小,需置入多根微波天线,或用多消融球组合覆盖整个肿块。

(7)根据不同需要,输出功率选用范围 40～80W,作用时间一般为 300～1200 秒。肾上腺肿瘤治疗时微波输出功率选用范围 30～50W,一般先从低功率开始(甚至可从 20W 开始),微波作用时间随生命体征状况而定,如生命体征平稳则可逐步增大功率或持续作用。

5. 术后处理

(1)详细记录病灶治疗前声像图表现、腹水情况等。

(2)详细记录治疗过程及术中出现异常情况。

(3)记录术中并发症及抢救处理过程(含用药)。

(4)术后即刻超声或超声造影确认无明显出血,获麻醉医师同意后送患者回病房,并

与病房医护人员及患者家属交接班。

(5)详细交代术后注意事项、有文字交代(可附表格)。

6. 注意事项

(1)准确地穿刺引导微波天线置入预定的肿瘤部位是保证疗效的关键。要求操作技术熟练加患者呼吸动作的配合。

(2)消融针在穿刺发生偏差后,禁止反复试穿刺。正确的做法是,只要针进入了肿块区,应启动消融,造成组织凝固。然后,针对所缺部分,再穿刺置入消融针消融,达到对整个肿块的灭活。

(3)消融结束拔出针时应凝固针道至肾、肝被膜(经肝穿刺者)处。穿刺后或拔针后若发现出血,或是发现被膜下出血时,应立即置入消融针并启动消融直至出血停止。

(4)滋养血管较丰富的肿瘤,先用高功率凝固阻断肿瘤滋养血管,其后再用消融治疗肿瘤,将显著提高热凝固疗效。

(5)邻近大血管的肾上腺肿瘤部分,因血流散热,升温难以达到凝固时,可加大功率或多点补足能量或辅以少量无水乙醇热增敏以保证凝固效果。

(6)消融治疗时,注意保护邻近重要脏器,以及与肿块相邻的皮肤。

(7)在达到肿瘤完全消融灭活的同时,应尽可能减少对周围肾脏组织的损伤。

7. 并发症防治

(1)出血:表现为肾周血肿、血尿(镜下或肉眼)。多为自限性,多不需要治疗,肿瘤越大发生此并发症的可能性随之增加,中央型肾肿瘤发生概率较外生型大,电极如置入肾集合系统,会导致术后血尿,甚至尿瘘。肾周血肿的发生率为 2%～5%。术前良好的定位、术中密切的动态监视及术后密切观察生命体征的变化是预防和早期发现出血并发症的重要手段。

(2)输尿管狭窄:多考虑为消融损伤所致,肾盂输尿管连接处狭窄,可行介入治疗。

（3）邻近器官组织的损伤：如结肠穿孔、胰腺损伤、肝损伤、血管损伤等，此类并发症发生率很低。

（4）感染：较少发生，多在病灶邻近肠道或肾盂及糖尿病血糖控制不理想的患者发生。

（5）尿瘘：较少发生，主要由于术中消融区域涉及肾集合系统所致。

（6）高血压危象和（或）心律失常：可见于肾上腺肿瘤消融术中消融开始后1～2分钟，个别可在4～5分钟发生，可出现血压或心律、心率的突然、剧烈改变。故对肾上腺肿瘤的消融应从低功率开始，并密切监视生命体征及心电图变化，如出现变化应视情况降低功率或停止辐射，并给予及时的药物对症处理。

（7）其他：穿刺针道种植。

8. 临床疗效评价　治疗后应定期随访。判断疗效的方法与指标是：声像图上肿块治疗区的大小、回声及血流改变，CT或MRI增强扫描，超声造影及肿瘤标志物检测，必要时再活检。

四、子宫疾病的消融治疗术

1. 适应证　子宫肌瘤患者，合并有月经过多，继发性贫血，或伴有压迫、疼痛等症状者，年龄＜50岁，均为适应证；腺肌病年龄＜47岁，每个月痛经严重，持续1年以上，口服药物治疗无效并拒绝手术切除子宫者。

2. 禁忌证　月经期、怀孕期或哺乳期者；盆腔炎症未被控制者；严重出凝血功能障碍者。

3. 治疗原则　消融治疗技术虽然是一种微创小手术，但仍然是有创伤的治疗，尤其病灶较大时，其消融毁损区并不小。因此，消融治疗前的患者准备原则与手术前准备相似。要详细了解既往病史，了解目前全身各脏器功能情况，要完成必要的术前检查：血常规、生化检查、凝血功能、心电图、超声、X线

胸片、盆腔MRI等一系列专业性准备。

4. 治疗方法

（1）微波消融：超声引导下的经皮微波消融治疗首先须制订治疗方案。术前要进行一次专门的超声盆腔检查，观察子宫状态，了解病灶的范围，研究血供的状态，选择穿刺路径，评估安全性及准确性；根据子宫位置、有关病灶的位置及厚度拟定置入消融针的规格及布放的消融针数，一般不超过2根。微波消融肿瘤治疗仪国内生产厂家较多，有2450MHz及915MHz两种微波发生器；配针型植入式硬质缝隙微波消融针，具有水冷系统，防粘功能，组织消融形态为类球形或椭球形。

患者取平卧位，显露下腹部手术部位，常规超声扫查、选择穿刺点及进针途径。穿刺入路上须避开膀胱、肠管、网膜、大血管及子宫内膜。常规皮肤消毒、铺巾，超声探头及穿刺引导架均按无菌术要求安装，局麻后施行静脉麻醉，皮肤切小口后在灰阶超声引导下，顺着引导架内的针槽，将微波消融针插入病灶内靶点，启动微波输出能量。可选功率50W或60W进行消融，同时超声实时监视消融区内的回声变化。当高回声到达预定消融区内缘约0.3cm时停止消融，当内膜或宫腔内出现高回声时即停止微波辐射。消融持续时间根据病变类型及病灶大小进行调控，一般为5～20分钟。消融过程中，常规监测血压、心率、呼吸及血氧饱和度等生命指征。消融结束后，拔出微波消融针，覆盖敷料，拔出导尿管，返回病房平卧休息。

（2）子宫肌瘤高强度聚焦超声

①治疗体位：患者取舒适的俯卧位。防止胸部、面部受压。机载超声引导定位后固定体位，封水，下腹部与超声递质接触。

②镇静、镇痛：目的是消除患者紧张、焦虑情绪。

③计划：将设为90°，采用纵向扫描治疗子宫肌瘤。首先，充盈膀胱，清楚显示子宫及

肌瘤。根据治疗目的及与周围脏器的毗邻关系确定治疗范围,层距一般选择 5mm。启动计划软件,扫描制订治疗计划。

④扫描:治疗方式由深到浅点扫描,治疗功率 200~400W,从低剂量试探功率开始逐渐升高,在升高过程中注意通过监控影像观察腹壁和治疗区的改变。治疗过程中通过影像监视焦点与靶组织的空间关系,控制焦点的位置在计划治疗范围内,通过灰度变化判断消融的效果。

⑤治疗范围:焦点与肌瘤的上下(头足)、左右边界之间的距离为 5~10mm,与内膜之间的距离不小于 15mm,与肌瘤深面边界和浅面边界(骨侧边界和腹壁侧边界)的距离不小于 10mm。注意治疗中焦点至骶骨表面的距离必须>15mm。

(3)子宫腺肌病高强度聚焦超声

①治疗体位及操作过程:与子宫肌瘤相同,在镇静镇痛及影像实时监控下,点-线-面组合扫描完成治疗。

②治疗范围:对称弥散型,若前壁和后壁的厚度均超过 30mm,前后壁均需要进行消融;非对称弥散型,仅消融厚度超过 30mm 的子宫壁;局限型,仅消融局部病变。

5. 并发症预防和处理

(1)疼痛:约 80% 患者在治疗后可出现穿刺点或消融部位疼痛,8 小时内可自行缓解,一般无须处理。

(2)阴道排液:约 80% 患者消融后出现阴道排液,呈淡粉色或洗肉水样,多在 1~2 周自行消失。

(3)阴道黏膜烫伤:发生率极低,<0.3%。是由于在消融治疗中热气泡沿子宫腔流动至阴道内所致。

(4)恶心:麻醉后极少数患者可出现恶心,极个别患者可出现呕吐,可对症处理。

(5)严重并发症:如肠瘘、尿瘘、子宫穿孔等,目前尚未见有此类报道。超声引导下经皮子宫肌瘤和腺肌病的微波消融治疗严重并发症罕见,但仍要重视,关键在预防其发生。这要求术前有设计和模拟,术中操作精准、认真,术后严密观察随访。

6. 临床疗效评价　在超声实时监视引导下将外径 1.6mm 的微波消融针插入病灶内,利用微波产生的高温,在短时间内将靶目标组织凝固,使病灶组织坏死。解放军总医院张晶等经十余年系统的基础及临床研究表明,该方法在超声实时引导监视下,操作精准安全,消融范围和形状可控,热效率高,不良反应小,无严重并发症。子宫腺肌病患者治疗后 3~12 个月子宫缩小 25.3%~39.4%,痛经症状缓解及消失率 95.5%,贫血消失率 98.9%,症状性子宫肌瘤治疗后 3、6、9 及 12 个月肌瘤缩小率为 61.8%、78.7%、73.2%、93.1%。

(黄伟俊　邱懿德)

第五节　超声新技术在腹部疾病微创介入性超声治疗的应用

一、超声造影在腹部疾病微创介入性超声治疗的应用

1. 作为介入超声的引导手段　进行较大病灶的穿刺活检时,仅依靠病灶的回声很难区分判断病灶内的活性肿瘤组织与液化坏死组织,容易导致穿刺部位的盲目状况,导致常规超声引导下穿刺活检无法对病理学诊断提供代表性较强的组织样本。超声造影引导下的穿刺活检,可进一步强化肿瘤,精准区分肿瘤的活性区与坏死区,提高穿刺成功率和病理诊断率。进行腹部脓肿置管引流时,超声造影可在术前明确脓肿大小、范围及内部液化坏死区的分布,精准定位穿刺置管的位置,以达到充分引流。另外,超声造影可在术前评估穿刺路径的安全性,避开大血管、胃肠

道等,减少出血、肠漏、周围脏器损伤的发生。

2. 评估消融疗效　文献报道,超声造影评估消融治疗效果的准确率、敏感度和特异性均较高。在传统临床中,由于常规的超声检查和彩超检查在敏感度上具有一定局限性,主要利用增强 CT 或者 MRI 来评估疗效,既不能对肿瘤穿刺和治疗观察给予实时指导,而且在增强检查中需经过多次 X 射线照射,大量的辐射对患者不利。超声造影检查利用造影剂,能够实时对肿瘤内的微血管网进行显像。值得注意的是,超声造影检查中,需要注意检查盲区,可通过患者吸气、改变患者体位等方式促使病灶完全显示。

3. 判断引流管位置　置管引流术后可能出现引流不畅等情况,需要判断引流管位置、有无偏移和脱出。超声造影不良反应少,安全可靠,近年广泛应用于临床。经引流管超声造影能够清晰显示引流管末端位置及引流范围,弥补常规超声的不足,可以达到与 X 线造影媲美的效果,该检查无放射性、操作简单,尤其适合于床边检查或术中检查。文献报道,经引流管超声造影在判断引流管位置的正确率、引流管末端位置的显示率均优于常规超声。

二、融合导航技术在腹部疾病微创介入性超声治疗的应用

1. 在肝癌介入诊疗中的应用

(1)检出肝癌病灶:文献报道,二维超声诊断肝局灶性病变的敏感性及准确性较低,原因可能与病灶呈等回声、肝硬化背景或病灶被肺、肠气或肋骨遮挡等多种原因有关。另外,肝肿瘤消融或肝动脉栓塞化疗术后,肝背景回声杂乱也会导致二维超声难以显示病灶。虽然超声造影可提高肝癌诊断的敏感性,但常规超声造影需要二维超声定位病灶,在双幅显示模式下进行。如果二维超声无法定位病灶,超声造影亦容易错失目标。尤其当部分肝癌的门静脉期和延迟期造影剂消退

不明显,动脉期提早增强持续时间又较短时,超声造影较难定位检出病灶。融合导航采用磁定位系统进行 CT 或 MR 与超声融合成像,将 CT 或 MR 良好的空间分辨率和超声的实时简便有效地结合起来,已有研究提示,融合导航可成功引导检出二维超声无法显示的病灶,证明了这一方法定位病灶的准确性。当二维超声无法显示和定位病灶时,通过虚拟导航利用 CT 或 MRI 图像定位肝内病灶,并在此基础上行超声造影,有可能更好地显示病灶的异常灌注。

(2)引导并监测消融治疗:影像引导手段包括超声、CT 和 MRI,超声实时显像简易方便,应用最为广泛。但是超声的成像质量容易受到病灶位置、气体干扰、患者体型及操作者等诸多因素的影响,致使靶病灶显示不佳,也就难以保证准确引导经皮穿刺。CT 或 MRI 在病灶显像方面一般不受上述因素干扰,成像质量比较稳定,但如用于穿刺引导,则需实时透视设备,而且价格昂贵,实用性较小。实时虚拟导航系统采用影像融合和定位追踪技术,成功地结合了超声实时成像和 CT 或 MRI 静态容积成像两种技术优势。它借助固定在超声探头上的电磁感应器和虚拟导航系统的电磁转换器,实现空间定位追踪,在实时超声显示的基础上,将超声与 CT 或 MRI 影像完全匹配,在任意切面可同步显示或融合显示,使用者在此引导下可准确地将消融针布放至肿瘤内,并监控消融治疗。

(3)术后即时评价疗效:消融术后使用超声造影评价消融是否完全主要依据是原病灶的高增强及低增强区消失,变为无增强的消融灶并覆盖原病灶。但当消融术前超声造影无法明确显示病灶时,消融术后常规超声造影缺乏术前对照,无法准确判断消融疗效。所以临床需要新方法对此类病灶的消融疗效进行准确评价。与常规超声造影相比,融合导航技术能更准确地评价消融是否完全。这一技术将术前肿瘤的 CT/MRI 图像与术后

超声造影图像进行精确空间对位,根据消融灶是否覆盖原肿瘤的范围即可判断消融操作是否成功,同时可以判断消融有无达到安全边界。这一方法不依赖病灶术前的超声造影图像,在术前超声造影无法显示病灶时,也可利用 CT/MRI 图像与消融灶超声造影图像进行空间范围和位置的对比,所以比常规超声造影的评价准确性高,在术中即时协助判定是否需要补充消融,从而减少术后残留。

(4)评估消融安全边界:肝癌局部消融是一种常用的微创治疗方法,可达 98% 的肿瘤完全消融率。但亦有研究显示,存在较高的局部复发率,与消融没有达到安全边界消融有关。因此,寻找一种能够客观、全面、准确评价消融是否达到安全边界的方法,对于准确评估消融效果,指导进一步治疗,降低肿瘤局部复发具有重要意义。融合导航技术利用磁定位系统将 CT/MR 与实时超声图像对位融合,可利用 CT/MRI 图像信息定位超声无法显示的病灶。文献报道,对于普通超声显示困难的肝肿瘤,可利用 CT/MRI-超声融合导航对肿瘤实施精确定位后,病灶进行准确穿刺活检及消融。利用 CT/MRI-超声导航的这一特点,将消融术前肿瘤的 CT/MRI 图像和消融术后病灶的图像进行精确空间对位及图像融合,就能克服超声造影无法进行术前术后病灶准确对位的困难,不仅可以评价消融灶范围,还能判断消融范围是否覆盖了肿瘤周边 5mm 的安全边界,从而达到准确判断消融疗效的目标。

2. 在前列腺癌穿刺活检中的应用　前列腺癌在全球范围内严重威胁老年男性的健康,在男性致死性肿瘤中排第 6 位。早期诊断是关键,病理学诊断是金标准。病理标本可通过前列腺穿刺活检获得,目前主要采用超声引导下的系统性前列腺穿刺活检。但一部分病灶为超声下不显影或隐匿性癌,超声无异常表现,超声灵敏度低,成为进一步提高前列腺癌检出率的"瓶颈"。磁共振 T2 扫描加权成像诊断前列腺癌的特异度较高,磁共振弥散成像、波谱分析等特殊成像序列的应用还可进一步提高前列腺癌的检出率。MRI能直接引导前列腺穿刺,但操作费时、需特殊针具等限制了其应用。超声融合导航技术可在超声图像基础上导入 MRI 图像,两者叠加,实现图像融合,可在超声图像上发现超声阴性而 MRI 阳性的病灶位置,解决了既能敏感显示可疑前列腺癌病灶位置,又能针对靶标位置行实时引导下的穿刺,从而实现病灶的精确定位。文献报道,利用融合导航技术,能明显提高超声阴性的前列腺癌穿刺活检的诊断阳性率;且融合导航技术发挥了各种影像学检查的优势,保证了前列腺癌可疑病灶的检出,避免了前列腺穿刺的盲目性。

(黄伟俊　叶洁仪)

参 考 文 献

[1] 董宝玮,温朝阳.介入超声学实用教程.北京:人民军医出版社,2013.

[2] 陈敏华,梁萍,王金锐.中华介入超声学.北京:人民卫生出版社,2017.

[3] 介入超声应用指南.中国医刊,2016 增刊:59-112.

[4] 陈敏华,S. Nhum Goldberg. 肝癌射频消融.北京:人民卫生出版社,2009.

[5] 韩苏军、张思维、陈万青,等,中国前列腺癌发病现状和流行趋势分析.临床肿瘤学杂志,2013,18(4);330-334.

[6] 周永昌,陈亚青,男性生殖系统疾病超声诊断与介入治疗.北京:科学技术文献出版社,2013:110-112.

[7] 李凯,袁树芳,郑荣琴,等.虚拟导航超声造影与常规超声造影定位监测肝局灶性病变的比较.中华超声影像学杂志,2011,20(5),390-392.

［8］ 李凯,苏中振,郑荣琴,等.虚拟导航三维超声造影评估肝癌消融安全边界的初步研究.中华超声影像学杂志,2011,20(8):672-675.

［9］ 李凯,许尔蛟,郑荣琴,等.融合成像超声造影术中即时评估肝癌射频消融疗效.中华超声影像学杂志,2011,20(8):672-675.

［10］ 白文坤,张蔚,黄云霞,等.融合成像在超声阴性患者前列腺穿刺活检中的应用.肿瘤影像

学,2015,24(4):295-298.

［11］ 许尔蛟,郑荣琴,李凯,等.腔内超声造影技术在引流管定位中的应用价值.中华超声影像学杂志,2011,20(2):152-154.

［12］ Ferlay J. Soerjomataram I,Dikshit R. Cancer incidence andmortality worldwide:Sources, methods and major patterns in GLOBOCAN 2012. Int J Cancer,2014,136 (5):E3S9-E386.

下 篇

微创外科麻醉

第13章

微创外科麻醉概述

第一节　微创外科手术的特点

微创外科手术是借助于各种视觉图像设备和先进灵巧的手术器械装备,以最小的创伤将器具或药物置入到病变组织,对其进行物理、机械或化学治疗的手术方式。随着手术器械及图像影像技术的快速发展,微创手术的概念早已从传统的腹腔镜、胸腔镜手术拓展至各式影像引导下的微创介入手术,其应用范围覆盖普通外科、心胸外科、疼痛科、心血管内科、神经内科、脑外科、泌尿外科等科室。随着微创外科技术的发展,目前几乎所有的传统外科手术都能采用微创技术完成,这对麻醉科医师提出了更高的挑战。麻醉科医师若要做好微创外科手术的麻醉,保证围术期的安全,就要首先充分了解微创外科手术的特点。

一、具有传统外科的骨架

以腹腔镜为代表的微创外科是建立在传统外科基础上的手术,但基本操作又不同于传统外科手术的操作,它无须切开体腔,但仍保留了传统外科技术的骨架,即用长钳通过套管进入体腔内去操作,进行暴露、分离、剥脱、结扎、止血、切除和缝合等基本手术操作技术。

二、高度依赖仪器设备

手术野在监视器荧光屏上,术者远离手术野,通过摄像机映在监视器荧光屏上的手术野,其纵深感、方向感是术者以眼感观的,并在术者头脑中形成映像,以眼手分离、眼手配合操纵手术器械来感觉和完成。因此,微创外科有经验依赖性:要求医师进行大量的练习和实际操练,年轻医师往往需要经历较长的培训阶段方可具备成熟稳定的穿刺操作技术;微创外科还存在精准性不足:徒手操作的精准性往往取决于操作医师的技术熟练度和稳定性;微创外科也存着操作损伤及辐射量增加:反复调整操作及影像扫描过程增加操作相关性损伤及对医患双方的辐射量。

三、间接接触手术部位

术者及助手不能直接看到手术野,更不能直接接触到手术野,而是在直视监视器荧光屏下间接看到手术野,并进行手术操作,手术部位的组织和病变通过手术器械来间接感知和被切除。

四、手术野失真

在腹腔镜荧光屏下的解剖,要比剖腹直视下的解剖更清晰,但手术野有不同程度的失真。由于摄影机的不同放大倍数和监视器荧光屏的大小不同,故手术野被放大成不同倍数,而实际手术部位的组织大小、病变大小、出血多少等,要凭术者的经验来判断。

五、必须有密闭的手术空间

为了手术野显露清晰、便于操作,必须在腹腔内充入大量 CO_2 气体,制造人工气腹。后者是腹腔镜手术的必备条件和重要环节之一,是顺利手术的关键。但是人工气腹对患者生理功能会产生负性影响。详见"人工气腹高腹内压对机体的影响"相关内容。

六、患者手术体位特殊

腹腔镜下上腹部手术多采取头高仰卧位,手术台头端抬高 20° 的反 Trendelenburg 体位,妇科等下腹部以下腹腔镜手术多采取垂头仰卧位(Trendelenburg position),胸腔镜手术则采取侧卧位及患者患侧肺的塌陷等特殊体位,便于手术操作,但对患者的生理功能有影响,麻醉管理应注意到这一点。

七、具有显著的微创外科手术优点

微创外科具有最小的创伤、术后恢复快、戳口无瘢痕等显著优点。详见"微创外科的优点"。

第二节　人工气腹对机体的生理影响

一、人工气腹的概念及有关问题

(一)腹腔镜室隔效应(abdominal compartment syndrome,ACS)

腹腔镜手术是依靠 CO_2 气腹导致 ACS,气体将腹壁及脏器压向四周,使手术操作空间相对变大,手术野显露清晰,便于操作。但气腹的高腹内压对患者各脏器生理功能会产生不良影响及内脏的损伤,甚至致死。

(二)人工气腹的气源

腹腔镜手术人工气腹的气源虽然有 O_2、N_2O、He 和 CO_2 等。氧的弥散性能差,易保存腹腔内,可使腹腔扩张良好,术野显露清楚,但限制了电灼器的使用。N_2O 弥散性能强,但易引起肠管充气而扩张,影响手术操作,且 N_2O 吸收后还能引起弥散性缺氧。He 的理化性质稳定,吸收少,且不影响体内的内环境,若误入血管易形成气栓。CO_2 是临床使用最广、更为合适的人工气腹的气源,其优点是不助燃、不影响电刀或激光的使用。

(三)人工气腹的压力

患者腹部完全松弛时,气腹的压力应为 1.0 kPa。正常腹腔内压力(指示器内指针读数)应在 1.3 kPa 以下,上腹部手术时腹腔压力为 1.3～1.8 kPa,在下腹部手术时腹腔压力为 2.6～5.2kPa 时气腹机自动停止充气。腹腔内压力增高产生张力性气腹,会对机体生理产生负性影响。

二、人工气腹的高腹内压对机体的影响

(一)人工气腹对心血管系统的影响

理论上人工气腹会引起机体一系列相应变化:IAP 增加、膈肌抬高、胸腔内压增加、心包膜外压力升高,从而导致右房压力增加,临床表现为 CVP 升高,所以我们可以用跨心房压(等于右心房与胸膜腔内压的差)反映静脉回心血量,即前负荷,它比 CVP 更加准确。气腹对心血管系统血流动力学的影响包括 SVR(后负荷)、静脉回流(前负荷)和心肌功能 3 方面。其临床表现是这三方面作用的综

合结果。

1. 气腹对后负荷的影响 随着腹内压的增高,SVR 成比例的增高。SVR 上升、组织器官灌注减少的初期,血压可无明显下降。给予 1.87kPa 气腹压 30 分钟后,可使 SVR 上升 50%～120%,肺循环阻力(PVR)也会增加,升高 80%～130%。由此认为:二氧化碳气腹形成的气腹压可使后负荷显著增加,后负荷增加的结果是左心室做功相应增加,左室壁张力和心肌耗氧增加,后负荷增加还可能诱发心肌缺血,甚至出现心肌梗死或充血性心衰,这对于本身合并心脏疾病患者可能带来严重的危害。气腹导致周围血管阻力增加的原因可归纳为:非机械原因和机械原因。非机械原因即指气腹引起机体内分泌的相应变化,如儿茶酚胺类物质、血管加压素、肾素-血管紧张素和前列腺素分泌增加,可能导致周围血管阻力增加;机械原因是指增高的腹内压直接压迫腹主动脉、腹内脏器血管及静脉,使血管阻力增加。无论机械原因或是非机械原因,均可导致 SVR 及 PVR 增加,MAP 升高,增加心脏后负荷。

2. 前负荷 当气腹压<2.4 kPa 时(取平卧位),CVP、跨心房压均可随腹内压增加而升高,且呈正相关;但当气腹压>2.7 kPa 时,CVP 升高,而跨心房压反而降低。所以在不同范围的气腹压,患者的前负荷可出现不同的变化。当气腹压<2.4 kPa 时,因增加的腹压挤压腹腔内脏器官,如肝、肾、脾等,使促进下腔静脉血回流,从而增加心脏前负荷。而当气腹压>2.7 kPa,增加的压力超过使腹腔内脏器官和下腔静脉排空所需压力增加的气腹压,反而阻碍腹腔内脏器官血管和下腔静脉的回流,使前负荷降低。值得注意的是,患者的前负荷除了与气腹压有关,还与围术期机体血容量状态有关:在低血容量时,因高气腹压压迫下腔静脉,导致静脉回流减少,使前负荷进一步降低;而当高血容量导致右房压力偏高时,气腹压增高可能使内脏器官静脉回流增加,使心脏前负荷增加。

3. 心肌功能 SVR 的增高可进一步影响左室功能和心排血量。麻醉时 IPPV 可使胸膜腔内压上升,回心血量会进一步下降,若设定 PEEP 时更是如此。有心肌缺血、心肌梗死、充血性心衰的危险。

4. 心律失常 因腹腔内注入 CO_2 气体,使腹膜膨胀,刺激腹膜牵张感受器,产生心律失常、房室分离,甚至发生心搏骤停,在呼吸性酸中毒、缺氧、高 CO_2 血症时更易发生。

5. 血压下降 腹腔内的持续正压经膈肌传至胸腔,使胸腔内产生 1.3～2 kPa 的正压,减少回心血量。如上所说,CVP 升高,肺内分流增加,心排血量下降,通气血流比例失调,心肺负荷加重,血压下降。

(二)气腹对呼吸系统的影响

CO_2 注入腹腔后能使得腹压升高,肺顺应性下降,腹膜受到刺激后能通过脊髓外侧丘脑束传导至大脑皮质,通过下丘脑-垂体-肾上腺轴和蓝斑-交感-肾上腺髓质轴引起机体应激性反应发生,从而表现为肾上腺皮质、髓质释放应激激素增加,机体会发生呼吸、循环功能变化,其主要表现为气道阻力增加及肺通气量下降。

1. 高 CO_2 血症和缺氧 气腹使气道压上升,气道阻力增加,肺泡无效腔增大,肺内气体分布不均。同时升高的气腹压使膈肌上升,运动受限,使胸腔内压力增高,限制了肺的扩张性,肺的顺应性下降。导致潮气量和功能残气量减少。对于头低位的手术,会使气道阻力进一步增加、肺顺应性下降和终末吸气压进一步升高。通气血流比例失调,产生高 CO_2 血症和缺氧。在气腹形成后,CO_2 会通过腹膜弥散吸收,引起高碳酸血症发生。轻度高碳酸血症一般不引起明显的心脏动力学改变。当 CO_2CP>6.7kPa 时,一方面可直接抑制心肌收缩及扩张小动脉;另一方面,可兴奋交感神经,外周血管收缩,心脏后负荷加重,心排出量下降。

2.反流误吸　高腹内压使胃内容物反流,导致吸入性肺炎,增加了术中、术后肺不张等肺部并发症的危险。

3.气压伤　膈肌上移,使主气道相对缩短,可促使导管移位或滑入一侧主支气管,意外地造成单肺通气。气道内压力增高可加重 IPPV 对心血管系统的不良影响,气压伤的危险性增加。

(三)气腹对内分泌系统的影响

气腹时血管加压素、血浆肾素、白细胞介素-6、可的松和儿茶酚胺等的水平升高,其临床效应待研究评价。高碳酸血症时,由于血液中 CO_2 浓度增高,脑血管扩张,通过下丘脑-垂体-甲状腺系统作用,也可使甲状腺激素分泌增加。

(四)气腹对肾功能的影响

当气腹压力<2.6kPa 时对肾功能影响不大;当压力>2.6kPa 时,肾血管阻力增加,肾小球滤过压差降低,同时心排血量下降。两者综合作用使肾血流减少和肾小球滤过率下降,损害肾功能和减少尿量。气腹还影响肾中的激素水平,促使机体分泌抗利尿激素(ADH),进而产生一系列的病理生理改变。

(五)气腹对神经系统的影响

气腹会升高患者的颅内压(ICP),随着腹腔内注入气体,ICP 会明显提高。这可能是膈肌向颅侧移位所引致的下腔静脉回流受阻、胸腔内压力增高及随之发生的中枢神经系统静脉回流受阻所产生的一种机械的静脉反应。其次,当 CO_2 气腹时,CO_2 的吸收使血 $PaCO_2$ 升高,脑血管舒张,进而导致 ICP 升高。

(六)气腹对胃肠道功能的影响

正常人体腹腔内无游离气体,腹腔镜手术使一定时间内腹腔存在不同程度的气腹压力。这种气腹压力及手术体位因素的改变在一定程度上导致胃肠道内压增高,增加了胃内容物反流和术后恶心呕吐的发生。气腹

时,腹部脏器处于低灌注和低氧状态,气腹解除后内脏器官灌流量急剧增加进而引起缺血再灌注损伤,进一步降低了胃肠道功能。气腹也会对肠道菌群产生一定影响。肠道微循环分布广且组织对缺血最为敏感,因此其缺血再灌注损伤更易发生。在气腹的环境下,胃肠道早期主要表现为微血管痉挛、血流减慢、白色血栓形成等血流动力学改变,进而出现细胞间质水肿,血管通透性增加,中性粒细胞大量从血管腔游出至细胞间隙并且释放大量细胞因子造成细胞损伤。另外,CO_2 能破坏腹膜的完整性和生物活性,肠道内微生物及其产生的毒素突破正常肠道黏膜屏障进入无菌的正常组织、肠系膜淋巴结、门静脉及其他脏器导致肠道细菌易位。其发生原因一方面大量的吸收会造成血液 pH 值下降,加上肠道黏膜本身高代谢特征,肠道细胞因缺血缺氧,酸中毒而造成损伤;另一方面应激状态下交感神经兴奋,血中肾素-血管紧张素释放增加,引起血流重新分布,肠道血液灌流直线下降,进一步加重肠黏膜上皮细胞缺血缺氧,肠壁通透性增大导致肠道细菌易位的发生。

(七)气腹对机体凝血纤溶系统的影响

腹腔镜手术对患者的纤溶系统具有显著的激活作用,对外源性凝血途径影响轻微,对内源性凝血途径影响显著。腹腔镜 CO_2 气腹可以导致下肢深静脉血流缓慢,在瓣窦内形成涡流,使瓣膜局部缺氧,引起白细胞黏附分子表达,白细胞黏附及迁移,促成血栓形成。另一方面,CO_2 气腹也可引起下肢静脉管径扩张后,可使血管壁发生微撕伤,胶原纤维暴露,启动内源性凝血系统,导致血小板聚集、黏附,这些改变都使患者容易形成下肢深静脉血栓。

(八)气腹对机体肝功能的影响

高碳酸血症可以引起肠系膜血管收缩,使肝血流量减少。肝血流灌注不足是影响肝功能的直接原因。由于肝缺血缺氧,使肝细胞内 ATP 合成下降,引起各种离子出入细

胞内外,导致细胞生物膜、细胞骨架及线粒体功能障碍,造成肝细胞损害。另外,手术结束时突然解除气腹,血流再通,肝血流再灌注,出现一过性充血,也会导致缺血再灌注损伤。在纠正缺血缺氧的同时,亦会产生缺氧-再灌注损伤,不可避免地引起活性氧增多,使磷脂、蛋白质、核酸等过度氧化损伤,进一步造成肝细胞损伤,甚至坏死。肝供血受 CO_2 气腹影响的程度不同,损伤的耐受和修复功能也不同。因此,减少气腹对肝功能损伤的关键是尽可能降低气腹压。

三、高 CO_2 对机体的影响

(一)高 CO_2 血症的原因

CO_2 的高溶解性,使其容易被腹膜组织吸收,进而产生高碳酸血症。高碳酸血症产生的原因主要有以下几点。

1. 吸收入血 CO_2 的溶解度高,易经腹壁血管及腹膜吸收,人工气腹的高腹内压可促进其高弥散性吸收,使血液中 $PaCO_2$ 升高,出现酸中毒及高碳酸血症。另外,腹腔-血液的高 CO_2 梯度也促进了 CO_2 的吸收。

2. 手术时间 手术时间越长,CO_2 的吸收越多。

3. 麻醉药的中枢性呼吸抑制 清醒患者可以通过增加呼吸频率和每分通气量来排出 CO_2,全麻状态下则应相应调整人工呼吸的呼吸参数,增加分钟通气量,促进 CO_2 的排出。

4. 分钟通气量下降 CO_2 气腹使膈肌上抬,胸膜腔内压增加,使肺的顺应性降低,自主呼吸时患者潮气量降低,使患者每分通气量下降。而在机械通气时,由于胸膜腔内压的增加,会使患者气道内压增加,机械管道会增加无效腔。除此以外,机械通气时,会发生肺不张及通气血流比值失衡,这些都会导致高碳酸血症的发生。

(二)高 CO_2 血症的危害

1. 直接抑制心肌 导致心脏泵血能力减弱,使心输出量降低,进而对机体产生一系列不良影响。

2. 增加交感活性 高 CO_2 血症可刺激中枢神经系统,增加交感活性,间接增加儿茶酚胺的释放,同直接抑制心肌等共同作用影响血流动力学,导致心动过速、心律失常、心排血量增加、外周阻力降低。同时,增快的心率,会导致心肌氧耗增加,容易诱发心肌缺血、缺氧。

3. 损害认知功能 目前认为,高碳酸血症是认知功能损害的危险因素。高碳酸血症与注意障碍、记忆障碍、反应时间延长、逻辑思维衰退和定位功能障碍有关。允许性高碳酸血症由肺保护策略发展而来,通过降低潮气量适当增加二氧化碳含量,扩张血管从而增加术中重要脏器的氧供。然而当 $PaCO_2$ 升高后会导致颅内压升高,降低脑血流等一系列并发症。但由于气腹和 CO_2 的使用,术中有时很难维持 $PaCO_2$ 在正常范围内,或者为了维持正常 $PaCO_2$ 而一味地调整呼吸参数,有时可能带来更加严重的损伤,所以近年在临床上提出了允许性高碳酸血症的概念。尽管目前关于允许性高碳酸血症的极限值仍存在争议,但是 $PaCO_2$ 不高于 $55mmHg$ 认为是比较安全的。

四、气腹并发症对机体的影响

(一)CO_2 气体栓塞

1. 静脉气栓 为气腹的严重并发症,十分危险,但罕见。CO_2 气栓的发生率为 $0.13\% \sim 5.9\%$,但一旦发生气体栓塞,患者死亡率高达 28%。目前在腹腔镜胆囊切除术、阑尾切除术、泌尿外科腹膜后脏器手术、肾切除术、肝切除术、血管手术、甲状腺切除术、妇科手术和根治性前列腺切除术等几乎所有腔镜手术中都有气体栓塞的报道。

2. 原因 气腹针误入血管是发生气体栓塞最常见的原因。其次是手术过程中气体自破损血管进入血液。理论上讲,发生此情

况是非常常见的,因为手术不可避免地要损伤血管,一旦形成血管破口,就会成为气体进入血液循环的入口。当血管内压力低于腹内气腹压,血管破口处与右心房有压力差时就可能发生气体栓塞,压力越大,发生气体栓塞的可能性越大。另外,患者血容量也是诱发气体栓塞的重要因素。患者血容量过低,中心静脉压降低,血管破口和中心静脉的压力差增大,容易导致气体栓塞的发生。

3. 后果　气栓的后果取决于 CO_2 进入血液的速率、数量。若 CO_2 进入血液量不多时,可无任何临床症状。若高速、大量 CO_2 入血则可诱发肺血管收缩、支气管痉挛、肺水肿、低血压、心律失常或心衰,严重者可致患者死亡。一般成人 $>3ml/kg$ 空气进入静脉系统可导致临床症状,出现心排出量下降,血压下降及心律失常;迅速进入血液循环的气体量达 300ml 时即可导致心力衰竭甚至死亡,健康不佳者耐受能力更差。早期诊断和处理 CO_2 栓塞特别重要。术中一旦有突然血压下降、心律失常、听诊心前区有隆隆样杂音,尤其伴有术中大量出血时,应考虑到发生气栓的可能性。

(1)连续监测心音、血压和呼气终末 CO_2CP。

(2) $P_{ET}CO_2$ 敏感性相对较差,但是它可作为麻醉机常规监测指标使用方便,实用性较好。一般气体栓塞发生时早期常出现 $P_{ET}CO_2$ 下降、氧分压下降和 CO_2CP 升高。如果 $P_{ET}CO_2$ 下降到低限 $2\sim3mmHg$ 以下提示有气体栓塞的危险,但是特异性不高,低血容量、通气不足、人工通气等亦可发生。如合并氧饱和度 (SpO_2) 下降则诊断气体栓塞的价值就大大提高。

(3)心前区超声多普勒相对敏感,可监测到 0.25ml 进入静脉系统的气体,对小剂量气体的敏感性高于其他方法,有利于早期诊断。但是超声多普勒对区分栓子性质的能力较差,如栓子可以是气栓,脂肪球或血栓等,

而且此检查受电凝影响,降低了其使用价值。

(4)目前认为,经食管超声(TEE)是诊断气体栓塞最敏感的监测手段,可监测到进入血管内的微量气栓 $(0.02\ ml/kg)$,且直径 $<2mm$ 的栓子都直接清楚的显示。此外,它可显示心内分流,为异常栓塞提供诊断依据。

4. 治疗

(1)术中一旦出现气体栓塞,应及时关闭气腹机,停止气体灌注,打开 Trocar 放掉气腹,降低腹腔内压力,采取左侧卧、头低位。减少气体进入肺循环,并通过加大呼气末正压通气(100%氧气)帮助排出气体,增加静脉输液量以提高静脉内压力,防止气体进一步进入血液循环。

(2)如气体栓塞严重,通过中心静脉置管抽吸气泡,必要时可直接用右心穿刺法将气泡吸出。

(3)输注碳酸氢钠纠正高碳酸血症,同时应用肾上腺素、去甲肾上腺素等拟肾上腺素类药物提高心脏泵功能,维持正常的血压;出现昏迷、心搏骤停时立即行心肺复苏术,心外按压及电除颤等抢救措施。如果术后出现脑功能障碍,及时行高压氧治疗。

总之,要尽可能做到及时诊断,并采用多种切实可行措施综合治疗,以预防或减轻后遗症的发生。

(二)皮下气肿

其发生率为 2.7%,局部捻发音可协助诊断。

1. 原因　有气腹针误刺入皮下组织,套管针部分脱出或拔出腹腔,或套管针周围漏气,腹内压过高时,引起 CO_2 逸出腹腔,进入组织及间隙等主要原因。

2. 后果　进入皮下组织的 CO_2 可迅速吸收,产生或加重 CO_2 血症和酸血症。一旦出现皮下气肿,应注意观察患者的呼吸情况,并检查是否存在气胸。

(三)气胸及纵隔气肿

其发生机制目前不十分清楚。可发生在注入 CO_2 数分钟至数小时。

1. **原因**　可能与手术操作刺激膈肌和胸膜、先天性膈肌缺损、胸膜主动脉裂孔、食管裂孔、腔静脉孔、隔膜韧带附着点撕裂处等有关。

2. **后果**　压迫内脏器官,引起呼吸困难。腹腔镜手术中若出现下列情况则应考虑气胸的可能:气道压力增加或肺顺应性降低,通气困难;原因不明的氧饱和度降低,或血流动力学变化。若出现纵隔气肿时,患者不能脱离麻醉机呼吸,否则血氧分压下降。

(四)肩部疼痛

CO_2 到达横膈下后刺激出现的症状。

1. **原因**　CO_2 人工气腹高腹内压刺激膈神经的终末细支网。神经末梢受刺激后,冲动传至颈 3、4、5 颈段,牵涉性疼痛经颈皮神经及前、中、后 3 支锁骨上神经传到肩胛锁骨上的皮区。患者感到右肩较左肩疼痛稍重,是因为人类左侧半面膈肌解剖的原因,在饭后胃内容物增加时,受到习惯性影响之故。

2. **后果**　患者感到痛苦,甚至延迟到手术后数天。麻醉科医师应预防肩痛的发生。

(五)其他并发症

气腹的其他并发症有脐疝、阴囊气肿、阴道外翻、内脏刺伤和局部血肿等。

第三节　单肺通气对生理的影响

一、双腔支气管导管麻醉术的有关问题

(一)双腔支气管导管的特点

胸腔镜或胸腔镜辅助微创胸心、肺脏等外科手术需要患者患侧肺塌陷,故成人选择双腔插管麻醉,小儿可选用单侧支气管插管麻醉,实行单肺通气麻醉方法。双腔支气管导管(double lumen tube,DLT)的特点如下。

1. **左右总支气管分别通气**　开展胸腔镜或胸腔镜辅助微创胸心外科手术需要术侧胸腔肺塌陷,实施单肺通气麻醉,减少了患侧肺的膨胀和纵隔的摆动,为外科手术操作提供了较好的条件。

2. **行单肺麻醉通气**　通过健侧的 DLT 吸入麻醉气体,而术侧肺塌陷,即术侧肺不通气。

3. **患侧肺与健侧肺通气**　分开两肺采用不同通气,可以控制病侧肺感染性分泌物不致污染对侧(健侧)肺,使健侧肺不致因分泌物和病原菌播散而发生急性呼吸道梗阻,是保持健侧呼吸道通畅最有效的方法。

(二)双腔支气管导管的类型及规格

目前常用的 DLT 有 3 种类型。

1. **Carlen 管**　为左侧 DLT。

2. **White 管**　为右侧 DLT。其规格均为 35F、37F、39F。

3. **Robertshaw 管**　为无小钩的左右侧 DLT,其规格有 35F、37F、39F、41F 4 种,仅适于成年人。应用前选择估计号数的 DLT 1~2 根,检查导管的气囊是否漏气,应用时将左侧白色透明管装好管芯,弯曲至所需的曲度。

二、单肺通气对机体生理的影响

(一)低氧血症

单肺通气麻醉时,术侧肺内仍有血流构成分流,若肺功能异常或操作不当、DLT 位置不到位等,患者可发生显著的低氧血症。

1. **原因**

(1)支气管导管错位:胸科手术进行 OLV 时,发生低氧血症最常见的原因是双腔支气管导管位置不正确。研究表明,摆放好体位后发生双腔支气管导管移位的概率为

32%,经纤维支气管镜调整后,双腔支气管导管移位的概率依然高达 25%。双腔支气管导管移位的患者,97%会出现低氧血症。随着可视双腔支气管导管的使用,支气管内插管位置的准确率有所提高,但其在术中发生移位的概率仍然高达 35.1%。OLV 时,双腔支气管导管位置过深、过浅,以及导管发生旋转、堵塞左上叶开口,进入右主支气管或右肺上叶支气管开口堵塞等情况都会影响通气,导致低氧血症的发生。

(2)肺内分流和通气不足:侧卧位时,受重力影响,患侧肺血液更多流向健侧肺,有利于减少低氧血症的发生。但由于受到腹腔脏器压迫等原因,而使膈肌抬高,下肺顺应性低于上肺,闭合气量明显增加,功能残气量减少,V/Q 比值降,如通气稍有不足易发生肺不张,从而导致 PaO_2 下降。由于右肺的血流量占心排出量的 55%,而左肺占 45%,因此右肺手术时低氧血症的发生率高于左肺手术。正常时肺内分流量仅为心排血量的 2%,若增加时可使动脉氧分压降低,甚至出现低氧血症。单肺通气麻醉时,下肺因受纵隔和体重的压迫,通气不如上肺,而血流的分布又较上肺多,肺内分流增加。

(3)缺氧性肺血管收缩(hypoxic pulmonary vasoconstriction,HPV):是单肺通气时术侧肺不通气而局部缺氧,可导致局部肺血管收缩。HPV 是肺循环特有的一种适应性机制,可促使缺氧肺泡区的血液转流向通气好的肺泡区,从而改善 V/Q 失调。当肺泡氧分压降低时可激发 HPV,使缺氧区的肺毛细血管前小动脉收缩,血管阻力增加,血流量减少,更多的血液流向通气好的肺泡区从而减少肺内的分流。许多因素如麻醉药物、酸碱失衡、温度、血管舒张药和肺部操作等均可能影响非通气肺的 HPV 机制,肺泡缺氧刺激产生多种血管活性物质,如肽类内皮素、血栓素 A、

血小板激活因子和白三烯,这些血管活性物质都有很强的血管收缩作用,它是一种保护性机制,可减少缺氧区的分流。同时,健侧肺用高浓度氧通气使健侧肺血管扩张,促进了塌陷肺的 HPV,减少分流。麻醉期间使用的许多药物都会对 HPV 产生抑制,所有挥发性麻醉药均以剂量依赖性方式抑制 HPV。

(4)术中急性肺栓塞:当胸部外伤患者进行 OLV 时发生不明原因的低氧血症,需要考虑是否发生肺栓塞。肺栓塞的发生在临床上并不多见,但不能被忽视。OLV 过程中所出现的低氧血症,排除患者痰栓阻塞气道及其他急性呼吸道梗阻等情况后,若仍未找到原因,且伴随血压降低、窦性心动过速或新发右心功能不全的心电图改变及呼气末二氧化碳降低等呼吸和循环的变化时,应及时判断是否出现了肺栓塞。

2. 预防　单肺通气时预防低氧血症的方法如下。

(1)吸纯氧:单肺通气时应吸 100%纯氧,仍要观察动脉血氧分压。

(2)增加呼吸频率及潮气量:单肺通气的潮气量应接近双肺通气时,一般达到 8~10ml/kg。呼吸频率增加 15~18 次/min。

(3)术侧肺持续吸入氧气:能有效地降低肺内分流。持续吸入 0.1~0.2L/min 氧气。

(4)尽早结扎肺动脉:开胸一旦结扎肺动脉,动脉氧分压即可上升。

(5)呼气终末正压通气(PEEP):单肺通气时,采用 PEEP 可预防低氧血症。压力应控制在<0.49kPa。

3. 合理应用单肺通气　合理化使用单肺通气,可减少严重低氧血症。

(1)尽量缩短单肺通气的时间。

(2)发生低氧血症时,暂停单肺通气,行双肺通气,调整吸入氧浓度及呼吸频率等,如行肺叶切除时,应及早夹住肺动脉。

第四节　微创外科手术麻醉前准备

一、麻醉前病情评估

1. 为什么麻醉前要评估　微创外科手术的麻醉在整个围术期起着越来越重要的作用,微创外科手术范围很广,患者性别、年龄、健康体质和病情各异,面对非常复杂的患者,尤其高龄患者,伴有肥胖、高血压、冠心病、糖尿病的患者,麻醉科医师在麻醉前必须对患者进行评估。

2. 麻醉前怎样评估　在仔细了解病史及身体状况的基础上,结合手术部位、类型、麻醉方法及有无其他因素的影响,麻醉前对患者综合评估。

(1)构成直接威胁麻醉的因素:麻醉科医师术前应协同手术医师充分做好患者伴随疾病的检查、诊断和治疗,在术前应尽量治好患者的伴随疾病,使机体调整处于最佳状态。与麻醉关系密切的器官功能评价,尤其是对心肺功能的评价特别重要。

(2)麻醉风险:如何有针对性地制订麻醉方案,术前患者方面还需要哪些准备? 麻醉中可能出现哪些并发症? 麻醉管理的重点是什么? 选择哪种麻醉方法、用哪种药,应做好应急措施的准备。对伴有严重高血压、冠心病、阻塞性肺部疾病的患者,选择气腹应慎重,若使用时尽量用低压。

(3)持续麻醉生理监测:应严密监测循环和呼吸功能的变化,必要时应立刻停止气腹或单肺通气,或中转开腹、开胸完成手术。对伴有严重心肺疾病,而内科治疗又不满意者,估计难以耐受气腹所引起的循环和呼吸功能改变时,麻醉科医师应向外科医师建议,应延期手术;若为急症时,在担有相当大的风险下,在硬膜外麻醉或全身麻醉下开腹完成外科手术。

二、麻醉前准备

1. 按全身麻醉准备　腹腔镜、胸腔镜手术需要全身麻醉。

(1)禁食禁饮:麻醉前必须严格禁食 6～8 小时、禁水 2 小时。胃排空后有利于手术操作,预防反流和误吸。

(2)置胃管:饱胃患者入手术室前应留置胃管。

2. 麻醉前用药　目前不建议麻醉前用药,但是有部分医疗单位有麻醉前用药的习惯,但应该注意应用的药物剂量应适量,特别是对估计手术时间较短的患者,不影响其苏醒和恢复。

(1)镇痛药:可选用哌替啶或吗啡等,应避免使用可导致 Oddi 括约肌痉挛的药物。

(2)颠茄类药物:常规应用阿托品、东莨菪碱等。

(3)镇静药:对精神紧张或焦虑的患者应用适量的镇静、催眠类药,如安定类、巴比妥类。

(4)治疗药物:因其他疾病而用的治疗药物,要用至手术当日,如治疗高血压药物(ACEI 类药物,术晨是否需要停药目前仍有争议,但倾向于术晨停用 ACEI 类药物,预防术中顽固性低血压的发生),抗心律失常药物和治疗糖尿病药物。还要了解药物过敏史。

(5)谈话与签字:麻醉前同患者谈话,介绍本麻醉情况,提高患者对麻醉的认识,了解麻醉科医师在保障手术安全中所起的作用,可能发生的特殊情况及并发症;对麻醉的危险性,要取得家属及患者的理解及支持,并在麻醉协议书上签字。

3. 降低患者应激反应　为了提高麻醉质量,降低患者的应激反应非常重要。麻醉前应对应激反应进行调控:一是增强患者的抵抗力,使患者处在最佳状态;二是阻断心理刺激,对有精神顾虑的患者耐心解释,消除其疑虑、恐惧和焦虑,降低术前应激反应;三是抑制应激反应,麻醉前用药物控制应激反应,如麻醉前应用安定类、巴比妥类和麻醉性镇痛药等,能显著降低术前应激反应。

第五节　微创外科麻醉的实施

一、麻醉选择

1. 麻醉选择的原则和要求

(1)快速:起效快、诱导快。

(2)短效:无蓄积、代谢快、苏醒快。

(3)安全:毒性小,对生理影响少且可逆。

(4)镇痛良好:手术患者完全无痛、效果好。

(5)肌肉松弛:满足手术要求,便利手术。

(6)恢复快:手术结束患者尽快恢复。

(7)舒适:应激反应小、睡眠、无记忆。

2. 麻醉方法选择　微创外科麻醉以气管内插管、静吸复合、肌松药控制呼吸的全身麻醉为首选,不具备或达不到全身麻醉条件者,下肢或脊柱低位手术等可选择硬膜外麻醉等。

二、全身麻醉

1. 基本模式　多应用静脉快速诱导,气管内插管,机械控制呼吸,静吸复合伴肌松药维持麻醉的方法。一是能保证患者尽快进入一定深度的麻醉状态;二是能保证患者的安全,有利于麻醉中呼吸道管理,充分供氧、通气和二氧化碳的排出,可预防胃内容物反流阻塞气道,减少误吸和吸入性肺炎等并发症;三是有利于控制膈肌活动度、保持术野安静,便于满足胸腹部手术操作和手术中的其他要求。

2. 麻醉实施　麻醉面罩通气时应尽量避免胃充气,面罩通气压力过高时可使胃肠内气体增多,影响手术进行,并可增加穿刺针误伤胃肠的机会,应注意预防。

(1)麻醉诱导:麻醉诱导的方法很多,应根据患者情况、气管插管难易程度的评估、麻醉科条件、麻醉医师的习惯和水平,以及手术医师的要求等,选择合适的诱导方法。这里只简介笔者常用的麻醉诱导方法。

①快速静脉诱导:咪达唑仑 0.03～0.05mg/kg、舒芬太尼 0.02～0.03μg/kg、丙泊酚 1.2～2.5mg/kg、顺式阿曲库铵 0.15～0.20mg/kg 依次静脉注射,面罩充分吸氧,控制呼吸,3～5 分钟呼吸完全停止后,行气管内插管。

②清醒气管内插管:麻醉前估计气管内插管困难的患者,如身体肥胖、颈短粗和口、面、颈有异常者,应行清醒气管内插管较安全。可予右旋美托咪定、咪达唑仑等药物镇静下,再行咽喉部及气管内表面麻醉,行气管内插管。置入导管后,用听诊器肺部听诊,确认导管在气管内无误后,静注丙泊酚、芬太尼、肌松药剂量同快速诱导,机械通气。

③经鼻腔气管内插管:一般均行口腔气管内插管,若遇有颌面部及颈部有解剖畸形,估计经口腔插管有困难时,可在纤维支气管镜引导下行经鼻腔气管内插管。根据患者情况可在保留自主呼吸或常规麻醉下进行气管插管。

(2)麻醉维持:其用药分为全凭静脉复合麻醉、吸入麻醉、静吸复合麻醉。可供麻醉维持的药物很多,依据麻醉医师的习惯、所具备的药品、麻醉机及监测设备的性能条件、患者病情特点,由麻醉医师自行优化设计,尽量达到:麻醉能尽快加深,腹肌充分松弛,抑制神经反射,术中呼吸循环平稳,麻醉深度可控性强,术后苏醒迅速,镇痛充分。这里也只介绍笔者的用药方法。

①七氟烷吸入伴顺式阿曲库铵分次静脉注射,同时静脉靶控输注丙泊酚和瑞芬太尼。因丙泊酚清醒快、质量高。

②全凭静脉麻醉,靶控输注丙泊酚和瑞芬太尼,间断静脉推注顺式阿曲库铵维持肌肉松弛。

③肌松药选用中、短效的顺式阿曲库铵、罗库溴铵无心血管影响,是微创外科麻醉肌松药的最佳选择。

④吸入麻醉药可选用七氟烷、地氟烷,尤其地氟烷是短效吸入全麻药,其组织和血液溶解度低,血气分布系数为 0.424（N_2O 为 0.44,异氟烷为 1.4）,其诱导和苏醒都较其他氟化类吸入麻醉药快;其唤醒时间是 15～17 分钟,异氟烷为 30～35 分钟,其在脑、肺的摄入及排泄都较其他吸入麻醉药快,且在脑组织停留的时间短,后遗作用小;其对外周血管总阻力（SVR）、平均动脉压（MAP）和心肌收缩力的影响都较异氟烷小,且能增加冠状动脉血流量和产生良好的肌松作用;其体内生物转化较其他吸入麻醉药小,血、尿中的氟离子浓度也远低于其他氟化类麻醉药。N_2O 用于腹腔镜外科麻醉尚有争议,因其弥散可进入肠道,使手术条件变差,影响手术操作,且增加术后恶心呕吐的发生率。

（3）呼吸管理:呼吸管理是微创外科麻醉管理的重点,多采用间歇正压通气（IPPV）。术中行保护性肺通气策略（LPVS）,能够降低术后肺部并发症的发生。根据预测体重设置 6～8ml/kg 小潮气量是 LPVS 的基本要素之一。多项研究显示,小潮气量（＜8ml/kg）相较于大潮气量（＞8ml/kg）可以显著减少肺部并发症（postoperative pulmonary complications,PPCs）的发生。但是,使用小潮气量不联合足够呼气末正压（positive end-expiratory pressure,PEEP）会导致周期性肺萎陷,进而引起不张性肺损伤。术中机械通气采用小潮气量（6～8ml/kg）合并缓慢增加 PEEP 水平（6～10 cmH_2O）可以预防术后 PPCs 的发生,减少肺不张和肺复张/肺萎陷的损伤,并增加潮气量与呼吸系统顺应性（CRS）和呼气末肺容量,改善氧合和依赖

性肺通气,且几乎不引起过度肺扩张。术中机械通气中增加 FiO_2 可以预防或纠正低氧血症,但可能会导致高氧血症。高氧血症的负面效应尚不明确,但有学者认为高氧血症可能增加氧化应激、外周血管和冠状动脉血管收缩,降低心输出量,增加吸收性肺不张和 PPCs 的发生率。因此,术中一般建议使用 FiO_2 为 40％～60％。另外,术中间断肺复张（ARMs）策略能够降低术后肺不张的发生率。气道压的复张应根据患者 BMI 而定,当使用压力控制 ARMs 时,应根据预计体重从潮气量为 6～8ml/kg 和 I:E 为1:1起始,然后每 3～6 次呼吸递增 4ml/kg 的潮气量,直至 Pplat 达到 30～40 cmH_2O。在此水平上再进行 3～6 次呼吸后即可达到充分的肺复张,此时即可降低潮气量的设置。肺复张后 PEEP 的调整应满足能够维持肺泡复张。在实施一次 ARMs 后,应评估 CRS 和 ΔP 等参数,如果肺复张效果较差时,应采用延长吸气时相或增加平台压重复实施 ARMs。

3. 硬膜外麻醉　目前胸、腹部腔镜手术不建议在硬膜外麻醉下进行。一般少选用的原因是硬膜外麻醉本身有一定的呼吸抑制作用;为了完善麻醉效果,必须应用较大剂量的辅助药,也有呼吸抑制作用;同时人工气腹对呼吸的抑制作用。因此,硬膜外麻醉加大了麻醉的管理难度和潜在危险。另外,患者的自主呼吸和膈肌运动也会影响手术者的操作。但在医疗资源比较匮乏的地区,下腹部及盆腔手术等也可尝试在硬膜外麻醉下进行。

（1）实施椎间隙、下腹部腹腔镜手术选 T_{12} 至 L_1 椎间隙行硬膜外腔穿刺。具体详见各科微创外科麻醉部分。

（2）选用硬膜外麻醉施行腹腔镜手术时应注意以下事项。

①降低应激反应:因硬膜外阻滞也阻滞了交感神经,增加了迷走神经反射性心律失常的发生率,增加了患者的不适感。要消除

患者上腹部刺激的不适,麻醉平面要达到T_4,这样又易抑制心肌收缩和减少静脉回流量,加重了气腹的血流动力学的不良作用,易发生心率减慢和呼吸抑制。

②吸氧:因区域阻滞不能控制通气,清醒患者可通过代偿性地增加分钟通气量来维持正常的PaO_2和$PaCO_2$。若辅助用药剂量过大时,则可抑制气道防护反射,加重高碳酸血症,麻醉全程必须吸氧。

③辅助镇痛药:硬膜外麻醉不能消除气腹对膈肌的过度牵引和CO_2对膈肌表面直接刺激引起的寒战及肩部放射性疼痛,故必须辅助镇痛药消除之。右旋美托咪定是目前使用较多的辅助药物,具有镇静、镇痛的作用且不抑制患者呼吸。

④呼吸道管理:应保持灵敏的气道反射,以免发生误吸和呼吸抑制。

第六节　微创外科麻醉术中监测

麻醉期间应进行循环功能、呼吸功能和其他监测。

一、循环功能的监测

连续监测无创血压、心率和心电图是行腹腔镜手术的常规监测。如有可能还应监测中心静脉压(CVP)、连续有创动脉血压、外周血管总阻力(SVR)、心排血量(CO)等。

二、呼吸功能的监测

主要监测SpO_2、$PaCO_2$或$P_{ET}CO_2$,以及气道压力、潮气量(TV)和每分通气量(MV)等。另外,也应根据患者的年龄和基础疾病情况,调节患者的I∶R,呼吸频率,注意监测患者的呼吸压力容积曲线。

1. 气道压　机械呼吸采用间歇正压通气,当气道压力超过正常时,提示腹内压过高,或呼吸道、麻醉机呼吸回路梗阻。另外,也应该注意气道痉挛、过敏、肺栓塞、肺水肿、张力性气胸和心衰等情况。为了避免在机械控制呼吸时因腹内压、胸膜腔内压升高产生的呼吸道气压伤,峰压一般为$2.45\sim2.94$kPa。当气道压过低时,要注意呼吸环路漏气、接头脱落等情况的发生。

2. 潮气量　正常成人潮气量为$400\sim500ml$。呼吸力75%来自膈肌活动,25%来自肋间肌活动。年龄、性别、身高、体型、平时是否锻炼及疾病等均影响其大小。在机控通气过程中,目前建议小潮气量行保护性肺通气量策略。根据预测体重$6\sim8ml/kg$设置潮气量。

3. 分钟通气量　通气量大小由呼吸频率和潮气量决定,任何影响这两个参数的因素都会影响患者的分钟通气量。

4. 呼吸频率　为通气动力学变化的一个指标,正常成人$12\sim18/min$,小儿随年龄减小而增快。频率过快过慢均可影响通气量,也反映有呼吸功能衰竭。控制呼吸频率$12\sim16/min$。

5. SpO_2　监测动脉氧合情况,了解患者瞬间血氧饱和度变化,早期发现低氧血症。主要用于术前评价呼吸功能,以便加强术中、术后监测和呼吸支持。用于快速诱导时提示呼吸停止的安全时限,预防和早期发现误吸、机械故障、气管导管误入一侧支气管、心搏骤停等险情,并及时处理。用于术后拔管、转送途中及残余药理作用的监测等。也用于提高苏醒期气管导管拔管的安全度和了解单肺通气和供氧受到的影响,预防手术麻醉导致的低氧血症。

6. $P_{ET}CO_2$　无严重肺疾患患者$P_{ET}CO_2$与$PaCO_2$相当,为反映通气的确切指标。能反映呼吸回路功能失常、新鲜气路不足、钠石灰耗竭、通气过度或不足。

$P_{ET}CO_2$ 突然为零时,急需处理,考虑是否导管被拔出、误插入食管、气道完全被阻塞或接头脱落等。另外,当 $P_{ET}CO_2$ 突然明显降低时,同样急需处理,因为这时患者有可能出现严重低血压、肺部栓塞的情况,需要快速地查找原因并治疗。CO_2 波形变化时示气道肯定有问题存在,但不具有特殊性。仅反映通气情况,不能直接反映机体酸碱和氧合状态,对诊断并无价值。不能代替血气分析。

7. 血气分析 当肺通气、弥散和血流及任何环节上发生障碍,可致气体交换不全,使血气发生变化。麻醉呼吸管理主要是维持呼吸功能稳定和充分的组织供氧,保证术中、术后的安全。对术中病人呼吸状态的深入了解

和判断,仍靠血气分析。

三、其他监测

1. 尿量 伴有心肺功能不良、高龄及危重患者术前必须留置导管,以监测术中尿量,判断心肾等重要器官的功能状况。妇科腹腔镜等患者留置导尿管后还可改善术野的显露,减少手术损伤脏器。

2. 肌松药监测 末梢神经刺激器、机械或肌电装置或 4 个成串刺激可监测肌松药的作用程度,确保术中及时追加肌松药,以保证术中充分的肌肉松弛,防止术中患者发生躁动而导致手术损伤。手术结束时还可用双重暴发刺激(DBS)监测来指导肌松药拮抗药的应用。

第七节 麻醉管理

一、输血、输液

术前无明显疾病的患者,保留一条静脉输液已足够保证术中液体量,因为微创手术时蒸发水量和失血较少,笔者在微创外科中采取了预扩容方法,一般不需要输血。当有大出血或出血量过多时,麻醉科医师进行充分估计后,予以输血,补充血容量,以保持循环稳定。当患者术前情况较差,伴有多种疾病时,或者手术较大,术中大出血风险较高的手术,术前应该置入中心静脉导管,便于术中快速输血、输液和血管活性药物的使用。插入导尿管可测知尿量,指导补液,但根据目前快速康复的原则,一般不建议插入导尿管,除非手术时间较长,或者因为外科手术的需要停留导尿管。

二、特殊体位

微创外科的患者手术时要采取特殊的体位,以便于手术操作。腹腔镜上腹部手术采取头高位,腹腔镜盆腔内手术采取头低位等,可使肠管借助重力,远离手术操作部位。但

应注意体位对呼吸的影响。胸科、骨科、泌尿外科和颅脑外科等患者均有其特殊体位,应注意各种体位对呼吸的影响,也应避免尺神经和坐骨神经的牵拉和受压。同样需要注意体位突然变化时对血流动力学的影响。因为在全身麻醉状态时,患者自身调节能力受到抑制,所以当体位突然发生改变时,有时会出现严重的心血管不良事件。

三、术后镇痛

微创外科手术后疼痛的原因是多方面的,既有手术操作,也有 CO_2 刺激腹膜等因素,建议围术期采用预防性镇痛。预防性镇痛是贯穿于围术期全程,保证在越过其干预作用持续时间之后,与安慰治疗或未予医治相比,依然能体会到疼痛减轻和(或)镇痛药用药量减少。预防性多模式镇痛能有效减轻应激反应,减少心脑血管并发症的发生,这对老年患者意义重大。多模式镇痛是预防性镇痛的重要手段,是指联合应用多种镇痛方法和不同起效机制的镇痛药品,使镇痛作用协

同或相加,实现最佳的预期理想效应/不良反应比值。特别要注意,近年随着超声技术的发展,各类新的神经阻滞层出不穷,如超声引导下腹横肌平面阻滞、腰方肌阻滞、竖脊肌阻滞、胸椎旁阻滞、股神经置管连续阻滞和阴部神经阻滞等,在术后都显示出很好的镇痛效果。

四、给氧

术后常规吸氧,以促进 CO_2 从体内的排出。

第八节 并发症的防治

对于微创外科手术麻醉期间的并发症,麻醉科医师应积极参与防治。

一、心血管系统的并发症

心血管系统常见的并发症为心律失常和低血压。人工气腹注气快、放气快时均可引起心律失常。对伴有心肺疾患的老年患者施行腹腔镜手术时,如充气量过大、气腹时间长、过分头高足低位,术中可发生低血压。腹压升高可兴奋迷走神经反射性引起心动过缓。适当掌握充气速度和控制呼吸,可以预防心律失常发生。气腹压力应严格控制在 $2.6\ kPa$ 以内,并适当加快输液速度,当出现低血压和心动过缓时,可用麻黄碱和(或)阿托品等纠正。

二、高碳酸血症及酸中毒和低氧血症

主要是 CO_2 经腹膜吸收、腹腔内充 CO_2 及手术体位等因素所致。术中必须加强呼吸监测和管理,持续监测 $P_{ET}CO_2$、SpO_2、气道压力和血气分析等。根据 $P_{ET}CO_2$ 的情况调节每分通气量,使 $P_{ET}CO_2$ 维持在正常范围。对肺顺应性较差的老年患者、有肺气肿或肺大疱的患者,应注意控制气道峰压不可过高,可采用增加呼吸频率,潮气量不变或适当减少来达到过度换气的目的。

三、CO_2 栓塞

其原因主要是 CO_2 通过开放的静脉误入所致。应早期诊断、及时处理,这是麻醉管理的关键。简便、敏感和可靠的早期诊断方法是监测 $P_{ET}CO_2$ 发生 CO_2 栓塞时 $P_{ET}CO_2$ 迅速上升。一旦栓塞发生,应立即停止手术,解除气腹,置患者于左侧卧、头低位,吸入纯氧。必要时可采用经颈内静脉抽除气泡、高压氧等综合治疗措施。

四、反流和误吸

腹内压增高和体位改变可增加胃内容物反流和误吸的发生率。腹腔镜手术前应该严格禁食、禁饮时间,对于急诊饱胃患者,术前必须放置胃管,并反复抽吸,排空胃内容物,必要时给予抑酸药物。在麻醉诱导机械辅助通气过程中,注意保持气道通畅,降低气道压,对于饱胃患者应该按压环状软骨以封闭食管,减少气体进入胃,以减少反流,帮助术野显露,减少损伤。

五、皮下气肿

主要是套管针周围漏气和腹内压过高所致。一旦发生,应立即观察患者的呼吸情况,明确是否伴有气胸。皮下组织吸收 CO_2 可产生高 CO_2 血症,应及时解除气腹和进行过度换气。

六、气胸

一旦发生通气困难,原因不明的 SpO_2 降低、气道压升高和血流动力学改变,应考虑气胸的可能性,应该及时听诊双肺、必要时行场边胸片或超声确诊。一旦出现气胸,应立即解除气腹和施行胸腔闭式引流术。并通过腹腔镜查看有无膈肌缺损或破裂。

七、出血

由手术误伤大血管引起，一旦发生大出血，应冷静处理。如出血量大，中转开腹止血。对于出血量较多的患者，除了抗休克治疗外，还应注意对患者凝血功能和电解质异常等进行纠正。

八、术后恶心、呕吐

术后恶心、呕吐是腹腔镜术后较为常见的并发症，其发生率可高达 60%。分析原因主要可能与 CO_2 人工气腹的建立及术后残留在腹腔内的 CO_2 气体对膈肌所产生的刺激；另外，CO_2 气腹后腹腔内压力增加，使膈肌抬高及腹腔镜术中对腹腔内脏器的过度牵拉等因素都有可能造成术后恶心、呕吐。腹内压力升高后，CO_2 气腹会弥散进入血液从而形成高碳酸血症及轻度的酸中毒，其高碳酸血症和酸中毒会刺激人体胃肠道化学感受器和机械感受器，使传入迷走神经的兴奋性明显增高，引起术后催吐中心的兴奋。但 CO_2 气腹由于腹内压增加，回心血量及心输出量下降，血浆儿茶酚胺类释放，导致血管收缩，阻力增加，造成胃肠道血流减少，使胃肠道功能受损，诱发恶心、呕吐。

九、其他并发症

1. 食管裂孔疝　腹内压过高可引起食管裂孔疝。

2. 体温下降　因腹腔内热能散失所致。必要时行体温监测，注意病人的保温。

3. 颅内压升高　行下腹部腹腔镜手术时患者头低位仰卧，可使头颈部充血，颅内压和眼内压增加，颅内占位性病变应属禁忌。

（王汉兵）

第14章

普通外科微创手术麻醉

第一节　普通外科微创手术麻醉选择

普通外科微创手术是指腹部的腹腔镜外科,该技术具有创伤少、手术时间短、操作简便、术后恢复快等许多优点。但就麻醉来说,并没有降低其对麻醉的要求。首先在保证患者安全的前提下,满足镇痛、肌松和消除内脏牵拉反应等要求;而且手术中的人工气腹对患者生理会带来影响和危害,增加了麻醉中的险情,故麻醉的选择非常重要。

一、全身麻醉

全身麻醉是腹腔镜外科最佳的麻醉选择之一,是绝大部分上腹部腹腔镜外科较理想的麻醉方法。加之一次性双管喉罩通气道的日益发展,许多下腹部腹腔镜手术,甚至腹腔镜胆囊切除术等均可采用刺激小、耐受好的喉罩实施气道管理,使患者舒适安全地完成手术。全身麻醉作为普通外科微创手术的首选麻醉方法。其优点如下。

1. 易达到麻醉的目的　腹部外科手术对麻醉的要求比较高,全身麻醉能满足微创手术的要求,包括安全、快速、短效、无痛、肌肉松弛、舒适、恢复快等。

2. 便于管理　全身麻醉行气管内插管或喉罩全麻,可维持循环稳定和术中良好的呼吸管理。能够有效保持呼吸道通畅,便于清除气管内分泌物;对呼吸功能不全或喉反射不健全患者,可有效施行辅助呼吸或控制呼吸,避免胃膨胀并发症。

3. 对抗 CO_2 气腹导致的并发症　微创外科手术中出现人工气腹所致的高碳酸血症、酸中毒和低氧血症时,通过调整每分通气量,即可使 $PaCO_2$ 维持在正常范围。允许术者将患者安置在任何体位,如侧卧和头低足高位等,患者不致产生过分的通气障碍。

二、硬膜外麻醉

硬膜外麻醉适用于颈部以下的非开胸的各部位手术,也是因为腹腔镜手术中的人工气腹原因,使硬膜外麻醉应用受到一定的限制,且无法完全消除内脏牵拉反应。对少部分腹腔镜手术或存在全麻禁忌的患者,如合并严重呼吸疾病或困难气道导致全麻风险增加时,可选用硬膜外麻醉,但必须严密观察循环和呼吸,并在监测下施行。麻醉效果有时令患者和外科医师难以满意。

三、硬膜外麻醉复合全身麻醉

此麻醉方法可以充分发挥硬膜外麻醉和全身麻醉两者的优越性,节省麻醉用药,是符合复合麻醉发展方向的方法之一。

1. 硬膜外麻醉的优点

(1)可控性好,穿刺点可依据手术部位选择,可根据手术时间任意延长麻醉时间;可行术后硬膜外镇痛。

(2)麻醉效果好,其可获得良好的无痛和肌肉松弛效果;经济,可节约大量的全身麻醉药物和肌松药。

(3)避免药物蓄积残余作用,全身麻醉药和肌松药用得少,出现药物蓄积残余作用小,减少了全身麻醉药和肌松药的不良反应。

2. 全身麻醉的优缺点

(1)效果完善,安全性高,消除患者恐惧及紧张。

(2)安全便于充分给氧和麻醉管理,弥补了硬膜外麻醉有发生严重呼吸抑制潜在危险的不足。

(3)麻醉管理方便,特别有利于术中呼吸的管理,可以保留患者的自主呼吸,也可给以辅助呼吸和控制呼吸,可控性强。

(4)降低了应激反应,但比全身麻醉,增加了硬膜外麻醉的操作时间,为其不足。

四、神经阻滞麻醉复合全身麻醉

目前,在 B 超引导下神经阻滞技术在外科手术室广泛开展,各种神经阻滞技术日益成熟。不但能为患者提供良好的术后镇痛,同时神经阻滞复合全身麻醉的应用,使一些有较多基础疾病,或者体弱多病患者的全麻药量大大减少,降低了术中风险和术后并发症的发生。

五、局部麻醉

有作者报道,腹腔镜外科麻醉也可用局麻,对患者和外科医师来说,都难以达到满意,一般不用。

第二节　普通外科微创手术麻醉实施与管理

一、麻醉前准备

按全身麻醉常规术前准备或按硬膜外麻醉常规术前准备。麻醉前详细了解患者病史、身体情况、并发症等,结合手术部位、类型、麻醉方法等对患者进行综合评估,重点注意心肺功能、气道通畅等,使患者各器官功能处于最佳状态。

胃肠道疾病,特别是恶性肿瘤患者,术前多有营养不良、贫血、低蛋白血症、水肿、电解质异常和肝肾功能损害。麻醉前应尽力予以调整,以提高患者对手术、麻醉耐受性,减少术后并发症。为避免麻醉中呕吐、误吸及有利于术后肠功能恢复,胃肠道手术宜常规行胃肠减压。麻醉前用药需根据麻醉方式和病情而定。对饱胃及可能呕吐患者,应避免用药量过大,以保持患者的意识和反射。

除了重点检查心、肺、肝、肾功能,对并存疾病特别是高血压、冠心病、肺部感染、肝功能损害、糖尿病等应给予全面的内科治疗。胆囊、胆管疾病多伴有感染;胆管梗阻多有阻塞性黄疸及肝功能损害,麻醉前都要给予消炎、利胆和保肝治疗。

二、麻醉实施

将全身麻醉,硬膜外麻醉及硬膜外麻醉加气管内插管的实施方法介绍如下。

1. 全身麻醉　多以静脉快速诱导、气管内插管、机械控制呼吸、静吸复合麻醉为主。

(1)诱导:根据患者情况,估计气管内插管的难易程度,选择合适的麻醉诱导法,一般用快速诱导。咪达唑仑 0.03～0.3mg/kg、舒芬太尼 0.3～0.5μg/kg、顺阿曲库铵 0.15～0.3mg/kg、丙泊酚 1.5～2.5mg/kg 依次静注,面罩控制呼吸,3～5 分钟后气管内插管,控制呼吸。对术前估计气管内插管困难的特殊患者,应该施行清醒气管内插管,或经选择喉罩麻醉。

(2)麻醉维持:常用静吸复合麻醉维持。异(恩)氟烷吸入,静脉泵入丙泊酚,顺阿曲库铵分次静脉注射,控制呼吸。吸入麻醉药也可用七氟烷、地氟烷,但不用氧化亚氮。静脉麻醉药还可用瑞芬太尼或舒芬太尼,以加深麻醉。维库溴铵作用属中短效,是腹腔镜手术肌松药的最佳选择。

2. 硬膜外麻醉　穿刺点上腹部腹腔镜选 T_{8-9} 或 T_{9-10},下腹部手术选 T_{1-12} 或 T_{12} 至 L_1 椎间隙,行硬膜外穿刺,向头侧置管,连续硬膜外腔阻滞。必要时,根据手术范围选择两点穿刺与置管,以达到手术所需要的麻醉平面。在消毒皮肤时,静脉泵注适量的右美托咪定、瑞芬太尼等辅助药,以完善麻醉,降低患者应激反应。

3. 硬膜外复合全身麻醉　硬膜外穿刺点同单纯硬膜外麻醉穿刺点,穿刺成功后置导管,硬膜外腔给药,连续硬膜外麻醉。静脉注射咪达唑仑、舒芬太尼、丙泊酚及顺阿曲库铵后,行气管内插管或置入喉罩。可保留自主呼吸也可控制通气。

4. 神经阻滞复合全身麻醉　神经阻滞是将局麻药注射于神经干(丛)旁,暂时阻滞神经的传导功能,使该神经分布的区域产生麻醉作用,达到手术无痛的方法。神经阻滞复合全身麻醉应用于微创普外手术中,能够显著减少各种麻醉药物用量及其不良反应,特别适合基础疾病多、心肺功能差的老年患者;且加入适当的配伍药(如地塞米松等)能够延长局麻药作用时间,参与到多模式镇痛中,为患者术后早日恢复提供帮助。神经阻滞禁忌证相对较少,穿刺部位有感染、肿瘤、严重畸形及对局麻药过敏者应作为神经阻滞的绝对禁忌证。

B超引导下的腹横肌平面(TAP)阻滞、髂腹股沟神经阻滞、髂腹下神经阻滞、椎旁神经阻滞及竖脊肌平面阻滞等都是适合微创普外科手术的神经阻滞麻醉方法。下面简单介绍一下应用最广泛的经典 TAP 阻滞方法:患者通常取仰卧位,超声探头置于腋中线上的髂嵴和肋缘之间。在此位置,腹壁的外侧肌肉层次易确定,这 3 层肌肉为腹外斜肌、腹内斜肌和腹横肌。注射的药物必须在腹内斜肌和腹横肌的筋膜之间并将这两层肌肉分开。在直接可视且接近神经条件下,在正确的层次中注射 15～20ml 局麻药(0.33%～0.4%罗哌卡因)并无危险。穿刺针入路是在平面内由前侧到腹横肌的后外侧角。髂腹股沟神经阻滞可以用类似的方法在髂嵴上进行。

三、麻醉管理

1. 呼吸管理　呼吸管理非常重要,因为气腹对呼吸功能产生负性影响,要维持良好的肺通气。

(1)全麻:麻醉前应用面罩充分给氧,诱导后持续给氧并辅助呼吸,气管插管后采用间歇正压通气,潮气量 8～10ml/kg,频率 10～15/min,维持气道压 1.3～2.6kPa。

(2)硬膜外麻醉:面罩或鼻导管充分吸氧,严密观察呼吸,保持呼吸道通畅,保持气道有灵敏的反射,避免误吸和呼吸抑制。

2. 维持血流动力学的稳定　严格控制气腹的压力在 2.6kPa 以内,当大出血或伤害性刺激引起交感神经反射等原因出现低血压时,应及时处理,以维持血流动力学稳定,尤其是硬膜外麻醉,常见的循环变化是血压下降和心率减慢。

3. 调整体位　无论是采取头高足低位,还是头低足高位,均要利于呼吸道通畅。

四、液体管理

1. 扩容　保留一条静脉通道即可保证术中输液量。必要时,对一般情况较差、估计术中出血量大的患者,也可进行深静脉穿刺,以确切保证有一个畅通的静脉通道。

2. 输血　一般普通外科微创手术不需要输血,因腹腔镜手术术中水分蒸发少,失血更少,加用预扩容后,可维持循环稳定。若有大出血或出血量较多时,经对失血量的评估后,可以输血。

五、术中监测

连续监测 BP、HR、SpO_2,全身麻醉需监测 $P_{ET}CO_2$、气道压,必要时监测 CVP、SVR、CO 等,以及血气分析、尿量和肌松药的监测。

六、术后镇痛

1. 术后管理　术后管理应加强,术后常规吸氧 4～6 小时,促进 CO_2 从体内排出。术后恶心呕吐发生率较高,一般不需特殊处理。

2. 术后恢复室监测治疗　当全身麻醉病人未清醒时,送患者入麻醉恢复室监护治疗,清醒后拔除气管内导管,生理参数平稳后送回病房,回病房后持续吸氧。

3. 术后镇痛　术后疼痛有多方面的因素。应采取静脉或硬膜外自控镇痛,促进术后恢复平稳。

七、并发症及其处理

1. 循环系统并发症　常见的循环系统并发症为低血压、心率减慢和心律失常,要及时处理。

(1)低血压:偶尔出现收缩压低于 10.6kPa 时,可静注麻黄碱 15～30mg,同时适当加快输液速度。出血多或出现大血管损伤时,加快静脉输液速度,也应输血补充血容量。

(2)心律失常:最常见的是心率减慢,当心率慢于 60/min 时,静脉注射 0.25～0.5mg 阿托品纠正。

(3)静脉回流减少:为过度气腹及 Trendelenburg 体位所致,应从腹腔排气,调平手术台等。

2. 呼吸系统并发症　一旦发生呼吸抑制,应积极处理。

(1)静脉气栓:为气体进入血管系统所致。$P_{ET}CO_2$ 突然下降是气栓时非常敏感、迅速和特异性的指标,可助诊断。处理为消除气腹过高压力,左侧向下卧位,应用血管加压药等,并立即停止手术,吸入纯氧。

(2)气胸:原因为横膈缺损漏气,正压通气所致。应吸入 100% 纯氧,行胸穿排气或行闭式引流等处理。

(3)SpO_2 和 $P_{ET}CO_2$ 改变:先查明原因,针对原因处理。全身麻醉可控制气道峰压不过高。另外,可通过增加呼吸频率,或适当减低潮气量或保持潮气量不变的方法,达到纠正 SpO_2 和 $P_{ET}CO_2$ 之目的。

第三节　普通外科各种微创手术的麻醉特点

一、电视腹腔镜胆囊切除术

如前所述,LC 是普通外科微创手术最常用的术式之一,是微创外科领域的典型代表和首先开展者,其麻醉的特点如下。

1. 麻醉要求高　LC 手术操作特殊,对麻醉要求高,要求达到以下几点。

(1)麻醉平稳:保证患者完全制动,维持较深的麻醉深度。

(2)肌肉松弛:保持良好的肌肉松弛,控制膈肌的摆动,便于手术野的显露和手术操作。

(3)维持围术期良好肺通气:保持适当的肌松和气腹,便于术中呼吸管理。注意气腹引起的病理生理改变及并发症的发现和处理。

（4）血流动力学稳定减少：对生命体征的影响，保证病人的安全。

（5）麻醉的可控性强：因手术时间短，要选用快速、短效的麻醉药，术后可立即苏醒，术后恢复快。

2. 麻醉选择　以全身麻醉、气管内插管为最佳选择，能满足手术对麻醉的要求。静吸复合麻醉，配合肌松药的应用，使麻醉达到一定深度，腹肌松弛，制动性及膈肌活动度控制良好，便于手术野显露和手术操作，便于呼吸道管理，避免了麻醉缺氧和 CO_2 蓄积，确保术中安全。

3. 麻醉前重点了解心肺功能　此类患者合并冠心病、高血压、肺部感染和哮喘病的机会较多，应先进行内科治疗。若合并心绞痛时死亡率高，术前重点了解和检查心脏，病情较重，或严重的冠心病、严重心律失常、严重高血压及哮喘发作期等患者，手术应延期，纠正好转后再行手术和麻醉。

4. 肠道准备全面　禁食 8 小时，禁水 6 小时，避免肠胀气，术前置胃管，胃肠减压，预防胃反流和误吸。术前可用抗酸药和 H_2 受体阻滞药，以对抗胃酸，提高胃液 pH，减轻一旦误吸后对气管的刺激性。

5. 加强监测　麻醉期间连续监测 BP、SpO_2、$P_{ET}CO_2$ 和 ECG、气道压力监测，必要时行血气分析，发现异常及时处理。应限制人工气腹的压力 $<2.67kPa$。

6. 维护心肺功能稳定　因气腹对心肺功能有负性影响，应注意以下几点。

（1）加强呼吸管理：气腹后每分通气量应增加 30%，以促使 CO_2 的排出，主要是增加呼吸频率，潮气量不变或略低。气腹后常规吸氧 4~6 小时，以排出 CO_2 残气量。一旦有皮下气肿时，应严密观察呼吸及监测 SpO_2。若发现发绀，或 SpO_2 严重降低时，立即停止手术，解除气腹，中转开腹手术。

（2）维护血流动力学稳定：低血压或心动过缓时，及时处理。预防迷走神经反射，纠正

心律失常。

7. CO_2 气栓的防治　一旦发生时，患者取左侧卧位，必要时从中心静脉抽出气泡，心搏骤停时抢救及心肺复苏。

8. 术后镇痛　一般用静脉或硬膜外自控镇痛。

二、腹腔镜阑尾切除及疝修补术

1. 麻醉选择　一般选硬膜外麻醉，经 T_{12} 至 L_1 间隙穿刺，个别选用全麻。硬膜外麻醉应辅助哌替啶等镇痛药及氟哌利多等镇静药，以增强麻醉效果。小儿基础麻醉后行氯胺酮复合全麻。

2. 麻醉管理

（1）要制动：保证麻醉效果和良好的肌松，便于术野显露和手术操作。

（2）加强呼吸管理：术中吸氧，维持呼吸道通畅，防止误吸。

三、腹腔镜胃肝脾胰等上腹部手术

1. 麻醉前支持疗法　为了保证手术麻醉的安全，术前应纠正上腹部手术患者慢性疾病并发的营养不良、贫血、低蛋白症，改善患者的营养及全身情况。

2. 麻醉要求高　麻醉镇痛要完善，在保证安全的情况下，有足够肌肉松弛。使患者完全不动，有利于术野显露和手术操作。

3. 选择全麻　快速诱导，静吸复合全麻维持。辅助肌肉松弛药，控制呼吸。选用对肝肾无损害的药物。

4. 麻醉管理　加强监测，密切观察，维护心肺功能稳定。

（1）呼吸的管理：避免缺氧和 CO_2 蓄积，维持 SpO_2 和 $P_{ET}CO_2$ 在正常范围。

（2）血流动力学稳定：腹腔镜肝、脾、胰腺手术等要维持血压、脉压和心律稳定，麻醉中要注意补充血容量，必要时输新鲜血和血浆。一般情况下，以胶体液扩容，可以维持血流动力学稳定。肝包虫病手术，要预防包虫

液刺激腹膜后引起过敏性休克。

（3）术后镇痛：方法如前述。

四、腹腔镜结肠手术

1. 麻醉选择　主要选全身麻醉，快速诱导，静吸复合麻醉维持，辅助肌松药，控制呼吸。少部分病人选硬膜外麻醉，T_{1-12} 或 T_{12}-L_1 椎间隙穿刺，以满足手术要求。

2. 麻醉管理

（1）预防低血压和出血性休克，术前纠正贫血和血容量不足，避免术中搬动体位，术中及时补充血容量，维持血压平稳。

（2）保持呼吸道通畅。

（3）连续监测。

（4）术后镇痛。

（梁　桦）

第15章

骨科微创手术麻醉

早在 1918 年，日本学者 Takagi 利用膀胱镜观察尸体关节，为关节镜的启蒙。1931 年，Finkelstaein 和 Mayer 利用关节镜处理膝关节结核，开创关节镜的新纪元。1975 年，Hijikata 首次报道了经皮穿刺髓核摘除术，治疗腰椎间盘突出症效果满意，意味着骨科手术进入了微创时代。骨科微创手术目前应用于颈椎间盘手术、腰椎间盘手术、肩和膝关节镜手术等，具有创伤小、术后疼痛轻、恢复快等优点，对麻醉也提出新的要求。

第一节　骨科微创手术麻醉选择与准备

麻醉方法的选择应依患者情况、手术部位及麻醉人员的经验与技术水平而定。骨科微创手术的麻醉可采用局麻、颈神经阻滞、臂丛神经阻滞、躯干神经阻滞、下肢神经阻滞、椎管内麻醉、气管插管全麻等。麻醉准备应包括患者的准备（如主要器官功能的检查）和麻醉方面的准备（包括人员、物品及器械的准备）。

一、局部浸润麻醉

可用于颈、腰椎间盘镜手术。局部浸润麻醉对机体生理影响小，但阻滞不易完善，肌松不满意，术野显露不清楚，镇痛不完全，患者有不适感，故其应用有局限性，现已很少应用。

二、颈神经丛阻滞

颈神经丛阻滞对患者的生理干扰小，患者处于清醒状态，术中能观察患者反应，常用于颈椎间盘镜手术的麻醉。但有时效果不确切，如在超声引导下，精准阻滞，并完善辅助镇静，可获得满意的效果。患者如合并有高血压、糖尿病、甲状腺功能亢进、严重心血管系统疾病、呼吸系统疾病等，常可因阻滞不完善所致的疼痛而加重病情，引起术中危象，故应慎用或密切观察术中患者各方面情况。

三、上肢周围神经阻滞

主要是臂丛神经阻滞，多作为肩关节镜手术时喉罩全麻的辅助方法，可以减少围术期全麻药的用量，应用长效的局麻药还可以加强术后镇痛的效果。臂丛神经阻滞有多种入路，多采用肌间沟入路及锁骨上入路。目前臂丛神经阻滞基本可以在超声引导下操作，联合或不联合神经刺激仪，其效果确切，失败率或阻滞不全极少发生。肌间沟臂丛阻滞可致同侧膈神经阻滞，引起膈肌麻痹。另外，要注意发生气胸的可能。

四、躯干神经阻滞

躯干神经阻滞包括胸或腰椎旁神经阻滞、竖脊肌平面阻滞、腰丛及骶丛神经阻滞等。目前主要是用于胸腰椎的微创手术麻醉及镇痛。其并发症为局麻药中毒、气胸,全脊麻也可能发生。

五、下肢神经阻滞

下肢神经阻滞包括坐骨神经阻滞、股神经阻滞、髂筋膜平面阻滞和收肌管平面阻滞等。随着超声的推广及可视化的便利,使下肢神经阻滞可以作为下肢骨科微创手术的麻醉方法或围术期镇痛的手段。

六、椎管内麻醉

腰麻操作简便,用药量小,起效快,阻滞效果确切完善,适用于后路腰椎间盘镜、膝关节镜手术。此类手术时间短,单次给药即可完成,但要调控好麻醉平面,尤其是老年患者,预防严重的循环系统并发症,如低血压、心搏骤停。

硬膜外阻滞可用于腰椎间盘镜手术、膝关节镜手术。下肢神经主要来自腰骶神经丛,若骶神经阻滞不完善,椎间盘镜手术触及骶神经根时,患者有疼痛感。若腰神经阻滞不完善,关节镜手术上止血带时,患者大腿有不适甚或疼痛。术中可给予右美托咪定、瑞芬太尼、咪达唑仑等辅助麻醉,尽量减少应激反应。

近年来,也有选用腰硬联合麻醉用于腰椎间盘镜及膝关节镜手术,起效快、效果确切、作用时间长、并发症少、术后头痛发生率低,有临床应用价值。

目前我国进入老年社会,老年患者下肢骨科手术日益增加,如股骨手术,部分可以采用微创的髓内钉固定手术,单侧腰麻是比较适合的麻醉方法。

七、气管插管静吸复合全麻

能保持术中呼吸道通畅,肌肉充分松弛,对呼吸、循环系统影响小等优点,适用于手术难度大、时间长、老年患者的手术或不能进行局部麻醉及椎管内麻醉的手术。

颈椎手术时全麻药物的选择无特殊要求,但是在麻醉诱导特别是插管时应注意切勿使颈部向后方过伸,以防止引起脊髓过伸性损伤,最好在术前测试患者的颈部后伸活动的最大限度。宜在局部黏膜表面麻醉下行清醒气管插管。颈前路手术时,为方便行气管、食管推移应首选经鼻气管内插管麻醉。前路手术时,反复或过度牵拉气管有可能引起气管黏膜和喉头水肿,如果术毕过早拔除气管导管,有可能引起呼吸困难,而此时再行紧急气管插管也比较困难,因此在这种情况下应待患者完全清醒后,度过喉头水肿的高峰期再拔除气管导管。

俯卧位手术时,选用加强气管导管,可以防止导管弯折导致气道压升高或通气受阻。

八、喉罩全身麻醉

随着 ERAS 的开展,喉罩全麻也广泛开展,所需麻醉药物较插管全麻少,恢复快。大多数喉罩全麻的患者会复合外周神经阻滞,这又可以减少术中全身麻醉药的用量,同时大大减轻术后疼痛,加快肢体的活动,有利于患者康复。

第二节　骨科微创手术麻醉实施与管理

一、适应证与禁忌证

一种麻醉方法的适应证与禁忌证都存在着相对性,在选择麻醉方法时,既要考虑到其固有的适应证与禁忌证,也要参考麻醉科医师的技术水平、患者的全身情况、手术要求条件等。

1. 局部浸润麻醉　用于手术时间短,切口小的手术。禁忌证为对局麻药过敏患者及不能配合的患者。

2. 颈神经丛阻滞麻醉　常用于颈椎间盘镜手术的麻醉，对二次手术或椎间孔扩大手术为禁忌。有时可以作为喉罩全麻的辅助手段用于肩关节镜的手术。

3. 躯干神经阻滞

（1）适应证：常用于腰椎间盘镜手术的麻醉。

（2）禁忌证

①患者有中枢神经系统疾病、高血压合并有冠状动脉病变、精神病及严重神经官能症则禁用或慎用。

②穿刺点感染、穿刺点有肿瘤或结核、凝血功能障碍及血流动力学不稳定的患者禁用。

4. 下肢神经阻滞

（1）适应证：可用于下肢的骨科微创手术的麻醉及镇痛。

（2）禁忌证

①穿刺点或其附近皮肤有炎症或感染病灶。

②局麻药过敏。

③患者有中枢神经系统疾病应慎用。

④血管移植术后和局部腺体病变的患者慎用股神经阻滞。

5. 蛛网膜下隙阻滞麻醉（脊麻）

（1）适应证：常用于腰椎间盘镜及膝关节镜手术的麻醉。

（2）禁忌证

①患者有中枢神经系统疾病、高血压合并有冠状动脉病变、精神病及严重神经官能症则禁用或慎用。

②穿刺点感染、穿刺点有肿瘤或结核、凝血功能障碍及血流动力学不稳定的患者禁用。

③脊麻对血流动力学影响较明显，且人工气腹时腹压显著增高，脊麻的平面不易安全调控，故脊麻一般不用于腹腔镜手术。

④慎用或免用于老年或高血压患者。

6. 硬膜外麻醉

（1）适应证：硬膜外腔阻滞麻醉对循环扰乱的程度远比脊麻为轻，可用于脊柱及下肢的骨科微创手术的麻醉。

（2）禁忌证：脊柱严重畸形、穿刺点或其附近皮肤有炎症或感染病灶。

①椎管内或椎骨有病变灶。

②凝血机制障碍。

③局麻药过敏。

④患者有中枢神经系统疾病应慎用。

⑤严重贫血。

7. 腰硬联合麻醉　常用于腰椎间盘镜手术、膝关节镜手术等。一般不主张用于做上腹部或中上腹部以上的手术。

8. 全身麻醉　不能实施颈神经阻滞、脊麻、硬膜外麻醉的患者宜用气管插管全麻或喉罩全麻，如颈椎间盘二次手术、椎间孔扩大减压术和肩关节镜手术等。后路颈椎间盘镜手术，由于体位的影响常采用气管插管全麻。气管插管全麻适用于骨科各种手术。

二、麻醉前准备

1. 术前访视　术前必须访视患者，目的在于了解病情和手术要求。术前访视要检查患者循环、呼吸等重要器官、系统的代偿能力，衡量是否能耐受麻醉；注意是否有水电解质、酸碱平衡紊乱，如有应予以纠正；注意患者的凝血状况，必要时进行凝血功能的检查；注意患者是否有高血压、糖尿病、甲状腺功能亢进等其他并存疾病。如术前有并存疾病，应进行治疗至病情稳定。局部麻醉、椎管内阻滞麻醉，术前还应检查脊柱是否有畸形，穿刺部位是否有感染，是否有局麻药过敏史。气管插管全麻或者喉罩全麻术前应检查牙齿有无异常，张口情况，颈部活动度，咽喉部有无炎性肿物、喉病变及先天畸形而阻挡气管插管或喉罩置入。

2. 术前用药　术前可给予足够的镇静药，但应保证患者合作而不宜深睡。气管插管或喉罩全麻的患者术前还应给予抗胆碱能药。

三、麻醉实施

麻醉前常规开放一条液体通路,同时做好生命体征的监测。

1. 颈神经阻滞　穿刺点可选 C_4 或 C_5,进镜侧深丛阻滞加双侧浅丛阻滞。局麻药可用 0.25% 或 0.33% 丁哌卡因 30ml,或 0.25% 或 0.33% 罗哌卡因 30ml,或 1% 利多卡因与 0.375% 丁哌卡因混合液 30ml,或 1% 利多卡因与 0.375% 罗哌卡因混合液 30ml。手术开始前 30 分钟,给予辅助用药。

颈神经浅丛阻滞多采用 2% 利多卡因和 0.3% 的丁卡因等量混合液 10～20ml,也可以采用 2% 的利多卡因和 0.5% 的丁哌卡因等量混合液 10～20ml,一般不需加入肾上腺素。因颈前路手术一般选择右侧切口,故麻醉也以右侧为主,必要时对侧可加半量。

(1)麻醉穿刺定位:患者自然仰卧,头偏向对侧,先找到胸锁乳突肌后缘中点,在其下方加压即可显示出颈外静脉,二者交叉处下方即颈神经浅丛经过处,相当于第 5 及第 6 颈椎横突处,选定此处为穿刺点。穿刺时穿刺针先经皮丘垂直于皮肤刺入,当针头自颈外静脉内侧穿过颈浅筋膜时,此时可有落空感,即可推注局麻药 4～6ml。然后在颈浅筋膜深处寻找横突,若穿刺针碰到有坚实的骨质感,而进针深度又在 2～3cm,可再推药 3～4ml。每次推药前均应回抽,确定无回血和脑脊液后再推药。然后将针头退至皮下,沿切口再推药 2～3ml,一般总量不宜超过 12ml。如有必要,对侧也可行颈浅丛阻滞。

(2)超声下操作:患者取去枕平卧,面向对侧,采用高频超声探头寻找胸锁乳突肌,应用短轴平面内技术在胸锁乳突肌后缘中点向颈浅筋膜下注射 0.5% 罗哌卡因 5ml。

2. 臂丛神经阻滞

(1)臂丛神经解剖:臂丛神经由第 5 到第 8 颈神经前面的主要分支(腹侧支)和第 1 胸神经组成。当神经根从椎间孔穿出后融合形成神经干,再分支形成神经束,最后形成终末神经。3 个不同的神经干在前中斜角肌之间,在垂直方向上形成上、中、下干。神经干穿过第 1 肋骨的外侧缘,在锁骨下,每一个神经干分为前后两部分。臂丛在锁骨下面纤维再次融合,形成 3 个神经束,根据它们与腋动脉的关系命名为:外侧束、内侧束和后侧束。在胸小肌外缘,每个神经束在形成外周神经前发出大量分支:外侧束发出正中神经外侧支和肌皮神经分支,内侧束发出正中神经内侧支和尺神经分支,后侧束发出腋神经和桡神经分支。

区域麻醉可根据阻滞效果的需求,在臂丛神经走行的任一点实施:肌间沟阻滞适用于肩部及肱骨近端的手术,锁骨上、锁骨下和腋窝阻滞适用于肱骨中-远端的手术。

(2)肌间沟法臂丛神经阻滞

①该法用于涉及肩膀和上臂的手术。但此法对来自 C_5 和 T_1 的尺神经阻滞效果不佳,因此此法并不适合远至肘部的手术。为完成肩部手术的麻醉,可能需要辅以浅颈丛阻滞或局部浸润来阻滞 C_3 和 C_4 的皮肤分支。肌间沟法臂丛神经阻滞的禁忌证包括局部感染、严重凝血功能障碍、局部麻醉药过敏和患者拒绝。

②实施肌间沟臂丛神经阻滞可能阻滞同侧膈神经,所以对合并严重的肺部病变或合并有对侧膈神经麻痹的患者实施时应该慎重考虑。单侧膈神经麻痹可能会导致呼吸困难、高碳酸血症和低氧血症。Horner 综合征(缩瞳、上睑下垂和无汗)可能是因为局麻药在近侧阻滞由交感神经纤维组成的颈胸神经节。喉返神经麻痹时常出现声音嘶哑。对侧声带麻痹的患者,可能出现呼吸窘迫。其他特定的风险包括椎动脉内注射(如果立即观察到癫痫发作应怀疑)、脊髓或硬脊膜外间隙注射和气胸。1ml 的局麻药注射到椎动脉内就可能诱发癫痫。

③肌间沟臂丛阻滞可致同侧膈神经阻

滞,引起膈肌麻痹。即使采用低浓度局麻药发生率仍高达100%,并伴有肺功能降低25%,也许是由于药液沿前斜角肌表面向前扩散,而可能引起呼吸困难的主观感觉。尽管罕见,但是一些有严重呼吸系统疾病的患者呼吸功能会受到影响。有时也可阻滞迷走、喉返及颈交感神经等,虽临床意义不大,但发生时需要向患者解释以消除疑虑。在C_3或C_4水平进针由于离胸膜顶较远,气胸的危险性较低。

④有报道,清醒患者行肌间沟臂丛阻滞后,坐位行肩部手术时发生严重低血压和心动过缓(Bezold-Jarisch反射),推测其可能与回心血量减少,而刺激了心腔内机械性刺激感受器,导致交感神经张力突然降低和副交感神经活动增加等有关。其结果是致心动过缓、低血压及晕厥。预防性应用β受体阻断药可减少这种并发症的发生。

(3)肩胛上阻滞:肩胛上神经是可行单独阻滞的另一臂丛终末分支。阻滞该神经可缓解肩关节镜或肩关节重建术后疼痛,现已渐为常用。肩胛上神经在颈部起源于臂丛上干,跨越肩胛上切迹,经过肩胛嵴后方至冈下窝。该神经有两个终末分支,感觉支分布于肩关节,运动支支配肩胛上肌,神经阻滞的方法如下。

①患者取坐位,前倾,使肩胛骨突出,找到肩胛嵴并沿其全长做标记,定位肩胛骨最低点,该点垂直正上方将肩胛骨一分为二。

②在肩胛嵴中点上方1cm,旁开1cm做局部麻醉皮丘,然后用1.5英寸针穿透皮肤直至触及肩胛骨的上表面,稍退针,向头侧及中线附近进针,直至触及肩胛切迹的边缘。此时患者肩关节可能出现异感,或应用神经刺激器可产生臂内旋动作。

③一旦定位神经后,注入局麻药10ml。即使定位不确切,在肩胛切迹注药10ml也可在肩关节起到足够的麻醉效应。

3. 躯干神经阻滞

(1)椎旁阻滞:椎旁神经阻滞是将局麻药注射到出椎间孔的脊神经附近(椎旁间隙),从而阻滞该侧的运动、感觉和交感神经,可在颈椎、胸椎、腰椎等的椎旁间隙进行操作。在腰部主要是在与椎旁间隙相接续的腰大肌间隙操作,即超声引导的腰神经丛阻滞。

胸段注射的主要并发症是气胸,而在腰椎水平注射可能引起腹膜后组织损害的风险。其次是低血压,可能因为多水平的胸段椎旁阻滞引起的去交感反应。与肋间神经阻滞不同的是,长效的局麻药能提供几乎24小时的作用时间,而外周神经导管置入是一个可行的选择。

每根脊神经从椎间孔出来分成两支:较大的前支支配身体前外侧体壁和肢体的肌肉和皮肤;较小的脊神经后支支配背部和颈部的皮肤和肌肉。胸椎旁间隙是由后面的肋横突上韧带、前外侧胸膜壁层、内侧的椎骨和椎间孔、下面和上面的肋骨头后方组成。

患者坐位,脊柱弯曲,触诊每个棘突,从突出的颈椎C_7计数来做胸段阻滞,以髂峰作为腰水平的参考。在每个棘突上面的中点旁开2.5cm处标记进针。由于胸段棘突向下明显成角,这些标记所应对的神经根通常位于上一胸椎的横突上,如T_9的神经根在T_8横突之上。

①腰部椎旁阻滞:腰神经在横突下方穿出椎间孔后发出前支和后支,其中L_{1-3}前支及部分L_4和T_{12}的前支组成了腰神经丛。患者取俯卧位。在腰椎棘突上缘做线,此线恰在同一椎体横突连线的下缘。在中线旁开3cm皮肤局麻后,用20G、8cm针垂直刺入3～5cm触到横突后,改变针尖方向从横突下方滑过,再进针1～2cm(穿过横突的厚度),即可注入局麻药6～10ml。引出异感或应用神经刺激器有助于准确定位。

②超声引导法:可采用俯卧位、侧卧位或坐位,可选择曲面探头和线阵探头,但做胸椎旁阻滞时,由于椎旁间隙相对表浅,建议使用高频线阵探头。采用传统入路时,做旁矢状

切面扫描,探头的长轴与脊柱平行,鉴别肋间隙、横突和胸膜;采用外侧肋间入路时,将探头的长轴与肋骨平行,鉴别横突平面、肋骨平面和肋间平面。局麻药:0.25%~0.5%罗哌卡因,按每个节段 3~5ml 计算。如果单点注射建议根据手术平面分次注射 10~20ml。如果需要持续阻滞,一般输注速度为 0.1ml/(kg·h)。

与传统的盲穿相比,超声引导下的胸椎旁神经阻滞具有许多优势:解剖结构清晰、导管及局麻药扩散的可视化、局麻药起效快、作用时间长等,能明显降低并发症发生率。

依据超声探头及脊中线的关系,可以分为横向平面内和纵向平面内两种超声引导技术。前者是在预穿刺间隙水平将超声探头垂直放置在脊中线旁,然后于探头外侧 1~2cm 处平行于超声平面向里向内进针,保持针尖、针体在视野范围,并调整进针方向,待针尖进入椎旁间隙用力回抽没有血及空气再注入局麻药。后者是在预穿刺间隙水平将超声探头平行放置于脊中线旁 2.5cm 处,见到横突及壁层胸膜后,将穿刺针在探头下 1cm 处进针,保持针体在视野范围内,调整进针方向,注意避开横突、壁层胸膜,在椎旁间隙后注入局麻药。当然胸椎旁神经阻滞也有不足之处:操作起来有难度,有误入蛛网膜下隙及硬膜外腔的风险;可能会阻滞颈部高位交感神经,引起 Horner 综合征。

③不良反应和并发症:由于靠近脊髓、硬膜外腔或蛛网膜下隙,注射局麻药存在一定的危险性,也有误入腰部血管、下腔静脉或腹主动脉的可能。刺穿胸膜和气胸的发生率分别为 1.1% 和 0.5%。

(2)竖脊肌平面阻滞(erector spinae plane block,ESPB):2016 年,Forero 等首次将超声引导的 ESPB 用于治疗胸部神经病理性疼痛。此后,ESPB 被广泛用于涉及颈椎、胸椎、腰椎等不同水平的多种术后疼痛和急慢性疼痛的治疗。患者取坐位、俯卧位或侧卧位均可,超声探头纵向放置在靶标椎骨水平外侧,从外侧开始向内侧扫描,依次识别肋骨和胸膜(胸椎水平)、横突和竖脊肌、棘突,当横突尖端显像在屏幕中央时将探头固定,穿刺点逐层浸润麻醉,采用平面内技术进针,穿过竖脊肌朝向横突前进。当针尖触及横突尖端时,将 20ml 局部麻醉药注射到横突和竖脊肌之间。可见药液在竖脊肌深面的筋膜间隙扩散而不是肌内注射,也可置入导管持续镇痛。

基于 ESPB 的解剖学研究表明,T_5 水平注射时药液沿竖脊肌深面的筋膜间隙上下扩散达 7~14 个节段,并且在硬膜外腔、椎间孔和肋间隙也发现了平均 5 个节段的药液扩散,这很可能是通过横突间的组织孔道流入椎旁间隙并扩散到硬膜外腔和肋间隙的,脊神经后支在肋横突上韧带内侧缘向后穿出。

这些说明,ESPB 不仅能阻滞脊神经后支,还可能阻滞整个脊神经及其前支。ESPB 这种广泛的覆盖范围不仅允许对较长切口的手术进行有效的镇痛,而且当手术区域或伤口敷料不允许注射点与手术部位在同一水平时也是可以满足的。ESPB 的最大优点是简单性和安全性,横突的超声解剖结构很容易识别,并且附近没有针头损伤风险的结构。因此,在肥胖或肌肉不发达的患者中也可以相对简单地进行,使 ESPB 成为有吸引力的镇痛选择。已有几项国内外随机对照试验报道了 ESPB 在腰椎后路手术中的应用,与对照组比较,ESPB 组术后 24 小时内的疼痛评分明显降低,术后阿片类药物用量显著减少,有利于患者术后早期康复。

(3)超声引导的多裂肌平面阻滞:超声引导的多裂肌平面阻滞被报道用于颈椎后路和腰椎后路手术。以 L_4 至 S_1 腰椎椎体融合术为例,患者取侧卧位或俯卧位,超声探头横向放置在第 4 腰椎水平,从后正中线开始水平向外侧扫描,在识别棘突、椎板、多裂肌后,穿刺点逐层浸润麻醉,采用平面内技术从探头外侧进针,将 0.375% 罗哌卡因 20 ml 注射到多裂肌浅面的筋膜平面。阻滞 12 小时后评估表明,腰部从 L_4 至 S_1 的针刺感觉减弱,数字疼痛评分维持在 4 分以下直到术后 42 小时。

超声引导的多裂肌平面阻滞相对于椎板后阻滞更为表浅,其镇痛的可能机制是局麻药沿筋膜间隙扩散至关节突关节和横突根部附近,进而阻滞行经此处的脊神经后支。虽然此技术进针表浅,但在肥胖或肌肉不发达的患者中准确识别筋膜平面往往比较困难,加之药液在筋膜间隙扩散的不确定性,使得多裂肌平面阻滞的成功率存疑。另外,目前尚无明确的阻滞平面描述,还需要直接的解剖学和更多的临床研究证实。

(4)超声引导的胸腰筋膜间平面(thora-columbar interfascial plane,TLIP)阻滞:在 2015 年进行的一项健康志愿者试验首次报道了超声引导的 TLIP 阻滞技术。受试者取俯卧位,超声探头横向放置在第 3 腰椎水平,从后正中线开始水平向外侧扫描,确定相应的棘突和椎旁肌群,在识别多裂肌和最长肌后,穿刺点逐层浸润麻醉,采用平面内技术从探头外侧进针,将 0.2% 罗哌卡因 20 ml 注射到多裂肌和最长肌之间的筋膜间隙。近期一项随机对照临床试验表明,麻醉诱导前行单次双侧的 TLIP 能明显减轻患者腰椎融合术后早期疼痛,提高自控静脉镇痛的效果,减少阿片类药物相关的不良反应。

超声引导下改良的 TLIP 阻滞也应用在多节段腰椎手术中。操作方法与 TLIP 阻滞基本相同,不同的是将 0.375% 罗哌卡因 20 ml 注射到最长肌和髂骨肌之间的筋膜间隙。TLIP 阻滞和改良的 TLIP 阻滞大同小异,其作用机制可能是药液沿筋膜间隙扩散到横突胸腰筋膜中层处,阻滞行经此处的脊神经后支及其分支。但是也有报道指出,单独进行 TLIP 阻滞或改良的 TLIP 阻滞难以覆盖整个腰背部,建议将两者结合一起操作,这样可

以获得更为完善的腰背部镇痛。这些报道展示了 TLIP 阻滞的临床差异性,这可由脊神经后支的分支走行和药液在筋膜间隙扩散的不确定性与个体差异性进行解释。在超声下识别筋膜间隙进而避免肌内注射,对于 TLIP 阻滞的成功至关重要,特别是肥胖或肌肉不发达的患者。

4. 坐骨神经阻滞

(1)坐骨神经解剖:起源于腰骶干,由 L_{4-5} 和 S_{1-3} 神经根组成。坐骨神经阻滞可在沿其走行的任何地方进行,可用于涉及臀部、大腿、膝盖、小腿和足部的外科手术。股后侧皮神经是可能被阻滞的,取决于所选择的阻滞入路。

坐骨神经由两股神经束组成,由同一神经鞘组织包裹,其中胫神经束位于前内侧,腓总神经束则位于外侧稍靠后。从梨状肌下面穿出骶骨坐骨孔后,坐骨神经位于股骨大转子和坐骨结节之间。坐骨神经在臀大肌下缘从深处走向浅部,在大腿后部下行到腘窝,提供除隐神经所支配的内侧小片窄长皮区以外的大腿后部、膝关节以下小腿及足部皮肤的神经支配。

(2)坐骨神经阻滞的应用:由于坐骨神经的感觉支配范围广,坐骨神经和股神经联合阻滞的区域麻醉能满足膝关节以下不需要使用大腿止血带的所有手术的需要。股神经支配小腿内侧至内踝的区域;而膝关节以下的其他区域,包括足部,则由腓总神经和胫神经支配,后两者都是坐骨神经的分支。通常在腘窝水平进行坐骨神经阻滞,以确保阻滞胫神经与腓总神经。坐骨神经可借助神经刺激针引起足内翻作为运动反应或者通过超声定位来确定。当手术操作还涉及小腿内侧区域时,在紧贴膝下方小腿内侧可行股神经(隐神经)阻滞。研究表明,通过单次术前注射或连续导管输注行腘窝坐骨神经阻滞也可减轻足部与踝部手术后的疼痛,并可减少麻醉性镇痛药的需求量。由于不影响交感神经,坐骨

神经阻滞对于诸如严重主动脉瓣狭窄等任何血流动力学波动都可能产生严重不良后果的患者可能是有好处的。

（3）经典后路法坐骨神经阻滞

①患者侧卧位,被阻滞侧在最上,并稍微向前转动,弯曲被阻滞侧的膝盖使其踝部搁在对侧膝盖的上面。该姿势使股骨旋转,以便使股骨的转子更易于触摸,并且使覆盖在坐骨神经上的肌肉伸展开。

②在臀部股骨大转子的较高部位做一圆形标记。在髂后上棘做一类似的标记,并在两点间画一连线。

③从最初连线的中点做一垂直线,并向骶侧方向延伸 5cm。在该点做一"X"标记。在大转子和骶裂孔间画第三条线,并应该与"X"点相交。在高个患者中,最初的垂直线需要向骶侧延伸与第三条线相交,并且与最初的"X"点相比,坐骨神经可能更靠近于第二和第三条线的交点。

④消毒后,在"X"标记处做一皮丘。

⑤用一根 10cm 穿刺针在所有平面上垂直皮肤进针,并寻找腿下部和足部的异感或运动反应。如果在 10cm 的深度都没有获得这些异感或运动反应,回撤穿刺针至皮肤,并与在臀部设想的神经径路垂直的路径上以扇形方式再次进针。通过沿着大腿后面的肌间沟向上并进入设想的坐骨结节的位置。坐骨结节本身的骨性边界能被碰到。应该注意这些并继续搜寻。当它从骨盆中发出的时候,坐骨神经应该近似位于这个深度。神经定位是很关键的,因为盲目的浸润大剂量的局麻药很少能产生充分的麻醉效果。如果在最初的 10 分钟内不能获得神经定位,要重新评估定位标志。

⑥当在足部获得异感或运动反应时,在该位置固定穿刺针,注入 25ml 局麻药。1.5％利多卡因、0.5％丁哌卡因或相当的局部麻醉药就足够了。如果几个神经都要被阻滞,可能需要更低浓度的局部麻醉药,在几个

定位点也就需要大容量的局部麻醉药。

（4）不良反应与并发症:坐骨神经阻滞操作有一定难度且较为疼痛,并有发生血肿的可能。尽管神经麻痹通常可恢复,但有神经损伤的报道。坐骨神经阻滞还可出现轻微的血管舒张作用。超声引导可以减少并发症。

5. 股神经阻滞　股神经支配臀部屈肌、膝关节伸肌,支配大部分臀部和大腿的感觉。其最内侧分支隐神经支配大部分腿内侧和踝关节的皮肤感觉。"三合一阻滞"是指在腹股沟韧带下方单次注射,可阻滞股神经、股外侧皮神经和闭孔神经。这种方式在很大程度上已被摒弃,因为越来越多的证据表明大多数单次注射不能一并阻滞以上三根神经。单纯股神经阻滞很少满足外科麻醉所需,但它通常用于臀部、大腿、膝盖和脚踝(隐神经)手术的术后镇痛。股神经阻滞并发症发生率低,极少有禁忌证。局部感染、血管移植术后和局部腺体病变的患者应谨慎选择。

6. 髂筋膜阻滞　目标类似于股神经阻滞,但方法略有不同。在不使用神经刺激器或超声的情况下,根据简单的解剖标志和触摸可以达到一个相对可靠的麻醉水平。一旦腹股沟韧带和股动脉搏动被确认,可将腹股沟韧带中外 1/3 交界处远端旁开 2cm 处用短的钝头穿刺针向头侧进针。随着针穿过这个区域的两层筋膜(阔筋膜和髂筋膜),感觉到两个"突破感(pop)"。一旦针通过髂筋膜,仔细回抽无血后,注入 30～40ml 的局部麻醉药。这种阻滞通常能麻醉股神经和股外侧皮神经,因为局部麻醉药可以扩散到髂筋膜下同一平面(在筋膜和底层肌肉之间)的两根神经之间。

7. 股外侧皮神经阻滞　股外侧皮神经支配大腿外侧的感觉。它可作为股神经阻滞麻醉的一个补充,或单独作为大腿外侧局部区域的麻醉。很少有重要结构接近股外侧皮神经,这一阻滞的并发症是极其罕见的。股外侧皮神经(L_{2-3})由腰丛发出,向外侧横过

腰大肌,并沿髂肌向前外侧走行,它从髂前上棘的下侧和内侧穿出,支配大腿外侧的皮肤感觉。

患者仰卧或侧卧,阻滞点在髂前上棘内侧 2cm 和下端 2cm 处,使用短的 22G 穿刺针向外侧刺入,当穿刺针穿过阔筋膜时,可能出现"突破感",然后注入局部麻醉药 10～15ml,药液可扩散至阔筋膜的上方或下方。

8. 收肌管平面阻滞　收肌管(adductor canal)又称 Hunter 管。位于股中 1/3 段前内侧,缝匠肌深面,大收肌和股内侧肌之间。由股内侧肌、缝匠肌、长收肌和大收肌围成。是一断面呈三角形,长 15～17cm 的管状间隙。前壁为张于股内侧肌与大收肌间的收肌腱板,浅面覆以缝匠肌,外侧壁为股内侧肌,后壁为长收肌和大收肌。上口与股三角尖相通,下口为收肌腱裂孔,通腘窝上角,所以收肌管又称股腘管。股三角或腘窝的炎症可借此互相蔓延。收肌管内的结构,前为股神经的股内侧肌支和隐神经,中为股动脉,后为股静脉及淋巴管和疏松结缔组织。进入收肌管者为:股动脉、股静脉和隐神经;通过收肌管者:股动脉和股静脉;途中穿出收肌管壁者为:隐神经和膝降动脉。

收肌管平面阻滞可以用于膝关节置换手术的术后镇痛。多采用超声引导,患者取仰卧位,大腿和小腿轻度外旋,采用高频线阵探头,置于大腿内侧髂前上棘与髌骨连线中点处,做短轴横切面扫描,可见位于缝匠肌深面,股内侧肌和长收肌之间的股动静脉和隐神经。穿刺点用 2% 利多卡因进行局麻。采用平面内进针的技术,当针尖到达股动脉的侧面后,先给予 3 ml 生理盐水进行水分离,然后再注入 0.3% 罗哌卡因 20 ml。注药过程中适时调整针尖的位置,使药液在缝匠肌和股降动脉之间呈半球形扩散。再由神经阻滞针引导置入导管并固定,导管置入的深度为 3 cm,再用超声确认导管的位置。阻滞 15 分钟后用针刺法行平面测试。

9. 蛛网膜下隙阻滞麻醉(脊麻)　穿刺点常选 L_{2-3} 或 L_{3-4} 间隙,局麻药可选用 0.5% 或 0.75% 丁哌卡因 2ml,注药后 5～10 分钟调整好患者体位,使平面控制在 T_{10}～S_5。关节镜手术可行单侧麻醉,患者取侧卧位,患肢向上,0.4% 罗哌卡因 2～3ml(灭菌注射用水稀释),注药后待平面固定后摆体位。

10. 硬膜外腔阻滞麻醉

(1)穿刺点的选择

①腰椎间盘镜手术常以拟手术椎间盘间隙上 1～2 个椎间隙为穿刺点,向头端置管,可单次给药;或再高 1～2 个椎间盘为穿刺点,向尾端置管,可单次或连续给药。一般选 L_3 或 L_2,头侧置管,实验剂量 3ml,首剂量 8～15ml,追加剂量为首剂量的 1/2～2/3。

②膝关节镜手术穿刺点可选 L_2 或 L_3,向头端置管,实验剂量 3ml,首剂量 8～15ml,追加剂量为首剂量的 1/2～2/3。

③后路腰椎间盘经腹腔镜手术,穿刺点常选两点 L_{1-2}、L_{3-4},向头侧置管,实验剂量 3ml,首剂量 8～15ml,追加量为首剂量的 1/2～2/3,可连续给药。

(2)局麻药的选择

①0.5% 或 0.75% 罗哌卡因。

②1.73% 碳酸利多卡因。

③2% 利多卡因。

④0.5% 或 0.75% 丁哌卡因。

⑤1% 利多卡因与 0.375% 丁哌卡因混合液。

⑥1% 利多卡因与 0.375% 罗哌卡因混合液。

11. 腰硬联合麻醉

(1)穿刺针的样式

①用普通 17 号 Tuohy 针,配以 25 号腰穿针,腰穿针从 Tuohy 针的针腔穿过,其长度超过 Tuohy 针,故可穿出 Tuohy 针的浅勺状口。应用此针,一般先做硬膜外穿刺,然后置入腰穿针,注入麻醉药后,退出腰穿针,再

做硬外置管。

②18 号 Tuohy 针,其勺状口较深,在其针的背侧(即在与勺状口相对的一侧),另附一小针。小针为 22 号,与 Tuohy 针紧密相连,形成一体,此小针可通过 27 号腰穿针。应用此种穿刺针,一般先做硬膜外穿刺,置管后再做腰穿注药。

③17 号 Tuohy 针,在其勺状口的背面有一小孔,可从 Tuohy 针腔插入 26 号腰穿针,针尖可透过小孔做腰椎穿刺。一般先做硬膜外穿刺,置入腰穿针后注药,退出腰穿针,然后向硬外膜腔置管。

(2)穿刺技术:任何式样穿刺针的应用,都须先做硬膜外穿刺。穿刺技术同一般硬脊膜外腔的穿刺操作。唯一值得重视的,穿刺针必须确切地在硬膜外腔内,且不应穿破硬膜,否则,腰硬联合麻醉即放弃。硬外膜穿刺点,一般固定于 L_{2-3} 间隙。腰穿方法简单,只需从 Tuohy 针进入,徐缓进针,遇硬膜突破,见有脑脊液滴出,腰穿即认为成功。所有操作都需无菌。

(3)实验量:为证实导管是否确在硬脊膜外腔内,在注药前,须先注入实验量。但因腰麻注药在先,已有麻醉平面出现,因此实验量的应用,必须在腰麻平面 T_{11} 以下时,才有价值。故实验量的应用有两个条件:其一,先已注入腰麻药;其二,腰麻的麻醉平面在 T_{11} 以下,实验量的用药为 2% 的利多卡因 1.5ml。之所以用小量,是出于如下两点考虑。

①假设硬外导管确在硬外腔内,注入此量的麻醉节段,一般仅为 2 节左右,不致引起明显波动,也便于观察硬外腔内麻药分布情况。

②若硬外导管误入蛛网膜下隙,这个药量在蛛网膜下隙的扩散范围也不会使膈肌麻痹,这对安全至关重要。

(4)单腔技术的麻药用量:腰硬联合麻醉在注药后的麻醉平面,一般较单纯硬外为广,因此硬外药量以小量为原则。

①腰麻用药一般以长效、小量为主。多用 0.5% 丁哌卡因,配成重比重液,用量 1~2ml,最多不超过 2ml(身材高大的患者)。

②注入腰麻药后,测其麻醉平面,发现麻醉平面不足,再以硬外导管注药以弥补。

12. 气管插管全麻

(1)麻醉诱导:对于呼吸道不难保持通畅且插管不困难的患者,吸入或静脉诱导均可。呼吸道难以保持通畅者需要清醒插管方法。全麻诱导药可用咪达唑仑、芬太尼、顺阿曲库铵、丙泊酚,也可用依托咪酯替代咪达唑仑。

(2)麻醉维持:由于患者情况不同,重要器官损害程度及代偿能力的差异,麻醉药物的选择与组合应因人而异。目前常用方法有静吸复合全麻、单纯吸入麻醉法、镇静镇痛复合麻醉、硬膜外阻滞与全麻复合等,可任选一种方法。

四、麻醉管理

麻醉及手术对机体生理扰乱的严重程度与围术期的麻醉管理有着密切关系。合理的管理是保证麻醉安全的关键。

1. 麻醉深度适宜及镇痛效果确切 骨科微创手术对麻醉的要求较高。如果全身麻醉深度不够、部位麻醉镇痛效果不好时,患者术中就会躁动,手术难以顺利进行,有可能发生误伤重要脏器,造成椎间隙植入物移位、异体骨笼破裂等不良后果。故麻醉一定要平稳,必要时辅助镇痛药物或改成全麻下进行。

2. 呼吸系统的管理

(1)骨科微创手术影响呼吸的因素

①体位对呼吸的影响:颈椎及腰椎间盘镜手术通常取俯卧位,使胸廓和膈肌的活动度受限制,肺泡受压萎陷,呼吸道无效腔、阻力和肺顺应性改变,肺血管瘀血或肺内血容量改变,肺通气和灌流比例变化。

②人工气腹的影响:前路径腹腔镜手术时人工气腹对呼吸系统的影响,详见第 13 章。

③麻醉平面的影响：椎管内麻醉平面过高而引起肋间肌的收缩无力。

④麻醉药物的影响：非气管插管全麻的患者辅助药过量而致呼吸抑制。

(2)管理措施

①谨防麻醉平面过广。

②术中常规吸氧、监测 SpO_2，并进行严密的观察。观察患者呼吸运动的类型、呼吸的节律、频率和幅度，膈肌和胸壁活动是否正常；气管插管全麻的患者注意观察胸廓起伏的大小，必要时听诊呼吸音、监测 SpO_2 和 $P_{ET}CO_2$，以了解通气的状况。根据观察和监测的结果，适当调整呼吸频率、气道压力、呼吸时间比、潮气量等各项参数，以达到适当的气体交换。

③注意联合用药对呼吸的影响，麻醉性镇痛药、镇静药常引起呼吸过缓或呼吸幅度减小，术中应慎用。

3. 循环系统的管理　术中要维持循环系统的稳定。

(1)注意预防手术操作对循环系统的影响

①椎间盘手术操作在神经根附近，常因刺激神经根而造成反射性的心动过缓、一过性意识消失，一旦发生，可暂停手术或静脉给予阿托品。

②腹腔镜人工气腹时，腹压增大，膈肌抬高，胸膜腔内压增大，静脉回心血量减少，每搏量减少，血压下降。气管插管全麻时依据 $P_{ET}CO_2$ 调整潮气量，减少吸气时对回心血量的影响，维持循环稳定。

(2)注意预防和治疗麻醉方法及药物对循环系统的影响：椎管内麻醉通常采用单次给药法，用药量较大，因平面过广而致严重低血压，应在麻醉前经静脉输注胶体液 $10\sim20ml/kg$，进行预扩容，可大大减少低血压的发生率，维持循环稳定。

(3)及时补充血容量：麻醉期间应维持有效血容量，但容量负荷过多可增加心脏负担，甚至诱发心衰、肺水肿。而血容量的欠缺，又可导致回心血量和心排血量减少，使血压下降，甚至休克。椎间盘手术不顺利时，或是误伤血管时，失血量较多，应及时补充。

(4)肩关节镜手术往往采取坐(沙滩椅)位：许多低血压和心动过缓事件与区域麻醉下坐位行肩部手术有关，有的患者可进展为心搏骤停。一些证据表明，这些事件是由于心室容量减少(坐位下静脉血液淤滞)及心室高收缩性引起的心脏抑制性反射，即 Bezold-Jarisch 反射所致。预防性应用心血管活性药、抗焦虑药物及加强静脉补液可降低这些事件的发生率。

五、液体管理

1. 液体管理的必要性　在手术和麻醉过程中，一般都需要进行输液。患者接受麻醉药物后，大多数都会引起血管扩张，造成有效循环血量相对不足，使血压下降，此反应贯穿于整个麻醉手术过程中。再加上手术过程中不可避免地有血液和体液的丢失。不仅术前已有血容量不足或休克的患者需要输液，即使术前一般情况尚好，无脱水和血容量不足表现的患者，手术过程中也需要输液。

2. 术中液体管理的原则　麻醉手术过程中补液的依据有下列几部分。

(1)禁食禁水的补充：从患者进手术室开始予以补充，补入量为 $0.7ml/kg(ml)\times$ 禁食时间(h)。可输入乳酸林格液或生理盐水。

(2)第三间隙体液丢失量的补充：颈、四肢部位的手术可按 $5\sim10\ ml/kg$ 计算。可用乳酸林格液或生理盐水输入，应在 6 小时左右补完。

(3)基础需要量的补充：一般按 $3\sim4ml/(kg\cdot h)$ 计算，若患者有出汗或发热，需适当加量补入。补液选择为 5% 葡萄糖液内加入 1/2 或 1/3 生理盐水。出汗多的患者可输乳酸林格液或生理盐水。

(4)失血量的补充：视失血多少而确定补

液的种类及补入量。

①术前无明显贫血及凝血功能障碍的患者,手术过程中的失血量不足 10％时,单纯用乳酸林格液或生理盐水补充即可。输入量应为出血量的 1～3 倍。

②失血量在 10％～20％时可输入 3 倍于失血量的乳酸林格液或生理盐水;2∶1 的晶胶混合液,输入量相当于失血量的 1.5～2 倍。

③失血量＞20 ％时,输入乳酸林格液或生理盐水的同时,输入红细胞,监测凝血功能,发现异常应成分输血,以补充凝血因子不足。

④失血量大于全身血量的 80％或以上时,除输入上述液体外,还应视情况输入白蛋白、新鲜冰冻血浆、冷沉淀等。

六、术中监测

人体在不同的环境、不同时刻、不同状态下,其生理功能的参数变化并非完全一致,尤其是手术、麻醉及病危情况下,其病理生理的变化更为显著、更为迅速。为了能及时发现病情的变化,提高麻醉效果,减少并发症的发生,要加强监测。

1. 部位麻醉患者 一般的神经阻滞麻醉及椎管内麻醉,应常规监测无创血压、心电和 SpO_2 以便及时发现循环状况、心肌供血、心率变化及血液氧合的情况。

2. 全身麻醉患者 除进行上述监测外,还应监测呼吸频率、潮气量、气道压力,以便选择最佳的通气方式,达到最佳的通气效果;吸入氧气浓度及麻醉药浓度监测,了解供氧及麻醉深度变化;呼气末二氧化碳分压以了解通气状况;必要时做动脉血气分析,了解气体交换及血液的酸碱平衡状况。合并其他疾病,如糖尿病应监测血糖。

七、术后镇痛

术后镇痛可减轻患者手术后的痛苦,提高患者自身预防手术并发症的能力。常用的镇痛方法 PCA,有椎管内、静脉两种给药途径。膝关节镜手术还可在关节腔内注射非甾体抗炎药,或小剂量吗啡等。具体术后镇痛方法,详见第 13 章。

八、并发症及其防治

1. 循环系统的并发症

(1)循环抑制:表现为心率缓慢、心排血量减低和血压下降。体位的影响、椎管内阻滞平面过广、静脉麻醉药的直接抑制是产生循环抑制的主要原因。为预防严重的循环抑制,应控制适宜的麻醉平面,选择对循环系统抑制轻微的麻醉药物,进行预扩容。发生循环抑制时,可给予麻黄碱、阿托品等,必要时可给予多巴胺或去甲肾上腺素。

(2)高血压及心律失常:麻醉期间出现高血压和心律失常,多为麻醉过浅及伤害性刺激过强所致。加深麻醉及给予血管扩张药一般均可控制。术中血压上下波动过剧,或缺氧和 CO_2 蓄积,常可导致心律失常,尤其在麻醉过浅或平面不够时,遇到强烈手术操作刺激易发生心动过速、心动过缓或其他心律失常。针对原因做相应处理,心律失常一般可消失,必要时给予抗心律失常药物。

2. 呼吸系统并发症 常见有呼吸抑制、呼吸道梗阻等。局麻药或椎管内麻醉由于麻醉辅助药量过大而发生的呼吸抑制,可通过面罩给氧或做辅助呼吸进行处理,一般都可改善;严重呼吸抑制可行气管内插管控制呼吸;由误吸造成的下呼吸道梗阻较难处理,经气管内插管后反复吸引、冲洗可有一定改善。

3. 皮下气肿 最可能的原因是充气针或套管针经过皮下组织过程中,有大量的二氧化碳弥入所致;腹压过高也是一方面诱因。麻醉中一旦出现皮下气肿,应首先排除纵隔气肿、气胸;如已出现纵隔气肿、气胸应立刻解除气腹,施行闭式引流。如仅是二氧化碳弥散入皮下组织,则调整呼吸参数,使

$PaCO_2$ 不超过 8kPa，并维持 pH 在正常范围内。

4. 反流与误吸　人工气腹后，因胃内压升高可能致胃液反流。其处理详见第 13 章。

第三节　骨科各种微创手术的麻醉特点

一、颈椎间盘镜手术的麻醉特点

1. 手术的麻醉选择

（1）颈神经丛阻滞：前路颈椎间盘镜手术，麻醉方法常选颈神经阻滞、双侧浅丛阻滞加入镜侧深丛阻滞，手术开始前 30 分钟可静脉给予辅助药，如咪达唑仑、丙泊酚及右美咪定等，术中不主张辅以氯胺酮。

（2）气管插管全身麻醉：后路颈椎间盘镜手术取俯卧位，对呼吸系统的影响较明显。同时，颈深丛神经主要支配侧面及前面的区域，后路手术常阻滞不完善，需较大量的辅以静脉辅助药，故增加了呼吸系统管理的难度。为避免严重的呼吸系统并发症发生，一般选择气管插管全麻。

（3）气管插管全身麻醉注意事项

① 导管的选择：气管导管常选有加强钢丝的软管，以预防由于气管导管扭曲所致的呼吸道梗阻。

② 气管插管时要避免颈部过度后伸，以免引起颈髓受压损害；必要时选择经鼻气管内插管。

2. 麻醉深度适宜及镇痛效果好　手术刺激大，麻醉浅或阻滞效果欠佳时，患者躁动，手术无法操作，甚至使椎间的植入物移位、异体骨笼破裂等。

3. 预防严重并发症

（1）意外大出血：颈椎手术有可能因误伤血管而致大出血，应备好防治措施。

（2）防治空气栓塞：术中损伤静脉可致空气栓塞。

（3）预防高位截瘫：气管插管全麻的患者摆体位时，注意保护患者的颈椎，防止过度后伸，发生意外而致患者高位截瘫。

二、腰椎间盘镜手术的麻醉特点

1. 麻醉选择

（1）腹腔镜前路腰椎间盘手术时，人工气腹使腹压增高，蛛网膜下隙阻滞麻醉时，麻醉平面难于控制，故麻醉方法常选硬膜外阻滞麻醉、复合喉罩全麻或气管插管全麻。

（2）后路腰椎间盘镜手术，可采用硬膜外阻滞麻醉或气管插管全麻。

2. 麻醉管理　术中严密监测心率、血压、呼吸幅度及频率，注意因刺激神经根而致的心律失常、血压降低，并及时处理。

3. 预防出血　预防意外大出血。

三、肩关节镜手术的麻醉特点

1. 麻醉选择

（1）气管插管全麻：肩关节镜手术术侧上肢需要悬吊，患者采用侧卧位，通常头面部有手术铺巾，插管全麻对于麻醉医师的管理较为便利。

（2）喉罩全麻：二代喉罩及可弯曲喉罩可以大大减少对位不良或移位的概率，严密监测下是可以安全使用于肩关节镜手术，我们已推广使用多年。

（3）全麻复合臂丛神经阻滞：优点是可以减轻患者术后疼痛，增加舒适度。超声或电刺激引导下肌间沟入路臂丛神经阻滞尤其适用于肩关节手术。也可选择锁骨上入路臂丛神经阻滞。如实施全身麻醉，肌间沟阻滞也能起到完善麻醉的作用，还能提供良好的术后镇痛。全麻下行肩关节的大手术要求肌肉充分松弛，尤其是在没有复合臂丛神经阻滞的情况下。

2. 麻醉管理

（1）术中严密监测心率、血压、呼吸幅度

及频率,注意气管导管的固定和喉罩的位置,预防反流误吸、体位性低血压。

(2)术前外周神经置管并使用固定容积的一次性泵持续输注低浓度局麻药,可为切开肩关节手术或关节镜手术提供 48~72 小时的术后镇痛。或者由手术医师在肩峰下置入导管并持续输注局麻药用于术后镇痛。回顾性临床研究和前瞻性动物实验的结果表明,直接将导管置入到肩关节内输注丁哌卡因可能导致术后关节软骨溶解,因此不推荐这种镇痛方法。多模式镇痛(如使用 NSAIDs 或持续神经阻滞)可减少术后阿片类药物的用量。

3. 预防 如监测无创血压,则血压计袖带应置于上臂。如果将袖带置于小腿,同一患者测得的无创血压比上臂高约 40mmHg。如果手术医师要求控制性降压,建议监测有创动脉压,换能器至少应置于心脏水平,最好是脑干水平(外耳道)。

四、膝关节镜手术的麻醉特点

1. 麻醉方法及管理 膝关节镜手术的麻醉常选用椎管内阻滞,不合作及高度紧张的患者可采用气管内插管全麻或者喉罩全麻。有人推荐膝关节镜手术可试行单侧椎管内阻滞,使麻醉集中于患侧,可望取得良好效果。

膝关节镜手术能在关节内与关节外的联合局麻下完成。常联合使用短效局麻药和长效局麻药(丁哌卡因)进行麻醉,并以吗啡行术后镇痛。关节内注射吗啡确实可能显著增强膝关节镜手术后的镇痛效果。对较复杂的关节镜手术如前交叉韧带修复术,则还要求组织结构松弛。采用笔尖式无创穿刺针行腰麻可为这 2 类手术提供极为理想的手术条件,并可预防硬膜穿破后头痛。

(1)术前准备:关节镜的出现给髓、膝、肩、踝、肘和腕等关节的手术带来了革命性的变化。关节镜手术通常是门诊手术。膝关节镜手术患者大多数是年轻的运动员,但合并

多种疾病的老年患者也并不少见。首先评估患者是否合并心、脑、肺等重要器官的功能不全;其次关注凝血功能,有无困难气道;另外,可术前适当应用 ERAS,缩短禁食、禁饮时间。注意与患者沟通麻醉方案,确定镇痛的类型与时间等。其余方面参见本章第二节部分内容。

(2)术中处理:膝关节手术可使用充气止血带,无血手术视野给膝关节镜手术带来了极大的便利。这种手术一般为门诊手术,患者体位为仰卧位,采用全麻或椎管内麻醉。还可选择周围神经阻滞,关节周围或关节腔内注射局麻药,联合或不联合静脉镇静药。硬膜外麻醉和蛛网膜下隙阻滞这两种椎管内麻醉方法在成功率与患者满意度方面是相近的。然而,与全麻相比,椎管内麻醉延长了门诊手术患者的出院时间。

(3)术后镇痛:患者良好的术后恢复依赖于早期活动、有效的镇痛和尽可能避免恶心呕吐。应当尽量减少静脉使用大剂量阿片类药物。关节腔内注射局麻药(丁哌卡因或罗哌卡因)一般能提供数小时有效的术后镇痛。局麻药中加入辅助药物,如阿片类、可乐定、酮咯酸、肾上腺素和新斯的明等,关节腔内注射可以延长镇痛持续时间。其他的多模式镇痛方案包括使用 NSAIDs、加巴喷丁及在关节镜韧带重建术时单次或连续神经阻滞。

2. 止血带的应用 膝关节镜手术常用止血带,麻醉阻滞范围需包括 T_{10} 至 S_5 阻滞,注意止血带的应用,使用不当可产生严重并发症。下肢止血带的正确位置,应放在大腿根股骨上 1/3 部。气囊接触皮肤处不平整时,充气后可引起皮肤水疱;充气前通常用驱血带驱血,对心功能代偿不良者要慎重,因静脉回流突然增加可能导致心衰;松止血带后偶可出现"止血带休克",故要缓慢松开;止血带压力过大,充气时间过长可能导致运动障碍等。麻醉科医师应记录止血带充气时间,

并提前通知手术医师松止血带。

五、髋关节镜手术的麻醉特点

近年来，髋关节镜作为可替代多种开放性髋关节手术的微创手术，应用得越来越多。其适应证包括股骨髋臼撞击症、髋臼盂唇损伤、关节游离体和骨关节炎等。目前已发表的文献支持髋关节镜应用于股骨髋臼撞击症（小样本随机对照研究），但其他适应证尚缺乏证据。

髋关节镜手术目前已成为髋关节疾病诊断与治疗的一种常见门诊手术。手术中患者可采用仰卧位或侧卧位（术侧朝上），并对术侧下肢施以50～75磅的牵引力，以便关节镜能进入关节腔。在安置患者体位时，麻醉医师必须确保将腓骨头垫好，避免阴部神经压迫及防止长时间牵引力过大。由于手术操作时需要肌肉完全松弛，因此应选择全身麻醉或椎管内麻醉。术后镇痛可采用腰丛神经阻滞。近年来，腰方肌平面阻滞复合静脉镇痛在我院开展，取得良好效果。

六、微创关节置换术

计算机辅助手术（computer-assisted surgery，CAS）：采用植入非骨水泥假体的微创技术，可改善手术的预后，促进患者的早期康复。计算机软件在 X 线片、透视及磁共振影像的基础上准确地重建骨骼和软组织的三维图像。计算机将术前影像、手术计划与患者在手术床上的体位相匹配。术中示踪器附着在目标骨上，导航系统利用光学摄像头和红外线发光二极管感知示踪器的位置。因而 CAS 使得手术医师可以经小切口将假体植入到精确的位置，减少了组织和肌肉的损伤。患者的术后疼痛较轻，恢复也较快。侧入路时，患者侧卧，在髋关节外侧做一个 3 英寸切口；前入路时，患者仰卧，做两个 2 英寸切口，一个用于植入髋臼假体，另一个用于植入股骨假体。微创手术能使住院时间缩短到 24 小时，甚至更短。相应地，麻醉技术也要尽可能促进患者的快速康复，可选择区域麻醉或全凭静脉麻醉。

第四节　骨科微创手术的术后疼痛管理

一、骨科微创手术术后疼痛的特点

骨科手术的微创化导致切口减小，术程缩短，疼痛的程度减轻，但不能消除。社会的发展，人的需求增加，对舒适化医疗的要求高。ERAS 的推广促使麻醉医师或骨科医师重视患者的诉求，重视疼痛问题的解决。

二、骨科微创手术疼痛处理的措施及管理

骨科微创手术的术后镇痛方法包括：静脉自控镇痛、硬膜外镇痛、外周神经阻滞、口服镇痛药物等。一般推荐多模式镇痛，可以起到相互补充，减少药量等作用，如股神经置管连续镇痛复合口服 NSAID 类药物、腰方肌平面阻滞复合静脉自控镇痛等。

管理上要注意以下问题。

1. 注意患者对药物的个体反应，避免阿片类药物的不良反应（如呼吸抑制），一些药物的过敏反应等。

2. 置管后导管的护理，如硬膜外导管、神经阻滞导管，有时固定不当可能会脱落，导致配置的镇痛泵不能继续使用。

3. 疼痛评分高时，有补救措施。可以给予曲马朵或者舒芬太尼等及时处理。或者及时联系麻醉科医师，视情给予适宜的处理。

4. 我院麻醉科成立了专门的术后镇痛随访小组，处理相关科室的镇痛随访及反馈，并将结果反馈给主麻医生，不断改善措施，大大地提高了患者的术后舒适度。

（周桥灵）

第 16 章

神经外科微创手术的麻醉

第一节　神经外科微创手术的特点

一、概念

神经外科微创手术(minimally invasive neurosurgery),在手术治疗神经外科疾患时,以最小创伤的操作,最大限度地恢复神经外科疾病患者的神经解剖、生理功能和心理功能,解决患者神经外科疾患,尽量减少对患者医源性损伤及手术并发症。

二、特点

神经外科微创手术的核心理念是微创——是指对脑组织、脑功能的微创。对脑组织和神经血管的微创,才是对机体正常组织功能最大保护基础上的微创。小切口、小骨窗符合美容、微创的原则,如眉弓入路、额外侧入路、经鼻蝶手术。但美容概念必须是在真正做到保护神经功能、脑组织等重要结果的基础上,减少损伤牵拉,使术后患者反应轻,并发症少,恢复快才有意义。

优良的设备和娴熟的显微操作技术是包括锁孔入路手术在内大多数神经外科手术的必要条件。显微操作技术的培训,可以培养更好的微创手术技术,将微创理念的推广与微创技术相结合培训,才能真正落实微创的精神和理念。

三、内容

1. 神经导航神经外科学(navigation neurosurgery)。

2. 微骨窗手术入路(key hole approach)。

3. 神经内镜辅助手术(neuro-endoscope assisted surgery)。

4. 血管内神经外科(endovascular neu-rosurgery)。

5. 立体放射治疗(stereotactic radiation surgery)。

6. 分子神经外科学(molecular neuro-surgery)。

第二节　神经外科微创手术的麻醉选择与准备

一、神经外科微创手术的麻醉选择

微创神经外科手术的麻醉选择,应依据病变部位、手术复杂程度和患者全身状况等

多因素综合考虑。在保证脑灌注、防止脑缺血、避免药物和手术麻醉操作引起颅内压(ICP)增高的前提下,制订安全而简便的麻醉方案。微创神经外科手术精细,操作难度

比较大,对麻醉的要求高。临床最常选用的是气管内插管全麻,有助于保证呼吸道通畅、氧供充分,又可使静脉压降低、脑组织松弛和出血量减少等优点。一般采用静脉和(或)吸入麻醉。有时也可选局麻。对小儿和不合作者可选用基础麻醉。

1. 全身麻醉

(1)静脉麻醉:静脉麻醉药物除氯胺酮外,其余均可降低脑代谢、脑血流和颅内压,对脑组织具有保护作用。临床常用剂量不影响脑血流对 CO_2 的反应和脑血管的自身调节作用。微创神经外科麻醉要求术后恢复迅速、平稳,用药方法及剂量不当,就会导致呼吸和循环的抑制,延缓患者术后清醒。特别是药物浓度过高时,由于对血流动力学的影响,致脑灌注压的过度降低,这对已有颅内压增高的患者将构成威胁。目前主张采取以下措施。

①计算机控制血药浓度:传统的静脉麻醉多采用间断注射给药,由于药物的迅速分布和再分布,导致血药、脑药浓度上下波动,必然会引起麻醉深度的变化。采用与计算机连接的微量泵持续给药,血、脑药浓度在小范围内波动,麻醉深度易于控制。可先给一个负荷量,然后再输注维持量,这样可迅速达到治疗量血药浓度,麻醉比较平稳。

②复合用药:辅助应用阿片类镇痛药可以减少药物用量,降低对脑功能的影响。

③控制呼吸:维持合理的 $PaCO_2$,控制或减少过度通气。

(2)吸入麻醉:吸入麻醉药对脑生理功能的影响均呈浓度依赖性效应。当浅麻醉时,对脑血流动力学影响小,对脑血流的 CO_2 反应性及脑自动调节功能影响也小;但是,在高浓度吸入后,脑代谢率、脑血流、脑灌注压、颅内压、脑血流对 CO_2 的反应性及脑自动调节功能均降低,这会对已有颅内压升高和颅脑顺应性降低的脑外伤患者,麻醉时构成威胁,应重视并避免。

①选用吸入麻醉的原则,应针对手术不同部位,手术操作刺激强度大小,通过加深与减浅吸入麻醉药浓度调整麻醉深度,原则上维持一个浅麻醉且能耐受气管插管为适宜。如用吸入药,尽可能维持在肺泡内最低有效浓度(LOMAC)左右,并依据生命体征变化,及时调整麻醉深度。除非特殊病情需要,一般于手术临近结束时适时转浅。

②过度通气,术中控制 $PaCO_2 > 4kPa$,低浓度吸入麻醉可使脑血流对 CO_2 的反应敏感性增加。过度通气可使脑血管收缩,并降低脑血流及颅内压。过低 $PaCO_2$ 则可导致脑缺血,若在严重脑外伤患者更是如此。在吸入麻醉清醒过程中,应努力避免高血压、寒战、躁动及精神症状的出现。

2. 基础麻醉　对于小儿和有神经系统障碍不合作的患者,应给予镇静、安定类药物,使之配合麻醉科医师完成全麻操作。基础麻醉后应严密观察呼吸系统和神经系统的变化。

二、神经外科微创手术的术前准备

1. 神经内镜辅助手术的麻醉　通过额叶颅骨钻孔后应用硬质或软镜进入脑室进行手术操作。如第三脑室底造口术、肿瘤取活检术、囊肿切除术和脉络丛电灼术等。第三脑室底造口术是最临床常见的神经内镜手术,通过在第三脑室的造口,打通第三脑室和小脑幕下蛛网膜下隙以治疗非交通性脑积水。脑积水未纠正的患者很可能伴有颅压升高的症状,如呕吐、头痛和意识改变等。长期呕吐的患者可能存在严重脱水或电解质紊乱,术前应尽量予以纠正。术前应用镇静药应慎重,最好避免使用。

2. 垂体瘤患者　常伴有 Cushing 病、甲状腺功能亢进或低下等内分泌紊乱表现,术前应做好检查和评估,纠正电解质和代谢紊乱。如患者合并肢端肥大,可能存在困难气道,术前可嘱患者锻炼夹闭鼻孔用口呼吸适应术后呼吸改变。

3. 深部刺激电极植入　把神经刺激电极植入丘脑、苍白球和下丘脑,治疗难治性小儿运动障碍性疾病(如帕金森和张力障碍等疾病),是近年神经外科微创手术的重要进展。

第三节　神经外科微创手术的麻醉实施与管理

一、适应证与禁忌证

1. 适应证
(1)脑室内诊断和治疗。
(2)脑组织病变,如脑囊肿;脑肿瘤,包括神经胶质瘤、颅内咽管瘤、垂体瘤、海绵状血管瘤、畸胎瘤及脑转移癌等。
(3)颅内血肿,包括自发性血肿和外伤性血肿。
(4)脊髓病变,包括脊髓损伤和脊髓肿瘤。
(5)颅内脓肿。
(6)其他颅内异物等。

2. 禁忌证
(1)患者全身情况太差。
(2)危及生命的神经外科急症。

二、麻醉前准备

1. 麻醉前充分评估　麻醉科医师术前应访视患者,了解重要脏器功能情况,复习病史并做详细体检,完善必要的检查,评估麻醉与手术的危险性。
(1)全面检查:要求常规检查血常规、尿常规、出凝血时间、心电图、胸部 X 线平片、电解质、肝肾功能等项目,必要时做心功能与肺功能检查。
(2)了解病史:了解过去病史,有无与颅内疾病同时存在的其他疾病。有心肌梗死患者,6 个月内不宜手术。如发现有麻醉禁忌时,应该建议取消或延期手术。病史中注意有无手术及麻醉药过敏史。
(3)特殊病情评估:麻醉医师要对病情和

术前需要对疾病严重程度、并发症和用药情况仔细评估。左旋多巴的半衰期短,停药 6～12 小时作用完全消失,可能会出现骨骼肌强直影响通气功能,所以围术期不应停药。

手术方式有充分的了解,以便纠正术前准备不足,完善麻醉计划。对于特殊病情应与外科医师共同研究协商,做出特殊评估和准备。体检时特别注意牙齿状态、张口度、头颈伸曲度等,估计气管插管的难易程度,以便准备好相应的插管用具。

2. 专科病情分析　从病史、疾病过程特点,结合 CT、MRI、MRA(磁共振血管造影)、DSA(数字减影血管造影)、脑电图、脑干诱发电位检查等,判断病情严重程度。依据病情急缓、神经系统定位症状和颅内压增高情况;意识障碍、昏迷深浅和昏迷持续时间、生命体征改变和 ICP 高低,为制订临床麻醉方案提供重要依据。

3. 术中意外评估　术中可能出现的意外情况,如大血管静脉窦损伤发生大出血;丘脑下部损伤引起血压升高、脑肿胀;第四脑室底部、迷走神经损伤发生呼吸循环衰竭等,麻醉前要充分考虑到这些意外情况,并制订相应的应急措施。

4. 紧急处理　当患者术前已存在脑疝危象、脑血管痉挛、低血压休克、周身情况不佳等特殊情况时,麻醉医师在术前必须协同神经外科医师紧急处理,待患者情况改善后再行手术。并做好应急抢救的各项准备。

5. 麻醉前用药　术前半小时肌内注射小剂量颠茄类、安定类或巴比妥类药。

三、麻醉实施

1. 全麻诱导
(1)快速诱导原则:使患者神志迅速消失,能维持心血管功能的稳定,保持气道通畅,供氧充分,镇痛完全,降低气管插管引起的应激反应。一般联合应用镇痛药、镇静药和肌肉松弛药,可满足上述要求。某些手术中须保留自主呼吸时,诱导中应选择短效的肌肉松弛药。

(2)用药:个体化,依据病情分别做如下选择。

①呼吸及循环稳定的患者:选药比较多。咪达唑仑 0.15～0.2mg/kg,静脉注射,3～4分钟后依次静脉注射肌肉松弛药、芬太尼 2～5μg/kg 及丙泊酚 2～3mg/kg,或硫喷妥钠 3～5mg/kg,意识消失后,紧闭面罩吸氧,控制呼吸。

②血流动力学不稳定和低血容量的患者:宜选用对循环抑制轻微的麻醉药,如依托咪酯 0.2～0.3mg/kg,或咪达唑仑 0.15～0.2mg/kg、芬太尼 2～4μg/kg 静脉注射。禁用或慎用对循环影响大的麻醉性镇痛药、镇静药。

③对并存高血压或行血管瘤手术的患者:应严格控制诱导期的血压升高,通常先给扩血管药(如硝酸甘油、硝普钠、乌拉地尔等)降血压,并给予相对较深的麻醉,以防发生心血管意外和血管瘤的破裂。

(3)清醒插管特殊病情:如垂体腺瘤,生长激素型的患者多伴有肢端肥大症,很可能存在困难气道,诱导前常规使用抗胆碱药减少分泌物,在充分表面麻醉及清醒状态下完成气管插管。插管前静脉给予丙泊酚或羟丁酸钠让患者入睡,达到一定深睡眠状态时,咽、喉、声门用 2% 利多卡因或 1% 丁卡因表面麻醉,咽喉反射迟钝后,完成气管插管。必要时辅助小量静脉药,如舒芬太尼 5～10μg,氟哌利多 2.5mg。

2. 麻醉维持　维持应满足手术操作需要,为手术创造良好的条件;既要保证患者的安全,防止麻醉药物对心血管功能抑制;又要使患者术毕苏醒快,各种反射尽早恢复正常。一般采用静吸复合全麻。麻醉诱导后,采用丙泊酚静脉泵入,辅以吸入低浓度异氟烷或七氟烷维持,间断给予非去极化肌肉松弛药泮库溴铵或维库溴铵。丙泊酚以 2～5mg/(kg·h)速度泵入,异氟烷或七氟烷吸入浓度为 1.0 MAC 左右。也可根据单位条件及实际情况选择维持药物。

3. 基础麻醉　一般选用氯胺酮或咪达唑仑。氯胺酮 5～8mg/kg,肌内注射;或 2mg/kg 静脉注射。如用咪达唑仑可 0.1～0.2mg/kg,静脉推注。也可给予丙泊酚(仅限 3 岁以上的患者)2～3mg/kg,静脉注射。用药后应严密观察呼吸频率、幅度的变化,做好上呼吸道的管理。

四、麻醉管理

1. 加强呼吸管理　大多数手术全麻时,需控制呼吸。围术期调整好呼吸参数,使 $PaCO_2$ 维持在 4kPa 左右。个别手术须保留麻醉期间的自主呼吸者,要做好上呼吸道和潮气量的管理,避免颅内压增高影响手术操作。

2. 维持循环功能　同其他科手术麻醉一样,围术期一定要保证血流动力学指标平稳。微创神经外科手术期间一般采取欠量补液(或血),使血压维持在正常偏低水平。手术须行控制性降压者,收缩压不宜低于 80mmHg。

3. 调整内分泌系统　垂体腺瘤患者内分泌系统紊乱,麻醉用药不好掌握,对循环系统影响很大,一定要根据具体病情分别对待。合并糖尿病者,术中血糖过高时要适当补充胰岛素。

4. 纠正内环境紊乱　为了降颅压,有些患者术前在病房已经采取脱水利尿治疗,内环境存在不同程度的紊乱,围术期一定要提前纠正,保证水、电解质维持在正常范围。

5. 维持浅麻醉状态　微创神经外科手术切口小,对患者生理干扰轻,麻醉深度不宜过深。

6. 麻醉用药 围术期注意麻醉药对患者脑功能的影响。每种静脉麻醉药对颅内压、脑氧代谢和脑血流的影响并不完全相同,静脉麻醉药(除氯胺酮外)可使脑血流和脑内压下降,故常用做麻醉维持。麻醉性镇痛药可使脑血流量和脑氧代谢轻度降低,而不影响脑血流自身调节作用,也常作为辅助用药。吸入麻醉药扩张脑血管,增加颅内压,一般不单独使用;如用也只能用其最低浓度,或与静脉麻醉药合用,并同时采取适度的过度通气措施。

五、液体管理

1. 开放两条静脉通路 微创神经外科手术患者术前多数曾用过脱水利尿药,再加上术中失血、失液,极易导致有效循环血容量不足,对较大手术应常规开放两条静脉,连续监测 MAP、CVP 及尿量,以指导维持循环稳定。

2. 欠量补液 对体质较好的患者,可采取欠量输血补液,尿量保持在每小时 30 ml 即可。可先给予 6% HAES 或 Gelofusine 500～1000ml,后补充乳酸林格液或平衡盐液。

3. 禁用含糖液 忌用葡萄糖液,因其易透过血脑屏障增高颅内压。当脑缺血后,高血糖使患者预后差,即使血糖轻度增加也是有害的。

4. 输血 当失血量较多时,为明确补液种类,最好间断复查血常规和电解质,根据结果指导补充血制品或晶、胶体,维持内环境相对稳定。

六、术中监测

1. 循环系统监测 常规监测无创动脉压、心电图、脉搏、血氧饱和度及出入量。对出血多、手术时间长和行控制性降压的患者,应同时行直接动脉测压,深静脉穿刺置管监测中心静脉压,也为快速输血、输液提供可靠的静脉通路。在有条件时,可置 Swan-Ganz 导管,全面监测血流动力学各项指标。

2. 呼吸系统监测 监测呼吸频率、潮气量、分钟通气量、气道压、吸入气和呼出气的氧、二氧化碳及麻醉药的浓度。对于较长时间手术麻醉的患者,术中宜行动脉血气分析,准确了解通气、氧合和酸碱平衡的情况。

3. 脑功能监测 神经系统功能和脑血流代谢方面的监测有助于及时了解脑氧供需和脑功能的变化,以指导手术操作和麻醉管理,提高手术成功率和患者的安全性。

(1)脑电图:16 导联的脑电图监测对脑功能变化和脑缺血较为敏感。当脑血流量减至 15ml/(100g·min) 时,皮质高频波活动逐渐消失;脑灌注压<6kPa 时,脑电图呈慢波,4kPa 为临界值。因其特异性较差,且记录分析较复杂,故目前不作为常规监测。

(2)诱发电位:为中枢神经系统在特定功能状态下的生物电活动,通过分析皮质体感诱发电位对特定外部刺激的反应。通过它可了解神经功能及运动、感觉通路的完整性,如躯体感觉诱发电位和直接皮质反应等。

(3)经颅脑氧饱和度:利用近红外光谱仪直接测量大脑局部脑组织中动脉、静脉和毛细血管中血红蛋白氧饱和度,反映局部脑组织氧供需平衡情况,具有动态、连续、无创的特点。

(4)经颅脑超声多普勒:利用超声波的多普勒效应,研究颅内大血管中血流动力学指标,可动态观察脑内大血管的血流速度变化。

(5)颈静脉血氧饱和度:采集颈静脉球部的血样做监测,反映全脑氧供需平衡关系,近年逐渐被临床采用。

4. 颅内压监测

(1)硬脑膜外法:不易引起颅内继发感染,可持续较长时间监护。

(2)硬脑膜下法:因传感器直接接触脑表面,临床已较少应用。

(3)侧脑室法:操作简便,测量准确,临床较常用。

(4)蛛网膜下腔法:简便易行,同时也可行放脑脊液治疗,但应注意防止发生脑疝;幕下肿瘤可影响监测结果的准确性。

(5)硬脊膜外间隙法:安全易行,但准确性差。

后三种方法较常用,但均系创伤性监测,使临床应用受到一定的限制。

5. 体温监测　选择监测鼻咽、直肠、食管远端、鼓膜和肺动脉等部位温度,能反映机体的中心温度。鼻咽温度可较准确反映脑的温度,临床较常用;鼓膜温度与脑内温度具有良好相关性,是监测脑温的最佳部位。

6. 尿量监测　术前常规留置尿管,以便定时观察术中、术后尿量。患者尿量可作为衡量脏器循环灌注好坏的一项重要指标,从而间接判断循环血容量是否充足,对评估肾功能十分有意义。当尿渗透浓度 > 500 mOsm/kg 时,则提示尿液浓缩,循环血容量不足。

7. 空气栓塞监测　行颈静脉球瘤切除时,颈静脉开放,在切除侵犯颈骨的肿瘤时,与骨接触的静脉不塌陷,且患者取头高足低位,易发生气栓。心前区超声多普勒探测仪和经食管超声心动图是目前最灵敏的早期发现气栓的监测仪。防治静脉气栓的有效方法,就是用盐水淹没手术野和通过右心房导管抽吸空气。

七、术后管理

暂时性神经功能障碍是术后最常见的并发症,发生率8%～38%,主要表现为苏醒延迟、包括高血钾在内的水电解质平衡紊乱、谵妄、瞳孔功能障碍、偏瘫和记忆丧失等。除了术中需要严密管理外,术后复苏期间也需要适当做血气分析、调整补液、控制血压以避免术后脑出血或者脑供氧不足。避免过早拔管,以防气道反射未充分恢复导致气道梗阻或反流误吸。

八、并发症及其处理

1. 脑疝危象　需紧急脱水治疗。快速静脉输注 20% 甘露醇 250～500ml,呋塞米40～80mg,对缓解脑水肿有速效。对于梗阻性脑积水,迅速钻颅行侧脑室穿刺和留置导管持续引流,脑脊液放出后,ICP 立即降低,常能解除脑疝危象。

2. 脑血管痉挛　常并发于脑损伤、高血压脑出血、脑动脉瘤破裂或脑血管畸形破裂等引起的蛛网膜下腔出血。如考虑可能发生脑血管痉挛,及早使用尼莫地平,可使脑血管痉挛并发症的发生率和死亡率降低。

3. 高热　体温增高,使脑耗氧增加,加重脑缺血、缺氧损害。若持续高热,将促使患者衰竭。应立即采用亚低温脑保护措施。

4. 癫痫　术前需用抗癫痫药和镇静药预防术中发生癫痫。常用地西泮 10～20mg,缓慢静脉注射,亦可配以冬眠合剂等。出现癫痫持续状态时,可用 2.5% 硫喷妥钠缓慢静脉注射。

5. 出血　在并发症中常见,出血量大时形成颅内血肿,严重时危及生命。必要时输血,补足血容量。

第四节　神经外科微创手术术后疼痛与恶心呕吐的管理

疼痛是患者术后主要的应激因素之一。微创神经外科手术大多切口小且只有皮下组织感觉到疼痛,有些患者还处于昏迷状态,一般都不需要镇痛。个别疼痛敏感者或者切口较大的,确属需要时,可采用多模式镇痛方法进行术后镇痛。建议预防性镇痛和多模式镇痛相结合,术前干预、术中及术后镇痛管理相结合,且贯穿于整个围术期,采取针对性措施,规范化评估并缓解疼痛症状。

一、疼痛管理

1. 疼痛评估与术前管理　神经外科围术期疼痛原因复杂,主要包括以下几点。

(1)神经系统损伤或功能失调引起的中枢性疼痛。

(2)手术切口相关性疼痛,主要来源于附着于颅骨的肌肉和软组织,多表现为搏动性疼痛,其位置表浅,属于比较持续和稳定的疼痛。术中损伤支配硬脑膜的三叉神经、脊神经各分支或血管环附近的交感神经等也会引起疼痛。

(3)术后颅内压增高、血性脑脊液刺激及脑脊液丢失等原因造成高、低颅压均可导致头痛。此时需要通过有无相关伴发症状、影像学检查、是否与体位有关等因素综合判断。

推荐术前对患者术后出现疼痛的风险进行预测评估。评估内容包括:术前是否存在疼痛、术前是否使用阿片类药物、有无术后疼痛的经历、患者有无不恰当的期望值过高、对手术结果是否存在焦虑、是否具有特殊的精神因素(如重度焦虑)。对患者进行镇痛选择的教育,并促使患者对术后疼痛设定合理的期望值、术前应用镇痛药物或局部神经阻滞等。

2. 术后镇痛管理　推荐采取多模式镇痛,即联合多种镇痛方法和不同起效机制的镇痛药物,使镇痛作用协同或相加,实现最佳的预期理想效应/不良反应比值。术后镇痛管理包括:术后疼痛的评估、术后持续药物镇痛以维持镇痛的效果。术后镇痛使用阿片类药物易出现呼吸抑制、PONV、便秘等不良反应,并有增加颅内压、掩盖急性神经系统改变的风险,应谨慎使用。非阿片类药物(如非甾体抗炎药)可降低 PONV 的发生率,但镇痛效果较弱。多模式镇痛多以乙酰氨基酚、非选择性非甾体类抗炎药为基础用药,联合阿片类药物(如地佐辛注射液),以降低药物不

良反应。离子通道药物(加巴喷丁、普瑞巴林)、NMDA 受体阻断药(氯胺酮)、α_2 受体激动药(右美托咪定)均被证实可减少颅脑手术后的疼痛症状。除外全身镇痛,神经外科还可应用局部麻醉镇痛,常选用丁哌卡因和罗哌卡因行术中皮肤浸润和头皮神经阻滞。术前头皮神经阻滞可减弱手术刺激(包括头部固定和皮肤切开)导致的血流动力学改变。

二、恶心呕吐的管理

1. 术后恶心呕吐的术前评估与管理　PONV 是麻醉和手术后的常见并发症,在神经外科手术中,PONV 的发生率为 47%～70%。建议术前对 PONV 的危险因素进行预评估,推荐采用成人 PONV 简易风险评分量表(Apfel 评分法)及恶心呕吐视觉模拟评分(visual analogue scale, VAS)快速识别 PONV 中的高危人群。Apfel 评分法包括 4 个危险因素:女性、非吸烟者、晕动病或 PONV 病史、术后使用阿片类药物。根据相关危险因素将患者分为低危(0～1 分)、中危(2 分)及高危(3～4 分)人群。术前应根据 PONV 风险评估结果,针对性给予不同等级的有效预防措施,以降低 PONV 的发生率。此外,发生 PONV 的因素还包括吸入麻醉药和氧化亚氮(N_2O)、肌肉松弛拮抗药、术后使用阿片类药物;另外,合并容量不足、低血压、长时间手术(>6 小时)亦可增加 PONV 发生的风险。颅脑手术由于既有手术创伤所致的脑水肿,也有颅内压升高等因素加重 PONV,因此更应重视防范。

2. 术后恶心呕吐的管理与治疗

(1)PONV 的预防:PONV 的发生涉及呕吐中枢、化学触发带、神经信号通路及神经递质等。因此,建议使用多模式策略预防 PONV,并针对导致 PONV 发生的各个环节采取相应的预防措施,包括降低基线风险、药物预防及非药物预防等。

①降低基线风险的措施包括维持适度的

麻醉深度和足够的器官灌注,减少术中和术后阿片类药物的使用,避免使用挥发性麻醉药物及 N_2O,避免颅内高压和头位过低。

②预防 PONV 的药物主要作用于呕吐中枢和化学触发带,常用防治 PONV 的药物包括 5-羟色胺$_3$ 受体拮抗药(昂丹司琼、托烷司琼、格雷司琼、帕洛诺司琼)、糖皮质激素(地塞米松、甲泼尼龙)、抗组胺药物、抗胆碱能药物、丁酰苯类药物、NK-1 受体拮抗药(阿瑞匹坦、卡索匹坦)。其中,5-羟色胺$_3$ 受体拮抗药和糖皮质激素的不良反应较少,推荐为预防 PONV 的一线用药。抗胆碱能药物、抗组胺药物、丁酰苯类药物因为具有镇静作用,影响术后神经认知功能的评价,不推荐在神经外科手术后一线使用,但需结合患者的病情及药物的不良反应综合考虑应用。

③目前,尚未发现单一使用能有效预防 PONV 发生的药物,因此 PONV 的预防推荐不同作用机制的药物复合应用,其效果优于单一用药。对于低、中危患者,推荐使用 1~2 种止吐药;对于高危患者,推荐使用 2 种及 2 种以上药物组合。此外,临床实践证明,以内关穴为主配合合谷、足三里等穴位刺激,可有效减少 PONV 的发生,此方法联合止吐药物应用效果更佳。

(2)PONV 的治疗:PONV 的治疗原则是提前预测高危人群,尽早联合用药,并做好气道保护。一旦发生 PONV,需立即清除口腔及气道内的呕吐物或分泌物,保持气道通畅,防止呕吐物误吸造成吸入性肺炎;必要时需紧急进行气管插管,清除气道内的呕吐物,甚至行肺灌洗治疗,并给予吸氧、解痉平喘、抗感染等治疗。PONV 对颅内压的影响不容忽视,发生后需检查神经功能状况,密切监测血气及胸肺部影像,维持患者的呼吸和循环稳定。

此外,还需排除导致 PONV 发生的可能诱发因素,如未采用 PONV 预防措施,建议使用 5-羟色胺$_3$ 受体拮抗药治疗 PONV;其他治疗方法包括地塞米松、小剂量氟哌啶醇。若已使用 5-羟色胺$_3$ 受体拮抗药预防,术后 4 小时内出现 PONV,考虑患者对该预防药物无效,需更换药物;若术后 6 小时后出现 PONV,考虑预防用药有效,可再次使用。但长效止吐药物如地塞米松、阿瑞匹坦、帕洛诺司琼不应重复使用。

第五节　神经外科各种微创手术的麻醉特点

一、大脑半球肿瘤手术的麻醉

1. 体位　不同部位的颅脑病变需要不同的手术体位,无论采用何种体位,都要注意避免影响呼吸和循环功能。头部均应稍抬高,防止颈部受压或扭曲,以利于静脉血回流,减轻脑水肿和手术出血。俯卧位时,应避免胸腹受压影响通气量,导致脑部充血及水肿。

2. 呼吸管理　呼吸道阻塞和通气不足所致 CO_2 蓄积和缺氧,是产生脑水肿和颅内压升高的常见原因。麻醉时必须保证呼吸道通畅及通气充足,切忌发生呛咳、屏气、呕吐等,以避免干扰呼吸和增加胸腹内压的因素。

3. 控制性低温与降压　低温麻醉和控制性降压,对某些微创神经外科手术确有独特优点。但如实施不当,可发生寒战反应,可使耗氧量和颅内压增高。降温过低可造成严重循环障碍,故仅适用于暂时阻断血流的手术。控制性降压麻醉仅适用于血管丰富的肿瘤(脑膜瘤)和脑动静脉畸形的切除术及颅内动脉瘤的直接手术。

4. 防治颅内高压　大脑深部肿瘤颅内高压症状出现早。麻醉诱导后,应立即静脉注射 20%甘露醇 1g/kg,利于手术进行。术中一旦出现血压下降、呼吸不均匀或暂停时,应提醒术者停止手术操作;否则会出现严重的下丘脑功能紊乱,导致高热、昏迷或死亡。术中应监测体温,早发现体温改变,必要时予以降温,同时应用激素、冬眠等药物,对中枢的保护比较满意。

5. 控制血压　脑膜瘤血供丰富,术中极易出血。一般应在分离肿瘤前行控制性降压,麻醉力求平稳,无缺氧及 CO_2 蓄积。降压程度以手术区血管张力已有降低和出血速度减慢为准。切忌将动脉压降至 60mmHg 以下。当脑血流量低于 20ml/(min·100g) 时,脑灌注量则下降,以致不能满足脑代谢需要,可能出现脑血管扩张、颅内压增高及脑水肿。术中如出现低血压、心动过速时,则对降压或吸入麻醉药异常敏感,或停用降压药后血压不能回升,往往提示血容量不足,应及时纠正。

6. 控制脑膨出　术中手术医师的操作或麻醉医师的管理不当,均可导致急性脑膨出,使手术困难。控制急性脑膨出的措施包括以下几点。

(1)及时查明原因,去除诱因。

(2)调整体位,以利静脉回流。

(3)监测 $PaCO_2$、PaO_2,纠正缺氧或 CO_2 潴留。

(4)更改麻醉方法,将吸入全麻改为全凭静脉麻醉。

(5)使用硫喷妥钠、利尿药和类固醇药物。必要时行 CFS 引流。

二、垂体腺瘤的麻醉

1. 麻醉用药　在各种类型的垂体腺瘤中,催乳素(PRL)腺瘤、促性腺素(GnH)腺瘤、促皮质激素(ACTH)腺瘤用药量偏小,而生长素(GH)腺瘤、促甲状腺素(TSH)腺瘤的麻醉用药量相对大一些。TSH 腺瘤患者,若甲状腺功能亢进的症状在术前未能得到较好的控制时,在麻醉诱导及手术强刺激状态下,循环系统极容易受激惹,麻醉用药量应稍

大些,并尽可能避免应用增加循环负担的药物。

2. 困难气管插管　一般情况下,垂体腺瘤中的各类腺瘤均可应用快速诱导气管插管方式完成麻醉诱导。遇到 GH 腺瘤的患者,其特有的征象(厚厚的嘴唇、高而宽的鼻子、向前过伸的下颌骨、肥厚的舌体),加上增厚的声门及声门下狭窄等,往往给气管插管带来困难。可在充分表面麻醉及清醒状态下完成气管插管。对于特别困难的气管插管,应使用纤维光导喉镜和纤维支气管镜协助完成。GH 腺瘤患者气管导管的号码应比通常预计的稍小一号,避免造成声门及气管壁的损伤。

3. 呼吸管理　麻醉诱导后,机械通气,潮气量 10ml/kg GH 腺瘤患者由于结缔组织的增生,全身内脏增大增厚,肺容量增大,血管壁增厚,可能存在通气/血流比例失调的问题。ACTH 腺瘤患者对缺氧耐受能力差。TSH 瘤组织氧耗略大。故在手术中应根据监测的血气情况,随时调整机控呼吸状态,尽量使其接近生理状态。无论是经额开颅(额窦开放),还是经蝶手术,均有血水流入口腔的可能性。而且经蝶手术后,伤口渗液也有流入口腔的可能性,气管插管后务必将套囊满意充气,以减少术后呼吸道并发症的发生。

4. 加强监测　除一般监测外,还有以下特殊监测。

(1)ACTH 或皮质醇水平的监测:垂体腺瘤患者 ACTH 水平在术前可能有明显的降低,加上部分麻醉药对 ACTH 及皮质醇的抑制作用,在术中、术后动态监测 ACTH 或皮质醇的变化是十分重要的。ACTH 药源少,一般在手术开始后,先给糖皮质激素,如地塞米松每次 10mg,以后再根据患者的循环状况、手术进展等适量添加。ACTH 腺瘤患者在切除肿瘤后 ACTH 水平低,应注意补充 ACTH。

(2)血糖尿糖的监测:临床上为数不少的

垂体腺瘤患者合并糖代谢紊乱,术前血糖、尿糖高(在手术治疗后可下降)。在手术中除减少糖的入量之外,还应动态监测血糖、尿糖的变化,若血糖过高可适当输入胰岛素。

三、颅底手术的麻醉

1. **防治围术期颅内高压**　除选择合适的麻醉方法和药物外,在麻醉期间应注意以下几个方面。

(1)体位舒适:头高足低 $5°\sim10°$,这既有利于保持呼吸道通畅,也有助于颅静脉血的回流。

(2)呼吸道通畅:充分氧供,适度的过度通气,已成为控制颅内压的基本常规。一般来讲,维持 $PaCO_2$ 4kPa 最佳。

(3)药物应用:甘露醇和地塞米松联合应用可加速降低颅内压。糖皮质激素具有稳定细胞膜、保护血脑屏障、改善神经功能和毛细血管通透性、降低颅内压和改善颅内顺应性等作用,故术中常规地塞米松 $10\sim20mg$ 静脉注射。利多卡因 1.5mg/kg 或 2.5% 硫喷妥钠 3mg/kg 静脉注射,$1\sim2$ 分钟也可产生良好的快速降低颅内压效果。

2. **预防围术期脑缺氧**　颅脑血管手术控制性降压和行颈总或颈内动脉暂时阻断的患者,均可因脑血流不足、脑灌注失代偿,致脑缺血、缺氧,出现中枢神经功能障碍。为防止脑缺血、缺氧,临床通常采取以下措施。

(1)浅低温:除在体表大血管处敷置冰袋外,重点是用冰帽在头部降温;目前也可采用变温毯或半导体降温毯降温。一般将鼻咽温降至 $32\sim35℃$。

(2)适度的血液稀释:维持血红蛋白 $100\sim125g/L$,血细胞比容 30% 左右,降低血液黏稠度,有利于微循环的灌注。

(3)应用钙离子拮抗药:防止血管痉挛。一般术前 $2\sim3$ 周口服尼莫地平 60mg,6 小时 1 次,术中按 $0.5mg/(kg \cdot min)$ 的速率静脉滴注,能有效缓解脑血管痉挛。

(4)应用静脉麻醉药:如硫喷妥钠、依托咪酯、丙泊酚和咪达唑仑等,均被实验证实具有脑保护作用。

3. **维持循环稳定**　在手术开始前可先做适度的血液稀释,并相对控制入量,有助于节省用血,改善微循环灌注和控制血压、颅内压。一般适量补充胶、晶体,维持循环的稳定。

四、颅后窝病变手术的麻醉

1. **麻醉前评估**　颅后窝占位性病变直接影响或压迫呼吸和循环中枢,使生命体征随时发生改变而直接威胁着患者的生命安全。特别在麻醉状态下,当体位剧烈变换时,呼吸、循环的改变更为明显。肿瘤性质及大小,都可能是影响心血管调节系统和呼吸调节系统的潜在因素,而麻醉用药和处理及各种操作不慎都会加重不利因素的发生和发展,甚至危及生命。麻醉前应纠正营养不良、电解质紊乱及脱水,提高对麻醉的耐受力。

2. **呼吸管理**　颅后窝占位可能直接压迫脑干生命中枢,要保留患者的自主呼吸,以便分离肿瘤和脑干的粘连时,及早判断手术操作对呼吸中枢的影响,避免造成不可逆性损伤。手术中使用电灼止血或电凝游离肿瘤周围组织时,都有可能由于肿瘤受牵拉或电热的刺激使呼吸频率、节律和潮气量发生变化,可及时提醒手术者引起注意。若麻醉平稳,而手术在呼吸中枢的周围操作时,突然发生呼吸的变化,应及时通知手术医师,暂停手术操作,以免造成对脑干的不可逆性损害。在下列情况下,术中保留自主呼吸。

(1)脑干本身的肿瘤尤其是位于呼吸中枢旁,术前已出现呼吸功能改变者。

(2)脑干外占位较大已明显压迫脑干者。

(3)借助于 CT 或磁共振检查已确定肿瘤是从第四脑室底部发出者。

(4)全身情况较差、年龄较大者。

注意保留自主呼吸时,应严密监测潮气

量、呼吸频率、$PaCO_2$,部分通气抑制造成的血 CO_2 分压增高、氧供不足可加重术野出血和颅内高压。根据监测给予适宜的辅助呼吸,以维持正常的通气功能。

3. 避免心律失常　排除体温升高、缺氧、CO_2 蓄积及血容量不足等因素外,一般常见的心律和心率变化原因为牵拉脑干引起,当停止牵拉后即可恢复,故不必给予抗心律失常药,以免妨碍发现不良刺激。

4. 维持内环境稳定　颅后窝特别是中线占位病变的患者,由于脑脊液循环障碍,早期即可出现颅内压升高症状,如头痛、呕吐、不思饮食,并很快导致脱水状态,出现血压下降、脉压变窄、心率增快等。诱导前应适量补充 6% HAES 或琥珀酰明胶、乳酸林格液或平衡盐液等以保证足够的血容量。

5. 补充血容量　从切皮到进颅过程中,由于颅后窝血液供应丰富及肌层较厚,出血均会增多,故颅后窝探查手术施行之前,必须充分做好输血的准备。

6. 控制体位　术后保持头位稳定,不要过分转动,特别是术前脑干被肿瘤挤向一侧者,术后短期内应继续保持术中相同体位,避免搬动患者时剧烈头颈活动,否则有导致脑干移位,造成呼吸停止的危险。

五、坐位手术的麻醉

神经外科手术时体位特别重要,大多颅后窝手术时采用侧卧位。但是俯卧位、坐位对颅后窝双侧病变手术的优越性更为突出,因为俯卧位或坐位对手术野显露好、失血少。采取坐位手术时,给麻醉管理及监测带来很多困难,易发生气栓,严重时危及生命,必须注意以下问题。

1. 术前准备　术前充分估计患者的心血管储备状态,慎重选择坐位体位,对未被控制的高血压、高龄及 ASA Ⅲ～Ⅳ 级患者应列为禁忌。

2. 麻醉诱导　常规静脉麻醉诱导,气管

内插管,静吸复合全麻。双下肢包裹弹力绷带,以防止血流动力学的变化过大,而造成体位性低血压的发生,保证脑组织的血液供应。

3. 体位安置　妥善搬动患者于特制的座椅,待血流动力学平稳后,缓慢调整体位为坐位,固定头、胸及骨盆,膝下垫枕,这样有利于术野显露、出血量减少、颅内压降低,给手术操作带来方便;但对呼吸和循环影响较大,特别要注意以下几点。

(1)预防体位性低血压:正常人平卧位突然改为直立位时,20%～30%的患者可出现体位性低血压。预防措施是麻醉前适量输注平衡盐液扩容,在使用脱水药如甘露醇之前,应先输入适量的羟甲淀粉或平衡盐液。麻醉保持浅而平稳状态,双下肢包扎弹力绷带以增加回心血流量。

(2)呼吸管理:坐位时采用机械通气时易引起低血压,从而造成脑缺血性损害。应注意观察和预防。

(3)预防气栓:坐位患者应注意静脉潜在破裂和反常的气栓发生。一旦形成动脉气栓非常危险,应以预防为主,增加输液量可减少低血压及空气栓塞的发生。心前区多普勒监测配合 CO_2 图形描记,对监测气栓最有效。经食管超声探头监测反常气栓最为灵敏。

六、脑干肿瘤手术的麻醉

脑干为重要生命中枢所在,过去被视为手术“禁区”。近年来,麻醉方式的改进、微创手术技术的发展,脑干肿瘤手术日渐增多。

1. 慢诱导对于术前已有明显呼吸抑制,强迫头位,尤其是延髓实质性肿瘤患者,应采用保留自主呼吸的慢诱导方式。气管插管时还应注意保持自然头位,禁止过度后仰,以免加重对脑干的损伤。

2. 麻醉维持脑干手术的患者需保留自主呼吸,全凭静脉麻醉维持为主。

3. 监测呼吸,由于手术取瘤牵拉脑干,可严重干扰生命中枢功能。表现为呼吸不规律、变慢,甚至停止;如影响循环中枢,循环功能变化可导致血压骤升,心律失常,应及时提醒术者停止手术操作,同时应用血管扩张药及纠正心律失常。

4. 转移患者要注意保持头部不过分转动,以免发生脑干移位导致呼吸停止。为保证氧供及呼吸道通畅,应保留气管插管。

七、脊髓手术的麻醉

1. 气管插管　急性的高颈髓损伤,常合并颈椎不稳定;高颈髓占位性病变压迫脊髓,术前患者常有"保护性"强迫头位。气管插管中若将头颈部过伸,势必加重脊髓的伤害。麻醉医师在气管插管的操作中,最好能保持术前的自然头位,采用轴向牵引,禁止将头过度后仰,以免加重对脊髓损伤。当气管插管有困难时,可用纤维喉镜或带光源的经口盲插引导器协助。

2. 呼吸管理　因中高位脊髓急性损伤或脊髓的占位性病变压迫,患者术前肺通气功能已受影响。脊髓手术中常采用俯卧位,或侧卧位及侧卧加头低位,在手术中应随时观察通气量与$PaCO_2$变化,当采用俯卧位或侧卧位时出现心率加快、呼吸浅快、出现发绀、血压下降、脉压缩小等,提示通气不足,应尽快找出原因及时纠正。

3. 循环功能维持　急性脊髓损伤、脊髓占位性病变,特别是高颈髓病变者,术前已有循环功能方面的紊乱,如脊髓外伤后的脊髓休克期之初,由于交感神经的张力降低而出现低血压、心律失常及心肌收缩力降低、心排血量减少;麻醉药物的应用又可使血管舒张功能进一步受到影响;加上改变体位而引发的血流引力作用,可使体内静脉系统血流呈现重新分布,而影响回心血量;不恰当的扩容又可导致肺水肿,甚至于突然搬动患者可诱发循环虚脱。在手术中应严密监测患者的动脉压、中心静脉压和尿量。为保证脊髓的灌注,舒张压不应低于70mmHg。

4. 脊髓功能保护　在脊髓手术的围术期应用亚低温($33\pm0.59℃$),有保护脊髓神经功能的作用。其机制同于低温,要避免深低温($30℃$)所带来的严重并发症。

5. 特殊监测　脊髓患者手术中除常规监测外,尚应监测与脊髓功能相关的项目。

(1)应用激光多普勒流速仪或微机系统:线性描记脊髓血流量,可观察到有无脊髓缺血现象。

(2)应用体感诱发电位:监测脊髓功能。

6. 患者转移　麻醉与手术中搬动患者时,为避免人为的脊髓损伤,需按脊髓损伤患者移动的操作常规执行,忌鲁莽行事。若搬动患者时,仅托起患者肩背部,让头部任意下垂,将可能造成颈椎脱位,椎间盘破裂、脱出,严重时造成高位截瘫。

第六节　神经外科术后加速康复外科(ERAS)

术后加速康复外科(enhanced recovery after surgery,ERAS)是指在围术期通过综合应用多学科管理方法整合一系列具有循证医学证据的优化措施,通过有效、合理、适度地改良常规手术治疗流程,降低手术应激反应,减少手术并发症和手术风险,加快术后恢复,缩短住院时间,减少住院费用,提高患者的生命质量。ERAS的核心是尽量减轻术中机体的应激反应,阻断传入神经对应激信号的传导,减轻患者心理及机体的损伤,预防并发症,预防重于治疗。

微创手术是神经外科 ERAS 的核心,是ERAS实践最重要的前提。微创神经外科理念是以最小创伤的操作,最大限度地保护和恢复脑神经功能、解除疾病的影响,最大限度地减少医源性损伤、手术后并发症及手术应激反应。微创手术不仅需要保护运动、感觉等基本神经功能，还需要注重保护语言、情感等高级精神活动，使患者术后尽早康复。

麻醉医师作为围术期医师，应该了解并参与到 ERAS 的管理中。

一、神经外科 ERAS 术前管理及措施

1. 术前宣教 个体化宣教是神经外科 ERAS 成功的重要因素。针对患者的个体化情况，术前通过口头或书面形式向患者及家属介绍围术期的相关治疗手段、ERAS 手术成功的病例，同时讲解 ERAS 各种优化措施的具体实施方法及早期出院计划，让患者及家属认识到自身在此计划中的重要作用，减轻患者的焦虑，缓解其紧张情绪，取得配合，可促进术后快速康复。术前宣教建议从患者入院前的门诊开始，直至手术前持续进行，以便给患者提出问题的机会，并确保信息被充分理解。

2. 术前访视及评估 术前访视建议由 ERAS 工作小组完成，主要包括病房护理评估（主管医师和病房护士）、麻醉风险评估（麻醉医师）、手术室评估（手术护士）及营养科医师评估。团队的成员均应侧重于不同的评估内容。术前麻醉医师应充分评估和改善患者的各系统功能，实施戒烟戒酒、氧疗、控制血压、改善心脏前后负荷、内分泌功能调节、围术期电解质平衡及术后静脉血栓栓塞（venous thromboembolism，VTE）的风险评估。ERAS 工作小组应对访视结果进行共同讨论，并制订相关的处理措施。

二、神经外科 ERAS 术中管理及措施

1. 术前禁饮禁食时间 在麻醉反流误吸风险可控的情况下，尽量缩短术前禁食、禁饮时间；无胃肠道动力障碍的患者推荐术前 6 小时禁食固体饮食，术前 2 小时禁饮。合

并胃排空延迟、胃肠蠕动异常、急诊手术、糖尿病神经病变、颅内压顺应性下降等患者除外。固体饮食建议为淀粉类固体食品，但不建议饱食；清流食可选择清水、糖水、咖啡（不含奶）、茶水、无渣果汁等。除外，推荐患者术前口服含碳水化合物的饮品，通常是在术前 2 小时饮用≤200ml 糖类饮品。

2. 术前麻醉药物的应用 患者术前不应常规给予长效镇静和阿片类药物，其可延迟术后的快速苏醒。对于≥65 岁的老年患者，术前应慎用抗胆碱药物、苯二氮䓬类药物、H_2 受体拮抗药，以降低术后出现谵妄的风险。建议术前给予抗酸药物治疗，以减少应激性溃疡的发生率。建议继续应用 AEDs 至手术前。

3. 麻醉方法的选择 根据多模式镇痛理论，建议采用全身麻醉联合复合区域神经阻滞麻醉。小脑幕上手术根据手术入路的不同可采取头皮神经阻滞，包括眶上神经、滑车上神经、耳颞神经、颧颞神经、枕大神经、枕小神经等；小脑幕下手术可考虑采取颈丛神经阻滞。

术中神经电生理监测可提高术者的术中决策力并最终降低手术致残率，在避免神经损伤的同时，最大限度地切除病变。术中麻醉维持方案推荐采用丙泊酚和瑞芬太尼为主的全凭静脉麻醉，均为短效药物，具有起效快、消除迅速、不干扰神经电生理监测的特点，建议根据术中神经电生理监测的需要调整用药。在运动诱发电位监测期避免使用肌肉松弛类药物。癫痫手术的麻醉方案需考虑到手术操作、病灶定位及患者应用抗癫痫药物和麻醉药物的药理学特征。

唤醒麻醉常用于手术部位邻近语言或运动中枢的肿瘤组织或癫痫灶切除。通常采用丙泊酚-瑞芬太尼组合，也可选择右美托咪定等药物。同时，要求术前对患者进行充分的头皮神经阻滞和切口浸润麻醉，以减少术中阿片类药物的用量和降低出现呼吸抑制的风

险。充分的术前心理准备、患者与麻醉医师之间的和谐沟通、患者较为舒适且呼吸道通畅的体位、适当的头皮神经阻滞、恰当的麻醉方法及团队合作均是唤醒麻醉成功进行的关键。

4. 麻醉深度监测　建议应用脑电双频指数（bispectral index，BIS）监测术区对侧的额叶或枕叶，指导麻醉深度的维持。维持BIS值为40～60，一方面可避免麻醉过浅导致患者术中知晓；另一方面可避免麻醉过深，导致患者苏醒延迟，以及对术后早期神经功能评分造成干扰。适宜的麻醉深度可减少患者术后谵妄和认知功能障碍及潜在的远期认知功能损害。对于预计手术时间长、高龄、存在心脑血管并发症的患者尤其适用。

5. 液体治疗方案　ERAS提倡采用目标导向液体治疗（goal-directed fluid）的理念及措施指导液体治疗，维持血容量在相对正常低值水平，同时又要保证足够的脑灌注。建议采用经食管超声心动图监测患者的心输出量（CO）、每搏输出量（stroke volume，SV）和降主动脉校正流量时间等指标作为心脏前负荷的量度，也可通过动脉穿刺置管或无创传感器监测动脉波形，计算CO、SV、ΔSV每搏输出量变异率（stroke volume variation，SVV）和脉压变异率（pulse pressure variation，PPV）等指标，实时判断患者的容量状态并进行干预。

术中因患者颅内高压常选用甘露醇进行脱水治疗，但在持续增加甘露醇的剂量时，降颅压的效果会逐渐变差，显著增加低钠血症及肾损害的风险。低渗液有加重脑水肿和升高颅内压的风险，应避免使用。血脑屏障可因颅内肿瘤组织的侵犯、血管内压力增加及缺氧的损害、手术直接破坏等影响血管的通透性，此类患者输注的液体和药物可能会从血管中外渗，可加重脑水肿，建议选用胶体液（如羟乙基淀粉和明胶等），其扩容效能强、效果持久，有利于控制输液量，减轻组织水肿，

预防脑水肿，但应注意其存在过敏、凝血功能障碍及肾损伤等不良反应。对于出血量较大的患者，应注意动态核查血红蛋白和血细胞比容，并及时进行成分输血。对于出血量巨大的患者，注意动态核查凝血状态，及时补充红细胞、血浆、冷沉淀和血小板，配合输注晶体和胶体液。术前或术中可给予凝血药物，如注射用尖吻蝮蛇巴曲酶、注射用矛头蝮蛇巴曲酶，术后根据出、渗血情况可以常规应用1～3天，确保血容量和纤溶活性正常，具体可按药物说明书使用。

6. 术中循环管理　颅内压增高时，脑血流自主调节功能紊乱，建议术中严格控制动脉血压和维持脑血流量的稳定，维持脑灌注，保持术中血流动力学稳定，减少继发脑缺血及相关并发症。特别是在部分脑血管病患者中，如动脉闭塞、狭窄、烟雾病和动脉瘤夹闭的阻断期，应加强有创动脉血压的监测，精细调控血压，避免灌注过低导致的脑缺血事件。推荐适当使用α肾上腺素能受体激动药，如去氧肾上腺素或低剂量去甲肾上腺素等缩血管药物。近红外光谱、脑灌注实时监测等新技术可有效监测脑组织的灌注情况，有助于制订个体化的血压调控目标。此外，还应注意在动脉开通或血供重建术后，避免血压过高导致的灌注压突破综合征。

7. 气道管理及肺保护性通气策略　采用低潮气量适度的过度通气。潮气量为6～8ml/kg，呼吸频率为每分钟12～15次，可给予低中度呼气末正压（positive end-expiratory pressure，PEEP）为5cmH_2O（1cmH_2O＝0.098kPa），氧合指数（FiO_2）＜60%。维持低中度PEEP对开颅期硬脊膜的张力无显著影响，可顺利进行手术。建议30～60分钟进行一次肺复张，至少在手术结束、拔管前实施1次肺复张，减少全身麻醉患者术后出现肺不张及术后拔管延迟的发生。

建议术中呼气末P_{ET}CO_2维持于正常低限，过度通气引起的低碳酸血症可以使脑血

管收缩,减少脑血流量和脑血容量。择期手术时,适当过度通气有助于预防颅内压的升高、改善手术条件;短期适当过度通气也可以处理术中急性脑膨出,但注意这种降低颅内压的作用是暂时的,并且可能在正常通气恢复后发生反弹。不推荐长期行预防性过度通气治疗,因为可能导致或加重脑缺血及损伤神经功能等。

8. 术中体温管理　建议维持术中生理体温(>36℃),术中低体温将导致术后寒战、凝血功能紊乱、延长恢复室的停留时间、麻醉苏醒延迟,并增加术后感染、心肌缺血和心律失常的发生率,可能延长住院时间。神经外科手术时间较长,术中盐水冲洗术野或体温中枢周围区域,易导致患者发生低体温。所以,术中应监测患者的体温,采取主动保温的措施维持体温>36℃,包括等候区保温、温床垫、温毯、加温和加湿麻醉气体、输血输液加温装置等。手术室的环境温度应至少高于 21℃。

9. 术中镇痛管理　主要以麻醉深度监测及局部麻醉技术镇痛为主,减少阿片类药物的全身应用,促进术后恢复,减少 PONV 的发生。切口局部使用麻醉药物能够发挥术后镇痛的作用,特别是在开颅术后疼痛最严重的早期,可推迟全身镇痛药物的使用时间并减少其剂量。

10. 预防性使用抗生素　神经外科感染最常见的细菌主要为革兰阳性菌,金黄色葡萄球菌占首位。预防性使用抗生素有助于降低择期手术后感染的发生率,但应强调抗菌药物不能取代严格的无菌技术及相关外科无菌原则。预防性抗生素的使用原则包括:药物能够通过血脑屏障进入脑脊液;药物应对怀疑或已证实的细菌具有良好的杀菌活性;所用药物在脑脊液中的浓度应比该药物的最小杀菌浓度至少高出数倍。为了使抗菌药物在组织中达到最大浓度,应在手术即将开始时用药(麻醉后或切开皮肤前)。如使用半衰期短于 2 小时的抗生素,同时手术时间较长,应在 3～4 小时后重复给药一次。

三、神经外科 ERAS 术后管理及措施

1. 术后心理宣教及指导　ERAS 团队应根据患者术后的病情制订合理、有效、可行的康复计划。医护协同为患者及家属进行心理疏导,保持良好的心态,强调快速康复阶段的重要性及优点,增强信心,促进患者早日康复。术后再次对焦虑抑郁、认知功能状态进行评估,应关注患者近期和远期认知功能状态的改变。认知损伤的治疗主要是药物治疗(如石杉碱甲注射液、多奈哌齐等);非药物治疗主要是认知康复锻炼,其对脑肿瘤患者部分认知功能恢复有所助益。

2. 术后多系统管理　通过对术后液体、营养、血糖的精准管理,促进患者神经系统、呼吸系统、循环系统、消化系统、泌尿系统和免疫系统的多系统多器官功能恢复和保障,实现患者的迅速康复。

（李渭敏）

第 17 章

胸心外科微创手术的麻醉

微创胸心外科是针对常规的胸心外科而言的,避免了常规胸心手术的大切口。早期胸腔镜技术主要用于胸腔疾病的诊断或一些较简单的治疗,手术时间短暂,对患者呼吸循环影响小,可在局麻加强化麻醉下完成,患者可完全清醒,保留自主呼吸。随着胸腔镜技术的不断发展和外科医师手术经验的不断积累,施行手术的种类也逐渐增多。在电视辅助胸腔镜下,不仅能行肺大疱切除、肺组织活检、交感神经切除等手术,还可行肺叶切除、食管癌切除、纵隔肿瘤切除、微创冠状动脉旁路移植术及瓣膜置换等难度较大的手术,手术必须在全麻下完成。微创手术技术的日趋复杂和广泛应用,对麻醉医师提出了新的挑战,必须努力研究开发和掌握微创麻醉技术,全面认识和理解胸腔镜手术和麻醉中患者的病理生理改变,做出相应的监测和麻醉处理,促进心胸外科微创手术及麻醉质量的不断提高。

第一节 胸心外科微创手术的麻醉选择

一、胸心外科微创手术麻醉选择的影响因素

1. 侧卧位对肺的影响

(1)功能残气量(FRC)下降:患者在清醒平卧位时,腹腔内脏压迫膈肌,使之向胸腔移位约 4cm,导致 FRC 下降 0.8L。麻醉状态下 FRC 会进一步下降约 0.4L,这种下降对双侧肺是一致的。但侧卧位时的下部膈肌向胸腔移位比较明显,这是由于下部膈肌所承受的腹内压较上部大所致。故下肺 FRC 的降低较上肺明显。下部膈肌向胸腔凸进明显,在自主呼吸时,下部膈肌的收缩幅度较上部大,所以下部肺潮气量较上部为大。肺循环的特点是低阻低压,肺血流的灌注也直接受到重力的影响,下侧肺的灌流量较大。下肺通气量和灌流量都相对大,使通气/灌流比率维持在正常水平。

(2)下肺通气/灌流比率降低:在麻醉状态下的侧卧位,肺灌流量与清醒时变化不大,但下肺通气远不如上肺,因为麻醉状态下,上肺顺应性好于下肺,加之麻醉下膈肌活动减弱或消失,以及纵隔的重力作用也使下肺的通气量降低,结果使下肺的通气/灌流比率降低,导致肺内分流增加。

(3)肺通气量降低:侧卧位开胸时,上侧胸腔与大气相通,其压力等于一个大气压,而下侧胸腔仍为负压,必然使纵隔进一步向下移位,或随着呼吸运动而上下摆动(纵隔摆动),使下肺通气进一步降低。插管全麻虽可解决纵隔摆动,但由于上下胸腔压力的不均衡,从而使上肺的顺应性增加,呼吸道阻力减少,其结果是在相同呼吸道压力下,上肺通气量大于下肺,而上肺灌流量小于下肺,造成通

气/灌流比率下降。下肺通气较差可能造成部分肺不张。

2. 单肺通气　胸腔镜手术为了扩大视野,方便手术操作,常需要采用单肺通气。单肺通气还有防止患侧肺的分泌物、脓液、血液及组织块流向和污染健侧肺的好处。

(1)分隔双肺的方法:用于分隔双肺行单肺通气的主要方法有双腔支气管法、支气管堵塞法和单腔支气管导管法。双腔支气管导管法是目前最常用的方法,也是最可靠、最实用的方法。后两种方法多用于小儿或双腔支气管导管插入困难的患者。

①Robert 双腔管:分为左右 2 型,无隆突钩和管腔管。它的优点在于插管容易,无隆突钩损伤声门和折断掉入肺的风险,但 Robert 双腔管插管深度判断相对较难,患者翻身时导管容易移位,右型管较易导致右上肺肺不张。由于解剖上的原因,临床上插入右侧双腔支气管导管虽较为容易,但对位和固定导管都较差,所以在尽可能的情况下,应选左型双腔导管为好。

②操作注意事项:支气管导管插入后必须认真检查,确认导管位置,一般先给气囊充气,听诊检查双肺呼吸音是否对称,如一侧呼吸音不清或无呼吸音,则证明导管太深或导管扭曲旋转。需拔出 2～3cm 后听诊重新检查,或拔出重插。如双侧呼吸音清晰且对称,则分别钳夹一侧支气管,听诊双侧呼吸音,如钳夹侧有呼吸音,而对侧只有下肺或中下肺有呼吸音,则证明插管太深,需拔出 1～2cm 重新听诊检查。直到钳夹侧完全无呼吸音,对侧全肺呼吸音清晰为止。亦可用支纤镜引导插管和定位。

③双腔支气管导管的类型及规格:可用的型号为 Fr35、Fr37、Fr39,Robert 右型管还有 Fr41。男性最多用 Fr37,其次 Fr39;女性最多用 Fr35,其次为 Fr37。身材特别高大者可用 Fr41。

④困难插管的处理:双腔支气管导管插

管困难或导管位置难以确定者,可用纤维支气管镜辅助插管。要选用直径在 4mm 以下纤维支气管镜,否则难以通过 Fr35 双腔导管。若插管困难,应把双腔管套在纤维支气管镜上,先插入纤维支气管镜,再把双腔管顺势推入。如上所述来确定双腔导管的位置,可在持续单肺通气的情况下完成。具体做法为:钳夹插入侧对侧的支气管,维持插入侧的单肺通气,于对侧支气管插入纤维支气管镜,因对侧支气管导管开口均为侧孔,如侧孔正好对着支气管开口,则证明位置良好,否则可在纤维支气管镜直视下调整双腔管位置,直至对好支气管开口为止。

(2)支气管封堵器:选择上可依据 CT 右上肺开口与隆突位置等而定。总的来说,使用支气管封堵器可以显著降低气道压对肺组织所造成的损伤,尤其适用于非手术侧有肺大疱的患者,以及对于术后需要保留气管导管的患者,术后无须更换气管导管,减少了二次气管插管对气道的损伤。对于有困难气道的患者的安全插管和双肺隔离起到了非常重要的作用,同样适用于食管手术、微创心脏手术、脊柱手术等不需要切肺但要求单肺通气提供手术视野的手术。其缺点是肺手术中吸痰吸血比较困难。

①操作方法及注意事项:全麻诱导后,常规气管插管,注意气管侧口方向,气管插管不宜过深,置入过深,气管导管距离隆突过近可引起封堵器置入受阻或调整方向困难;用润滑剂(禁止使用液状石蜡,因会使封堵管套囊变脆,弹性减小,充气后胀破)充分润滑封堵器套囊及连接杆前 1/3;插入封堵器,封堵器套囊方向朝向 12 点位置(避免封堵管进入气管导管侧口),缓慢前进,感受封堵器突破单腔导管的落空感后转向需封堵侧,继续缓慢前进,到封堵器刻度约 30cm。

②听诊法定位:听诊双肺呼吸音,无特殊后注入空气至封堵管套囊(约 5ml),注意气囊内压力,过高易造成移位或通气不足,过低

易造成堵塞不完全。听诊双肺,如目标侧肺无呼吸音,对侧肺呼吸音完整清晰,则封堵位置准确。听诊双肺均无呼吸音,通气阻力大,考虑封堵管放置过浅在主支气管内,套囊抽气后继续向前推送至目标支气管,再充气后听诊,直至正确。听诊右中下肺无呼吸音,而左肺,右上肺有呼吸音,考虑套囊位于右上肺开口与中下肺叶支气管开口之间,套囊抽气后回退1cm后再充气听诊,直至正确。听诊左下肺无呼吸音,左上肺及右肺有呼吸音,考虑封堵管置入过深,套囊抽气后回退1cm后再充气听诊,直至正确。

③纤支镜定位:纤支镜引导下调整封堵管位置,明视下套囊充气,评估封堵效果。

3. 单肺通气的呼吸管理　单肺通气为胸腔镜手术创造了良好的条件;但它是以增加患者肺泡动脉氧压差为代价的。肺泡动脉氧压差增加,势必导致动脉血氧分压下降,严重时可导致全身低氧血症。

①低氧血症的原因:造成肺泡动脉氧压差增加的原因,是手术侧肺有血流而无通气,形成了肺内分流所致。单肺通气10分钟,肺内分流开始增加,30分钟达高峰。一侧肺的血流量几乎占心排血量的50%,但单肺通气时的最大分流量,只能达到心排血量的20%。这是由于:手术操作牵拉挤压肺,使肺血流量减少;重力作用使上肺血液向下肺转移;缺氧性肺血管收缩(HPV)机制使无通气肺血流减少。所有抑制HPV的因素,如二尖瓣狭窄、扩容、低温、血管活性药物、血管扩张药及吸入麻醉药等都可加重缺氧。

②低氧血症的预防措施:临床上解决单肺通气导致的低氧血症有如下措施。

• 为保证分钟通气量不至于下降,应增加呼吸频率(每分钟15~18次),适当降低潮气量,因全肺潮气量施加在一侧肺,可使肺动脉压增加,从而使通气肺血流减少。

• 通气肺选择100%氧,非通气肺给以高频喷射通气(HFJV)、持续气道正压通气(CPAP),或选用小儿吸痰管插入非通气肺支气管开口处,持续吹入0.1~0.2L/min氧气。通气肺适当加用PEEP,但PEEP可使肺动脉压增加,故应控制在0.49kPa以下。

• 间断胀肺,严密观察气道压,定期吸痰。

• 术中常规监测SpO_2和$P_{ET}CO_2$,必要时监测血气。

二、麻醉方法选择

胸心外科微创手术麻醉多选用双腔支气管插管、支气管封堵器、静吸复合全麻,力求麻醉诱导及维持平稳,避免血流动力学的剧烈波动,单肺通气时避免发生低氧血症。有的应用全麻复合硬膜外麻醉,以减少术中麻醉药用量和施行椎旁神经阻滞或竖脊肌平面阻滞进行术后镇痛。最近兴起非插管保留自主呼吸镇静的麻醉方式也取得了不错的效果,具体方法在后面章节做专题阐述。

三、麻醉药选择

选用短效、速效的麻醉药,如芬太尼类、丙泊酚,吸入麻醉药以地氟烷、七氟烷为最佳。

第二节　麻醉实施与管理

一、适应证与禁忌证

1. 适应证　胸心外科微创手术的适应证详见"胸心外科微创手术"有关部分。

2. 禁忌证

(1)6个月内有心肌梗死者。

（2）严重呼吸功能不全、无法承受全麻。

（3）严重胸外伤。

二、麻醉前准备

1. 危险因素评估　除全面估计病情外，应侧重呼吸与循环系统功能评价，尤其应重视下述各种危险因素。

（1）吸烟：吸烟增加呼吸道分泌物，抑制支气管黏膜上皮细胞的纤毛运动，使呼吸道分泌物不易排出；吸烟还使氧离解曲线左移，碳氧血红蛋白含量增加；吸烟患者术后肺部并发症的发生率较非吸烟者高 2～3 倍。

（2）冠心病：其危险性取决于冠状动脉阻塞程度、左室功能及有无并发症。一旦临床诊断有心肌缺血，则术中发生心脏并发症的危险性增大；对于严重冠心病，术前应行相应治疗，必要时应在术前先施行冠状动脉旁路移植术。

（3）高龄：年龄超过 60 岁者，心肺疾患发病率明显增高；年龄超过 70 岁者术后肺不张的危险性明显增加；而超过 80 岁者，多数患者合并有心血管疾患，术后多需呼吸支持疗法。术后积极改善心肺功能。

（4）肥胖：肥胖患者肺活量降低，术中对低氧耐受较差，术前可从肺活量仪结果评估肺功能及储备力，如用力肺活量（FVC）低于预计值的 50%，术后可能需要呼吸支持；当最大通气量 MVV 低于预计值的 50% 时，表明预后不良。

2. 一般术前准备

（1）戒烟：至少 2 周以上。

（2）给予支气管扩张药：控制气管与支气管痉挛。

（3）治疗肺部感染：因肺部感染时气管内存在炎症，使支气管敏感性增加，从而导致支气管痉挛。

（4）呼吸训练：深呼吸与咳嗽锻炼，每天 3 次，每次 10～15 分钟，有助于增加肺活量，减少术后肺部并发症。

（5）支持疗法：纠正营养不良及电解质失衡，提高机体免疫力。

3. 术前用药　合理的麻醉前用药有重要意义。入室前充分而适当的镇痛。常规用镇静药加气管干燥剂，如咪达唑仑 3～5mg，东莨菪碱 0.3～0.5mg 等。

三、麻醉实施

1. 麻醉诱导　麻醉诱导以咪达唑仑 0.1mg/kg、舒芬太尼 0.3～0.5μg/kg、丙泊酚 1.5～2mg/kg 或依托咪酯 0.2～0.3mg/kg、维库溴铵 0.1～0.12mg/kg，或顺阿曲库铵 0.15～0.2mg/kg 静脉注射；插入双腔支气管导管或封堵器，以听诊方法或纤维支气管镜确定导管的正确位置，控制呼吸。

2. 麻醉维持　以 1 MAC 七氟烷或异氟烷吸入，辅以丙泊酚 3～6mg/(kg·h)，静脉持续微泵注入，间断静脉注射肌肉松弛药，维持麻醉深度 BIS 40～60。外科医师置入胸腔镜套管前，行单肺通气并使肺萎陷，手术结束后缓慢将肺复张，并注意观察有无漏气和局部肺不张。

四、麻醉管理

1. 呼吸管理　详见本章第一节有关部分。

2. 麻醉深度　可使用麻醉深度监测如 BIS、Narcotrend 调节麻醉深度在外科麻醉水平，避免麻醉过深或过浅，防止术中知晓。

3. 患侧肺萎陷好　单肺通气一旦建立，术侧肺萎陷效果要好；要合理使用单肺通气。

五、液体管理

麻醉诱导前，应给予适当胶体液预扩容。因患者在禁食禁饮情况下，血容量多有不同程度降低，加之许多麻醉药都有血管扩张作用，如果血容量不足，麻醉诱导后可导致血流动力学的剧烈波动。预扩容的方法为在麻醉诱导前 0.5～1 小时开放静脉,给予羟乙基淀粉或明胶类(佳乐施)胶体液 300～500ml。

六、术中监测

常规行麻醉气体浓度监测、麻醉深度监测、血流动力学监测、肌肉松弛监测、ECG、ART、体温等。详见"微创外科手术的培训"有关部分。手术结束后送麻醉后恢复室,多数患者在 30 分钟之内可清醒拔管。

七、术后镇痛

胸腔镜手术患者术后切口痛远不如开胸手术者剧烈,绝大多数患者采用区域阻滞(如胸椎旁阻滞或竖脊肌平面阻滞,局部浸润或以 0.4％ 罗哌卡因液做肋间神经阻滞)可有一定效果。如少数患者疼痛剧烈时,可给予静脉患者自控镇痛(PCIA)或连续椎旁神经阻滞(PCNA)来控制疼痛。术后镇痛利于患者咳嗽排痰,减少术后肺部并发症的发生。

1. 静脉自控镇痛　100ml 2 天量的镇痛泵中含有舒芬太尼 1～2μg/kg,背景剂量为每小时 2ml,PCA 单次剂量为 0.5ml,锁定时间为 15 分钟。

2. 硬膜外阻滞镇痛　可用 48 小时微量泵持续输注。负荷量吗啡 1.5～2mg,持续输注吗啡 2～4mg＋1％ 罗哌卡因 20ml＋生理盐水 77ml;或负荷量舒芬太尼 5μg,持续输注舒芬太尼 45μg ＋ 1％ Ropivacaine 20ml＋生理盐水 75ml。

3. 其他镇痛　胸椎旁阻滞复合 PCIA 或连续胸椎旁阻滞。

八、并发症防治及术后处理

1. 低氧血症　详见本章第一节有关部分。

2. 肺大疱破裂及张力性气胸　一旦发生应将患者取患侧倾斜位或侧卧位。

3. 右心衰及肺水肿　强心、利尿、激素和控制液体等。

第三节　胸心外科各种微创手术的麻醉特点

一、胸腔镜手术的麻醉特点

胸腔镜手术(VMS)对麻醉提出了较多的要求,现介绍非插管视频辅助胸腔手术(VATS)麻醉的特点。

1. 重视术前准备　术前准备必须充分。

(1)心肺功能测定:常规进行心肺功能测定,了解患者对手术及单肺通气的耐受能力。MMV 或 FEV$_1$ 预计值＜50％ 的患者,提示尽量改善肺功能。

(2)禁烟:术前 2 周禁烟。

(3)抗感染治疗:对合并支气管感染、液气胸及湿肺患者必须施行抗感染治疗,以防术中、术后发生通气、换气功能障碍。

(4)胸腔闭式引流:对肺大疱、湿肺及张力性气胸者,术前应常规施行胸腔闭式引流,紧急时术前应行穿刺排气、排液、改善呼吸循环功能。

(5)麻醉前用药:要合情选用,颠茄类应常规应用,有肺水肿者选用吗啡。

2. 肺隔离术　VATS 需采用双腔导管插管或封堵器,施行单肺通气,以减少纵隔摆动,且使病侧的感染分泌物不污染健侧肺,保证健侧肺呼吸道通畅。

(1)明确双腔管/封堵器的位置:气管内插管后必须通过胸壁反复听诊检查,确定导管的正确位置。对肥胖的患者听诊不清时,先行低流量施行控制呼吸,待置入胸腔镜后,在镜下再次进行调整,直至双侧通气达到满意为止,手术侧肺萎陷良好。双腔管的套囊充气应适当,避免压力过高。

(2)合理使用单肺通气:呼吸管理要合

理,做到以下几点。

①压力避免过高:对肺大疱、湿肺患者施行控制呼吸的压力避免过高,过度肺膨胀易造成肺大疱破裂及张力性气胸。一旦发生应使患者取倾斜卧位或侧卧位,通过胸腔镜充分抽气,有支气管交通时,可经支气管导管吸引气体。

②预防肺大疱破裂:应注意麻醉面罩辅助呼吸压力<1.47～1.96kPa,必要时进行表面麻醉清醒插管;麻醉维持期施行间歇正压通气,使跨肺压力梯度与麻醉前自主呼吸水平接近;呼气时间适当延长,以防肺泡萎陷;低潮气量降低通气频率,每分钟12～15次,降低气道压力。

(3)防治低氧血症:单肺通气,手术时间长、循环紊乱等易引起低氧血症,要注意防治。

①吸入纯氧,机械通气或手法控制呼吸,提高吸入氧浓度、频率和潮气量,潮气量6～8ml/kg。

②尽可能缩短单肺通气时间。

③当患者单肺通气血氧无法维持时,应暂停手术,双肺通气,患者情况改善后继续手术。

3. 术中监测　麻醉手术中应常规行呼吸功能监测,监测 SpO_2、ECG、BP、$P_{ET}CO_2$,必要时行血气分析。

4. 并发症防治　术前全面评估,慎选患者,与外科医师通力合作,减少术中各种并发症。

二、非插管胸外科手术的麻醉要点

插管和单肺通气全身麻醉一直被认为是胸外科手术的必要条件,以便为手术操作提供安全和最佳的手术条件。在过去的十年中,胸外科手术有了巨大的发展,其发展为多单一口径侵入性技术。类似地,胸科手术麻醉策略已经发展到包括微创手术技术并且增加快速康复围术期路径。现在人们越来越关注非插管技术,在这种技术中,患者在自主呼吸状态下进行肺部手术。麻醉策略为在局部麻醉或区域神经阻滞的帮助下进行最小限度的镇静,如局部麻醉或使用声门上气道装置进行全身麻醉。当外科医师进入胸腔时产生自发性气胸和肺萎陷。这可以提供良好的手术视野,而不需要依赖肺部的正压通气。

1. 有或无全身麻醉的非插管胸外科手术的禁忌证

(1)绝对禁忌证:包括缺乏经验的团队,可预计的困难气道,反流误吸的风险高,Ⅱ型呼吸衰竭,要求肺隔离以防止污染健侧肺,颅内压高,对侧膈神经麻痹以及患者拒绝。

(2)相对禁忌证:包括肥胖,血流动力学不稳定,持续的咳嗽和分泌物,低氧血症或高碳酸血症,神经系统疾病,如痴呆、癫痫发作风险等,凝血功能障碍,广泛的粘连或既往肺部手术史,局部麻醉或使用声门上气道装置进行全身麻醉。

2. 潜在的优势　非插管手术旨在最大限度地减少气管插管和正压通气的不良影响,如插管相关损伤、机械通气引起的肺损伤和残余神经肌肉阻滞。与插管手术相比,非插管技术可使患者术后恢复更快,疼痛减轻,并发症减少,住院时间缩短,并且可能还会减弱应激反应和免疫反应。清醒和最小的镇静技术也避免了全身麻醉的需要,从而保持更加生理的心肺和神经状态并避免术后恶心和呕吐。

3. 患者选择　应选择较低风险的胸腔手术患者。然而,最近有越来越多的证据表明,非插管技术在许多胸腔手术中是安全可行的,包括肺结节切除术、胸膜和心包积液、脓胸切除术、气胸手术、肺和胸膜活检、胸腺切除术、肺减容术(LVRS)、转移瘤切除术和解剖型肺癌切除术(包括肺段切除术和肺叶切除术)。传统上,该技术是针对美国麻醉医师协会(ASA)1级或2级患者进行的,气道条件良好,体重指数<30且没有明显的心肺

问题。然而,现在有越来越多的报道显示高风险患者接受了非插管胸外科手术,如老年患者、心肺疾病患者、间质性肺病、严重肺气肿和患者肌肉疾病。这些患者群体将从非插管技术中获益最多,并避免肌肉松弛、插管和正压通气带来的风险。他们也可以从清醒或最小的镇静技术中受益,并避免全身麻醉。但是,必须平衡这种替代技术的风险与获益。

4. 术前准备

(1)患者:在知情同意的情况下,应详细与患者讨论该技术的风险和益处。如果要使用清醒技术,患者的理解和合作至关重要。应向患者简要介绍手术室环境、人员、定位、监测、镇痛技术、镇静和可能转换为全身麻醉的情况。

(2)团队:所有团队成员,尤其是麻醉师和外科医师都应该完成并精通胸部有关该技术的手术、教育和知情。

(3)监控:临床麻醉监测的最低标准基于专业机构发布的指南。在非插管 VATS 期间,所采用的监测将取决于患者并发症和外科手术。至少应使用 3 导联心电图,无创血压监测和脉搏血氧仪。应采用呼气末二氧化碳监测来监测呼吸道通畅、呼吸频率和模式,以及早期发现镇静过程中的高碳酸血症和自主呼吸。这可以通过将检测器插入患者的鼻孔,附接到氧气面罩或通过气体输送回路(如果使用紧密配合的面罩或声门上气道装置)来监测。麻醉深度监测,如脑电双频指数监测(BIS),对指导这些患者的镇静和麻醉非常有帮助。可以使用额外的无创和有创装置,这取决于患者的状况、手术经验、预期的外科手术时间和可能的术中风险。我们不再常规使用有创监测来进行非插管 VATS 手术。

(4)镇静技术:使用轻度镇静术并且使患者更好地耐受外科手术并减少焦虑和不适。通过使用镇静,施用侵入性较小的区域阻滞技术,如肋间神经阻滞和椎旁神经阻滞。目标控制镇静是目前非插管 VATS 最常用的技术,尽管镇静深度在各中心之间可能有显著差异。短效药如丙泊酚和瑞芬太尼单独或联合靶控输注通常作为第一选择,很容易滴定到所需的镇静水平,在不失去反应性的情况下提供抗焦虑作用。这些药物应由经验丰富的麻醉医师滴定,因为患者之间的血浆水平差异很大。尤其是瑞芬太尼,以防止高碳酸血症和呼吸暂停。用于轻度镇静的其他药物可能包括右美托咪定和咪达唑仑,研究较少。

在轻度镇静的患者中,通过面罩或鼻导管吸氧是足够的、是最常用的。结束时实施呼气末二氧化碳监测,以确保呼吸道通畅,自主呼吸并确认呼吸频率和模式。使用声门上气道装置的全身麻醉是在需要意外转换为开胸手术的情况下可提供更稳定的气道并促进氧合的技术。使用声门上装置的非插管全身麻醉也可以提供更平稳的转换。

(5)区域阻滞:各种区域麻醉技术用于非插管的 VATS 手术,包括局部伤口浸润、前锯肌平面阻滞、肋间神经阻滞、竖脊肌平面阻滞、胸椎旁阻滞和胸段硬膜外阻滞。

(6)多模式镇痛:无论采用何种区域技术,建议采用"多模式"镇痛方法。除区域性阻滞外,非甾体抗炎药是非常有效的超前镇痛药,但其使用受到对肾和胃肠道不良反应的担忧的限制。其中术中单次剂量的 COX-2 抑制药帕瑞昔布具有较低的胃肠道不良反应率。

5. 并发症防治

(1)术中低氧血症:在手术侧肺完全塌陷后。如果 SpO_2 低于 90%,则采用人工辅助通气或同步间歇机械通气($FiO_2 = 100\%$,VT 3~5 ml/kg,可以使用 RR 12~15/min,氧气流量 4~5 L/min)。当手术侧肺完全塌陷时,手术侧的气道阻力高于对侧的气道阻力。在低潮气量通气期间,空气会进入对侧肺,这不会导致手术侧肺膨胀,并且对手术操作的影响可忽略不计。非插管 VATS 手术依赖于人工气胸的产生,肺功能塌陷至功能残余容量。为外科手术操作提供了足够的空间。由于产生这种开放性气胸导致的缺氧通常是最小的,如果在深度镇静和全身麻醉下,可以通过鼻插管,文丘里面罩或适合的面罩和声门上气道装置等方法的使用纠正术中低氧血症。

(2)高碳酸血症:可由非插管手术期间通气不足引起。如果 $PaCO_2 \geqslant 60$ mmHg,则采用人工辅助通气或同步间歇性机械通气($FiO_2 = 100\%$,VT $3 \sim 5$ ml/kg,RR $12 \sim 15$/min,氧气流量 $4 \sim 5$ L/min)及调整丙泊酚和瑞芬太尼注入速度。若上述治疗未能改善高碳酸血症,$PaCO_2 \geqslant 80$ mmHg,则可以考虑改变麻醉方法。对于肺动脉压升高,颅内压升高和心律失常的患者应该避免这种情况,"允许性高碳酸血症"是一种公认的通气技术。患者可以很好地耐受并在术后立即消退。

(3)咳嗽:非插管 VATS 期间未预测的肺运动和咳嗽可能给外科医师带来操作困难。局部阻滞或镇静不足可能导致高反应性或咳嗽。然而,即使有足够的阻滞和镇静,牵拉支气管也可能刺激引起咳嗽反射。硬膜外相关的交感神经阻滞也可导致支气管张力增加和高反应性。可采用不同的技术来防止这种情况。瑞芬太尼镇静可能有助于避免咳嗽反射,这应该谨慎管理,因为过量使用可能导致呼吸抑制和呼吸暂停。对特定群体主张使用迷走神经阻滞,这可以在外科医师的直视下安全地进行且效果良好,用利多卡因喷雾到肺部表面可能有益,或在手术之前给予吸入或雾化利多卡因可有助于预防咳嗽反应。

三、机器人系统辅助胸科微创手术麻醉特点

随着微创外科手术的进展,新技术的利用率不断提高。达芬奇机器人系统于 2000

年通过美国 FDA 认证,是目前最先进的微创技术,迄今已发展了四代(标准、S、Si、Xi),得到了人们的认可。机器人胸外科手术的数量激增。目前使用达芬奇机器人系统进行的胸部外科手术有:胸腺切除、纵隔肿物切除术,胃底折叠术,食管夹层,食管切除,肺叶切除等。优势之一是住院时间更短、疼痛更少、失血和输血更少、瘢痕最少、恢复更快,并且可更快地恢复正常活动。

1. 术前评估与优化　机器人辅助胸腔镜手术的术前评估过程与视频辅助胸腔镜手术的术前评估内容一致,同样强调并存的心肺疾病。心脏评估应从病史和体格检查开始,重点放在功能和运动能力评估上,行心电图检查。对于功能状态较低或有明显并发症的患者,可行超声心动图或心脏负荷测试。对于心血管功能受损的患者,应重新考虑手术方法,以最大限度地降低对患者的风险。肺部评估包括胸部 X 线、外科评估和规划所需的计算机断层扫描测试。肺功能测试和基线动脉血气分析可评估手术的可行性,预测术后肺功能。术前对术后疼痛控制方式的讨论将与手术团队制订一个计划,并让患者有时间了解风险和好处。虽然机器人辅助胸腔镜手术的小切口可用局部麻醉浸润、肋间神经阻滞和多种方式的镇痛药,但考虑硬膜外或椎旁镇痛。在患有更严重的肺部疾病、对镇痛药耐受、对阿片类药物敏感或转换为开胸手术的可能性较高的患者,这些模式的好处可能大于风险。在术前访视时,也应该向患者介绍术后镇痛方法,如患者自控静脉镇痛和口服药物。

手术前的医学优化应侧重于可改变的危险因素和控制并发症。老年患者和慢性阻塞性肺疾病患者应做好术前准备,如戒烟、康复、营养和锻炼。根据术前病史,体格检查和实验室检查,可进行营养评估,并改善生理储备和纠正营养不良引起的贫血。应尽可能在预定的手术日期之前尽早戒烟。胸外科医师

协会普通胸外科手术数据库的回顾性数据库研究表明，随着戒烟时间的延长，曾经吸烟的患者术后发生肺部并发症和死亡的风险下降。

2. 术中考虑的因素

(1)患者体位：机器人设备对麻醉工作区的侵入限制了麻醉医师进入。最终定位之前需要进行充分的准备，因为一旦对接机器人，就很难重新调整患者或设备的位置。牢固的气管插管及足够的呼吸回路延伸是必不可少的。许多程序要求将手术台从麻醉机上移开，并使机器人位于患者头部上方，限制进入患者气道的通道。麻醉医师将无法方便地接触患者。在对接之前，必须事先延长静脉输液管线，并且注射端口或旋塞阀位于可及的位置，监护仪和患者保护设备加以固定以确保不会扭转或移位。必须建立足够的静脉通路和必要的监测和较长的麻醉呼吸回路。应进行定位测试，评估心血管功能和通气情况。必须注意保护任何潜在的受伤部位，特别是面部、周围神经和压力点，包括那些可能因沉重的机械臂而受损的部位。在操作过程中不允许进行任何类型的移动。对接机器人器械时患者的运动可能会导致内部器官和脉管系统的撕裂或刺破，并可能造成破坏性后果。使用机器人系统进行纵隔肿物切除术需要一个最佳的手术位置。患者体位置于30°右卧位或左侧卧位的不完全侧立位置。抬高一侧的手臂被尽可能地放在患者一侧，这样外科医师就可以为机械手臂获得足够的空间。手术切口均经胸部，在使用机器人时要考虑的具体问题是保护所有压力点，避免患者术侧手臂过度伸展，可能会对臂丛造成损害。使用达芬奇机器人手术系统，手术中不允许在机器人对接后改变手术室手术台上患者的位置。必须特别注意抬起的手臂或头部，以防止机械手臂造成挤压伤。外科医师和麻醉医师之间必须就机器人的位置和功能进行密切沟通，必须采取所有适当的措施，包括使用软垫和避免手臂过度外展等措施。应使用其他装置保护抬起的手臂。

(2)麻醉技术

①术中监测：行标准监测，包括心电图、血氧饱和度、呼气末二氧化碳和中心温度。行有创动脉监测，以便监测动脉血压并可行血气分析监测可能发生的由于机器人器械操作不当或者压迫心脏引起的血流动力学不稳定和心律失常等。这些循环波动多在置入Trocar和取出标本时出现，在显示器上可以观察手术步骤，识别血流动力学波动的原因，并及时提醒外科医师移动器械或者松开标本以快速恢复。此外，手术医师对机器人器械的熟练程度，可能无意间引起组织损伤并出血，麻醉医师应密切关注手术进程。

②呼吸管理：使用机器人系统进行胸科微创手术的患者需要使用肺隔离设备。传统的方法采用双腔支气管或支气管封堵器来施行单肺通气。DLT和支气管封堵器均与气道并发症有关，包括咽喉痛、声音嘶哑、关节突脱位，以及机械通气对呼吸功能的继发影响等。实践证明，喉罩通气是一种容易操作的、无须借助喉镜暴露声门的通气方法，使用便捷、成功率高，是气管插管无效时的替代工具。这种方法具有可行性和安全性。在置入机器人手臂之前，必须在整个过程中保持完全的肺萎陷。机器人手术时，术中常需建立人工气胸来实现患侧肺萎陷，麻醉医师首先关注的是 CO_2 气胸的安全性，必须认识到二氧化碳人工气胸和单肺通气期间的低氧性肺血管收缩等会加重低氧血症及高碳酸血症，造成肺血管收缩，气道峰值压力增加，通气血流比例失调，在胸腔内吹入的作用及其可能引起的血流动力学不稳定，包括阻塞静脉回流和严重的低血压。人工气胸期间发生高碳酸血症，但是这种"允许性高碳酸血症"的状态通常可以很好地耐受，允许性高碳酸血症作为一种保护性通气策略，可有效避免气道压增高和肺损伤，已经广泛应用于呼吸系统

需要机械通气的疾病。尽管使用喉罩联合人工气胸方法进行手术期间动脉二氧化碳分压高于全身麻醉，但氧合作用通常相等或更好。

应采用保护性通气策略，呼气末正压 $5\sim10~cmH_2O$ 下最小化潮气量（潮气量 6 ml/kg）进行通气。这种策略的好处不仅在于最大限度地减少肺部损伤的风险，而且还减少了单肺机械通气期间纵隔的振荡。这样可以为手术提供稳定且最佳的空间，有助于减少外科手术器械对心脏的压力，从而有利于外科手术。

③精准管理：最佳的术后镇痛和早期恢复正常活动已经成为麻醉管理的新目标，手术的精确麻醉可以在康复过程中发挥重要作用。在考虑患者安全性之后，麻醉的目的是通过提供最佳的液体管理、镇痛、减少术后恶心和呕吐和认知功能障碍、改善康复和缩短出院时间及提高总体患者满意度。

④应急管理：机器人辅助手术中团队成员之间的密切沟通十分重要。紧急情况的管理（包括心搏骤停）具有挑战性，如果发生真正的紧急情况，如心搏骤停或意外脱管，在严重气体栓塞情况下，机器人的对接会限制复苏。因此在机器人辅助的胸腔镜手术中还需要考虑的另一个问题是，需要卸下机械手臂并将其仰卧。因为机器人严重阻碍了急救复苏或开胸手术的进展，所以操作团队必须熟练掌握快速拆卸机器人的方法。需要麻醉医师及早对系列问题进行培训，并培训外科团队以在紧急情况下快速拆卸机器人系统，以防止复苏延迟。

胸科微创手术是一种越来越完善的技术，麻醉医师和围术期团队对临床结果和患者满意度产生巨大影响。应采取以下措施：麻醉医师应能够在手术期间转换麻醉方式并防治各种并发症，如低氧血症和高碳酸血症；他们必须能够在门诊 VATS 手术期间以精确剂量使用适当的麻醉药物。手术人员必须在手术前准确评估病情，并建立完整而系统

的出入系统，以确保患者的安全；必须轻柔地进行手术，以减少术后炎症；由于缺乏胸腔引流，术后处理变得非常困难。有必要建立一套完整、规范和系统的流程，并保证包括患者选择、术前准备、手术方法、术后管理在内的系统出院标准和随访制度，确保患者安全，保证良好的麻醉效果至关重要。

四、微创心脏外科手术的麻醉特点

微创心脏外科是心血管外科兴起的一项新技术，是现代医学的发展趋势，微创心外科的希望：①避免使用体外循环；②避免使用氧合器和复杂的体外循环管道系统；③避免纵劈胸骨；④避免钳夹主动脉；⑤避免使用大的手术切口。此类手术对麻醉管理要求较高，在适当麻醉深度的情况下，维持心肌的稳定性，维持缓慢的心率和稳定的循环，在保证心肌氧供需平衡的同时，为手术提供清晰的术野。胸腔镜微创技术已应用于多种心脏疾病的外科手术治疗，与传统开胸手术相比，其创伤小、并发症减少、术后恢复快，术后使用正性肌力药物的比例显著降低，术后平均带管时间和住院时间也显著缩短。机器人辅助小切口直视下的心脏手术也得到越来越多的外科医师和患者的认可。但这些微创手术也存在一些局限性，其牺牲了正中开胸良好的手术视野和动静脉插管的条件。在右侧经胸入路时需要萎陷遮挡在心脏前方的右侧肺叶。有的手术需从颈内静脉和股静脉穿刺行上下腔静脉插管引流静脉血液，从股动脉穿刺行动脉插管。较小的手术操作空间也给外科医师带来操作困难。无法常规施行心内除颤，也给体外循环后心脏复苏增加了难度。为了创造良好的手术条件，微创技术也给手术的麻醉管理带来的极大挑战。除需掌握各种心脏疾病病理生理，还需精准掌握经右颈内静脉置入上腔静脉引流管等操作技术，双腔导管进行单肺通气管理，术中经食管超声的应用等。这些都对新时代的麻醉医师提出了新

的要求和挑战。微创心脏手术需重点注意。

1. 麻醉前评估　应重点评估心、肺等重要脏器的功能、外周血管疾病及胸廓解剖等。依据分析病史和冠状动脉造影、超声心动图、心肌酶等重要检查等化验结果，评估患者左右心室功能、冠状动脉狭窄程度、肺循环情况。应重点了解患者有无充血性心力衰竭、心肌梗死病史及心肌缺血的程度。可根据 X 线胸片、动脉血气、肺功能检查及患者平时症状等评估患者肺功能。肺功能不全，无法耐受单肺通气的患者则不适宜行胸腔镜下心脏手术。由于腔镜下心脏瓣膜手术采用经皮股动静脉插管建立体外循环，在股动静脉插管引流不佳时可能加用上腔静脉辅助引流，需在超声引导下行左侧颈内静脉穿刺监测 CVP，右侧颈内静脉则置入上腔静脉引流管作为上腔静脉辅助引流使用，术前应常规做超声检查排除主动脉严重硬化、大量粥样斑块或主动脉夹层的存在，以避免在建立外周体外循环时引起脑栓塞等严重并发症。

2. 麻醉前准备　良好的术前准备有利于降低麻醉和手术的风险。对于呼吸储备功能减低的患者应及早给予戒烟、控制肺部感染、雾化吸入、加强深呼吸和排痰训练等处理。对于患者术前正在服用的药物，目前的观点认为除了血管紧张素转化酶抑制药、血管紧张素 II 受体拮抗药和利尿药之外，其他的药物均应用至术日晨，尤其是 β 受体阻滞药。β 受体阻滞药不仅具有良好的降压和抗心律失常作用，还可有效地控制术中心率，降低心脏做功和心肌氧耗，增强围术期心肌对缺血的耐受性。术前可采用苯二氮䓬类、吗啡等镇静药物，使者进入手术室时呈轻度嗜睡、对周围环境淡漠的状态，以消除其紧张情绪，避免心肌缺血发作。但应注意对于全身情况和心功能较差的患者，术前用药应酌情减量，以防止出现血压下降和呼吸抑制。

3. 麻醉药物　此类手术创伤小、术后恢复快，麻醉药物的选择除避免心血管功能抑

制外，可考虑短效药物，有利于患者术后早期拔管，缩短在 ICU 的停留时间。

(1)右美托咪定具有镇静、镇痛及抗交感神经的作用，可以抑制交感神经冲动的发放，保持了血液中儿茶酚胺含量的相对稳定，减轻应激反应，有利于维持血流动力学的相对平稳。入室后泵注右美托咪定，可减少有创操作时患者的应激反应。右美托咪啶具有中枢神经系统保护作用，降低围术期认知功能障碍的发生率且对呼吸中枢无明显抑制，适用于冠心病和瓣膜狭窄患者的麻醉。

(2)阿片类药物的合理应用对于抑制应激反应、维持血流动力学稳定起到至关重要的作用。目前对心肌抑制最轻的阿片类药物为芬太尼。强效镇痛药舒芬太尼近年也广泛应用于心血管手术的麻醉。与等效剂量的芬太尼相比，舒芬太尼起效快，手术应激引起的血流动力学及激素水平变化更小，比芬太尼诱导对冠状动脉旁路移植术患者血流动力学更趋于平稳。在先天性心脏病、瓣膜置换、冠状动脉旁路移植术中应用舒芬太尼，麻醉深度容易控制，其临床麻醉效果较为满意。瑞芬太尼作为短效镇痛药可控性强，持续泵注无蓄积效应，也可用于"快通道"心脏手术麻醉。对于采用单肺通气技术的患者，与静脉麻醉药不同，挥发性麻醉药能抑制低氧性肺血管收缩。为了减少吸入麻醉药对氧合的影响，吸入麻醉药应使用最小浓度。

4. 术中监测

(1)常规监测无创血压、脉搏、血氧饱和度、呼气末二氧化碳、心电图。强调温度监测(鼻咽温、直肠温/膀胱温)，且应放置桡动脉导管和中心静脉导管，持续动脉、中心静脉测压。有条件还可以进行心排出量、脑氧饱和度、镇静深度监测等。

(2)微创心脏手术比传统开胸心脏手术主动脉阻断时间和体外循环时间均明显延长，积极的心肌保护和脑保护至关重要。具体措施包括保证足够的动脉灌注流量，冰帽

降低脑的代谢，术中严密监测 CVP，避免静脉引流不畅导致大脑灌注压降低，同时经颅多普勒超声应作为常规监测。

（3）微创心内手术过程中，推荐常规放置 TEE 探头。TEE 可以及时评估心脏功能和容量，指导术前容量管理及血管活性药物的应用。在股动、静脉置管过程中，TEE 还可引导插管的定位，确保引流管管尖在下腔静脉距右心房开口前 1~2 cm 处，避免导管过深导致引流不畅、过浅导致右房仍有血回流影响手术视野。术中可协助观察心脏内是否有气体残留，避免心腔内气体排出不充分而导致冠状动脉及颅内血管的栓塞。在停止 CPB 后，TEE 实时监测有无残余房室缺、瓣周漏等并发症，评估人工瓣膜运动及功能、心肌收缩力和前后负荷等心功能，指导调节血管活性药物用量和输血输液量，以及评价手术效果。

5. 麻醉管理

（1）循环管理：对于不进行体外循环的胸腔镜心脏手术，如非体外循环冠状动脉旁路移植术，麻醉重点在于维持心肌的氧供需平衡。既要在保证心脏不停搏的情况下将心率控制在较慢的水平以满足手术操作的需要，又要保证患者在非体外循环的状态下重要脏器的血供充足。应维持血压在适合的水平，血压过高心脏做功增加、心肌氧耗增加，加重原有心肌缺血，且出血量增多，术野不清晰，增加手术难度；血压过低，无法保证重要器官的血液灌注。术中一般将心率控制在每分钟 40~60 次。诱导性心动过缓可通过一些有效的措施实现。

①合理的术前用药：缓解患者紧张、焦虑的情绪，适当使用镇静药物。结合患者心脏疾病用药情况，可适当使用 β 受体阻滞药、钙通道阻滞药等，术前将患者的心率控制在每分钟 60 次左右，以利于术中对心率的调控。

②调整心脏前后负荷：心脏疾病患者对心脏的前后负荷非常敏感，前后负荷的改变会引起血压改变，导致心率改变，将患者的前后负荷调整至合适的水平，有利于对于心率的调控。

③维持适当的麻醉深度：维持与手术刺激相适应的麻醉深度是诱导性心动过缓实施的重要保证，主要通过静脉用镇静药、阿片类镇痛药、肌肉松弛药及吸入性麻醉药等来实现。可根据 BIS 等监测指导药物调控。术中要注意上述药物浓度的维持，根据手术刺激的强度及时地调整麻醉深度，以避免麻醉过浅引起的有害性神经反射、心率增快或麻醉过深导致的严重低血压、心搏骤停等。

④适当使用血管活性药物：包括调节交感活性的药物（中效或短效 β 受体阻断药）及副交感活性的药物（M-受体激动药）等，必要时可应用钙离子通道阻滞药。在对心率进行调整的同时，对血压进行控制，血压高会导致出血量增加，术野不清晰。

胸腔镜下心脏微创手术的手术时间明显长于传统的正中胸骨切开的心脏外科手术。经体外循环的患者中，心脏复跳时间延长，心肌收缩力欠佳，常需要静脉辅助肾上腺素，心脏才逐渐复跳。由于切口小，心脏复跳时外科医师手指无法伸入按压左心室及按摩冠状动脉，左心腔内可能残留较多气泡。随着心脏的跳动，一部分气泡进入冠状动脉造成心肌缺血，ST 段抬高。此时，除了外科医师摇动患者外，麻醉医师可配合遥控手术床使患者呈头低足高位，以利于排气。循环功能的维护，术中应严密监测 MAP、CVP 和 ECG 的变化，分离上腔静脉和主动脉插灌注管时需时较长，甚至损伤大血管造成快速出血，引起低血压、心律失常等。可加快输液、静脉注射葡萄糖酸钙、麻黄碱等使血压回升。

（2）呼吸管理：胸腔镜下心脏手术麻醉管理的特点在于呼吸管理和配合，其目标是尽量保持开阔、安静的术野，在满足手术操作要求的同时避免缺氧和二氧化碳潴留。胸腔镜下心脏手术的术野在右侧胸腔，在体外循环期间尤其是阻断上、下腔静脉期间可以停止肺通气,使双肺萎陷,可获得满意的胸腔内术野,需要呼吸配合的主要步骤是在体外循环之前或之后的手术操作阶段。在成人或较大体质量患儿中,通常采用肺隔离技术,使用双腔支气管导管插管,术中行左侧单肺通气,并采用听诊法及纤维支气管镜联合定位,在保证术侧肺充分萎陷的同时实现对侧肺通气。可供选择的肺隔离技术有双腔气管内导管、Univent 管和支气管封堵导管。双腔管可行持续正压通气,并能对塌陷侧肺进行吸引,但仍有其局限,如术后需换管和行再次气管内插管。选择合适的双腔管型号,插管时避免暴力操作,减少咽喉声带损伤水肿,导致再次插管困难。Univent 管和支气管封堵导管术后无须换管,但不能行持续正压通气,也不能对塌陷侧肺进行吸引。但在较小体质量患儿中,由于缺乏合适型号的双腔支气管导管,故只能进行单腔气管导管插管及双肺通气。

在对重要部位进行操作步骤时(如上腔静脉套带,右房、主动脉缝荷包线等),也以手控通气配合手术操作,进行关键操作时甚至可暂停呼吸数秒,以便手术操作快速完成。为实行有效肺保护,还应该减少对肺的机械性损伤,充分的静脉引流、转流中做好左心减压,加强术中吸痰,预防左房过度充盈和肺血管膨胀,复跳后充分膨肺,预防肺不张,还应该控制输血输液速度,防止复张后肺水肿等。

预防和纠正低氧血症,减少术后肺部并发症发生是微创心脏外科手术麻醉呼吸管理的重点。为改善氧合,可采取保护性肺通气策略,小潮气量(5~8 ml/kg)、高频率(每分钟 16~20 次)、吸气末正压通气(PEEP:4~6 cmH$_2$O),辅以间断手动膨肺和吸呼比 1:(1.5~2)的间歇正压通气模式(IPPV)行单肺通气。根据 SpO$_2$、P$_{ET}$CO$_2$ 和血气等调整呼吸参数。若单肺通气难以维持,则需请手术医师暂停手术操作,待血氧正常后再行单肺通气。如果经过以上努力仍无法改善,则

改为开放性手术。

(3)液体、体温管理:维持心肌的氧供需平衡,需要合适的心脏前后负荷、优化的液体管理。心脏疾病患者对容量变化非常敏感,通常对低血容量耐受性差,输液量相对过多又加重心脏负荷,可能诱发心功能衰竭、急性肺水肿。小切口手术操作空间小,在不停跳心脏表面进行冠状动脉吻合,要求心脏体积适合、心跳缓慢(每分钟 40~60 次),应合理输液并联合适当地使用血管活性药物,将患者的前后负荷调整至合适的水平,也可使用 TEE 指导补液使血压及心率在合适的水平。

在体外循环过程中停呼吸,体外循环后继续单肺通气,以利于暴露术野行胸内止血。注意输血、输液速度及晶、胶体比例,防止输入晶体液过多导致左心房压过高及胶体渗透压过低,引起肺水肿。充足的容量对保证血流动力学的稳态和器官灌注十分重要,术中应用胶体液可减轻肺间质的水肿。

对于早期拔管患者,因低温使静脉麻醉药排泄减慢,延长苏醒。低温使凝血酶活性受抑制,术后溶血增加,从而引起失血和输血带来的并发症。苏醒期低温患者易寒战,增加心肌耗氧量,导致室性心律失常的发生。术毕时应积极纠正低体温。

6. 术后镇痛　手术后切口痛及肋间神经痛会影响有效的胸廓扩张、咳嗽和呼吸,增加心肌氧耗,导致术后肺不张、肺炎,部分患者会转为慢性疼痛。术后需要提供有效的镇痛,改善呼吸功能,减少术后并发症。由于使用抗凝药物,有增加硬膜外血肿的风险,硬膜外镇痛受到限制。可通过肋间神经阻滞,以及 PCIA 等获得良好的镇痛效果。

五、微创胸腔镜和机器人二尖瓣成形术的麻醉处理

机器人辅助二尖瓣成形术(MVR)的逐步普及,部分原因是对患者有许多潜在的益处,包括患者整体满意度较高、住院时间较

短、术后疼痛减轻、更快恢复正常日常活动、手术部位感染发生率较低和血制品输注率减少。由于增强的立体视觉,许多外科医师已接受二尖瓣手术的机器人方法,当与传统的胸腔镜器械相比,能同时控制多个器械,并增加工作机器臂在胸腔内的移动。机器人辅助二尖瓣成形术的操作精细,要求麻醉医师采用许多亚专业技能,包括区域麻醉和镇痛技术、胸科麻醉实施要点尤其是单肺通气(OLV)、心脏麻醉和经食管超声心动图(TEE)。

(1)术前计划:心脏手术后最佳患者结局的获得需包括手术医师、麻醉医师、灌注师、护士和手术助手在内的围术期团队所有成员间的慎重交流和计划。这点在机器人心脏手术操作前尤为重要,因为手术和麻醉技术常不同于"标准方法",有许多可能的选项来实现类似的目的。必须确定区域麻醉和镇痛干预的模式和时机;必须规划体外循环(CPB)的实施,特别是静脉插管的数量、类型和位置;应说明心肌停搏液使用的方法;应确定术后即刻的处置方式,以确保提供适当人员和其他资源,无论是重症监护病房(ICU),次危重病房还是恢复室。

(2)镇痛:尽管某些机器人辅助 MVR 报道的疼痛评分降低并不是无痛,但一些研究者发现了类似的术后疼痛评分,无论心脏手术是采用标准胸骨切开还是微创途径。以阿片类药物为基础的静脉镇痛方案可用于标准胸骨切开或微创途径的二尖瓣手术。以阿片类药物为基础的镇痛方案伴随麻烦的不良反应,如术后恶心呕吐和麻醉苏醒延迟,后者可能干扰手术结束时患者拔管的努力。作为阿片类药物的备用方案,可采用一些区域麻醉和镇痛技术。可选的区域麻醉技术包括鞘内注射阿片类药物或局麻药、胸段硬膜外置管、肋间神经阻滞(ICNB)或椎旁神经阻滞(PVNB)。长效脂质体丁哌卡因局部切口浸润也是一种选择。

(3)单肺通气和二氧化碳气胸:机器人辅助 MVR 是经右胸小切口和工作口完成的,手术需要右肺塌陷,二氧化碳注入右胸和左肺单肺通气。肺分离可通过双腔气管导管(DLETT)或使用标准的单腔气管内导管加支气管封堵器(SLETT)。这两种方法都可使用,使用左侧 DLETT 更佳。最初放置DLETT 时更具挑战性,与 SLETT 加支气管封堵器相比时,研究发现,右肺更容易塌陷。伴随右肺反复充气和放气,右侧支气管封堵器发生移位相对频繁,尤其是 CPB 开始后。最后,如果需要,当支气管封堵器在位时,右肺应用持续气道正压(CPAP)更困难。尽管如此,如果证实患者插管困难,可优先考虑SLETT 加支气管封堵器。手术结束时在手术室可拔除几乎所有患者的气管导管,关于将 DLETT 换成 SLETT 的决定很少成为问题。

机器人心脏手术期间,与 OLV 相关的术中低氧血症已充分阐述。即使 CPB 开始前 OLV 没有问题,低氧血症往往在 CPB 开始后特别严重。这种情况下低氧血症的机制认为是经非通气侧肺的血液分流增加和通气侧肺中通气灌注匹配受损。在 OLV 期间低氧血症的治疗可包括常规策略,如通气侧肺应用呼气末正压(PEEP)和非通气侧肺应用CPAP。通气侧肺使用 PEEP 快速且容易实施,但可能增加至非通气侧肺的血液分流,并矛盾地恶化氧合。对非通气侧肺提供 CPAP能可靠地改善氧合。在非通气右肺中即使提供低水平的 CPAP,会很快被通过放大的立体视觉观察术野的外科医师发现。外科医师更喜欢间歇双肺通气,而非右肺使用 CPAP。在双肺通气期间,外科医师可进行其他手术操作,如缝合腹股沟切口。

在右肺塌陷后进行右胸注入二氧化碳。二氧化碳注入胸腔减少 CPB 结束时出现的心内空气量,并降低手术部位着火的可能性。尽管这一并发症少见,但张力性二氧化碳气胸可能使血流动力学受累及。将右半胸的压力限制在10mmHg，注入速度2～3L/min，可降低张力性二氧化碳气胸的风险。

与机器人MVR有关的一个独特的关注点涉及除颤。小切口无法实施体内除颤，由于手术野的范围需要采用改良部位的外部电极除颤。二氧化碳气胸的存在使这一状况更加复杂化，因为CO_2作为电绝缘体进一步妨碍了除颤的努力。如果证实最初的体外除颤失败，应考虑恢复双肺通气，以减少通过胸腔的电阻抗。

（4）管路安置和转流插管：微创途径心脏手术意味着外周插管建立CPB。但有不同的CPB插管策略，特别是静脉回流管路。根据外科医师的偏好可以选择不同的心肌停搏液输注策略。此外，患者因素，如明显的主动脉瓣关闭不全，可能需要采用心肌停搏液逆行灌注。麻醉医师可能需要负责为体外循环的静脉引流或输注心肌停搏液安置管路。这些管路的位置和数量可能反过来影响用于压力监测、输液和给药额外通路的选择。

CPB静脉引流的主要方法是通过股静脉置管，该插管被推进至右心房（RA）或上腔静脉（SVC）。追加静脉引流可通过右颈内静脉（RIJ）插管的方法来完成，并在TEE引导下进入SVC。SVC插管可完全由麻醉医师放置，管道绕过手术铺单至体外循环机；或者，由麻醉医师将一个小的单腔插管插入靠近锁骨的RIJ。这一通路准备进入手术野。之后，在TEE引导下，手术医师使用该插管引入导丝、扩张器并最后置入钢丝加强型静脉插管。追加静脉引流也可通过市售的肺内吸引装置提供。这种顶端带有气囊的导管设计类似于短的肺动脉导管，并通过导引鞘插入RIJ。肺内吸引装置的顶端在TEE引导下前进至肺动脉主干位置，在肺动脉分叉数厘米处，随后通过真空辅助引流连接至CPB回路。

除了准备进入手术野的小型管道，作者

将第二管道置入RIJ的位置，以便在两者之间放置手术铺单。第二根导管主要用于药物输注和中心静脉压监测。中心静脉管道放置的确切类型取决于麻醉医师的偏好。对于机器人MVR病例，作者不使用肺动脉导管。如果使用肺内吸引装置，可以在CPB开始前转换成肺动脉压，尽管一旦给予鱼精蛋白，就要移除肺内吸引装置。

RIJ也可用于放置经皮冠状静脉窦导管用于逆行灌注心肌停搏液。逆行灌注心肌停搏液可选作心脏停搏的唯一方法，或因患者因素（明显的主动脉瓣反流）。TEE、透视或两者一起用于确认冠状静脉窦中的导管的位置。

通过左桡动脉导管完成动脉压力监测。优先选择左桡动脉，右手臂沿着患者右侧位于床边的外科医师的前方，并且在手术时难以接近。如果计划使用主动脉球囊阻断升主动脉顺行灌注心脏停搏液，则需放置双侧桡动脉导管。假定右侧桡动脉压力波形衰减代表主动脉内球囊移动导致无名动脉阻塞，应及时用TEE检查主动脉内球囊的位置。术中脑血氧监测也被认为是检测主动脉内气囊移位和无名动脉阻塞的一种手段。

（5）经食管超声心动图：机器人辅助MVR的操作在很大程度上依赖术中TEE。除了诊断二尖瓣病变和评估手术成形外，TEE还用于检测可能影响手术实施的其他异常发现。存在超过轻度主动脉瓣反流可能需要采用逆行灌注心肌停搏液。心房水平的分流可能使股静脉导丝和插管的通过复杂化。

机器人和微创心脏手术中放置导丝和插管期间需实时引导是TEE的独特作用。股动脉插管期间，尽管动脉插管本身不显影，但持续TEE成像能确保导丝成功进入降主动脉。当使用主动脉内球囊阻断系统时，TEE进一步用于验证主动脉内球囊最终位于主动脉根部上方约2cm。TEE也可监测来自股静脉导丝的通过情况。理想情况下,导丝将通过 RA 且顶端位于 SVC 中。有时股静脉导丝误穿过未闭的卵圆孔或在右心耳内盘绕。也可监测从 RIJ 引入 SVC 的导丝和静脉插管的位置。如果计划经皮冠状静脉窦插管和放置肺内吸引,TEE 在确认这些装置的位置中也非常有价值。

机器人辅助二尖瓣成形术为需要二尖瓣手术的患者提供了显著的益处。这种技术的独特之处为参与这些手术的麻醉医师提供了挑战和机遇。

六、微创介入心脏瓣膜手术:经皮主动脉瓣置换术(TAVR)

经导管主动脉置换术(TAVR)是指将组装好的主动脉瓣经导管置入到主动脉根部,在功能上完成主动脉的置换。该手术具有微创、手术时间短、无须体外循环辅助等特点,是微创心脏手术常见的手术类型。

2017 年,美国心脏协会(AHA)/美国心脏病学会(ACC)及欧洲心胸外科学会(EACTS)指南推荐,对于手术风险较高(STS 评分或 EuroSCORE Ⅱ≥4%,或 Iogistic EuroSCORE≥10%,或具有虚弱、瓷化主动脉、胸廓畸形等其他危险因素)的症状性重度主动脉瓣狭窄(AS)患者,应基于患者特质,权衡开胸主动脉瓣置换手术和 TAVR 的利弊。

TAVR 可选择多种手术路径,可经股动脉、心尖、主动脉、颈动脉、锁骨下或腋动脉入路,其中经股动脉和经心尖路径两种方式最为常用。年龄较大且股动脉入路可行的患者更适于接受 TAVR。

在 TAVR 过程中,外科医师和麻醉医师需要十分熟悉导管入路的解剖路径,时刻评估置入跨瓣导丝、球囊扩张主动脉瓣、装载瓣膜、释放瓣膜、球囊扩张瓣膜的效果。使用 TEE 评估主动脉瓣,观察其形态、活动度及瓣环大小,评判其狭窄程度,反流程度及瓣环

与冠脉开口间距。

1. 麻醉方式选择　TAVR 可选择全身麻醉、监护麻醉(MAC)或局部麻醉。经锁骨下、升主动脉及心尖路径的手术创伤大、刺激强,常规选择气管内插管全身麻醉。其他推荐全身麻醉的情况包括:一般情况差或心衰不能平卧者;可预见的困难气道,如强直性脊柱炎、张口受限、病态肥胖、Mallampati 评级Ⅲ级以上者;老年痴呆症或精神疾患等不能合作者;初期开展 TAVR 手术的中心。对于一般情况尚可的经股动脉路径患者可以选择 MAC 或局部麻醉方式。全身麻醉和 MAC 或局部麻醉的优劣目前尚存争议,麻醉方式的确定需综合考虑手术方式、患者情况、术者因素和麻醉科医师经验等。

2. 术中管理要点　TAVR 的麻醉管理同心血管外科麻醉的原则一致,都是为了保证患者术中生命体征平稳,确保手术顺利完成,因此团队合作是 TAVR 成功的基础。

(1)主动脉瓣狭窄(AS):AS 患者循环管理因左心室后负荷长期增高,使左心室壁肥厚,心室顺应性和舒张功能减退。麻醉中应注意如下内容。

①保证充足的前负荷,麻醉药物的扩血管作用可导致有效循环血量相对不足,因此推荐在 TEE 指导下调整适宜的左室前负荷。

②避免心动过速,一方面可以降低心肌氧耗,另一方面改善舒张期的心室充盈、保证足够的冠状动脉灌注。

③维持窦性节律,对肥厚而舒张功能减退的心室至关重要。

④维持较高的后负荷和冠状动脉灌注压。

(2)主动脉瓣反流(AR):AR 患者左心室增大、心肌收缩力下降、射血分数明显降低,但每搏输出量常常保持正常,循环管理时保持充足的前负荷、合适的心率及窦性节律、稍低的后负荷往往对患者有益,但应避免诱导时严重血管扩张、心肌抑制造成舒张压过

低、冠状动脉供血不足而引发心律失常,甚至室颤。

3. 术中特殊操作麻醉管理

(1)临时起搏器置入:透视及 TEE 下将起搏电极置于右室近心尖处,测试确保正常起搏。

(2)建立血管入路及导丝置入

①经股动脉路径 TAVR 手术,穿刺刺激轻,注意循环支持,避免低血压。

②经心尖路径刺激强,切皮前加深麻醉。

③导丝对血管的刺激可诱发迷走神经反射,应严密监测循环状态。

④导丝在跨过主动脉瓣时容易诱发心律失常,可静脉注射利多卡因处理。

(3)快速心室起搏(RVP)和球囊扩张

①AS 患者在主动脉瓣球囊扩张和释放瓣膜时需要 RVP。

②RVP 前维持内环境稳定,包括酸碱平衡和电解质稳态,血钾水平维持在正常范围内。

③维持收缩压约 120mmHg(MAP≥75mmHg),谨防循环崩溃。

④RVP 一般维持 10～20 秒,不宜过久,以免因冠状动脉灌注不足而引起室颤等心律失常。

⑤停止起搏后若出现室性或室上性心律失常,可予以胺碘酮或利多卡因等抗心律常药物。如出血持续性低血压,应用 TEE 评估后快速处理。

⑥球囊扩张未达到预期效果需第二次扩张者,应等待循环稳定后再进行。

⑦球囊扩张后若患者循环崩溃,应立即心肺复苏。室性心律失常立即电复律,复律失败者立即胸外心脏按压,同时戴冰帽脑保护,必要时可应用肾上腺素。对于不用改变手术方式,置入瓣膜后即可恢复的患者,在技术人员组装瓣膜期间应努力维持循环稳定,包括不间断胸外心脏按压,血管活性药物持续使用等。瓣膜狭窄纠正后复苏会更加容易。

⑧循环难以维持是可以选择机械循环支持的。

(4)瓣膜置入

①根据瓣膜类型,释放过程可能需要 RVP 或暂停呼吸。

②RVP 使 MAP 降至 50mmHg 左右时释放瓣膜,释放时严密观察心率和血压变化。

③RVP 结束后将起搏器再次调整至每分钟 50 次,并恢复机械通气。

④瓣膜释放过程会有一过性低血压,需密切观察,谨慎使用药物,防止瓣膜释放完毕狭窄解除后出现严重高血压。

(5)瓣膜释放后

①TEE/TTE 检查及造影复查瓣膜和冠状动脉情况。

②跨瓣膜压差减小,血压多有不同程度升高,需逐渐减少升压药的使用,也可使用短效降压药控制血压。

③对于术前有左心室功能减退者,术后仍需注意支持左心室功能。

④循环不能恢复至预计状态者,在 TEE/TTE 监测指导下补充血容量,给予药物治疗、纠正内环境紊乱、继续心肺复苏,必要时机械循环支持。

⑤如果存在严重瓣周漏且再次球囊扩张或瓣中瓣技术不能纠正,需立即建立 CPB 行开胸手术。

⑥密切注意心电图变化,尤其球囊扩张钙化主动脉瓣和置入人工瓣膜后,出现心肌缺血性改变时应及时排除冠状动脉阻塞的可能。

⑦注意出血量,关注血细胞比容的变化,当出现难以解释的容量快速下降、低血压时,应及时排除隐性出血,如腹膜后出血。

⑧鱼精蛋白中和肝素时宜缓慢输注,警惕过敏反应,并复查 ACT。

⑨经心尖路径 TAVR 手术在心尖缝合时应控制血压,避免出血或心脏破裂。

4. MAC/局部麻醉管理方案

(1)应做好紧急情况下转为全身麻醉的准备。

(2)麻醉可选用咪达唑仑、右美托咪定、丙泊酚、芬太尼类等。

(3)气道管理是难点,患者常见呼吸抑制和舌后坠,去枕后仰头位有助于维持通气。少数患者须在足够镇静深度下置入口咽/鼻咽通气道。

(4)常规行血气分析监测,若出现严重气道梗阻或严重二氧化碳蓄积,可视情况置入喉罩或气管插管。

(5)球囊扩张、RVP 和瓣膜释放过程是手术的关键时点,维持 BIS 值 40～50,绝对避免体动。BIS 值有一定滞后性,在麻醉深度的判断和处理上需要有适当的预见性。

5. 术中其他管理

(1)输血输液:高龄和心功能较差的患者,术中应保持较高的血红蛋白水平(>100g/L),以维持心肌氧供需平衡。液体以晶体液为主。

(2)肾保护:围术期应视情况采用水化方案,慎用人工胶体,密切监测尿量,适当应用利尿药。

(3)脑保护:在钙化的主动脉瓣上进行球囊扩张、瓣膜释放等操作可能会引起钙化斑块脱落,导致卒中,术中应保持适当的动脉血压、充足的脑灌注,监测瞳孔变化及 rSO_2。

6. 术中并发症防治

(1)血管损伤:术中出现血流动力学不稳定或手术后期血红蛋白持续下降,需考虑血管损伤的可能,应及时与操作医师沟通。

(2)心包积血/压塞:导丝或者起搏导线引起的静脉出血可行心包穿刺引流处理,并密切观察。TEE/TTE 监测有助于发现此类情况,一旦需要外科手术修补,应立即改为全身麻醉,积极维持血流动力学平稳,必要时快速建立 CPB。

(3)瓣膜异位置入:瓣膜置入位置过低

(左心室流出道),可能会干扰二尖瓣前叶,使心脏充盈射血受阻。瓣膜置入位置过高(主动脉根部),可能会阻塞冠状动脉开口,引起心肌缺血和心血管事件。瓣膜脱落到左心室或升主动脉、主动脉弓需要外科手术;异位瓣膜如果能安全稳定地固定在降主动脉里,则无须外科处理,只需在瓣环处另外置入一个瓣膜。瓣膜释放期间心肌收缩过强或血压过高可能导致瓣膜异位,如采用 RVP,应将临时起搏器调整到最大输出,使用非感知模式,以减少心室射血带来的风险。

(4)冠状动脉开口阻塞:较为少见,可以通过冠状动脉造影诊断。术前超声心动图和 CTA 检查可精确测量主动脉瓣环和冠状动脉开口之间的距离,从而预测这种并发症的发生。一旦确诊,可以紧急冠状动脉支架植入,无法植入支架时应紧急开胸行冠状动脉旁路移植术。

(5)传导阻滞:合并心动过缓可临时起搏器控制心率,部分患者出院前需要植入永久起搏器。

(6)瓣周漏:约 70% 的患者 TAVR 手术后存在轻度及以下瓣周漏,无须处理。中到重度瓣周漏的处理包括二次球囊扩张、圈套器、瓣中瓣置入和介入封堵。

(7)脑卒中:脑功能监测、MAC/局部麻醉下唤醒患者,评估体征或全身麻醉后尽早苏醒有助于早期发现脑卒中。

(8)急性肾损伤:TAVR 术后急性肾损伤大部分是可逆性损伤。术中维持心功能、静脉水化、使用利尿药等有助于预防急性肾损伤的发生。

7. 术后管理要点

(1)TAVR 术后推荐早期拔除气管导管,拔管时机的选择应以患者病情平稳为主。一般对于手术顺利、术后血流动力学稳定的全麻患者,术毕可以在手术室内拔除气管导管或喉罩;对于术中循环不稳定、出现严重并发症或术后血流动力学不稳定的患者,送入

ICU 待生命体征平稳后再拔管。

（2）TAVR 术后患者进行转运时，应确定患者生命体征平稳、意识清晰、无烦躁。转运过程中密切关注生命体征，推荐连续监测心电图、SpO_2 和有创动脉血压。麻醉医师应向 ICU 医师详细交班，内容包括手术经过、术中输血补液量、特殊心血管用药等。术后随访应重点关注麻醉相关并发症，并详细记录。

七、微创心脏外科的超快通道方案

微创心脏外科超快通道的发展历经半个世纪。20 世纪 70 年代，推荐在微创心脏外科手术后早期拔管；20 世纪 90 年代，推荐快通道麻醉，即术后 6～8 小时能拔除气管导管；超快通道麻醉，推荐心脏手术结束后即刻拔除气管导管。心脏手术加速康复外科（ERAS）是以循证医学为基础，达到缩短住院时间，促进术后康复的目的。

2018 年，在美国胸外科协会（AATS）年会首次发布了《心脏外科手术 ERAS 专家共识》，这是心脏外科首个 ERAS 方案共识。微创心脏外科超快通道存在以下优势：切口小、出血少、创伤应激小、低剂量阿片类药物足以抑制微创手术应激，但同时微创心脏外科也面临挑战，即微创心脏手术过程中体外循环和单肺通气造成肺损伤，增加了低氧血症的发生率。

1. 禁忌证　由于微创心脏外科手术结合了心脏外科手术（体外循环、循环波动、血液破坏、体温变化）和微创手术（创伤小、单肺通气）的特点，因此微创心脏外科超快通道存在一定的禁忌证：合并凝血功能障碍，严重脑、肝、肾功能不全，内分泌系统疾病及严重感染性疾病；有严重的精神心理疾患；急诊手术；或者怀疑或确有乙醇、药物滥用病史；慢性阻塞性肺部疾病（COPD）GOLD 分级≥2，术前动脉血气氧分压＜100mmHg，二氧化碳分压＞45mmHg；重度肺高压、血流动力学不稳定者等情况都不能实行微创心脏外科超快通道。

2. 术前准备　微创心脏外科超快通道方案的实施需要多学科参与，进行快通道麻醉，保证良好术后镇痛、早期活动和进食，从而达到减少并发症、促进康复、提升患者满意度的效果。

术前准备内容包括：术前戒烟戒酒至少 4 周。术前禁食 6 小时，禁饮 2 小时，术前 2 小时口服适量碳水化合物，术前避免使用抗胆碱药和抗焦虑药，对严重营养不良的非急诊患者应当提供 7～14 天的营养支持。

3. 麻醉管理

（1）首选短效麻醉药物，以最低剂量维持。麻醉诱导可选择依托咪酯或丙泊酚、舒芬太尼和罗库溴铵；术中维持的镇静药物可选择七氟醚或丙泊酚，以脑电双频指数（BIS）或 Narcotrend 管理麻醉深度；术中镇痛维持首选瑞芬太尼；肌肉松弛药物则首选罗库溴铵。

（2）手术结束后，在腔镜辅助下行肋间神经阻滞，于切口肋间腋后线处及上中下第 3 肋间各给予 0.75％罗哌卡因 3ml。调整内环境，维持液体出入平衡。做好保温措施，维持中心温度 36℃以上。根据手术情况提前停止输注麻醉药物，必要时给予肌肉松弛拮抗药。

4. 体外循环管理　回路低容量预充可减轻血液与回路接触产生的炎症反应，血浆胶体渗透压可以保持微循环的稳定，减轻组织水肿。适量减少预充量及预充高渗透压的液体如白蛋白等可以提高胶体渗透压。除此之外，待中心温度恢复至 36℃以上停止体外循环，避免大脑温度超过 37.9℃。

5. 气管拔管标准　苏醒期当患者生命体征如下时，便可进行气管拔管。

（1）心率控制在 50～100 次/分，平均动脉压控制在 60～110mmHg，稳定的血管活性药物用量［多巴胺＜5μg/（kg·min），去甲肾上腺素＜0.05μg/(kg·min)]，血红蛋白数值＞80g/L，无难以纠正的心律失常。

（2）外周血 pH 维持在 7.30～7.50，PCO_2 维持在 30～50mmHg，FiO_2≤0.5，PaO_2＞80mmHg，SpO_2＞94%，潮气量为 5～10ml/kg，呼吸频率控制在 10～20 次/分，呼吸道分泌物少，自主呼吸恢复，吸气负压＞20cmH$_2$O。

（3）患者意识清楚，能听从命令睁眼，抬头伸舌等，气道防御反射恢复时。

（4）术后镇痛充分，足够的尿量[＞0.5ml/(kg·h)]，无代谢性酸中毒，无出血及凝血功能紊乱。

微创心脏外科手术的开展使患者显著获益，具有创伤小、术后恢复快、并发症少、疗效好、总住院费用少等优点。麻醉科医师则要综合考虑手术方式、患者情况、术者因素及自身的经验，对微创心脏手术患者从术前到术后进行充分的评估，做好充分的术前准备及术中管理，协同多科室加速心脏外科的康复，为患者围术期保驾护航。

（仲吉英）

第18章

泌尿外科微创手术的麻醉

泌尿外科的微创手术主要包括输尿管镜、膀胱镜、腹腔镜下泌尿系统各类疾病的微创治疗等，从泌尿系统结石、膀胱肿瘤、前列腺增生，到肾囊肿、肾肿瘤等，微创技术的发展展现了其在泌尿外科手术广阔的应用前景，并因此对麻醉提出了更高的要求。

第一节　泌尿外科微创手术的特点

泌尿外科手术大多为微创手术，或利用自然腔道，或利用人工腔道。根据泌尿系统的生理特点，不同术式的特殊要求，泌尿外科微创手术有以下特点。

1. 接受泌尿外科手术的患者年龄跨度大，以老年患者居多，易合并心血管系统和呼吸系统疾病。术前应详细询问病史，进行适当的实验室和影像学检查，对并发症进行详细的术前评估和处理。

2. 不同的手术可能要求采用不同的特殊体位，如截石位、俯卧位、侧卧位等。不同体位对生理功能有不同影响。截石位由于功能残气量减少，患者易出现肺不张与低氧血症。下肢抬高血液向中心静脉回流从而加重充血性心力衰竭，相反，由截石位迅速放平下肢时会减少静脉回流并导致低血压，区域阻滞麻醉与全身麻醉引起的血管扩张会使血压下降更明显，因此抬高的下肢放平后应立即测血压。

3. 泌尿外科微创手术主要涉及肾、肾上腺、输尿管、膀胱、前列腺、尿道、阴茎、阴囊、睾丸和精索，其感觉神经支配主要来自于胸腰段和骶部脊髓，因此非常适合实施区域阻滞麻醉。位于腹腔的泌尿生殖系统脏器的神经支配来自于自主神经系统，包括交感神经和副交感神经。位于盆腔的泌尿生殖器官和外生殖器受躯体神经和自主神经共同支配。表18-1总结了泌尿生殖系统的疼痛传导路径和脊髓水平。

4. 肾接受15%～25%的心排血量，每分钟流经肾动脉的血液可达1000～1250ml，大部分血液流至肾皮质，仅5%流经肾髓质，因此肾乳头对缺血非常敏感。在完整或去神经支配的肾，平均动脉压维持在60～160mmHg时，肾可通过自我调节维持肾小球滤过率（glomerular filtration rate，GFR）稳定。当平均动脉压低于60mmHg时，肾血流减少，最终影响GFR。泌尿外科患者常伴有肾器质性或功能性损害，麻醉和手术可显著改变肾功能，而肾功能不全将严重影响麻醉药物和其他辅助药物的药动学和药效学。因此，麻醉医师需掌握相关病理生理学，术前对肾功能做出正确的评估，术中注意保护肾灌注，维持肾功能稳定。

表 18-1　泌尿生殖系统的疼痛传导途径和脊髓投射节段

器官	交感神经脊髓节段	副交感神经	疼痛传导的脊髓水平
肾	T_8-L_1	迷走神经	T_{10}-L_1
输尿管	T_{10}-L_2	S_{2-4}	T_{10}-L_2
膀胱	T_{11}-L_2	S_{2-4}	T_{11}-L_2（顶部）、S_{2-4}（底部）
前列腺	T_{11}-L_2	S_{2-4}	T_{11}-L_2、S_{2-4}
阴茎	L_1 和 L_2	S_{2-4}	S_{2-4}
阴囊	无	无	S_{2-4}
睾丸	T_{10}-L_2	无	T_{10}-L_1

第二节　泌尿外科微创手术的麻醉选择和准备

一、麻醉选择

根据泌尿外科微创手术的不同入路、不同术式,麻醉方法可选择全身麻醉、硬膜外麻醉、脊麻-硬膜外联合麻醉(CSEA)等。

1. 全身麻醉　全身麻醉是泌尿外科微创手术最常用的麻醉方法之一。麻醉方法多选用快速诱导,气管内插管全麻或者喉罩全麻,配合肌肉松弛药,控制呼吸,肌肉松弛良好,利于手术操作。全身麻醉有利于术中进行呼吸道管理,防止气腹时高腹内压致胃内容物反流误吸、吸入性肺炎。通过调整通气量,避免缺氧和二氧化碳蓄积。适用于泌尿外科腹腔镜手术、经皮肾穿刺碎石取石术(percutaneous nephrolithotomy,PCNL)的麻醉,特别是手术时间长、手术复杂、心肺功能较差、术中血流动力学变化较大的严重疾病患者的手术麻醉。也适用于硬膜外麻醉禁忌者,或不合作的患者。

2. 硬膜外麻醉　可广泛应用于输尿管、膀胱、前列腺等部位的微创手术,也可用于手术时间较短的肾微创手术。这些手术对呼吸循环影响较少,麻醉阻滞平面要求不高,易于实施区域阻滞麻醉。但对估计血流动力学波动大、手术时间长、创伤较大者,选用气管内插管全麻或全麻联合硬膜外麻醉更为安全。

肾微创手术穿刺点选 T_{11-12} 或 T_{12}-L_1,向头端置管 3~4cm,麻醉平面上界在 T_4,可得到较好的麻醉效果。输尿管微创手术选 T_{12}-L_1、L_{1-2}、L_{2-3} 均可,L_{1-2} 较佳。如穿刺点偏低,需考虑麻醉平面不够导致的术中牵拉不适感,如穿刺点偏高,则可能出现骶部阻滞不全,导致入镜时疼痛,术中需辅用少量镇静镇痛药。膀胱和前列腺手术选 L_{2-3} 和 L_{3-4} 均可。患者能保持正常的呼吸反射,二氧化碳经腹膜或创面吸收后使血中二氧化碳的浓度增加,刺激呼吸中枢,使呼吸频率加快,潮气量加大,$PaCO_2$ 及 $P_{ET}CO_2$ 可维持正常。

3. 脊麻-硬膜外联合麻醉(CSEA)　CSEA 穿刺点不能高于 L_{2-3},否则可能损伤脊髓。因此,其可达到的麻醉平面上界较低,更适用于输尿管、膀胱和前列腺手术。

4. 全身麻醉联合硬膜外麻醉　可使全身麻醉的用药量减少,完善术后镇痛效果,术后复苏较快,复苏过程较平稳。

二、麻醉前准备

1. 术前访视　术前必须访视患者,了解病史及患者的全身状况,是否有并发症,尤其注意评估肾功能。同时了解手术的部位,以及手术是经腰或经腹进行。根据患者对手术与麻醉的耐受能力选择何种麻醉方法。

2. 对术前并发症的治疗 为了手术与麻醉的安全，非紧急手术的患者合并有严重并发症的，应先治疗并发症后再手术。酸碱与电解质紊乱者应先纠正。严重高血压、冠心病、糖尿病等应先治疗，使患者处在最佳状态时再手术。

3. 仪器准备 麻醉前必须把所需的麻醉用具、监测设备全面检查与准备齐全。

4. 麻醉前用药 麻醉前用药同一般手术麻醉。

三、麻醉药物的选择

应选用对呼吸循环影响较轻的麻醉药。

1. 全身麻醉诱导 选用咪达唑仑 $0.05\sim0.1mg/kg$，芬太尼 $2\sim6\mu g/kg$ 或舒芬太尼 $0.2\sim0.4\mu g/kg$，丙泊酚 $1\sim2mg/kg$，维库溴铵 $0.12mg/kg$ 静脉注射。也可用阿芬太尼、依托咪酯、硫喷妥钠、阿曲库铵等药物。

2. 全身麻醉维持 可采取静吸复合全麻。吸入 2% 异氟烷或 2.5% 恩氟烷（地氟烷、七氟烷）。在吸入异氟烷或恩氟烷的同时，持续微泵输注丙泊酚和瑞芬太尼，可减少吸入麻药的浓度，减少长效阿片类药物的用量，使麻醉更平稳。间断静脉注射肌肉松弛药维持良好肌肉松弛。

如患者合并肾功能不全，需注意选择对肾功能无损害、较少经肾排出的药物。肾衰竭患者由于血浆蛋白结合率低，影响芬太尼类阿片药物的游离部分，但这些药物的临床药理作用整体上不受影响。肾衰竭不影响芬太尼的清除率。与芬太尼相似，舒芬太尼的药动学不受肾疾病影响，但其清除率和消除半衰期的变异性较芬太尼大。瑞芬太尼的药动学和药效学均不受影响。吸入麻醉药对中枢神经系统作用的消退依赖于肺部排出，肾功能受损不影响这些吸入麻醉药的作用。现代强效吸入麻醉药均被证实可安全应用于肾衰竭患者。七氟烷的稳定性较差，有报道认为，血浆无机氟化物的浓度在长时间吸入七氟烷后接近肾毒性水平（$50\mu mol/L$）。但是，在人类尚未发现七氟烷损害肾功能方面的证据。在一项研究中，将七氟烷用于低流量（$1L/min$）麻醉时，复合物 A 与肾功能之间无关。

3. 硬膜外麻醉用药 局麻药可选择 $0.5\%\sim1\%$ 罗哌卡因、$1\%\sim2\%$ 甲哌卡因、0.75% 丁哌卡因和 2% 利多卡因，也可用利多卡因和罗哌卡因或丁哌卡因的混合液。辅助用药可用咪达唑仑、右美托咪定、芬太尼、舒芬太尼等。右美托咪定具有良好的抗焦虑、镇静、镇痛和极小的呼吸抑制作用，被广泛应用于术中成年患者的短期镇静，但需注意控制用药速度和用药剂量，否则容易导致心动过缓，术后长时间低血压，尤其是前列腺电切术的老年患者。

第三节 泌尿外科微创手术的麻醉实施与管理

一、肾上腺手术

肾上腺手术包括嗜铬细胞瘤、皮质醇增多症和原发性醛固酮增多症等。

1. 嗜铬细胞瘤腹腔镜手术麻醉 嗜铬细胞瘤是机体嗜铬细胞组织内生长的一种分泌大量儿茶酚胺的肿瘤，约有 90% 发生于肾上腺髓质，其余于交感神经节或副交感神经节等部位。肿瘤细胞分泌大量的肾上腺素和去甲肾上腺素，临床上可引起高血压、心律失常及代谢异常等一系列症状。麻醉处理困难，风险大。手术中的精神紧张、创伤应激、挤压肿瘤等均可诱发儿茶酚胺释放，出现严重高血压危象，甚至心力衰竭、脑出血，而一旦肿瘤血流完全阻断后又会出现严重的低血压。循环系统的这种急剧变化是麻醉与手术危险性的根本原因。麻醉医师要对病情有正确的估计，做好充分准备，选择合适的麻醉药物和麻醉方法。术中密切监测患者,掌握手术进程,处理及时、准确,使患者安全度过手术麻醉期。

(1)麻醉前访视:麻醉前访视的评估重点是术前患者是否接受了足够的 α 肾上腺素能受体阻滞药和容量替代治疗。评估的重点在于患者的静息血压、直立血压和心率,以及是否有心电图心肌缺血证据。术前应用酚苄明 10mg,每日 2～4 次口服,同时给予适当的扩容,以控制高血压和纠正容量不足;贫血者输注红细胞纠正贫血,以避免切除肿瘤后出现低血压。β 受体阻滞药主要用于控制心动过速、心律失常。多数嗜铬细胞瘤以分泌去甲肾上腺素为主,β 受体阻滞药不需常规使用,只有在给予 α 受体阻滞药后 β 受体相对兴奋,患者出现心动过速等时使用。小剂量开始用起,可用美托洛尔 6.25～12.5mg 口服,每日 1 次或普萘洛尔 10～20mg,每日 3 次。这类术前经过充分准备的患者,不仅术前、术中心律稳定且较易降压。为减轻低血压的发生,术前体液容量的准备也非常重要,体重逐步增加往往是准备有效的一个指征。如存在其他严重并发症者,应先治疗,待病情稳定后再手术。

(2)麻醉前准备:麻醉前必须做好各项的监测准备,包括心电图、血氧饱和度、有创动脉血压监测、中心静脉压和呼气末二氧化碳监测等,必要时可用 PICCO 等先进仪器监测外周血管阻力、心排血量、容量反应性等。术中经食管超声可能使合并心脏病变或怀疑心脏病变的患者获益。开放多条顺畅的静脉通道,做好输血输液和降压、升压药物应用的准备。准备好麻醉呼吸机和气管内插管的物品。于手术前 30 分钟,肌注咪达唑仑 0.05～0.1mg/kg,成人可肌注哌替啶 1mg/kg,抗胆碱药可用东莨菪碱。

(3)麻醉方法:气管内插管静吸复合麻醉是首选麻醉。调整通气量促进二氧化碳排出,保证术中供氧。

(4)麻醉诱导与维持:咪达唑仑 0.05～0.1mg/kg,芬太尼 2～6μg/kg 或舒芬太尼 0.2～0.4μg/kg,丙泊酚 1～2mg/kg,维库溴铵 0.1～0.12mg/kg 静脉注射,气管插管应在达到较深麻醉深度后进行,以免插管时诱发严重高血压。麻醉维持:吸入 2% 异氟烷或 2.5% 恩氟烷(地氟烷、七氟烷),持续微泵静脉输注丙泊酚和瑞芬太尼。也可间断静脉推注芬太尼或舒芬太尼维持镇痛。静脉注射维库溴铵或其他肌肉松弛药维持肌肉松弛。

(5)麻醉管理:主要是控制血压急升或骤降和心律失常。同时注意呼吸管理,防止发生缺氧和二氧化碳蓄积。

①高血压的处理,在该手术中高血压常见于以下情况:麻醉诱导时患者精神紧张,插管时麻醉深度不够;手术时分离、牵拉、挤压肿瘤,儿茶酚胺分泌增加可诱发高血压危象;患者合并缺氧和二氧化碳蓄积时也可诱发高血压危象。对嗜铬细胞瘤患者,应避免使用可间接刺激或促进儿茶酚胺释放的药物或操作(如麻黄碱、通气不足或大剂量氯胺酮等),因其会增强儿茶酚胺的心律失常效应,并可能会导致高血压。麻醉开始前即利用一条中心静脉通道用于降压。术中密切监测循环情况,一旦血压超过原水平的 1/3 或达到 200mmHg 时,除分析排除诱因外,应使用降压药及时降压。可用酚妥拉明 1～5mg 单次静脉注射,或配成 0.01% 的溶液静脉滴注;也可用硝普钠持续静脉泵注,剂量从 0.5～1.5μg/(kg·min)开始。根据血压的变化调整注药速度,把血压控制在术前的水平,不必控制到正常以下。高血压时通常合并心率增快,应首先排除增加心肌应激性的因素,使用酚妥拉明的同时,根据情况使用短效的艾司洛尔适当控制心率,也可用美托洛尔等。注意在血流动力学急剧变化时容易诱发心律失常,一旦诱发,应马上采取有效措施控制,必要时用抗心律失常药利多卡因、毛花苷 C 等纠正心律失常,否则容易出现恶性事件。

②低血压的处理：当阻断肿瘤血流后或切除肿瘤后，面临的主要问题通常是低血压。导致低血压的原因为低血容量、肾上腺素能阻滞药的持续效应和高水平内源性儿茶酚胺的突然消失。用经食管心脏超声观察左室充盈情况，用 PICCO 等设备测量心输出量、每搏量变异度和脉压变异度，快速评估容量情况，调整液体复苏量。该类患者在切除肿瘤前，在监测心功能的情况下尽量逾量输液，一般多于丢失量 500～1000ml，有些患者需要量更大。但需严密监测心功能，避免出现心力衰竭、肺水肿等。如出现血压下降，可静脉注射去甲肾上腺素 0.1～0.2mg，也可持续微泵输注，根据血压水平调整泵注速度，可持续应用到术后一段时间。也可应用肾上腺素、间羟胺、多巴胺等提升血压。佛山市第一人民医院曾做一例腹膜后嗜铬细胞瘤，肿瘤切除后患者出现严重的持续性低血压，术后统计，术中共用 70 支肾上腺素，102 支去甲肾上腺素，该患者术后第二天苏醒，最终康复出院。

③呼吸系统的管理：要防止缺氧和二氧化碳积蓄。应根据血气分析或 $P_{ET}CO_2$、SpO_2 调整通气量。

（6）麻醉后处理：术后患者血流动力学不稳定，仍可能发生各种严重的并发症。由于儿茶酚胺分泌急剧下降，糖原和脂肪分解降低，胰岛素分泌增高，可导致严重的低血糖休克。因此，术后应送 ICU 继续监护治疗，严密观察血压、中心静脉压、心率、心律的变化及水电解质、酸碱平衡、血糖的情况，采取有效措施维持循环功能的稳定，纠正内环境紊乱。

2. 皮质醇增多症腹腔镜手术的麻醉

皮质醇增多症是由于肾上腺皮质功能亢进，皮质激素分泌过多所导致的一系列机体病理变化。在分泌过多的皮质激素中，主要是皮质醇，故称为皮质醇症，又称为库欣综合征。可由于肾上腺皮质肿瘤、垂体或其他器官分泌过多的促肾上腺皮质激素，引起肾上腺皮质增生。多数病人需行手术治疗。

（1）术前访视：患者皮质醇增多症的多为青壮年，女性多于男性。体征极具特色，主要表现为向心性肥胖、满月脸、多血质、痤疮、紫纹痤疮等。症状表现为高血压、糖尿病、肌萎缩无力、骨质疏松、高钠低钾等，少数患者可出现精神异常，代谢亢进。对麻醉的要求较高。

①术前电解质紊乱：该类患者容易出现容量过负荷、低血钾和代谢性碱中毒。低血钾患者可出现肌肉软瘫，并可引起心律失常。应当补钾，必要时用螺内酯，排钠留钾，纠正水和电解质紊乱。

②控制血糖：有高血糖或糖尿病者要控制饮食和用胰岛素治疗。

③对症处理：如病情严重，出现肌肉软弱无力、骨质疏松等蛋白质分解亢进及负氮平衡时，可用丙酸睾酮或苯丙酸诺龙等激素以促进蛋白质合成。对于有感染者应积极治疗。

（2）麻醉选择：因手术部位高、深、视野小，要求肌肉松弛、镇痛好、麻醉效果完善，故多选用全身麻醉或硬膜外麻醉。

①全身麻醉：适用所有腹腔镜手术，尤其是心肺功能差，合并多种基础病的患者。以快速诱导气管内插管，静吸复合麻醉较好。这类患者由于面颊肥胖、颈短等因素，在插管时可能发生困难，应做好困难气道的准备。且该类患者氧储备差，如发生困难插管，容易出现缺氧。由于皮质醇增多症患者对麻醉的应激能力较低，耐受性差，因此对麻醉药物的用量较其他患者相对要少，包括肌肉松弛药和其他辅助药。目前常用的吸入麻醉药、静脉麻醉药、肌肉松弛药均无绝对禁忌。氟烷和甲氧氟烷对肾上腺皮质功能有抑制作用，但目前已不使用这两种吸入麻醉药。静脉麻醉药中，除依托咪酯有研究证实在长期使用时对肾上腺皮质有抑制作用外，其他药物均

影响较小。实际上,目前并没有任何关于依托咪酯用于麻醉诱导或短时间输注引起具有临床意义的肾上腺皮质抑制的新报道。总之,麻醉期短时间使用这些药物不会引起肾上腺皮质功能的明显抑制,常用的静吸复合全身麻醉可用于皮质醇增多症患者。

②硬膜外麻醉:根据医院的设备和麻醉医师的临床经验,硬膜外麻醉也可用于短时间的经后腹膜路径的腹腔镜手术麻醉。需注意调整好硬膜外麻醉的平面,过低不能满足手术需求,过高容易影响呼吸循环。皮质醇增多症患者多肥胖,需充分考虑可能出现的穿刺困难,避免损伤神经和组织。要注意后腹膜的充气可能发生较广泛的皮下气肿,使二氧化碳吸收过多,出现 $PaCO_2$ 升高。应密切观察,定时做血气分析监测。如果发生 $PaCO_2$ 持续升高或 SpO_2 下降者,应立即改气管插管全麻。该类患者多见肥胖、颈短,使用辅助药后很容易发生舌后坠,引起呼吸道梗阻。可放置口咽通气管或鼻咽通气管纠正。对于精神紧张、有精神症状、硬膜外穿刺部位合并感染、合并有心血管系统疾病、呼吸功能明显降低的患者,均不宜应用硬膜外阻滞麻醉。对于所有腹腔镜手术,为保证患者安全,减少反流误吸等并发症的发生,国内大部分医院已不主张采用硬膜外麻醉。

(3)麻醉前用药:皮质醇增多症患者肥胖,对镇痛药、镇静药的耐受性较差,不能按千克体重给药。麻醉前用药量为正常人的 $1/3 \sim 1/2$ 即可。病情重者可免用。此类患者体内有较高浓度的皮质醇,一旦切除肿瘤或增生的腺体,体内糖皮质激素水平骤降,如不及时补充,可能发生肾上腺素皮质功能不足危象。因此,术前、术后应补充肾上腺皮质激素。可于手术前一日和临手术前,给醋酸可的松 100mg 肌内注射或氢化可的松 100mg 静脉滴注。

(4)麻醉管理

①呼吸管理:麻醉中要注意呼吸的管理,保持气道通畅。皮质醇增多症患者面颊肥胖、颈部粗短,在全麻插管前,或手术结束复苏后拔管时,较易发生呼吸道梗阻,托下颌也有一定困难,在诱导时患者入睡后,可先放置口咽通气管或鼻咽通气管后,再做面罩加压辅助通气。手术结束复苏后拔除气管导管后,也可放置口咽通气管或鼻咽通气管防止呼吸道梗阻。在气管插管时,可能发生插管困难造成牙齿咽喉损伤。估计插管困难者,可在充分表面麻醉(必要时加用环甲膜穿刺表麻)下,同时静脉注射 $2 \sim 3mg$ 咪达唑仑,$5 \sim 10\mu g$ 舒芬太尼,保持自主呼吸下用纤支镜引导清醒气管插管,尽量减少对牙齿咽喉的损伤;术中注意通气量的调整,防止缺氧和二氧化碳积蓄,如果持续 $PaCO_2$ 升高或低血氧饱和度,无法纠正者应中转开腹手术。对于经后腹膜路径的腹腔镜手术患者,如采用硬膜外麻醉,必须保证硬膜外麻醉的效果,尽量减少辅助药的用量,防止发生舌根后坠,导致呼吸道梗阻,低氧血症。术中常规吸氧,监测 SpO_2 和血气分析,及时发现缺氧和二氧化碳积蓄,必要时改气管内插管全麻。

②循环管理:维持循环的稳定。患者对失血的耐受性较差,虽出血不多,亦可能发生血压下降。麻醉药的影响,经腹腔路径气腹时的胸膜腔内压升高,静脉回流受影响等均可导致严重的低血压。在手术前应该适当预扩容,术中出血应及时补充血容量。对于肾上腺功能不全或肾上腺切除的患者,术中可能出现急性肾上腺皮质功能不全的症状,如原因不明的低血压、休克、心动过速、发绀、高热等,除采用一般抗休克治疗外,应静脉注射 $10 \sim 20mg$ 地塞米松或静脉滴注氢化可的松 $100 \sim 300mg$。术后第 1 天,每 8 小时肌内注射醋酸可的松 $50 \sim 100mg$,以后逐渐减量,持续 $1 \sim 2$ 周或更长时间。

③其他值得注意的事项:皮质醇增多症患者皮肤菲薄,皮下毛细血管壁变薄,呈多血质,有出血倾向;晚期患者骨质疏松,易发生

骨折,麻醉过程中应保护好皮肤和固定好肢体。此类患者抗感染能力差,应用肾上腺皮质激素后,炎症反应可被抑制,麻醉后呼吸系统感染症状不明显,而且容易使炎症扩散,应加强抗生素的应用及其他抗感染措施。

3. 醛固酮增多症腹腔镜手术麻醉　醛固酮增多症患者分泌过多的醛固酮,可出现多尿、高血压、低血钾等。病因大多是肾上腺皮质瘤(90%)所致,须手术切除。

(1)麻醉前准备:纠正低血钾;降低血压。

(2)麻醉选择:气管内插管全麻或硬膜外阻滞麻醉。

(3)麻醉管理:注意防治皮下气肿的发生。避免用对呼吸有抑制的药物。观察渗血和出血情况,维持循环平稳。术中及时纠正低血钾、水及电解质紊乱,严密监测 ECG、血压、SpO_2 等。

二、腹腔镜肾切除手术麻醉

腹腔镜肾切除手术是一项新技术,目前被广泛开展,有术中出血少、住院时间短、术后恢复快等优点。但其手术范围较大、创面大,同时要处理肾门的大血管,手术难度较大、所需手术时间较长,麻醉要求较高。

1. 术前准备

(1)肾功能评估:了解病肾情况,病肾的大小,与周围组织器官的关系,病肾的原因(脓肿、囊肿、结石、肿瘤)等。对健肾功能是否良好、功能受损的程度也应了解,为术中保护肾功能、维护水电解质、酸碱平衡做好充分评估。

(2)全身并发症治疗:纠正心肺功能、贫血、低蛋白血症及凝血功能障碍,待病情稳定后再手术。

2. 麻醉选择　腹腔镜肾切除手术患者肾功能受损、手术创面大、术野有限、手术时间较长,麻醉要保证患者安全无痛,创造有利于手术操作的条件。首选气管内插管静吸复合全麻。

(1)麻醉诱导:健侧肾功能良好者可按平常的麻醉诱导,注意避免使用对肾功能有害的药物。麻醉诱导可用咪达唑仑、芬太尼或舒芬太尼、丙泊酚等,肌肉松弛药可用顺式阿曲库铵等。

(2)麻醉维持:吸入麻醉药可使用异氟烷、七氟烷等,持续微泵静脉输注丙泊酚、瑞芬太尼,间断追加镇痛药和肌肉松弛药。注意药物对肾功能的影响。

3. 麻醉管理

(1)呼吸管理:要做 SpO_2 监测和 $P_{ET}CO_2$ 监测或血气分析,避免缺氧和二氧化碳蓄积。根据 $P_{ET}CO_2$ 或血气分析调整通气量。保持气道的畅通,及时清除呼吸道的分泌物,防止支气管痉挛。由于泌尿生殖系统主要位于腹膜后,巨大的腹膜后间隙及其与胸腔及皮下组织的交通使得泌尿外科腹腔镜手术更容易发生皮下气肿,有时可达颈面部,大量的 CO_2 吸收可导致严重的酸血症和呼吸性酸中毒。严重病例,黏膜下 CO_2 可导致咽部肿胀,从而压迫上呼吸道导致上呼吸道梗阻。术中应严密观察 $P_{ET}CO_2$,检查患者颈胸部有无皮下捻发感。如出现严重的皮下气肿,调整通气量的同时,及时与术者沟通,适当降低充气压力,加快手术进程,必要时暂停手术,过度通气后方继续手术。

(2)循环系统管理:要做心电监测,及时发现心律失常并处理。做中心静脉穿刺置管,监测中心静脉压,保障通畅的输血输液通道。术中避免出现严重的低血压、休克及使用大剂量的血管收缩药,注意维护肾功能。

三、经皮肾穿刺碎石取石术(percutaneous nephrolithotomy,PCNL)麻醉

PCNL 是经后腹膜穿刺进入肾脏取石,手术创伤小,对患者的生理功能影响小,术后恢复快。

1. 麻醉选择

(1)气管内插管全麻:适用于清醒状态不

能配合完成手术或硬膜外阻滞麻醉和其他麻醉方法有禁忌的患者。

（2）硬膜外阻滞麻醉：基本可满足手术的要求，达到良好的麻醉效果。

（3）局部浸润麻醉加强化麻醉：多数在气管内插管和硬膜外阻滞有禁忌，或硬膜外阻滞效果不好，或失败后采用的辅助麻醉。

2. 麻醉管理

（1）常规吸氧：监测血氧饱和度，防治低氧血症。辅用氯胺酮、丙泊酚等后要预防舌后坠，必要时使用口咽通气管或辅助呼吸。

（2）循环管理：麻醉前应先补充血容量。以血浆代用品扩容效果较好，预防麻醉后低血压，使循环更稳定。

（3）液体管理：肾功能不全患者要注意液体的入量，维持电解质和酸碱的平衡，避免发生组织水肿。用 $2\%\sim5\%$ 葡萄糖平衡液，可预防和治疗低血糖。出血量在 500ml 以内一般不用输血。如果出血量超过 500ml，血红蛋白 100g/L 以下或老年人体质差者，应适当输红细胞悬液、血浆或白蛋白。如出血量大，应快速输入红细胞悬液、血浆或全血，及时补充丢失血容量，防止失血性休克的发生。

（4）其他注意事项：PCNL 术虽然微创，但需强调 PCNL 为一项并发症发生率较高的技术，存在发生多种严重并发症的风险，如脓毒血症、大出血、血气胸、肺栓塞等。国外报道，PCNL 术后并发症发生率为 $5\%\sim14\%$，国内报道 6.2%。麻醉医师需严密观察患者生命体征，留意台上术野，及时发现异常情况，并及早做出相应处理。

①脓毒血症：感染是 PCNL 一个较为常见的并发症。文献报道，PCNL 感染性休克的发生率为 $0.6\%\sim1.2\%$。术中或术后如发现患者持续低血压，排除低血容量性休克、心源性休克、过敏性休克等原因后，均应怀疑患者是否发生尿脓毒血症。早期开始抗休克治疗，及时合理使用抗生素、血管活性药物和糖皮质激素。研究结果显示，低血压出现的

1 小时内给予有效的抗生素，感染性休克患者的存活率为 80%；低血压出现的 6 小时内，每延迟 1 小时，生存率降低 8%。术前充分控制尿路感染是减少术后感染，甚至尿脓毒血症的有效手段，即使无尿路感染证据，PCNL 术前也应常规预防性使用抗生素。

②出血：是 PCNL 最常见也是最危险的并发症。大出血的原因为损伤肋间血管、肾实质血管或肾门血管。术中或术后出血均有可能。PCNL 术由于术中大量冲洗液体，稀释流出的血液，未必表现为鲜血样改变，为麻醉医师判断出血量带来困难，容易造成忽略。麻醉医师应留意创面情况，观察患者唇色、眼睑，必要时行血气电解质分析，监测血红蛋白水平，及时治疗严重贫血。一般认为，穿刺位置在第 12 肋以上会增加胸膜、肺及肋间动脉损伤的风险，导致胸腔积血，因此术后观察尤为重要，在麻醉恢复室的观察不能忽视，一旦出现循环不稳，应及时做出判断，这期间是抢救的最佳时机。

③肺栓塞：虽然 PCNL 术中发生肺栓塞非常少见，但一旦发生，危及生命，且可能合并出现脑栓塞。术中激光碎石产生的热能使冲洗液析出大量气泡，加上穿刺损伤和冲水压力，使含有气泡的液体进入破损的肾血管，同时因侧卧位时手术区域高于心脏水平，胸腔负压将气泡血吸入未闭合的静脉系统。根据这个理论，泌尿外科其他微创手术如 TURP 术也可能发生肺栓塞。成人中有 $20\%\sim25\%$ 存在卵圆孔不完全闭合，当右房气体增多，右房压力升高，则可能导致部分气体通过卵圆孔进入左心系统，进而导致脑栓塞。在年龄 <55 岁的不明原因脑卒中患者中，卵圆孔未闭已被证实为重要的相关因素。行该类手术时，如术中突发 $P_{ET}CO_2$ 急剧下降，血压、SpO_2 快速下降，排除机器故障等原因后应立即怀疑患者出现肺栓塞。有条件者应即行 TEE 检查，观察心腔内是否存在气泡，给予升压、改善供氧等处理的同时积极处

理气栓,采取头低左倾位,穿刺中心静脉置管抽气。头部降温,静脉滴注甲泼尼龙琥珀酸钠、甘露醇等,防治脑栓塞。如患者出现神志异常、呕吐等症状,应高度怀疑患者合并脑栓塞,尽早行高压氧治疗。佛山市某医院曾发生一例 PCNL 术中肺栓塞,经处理后循环呼吸稳定,但复苏时患者苏醒后出现神志呼吸转差及呕吐等症状,头颅 CT 检查未发现明显脑梗死。转 ICU 后组织三次全院大会诊,麻醉科坚持诊断患者合并脑空气栓塞,坚持及早做高压氧治疗,经高压氧治疗后患者神志转清,转归良好。麻醉医师应引以为戒,警惕肺空气栓塞合并的脑栓塞的发生,一经发现,及早行高压氧治疗。

四、经尿道前列腺电切术麻醉

经尿道前列腺电切术,对患者创伤小,术后恢复快,已成为前列腺增生症手术的首选术式。

1. 麻醉选择

(1)椎管内麻醉:是前列腺电切手术最常用的麻醉方法,可选择硬膜外麻醉或蛛网膜下隙阻滞麻醉,感觉阻滞平面达到 T_{10} 即可满足手术的需要。

(2)气管内插管静吸复合全麻:适用于硬膜外麻醉禁忌的患者及腰椎畸形,黄韧带钙化、严重骨质增生等硬膜外穿刺有困难的患者或清醒状态下不能配合手术的患者。

2. 麻醉前准备

(1)肾功能评估,前列腺增生症多伴有老年退行性病变和肾功能不全。

(2)前列腺增生病均为高龄男性,存在高血压、心脏病、贫血、低蛋白血症、糖尿病、水电解质紊乱等,在术前应积极治疗,使患者在最好状态下手术。

(3)术前常规禁食、空腹,防止呕吐、误吸。

(4)大部分患者需要血型检验,有可能发生意外大出血。

3. 麻醉管理

(1)防治急性水中毒:经尿道前列腺电切术通常会使前列腺的静脉窦开放,前列腺电切的灌洗液为 5% 葡萄糖液等,这些低渗液体可通过前列腺创面吸收进入血循环中,造成低钠性水中毒,也叫 TURP 综合征。吸收液体量取决于灌洗液静水压、手术时间、灌洗液流速、静脉窦开放和外周静脉压。水中毒是以循环血量增加,细胞外液增加,细胞水肿为发病基础,导致脑细胞水肿、颅内压升高。清醒患者表现为头痛、嗜睡、烦躁,进而昏迷、癫痫样痉挛,有肺水肿时,会出现低氧血症,心功能不好的患者可能出现循环衰竭。查血电解质表现为明显的低钠血症。水中毒可根据临床表现和血电解质水平进行确诊。治疗原则是排出过多吸收的水,纠正低氧血症和低灌注。一旦发现 TURP 综合征,应立即停止冲洗创面,限制入量,同时静脉注射呋塞米脱水利尿,通过以上处理多数能控制症状。严重低氧血症的患者,宜行气管插管保证氧供,纠正低灌注,维持循环稳定。如合并严重的症状性低钠血症,可用 3%～5% 氯化钠 6～10ml/kg,每小时 100～200ml 的速度静脉滴注予以纠正,根据血钠水平和尿量调整高渗 NaCl 的用量与输入速度。高张盐水的输注速度不宜过快,以防加重循环负荷过重的情况。如清醒患者出现抽搐,可用 2～3mg 咪达唑仑镇静对症处理。如合并低血钾时可静脉补充氯化钾,纠正酸碱失衡等内环境紊乱;有严重高血糖时,可在输液中加入胰岛素适当降低血糖,但应注意避免出现低血糖。

(2)液体管理:控制输液速度,预防循环负荷过重和不足。

①预扩容:麻醉前开放静脉,心功能正常者以 10 ml/kg 血浆代用品预扩容,防止麻醉后出现低血压。

②补液:以生理盐水或平衡液为宜。出血量在 500ml 以内,血红蛋白在 100g/L 以

上时,用血浆代用品补充容量效果较好,可避免组织水肿。

③输血:由于大量使用冲洗液,前列腺电切很难准确估计出血量,也会出现意外出血,术前应常规备血。术中及时监测血气电解质,了解血红蛋白含量,帮助准确判断出血量,指导输血。若患者体质较差,合并基础疾病多,年龄较大,可适当放宽输血指征。估计出血量在 1000ml 以上的,在输入红细胞的同时可适当输入血浆,纠正凝血功能障碍。

(3)其他注意事项:需注意 TURP 术可能出现的其他并发症和不良反应。

①膀胱穿孔:TURP 术发生膀胱穿孔的概率不超过 1%。清醒患者可出现恶心、呕吐、大汗、下腹部疼痛等,可引起膈肌受刺激的相关症状,如上腹部、心前区、肩部或颈部疼痛等。较大的腹膜外穿孔和大多数腹膜内穿孔表现更为明显,如突然的血压升高或降低,清醒患者诉腹部疼痛。不管何种麻醉方式,如患者突发不明原因高血压或低血压,尤其合并窦性心动过缓时,均应怀疑膀胱穿孔可能。

②低体温:长时间膀胱冲洗可能导致低体温,尤其是老年人,应密切监测体温,术中术后均应采取保温措施。

五、膀胱及输尿管内镜的手术麻醉

1. 麻醉选择

(1)硬膜外阻滞麻醉:适用于膀胱镜检、膀胱镜压力碎石、输尿管镜检查、输尿管气压弹道碎石等所有的膀胱镜、输尿管镜的手术。

(2)骶管阻滞麻醉:适用于膀胱镜检查、膀胱镜压力碎石术。

(3)表面麻醉联合静脉全麻:适用于膀胱输尿管镜检查和碎石术,尤其适用于手术时间短、无法行椎管内麻醉的手术。

(4)腰麻或腰硬联合麻醉:适用于膀胱、输尿管内镜的所有手术。

(5)全身麻醉:喉罩全麻或气管内插管全麻均可,适用于上述 4 种麻醉方法均有禁忌

的患者。喉罩麻醉对患者气管无直接刺激,诱导及复苏时更为平稳,可优先考虑。由于软性输尿管肾镜可行肾盂、肾盏手术,如行椎管内阻滞,所需麻醉平面广,容易出现阻滞不全,因此喉罩全麻是不错的选择。

2. 麻醉管理

(1)术前治疗并发症:有严重的心、肺、肝、肾功能不全,有出血倾向和神经系统的疾病,有糖尿病、水电解质紊乱等,先进行治疗后手术。

(2)呼吸管理:常规吸氧、监测 SpO_2,椎管内麻醉使用辅助用药后或行静脉全麻时,要注意维持气道通畅,必要时使用口咽通气管或鼻咽通气管,防止舌后坠引起的呼吸道阻塞。注意观察患者,防止反流误吸。气管内插管控制呼吸的患者,要注意根据 $P_{ET}CO_2$ 调整适当的通气量,喉罩全麻患者,术中应注意监测气道压和 $P_{ET}CO_2$,防止喉罩移位导致通气不足、通气困难、胃胀气致反流误吸等,必要时置入胃管行胃肠减压。

(3)循环管理:麻醉前适当扩容,用血浆代用品 10ml/kg 输注,可用平衡液与 5% 葡萄糖生理盐水交替使用,维持循环稳定。膀胱、输尿管内镜术创伤很小,出血量极少,可不考虑输血。

(4)术中监测:应常规做心电、无创血压、脉搏、血氧饱和度监测,控制呼吸的还要监测呼吸频率、气道压力、分钟通气量、呼气末二氧化碳。有植入心脏装置或心律失常患者在碎石术中发生心律失常或心内装置移位的风险增加,应密切监测。

(5)其他注意事项:需注意体位的各种问题。截石位可能导致功能残气量下降、肺不张和低氧;压迫腓总神经致足下垂;长时间截石位可致横纹肌溶解和下肢骨筋膜室综合征。Trendelenburg 体位和手术台放平可导致继发于静脉回流增加或减少的高血压或低血压,可进一步加重已有的慢性心力衰竭。行椎管内麻醉的患者,如手术时间短,麻醉平

面高,容量相对不足,手术结束时由截石位改平卧位患者可能出现严重的低血压、心率慢。对于高龄患者,有时甚至是致命的。因此,体位变化后,应立即测血压,观察心率,生命体征稳定后才送至麻醉后复苏室。

第四节　泌尿外科微创手术术后疼痛的管理

根据手术部位、大小及药物的疗效,选择合适的术后镇痛药。不同部位的手术及手术方式的差异导致术后疼痛程度存在很大差异。对于门诊短小手术,创伤小的手术,如输尿管镜、膀胱镜下的碎石取石术,膀胱肿瘤电切术等,单独应用非甾体类抗炎药即可满足镇痛需求;但对于腹腔镜肾癌根治术等大手术,则应使用强阿片类镇痛药,甚至复合多种药物才能达到满意的镇痛效果。同时,对镇痛药物既要看到起镇痛疗效的一面,也要注意其不良反应,如过敏反应、成瘾性、头晕、过度镇静、恶心呕吐等。有些药物尽管镇痛效果好,但不良反应多且严重,在选择镇痛药物时就必须权衡利弊,合理取舍。

一、用药原则

泌尿外科微创手术术后镇痛应遵循以下用药原则。

1. 个体化给药　根据患者个体差异调整药物剂量。疼痛治疗初期有一个药物剂量调整过程,需根据个体耐受情况不断调整追加药物剂量,增加药物幅度一般为原用剂量的 $25\%\sim50\%$,最多不超过 100%,以防各种不良反应,特别是呼吸抑制的发生。泌尿外科手术老年人增多,老年人血浆中蛋白结合率低,游离型血浆蛋白增高,同等剂量的镇痛药物在老年患者产生明显的镇痛作用,不良反应也相应增加,需适当减少药量。

2. 联合用药与辅助治疗　两种或两种以上不同作用机制的药物联合应用可增强镇痛效果,减少各自用量,减少不良反应的发生。如非甾体抗炎药与阿片类药物联合应用,不仅可以增强镇痛效果,还可减少阿片类药的用量,延长镇痛时间。阿片类药物辅助止呕药联合应用,则可以减少阿片类药恶心、呕吐等不良反应的发生。

3. 按时用药　按时用药是指镇痛药物应有规律地按规定时间给予,不是等患者要求时再给予。使用镇痛药,必须先测定能控制患者疼痛的剂量,下一次用药应在前一次药效消失前给药。患者出现突发剧痛时,可按需给予镇痛药控制。

4. 多模式镇痛(multimodal analgesia)又称平衡镇痛,是指联合应用两种或两种以上的镇痛药物或镇痛方法,作用于疼痛的不同靶位产生镇痛作用,以获得更好的镇痛效果,同时降低不良反应的发生率。最为理想的镇痛方法是不同阶段(术前、术中、术后)、不同靶位(外周水平、脊髓水平、脊髓上水平)、不同药物(阿片类药、非甾体抗炎药、局麻药、NMDA 受体拮抗药、α_2 受体激动药等)的联合治疗,以满足镇痛的要求,既达到完善的镇痛又最大限度地减少其不良反应。

二、泌尿外科微创手术常用的术后镇痛给药方法

1. 单次给药镇痛　对于轻中度疼痛或短小手术术后疼痛,可以采用单次给药的方法镇痛。给药途径可以口服、肌内注射、静脉注射、单次外周神经阻滞或椎管内单次给药镇痛。如吗啡硬膜外或蛛网膜下腔单次给药术后镇痛效应可以维持 $12\sim24$ 小时。单次给药的缺点是给药剂量常较大,不良反应发生率高,维持时间常不足以满足患者术后镇

痛的要求而需重复给药,适合用于术后疼痛较轻的患者。

2. 患者自控镇痛(PCA)　标准 PCA 是患者感觉疼痛时按压启动键,通过由计算机控制的微量泵向体内注射设定剂量的药物,其特点是在医师设置的范围内,患者自己按需调控注射镇痛药的时机和剂量,达到不同患者、不同时刻、不同疼痛强度下的镇痛要求。是目前被广泛应用的一种给药技术。PCA 的给药途径可以分为经静脉给药途径(PCIA)、经硬膜外腔给药途径(PCEA)、连续外周神经阻滞(PCNA)和经皮给药途径(PCSA)。泌尿外科手术多用前两种。PCIA 适用于泌尿外科腹腔镜的各类手术,PCEA

更适用于前列腺电切术。前列腺电切术由于经肾分泌的尿液排入膀胱后,刺激前列腺新鲜创面,会发生膀胱痉挛性疼痛,故常用术后镇痛,保证镇痛效果。

(1)静脉 PCA(PCIA)特点:PCIA 方法简便,静脉用药起效快,适用于全身任何部位的术后镇痛。但与椎管内给药相比,达到同样的镇痛效果所需药量较大,且对运动性疼痛的镇痛效果较差。由于是全身性用药,因此对全身各系统的影响较大,副作用较为明显。泌尿外科腹腔镜手术适用该类镇痛方法。肾功能不全的患者注意选用对肾影响小的药物,适当减少药量。成人 PCIA 方案见表 18-2。

表 18-2　成人 PCIA 方案

药物(浓度)	负荷剂量	冲击剂量	持续输注(小时)	锁定时间(分钟)
吗啡(1mg/ml)	1～4mg	1～2mg	1～2mg	5～15
芬太尼(10μg/ml)	10～30μg	20～40μg	0～10μg	5～10
舒芬太尼(2μg/ml)	1～3μg	2～4μg	1～2μg	5～10
布托啡诺	0.5～1mg	0.2～0.5mg	0.1～0.2mg	10～15
曲马朵	50～100mg	20～30mg	1～15mg	6～10

(2)硬膜外 PCA(PCEA)特点:PCEA 用药量小,镇痛效果确切,小剂量阿片类药物与局部麻醉药联合应用可为静息痛和运动痛均提供满意的镇痛效果。作用范围局限,其镇痛作用范围与硬膜外阻滞范围密切相关。对交感神经的阻滞利于降低应激反应,利于改

善心肌缺血。对全身影响小,并发症和不良反应少。适用于 TURP 术和切口较大的各种泌尿外科腹腔镜手术,如腹腔镜前列腺癌根治、腹腔镜肾癌根治术等。硬膜外穿刺困难或禁忌的患者不能使用。成人常用 PCEA 方案见表 18-3。

表 18-3　成人 PCEA 常用方案

局麻药	阿片药	PCEA 方案
罗哌卡因 0.1%～0.2%	舒芬太尼 0.3～0.6μg/ml	首次剂量 6～10ml
或丁哌卡因 0.1%～0.125%	或芬太尼 2～4μg/ml	维持剂量 4～6ml
或左旋丁哌卡因 0.1%～0.2%	或吗啡 20～40μg/ml	冲击剂量 6 ml
或氯普鲁卡因 0.8%～1.4%	或布托啡诺 10～20μg/ml	锁定时间 20～30 分钟
		最大剂量 12ml/h

三、超声引导下外周神经阻滞技术在泌尿外科微创手术中的应用

泌尿外科腹腔镜手术是泌尿外科微创手术中术后疼痛最为剧烈的手术类型。腹腔镜肾手术患者术后经历中重度疼痛，疼痛会影响患者的情绪、生活、早期功能恢复，因此有效的术后镇痛是早期术后康复的关键。PCEA 效果确切，但可能合并感觉异常、低血压、皮肤瘙痒、尿潴留等不良反应，PCIA 需要较大量的阿片类药物，同样具有较多潜在的不良反应，如镇静过度、呼吸抑制、恶心、呕吐等。作为围术期多模式镇痛的组成部分，超声下各种外周神经阻滞技术，除加强术后镇痛效果外，可大大减少 PCIA 的阿片类用药量，进而减轻相应的不良反应，为麻醉医师处理术后急性痛提供了更多手段。

1. 腰方肌平面阻滞（quadratus lumborum block，QLB）　QLB 作为一种新兴的筋膜平面阻滞技术，通过胸腰筋膜间局部麻醉药扩散来发挥镇痛作用，已被广泛应用于下腹部和下肢手术的联合麻醉和术后镇痛。目前腹腔镜肾手术多通过后腹腔入路进行，其切口位于一侧前下腹壁和侧腹壁，前路 QLB 通过局部麻醉药在椎旁间隙和胸腰筋膜的扩散，阻滞脊神经分支、髂腹下神经和髂腹股沟神经等，能够覆盖切口的传入神经（T_{10}～L_1 脊神经前支），可以对患者术后切口的中重度疼痛达到足够镇痛。肾、输尿管的疼痛分别由 T_{10}～L_1、T_{10}～L_2 的内脏感觉神经传导，其纤维主要与相应节段交感神经伴行。QLB 通过对椎旁间隙和胸腰筋膜间相应节段的交感神经阻滞，可以达到对术中、术后内脏痛的有效镇痛。因此，QLB 可以形成腹部躯体痛和内脏痛的共同镇痛，既能术中镇痛，联合全身麻醉在喉罩通气下为外科医师提供良好的麻醉条件，也可在术后切口痛成为影响患者睡眠、早期下床、早期胃肠功能恢复的限制因素时，提供有效的术后镇痛。因此，

QLB 格外适合腹膜内和腹膜后手术，尤其是腹腔镜肾脏手术的镇痛。

2. 腹横肌平面（transversus abdominis plane，TAP）阻滞　TAP 阻滞是一种有效而容易实施的区域麻醉技术，可以阻滞支配前外侧腹壁的 T_6～L_1 脊神经的神经传入。自 Rafi 最初报道以来，关于该阻滞及其原始入路变化的研究大量出现，其中外侧 TAP 是腹部手术中最常用的入路，其皮节感觉阻滞覆盖 T_{10}～L_1。关于 TAP 阻滞技术在泌尿外科中的应用，存在一定的争议。有数项研究发现，在腹腔镜活体肾切除术中，外侧入路 TAP 阻滞可降低了术后疼痛的严重程度，减少阿片类药物的需求。最近的一项系统综述则表明，TAP 阻滞对于某些下腹部手术，如妇科手术、剖宫产手术和疝修补手术有明确的镇痛效果，但对于泌尿外科手术则没有效果。对于腹腔镜肾手术，不同手术入路应考虑选择不同入路的 TAP 阻滞方法。由于腹部前外侧壁主要由胸腰脊神经前支（T_6-L_1）支配，但大部分支配腹壁外侧的外侧皮支在脊神经前支进入 TAP 前发出，只有 T_{11} 和 T_{12} 的外侧皮支部分进入 TAP。因此，外侧入路 TAP 可为下腹部提供完善的镇痛，但不能覆盖全部外侧腹壁。此理论基础可能是导致研究结果不同的原因之一。对于后腹腔入路肾切除术，较之外侧入路 TAP 阻滞，中路 TAP 阻滞由于能阻滞胸腰脊神经外侧皮支，提供更好的术中镇痛，可能是更好的选择。

3. 椎旁神经阻滞　在胸或腰脊神经从椎间孔穿出处进行阻滞，称为椎旁神经阻滞。可在俯卧位或侧卧位下施行。胸椎旁神经阻滞能提供跟硬膜外阻滞等效的镇痛效果，阻滞范围广，且并发症少、穿刺的不良反应少。有研究报道，胸椎旁阻滞（thoracic paravertebral block，TPVB）在腹腔镜肾部分切除术中提供良好的镇痛并且可以减少阿片类药物的用量。TPVB 甚至可以单独用于 PCNL

术的麻醉。由于 TPVB 阻滞范围广，局麻药可在穿刺点上下各扩散三个节段以上，用于泌尿外科腹腔镜肾手术辅助镇痛，行 T_{10-11} 单点阻滞即可达到满意的效果。但是胸椎旁阻滞也同样有其弊端，胸椎旁间隙较小，距胸膜和大血管很近，初学者操作时针尖超声显影困难，容易刺破胸膜、发生血肿。因为胸椎旁间隙与硬膜外间隙相通，行 TPVB 时局麻药容易扩散到硬膜外腔，导致低血压。因此，行 TPVB 时应操作谨慎，尽量避免发生并发症。

4. 竖脊肌平面阻滞（erector spinae plane block，ESPB） 2016 年，竖脊肌平面阻滞被首次报道，应用于胸背部神经病理性疼痛的治疗，随后竖脊肌平面阻滞被广泛应用于多种类型手术的围术期镇痛。ESPB 阻滞产生镇痛效果是局麻药注入竖脊肌深面，药液沿筋膜扩散到胸椎旁间隙和肋间神经而产生作用。ESP 阻滞的位置靠近椎间孔和横突，理论上顺利实施 ESP 阻滞可浸润脊神经根分支，在胸背及腹两侧均可产生感觉阻滞。ESPB 具有以下优点：与硬膜外阻滞、椎旁阻滞相比较，超声易成像、易辨认，所以操作相对简单、安全，且不容易发生严重并发症；麻药物扩散范围较广，单次注射 20～30ml 局麻药即可获得 5～10 个椎体节段的感觉阻滞。有研究表明，术前 ESPB 应用在机器人辅助肾部分切除术围术期镇痛效果和胸椎旁神经阻滞效果相当，但是 ESPB 所需操作时间较短，穿刺次数少，难度较低，可能易于初学者掌握。多项研究结果证明，超声引导竖脊肌平面阻滞可安全应用于腹腔镜肾手术，麻醉药物用量少，患者苏醒迅速，术后疼痛轻。

另外，还有肋间神经阻滞、局部伤口浸润等区域阻滞方法亦可用于腹腔镜泌尿外科微创手术术后辅助镇痛。神经阻滞技术是多模式镇痛的核心手段之一，充分的术后镇痛，尽可能地减少术后不良反应，可加速患者康复，缩短住院时间，利于实施 ERAS。

（郑雪琴）

参 考 文 献

[1] 马旭杰，李平，李红，等. B 超引导下腹横肌平面阻滞对老年患者腹腔镜前列腺癌根治术围术期应激反应及术后镇痛的影响. 中国现代医师，2020，58(10)：140-144.

[2] 瞿根义，徐勇，刘劲戈，聂海波，黄文琳，阳光. 全麻与腰麻无管化经皮肾镜碎石取石术治疗肾结石的比较. 中华腔镜泌尿外科杂志（电子版），2020，14(2)：116-119.

[3] 刘香君，赵林林，刘超，等. 超声引导下腰方肌阻滞联合全身麻醉用于腹腔镜肾脏手术镇痛的研究. 医学研究杂志，2020，49(7)：165-170.

[4] 张涛，姜成龙，王灿，等. 肋间神经阻滞联合局麻微创经皮肾镜 38 例报告. 中华腔镜泌尿外科杂志（电子版），2020，14(4)：258-261.

[5] 班勇，孙兆林，王倩倩，等. 经皮肾镜取石术严重并发症的病因及转归分析. 中华泌尿外科杂志，2017，38(12)：923-926.

[6] 郝钢跃，杨培谦，肖荆，等. 单中心 2250 例泌尿外科腹腔镜手术严重并发症的临床分析. 中华泌尿外科杂志，2014，35(4)：288-292.

[7] 赖洁兰，薛瑞峰，康世暘，等. 术前竖脊肌平面阻滞应用在机器人辅助肾部分切除术的镇痛效果评价. 中山大学学报（医学科学版），2020，41(5)：747-752.

[8] 胡锻，杨欢，彭鄂军，等. 超声引导椎旁神经阻滞麻醉用于经皮肾镜取石术的疗效观察. 中华泌尿外科杂志，2017，38(3)：201-205. DOI：10.3760/cma.j.issn.1000-6702.2017.03.011.

[9] G. Edward Morgan Jr. 王天龙，刘进，熊利泽，译. 摩根临床麻醉学. 5 版. 北京：人民卫生出版社，2015.

[10] 卢珺. 超声引导下椎旁神经阻滞在肾脏手术中

的应用. 浙江临床医学, 2016, 18（6）: 1159-1160.

[11] 白武民, 路文胜, 张双银, 等. 胸段椎旁阻滞联合静脉自控镇痛在腔镜肾切除患者术后镇痛中的应用. 实用疼痛学杂志, 2017, 13（5）: 353-357.

[12] 汪雪锋, 柴小青, 王迪, 魏昕, 吴昊. 超声引导竖脊肌平面阻滞在腹腔镜肾脏手术中的应用. 实用医学杂志, 2020, 36(2):229-232, 238.

[13] Miller R. D. 邓小明, 曾因明, 黄宇光, 译. 米勒麻醉学. 8 版. 北京: 北京大学医学出版社, 2016.

[14] Aniskevich S, Taner CB, Perry DK, et al. Ultrasound-guided transversus abdominis plane blocks for patients undergoing laparoscopic hand-assisted nephrectomy: a randomized, placebo-controlled trial. Local Reg Anesth, 2014, 7:11-6.

[15] Qu G, Cui XL, Liu HJ,. Ultrasound-guided transversus abdominis plane block improves postoperative analgesia and early recovery in patients undergoing Retroperitoneoscopic urologic surgeries: a randomized controlled double-blinded trial big up tri, open. Chin Med Sci J, 2016, 31(3):137-41.

[16] B Parikh, V Waghmare, V Shah, et al. The analgesic efficacy of ultrasound-guided transversus abdominis plane block for retroperitoneoscopic renal surgery: a randomized controlled study. Li et al. BMC Anesthesiology（2019）19:186 https://doi. org/10. 1186/s12871-019-0850-3.

[17] Brogi E, Kazan R, Cyr S, Giunta F, Hemmerling TM. Transversus abdominal plane block for postoperative analgesia: a systematic review and meta-analysis of randomized-controlled trials. Can J Anaesth, 2016, 63(10):1184-96.

第 19 章

妇科微创手术的麻醉

第一节　妇科外科微创手术的特点

伴随微创医学的持续发展,妇科手术中的腹腔镜与宫腔镜手术的应用较广泛,表现出别具一格优势。妇科微创手术对机体内环境影响干扰轻、手术切口小、全身反应轻、患者术后康复迅速。

其主要特点如下。

1. 手术创伤小,术后疼痛轻微,很少产生切口疼痛导致的生理应激反应。

2. 术后恢复快,手术后次日可半流质饮食,并能下床活动。

3. 腹壁术后无明显瘢痕达到美容效果,术后盆腹腔粘连少,对生育影响轻。

4. 住院时间短,减少医疗费用。

5. 腹腔镜手术能治疗子宫肌瘤、子宫肌腺瘤、卵巢肿瘤、卵巢畸胎瘤、子宫内膜异位症、子宫内膜癌、子宫切除、宫外孕、不孕症等多种妇科疾病。目前逐渐开展经脐单孔腹腔镜技术,在微创的理念和临床效果方面优于传统腹腔镜技术。宫腔镜手术能治疗黏膜下子宫肌瘤、突向宫腔的子宫肌壁间肌瘤、功能性子宫出血、子宫纵隔、子宫内膜息肉、宫腔粘连分解等疾病,以及输卵管阻塞引起不孕症,节育环断裂、移位的取出等。

微创手术技术的日趋快速发展和广泛应用,对麻醉医师提出了新的挑战和要求,必须全面认识和理解腹腔镜手术和麻醉中患者的病理生理改变,做出相应的监测和麻醉处理,促进妇科微创手术及麻醉质量的不断提高。

第二节　妇科外科微创手术的麻醉选择与准备

一、麻醉选择

腹腔镜手术具有不同于一般传统腹部手术的特殊性,要求选用快速、短效的麻醉药,患者在手术结束时,尽可能早地恢复其正常生理状态,解除人工气腹引起的不适,恢复二氧化碳气腹引起的病理生理变化。全身麻醉、连续硬膜外麻醉,腰硬联合麻醉等均可用于妇科腹腔镜手术。不同的麻醉方法各具有其优缺点,应根据手术方式、患者情况、麻醉条件酌情选择。

1. 全身麻醉　可用于所有妇科腹腔镜手术,尤其适用于腹腔镜广泛全子宫切除术及盆腔淋巴结清扫术,宫外孕伴有中、重度休克及合并心肺疾患或过度肥胖的患者。

(1)目前妇科腹腔镜手术多主张使用气

管插管全麻,因其可维持适当的麻醉深度和肌肉松弛,患者感觉舒适。同时增加肺顺应性,维持适当通气,保证患者术中的安全。控制膈肌活动,便于手术操作的顺利进行。可根据呼气末二氧化碳分压及时调节分钟通气量,不增加潮气量而只增加呼吸频率,以维持动脉二氧化碳分压在正常范围,有利于迅速识别二氧化碳栓塞,及早做处理。但控制呼吸也有其缺点:①气道压上升,回心血量及心排血量进一步下降,给循环系统带来更大的影响;②加重通气/血流平衡失调,加重缺氧;③膈肌和隆突向头侧移位易引起气管导管移位或进入支气管内;④所需费用高,术后并发症多。

(2)在临床中,妇科麻醉一般采用全麻气管插管通气的方式,但是这种通气方式下容易对患者造成应激反应。随着临床技术与人们生活水平的提升,妇科患者对通气方案提出了更高的要求,不仅要保证良好的通气效果,同时还要尽可能降低对患者机体的损伤。而喉罩全麻通气属于一种新型的通气方式,不会导致患者喉部发生机械性损伤,或是诱发心血管不良事件等,患者机体生理功能罕见异常表现,应用于妇科患者手术中具有较高的安全性,相对于气管插管通气患者应激反应较小,可见喉罩全麻通气方式对于妇科患者应用价值较高,可为妇科微创手术患者提供良好的安全保障,同时获得更好的预后。但因技术的新颖性,其对麻醉各个方面具有较高的要求,麻醉医师应经过专业培训,具有较好的操作技能,实施前需要对喉罩连接处进行详细检查,确保连接牢固、检查气囊质量、喉罩放置位置、通气情况等,以保障通气效果。需要参考患者具体情况,对通气量进行合理调节,避免患者通气过度发生损伤。通气期间对患者的血流动力学指标进行密切观察,若有异常表现,应立即采取相应措施加以干预。

2. 连续硬膜外麻醉　大多数学者不主张应用连续硬膜外麻醉。但作者所在医院曾完成近万例妇产科腹腔镜手术,95%以上的患者采用硬膜外麻醉,取得良好效果。硬膜外麻醉的优点在于患者保持清醒,不致引起误吸。可依靠患者代偿性增加分钟通气量来维持动脉二氧化碳分压在正常范围内。术后恢复快,并发症少,所需费用低。但大量二氧化碳的气腹压力对膈肌的过度牵拉和对膈肌表面的直接刺激会引起放射性肩臂疼痛,使患者感觉不适。麻醉的交感神经阻滞相对增加了迷走神经的张力,反射性地引起心律失常。大量镇痛、镇静药的应用增加了患者呼吸抑制的机会。

3. 腰硬联合麻醉　同时具有腰麻和硬膜外麻醉的优点。既起效快,肌肉松弛好,麻醉效果确切,又能维持足够的麻醉时间。可适用于子宫肌瘤切除术、卵巢肿瘤切除及腹腔镜诊断性探查术。但麻醉平面易扩散,且受体位的影响。

4. 腰麻　腰麻平面的调节和持续时间控制有一定难度,故一般不用。

5. 单纯静脉麻醉　常用于宫腔镜诊断性检查等短小手术。单纯静脉麻醉具有对环境污染少、可控性强、术后恢复快,恶心、呕吐发生率低,不需特殊装置,所需费用低等优点。但其用药复杂,缺乏麻醉深度标准,麻醉过程中难免有忽深忽浅之虑。如未实施控制呼吸,术中可能发生呼吸抑制。

6. 局麻　局麻辅以小剂量镇静、镇痛药(如芬太尼或舒芬太尼、咪达唑仑),也可用于腹腔镜诊断性检查,因该手术操作简单,持续时间短。

二、术前准备

加速康复外科(ERAS)理念广泛应用,通过基于循证医学证据的一系列围术期优化处理措施,减少手术创伤及应激,减轻术后疼痛,促进患者早期进食及活动,加速患者术后康复。ERAS能够显著缩短住院时间,降低术后并发症发生率及死亡率,节省住院费用,提高患者的生命质量,并可能使患者中、长期获益。近年来,在国内 ERAS 得到迅速普及和应用,这也对我们麻醉提出了更高的要求。现根据"妇科手术加速康复的中国专家共识",结合麻醉临床开展,做好术前准备对患者的康复极为重要。

1. 术前评估　术前仔细询问患者病史,全面筛查患者的营养状态及术前并发症。根据访视结果,将病史、体格检查和实验室检查资料进行综合分析,对患者的全身情况、麻醉耐受性和手术风险做出比较全面的估计。术前对中老年患者合并高血压、心脏病、糖尿病、慢性支气管炎等疾病的患者,麻醉前应积极治疗,必要时请相关科室会诊并予以针对性治疗。

2. 术前宣教　可缓解患者术前焦虑、恐惧及紧张情绪,提高患者的参与度及配合度,有助于围术期疼痛管理、术后早期进食、早期活动等 ERAS 项目的顺利实施。

3. 术前优化措施　建议患者术前 4 周开始戒烟、戒酒。术前应充分识别贫血及其原因,并予以纠正;术前营养状态与围术期结局密切相关,应对患者的营养状态进行全面评估。营养支持首选肠内营养,如无法满足基本营养需求时,可考虑联合肠外营养。对于妇科恶性肿瘤患者,需审慎评估术前优化措施导致手术延后带来的风险。

4. 肠道准备　目前提出避免术前常规机械性肠道准备(口服泻剂或清洁灌肠),不能减少手术部位感染及吻合口瘘的发生,反而可导致患者焦虑、脱水及电解质紊乱。对妇科良性疾病的手术,建议取消术前常规肠道准备;预计有肠损伤可能,如深部浸润型子宫内膜异位症、晚期卵巢恶性肿瘤,病变可能侵及肠管,或患者存在长期便秘时,可给予肠道准备,并建议同时口服覆盖肠道菌群的抗生素。

5. 禁食禁饮　对于无胃肠功能紊乱(如胃排空障碍、消化道梗阻、胃食管反流或胃肠道手术史等)的非糖尿病患者,推荐术前(麻醉诱导前)6 小时禁食乳制品及淀粉类固体食物(油炸、脂肪及肉类食物需禁食 8 小时以上),术前 2 小时禁食清流质食物。术前 2 小时摄入适量清饮料(推荐 12.5% 碳水化合物饮料,饮用量应≤5 ml/kg,或总量≤300 ml,可选择复合碳水化合物,如含麦芽糖糊精的碳水化合物饮料,可促进胃排空),有助于缓解术前口渴、紧张及焦虑情绪,减轻围术期胰岛素抵抗,减少术后恶心与呕吐及其他并发症的发生。

6. 术前镇静　应避免在术前 12 小时使用镇静药物,因其可延迟术后苏醒及活动。对于存在严重焦虑症状的患者,可使用短效镇静药物,但需注意短效镇静药物作用时间可持续至术后 4 小时,也有可能影响患者早期进食及活动。

7. 静脉血栓风险评估及术前抗凝治疗对于手术时间超过 60 分钟、妇科恶性肿瘤患者,以及其他静脉血栓栓塞症(VTE)中、高风险患者,建议穿着抗血栓弹力袜,并在术前皮下注射低分子肝素。对于接受激素补充治疗的患者,建议术前 4 周停用或改为雌激素外用贴剂,正在口服避孕药的患者应更换为其他避孕方式。对于持续使用激素的患者,应当按照 VTE 高风险人群处理,给予预防性抗凝治疗。术中可考虑使用间歇性充气压缩泵促进下肢静脉回流,在使用肝素 12 小时内应避免进行椎管内麻醉操作。

8. 术前皮肤准备及预防性使用抗生素推荐手术当天备皮,操作应轻柔,避免皮肤损伤。清洁手术无须预防性应用抗生素,但妇科手术多为清洁-污染切口,预防性使用抗生素有助于减少手术部位感染。应按照原则选择抗生素,并在切皮前 30 分钟至 1 小时静脉滴注完毕。对于肥胖(体质指数>35 kg/m² 或体重>100 kg)患者,应增加剂量。当手术时间超过 3 小时或超过抗生素半衰期的 2 倍或术中出血量超过 1500 ml 时,应重复给药。

第三节　妇科外科微创手术的麻醉实施与管理

一、适应证与禁忌证

1. 适应证　适用一般妇科微创手术的麻醉,如子宫切除术;卵巢肿瘤切除术;宫外孕切除术;广泛全子宫切除术和盆腔淋巴结清扫术;腹腔镜诊断性检查术。

2. 禁忌证　慢性阻塞性肺疾病及肺功能障碍的患者;合并严重心律失常的患者;心脏瓣膜病,冠心病及心功能不全者;肝及肾功能严重损害者;腹膜严重粘连者;腹腔内严重感染者;其他重度出血、妊娠、过度肥胖及高龄为相对禁忌证。

二、麻醉实施

1. 全身麻醉　全身麻醉可采用吸入、静脉或静吸复合麻醉。目前多主张静吸复合麻醉,麻醉药物的选配以能满足手术基本要求、镇痛、睡眠遗忘和肌肉松弛为原则。

麻醉诱导阶段可选用丙泊酚、依托咪酯、芬太尼、舒芬太尼等,维持阶段可使用静脉麻醉或吸入麻醉,前者术后恶心呕吐发生率较低。术中应尽量减少阿片类镇痛药物的应用,必要时可以辅助小剂量短效阿片类药物,如瑞芬太尼。肌肉松弛药推荐使用罗库溴铵、维库溴铵及顺阿曲库铵等中效药物。

应对麻醉深度进行监测,避免麻醉过浅导致术中知晓,以及麻醉过深导致苏醒延迟、麻醉药物不良反应的发生率增加。维持脑电双频指数(BIS)在 $40\sim60$,或维持吸入麻醉剂呼气末浓度为 $0.7\sim1.3$ 个最低肺泡有效浓度,老年患者避免长时间 BIS<45。

(1)麻醉诱导:诱导前先行预扩容,以保证麻醉诱导的平稳。全麻诱导时多选用对循环影响轻的麻醉药物。

①单次静脉推注:先给予咪达唑仑 $0.05\sim0.1\mathrm{mg/kg}$,待患者入睡,注入舒芬太尼 $0.3\sim0.5\mu\mathrm{g/kg}$,顺阿曲库铵 $0.15\sim0.3\mathrm{mg/kg}$,丙泊酚 $1\sim2\mathrm{mg/kg}$。吸纯氧去氮后,插入带套囊的气管内导管或置入双管喉罩,均可保证良好的通气。也可选用芬太尼 $1\sim2\mu\mathrm{g/kg}$,依托咪酯 $0.15\sim0.3\mathrm{mg/kg}$ 或联合丙泊酚 $1\sim2\mathrm{mg/kg}$,维库溴铵 $0.08\sim0.12\mathrm{mg/kg}$ 或联合应用其他中短效肌肉松弛药进行麻醉诱导。

②TCI 靶控输注:先给予咪达唑仑 $0.05\sim0.1\mathrm{mg/kg}$,待患者入睡,注入舒芬太尼 $0.3\mu\mathrm{g/kg}$,顺阿曲库铵 $0.15\sim0.3\mathrm{mg/kg}$,丙泊酚血浆靶浓度为 $2\sim3\mu\mathrm{g/ml}$,瑞芬太尼血浆靶浓度为 $2\sim4\mathrm{ng/ml}$ 靶控输注,靶浓度达目标浓度后插入气管导管或喉罩,根据患者血压、心率变化来调整药物靶控浓度。

(2)麻醉维持:以下方法中任选一种。

①静吸复合麻醉:吸入恩氟烷、异氟烷、七氟烷或笑气,同时静脉微泵输注丙泊酚 $5\sim10\mathrm{mg/(kg\cdot h)}$,追加一定剂量芬太尼[每 $15\sim30$ 分钟间断静脉注射 $25\sim50\mu\mathrm{g}$,或以 $0.5\sim5.0\mu\mathrm{g/(kg\cdot h)}$ 的速度持续输注]或静脉微泵输注瑞芬太尼 $0.1\sim1.0\mu\mathrm{g/(kg\cdot min)}$。

②吸入麻醉:常用恩氟烷、异氟烷和七氟烷单独或联合应用笑气吸入,笑气的浓度一般不应超过 70%。对笑气的应用目前仍有争议,因其可引起术中肠扩张,增加术后恶心、呕吐发生率。

③全凭静脉麻醉

• 丙泊酚＋芬太尼/瑞芬太尼微泵持续静脉注射:芬太尼 $2\sim3\mu\mathrm{g/(kg\cdot h)}$ 或瑞芬太尼 $0.1\sim1.0\mu\mathrm{g/(kg\cdot min)}$,丙泊酚 $5\sim10\mathrm{mg/(kg\cdot h)}$,手术结束前半小时停用芬太尼/手术结束前 5 分钟停用瑞芬太尼,以便患

者尽快苏醒。

· 依托咪酯＋芬太尼/瑞芬太尼微泵持续静脉注射：芬太尼 $2\sim3\mu g/(kg\cdot h)$ 或瑞芬太尼 $0.1\sim1.0\mu g/(kg\cdot min)$，依托咪酯 $8\sim10mg/(kg\cdot min)$，手术结束前半小时停用芬太尼/手术结束前 5 分钟停用瑞芬太尼，以便患者尽快苏醒。

· 丙泊酚＋瑞芬太尼靶控输注：丙泊酚血浆靶浓度为 $2\sim3\mu g/ml$，瑞芬太尼血浆靶浓度为 $2\sim4ng/ml$ 靶控输注。

· 氯胺酮：微泵持续静注氯胺酮 $30\sim90mg/(kg\cdot min)$，也可采用丙泊酚、依托咪酯合用氯胺酮等。全麻术中可应用任何一种肌肉松弛药，但维库溴铵、阿库溴铵等中短效肌肉松弛药，对心血管无影响，是最佳选择。

2. 连续硬膜外麻醉

(1)穿刺点：腹腔镜子宫切除术(腹腔镜全子宫切除术、腹腔镜辅助阴式子宫切除术、腹腔镜鞘膜内子宫切除术等)、子宫肌瘤剥除术，因腹部、会阴部均有操作，宜选择两点穿刺，T_{11-12} 或 T_{12}-L_1 向头端置管，T_{3-4} 向头或尾端置管。而卵巢肿瘤切除术、宫外孕切除术、腹腔镜诊断性探查术等一般选择一点穿刺 T_{11-12} 向头端置管。

(2)麻醉配方：1％利多卡因＋0.375％丁哌卡因、1％利多卡因＋0.375％罗哌卡因的混合液，或 0.5％罗哌卡因液，0.5％丁哌卡因液。

(3)麻醉平面调节：以 T_5 至 S_4 为宜。硬膜外腔给药前应先行预扩容，以免硬膜外阻滞引起的血压下降，从而保证血流动力学平稳。

(4)辅助用药：腹腔镜手术时，大量二氧化碳的气腹压力对膈肌过度牵引和二氧化碳对膈肌表面的直接刺激，会引起肩臂放射性疼痛，需减慢充气速度(控制在 $1.0\sim1.5L/min$)，维持较低压力($<1.33kPa$)。麻醉的交感神经阻滞也增加了反射性心律失常的发生率。头低臀高位又加重了患者的不适

感。因此，术中尤其是充气时，应给予强效镇痛、镇静药，如静注舒芬太尼 $0.1\sim0.2\mu g/kg$，氟哌利多 $0.05\sim0.1mg/kg$、咪达唑仑 $0.1\sim0.2mg/kg$，必要时给予氯胺酮 $1\sim2mg/kg$，或持续静脉泵注丙泊酚 $4\sim6mg/(kg\cdot h)$。也可选用右美托咪定 $1\sim2\mu g/kg$ 静脉注射，辅以芬太尼 $0.5\sim1\mu g/kg$ 或舒芬太尼 $0.05\sim0.1\mu g/kg$ 静脉注射做中度镇静。但这些药物均影响清醒患者对呼吸代偿，术中应加强呼吸管理，常规吸氧。

3. 腰硬联合麻醉

(1)穿刺点：一般选择两点穿刺。先于 T_{11-12} 或 T_{12} 至 L_1 行硬膜外穿刺，向头端置管，L_{3-4} 行腰硬联合麻醉，硬膜外向头端置管。

(2)麻醉配方：腰麻用药为 0.5％丁哌卡因 1.5ml 或 0.5％罗哌卡因 1.5ml，硬膜外用药为 1％利多卡因＋0.375％ 丁哌卡因、1％利多卡因 ＋ 0.375％罗哌卡因液，或 0.5％罗哌卡因液、0.5％丁哌卡因液。

(3)麻醉平面调节：腰-硬联合麻醉时因对血流动力学干扰大，给药前应行预扩容，以免血压下降。因麻醉平面易扩散，且受体位的影响，应注意平面的调节。

(4)辅助用药：与连续硬膜外麻醉相同。

4. 局麻＋静脉麻醉　常选用芬太尼或舒芬太尼与丙泊酚联合应用。

(1)诱导：静脉注射丙泊酚 $1\sim2mg/kg$，芬太尼 $0.05\sim0.1mg$ 或舒芬太尼 $5\sim10\mu g$，$3\sim5$ 分钟注完。

(2)维持：丙泊酚持续静脉泵入 $4\sim10mg/(kg\cdot h)$ 或丙泊酚血浆靶浓度为 $2\sim3\mu g/ml$ 靶控输注，直至手术结束。术中保留自主呼吸，面罩给氧。

三、麻醉管理

保持患者不动，麻醉深度适宜，便于手术顺利操作，清晰术野，可预防手术误损伤，保证病人术中安全，要加强以下管理。

1. 椎管内麻醉及单纯静脉期间　应常规吸氧。

2. 防止胃胀气　全身麻醉诱导前应充分吸氧,诱导时尽量避免过度胀肺,以防气体进入胃肠引起胀气,增加腹内压力和胃液反流误吸的概率。

3. 控制气腹压力　腹腔内注入二氧化碳,造成人工气腹,其压力应严格控制在1.6~2kPa。

4. 增加分钟通气量　全麻期间注意呼吸参数的调节,人工气腹后,分钟通气量应增加30%,以促进二氧化碳的排出,代偿腹膜对二氧化碳的吸收。分钟通气量的增加是靠增加呼吸频率所得,而不是增加潮气量(VT),因增大了潮气量会使胸膜腔内压进一步上升,而致心排血量减少。

5. 调整体位　盆腔内的手术要求头低臀高位,因重力关系使胸膜腔内压升高,充气后更加严重,患者不能适应,常出现低血压及心率减慢。应立即摇高头床,气腹减压,使患者情况改善后再慢慢调整体位。

6. 维持血流动力学稳定　注意手术所致的出血及内脏损伤,必要时输血、输液。

7. 清除气腹　术毕腹内减压,放出 CO_2 气体要完全,以免导致手术后恶心、呕吐及肩臂痛。

8. 肺功能保护通气策略　可减少术后呼吸系统并发症的发生,如潮气量 6~8 ml/kg,正压通气压力 5~8 cmH_2O,吸入气中的氧浓度分数(FiO_2)<60%,维持动脉血二氧化碳分压($PaCO_2$)在 35~45 mmHg。使用间断肺复张性通气可有效防止肺不张。

四、液体管理

1. 术中输液

(1)目的:供给机体对水的生理需要量,补充丢失的水量,以纠正低血容量、电解质和酸碱平衡失调,维持机体内环境和循环稳定,保持组织灌注和维护正常的器官功能。

(2)评估:手术前通过了解病史、体检和实验室检查,对患者的体液状态进行估计,为制订全面系统的治疗方案提供依据。

(3)液体的补充:术中液体的补充主要考虑三方面的因素:即基本需要量、术前缺失量及术中丢失量。基本需要量与代谢的状态密切相关。术前缺失量指疾病本身的异常丢失及术前禁饮食、清洁灌肠、出汗等。术中丢失量包括失血量,创面的蒸发和漏出液、组织液、脑脊液经手术创面的流失,以及第三间隙体液的丢失量。同时还应考虑麻醉对体液的影响,全麻和椎管内麻醉后(尤其是较大范围麻醉区域)可使血容量相对减少,麻醉前应行预扩容。

补液首选平衡盐溶液,可减少高氯性代谢酸中毒的发生。对于妇科中、大型手术可以配合适量胶体溶液,但需警惕其潜在的出血及肾功能损伤的风险。对于妇科中、小型手术,可给予 1000~2000ml 平衡盐溶液,并根据患者的血压、呼吸频率、心率和血氧饱和度调整补液量及补液速度。

目前推荐采用"目标导向液体治疗"策略,即建立连续血流动力学监测(包括每搏输出量、心排血量、收缩压变异率、脉压变异率及每搏输出量变异率等),以 1~2 ml/(kg·h)平衡盐晶体液为基础,动态监测和调整补液量,维持血压下降幅度≤正常的 20%,心率加快幅度≤正常的 20%,尿量>0.5 ml/(kg·h),血乳酸≤2 mmol/L,中心静脉血氧饱和度($ScvO_2$)>65%,每搏出量变异度≤13%。对于硬膜外阻滞麻醉引起血管扩张导致的低血压,可以使用血管活性药物进行纠正,避免盲目补液。腹腔镜手术中的头高足低位及气腹压力可干扰血流动力学监测结果的判断,该类手术中补液量常少于开腹手术。

2. 术中输血

(1)目的:补充血容量以维持循环的稳定,改善贫血以增加携氧能力,提高血浆蛋白以增加液体渗透压,增加免疫力和凝血能力。

(2)治疗性输血:妇科手术患者因不规则阴道出血,月经量增加常继发贫血。如血红蛋白低于 70g/L,则需输血或红细胞。低蛋白血液者应给予白蛋白或血浆。

(3)补充血容量:大多数妇科腹腔手术,术中出血不多,如术前不伴贫血者,术中一般不需要输血。但宫外孕破裂常常伴有大量出血,术中应根据出血量及时输血。

五、术中监测

1. 呼吸功能监测

(1)常规监测:包括呼吸频率、潮气量和分钟通气量监测,二氧化碳气腹及术中辅助药都可使呼吸频率减慢,潮气量和分钟通气量降低。术中应严密监测,及时采取措施。

(2)脉搏氧饱和度:不仅能反映肺换气功能,而且能反映末梢循环状况,常能在症状和体征出现之前诊断低氧血症,术中应密切注意其变化,特别是在充气时、给辅助药后,以避免低氧血症的发生。

(3)呼吸末二氧化碳分压:是肺通气、全身循环状况和机体代谢综合作用的表现。呼吸中枢抑制、肺泡通气减少、二氧化碳气腹时,常引起呼吸末二氧化碳增高;而过度通气、导管脱落及堵塞时,则使呼吸末二氧化碳降低;呼吸末二氧化碳迅速进行性升高,常提示二氧化碳栓塞;术中应维持其在正常范围($4.66\sim6.00$kPa),避免高碳酸血症及呼吸性酸中毒的发生。

(4)气道压

①有利于防止气道压伤。

②气道压可间接地提示胸膜腔内压,从而反映气腹对循环的影响。

③一般不超过 $1.96\sim2.45$kPa。

(5)血气分析:动脉血气分析能反映肺换气功能状况及酸碱平衡等。术中必要时间断查血气分析,并根据监测结果调整呼吸参数。

2. 循环功能监测

(1)无创血压:测定动脉血压,是了解心血管功能的最常用的方法。与心排血量和全身血管阻力直接相关,平均动脉压能反映器官灌注的情况。术中应维持血压在正常范围内。

(2)心电图:能显示心律及心率的变化;如提示有异常情况,可及时处理。

(3)心音监测:有条件可行前胸壁多普勒心音监测,因其对二氧化碳气栓诊断最敏锐。

3. 体温监测

(1)监测部位:推荐术中持续体温监测,常用的测量部位包括肺动脉、食管远端、鼻咽部及鼓膜,在使用气管插管的手术中,选择鼻咽部体温较为方便。

(2)保温措施:术前即应给予预保暖,暖风机目前使用较为广泛,但保温毯更为理想。静脉补充的液体及腹腔冲洗的液体均应适当加温。手术结束后应继续使用保温措施,以保证患者离开手术室时体温>36℃。需警惕术中体温过高导致术后不良结局。

4. 血糖监测

(1)目的:了解患者血糖动态变化,尤其糖尿病患者,警惕高血糖和低血糖。

(2)意义:围术期血糖>11.1 mmol/L 与不良手术结局相关。糖尿病患者胰岛素治疗可增加低血糖的发生风险,并可诱发心律失常、癫痫及脑损伤。

六、并发症处理

1. 与气腹有关的并发症防治

(1)高二氧化碳血症及酸中毒

①原因:二氧化碳经腹膜及腹腔内脏高弥散性吸收;二氧化碳气腹使分钟通气量下降及呼吸无效腔量明显相对增大;麻醉药的中枢性呼吸抑制。

②防治:及时合理调节呼吸参数,二氧化碳气腹后应增加分钟通气量;严格控制气腹压力<20mmHg;椎管内麻醉时适量使用辅助药;连续监测呼吸末二氧化碳分压,如持续高于 70mmHg,经处理仍不能改善者,应终

止二氧化碳气腹,中转改行开腹手术。

(2)皮下气肿:妇科腹腔镜手术常见有皮下气肿、腹膜前气肿、网膜气肿等并发症。

①原因:气腹针误入皮下组织或仅达腹膜前间隙,如穿入网膜则引起网膜气肿;套管针周围漏气,或部分拔出腹腔。③腹内压过高引起二氧化碳逸出腹腔。

②防治:严格控制气腹压力<2.67kPa;确定气腹针进入腹腔后才行二氧化碳充气;一旦出现皮下气肿,应密切观察患者呼吸情况,判别是否伴有气胸,及时解除气腹、过度换气,以免皮下组织吸收二氧化碳引起高二氧化碳血症;皮下气肿一般可自行消退,明显的腹膜前气肿或网膜气肿,可穿刺排气。

(3)气胸:可能与手术损伤膈肌和胸膜,或存在先天性膈肌缺损及胸腹管未闭有关。术中如发现原因不明的血氧饱和度下降,血流动力学改变及通气困难,应考虑气胸可能。一旦发生气胸,需立即解除气腹,必要时行胸腔闭式引流。

(4)二氧化碳排出综合征:腹腔镜手术结束后,需要排出二氧化碳,由于术中动脉二氧化碳分压持续升高较长时间,一旦二氧化碳迅速排出时,有些患者可出现末梢血管张力消失及扩张,心排血量锐减,脑血管和冠状动脉血管收缩。临床上表现为血压剧降,脉搏减弱及呼吸抑制等征象,称为二氧化碳排出综合征。严重时可能出现心律失常,心搏及呼吸停止。有些敏感患者应缓慢排气,并注意监测和处理。

(5)二氧化碳栓塞:二氧化碳通过开放的小静脉及气腹针误入血管等途径入血。后果取决于进入血液二氧化碳的量及速度,大量二氧化碳栓塞时,可使患者死亡。

①表现及早期诊断:二氧化碳→肺循环→急性肺高压、右心衰,甚至心搏停止;二氧化碳→右心房→右心血回流受阻→心排血量下降。临床常表现为血压下降,心律失常。胸前或食管听诊是常用的气栓检测方法,但预测性不强,滚动样杂音出现时,患者已处于严重状态。心电图不易显示栓塞早期的变化。食管超声探头在监测气栓方面比其他方法更敏感。呼吸末二氧化碳监测能早期发现二氧化碳栓塞现象,有气栓时呼吸末二氧化碳迅速上升,同时对估计栓塞的严重程度和治疗后肺泡气消除程度有一定价值。

②处理:立即停止手术并解除气腹;吸入纯氧;头低足高左侧卧位;必要时采取抽除气泡(从中心静脉导管),高压氧舱等综合治疗措施;准备心肺复苏。

(6)低血压及心动过缓:可调整体位,静脉应用麻黄碱或阿托品,同时适当加快补液速度。

(7)恶心及呕吐(PONV)

①PONV的高危因素包括年龄>50岁、女性患者、妇科手术、腹腔镜手术、晕动症、既往PONV史、非吸烟者、麻醉时间长、使用阿片类药物、肥胖等。

②PONV在妇科手术患者中较为常见,术后恶心的发生率为22%～80%,术后呕吐的发生率为12%～30%。

③PONV的预防与治疗包括尽量减少高危因素、预防性用药及PONV发生后的药物治疗。一线止吐药包括5-羟色胺3受体抑制药(如昂丹司琼)、糖皮质激素;二线止吐药包括丁酰苯类、抗组胺类药物、抗胆碱能药物及吩噻嗪类药物。

④对于所有接受腹部手术及致吐性麻醉药或镇痛药的患者,建议在术中预防性使用止吐药,推荐两种止吐药联合应用。PONV发生后,推荐使用5-羟色胺3受体抑制药,如用药效果欠佳,可联合应用其他止吐药。

2.与麻醉有关的并发症及防治

(1)椎管内麻醉

①低血压:程度主要取决于患者身体状况和阻滞范围。预防低血压的措施有:用药前行预扩容;严格控制最小有效阻滞范围;局麻药加用适量肾上腺素;一旦出现低血压,除

快速输液外,可静脉注射麻黄碱 5～15mg,并面罩吸氧。

②局麻药毒性反应:与导管误入硬膜外血管内注药或硬膜外吸收局麻药过快有关。一旦发生,立即停止给药,同时吸氧,轻者症状即可消失,如出现惊厥时,静脉注射地西泮 5～10mg。

③全脊麻:因局麻药误入蛛网膜下隙所致。一旦发生,立即保持呼吸道通畅,面罩吸氧行人工通气,并尽快气管插管,防止误吸,快速输液,必要时用升压药维持血压。心搏骤停时予以心肺复苏。

(2)全身麻醉

①误吸:饱胃、腹腔镜时腹内压增高,体位改变等均增加了反流误吸的危险性。防止措施有:清醒气管内插管;避免过度高压通气,保持呼吸道通畅,防止气体压入胃,或采用压迫环状软骨手法,以压扁食管上口阻止入胃。术后等待患者完全清醒,保护性反射完全恢复后再拔管。

②喉痉挛或支气管痉挛:常与口腔内分泌物、喉头水肿或麻醉刺激有关,防治措施有:挑选合适的气管导管;吸除口咽部分泌物;喉头水肿应吸氧及静脉注射激素;维持适当麻醉深度。

③低氧血症:原因包括通气不足,气管导管滑脱,呼吸道梗阻、肺不张等。防治措施:解除原因,如呼吸道梗阻等;术中监测血气及脉搏氧饱和度,早期发现和处理低氧血症。因肺不张,肺容量减少所致的低氧血症可采用 PEEP 治疗。

3. 与手术有关的并发症

(1)出血:常因血管损伤所致。

(2)脏器损伤:常见的有肠损伤、膀胱损伤及输尿管损伤。

七、妇科常见微创手术的麻醉特点

1. 腹腔镜子宫切除术

(1)治疗并发症

该类患者多为中老年人,可能伴有循环或呼吸系统疾病,因长期失血而继发贫血,各器官因慢性贫血引起缺血、缺氧,可能有不同程度损害,应重视麻醉前纠正。如血红蛋白低于 70g/L,应先进行治疗,待血红蛋白升至 90g/L 以上方可麻醉。

(2)麻醉选择

①硬膜外麻醉

· 穿刺点:腹腔镜全子宫切除术、子宫肌瘤剔除术因腹部、会阴部均有操作,硬膜外麻醉时宜选择两点穿刺:T_{12} 至 L_1 向头端置管,L_{3-4} 向头或尾端置管。

· 麻醉药配方:1% 利多卡因加 0.375% 丁哌卡因、1% 利多卡因加 0.375% 罗哌卡因、0.75% 丁哌卡因或 0.5% 罗哌卡因。

· 麻醉平面:麻醉平面以 T_5 为宜。

· 辅助用药完善麻醉:因气腹及头低臀高位的体位影响,使患者常感不适,术中,尤其是充气时,应给予强效镇痛、镇静药,如静注舒芬太尼 0.1～0.2μg/kg、氟哌利多 0.05～0.1mg/kg、咪达唑仑 0.1～0.2mg/kg,必要时给予氯胺酮 1～2mg/kg;或肌内注射氯胺酮 100mg,微泵持续静注丙泊酚 4～6mg/(kg·h)。也可选用右美托咪定 1～2μg/kg 静脉注射,辅以芬太尼 0.5～1μg/kg,或舒芬太尼 0.05～0.1μg/kg 静脉注射做中度镇静。

· 麻醉管理:注意呼吸管理,常规吸氧。

②气管内插管全麻或喉罩全麻:选用快速短效麻醉药,以不延迟患者苏醒,早期活动,尽早出院为宗旨。目前麻醉诱导多用咪达唑仑 0.05mg/kg,舒芬太尼 0.3μg/kg,顺阿曲库铵 0.3mg/kg,丙泊酚 1～2mg/kg 和(或)联合依托咪酯 0.15mg/kg,麻醉维持用七氟烷吸入,丙泊酚血浆靶浓度为 2～3μg/ml;瑞芬太尼血浆靶浓度为 2～4ng/ml 靶控输注,间断静脉注射中短效肌肉松弛药。

(3)预扩容:椎管麻醉给药前或全麻诱导

前应行预扩容,快速输注胶体或晶体 $500\sim$ $1000ml$,以保证血流动力学的平稳。

(4)输液输血:术中注意出血情况,酌情输血、输液,维持血容量动态平衡。此类手术除术前贫血或术中渗血较多者外,多数不需要输血。

(5)加强监测:术中应常规进行血压、脉搏、氧饱和度、呼吸末二氧化碳及心电图监测。

2. **腹腔镜卵巢肿瘤切除术**

(1)麻醉选择:腹腔镜卵巢肿瘤切除术可选择椎管内麻醉、气管插管全麻或喉罩全麻。硬膜外麻醉常选择一点穿刺,即 T_{11-12} 或 T_{12} 至 L_1 向头端置管,其他注意事项与腹腔镜子宫切除术相同。

(2)禁忌证:巨大卵巢肿瘤为腹腔镜手术禁忌证,一般选择开腹手术。

3. **腹腔镜宫外孕切除术**

(1)麻醉前准备:腹腔镜宫外孕切除术常为急诊手术。术前应迅速对患者的失血量及全身状态进行判断,对病情进行评估,并做好大量输血准备,以便抢救出血性休克。该类患者大多处于休克状态,休克前期时,估计失血量为 $400\sim600ml$;如已达到轻度休克,失血量为 $800\sim1200ml$;中度休克时为 $1200\sim1600ml$;重度休克时约为 $2000ml$。

(2)麻醉选择:取决于失血程度,休克前期或轻度休克经输血输液治疗,血压、心率基本正常患者,可选用硬膜外麻醉,常选择 T_{12} 至 L_1 或 T_{11-12} 点穿刺,并采用小量分次注药的方法。如患者尚合作或严重休克,可先在局部浸润麻醉下进腹止血,经补充血容量待休克好转后再给地西泮、氯胺酮麻醉。中度或重度休克经综合治疗无好转者应选用气管插管全麻,并选择对心血管抑制轻的麻醉药,如地西泮、芬太尼、氯胺酮、维库溴铵等。如为饱胃患者,诱导前应放置粗大胃管以利吸引,亦可采用清醒气管插管。

(3)麻醉管理:术中根据失血量及时输液

输血,并注意纠正代谢性酸中毒,保护肾功能。同时采取综合性抗休克措施,改善休克状态。麻醉后继续观察,预防心、肺、肝、肾的继发性损害及感染。其他注意事项同腹腔镜子宫切除术。

(4)加强监测:术中应常规进行血压、脉搏、氧饱和度、呼吸末二氧化碳及心电图监测。并行中心静脉监测。

4. **腹腔镜输卵管吻合术**　可选择椎管内麻醉或气管插管全麻或喉罩全麻。此手术操作精细,应确保麻醉效果的满意,其他注意事项与腹腔镜卵巢囊肿切除术相同。

5. **腹腔镜输卵管绝育术及盆腔内异位节育器取出术**

(1)麻醉选择:此类手术操作简单,手术时间短。一般选择硬膜外麻醉,T_{12} 至 L_1 或 T_{11-12} 点穿刺,向头端置管。也可选择局麻加静脉全麻,诱导用芬太尼 $0.1mg$ 或舒芬太尼 $10\sim15\mu g$ 静脉注射;$3\sim5$ 分钟注完;丙泊酚 $1.5\sim2mg/kg$ 缓慢静脉注射至患者入睡;维持为每隔 5 分钟静脉注射丙泊酚 $0.5\sim1mg/kg$ 或 $2\sim4mg/(kg \cdot h)$ 持续微泵注入直至手术结束。

(2)麻醉管理:术中保留自主呼吸,面罩吸氧,要特别注意观察患者的呼吸变化。停药后,患者均在短时间内清醒。

6. **腹腔镜广泛全子宫切除及淋巴结清扫术**

(1)麻醉前准备:此类患者以中老年妇女居多,常可并存高血压、冠心病、糖尿病、慢性支气管炎等疾病,或继发贫血、低蛋白血症和电解质紊乱,麻醉前应予治疗和纠正。

(2)麻醉选择:因创面大,手术时间长,一般选择气管插管内全麻。

(3)加强监测:术中应常规进行血压、脉搏、氧饱和度、呼吸末二氧化碳及心电图监测,必要时行中心静脉监测。

(4)麻醉管理:注意出血情况,酌情输血输液,维持血容量动态平衡。加强呼吸管理,合理调节呼吸参数。有时肿瘤压迫输尿管而影响肾功能,术中应注意保护肾功能。手术时间长,应防止四肢软组织或周围神经损伤。

7. 宫腔镜手术

(1)麻醉选择:手术时间短,可采用强化麻醉,单纯静脉麻醉或椎管内麻醉。

①强化麻醉:应用适当镇静、镇痛药,如静脉注射舒芬太尼 $0.1 \sim 0.2 \mu g/kg$,氟哌利多 $0.05 \sim 0.1 mg/kg$、咪达唑仑 $0.1 \sim 0.2 mg/kg$,必要时给予氯胺酮 $1 \sim 2 mg/kg$ 或肌内注射氯胺酮 $100 mg$。也可选用右美托咪定 $1 \sim 2 \mu g/kg$ 静脉注射,辅以芬太尼 $0.5 \sim 1 \mu g/kg$ 或舒芬太尼 $0.05 \sim 0.1 \mu g/kg$ 静脉注射做中度镇静。

②丙泊酚静脉麻醉:手术一切就绪后,开放静脉通道,缓慢静脉注射丙泊酚 $2 mg/kg$,患者入睡后即可开始手术,继用微泵持续静脉注射丙泊酚 $2 \sim 5 mg/(kg \cdot h)$,或每隔 5 分钟静脉推注丙泊酚 $0.5 \sim 1 mg/kg$ 至手术结束。停药后,患者很快清醒。术中应严密监测呼吸,脉搏血氧饱和度及血压,并备用麻醉机或人工呼吸器。

③椎管内麻醉:可选择硬膜外麻醉、腰麻、腰硬联合麻醉。常采用 L_{3-4} 穿刺向头端置管。因手术时间短,门诊患者应选择短效麻醉药,椎管内给药前先行预扩容。

(2)麻醉管理:术中注意维持生命体征的平稳。因迷走神经紧张综合征源于敏感的宫颈管,受到扩宫刺激传导致 Frankenshauser 神经节、腹下神经丛、腹腔神经丛和右侧迷走神经,而出现恶心、出汗、低血压、心动过缓,严重可致心搏骤停。宫颈明显狭窄和心动过缓者尤应注意预防。阿托品有一定预防和治疗作用,可给阿托品 $0.5 mg$ 静脉注射。

除常规监测与输液外,主要应注意膨宫递质的不良反应与可能发生的并发症。麻醉手术后,应送到麻醉恢复室监治,常规监测心电图、血压、脉搏血氧饱和度。以 CO_2 为膨宫递质者,术后可取头低臀高位 $10 \sim 15$ 分钟可预防术后肩痛。以晶体液为递质者应注意有无体液超负荷或水中毒问题。待一切生命体征平稳后,方可离开麻醉恢复室。

第四节　妇科外科微创手术术后疼痛的管理

腹腔镜因手术创伤小、恢复快,已在临床广泛开展应用于各个科室。但术后的疼痛仍是不容忽视的临床问题。良好的围术期镇痛有利于患者术后康复,减少住院时间,提高患者满意度。而多模式镇痛策略在现代手术疼痛管理所占的地位越来越重要。

目前围手术期疼痛管理也是 ERAS 的重要内容。ERAS 通过多模式镇痛,即多种镇痛方式、多种非阿片类药物联合使用,在减少阿片类药物用量的同时,达到理想的镇痛效果,即运动相关性疼痛视觉模拟评分法(VAS)≤3 分;减少镇痛药物相关的不良反应;促进患者术后肠道功能的恢复,促进术后早期经口进食及离床活动。

一、腹腔镜术后疼痛原因

与开腹手术比较,腹腔镜手术有切口小、损伤小、术后疼痛轻、恢复快等优点。除伤口疼痛外,许多患者自诉膈下及肩部疼痛,这一类型疼痛与气腹有关。气腹对膈肌的牵拉及由此产生膈神经损伤,腹腔镜手术后 C_4 神经支配的皮区疼痛与膈神经损伤导致的牵涉痛有关。气腹常用 CO_2 气体经腹膜吸收后在局部组织造成酸性环境可对膈神经产生损伤;腹腔镜术后 CO_2 排出不全,刺激腹膜,腹膜张力下降,导致腹膜对腹腔内脏器的支持力下降引起术后疼痛。此外,腹腔镜手术后疼痛还与充气速度、气腹持续时间等有关。

切口疼痛、引流管刺激等也是腹腔镜手术后疼痛的常见原因。

腹腔镜术后疼痛原因是多方面的,单独处理其中一个原因不可能得到满意的术后镇痛效果。手术医师应在术前向患者解释手术操作及术后可能产生疼痛的原因;控制气腹压力在14mmHg以下及充气速度;术后应在直视下尽量吸尽腹腔内残留的气体;伤口引流应个体化,尽量不放引流管。

二、腹腔镜术后疼痛管理

1. 预防性镇痛 是指术前预先给予镇痛药物,抑制中枢和外周痛觉敏化,从而预防或减轻术后疼痛,并抑制急性疼痛向慢性疼痛转化。推荐术前1～2小时联合口服对乙酰氨基酚、塞来昔布、加巴喷丁或普瑞巴林。当患者预计手术当天出院时,应避免使用加巴喷丁或普瑞巴林。对乙酰氨基酚和非甾体类抗炎镇痛药(NSAID)是围术期镇痛的基础用药,其中NSAID分为选择性和非选择性,非选择性NSAID对于减少术后阿片类药物的使用和不良反应更具优势,但胃肠道反应明显。具有靶向镇痛作用的氟比洛芬酯(凯纷)是以脂质微球为载体的非选择性NSAID,在保证镇痛效果的同时,胃肠道反应较少。

2. 术后镇痛

(1)优点:①能减轻患者痛苦和不适,减轻由疼痛带来的焦虑、恐惧、无助、失眠,有助于身体恢复;②能维护循环、呼吸功能,减少因疼痛可能引起的并发症,如心肌缺血、心律失常、肺不张、肺炎等;③通过减少并发症,加速康复而减少住院时间,节约费用。

(2)具体方法

①腹腔镜手术的镇痛:对于妇科腹腔镜手术,目前尚无高质量的证据评价各种镇痛方式的效果,建议使用以NSAID为基础的多药联合镇痛方案。基础镇痛方案:建议术后继续联合使用对乙酰氨基酚、NSAID[如氟比洛芬酯(凯纷)]、加巴喷丁或普瑞巴林作为基础镇痛方案,如镇痛效果欠佳,可加用阿片类药物(如吗啡、羟考酮)。当患者24小时内阿片类药物静脉给药超过2次时,可考虑使用自控式镇痛泵(PCA)。

②妇科腹腔镜手术可根据患者情况酌情选择术后镇痛方法及药物(口服、舌下、直肠、肌内注射、静脉注射等常规给药镇痛法不作介绍)。

• 芬太尼透皮吸收:常用芬太尼贴剂,特殊的透皮系统可将芬太尼75～100mg/h恒速透入皮肤,产生全身镇痛作用。

• 静脉注射PCA(PCIA):患者依据自身的镇痛需求,控制给药时机和速度。操作简便、起效快、可长时间维持。PCIA的推荐方案见表18-2。

③硬膜外PCA(PCEA):其优点为按实际需求给药,镇痛效果最佳,其缺点为需特殊装置。PCEA的推荐方案见表18-3。

椎管内镇痛的影响因素有以下方面。

• 穿刺点:水溶性吗啡,易扩散、平面广,对穿刺点无严格要求;脂溶性芬太尼,置管位置应邻近切口区域。

• 剂量:镇痛范围、强度与剂量呈正相关,但大剂量不良反应明显增加。

• 联合用药:镇痛药与局麻药混合,其镇痛作用大增。

• 给药方式:PCEA较连续给药或单次给药的效果理想。

④神经阻滞:外周神经阻滞方式则根据手术创伤范围、部位和患者情况选择合适的方式。临床研究显示,腹横肌平面阻滞、腰方肌阻滞也可减少术后吗啡的镇痛用药量,瘙痒、恶心呕吐等不良反应发生率下降。常用局麻药为0.33%～0.4%的罗哌卡因25～30ml。

3. 椎管内镇痛并发症及防治

(1)呼吸抑制:单次硬外镇痛期间发生率为0.1%～1%,PCEA方法下发生率为

$0.01\%\sim0.08\%$，出现时间有 2 个高峰，分别为给药后 1 小时和 $6\sim12$ 小时，呼吸频率不一定能及时反映，往往是意识改变时才发现。进行 SpO_2 监测，一旦发生时处理为呼吸支持，纳洛酮 $0.1\sim0.4mg$ 少量分次静脉注射。必要时以纳洛酮 $0.4mg$ 加入 5% 葡萄糖液 $500ml$ 中，缓慢静脉输注。

（2）尿潴留：发生率 $15\%\sim25\%$，多见于男性，可给予纳洛酮 $0.1\sim0.4mg$ 静脉注射，必要时导尿。妇科患者术后常留置尿管，无须担心尿潴留的问题。

（3）恶心：发生率 $20\%\sim50\%$，多发生于给药后 6 小时。处理：地塞米松 12 小时 $2.5\sim5mg$（或甲泼尼龙 12 小时 $20mg$），或氟哌利多 12 小时 $1.0\sim1.25mg$，或 $5-HT_3$ 受体拮抗药恩丹西酮，或格雷司琼，或阿扎司琼，或托烷司琼等比较常用的静脉抗呕吐药物。小剂量氯丙嗪也有强烈的抗呕吐作用。其他抗呕吐药物包括安定类药物、抗晕动药和抗胆碱药等。上述药物均有口服剂型。静脉注射小剂量（$<0.05mg$）纳洛酮或口服纳曲酮也有一定减低恶心呕吐作用。

（4）皮肤瘙痒：多出现在给药后 3 小时，严重时可静脉注射组胺药异丙嗪 $25mg$ 或纳洛酮 $0.1mg$。但应排除麻醉镇痛药过敏。

4. 总结　总之，若腹壁切口较小可采用局部浸润局麻药。当手术创伤较大或合并腹壁较大切口时，椎管内镇痛可提供良好的内脏和躯干神经镇痛效应，对患者的呼吸功能和消化功能的术后恢复有优势，但有发生尿潴留、皮肤瘙痒、低血压等不良反应；也可考虑静脉镇痛复合神经阻滞，既保证镇痛效果也可减少静脉镇痛药物的用量和不良反应发生率，外周神经阻滞方式则根据手术创伤范围、部位和患者情况选择合适的方式。

（刘洪珍　张创强）

参　考　文　献

［1］　邓小明，姚尚龙，于布为，等. 现代麻醉学. 4 版. 北京：人民卫生出版社，2014.

［2］　Ronald D. Miller. 曾因明，邓小明　主译. 7 版. 米勒麻醉学. 北京：人民卫生出版社，2009.

［3］　中华医学会麻醉学分会. 中国麻醉学指南与专家共识（2017 版）. 北京：人民卫生出版社，2017.

［4］　中华医学会麻醉学分会. 成人术后疼痛处理专家共识. 中华麻醉在线. 临床麻醉学杂志，2010，26（3）：190-196.

［5］　中国心胸血管麻醉学会日间手术麻醉分会. 宫腔镜诊疗麻醉管理的专家共识. 临床麻醉学杂志，2020，36（11）：1121-1125.

［6］　中华医学会妇产科学分会加速康复外科协作组. 妇科手术加速康复的中国专家共识. 中华妇产科杂志，2019，54（2）：73-79.

［7］　王赟，张萍，何香梅，等. 超声引导下腹横肌平面阻滞在腹腔镜妇科手术后镇痛中的应用. 解放军医学院学报，2019，40（11）：1030-1033.

［8］　中华医学会麻醉学分会. 成人术后疼痛处理专家共识. 临床麻醉学杂志，2010，26（3）：190-196.

［9］　Keil DS，Schiff LD，Carey ET，et al. Predictors of Admission After the Implementation of an Enhanced Recovery After Surgery Pathway for Minimally Invasive Gynecologic Surgery. Anesth Analg，2019 Sep，129(3)：776-783.

［10］　Practice Guidelines for Preoperative Fasting and the Use of Pharmacologic Agents to Reduce the Risk of Pulmonary Aspiration：Application to Healthy Patients Undergoing Elective Procedures. Anesthesiology，2017，126（3）：376-393.

［11］　Torup H，Bøgeskov M，Hansen EG，et al. Transversus abdominis plane (TAP) block after robot-assisted laparoscopic hysterectomy：a randomised clinical trial. Acta Anaesthesiol Scand,2015 Aug,59(7):928-35.

[12] Shin JH,Balk EM,Gritsenko K,et al. Transversus Abdominis Plane Block for Laparoscopic Hysterectomy Pain:A Meta-Analysis. JSLS, 2020 Apr-Jun,24(2):e2020.00018.

[13] Moawad NS,Santamaria Flores E,Le-Wendling L,et al. Total Laparoscopic Hysterectomy Under Regional Anesthesia. Obstet Gynecol,2018 Jun,131(6):1008-1010.

第 20 章

小儿外科微创手术麻醉

小儿微创外科手术已成为当今外科手术的重要发展方向之一。由于其微创性、手术后恢复快等已被患儿所接受。腹腔镜手术需用 CO_2 人工气腹使腹腔产生一定的工作空间，便于手术的操作，小儿腹腔镜手术除了手术麻醉对正常生理的干扰外，还增加了 CO_2 人工气腹的干扰，对麻醉提出了更高的要求。一般婴幼儿的气腹压力为 $1.07\sim1.47kPa$。若能在满足手术视野显露的情况下，压力越低，对患儿的呼吸循环影响越小。

第一节　麻醉选择

小儿在清醒状态下，多不合作，很难配合完成手术，即使短小手术亦难以配合，均需要全身麻醉完成手术。所以全身麻醉是小儿麻醉最常用的麻醉方法。

一、气管内插管静吸复合麻醉

对于手术复杂、手术时间长、患儿心肺功能较差者，均选择气管内插管静吸复合麻醉。气管插管可使呼吸道通畅，呼吸易管理、控制，解剖无效腔明显缩小，又可防止误吸，保持吸引通道等，但麻醉后难以维持足够通气，婴幼儿对非去极化肌肉松弛药敏感，使用时需注意。

1. 异氟烷静吸复合麻醉　复合麻醉可以扬长避短，发挥几种麻醉各自的优点，提高小儿手术麻醉效果。但必须主次分明，各自兼顾，加强管理，预防严重并发症发生，才可取得满意效果。首先用氯胺酮肌内注射，基础麻醉后开放静脉通道，以咪达唑仑、维库溴铵静脉注射后气管内插管，用 $1.5\%\sim2\%$ 异氟烷维持。异氟烷是强效吸入全麻药，血/气分布系数低，麻醉诱导及恢复迅速，麻醉易于调节，仅 0.2% 在体内代谢，其余均自肺排出。由于代谢产物少，苏醒迅速，应用于小儿麻醉有一定优点。因异氟烷能强化非去极化肌肉松弛药的作用，使肌肉松弛药用量减少。停用异氟烷后恢复很快。为减少吸入全麻药的深度，使麻醉维持更平稳，可复合丙泊酚静脉微泵注入（新生儿不用）。

2. 七氟烷静吸复合麻醉　以氯胺酮、咪达唑仑、维库溴铵诱导，气管插管后，用 $1\%\sim2\%$ 七氟烷吸入维持。七氟烷诱导和苏醒迅速，对心血管影响比异氟烷小，有良好的肌肉松弛作用，对脑血流量、颅内压影响与异氟烷相似，未见明显的肝损害。

二、氯胺酮复合麻醉

适用于短小手术。氯胺酮无刺激性，有良好的镇痛作用，不仅可作静脉注射，又可肌内注射，故应用氯胺酮麻醉是安全可行的。

氯胺酮静脉注射 2mg/kg,60～90 秒入睡,维持 10～15 分钟;肌内注射 5～7mg/kg,2～8 分钟入睡,维持 20～30 分钟。为减轻氯胺酮的不良反应,可辅助静脉注射咪达唑仑 0.1mg/kg,或肌内注射 0.1～0.2mg/kg。如遇气腹后腹壁紧时可静脉注射氯胺酮 1mg/kg,或静脉注射丙泊酚 1～2mg/kg,加深麻醉。氯胺酮引起唾液及呼吸道分泌物增加,麻醉前必须应用颠茄类药。氯胺酮有暂时性的心血管兴奋作用,使血压增高、脉搏加快、中心静脉压及周围血管阻力增加,也使颅内压增高及眼压增高,可产生梦幻、复视、惊厥等神经系统并发症,也可发生呕吐、误吸、

舌后坠、喉痉挛等呼吸系统的并发症,可诱发癫痫的发作,应注意防治。

三、氯胺酮联合骶麻或硬外麻

婴幼儿氯胺酮联合骶麻,小儿及幼儿氯胺酮联合硬外麻,减少了全身麻醉药用量。广泛用于小儿膈肌以下腹部、骨科和泌尿等手术,小儿椎管解剖清楚,变异少,注药容易扩散,起效快,效果好。氯胺酮麻醉后引起的呕吐、苏醒延迟和呼吸道分泌物增多等不良反应的发生率增高。合用丙泊酚辅助椎管内麻醉,具有起效快、时效短、苏醒迅速、无体内蓄积、麻醉后呕吐发生率低等优点。

第二节　麻醉实施与管理

一、适应证与禁忌证

1. 适应证　静吸复合全麻适用于所有小儿腹腔镜手术的麻醉,尤其对手术时间长、手术较复杂、所需气腹压力较高的手术。氯胺酮复合麻醉与氯胺酮联合骶麻、氯胺酮联合硬外麻,适用于手术时间较短、手术操作较简单、所需气腹压力较低的手术。氯胺酮配合肌肉松弛药可顺利地进行麻醉诱导气管内插管。

2. 禁忌证　七氟烷禁用于已知或怀疑有恶性高热遗传史的患儿;异氟烷尚未有明确的禁忌证;氯胺酮禁用于颅内压增高者如颅内动脉瘤、颅内肿瘤及严重心功能不全的患儿,癫痫和精神分裂症患儿要慎用,饱胃、上呼吸道感染患儿也不宜使用氯胺酮,因会引起误吸、呛咳、喉痉挛等呼吸道并发症。患儿躁动、有出血倾向、穿刺点感染者,禁用硬外麻及骶麻。

二、麻醉前准备

1. 麻醉前访视　了解病史及家族史、手术麻醉史、生长发育情况等。包括临床检查、

生化、胸腹 X 线片等。病史中应注意有无变态反应史、出血倾向,以及与麻醉药物有禁忌的疾病。体格检查时应注意牙齿有无松动,扁桃体有无肿大,心肺功能情况及有无发热、贫血、脱水等情况,如体温 38℃以上、上呼吸道炎症、严重心肺功能不全、严重水电解质紊乱等情况时,除急症外,均应延期手术,待病情改善后再施行手术。患儿腹部疾病往往胃排空延缓,同时应向患儿的父母强调术前空腹的重要性,保持空胃可减少呕吐误吸的危险。患儿禁食时间若超过 12 小时,可发生低血糖并有代谢性酸血症倾向,故患儿禁食时间以不超过 8 小时为宜。

2. 留置胃管　膈疝、先天性肥厚性幽门狭窄、先天性巨结肠等消化道疾病的患儿,术前均应留置胃管。

3. 留置尿管　在比较大的手术或手术时间较长的手术,均应常规留置导尿管,以观察尿量。

4. 麻醉前用药　目的是麻醉前产生镇静和安定,抑制呼吸道黏膜分泌,阻断迷走神经反射。一般常规在麻醉前半小时肌注咪达唑仑 0.1mg/kg,阿托品 0.02mg/kg。如手

术时间长时,应每小时静脉追加阿托品0.01mg/kg 一次。

5. 麻醉用品的准备　拟行气管内麻醉时,应准备和检测好一台适用于小儿的麻醉机,必须准备适用于小儿的气管导管、喉镜、吸引装置及麻醉所需的药品。不做气管内插管麻醉时,亦应准备适用的气管导管、喉镜、吸引装置、吸氧装置和简易人工呼吸器等,以防意外发生。

三、麻醉实施

1. 气管内插管

(1)氯胺酮 5～7mg/kg 肌内注射,基础麻醉后,咪达唑仑 0.1～0.2mg/kg 静脉注射,维库溴铵 0.1mg/kg,或顺式阿曲库铵0.1mg/kg 静脉注射,诱导后气管内插管。

(2)氯胺酮 5～7mg/kg 肌内注射,咪达唑仑 0.1～0.2mg/kg,芬太尼 3～5μg/kg,或舒芬太尼 0.2～0.3μg/kg 静脉注射,维库溴铵 0.1mg/kg 或顺式阿曲库铵 0.1mg/kg 静脉注射,诱导后气管内插管。

(3)若氯胺酮有禁忌时,可静脉注射咪达唑仑 0.1～0.2mg/kg,芬太尼 3～5μg/kg,丙泊酚 2mg/kg,维库溴铵 0.1mg/kg 诱导。

2. 麻醉维持　要求镇痛完全,控制呼吸,吸入 1.5%～2%异氟烷或 1.5%～3%七氟烷维持。为减少吸入麻醉药的浓度,可联合用丙泊酚 2～9mg/(kg·h)持续泵注维持麻醉(适用于 1 岁以上幼儿与儿童)。

3. 氯胺酮复合麻醉　氯胺酮 5～7mg/kg,肌内注射,咪达唑仑 0.1～0.2mg/kg,静脉注射作基础麻醉,不做气管内插管,以间歇静脉注射氯胺酮 1～2mg/kg,或丙泊酚 2mg/kg 分次静脉注射维持麻醉(适用于短小手术)。

4. 氯胺酮联合骶麻或硬外麻　氯胺酮5～7mg/kg,咪达唑仑 0.1～0.2mg/kg 静脉注射,患儿基础麻醉后,取左侧卧位稍前屈,由助手扶着患儿做穿刺,以防患儿躁动。联合骶麻时,骶管穿刺成功后,回抽无血液、无液体,注入 1%利多卡因 2～3ml 做试验剂量,观察 2～3 分钟,无局麻药中毒现象等意外,把局麻药总量一次注入骶管内,总量为利多卡因 8mg/kg。也可在超声引导下行骶管阻滞。联合硬膜外麻醉,硬外麻穿刺点为 T_{12} 至 L_1,向上置管 3cm,穿刺成功后,固定硬外管,平卧后给 1%利多卡因 3ml 做试验剂量。首剂量不超过 8mg/kg,以后追加量为首剂量的 1/2。术中患儿有躁动时,可间断静脉注射氯胺酮 1～2mg/kg,或丙泊酚2mg/kg(适用于短小手术)。可获得较好麻醉效果,腹壁松弛较好,减少全麻药用量,不做气管内插管。

5. 降低手术应激反应　术中保证患儿绝对安静、无体动;保持一定的麻醉深度。必要时,间断静脉注射氯胺酮 1～2mg/kg,以降低手术的应激反应。

四、麻醉管理

对小儿外科微创手术麻醉中应加强管理,防止并发症发生,保证满意的麻醉效果。

1. 呼吸管理　气管内插管可保持呼吸道通畅,减少呼吸道无效腔,便于呼吸管理及应用肌肉松弛药保持腹肌等肌肉松弛。常用于手术创伤大、时间长及高危患儿。面罩加压给氧时勿过大,以免大量气体进入胃内,增加反流的机会,诱导时必须预防误吸。

(1)气管导管的选择与管理:小儿的呼吸道短而细嫩,选择气管导管的粗细要准确。最适合的导管口径是以能通过声门及声门下区的最粗导管为准。插管的深度亦要准确。插管后应立即做两侧肺部的听诊检查。两肺均有呼吸音才可固定导管。插管后变换患儿体位或搬动患儿后,必须再行两肺的听诊检查,以免导管脱出气道或误入一侧支气管而发生意外。在婴儿肩下垫一薄枕,使呼吸道通畅,可支撑头颈,避免头部移动。

(2)监测气道压:人工气腹后腹压增高,

膈肌上抬,使胸膈内压增高,呼吸道压力也上升。人工气腹稳定后要随时记录呼吸道压力及气腹压力,以便术中对气道压的观察和处理。若气道压力继续升高时,应分析是由于人工气腹压增高,还是因导管的扭曲、支气管痉挛、分泌物和分泌物结痂堵塞引起。人工气腹后要根据 SpO_2、$P_{ET}CO_2$ 监测结果或血气分析来指导调整潮气量和呼吸频率,一般保持 V_T10～12ml/kg、RR 每分钟 14～24 次、吸呼比 1:1.5 或 1:2即可。人工气腹后不要随意增加气腹压力,气腹压力控制在 1.07～1.47kPa,最高要<1.73kPa。在满足术野显露的情况下,气腹压力越小对呼吸影响就越小。必要时追加肌肉松弛药,使肌肉松弛充分,增加腹腔容量时不增加腹压,减少气腹的不良反应。发现导管扭曲要及时纠正。若有支气管痉挛可听到肺部的哮鸣音,可用阿托品、氨茶碱、地塞米松等对症处理。气管内的分泌物要及时吸出。如导管较细时,分泌物难以吸出,或有结痂堵塞导管时应重新插管更换新导管。遇 SpO_2 下降时,且持续于 90% 以下,$P_{ET}CO_2$ 增高且持续在 12kPa 以上时,应停止人工气腹,查找原因,待 SpO_2 正常,$P_{ET}CO_2$ 下降至正常后再次施行人工气腹,如 $P_{ET}CO_2$ 异常无法改善时,应中转改用开腹手术。

(3)术后呼吸管理:手术结束后,患儿循环稳定,基本清醒,肌张力恢复正常,自主呼吸无缺氧,可拔除气管导管。拔管时要注意预防呕吐误吸和喉痉挛。由于小儿心血管系统、呼吸系统和中枢神经系统等发育未完善,以及全麻药对机体的抑制作用等因素,术后有可能继发呼吸抑制、呕吐、窒息、喉痉挛、屏气、心动过缓等并发症,也有导致缺氧的危险,术后应在恢复监护至清醒、恢复保护反射、生命体征平稳后,再转回病房,以策安全。

(4)非气管内全麻:呼吸管理以氯胺酮、咪达唑仑为主的非气管内插管全麻,适合于短小手术,一般手术时间在 30 分钟以内。术中常规吸氧,心电监测与 SpO_2 监测。要注意防治舌后坠、分泌物增多、呕吐。气道内分泌物多,或呕吐可引起喉痉挛,要及时处理。遇术中腹壁紧时,可静脉注射氯胺酮 1～2mg/kg,或静脉注射丙泊酚 1～2mg/g(新生儿和婴儿不用),加深麻醉。术后彻底清醒后才送回病房。

2. 循环管理　气腹对循环系统的主要影响是因膈肌升高,直接对心脏的压迫,使心脏舒张受障碍,同时胸膜腔内压升高时静脉回流量降低,回心血量下降,心排血量减少,术前行适当扩容有利于循环的稳定。CO_2 气腹的充气速度要缓慢,因快速的充气会产生心律失常,腹内压突然升高也可引起迷走神经的兴奋,出现心动过缓。婴幼儿是依靠心率维持心排血量的,心动过缓就会使心排血量锐减,可用阿托品对症处理;或麻醉时应避免合用心肌抑制明显的药物,以确保围术期平稳和安全。

3. 体液管理　时刻注意输液情况,小儿麻醉期间输液是保证麻醉安全的重要措施。目的是及时补充术前欠缺量,补充不显性失水量和显性丢失量,提供维持体内化学反应及酸碱平衡必需的电解质和能源,维持体内的胶体渗透压和血容量。

(1)开放静脉:入手术室后立即开放静脉,以备输血输液。穿刺部位一般首选踝、手背、肘、颈外、颈内等静脉。小儿正常体液维持是 3～4ml/(kg·h)。术中除维持量外,还要注意手术创伤引起的体液转移及丢失量。术中细胞外液的转移,因手术创伤的大小、手术时间长短而有所不同。可根据丢失量和血压、尿量、中心静脉压等指标酌情增减输液量。

(2)补液:麻醉期间主要损失的是细胞外液,所以输注平衡液较适宜。因小儿对禁食的耐受能力较低,为预防和治疗低血糖,输注含 5% 葡萄糖的平衡液较好。

(3)输血:小儿循环血量绝对值小,对有

效循环血容量的减少耐受力差。故对小儿术中的出血量要精确计算,若出血量未超过10%血容量时,可以不输血而单纯输液,如平衡液等。若失血量在血容量的 10%～15%时可酌情输血。若失血量超过血容量 15%时必须输血,同时适当加速输注平衡液。对估计术中出血量较多者,术前应保证静脉畅通,可做中心静脉穿刺,手术开始即按10ml/kg 输血。根据术中出血情况增加输血量。如术前已有贫血、低蛋白时,也可在手术开始时按 10ml/kg 输血,可减少气腹对循环的影响。

五、术中监测

小儿麻醉期间的生理变化比成人更快,必须及时发现及时处理。所以麻醉期的监测应特别注意。监测的项目可根据病情及手术的情况选择。短小手术非插管全麻者,可行血压、脉搏、心电图、血氧饱和度监测。大手术的监测项目应包括下列项目。

1. 循环系统　无创血压、脉搏监测;或必要时动脉直接测压、中心静脉测压、心电监测。

2. 呼吸系统　潮气量、分钟通气量、呼吸频率、气道压力、血氧饱和度、呼气末二氧化碳分压、血气分析等。

3. 体温监测　连续肛温或咽温的监测,可及时观察患儿的体温变化,及时保温与降温。

4. 尿量监测　可间接了解循环与组织灌注的情况及肾功能的情况。正常尿量 1～2ml/(kg·h)。

5. 监测血清电解质　防止水电解质紊乱。

6. 监测出血量　及时调整输液输血的量与速度。

7. 其他　有条件的可监测脑电图、肌肉松弛程度。

六、并发症防治

1. 呼吸系统并发症处理　患儿呼吸系统并发症较多见,具体防治如下。

(1)避免用吗啡类药物:小儿对吗啡类药的呼吸抑制特别敏感,应避免应用。

(2)呼吸道阻塞的处理:在无气管插管的小儿麻醉中,常见的呼吸道阻塞原因有舌后坠、分泌物或呕吐物刺激咽喉,或误吸引起喉痉挛、支气管痉挛等。舌后坠可通过垫肩、托下颌改善。分泌物或呕吐物引起喉痉挛者,应及时清除分泌物与呕吐物,加压给氧。如缺氧不改善,可静脉注射肌肉松弛药,做气管插管辅助呼吸。支气管痉挛可用阿托品、氨茶碱、地塞米松静脉注射。在气管插管的小儿麻醉中常见的呼吸道阻塞原因有:气管导管扭曲或气管导管被稠厚分泌物结痂堵塞。发现导管扭曲者纠正即可。导管被分泌物结痂堵塞者应更换导管。支气管痉挛可用阿托品、氨茶碱、地塞米松静脉注射处理。

(3)$PaCO_2$ 和 $P_{ET}CO_2$ 增高的处理:CO_2人工气腹后使膈肌上移,减少肺容量,降低肺顺应性,增加气道阻力,同时腹膜和创面对CO_2 的吸收,使血中 $PaCO_2$ 增加,$P_{ET}CO_2$也增加。血中 CO_2 增加,刺激呼吸中枢,呼吸加深,频率加快,使 CO_2 排出增加,所以在非控制呼吸的麻醉病例中应避免使用呼吸抑制的药物。机械通气时,可根据 $PaCO_2$ 或$P_{ET}CO_2$ 适当调整潮气量和呼吸频率以增加通气量。

2. 循环系统并发症的处理　人工气腹时,腹内压突然升高,腹腔内脏器突然受到挤压、牵拉,膈肌上移,心脏亦直接受到压迫,胸膜腔内压升高,静脉回流减少。手术中采取以下措施以保证循环的稳定。

(1)注意充气速度:人工气腹时避免快速充气引起心律失常或迷走神经兴奋。心率减慢可用阿托品对症处理。

（2）加快输液：人工气腹后使回心血量减少，心排血量减少，可在气腹前适当加快输液。先给予平衡液 10～20ml/kg，预计术中会出血量较多或术前已有贫血、低蛋白者，输全血 10ml/kg，减轻血流动力学变化。

（3）循环衰竭：患儿若有腹腔积液等放液时要缓慢，术中失血等也可引起急性循环功能不全、血压下降、组织灌注不足等，要注意预防。

3. 体温变化的处理

（1）麻醉期间体温过低：主要是室温低、手术范围广，输入冷的血液或液体较多所致。处理：应提高室温至 24～26℃，用保温毯保温。用棉垫包绕四肢，输血输液前先加温。

（2）麻醉期间体温增高：主要是手术室环境温度过高，患儿覆盖物过厚；自主呼吸时呼吸道阻塞，呼吸费力；加温设施使用失当；术前脱水、感染发热、输血反应等。处理：应降低室温，合理使用加温设施，去除过厚覆盖物，解除呼吸道阻塞或控制呼吸，适当补液，使用抗生素控制感染，体表降温或胸腹腔冰水降温等。

4. CO_2 气体栓塞的处理　尽管 CO_2 气腹致肺栓塞的发生率极低，但死亡率极高。从发现异常到心肺虚脱时间极为短暂，要迅速判断和处置。全麻患者术中发生空气栓塞时，临床上主要依靠心电图 ST 段改变、$P_{ET}CO_2$ 骤降、SPO_2 降低，血气分析等监测指标的改变及结合术中的情况来诊断。经食管心脏超声心动图（TEE）被认为是目前探测气体栓塞的金标准。空气栓塞治疗的关键在于快速识别，发现关闭气体进入血管的入口。气体栓塞的治疗可采取患者头低左侧卧体位，以阻止气体从右心进入肺动脉，同时经中心静脉或肺动脉插管吸出空气栓子，吸入纯氧，循环支持。必要时行心肺脑复苏等，当空气栓塞累及左心系统或出现严重循环障碍时应尽早采取高压氧治疗。

七、术后镇痛

小儿术后疼痛时提倡多模式镇痛，是指将作用于疼痛传导通路不同部位的药物或方法联合应用，实现镇痛效应的协同作用，以达到最佳镇痛效果和最低不良反应。小儿多模式镇痛常用口服或者静脉药物有：对乙酰氨基酚、曲马朵、右美托咪定、可待因等。小儿多模式镇痛常用的方法有：静脉镇痛、硬膜外镇痛、区域阻滞、局部浸润阻滞等。

1. 非甾体抗炎药的应用　适用于轻中度疼痛的手术后患儿。此类镇痛药多用于小手术及手术时间较短的手术，此类药物起效慢，要想获得较理想的镇痛效果，应在术前就开始用药。这类药物的缺点是会引起术野出血增多，不宜用于手术创面较广及有出血倾向的患儿。

（1）对乙酰氨基酚 10～15mg/kg，口服，每 6 小时一次；或 40mg/kg，直肠给药。

（2）布洛芬 8～10mg/kg，口服，每 6 小时一次；或 40mg/kg，每 6 小时一次，直肠给药。

2. 阿片类药物的应用　适用于中重度疼痛的术后患儿。新生儿和婴儿的肝功能尚未发育成熟，其血浆蛋白水平及蛋白结合力较低，血浆游离药物浓度较高，吗啡、哌替啶、芬太尼等药物的半衰期会明显延长。

（1）吗啡单次用药：皮下注射或肌内注射 0.1～0.2mg/kg，新生儿每次 0.15mg/kg，儿童 0.01～0.03mg/(kg·h) 开始。

（2）吗啡静脉持续微泵或机械泵注入：10～40mg/(kg·h)，婴幼儿 0.01mg/(kg·h)。

（3）PCA（患者自控镇痛）静脉注入：适用于 7 岁以上患儿吗啡负荷量 0.05～0.1mg/kg，背景剂量 0.03～0.04mg/(kg·h)，锁定时间为 15 分钟，最大量：0.1～0.2mg/(kg·h)。

3. 曲马朵　作为轻到中度疼痛的镇痛

药广泛应用于所有年龄段儿童。静脉给药：1～2mg/kg，每 4～6 小时一次。

4. 区域阻滞　硬膜外阻滞可用于下肢、腹部及胸部手术,腹直肌后鞘和腹横肌平面阻滞可以改善患儿腹部手术后疼痛并减少阿片类药物用量,骶管阻滞可用于疝修补及隐睾,婴幼儿腹部等手术的术后镇痛,椎旁阻滞或肋间神经阻滞可用于开胸及胸腔镜手术的术后镇痛。

（孙增勤　欧伟明）

第 21 章

耳鼻喉及头颈外科微创手术的麻醉

第一节 耳鼻喉及头颈外科微创手术的特点

常见的耳鼻喉和头颈微创手术主要包括喉镜、耳内镜、鼻内镜下的各类手术,手术范围涉及颜面和头颈部,手术部位多在腔隙深部,解剖结构复杂,术野小,操作精细,麻醉处理有其特殊性和复杂性。随着耳鼻喉学科的迅速发展,手术范围扩大,难度增加,对麻醉操作者提出了更高要求。根据其特殊的解剖生理变化,总结该类手术存在以下特点。

1. 解剖生理改变 包括先天性解剖异常畸形,肿瘤向气管内生长(如喉癌),气管内异物阻塞气道导致呼吸困难,气道组织创伤、水肿、感染,手术或放射性治疗后瘢痕形成等,因此该类手术存在更多的困难气道。面对异常的解剖和手术刺激,如何建立、维持并保护好气道是麻醉医师面临的艰巨任务,术前气道情况的评估至关重要。

2. 气道管理困难 如手术在气管、声门、声门下操作时,麻醉医师和术者共用气道,增加气道管理难度。手术在咽喉操作时,使用手术器械保持张口状态,可能导致气管导管打折、脱出或滑入一侧支气管等,引起意外气道阻塞、单侧肺通气或肺不张等。术中头部无菌巾覆盖,麻醉医师远离患者头部,无法直视气道情况,增加意外脱管的风险。手术前麻醉医师需与手术医师详细沟通围术期

的气道管理,内容甚至包括气管导管的内径、置入途径(经口或经鼻)、是否需要放牙垫等。麻醉医师在为患者提供充分氧合、麻醉深度及术后意识和气道反射的及时恢复的同时,需为手术医师提供最佳手术条件。如为可预料的困难气道,有时麻醉时甚至需要手术医师在旁,随时做好气管切开等紧急气道建立的准备。

3. 出血和水肿 头颈部血供丰富,手术术野空间狭小,少量出血即可能导致术野模糊不清,经常需要麻醉医师配合应用控制性降压等技术减少创面渗血,利于手术医师操作。麻醉复苏时如患者剧烈呛咳,血压高,容易出现创面出血,尤其是鼻科手术。鼻咽喉手术时,血液、分泌物或脓液积聚在咽喉部,术中或术后有误吸入气管内的风险,也可能在患者苏醒时刺激其咽喉,引起喉痉挛致气道梗阻,缺氧。术后可能出现声带、会厌、舌体水肿,加重术前已经存在的呼吸困难,导致拔管困难,或拔管后上呼吸道梗阻,再次插管困难,给麻醉复苏带来巨大挑战。

4. 年龄范围 接受耳鼻喉头颈部位手术的患者,年龄跨度大,如中耳炎、儿童与老人均多,气管异物、腺样体肥大和扁桃体炎、中耳炎常见于小儿,而喉癌、食管异物等常见

于老年人。不同年龄段的患者生理特点差距极大,麻醉医师需了如指掌。

5. 激光的应用　激光可帮助提高手术精确性,利于术中止血,也可减少术后出血和疼痛,被广泛用于喉部手术。但在气管内插管全麻下行喉部激光手术时,有发生气道内燃烧的风险。气道内燃烧是上呼吸道激光手术最严重的并发症,虽然发生率低,但可导致严重后果,甚至患者死亡。麻醉医师需掌握该类手术的通气技术,做好预防措施,避免气道燃烧。

6. 增加麻醉可控性　门诊短小手术居多,但有些手术对麻醉深度要求较高,宜选择起效快、作用时间短的麻醉药物,增加麻醉的可控性。

7. 诱发心律失常　耳鼻喉及头颈手术容易诱发心律失常主要有两个原因:①为减少手术部位渗血,手术医师常在局麻药中加用肾上腺素,而肾上腺素可诱发心律失常;②压迫颈动脉窦或结扎颈外动脉时,可能引起颈动脉窦反射,导致血压低,心率慢。喉头反射、迷走神经反射和舌咽神经的刺激,均可能引起循环变化。如为合并高血压、冠心病等心血管疾病的高龄患者,其风险更高。

第二节　耳鼻喉及头颈外科微创手术的麻醉选择与准备

一、麻醉选择

1. 全身麻醉

(1)气管内插管全麻:是耳鼻喉头颈外科微创手术最常用的麻醉方法之一。其优点是可控制气道,防止血液、分泌物误吸,能很好地抑制应激反应,患者舒适度高。但咽喉部手术由于与术者共用气道,可能与手术相互干扰。手术操作可能导致导管扭曲打折、移位等,妨碍导管的固定和通畅度。激光手术有引起气道内燃烧的风险。宜选用加强型气管导管,防止打折。气管导管的大小、置入的途径(经口或经鼻)除根据手术部位、气道通畅度决定外,还需要和手术医师沟通。如无明确或潜在的困难气道,诱导方法多选用快速诱导。如为可预料的困难气道,不能贸然采用快速诱导气管插管,应优先考虑保留自主呼吸,清醒镇静加表麻下经纤维支气管引导下气管插管。麻醉医师应有充分的困难气道处理预案,避免出现紧急气道。

(2)喉罩全麻:也可应用于耳内镜、鼻内镜、甲状腺切除、气管异物等手术麻醉。喉罩全麻具有对气管无刺激和损伤、置入和拔除时血流动力学平稳、可保留自主呼吸、操作简单等优点。但应用于耳鼻喉头颈手术时,由于出血、头部体位的变动导致血液误吸、喉罩移位等风险相应增加。且头颈部全被无菌巾覆盖,无法直接观察口腔等局部情况。该类手术采用喉罩全麻时,需特别注意防止并发症的发生,尤其是误吸,必要时应及时改行气管插管保持呼吸道通畅。为保证患者安全,手术时间长的耳鼻喉头颈外科手术不建议常规使用喉罩全麻。

(3)非插管全麻:适用于门诊或住院的短小手术,如食管异物取出术;无法配合的小儿,如鼓膜切开置管术;以及部分需要保留自主呼吸的喉科检查和治疗,如先天性喉-气管软化症等。其核心是保证足够的麻醉深度,使患者能耐受手术操作,同时必须保留良好的自主呼吸。为减少麻醉药用量,常可复合局部麻醉。耳鼻喉头颈外科手术行非插管静脉全麻,容易出现呼吸抑制、反流误吸等并发症,需严格掌握适应证。如行鼓膜切开置管术的患儿,术前常合并急性上呼吸道感染,术中分泌物增多可堵塞上呼吸道,分泌物刺激喉黏膜可导致喉痉挛。行非插管全麻,术前需准备好紧急气管插管的相应准备,包括设备、药物等,以便随时行气管插管,保证通气。

2. 局部麻醉　具有对全身干扰少、反流误吸风险低、患者可配合、局麻药中加入肾上腺素可减少术野渗血利于手术操作等优点。适用于成人耳内镜、鼻内镜下的短小手术，如鼓膜切开置管术，鼻内镜下鼻中隔成形，单个鼻息肉切除等。内耳手术涉及前庭时可引起恶心、呕吐、头痛等，局麻无法有效控制。头颈血供丰富，因局麻药吸收迅速，也可能直接注射入血管，而导致局麻药中毒，需注意控制局麻药用量。耳鼻喉头颈手术的局麻操作常由术者自行完成，应尽可能地阻滞相关神经。如外耳道口手术可用 1% 利多卡因局部浸润麻醉。鼓室成形术则需要用 1% 利多卡因阻滞耳颞神经鼓室支、耳支，迷走神经耳支，耳大神经。鼻腔内表麻用 2% 利多卡因和 1:100 000 肾上腺素的混合液棉片停留于鼻黏膜表面可达良好麻醉效果。喉镜检查的局麻主要包括舌根、咽后壁、会厌谷、梨状窝表面喷洒 2%～4% 利多卡因，喉上神经阻滞，还可环甲膜穿刺气管内注入 2% 利多卡因 1～2ml。

二、麻醉前准备

1. 麻醉前访视

（1）系统疾病的评估和治疗：许多耳鼻喉科手术患者为老年人，可能合并心脑血管疾病、糖尿病、慢性阻塞性肺疾病等，麻醉医师术前需仔细评估患者心血管、呼吸、内分泌等系统情况。心血管方面的评估应包括冠心病、高血压、脑血管疾病、心功能分级、运动耐量评估和服用药物情况。喉部恶性肿瘤患者，可能长期吸烟，合并慢性阻塞性肺疾病或反应性气道疾病的患者术前应根据需要使用支气管扩张药和类固醇。对于术后需要呼吸支持治疗的患者，如需要持续气道正压通气（continuous positive airway pressure，CPAP）的阻塞性睡眠呼吸暂停患者，或需要长时间气管插管的大手术患者，应制订相应的计划。内分泌系统的评估主要包括糖尿病患者的血糖水平、甲状腺功能亢进患者甲状腺激素水平、肢端肥大症患者气道改变和甲状旁腺功能亢进患者围术期血钙水平的管理。儿童患者应注意评估是否并存其他畸形，了解有无代谢和遗传性疾病，术前有无经过恰当的治疗。

（2）气道评估：常为耳鼻喉头颈手术的术前评估重点，包括困难气道病史、气道检查、内镜和影像学检查。重视呼吸困难、气短、声嘶、吞咽困难、呛咳等症状。如患者有头颈放疗史，查体时应了解鼻、口腔和头颈活动度等情况。既往曾有气道手术操作史的患者，应仔细询问气管内操作麻醉经过及成败经验，谨慎评估，因为随着疾病进展，气道可能会随着时间的推移而变得更加困难。应清晰认识先天畸形、肿瘤等原因导致的解剖异常。X线检查、CT 扫描、磁共振成像和内镜检查，均可以帮助评估口咽、喉和气管的结构。CT扫描和磁共振成像更有利于帮助判断肿物或异物在呼吸道的位置、大小和直径。纤维鼻咽或喉镜可协助评估自主呼吸时声门上的动态变化。

2. 仪器设备的准备　除常规需要准备的麻醉机、监护仪、吸氧装置、负压吸引等急救设备外，如患者有明确或可疑困难气道，需根据不同情况准备相应困难气道工具，如鼻咽或口咽通气管、喉罩、可视喉镜、视可尼、纤维支气管镜等。有紧急气道风险患者，还需准备环甲膜穿刺包、气管切开包等。

3. 麻醉前用药　常用抗胆碱类药减少鼻咽口腔分泌物。阿片类药物可导致恶心呕吐，抑制喉反射，有呼吸抑制风险，不建议术前使用。精神紧张患者，可于术前 90 分钟口服地西泮 0.15mg/kg，具有抗焦虑作用，但需慎用于气道阻塞患者，气道严重梗阻患者禁用，老年人宜适当减量，甚至不用。鼻出血、口咽出血患者，不建议术前常规使用镇静药。

三、麻醉药物的选择

1. 无困难气道患者　对于无困难气道或有未预料的困难气道的一般成人患者，往往选择快速序贯诱导或全麻常规诱导。麻醉诱导和维持用药的选择原则与其他手术麻醉基本相同，咪达唑仑、丙泊酚、依托咪酯、芬太尼、舒芬太尼、瑞芬太尼、维库溴铵、阿曲库铵、七氟烷、异氟烷等常用药可安全用于该类手术。喉显微声带息肉手术常为日间手术，手术时间短，宜选择起效快、代谢快的药物，静脉麻醉药用丙泊酚或依托咪酯，肌肉松弛药可选用琥珀酰胆碱、罗库溴铵，阿片类药物可用小剂量舒芬太尼复合瑞芬太尼进行诱导，持续静脉泵注瑞芬太尼维持麻醉，可不用吸入麻醉药。需注意该类手术麻醉复苏时容易出现肌肉松弛药和麻醉药代谢不同步，即患者已苏醒但呼吸无力的情况，应注意调整麻醉药的使用，及时拮抗肌肉松弛药的作用，使患者在苏醒前尽早恢复足够潮气量的自主呼吸。

2. 困难气道患者　已预料的困难气道患者，建议选择清醒镇静表面麻醉气管插管。理想的镇静镇痛目标为患者闭目安静、无痛、无恶心呕吐和遗忘，同时患者保留良好的自主呼吸，呼之可睁眼，处于高度配合的状态。咪达唑仑、芬太尼、舒芬太尼和右美托咪定是常用的药物。

3. 非插管全麻患者　非插管全身麻醉，既需要保证足够的麻醉深度，满足手术需求，亦需维持患者自主呼吸良好。成人食管异物等手术，分级靶控静脉输注丙泊酚 $2.5\sim5\mu g/ml$，复合小剂量芬太尼、舒芬太尼等强阿片类药物，或阿片受体部分激动药布托啡诺等，可达到良好的麻醉效果。小儿非插管全身麻醉，可使用吸入麻醉药七氟烷诱导和维持（需注意空气污染）。也可用静脉麻醉药丙泊酚、氯胺酮。氯胺酮具有强镇痛、不抑制呼吸等优点，广泛应用于儿童手术麻醉，与丙泊酚、咪达唑仑合用可减少氯胺酮的精神症状。

第三节　耳鼻喉及头颈外科微创手术的麻醉实施与管理

一、耳科手术

耳的结构极其精细复杂，不仅涉及听觉传导、维持平衡等重要生理功能，还包括诸如颈内动脉、乙状窦等重要解剖结构。可简单至鼓膜切开置管术，也可复杂至涉及多方面的颅底手术。耳科手术主要分为外耳手术、中耳手术及乳突手术，应用显微微创技术甚为普遍，其中中耳手术被认为是耳科最具有高新技术含量的手术。

1. 麻醉前访视

（1）除一般全身麻醉常规需要关注的问题外，需注意行鼓膜切开置管术的儿童患者，术前常合并急性上呼吸道感染，应关注上呼吸道感染对患儿气道管理的影响。儿童呼吸道较成人狭窄，分泌物增多可引起呼吸道梗阻。由于炎症反应气道激惹，麻醉时憋气、氧饱和度降低、喉痉挛、支气管痉挛、拔管后喉炎，甚至肺不张等呼吸道并发症的发生率明显增加。根据文献，为感冒的儿童进行全身麻醉插管时，相较于没有感冒的儿童，喉痉挛和支气管痉挛的发生率分别增加 5 倍与 10 倍。规范化上呼吸道感染患儿术前评估及决策流程可减少围术期不良事件发生率，其主要内容为：①严重感染症状的患儿，如伴有疲乏无力、咳痰、脓涕、体温高于 38℃ 及其他肺部感染征象，推迟手术至少 2 周，先行抗感染治疗；有近期感染史或症状不严重，不需实施全身麻醉的情况下可以按期手术。②有近期感染史或症状不严重，需实施全身麻醉并伴有以下高危因素者,应权衡风险和利益后再做决策:需要气管插管、涉及气道的手术,大量流鼻涕、鼻黏膜充血,曾有哮喘发作史或父母吸烟、早产儿,参考因素包括手术的迫切性和必要性、居住地的远近、是否曾被取消手术、麻醉医师和手术医师的技术水平等。如果风险远大于实施手术的好处,则应至少延期 2 周进行手术。

(2)术前给予抗胆碱药能减少由气道分泌物引起的迷走神经兴奋,有效降低气道高反应性。Ungern-Sternberg 等报道,伴有气道高反应性的患者在术前 5 日联合应用甲泼尼龙和沙丁胺醇雾化吸入,较单独应用沙丁胺醇更有效地减少麻醉诱导气管插管时支气管痉挛。

2. 麻醉前准备　麻醉前常规准备好各项监测,包括心电图、无创血压、脉搏、血氧饱和度和呼气末二氧化碳监测等。行非插管全麻患者,常规准备好负压吸引装置以备随时吸痰,也需备好气管插管的设备和工具。

3. 麻醉选择

(1)局部麻醉:可用于外耳、耳郭等短小手术。

(2)非插管全麻:耳科手术多用于儿童鼓膜切开置管术。由于吸入麻醉药存在空气污染等缺点,目前多选择静脉全麻。诱导可采用静脉注射丙泊酚 3mg/kg 或氯胺酮 2mg/kg(肌内注射剂量为 5mg/kg),无静脉通路者可吸入七氟烷,待静脉通路建立后给予静脉麻醉药进行维持,丙泊酚维持剂量为 6~8mg/(kg·h)。氯胺酮具有镇痛效果强、呼吸抑制轻等优点,与丙泊酚合用既可达到满意的麻醉效果,也可减少两种药物的使用量,减少不良反应。合并上呼吸道感染的患儿如使用氯胺酮,应注意喉痉挛等并发症的发生,需常规使用抗胆碱药减少分泌物的产生。即使患儿感染症状消失,气道高反应性仍可持续 4~6 周,仍需密切关注麻醉过程中的气道情况,做好各种并发症应对措施的

准备。

(3)全身麻醉:绝大多数耳科手术操作复杂,需在显微镜下进行,手术时间长,要求患者严格制动,常需要实施保证气道安全的全身麻醉,气管内插管全麻或喉罩全麻。

对于常规全身麻醉,麻醉药物的选择和维持并无特殊,需注意阿片类药物可能增加术后恶心呕吐的发生率,宜适当减少。如需监测面神经功能,应避免使用长效肌肉松弛药。氧化亚氮可引起耳内压升高,鼓膜膨出,造成鼓膜移植片脱离或传导性聋等并发症,且目前临床应用更多的是其他吸入麻醉药如地氟烷、七氟烷、异氟烷等,不推荐将氧化亚氮用于耳科手术。即使使用,其浓度也不应超过 50%。

4. 麻醉管理

(1)气道管理:手术常需将头部抬高,转向健侧。注意体位变动时可能导致气管导管旋转打折、喉罩移位等,应密切监测通气情况。气管导管应选用加强型带气囊气管导管,避免导管打折和反流误吸,喉罩可选用专门为耳鼻喉手术设计的可弯曲喉罩和带有胃引流管的双管喉罩,保证良好通气。消毒铺巾前应将气管导管或喉罩各接口旋紧,减少意外脱管的风险。

(2)控制性降压:耳科手术大多在显微镜下进行,术野小,即使小量出血亦可造成术野模糊,影响手术操作。可通过抬高头部降低静脉压,术野局部使用肾上腺素,避免心动过速和高血压,避免高碳酸血症等方法减少出血。但很多时候手术医师仍需要麻醉医师采用控制性降压技术以达到更好的效果。术前血压正常者,控制桡动脉或肱动脉收缩压不低于 80mmHg,或平均动脉压在 50~60mmHg,心率 60 次/分左右。研究发现,控制心率(每分钟 60~70 次)可减少鼻内镜手术患者硝酸甘油控制性降压时鼻黏膜血流,且未引起组织灌注不足。相较于血压,心率可能是更好的指标。高血压、老年人、血管硬

化等患者应酌情区别对待,先以降低基础血压的30%为标准,降压速度不宜过快,据术野渗血情况和患者情况进行调整,在满足手术要求的同时尽可能地维持较高血压。应尽量缩短降压时间,在手术主要步骤和渗血最多的时间降压。吸入麻醉药和静脉麻醉药均可安全用于控制性降压。有研究证实,瑞芬太尼复合七氟烷控制性降压可降低神经外科手术患者的脑氧代谢,降压平稳迅速,HR缓慢,停止降压后无血压反跳现象,有利于围术期脑保护。丙泊酚复合瑞芬太尼用于鼻内镜手术患者控制性降压是安全、有效的。也可应用α或β肾上腺素能受体阻滞药辅助降压。目前最常用的降压药首选硝普钠,其次为硝酸甘油。

控制性降压对生理功能有一定影响,其常见并发症包括脑栓塞和脑缺氧、冠状动脉栓塞、心肌缺血、肾功能受损、持续性低血压、苏醒延迟、苏醒后躁动等,血栓形成和血管栓塞是导致各种并发症和死亡的主要原因。其发生主要与以下因素有关:①未掌握适应证;②血压过低或低血压持续时间过长;③输血输液不足导致低血容量;④降压技术管理不当;⑤术后监护不足等。术中应准确地进行有创或无创的持续血压监测,持续心电图监测可帮助监测心肌缺血。及时补充血容量,严防在控制性降压期间发生低血容量,不要轻易使用升压药,可通过加快输液等处理。手术时间长者应监测尿量,保证尿量维持在$1ml/(kg \cdot h)$。加强呼吸管理,保证供氧,保证$PaCO_2$在正常范围。手术主要步骤结束后,应逐渐停止降压,使血压回到原有水平,期间手术医师可观察术野是否出血,以便彻底止血。需严格把握适应证和禁忌证,如患者合并重要脏器功能障碍、严重贫血、器官组织氧运输降低的患者,应仔细衡量控制性降压的利与弊。

(3)平稳复苏和防治恶心呕吐　施行人工镫骨植入术或鼓膜成形的患者,应特别注意苏醒质量,避免呛咳和拔管后面罩正压通气,减少植入物移位和其他耳内重建结构的改变。喉罩全麻可使苏醒期更加平稳。由于内耳与平衡有关,术后患者容易出现头晕和恶心呕吐,可通过减少阿片类药物用量,诱导前预防性使用强效止呕药、小剂量地塞米松等方法减少术后恶心呕吐的发生。

行鼓膜切开置管术的患儿苏醒期由于气道管理(使用气管导管或喉罩)、拔管、分泌物,容易诱发呼吸道不良事件,如喉痉挛、气管痉挛等。轻中度上呼吸道感染使围术期分泌物增加,咳嗽、多痰、SpO_2下降的发生率较无下呼吸道感染患儿增高,手术中应及时清理呼吸道分泌物,术后深麻醉下吸痰、拔管可能带来获益。清醒拔除气管导管,但可能引起需要简单处理的呼吸道梗阻,目前更倾向于深麻醉下拔除喉罩或气管导管,能减少SpO_2下降和咳嗽的发生。拔除气管导管时采用肺复张、深麻醉或完全清醒下拔管都有助于减少喉痉挛。喉痉挛发生时应停止所有潜在的不良刺激,可予纯氧正压通气,静脉注射丙泊酚,必要时使用琥珀酰胆碱缓解喉痉挛。

二、鼻科手术

鼻科手术按解剖区域可划分为外鼻手术、鼻腔手术、鼻窦手术及涉及相邻骨质的鼻眶和鼻颅底手术。鼻内镜微创手术的飞速发展使传统的鼻科手术发生巨大变革,以往以局部麻醉为主的鼻科手术如今多采用全身麻醉。

1. 麻醉前访视

(1)鼻黏膜血供丰富,难止血,麻醉前访视应重点关注术前用药史,如有无应用氯吡格雷、阿司匹林等,有无鼻出血史。治疗用药是否含去氧肾上腺素、肾上腺素等成分收缩鼻黏膜。注意评估其对患者潜在心血管疾病和麻醉用药的影响。

(2)鼻科患者大多以通气受阻就诊,需注

意患者是否合并阻塞性睡眠呼吸暂停综合征,是否需要 CPAP 治疗。如为鼾症儿童,需评估腺样体和扁桃体的大小及对气道的堵塞程度,判断患者入睡后是否能保持呼吸道通畅。该类患者全麻诱导后可能出现面罩通气困难。

(3)鼻息肉患者可能合并过敏性疾病,如哮喘。需注意该类患者可能对阿司匹林过敏。鼻息肉、哮喘及可能导致致死性支气管痉挛的阿司匹林和非甾体消炎药物过敏被称为"Samter 三联征",又称阿司匹林哮喘。术前访视时应仔细询问,可疑患者避免围术期使用非甾体类抗炎药,以免发生严重过敏反应。

(4)鼻出血患者术前应仔细询问患者出血量、出血速度,鼻腔填塞后有否经口腔吐出鲜血,吐出的频率和量如何,尽量选择在出血间歇期进行诱导插管。由于鼻出血手术多为急诊手术,还需仔细询问患者既往史,是否有鼻咽癌放疗史,了解鼻出血的原因。同时应谨慎评估气道条件。鼻咽癌放疗后患者可能出现张口困难,如合并鼻出血,由于鼻腔填塞导致面罩通气困难,此时对气道的建立将是一个巨大的挑战。

2. 麻醉前准备　无特殊患者行全身麻醉,麻醉前准备按照常规即可。常规监测心电图、无创血压、脉搏血氧饱和度和呼气末二氧化碳。患者合并严重基础疾病,需要控制性降压,或者预计术中出血较多,可监测有创动脉压。鼻出血患者及鼾症儿童,需准备口咽通气管,防止麻醉诱导后面罩通气困难。预计困难气道患者,应按照可预料困难气道准备气道工具。鼻出血患者如合并张口困难,由于口咽腔有血,影响观察,即使使用纤维支气管镜引导气管插管也未必能成功,至少需要两个麻醉医师配合完成麻醉。准备环甲膜穿刺包和气管切开包,麻醉开始前外科医师应到位,以防发生恶性事件需要紧急建立人工气道。

3. 麻醉选择

(1)局部麻醉:适用于可配合患者的短小手术。常用 4% 可卡因行鼻黏膜表面麻醉,然后术野局部注射含有 1:100 000～1:200 000 肾上腺素的 1%～2% 利多卡因以止血,需注意肾上腺素对心血管的影响。鼻腔血供丰富,局麻药吸收快,健康成人可卡因用量不应超过 1.5mg/kg,注意局麻药中毒的可能。

(2)全身麻醉:大部分功能性鼻内镜手术采用气管内插管全麻或喉罩全麻。可弯曲喉罩用于鼻内镜手术,可满足气道密闭的要求,且血流动力学更平稳,呛咳、咽痛等并发症发生率降低,总体效果优于气管插管。但其前提条件是喉罩位置良好,麻醉医师必须对喉罩的应用非常熟练,否则气管插管仍是保护气道的最佳选择。

4. 麻醉管理

(1)出血的控制与判断:鼻内镜手术术中出血很常见也很复杂,因解剖特点和手术方式限制,此处较难止血。加重失血和影响视野的原因很多,与手术相关因素包括:较大的手术范围、较长的手术时间及多次手术后组织粘连严重等;患者自身因素包括:原先鼻窦疾病的严重程度,处于感染或炎症的活动期,使用抗凝或抗血小板药物,凝血异常,血管肿瘤等。

如何减少出血,保持术野清晰是麻醉医师术中需要关注的问题。可采用以下有效措施减少出血:①头部抬高 10°～15° 降低静脉压;②降低心输出量和减慢 HR;③术时保持身体常温能够有效减少术野出血,轻度低体温也会明显改变血小板和凝血的功能,加重失血。

关于控制性降压技术在鼻内镜手术中的应用,有一定的争议。因为平均动脉压对于动脉出血更有指示作用,但是对于毛细血管、静脉出血指示作用较差;当 MAP < 70mmHg 时,外周血管扩张,术野出血更为

严重,认为通过降低心输出量改善视野更为合适。但许多教科书赞成适当的控制性降压可减少出血,改善术野。控制性降压的原则和方法见耳科手术麻醉。关于不同麻醉方法对鼻出血的影响也有不少相关研究,较多研究认为静脉麻醉药丙泊酚和瑞芬太尼较吸入麻醉药更能减少出血。也有研究发现,右美托咪定联合硝酸甘油用于鼻内镜手术控制性降压,降压平稳、快速,且不影响患者出麻醉后复苏室的时间。

鼻恶性肿瘤、血管瘤等手术术中可能发生大出血,且由于术中使用较多的盐水冲洗,血液可能经口腔流入胃内,不利于判断出血量,麻醉医师需密切观察创面出血速度和吸引瓶内的出血量,必要时行血气分析了解血红蛋白含量。及时补液,必要时输血。

(2)复苏管理:鼻科手术术后平稳的苏醒尤为重要,频繁的呛咳和干呕可能导致鼻腔术后意外出血。围术期应注意以下几点:①术前告知患者,苏醒后由于鼻腔纱布填塞,鼻通气不畅,需要经口呼吸,以缓解患者苏醒后的紧张情绪;②气管插管前声门加用表面麻醉,气管内也可滴入少量利多卡因,减少拔管时的呛咳;③术中手术医师在咽喉填塞纱布减少血液流入胃内,以免加重术后恶心呕吐,术后须及时将填塞物取出;④术后镇痛减少或避免使用阿片类药物;⑤患者苏醒前需反复吸净口腔血液和分泌物,可于深麻醉下吸净气管内痰液,减少在患者苏醒期对气道的刺激;⑥适当控制血压和心率。深麻醉下拔管有误吸风险,为保证安全,待患者完全恢复咳嗽反射,清醒后拔管可能是更佳选择,尤其是合并阻塞性睡眠呼吸暂停综合征的患者。喉罩全麻的患者复苏时对喉罩耐受良好,可将喉罩上方的血液和分泌物吸净,待患者完全清醒后能自主张口拔除喉罩。如为小儿,可于头低侧卧位拔除喉罩,保证分泌物及时流至口外。

三、咽部手术

咽部常见的手术主要包括扁桃体切除术、腺样体切除术、悬雍垂腭咽成形术(uvu-lopalatopharyngoplasty,UPPP)[治疗睡眠呼吸暂停低通气综合征(obstructive sleep apnea hypopnea syndrome,OSAHS)]、鼻咽肿瘤手术等,目前大多在内镜下完成。

1. 麻醉前访视

(1)扁桃体腺样体切除术:扁桃体腺样体切除术是小儿最常见的手术。腺样体过度增生的患儿由于长期张口呼吸,形成特殊的"腺样体面容",即上唇短厚上翘,下颌下垂,鼻唇沟消失,硬腭高拱,牙列不齐。多数伴有阻塞性睡眠呼吸暂停(obstructive sleep apnea,OSA),扁桃体炎的患者容易出现反复上呼吸道感染。麻醉前应注意询问相关情况,评估 OSA 的严重程度,严重感染者推迟手术。询问患儿有否合并哮喘,有无过敏史,牙齿是否松动。扁桃体反复发炎者应了解有无合并肾炎、风湿病等并发症。检查凝血功能指标,如凝血酶原时间、活化部分凝血活酶时间等。

(2)UPPP 术:多数为肥胖患者,可能存在扁桃体肥大、过敏性鼻炎、鼻息肉、舌体肥大等上气道的问题,困难气道病例多见,应侧重评估气道条件。由于长期通气不足,低氧血症,肥胖等因素,患者容易合并高血压、心肌缺血、心肌劳损、肺动脉高压、血液黏滞度高、胃食管反流等,术前应全面了解和正确评估呼吸及循环的代偿能力。

(3)鼻咽、咽旁肿瘤手术:术前必须有内镜检查结果,根据内镜检查和影像学检查判断肿物的大小、位置、性质,与毗邻结构和气道的关系,有无侵入颅底,与邻近大血管关系如何。

2. 麻醉前准备

(1)监测:常规监测心电图、无创血压、脉搏血氧饱和度和呼气末二氧化碳,鼻咽血管瘤等预计出血较多的手术可行动脉穿刺置管,连续监测有创动脉压,深静脉穿刺置管以便快速输血补液,监测中心静脉压和留置尿管监测尿量。实施急性等容血液稀释技术进行血液保护,减少输注异体血的机会。术前常规备血。

(2)困难气道的准备:准备口(鼻)咽通气管、喉罩、可视喉镜、视可尼、纤维支气管镜等困难气道工具。根据患者的具体气道情况选择合适的方案保证建立气道。

(3)并发症的治疗:积极控制术前合并的高血压、糖尿病、心肌缺血等疾病。

3. 麻醉选择

(1)局部麻醉:适用于可配合的成人短小手术,如扁桃体切除术。局麻时应注意避免喷入气管,以保留良好的咳嗽反射。由于咽喉手术的机械性刺激较大,局部麻醉患者舒适度差,目前更倾向于全身麻醉。

(2)全身麻醉:关于喉罩全麻的应用有一定争议。有文献报道,在扁桃体/腺样体切除手术中,可弯曲型喉罩较气管导管能更有效地预防血液和组织碎片引起的反流误吸。Peng等研究结果显示,与气管导管组比较,可弯曲型喉罩组术后喉痉挛发生率无明显差异,但拔管时间显著缩短。鼻咽部手术多经口腔进行操作,喉罩全麻存在影响手术操作、移位等问题,增加通气不畅和反流误吸的风险的概率,仅建议对喉罩应用极其熟练的麻醉医师采用喉罩全麻。否则,实施气管内插管全麻更利于气道管理和保持气道通畅。无明确困难气道患者,一般选择快速静脉诱导,小儿可用吸入麻醉诱导,建立静脉通路后复合静脉麻醉药。根据手术的类型,选择经口或经鼻行气管插管,术前与外科医师沟通确定,避免二次插管。

4. 麻醉管理

(1)气道管理:无论是经鼻还是经口气管插管,尽量用钢丝加强气管导管。该部位手术大多对导管的型号无特殊要求。移动头部和放置张口器时,注意观察气道压和呼气末二氧化碳分压,以免导管受压打折。行扁桃体腺样体切除术时,导管以胶布固定于下颌骨正中,避免术中用张口器时导管打折。胶布两旁建议用防水3M透明敷贴加固,以免消毒后胶布松脱,导管脱出。鼻咽癌手术患者因术前放化疗后导致颞颌关节僵硬致张口困难,颈部肌肉僵硬致颈部活动受限,且患者鼻咽部有肿瘤侵犯,常无法使用经鼻纤支镜下气管插管,可考虑使用经口管芯类气管插管工具,如光棒、视可尼等。

(2)麻醉复苏:OSAHS患者因为反复发作的低氧血症和高碳酸血症,可合并神经-内分泌功能失调,体内儿茶酚胺、肾素-血管紧张素系统异常,高血压等。长期低血氧还可出现智力和记忆力下降。术中应注意这种病理生理学改变对麻醉的影响。该类患者对镇静药和阿片类药物敏感性增强,且高CO_2对呼吸中枢的刺激阈值上调,需警惕拔管后再次呼吸抑制。合并重度OSA的患者术后低氧血症、喉痉挛等并发症发生率增加,拔管前应准备鼻咽通气管,拔管后需加强监护。如拔管后出现舌根后坠等,勿盲目使用口咽通气管,有致伤口破裂出血风险。咽部手术在麻醉复苏时应在患者苏醒前尽量吸干净口腔血液和分泌物,在拔管前判断患者是否有活动性出血,如有活动性出血,应通知外科医师及时处理,确定无活动性出血后方可复苏拔管。行扁桃体腺样体切除术患儿,气道保护性反射恢复后可于深麻醉下拔管,如UPPP术、合并困难气道或病变累及气道的咽部手术,建议在患者完全苏醒、肌力完全恢复后拔管。警惕拔管后可能出现的各种并发症(如出血、呼吸道梗阻等),麻醉后复苏室应常规准备环甲膜穿刺包或气管切开包,以备紧急建立气道。

(3)防治恶心呕吐:咽部手术患者术后恶心呕吐的发生率较高,可通过避免用笑气,减少阿片类药物用量,采用多模式镇痛等方法预防,联合使用5-羟色胺受体拮抗药昂丹司琼 0.1～0.2mg/kg 和地塞米松 0.1～0.5mg/kg 可有效降低术后恶心呕吐的发生率。

(4)术后出血:扁桃体术后出血是外科紧急事件,发生呼吸道梗阻、低氧血症、误吸的概率增高,在儿童尤其危险。常发生于术后6 小时,也可能术后几天。若再次手术需谨慎评估其血容量、贫血程度、饱胃、困难气道等情况,诱导插管时备双吸引和不同型号气管导管。由于血液易被误吞入胃内,应按饱胃处理,诱导前吸氧可增加氧储备,缩短诱导时间,尽快建立气道。气管插管时压迫环状软骨,防止胃内容物反流导致误吸。待患者完全清醒,并确保无活动性出血后方可拔管。

四、喉内镜手术

主要包括显微喉镜、喉镜下喉部良性病变(声带息肉、小结、囊肿、乳头状瘤)、恶性肿瘤(喉癌)、声带瘢痕、声带麻痹等疾病的手术治疗。二氧化碳激光由于其出血少,视野清晰,几无组织水肿等优势而备受外科青睐,常用于喉狭窄、喉乳头状瘤、喉癌等治疗。

1. 麻醉前访视

(1)气道评估:喉内镜手术麻醉前访视患者,气道评估是重中之重。需从病史、体检、化验结果、影像学结果综合全面地评估病变范围和气道阻塞程度。询问患者的既往史和是否有困难气道的发生史是一种简便有效的方法。如果可以获取既往的麻醉记录单参考,应重点注意气道管理方法和是否有困难气道发生的记录。注意了解患者是否合并困难气道的其他高危因素。年龄(>55岁)、BMI>26 kg/m²、打鼾病史、蓄络腮胡和无牙是面罩通气困难的独立危险因素。喉镜显露困难和插管操作困难与患者的下述特征有关:年龄(>55岁)、BMI>26 kg/m²、牙齿异常、睡眠呼吸暂停综合征和打鼾病史。某些先天或后天的疾病,如强直性脊柱炎、类风湿关节炎、退化性骨关节炎、会厌炎、肢端肥大

症、病态肥胖、声门下狭窄、甲状腺或扁桃体肿大、纵隔肿物、咽部手术史、放疗史、烧伤等同样也会影响喉镜显露和气管插管。间接喉镜或鼻咽镜检查的结果有时至关重要,但容易被忽视,术前应常规了解。通过麻醉前的气道评估情况将困难气道分为已预料的困难气道和未预料的困难气道。气道分类的意义在于理清气道处理思路,针对不同气道类型选择有针对性的处理方案流程并做好相应的准备,以提高患者在气道处理过程中的安全性。在评估患者气道时也必须要关注患者发生反流误吸的风险(包括饱胃状态、食管反流病史、胃排空延迟相关疾病等),以早期采取措施预防反流误吸的发生。

(2)并发症的评估:对于年龄偏大,有长期嗜烟酒史,可能合并心血管和肺部疾病患者,术前应仔细评估。合并肺疾病的患者如存在困难气道,麻醉过程对缺氧的耐受力差,术前应尽早戒烟戒酒,积极治疗肺部疾病,锻炼肺功能,增强其对缺氧的耐受力。

2. 麻醉准备

(1)监测:常规监测心电图、无创血压、脉搏血氧饱和度和呼气末二氧化碳,麻醉诱导前常规面罩吸氧。

(2)困难气道的准备:已预料的困难气道患者术前应进行病例讨论,根据讨论结果拟定详尽的麻醉预案。建立气道至少需准备两个方案,并且有紧急气道处理预案。除按照全身麻醉准备常规的设备外,尚需根据所选择的气道预案准备相应的困难气道工具。无创工具主要包括喉镜、气管导管和声门上通气工具 3 类。喉镜分直接喉镜和可视喉镜。经气管导管类包括管芯类、光棒、可视管芯、可视插管软镜 4 类。声门上通气工具包括喉罩、插管型喉罩、喉管等。有创工具包括环甲膜穿刺置管包、气管切开工具。根据预案准备好非紧急气道工具的同时,也须准备好无创和有创紧急气道建立的工具。

(3)对于反流误吸高风险患者的准备:应

包括在手术前常规禁食、禁饮；使用药物降低胃内 pH。对于严重的胃排空延迟的患者，应术前放置胃管，麻醉前准备同饱胃患者。

3. 麻醉选择

(1)局部麻醉：仅适用于可配合的成人患者，手术时间较短的纤维喉镜、纤维支气管镜检查等。

(2)全身麻醉：喉内镜手术要求咬肌和咽喉肌群完全松弛，声带静止，完全消除咳嗽反射，手术刺激大，绝大多数需在全身麻醉下进行。手术医师和麻醉医师共用气道，不适合实施喉罩全麻，只能行气管内插管全麻。喉显微外科手术为方便手术医师操作，一般选用管径为 5.0～6.5 的钢丝加强型气管导管。

4. 麻醉管理要点

(1)明确气道分类：实施麻醉诱导前，需明确两个问题的答案：能否实施面罩通气，能否使用传统喉镜或可视喉镜进行插管。应进行充分的术前准备。已预料的困难气道包括明确的困难气道和可疑的困难气道，前者包括明确困难气道史、严重烧伤瘢痕、重度阻塞性睡眠呼吸暂停综合征、严重先天发育不良等，引起气道梗阻的气道肿瘤患者为明确的困难气道，或仅评估存在困难危险因素者。根据患者实际情况及操作者自身的技术水平而定，判断具有一定的主观性。可疑困难气道可通过在手术室内麻醉诱导前行可视喉镜或可视插管软镜等工具检查，进一步明确是否为困难气道。

(2)已预料困难气道的处理：对已预料的困难气道患者，最重要的是维持患者的自主呼吸(氧合)，预防发生紧急气道。目前所有指南均推荐采用清醒气管内插管术(awake tracheal intubation ATI)的方法。ATI 处理原则和流程包括以下内容。

①监测：监测心电图、无创血压、脉搏血氧饱和度和呼气末二氧化碳分压，目前在 ATI 操作期间监测呼气末二氧化碳分压可能存在困难，可将二氧化碳采样管口贴于鼻孔边，数值未必准确，但能监测呼吸频率。

②体位：目前操作者或患者的理想体位尚无共识，患者处于坐位存在生理和解剖上的优势，建议患者取坐位。还需优化操作者、助手及设备和监护仪的位置，确保操作者能看到操作屏幕、监护仪等设备。

③设备和气管导管的选择：在气管插管前，选择合适的路径、可视化设备和气管导管型号很重要。气管插管的路径设计应从患者的解剖结构、手术入路和气管拔管计划考虑。提前做好 ATI 失败或并发症的预案，并备好急救药品、人员帮助和设备非常重要。目前尚无证据或共识支持任何单个喉镜的安全性或有效性。操作人员应根据科室条件和个人经验来决定使用哪种支气管软镜，应选择最熟悉掌握的工具。气管导管的选择对 ATI 是否能成功极其重要。应考虑导管的尺寸(内径和外径)、形状、长度、尖端的设计和材料。已经证明了加强型鹰嘴导管和插管型喉罩配套气管导管在完成气管内插管、置管(沿着支气管软镜推送)和减少咽喉部摩擦方面优于标准聚氯乙烯(PVC)气管导管。建议在气管导管外径合适的基础上选择最小型号。插管时将气管导管斜面朝向患者背侧。

④供氧：一开始即使用经鼻高流量湿化氧疗，调整流量为每分钟 8～80L，持续整个 ATI 过程。

⑤表面麻醉：ATI 的成功与否取决于气道表面麻醉的效果。与其他局部麻醉药相比，利多卡因对心血管系统影响小，全身毒性反应轻，安全性高，是 ATI 中最常用的局部麻醉药。依据瘦体重，利多卡因的用量不应超过 9.3 mg/kg。可卡因可用于局部麻醉和血管收缩，但其心血管毒性大，且其在经鼻气管内插管期间的镇痛效果并不优于去氧肾上腺素与利多卡因联合喷剂(5%利多卡因/0.5%去氧肾上腺素合剂 2.5 ml)，不推荐使用可卡因，联合使用去氧肾上腺素与利多卡因更为合适。声门上表面麻醉顺序：10%利

多卡因依次喷口咽、扁桃体柱和舌根部；经鼻气管插管用 5% 盐酸利多卡因、0.5% 去氧肾上腺素和 0.01% 苯扎氯铵的合剂喷雾给予鼻腔内表面麻醉，如表面麻醉不充分，可重复进行。声门和声门下表面麻醉：可通过声门直接插入硬膜外导管或从纤维支气管镜的工作通道喷洒利多卡因，也可从纤维支气管镜的工作通道置入硬膜外导管，直视下喷洒利多卡因；也可通过雾化吸入行气管内表面麻醉。国内目前高浓度利多卡因并不普及，可用 2% 利多卡因重复进行，提高表面麻醉效果。无论使用哪种技术，都应在气管导管置入前，以无创的方式如使用软吸引导管测试表面麻醉的效果。

⑥镇静：ATI 技术镇静并非是必需的，但镇静药物的使用可以减轻患者的焦虑和不适感，并且提高患者对导管的耐受性。但需注意过度镇静的风险及其后果，如呼吸抑制、丧失气道的控制、缺氧等，要求有单独的专业麻醉医师来用药、监测和控制镇静深度。如果需要镇静，尽量使用最低程度的镇静。靶控输注瑞芬太尼（Minto 模式）效应室浓度 $1\sim3ng/ml$，咪达唑仑 $0.5\sim1mg$。

⑦确认导管位置：二点确认法，一是纤维支气管镜或可视喉镜看见气管导管在气管内，二是通气时出现呼气末二氧化碳分压。确认气管导管位置后方可进行麻醉诱导。

（3）喉显微手术的麻醉特点：喉显微手术刺激大，手术时间短，需维持足够深的麻醉，术毕要求尽早苏醒。须给予充分的肌肉松弛药使咬肌松弛，保证术野绝对静止，可根据手术时间选择不同时效的肌肉松弛药。置入和固定支撑喉镜时可能导致显著的血流动力学波动，应注意预防。注意术中防止气管导管

脱出和受压打折。禁用可燃性麻醉药，以全凭静脉麻醉为主，注意防止发生术中知晓。喉显微手术时间短，术后容易出现麻醉药已代谢，患者已苏醒，肌肉松弛药残留，肌力恢复不完全的非同步状态，注意判断，及时拮抗肌肉松弛药的作用，避免过早拔管。警惕术后可能出现的喉水肿和喉痉挛。

（4）激光手术的注意事项：气道激光手术的最大风险是预防气道失火，对于置入气管导管的气道激光手术，需注意以下几点内容。

①吸入氧气空气混合物，最大限度降低吸氧浓度（许多人可耐受 21% 的吸入氧浓度）。

②使用专门的耐激光的气管导管。

③避免使用氧化亚氮。

④气管导管的套囊内注入生理盐水（通常不超过 10ml）或加入亚甲蓝的生理盐水，有局部降温的作用，且便于外科医师及时发现套囊破裂。

⑤外科医师应尽量选择低功率和脉冲式激光发射，避免高功率和连续发射。需将激光束准确聚焦于治疗部位，并用盐水浸湿的棉片覆盖于病变周围和激光照射远端，避免散射光束对周围组织的影响。

⑥手边随时备好水源，以防失火时备用。

即使使用抗激光导管，也有气道燃烧的可能。如发生气道燃烧，麻醉医师须施行应急预案，预案内容包括以下几点：立即停止通气，拔除气管导管；立即关闭氧气，切断麻醉机环路；立即将导管浸入水内；面罩通气，重新插管；通过支气管镜、胸部 X 线和血气分析评估气道损伤情况；考虑支气管灌洗和使用激素。

第四节　耳鼻喉及头颈外科微创手术术后疼痛的管理

耳鼻喉科的手术在头颈、颜面部，范围不同于其他外科手术，多处于腔隙深部，解剖复

杂，患者术后存在不同程度的疼痛和不适。因手术部位特殊，明显影响患者的饮食、呼吸

和睡眠。术后疼痛的治疗和处理,在围术期的治疗中显得日益重要。

一、术后疼痛的程度和分类

由于手术部位和类型的差异,耳鼻喉科术后疼痛的程度存在明显的差异。按 Chaplan 的标尺法作为判断标准,徐德宇等观察到:头颈颜面部神经末梢丰富,术后有不同程度的疼痛;鼻腔手术,尤其以双侧术后油纱条填塞,或下鼻甲切除,或鼻息肉摘除的患者,术后疼痛难以忍受,疼痛达 4 级;扁桃体摘除术,腭咽成形术术后疼痛往往达 3 级,较 4 级稍轻,但疼痛影响患者的情绪睡眠和正常生活;一般颈部手术如甲状骨囊肿、甲状腺肿瘤、颈侧瘘管切除、颈淋巴结清扫、喉部分或全部切除等,患者术后疼痛对睡眠的影响不大;一般耳部的手术,如乳突根治术,鼓室成形术后疼痛与一般颈部手术后相当,往往达 2 级。

耳鼻喉科手术后头痛比较常见,尤其是在使用凡士林油纱进行鼻腔填塞的患者,鼻部胀痛,头痛难忍。一般于术后取出纱条后缓解。而 Friedman M. 等认为,填塞和不填塞术后疼痛无区别,术后疼痛没有想象的严重。患者的术后头痛应引起医师的重视并加以处理。

二、常用的镇痛方法选择

1. 局麻　对于大部分手术,术中使用的局麻药,在术后其作用一般已经消失,不能起到术后镇痛的作用;而扁桃体切除术手术时间短,局麻药在术后仍可能发挥一定时间的镇痛作用。扁桃体切除术手术开始前,将局麻药 3~5 ml 注入扁桃体周围组织可以起到一定的镇痛作用。可以使用利多卡因、丁哌卡因、罗哌卡因等局麻药。

2. 静脉注射　是临床上常用的术后镇痛方法,最常用的是经静脉持续给药法,可以维持一定的血药浓度而达到术后镇痛的目的。但医师不可能准确预测患者术后痛苦的程度,或为达到充分的镇痛需要的镇痛药的量,术后镇痛应强调个体化。患者自控镇痛(PCA)为术后疼痛处理个体化提供了可能。大多数患者达到舒适而不是完全无痛,使镇痛和不良反应的发生达到一种平衡。到目前为止,PCA 仍是促使患者镇痛满意和便于术后恢复的最好的方式之一。

3. 其他途径　包括口服、肌内注射、直肠给药等方法,较少用于术中术后急性痛的镇痛,多为术后在病房应用的方法。国外手术后以直肠内使用栓剂作为术后镇痛的方法很常见,国内较少应用。

三、常用镇痛药物

1. 局麻药　临床上使用丁哌卡因或罗哌卡因施行局部麻醉或区域阻滞,而起到术后镇痛的作用。但有报道说围术期使用局麻药不改善扁桃体切术后疼痛,分析可能的原因是样本量小或静脉药掩盖了局麻药的作用。Ozkiris 等在对 120 例扁桃体切除术患者参与的随机对照研究中发现,术后 1 周内,罗哌卡因与丁哌卡因的镇痛效果差异不大,但均强于利多卡因和生理盐水对照,且罗哌卡因无不良反应,更安全。

2. 解热镇痛抗炎药及非阿片类镇痛药　解热镇痛抗炎药主要包括非甾体抗炎药(阿司匹林)、对乙酰氨基酚、布洛芬、安乃近等,因其镇痛效果明显,且长期使用不产生耐药性和依赖性,呼吸抑制等不良反应也较阿片类少,已广泛应用于临床镇痛,并作为术后镇痛的辅助用药。一项由 120 例患者参与的随机双盲安慰剂对照平行试验显示,扁桃体切除术后 24 小时内塞来昔布与酮洛芬的镇痛效果相同,且均优于安慰剂。但第 10 天和 12 天时,塞来昔布的作用明显强于酮洛芬。非甾体抗炎药可能引起哮喘,消化道溃疡,肾功能不良,抑制血小板凝集,延长出血时间,增加术后出血,因此限制了其在临床上的广泛使用。

曲马朵是中枢性镇痛药,其优点是呼吸抑制作用弱,成瘾性较阿片类弱,静脉给药镇痛效果是吗啡的 1/10。曲马朵、哌替啶和纳布啡三者相比,曲马朵和纳布啡安全指数更高,较少引起术后恶心呕吐。曲马朵更多应用于儿童术后镇痛。在麻醉诱导期使用小剂量曲马朵(0.5~1mg/kg),是一种有效的超前镇痛,可以作为术中镇痛的辅助药,并可在术后早期发挥镇痛作用。扁桃体切除后用曲马朵做镇痛,患者可能需要额外的补救药,但吞咽痛程度轻,睡眠质量好。

3. 阿片类镇痛药　是术后镇痛的基础药物,可以采用单次静脉注射、自控镇痛等多种给药途径。代表药是芬太尼、舒芬太尼,起效快、剂量小、安全,不良反应程度较轻,目前在临床广泛使用。但阿片类药会降低患者术后的清醒程度,产生呼吸抑制,或延迟性呼吸抑制,可能引起恶心、呕吐、尿潴留、皮肤瘙痒等不良反应,常为人们所顾虑,因而使用受到限制。对于耳鼻喉等易发生术后呼吸道梗阻等并发症的手术,宜适当减少阿片类药物用量,尽量实施多模式镇痛,避免呼吸抑制。

不同的药物种类及配伍方式,不同的手术方式及术后镇痛泵的应用方案均是耳鼻喉手术术后疼痛的关键影响因素。依据患者实际情况选择合适的药物种类及药物配伍,应用优化的手术方式,尽可能减轻术中对患者的组织损伤,适度应用术后镇痛泵并优化镇痛泵方案,严密监测患者生命体征,采取积极的护理措施,减少不良反应的发生是耳鼻喉手术术后疼痛管理不可缺少的部分。

(郑雪琴)

参 考 文 献

[1] 黄祥,冯芳,韩明明,等. Flexible 喉罩在经鼻中隔-蝶窦入路垂体瘤切除术中的应用. 临床麻醉学杂志,2017,33(5):442-445.

[2] 李梅,李天佐. 可弯曲喉罩用于鼻内镜手术患者气道管理的效果. 中华麻醉学杂志,2010,(2):181-183.

[3] Miller R. D. 邓小明,曾因明,黄宇光,译. 米勒麻醉学. 8 版. 北京:北京大学医学出版社,2016.

[4] 陈潮金,关宇,黑子清. 合并上呼吸道感染患儿围术期麻醉风险评估及处理. 麻醉安全与质控,2018,2(6):347-353.

[5] 王偲,韦美良,马茜,等. 超声定位颈部解剖结构预测患者困难喉镜显露的准确性. 中华麻醉学杂志,2020,40(7):847-850.

[6] 徐睿,刘卫卫,王圣钰,等. 食道引流型喉罩与可弯曲喉罩用于中耳炎手术患者气道管理的有效性和安全性比较. 复旦学报(医学版),2020,47(6):849-853.

[7] 吴志云,查本俊,熊华平,等. 可视喉镜联合耳鼻喉麻醉喷雾器经声门气管内给药在清醒慢诱导气管插管中的应用. 临床麻醉学杂志,2016,32(1):88-89.

[8] 何雨竹,沈丹敏,房永利,等. 不同因素对耳鼻喉手术术后疼痛的影响. 北京医学,2015,37(2):154-156.

[9] 龚毅,陈国忠. Macintosh 与 Airtraq™ 喉镜用于耳鼻喉手术患者插管的比较. 中华临床医师杂志(电子版),2014,8(7):1391-1393.

[10] G. Edward Morgan Jr. 王天龙,刘进,熊利泽,译. 摩根临床麻醉学. 5 版. 北京:人民卫生出版社,2015.

[11] 左明章,苏殿三,孙晓璐. 安全气道管理是麻醉医师的永恒主题:第二届世界气道管理大会热点的解读与剖析. 中华麻醉学杂志,2020,40(1):13-17.

[12] 王宏梗,林群,陈东生,等. 两种麻醉维持方式对合并高血压病患者鼻内窥镜手术出血量的影响. 临床麻醉学杂志,2016,32(9):885-888.

[13] 杨阳,陈彦青. 麻醉方式对鼻内镜出血及术野的影响. 临床麻醉学杂志,2014,30(11):1140-1142.

[14] 纪存良,张炳熙,李天佐.控制心率对鼻内镜手术患者硝酸甘油控制性降压时鼻黏膜血流的影响.中华麻醉学杂志,2014,(4):385-388.

[15] 冉国,徐睿,伍金红,等.中耳炎手术中头部位置改变对可弯曲喉罩通气效果的影响.临床麻醉学杂志,2016,32(10):976-979.

[16] Ozkiris M,Kapusuz Z,Saydam L. Comparison of ropivacaine,bupivacaine and lidocaine in the management of post-tonsillectomy pain. Int J Pediatr Otorhinolaryngol,2012,76:1831-1834.

[17] Thomas F, Anoop Ramgolam, Guicheng Zhang,et al. The effect of endotracheal tubes versus laryngeal mask airways on perioperative respiratory adverse events in infants:a randomised controlled trial. Lancet,2017,389(10070):701-708.

[18] Codere-Maruyama T,Moore A. Anesthesia in the Elderly Patient Undergoing Otolaryngology Head and Neck Surgery. Clinics in Geriatric Medicine,2018,Vol. 34(No. 2):279-288.

[19] S Ananth, M Coyle, C Hughes. A Simple Method to Allow Safer Anaesthetic Access to an Endotracheal Tube During Major Head and Neck Surgery. Annals of the Royal College of Surgeonsof England, 2020, Vol. 102 (No. 3):236.

[20] Cheng Tong,Wang Likuan,Wu Haiyin,et al. Shikani Optical Stylet for Awake Nasal Intubation in Patients Undergoing Head and Neck Surgery. Laryngoscope,2020,00:1-7.

[21] Shane C Dickerson. Perioperative Guidelines in Anesthesia. Otolaryngologic clinics of North America,2019,Vol 52:981-993.

[22] Corina Din-Lovinescu, Usha Trivedi, Kathy Zhang, et al. Systematic Review of Negative Pressure Pulmonary Edema in Otolaryngology Procedures. The Annals of otology, rhinology, and laryngology. 2020: 1-9 DOI: 10. 1177/ 0003489420938817journals. sagepub. com/ home/aor.

[23] Krespi, Yosef; Kizhner, Victor; Koorn, Robert; Giordano, Anthony. Anesthesia and ventilation options for flex robotic assisted laryngopharyngeal surgery. American Journal of Otolaryngology-Head and Neck Medicine and Surgery, 2019,Vol. 40(No. 6):102185.

[24] Andrew T,Alexandra G,Srijaya K. Anesthesia Safety in Otolaryngology. Otolaryngologic clinics of NorthAmerica, 2019, Vol. 52 (No. 1): 63-73.

[25] McKenzie M,Matthew Hunter,Richard Johnson. Management of the Traumatic Airway Obstructed by Foreign Body. Anesthesiology, 2020,Vol. 133(No. 1):197.

[26] Scholes Melissa,Jensen Emily,Polaner David, et al. Multiple surgeries in pediatric otolaryngology patients and associated anesthesia risks. International Journal Of Pediatric Otorhinolaryngology,2018:115-118.

第 22 章

日间手术的麻醉

第一节　日间手术的种类与特点

日间手术（day surgery）又称当日手术，亦称非住院手术（ambulatory surgery）、当日归宅手术等。国际日间手术学会（International Association for Ambulatory Surgery，IAAS）2003 年的定义是：患者入院、手术和出院在 1 个工作日中完成的手术，除外在医师诊所或医院开展的门诊手术。在欧美先进国家开展已有十几年历史。其优点是能减少患者住院时间，缩短患者手术等待时间，减少住院天数，减轻经济负担。近年来，日间手术在国内引起了越来越广泛的关注，也有越来越多的医院开展日间手术。通过对国外优秀经验的学习和结合自身条件的实践经验，我国日间手术的管理模式日趋完善。

一、日间手术的种类

1. 日间手术的选择原则　日间手术并不等同于一般的门诊手术，它是将原本的常规手术发展到一定高度水平，才有条件成为日间手术。以腹股沟疝为例，常规手术住院需要 5～7 天时间，时间构成情况是 1～2 天术前检查，手术当天全天禁食，手术采用腰麻或全麻方式，手术切口较大（约 7cm）（指 Lichtenstein 术式，是目前国内外使用最普及的方式），与传统缝合术式切口长度差不多。

手术会常规留导尿管，手术后需要短时的禁食观察排气情况，并拔除尿管，这样的恢复期需要 2～3 天，如果等待拆线，大约是在术后第 5 天，这样整个住院周期差不多 1 周时间。日间手术完成整个手术流程仅需要一天时间，依赖的是微创技术的进步。随着技术水平的发展，微创不仅仅是切口小，还包括将手术创伤对患者的影响降到最低，如全麻的腹腔镜下腹股沟疝修补术，通过 3 个小孔可以同时完成双侧的腹股沟疝修补，不需要留导尿管，第二天出院。现今麻醉技术和麻醉药物的发展，还可以通过对麻醉方法的改良既达到减轻了麻醉对患者身体的干扰，又能快速康复的目的，如喉罩全麻的实施、神经阻滞下的疝修补术等，减少术前烦琐的术前准备，不用更改口服药，禁食禁饮时间缩短，不用放导尿管，术后恢复快。

（1）日间手术病种范围：根据 IAAS 的规范，日间手术病种范围包括以下几种。

①择期手术，患者于入院当天手术，并于 24 小时内出院。

②需要使用全套的手术室设备或实行全身麻醉。

③除外门诊手术和内镜检查。

（2）日间手术患者的选择

①患者年龄在 70 岁以下，一般情况好的可以适当放宽。

②根据美国麻醉协会（ASA）标准：选择Ⅰ至Ⅱ级患者，无明显心、肺疾病。

③对于合并疾病稳定在 3 个月以上，在密切监测下的 ASA Ⅲ级的患者，也在考虑之列。

④患者术后不能独居，需要成人陪同。

⑤以下情况不能作为考虑对象：术后居住环境差；伴不稳定型癫痫、严重精神病患者或依从性低的患者等。

2. 日间手术的种类　根据选择原则，凡在外科范围内，许多手术都可以纳入日间手术范围。

（1）普外科日间手术疾病类型

①体表良性软组织肿瘤。

②原发性下肢静脉曲张。

③腹股沟斜疝、直疝。

④痔。

⑤肛瘘。

⑥甲状腺腺瘤。

⑦乳房良性肿物。

（2）骨科日间手术疾病类型

①半月板损伤。

②腘窝囊肿。

③坐骨结节滑囊炎。

④内植物取出。

（3）泌尿科日间手术疾病类型

①尿道肉阜。

②女性压力性尿失禁。

③逆行性尿路造影。

④双 J 管留置与拔除。

⑤输尿管囊肿。

⑥精囊囊肿。

⑦膀胱结石。

⑧尿路结石。

⑨膀胱颈部梗阻。

⑩尿路狭窄。

⑪包茎。

⑫精索静脉曲张。

（4）妇产科日间手术疾病类型

①卵巢囊性肿物。

②子宫内膜息肉。

③宫颈上皮内瘤样病变。

④不孕症。

（5）眼科日间手术疾病类型

①白内障。

②斜视。

（6）耳鼻喉日间手术疾病类型

①声带息肉。

②先天下耳前瘘管。

③慢性扁桃体炎。

④鼻息肉和慢性鼻窦炎。

⑤鼻中隔偏曲。

⑥会厌囊肿。

相信随着技术的发展也会有越来越多的术式入围日间手术行列。

二、日间手术的特点

日间手术在国内已具有广阔前景，其产生与发展得益于医疗大环境、患者的需求和医学本身的发展。目前医疗卫生行业面临着中华人民共和国成立以来最为复杂的形势。医患关系已成为突出的社会焦点问题，集中表现在看病难、看病贵和服务质量问题。医疗优势资源集中在大中型医院，但却没有被高效利用。中央及各级政府力求缓解百姓就医难问题，但公立医院的体制问题却不是短时期内可以解决的。因此，日间手术的出现很好地弥补了看病难及医疗优势资源所存在的问题。

1. 日间手术的优点

（1）患者优先选择，特别是老人和儿童。

（2）不必依赖于医院里有可用的床位。

（3）手术时间安排弹性余地大。

（4）病死率和病残率更低。

（5）感染率更低，患者数量更多、更高效。

（6）手术等待时间更短。

（7）整体花费更低。

（8）术前检查和术后医疗更少。

（9）方便行程安排,方便家人照顾,减轻家属负担。

2. 日间手术所需条件

（1）管理模式:日间手术需要一整套管理模式做支撑。主要分为 3 种。

①在医院中心手术室内划分出独立运行的日间手术区。

②位于医院中心手术室外,但在同一院区,由医院统一管理。

③设在院区之外,独立管理。

（2）硬件设施与标准:相应的建筑格局和配备均有其标准,包括患者预约处,候诊区域,患者更衣室,家属等候区,恢复室,医师休息和更衣室,麻醉科诊室,停车场等,配备麻醉科的专业设备,保证 24 小时急救体制。而目前国内多数医院在建筑布局上以中心手术室结合各门诊手术室为主,这种布局与国外相差很大,增加了不便性。不少大型综合三甲医院已经能够建立独立的日间手术中心,采取分散收治、分散管理的模式,开展日间手术的科室在各自病区划出相对固定的床位用于收治日间手术患者,术前和术后的护理在病房进行,使流程上更为合理。

（3）麻醉技术:日间手术对麻醉学技术提出新的要求。日间麻醉有双重目的,一是保证治疗或诊断操作能快速有效地进行;二是术后恢复快、后遗症少。短效药物的精准使用,可使患者从手术室安全转运到恢复室,保证患者可在术后几小时内回家,并可大大降低感染的风险。尽管日间手术的患者经过严格的筛选且有更多短效麻醉药可供选择,但真正较大规模地开展日间手术后,仍需在技术上进行斟酌,不能简单地将住院患者的麻醉方法移植到非住院手术上。如何保证提高术前会诊的质量和患者术前良好的生理和心理状态、在日间麻醉前的短时间内如何掌握患者全身状况和存在的主要问题、制订合理的麻醉方案,以及如何保证麻醉后护理质量

和执行离院标准等均需要严密规范的组织管理。日间手术对术后镇痛方法、药物选择及会诊处理等方面的要求均较为特殊,这涉及由手术医师、护士、药剂师、心理治疗师和精神科医师共同协作的团队力量。中心有相对固定的工作人员,包括手术医师、麻醉医师、护士、秘书和其他辅助人员。麻醉医师担任日间手术中心的负责人为较好的选择。

（4）手术技术和综合实力:开展日间手术的医疗机构要配备和建设比传统大医院更先进的手术室条件和设备、更专业和经验丰富的训练有素的手术医师和麻醉医师团队、更科学的就医流程、更细致的术前评估流程、更完善的术后随访系统。只有这样才能让大量手术有条不紊地进行。住院安排紧凑,日间手术均采用预约制,提前一周就安排好所有的手术。故对手术技术提出更高要求,如果有手术并发症的产生就会延迟出院,而后面已安排的手术患者就会受到影响,宛如一个航班延迟会造成后续航班的延误一样。虽然不能保证并发症的发生率为零,但也必须控制在非常小的概率水平内。高水平日间手术的质量也代表着一个医疗机构整体水平素质的更高水准。

3. 日间手术流程要求 日间手术模式应以患者的需求为导向,技术的更新,流程的优化等均以满足患者的需求为前提。患者由各科室分散管理;日间手术患者的手术预约、入院评估、出院评估、出院随访等流程由各科室分散管理;手术和术后苏醒在手术室进行。医院制订日间手术临床路径、构建准入制度、评估标准、患者入院前的宣教和患者出院后的随访等为主的日间手术管理制度,设计以患者为中心的就诊流程和转归流程,开通日间手术绿色通道,充分体现高质量、高效率运转所带来的经济效益和社会效益。

4. 日间手术麻醉选择 应该根据日间手术的特点个体化设计。近年来,大量局部麻醉、神经阻滞技术应用到日间手术中,特别

是选择辅助清醒镇静术,非常有利于术后早期离院。全麻仍是日间手术的主要麻醉方法,以丙泊酚和七氟醚为代表的静脉和吸入麻醉被认为是目前首选的全身麻醉用药。静脉和吸入麻醉在日间手术中的应用各有优势,目前尚无法相互替代。

5. 日间手术的术后管理特点　术后并发症的控制是日间手术的研究热点,因为这关系到是否能早期康复或按期离院。减少 PONV 是关注焦点之一,如何有效预防和处理 PONV,而又不影响在院停留时间是需要不断探索和解决的临床问题。术后疼痛影响患者的离院和恢复质量,有效的镇痛方法应选择对生理干扰小,便于家中实施的方法。从社会责任出发,一流的专家做些小手术也不是不可以。那么,如何把手术做得既漂亮又不会有后顾之忧,对于大医院来说只有两种选择,一是加强术后随访,也就是建立更加庞大的、组织严密的随访队伍;二是加强与社区卫生服务中心合作。发挥各级医疗队伍的协同作用,使得日间手术后的随访问题得到妥善解决。

第二节　日间手术的麻醉前评估

一、术前麻醉评估的主要方法

1. 术前访视、术晨访视。

2. 查阅病人健康记录。

3. 在专门的门诊手术术前评估,诊室由麻醉医师负责坐诊评估。设立麻醉科门诊,安排专门的麻醉医师负责日间患者的麻醉前访视和评估,并根据评估制订个体化麻醉计划,能最大限度地保证麻醉的质量和安全。

二、术前麻醉评估的主要内容

评估内容包括病史、体格检查和辅助检查,其中详细阅读病史是最重要的。研究表明,单纯从病史中取得的资料就可以做出 86% 的诊断,经体格检查后可以得出另外 6% 的诊断,仅有 8% 的诊断需要进行实验室检查或是放射学检查。根据明确的指征可以减少 60% 左右的术前实验室检查。在所有的实验室检查的异常结果中,只有 0.2% 的结果会影响围术期的治疗。

1. 病史

(1)现病史和既往史:特别注意与麻醉有关的疾病(如抽搐、癫痫、高血压、脑血管意外、心脏病、冠心病、心肌梗死、肺结核、哮喘、慢性支气管炎、肝炎、肾病、疟疾、脊柱疾病、过敏性疾病或出血性疾病等),曾否出现心肺功能不全或休克等症状,近期是否还存在相关症状,特别是对于心前区疼痛、心悸、头晕、昏厥、活动后呼吸困难、睡眠呼吸暂停、长期咳嗽多痰等征象应引起足够重视,以判断目前的心肺功能状况。

(2)个人史:包括能否胜任较重的体力劳动和剧烈活动,是否出现心慌、气短,有无饮酒、吸烟嗜好,每日量数,有无长期咳嗽、咳痰、气短史;有无吸毒成瘾史,有无长期服用安眠药等历史,女性患者有无怀孕等。

(3)过敏史:特别是有无对麻醉药物过敏史。

(4)治疗用药史:患者因治疗需要,已应用降压药、β受体阻滞药、皮质激素、洋地黄、利尿药、抗生素、降糖药、抗癌药、镇静安定药、单胺氧化酶抑制药、三环抗抑郁药、抗凝药等,应了解其药名,用药持续时间和用药剂量,有无特殊反应,以及麻醉当日用药史。

(5)以往麻醉手术史:是否做过手术,做过何种手术,用过何种麻醉药和麻醉方法,麻醉中及麻醉后是否出现特殊情况,有无意外、并发症和后遗症,家庭成员中是否也发生过类似的严重麻醉并发症等。

2. 体格检查　麻醉前要针对与麻醉实

施有密切关系的全身情况和器官功能进行重点复查。

(1)全身情况评估:快速视诊患者,观察全身情况,包括步行还是车床送入,有无发育不全、畸形、营养障碍、贫血、脱水、水肿、发绀、发热、消瘦或过度肥胖(BMI≥30kg/m^2)。测定血压、脉搏、呼吸、体温、体重(kg)和 SpO$_2$ 基础值。

(2)呼吸道通畅评估:气管有无明显受压或移位、颈椎活动度、颞颌关节功能和牙齿情况等,判断有无插管困难。

(3)肺功能评估:观察呼吸次数、深度、形式(即胸式呼吸、腹式呼吸)及通气量大小,有无呼吸道不通畅、胸廓异常活动和畸形;肺部听诊有无啰音、支气管哮鸣音、呼吸音减弱或消失。简单评估肺功能:屏气试验,正常人的屏气试验可持续 30 秒以上,持续 20 秒以上者一般麻醉危险性小,如屏气时间短于 10 秒,则提示患者的心肺储备能力很差,常不能耐受手术与麻醉;测量胸腔周径法,测量深吸气与深呼气时胸腔周径的差别,超过 4cm 以上者提示没有严重的肺部疾病和肺功能不全;吹火柴试验:患者安静后深吸气,然后张口快速呼气,能将置于 15cm 以外的火柴吹熄者,提示肺功能储备良好,否则提示储备下降;吹气试验,嘱患者尽力吸气后,能在 3 秒内全部呼出者,表示用力肺活量基本正常,若需 5 秒以上才能完成全部呼气,提示有阻塞性通气功能障碍。

(4)心功能评估:检查血压、脉搏、皮肤黏膜颜色和温度、颈外静脉充盈情况;听诊心率、心律(规则、不规则、期前收缩等)、是否存在心脏杂音(右心杂音、肥厚型心肌病、主动脉瓣狭窄、二尖瓣反流、二尖瓣脱垂、主动脉瓣关闭不全、肺动脉瓣狭窄、三尖瓣反流、肺动脉瓣反流)或其他心音(如第三心音)。心脏功能的临床评估:有无端坐呼吸;体力活动试验,根据患者在日常活动后的表现,估计心脏功能;屏气试验,患者安静 5～10 分钟后,

嘱其深吸气后屏气,计算其最长的屏气时间,超过 30 秒者表示心脏功能正常,20 秒以下者表示心脏代偿功能低下,对麻醉耐受力差;起立试验,患者卧床 10 分钟后,测量血压、脉搏,然后嘱患者骤然从床上起立,立即测血压、脉搏,2 分钟后再测一次。血压改变在 20mmHg 以上,脉率增快超过 20 次/分者,表示心脏功能低下,对麻醉耐受力差。本法不适用于心功能Ⅳ级的患者。轻型心脏病(包括先天性心脏病、心脏瓣膜病),如果心功能仍在Ⅰ、Ⅱ级,或以往无心力衰竭史者,可耐受麻醉。单纯慢性高血压,只要不并存冠状动脉病变、心力衰竭或肾功能减退,即使已有左室肥大和异常心电图表现,在充分的术前准备和恰当的麻醉处理前提下,耐受力仍属良好,死亡率无明显增高。心律失常者,必须结合病史和临床表现评估。心房颤动和心房扑动,术前如能控制心室率在 80 次/分左右,麻醉的危险性不会增加;相反,如不能控制心室率,提示存在严重心脏病变或其他病因(如甲状腺功能亢进症),则麻醉危险性显著增大。二度以上房室传导阻滞或慢性双束支阻滞(右束支伴左前或左后分支传导阻滞)均有发展为完全性心脏传导阻滞及猝死的可能,应列为禁忌;无症状的右束支或左束支传导阻滞,一般并不增加麻醉危险性。房性期前收缩或室性期前收缩,偶发者在年轻人多属功能性,一般无须特殊处理,或仅用镇静药即可消除,不影响麻醉耐受力;发生于 40 岁以上的患者,尤其当其发生和消失与体力活动有密切关系时,应考虑存在器质性心脏病的可能。频发(每分钟多于 5 次)、多源性或 R 波与 T 波相重的室性期前收缩,容易演变为心室颤动,应列为禁忌。预激综合征患者可发作室上性心动过速,日间手术麻醉危险性高,要慎重处理。

(5)肾功能评估:年轻、无肾病史及尿常规正常的患者可认为肾功能良好,可耐受麻醉。老年并存高血压、动脉硬化、严重肝病、

糖尿病、前列腺肥大等患者,容易并发肾功能不全,应慎重评估其对麻醉的耐受力。对慢性肾衰竭或急性肾病患者,原则上应列为麻醉禁忌。近年来,在人工肾透析治疗的前提下,慢性肾衰竭已不再是绝对禁忌证,但对麻醉耐受力仍差,须谨慎。患有慢性肾病者,易并存其他脏器病变,常见的并发症有高血压或动脉硬化、心包炎、贫血、凝血功能异常、代谢和内分泌功能紊乱。麻醉前应予以综合评估。

(6)肝功能评估:临床实践表明,轻度肝功能不全的患者对麻醉的耐受力影响不大;中度肝功能不全或接近失代偿时,麻醉耐受力显著减退;重度肝功能不全如晚期肝硬化,常并存严重营养不良、消瘦、贫血、低蛋白血症、大量腹水、凝血功能障碍、全身出血或肝性脑病前期脑病等征象,此时危险性极高,应禁忌麻醉。急性肝炎患者应列为禁忌;慢性肝病患者最大问题之一是凝血功能异常,麻醉前应该慎重评估。

(7)中枢神经系统功能的评估:麻醉前对每一例患者应常规询问中枢神经系统情况,是否有头痛史、神志消失史、肌无力史和局灶性症状(如一过性单眼失明、复视、麻痹、吞咽困难等)。头痛提示可能存在脑瘤或占位性病变、颅内高压(ICP)、脑积水、颅内动脉瘤或脑动静脉畸形;神志消失(指眩晕和昏厥)提示可能存在心血管系统疾病或癫痫状态;弥散性肌无力提示可能存在神经肌肉疾病(如肌营养失调、重症肌无力、多发性神经炎)或内分泌或代谢性疾病;单侧性肌无力最常见于卒中、短暂性脑缺血发作(TIA)或脊神经根疾病;局灶性神经征象提示可能同时并存中枢性与周围性神经疾病;对新出现的明确而不稳定的征象,或估计术后有可能发生神经系统功能障碍者,有条件的也需进一步进行深入检查。对术前已诊断患有神经系统并存症的患者,需具体掌握疾病的持续时间、最近的表现、治疗用药情况、体检、辅助检查结果与最后诊断。有中枢神经系统症状的患者需综合评估,谨慎进行麻醉。

(8)精神状态评估:大多数面临手术的患者都表现出不同程度的焦虑,麻醉医师在术前访视中,应询问患者对手术和麻醉有何顾虑与具体要求,酌情进行解释和安慰,使患者精神情绪处于稳定状态。

3. 辅助检查

(1)心电图:有研究显示,年龄超过44岁或曾有心脏病病史的患者,行心电图检查出现阳性结果的概率增高,但大部分患者心电图不能提高疾病的发现率。故首先应重视询问患者有关心脏病病史,然后根据病史和体征考虑是否需要心电图检查。有必要的也可做24小时动态心电图监测,可明确冠心病患者围术期心脏意外的危险程度。超声心动图和选择性放射性核素血管造影对某些心脏功能不全患者是一种有用的辅助检查措施,有助于测定心脏壁异常活动的部位和程度。超声心动图对评估瓣膜病和心室功能特别有意义。对心脏射血分数显著降低至25%～35%的患者,可确定为"高危"。但超声心动图检查只能反映心脏功能,不能明确是否有心肌缺血病。

(2)血常规:对于急性消化道出血等急性失血或阴道不规则流血等慢性失血的患者,应检测血液常规,了解其贫血程度,对麻醉计划做出相应的调整。

(3)肺活量检查:对于合并肺部疾病的患者,可了解肺功能情况。有时仔细询问病史和进行体格检查可能比肺活量测定更为有效。

(4)肝功能:对于急、慢性肝损害的患者可进行肝功能检测,明确蛋白含量和肝功能情况,评估可否耐受麻醉及估计麻醉后苏醒的速度,并相应调整麻醉计划。

(5)凝血功能测定:了解患者的凝血功能情况,对于采用椎管内麻醉的患者必须检查,作为能否进行椎管内穿刺的依据。

（6）血气分析：有较严重肺部疾病的患者，有需要时可做动脉血气分析。血气分析是评价肺功能的有价值的指标，能够反映机体的通气情况，酸碱平衡，氧合状况及血红蛋白含量，从而反映出患者肺部疾患的严重程度，病程急缓。如果病情较重，持续时间长就会存在慢性高碳酸血症和低氧血症，但是 pH 仍在正常范围内。在严重肺部疾患时，进行动脉血气分析是十分必要的。$PaCO_2 > 45mmHg$ 时，术后呼吸系统并发症明显增加。

（7）其他检查：对患有高血压、糖尿病等慢性疾病的患者，需要检查血糖和电解质。但如果患者有明显贫血貌，检查血常规发现无法解释的血红蛋白低于 100g/L，应做进一步检查，减少并发症发生率和死亡率。椎管内麻醉术前应检查出凝血情况。

4. 麻醉风险性评估

（1）ASA 体格情况分级：根据麻醉前访视结果，将病史、体格检查和辅助检查资料，联系无痛内镜诊疗麻醉的要求，进行综合分析，可对患者的全身情况和麻醉手术耐受力做出比较全面的估计。可采用"ASA 体格情况分级"评估：Ⅰ、Ⅱ级患者对麻醉的耐受力均良好，麻醉经过平稳；Ⅲ级患者对接受麻醉存在一定危险，麻醉前需尽可能做好充分准备，对麻醉中和麻醉后可能发生的并发症要采取有效措施，积极预防；Ⅳ、Ⅴ级患者的麻醉危险性极大，不建议进行日间手术。

（2）我国手术分级：我国临床医学基于患者对手术麻醉耐受力的实践经验，将患者的全身情况归纳为两类（表 22-1）。对于第 2 类患者不建议进行日间手术。

表 22-1　我国手术患者全身情况分级

类、级	全身情况	外科病变	重要生命器官	耐受性
1类1级	良好	局限,不影响全身	无器质性病变	良好
1类2级	好	轻度全身影响,易纠正	早期病变,代偿	好
2类1级	较差	全身明显影响,代偿	明显器质病变,代偿	差
2类2级	很差	全身严重影响,失代偿	严重器质性病变,失代偿	很差

（3）综合判断：麻醉医师应综合分析考虑检查及手术方面、患者病史及体格检查方面、社会方面等几个主要因素，综合判断患者是否适合接受日间手术麻醉。

①手术方面的因素：包括实施手术需要时间、失血量大小或液体丢失量、是否有专门的医疗设备、是否有专门的术后护理、术后可能发生的并发症、患者出院后对疼痛的处理等。

②内科方面的因素：患者是否合并内科疾病、合并的疾病是否得到良好的控制、症状是否较为稳定、患者对自己所患疾病的熟悉程度、手术操作是否会加重患者并存的内科疾病等。

③社会方面的因素：对接受日间手术的患者而言，麻醉医师不应只是考虑到医学方面因素，社会因素也是影响日间手术麻醉安全或患者对麻醉手术满意度的重要因素。如患者有无专人陪伴护送照顾离院、患者对医务人员指示的理解程度、能否随时电话联络、能否及时返回医院、患者接受麻醉后是否需要从事危险操作等都是麻醉医师选择日间手术麻醉患者时需要加以考虑的情况。

三、术前长期用药的评估与处理

随着日间手术患者的病情严重和复杂程度的增加，长期使用的药物也在增加。有些用药可能对麻醉管理有一定的影响。建议 β受体阻滞药、钙通道阻滞药、α_2 受体兴奋药此类要求术前持续服用。建议术前停用的药物和时间有:利血平 7 天、利尿药 2～3 天、ACEI 和 ARB 类术晨。

1. 抗高血压药物 停用抗高血压治疗可导致术中严重高血压或低血压。

(1)利尿药:降低血管平滑肌对缩血管物质的反应性,加重手术相关的体液缺失,易发生低钾血症,应术前 2～3 天停用利尿药。

(2)β 受体阻滞药:降低术后房颤发生率,降低非心脏手术心血管并发症的发生率及病死率,术前要避免突然停用 β 受体阻滞药,防止术中心率的反搏,围术期要维持此类药物使用的种类及剂量,无法口服药物的高血压患者可经肠道外给药。

(3)钙通道阻滞药:改善心肌氧供/需平衡,治疗剂量对血流动力学无明显影响,增强静脉麻醉药、吸入麻醉药、肌肉松弛药和镇痛药的作用,不主张术前停药,可持续用到术晨。

(4)血管紧张素转化酶抑制药(ACEI)和血管紧张素 Ⅱ 受体阻滞药(ARB):减少蛋白尿和改善慢性心衰转归,可能加重手术相关的体液缺失,增加术中发生低血压的风险;ARB 类药物氯沙坦,代谢产物羟基酸比氯沙坦效力大 10～40 倍。ACEI 和 ARB 建议手术当天停用,以避免术中严重低血压。

(5)交感神经抑制药:如可乐定,可强化镇静,降低术中麻醉药用量,突然停用,可使血浆中儿茶酚胺浓度增加 1 倍,引起术中血压严重反跳,甚至诱发高血压危象,术前不必停用。

(6)利血平:通过消耗外周交感神经末梢的儿茶酚胺而发挥降压作用,术中很容易发生血压下降和心率减慢,用肾上腺素、去甲肾上腺素,可发生增敏效应和引起血压骤升,而用麻黄碱和多巴胺则升压效应往往不明显,建议小剂量分次给甲氧明(0.25mg),以提升血压至满意水平,术前 7 天停服,改用其他抗高血压药物。

2. 抗精神病类药物 改变情绪的药物,如单胺氧化酶抑制药氟西汀、锂剂和三环类抗抑郁药都是最常见的长期服用的药物。氟西汀可选择性地抑制神经元对 5-HT 的摄取。当氟西汀与有抗组胺作用的止吐药昂丹司琼合用时,可能会导致发热反应。单胺氧化酶(MAO)抑制药阻止 MAO 对儿茶酚胺的分解,其与含有胺的药物或食物的相互作用可产生严重高血压、颅内出血,甚至死亡。三环类抗抑郁药在不同程度上抑制神经元对去甲肾上腺素、5-HT、多巴胺的摄取,产生毒蕈碱样作用及 α_1 受体、H_1 受体和 H_2 受体的拮抗作用,导致口干、心动过速、谵妄和尿潴留。这类患者由于中枢去甲肾上腺素水平升高而致术中麻醉药需要量增加。锂剂用于治疗躁狂抑郁症,可以在动作电位的产生过程中取代钠离子,延长去极化和非去极化肌肉松弛药的作用,并延长新斯的明拮抗所需时间。由于锂剂抑制脑干肾上腺素和去甲肾上腺素的释放,麻醉药的需要量会降低。

3. 对长期应用抗血栓药物的患者术前评估与处理 日间手术根据出血风险可分为低风险操作和高风险操作两大类。高风险操作指的是所有需要切开或损伤组织的操作;低风险操作指不需要切开或损伤组织风险很小的内镜辅助下操作,包括未行括约肌切开的 ERCP 术、胆管支架置入术、双 J 管置入等。

长期应用的抗血栓药物,分为抗凝药和抗血小板药两大类。前者包括华法林、肝素、新型口服抗凝药等,后者包括阿司匹林、氯吡格雷、西洛他唑等,不同药物有不同的半衰期,建议术前停药 7 天到 12 小时不等。

阿司匹林或其他非甾体抗炎药,在服用后几小时内改变血小板功能并在服用后至少 7 天内延长出血时间,但术前检查结果显示出血时间正常则术中出血风险不会明显增加。如果术中出血的风险低就无须停用预防剂量的阿司匹林;如出血风险高,术前可考虑使用肝素替代治疗。

（1）接受抗凝治疗的患者：推迟择期日间手术至短期抗凝治疗（如华法林治疗深静脉血栓）结束；需行高风险日间手术的低血栓栓塞风险患者，应在围术期间中止抗凝治疗，中止时间根据所用药物的特定代谢时间而定；需行低风险日间手术的患者继续应用华法林和新型口服抗凝药（NOAC）；需进行高风险日间手术的高血栓栓塞风险的患者，应进行过渡性治疗；无活动性出血患者在操作当天即开始重新服用华法林；行高风险日间手术的患者，充分止血后再重新开始服用 NOAC，因其起效快，且无拮抗药；高血栓栓塞风险患者，若无法在高风险日间手术后 12～24 小时重新开始治疗量的 NOAC，应考虑预防性抗凝（如药物半衰期短的普通肝素）以作为过渡性治疗。

（2）接受抗血小板治疗的患者：日间手术围术期间可继续应用低剂量阿司匹林和 NSAIDs；所有低风险日间手术操作可继续应用噻吩吡啶类药物（如氯吡格雷）；高风险日间手术前噻吩吡啶类药物应至少停用 5～7 天，或转换为阿司匹林单药治疗，直至可安全地重新开始噻吩吡啶类药物治疗；近期放置冠状动脉支架者或急性冠状动脉综合征者推迟择期内镜操作，直至抗栓治疗疗程达到指南推荐的最低时间；需双联抗血小板的患者，在高风险日间手术前停用噻吩吡啶类药物至少 5～7 天（替格瑞洛 3～5 天），而继续应用阿司匹林。

如果无法合理处理，建议取消日间手术计划，改为常规住院手术。

第三节　日间手术的麻醉选择与准备

一、麻醉选择

1. 全身麻醉

（1）静脉麻醉：因日间手术绝大部分是短小手术，对麻醉的要求是起效快，复苏快，无储留，无明显残留作用。现近使用的静脉麻醉药物如丙泊酚、依托咪酯、左旋氯胺酮、镇痛药瑞芬太尼、舒芬太尼，肌肉松弛药阿曲库铵、罗库溴铵都基本满足手术要求。

①计算机控制血药浓度（TCI）：传统的静脉麻醉多采用间断注射给药，由于药物的迅速分布和再分布，导致血药、脑药浓度上下波动，必然会引起麻醉深度的变化。采用与计算机连接的微量泵持续给药，血、脑药浓度在小范围内波动，麻醉深度易于控制。可先给一个目标血药浓度作为诱导，然后再输注维持量，这样可迅速达到治疗量血药浓度，麻醉比较平稳。

②复合用药辅助：联合应用非甾体镇痛药物、止呕药，可以减少术后疼痛和恶心呕吐，使术后复苏更为舒适。

（2）吸入麻醉：对肝肾功能的依赖比较小，可控性高，也适宜用于日间手术的麻醉。七氟醚诱导和苏醒迅速，镇痛作用强大，无刺激气味，对呼吸循环抑制轻。术前使用专用的挥发罐以半开放式吸入浓度为 6％～8％ 的七氟醚和大流量氧气（5L/min）诱导，待患者意识消失后改用半紧闭模式吸入 2％～3％七氟醚和中流量氧气（3L/min）维持麻醉，手术结束前停止吸入七氟醚。

（3）静吸复合全身麻醉：采用静脉诱导，静脉麻醉和吸入麻醉联合应用，可以减少各种药物的应用和各种的不良反应，可控性更高。

2. 椎管内麻醉

对于下腹部、下肢的短小手术如脂肪瘤切除、会阴小肿物切除等，可选用椎管内麻醉。但是需要注意的是，要选用起效快、维持时间短的短效局麻药物，选择可以满足手术需要的最低浓度及满足手术需要的最短时间，尽量单次注射，以免影响下肢感觉和肌力的恢复,不利于 24 小时出院。

3. 神经阻滞　随着 B 超技术的发展、普及,以及外周神经阻滞技术的深入研究的成果,越来越多的体表手术可以在神经阻滞麻醉下进行。

4. 监护麻醉(MAC)　在局部麻醉的基础上,给予镇静、镇痛药物,使之配合完成手术操作。应在麻醉医师的严密监护下实施,严密观察呼吸系统和神经系统的变化。

二、麻醉前的准备

1. 访视与沟通　日间手术麻醉的安全不仅体现在医疗技术上,更体现在和谐的医患关系上,因此加强与接受日间手术的病人的沟通和交流显得十分重要。患者对日间手术麻醉服务质量的认识是多方面的,主要集中在以下几个方面。

(1)患者与医师之间通畅的交流。

(2)麻醉医师用适当的方式提供高质量服务的信息。

(3)服务是可以负担得起的。

(4)服务是公平的,即不受地理、文化、贫富和性别的影响。

(5)麻醉医师具有较高的技术资质。优质的医疗服务与和谐的医患关系促进患者对医务人员的信任感增强,更有利于麻醉医师以更大的热情与责任心投入工作,增进患者对麻醉医师的了解,扩大社会效益。

2. 麻醉前准备

(1)术前禁饮禁食:目前根据 2017 年成人与小儿手术麻醉前禁食和减少肺误吸风险药物应用指南指出,需根据摄入食物种类的不同而制订不同的禁食时间:清饮料≥2 小时,母乳在新生儿和婴幼儿≥4 小时,配方奶或牛奶≥6 小时,淀粉类固体食物≥6 小时,脂肪及类固体食物≥8 小时。需注意的是:规定的禁食时间仅适用于无胃肠道动力障碍的患者或患儿。患者可术前 2 小时口服碳水化合物溶液可以防止脱水、提高循环稳定性、降低术后恶心呕吐的发生,同时降低术后胰岛素抵抗的发生。婴儿及新生儿禁食 2 小时后可在病房内静脉输注含糖液体,以防止发生低血糖和脱水。特殊情况下可根据要求延长禁食时间。

(2)评估患者情况:再次评估患者术前情况。

(3)签署麻醉知情同意书:向患者和家属解释说明麻醉过程中可能出现的异常情况,征得同意后签署麻醉知情同意书。

(4)准备麻醉物品、药品:检查麻醉用呼吸机、多功能监护仪、中心吸引器是否处于正常使用状态,检查氧气、各种急救药品、面罩及简易呼吸囊、喉镜、各种型号的气管导管等抢救器材。日间手术中心最少配备一台除颤仪备用。

第四节　日间手术的麻醉实施与管理

一、全身麻醉

1. 全麻诱导

(1)快速诱导原则:使患者神志迅速消失,能维持心血管功能的稳定,保持气道通畅,供氧充分,镇痛完全,降低气管插管引起的应激反应。一般联合应用镇痛药、镇静药和肌肉松弛药,可满足上述要求。诱导中应选择短效的肌松药,满足快速复苏的要求。

(2)用药:用药个体化,依据病情分别做如下选择。

①咪达唑仑 0.05～0.1mg/kg 静脉注射,舒芬太尼 0.1～0.15μg/kg、丙泊酚 2～3mg/kg,意识消失后静脉注射肌肉松弛药顺阿曲库铵 2～3mg/kg,紧闭面罩吸氧,控制呼吸。

②血流动力学不稳定和低血容量的患者:宜选用对循环抑制轻微的麻醉药。可选

用依托咪酯 0.2～0.3mg/kg 替代丙泊酚静脉注射。禁用或慎用对循环影响大的麻醉性镇痛药、镇静药。

（3）选择麻醉方式：根据不同的手术，可选择气管插管全身麻醉或喉罩全身麻醉，也可以选择非插管静脉全身麻醉，当选择非插管静脉全身麻醉时应该密切监护呼吸，吸氧，注意麻醉药物的呼吸抑制作用。保持气道通畅可留置口咽通气道或鼻咽通气道，防止上呼吸道梗阻。对于可预见性的困难气道，不建议行日间手术，尽量选用常规住院手术。如必须行日间手术的，可充分表面麻醉及清醒状态下完成气管插管后施行手术。

2. 麻醉维持　应满足手术操作需要，为手术创造良好的条件；既要保证患者的安全，防止麻醉药物对心血管功能抑制；又要使患者术毕苏醒快，各种反射尽早恢复正常。一般采用静吸复合全麻。麻醉诱导后，采用丙泊酚静脉泵入，辅以吸入低浓度异氟烷或七氟烷维持，间断给予非去极化肌肉松弛药泮库溴铵或维库溴铵。丙泊酚以 1～2mg/（kg·h）泵注或 1～4μg/min TCI，伍用瑞芬太尼 5～10μg/（kg·h）泵注或 1～4ng/min TCI，异氟烷或七氟烷吸入浓度为 1.0 MAC 左右。也可根据单位条件及实际情况选择维持药物。

3. 麻醉管理

（1）加强呼吸管理：大多数手术全麻时，需控制呼吸。围术期调整好呼吸参数，采用小潮气量、稍高呼吸频率、低氧浓度、低气道正压等通气保护策略；保留自主呼吸者，要做好上呼吸道和潮气量的管理，避免呼吸抑制造成危险。

（2）维持循环功能：常规监测无创动脉压、心电图、脉搏、血氧饱和度及出入量。

（3）液体管理：常规开放静脉，根据手术种类和情况选择补液种类。一般可采用首次胶体 500ml 静脉滴注，维持可选用晶体液如复方电解质液等，如手术短小无大出血风险，

也可以全部采用晶体液补液。补液同时要注意循环稳定，按需补液，也要注意未留置尿管的患者尿潴留问题。对大量冲水的手术，如膀胱镜、宫腔镜辅助下的手术，要注意监测水电解质平衡，及时处理，谨防低渗性脱水，甚至急性左心衰。

（4）空气栓塞监测：行胰胆管逆行造影辅助下胆管取石，或食管造口等手术时，需要注入气体膨胀术野，气体有可能通过血窦进入循环系统，甚至发生气栓。术中一旦发现循环突发的波动、二氧化碳突然降低或消失，或者非全身麻醉的患者突发神志、循环、呼吸的不稳定，应该警惕气体栓塞。心前区超声多普勒探测仪和经食管超声心动图，是目前最灵敏的早期发现气栓的监测仪。一旦发生气栓事件，最重要的关键是早发现早诊断早处理，才能最大限度地改善预后。

4. 麻醉后复苏　麻醉后监护分为两个阶段：第一个阶段从患者进入恢复室开始；第二个阶段从患者生命体征已经稳定，主要麻醉效应已经消失开始。实施椎管内麻醉的患者，只有运动、感觉和交感神经功能完全恢复才能离开。在麻醉后监护室（PACU）卧床休息的住院患者，当仅残留很少的神经阻滞作用时可以回到病房。当排泄能力恢复时，证明残留的交感神经阻滞已消失。准备离床活动的患者，运动神经必须完全恢复。全麻患者可以在手术室或转运到 PACU 不久后清醒。尽管患者看起来是清醒的、有正确定向力，但仍需达到一定标准后才能让患者离开。

接受日间手术后的患者都被送往配备有吸氧设备、监护仪和负压吸引设备的观察室复苏，卧床休息，一级护理，由专职麻醉护士监护患者。在观察室的患者符合以下条件或 Aldrete 评分≥9 分（表 22-2）的患者转送回病房继续观察。转送标准：①神志完全清醒，定向力恢复，肌张力正常；②生命体征平稳，呼吸循环稳定；③呼吸空气 SpO_2＞96％或不

低于术前水平通常要求患者生命体征的变化缩小到术前基线范围的 $15\%\sim20\%$，有完善的呕吐反射，能有效地咳嗽。

表 22-2　Aldrete 评分系统

项目	评分
活动度	
能够按指令活动四肢	2
能够按指令活动两个肢体	1
不能动	0
呼吸	
能够咳嗽和深呼吸	2
呼吸困难或呼吸受限	1
无呼吸	0
循环	
血压和心率比麻醉前水平高 20%	2
血压和心率比麻醉前水平高 $20\%\sim50\%$	1
血压和心率比麻醉前水平低 $40\%\sim50\%$	0
意识	
完全清醒（能回答问题）	2
能唤醒（只对呼唤有反应）	1
反应	0
氧合	
呼吸室内空气能维持氧饱和度 $>92\%$	2
需要吸 O_2 才能维持氧饱和度 $>90\%$	1
即使吸 O_2，氧饱和度仍 $<90\%$	0

二、椎管内麻醉

下腹部和下肢的日间手术都可以采用椎管内麻醉，穿刺点选择 L_{2-3}、L_{3-4} 或 L_{4-5}，硬膜外阻滞或者蛛网膜下隙阻滞均可。局麻药物的选择尽量使用可满足手术要求的最低浓度和尽量短的维持时间，减少对术后复苏的影响。综合考虑患者的精神状态和心理状态下，术中可选择伍用或不伍用镇静药物。伍用镇静药物时要注意选择短效镇静药物，如咪达唑仑、丙泊酚、右美托咪定等。

三、神经阻滞

神经阻滞是近年研究越来越深入，使用越来越广泛的麻醉方法，可以在对患者全身情况影响最小的状态下满足短小手术的要求，并达到术后有效镇痛的效果，特别适合在日间手术中开展应用。

以下介绍几种常用的神经阻滞。

1. 颈丛神经阻滞　具体操作详见第 15 章。

（1）监测：注药过程中严密观察生命体征，观察患者意识、脉搏、呼吸的改变；观察是否出现血肿，膈神经阻滞，喉返神经阻滞；是否出现气胸，神经损伤，椎管内阻滞（呼吸抑制，心动过缓，血压低，双上肢麻痹，全脊麻等）；是否出现局麻药中毒症状。颈交感神经节阻滞后可发生霍纳综合征；双侧喉返神经阻滞滞可致声音嘶哑，呼吸抑制等。

（2）评估：阻滞完毕后 $5\sim10$ 分钟评估神经阻滞效果及不良反应，记录给药部位、药物名称及药物剂量、阻滞平面等。

（3）注意事项：所有操作前一定要再次确认患者静脉通路通畅，能被轻易唤醒；注射药物时患者疼痛，针尖可能在神经内；每注射药物 5ml，注意回抽无血；观察药物的扩散情况；并与患者交谈，观察患者意识情况。

2. 臂丛神经阻滞　具体操作详见第 15 章，现仅介绍超声引导下的方法。

（1）肌间沟入路法：将超声探头置于锁骨上并向下倾斜，可以在超声下看见锁骨下动脉及锁骨下动脉外侧的臂丛神经，将探头向头侧移动并追踪臂丛神经，可以在前斜角肌和中斜角肌之间看到臂丛神经的上、中、下 3 干。采用平面内技术由外侧进针，根据手术部位不同选择注药的主要神经干，如对于肩部及上臂手术，以阻滞臂丛神经上干为主，对于前臂尺侧手术，则以下干为主要阻滞部位。也可以联合应用神经刺激仪，刺激电流（$0.4\sim0.5\mathrm{mA/ms}$）时常能引出肩、上臂、前臂的运动反应,可以注药,当电流在 0.2mA 以下仍能引出上述运动反应时,则应避免注药,以防神经损伤,可以调节针尖的位置重新确定注射位点。在进针过程中,保持针尖在超声监视下可见,必要时在回抽无血无脑脊液时可以注射 0.5~1ml 以确定针尖位置。注射过程中每注药 3~5ml 需回抽确认无血和脑脊液,注射过程中观察注射压力,当压力超过 15psi 时停止注射。根据药物扩散情况,也可以根据神经根分布选择多点注射。多点注射优点在于提高起效速度和阻滞的成功率,可减少阻滞所需的局麻药用量。缺点是可能带来更高的神经损伤风险。注药过程中,应与患者保持交流,询问患者有无不适,防止患者发生麻醉意外。

(2)锁骨上入路法

①超声解剖:锁骨下动脉在锁骨中点,前、中斜角肌之间传出第 1 肋。邻近锁骨下动脉外侧面可见到一束团状低回声结节,此处即为臂丛神经。

②超声技术:采用平面内技术由外侧进针。在进针过程中,保持针尖在超声监视下可见,必要时在回抽无血无脑脊液时可以注射 0.5~1ml 以确定针尖位置,锁骨上入路法通常采用两点法注射。当局麻药把臂丛神经推开后,可能需要再进针 1~2mm 以使局麻药在合适的位置扩散。注射过程中每注药 3~5ml 需回抽确认无血和脑脊液,注射过程中观察注射压力,当压力超过 15psi 时停止注射,重新调整针尖的位置。注药过程中,应与患者保持交流,循环询问患者有无不适,防止患者发生麻醉意外。

(3)锁骨下入路法

①超声解剖:在胸大肌和胸小肌的深面可以看到腋动脉(3~5cm 深度),腋动脉周围围绕着臂丛的三束:外侧束、内侧束和后束。

②超声技术:在超声引导下,采用平面内技术,无须刻意识别每个神经束,可以选择 2~3 个注射点。在进针过程中,保持针尖在

超声监视下可见,必要时在回抽无血无脑脊液时可以注射 0.5~1ml 以确定针尖位置。注射过程中每注药 3~5ml 需回抽确认无血和脑脊液,注射过程中观察注射压力,当压力过大时停止注射,重新调整针尖的位置。注药过程中,应与患者保持交流,询问患者有无不适,防止患者发生麻醉意外。

(4)腋路臂丛神经阻滞

①超声下解剖:在上臂近端内侧皮下,超声下可以看到腋动脉波动,动脉旁边通常有一到数条腋静脉。腋动脉周围有臂丛神经四个分支中的三支,分别为正中神经(腋动脉外侧)、尺神经(腋动脉上内侧)、桡神经(腋动脉后外侧或内侧),第四个分支即肌皮神经则位于肱二头肌与喙肱肌之间的筋膜内。上述腋路臂丛神经的解剖也存在变异。

②超声技术:在超声引导下,采用平面内技术找到腋动脉后,在腋动脉周围可见到高回声的正中神经、尺神经和桡神经,在肱二头肌和喙肱肌之间可见到肌皮神经,可以采用多点法注射。一般需要给药 20~25ml,可将上述神经包绕。注药过程中,应与患者保持交流,询问患者有无不适,防止患者发生麻醉意外。

③注药过程中严密观察生命体征,观察患者意识、脉搏、呼吸的改变;观察是否出现血肿,膈神经阻滞,喉返神经阻滞;是否出现气胸,神经损伤,椎管内阻滞;是否出现局麻药中毒症状。

④注射完成后:恢复患者体位,整理相关医疗废物。阻滞完毕后 15~20 分钟评估神经阻滞效果及不良反应,记录给药部位、药物及剂量等。

⑤注意事项:同颈丛神经阻滞。

3. 神经刺激仪联合超声引导下坐骨神经阻滞

(1)经臀肌入路坐骨神经阻滞

①阻滞范围:此入路坐骨神经阻滞范围包括整个膝关节以下下肢的运动和感觉,但

注意下肢内侧和足内侧的皮肤感觉是由隐神经支配。

②超声解剖:此入路坐骨神经位于坐骨结节和股骨大转子两个骨性标志之间,位于臀大肌深面,股方肌表面,靠近坐骨侧。

③超声技术:患者侧卧位,患侧肢体朝上,稍屈曲 30°～45°,膝关节下面垫一薄枕,踝关节及以下肢体裸露在外面。超声选择低频曲线探头,用手触摸股骨大转子和坐骨结节,横向放置超声探头,从股骨大转子向坐骨结节端滑动,直到股骨大转子和坐骨结节低回声的超声影像位于屏幕两端,类似于"凹"型影像,然后轻微旋转,压探头,寻找高回声的扁平状或三角形坐骨神经。采用平面内法,1%利多卡因 2ml 皮肤局部浸润麻醉,刺激针由外向内(股骨端向坐骨端)朝向目标神经逐步进针,观察患者是否有"脚踏"反应,待患者出现"脚踏"反应,降低电流量到 0.4mA,仍有"脚踏"反应,然后降低到 0.2mA,"脚踏"反应消失,在神经下方和上方分别注射 0.4% 罗哌卡因,包绕整个坐骨神经,总药量 15～25ml。

(2)经腘窝入路坐骨神经阻滞

①阻滞范围:此入路坐骨神经阻滞范围包括整个膝关节以下下肢的运动和感觉,但注意下肢内侧和足内侧的皮肤感觉是由隐神经支配。

②超声解剖:在腘窝皮纹上 5～10cm 处,胫神经和腓总神经常常合并在一起,和腘动脉、腘静脉伴行,外侧是股二头肌,内侧为半腱肌,半膜肌。

③超声技术:病人侧卧位,患侧肢体朝上,稍屈曲 10°～15°。选择高频线阵探头,在腘窝折痕处,横向放置探头,寻找腘动脉、静脉和神经,血管的上方一般为胫神经,然后向头侧追踪神经,可以看到外侧的腓总神经和内侧的胫神经逐渐汇总成坐骨神经,神经汇合处常作为阻滞位点。采用平面内法,纱布擦干进针点表面安尔碘,1%利多卡因 2ml

皮肤局部浸润麻醉,刺激针由外向内朝向目标神经逐步进针,观察患者是否有"脚踏"反应,待患者有"脚踏"反应,降低电流量到 0.4mA,仍有"脚踏"反应,然后降低到 0.2mA,"脚踏"反应消失,在神经下方和上方分别注射 0.4% 罗哌卡因,包绕整个坐骨神经,总药量 15～25ml。

④注射完成后:恢复患者体位,整理相关医疗废物。阻滞完毕后 15～20 分钟评估神经阻滞效果及不良反应,记录给药部位、药物及剂量等。

⑤注射时注意事项:同颈丛神经阻滞。

4. 神经刺激仪联合超声引导下腰丛神经阻滞

(1)阻滞范围:理想的腰丛阻滞能够阻滞到腰丛的所有分支,而事实上,临床上很少能够完全阻滞到其所有分支,一般对股神经的阻滞效果最好,对闭孔神经和股外侧皮神经等的阻滞效果较差。

(2)超声解剖:腰丛神经根出椎间孔后,一般在腰大肌和横突之间形成神经。

(3)超声技术:患者侧卧位,患侧肢体朝上,稍屈曲 30°～45°,膝关节下面垫一薄枕,膝关节裸露在外面。医师站在背侧,超声放在腹侧。超声选择低频曲线探头,用手触摸髂嵴最高点,横向放置超声探头于髂嵴最高点,然后轻微加压、旋转和头、足侧倾斜探头,观察到横突、腰大肌、腰方肌和竖脊肌组成的经典"三叶草结构",在椎体上方,横突和腰大肌之间可见高回声的腰丛。采用平面内法,穿刺点皮肤局部浸润麻醉,刺激针由背侧向腹侧进针,观察患者是否有"髌骨舞蹈"征,待患者有髌骨抽动反应,降低电流量到 0.4mA,仍有反应,然后降低到 0.2mA,"髌骨舞蹈"消失,回抽无血注入 0.4% 罗哌卡因 25～30ml。

(4)注射完成后:恢复患者体位,整理相关医疗废物。阻滞完毕后 15～20 分钟评估神经阻滞效果及不良反应,记录给药部位、药物及剂量等。

（5）注射时注意事项

①同颈丛神经阻滞。

②目前正在进行抗凝治疗的患者不建议行腰丛阻滞。

5. 神经刺激仪联合超声引导下股神经阻滞

（1）股神经阻滞

①阻滞范围：包括大腿到膝关节的前内侧（包括膝关节）的运动和感觉，以及小腿内侧和足内侧的皮肤感觉是由隐神经支配。

②超声解剖：股动脉的外侧，髂筋膜的下方，髂腰肌的凹槽里是股神经。

③超声技术：患者平卧位，患侧肢体稍外展，用手触摸髂前上棘和耻骨结节，两者之间的连线为腹股沟韧带，横向放置超声探头于腹股沟韧带上方，观察到股动脉和股静脉，横向移动探头，使血管位于超声屏幕的一侧，然后轻微加压、旋转和头、足侧倾斜探头，在股动脉外侧 0.5～1cm 处寻找高回声的椭圆形或三角形股神经影像。选择高频线阵探头，神经刺激仪初始电流量 1mA。采用平面内法，穿刺点皮肤局部浸润麻醉，

刺激针由外侧向内侧进针，观察患者是否有"髌骨舞蹈"征，待患者有髌骨抽动反应，降低电流量到 0.4 mA，仍有反应，然后降低到 0.2 mA，"髌骨舞蹈"消失，在神经下方和上方分别注射药物，总药液量 10～20ml，包绕整个股神经。

（2）股神经置管镇痛：患者体位和超声扫描技术同股神经阻滞。采用平面外法，穿刺点皮肤局部浸润麻醉，刺激针由尾侧向头侧进针（以较小的角度进针有利于置入导管），观察患者是否有"髌骨舞蹈"征，待患者有髌骨抽动反应，降低电流量到 0.4 mA，仍有反应，然后降低到 0.2mA，"髌骨舞蹈"应该消失，然后注射生理盐水 10ml，置入导管，导管的尖端应该超出针尖 5cm，皮肤黏合剂固定导管，给予 0.2％的罗哌卡因 10ml。镇痛泵持续输注速度每小时 5ml，自控量每小时 5 ml，锁定时间 1 小时。

（3）注射完成后：恢复患者体位，整理相关医疗废物。阻滞完毕后 15～20 分钟评估神经阻滞效果及不良反应，记录给药部位、药物及剂量等。

（4）注射时注意事项：同颈丛神经阻滞。

第五节　日间手术出院标准及术后疼痛的管理

一、日间手术出院标准

1. 通常要求患者生命体征的变化缩小到术前基线范围的 15％～20％，有完善的呕吐反射，能有效地咳嗽，进食液体无困难。详见表 22-3。

2. 不必让患者在出院前进食，强迫无饥饿感的患者进食不想吃的食物，只会增加术后恶心、呕吐的发生。应了解患者是否有能力进食少量液体。如果患者只有轻度恶心，进食几小口即可引起呕吐或恶心感觉增强，不要坚持让患者进食。

表 22-3　日间手术安全出院指南

稳定的生命体征，每 15 分钟测定一次，共 4 次
能够说出时间、地点、人物（或是恢复到术前状态）
借助最低限度的帮助能够行走（要考虑术前状态）
恶心能够忍受，无呕吐动作
疼痛已充分控制
无出血
有能陪伴病人回家并留在患者身边的人
能够口服液体（可选择的）
能够排气（椎管内麻醉后）

3. 除非患者术前就不能行走，否则患者应该能在辅助设备下行走，并且无头晕。如

果需要使用拐杖辅助行走,应该额外对患者进行使用指导。手术伤口应该无出血,疼痛应得到满意的控制。残留轻度的镇静是可以接受的,但是患者的定向力应该恢复到术前水平。

4. 制订麻醉后出院评分系统,其目的是评估术后何时能达到出院标准。标准以数值形式表示,包括精神状态、疼痛程度、行走能力和生命体征稳定性,总分高于某个特定值说明进行离院准备的可能性高。从实用方面讲,评分系统应该易于理解、应用简单、客观。

用于评估麻醉恢复的复杂书面神经心理测验只适用于研究。实际上,生命体征稳定、能够独立行走和排尿是麻醉后恢复程度最后的衡量标准和能否准备出院的标志。这些指标表明患者的运动力量、中枢神经系统功能和交感张力已经恢复。患者出院前必须达到标准,并在离开前做最后的评估。对于所有生命体征波动和罕见症状,都必须进行处理。

麻醉后出院的评分系统(post anesthesia discharge scoring system,PADSS),评分≥9分的患者可以出院(表22-4)。

表 22-4　麻醉后出院评分系统(PADSS)

项目	评分
生命体征	
生命体征必须稳定并且和年龄及术前基础水平一致	
血压和心率的变化不超过术前基础水平的 20%	2
血压和心率的变化不超过术前基础水平的 20%～40%	1
血压和心率的变化超过术前基础水平的 40%	0
活动水平	
必须达到术前活动水平	
步态稳定,无头晕(或达到术前水平)	2
活动时需要帮助	1
不能活动	0
恶心与呕吐	
出院前患者恶心和呕吐的发生应降至最低	
轻度:口服用药即可解决	2
中度:必须肌内注射用药才能解决	1
重度:反复治疗,持续出现	0
疼痛	
出院前患者的疼痛应最轻或无痛,疼痛程度应该是患者能接受的,口服镇痛药即可控制	
疼痛,疼痛部位、类型和强度与预计的术后不适相符	
能否接受:是	2
能否接受:不	0
出血	
术后出血应与预期的手术操作失血相一致	
轻度:无须换敷料	2
中度:换敷料不超过 2 次	1
重度:换敷料需要 3 次以上	0

二、日间手术术后疼痛管理

1. 术后镇痛原则

（1）最低有效浓度/剂量原则：为减轻患者的术后疼痛，使用最低有效浓度的麻醉性镇痛药或局麻药镇痛。

（2）药物选择：少用阿片类镇痛药，选择口服或贴皮制剂，芬太尼贴剂、氟比诺酚酯贴剂、口服非甾体镇痛药。

2. 预防性镇痛

（1）使用 NSAIDs 药物镇痛，越早越好，在术前切皮前使用，可以减少术中因炎症因子聚集产生的爆发痛，从而减少术后慢性疼痛的出现。

（2）团队合作，减少伤害性刺激。如减少腹腔镜气体对膈肌的刺激、从体位上减少神经的牵拉等。

3. 多模式镇痛　多模式镇痛为作用于中枢或外周机制不同的多种镇静药物及镇痛方法的联合使用，同时可以结合非药理学的干预措施，可减少阿片类药物的使用，促进患者快速康复，具有镇痛效果更好而不良反应更少的优点。

（1）多模式镇痛要求做到 5 个 P：预测性（predictive），预防性（preventive），个体化（personalized），参与性（participatory）和早干预（preinterventional）。

（2）镇痛管理上要求做到 4 个结合：切口镇痛-炎性镇痛-内脏镇痛结合；局麻药-阿片类药-非阿片类镇痛药结合；神经阻滞（PCEA）静脉镇痛（PCIA）-口服镇痛结合；预防性镇痛-术中镇痛-术后镇痛结合。

多模式镇痛主要涉及 4 种药物，即阿片类药物、非甾体抗炎药、曲马朵和局部麻醉药物，其选用 4 种镇痛方式，即椎管内阻滞、外周神经阻滞、局部浸润和全身性镇痛。而目前术后全身镇痛临床最常用的镇痛形式是静脉 PCA 泵。循证医学证据表明，非甾体抗炎药可有效抑制外周和中枢的痛觉敏化，是实施预防性镇痛理念理想的重要药物，而区域性镇痛技术则是多模式镇痛的基石。

4. 预防术后恶心呕吐　常规给予止呕药物，减少术后恶心呕吐的发生，也能改善术后镇痛效果，提升患者术后的舒适度和满意度。

（李渭敏）

第 23 章

机器人手术的麻醉

科技时代的进步推动微创外科的发展，微创外科的衍变及新技术的应用又开创了机器人手术的时代。由于无与伦比的控制性和微创手术操作的精细性，机器人进入微创外科手术领域是独领风骚。机器人或机器人辅助手术具有创伤小、疼痛轻、恢复快、住院时间短及外观美容的优势。自从引进手术机器人 30 多年以来，手术机器人在今天的外科生态学中占据了一个有影响力的角色。人们越来越多地应用现代机器人平台的技术，体现了现代社会对机器人的概念科幻效应，机器人代表了现代社会尖端技术的卓越地位。伴随机器人外科技术的发明，新型麻醉管理观念正在形成。外科已经迈入机器人时代，麻醉界应顺应机器人外科的发展，强化对患者的关爱和安全理念，将机器人手术的麻醉做到更精致和更舒适化。

第一节　机器人手术的特点

一、机器人手术的发展简史

1987 年，Phillipe Mouret 在法国里昂第一次尝试了电视腹腔镜胆囊切除术。但直到 1988 年，Perissat 将这种手术方式呈现给美国胃肠内镜医师学会后，腹腔镜外科手术才开始广泛开展。虽然腹腔镜手术对患者而言具有很大的益处，但其本身也存在很多缺陷，如丧失三维视觉和触觉、器械过长及支点效应导致的灵巧性差等。为了克服腔镜手术的不足，人们开始研制机器人辅助系统，以提高手术技巧并更好地掌控器械。医疗领域的第一台机器人辅助系统首先应用于手术野摄像机导航。

1983 年，第一个机器人被称为关节机器人（Arthrobot），用于辅助骨科手术。1985 年，在 CT 扫描指导下，使用 Unimate PU-MA 200 放置针进行脑活检。更先进的 PU-MA 560 能够进行更精确的神经外科活组织检查，后来它被用来进行经尿道前列腺切除术。这导致了 1988 年 PROBOT 的发展，它是专门为经尿道前列腺切除术而设计的。1992 年，ROBODOC® 设计用于髋关节置换，成为第一个获得美国食品和药物管理局（FDA）批准的外科机器人。20 世纪 90 年代开发的 ARTEMIS 是一种主从遥控操作系统，外科医师坐在控制台上，控制两个机械臂。与腹腔镜手臂相比，这两个机械臂具有更大的自由度。1994 年，Computer Motion Inc. 发布了 AESOP® 系统，一种语音控制的机器人内镜。接下来是 ZEUS® 系统，是第一个完全集成的机器人手术系统，包括放置在手术台上的三个交互式机器人手臂（其中一个是 AESOP 语音控制的机器人内镜）、一个计算机控制器和一个外科手术控制台。1997年，Intuitive Surgical Inc，发布了达芬奇外科系统。它于 2000 年获得 FDA 的批准，至今仍是用于微创手术的主要商用机器人。随后又推出了 MAKO 机器人交互式矫形手臂（MAKO Surgical，Davie，FL，USA）和 Acrobot®（Acrobot Company Ltd，London，UK）系统。这两种系统结合了机器人技术、导航技术和触觉技术，以便在部分膝关节和全髋关节置换术中实现更精确的植入物放置。2008 年推出的神经手臂，是第一种能够执行神经外科手术的图像引导磁共振成像兼容机器人设备。

达芬奇手术系统由 3 部分组成：即外科医师控制台、患者侧推车和视觉系统。外科医师坐在控制台上，远离手术台，观察手术区域并控制连接在患者侧推车上的手术器械。视觉系统是一个包含视频设备的塔，用来记录和显示手术过程。患者侧推车包括 3 或 4 个机械臂：包括 2 或 3 个器械臂和一个内镜臂。由助理外科医师负责将套管针放置在机器手臂上并交换器械。该系统提供了外科视野的三维立体视图，可调放大倍数可达 10 倍。关节式手术器械可以模拟人类手腕的运动动作，但有 7 个自由度。这些特征，结合运动缩放和震颤过滤，促进了机器人手术的开展。

二、机器人手术的特点

现在，机器人外科系统被广泛应用于各种手术和专业，包括心胸外科、泌尿外科、代谢和减肥外科、头颈外科及所有腹部外科亚专业。病例数量呈指数增长，特别是泌尿外科和普通外科的病例数量继续增长。

1. 机器人手术的优点　机器人平台可以很好地将外科医师融入微创手术领域，克服了腹腔镜手术的缺点。

（1）提高了可视化程度，增加操作空间。

（2）通过机器人手术，受益的不仅是患者，外科医师也一样获益。

（3）减少了外科医师的疲劳，机器人平台通过提供一个舒适的座椅或中立的姿态位置，减少这些问题，避免强迫不自然的被动动作，依托机械手臂提供力量，减少外科医师在敏感地区的肌肉像颈部、肩部和上背部的负担。机器人手术比传统腹腔镜手术更符合人体工程学。人体工程学的好处可能有助于延长外科医师的职业生涯。

（4）为教学提供方便平台，机器人界面与双控制台的使用为加强培训和教学提供了方便和机会。

2. 机器人的缺点

（1）占地面积大：机器人平台需要更大的手术室（或）套房，以容纳机器人手臂、控制台和计算机塔。在一些机构中，有限的空间造成了患者、工作人员活动移动和设备调动方面的限制和不便。

（2）需配备辅助人员：机器人平台需要操纵机械臂进入手术区域，并没有完全消除对辅助的需要。一名训练有素的床边助手需要执行各种任务，包括对接和断开对接、器械交换、手术用品（缝合线、针、钉、夹子、纱布垫等）的导入和回收，在某些情况下还需要提供额外的显露。

（3）外科医师触觉的缺失：触觉的丧失加上机械臂的力量可能会导致技术错误，增加手术次数和学习曲线。缺乏触觉反馈可能会导致在处理组织时过度用力，并造成无意的伤害。

（4）成本高，价格昂贵：与任何意味着先进技术的设备一样，与其他方法相比，机器人平台的成本更高。在一个机构中实施机器人手术需要维护和购买机器人用品，这两者都对机构造成很重的经济负担。不过，当大量的机器人手术开展时，还是有一定的经济及社会效益的。

三、机器人手术中的麻醉挑战

机器人手术给麻醉医师提出了众多重大

挑战。重要的麻醉难题是：大部分设备安置在患者身上；气腹的生理应激效应；把患者置放在特殊体位及其引起相关的问题；手术并发症的识别和管理等。

1. 一般问题

（1）机器人设备大部分安置在患者身上，缩小了麻醉医师的工作空间，麻醉医师远离患者操作和观察，与患者的接触受限。在最终定位之前需要做充分的准备和策划，因为一旦机器人对接，就很难重新定位患者或设备。

（2）一个安全可靠的气管插管和足够的呼吸回路延伸是必不可少的。许多手术都要求手术台与麻醉机器分开，机器人放置在患者的头上，限制了对患者气道的监测和处理。

（3）对接前必须有足够的静脉注射通路和侵入性监测。对接前应进行定位测试、心血管功能评估、通气等。

（4）必须注意保护患者任何可能受伤的部位，特别是面部、周围神经和压力点，包括那些有可能被笨重的机械手臂伤害的部位。

（5）持续的神经肌肉松弛和监测是必要的，因为手术中患者要保持绝对的安静，任何运动都会对接触部位造成压力，并使血管和内脏结构处于受伤的危险之中。

（6）根据手术类型的不同，机器人手术，特别是盆腔手术，往往需要保持比腹腔镜或传统手术更极端的患者体位。泌尿科、妇科和结直肠手术需要气腹呈陡峭的Trendelenburg姿势（头部向下30°～45°）。这种定位导致肠道通过重力从手术野缩回，并允许形成腹腔内工作空间。这些极端的体位增加了患者从手术台上滑下的风险，因此必须使用限制装置。后者还会导致广泛的生理紊乱。尽管患者对这些紊乱耐受性好，但还是容易诱发并发症，特别是在有合并其他基础病的患者。

（7）达芬奇机器人手术时长时间的 CO_2 气腹，对血流动力学的影响不大，但对酸碱平衡变化的影响较大，麻醉医师应根据血气分析的指标，及时调整机体的酸碱平衡在一个相对稳定的状态。

（8）机器人辅助手术涉及手术室空间结构的重大变化。外科医师的视觉注意力集中在控制台上，与患者和其他团队成员有一定距离。与任何外科手术一样，特别是考虑到所需设置的复杂性，团队成员之间的密切沟通交流是至关重要的。

（9）紧急情况的处理，包括心搏骤停，都是很有挑战性的，因为机器人会严重阻碍复苏或进行开放式手术。团队行动小组必须熟悉紧急演习，以便迅速移走机器人。必须准备一个紧急扳手，在机器人出现故障时，可以让外科医师手动尽快地打开器械。

2. 机器人手术的并发症防治　机器人手术的麻醉风险很大程度上与操作时间和定位有关。最常见的并发症是周围神经病变、角膜擦伤、血管并发症（包括筋膜室综合征）、横纹肌溶解和血栓栓塞病，以及水肿（最显著的是脑水肿、眼水肿和气道水肿）。此外，肥胖被广泛认为会增加机器人手术围术期并发症的风险。

（1）与患者体位有关的并发症：由于患者体位不正确造成的并发症时有发生。在腹腔镜手术中，手术团队必须意识到由于患者的位置而造成神经损伤的可能性。Trendelenburg的体位需要特别注意，因为它与手术并发症和某些限制有关。由于不能改变手术台的位置和移动手术台以适应手术野，先前的模型仅限于单象限手术。而达芬奇平台的新版本已经克服了这一障碍。与腹腔镜手术相比，机器人手术延长了手术时间，导致了视觉并发症、心肺并发症、气管导管移位和神经损伤。面部保护也必须重视，现在有商业产品来处理这个问题。其他手术体位会导致神经和软组织损伤，特别是在需要弯曲的操作，避免机械手臂与患者的大腿碰撞。

因为机械臂可能会碰到床边助手或患者，必须特别注意套管针的定位，以避免手臂内部或外部碰撞。后者很重要，在手术过程中获得最佳体位对整个团队来说是至关重要的。

（2）与机器人故障有关的并发症：机器人手术的并发症和腹腔镜手术是一样的。大多数危险因素与腹腔镜或开腹手术相似。

多象限手术是机器人手术并发症的一个特殊危险因素。最新的达芬奇Ⅺ号设计，可能克服这一缺点，允许多象限手术。迄今为止，达芬奇平台不仅显示出了可行性和再现性，而且在一些复杂的程序中充分显示出了安全性、可靠性和优点。

机器人平台是复杂的设备，由不同的机械部件组成。在手术过程中，设备和软件可能会有缺陷，这可能会改变外科医师的计划，危及手术的安全性。

机器人仪器故障的报道在 0.4% ～ 4.6%。Borden 和他的同事们描述了 350 例机器人辅助前列腺根治术中机器人的失败。9 个手术（2.6%）由于机器人故障而没有机器人完成手术。最常见的缺陷是设置联合故障和机械臂故障。

一项数据库分析，发现在 2000—2013 年间，与机器人系统和仪器相关的 10 624 起不良事件。在同一时期，预计美国实施了174.5 万例机器人手术，手术的不良事件数约为 0.6%。妇科和泌尿科报道的不良事件最多（占所有机器人手术的 86%），可能因为这两个专业做了更多的手术。落入手术场的碎片（14.7%）和电问题（10.5%，如电弧、火花或烧焦）是最常见的问题，转向腹腔镜或开放手术和程序性故障很少见。

（3）手术及术后并发症：在结肠和食管手术中，机器人平台没有显示出任何具体的缺点；它甚至被证明在较小空间的手术中更有益，如男性直肠癌手术。一项比较机器人和腹腔镜胃分流术的 meta 分析没有发现 30 天

死亡率和再入院率的差异，但是机器人手术显示了更长的手术时间。

对机器人和腹腔镜袖状胃切除术的对比发现，机器人手术中的渗漏、手术部位感染和手术时间都更高。给胃癌患者使用机器人进行胃切除的手术时间也更长。最近，弗吉尼亚大学的一个研究比较了机器人和腹腔镜胆囊切除术，也发现机器人手术有更长的手术时间和更高的医院费用。

四、操作和环境限制

大多数当前的机器人平台在日常应用中面临多种操作挑战。其中包括①足够的手术室空间，可以容纳大尺寸的现有设备；②熟悉机器人平台设置的手术室工作人员（不仅仅是外科医师和麻醉医师）；③利用机器人设备就地管理繁忙手术室空间的复杂人体工程学；④最大限度减少机器人手术室周转时间的能力。目前越来越倾向于采用具有更小手术占地面积的新一代机器人，以提高这些设备的易用性和可及性。更小的设备还可以提供更方便的运输，便于将设备运输给制造商进行维修和更新。

五、机器人团队及培训

与其他外科手术一样，当外科医师接受大量病例时，机器人手术效果最好。当机器人手术在大型医学中心进行时，它的好处会增加。随着更多的机器人手术的实施，并发症的发生率会更低。

要开展机器人训练的外科医师必须在有经验的机器人外科医师的监督指导下，由适当的手术室团队协助。手术室里每个参与机器人手术的人都必须熟悉这个平台，并准备好面对任何意外挑战。将病例的数量集中在指定的有经验的人员将优化时间和成本，这是卫生机构最关注的问题之一。

目前，在机器人手术方面还没有一个标准的培训课程。毫无疑问，外科医师在开始

实际病例之前需要模拟经验。机器人模拟器有技能练习（塔转移、缝合等）可用于培训。虚拟机器人模拟器可以作为技能训练的一个选择。同样重要的是，培训生要学会解决最常见的机器人硬件和软件故障，以避免不必要的转换或手术取消。

一旦机器人手术在医院启动，必须为外科医师和其他将要参与机器人手术的人员提供适当的培训，以避免错误地使用机器人。同样，必须对组成机器人的所有部件进行彻底的维护，以及在手术中使用的仪器。机器人故障或仪器的报告及其结果必须正确地报告反馈给制造商，以便他们提供快速有效的解决方案。

当前，大多数执业外科医师在继续从事机器人手术之前，几乎普遍熟悉了管理信息系统技术，在这种情况下，他们的学习曲线可能会有差别。通过机器人平台达到手术熟练程度的学习曲线在手术、病理和解剖部位之间差异很大（就像在开放手术和管理信息系统手术中一样）。机器人手术的技术优势可以降低微创手术的认知和身体需求，从而改善具有挑战性的手术学习曲线。这将使外科医师，包括那些没有腹腔镜经验的医师，能够为患者提供微创手术的好处。

六、机器人手术的未来

1. 决于五个核心维度

（1）技术：不断推进和下一代技术的应用，提高提供给外科医师的精准度，在更大范围增加可用性，达到更好的临床结果。

（2）证据：选择最好的最合适的 populationbase 机器人平台证据增加。

（3）成本：个人、机构和国家能负担机器人外科医疗的成本效益。

（4）意识：提高社会和患者在适当情况下实施手术过程中的意识和舒适度。

（5）培训：加强对外科、麻醉科和相关医疗人员的培训，以提高应用手术机器人时的

熟悉度和改善团队结果。

可视化、动态视图扩展或镶嵌技术已经被引入到信息管理系统中，可以为机器人平台提供比标准信息管理系统摄像机技术更广泛的视野。同时多通道可视化技术已经被应用于机器人程序，如增强实时图像（覆盖的 CT、MRI、超声波或其他成像）来指导术中决定。在维持手术解剖标志的视觉标准中，这些技术继续需要增强，以改善虚拟的深度知觉，并提供透明的视觉的嵌入式虚拟对象。

2. 术中实时超声（USS）为机器人手术增加了一种技术简单但诊断功能强大的成像方式，广泛应用于机器人部分肾切除术。它在前列腺切除术和其他手术中有较大潜力，可以帮助区分基于回声的组织。具有 4mm 小尺寸摄像机（如 Visionsense VSⅢ）和更小尺寸摄像机的 3D 系统的优势将提供立体视觉，并增加其他手术端口的使用。利用光动力捕获和增强显微镜的组织成像，包括窄带成像（NBI）、荧光寿命成像（film）、光学相干层析成像和柔性共聚焦显微镜（FCM）94-96，将提供更多的实时可视组织学数据，可以识别肿瘤细胞和边缘。

3. 机器人相机可以发射和量化组织反射光谱的自发荧光，以突出任何显微镜手术病理切除。再加上增强的诊断计算、神经形态视觉处理工具和机器学习算法，将允许在多个组织尺度（包括分子、细胞、组织和器官）上成像，从而大大超越传统评估工具的新一代实时疾病诊断能力。

4. 体感知觉及通过精细的触觉来评估身体组织对于鉴别病理和做出手术决定至关重要。目前机器人手术系统存在这方面的缺陷。若能增强触感，将为机器人外科医师提供一个新的组织感知水平，这可以转化为更高的精确度和安全性。通过振动触觉提示和牵引负载，对触觉感知的神经生理学和机械传导的理解的增加，使得下一代可穿戴触觉

系统能够用于机器人平台，提供触觉增强功能。这种增加的触感将允许通过更小的、具有高级运动学和更高自由度关节能力的手术器具进行手术。

第二节　机器人手术的麻醉选择与准备

越来越多的机器人手术给麻醉医师提出了新挑战，特别是与患者接触受限，与极端的定位和独特的手术要求管理相关的问题。

一、机器人手术与传统腹腔镜手术的区别

1. 紧急抢救患者　在手术结束之前，必须为出现的任何气道紧急情况或心搏骤停情况决定、传达和演练脱离器械、移除套管针和解锁机器人的计划进行处理。

2. 充分的肌肉松弛　在固定套管针就位时，必须保持神经肌肉阻滞和完全避免患者任何运动，以避免潜在的组织损伤。

二、机器人手术麻醉注意事项

1. 所有有创导管（通常是 16G 静脉插管和 20G 动脉插管）放置于机器人助手对面（通常是左侧），以减少手术过程中的干扰。

2. 麻醉手术台上的患者，直接躺在凝胶垫上，头用凝胶支撑。

3. 全身麻醉，气管内导管不绑带子以免脑静脉充血，正压通气采用最佳呼气末正压。

4. 口胃管（用于胃放气）和口腔温度探头用盐水浸泡的带状纱布咽喉包（防止胃内容物回流泪管并导致角膜烧伤）。

5. 用油膏、胶带和填充物保护眼。

6. 在患者下颌部放置有衬垫的直角杆，以保护头部免受手术器械的伤害。

7. 患者手臂要包裹在侧面，限制术中摆动，常规安全检查后，在患者前额贴上标识。

8. 动脉传感器固定在患者肩膀的高度。

三、术中注意事项

1. 使用空气取暖器和液体取暖器覆盖到上胸部。

2. 若采用陡直的头朝下的姿势，需在患者膝盖下及脚踝下凝胶垫，小腿使用充气泵。一些中心使用垫肩，取决于患者的身体习惯和通气压力。

3. 根据当地方案进行行术前手术抗生素预防。

4. 使用地塞米松消炎消肿。

5. 考虑选择非常规使用的抗胆碱药物（如格隆溴铵静脉注射 200mg，可减少气腹和瑞芬太尼输注时的分泌物及心动过缓的发生）。

6. 布司考潘（Buscopan）在患者恢复中减少膀胱痉挛的发生（能增加心率）。

四、液体管理

一般的经验是，当下尿路中断时，在手术过程中限制液体治疗。对于大多数手术来说，这需要少于 800ml。然后，一旦外科医师重新连接尿道（密切沟通），静脉注射 1200ml（大约）晶体：总共 2000ml；失血量通常 <300ml。

五、手术结束

服用止吐药和镇痛药；可用小剂量呋塞米利尿；一旦机器人撤离，即可把患者放平卧位，并适当膨肺。患者可在瑞芬太尼作用逐渐消失的 10～15 分钟内缓慢醒来（这段时间可减少脑水肿和术后躁动和混乱的风险）。

六、术后镇痛处方

术后疼痛一般只有轻度到中度。常规多模式镇痛、止吐和静脉血栓栓塞可预防。例如，每日 2 次口服羟考酮 10～15 mg，每日 4

次口服对乙酰氨基酚 1g。除非有禁忌,否则选择非甾体抗炎药,每日 3 次口服甲氧氯普胺 10 mg,以及根据当地方案预防皮下静脉血栓栓塞。根据需要使用防治胃肠/膀胱痉挛的短效阿片类药和布司考潘。

第三节　各科机器人手术的麻醉实施与管理

机器人手术操作环境很复杂,在许多方面不同于传统手术做法。从决定手术时起,麻醉或围术期医疗小组和手术小组之间应该进行合作,以确保手术的最佳管理、共同决策和风险管理。

早期风险评估有助于确定患者术后接受的护理水平,从而进行有效的资源规划。麻醉护理方面的常规应用仍然适用于机器人手术。麻醉团队需要具体的培训和定期的经验总结来达到良好的结果。团队必须演练特定场景(如出血),以便在紧急情况下能够接近和治疗患者。只有收集并定期审查可靠的数据,才能实现结果和质量的改进。

手术室中患者需监测无创血压、心电图、SpO_2 和腋温。在双侧上肢建立静脉通道。患者轻度镇静、吸氧,快速麻醉诱导。若患者有胃食管反流可能,诱导时需轻压环状软骨。插入单腔气管导管,胸部听诊确定导管位置,并监测 $P_{ET}tCO_2$。吸入麻醉药联合肌肉松弛药维持麻醉,尤其是肌肉松弛药的应用特别重要,可以避免术中患者出现肢动。如有可能,安置空气对流加温器。

一、胸科机器人手术的麻醉实施与管理

1. 麻醉适应证和禁忌证

(1)适应证

①明确的手术适应证:如肺叶切除和淋巴结清扫、食管手术和 5cm 以下纵隔肿瘤切除术,都是机器人辅助胸外科手术的适应证。

②患者病情:身高应 > 130 cm,体重应 > 30kg。

③呼吸系统情况:肺功能、血气分析、胸部 X 线、气道检查应正常,可用于双腔气管插管,并能耐受 OLV。

④心血管系统情况:应无急性冠状动脉综合征、心力衰竭、严重心律失常或严重瓣膜疾病。

⑤实验室检查:无肝或肾功能障碍和凝血障碍。

⑥其他:患者应符合常规开胸或胸腔镜手术的要求。

(2)禁忌证

①术前评估有严重气道困难和严重胸部或脊柱畸形的患者。

②患有重度 COPD、重度肺动脉高压、重度肺气肿、支气管哮喘、重度胸膜炎或同侧胸膜粘连的患者。

③有心脏手术或胸外科手术史的患者。

④其他不适合胸外科手术和麻醉的特殊情况。

2. 麻醉实施

(1)围术期监测:胸外科机器人手术麻醉按照美国麻醉医师协会(ASA)提出的临床麻醉监测要求即可,也可根据患者的实际情况,选择一些复杂的无创或有创监测技术。在制订围术期管理策略时,麻醉医师必须充分考虑外科医师的手术经验和可能的手术时间等因素,以及这些因素变化带来的风险。

常规监测指标应包括 5 导联心电图(ECG)、SpO_2、$P_{ET}CO_2$、持续有创动脉压、中心静脉压(CVP)、脑电双频指数、神经肌肉阻滞程度、温度监测等。胸部左侧的手术切口可能会在一定程度上影响 ECG 监测。特别是切口使 V4～V6 导联不能使用,V4～V6 导联在诊断前侧壁心肌缺血时更为敏感。人

工气胸可改变心电图的轴和振幅，并可进一步影响心肌缺血和心律失常的判断。因此，有必要同时监测导联Ⅱ的变化及侧胸导联心电图和 ST 段的变化。

$P_{ET}CO_2$ 主要反映在通气条件上，而不是直接反映在身体的酸碱状态和氧合上，尤其是胸外科机器人手术的情况下，受多种因素的综合影响。$P_{ET}CO_2$ 可以常规用于胸外科机器人手术，但不能完全替代血气分析。特别是在 OLV 和长时间 OLV 诱发复合 CO_2 气胸的情况下，应定期进行血气分析，及时调整。经食管超声心动图（TEE）仅在非常特殊的情况下用于机器人辅助的胸部手术监测。如果患者有严重的心血管功能障碍，胸外科机器人手术中的 TEE 可为麻醉医师提供双腔气管导管定位、左心室心肌缺血和心功能动态监测、指导容量治疗等方面的参考。

（2）麻醉选择

①全身麻醉：相对于腹腔镜手术，机器人辅助手术需要更完全的肌肉松弛。手术臂与器械安装在一起并进入患者体内后，患者的位置不能改变。手术期间患者身体的运动可能会导致严重的后果，因此具有完善的神经肌肉监测和应用肌肉松弛药特别重要。在麻醉诱导和维持过程中，最好使用对血流动力学影响相对较小的静脉或吸入麻醉药。卤化吸入麻醉药麻醉作用强，肺泡气体最低有效浓度低，可与高浓度氧联用。此外，卤化吸入麻醉药的血/气分配系数低，并且还可以加速麻醉的诱导和苏醒，这更容易控制。

②区域麻醉联合全身麻醉：这种方法的优点是可以减少术中维持期全身麻醉所需的麻醉药用量，并且对血流动力学的影响较小，可以平稳过渡到术后。一般做法是快速和轻度诱导麻醉与胸椎旁阻滞相结合。进行椎旁阻滞成功后，使用芬太尼（3～5 μg/kg）、丙泊酚（0.5～1 mg/kg）和罗库溴铵（1 mg/kg）诱导全身麻醉。术中持续静脉应用低剂量丙泊酚 [50 μg/（kg·min）]，同时静脉注射罗库溴铵以维持麻醉。但这种方法费时，椎旁阻滞也有一定失败率。

（3）麻醉前用药：目前，手术前用药一般不使用。当患者被推进手术室时，咪达唑仑 2mg 和（或）戊乙奎醚 0.5～1 mg 静脉注射到患者体内，以减少气道分泌物并防止插管期间的喉痉挛。诱导前静脉注射右美托咪定（1 μg/kg，10～15 分钟）可产生良好的镇静效果和稳定的血流动力学效果，是一种可行的选择。

（4）麻醉诱导：通常通过静脉诱导进行。可选的静脉麻醉药包括丙泊酚（1.5～2.5mg/kg）或依托咪酯（0.3mg/kg），而麻醉性镇痛药包括最常用的舒芬太尼（0.5～1μg/kg）。肌肉松弛药的选择范围非常广泛，其中最常用的是罗库溴铵（0.60 mg/kg）。其他药物可以根据患者的情况适当使用。采用双腔气管插管，支气管镜定位后行机械通气。

（5）麻醉的维持：麻醉可以通过持续静脉输注丙泊酚 [4～6mg/（kg·h）] 和瑞芬太尼 [0.3～0.5μg/（kg·min）] 来维持，或者通过靶控输注丙泊酚（最终血浆浓度为 1～1.5μg/ml）和瑞芬太尼（最终血浆浓度为 5～10 ng/ml）来维持。患者对手术应激和镇静的反应可以基于血流动力学变化和脑电双频指数（BIS）来确定，而麻醉深度可以通过调节七氟醚吸入浓度来控制。肌肉松弛药可根据肌肉松弛的需要，间断静脉注射。在手术预期完成之前 30 分钟，停止吸入麻醉药，并在血流动力学参数的指导下，逐渐增加丙泊酚和瑞芬太尼的输注速率，以维持适当的麻醉深度。同时，可以进行舒芬太尼（5～15μg）或非甾体抗炎药的单次静脉注射。手术结束时，停止静脉注射麻醉药和镇痛药。由于这种麻醉方法在诱导和苏醒阶段采用药物的静脉输注或注射，而在维持阶段采用药物的静脉和吸入联合应用，因此也称为"三明治技术"。这种麻醉技术可确保早期拔管和患者快速康复。

胸外科机器人手术麻醉,应适当限制阿片类、苯二氮䓬类和肌肉松弛药的使用。七氟醚吸入浓度一般为3%～5%。不建议术中应用咪达唑仑维持麻醉,以促进术后早期拔管。与传统使用的阿片类药物相比,瑞芬太尼可提供血流动力学稳定性,并对应激反应具有更好的抑制作用。此外,瑞芬太尼不会延迟术后呼吸抑制,也不需要延长术后呼吸机支持,因此在机器人辅助胸部手术中用于维持麻醉比芬太尼或舒芬太尼更合理。

3. 麻醉管理　机器人辅助胸外科手术中,外科医师必须在很小的空间内完成各种外科操作,这需要呼吸循环的高度稳定性,并且需要麻醉医师和外科医师之间的定期沟通和合作。麻醉医师需要保持警惕,并特别注意长时间手术对循环的影响、OLV引起的缺氧、CO_2气胸引起的胸内高压,并应积极应对这些异常情况。麻醉管理的重点是维持呼吸功能和血流动力学的稳定。

(1)与麻醉管理相关的问题:由于机器人、监视器和显示器围绕在患者周围,导致麻醉医师距离患者较远,在手术过程中通常不容易接近患者。为了便于手术和外科医师的工作,患者与麻醉师成90°角放置,患者的头部和手臂都被机器人挡住。当机器人就位并被固定时,可能会出现麻醉医师无法完成必要操作的情况,从而增加手术风险。因此,所有麻醉操作,包括建立中心静脉通道、有创动脉压导置入术和确认肺隔离等,必须在患者的最终位置固定之前完成。

为了保证术中管理的顺利进行,麻醉医师一般会使用较长的输液管道,需合理设置三通阀和注射的位置,以便调整。类似地,连接监护仪和呼吸机线路的电线也应该足够长,以便麻醉医师远程工作,并且应该以可见的方式固定妥当,以避免因手术床移动而导致断开。由于患者头部位置被机器人主体挡住,麻醉床头箱无法使用;此外,使用延长的螺纹管也增加了气管导管断开的风险。因此,气管内导管和呼吸机管路必须相互连接良好并紧固。在不影响机器人手臂的情况下,可使用专用的麻醉管道支架。

术中机器人的位置不能随着患者的运动而改变。因为患者胸部的任何运动都会导致意外的器官损伤或血管切割,并带来严重的后果,所以必须确保对患者进行充分的肌肉松弛和绝对制动。即使是重症肌无力患者,也需要给予适当的肌肉松弛药。在机器人辅助胸腔镜手术过程中,有各种因素会使患者身体受压,从而导致受压区域的严重神经损伤(如常见的臂丛损伤)。

此外,应特别注意保护面部皮肤和眼,必要时可使用泡沫护垫,以防止面部擦伤和眼损伤。对于患有脊柱疾病的患者,尤其是当出现神经根症状或相应的神经功能受损时,必须特别小心,以将侧卧位手术中的神经/肌肉并发症的风险降至最低。

(2)单肺通气(OLV)的管理:在机器人辅助的胸外科手术中,肺隔离和OLV的麻醉技术是必不可少的,其中最常用的方法包括双腔气管插管或带有支气管封堵套囊的单腔管。对于难以置入导管的患者,选择支气管封堵导管优于双腔管。如果使用双腔管,应选择合适的插管模式(目前使用最广泛的是左侧外科双腔气管导管),同时考虑患者的性别、身高、体重和其他综合因素。在无气道损伤的情况下,首选较大尺寸的导管。在插管过程中,使用支气管镜有助于确定导管位置和评估气道解剖异常或气道异物。进行OLV前必须确认肺隔离,OLV期间首先调整呼吸频率和潮气量。在保持血流动力学稳定和不影响手术的同时,应尽可能确保足够的分钟通气量,潮气量设置不应太高,以便气道压力可保持在20～30 mmHg。如果术中需要膨胀肺,必须特别注意避免肿瘤组织通过手术器械扩散到肺实质。

OLV 延长的问题之一是术侧肺不通气，容易导致 CO_2 潴留；其次，侧向肺不张可导致肺动脉压力、肺血管阻力和右心室充盈压力增加，胸内血流减少和心输出量减少，最终导致低氧血症和高碳酸血症，尤其是在肥胖患者和（或）长期吸烟者中。此外，OLV 可引起肺不张、肺水肿和通气/灌注障碍。对同侧肺施加持续气道正压（CPAP）5～10 cmH_2O 有助于改善氧合和减少分流。术中应用双腔管是为了使术侧肺萎陷；此外，对侧肺有时需要低潮气量通气或呼气末正压，这可能会增加中心静脉压、肺动脉压和胸腔内压，因此可能会提高 CO_2 水平，甚至引起缺氧性血管收缩。处理措施包括密切监测 SpO_2、CO_2 和动脉血气的实时监测。一旦出现低氧血症或 CO_2 潴留，应积极调整呼吸参数，通常将呼吸频率调整到比双肺通气高 20% 的水平。如果 SpO_2 持续下降，应通知外科医师暂停手术；然后需要应用双肺通气来纠正缺氧，恢复氧疗和手术。

（3）CO_2 气胸的管理：机器人辅助胸部手术不仅需要 OLV，还需要向同侧胸部连续吹入 CO_2，产生人工气胸以排出空气，增加对电烧伤的保护，减少空气栓塞的发生率，同时促进肺萎陷，显露手术领域。

人工气胸的压力通常为 5～12 mmHg，这可能导致血液中 CO_2 水平增加；再加上缺氧性血管收缩导致的体内 CO_2 潴留，CO_2 气胸可能会对重病患者产生重大影响。如果不能严格控制和监测吹入 CO_2 的压力，人工气胸有时会导致张力性气胸，导致静脉回流明显减少和低血压。CO_2 气胸的风险还包括静脉空气栓塞、心脏右侧血液量减少和急性心血管衰竭（即低血压、低氧血症、心律失常等），甚至引起双腔气囊的位置变化。

术中应实时监测吹气压力、气道压力、呼出潮气量和 CVP。监测 CVP 有助于评估人工 CO_2 气胸的影响，而直接监测胸膜腔压可避免压力过大引起的张力性气胸。为了最大限度地减少 CO_2 气胸的影响，建议在开胸后 1 分钟缓慢应用 CO_2，其吹气速度应根据血流动力学变化进行调整。适当降低 CO_2 吹气压力可减轻气胸的影响。

（4）术中循环管理：通过肺动脉插管术、胸部生物电阻抗、TEE 等技术，已证实 CO_2 气胸可使心输出量减少 10%～30%。静脉氧饱和度和乳酸浓度的测量表明，患者通常能很好地耐受 CO_2 气胸期间的血流动力学变化。

心输出量减少与多种因素有关，如胸腔内压力增加引起的腔静脉压力增加、静脉阻力增加、静脉血潴留等。回流的减少与心输出量的减少成正比。OLV 诱发肺 V/Q 失衡，增加肺动脉压，降低心输出量；CO_2 气胸升高纵隔压，抑制心脏收缩和舒张功能，加速体内 CO_2 的潴留，导致酸中毒，表现为血压下降、心率加快。血压可以通过快速补液和适当使用去氧肾上腺素或多巴胺等升压药来升高。有人认为，适当控制输液量可以减少手术野渗出物，可以使手术更容易，在没有大量出血的情况下，无须输注过量的液体。

（5）液体平衡和体温的管理：液体平衡至关重要。充足的血管内容积是血流动力学稳定和器官充分灌注的前提。机器人辅助胸外科手术通常采用限制性液体治疗策略，以确保患者的 CVP 略低于术前水平。在长时间的机器人辅助胸部手术中，必须密切监测体温，以避免术中低温造成的不良影响。鼻咽部温度也应该进行常规监测。一般来说，患者的体温应适当保持在 36 ℃以上。为防止体温过低，应保持适当的手术室温度，并延长患者的暴露时间。当定位患者身体时应该最小化，必要时可以使用绝缘材料。

（6）术中内环境管理：CO_2 气胸可导致血液中 CO_2 水平增加，而 OLV 也可导致体内 CO_2 积累。OLV 和 CO_2 气胸引起的心输出量减少和纵隔压力升高可加速体内 CO_2 潴留。干预调节机体酸碱平衡的必要性取决于动脉血气酸碱度和碱过量之间的代偿失调,如果患者心肺功能不佳,在长时间手术中失去酸碱平衡的自我调节,并出现呼吸性酸中毒并发代谢性酸中毒失代偿,则有必要进行纠正,并应特别注意代谢性酸中毒失代偿伴高钾血症的发生。

(7)紧急反应:从术前准备开始,麻醉医师和整个手术团队必须随时准备好将手术转换为开放手术,这不同于传统的胸腔镜手术。无论是肺、食管还是纵隔机器人手术,突然、大量且难以控制的胸腔出血是机器人辅助胸外科手术中最严重的并发症,其后果可能是灾难性的。必须制订应对重大失血和心血管事故的应急计划。

在胸外科机器人手术中,解锁和移除机器人是紧急状态下采取的第一步。团队中的每个成员都应该熟悉这个操作,确保机器人在发生危机时可以在 1 分钟内解锁和移除。同时,整个团队应该已经掌握了心肺复苏培训的基本技能和先进的生命支持知识。特别值得注意的是,在移除人工气胸和恢复双肺通气之前,成功的体外除颤可能非常困难;因此,在解锁和移除机器人之前,不应进行外部除颤。

4. 术后镇痛　与常规胸外科手术中的疼痛相比,机器人辅助胸部手术后的疼痛程度较轻。尽管如此,一定程度的疼痛压力仍然存在,并且可能对患者的术后康复有害。显著的术后疼痛持续约 48 小时。镇痛选择包括通过多孔导管持续应用伤口浸润麻醉、肋间神经阻滞、椎旁阻滞、胸膜腔镇痛、硬膜外阻滞、鞘内吗啡注射和患者自控静脉镇痛(PCIA)等。椎旁阻滞复合全麻或持续经皮椎旁阻滞也可提供安全有效的术后镇痛。鞘内麻醉也用于术后镇痛,镇痛效果满意。

5. 与机器人手术相关的具体问题　患者的体位对于实现最佳的机器人接入和对接非常重要。与此同时,必须小心防止压力损伤、神经损伤或挤压损伤,因为机器人手臂可

在无触觉反馈给手术医师的情况下施加很大的力。对于机器人肺切除术和膈肌手术,患者被置于最大弯曲的侧卧位,类似于肾切除术的位置。手术台位于胸腔中部,以打开肋骨空间,可在患者肚脐处放置一个垫子,以获得肩部、肋骨、侧面和臀部的水平线。豆袋对患者定位很有用,臀部绑带用于固定和保持患者的位置。应注意用凝胶或泡沫垫保护压力点。必须特别注意手臂的位置,以避免过度伸展或压力导致臂丛神经损伤。保持轻微的抬头姿势也是可取的,以避免头部和上呼吸道堵塞。

对于纵隔手术,患者仰卧,手术入口侧位于手术台边缘。操作侧的选择取决于操作员的偏好,但在学习曲线的早期,右侧可能是更容易的方法。患者下方肩胛骨正下方放置一个长凝胶卷或沙袋,右半胸廓抬高,手臂靠着桌子的边缘悬挂在身体的平面之下。机器人从手术侧对面的肩膀进来。稍微反向的 Trendelenburg 位置有助于纵隔和横膈膜远离颈部。

麻醉团队对患者的接触会受限。如果需要气道干预,麻醉团队面对患者和麻醉机是至关重要的。手术室的布局必须调整,要么通过移动麻醉机,要么通过相应地安排机器人推车。达芬奇 XI 可以放在患者的侧面,使接近头部更加容易,但仍然相对受限,这就要求麻醉团队对肺部隔离、监视器和线路放置进行细致的关注,以最大限度地减少在患者附近进行干预或重新调整。建议使用长的麻醉机螺纹管、足够长的监测导线及静脉和监测线上的延长部分,传感器的位置应远离患者。患者头端的透明遮帘是有用的,因为它们提供了气道和血管通路装置的可视化和皮肤颜色的评估。

6. 沟通和人为因素　由于设备的数量和性质,操作员与患者、手术助手和麻醉团队有些隔离。他的头“在”控制台内,沉浸在 3D 视觉中,有任务固定、失去时间轨迹和隧道视

觉的风险。当头部与控制台接合时,操作员通过扬声器通过麦克风进行通信,通常音质差。必须认识到这种潜在的沟通障碍,并建立清晰的沟通渠道。在实践中,如果出现操作困难、患者不稳定或缺乏进展,操作员必须走出控制台进行面对面的交流。

7. 紧急救助程序　许多情况下需要转换到 B 计划,即开胸手术。对于团队来说,有一个既定的和演练过的演习对于机器人快速脱离和离开手术区域是很重要的。胸廓切开术托盘、胸骨切开术托盘和锯、交叉配血、复苏设备和药物应随时可用。在由于技术或解剖困难、不良显像或暴露、持续出血、肺隔离不良或患者无法忍受漫长手术的血流动力学或呼吸挑战而导致进展缓慢的情况下,可能需要进行转换。在出血失控、严重血流动力学不稳定或心搏骤停的情况下,这可能是一种紧急情况。如果出现无法控制的出血,如有可能,用棉签在环形夹上挤压出血点。所有机器人仪器都从手臂上移除,机器人脱离患者,推走机器人推车。像在胸腔镜手术中一样,摄像机保持在其端口并由助手握住,在外科医师执行开胸手术以控制出血时,可视化出血区域并帮助用棉签按压。在心搏骤停的情况下,患者应移动到仰卧位,以便有效地提供高级生命支持和考虑胸骨切开术。

(1)转为开胸手术:在机器人手术中一个重要的术中决策是决定何时放弃微创入路而转为开胸手术。改行开胸手术牺牲了微创手术的优点,增加了术后疼痛、住院时间和肺部并发症。然而,考虑到特殊的术中挑战和并发症,转开胸可能成为最安全的方法。

决定转行开胸手术的时机很大程度上取决于外科医师的经验和患者的临床状况。转为开胸的主要原因是暴露不能安全建立,最常见的原因是严重的胸膜粘连阻止了机器人端口的放置。中度粘连,如早期胸膜脓胸所遇到的粘连,通常可以通过机器人摄像

机清扫或在创建胸膜间隙时按顺序放置孔引流胸膜液来去除。术中遇到的挑战,如剥离附着于肺血管的密集肺门淋巴结或恶性肿物,可能导致外科医师转向开放式入路。术中并发症,如出血、膈损伤、气道损伤或脾或肝等腹部器官损伤,也可能促使外科医师开胸。

(2)肺血管损伤:考虑到胸部肺门结构的密切关系和解剖变异的可能性,胸外科医师必须为血管结构损伤做好准备。肺动脉和肺静脉可能受到多种机制的损伤,包括血管过度收缩或撕裂、剥离时直接损伤、吻合器失灵,或剥离黏附性相邻结构时损伤(如淋巴结或支气管)。暗色搏动性出血提示肺动脉损伤,发生在 0.5%～3.0% 的微创肺叶切除术中。

在一个多机构的机器人肺切除术中灾难系列评估发现,在 1810 个病例中存在 35 个事件,其中 31 个(89%)转化为开胸手术。术中灾难定义为任何在机器人对接后导致紧急开胸和(或)需要额外大手术的情况。与预期的一样,灾难性事件的危险因素包括较高的肿瘤分期和较高的患者共病状态。同样,灾难性事件与住院时间、术后并发症和死亡率的增加相关。最常见的灾难性事件是术中因肺动脉或肺静脉损伤引起的出血,这种损伤最常发生在肺门淋巴结附着的情况下。血管损伤在左上肺叶切除术中最常见,占总病例的 35%。

考虑到机器人肺切除术过程中血管损伤的严重性,手术团队为大出血做好准备是至关重要的。处理主要血管损伤出血的策略可以总结为 4 要点:平衡、压力、准备和近端控制。用卷好的海绵压迫血管损伤部位。同时,麻醉小组和护士准备可能的开胸手术,必要时请其他有经验的外科医师协助。如果可能,对出血血管进行近端控制。然后可以用吻合器分离血管,或者直接用缝合线修复远端损伤。尽管在总体发生率中很少见,但术

中灾难性事件处理较棘手,特别强调机器人手术团队成员之间的充分准备和良好沟通。

(3)气道损伤:无论是近端气管还是远端节段支气管损伤,都是罕见的。最常见的气道损伤原因是双腔气管导管过硬或过大导致后膜撕裂。在肺段切除,向左或向右主支气管气道损伤可能发生在解剖淋巴结或远端气管切除术时,使用双极电刀减少发生,气道损伤通常需要加固修复或节段切除和重建,可选择使用纵隔脂肪、胸膜补片或肋间肌来覆盖气道修复部位。

二、心脏机器人手术的麻醉实施与管理

1. 心脏外科机器人手术的优点　已有经验表明,在选定的个体中,通过机器人辅助的小切口进行心脏手术是一种安全的手术,并能产生良好的移植物通透性。使用端口技术,加上高清晰度光学和机器人系统的精细电机控制,已成为一种减少侵入性、增加安全性和改善患者结果的方法。使用双侧内乳血管移植进行冠状动脉重建术可显著改善冠状动脉疾病患者的预后和晚期生存率。研究表明,进行过冠状动脉全血供重建术的患者发生晚期心脏事件和再手术的次数较少。机器人技术的使用促进了两种乳腺移植物的拆除,减少患者伤口愈合不良和深层胸骨伤口感染。这种方法是糖尿病患者、肾功能不全患者和再次手术的更好解决方案。

与传统的正中胸骨切开术相比,机器人心脏手术可以减少术后疼痛,减少术后镇痛需求。机器人手术允许更小的切口和最小的瘢痕,避免患者进行正中胸骨切开术和胸骨回缩,使胸骨更稳定,允许术后更多活动。更短的恢复时间和更快的恢复日常和专业活动有利于身体健康和积极心理。

2. 麻醉实施

(1)术前评估:选择合适的患者对降低机器心脏手术围术期并发症的风险具有重要意义。胸围不足(<3cm)的小患者或体重指数>35 kg/m^2 的患者内镜手术难度较大。有过胸外科手术、胸部外束照射或有胸外伤和胸管插入史的患者可能使内镜手术在技术上有困难。各种其他解剖问题,如心脏增大或旋转也要慎重考虑。

如果计划进行体外循环,应谨慎地评估血管系统的流量、直径、弯曲度和动脉粥样斑块的存在。对周围脉搏的评估及胸部、腹部和骨盆的计算机断层血管造影,将提供对胸部和骨盆的腹主动脉及髂和股血管详细评估。即使是轻度动脉粥样硬化疾病的存在也与主动脉内 CPB 灌注设备相关的困难有关,包括球囊内迁移和主动脉内球囊破裂。在完全的内镜机器人心搏骤停手术中,经皮将主动脉内气囊导管插入升主动脉,气囊充气阻塞升主动脉。心脏在使用停搏液后停止跳动。围术期行经 TEE 测量升主动脉大小,确认其<3.8 cm,以便在使用停搏液时阻断升主动脉,降低移位风险。围术期对颈动脉进行评估,将患者发生卒中的风险分级。

机器人辅助冠状动脉旁路移植术需要连续的 OLV 和 CO_2 吸入,这可能会使患者有低氧血症、高碳酸血症和气压性创伤的风险。有慢性阻塞性肺疾病(COPD)、限制性或肺浸润性疾病、脓胸、胸腔积液或肺动脉高压病史的患者应考虑进行额外的肺检查,包括肺功能检查,以确定肺活量及是否有更好的耐受性。轻度 COPD 患者应该在内镜心脏手术前使用支气管扩张药和类固醇进行优化。应该鼓励吸烟的患者在手术前至少 2 周停止吸烟。已经证明,静息高碳酸血症(>50 mmHg)、缺氧(室内空气 PO_2<65 mmHg)、明显较低的用力肺活量和 1 秒内用力呼气量的患者无法忍受 OLV,因此不应考虑进行内镜手术。

不稳定型心绞痛或近期心肌梗死患者在 OLV 延长的情况下会有更大的心肌刺激和功能障碍。预测显著低氧血症的指标已经在

乳内动脉切除过程中肺血管阻力高和心室射血分数低的患者中得到证实。有一些孤立的报道称严重左心室功能受损的患者成功地接受了机器人心脏手术并获得满意的结果。多血管疾病患者在机器人心脏手术后仍可能有不完全的血运重建,仍需要进一步经皮介入治疗。对于那些被认为适合机器人心脏手术的患者,其他的冠状动脉因素可能会改变手术计划。心肌内的左前降支、小的靶血管,甚至严重钙化的血管都需要 CPB 或心脏停搏技术。

(2)麻醉管理:考虑到患者的病史和基础病情况,应选择全麻。建议采用静脉诱导麻醉,吸入麻醉药维持麻醉,间歇性阿片类药物和肌肉松弛药。当机器人接合时,肌肉松弛对于防止患者运动尤其重要,以避免机器人手臂接合时心肌、大血管或其他结构意外穿孔。

①患者体位:在大多数机器人心脏手术中,首先将患者置于仰卧位,并充分填充压力点。大多数机械心脏手术,需要显露左半胸,需要在患者肩胛骨下放置一个小圆枕,抬高左半膈,使左心室以三角形方式展现。左臂可能需要侧后方移位,最大限度地扩大可用手术野。应该避免过度的后路移位牵涉术后臂丛神经病变的发生。显露患者的胸部、腹部、双侧腹股沟和一个下肢,以便手术进入。

②监测 ECG:监测前路手术切口和显露胸部以转换为胸骨切开术,这使得 ECG 的定位在机器人心脏手术中很困难。侧位 ECG 导联必须放置在腋窝中线的后方和外侧,以避开左心房的位置。这个部位可能混淆了对缺血的解释。由于胸壁与心脏之间的距离增加改变了心电图的电轴和振幅。ECG 结合 TEE 和肺动脉(PA)导管(PA vent 或 Swan-Ganz 导管)的数据可以检测到缺血导致的心肌功能下降。

③动脉压监测:桡动脉插管可以在诱导

前后进行,这取决于患者的表现及整体的临床状况。升主动脉有计划地使用血管内闭塞装置(endoaortic occlusion balloon clamp, EAOBC),需要对双侧上肢动脉导管进行连续同步监测。如果外科医师禁止使用左上肢动脉插管或左腋窝动脉插管,则应使用股动脉插管。腋窝动脉插管也是一种可接受的方法,其逆行性脑栓塞风险较低。在使用套管时,与套管同侧的动脉线反映的是管路压力,而不是动脉血压,因此对血流动力学的意义有限。右侧动脉波形的丢失可能表明主动脉内闭塞球囊导管从升主动脉转移,阻碍了无名动脉内的血流。如果不能放置右上肢动脉线,可以考虑其他的血供重建策略,如心脏跳动技术。在人工心脏搏动手术中,可以使用单根桡动脉导管。

④脑血氧仪(INVOS device,Somanetics Corporation,Troy,Michigan,USA):是一种非侵入性的心脏外科脑氧合监测仪器。在机器人心脏手术中,脑血氧测量有助于监测充气的 EAOBC 的适当放置,并可能是技术问题或患者生理变化的第一个指示,这可能会导致不良结果。EAOBC 错位可能导致右侧值突然下降,而左侧值下降可能是由于左侧颈总动脉闭塞所致。双侧读数下降 20% 时,适当定位 EAOBC,进行评估和干预,以优化向大脑供氧。这些干预措施可能包括通过增加全身血压、FiO_2 或血细胞比容来增加供氧,以及减少脑代谢,如增加麻醉药或降低全身温度。

⑤TEE:微创机器人技术的使用为先进的 TEE 训练提供了机会。TEE 提供了关于基础心功能和瓣膜异常的有价值的信息,确定机器人手术之前未发现的禁忌证,如升主动脉扩张或严重的主动脉反流。

在机器人心脏手术中,TEE 对外周体外循环导丝和导管的安全、准确定位有重要意义。使用 TEE,股静脉导管导丝应位于右心房,随后导管应位于上腔静脉(SVC)。放置插管前,应在降主动脉内观察股动脉导丝。EAOBC 的导丝应先在降主动脉上看到,然后再穿过插管进入升主动脉。在 CPB 过程中,TEE 还应用于持续监测膨胀的 EAOBC 的位置,以确定导管是否发生移位。使用 TEE,在开始 CPB 时应评估降主动脉,以排除主动脉夹层。TEE 在下腔静脉(IVC)或 SVC 插管及升主动脉插管中被证明是有价值的,在 TEE 引导下主动脉穿孔发生率仅 0.78%。相比之下,使用透视检查主动脉插管成功的控制率为 92.86%,并发症发生率为 7.14%。

在未来,实时三维超声心动图可能会进一步提供足够的成像和解剖细节,从而更好地指导外科手术。进一步的技术发展需要最小化传感器的尺寸和优化空间分辨率的临床设置。体温监测应同时在膀胱和中心部位(鼻咽/食管)进行。如果是心脏停搏机器人手术,体外循环系统的冷却将提供心肌和大脑的保护。跳动的心脏机器人手术将需要相对的系统温度的维持。全身低体温可由患者暴露、手术时间延长和 CO_2 吸入引起。术中应采用强制空气加温,防止术中低体温,低体温可延迟苏醒,导致术后耗氧量增加。

⑥心室颤动的处理:在机器人心脏手术中,心室颤动的处理是具有挑战性的,因为内部除颤是不可能的,胸外按压是困难的。必须在患者身上放置体外除颤器贴片,需避开术侧的胸部,并为紧急转为胸骨切开术做好胸部准备。这种除颤垫的配置可能不适用于跨心轴传导,除颤的效果可能较差。CO_2 胸也可能使心脏与除颤电流绝缘。在尝试体外除颤之前,应该使用胺碘酮和利多卡因等替代策略。为了提高其有效性,在尝试除颤前应停止 CO_2 吸入,并清除胸内 CO_2,恢复双肺通气。

⑦OLV:使用胸腔镜端口进行机器人心脏手术需要启动 OLV 以充分显示心脏结构。在手术结束时需要更换 DLT,这在气道困难或咽部肿胀的情况下可能具有挑战性。使用气道交换导管,结合直视或可视喉镜检查,可提供一个安全的替代拔管-再插管技术。患者动脉氧饱和度降低的结果是 OLV 和随后的低氧肺血管收缩。OLV 的启动能使 PaO_2 值降低 51%。这可能需要在整个过程中使用更高浓度的吸入氧。持续气道正压通气对肺不张的应用已被证实可改善氧合。

如果患者不能忍受 OLV,必须制订计划,转为开放式手术。在机器人心脏手术过程中,对左胸进行 CO_2 吸入,以充分显露心脏和大血管,并防止烧灼术使用过程中产生烟雾。CO_2 吸入压力在 5~10 mmHg 可优化心脏结构的显示,但可能导致胸内压力增加和静脉回流减少。较高的吸入压力(10~15 mmHg)与心脏指数下降、平均动脉压和混合静脉氧值降低有关,在心室功能降低的患者中更为显著。

动脉二氧化碳分压($PaCO_2$)明显增加可引起冠状动脉血管收缩。血流动力学的损害可以通过使用液体、输血和使用收缩性药物和血管升压药物来缓解。当出现明显低血压时,可能需要降低充气压力。对于左心室功能不佳的患者,主动脉内球囊泵可能是必要的。增加通气时间以补偿 $PaCO_2$ 的升高在 OLV 中可能是困难的。在胸膜腔内放置一个 18G 静脉导管可以用来测量胸膜压力,甚至可以作为过量 CO_2 的排泄口,以避免张力性气胸/碳酸胸。

在某些情况下,可能需要恢复双肺通气。放置鼻胃管或口胃管可以缓解胃胀,防止气道或胸膜内压力上升。麻醉医师和外科医师之间持续保持警惕和良好的沟通对于处理持续缺氧和 CO_2 吸入进行性高碳酸血症是至关重要的。

在某些情况下,如果不允许 OLV,则需要转换为开放手术。必须不断监测胸膜内压力,并使用减压系统来防止张力性碳酸胸的发展,张力性碳酸胸可导致严重的血流动力学虚脱。

(3)经皮导管旁路术:在需要 CPB 的情况下,经股入路插管是最常用的,因为它易于放置和调整。腋动脉也可用于主动脉粥样硬化性疾病或周围动脉疾病患者的动脉灌注。当动脉插管通过降主动脉和主动脉弓时,必须谨慎使用,因为动脉粥样硬化斑块可能会移位并远端栓塞。

TEE 引导股静脉插管,引导钢丝放置和最终定位从下腔静脉进入 SVC。在肝周区域通过静脉插管时必须小心,以避免静脉损伤。搭桥术中任何体积的减少,特别是持续的,应引起腹膜后出血的怀疑。有时,经股静脉插管可能不足以完全引流心脏,可能需要插入 SVC。

冠状静脉窦导管是由麻醉医师放置在右颈内静脉。通过 TEE 引导确定其位置。在冠状窦导管球囊充气时,压力波形将由右心房示踪变为右心室示踪。为避免冠状静脉窦血栓形成,建议在冠状静脉窦操作前使用 100 U/kg 剂量的肝素。在多血管冠状动脉旁路移植术和主动脉反流或狭窄手术中,逆行停搏液在长时间交叉钳夹时提供心肌保护。

(4)脱泵手术:最近的数据显示,机器人心脏手术在减少全身炎症和降低血液稀释风险方面有好处。国际微创心胸外科学会报道,无泵旁路可降低围术期发病率,减少神经认知功能障碍,进一步缩短住院时间。在严重主动脉粥样硬化疾病、肝硬化或肾功能不全的患者中,进一步推荐脱泵手术,以降低发病率和死亡率的风险。与其他外科手术相比,接受机器人心脏手术的患者输血率相对较高。许多因素包括低术前血细胞比容、体外循环时间和使用抗血小板药物与输血需求增加有关。术前使用抗血小板药物也增加了术中输注血小板的可能性。相比传统的胸骨切开术方法,使用机器人技术在二尖瓣修复、

输血更少(5.0 单位 vs. 2.8 单位)和平均住院时间短(10.6 天 vs. 7.1 天)。输血的决定必须基于患者特定的适应证,并了解其中的风险。

(5)镇痛:机器人技术使小切口成为可能,并减少了胸骨切开术的需要。术后镇痛包括静脉阿片类镇痛药和其他方法。肋间神经阻滞是一种廉价且相对安全的短期镇痛方法。预编程流动泵的新技术可能允许患者在术后几天内继续局部麻醉渗透。尽管理论上存在风险,尤其是在需要完全肝素化的情况下,胸段硬膜外镇痛已用于控制术后疼痛,硬膜外血肿的发生率没有增加。胸椎椎旁阻滞是控制术后疼痛的有效方法,可以降低硬膜外血肿的风险,同时避免与神经轴技术中交感神经相关的血流动力学波动。

三、普外科机器人手术的麻醉实施与管理

达芬奇机器人在 1997 年完成的第一个普通外科手术是腹腔镜胆囊切除术。机器人技术在结肠外科的应用一直很缓慢。机器人辅助手术可能允许对复杂结构进行更精细的解剖,包括血管系统和肝胆解剖,与腹腔镜手术相比,可进行技术上更复杂的手术。许多手术,包括肝切除术、胃切除术、食管切除术、肾上腺切除术和胰腺手术已经成功地进行,并取得了良好的结果。

上腹部手术是通过反向的 Trendelenburg 体位来实现的,并且必须考虑到生理变化。机器人在患者的头部上方,病床的头部与麻醉机分开,从而限制了气道的通路,增加了头部和颈部受伤的风险。

手术室中患者需监测无创血压、ECG、SpO_2 和腋温。在双侧上肢建立静脉通道。患者轻度镇静、吸氧,快速麻醉诱导。因患者常伴有胃食管反流,诱导时需轻压环状软骨。插入单腔气管导管,胸部听诊确定导管位置,并监测呼气末 CO_2 浓度。吸入麻醉药联合

肌肉松弛药维持麻醉,避免术中患者出现肢动。如有可能,安置空气对流加温器。

患者仰卧,消毒、铺单。腹腔内充入 CO_2 气体,气腹压力不能超过 20 mmHg。首先,人工放置内镜套管,然后在内镜直视下建立手术器械通道。将推车上的机器人固定于患者头部旁,在内镜直视下连接器械通道。由于机器人位置靠近患者头部,因此限制了麻醉医师对患者颈部和气道的控制。术中还应防止机器人手臂误碰到患者的头部。如果术中需要采用头低仰卧位增加静脉回流和心脏充盈压,必须先断开与机器人的连接。当发生气道梗阻或麻醉意外时,手术医师必须快速解除机器臂的连接。对 CO_2 气腹者,术中必须监测呼气末 CO_2 浓度,以指导调节通气参数。部分医师认为,有创血压监测并不能降低机器人手术的风险,可根据病情需要决定是否监测。

耳、鼻、喉经口机器人手术(TORS)是一种通过口腔和咽喉的微创机器人手术,用于治疗口腔、咽喉和颅底癌。TORS 手术有助于口腔和从喉部延伸到颅底的病变的深入操作和剥离。其好处包括面部瘢痕少,没有外部颈部大切口,没有下巴的咬合不正,降低气管造口率,降低要求使用口胃管或鼻胃管,减少失血,减少疼痛和减少时间。肿瘤患者的手术结果与传统技术相似,具有更好的长期生活质量。

特殊情况是机器人手臂有可能对头部和颈部造成损伤。眼必须受到保护。口腔保护装置,用于提供手术通路,也保护牙齿。鉴于 TORS 的使用正在增加,需要进一步的研究来评估麻醉管理。机器人技术也在甲状腺切除术和甲状旁腺切除术中进行了试验。采用腋下入路,通过胸大肌前表面切开隧道实现机器人进入,术后不适较少,美容效果改善。然而,这仍然是一种新颖的方法,尚未被广泛采用。

四、泌尿外科机器人手术的麻醉实施与管理

泌尿外科机器人手术主要是前列腺手术和肾切除手术,目前在不断发展。

1. 麻醉诱导期间和维持期间采用对血流动力学影响相对小的静脉或吸入药物。由于头低位和手术敷料的下压,可能发生气管导管的扭曲变形,麻醉插管建议选择加强型气管导管。

2. 患者常规监测,如果预计可能发生大量失血,在麻醉诱导后放置动脉导管和大管腔的静脉导管。患者取仰卧,截石位头低 30°,大腿分开,使机器人手术系统能够置于两腿之间。身高<182cm 的患者不能采取截石位,需采用蛙式体位。有卒中史或脑动脉瘤患者禁忌长时间的头低位。由于手术时间较长,身体每个着力点均需放置硅树脂凝胶垫以防压伤。要将患者手臂置于最舒适的姿势,以避免神经麻痹的发生。患者放置 14F 的 Foley 尿管,摆好体位,消毒、铺单。经脐穿刺造气腹,气腹最大压力设定在 15mmHg。依标准 Heilbronn 径路将五个套管排列成半月形,第六个套管安置在耻骨上区域。采用改良的 Montsouris 技术进行根治性前列腺切除。

3. 最常见的麻醉和体位相关并发症是结膜水肿、反流和"上气道阻塞样"临床症状(舌水肿、打鼾、吸气声音大、吸气困难等),这些症状可能导致或加重呼吸性酸中毒。心律失常也常见,心动过缓占了大多数,可由多种原因引起。心律失常是由 Trendelenburg 体位和(或)气腹突然伸展引起的反射引起的,这可能导致迷走神经张力增加。此外,瑞芬太尼输注可能在这些情况下导致心动过缓。建议应小心使用 Trendelenburg 体位,以避免任何神经损伤、关节痛或手指损伤。肩部和足部应得到适当的支撑,胸部应固定,而不影响通气期间的胸部扩张。

4. 要预防脑水肿；呼吸性酸中毒应根据呼气末正压期间 CO_2 监测进行处理。代谢性酸中毒可能是由液体限制引起的。在这个相对较长的手术过程中，应监测体温，因为它可能会影响代谢事件。动脉导管插入术有助管理，但中心静脉压导管不是必需的。在拔管期间，可能需要过度换气来交换肺中增加的 CO_2。头朝上的正确位置和利尿药的给药可以缓解上气道和头颈部水肿，这有助于成功地拔除气管导管。

五、妇科机器人手术的麻醉实施与管理

妇产科腹腔镜外科也正朝机器人辅助手术的方向迈进，微创外科的优势主要得益于机器人手术对比例及颤抖的控制。部分医院已经应用机器人施行输卵管吻合术。将来还可能在机器人的辅助下精确地进行输精管切除翻转术。

麻醉管理：全身麻醉诱导后，将患者置于改良的头低截石位。大腿轻度外展，以便于机械手经阴道操作。充入 CO_2 人造气腹。输卵管吻合后，注射亚甲蓝评定输卵管是否通畅或通畅程度。

六、骨科机器人手术麻醉实施与管理

采用全身麻醉，麻醉监测及管理参照普外科或心胸外科的麻醉。

1. 髋关节置换手术　1992 年，兽医保罗与 IBM 合作发明了一个能给狗施行髋关节置换手术的机器人系统，即第一台机器人手术系统——ROBODOC。它不仅是骨科的第一台机器人手术系统，也是第一个应用于医学领域的机器人手术系统。

施行髋关节成形术时，将股骨植入物（即假体）放置于股骨干近端的髓腔中，并用骨水泥或非黏结材料将假体紧固于股骨干上。髋关节置换术后长期 X 线随访显示，这种黏合方式易于裂化、松弛和出现骨质溶解，使假体松动导致手术失败。先进的假体表面疏松多孔，骨骼生长时能渗透进植入物内，使假体的寿命延长。因此，手术时必须将假体紧固于股骨髓腔内，精确定位股骨空腔相对大腿骨的位置。如果应用机器人进行这一操作过程，将比常用的人工方式精确 10 倍。机器人基于 CT 或 MRI 图像资料建立起患者的髋部三维模型，而假体与股骨空腔的精确三维空间配准是至关重要的，这也是股骨与假体高度吻合的基础。将钛钉置入股骨髁和大转子之内，然后拍摄患者下肢的 CT 片，形成股骨和定位钛钉的三维图像，并贮存在计算机内。

在手术室，外科医师用常规方法取下患者的股骨头，置入髋臼杯，随后用机械手牢牢固定股骨并锁定。机器人先与术前 CT 片进行比较，确认三颗定位钛钉的位置；然后开始研磨骨髓腔。与手工操作相比，机器人对股骨轴线在三维空间的位置感更为完美，研磨精度更高。其余的手术操作仍需外科医师手工完成。利用 ROBODOC 施行手术，股骨与假体之间的裂隙很小，即吻合度很好，围术期未发生股骨骨折。调查显示，手术并发症可以降至 11.6%。

髋关节脱位是成形术后最常见的并发症，发生率为 $1\% \sim 5\%$。为了预防髋关节脱位的发生，人们研制出了 HipNav 导航系统。该系统包括 3 部分：术前计划、运动范围仿真、术中跟踪及引导。HipNav 对髋关节进行更精确可靠的定位，以保证人工关节与人体骨的最佳对位。

2. 膝关节置换术　大多数全膝关节置换手术均依赖于一个装配架系统指导截骨，但在安置装配架时，外科医师往往以肉眼观察显露的骨表面，以此为基准点进行安装，所以精确度较差。关节对合略偏差 2.5mm，关节的运动就会误差 $20°$。运用这种手术方式，约有 40% 的患者出现髌骨间疼痛和屈曲

受限。

机器人辅助手术增加了人工关节对合的精度。由于机器人需识别特定的标记点,因此须将患者骨盆和踝部固定于手术台上。骨性材料因其受压后不易变形而在手术中广泛使用。

七、儿科机器人手术的麻醉实施与管理

1. 术前评估　除了任何其他手术的常规评估之外,这一级别术前评估的主要目的是评估任何现有的并发症,这些并发症可能会影响对与气腹相关的生理变化的反应,从而影响耐受手术的能力。应考虑各种先天性异常的联系,并相应地进行进一步研究,同时牢记检测气道、神经、心血管和呼吸系统异常的重要性,因为它们可能会因气腹而加重。

2. 麻醉实施与管理

(1)麻醉实施与管理注意事项:由于机器人手术系统占用的空间大,患者体积小,因此麻醉医师确保充分和方便地接近患者变得至关重要。建议确保早期特别是在机器人接合和垫压压力点之前,静脉注射通道有足够的长度延伸,并注意没有扭结或障碍物。

因为机器人可能会覆盖幼儿的整个空间,气道通道可能会受到影响。因此,应特别注意正确固定气管导管。最佳患者定位是一个动态过程,需要外科医师和麻醉医师的监督。面部和周围需要适当的衬垫,压力点以避免任何皮肤、软组织和神经损伤。

由于 Trendelenburg、反 Trendelenburg 和侧部(根据手术要求)的定位,以及气腹产生的额外影响,麻醉变得更具挑战性。Trendelenburg 陡峭的位置用于为泌尿外科手术提供骨盆和下腹部的最佳显露。腹部内容物和气腹导致膈肌向上移位的累积效应可导致功能性剩余容量(FRC)降低、肺顺应性降低、肺水肿、通气/灌注(V/Q)不匹配和气道峰值压力增加。横膈膜的头侧移位可导致支气管内插管。在 25°和 45°长时间的陡峭倾斜会导致上呼吸道和脑水肿。

有各种与体位相关的心血管变化,包括全身和肺静脉阻力增加和 CO 减少。它还会导致颅内压、脑血流量和眼内压的增加。肾、门静脉和内脏循环的循环减少,这可能导致有害的后果。反向 Trendelenburg 体位在降低颅内压、降低被动反流的可能性和增加头颈部静脉引流方面具有有益的生理作用。低血压和静脉空气栓塞风险增加(VAE)是主要并发症。在侧卧位的麻醉患者中,非依赖性肺通气过度且灌注不足,而依赖性肺通气不足且灌注过度。结果通常是耐受性良好的 V/Q 不匹配增加,但它可能导致受损患者的低氧血症。用于胸部手术和某些泌尿手术的侧卧位易导致房室不匹配、臂丛神经损伤和周围神经损伤的增加。

尽管缺氧性肺血管收缩(HPV)的原理同样适用于婴儿和成人,以最小化 V/Q 不匹配,但各种其他因素也影响呼吸生理。与成人相比,侧卧位对婴儿室性心动过速不匹配的影响是不同的。由于静水压力梯度和重力的作用,将一个健康的肺侧躺在一个独立的位置上,可以产生最佳的氧合效果。然而,由于婴儿肺柔软且易于压缩,其剩余体积非常接近 FRC。因此,当对依赖的健康肺进行通气时,即使在潮气呼吸时,肺顺应性也会降低,气道关闭也会增加。此外,由于婴儿的体型较小,依赖肺和非依赖肺之间的流体静压梯度降低,导致对依赖侧灌注增加和对非依赖肺灌注减少的有利反应丧失。这使得婴儿在侧卧位单肺通气(OLV)时更容易缺氧。妇科手术中采用的截石位可能导致抬高的肢体灌注不足、骨筋膜室综合征和外周神经损伤。这些变化还取决于患者的年龄、现有的并发症、各种体位的范围和程度及手术持续时间。

(2)围术期疼痛管理:应采用多模式方法,以降低发病率和提高患者满意度。这可

以通过使用局部麻醉药、阿片类药物、非甾体抗炎药和各种辅助药物的胃肠外、硬膜外、脊髓和骶部途径来实现。局部麻醉药的切口浸润也是多模式镇痛技术的一部分。

(3)温度管理:大的体表面积与质量比和少量的皮下脂肪使儿童更容易散热和体温过低。此外,直接在腹腔内吹入寒冷(通常在25℃)的 CO_2 也是体温过低的主要危险因素。避免体温过低的预防措施是使用加温床垫、加热加湿器、强制空气加温器。吹入气体应加热,吹入流量应保持在 2 L/min 以下。

可以使用一个湿度调节器来加湿(达到饱和)和加热吹入气体到接近体温(37℃)。新生儿吹入器已经被开发出来,通过以小股的方式输送 CO_2 来降低过度吹入的风险。由于儿科呼吸机大多是压力循环的,手术中需要密切监测呼出的潮气量,以防止通气不足。

(4)并发症:与机器人辅助手术相关的最常见并发症包括周围神经病、角膜擦伤、血管并发症(包括骨筋膜室综合征、横纹肌溶解症和血栓栓塞性疾病)和水肿(最重要的是脑、眼和气道并发症)。可能会出现血流动力学改变、心律失常、支气管痉挛和各种其他肺部并发症。机器人手术后再插管(包括成人和儿童患者)的总发生率接近 0.7%,延迟拔管率为 3.5%。然而,气道水肿的发生率可能高达 26%。可以采取的预防策略包括限制手术时间,将吹入压力限制在 8 mmHg,允许最小的最佳 Trendelenburg 体位角度和液体限制。

3. 儿科机器人各种手术管理特点

(1)机器人普通外科手术:目前业界已经完成了大量的普通外科手术,并且正在儿科人群中使用机器人辅助进行更多的尝试。Lehnert 等在 2006 年发现,机器人系统在程序方面优于标准腹腔镜技术。然而,设置机器时间的增加抵消了操作时间的额外好处。通常进行的各种手术包括胆囊切除术、胃底折叠术、疝修补术、神经母细胞瘤和肾上腺切除术等。

(2)机器人儿科泌尿外科手术:是目前最广泛使用机器人辅助的手术之一,也为儿科患者的重建手术提供了一个新的范例。肾盂成形术、膀胱输尿管反流手术、肾切除术/半肾切除术是最常见的手术。除了儿科患者的一般考虑之外,患有泌尿系统疾病的儿童还担心肾功能不全、贫血、电解质失衡、代谢问题和高血压等并发症。由于这些手术需要使用冲洗液,这使得失血的估计更加困难,也增加了低体温的风险。许多这类手术需要截石位、侧卧位或俯卧位,这会导致神经损伤。患有尿路感染和梗阻性疾病的儿童通常需要良好的抗生素覆盖。儿童在生命的早期接受手术或重复手术,如膀胱外翻修复和脊柱裂,易患乳胶过敏。

(3)机器人儿科心胸外科手术:对于儿科人群来说,机器人辅助胸外科手术(RATS)受到肋间空间的限制、胸腔的较小尺寸、肺隔离技术、单肺通气生理变化影响,麻醉医师面临巨大的挑战。他们需要全面了解患者体位(仰卧位、侧卧位)、麻醉、单肺通气和手术操作对通气和灌注的影响,以及处理任何由此产生的缺氧的专业知识。强烈建议在患者被覆盖和机器人对接之前,通过支气管镜检查确认装置的最佳位置,应采用肺保护性通气策略来管理呼吸。

(4)机器人儿科耳鼻喉和气道外科手术:机器人技术在耳鼻喉科领域的应用是一项重大进步,就儿科人群而言,仍处于早期阶段。经口机器人手术包括扁桃体切除术、声带切除术、声门上喉切除术、甲状腺手术等。目前的试验是为了将专业知识扩展到颅底手术。

传统的气管导管气道管理可能无法提供理想的手术条件,因为手术视野的阻挡和进入手术部位的限制。在没有人工气道的情况下,自然通气的方法可以安全地用于某些手术,但是麻醉医师需要确保在监视器上始终有完整和清晰的声带视图,并且最好用心前区听诊器来听呼吸声(这在机器人对接后在技术上是困难的)。使用克罗威-戴维斯张口器悬挂可以为机械臂提供更好的显露和更多的空间。应保持良好的肌肉松弛,以进行适当的手术显露,并防止机器人在出现龇牙或咳嗽时撕裂组织。使用烧灼术时,应注意将吸入的氧气浓度保持在 0.3 以下,以降低气道火灾的风险。由于气道重建术是一种对气道结构的创伤性手术,并且患者术后气道保护机制通常受损,因此吸入的风险较高。手术后出血的风险 3%～8%。因此,应在所有患者中强制放置鼻胃管。

(5)机器人儿科妇科手术:尚未广泛应用。已经进行的各种手术包括卵巢和输卵管病变手术,如卵巢囊肿切除术、疑似盆腔畸形探查术和性腺发育不良卵巢切除术。其中,患者体位及其相关并发症的预防仍然是主要关注的问题之一。液体疗法的主要目标是达到和维持血容量。限制性术中液体管理策略的术后少尿,应考虑防治。腹腔镜检查后的疼痛是由于腹膜快速扩张、血管和膈神经的刺激和牵引、残留气体的存在、内脏操作和炎症递质的释放等因素引起的。

4. 团队合作是关键　机器人手术实体的单独存在永远无法确保手术成功。它要求团队所有成员之间进行高效、清晰的沟通,包括外科医师、麻醉医师和护理团队。麻醉医师需要熟悉麻醉管理和特殊的策略。通过细致而精心的准备、严密的观察和积极的努力,可以最大限度地减少并发症,从而改善患者的预后。

第四节　机器人手术中麻醉医师具有重要作用

机器人可以提高手术的操控性和精确性,因此在外科领域中的应用日益广泛。机器人手术因其微创特点可以降低应激反应,减轻组织创伤和术后疼痛,缩短住院时间,加速术后恢复,并且切口符合美容的要求。

麻醉医师应全面了解此飞速发展的领域,并熟知机器人手术对麻醉的影响。最初阶段,机器人辅助手术增加了全麻的时间。随后,单肺通气的时限成为突出的问题,这促使麻醉医师进一步深入研究长时间单肺通气的呼吸生理学。随着外科医师施行机器人辅助手术经验的积累,手术时间将逐渐缩短并最终大大短于传统开放手术的时间。机器人操作进行时,不能变动患者的体位,所以不能利用重力来改变患者的心脏充盈压,而需要通过药物来实现。虽然麻醉医师对远离患者气道的麻醉管理富有经验,但是机器人辅助下的上半身手术麻醉对麻醉界仍是一个挑战。改进监测技术及方法是保证远离患者施行安全而有效的麻醉的重要条件。也许"微创"革命的倡导将缩短患者的恢复时间,增加区域麻醉技术的应用,减轻手术应激反应,并最终将炎症反应降至最低限度。现在我们已步入机器人实践应用的新时代,面临新的革新,我们一定要乐观而谨慎地前行,麻醉医师将发挥越来越重要的作用。

（周桥灵）

参 考 文 献

[1] 罗纳德·米勒著,邓小明,曾因明,黄宇光主译. 米勒麻醉学. 北京:北京大学医学出版社,2016.

[2] Zhang Y,Wang S,Sun Y. Anesthesia of robotic thoracic surgery,Ann Transl Med,2015,3(5):71.

[3] Bernstein WK,Walker A. Anesthetic issues for robotic cardiac surgery. Ann Card Anaesth,2015,18:58-68.

[4] James O. B. Cockcroft,Colin B. Berry,John S. McGrath,et al. Anesthesia for Major Urologic Surgery. Anesthesiology Clin,2015,33 (2015) 165-172.

[5] Karen Erika Wastler. Robotic surgical and anesthesia communication tool. J Robotic Surg,2015,9:97-98.

[6] Carlos J. Munoz,Hiep T. Nguyen,Constance S. Houck. Robotic surgery and anesthesia for pediatric urologic procedures. Curr Opin Anesthesiol,2016,29:337-344.

[7] S. -L. Lauronen,M. -L. Kalliomaki,A. J. Aho,et al. Thermal suit in preventing unintentional intraoperative hypothermia during general anaesthesia:a randomized controlled trial. Acta Anaesthesiologica Scandinavica,2017:1-9.

[8] Heller JA,Bhora FY,Heller BJ,Cohen E. Robotic-assisted thoracoscopic lung surgery:anesthetic impact and perioperative experience. Minerva Anestesiol,2018,84:108-14.

[9] J. Jeyarajah,I. Ahmad,Eva Jacovou. Anaesthesia and Perioperative Care for Transoral Robotic Surgery. ORL,2018,80:125-133.

[10] Pauli H,Eladawy M,Park J. Anesthesia for robotic thoracic surgery. Ann Cardiothorac Surg,2019,8(2):263-268.

[11] Francesco Chiancone, Marco Fabiano, Maria Ferraiuolo,et al. Clinical implications of transversus abdominis plane block (TAP-block) for robot assisted laparoscopic radical prostatectomy:A single-institute analysis. Urologia,2021,88(1):25-29.

[12] Milliken D,Lawrence H,Brown M,et al. Anaesthetic management for robotic-assisted laparoscopic prostatectomy:the first UK national survey of current practice. J Robot Surg,2020 Jun 24.